Arzneimittel-Synthese

Von

Professor Dr. H. P. Kaufmann
Direktor des Instituts für Pharmazie und Chemische Technologie
der Universität Münster und des Chemischen Landes-Untersuchungsamtes
Nordrhein-Westfalen

Mit 26 Abbildungen
und einer Tafel

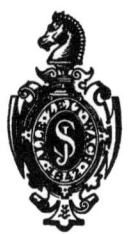

Springer-Verlag Berlin Heidelberg GmbH

1953

ISBN 978-3-642-49115-3   ISBN 978-3-642-85665-5 (eBook)
DOI 10.1007/978-3-642-85665-5

Alle Rechte, insbesondere das der Übersetzung
in fremde Sprachen, vorbehalten.

Ohne ausdrückliche Genehmigung des Verlages
ist es auch nicht gestattet, dieses Buch oder Teile daraus
auf photomechanischem Wege (Photokopie, Mikrokopie) zu vervielfältigen.

© Springer-Verlag Berlin Heidelberg 1953
Ursprünglich erschienen bei Springer-Verlag OHG.,
Berlin/Göttingen/Heidelberg 1953
Softcover reprint of the hardcover 1st edition 1953

Additional material to this book can be downloaded from http://extras.springer.com

Vorwort.

Die überwiegende Zahl der neuzeitlichen Heilmittel entstammt der Synthese, deren Entwicklungsmöglichkeiten nahezu unbegrenzt sind. Daher ist es unerläßlich, daß sich pharmazeutische Chemiker, Apotheker und Ärzte gerade mit diesem Gebiet der Arzneimittel-Herstellung eingehend befassen. Als Grenzgebiet kann es allein von der chemischen Seite her nicht verstanden werden. Vielmehr benötigt der mit der Arzneimittelsynthese befaßte Chemiker zum mindesten die Grundkenntnisse der Anatomie, Physiologie, Pharmakologie und Bakteriologie. Andererseits braucht der Mediziner, wenn er synthetische Heilmittel verstehen und sich mit ihnen näher befassen will, ein gerüttelt Maß chemischer Kenntnisse. Zwischen Chemiker und Arzt steht der Pharmazeut. Seine Ausbildung an der Hochschule liegt heute ganz überwiegend auf chemischem, botanischem und pharmakognostischem Gebiet, während die medizinische Seite nur unzureichend berücksichtigt wird.

Seit ich vor 30 Jahren an der Universität Jena den wohl ersten Lehrauftrag für Arzneimittelsynthese erhielt, habe ich dieses Gebiet zu einem Kernpunkt des Unterrichts an den Hochschulen, die mir die Ausbildung der jungen Pharmazeuten anvertrauten, gemacht. Da letztere infolge ihres kurzen Studiums Vorlesungen in der medizinischen Fakultät kaum besuchen konnten, bemühte ich mich, wenigstens die primitivsten Grundlagen der für das Verständnis der Wirkungsweise von Arzneimitteln wichtigen medizinischen Grenzgebiete in das Kolleg über Arzneimittelsynthese einzuflechten. So enstand die in dem vorliegenden Buch beibehaltene, auch für den Chemiestudierenden geeignet erscheinende Art der Darstellung. Die zu erwartende Verlängerung des Pharmaziestudiums wird die Möglichkeit nicht nur einer stärkeren Berücksichtigung der medizinischen Grundlagen, sondern auch einer Vertiefung der Ausbildung in Arzneimittelsynthese bringen.

Lag der Herausgabe dieses Buches ursprünglich der Gedanke zugrunde, den Studierenden eine Einführung in die Arzneimittelsynthese zu geben, so erweiterte sich das Stoffgebiet bei der Sichtung des einschlägigen Schrifttums beträchtlich. Daher hoffe ich, daß das Buch auch dem bereits im Beruf stehenden, an arzneimittelsynthetischen Fragen interessierten Chemiker, Apotheker und Arzt von einigem Nutzen sein möge, zumal das bekannte, in 6 Auflagen erschienene Werk von S. FRÄNKEL und auch die kleineren, das gleiche Gebiet behandelnden Bücher von K. H. SLOTTA und W. WASER nicht mehr erschienen sind.

Eine lückenlose Berücksichtigung aller Synthetica war im Hinblick auf den zur Verfügung stehenden Raum nicht möglich. Die Patentliteratur ist nur zu einem Teil herangezogen worden. Viele Patente haben keine praktische Bedeutung erlangt und manche sind von zweifelhaftem Wert. Trotzdem können sie von arzneimittelsynthetischem Interesse sein. Das gleiche gilt für die Synthese heute verlassener Präparate. Natürlich vorkommende Heilmittel, insbesondere Alkaloide, Vitamine und Hormone, werden ausführlicher nur insoweit gebracht, als sie synthetisch zugänglich und von arzneilichem Interesse sind. Die Antibiotica sind bisher nur zu einem kleinen Teil synthetisiert worden. Eine kurze Zusammenstellung der übrigen erschien jedoch wünschenswert, da die Kenntnis ihrer chemischen Konstitution der Arzneimittelsynthese wertvolle Anregungen geben kann.

Die synthetischen Arzneimittel lassen sich unter rein chemischen Gesichtspunkten oder im Hinblick auf ihre Anwendung gruppieren. In beiden Fällen sind Überschneidungen nicht zu vermeiden. Verbindungen des Jods z. B. erscheinen nicht nur unter den Desinfektionsmitteln, sondern auch bei der Synthese des Schilddrüsen-Hormons, synthetische Chinin-Abkömmlinge nicht nur bei den Antipyretika, sondern auch bei den Desinfektionsmitteln. Andererseits umfassen die nach der Indikation zusammengestellten Arzneimittel-Gruppen Stoffe der verschiedensten chemischen Konstitution. Der in dem vorliegenden Buch eingeschlagene Weg, die medizinische Anwendung in den Vordergrund zu stellen, im übrigen aber die chemische Einteilung so weit wie möglich zu berücksichtigen, trägt daher alle Zeichen des Kompromisses und befriedigt nicht immer. Manche Arzneigruppen, so z. B. Kontrastmittel oder Wurmmittel, sind ohne zwingenden logischen Zusammenhang an geeignet erscheinender Stelle eingefügt. Vitamine und Hormone wurden trotz verschiedener Indikation in geschlossenen Kapiteln zusammengefaßt.

Für wertvolle Ratschläge bin ich den Herren Prof. Dr. Dr. h. c. G. DOMAGK und Dr. Dr. h. c. F. MIETZSCH (Sulfonamide), Prof. Dr. Dr. h. c. A. BUTENANDT (Hormone) und Prof. Dr. R. GREWE (Morphin) zu Dank verpflichtet.

Meine Kollegen von der Universität Münster, Prof. Dr. H. BECHER (Anatomie), Prof. Dr. K.-W. JÖTTEN (Hygiene und Bakteriologie) und Prof. Dr. Dr. h. c. H. SIEGMUND (Pathologie) gaben mir wertvolle Hinweise. Besonderen Dank schulde ich Herrn Prof. Dr. O. SCHAUMANN, Innsbruck, der sich der Mühe unterzog, die gesamten pharmakologischen Angaben zu überprüfen. Jeden Hinweis auf Verbesserungen werde ich gern entgegennehmen.

Meine Mitarbeiter Dr. A. SEHER und Dr. P. HAGEDORN haben sich durch unermüdliche und verständnisvolle Hilfe bei der Ergänzung meiner Vorlesung an Hand des neuesten Schrifttums und bei dem Lesen der Korrekturen um die Drucklegung des Buches besonders verdient gemacht. Der Springer-Verlag erfüllte in entgegenkommender Weise meine Wünsche in bezug auf Druck und Ausstattung desselben.

Münster (Westf.), im April 1952.

H. P. KAUFMANN.

Inhaltsverzeichnis.

Einführung.

Seite

Geschichtliches 1
Einteilung synthetischer Arzneimittel 2
Die Problematik der Arzneimittel-Synthese 6

Mittel mit Wirkung auf das Zentralnervensystem.

Zentrales und peripheres Nervensystem 12
Das autonome Nervensystem 17
Narkotica 18
    Theorie der Narkotica, S. 18. — Inhalationsnarkotica, S. 19.
Hypnotica 22
    Einteilung der Schlafmittel, S. 23. — Sulfone, S. 24. — Aldehyde, S. 25. — Ketone, S. 26. — Alkohole und Ester, S. 27. — Säureamide und Harnstoffe, S. 30. — Barbitursäure-Derivate, S. 34. — Hydantoin-Verbindungen, S. 49. — Weitere heterocyclische Verbindungen, S. 51.
Antipyretica 53
    Stickstoffhaltige Verbindungen, S. 55. — Stickstoff-freie Antipyretica, S. 73.
Antiarthritica 81
    Atophan, S. 81. — Piperazin, S. 85.
Opiumalkaloide und ihre Abwandlungsprodukte 86
    Struktur des Morphins, S. 86. — Synthese des Morphins, S. 88. — Wirkung des Morphins, S. 92. — Abwandlungsprodukte des Morphins, S. 92. — Phenanthren und andere Derivate kondensierter Ringsysteme, S. 99. — Alicyclische Amine, S. 100. — Aminosäureester und Aminoketone, S. 103.
Spasmolytica 106
    Papaverin-Derivate, S. 106. — Isochinolin-Derivate, S. 110. — Alkaminester, S. 114. — Weitere Spasmolytica, S. 117.

Mittel mit Wirkung auf das periphere Nervensystem.

Lokalanaesthetica 122
    Cocain, S. 123. — Aliphatische und alicyclische Verbindungen, S. 128. — Aromatische Verbindungen, S. 130. — Heterocyclische Verbindungen, S. 157.

Verbindungen, die das autome Nerven-System beeinflussen.

Parasympathomimetica 161
    Cholin-Gruppe, S. 161
Curare und verwandte Verbindungen 172
Parasympatholytica 175
Sympathomimetica 178
Mutterkornalkaloide 205
Histamin und seine Abkömmlinge 207
Antihistamine 211

Inhaltsverzeichnis.

Seite

Herz- und Gefäßmittel.

Zentral wirkende Erregungsmittel 223
Herzwirksame Glucoside 235
    Digitalis, S. 235. — Strophantin, S. 236. — Scillaren, S. 236.
Nitrite und Nitrate 237

Diuretica.

Niere 238
Glomerulus-Diurese 240
Tubulus-Diuretica 243
Gewebs-Diurese 243

Mittel mit Wirkung auf den Verdauungstraktus.

Mittel zur Behandlung der Mundhöhle 244
Expectorantia 245
Magenmittel 245
Emetica 249
Antemetica 251
Cholagoga 251
Laxantia 253
    Anthrachinon-Verbindungen, S. 254. — Phenolphthalein-Gruppe, S. 255.
Obstipantia 260
Wurmmittel (Anthelminthica) 262
    Einteilung der Wurmarten (Helminthen), S. 262. — Ascariden-Mittel, S. 266. — Mittel gegen den Hakenwurm, S. 272. — Oxyuren-Mittel, S. 272. — Bandwurm-Mittel, S. 278.

Mitosegifte.

Organische Metall-Verbindungen 283
Colchicin und andere Alkaloide 284
Mittel gegen Thyreotoxikosen 289

Vitamine und Hormone.

Vitamine 295
Wasserlösliche Vitamine 296
    Vitamin B_1, Aneurin, S. 296. — Vitamin B_2, Lactoflavin, S. 306. — Vitamin B_6, Adermin, Pyridoxin, S. 316. — Pantothensäure, S. 326. — Folinsäure, S. 333. — Vitamin B_{12}, Cobalamin, S. 341. — Nicotinsäureamid, S. 343. — Vitamin H, Biotin, S. 345. — Vitamin C, Ascorbinsäure, S. 356. Rutin, S. 366.
Fettlösliche Vitamine 366
    Vitamin A, S. 366. — Vitamine D, S. 392. — Vitamine E, Tocopherole, S. 401. — Essentielle Fettsäuren, Vitamin F, S. 411. — Vitamin K, Phyllochinon, S. 414.
Hormone 424
    Stoffe mit androgener, östrogener und progestiver Wirkung, S. 424. — Androgene Wirkstoffe, S. 426. — Oestrogene Wirkstoffe, S. 449. — Gestagene Wirkstoffe, S. 481. — Hormone der Nebenniere, S. 498. — Schilddrüsen-Hormone, S. 513.

Desinfektionsmittel und Chemotherapeutica.

Desinfektionsmittel und Chemotherapeutica mit hauptsächlicher Metalloid- oder Metall-Wirkung 519
    Halogen-Verbindungen, S. 519. — Röntgenkontrastmittel, S. 526. —

Schwefel-Verbindungen, S. 533. — Arsen-, Antimon-, Wismut-Verbindungen, S. 538. — Borsäure-Verbindungen, S. 572. — Silicium-Verbindungen, S. 573. — Calcium-Verbindungen, S. 574. — Eisen-Verbindungen, S. 577. — Quecksilber-Verbindungen, S. 578. — Kupfer-Verbindungen, S. 586. — Silber-Verbindungen, S. 587. — Gold-Verbindungen, S. 590.

Desinfizierende und bakteriostatische Mittel organisch-chemischer Natur 596
Aliphatische Desinfektionsmittel, S. 596. — Aromatische Desinfektionsmittel, S. 603. — Farbstoffe und Farbstoff-Derivate, S. 615. — Acridin-Derivate, S. 627. — Anthrachinon-Derivate, S. 634. — Chinolin-Verbindungen, S. 636. — 8-Oxychinoline, S. 636. — Chinin und 4-Oxy-chinoline, S. 637. — Chinin, Ersatz-Stoffe und Malaria-Mittel, S 639. — Plasmochin und Analoga, S. 650. — Paludrin und Guanidin-Derivate, S. 668. — Atebrin, S. 679. — Xanthon-Derivate, S. 686. — Germanin, S. 688. — Sulfonamide, S. 694. — Thiosemicarbazone, S. 740.

Antibiotica.

I. Antibiotica aus Bakterien 743
II. Antibiotica aus Actinomyceten und verwandten Pflanzen 748
    Streptomycin 752
III. Antibiotica aus Ascomyceten 757
    Penicillin 764
IV. Antibiotica aus verschiedenen niederen Pflanzen 774
V. Antibiotica aus Flechten, Moosen und höheren Pflanzen 775

Tabellen.

Tierreich 780
Wichtige pathologische Parasiten der Flagellaten 781
Bacteria 782

Literaturverzeichnis 783
Patentverzeichnis 784
Namenverzeichnis 794
Sachverzeichnis 807
Kern-Bezifferung 833
Berichtigung 834

Einführung.

Geschichtliches.

Der Trieb zur Selbsterhaltung ließ den Menschen von alters her zu Stoffen der umgebenden Welt greifen, um Krankheiten zu heilen und Schmerzen zu lindern. So entstand empirisch ein anfangs primitiver Arzneischatz. Bei HIPPOKRATES (460—370 v. Chr.) zählen wir etwa 100, in dem fünfbändigen Werk des DIOSKURIDES (50 n. Chr.) „de materia medica" schon über 1000 Heilmittel. Die Kriegszüge der Römer und die Verwendung ausländischer Drogen trugen zur Erweiterung der Kenntnisse wesentlich bei. GALENUS, zu Pergamon in Kleinasien (130 n. Chr. geboren), lehrte in über 100 Schriften, die für ein Jahrtausend bestimmend waren, die Manipulationen der Arzneibereitung, die zum Teil noch heute in der galenischen Pharmazie verankert sind. Nach GALENUS ist es Aufgabe der Arzneibereitung, in den natürlichen Heilmitteln nach dem eigentlichen Wirkstoff zu suchen, ihn von Ballast zu befreien und in eine für den Organismus des Menschen verträgliche und verwertbare Form überzuführen. Dieser Lehre folgen wir noch heute, wenn wir aus Drogen pflanzlichen oder tierischen Ursprungs, deren Wirkstoffe nicht genügend bekannt sind oder nicht in reinem Zustand isoliert werden können, galenische Präparate anfertigen. Nach der Zeit des GALENUS drängten arabische Einflüsse, stark mit babylonisch-assyrischem Mystizismus vermengt, zum Durchbruch, die auf Grund der aristotelischen Stoffauffassung einer Urmaterie reiche Nahrung fanden[1]. Es begann das Zeitalter der *Alchemie*, dem ohne Zweifel auch in der Krankenbehandlung Fortschritte zu verdanken sind, das aber, im Ganzen betrachtet, auf die Herstellung von Heilmitteln hemmend wirkte.

Behandlung der Kranken und Herstellung der Arzneien lagen bis 1240 in einer Hand. Dieses Jahr brachte mit dem von *Friedrich II.* erlassenen Edikt von Salerno die Trennung von Arzt und Apotheker, des *Magisters* vom *Confectionarius*. Aus letztgenannter Bezeichnung des Apothekers erkennen wir als seine Hauptaufgabe, der Arznei eine geeignete Form zu geben. Noch heute sprechen wir davon, ein Heilmittel zu „konfektionieren", wenn ihm die richtige Darreichungsform und Aufmachung gegeben werden soll. Nach dem vorgenannten Edikt setzte auch in Deutschland die Gründung der Apotheken als Stätten der Arzneiherstellung ein: Prenzlau 1303, Augsburg 1342, Nürnberg 1404, Leipzig 1409, Münster 1438, Berlin 1488 usw. Nach dem Vorbild des Handwerks schlossen sich die Apotheker zu Zünften zusammen und übernahmen zum Teil das handwerkliche Brauchtum. Die Renaissance begründete das naturwissenschaftliche Denken und brachte mit der *Iatrochemie* der Arzneibereitung einen starken Aufschwung. Wie ihr bedeutendster Repräsentant, PARACELSUS (1493—1541), lehrte, ist es nicht Aufgabe der Chemie, Gold zu machen, sondern Arzneien zu bereiten. Mit außerordentlicher Kühnheit, die gewiß mitunter zu Schädigungen der Kranken führte, wurden die mannigfachsten Verbindungen der anorganischen und organischen Chemie therapeutisch verwandt. Sie alle enthalten nach damaliger Lehre die drei Prinzipien *Sulfur* (das brennbare, „seelische" Prinzip), *Mercurius* (das wechselvolle, sublimierende, „geistige" Prinzip) und *Sal* (das beständige Prinzip, den „Leib"). Besonders die Einführung von Metallen und deren Verbindungen in die Heilkunde ist das Verdienst des PARACELSUS. Wie die Alchemisten mit Hilfe von Antimon aus goldhaltigem Mineral das lautere Gold herauszogen, so wollte PARACELSUS beim kranken Menschen „das Gold der Gesundheit von den Schlacken der Krankheit" befreien. Den Anhängern des GALENUS, die nur dessen Heilmittel und Behandlungsweisen gelten ließen, traten nun die PARACELSUS, die „Spagiriker", entgegen. Quecksilber und Antimon standen im Mittelpunkt des Streites. Der Rat von Augsburg verbot 1567 den „Quacksalbern und anderen Empiricis den Gebrauch der chemischen Mittel, sonderlich des Antimonii bei ihren Curen durch öffentlichen Verruf", und ab 1580 mußte jeder Arzt, der in Heidelberg promovieren wollte, einen Eid ablegen, daß er weder Antimon noch Quecksilber innerlich anwenden werde[2]. In dem leidenschaftlichen Streit um das Antimon trat

---

[1] Vgl. P. WALDEN: Geschichte der Chemie. Bonn: Universitäts-Verlag 1946.
[2] Siehe W. HABERLING: Der Triumphwagen des Antimons. Pharmaz. Ber. I. G. Farben-Industrie **1928**, S. 14, 33, 66.

Turquet de Mayerne (1573—1655) für die Verordnung chemischer Arzneimittel neben den Arzneien des Hippokrates und des Galenus ein und wurde daher 1603 von der Pariser Fakultät in Acht und Bann getan. Ein Schüler des Paracelsus, Alexander von Suchten, hat 1570 ausführlich die Heilwirkung des Antimons beschrieben; das Trisulfid, Trichlorid, Oxychlorid, später der Brechweinstein, das Metall in Form von Becher und Pille (die „ewige Pille") kamen als Brech- und Abführmittel zur Verwendung. Das von Johann Tölde 1604 unter dem Pseudonym Basilius Valentinus[1] geschriebene, vornehmlich aus dem Werk von Suchten übernommene Buch „Triumph-Wagen des Antimonii" ist besonders bekannt geworden. Das in der Folgezeit vernachlässigte Antimon hat in der modernen Medizin in Form geeigneterer Verbindungen und Applikationsweisen eine ungeahnte Auferstehung gefunden.

Die wissenschaftlichen Erkenntnisse des Mittelalters auf dem Arzneigebiet fanden ihren Niederschlag u. a. in der Pharmakopoe des Valerius Cordus 1545, späterhin in den gesteigerten Anforderungen an das Können des Apothekers (Preußisches Medizinaledikt vom Jahre 1725), der die lateinische Sprache verstehen mußte, und schließlich in den durch verschiedene deutsche Länder herausgegebenen Pharmakopoen (Württemberg 1741, Preußen 1799). Wir treten dabei ein in das Zeitalter Liebigs, den Beginn der neuzeitlichen Chemie, die, zu hoher Blüte gelangend, die Arzneiherstellung grundlegend förderte, gleichzeitig aber die Apotheke als Pflegestätte der Chemie in den Hintergrund drängte. Der Isolierung des Morphins durch Sertürner 1803 folgte die fabrikmäßige Darstellung durch E. Merck. Nachdem 1827 eine Verfügung der Preußischen Regierung den Bezug umständlich zu gewinnender Heilmittel aus chemischen Fabriken gestattete und 1828 Wöhler die Harnstoff-Synthese durchgeführt hatte, konnte Liebig erklären:

„*Die Philosophie der Chemie wird aus dieser Arbeit den Schluß ziehen, daß die Erzeugung aller organischen Materien, in wieweit sie nicht mehr dem Organismus angehören, in unseren Laboratorien nicht allein als wahrscheinlich, sondern als gewiss betrachtet werden muß. Zucker, Salicylsäure, Morphin werden künstlich hervorgebracht werden. Wir kennen freilich die Wege nicht, auf denen dieses Resultat zu erreichen ist, weil uns die Vorderglieder unbekannt sind, aus denen sich diese Materien entwickeln. Allein, wir werden sie kennen lernen.*"[2]

Diese Prophezeiung ging zunächst mit der Salicylsäure-Synthese Kolbes 1860 in Erfüllung. Die neuzeitliche Entwicklung der organischen Chemie brachte auch die Arzneimittel-Synthese zur Blüte.

Einteilung synthetischer Arzneimittel.

Soweit Synthetica in bestimmter Dosierung und abgepackter Form in den Handel gebracht wurden („Spezialitäten"), führten sie zu einer beträchtlichen Einschränkung der Rezeptur des Apothekers. Die Einführung geschützter Phantasienamen erschwerte die Erkennung der chemischen Zusammensetzung, wenn sie auch für den Arzt eine erleichterte Verschreibung bedeutete. Selbst wenn man von den zahllosen Spezialitäten absieht, die einfache Mischungen vorstellen, bleibt die Zahl der eigentlichen Synthetica außerordentlich groß. Sucht man nach einer zweckmäßigen Einteilung, so sind in erster Linie Indikation und chemische Zusammensetzung heranzuziehen. Aber man kann auch von der Art der Auffindung ausgehen. Hierbei erscheint zur Gewinnung eines Überblickes folgende Gruppierung als geeignet:

I. Synthese natürlich vorkommender Heilmittel
II. Synthese von Heilmitteln, die den natürlichen *strukturähnlich* sind
III. Synthese von Heilmitteln, unabhängig von dem Vorbild natürlich vorkommender Arzneistoffe und zwar auf Grund
   a) zufälliger Entdeckung von Arzneiwirkungen
   b) aprioristischer Synthese
IV. Synthesen zur Überführung anorganischer Heilstoffe in geeignete organische Bindung

---

[1] Die Identität Tölde-Valentinus wird teilweise angezweifelt, vergl. F. Ferchl u. A. Süssenguth: Kurzgeschichte der Chemie, Niemeyer-Verlag 1936.
[2] Valentin, H.: Geschichte der Pharmazie, Stuttgart: Wiss. Verlagsges. 1946.

V. Synthesen unter *geringfügiger* struktureller Abänderung bekannter Heilmittel

VI. Synthetische Vereinigung von zwei Heilmitteln in einem neuen Molekül („Kombinationssynthesen").

I. Synthese natürlich vorkommender Heilmittel.

Dieser älteste Zweig der Arzneimittelsynthese geht auf das Bestreben zurück, aus Naturstoffen nur in schlechter Ausbeute und zu hohen Preisen gewinnbare Heilmittel, nachdem man ihre chemische Struktur erkannt hatte, aus billigen Rohstoffen zu synthetisieren. Der Salicylsäure-Synthese KOLBES folgten hunderte anderer Synthesen natürlicher Arzneistoffe. Da sich Heilmittel stets eines besonderen Interesses erfreuten, ist ihre Synthese mit den Namen hervorragender Vertreter der organischen Chemie verknüpft und wird es weiterhin bleiben, so z.B. auf dem Gebiet der Alkaloide, Vitamine, Hormone und der bakteriostatischen Stoffe. Eine große Zahl der benötigten Rohstoffe entstammte dem Steinkohlenteer. So kam in Deutschland schon frühzeitig eine Verbindung mit der blühenden Farbenindustrie zustande, die außerdem über die nötigen apparativen Hilfsmittel und technischen Erfahrungen verfügte.

Angesichts der glänzenden Erfolge der Arzneimittelsynthese wird mitunter die Bedeutung der natürlich vorkommenden Heilmittel unterschätzt. Die Antibiotica sind der beste Beweis dafür, daß hier noch ungeahnte Schätze schlummern. Deshalb muß der Arzneimittelsynthetiker pflanzlichen und tierischen Drogen, wenn auch bisher nur in der Homöopathie oder der Volksmedizin praktisch verwandt, besondere Beachtung schenken. Die Isolierung der Wirkstoffe und ihre Konstitutionsaufklärung geben nicht nur Veranlassung zur synthetischen Herstellung derselben, sondern liefern auch willkommene Vorbilder für Arbeitshypothesen der Arzneimittelsynthese.

II. Synthese von Heilmitteln, die den natürlichen strukturähnlich sind.

Die in der pflanzlichen Droge enthaltenen Heilmittel verdanken ihre Entstehung bestimmten biologischen Vorgängen in der Pflanze. So werden Alkaloide vermutlich im Zusammenhang mit dem Eiweiß-Stoffwechsel gebildet. Man kann daher nicht annehmen, daß ihre chemische Struktur einer optimalen Arzneiwirkung entsprechen muß. Deshalb ist der Gedanke berechtigt, *strukturähnliche* Verbindungen zu schaffen. Er liegt auch nahe, solange die Synthese des natürlichen Vorbildes selbst nicht gelingt. Die über die Triacetonalkamine gewonnenen Eucaine zeigen nur entfernte Ähnlichkeit mit ihrem Vorbild, dem Cocain, das Hexeton ist dem Campher schon ähnlicher und das Sympatol hat nur eine Hydroxylgruppe weniger als das Adrenalin. Wenn die Synthesen in dieser Gruppe auch mit den später zu erörternden Unsicherheiten in bezug auf die Wirkung der erhaltenen Verbindungen behaftet sind, so wurden doch zum Teil beachtliche Erfolge erzielt. Daß Arbeitshypothesen dieser Art, selbst bei der Annahme einer irrtümlichen Formel des natürlichen Vorbildes und bei völlig abweichender Struktur des erhaltenen Produktes, von größtem Wert sein können, zeigt die Synthese des Antipyrins durch LUDWIG KNORR. Sie ist zugleich ein Bindeglied zu den Synthesen der nächsten Gruppe.

III. Synthese von Heilmitteln, unabhängig von natürlich vorkommenden Arzneistoffen.

Diese Gruppe umfaßt in der Natur nicht vorkommende, arzneilich benutzte Substanzen. Man könnte an ihren Anfang die Synthese des Chlorals, des Chloroforms oder auch des Narkoseäthers stellen. War in diesen Fällen die Arzneiwirkung verhältnismäßig einfach zu erkennen, so mußte mitunter der Zufall zu Hilfe kommen, wie es bei dem bekannten Beispiel der Entdeckung der Abführwirkung des Phenolphthaleins der Fall war, das man zur Erkennung der Verzollung dem Wein zugesetzt hatte. Diese Fälle werden immer vereinzelt bleiben, im Gegensatz zu der Auffindung überraschender Arzneiwirkungen bei der pharmakologischen Prüfung von Stoffen, die unter ganz anderen Erwartungen synthetisiert worden waren.

Die Schwierigkeiten der Auffindung von Heilmitteln, unabhängig vom Vorbild der Natur, zeigt der noch um die Jahrhundertwende von einem angesehenen Gelehrten (LEYDEN 1897) gemachte Vorschlag, man solle einfach die in den Katalogen der Fabriken aufgeführten Stoffe pharmakologisch prüfen. Heute sind wir aber in der Lage, wenigstens Arbeitshypothesen zu folgen, welche die Synthese auf bestimmten theoretischen Voraussagungen aufbauen („aprioristische Synthese"). Dazu könnten Erkenntnisse über die Beziehungen zwischen chemischer Konstitution und pharmakologischer Wirkung die Grundlage bieten. Aber dieses Gebiet ist heute noch stark umstritten. Je nach Temperament und bei der Synthese erzielten Ergebnissen wird es günstig oder ungünstig beurteilt. Einer der eifrigsten Bejaher der aprioristischen Synthese war PAUL EHRLICH. Er sagte: „Während früher der Chemiker dem Mediziner die Arzneien lieferte, muß heute der Chemotherapeut dem Chemiker die Gesichtspunkte geben, die zur zielbewußten Herstellung wirklicher Heilsubstanzen führen". Um zum Salvarsan zu kommen, schuf er über 600 Stoffe und zwar in fortwährender Abwandlung der Struktur auf Grund von Überlegungen über die Konstitution der Arsen-Präparate und ihre toxische bzw. therapeutische Wirkung. Sein Schüler BENDA dagegen vertrat die gegenteilige Auffassung und zog folgenden drastischen Vergleich: „Es hieße mit Kanonen nach Spatzen schießen, wenn man voraussagen wollte, welche chemische Zusammensetzung ein Arzneimittel haben muß". Auf die Schwierigkeiten der aprioristischen Synthese wird in dem Abschnitt zur „Problematik der Arzneimittelsynthese" noch eingegangen werden.

IV. Synthesen zur Überführung anorganischer Heilstoffe in geeignete organische Verbindungen.

In vielen Fällen ist es erwünscht, die bekannten Wirkungen anorganischer Stoffe, z.B. von Schwefel, Jod, Arsen und Metallen, durch Überführung in organische Verbindungen zu verbessern oder abzuwandeln. Die Veränderung der Löslichkeit, der Resorption und Eliminierung, die langsamere Abspaltung des wirksamen Bestandteiles usw. können auf diesem Wege zu Erfolgen führen. Ein Beispiel dafür ist die Überführung des stark toxisch und schwach trypanocid wirkenden Arsentrioxyds in das schwach toxisch und gut trypanocid wirkende Tryparsamid.

V. Synthesen unter geringfügiger struktureller Änderung bekannter Heilstoffe.

Derartige Synthesen werden vor allem zum Zwecke günstigerer Anwendung eines Arzneimittels verwendet, z.B. durch Änderung der Löslichkeit. Ein Stoff soll wasserlöslicher gemacht werden, etwa ein Alkaloid oder eine Säure durch Überführung in ein geeignetes Salz. Oder ein zu löslicher oder schon im Magen wirksamer Stoff soll schwerer löslich werden, wie es z.B. bei der Umwandlung des Tannins in Tannalbin geschieht. In einem anderen Fall soll ein Arzneimittel, das zu wasserlöslich ist, fettlöslicher werden. Dies kann dadurch erreicht werden, daß die Hydratationszentren, z.B. Hydroxyl- und Carboxyl-Gruppen, durch Veresterung verschlossen werden.

VI. Synthetische Vereinigung von zwei Heilmitteln in einem neuen Molekül („Kombinationssynthesen").

Wenn aus den Heilmitteln A und B ein Arzneistoff C gebildet wird, so ergeben sich für seine Wirkung bei dem Zerfall im Organismus außer den Einzelwirkungen von A, B und C auch die Kombination AB, AC, BC und ABC[1]. Molekülverbindungen zeigen im allgemeinen eine leichte Spaltung. Als Beispiel sei das *Veramon* genannt, das sich aus Pyramidon und Veronal zusammensetzt. Veramon ist in Wasser beständig, zerfällt aber in Benzol in seine Komponenten. Daher kann angenommen werden, daß im wäßrigen Medium des Körpers die Molekülverbindung unverändert bleibt und sich erst nach Übergang in das Lipoidsystem aufspaltet. Leicht spaltbar sind auch Salze, die aus einem basischen und einem sauren Heilmittel gewonnen sind, so z. B. Salipyrin. Bei Estern, sofern diese im Darm gespalten werden, ergeben sich meist Verzögerungen der Einzelwirkungen, wie z. B. beim Salol. In dem Maße, in dem die Festigkeit der Verkettung zunimmt, tritt die Wirkung der Komponenten in den Hintergrund.

Die Kombinationssynthese führt zu dem Problem der Wirkung kombinierter Arzneimittel, das letzten Endes bei jeder Rezeptur von Arzneigemischen auftaucht. Sie bedient sich oft bewährter und allgemein anwendbarer Mischungen, die nicht nur in der Apotheke, sondern auch von der Industrie hergestellt werden. Das Ideal ist die „individuelle Rezeptur", d. h. die Auswahl der Bestandteile einer Mischung und auch ihrer Mengenverhältnisse nach der jeweils vorliegenden Erkrankung und der Konstitution des Patienten. Zwar verfügt der Arzt durch die Erfahrung von Jahrhunderten über einen wertvollen Schatz rezeptmäßig verordneter Arzneimischungen; dennoch ist die individuelle Rezeptur höchste ärztliche Kunst.

Die Kombination von Arzneistoffen kann die *Vermeidung von Nebenwirkungen* beabsichtigen, z. B. die Aufhebung der spastischen Wirkung von Opiaten durch die gleichzeitige Anwendung von Atropin. Sie kann auf die *Summation der Einzelwirkungen* hinzielen, wenn die Bestandteile der Arzneimischung einzeln bei der in Betracht kommenden Dosierung nicht die gewünschte Wirkung haben, während die gleichzeitige Darbietung eine Summierung der Einzeleffekte erreicht (additiver Synergismus). Der Gegensatz hierzu ist der Antagonismus, die gegenseitige Aufhebung der Wirkungen der verschiedenen Arzneistoffe. Schließlich liegt der wichtige Fall einer *Potenzierung* vor, wenn die Wirkung der Kombination über eine einfache Addition hinaus geht. Auf diesem Gebiet waren u. a. FÜHNER, STARKENSTEIN und vor allem BÜRGI erfolgreich tätig.

FÜHNER kam bei Verwendung eines Gemisches von Acetylcholin und Physostigmin am Blutegel zu dem in nebenstehender Abbildung dargestellten Ergebnis.

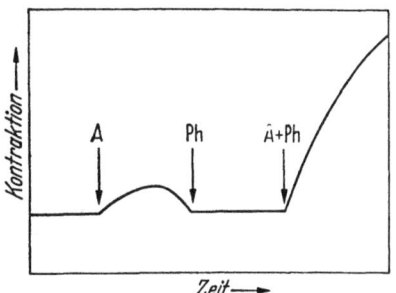

Abb. 1. Acetylcholin- und Physostigmin-Wirkung auf den Blutegel (nach FÜHNER).
A = Acetylcholin 1 : 1 000 000
Ph = Physostigmin 1 : 1 000 000
A + Ph = Mischung 1 : 1 000 000

Wurde zunächst Acetylcholin 1 : 1 000 000 allein verabreicht, so zeigte sich ein schwaches Ansteigen der Kontraktion der Muskulatur des Versuchstieres. Nach Abklingen der Wirkung verabreichtes Physostigmin (1 : 1 000 000) ließ keine Wirkung erkennen. Gab man aber Acetylcholin und Physostigmin in einer *Mischung* 1 : 1 000 000 hinzu, so trat eine starke Potenzierung ein.

---
[1] KAUFMANN, H. P.: Arch. Pharmaz. Ber. dtsch. pharmaz. Ges. **265**, 226 (1927).

Nach der *Regel von* BÜRGI soll sich die Wirkung von zwei Arzneimitteln, die gleiche Wirkung haben, bei ihrer Kombination addieren, wenn ihre Wirkungsart gleich ist, d.h. wenn sie gleichen Angriffspunkt haben. Ist ihr Angriffspunkt ungleich, dann tritt in den meisten Fällen Potenzierung ein. Diese stark umstrittene Regel ist zu wissenschaftlicher Begründung industrieller Mischpräparate zeitweise viel herangezogen worden. STARKENSTEIN versuchte, sie bei dem aus Pyramidon und Veronal bestehenden Veramon pharmakologisch zu begründen: Pyramidon wirkt analgetisch und erregend, Veronal analgetisch und lähmend. Die Kombination beider hat zur Folge, daß sich die erregende und lähmende Wirkung antagonistisch aufheben und eine Potenzierung der analgetischen Wirkung eintritt. Als weitere Beispiele der Potenzierung wurden angeführt: Codein und Veronal im Codeonal, Chinin und Aspirin im Togal, Codein, Phenacetin und Acetylsalicylsäure in den Gelonida antineuralgica.

Die Problematik der Arzneimittelsynthese.

Nachstehend werden einige der Gründe angeführt, warum Rückschlüsse aus der chemischen Struktur von Heilmitteln auf ihre pharmakologische Wirkung schwierig sind.

Zunächst sind die Ergebnisse des Versuches im Reagenzglas (in vitro) nicht ohne weiteres auf den lebenden Körper (in vivo) zu übertragen. Bei der Untersuchung von Acridin-Derivaten fand MORGENROTH, daß alle Stoffe, die in vivo antiseptisch wirkten, es auch in vitro waren, daß aber eine Umkehrung dieses Satzes nicht möglich sei. R. SCHNITZER[1] erstrebte eine Klärung dieser Frage durch Versuche über die Arzneifestigkeit von hämolytischen Streptokokken. Er kam zu der Überzeugung, daß der Wirkungsvorgang bei der Entwicklungshemmung von Streptokokken durch Gold-Verbindungen mit dem chemotherapeutischen Vorgang bei der Heilung einer allgemeinen Infektion nicht wesensgleich ist.

SCHNITZER erzeugte in vitro durch Behandlung mit Gold-Verbindungen und in einem zweiten Versuch mit Acridin-Verbindungen resistente Stämme. Diese waren in vivo genau so gegen die Gold- und Acridin-Verbindungen empfindlich wie die nicht resistenten Stämme. Dies spricht dafür, daß bei der Chemotherapie in vivo andere Funktionen getroffen werden als bei dem Reagenzglasversuch. Streptokokken, in vitro Nitroacridin-fest gemacht, zeigten diese Resistenz auch in vivo. Im Reagenzglas ging diese Festigkeit auch auf Rivanol, Trypaflavin und Isooctyl-hydrocuprein über. Im Tierversuch dagegen war die Resistenz fast spezifisch.

Die grundsätzliche Verschiedenheit der Wirkungen in vivo und in vitro wurde mit der „Regel" von SCHULZ und ARNDT zu erklären versucht. Diese besagt, daß schwache Reize die Lebenstätigkeit anfachen, mittelstarke sie fördern, starke Reize sie aufheben. Diese Regel wird aber, wenn auch neuerdings von der Homöopathie wieder herangezogen, fast durchweg abgelehnt.

Die Unterschiede der Ergebnisse der Arzneimittelprüfung in vitro und in vivo gehen zunächst auf den *Wechsel der Konzentration* im Organismus zurück. Im Gegensatz zum Reagenzglas-Versuch gibt es in diesem keine konstante Konzentration. Das Bestreben des Körpers geht dahin, die Arzneistoffe möglichst schnell zu eliminieren, z.B. harnfähig zu machen, um mit dem Harn die Fremdstoffe auszuscheiden. Sie wandern dabei in ständig wechselnder Konzentration von Zelle zu Zelle. Man spricht daher im biologischen Geschehen von sog. „Fließgleichgewichten", um deren systematische Erfassung man sich heute noch bemüht[2]. Weiterhin spielen im Organismus *heterogene Systeme* eine große Rolle.

---
[1] SCHNITZER, R.: Med. u. Chem. 3, 34 (1936).
[2] v. BERTALANFFY, L.: Naturwiss. 33, 521 (1940).

Im Laboratoriumsversuch wird meist in wäßriger, alkoholischer oder alkohol.-wäßriger Lösung gearbeitet. Nur selten wird ein heterogenes System, z.B. ein Öl-Wasser-Gemisch, verwandt. Im Organismus aber schaffen schon der wäßrige und lipoide Zellinhalt eine Inhomogenität. Die Konzentration des Arzneistoffes in der Lipoid- und in der wäßrigen Phase ist abhängig von dem Verteilungskoeffizienten. Daß diese Tatsache von entscheidender Bedeutung sein kann, zeigt sich besonders deutlich bei den Narkotica. Aber nicht nur der Verteilungskoeffizient, sondern auch die Adsorption an den Grenzflächen derartiger Systeme ist wichtig. Chemische Gleichgewichte an der Grenzfläche können sich durch Adsorption verschieben, eine für die Zellbiologie wichtige Erscheinung[1].

Nach RHUMBLER[2] „kann es kaum noch einem berechtigten Zweifel unterliegen, daß der häufigste, gewöhnlichste und zugleich primitivste Zustand des Protoplasmas physikalisch ein heteromorphes, emulsoides Schaumgemisch, ein sog. heteromorphes Spumit darstellt, dessen einzelne Schaumkämmerchen außerordentlich klein sind, und daß diese zähflüssige Schaumwandsubstanz, das Hyaloplasma BÜTSCHLIS, sich oftmals so wenig in seinem Lichtbrechungsvermögen von der Inhaltsmasse der Schaumkämmerchen unterscheidet, daß selbst diese häufigsten, schaumigen Zustände des Protoplasmas mehr oder weniger homogen aussehen können und seiner mikroskopischen, optischen Analyse die größten Schwierigkeiten entgegenstellen."

Auch die *Adsorption* an Zellwände und an andere feste Stoffe ist für die Arzneiwirkung wichtig. Schließlich ist zu berücksichtigen, daß im Organismus *kolloide Lösungen* mit ihren besonderen Eigenschaften bei Arzneimitteln, in vivo angewandt, eine Rolle spielen[3]. Dies zeigten z.B. Versuche von HEUBNER, der chemisch völlig indifferente Stoffe, wie z. B. Kieselsäure oder Tricalciumphosphat, in kolloider Lösung Versuchstieren intravenös injizierte und fand, daß letztere hierdurch gegen Coli- und Tuberkelbazillen widerstandsfähig wurden.

Handelt es sich vorstehend um physikalische und physikalisch-chemische Vorgänge, so unterliegt der Arzneistoff im Organismus auch einer Fülle *chemischer Umwandlungen*. Mitunter sind es gerade die Umwandlungsprodukte, die für die Heilwirkung verantwortlich zu machen sind. Einige der wichtigsten chemischen Reaktionen im Organismus seien an Beispielen erläutert.

Oxydation. Die fermentative Oxydation bringt mitunter Vorgänge zustande, die im Laboratorium schwierig durchzuführen sind, so wird z.B. Benzol im Organismus des Hundes in Mukonsäure übergeführt:

Im allgemeinen sind aromatische Verbindungen schwerer angreifbar als aliphatische. Fette, Eiweiß und Kohlenhydrate werden über zahlreiche Zwischenprodukte bis zu Kohlendioxyd, Wasser und Harnstoff abgebaut. Während Aminosäuren Glykokoll oder Harnstoff liefern, sind substituierte Aminogruppen schwerer angreifbar. Anilin wird zum p-Aminophenol oxydiert:

Reduktion. Auch die Reduktion ist sehr häufig, teilweise im Zusammenspiel mit Oxydationen in Redox-Systemen, die für viele physiologische Vorgänge von ausschlaggebender Bedeutung sind. Einige Beispiele:

Chloral wird in Trichloräthylalkohol umgewandelt,

$$Cl_3C-CHO \rightarrow Cl_3C-CH_2OH$$

---

[1] Siehe D. DEUTSCH: Arch. experiment. Zellforsch. 6, 444 (1928), u. Ber. dtsch. chem. Ges. 60, 1036 (1927).

[2] ABDERHALDEN, R.: Handb. d. biolog. Arbeitsmethoden Abtl. V, T. III, A. 219; vgl. R. MÜLLER: Physikalisches über den Expectorationsvorgang. Wissenschaftl. Veröffentlichung d. Chem. Fabrik Heyden 1939, H. 1.

[3] Siehe zu dieser Frage H. BERTHOLD: Die Kolloide in Biologie und Medizin, Dresden u. Leipzig: Steinkopff 1929.

8   Einführung.

Chinon in Hydrochinon

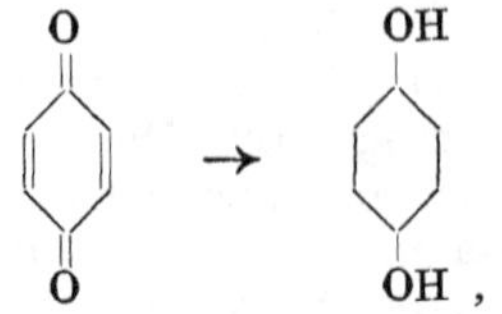

$$\underset{O}{\overset{O}{C_6H_4}} \rightarrow \underset{OH}{\overset{OH}{C_6H_4}},$$

Pikrinsäure in Pikraminsäure

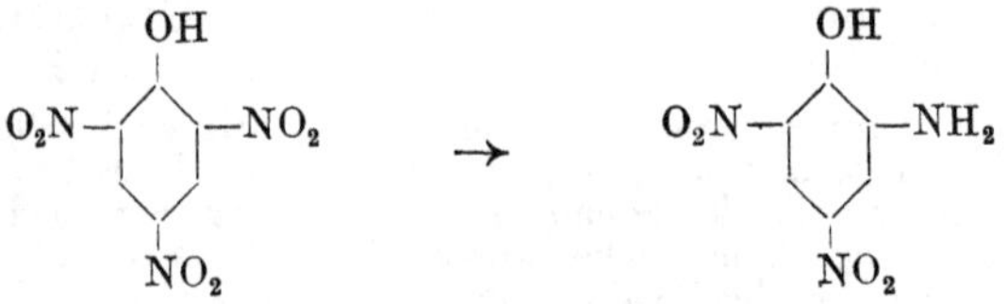

$$\underset{NO_2}{O_2N-\overset{OH}{C_6H_2}-NO_2} \rightarrow \underset{NO_2}{O_2N-\overset{OH}{C_6H_2}-NH_2}$$

Ein Beispiel von gleichzeitiger Oxydation und Reduktion ist der Übergang von Nitrobenzol in die p-Oxy-Verbindung, die ihrerseits zu p-Aminophenol wird:

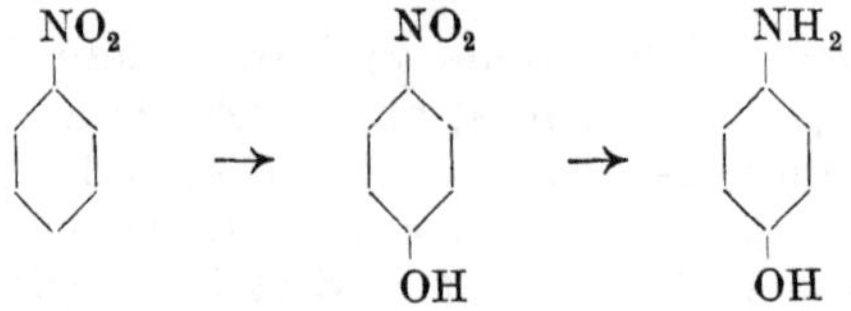

$$\overset{NO_2}{C_6H_5} \rightarrow \underset{OH}{\overset{NO_2}{C_6H_4}} \rightarrow \underset{OH}{\overset{NH_2}{C_6H_4}}$$

Paarungen. Neben diesen einfachen Oxydations- und Reduktionsvorgängen gibt es eine ganze Reihe von komplizierteren Umsetzungen. Bei der sogenannten Paarung handelt es sich um die Synthese von Verbindungen, die zur Eliminierung besonders geeignet sind. So können Stoffe mit Schwefelsäure oder Glucuronsäure „gepaart" werden. Vanillin wird oxydiert, ein Teil der entstandenen Vanillinsäure paart sich darauf mit Schwefelsäure, ein anderer Teil mit Glucuronsäure zu Glucurovanillinsäure:

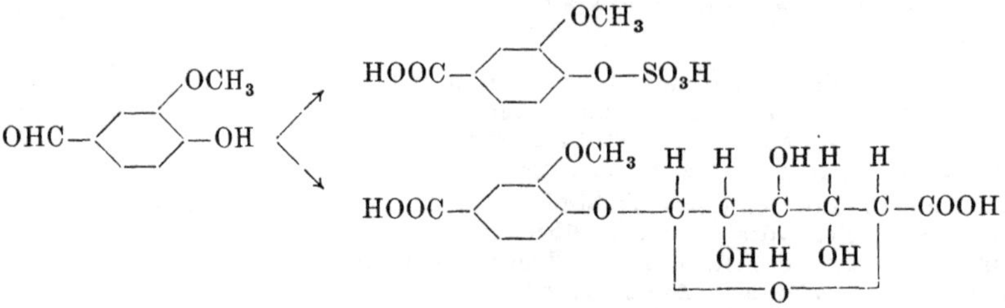

$$OHC-\overset{OCH_3}{C_6H_3}-OH \overset{\nearrow}{\searrow} \begin{array}{c} HOOC-\overset{OCH_3}{C_6H_3}-O-SO_3H \\ \\ HOOC-\overset{OCH_3}{C_6H_3}-O-\underset{OH\ H\ OH}{\overset{H\ H\ OH\ H\ H}{C-C-C-C-C}}-COOH \\ \underline{O} \end{array}$$

Weiterhin erfolgen im Organismus Paarungen mit Hippursäure, die aus Benzoesäure und Glykokoll entsteht:

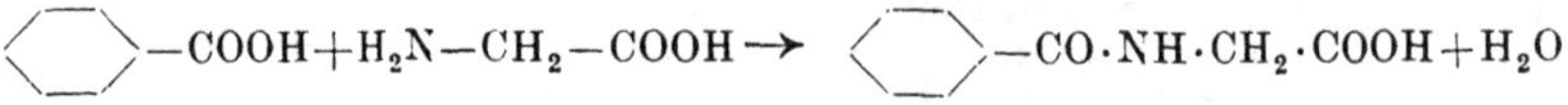

$$C_6H_5-COOH + H_2N-CH_2-COOH \rightarrow C_6H_5-CO\cdot NH\cdot CH_2\cdot COOH + H_2O$$

p-Nitrobenzaldehyd wird im Organismus zunächst oxydiert, anschließend die Nitro-Gruppe reduziert und zum Schluß acyliert:

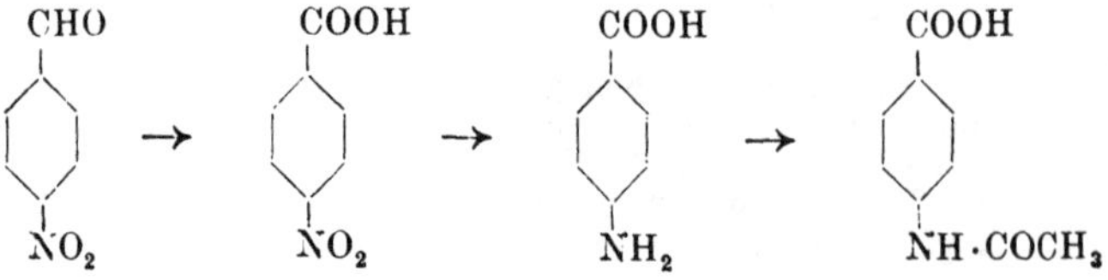

$$\underset{NO_2}{\overset{CHO}{C_6H_4}} \rightarrow \underset{NO_2}{\overset{COOH}{C_6H_4}} \rightarrow \underset{NH_2}{\overset{COOH}{C_6H_4}} \rightarrow \underset{NH\cdot COCH_3}{\overset{COOH}{C_6H_4}}$$

Hierbei sind also Oxydation und Reduktion mit *Acylierungen* verbunden. Auch *Alkylierungen* sind möglich. So wird z. B. im isolierten Muskel die Guanidin-essigsäure zu Kreatin methyliert:

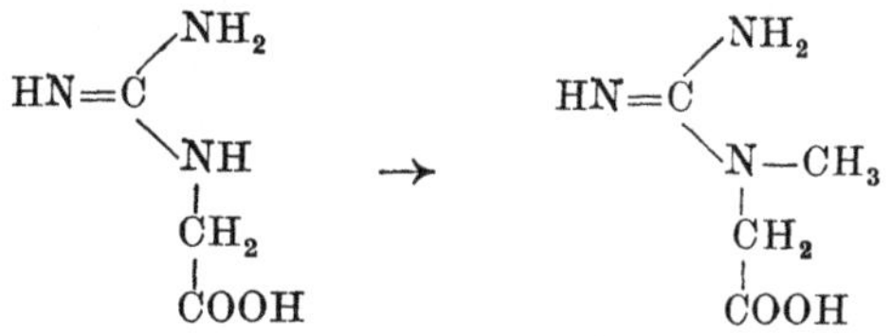

$$HN=C\begin{matrix}NH_2\\NH\\|\\CH_2\\|\\COOH\end{matrix} \quad \rightarrow \quad HN=C\begin{matrix}NH_2\\N-CH_3\\|\\CH_2\\|\\COOH\end{matrix}$$
$$\text{Kreatin}$$

Es ist also eine Fülle physikalischer und chemischer Vorgänge, die in vivo das Schicksal eines Arzneimittels und seine Wirkung beeinflußt. Wie diese Vorgänge sich abspielen und welche Reaktionspartner, erwünscht oder unerwünscht, mit dem Medikament in Wechselwirkung treten, wissen wir meist nicht. Darauf beruht die Schwierigkeit, die Beziehungen zwischen Konstitution und Wirkung zu erkennen. Die meisten Versuche, sie zu lösen, gehen von der strukturchemischen Seite aus, weniger von der physikalischen und physikalisch-chemischen, auf deren hohe Bedeutung man bei narkotischen Stoffen frühzeitig aufmerksam wurde. Wie eine geringfügige Änderung der chemischen Struktur, etwa die Einführung einer Methyl-Gruppe, aus einer indifferenten Verbindung einen substantiven Farbstoff machen kann[1], so können kleine Eingriffe im Molekül auch die Arzneiwirkung stark verändern.

Bei dem Studium der Chinaalkaloide stellte SCHÖNHÖFER[2] die papaverinähnliche Wirkung des Stoffes I fest.

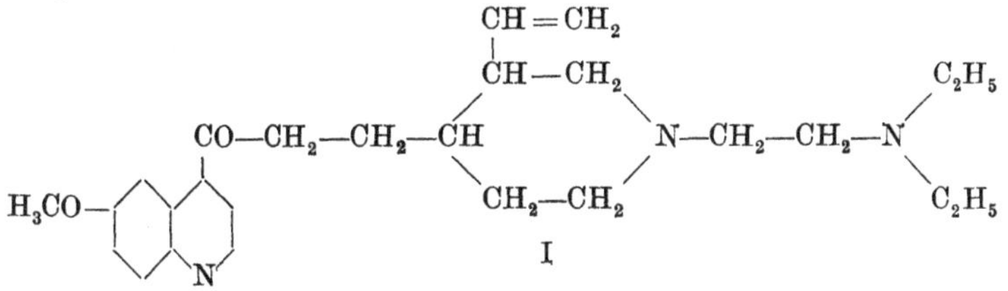

I

Hier genügte die Überführung der Keto-Gruppe in eine tertiäre Alkohol-Gruppe (II),

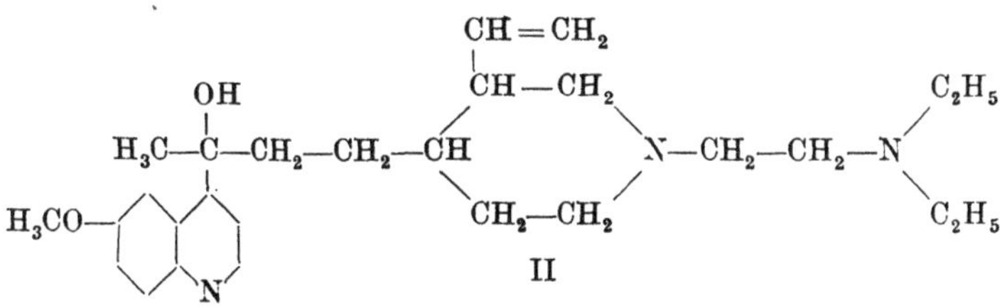

II

um diese spasmolytische Wirkung vollständig zum Verschwinden zu bringen und die chininähnlichen pharmakologischen Eigenschaften wieder hervorzubringen.

In derartigen Fällen können physikalische oder chemische Einflüsse an dem Umschlag der Wirkung schuld sein. Wir erleben ihn aber auch an dem gleichen Heilmittel, je nach Art der Natur der verwandten Lösungsmittel, nach Art der Applikation, dem Funktionszustand des aufnehmenden Körperteils[3], der Temperatur des kranken Körpers und seinem Alter. Drastische Unterschiede der Wirkung des gleichen Stoffes auf verschiedene Tierarten sind bekannt. Die „Kon-

---
[1] EISLEB, O.: Med. u. Chem. 3, 53 (1936).
[2] SCHÖNHÖFER, F.: Med. u. Chem. 1, 211 (1933).
[3] SCHULEMANN, W.: Med. u. Chem. 3, 324 (1936).

stitutionsregel" (SALLER) betont aber mit Recht den Wirkungsunterschied auch bei verschiedenen Menschen. Von manchen Patienten wird z.B. ein Schlafmittel gut vertragen, von anderen nicht. Ein Abführmittel ist bei dem einen Menschen von bester Wirkung, bei dem anderen versagt es. Es muß also für eine genügende Auswahl von Arzneimitteln gleicher Indikation gesorgt werden. Vom Standpunkt der präparativen Chemie aus betrachtet, sind geringfügige Abänderungen eines bekannten Grundstoffes, z.B. der Barbitursäure, ohne Interesse; für die Arzneiwirkung aber können sie von fundamentaler Bedeutung sein. Dies beweist häufig schon das Studium der Resorption, der Veränderung im Organismus und der Eliminierung, Fragen, denen man bei jedem neuen Arzneimittel nachgehen sollte.

Kann ein Arzneimittel nicht an dem Ort seiner Wirkung appliziert werden, so muß es zunächst resorbiert und anschließend zum Erfolgsorgan transportiert werden. Die Art dieses Weges bedingt die Schnelligkeit des Einsatzes der Wirkung und hat in einzelnen Fällen Bedeutung für ihre Entfaltung überhaupt. So passieren Medikamente, die durch den Mund, *per os*, verabfolgt werden, den Magen und gelangen erst im Darm zur Resorption. Dabei sind sie den Einwirkungen der Verdauungssäfte ausgesetzt und werden von diesen unter Umständen verändert. Um diese Einflüsse auszuschalten, hat man die Möglichkeit, ein Arzneimittel bereits von den Schleimhäuten der Mund- und Rachenhöhle aufnehmen zu lassen (*perlinguale* oder *buccale Applikation*). Gibt man ein Arzneimittel in Form von Zäpfchen (Suppositorien) oder Einläufen (*rektale Applikation*), so erfolgt die Resorption durch die Darmschleimhaut ohne Passage der Leber. Ferner können auch andere Schleimhäute, wie Vaginalschleimhaut, Nasenschleimhaut usw., zur Aufnahme des Arzneimittels benutzt werden. Injiziert man das Arzneimittel in das Unterhaut-Bindegewebe, so erfolgt bei dieser *subcutanen Verabreichung* die Resorption vom Bindegewebe in die Blut- bzw. Lymphbahn. Gleichmäßiger wird ein Arzneimittel bei *intramuskulärer Injektion* aufgenommen; hier ist die Geschwindigkeit der Resorption jedoch abhängig von der Durchblutung des Muskels. Unmittelbar nach Verabreichung erzielt ein Stoff bei Injektion in die Vene (*intravenöse Injektion*) seine Wirkung, da er sofort mit dem Blut zum Erfolgsorgan gelangt. Arzneimittel, die eine spezielle Wirkung auf das Rückenmark oder Teile desselben entfalten sollen, kann man auch direkt in den Rückenmarkkanal injizieren (*intralumbale Injektion*). Auch die Injektion in die Bauchhöhle hat in seltenen Fällen Bedeutung (*intraperitoneale Injektion*).

Im Gegensatz zu den bisher angegebenen Verabreichungsformen erfolgt die Resorption durch die Haut (*percutane Resorption*) nur langsam oder gar nicht; sie kann jedoch durch Zugabe von geeigneten Stoffen als ,,Gleitschienen" beschleunigt werden.

Bei der Betrachtung von Arzneiwirkungen kann man schließlich an neueren Anschauungen der *Pathologie* nicht vorübergehen. RUDOLF VIRCHOW stellte die Zelle in den Mittelpunkt aller pathologischen Vorgänge. Dieser Autonomie der Zelle, in der ,,Cellularpathologie" verankert, wurde neuerdings die ,,Neuralpathologie" gegenübergestellt. Sie stammt von dem russischen Forscher SPERANSKY (1936), fußt aber auf früheren Betrachtungen, besonders auf der bereits 1924 von RICKER vertretenen ,,Relationspathologie", die besagt, daß ,,am Anfang aller Körpervorgänge das Nervensystem steht, indem es regulatorisch die Blutbahn beherrscht, von der die Gewebe ihre Reaktionsimpulse und Reaktionsmöglichkeiten empfangen". Darüber hinausgehend sagt SPERANSKY: ,,Die Grundlage einer allgemeinen Theorie der Medizin liegt in der zentralen Stellung des Nervensystems für die gesamte Pathogenese"[1].

Diese Theorie ist heute noch stark umstritten. An der Bedeutung des Nervensystems nicht nur für normale, sondern auch für pathologische Vorgänge ist nicht zu zweifeln. Die übermäßige Inanspruchnahme der Nerven durch starke seelische Erregungen kann zu lokalen Krankheitserscheinungen, besonders im Bereich des Herzens und des Magen-Darm-Traktus führen. Der ,,Tod an gebrochenem Herzen" als Folge langandauernder und tiefgehender Erregungen ist eine durchaus richtige Beobachtung längst vergangener Zeiten. Andererseits ist es aber auch verständlich, daß die Ausschaltung der ursprünglichen Reize, vielleicht auch der seelische Einfluß entgegengesetzt abgestimmter, beruhigender Ein-

---

[1] Zitiert nach W. NONNENBRUCH: Ärztl. Wschr. 1/2, 1089 (1947); vgl. auch H. ARGELANDER: Ärztl. Wschr. 6, 1071 (1951); H. ULLRICH: Pharmaz. Ztg.-Nachr. 87, 874 (1951).

drücke, lokale Erkrankungen zu heilen vermag. Damit findet die Psychotherapie ihre Begründung. Die Neuralpathologie führt aber auch spezifische Erkrankungen auf nervöse Störungen zurück. Diphtherie-Bazillen z. B. bilden am Ort der Erkrankung ein Toxin, das auf dem Weg über das Nervensystem ein Antitoxin entstehen läßt. Das Nervensystem wird also in Richtung der Antitoxin-Bildung ,,sensibilisiert". Nur wenn die Sensibilisierung nicht zur Entstehung ausreichender Mengen des Antitoxins ausreicht, tritt die Diphtherie-Erkrankung auf mit lokalen Entzündungserscheinungen und einer Überschwemmung des Körpers mit dem Toxin. Der zentralnervöse Vorgang, der auch zu typischen Veränderungen des Herzens führen kann, steht aber im Vordergrund. Auch bei der Tuberkulose führt die Infektion zunächst zu einer spezifischen Sensibilisierung des Nervensystems, von der Ausdehnung und Charakter der Erkrankung abhängen. Eine ,,Desensibilisierung" durch Ruhe, geeignete Ernährung oder klimatische Veränderungen kann den Ausbruch der Tuberkulose verhindern oder sie heilen. Die Syphilis-Infektion beginnt mit zwei parallel verlaufenden Prozessen. Der erste beruht auf dem Eindringen der Spirochäten in den Organismus, ihrer Vermehrung und Fixierung, verbunden mit der Auslösung von Immunisierungsreaktionen. Der gleichzeitig einsetzende zweite Prozeß ist eine spezifische Sensibilisierung des Nervensystems im Primäraffekt, die Reaktion des Gewebes auf die Spirochäten bestimmend. Der Primärherd kann ausheilen, aber der ,,neurodystrophische" Prozeß — die Sensibilisierung des vegetativen Nervensystems nach SPERANSKY — das sekundäre oder tertiäre Stadium der Krankheit verursachen. Als Beispiel für die Geringfügigkeit der zu Sensibilisierungen notwendigen Reize wird auf allergische Erkrankungen (Urticaria) verwiesen, andererseits auf die Möglichkeit einer erfolgreichen Therapie mit kleinsten Dosen von Heilmitteln (Homöopathie).

Auf jeden Fall ist es heute sicher, daß bei jedem örtlichen Krankheitsvorgang neurozirkulatorische Faktoren mit im Spiel sind (Entzündung), und wahrscheinlich, daß allgemein vegetativ-neurale Einflüsse bei Allgemeinerkrankungen (Hypertonie, Basedow) mitwirken. Dazu kommt noch, daß auch vom Zwischenhirn auf die Hypophyse einwirkende Impulse hormonal in die Peripherie sich auswirken (zum Teil über die Nebennierenrinde) und für die Lokalisation und Manifestation von krankhaften Veränderungen von Bedeutung sind (TONUTTI, SELYE).

Nach diesen, allerdings nicht genügend gesicherten Vorstellungen der Neuralpathologie könnte eine am Nervensystem angreifende, ,,Desensibilisierung" bewirkende Therapie erfolgreich sein und die Möglichkeit bestehen, daß Arzneiwirkungen weit mehr als bisher angenommen — also über Narkotica, Antipyretica, Localanaesthetica usw. hinaus — durch nervale Reaktionen beeinflußt sind.

Die Behandlung von Krankheiten müßte also, wenn man diesen Gedankengängen folgen wollte, nicht nur durch Verabreichung eines Arzneimittels erfolgen, sondern zugleich auf dem Weg über Vorgänge im Organismus, die ausgelöst werden durch Beeinflussung der Psyche, d.h. durch die mit der Aufnahme seelischer Eindrücke verbundene Nerventätigkeit. Die Vereinigung richtiger Diagnose und zweckmäßiger Auswahl der Arznei mit der Erkennung des besten Weges seelischer Beeinflussung ist ohne Zweifel in vielen Krankheitsfällen die beste Voraussetzung für den Heilerfolg und damit höchstes Ärztetum. Die dem Körper zugewandte ärztliche Kunst verbindet sich so mit der suggestiven seelischen Beeinflussung, die infolgedessen in enge Beziehungen zu der Arzneiwirkung tritt.

Wir kennen die chemischen und physikalisch-chemischen Vorgänge, die mit der nervösen Steuerung verknüpft sind, noch zu wenig, um derartige Vorstellungen mit Sicherheit ablehnen zu können. Sie tragen dazu bei, die Problematik der Arzneiwirkung und damit auch der Arzneimittelsynthese noch zu erhöhen.

Wenn man die hier nur in kurzen Zügen angedeutete Problematik der Arzneimittelsynthese überschaut, versteht man die Resignation, die manchen Synthetiker angesichts vergeblicher Bemühungen bei ,,aprioristischen" Synthesen ergreift. Derjenige aber, der die Schwierigkeiten des Zusammenspiels chemischer und physikalischer Reaktionen zwischen dem menschlichen Organismus und in diesen eingedrungenen Erregern einerseits und dem Arzneistoff andererseits sowie die anderen, häufig undurchsichtigen Faktoren der Arzneiwirkung kennt, wird sich damit begnügen, auf Grund von *Arbeitshypothesen* zu einem umfassenderen experimentellen Wissen beizutragen, damit man — in weiter Ferne — von der Hypothese zur Theorie und von dieser zu Gesetzmäßigkeiten kommen kann.

Mittel mit Wirkung auf das Zentralnervensystem.

Bei der großen Bedeutung nervöser Vorgänge für die Arzneiwirkung und zum Verständnis anatomischer Bezeichnungen ist es nötig, einen kurzen Überblick über das *Nervensystem* voranzustellen.

Man unterscheidet:
I. Das Zentralnervensystem.
II. Das periphere Nervensystem mit den
  a) zentripetalen, afferenten, sensiblen Nerven,
  b) zentrifugalen, efferenten, motorischen Nerven.
III. Das vegetative oder autonome Nervensystem.

Das Zentralnervensystem besteht aus Gehirn und Rückenmark.

Die sensiblen Nerven leiten Erregungen von den Sinnesorganen und von der Peripherie dem zentralen Nervensystem zu, z. B. Licht, Wärme, Schmerz.

Die motorischen Nerven leiten die Erregungen von dem Zentralnervensystem zu den Muskeln, so z. B. bei dem Zurückziehen der Hand, bei dem Niederschlagen des Augenlides. Das Zusammenspiel von sensiblem und motorischem Nervensystem ist die Grundlage jeder Muskelfunktion.

Das in Geflechten ausgebreitete vegetative oder sympathische Nervensystem innerviert die Eingeweide, die glatten Muskeln und die Drüsen und wirkt so z. B. auf Herz, Gefäße, Drüsen, Lungen, Darmkanal, Geschlechtsorgane. Das *vegetative* Nervensystem steuert die inneren Regulationen des Organismus. Seine Funktion ist unserem bewußten Willen fast völlig entzogen, weshalb es auch als *autonomes* Nervensystem bezeichnet wird.

Zentrales und peripheres Nervensystem.

1. Makroskopische Betrachtung[1]. Das in der Wirbelsäule untergebrachte Rückenmark ist der phylogenetisch ältere Teil, dem das Gehirn übergeordnet ist. Gehirn und Rückenmark gehen ohne scharfe Grenzen in der Höhe des großen Hinterhauptsloches ineinander über.

Sie enthalten beide große Mengen von Ganglienzellen, welche beim Rückenmark als graue Substanz im Innern eines dicken, weißen Mantels markhaltiger **Nervenfasern** liegen, im Gehirn als Groß- und Kleinhirnrinde das im Innern liegende weiße **Mark** umhüllen und in der Tiefe der Hemisphären mächtige Ansammlungen von Ganglienzellen als basale Ganglien (z. B. Thalamus) bilden.

Die graue Substanz des Rückenmarks durchzieht dieses als geschlossener Strang. Sie hat im Querschnitt die Form eines römischen H, dessen **Querschenkel das enge Lumen des Zentralkanals des Rückenmarks umgibt.**

Der Zentralkanal setzt sich aus den Gehirnventrikeln in das Rückenmark fort und durchzieht dieses in ganzer Länge. In der Jugend mit flimmernden Ependymzellen ausgekleidet, obliteriert der Kanal beim Erwachsenen mehr oder weniger vollständig. Nur im Bereich des unteren Endes des Rückenmarks, dem Conus medullaris, zeigt der Rückenmarkkanal eine mit Liquor cerebrospinalis erfüllte Erweiterung. Die Längsbalken des H

---

[1] Nach SIEGLBAUER: Lehrbuch der Anatomie. 3. Aufl. Berlin u. Wien: Urban u. Schwarzenberg 1935.

des Rückenmarkstranges werden als Vorder- und Hintersäule bezeichnet. Bei dem Querschnitt der grauen Substanz spricht man von einem Vorder- und Hinterhorn (s. Abb. 2).

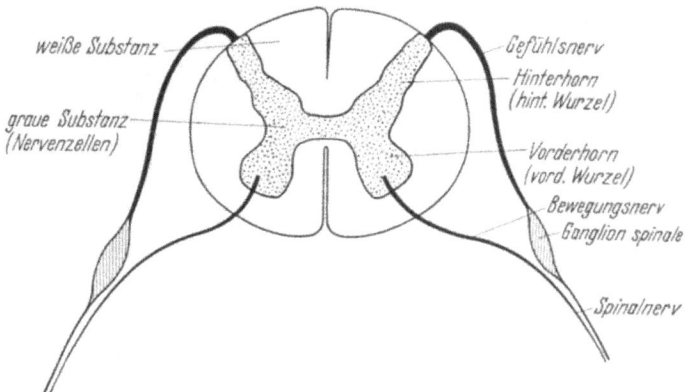

Abb. 2. Querschnitt durch das Rückenmark (schematisch).
(Aus BÜCKER: Anatomie u. Physiologie, Thieme 1949).

Schematisch läßt sich das *Gehirn* in drei Abschnitte aufteilen und zwar in a) das Großhirn — b) das Kleinhirn — c) den Hirnstamm.

Das Großhirn besteht aus zwei von einander getrennten symmetrischen Hälften, den beiden Großhirnhemisphären. Auch das Kleinhirn ist symmetrisch gebaut. Großhirn und Kleinhirn überdecken die eine Seite des Hirnstamms. Die andere Seite des Hirnstamms tritt an der Schädelbasis frei hervor und man erkennt vor allem

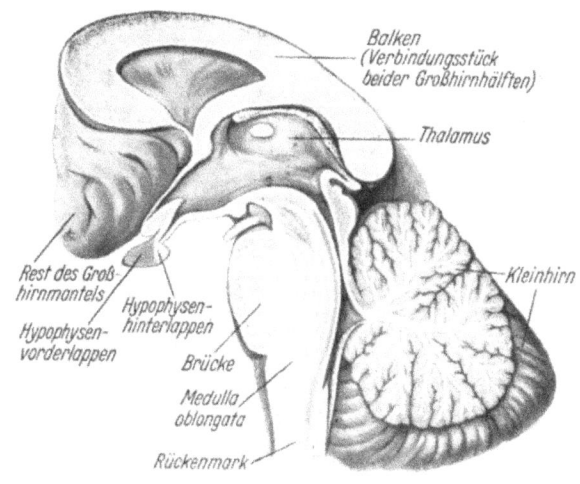

1. das verlängerte Mark, die *Medulla oblongata*, als Verbindungsstück zwischen Rückenmark und Gehirn,
2. die quergerillte Brücke (s. Abb. 3) mit den Brückenarmen zum Kleinhirn,
3. die Hirnschenkel, als Einstrahlungen des Hirnstammes in die Großhirnhemisphären. Zwischen den Hirnschenkeln liegt der Hirnanhang (Hypophyse).

Abb. 3. Längsschnitt durch den Hirnstamm.
(Aus MERZ: Pharmakologie, Wiss. Verlagsges. mbH. 1944).

2. Mikroskopische Betrachtung. Das Zentralnervensystem ist, wie schon erwähnt, in seiner wesentlichen Zellsubstanz — eigentliches Nervensystem — aus *Ganglienzellen* aufgebaut. Von den Ganglienzellen gehen Fortsätze aus. Hier unterscheidet man

1. den Achsenzylinderfortsatz oder *Neuriten*, der oft eine bedeutende Länge erreichen kann und in seinem Verlauf Kollateralen aussendet und
2. die stark verzweigten *Dendriten*-Fortsätze.

Ganglienzellen, Dendriten und Neurit zusammen bilden eine Einheit, die WALDEYER (1891) mit dem Namen *Neuron* bezeichnete (Abb. 4). Er betrachtete dieses Neuron als das konstruktive, funktionelle und pathogenetische Grundelement des Nervensystems.

Die Auffassung des Neurons als diskontinuierliches Grundelement des Nervensystems erhielt 1897 durch Arbeiten von APATHY und anderen einen starken Stoß. Diese entdeckten noch feinere Gebilde in den Nervenzellen und -fasern, die *Neurofibrillen*. Die Neurofibrillen einer Zelle sind nicht das Produkt einer einzigen Zelle für sich, sondern nach HELD das gemeinsame Produkt mehrerer Zellen. Sie laufen durch mehrere Zellelemente hindurch. Die Neuronen sind nach HELD nur die Sammelprodukte verschie-

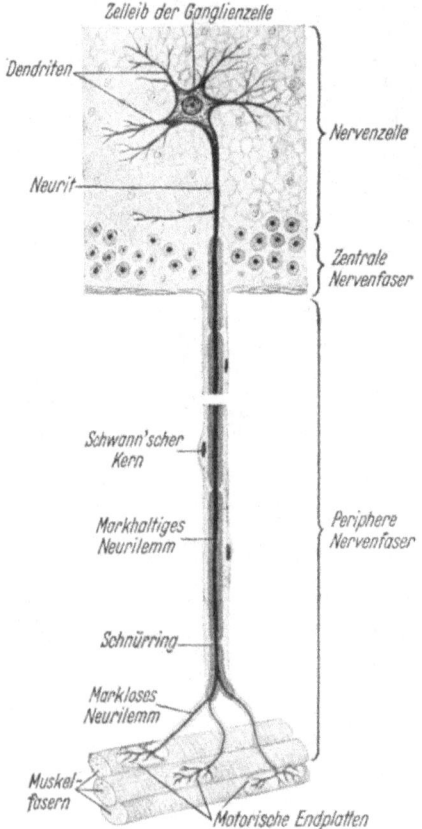
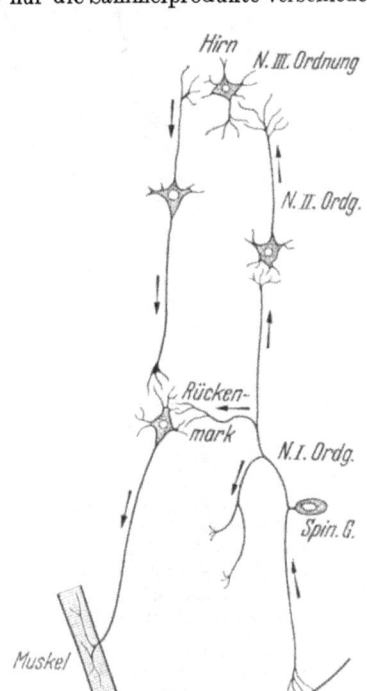

Abb. 4. Schematische Darstellung eines Neurons. (Aus MERZ.)

Abb. 5. Reizübertragung (schematisch).

ner, durchlaufender und sich überschneidender Neurofibrillen. STÖHR stellte fest, daß die Fasern des vegetativen Systems in ihren Enden ein Geflecht bilden (Grundplexus). Diesem Grundplexus entspringt ein feines Netzwerk, dem STÖHR den Namen Terminalreticulum gab. Es geht in unendlich feinen Ausbreitungen ohne scharfe Grenzen in das Plasma der Zellen der innervierten Organe über. Nach SUNDER-PLASMANN hat dieses nervöse Terminalreticulum weitgehend periphere Selbständigkeit[1]. Auf Grund dieser Tatsachen entstand die bereits erwähnte Neuralpathologie, die besagt, daß Krankheit und Normalfunktion des Organismus, die Gesundheit, im engsten Zusammenhang mit dem Nervensystem steht. Nach neuesten Arbeiten von KORNMÜLLER erlebt diese Auffassung des Nervensystems eine Wandlung dadurch, daß KORNMÜLLER innerhalb der Ganglienzellen und Synapsen eine Diskontinuität der Neurofibrillen feststellte[2].

Abb. 5 zeigt, wie eine Erregung, z. B. von der Haut aus bis zum Impuls des Muskels fortgepflanzt wird.

Die Erregung wird von der Haut auf das erste Neuron übertragen. Von hier gelangt sie auf dem Wege über die Dendriten-Fortsätze, welche die Verbindung zum nächsten

---

[1] Vgl. R. BACHMANN: Wandlungen in den Vorstellungen über den Feinbau des Nervensystems. Studium Generale April **1948**, 160.
[2] Vgl. E. A. KORNMÜLLER: Naturwiss. **33**, 274 (1946).

Neuron vermitteln, zum Neuron zweiter Ordnung. In der gleichen Weise erfolgt die Weiterleitung zum Zentralpunkt im Gehirn.

Die Erregung kann aber auch vom Gehirn zum motorischen Nervensystem und zum Muskel geleitet werden. Hier erfolgt der Übergang von den Dendriten zum Axon und dann auf das Neuron, bis der Impuls den Muskel zur Kontraktion bringt.

Es ist aber nicht notwendig, daß der Reiz bis zur Fühlsphäre des Großhirns vordringt. Für viele Vorgänge, die sog. Reflexvorgänge, bringt der zentripetale Nerv den Reiz zum sensiblen Ganglion, von dort pflanzt er sich zum Reflexzentrum, der sog. Schaltganglienzelle, fort und geht dann von dort aus sofort auf das motorische Ganglion über.

Derartige Reflexzentren finden wir in vielen Partien des Rückenmarks. Sie spielen für Vorgänge wie Stehen, Lidschluß, Drüsensekretion usw. eine Rolle. Die motorischen Ganglienzellen sind in den Vorderhörnern des Rückenmarks untergebracht. Die Hinterhörner der grauen Substanz dienen der Sensibilität, und zwar vor allem der Tiefensensibilität und zu einem Teil den Hautempfindungen.

Die peripheren, sensiblen Nerven entspringen in besonderen Ganglien außerhalb des Rückenmarks, den *Ganglia spinalia*. Ein Fortsatz der Ganglienzellen kommt als sensibler Nerv von der Peripherie, der andere tritt in die Hinterhörner des Rückenmarks ein und steigt bis zur Medulla oblongata empor.

Einige wichtige Zentren des Zentralnervensystems. Das Hirn ist der Ort der bewußten Empfindungen und des bewußten Handelns. Die verschiedenen Sinneseindrücke werden von besonderen Teilen der Großhirnrinde aufgenommen (s. Abb. 6).

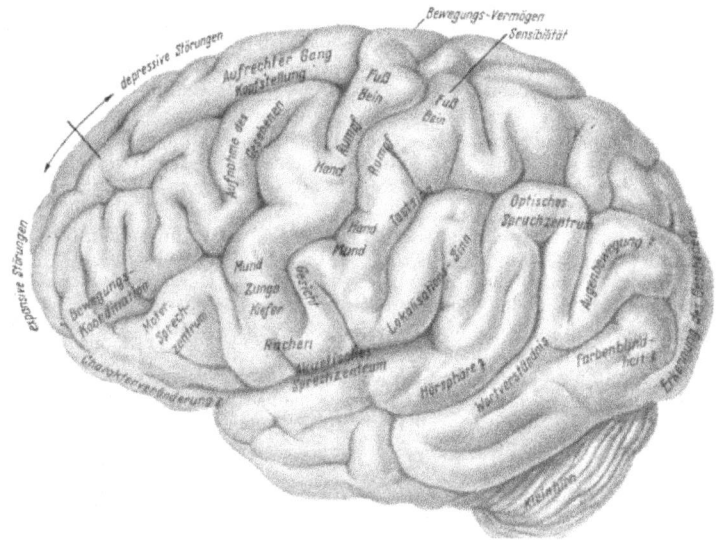

Abb. 6. Die Rindenzentren des Großhirns (linke Seite). (Nach REIN: Physiologie des Menschen, 10. Aufl. Berlin/Göttingen/Heidelberg: Springer 1949).

So werden in der hinteren Zentralwindung des Großhirns und am oberen Parietallappen die sensiblen Eindrücke aus der gesamten gegenüberliegenden Körperhälfte aufgenommen. Die vordere Zentralwindung trägt die motorischen Rindenfelder. Die zusammengehörigen sensiblen und motorischen Rindenpartien sind durch reiche Assoziationsfasern miteinander verbunden.

Von den Sinneseindrücken ist der *Gehörsinn* zwischen dem unteren Parietallappen und der oberen Schläfenwindung untergebracht. Der *Geruchsinn* ist in der vorderen Windung des Schläfenlappens lokalisiert. Der *Gesichtssinn* liegt an der Innenseite bis zur Spitze des Occipitallappens verankert. Von allen Fühlsphären und dem oberen Parietallappen führen Fasern zum im Hirnstamm gelegenen *Thalamus*, der so als eine unter der Hirnrinde gelegene Zentralstelle aller sensiblen und sensorischen Eindrücke aufzufassen ist. In dem unteren

Abschnitt des Thalamus (Hypothalamus) findet offenbar auch die Steuerung des Schlafes statt. Dem Kleinhirn fließen durch Teile der Medulla oblongata alle Eindrücke zu, welche über die Bewegungen der Glieder, die Haltung des Rumpfes, kurz über alle Gleichgewichte orientieren. Damit steht das Kleinhirn in engster Beziehung zu dem in den Bogengängen des Felsenbeines gelegenen Gleichgewichtsapparat, der die Orientierung des Körpers gegenüber der Schwerkraft der Erde ermöglicht. Am Seitenrand der Brücke entspringt als starkes Bündel der Nervus trigeminus, der Nerv der Haut und Schleimhaut des Kopfes.

Die *Medulla oblongata* ist das Zentrum für viele lebenswichtige Reflexe. Von hier aus werden durch den *Nervus vagus* die vegetativen Funktionen in Brust und Bauch gesteuert. Die sensiblen Nervenfasern des Vagus kommen von der Haut des Rachens, des Kehlkopfes, des Magens. Die Vaguskerne stehen in engster Beziehung zu der sog. *Substantia reticularis* der Oblongata, in welcher wichtige Zentren für Atmung, Kreislauf und Blutdruck und wahrscheinlich auch für die parasympathischen Nerven der Bauchorgane vermutet werden dürfen. In der Oblongata verankert liegen auch die Kerne des *Nervus fascialis*, des mimischen Nervs, der die Gesichtsmuskulatur versorgt. Von Bedeutung ist ferner, daß in der Oblongata sowohl die motorischen als auch die sensiblen Nervenbündel größtenteils eine Kreuzung und damit einen Seitenwechsel erfahren, so daß Schädigungen der rechten Hirnhälfte sich auf der linken Körperhälfte äußern.

Reizübertragung. Wir müssen uns nunmehr der Frage zuwenden, wie die *Reizleitung* innerhalb der Nervenbahnen erfolgt. Darüber sind wenige feststehende Tatsachen bekannt. Wenn ein Muskel durch einen elektrischen Impuls einmal direkt und zum anderen Mal indirekt durch einen Nerv gereizt wird, so ergibt sich ein Unterschied in der Zeit, die sog. Latenzzeit. Der Abstand vom Muskel spielt für diese Latenzzeit weniger eine Rolle. Die Zeit wird hauptsächlich beim Wecken des Reizes durch die motorischen Endorgane, die Endplatten, verbraucht. Es ist möglich, durch bestimmte Gifte, wie z. B. Curare, diese motorischen Endplatten auszuschalten, wodurch eine Muskelentspannung bedingt wird. Dies hat in neuerer Zeit für die moderne Operationstechnik praktische Bedeutung gewonnen.

Die Leitungsgeschwindigkeit der Erregung im Nerv ist zuerst von HELMHOLTZ bestimmt worden. Man muß annehmen, daß der Nerv nicht gleichzeitig in seiner ganzen Länge in Erregung versetzt wird, sondern daß der Reiz wellenförmig über den Nerv hinläuft.

Die Geschwindigkeit einer solchen „Erregungswelle" ist beim Kaltblüter auf 20—30 m pro sec. bestimmt worden. Beim Menschen beträgt diese Geschwindigkeit 60—80 m pro sec. Die Geschwindigkeiten sind aber ferner noch abhängig vom Querschnitt der Nervenfasern. Die markhaltigen Fasern leiten rascher als die dünnen marklosen Fasern.

Die Nervenfasern als Fortsätze der Ganglienzellen sind entweder hüllenlos, also nackte Achsenzylinder, oder sie sind streckenweise mit einer Scheide, der *Mark-* oder *Myelinscheide*, versehen. Diese stellt eine weiße Masse dar, welche den Achsenzylinderfortsatz umgibt. Sie sind ferner mit dem *Neurilemm* (SCHWANNsche Scheide) versehen. Die Markscheide ist streckenweise durch Schnürringe unterbrochen, wodurch die Achsenzylinder und das Neurilemm sich berühren (s. Abb. 7).

Nach KORNMÜLLER[1] besitzen auch die marklosen Nerven SCHWANNsche Zellen, die syncitial aneinander gereiht sind. Setzt man nun an Stelle des Faserdurchmessers der Nervenfasern die Länge der SCHWANNschen Zellen mit der Leitungsgeschwindigkeit in Beziehung, so fällt der Unterschied zwischen der Leitungsgeschwindigkeit in markhaltigen und marklosen Fasern fort.

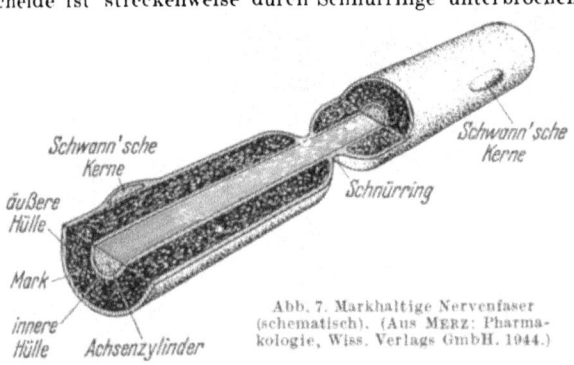

Abb. 7. Markhaltige Nervenfaser (schematisch). (Aus MERZ: Pharmakologie, Wiss. Verlags GmbH. 1944.)

Das Auftreten von Aktionsströmen und der wellenförmige Verlauf des Erregungsvorganges über den Nerv hin legen nahe, daß das Wesen des Erregungszustandes in einer

---

[1] KORNMÜLLER, E. A.: Naturwiss. **34**, 372 (1947).

chemischen Veränderung innerhalb der Nervenfaser zu sehen ist. Hier bieten vielleicht die Überlegungen von K. WIRTZ[1] und die von W. SCHMITT[2] einen Ausblick. Sie deuten die Erregungsleitung als Elektronenabspaltung und Protonenverschiebung innerhalb der Eiweißmoleküle.

Das autonome Nervensystem.

Herz, Blutgefäße, Lunge, Darm, allgemein die Eingeweide mit den Funktionen der glatten Muskulatur und Drüsen werden vom vegetativen Nervensystem gesteuert, dessen Beeinflussung dem Willen weitgehend entzogen ist. Wegen dieser Selbständigkeit wird das System auch autonomes Nervensystem genannt. Es ist mit dem cerebrospinalen Nervensystem auf das innigste verflochten und steht mit diesem über zahlreiche reflektorische Zentren in Beziehung, wodurch eine gewisse gegenseitige Beeinflussung beider Systeme bedingt wird. So ist z. B. die körperliche und geistige Leistungsfähigkeit von der Funktion des autonomen Nervensystems abhängig. Umgekehrt können durch starke seelische Erregungen schwerste körperliche Anstrengungen überwunden werden.

Seit LANGLEY (1898) unterscheidet man innerhalb des autonomen Nervensystems *Sympathicus* und *Parasympathicus*.

Morphologisches Charakteristicum des *Sympathicus* ist sein Ursprung aus dem Rückenmark. Seine Fasern laufen hauptsächlich über den Grenzstrang des Sympathicus, der sich rechts und links der Wirbelsäule hinzieht. Die Hauptzentren liegen im Dorsalmark (Segment Cervicale 8 bis Lumbale 3). Reizung des sympathischen Nervensystems bewirkt Erregung der glatten Muskulatur der Gefäße, des Dilatator pupillae, der Herztätigkeit und der Uterusmuskulatur. Dagegen werden die Magen-Darm-Tätigkeit und die Gallensekretion gehemmt; die glatte Muskulatur der Lungen erschlafft. Neben efferenten Neuronen finden sich viele afferente Nerven, die Schmerz, Hungergefühl usw. vermitteln.

Allgemein gilt, daß Erregung des Sympathicus die Dissimilation fördert.

Der *Parasympathicus* bildet keine geschlossene Einheit. Nach seinem Ursprung unterscheidet man einen Mittelhirnabschnitt (pars mesencephalica), einen Rautenhirnanteil (pars rhombencephalica) und einen Abschnitt, der aus den Kreuzanteilen des Rückenmarks (pars sacralis S 1—3) entspringt.

Die parasympathischen Nerven schließen sich in ihrem Verlauf bestimmten Hirn- und Spinalnerven an. Erregung des Parasympathicus fördert die assimilatorischen Leistungen des Körpers, wirkt hemmend auf die Schweißsekretion und die Herztätigkeit. Die Sekretion der Tränendrüsen, der Schleim- und Speicheldrüsen, der Drüsen des Magen-Darmtractus, besonders die Gallen-Sekretion und Insulinbildung werden gefördert. Die Muskulatur der Bronchien, des Magens und des Darmes wird erregt.

Alle glattmuskeligen Organe sind sowohl von sympathischen wie parasympathischen Nervenfasern innerviert. Tonisierung des einen Systems bedingt reflektorische Dämpfung

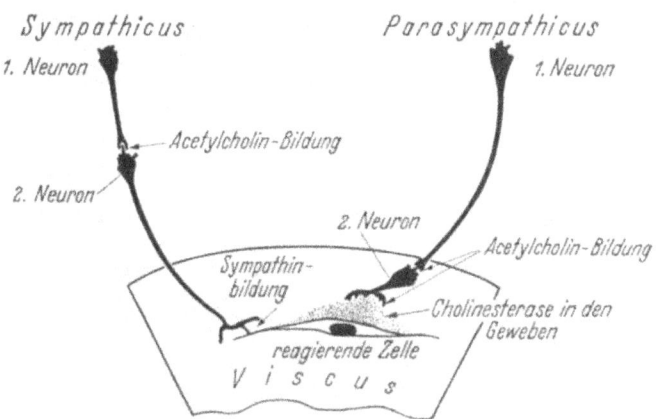

Abb. 8. Schematische Darstellung der Wirkungsweise von Sympathicus und Parasympathicus. (Nach MEYERSON aus MØLLER: Pharmakologie, Basel 1947.)

des Antagonisten. Im physiologischen Geschehen liegt das Übergewicht bald auf Seiten des Sympathicus, bald auf Seiten des Parasympathicus (vgl. Abb. 8).

---

[1] WIRTZ, K.: Z. Naturf. **2b** 94 (1947). — [2] SCHMITT, W.: Z. Naturf. **2b** 98 (1947).

Als wichtigste Ausnahmen sind hier die inneren Genitalien, vor allem der Uterus zu nennen, der hauptsächlich sympathisch innerviert ist. An der Gefäßmuskulatur wurden parasympathische Bahnen nur in den sensiblen Nerven nachgewiesen. Dagegen sind die Schweißdrüsen wahrscheinlich parasympathisch innerviert.

Von den endokrinen Organen wirken besonders die Hormone des Thymuskörpers und der Keimdrüsen, außerdem vor allem das Cholin tonisierend auf den Parasympathicus, während die Schilddrüse und das Nebennierenmark (Adrenalin) den Sympathicus erregen. Sympathin, ein dem Adrenalin verwandtes Hormon, und Acetylcholin werden auch an den Nervenendigungen in Freiheit gesetzt und übertragen auf humoralem Weg die Erregung des Nerves auf das Organ, wobei Acetylcholin von den parasympathischen Nervenendigungen, Sympathin von den sympathischen Nervenendigungen gebildet wird.

Zum autonomen System gehört auch der *intramurale Plexus*, der als AUERBACHscher und MEISSNERscher Plexus eine weitgehend selbständige Innervierung der Darmwand bewirkt. Auch die autonomen Herzganglien zeigen eine weitgehende funktionelle Selbständigkeit.

Narkotica.

Theorie der Narkotica.

Als Narkotica allgemein sind alle Stoffe zu bezeichnen, die eine reversible Lähmung der lebenden Zelle und damit eine reversible Herabsetzung der Lebensfunktionen bewirken. So lassen sich z.B. durch Chloroform-Dämpfe nicht nur Mensch und Tier, sondern auch Pflanzen ,,narkotisieren". Protoplasma-Strömung und Zellteilung hören auf, und fermentative Vorgänge werden durch Narkotica gehemmt.

Narkotische Stoffe können parenteral durch Inhalation oder Injektion, enteral per Klysma oder oral, ferner unter Kombination dieser Applikationsarten verabreicht werden. Sie führen zum Verschwinden des Bewußtseins (eigentliche Narkotica), zum Schlaf (Hypnotica, Schlafmittel), zur Schmerzlinderung oder Beruhigung (Analgetica, Sedativa), zur Hemmung bestimmter Vorgänge im Zentralnervensystem (Fiebernarkotica). Diese Wirkungen können nebeneinander oder nacheinander ausgelöst werden und sind von der Dosierung abhängig.

Nach H.H.MEYER (1899) und E.OVERTON (1901) ist diese Eigenschaft der Narkotica in erster Linie das Ergebnis ihrer Löslichkeit. Sie fanden, daß die narkotische Wirkung der Stoffe vom Verhältnis ihrer Lipoid- und Wasserlöslichkeit abhängt. Die Wirkung der Narkotica steigt bis zu einem bestimmten Grad mit dem Verteilungskoeffizienten:

$$\frac{\text{Lipoidlöslichkeit}}{\text{Wasserlöslichkeit}} = \frac{c_F}{c_W}.$$

Dieser Zusammenhang wird dadurch verständlich, daß viele Narkotica unverändert wieder ausgeschieden werden, eine chemische Reaktion zwischen Pharmacon und Zellsubstanz also unwahrscheinlich ist. Zum anderen soll das Narkoticum wohl eine gewisse Wasserlöslichkeit besitzen, um im Blut aufgenommen und transportiert zu werden, daraus aber durch seine Lipoidlöslichkeit in die Nervensubstanz übergehen. Darüber hinaus wurde gefunden, daß Narkose eintritt, sobald eine für die Pflanze oder das Tier spezifische molare Konzentration in den Lipoiden erreicht ist (bei Kaulquappen etwa 0,03 molar). Diese Konzentration ist vom angewandten Narkoticum unabhängig[1].

Scheinbare Unstimmigkeiten zwischen der Wirkungsstärke eines Narkoticums und seinem Verteilungskoeffizienten konnten weitgehend beseitigt werden, nachdem das als Modellsubstanz benutzte Olivenöl gegen Oleinalkohol ausgetauscht wurde[1].

Die Theorie befaßt sich somit lediglich mit den quantitativen Zusammenhängen zwischen Narkoticum und Eintritt der Narkose, nicht mit den Veränderungen im Körpergeschehen, deren Auswirkungen als Narkose bezeichnet wer-

---

[1] MEYER, K.H.: Biochem. Z. **277**, 39 (1935).

den. Sie ist damit „vielmehr eine Theorie der Narkotica als eine Theorie der Narkose"[1].

Die theoretische Deutung der letzteren ist noch voller Widersprüche.

Eine einheitliche Theorie der Narkose, die alle Erscheinungen restlos befriedigend erklären könnte, ist noch nicht gefunden worden. Am Eintritt der Narkose dürfte eine Verminderung der Ionenpermeabilität und damit der Polarisierbarkeit der Zellgrenzflächen maßgeblich beteiligt sein. Ob dies durch Veränderung der Oberflächenspannung (TRAUBE), durch Kolloidflockung oder adsorptive Verdrängung (WARBURG[2]) oder schließlich durch Umkehr der Lipoid/Eiweiß-„Emulsion" (CLOWES)[3] der Zellmembran erfolgt, ist noch nicht entschieden[4].

Bei ansteigender Konzentration des Narkoticums im Organismus tritt als erstes Stadium der Narkose das *Rausch-* oder *Analgesiestadium* auf, dem das *Exzitationsstadium* folgen kann, das durch teilweise Lähmung der Großhirnrinde ausgelöst wird. Bei einzelnen Narkotica wird zugleich auch das Schmerzzentrum beeinflußt, so daß die Schmerzempfindung aufgehoben wird. Bei diesen Verbindungen sind daher leichte operative Eingriffe schon im Rauschstadium möglich. Im folgenden *Toleranzstadium* werden die Zentren des Rückenmarks gelähmt. Zunächst verschwinden die oberflächlichen, dann auch die tieferen Reflexe. Dies ist das für größere operative Eingriffe benötigte Stadium. Durch zu hohe Konzentration an Narkotica kann dieses Stadium in das *Kollapsstadium* übergehen. Hierbei werden auch die lebenswichtigen Zentren der Medulla oblongata getroffen; es kommt zum Aufhören der Atmung und (bei halogenhaltigen Narkotica) zum Herzstillstand.

Wichtig für die praktische Verwendbarkeit der Narkotica ist ihre *Steuerbarkeit*, die durch die Schnelligkeit des An- und Abflutens des Narkoticums bestimmt wird. Die größte Steuerbarkeit besitzen daher die gasförmigen Narkotica (vgl. Abb. 9). Schlecht oder gar nicht steuerbare Narkotica, wie z. B. Avertin oder Pernocton, werden daher heute fast ausschließlich für die *Basisnarkose* (vgl. S. 27) benützt.

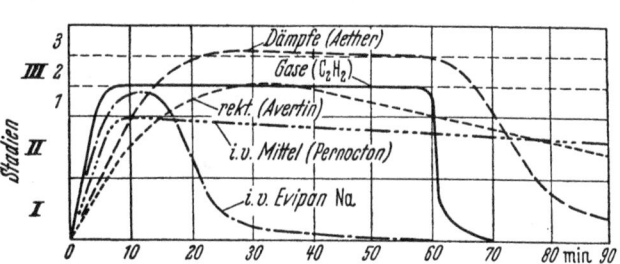

Abb. 9. Schema der typischen Verlaufskurven verschiedener Allgemeinnarkotica nach Schlaftiefe und Zeit geordnet. Man beachte vor allem die Differenz der Abflutungsphasen. (Aus KILLIAN: Narkose.)

Durch Aufnahme der Hirnströme mit dem Elektroenzephalographen konnte R. G. BICKFORD[5] den Verlauf der Narkosetiefe durch Abnahme der Hirnstromwellen verfolgen. Mit Hilfe des Elektroenzephalographen gelang es BICKFORD auch, ein Gerät zur automatischen Steuerung der Narkose zu konstruieren.

Inhalationsnarkotica.

Die **Kohlenwasserstoffe der Paraffinreihe** sind narkotisch wirksam, ihre Wirkung steigt mit der Molekülgröße. Sie nimmt daher vom Methan zum Äthan, Propan und Butan zu. Die folgenden Glieder Pentan, Hexan, Heptan verhalten

---

[1] WEESE, H., u. F. HAHN: Naturforsch. u. Med. in Dtschl. **62**, II 1 (1939—46).
[2] WARBURG, O.: Über die katalytische Wirkung der Leb. Subst. Berlin: Springer 1928.
[3] CLOWES: J. biol. Chem. **20**, 407 (1916).
[4] Vgl. W. RUMMEL: Naunyn-Schmiedebergs Arch. exp. Path. Pharmakol. **212**, 177 (1951); und H. BERGSTERMANN: Naturwiss. **38**, 159 (1951).
[5] Vgl. R. G. BICKFORD: Die Umschau in Wissenschaft und Technik **51**, 37 (1951).

sich in ihrer Wirkungsstärke wie $1:3:3^2$. Im gleichen Verhältnis nimmt in Übereinstimmung mit der Regel von MEYER und OVERTON die Wasserlöslichkeit der Substanzen ab.

Von den **alicyclischen Verbindungen** hat das Cyclopropan als Narkoticum Bedeutung erlangt. Die Darstellung erfolgt nach FREUND durch Erhitzen von 1,3-Dibrompropan mit Natrium oder nach GUSTAVSON durch Erwärmen von Dibrompropan mit Zinkstaub in 75%ig. Alkohol auf 50—65°. WILLSTÄTTER und BRUCE[1] nahmen die Ringschließung mit Zinkstaub in 95%ig. Alkohol vor, wobei die Reaktion bei 65° eintrat. Cyclopropan läßt sich auch aus 1,3-Dijodpropan oder aus dem 1-Chlor-3-jod-propan mittels Zinkstaub bei Gegenwart von Natriumcarbonat oder Acetamid gewinnen. Geht man vom 1,3-Dichlorpropan aus, so arbeitet man mit Zinkstaub in Gegenwart von Natriumjodid[2]. Das Gas wird mit Kaliumpermanganat gereinigt. Es läßt sich bei —127° verflüssigen; der nicht kondensierbare Anteil wird verworfen.

Allgemein kann man aus Trimethyl-halogeniden mit fein verteiltem Zink in mit Zink plattierten Reaktionskammern in Gegenwart von Alkohol und Kupfersalzen Cyclopropan gewinnen. Die Ausbeute beträgt bis zu 95%[3]. Von den Abwandlungsprodukten des Cyclopropans ist das Methylcyclopropan als Anaestheticum dem Cyclopropan nicht überlegen, da es verschiedene Nebenwirkungen zeigt[4,5].

Auch das Cyclopentan und Cyclohexan besitzen narkotische Wirkung[6].

Die **ungesättigten Kohlenwasserstoffe** sind in ihrer Wirkung den Paraffinen quantitativ überlegen. So wirkt das Propylen im Vergleich zum Propan stärker narkotisch. In gleicher Weise zeigt auch das Butylen eine dem Butan überlegene Wirkung, jedoch treten vor Erreichung des narkotischen Stadiums starke Erregungszustände auf, so daß es zu einer Anwendung des Butylens nicht kam[7]. Auch das *Allen* eignet sich als Inhalationsnarkoticum nicht, da im Tierversuch häufig Lungenödeme beobachtet wurden[8]. Dagegen hat das *Äthylen* in Amerika Anwendung gefunden. Die Narkose wird mit einem Gemisch von 90% Äthylen und 10% Sauerstoff vorgenommen. Sie tritt schnell ein, das Erwachen erfolgt schon ein paar Minuten nach Unterbrechung der Inhalation.

Zur Gewinnung des Äthylens wird Äthylalkohol mit konz. Schwefelsäure behandelt[9] oder Alkoholdämpfe werden über Tonerde, Aluminiumsilicat oder Aluminiumphosphat geleitet. Hierbei sind Temperaturen zwischen 360—400° erforderlich[10].

Beim Übergang von der Olefin- zur **Acetylen-Reihe** steigt die narkotische Wirkung an. So ist schon das Acetylen ein gutes Narkoticum (*Narcylen*). In reinem Zustand geruchlos, zeigt es bei zunehmender Konzentration einen langsamen Übergang vom Rauschstadium zum Toleranz- und Kollapsstadium, so daß Todesfälle bei Acetylen-Narkose selten sind.

Durch **Chlor-Substitution** im Paraffin- oder Olefin-Molekül erfolgt starke Wirkungssteigerung. CANNES und NICLOUX fanden, daß das Äthylchlorid bei Narkose-Versuchen an Säugetieren vom Blut mit großer Geschwindigkeit aufgenommen und abgegeben wird. Es lähmt im Rauschstadium auch die Schmerzempfindung, so daß kleinere Eingriffe im Chloräthyl-Rausch vorgenommen werden können. Zur Narkose ist es ungeeignet, da es nur eine kleine therapeutische Breite besitzt.

Die Darstellung einfach halogenierter Paraffine erfolgt durch Verestern der entsprechenden Alkohole mit Halogenwasserstoff. Mit Bromwasserstoff erfolgt der Umsatz verhältnismäßig leicht, während bei Chlorwasserstoff ein Zusatz von wasserentziehenden Mitteln, wie $ZnCl_2$, erforderlich ist[11].

---

[1] WILLSTÄDTER, R., u. J. BRUCE: Ber. dtsch. chem. Ges. **40**, 4458 (1907). — [2] EP. 498225.
[3] APP. 2206878, 2206877, 2206917.
[4] LOTT, A. W., u. a.: J. Amer. pharmac. Assoc. **27**, 125 (1938).
[5] HENDERSON, V. E.: J. of Pharmacol. **64**, 225 (1938).
[6] HENDERSON, V. E., u. J. F. A. JOHNSTON: J. of Pharmacol. **43**, 89 (1931).
[7] HOUBEN, J. H.: Fortschr. d. Heilstoffchem. Berlin, Leipzig 1930.
[8] FERGUSON, J. K. W.: J. Pharmacol. **66**, 449 (1939).
[9] IPATIEW, W.: J. prakt. Chem. (2) **67**, 421 (1903), DRP. 168291.
[10] GORIS, I. E.: Chim. et Ind. **11**, 449 (1924). — [11] GROVES: Liebigs Ann. **174**, 372 (1874).

Der Nachteil der Halogen-Substitution ist der, daß zugleich mit Erhöhung der narkotischen Wirkung die Toxizität ansteigt. So wirken Halogen-Verbindungen toxisch auf Herz und Gefäßzentren. *Tetrachlorkohlenstoff* CCl_4 ist zur Narkose ungeeignet. Er wurde innerlich zur Bekämpfung des Hakenwurms angewendet. Die Resorption größerer Mengen kann zu schweren Leberschädigungen führen. An seiner Stelle wird in gleicher Indikation heute das ungefährlichere *Tetrachloräthylen* $CCl_2=CCl_2$ verwendet. Mono- und Dichlor-cyclopropan zeigen Reizwirkungen auf die Lunge[1]. Dagegen besitzt *Chloroform* $CHCl_3$ stark narkotische Wirkung ohne lokale Schädigungen, so daß es lange Zeit große Bedeutung in der Narkose-Technik hatte.

Reines Chloroform läßt sich aus Chloral leicht gewinnen. Während PICTET das Chloroform durch Kristallisation bei $-100°$ und Abtrennung der flüssigen Anteile reinigte, stellte ANSCHÜTZ die kristallisierte Molekülverbindung des Chloroforms mit Tetra-salicylid her:

$$\left[\bigcirc\begin{matrix}-CO-\\-O-\end{matrix}\right]_4 \times 2\,CHCl_3$$

Aus dieser läßt sich das Chloroform durch Erhitzen gewinnen[2]. Das Tetra-salicylid entsteht aus Salicylsäure und Phosphoroxychlorid[3]. Diese Methoden gingen von dem Gedanken aus, daß reinstes Chloroform sich nicht zersetzt. Dies ist jedoch bei Gegenwart von Feuchtigkeitsspuren im Licht der Fall. Um hierbei in kleiner Menge gebildetes Phosgen zu binden, setzt man dem Narkose-Chloroform kleine Mengen Äthylalkohol zu.

Chloroform wird heute zur Narkose nur noch wenig verwendet, da es störende Nebenwirkungen verursacht. Bei hohen Konzentrationen kann schon im Exzitationsstadium Herzstillstand eintreten. Auch Nachwirkungen der Chloroform-Narkose, z.B. Herzmuskelschädigungen, sind gefürchtet.

Das *Trichloräthylen* $CHCl=CCl_2$ wurde als *Chlorylen* bei Neuralgien empfohlen[4]. In angelsächsischen Ländern wird ihm unter der Bezeichnung *Trilen* gewisse Bedeutung in der Narkosetechnik zugesprochen. *Äthylidenchlorid* $CH_2=CCl_2$ hat sich nicht behaupten können, da es das Herz schädigt. Einige Bedeutung hatte das *Methylenchlorid* CH_2Cl_2 unter dem Namen *Solaesthin* zur Einleitung der Vollnarkose gewonnen. Man erhält es bei Einwirkung von Chlor auf Methylchlorid bei 360—380° in 90%ig. Ausbeute[5]. Es ist beständiger gegen Oxydation als Chloroform, aber schwächer narkotisch.

Die Gefahr einer Gesundheitsschädigung durch halogenierte Kohlenwasserstoffe ist bei ihrer technischen Verwendung infolge der chronischen Einatmung und ihrer meist ungenügenden Reinheit wesentlich größer. So sind vor allem mit Tetrachloräthan[6] und Trichloräthylen[7] zahlreiche Vergiftungsfälle beobachtet worden. Besonders gefährlich sind Chlor- und Brommethyl, die zwar nur schwach narkotisch wirken, dafür aber schwere Nervengifte mit langer Nachwirkung sind.

Alkohole wirken infolge ihrer hydrophilen OH-Gruppe nur schwach narkotisch. Erst mit Verlängerung des Kohlenwasserstoffrestes erhält man stärker wirksame Verbindungen. Dagegen sind die **Äther** gute Narkotica. Die Wasserlöslichkeit der Alkohole ist hier durch Eintritt der zweiten Alkyl-Gruppe weitgehend vermindert. Der *Diäthyläther* ist wenig giftig. Der Übergang vom Toleranz- zum Kollapsstadium erfolgt allmählich.

Er wurde zuerst von VALERIUS CORDUS 1540 als Oleum vitrioli dulce gewonnen. Näher beschrieben von FROBENIUS 1730, bürgerte er sich unter dem Namen Schwefeläther ein. Erst VALENTIN ROSE zeigte um 1800, daß im Äther kein Schwefel enthalten ist. GAY LUSSAC und besonders DUMAS und BOULLAY ermittelten die Zusammensetzung des Äthers.

---

[1] HENDERSON, V. E.: J. of Pharmacol. **64**, 225 (1938).
[2] ANSCHÜTZ, R.: Ber. dtsch. chem. Ges. **25**, 3512 (1892). — [3] DRP. 68960.
[4] MAGUNNA, K.: Berlin. Klin. Wschr. **58**, 449 (1921). — [5] EP. 283119 (1928).
[6] Vgl. SROKA, K. H.: Ärztl. Wschr. **5**, 723 (1950).
[7] Vgl. SROKA, K. H.: Ärztl. Wschr. **5**, 749 (1950).

Der *Methylpropyläther* (*Methopryl*) zeigt gegenüber dem Diäthyläther keinen Vorteil, lediglich löst er schon in geringer Konzentration Analgesie aus[1].

Neben dem Äthyläther zeigt auch der *Äthylpropyläther* gute Wirkung. Seine Brauchbarkeit als Narkosemittel wurde von W. E. BROWN in Tier- und Selbstversuchen festgestellt[1]. In neuerer Zeit wurde der *Divinyläther* als Narkoticum vorgeschlagen.

Die Darstellung kann aus Divinyl-sulfid und Ag_2O erfolgen[2]. Geht man vom β,β'-Dichlor-äthyläther aus, so läßt man diesen auf das Natriumalkoholat eines aliphatischen Alkohols, der mindestens 7 C-Atome in seiner Kette trägt, z. B. Na-2-äthylhexylat, Na-isohexylat oder Na-tert.-hexylat auftropfen. Unter Abspaltung von HCl geht dabei der β,β'-Dichloräthyläther in den Divinyläther über[3].

An Stelle der Alkali-alkoholate lassen sich ebenso Lösungen von Alkalihydroxyden in hochmolekularem Alkohol verwenden[4]:

$$ClCH_2-CH_2-O-CH_2-CH_2Cl \xrightarrow[-2\,HCl]{NaOH} CH_2=CH-O-CH=CH_2$$

Der Divinyläther steht hinsichtlich seiner analgetisch narkotischen Wirkung und seiner Sicherheitsbreite zwischen Chloroform und Äther[5].

Die dem Divinyläther entsprechende cyclische Verbindung, das Furan,

$$\begin{array}{c} CH-CH \\ \| \quad \| \\ CH \quad CH \\ \diagdown O \diagup \end{array}$$

ist als Narkoticum ungeeignet, da es starke Blutdruckerniedrigung auslöst[6].

Der *Äthylvinyläther* hat gute narkotische Wirkung. Der Rattenversuch zeigte, daß die zehnfache Menge der narkotischen Grenzkonzentration für kurze Zeit ohne Schäden ertragen werden kann. Die Narkose tritt rascher als bei der äquimolaren Konzentration Äther ein. Ebenso erfolgt rasches Abfluten der Narkose[7].

Vinyläther lassen sich leicht aus Acetylen und Alkohol gewinnen:

$$CH \equiv CH + ROH \rightarrow CH_2 = CH-O-R$$

Die Umsetzung erfolgt zweckmäßig in Kolonnen, wobei in die erhitzte Lösung des Kaliumalkoholats des umzusetzenden Alkohols in einem sekundären oder tertiären Amin Acetylen und Alkohol eingeleitet wird[8].

Versuche wurden auch unternommen Cyclopropyl-äther darzustellen. Der Cyclopropyl-methyl-äther war wirksamer als der Äthyläther, jedoch schwächer als Chloroform[9]. Bei dem Cyclopropyl-äthyl-äther soll nur die halbe Menge der bei Äther benötigten Dosis zur Narkose gebraucht werden[10].

Hypnotica.

Zwischen Narkotica und Hypnotica (Schlafmitteln) bestehen keine grundsätzlichen Unterschiede. Dies zeigt sich schon daran, daß z. B. Evipan und Pernocton sowohl als Narkotica wie auch als Schlafmittel benutzt werden.

Die physiologischen Ursachen des Schlafes sind noch ungeklärt. Man vermutet, daß ein Schlafzentrum besteht, welches einen engen Zusammenhang mit dem Parasympathicus besitzt; die durch den Sympathicus ausgelösten Vorgänge sind beim Schlaf herabgesetzt (Blutdruck, Atemfrequenz, Stoffwechsel, Körpertemperatur).

---

[1] BROWN, W. E.: Canad. med. Assoc. J. **42**, 370 (1940).
[2] SEMMLER: Liebigs Ann. **241**, 114 (1887). — [3] AP. 2136387. — [4] AP. 2146452.
[5] LIVINGSTONE, H. M.: J. Amer. med. Assoc. **115**, 1353 (1940).
[6] HENDERSON, V. E., u. I. F. A. JOHNSTON: J. of Pharmacol. **43**, 85 (1931).
[7] LAPP, H.: Dtsch. Gesundheitswesen 1, 834 (1946). — [8] AP. 2404700.
[9] KRANTZ jun., J. C., u. a.: J. of Pharmacol. **69**, 207 (1940).
[10] KRANTZ jun., J. C., u. a.: J. of Pharmacol. **72**, 233 (1940).

Der natürliche Schlaf dient dem Körper zur Erholung. Durch die Schlafmittel sollen nur die den Schlaf störenden Großhirnreize unter die Reizschwelle gedrückt werden. Sie sollen daher nur im Notfall und nur zur Auslösung eines natürlichen Schlafes gebraucht werden, da durch ihre narkotische Wirkung auch restitutive Stoffwechselvorgänge gehemmt werden.

Einteilung der Schlafmittel.

Nach der Dauer der Wirksamkeit im Körper muß pharmakologisch zwischen Einschlaf- und Durchschlafmitteln unterschieden werden. Die *Einschlafmittel* werden bei verzögertem Eintritt des Schlafes verwendet. Sie zeichnen sich durch schnelle Resorption, leichte Spaltbarkeit und Eliminierbarkeit aus. Daher ist die Dauer ihrer Wirkung kurz. Als Beispiel möge Evipan dienen. Die *Durchschlafmittel* sind dann von Bedeutung, wenn ein oberflächlicher Schlaf von nur geringer Schlaftiefe und kurzer Dauer vertieft und verlängert werden soll. Sie wirken über viele Stunden hin und werden auch langsamer aus dem Körper ausgeschieden. Es ist jedoch wichtig, daß sie noch während der Dauer des Schlafes eliminiert werden. Durchschlafmittel ist z. B. Veronal. Einschlaf- und Durchschlafmittel üben in therapeutischen Dosen ihre Wirkung hauptsächlich auf die Hirnrinde aus. Die vorzugsweise am Hirnstamm wirksamen Verbindungen werden zur Dämpfung der im Mittelhirn liegenden vegetativen Zentren und in größeren Dosen als Dauerschlafmittel, z. B. bei Psychosen, angewandt; Typus: Luminal.

Wirkungstypus	Anwendung	Wirkungsweise
Einschlafmittel	Einschlafstörung	Rascher Wirkungseintritt, schnelle Spaltbarkeit, kurze Wirkung. Beispiel: Evipan.
Durchschlafmittel	Oberflächlicher, kurzer Schlaf, z. B. Greisenschlaf.	Langsamer Wirkungseintritt, schwerere Spaltbarkeit, mehrstündige Wirkung. Beispiel: Phanodorm.
Dauerschlafmittel	Psychosen, Epilepsie, vegetat. Störungen.	Angriffspunkt vorwiegend im Mittelhirn, weniger in der Großhirnrinde. Beispiel: Luminal.

Die Schlafmittel folgen in der Regel der Theorie von MEYER und OVERTON. Wahrscheinlich sind aber auch bestimmte Gruppen im Molekül notwendig, die hypnophore Gruppen genannt wurden (H. P. KAUFMANN). Nach EHRHARDT ist als hypnophore Gruppe ein Kohlenstoff-Atom anzusehen, das einerseits eine Hydroxyl-, Keto-, Sulfon-, Amid- oder Ureid-Gruppe trägt und dessen übrige Valenzen durch Alkyl-, Aryl-, Aralkyl-, Aralkenyl-Reste oder Halogen abgesättigt sein können.

Die große Zahl der Schlafmittel läßt sich chemisch in folgende Gruppen einteilen:

Sulfone, Aldehyde, Ketone, Alkohole und deren Ester, Amide, Harnstoff-Derivate und cyclische Kondensationsprodukte aus Harnstoff-Derivaten.

Sulfone.

E. BAUMANN und KAST entdeckten bei Verfütterung an Tiere die narkotische Wirksamkeit von Sulfon-Verbindungen. Umfangreiche Untersuchungen führten zur Einführung des *Sulfonals* und *Trionals* in die Therapie. Im Vergleich zu dem damals allein verwendeten Chloralhydrat waren sie ohne störenden Geschmack, ohne örtliche Reizwirkung und bewirkten langen Schlaf. Später aber wurden Kumulationsschäden beobachtet, so insbesondere auf Blut und Leber, die eine weitere Verwendung der Sulfonverbindungen verboten.

Das *Sulfonal* ist das Diäthylsulfon-dimethyl-methan:

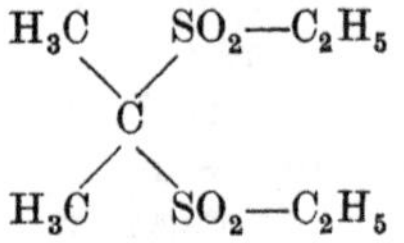

$$\begin{array}{c} H_3C \quad SO_2-C_2H_5 \\ \diagdown \diagup \\ C \\ \diagup \diagdown \\ H_3C \quad SO_2-C_2H_5 \end{array}$$
Sulfonal

Die Gewinnung kann aus Aceton und Äthylmercaptan erfolgen. Bei Gegenwart von $ZnCl_2$ und Salzsäure erfolgt Kondensation unter Abspaltung von Wasser[1]. Durch $KMnO_4$ wird das so erhaltene Sulfid zum Sulfon oxydiert.

Die Darstellung des *Trionals* erfolgt in ähnlicher Weise. Methyläthylketon wird mit Äthylmercaptan umgesetzt. Das entstandene Mercaptol wird durch Oxydation in das Diäthylsulfon-methyläthyl-methan überführt. Es können auch Äthylsulfhydrat und Acetaldehyd kondensiert werden. Das entstehende Sulfid wird zum Sulfon oxydiert und dieses zur Einführung einer Äthyl-Gruppe mit Äthyljodid behandelt[2]:

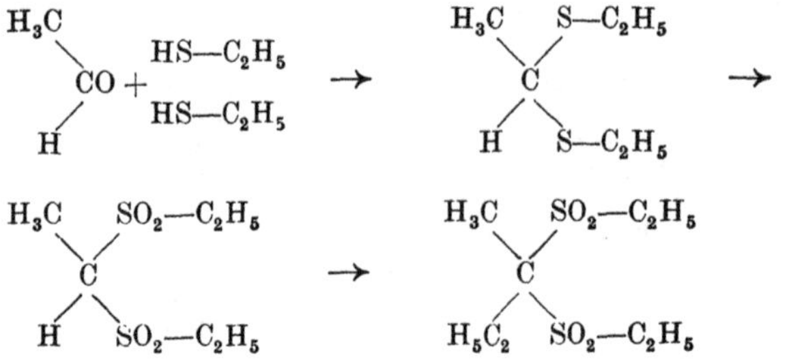

$$\begin{array}{c} H_3C \\ \diagdown \\ CO + \\ \diagup \\ H \end{array} \begin{array}{c} HS-C_2H_5 \\ \\ HS-C_2H_5 \end{array} \rightarrow \begin{array}{c} H_3C \quad S-C_2H_5 \\ \diagdown \diagup \\ C \\ \diagup \diagdown \\ H \quad S-C_2H_5 \end{array} \rightarrow$$

$$\begin{array}{c} H_3C \quad SO_2-C_2H_5 \\ \diagdown \diagup \\ C \\ \diagup \diagdown \\ H \quad SO_2-C_2H_5 \end{array} \rightarrow \begin{array}{c} H_3C \quad SO_2-C_2H_5 \\ \diagdown \diagup \\ C \\ \diagup \diagdown \\ H_5C_2 \quad SO_2-C_2H_5 \end{array}$$
Trional

Das *Tetronal*, das Tetraäthyl-Derivat, wird aus Diäthylketon gewonnen.

Die schlafbringende Wirkung dieser Verbindungen ist nicht allein von den Sulfon-Gruppen abhängig. So sind zahlreiche andere Verbindungen unwirksam, z. B. die Disulfone, in welchen die Sulfon-Gruppen nicht an einem, sondern an verschiedenen C-Atomen gebunden sind, wie im Äthylen-diäthylsulfon. Die Wirkung der hypnotisch aktiven Disulfone ist von der Zahl der darin enthaltenen Äthylgruppen abhängig. Sie steigt mit ihrer Zahl an. Der Eintritt einer weiteren SO_2-Gruppe an einem anderen C-Atom setzt die Wirkung herab. Ebenso vermindern eingeschobene CO-Gruppen die Wirkung. Einen Überblick über eine Reihe von Sulfon-Verbindungen gibt nachstehende Tabelle[3], wobei die Bedeutung der Äthyl-Gruppe besonders deutlich hervortritt.

---

[1] BAUMANN, E.: Ber. dtsch. chem. Ges. **19**, 2808 (1886).
[2] DRP. 49073, DRP. 49366.
[3] Vgl. E. BAUMANN u. A. KAST: Z. physiol. Chem. **19**, 52 (1889).

$\begin{array}{c}R^1\diagdown\quad\diagup SO_2R^3\\C\\R^2\diagup\quad\diagdown SO_2R^4\end{array}$	R¹	R²	R³	R⁴	Wirkung
	H	H	Alkyl	Alkyl	0
	H	Alkyl	Alkyl	Alkyl	0
	CH₃	CH₃	CH₃	CH₃	0
	C₂H₅	CH₃	CH₃	CH₃	gering
	CH₃	H	C₂H₅	C₂H₅	stark
Sulfonal	CH₃	CH₃	C₂H₅	C₂H₅	stark
Trional	C₂H₅	CH₃	C₂H₅	C₂H₅	stärker
Tetronal	C₂H₅	C₂H₅	C₂H₅	C₂H₅	am stärksten

Aldehyde.

Auch die Aldehyde haben als Narkotica heute kaum noch Bedeutung. Acetaldehyd zeigt hypnotische Eigenschaften, verursacht aber ein starkes Exzitationsstadium und ist daher zur Therapie nicht geeignet. Dies wird durch Verwendung von *Paraldehyd* vermieden. Dieser wird durch Trimerisierung des Acetaldehyds mit Schwefelsäure gewonnen und hat den Vorteil, daß er keinerlei schädigende Wirkungen auf das Herz ausübt. Von Nachteil ist der unangenehme Geschmack und die Tatsache, daß die Ausscheidung zum Teil durch die Lungen erfolgt (Geruch). Zur Stabilisierung des Paraldehyds empfehlen C. C. PFEIFFER und H. L. WILLIAMS[1] eine Traganth-Suspension, die nach Auflösen in kaltem Wasser keinen freien Acetaldehyd enthält.

Halogenierung der Aldehyde läßt ihre hypnotische Wirkung stark ansteigen. So ist *Chloral*, der Trichloracetaldehyd, ein starkes Schlafmittel. Es wird in Form des Hydrates

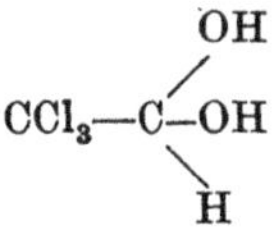

$$CCl_3-C\begin{array}{c}\diagup OH\\-OH\\\diagdown H\end{array}$$

angewandt.

Da Chloral durch Alkalien sehr leicht in Chloroform und Ameisensäure gespalten wird, nahm man an, daß auch in vivo Chloroform gebildet wird. LIEBREICH[2] zeigte aber, daß dies nicht der Fall ist, da auch Trichloressigsäure leicht in Chloroform und CO_2 gespalten werden kann, ohne daß sie jedoch narkotische Eigenschaften besitzt. Chloral wird im Organismus zu Trichlor-äthylalkohol reduziert und dieser mit Glucuronsäure zu Urochloralsäure gepaart und eliminiert. Nachteile des Chlorals sind sein unangenehmer Geschmack und seine lokale Reizwirkung. Das hochchlorierte Produkt übt unter Umständen gewisse Wirkungen auf das Herz aus.

Die Darstellung erfolgt durch Einwirkung von Chlor auf Äthylalkohol. Nach CHATTAWAY entsteht hierbei zunächst Unterchlorigsäure-äthylester. Dieser geht unter Abgabe von HCl in Acetaldehyd über. Die vorhandene Salzsäure kondensiert den Acetaldehyd entweder zum Paraldehyd, der zum Trichlor-paraldehyd chloriert wird oder bildet das Acetal, das über das Dichlor-acetaldehyd-alkoholat schließlich in das Chloralalkoholat überführt wird[3]. Durch Erwärmung mit dem gleichen Volumen Schwefelsäure entsteht daraus

---

[1] PFEIFFER, C. C., u. H. L. WILLIAMS: J. Amer. Pharm. Assoc. 8, 572 (1947).
[2] LIEBREICH, O.: Berlin. klin. Wschr. 36, 31 (1889).
[3] SSUKNEWITSCH, I., u. A. TSCHILLINGARIAN: Ber. dtsch. chem. Ges. 68, 1210 (1935).

Chloral als dickflüssiges Öl, das mit Wasser Chloralhydrat gibt[1]:

$$CH_3 \cdot CH_2 \cdot OH \rightarrow CH_3 \cdot CH_2 \cdot OCl \rightarrow CH_3 \cdot CHO \rightarrow$$
$$[(CH_3 \cdot CHO)x \rightarrow (CCl_3 \cdot CHO)x]$$
$$CH_3 \cdot CH(O \cdot C_2H_5)_2 \rightarrow CCl_3 \cdot CH(O \cdot C_2H_5)_2 \rightarrow$$

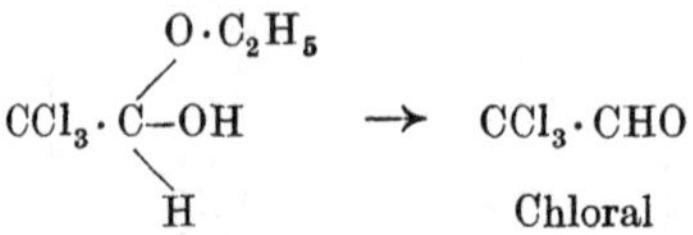

$$CCl_3 \cdot \underset{H}{\overset{O \cdot C_2H_5}{\underset{|}{C}}}-OH \rightarrow CCl_3 \cdot CHO$$

Chloral

Statt durch Erwärmung mit Schwefelsäure läßt sich das Alkoholat auch mit Eisessig zum Chloral umsetzen[2].

Versuche, die unangenehmen Eigenschaften des Chlorals durch Kombinationssynthesen zu beseitigen, waren ohne Erfolg, ebenso Versuche, durch Polymerisation oder Kupplung der Aldehyd-Gruppe an basische Gruppen zu reizlosen Verbindungen zu gelangen[3].

Auch Acetale des Chlorals von mehrfach hydroxylierten Verbindungen, z. B. Glukose, waren ohne therapeutischen Wert, da zur Erzielung der hypnotischen Wirkung das Chloral wieder in Freiheit gesetzt werden muß. Das Kondensationsprodukt aus Chloral und Amylenhydrat, das Dimethyl-äthyl-trichlor-halbacetal, war eine Zeit lang unter dem Namen *Dormiol* im Handel.

Es wird durch Mischen molarer Mengen Chloral und tert. Amylalkohol gewonnen[4]. Nach dem DRP 115251 ist ein mehrstündiges Erwärmen auf 60° empfehlenswert. Auch läßt es sich aus Chloralhydrat und Amylen darstellen. Dabei sind jedoch Kondensationsmittel, wie z. B. Salzsäure, erforderlich[5].

Chlordose, eine Verbindung aus Chloral und Glucose wird bei Tierversuchen noch vielfach verwandt.

Das *Butylchloral* zeigt starke, aber flüchtige hypnotische Wirkung. Auch dieses wurde zuerst von LIEBREICH als Sedativum empfohlen[6]. Die Darstellung erfolgt durch Einwirkung von Chlor auf Butyraldehyd unter Kühlung[7]. Es entsteht so der α,α,β-Trichlorbutyraldehyd, der mit Wasser in das entsprechende Chloralhydrat überführt werden kann:

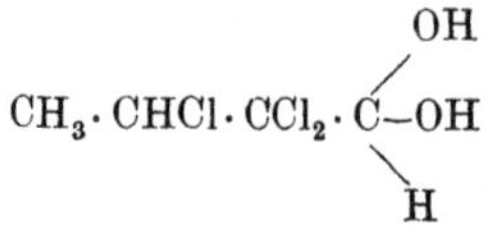

$$CH_3 \cdot CHCl \cdot CCl_2 \cdot \underset{H}{\overset{OH}{\underset{|}{C}}}-OH$$

Mit Pyramidon bildet es eine Molekül-Verbindung, *Trigemin*, die schmerzstillende und beruhigende Wirkung ausübt[8]. Die entsprechende Antipyrin-Verbindung, das *Hypnal*, hat sich dagegen nicht behaupten können.

Ketone.

Ketone haben oft den großen Nachteil, daß der vielfach guten hypnotischen Wirkung ein sehr starkes Exzitationsstadium vorausgeht. Von den cyclischen Ketonen zeigt das *Cyclopentanon* einschläfernde Eigenschaften. *Cyclohexanon* ist dem Pentanon ähnlich, wirkt aber doppelt so toxisch. Auch Cumarin und seine Derivate wurden untersucht. Dabei zeigten sowohl *Cumarin* als auch das *7-Methoxy-cumarin* narkotische Wirkung, während bei der Chrysatropasäure,

---

[1] CHATTAWAY, F. D.: J. chem. Soc. (London) **125**, 1097 (1924).
[2] Schwz. P. 266635. — [3] DRPP 170534, 50586. — [4] DRP 99469. — [5] DRP 115252.
[6] LIEBREICH, O.: Therapeut. Monatsh. **1888**, 528.
[7] KREMER u. A. PINNER: Ber. dtsch. chem. Ges. **3**, 382 (1870). — [8] DRP 150799.

dem 7-Oxy-6-methoxy-cumarin, durch Eintritt der Hydroxyl-Gruppe die narkotische Eigenschaft verschwindet.

Cumarin   7-Methoxy-cumarin   Chrysatropasäure

Deshalb gelangte von den Ketonen nur das Acetophenon, das Methyl-phenylketon $CH_3 \cdot CO \cdot C_6H_5$, unter dem Namen *Hypnon* zur Anwendung. Die Darstellung erfolgt entweder nach GRIGNARD aus Acetonitril und Phenylmagnesiumbromid oder nach FRIEDEL-CRAFTS durch Einwirkung von Essigsäureanhydrid auf Benzol in Gegenwart von $AlCl_3$[1]. Ferner erwiesen sich Methyl-2-pyryl-keton, Furyl-2-pyryl-keton und Phenyl-2-pyryl-keton als schwach wirksam[2].

Alkohole und Ester.

Unter den Isomeren des Amylalkohols ist das *Dimethyläthylcarbinol* (Amylenhydrat) am stärksten narkotisch. Die Verzweigung der Kette bedingt also Wirkungsanstieg.

Die Darstellung läßt sich nach verschiedenen Methoden durchführen, z. B. aus Aceton und Äthyl-Mg-halogenid nach GRIGNARD[3]:

$$\begin{array}{c} H_3C \\ \diagdown \\ CO + C_2H_5 \cdot MgBr \\ \diagup \\ H_3C \end{array} \rightarrow \begin{array}{c} H_3C \quad C_2H_5 \\ \diagdown \diagup \\ C \\ \diagup \diagdown \\ H_3C \quad O \cdot MgBr \end{array} \rightarrow \begin{array}{c} H_3C \quad C_2H_5 \\ \diagdown \diagup \\ C \\ \diagup \diagdown \\ H_3C \quad OH \end{array}$$

Amylenhydrat

Amylenhydrat dient als Lösungsmittel für Avertin (s. unten). Es beeinflußt auch in größeren Gaben die lebenswichtigen Zentren der Medulla kaum. Von Nachteil ist jedoch die rasche Gewöhnung des Körpers an die Verbindung.

Der therapeutische Index des Tribrom-äthylalkohols ist größer als der des Trichloräthylalkohols. Zugleich wirkt er noch stärker als dieser. Er wird als *Avertin* zur Basisnarkose verwandt. Rectal gegeben, wird er im Verlauf von 12 Std. wieder ausgeschieden. Zur Vollnarkose ist er nicht geeignet, da Kreislaufstörungen auftreten können.

Unter **Basis-Narkose** (STRAUB) versteht man, wie schon der Name sagt, eine Narkose, die als Basis zur Vollnarkose benutzt wird. Sie ist der unregulierbare Teil der Narkose. Der regulierbare Teil wird durch die Inhalation von Äther gegeben, dessen Menge damit erheblich herabgesetzt werden kann. Die Basis-Narkose ist ein bedeutender Erfolg der modernen Medizin.

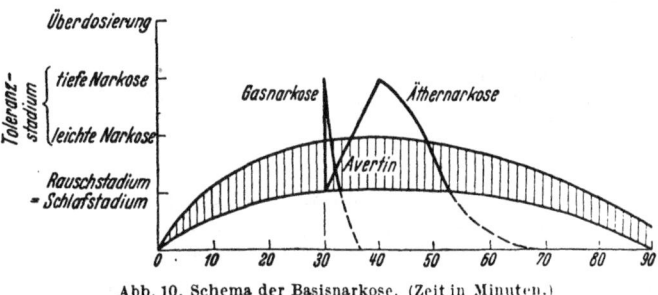

Abb. 10. Schema der Basisnarkose. (Zeit in Minuten.) (Aus EICHHOLTZ: Lehrb. d. Pharmakologie 6. Aufl. 1948.)

---

[1] BLAISE, E.: C. R. hebd. Séances Acad. Sci. **133**, 1217 (1901); R. ADAMS: J. Amer. chem. Soc. **46**, 1889 (1924).
[2] GILMANN, H., u. a.: Receuil. Trav. Chim. Pays-Bas **52**, 395 (1933).
[3] GRIGNARD, V.: Liebigs Ann. **383**, 175 (1911).

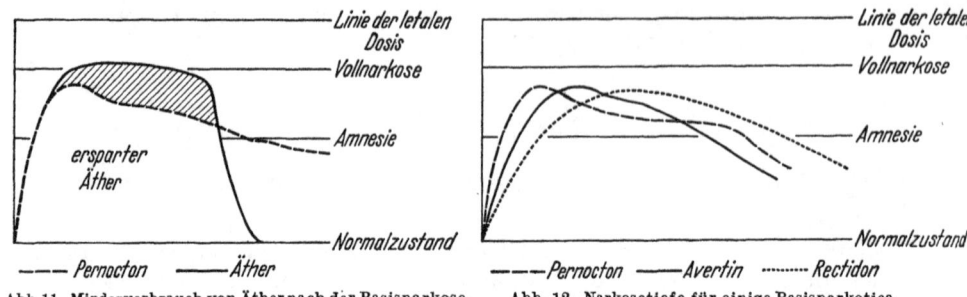

Abb. 11. Minderverbrauch von Äther nach der Basisnarkose.   Abb. 12. Narkosetiefe für einige Basisnarkotica.

Die Darstellung des Avertins erfolgt nach MEERWEIN[1].

Tribromacetaldehyd reagiert mit Aluminiumalkoholat in der Weise, daß zunächst Anlagerung stattfindet. In der zweiten Phase erfolgt Abspaltung von Acetaldehyd unter Bildung des Aluminium-tribromalkoholats, aus dem dann Tribromäthylalkohol in Freiheit gesetzt wird:

$$3\ Br_3C \cdot CHO + Al(O \cdot C_2H_5)_3 \rightarrow \left(Br_3C \cdot \underset{H}{\overset{O \cdot C_2H_5}{\underset{|}{\overset{|}{C}}}} - O - \right)_3 Al \rightarrow$$

$$3\ CH_3 \cdot CHO + (Br_3C \cdot CH_2O)_3Al \rightarrow 3\ Br_3C \cdot CH_2OH$$
Avertin

Der Trichlor-isopropylalkohol ist unter dem Namen *Isopral* in den Handel gebracht worden.

Zur Darstellung läßt man Chloral auf Methyl-Mg-bromid einwirken und zerlegt die entsprechende Halogen-Mg-Verbindung mit Wasser[2]:

$$\underset{H}{\overset{Cl_3C}{\underset{}{\diagdown}}}\!\!CO + CH_3 \cdot MgBr \rightarrow \underset{H\ \ \ O \cdot MgBr}{\overset{Cl_3C\ \ \ CH_3}{\diagdown\ \ \diagup}}C \rightarrow \underset{H\ \ \ OH}{\overset{Cl_3C\ \ \ CH_3}{\diagdown\ \ \diagup}}C$$
Isopral

Auch der Trichlor-butylalkohol, das *Chloreton*, hat therapeutische Bedeutung. Es wird zu den Hirnstammitteln gerechnet. So findet es als Schlafmittel kaum Verwendung, wird aber gegen Seekrankheit benützt.

Die Darstellung erfolgt nach WILLGERODT durch Einwirkung von Aceton auf Chloroform bei Gegenwart von gepulvertem Ätzkali. Die Kondensation, die sofort beginnt, vollzieht sich sehr heftig. Es entsteht eine durchscheinende Kristallmasse. Die Umsetzung kann auch mit wäßriger Kalilauge durchgeführt werden, wobei Temperaturen von 30—60° erforderlich sind[3]:

$$CHCl_3 + CH_3-CO-CH_3 \xrightarrow{KOH} CCl_3-C(CH_3)_2OH$$

Die narkotischen Eigenschaften der Alkohole lassen sich durch Veresterung stark erhöhen. Hier haben besonders Carbaminsäureester Bedeutung erlangt. Sie sind um so wirksamer, je höher das Mol-Gewicht des Alkohol-Restes ist. Äthyl-urethan (s. auch S. 289) ist nur schwach schlaferregend und hat für die Kinderpraxis einige Bedeutung erlangt.

---

[1] MEERWEIN. H.: Liebigs Ann. **444**, 221 (1922); EP. 251890.
[2] DRP 151545.
[3] WILLGERODT, C.: Ber. dtsch. chem. Ges. **14**, 2452 (1881). M. GUERDAS: C. R. hebd. Séances Acad. Sci. **133**, 1011 (1901).

Alkohole und Ester.

Von den Abwandlungsprodukten des Urethans sind die Acetyl-Derivate bei gleicher physiologischer Eigenschaft schwächer toxisch. Die Einführung einer Alkoxy-Gruppe in das Urethan-Molekül ist ohne therapeutischen Wert. So ist β-Äthoxy-äthyl-carbaminat ungiftiger, aber auch weniger wirksam als das Urethan. Die Propoxy- und Isopropoxy-Derivate entsprechen in ihrer Wirksamkeit und Toxizität etwa dem Äthoxy-äthylcarbaminat. Die Butoxy- und Amyloxy-äthylcarbaminsäureester sind dagegen wirksamer, aber auch toxischer als Urethan [1].

Der Trichloräthylalkohol liefert mit Carbaminoylchlorid in wasserfreiem Äther den gut kristallisierten Carbaminsäure-trichloräthylester (*Voluntal*). Diese Verbindung läßt sich auch aus Trichloräthylalkohol durch Behandlung mit Phosgen und Ammoniak gewinnen:

$$Cl_3C \cdot CH_2OH + Cl \cdot CO \cdot Cl \rightarrow Cl_3C \cdot CH_2 \cdot O \cdot CO \cdot Cl + NH_3 \rightarrow Cl_3C \cdot CH_2 \cdot O \cdot CO \cdot NH_2$$
$$\text{Voluntal}$$

Durch die Veresterung wird der hypnotische Effekt verstärkt, während die toxischen Eigenschaften des Chlor-Derivates verringert werden [2]. Der Abbau im Körper erfolgt rasch. Es ist daher als Einschlafmittel zu verwenden [3].

Ester, die aus dem Trichlor-äthylalkohol, Tribrom-äthylalkohol, dem α-Trichlor-isopropylalkohol mit einfachen Säuren, z.B. Essigsäure, dargestellt wurden, sind stärker hypnotisch wirksam als die Ester mit höheren Säuren [4].

Gewisse Bedeutung besitzen auch Ester von Terpen-Alkoholen. Der Isovaleriansäure-menthylester ist unter der Bezeichnung *Validol* als allgemeines Sedativum im Handel. Im *Coryfin* liegt der Äthoxyessigsäureester des gleichen Alkohols vor.

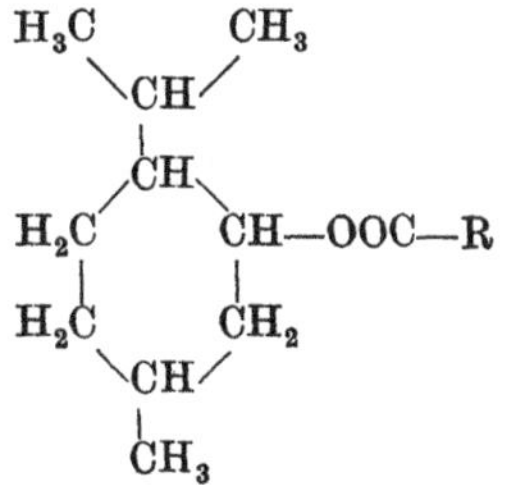

Validol: $R = (CH_3)_2CH \cdot CH_2-$

Coryfin: $R = C_2H_5 \cdot O \cdot CH_2-$

Ein Borneolester liegt im *Neobornyval*, dem Isovalerianyl-glykolsäure-bornylester

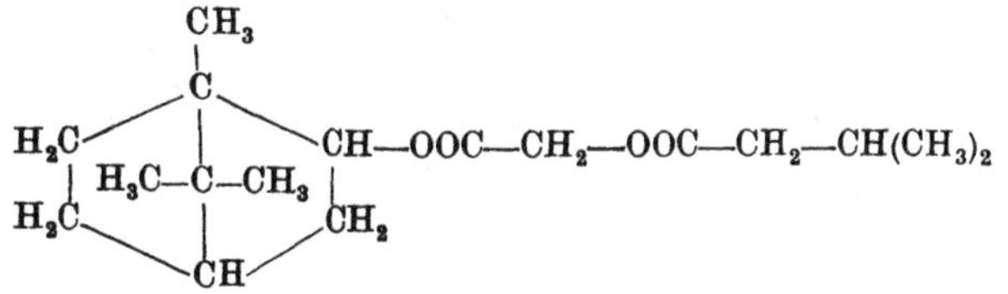

Neobornyval

vor. Die Darstellung erfolgt durch Umsetzung der Säurehalogenide mit den Alkoholen [5].

---

[1] Ashburn, H. G.: J. Amer. chem. Soc. **60**, 2933 (1938).
[2] DRP 258125 (1922).
[3] Willstätter, R., u. a.: Münchn. med. Wschr. **69**, 1615 (1922).
[4] Burtner, R. B., u. G. Lehmann: J. of Pharmacol. **63**, 183 (1938).
[5] DRPP. 191 547 u. 252 157.

Säureamide und Harnstoffe.

Unter den aliphatischen Säureamiden und -ureiden befinden sich zahlreiche narkotisch wirkende Stoffe, die als Einschläferungs- oder Beruhigungsmittel wichtig sind. Acetamid ist wirkungslos, Acetureid in großen Dosen hat jedoch deutliche narkotische Effekte. Sie steigen bedeutend an, wenn man Alkyl-Gruppen allein oder mit Brom kombiniert in der CH_3-Gruppe substituiert. Die Stärke der Wirkung wächst mit der Länge der Alkyl-Ketten. Während Diäthylacetamid noch unwirksam ist, hat Dipropyl-acetamid schon narkotische Eigenschaften. Auch bei den Harnstoff-Derivaten beginnt die sichere narkotische Wirkung bei den disubstituierten Acetyl-harnstoffen. Amide und Ureide der Dialkylessigsäuren, deren eine Alkyl-Gruppe 4—5 C-Atome aufweist, zeigen bei geringer Toxizität gute schlafmachende Wirkung[1]. Die Amide werden aus den Säurechloriden durch Umsetzung mit Ammoniak oder Aminen dargestellt. Bei Verwendung von primären oder sekundären Aminen erhält man in der Amido-Gruppe alkylsubstituierte Säureamide. Verwendung von Harnstoff führt zu den Ureiden, von Acetylharnstoff zu den Acetylureiden der substituierten Essigsäure. Von diesen Verbindungen haben gute Wirkung: Äthyl-(1'-methylbutyl)-acetamid, Äthyl-butyl-acetylharnstoff, Butyl-(1'-methyl-butyl)-acetylharnstoff, Butyl-(1'-methylbutyl)-acetamid. Die Steigerung der hypnotischen Wirkung durch Halogensubstitution zeigt sich z. B. bei dem Äthyl-2-brom-2-(1'-methylbutyl)-acetylharnstoff. Bei Versuchen von F. F. BLICKE und A. P. CENTOLELLA erwies sich die Einführung von Aralkyl-Resten nicht als besonders vorteilhaft. Es wurden z. B. Äthyl-(2'-phenyläthyl)-acetylharnstoff, Äthyl-(2'-phenylamyl)-acetylharnstoff und Äthyl-cinnamyl-acetylharnstoff dargestellt. Auch Cyclohexyl-Derivate, wie Äthyl-(2'-cyclohexyläthyl)-acetamid, hatten nur vereinzelt bemerkenswerte hypnotische Wirkungen. Dagegen erbrachte die Einführung von ungesättigten und verzweigten Resten einen Wirkungsanstieg. *Sedormid* ist der Allyl-isopropyl-acetylharnstoff,

$$\begin{array}{c} CH_2=CH-CH_2 \\ \diagdown \\ CH-CO\cdot NH\cdot CO\cdot NH_2 \\ \diagup \\ (CH_3)_2CH \end{array}$$
Sedormid

der bei geringer Toxizität sedative Wirkung hat.

Die Gewinnung erfolgt zweckmäßig aus der entsprechenden Barbitursäure. Dieses hat den Vorteil gegenüber anderen von Dialkylmalonester oder von der Dialkylessigsäure ausgehenden Verfahren, daß die sonst zeitraubende Abscheidung von Zwischenprodukten vermieden wird. Wird Allyl-isopropyl-barbitursäure mit 5%ig. wässrigem Ammoniak bei 100° am Rückfluß erhitzt, so scheidet sich Allyl-isopropyl-acetyl-harnstoff ab. Statt mit NH_3 kann die Hydrolyse auch mit 1 n-NaOH unter NaOH unter Zusatz von Na_2HPO_4 und KH_2PO_4, schließlich auch mit $Ca(OH)_2$ bzw. $(NH_4)_2CO_3$ unter Druck bei 110° erfolgen[2].

Die Diäthylbarbitursäure bedarf eines 50std. Erhitzens mit 3%ig. Ammoniak-Lösung, um in den Diäthylacetylharnstoff überführt zu werden[3].

Verzweigung der Seitenkette führt allgemein zu guten Schlafmitteln. So werden zweifach substituierte Acetylureide vorgeschlagen, die eine verzweigte Alkyl-Gruppe mit einem quaternären C-Atom enthalten, z.B. (3,3-Dimethylbutyl)-äthyl-acetylharnstoff, (4,4-Dimethyl-hexyl)-äthyl-acetylharnstoff u. a.[4].

Daß durch Bromierung des α-C-Atoms eine Verstärkung der hypnotischen Wirkung eintritt, beweist der stark sedativ wirkende α-Brom-isovalerianylharn-

---
[1] EP. 432323.
[2] EP. 264804, Schwz.P. 119327, 119642. — [3] DRP 459903. — [4] AP. 2135064.

stoff, das *Bromural* (*Alluval*). Man erhält es aus α-Brom-isovalerianylbromid und Harnstoff[1]:

$$\begin{array}{c}H_3C\\ \diagdown\\ CH\cdot CHBr\cdot CO\cdot Br + H_2N\cdot CO\cdot NH_2 \rightarrow\\ \diagup\\ H_3C\end{array} \quad \begin{array}{c}H_3C\\ \diagdown\\ CH\cdot CHBr\cdot CO\cdot NH\cdot CO\cdot NH_2\\ \diagup\\ H_3C \quad \text{Bromural}\end{array}$$

Auch durch Einwirkung von Mercurocyanaten auf 2-Bromisovalerianyl-bromid oder -chlorid und Behandlung des entstehenden 2-Brom-isovalerianylcyanats mit Ammoniak entsteht Bromural[2]. Als Sedativum vorgeschlagen wurde auch das Kondensationsprodukt von Chloral mit Bromural. Das Kondensat soll günstige hypnotische und sedative Eigenschaften bei großer therapeutischer Breite besitzen.

Bromural kommt mit einem Zusatz von 10% α-Brom-α-isopropyl-butyramid als *Portafin* in den Handel.

Aus Benzylharnstoff und 2-Brom-isovalerianylbromid entsteht N-Benzyl-N′-2-brom-isovalerianyl-harnstoff, dem spasmolytische und sedative Eigenschaften zukommen[3].

Im Vergleich zu dem Isovaleriansäureamid sind die N-dialkylierten Derivate stärker pharmakologisch wirksam und besonders von guter Wirkung auf das Zentralnervensystem[4].

Valyl ist das 2-Brom-isovaleriansäure-diäthylamid.

Die Darstellung erfolgt durch Einwirkung von 2-Brom-isovaleriansäure auf Diäthylamin bei stärkerem Erhitzen auf etwa 230°. In gleicher Weise wie die freie Säure lassen sich auch das Säurechlorid oder die Ester verwenden.

A. D. BASS[5] untersuchte Acetamide, die am α-C-Atom eine Butyl-Gruppe tragen. Davon waren vor allem diejenigen hypnotisch, die am gleichen C-Atom bromiert waren und am Stickstoff substituierte Alkyl-Gruppen aufwiesen. Von den untersuchten Verbindungen wirkte das 2-Brom-2-tert.-butyl-N-dimethyl-acetamid am stärksten. Der Index dieser Verbindung beträgt 2.

Der therapeutische Index eines Arzneimittels ist der Quotient aus der letalen Dosis und der therapeutischen Dosis:

$$\text{Therapeutischer Index} = \frac{\text{dosis letalis}}{\text{dosis tolerata}}$$

Vergrößerung des Index bedeutet somit Steigerung der Verträglichkeit.

Nach JUNKMANN sind Acetamide mit drei Alkyl-Gruppen stets wirksamer als die zweifach alkylierten. Am besten ist die Wirkung, wenn jede Alkyl-Gruppe 2—3 C-Atome besitzt. Durch längere Alkyl-Gruppen wird die Schlafwirkung abgeschwächt. Auch hier bewirken ungesättigte Alkyl-Reste gesteigerte narkotische Wirkungen. Zugleich wird die therapeutische Breite erhöht[6]. Im Tierversuch sind mehrfach ungesättigte substituierte Amide bereits in Dosen von 30 mg pro kg stark narkotisch. Diäthyl-allyl-acetamid wirkt schon in Dosen von 60 mg[7]. Wird die Wirkung von Diäthyl-propyl-acetamid = 1 gesetzt, so steigt der narkotische Effekt bei Ersatz der Propyl-Gruppe durch Allyl auf 7 an. Das Äthyl-diallyl-acetamid ist abermals doppelt so wirksam. Bei Einführung einer dritten Allyl-Gruppe wird jedoch keine weitere Steigerung der

---

[1] DRP 185962. — [2] DRP 263018.
[3] DRP 566988; H. P. KAUFMANN u. O. RITTER: Arch. Pharmaz. Ber. dtsch. pharmaz. Ges. **267**, 219 (1929). — [4] DRP 129967.
[5] BASS, A. D.: J. of Pharmacol. **64**, 50 (1938).
[6] JUNKMANN, K.: Naunyn-Schmiedebergs Arch. exp. Path. Pharmakol. **186**, 662(1937); vgl. auch J. Amer. chem. Soc. **60**, 2923 u. 2924 (1938). — [7] FP. 739661, Schwz. P. 158981.

hypnotischen Wirkung erreicht.

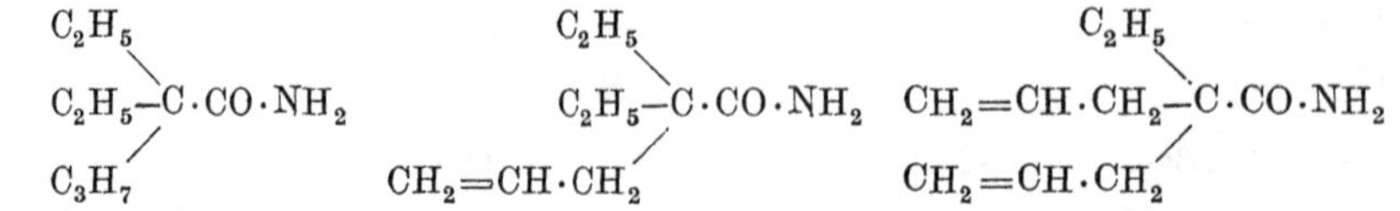

$$\begin{array}{ccc} C_2H_5 & C_2H_5 & C_2H_5 \\ C_2H_5-C\cdot CO\cdot NH_2 & C_2H_5-C\cdot CO\cdot NH_2 & CH_2=CH\cdot CH_2-C\cdot CO\cdot NH_2 \\ C_3H_7 & CH_2=CH\cdot CH_2 & CH_2=CH\cdot CH_2 \\ \text{Index: 1} & 7 & 14 \\ & \text{Novonal} & \end{array}$$

Neuronal, das Brom-diäthyl-acetamid,

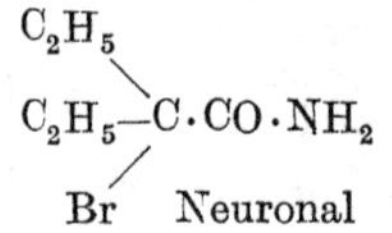

$$\begin{array}{c} C_2H_5 \\ C_2H_5-C\cdot CO\cdot NH_2 \\ Br \quad \text{Neuronal} \end{array}$$

war in seiner Wirkung dem Veronal und Trional verwandt, zeigte jedoch keine kumulative Wirkung. Ungiftiger ist das *Novonal*, das *Diäthyl-allyl-acetamid*.

Zur Darstellung wird Diäthyl-acetonitril, das aus Diäthyl-cyanessigsäure durch Decarboxylierung gewonnen wird, unter Erwärmen mit Kalium zu Diäthyl-acetonitril-kalium umgesetzt. Nach Zugabe von Allylbromid entsteht unter Abscheidung von KBr Diäthyl-allylacetonitril, das durch vorsichtige Verseifung in Diäthylallylacetamid überführt wird[1]:

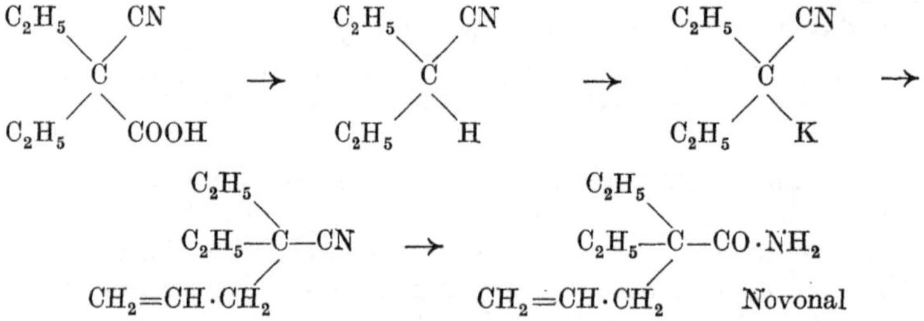

$$\begin{array}{ccccc} C_2H_5 \quad CN & & C_2H_5 \quad CN & & C_2H_5 \quad CN \\ C & \rightarrow & C & \rightarrow & C & \rightarrow \\ C_2H_5 \quad COOH & & C_2H_5 \quad H & & C_2H_5 \quad K \end{array}$$

$$\begin{array}{ccc} C_2H_5 & & C_2H_5 \\ C_2H_5-C-CN & \rightarrow & C_2H_5-C-CO\cdot NH_2 \\ CH_2=CH\cdot CH_2 & & CH_2=CH\cdot CH_2 \quad \text{Novonal} \end{array}$$

Wird das Diäthyl-acetonitril mit Phosphortribromid oder auch mit Brom unter Druck behandelt, so läßt sich Brom einführen und die Verbindung mit Wasser bei 100° zum Amid, dem Neuronal, verseifen[2].

Adalin, der 2-Brom-2,2-diäthyl-acetylharnstoff,

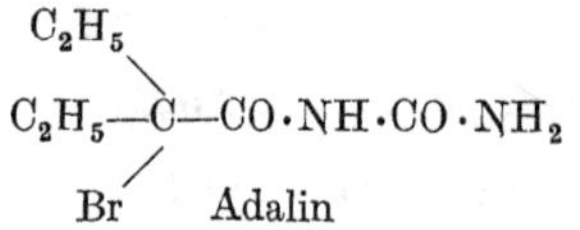

$$\begin{array}{c} C_2H_5 \\ C_2H_5-C-CO\cdot NH\cdot CO\cdot NH_2 \\ Br \quad \text{Adalin} \end{array}$$

unterscheidet sich vom Neuronal durch Austausch der Amid- gegen eine Ureid-Gruppe.

Zur Darstellung wird Diäthyl-malonsäure durch Erhitzen zur Diäthyl-essigsäure decarboxyliert. Durch Einwirkung von Brom oder Phosphortribromid wird Diäthyl-2-brom-acetylbromid erhalten[3]. Vorteilhaft läßt sich diese Reaktion so durchführen, daß man die Diäthylmalonsäure mit Brom auf 180° im Autoklaven erhitzt. Dabei erfolgen Kohlensäure-Abspaltung und Bromierung in einem Arbeitsgang. Die Brom-Verbindung wird dann anschließend in das Säurehalogenid überführt:

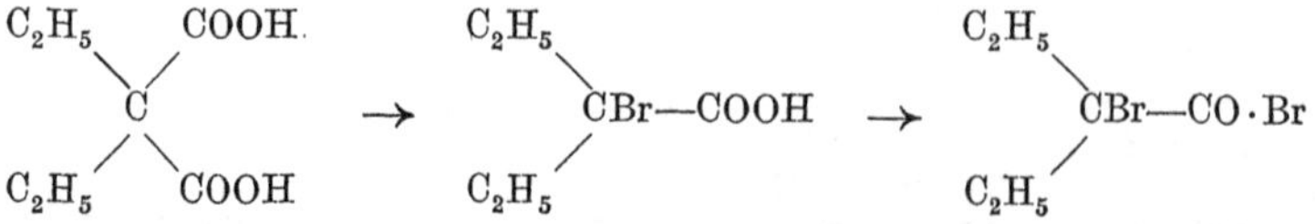

$$\begin{array}{ccccc} C_2H_5 \quad COOH & & C_2H_5 & & C_2H_5 \\ C & \rightarrow & CBr-COOH & \rightarrow & CBr-CO\cdot Br \\ C_2H_5 \quad COOH & & C_2H_5 & & C_2H_5 \end{array}$$

---

[1] EP. 253950, Schwz. P. 122356. — [2] DRPP 170629 u. 186739. — [3] DRP 170629.

Das Bromid kann auch aus Diäthyl-essigsäure-anhydrid durch Einwirkung von Brom hergestellt werden:

$$\left(\begin{matrix}C_2H_5\\ \\ C_2H_5\end{matrix}CH\cdot CO\right)_2 O \rightarrow \begin{matrix}C_2H_5\\ \\ C_2H_5\end{matrix}CBr-CO\cdot Br \rightarrow \begin{matrix}C_2H_5\\ \\ Br\end{matrix}C_2H_5-C-CO\cdot NH\cdot CO\cdot NH_2$$

Aus dem so erhaltenen Halogenid läßt sich nunmehr durch Umsetzung mit Harnstoff das Adalin herstellen.

Eine Reihe von Abwandlungen dieser Synthesen ist ohne praktische Bedeutung:

Das Diäthyl-brom-acetylbromid kann mit Cyanamid umgesetzt und das Reaktionsprodukt zum Harnstoff verseift werden [1]:

$$\begin{matrix}C_2H_5\\ \\ Br\end{matrix}C_2H_5-C-CO\cdot Br + H_2N\cdot CN \rightarrow \begin{matrix}C_2H_5\\ \\ Br\end{matrix}C_2H_5-C-CO\cdot NH\cdot CN \rightarrow \begin{matrix}C_2H_5\\ \\ Br\end{matrix}C_2H_5-C-CO\cdot NH\cdot CO\cdot NH_2$$

Läßt man auf Diäthyl-brom-acetylbromid die Natriumverbindung eines Carbaminsäureesters, z. B. Carbaminsäurephenylester, einwirken, so entsteht Bromdiäthyl-acetylurethan, das bei Einwirkung von Ammoniak in die Harnstoff-Verbindung überführt wird.

Thioharnstoff kann ebenfalls verwendet werden. Das entstehende Thioharnstoff-Derivat wird anschließend mit Kaliumpermanganat entschwefelt [2]:

$$\begin{matrix}C_2H_5\\ \\ Br\end{matrix}C_2H_5-C-CO\cdot NH\cdot CS\cdot NH_2 \rightarrow \begin{matrix}C_2H_5\\ \\ Br\end{matrix}C_2H_5-C-CO\cdot NH\cdot CO\cdot NH_2$$

Die Synthese läßt sich auch vom Diäthyl-acetylchlorid aus durchführen. Durch Einwirkung von Harnstoff entsteht die Harnstoff-Verbindung, die sich beim Erhitzen mit Brom zum Adalin umwandeln läßt [3]. Wird Diäthyl-acetylchlorid mit Quecksilberisocyanat erhitzt, so entsteht die Isocyanat-Verbindung, die mit Ammoniak nach vorheriger Bromierung Adalin gibt. In gleicher Weise läßt sich auch das vorher bromierte Produkt, also das oben angegebene 2-Brom-diäthyl-acetylbromid, mit Quecksilberisocyanat in das Säure-cyanat umwandeln, das mit gasförmigem Ammoniak in Adalin überführt wird [4]. Schließlich läßt sich auch das Neuronal in Adalin überführen [5].

Der 2-Phenyl-butyrylharnstoff zeigt deutliche antikonvulsive Wirkung [6]. Weitere Untersuchungen [7] ergaben, daß von den aliphatischen Harnstoff-Derivaten diejenigen am stärksten wirksam sind, die eine sekundäre oder tertiäre Säure mit etwa 7 C-Atomen enthalten. Mit steigendem Molekulargewicht sinkt die krampfverhindernde Wirkung ab, während die Verbindungen stärker hypnotische Eigenschaften entfalten. Von den aromatischen Verbindungen wirkt der Phenylacetylharnstoff am stärksten. Der analog hergestellte α-Thienylacetylharnstoff ist unwirksam.

Adalin ist sehr wenig toxisch. Es zeigt keine nennenswerten Herzwirkungen. Im Harn wird es teilweise unverändert ausgeschieden, da es verhältnismäßig

---

[1] DRPP 225710, 347608. — [2] DRP 225710. — [3] DRP 225710.
[4] DRPP 271682, 282097.
[5] DRPP 283105, 286760, 287001, vgl. ferner DRPP 253159, 249906, 262048, 347609.
[6] SPIELMAN, M. A., u. a. : J. Amer. chem. Soc. **70**, 1021 (1948).
[7] SPIELMAN, M. A., u. a.: J. Amer. chem. Soc. **70**, 4189 (1948).

schwer gespalten wird. Milder wirkt seine Acetyl-Verbindung, das als Tagesberuhigungsmittel empfohlene *Abasin*:

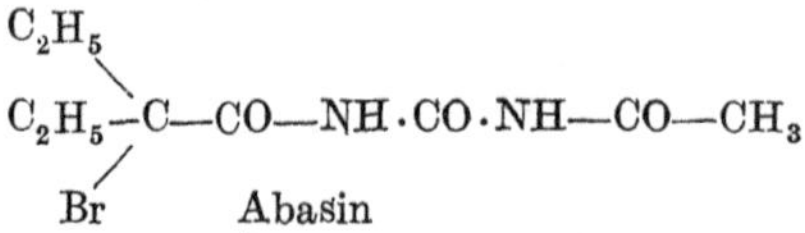

$$\begin{array}{c} C_2H_5 \\ C_2H_5-C-CO-NH\cdot CO\cdot NH-CO-CH_3 \\ Br \end{array} \quad \text{Abasin}$$

Die Acetylierung erfolgt mittels Essigsäureanhydrid bei Gegenwart von $ZnCl_2$. Das Produkt soll eine rasch eintretende und nachhaltige sedative Wirkung haben [1].

Eine weitere Verbesserung der Wirkung wurde durch Verzweigung der Alkyl-Ketten und Halogenierung erreicht. *Neodorm*, das 2-Brom-2-isopropyl-2-äthylacetamid,

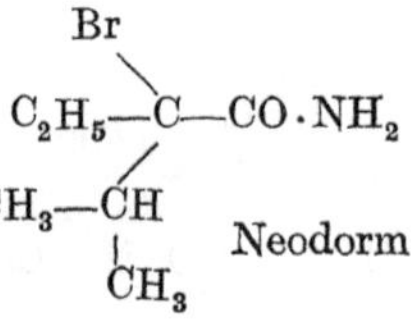

$$\begin{array}{c} Br \\ C_2H_5-C-CO\cdot NH_2 \\ CH_3-CH \\ | \\ CH_3 \end{array} \quad \text{Neodorm}$$

besitzt gute beruhigende Eigenschaften, so daß es als Sedativum und Schlafmittel geeignet ist [2]. Die günstige Wirkung wird insbesondere durch den Isopropyl-Rest erreicht, durch den sich die Verbindung vom Neuronal unterscheidet.

Aus Isopropyl-halogenid und Butyronitril erhält man bei Gegenwart von Natriumamid Mono-isopropylbutyronitril. Nach bekannten Methoden läßt es sich in das Isopropyl-brombutyramid überführen. Weiter werden auch Nitrile mit Äther- oder Thioäther-Gruppen in den Seitenketten beschrieben, z. B. 2,2-Dimethyl-4-(p-tolylmercapto)-butyronitril (I), Benzyl-äthyl-phenoxybutyronitril (II) u. a.

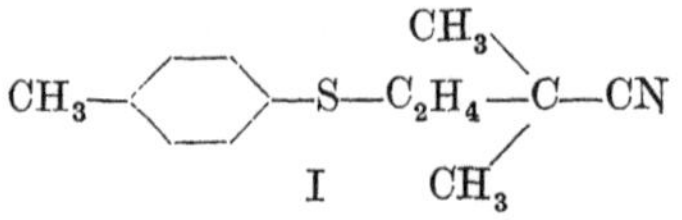

$$CH_3-\langle\rangle-S-C_2H_4-\underset{CH_3}{\overset{CH_3}{C}}-CN \qquad \langle\rangle-\underset{C_2H_5}{\overset{CH_2}{C}}-C-CN$$
$$\quad\quad\quad\quad\quad\quad\quad I \quad\quad\quad\quad\quad\quad\quad\quad\quad\quad\quad II$$

$$CH_3-\langle\bigcirc\rangle-S-C_2H_4-\overset{CH_3}{\underset{CH_3}{C}}-CN \qquad \langle\bigcirc\rangle-O-C_2H_4-\overset{CH_2-\langle\bigcirc\rangle}{\underset{C_2H_5}{C}}-CN$$

I 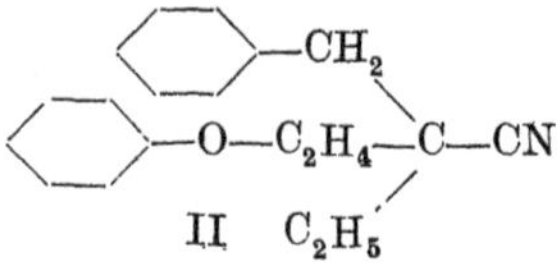 ; II

Barbitursäure-Derivate.

Durch Kondensation von Malonsäure mit Harnstoff gelangt man zur Barbitursäure:

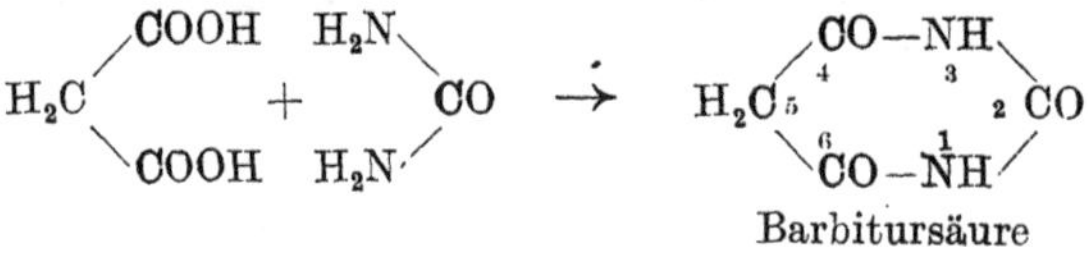

$$H_2C\begin{matrix}COOH \\ COOH\end{matrix} + \begin{matrix}H_2N \\ H_2N\end{matrix}CO \rightarrow H_2\overset{5}{C}\begin{matrix}\overset{4}{CO}-\overset{3}{NH} \\ \overset{6}{CO}-\overset{1}{NH}\end{matrix}\overset{2}{CO}$$

Barbitursäure

Selbst ohne Wirkung, liefert sie durch Substitution in 5-Stellung wertvolle Schlafmittel. Die Tatsache, daß Substitutionen in 5-Stellung zur Erzielung einer hypnotischen Wirkung notwendig sind, läßt den Zusammenhang mit den beschriebenen 3fach substituierten Acetylharnstoffen erkennen. Hierbei ist eine der drei Alkyl-Gruppen als durch eine Carboxyl-Gruppe ersetzt zu denken, die mit der freien Amino-Gruppe des Harnstoffs unter Ringbildung die zweite Imino-Gruppe der Barbitursäure entstehen läßt.

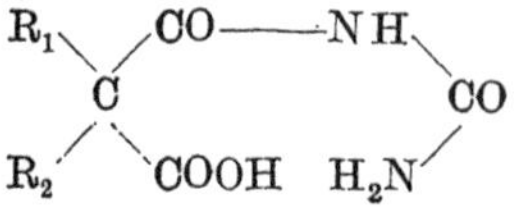

$$\begin{matrix}R_1 \\ R_2\end{matrix}C\begin{matrix}CO——NH \\ COOH \quad H_2N\end{matrix}CO$$

---

[1] DRP 327129. — [2] FP. 728241.

So betrachtet, muß auch der in 5-Stellung disubstituierten Barbitursäure eine starke narkotische Wirkung zukommen, die auf Grund der Theorie der hypnophoren Gruppen durch das Vorhandensein von drei CO-Gruppen noch unterstrichen wird.

Das erste Präparat dieser Art war das von E. FISCHER synthetisierte *Veronal*:

$$\begin{array}{c} C_2H_5 \diagdown \quad \diagup CO-NH \diagdown \\ C \qquad\qquad CO \\ C_2H_5 \diagup \quad \diagdown CO-NH \diagup \\ \text{Veronal} \end{array}$$

Will man die Darstellung mit der Essigsäure beginnen, so wird diese über Chloressigsäure mit Natriumcyanid in die Cyanessigsäure umgewandelt, deren Natriumsalz mit Alkohol und Schwefelsäure bei 80—90° den Malonsäure-diäthylester bildet:

$$CH_3 \cdot COOH \rightarrow ClCH_2 \cdot COOH \rightarrow NC \cdot CH_2 \cdot COOH \rightarrow$$

$$NC \cdot CH_2 \cdot COONa \rightarrow CH_2 \diagup\diagdown \begin{array}{l} COO \cdot C_2H_5 \\ COO \cdot C_2H_5 \end{array}$$

Aus Malonsäure-diäthylester wird durch Umsatz mit Natrium und Äthylbromid bei 80—90° unter Druck der Diäthylmalonsäure-diäthylester gewonnen. Dieser läßt sich leicht in den Monoester, in das Dichlorid oder das Esterchlorid überführen. Von diesen, aber auch von dem leicht herzustellenden Diamid, Esteramid, Dinitril, Cyanester oder Cyanamid kann man zum Veronal gelangen.

Diäthylmalonester wird in absol. Alkohol unter Zusatz von Natrium gelöst und mit Harnstoff versetzt. Man erwärmt zuerst auf 80°, anschließend auf 110°, verdünnt mit Wasser, säuert mit Salzsäure an und schleudert die ausfallenden Kristalle der Diäthylbarbitursäure ab. Sie können durch Umkristallisieren aus heißem Wasser und mit Tierkohle gereinigt werden[1]:

$$H_2C \diagup\diagdown \begin{array}{l} COO \cdot C_2H_5 \\ COO \cdot C_2H_5 \end{array} \rightarrow \begin{array}{c} Na \diagdown \quad\diagup COO \cdot C_2H_5 \\ C \\ H \diagup \quad\diagdown COO \cdot C_2H_5 \end{array} \rightarrow \begin{array}{c} C_2H_5 \diagdown \quad\diagup COO \cdot C_2H_5 \\ C \\ H \diagup \quad\diagdown COO \cdot C_2H_5 \end{array} \rightarrow$$

$$\begin{array}{c} C_2H_5 \diagdown \quad\diagup COO \cdot C_2H_5 \\ C \\ Na \diagup \quad\diagdown COO \cdot C_2H_5 \end{array} \rightarrow \begin{array}{c} C_2H_5 \diagdown \quad\diagup COO \cdot C_2H_5 \\ C \\ C_2H_5 \diagup \quad\diagdown COO \cdot C_2H_5 \end{array} + \begin{array}{c} H_2N \diagdown \\ CO \\ H_2N \diagup \end{array} \rightarrow$$

$$\begin{array}{c} C_2H_5 \diagdown \quad\diagup CO-NH \diagdown \\ C \qquad\qquad CO \\ C_2H_5 \diagup \quad\diagdown CO-NH \diagup \end{array}$$

Der große Erfolg des Veronals und seiner Abkömmlinge führte zu vielen Variationen der Synthese[2], von denen untenstehend einige gebracht werden. Der von EMIL FISCHER gefundene Weg ist aber noch heute der bequemste zur Darstellung von Barbitursäure-Derivaten.

Statt der Verwendung von Harnstoff wurde die von Thioharnstoff und Guanidin vorgeschlagen. Die Kondensation mit den Dialkylmalonsäureestern wurde in Gegenwart freier Alkalimetalle oder deren Amide durchgeführt. Durch Hydrolyse der Kondensationsprodukte, z. B. mit Mineralsäuren, entsteht die entsprechende Barbitursäure[3]. Auch Malonylchloride lassen sich mit Guanidin oder Harnstoff umsetzen[4]. Statt das Guanidin selbst zur Kondensation zu bringen, kann man auch von Dicyandiamid ausgehen. Dieses, mit Dialkylmalon-

---
[1] ULLMANN: Enzyklopädie d. techn. Chemie. Urban u. Schwarzenberg 3, 655 (1928).
[2] ULLMANN: Enzyklopädie d. techn. Chemie. Urban u. Schwarzenberg 3, 656 (1928).
[3] DRPP 234012, 235801, 235802. — [4] DRP 158890.

estern in Gegenwart alkalischer Kondensationsmittel 8 Stunden bei 120° kondensiert, liefert Cyan-Derivate der Imino-barbitursäure [1]:

$$\begin{array}{c}R_1\\ \diagdown\\ C\\ \diagup\\ R_2\end{array}\begin{array}{c}COOR\\ \\ \\ \\ COOR\end{array} + \begin{array}{c}HN\\ \diagdown\\ \\ \diagup\\ H_2N\end{array}\begin{array}{c}CN\\ \diagdown\\ C=NH\\ \diagup\\ \end{array} \rightarrow \begin{array}{c}R_1\\ \diagdown\\ C\\ \diagup\\ R_2\end{array}\begin{array}{c}CO\!-\!N\\ \diagdown\\ \\ \diagup\\ CO\!-\!NH\end{array}\begin{array}{c}CN\\ \diagdown\\ C=NH\\ \diagup\\ \end{array}$$

Der Cyanessigester läßt sich in gleicher Weise wie Malonester alkylieren. Wird der so erhaltene Dialkylcyanessigester nunmehr mit Harnstoff kondensiert, wiederum am besten durch Einwirkung von Metallalkoholaten, so entsteht die Dialkyliminobarbitursäure. Aus dieser läßt sich mit Ammoniak-abspaltenden Mitteln die entsprechende Barbitursäure gewinnen [2]. Statt Harnstoff können auch acylierte Harnstoffe verwandt werden [3].

Bei Behandlung von Cyanessigester mit Guanidin entstehen Diimino-oxy-pyrimidine, die beim Behandeln mit verseifenden Mitteln beide Imino-Gruppen glatt gegen Sauerstoff austauschen, wobei dialkylierte Barbitursäuren entstehen [4]:

$$\begin{array}{c}R\\ \diagdown\\ C\\ \diagup\\ R\end{array}\begin{array}{c}CN\\ \\ \\ \\ COOR\end{array} + \begin{array}{c}H_2N\\ \diagdown\\ C=NH\\ \diagup\\ H_2N\end{array} \rightarrow \begin{array}{c}R\\ \diagdown\\ C\\ \diagup\\ R\end{array}\begin{array}{c}\overset{NH}{\overset{\|}{C}}\!-\!NH\\ \diagdown\\ C=NH\\ \diagup\\ CO\!-\!NH\end{array}$$

$$\rightarrow \begin{array}{c}R\\ \diagdown\\ C\\ \diagup\\ R\end{array}\begin{array}{c}CO\!-\!NH\\ \diagdown\\ CO\\ \diagup\\ CO\!-\!NH\end{array}$$

Auch aus Dialkylmalonamiden lassen sich in glatter Synthese durch Einwirkung von Phosgen Dialkylbarbitursäuren gewinnen. Dabei sind Temperaturen von über 100° erforderlich [5].

Verwendet man statt Phosgen Oxalylchlorid, so geht die Reaktion unter Abspaltung von Salzsäure und CO ebenfalls glatt vonstatten [6].

Schließlich läßt sich Dialkylmalonamid auch mit neutralen Kohlensäureestern, z. B. Diphenylcarbonat, in Dialkylbarbitursäure überführen. Die Kondensation erfolgt bei Gegenwart von Alkalialkoholaten unter Abspaltung von 2 Mol Phenol [7]:

$$\begin{array}{c}R_1\\ \diagdown\\ C\\ \diagup\\ R_2\end{array}\begin{array}{c}CONH_2\\ \\ \\ \\ CONH_2\end{array} + \begin{array}{c}C_6H_5\!-\!O\\ \diagdown\\ CO\\ \diagup\\ C_6H_5\!-\!O\end{array} \rightarrow \begin{array}{c}R_1\\ \diagdown\\ C\\ \diagup\\ R_2\end{array}\begin{array}{c}CO\!-\!NH\\ \diagdown\\ CO\\ \diagup\\ CO\!-\!NH\end{array}$$

Als Kondensationsmittel läßt sich statt Alkali-alkoholat auch Natriumamid verwenden, ferner CaC_2 oder Natriumcyanamid [8]. Auch Magnesiummethylat kann zur Darstellung von Barbitursäure-Derivaten aus Harnstoff und Malonsäureester-Abkömmlingen als Kondensationsmittel benutzt werden [9]. Einfach alkylierte Barbitursäuren bilden bei Gegenwart von Kondensationsmitteln mit Alkylhalogeniden unter Abspaltung von Salzsäure dialkylierte Derivate [10]. Die Reaktion kann auch bei Gegenwart von Cu-Verbindungen, wie $CuSO_4$, vorgenommen werden [11].

Die Dialkylbarbitursäuren lassen sich in verschiedener Weise variieren. Allgemein kann man sagen, daß alle Substituenten, die bei den Acetamiden als wirkungssteigernd erkannt worden sind, auch wirksame Barbitursäure-Derivate lie-

---

[1] DRPP 458591, 175795. — [2] DRP 156384. — [3] DRP 156385. — [4] DRP 158592.
[5] DRP 180669. — [6] DRP 225457. — [7] DRP 167332. — [8] DRP 185963.
[9] Vgl. DRP 185963. — [10] DRP 247952. — [11] DRP 526854.

fern. So bewirkt *Verlängerung der Seitenketten* Anstieg der narkotischen Wirkung. Ebenso wirken *Kettenverzweigung* und *Einführung ungesättigter Gruppen* günstig. Aber auch *cyclische Reste* sind bei den Barbitursäure-Abkömmlingen unter Umständen für die therapeutische Wirkung von Bedeutung. *N-Substitutionen* führen zu unterschiedlich wirksamen Verbindungen, je nachdem ob 1 oder 2 N-Atome substituiert sind. Günstige Wirkung zeigen hier nur die einfach substituierten Verbindungen. Auch der *Kern* kann in verschiedener Weise abgewandelt werden, wobei sich ebenfalls wichtige Heilmittel ergeben.

Nach H. J. QUASTEL und A. H. M. WHEATLEY zeigen sich Parallelen zwischen der narkotischen Wirkung und der Oxydations-Hemmung im Hirngewebe durch Barbitursäure-Derivate[1], nach R. GEBAUER[2] auch zwischen der pharmakologischen Wirkung und dem sauren Charakter der Barbitursäure-Abkömmlinge. Barbitursäure selbst reagiert stark sauer und ist nicht wirksam. Die einfach substituierte Verbindung ist weniger sauer und wirkt besser. Die disubstituierte Verbindung wirkt bei schwach saurem Charakter stark narkotisch.

Verlängerung der Alkyl-Gruppen.

Die Dimethyl-barbitursäure ist unwirksam. Gering ist die Wirkung bei der Methyl-äthyl-Verbindung, sie steigt zur Methyl-propyl-Verbindung hin an. Die Diäthylbarbitursäure (Veronal) ist stark wirksam. Ihren Höhepunkt erreicht die narkotische Wirkung in der Dipropyl-Verbindung, die der der Butyl- und der Isobutyl-Verbindung in etwa gleich ist. Die Isoamyl-Verbindung ist wieder schwächer narkotisch. Weitere Ketten-Verlängerung zeigt also keine günstige Wirkung mehr. Deshalb sind Barbitursäure-Abkömmlinge mit langen Alkylketten, wie z.B. 5-Lauryl-5-octadecyl-barbitursäure, kaum mehr wirksam[3].

Veronal wird im Körper schwer abgebaut, daher treten Nachwirkungen, wie Benommenheit und Kopfschmerzen, häufig auf. Durch die Niere werden etwa 65—80% unverändert ausgeschieden, davon nur 20% am ersten Tag und 30 bis 35% am zweiten Tag. Regelmäßige Anwendung von Veronal kann daher zu Kumulationserscheinungen führen. Das Natrium-Salz, das wasserlöslich ist und das bei der Synthese in Gegenwart von Natriumalkoholat zuerst entsteht, wird unter dem Namen *Medinal* gebraucht.

Durch Zugabe von Dinatriumphosphat zum Veronal erhält man ein besser schmeckendes Präparat, das als *Paranoval* empfohlen wurde.

Ohne nennenswerten Einfluß ist die Einführung von Alkoxy-, Keto- oder anderen Gruppen in die Seitenketten. So sind die Alkyl-acetonyl-barbitursäuren, die aus den Alkyl-barbitursäuren durch Behandlung mit Bromaceton bei Gegenwart von Kupfersulfat erhalten werden, ohne Schlafwirkung und auch nur schwach toxisch[4]. Das gleiche gilt für die 5-Äthyl-5-phenoxy-barbitursäure[5].

Medinal

---

[1] QUASTEL, H. J., u. A. H. M. WHEATLEY: Proc. Roy. Soc. London Ser. B **112**, 60 (1932).
[2] GEBAUER, R.: Heyden, Jahrbuch 1940 „Über die Beziehung zwischen chem. Konstitution u. physiol. Wirkung d. Barbitursäure".
[3] SKINNER, G. S., u. A. P. STUART: J. Amer. chem. Soc. **63**, 2993 (1941).
[4] KIRSSANOW, A. W., u. J. N. IWASCHTSCHENKO: J. allg. Chem. (UdSSR) **8**, 1576 (1938); C. **1939**. II. 4243; vgl. Schwz. PP. 269 655, 270 397.
[5] GRUNDMANN, CHR., u. E. KOBER: Biochem. Z. **321**, 482 (1951).

Auch die Einführung eines Pinacolin-Restes wurde versucht. Von den 85 hergestellten Alkyl-pinaconyl-barbitursäuren

$$\begin{array}{c} CH_3 \\ CH_3-C\cdot CO\cdot CH_2 \\ CH_3 \end{array} \!\!\! \diagdown \!\!\! \begin{array}{c} R \\ C \\ \end{array} \!\!\! \diagup \!\!\! \diagdown \!\!\! \begin{array}{c} CO-NH \\ CO-NH \end{array} \!\!\! \diagdown \!\!\! CO$$

wirkte die Äthyl- stärker als die Allyl-Verbindung, und diese war wieder der Isoamyl-Verbindung überlegen. Die therapeutische Breite aller dieser Derivate liegt unter der des *Amytals* (Natriumsalz der 5-Isoamyl-5-äthyl-barbitursäure).

Die Sulfonyl-Derivate sind ohne hypnotische Wirkung, da sie außerordentlich unbeständig sind und, ohne zur Wirkung zu gelangen, im Körper abgebaut werden[1] oder zum Teil hohe Toxizität besitzen[2]. Dagegen wurden Isopropylmethylol-barbitursäuren zur therapeutischen Verwendung vorgeschlagen[3].

Stark toxisch sind auch die 5-Alkyl-5-chloracetyl-barbitursäuren, die keine hypnotische Wirkung mehr zeigen[4].

Es wurde versucht, durch Einführung basischer Reste in die 5-Stellung zu weniger sauren Verbindungen zu gelangen. So wurden z. B. 5-Diäthylamino-5-methyl-barbitursäure, 5-Diisoamylamino-5-methyl-barbitursäure und andere Derivate dargestellt. Sie werden aus 5-Methyl-5-chlor-barbitursäure bzw. 5-Brom-barbitursäure und disubstituierten Aminen gewonnen. Die Reaktion beschränkt sich auf Säuren, die in 5-Stellung einen Methyl-Rest tragen[5]. Diese Verbindungen zeigen nach BUSCH und KEYSER keine narkotische Wirkung und sind wenig toxisch. Anilinobarbitursäure besitzt wegen hydrolytischer Abspaltung von Anilin starke Giftwirkung. Besser verträglich ist das Acetyl-Derivat, das aber keine therapeutisch wertvollen Eigenschaften hat[6].

Verzweigte und ungesättigte Ketten.

Das vorgenannte Amytal fand vor allem im Ausland Beachtung. Es wird als Basis-Narkoticum intravenös injiziert. Seine therapeutische Breite übertrifft die des Veronals und Luminals um das Doppelte.

Ein Vergleich der verschiedenen isomeren Amyl-Reste zeigt, daß die Derivate des sekundären Isomeren in geringeren Dosen als die des primären narkotische Wirkung entfalten[7]. Nach A. W. Dox übertrifft die sek. Amylbarbitursäure die primäre Verbindung um das Doppelte[8]. Auch die Cyclopentyl-Verbindungen schließen sich dieser Regel über die Wirksamkeit der sekundären Substituenten an[9]. Jedoch scheint diese Regel darüber hinaus nicht zu gelten.

Es wurden verschiedene Äthyl-barbitursäuren untersucht, deren zweiter Alkylrest 3—9 Kohlenstoffatome besitzt, so die Isopropyl-Verbindung, drei Isomere der Butyl- und Nonyl-Reihe. Es ließ sich jedoch eine allgemeine Regel, nach der die verschiedenen Isomeren die Wirksamkeit des Barbitursäure-Moleküls verändern, nicht aufstellen, obwohl sehr beträchtliche Unterschiede zwischen den einzelnen Isomeren bestanden[10].

---

[1] D'OUVILLE, E. L., u. a.: J. Amer. chem. Soc. **61**, 2033 (1939); M. A. GHAMRAWI u. F. SAID: J. Pharmacy Pharmacol. **1**, 757 (1949).
[2] GRUNDMANN, CHR., u. E. KOBER: Pharmazie **6**, 87 (1951). — [3] Schwz. P. 163698.
[4] TATEWOSSJAN, G. T., u. M. T. TUTERJAN: J. appl. Chem. (UdSSR) **20**, 287 (1947), C. **1948** II, 965.
[5] DRP 646931, Zus. zu DRP 602217; DRP 648062, Zus. zu DRP 602217.
[6] BUSCH, M., u. F. KEYSER: Biochem. Z. **293**, 16 (1937).
[7] SHONLE, H. A.: J. Amer. chem. Soc. **52**, 240 (1930).
[8] Dox, A. W.: J. Amer. chem. Soc. **58**, 731 (1936). — [9] AP. 2019936.
[10] SWANSON, E. E., u. W. E. FRY: J. Amer. pharmac. Assoc. Sci. Edit. **29**, 509 (1940).

Unter dem Namen *Nembutal* (*Pentobarbital*)

$$\begin{array}{c} \text{CH}_3 \\ \text{CH}_3\cdot\text{CH}_2\cdot\text{CH}_2\cdot\text{CH} \quad \text{CO—NH} \\ \diagdown \quad \diagdown \\ \text{C} \quad\quad \text{CO} \\ \diagup \quad \diagup \\ \text{C}_2\text{H}_5 \quad \text{C}=\!=\!=\text{N} \\ | \\ \text{O}^- \quad \text{Na}^+ \quad \text{Nembutal} \end{array}$$

wurde das Natriumsalz der 5-Äthyl-5-(1'-methylbutyl)-barbitursäure bekannt. Das 1-Methylbutylbromid entsteht aus dem 1-Äthylpropylbromid durch Isomerisation bei längerem Kochen in Natriumäthylat-Lösung:

$$\begin{array}{ccc} \text{CH}_3\cdot\text{CH}_2\cdot\text{CHBr} & & \text{CH}_3\cdot\text{CH}_2\cdot\text{CH}_2\cdot\text{CHBr} \\ | & \rightarrow & | \\ \text{CH}_2 & & \text{CH}_3 \\ | & & \\ \text{CH}_3 & & \end{array}$$

Die Isomerisation läßt sich durch Verwendung des p-Toluolsulfonesters des 1-Äthyl-propyl-alkohols vermeiden. Er reagiert besonders in Gegenwart kleiner Mengen von Pyridin leicht mit mono-substituierten Malonestern. Auf Grund dieser Synthese wurden auch die Propyl-Verbindungen leicht zugänglich. Bei der pharmakologischen Prüfung war aber die 5-(1'-Methyl-butyl)-Verbindung wirksamer als die 5-(1'-Äthyl-propyl)-Verbindung. Höhere Homologe zeigten keinen weiteren Vorteil.

Pentobarbital ist ebenso wie Amytal leicht spaltbar, so daß im Harn nur noch die Abbauprodukte gefunden werden[1]. In Dosen von 0,05—0,1 g ist es als Sedativum gut wirksam, während es als Hypnoticum in Dosen von 0,2 g verwendet wird. Ferner sind 5-(Propyl-äthyl-carbinyl-)-barbitursäure[2] und 5-(Äthyl-methyl-carbinyl)-barbitursäure vorgeschlagen worden[3]. Auch die 5-(Propyl-methyl-carbinyl)-5-allyl-barbitursäure wurde erwähnt[4]. Unter dem Namen *Delvinal-Natrium* kommt das Natriumsalz der 5-Äthyl-5-(1-methyl-butenyl)-barbitursäure zur Anwendung. Gute Schlafmittel und Hypnotica sind auch alle Carbinyl-barbitursäuren, die sich von nachstehender Formel ableiten:

$$\begin{array}{c} \text{CH}_3 \quad \text{R}_1 \\ | \quad\quad | \\ \text{CH}_2\!=\!\text{C—CH} \quad \text{CO—NH} \\ \diagdown \quad \diagdown \\ \text{C} \quad\quad \text{CO} \\ \diagup \quad \diagup \\ \text{R}_2 \quad \text{CO—NH} \end{array}$$

Dabei können R_1 und R_2 beliebige Kohlenwasserstoff-Reste sein, die aber nicht mehr als 6 C-Atome enthalten dürfen. Es wurden z. B. beschrieben: 5-(Äthylisopropenyl-carbinyl)-5-äthylbarbitursäure, 5-(Isoamyl-isopropenyl-carbinyl)-5-äthyl-, 5-(Äthyl-isopropenyl-carbinyl)-5-allyl-, 5-(Amyl-isopropenyl-carbinyl)-5-amyl-, 5-(Cyclohexyl-isopropenyl-carbinyl)-5-äthyl-, 5-(Cyclopentenyl-isopropenyl-carbinyl)-5-äthyl- usw.[5]. Auch Verbindungen, die tertiäre Alkohol-Gruppen enthalten, können als Substituenten in 5-Stellung verwandt werden[6].

Ist das quartäre C-Atom in der Seitenkette von der Verknüpfungsstelle weiter entfernt, so sind die Verbindungen ebenfalls wirksam. So sind z. B. 5-Äthyl-5-(3',3'-dimethylbutyl)-barbitursäure, 5-Äthyl-5-(7',7'-dimethyloctyl)-barbitursäure, 5-Äthyl-5-(4',4'-dimethylpentyl)-barbitursäure, ferner Verbindungen, in denen die Äthyl-Gruppe durch Propyl-, Butyl-, Cyclohexyl-, Phenyl- und andere Reste ausgetauscht wurde, hypnotisch wirksam[7].

Die 5-Allyl-5-isopropyl-barbitursäure kommt unter dem Namen *Numal* in den Handel.

---

[1] SHONLE, H. A.: Current Res. Anaesthesia Analgesia **11**, 210 (1934).
[2] Nomenklatur: als Carbinyl-Gruppe wird die >CH—-Gruppe bezeichnet.
[3] APP. 1985217, 1977561. — [4] AP. 1954429. — [5] AP. 2152512.
[6] AP. 2161212. — [7] Schwz. P. 90592.

Die Darstellung erfolgt durch Einführung des Allyl-Restes in die Mono-alkyl-Verbindungen mittels Allylbromid bei Zimmertemperatur. Dabei kann man von der Alkali-Verbindung der 5-Isopropyl-barbitursäure ausgehen, die sich bei niedriger Temperatur ohne Anwendung von Druck umsetzen läßt[1]. Auch kann die Isopropyl-barbitursäure in verd. Natronlauge unter Zusatz von $CuCl_2$ mittels Allylbromid substituiert werden. Dabei steigt die Temperatur über 40° an, und man erhält die Dialkyl-Verbindung in 90%ig. Ausbeute.

Numal kommt in Kombination mit Veronal unter dem Namen *Somnifen* in den Handel. Verwandt wird eine wäßrig-alkoholische Glycerin-Lösung, die als Lösungsvermittler Diäthylamin enthält. Im *Allional* liegt eine Kombination mit Antipyrin vor. *Dial* oder *Curral* ist die 5,5-Diallyl-barbitursäure:

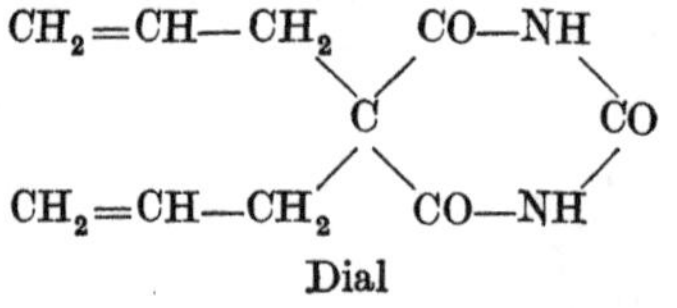

$$\begin{array}{c} CH_2=CH-CH_2 \\ \\ CH_2=CH-CH_2 \end{array} \!\!\! \diagdown\!\!\!\! C \!\!\!\diagup\!\!\!\! \begin{array}{c} CO-NH \\ \\ CO-NH \end{array} \!\!\! \diagdown\!\!\!\! CO \!\!\!\diagup$$

Dial

Im Gemisch mit Pyramidon liegt es im *Cibalgin* vor. Dial ist dreimal so wirksam wie Veronal. Aber ebenso wie beim Veronal und Luminal ist auch beim Dial Kumulationsgefahr vorhanden, da der Abbau im Körper nur langsam vonstatten geht.

Auf Grund des chemischen Verhaltens der Allyl-Gruppe ist es möglich, beide Reste sofort in die Barbitursäure einzuführen. Dabei wird zweckmäßig Natriumacetat als Kondensationsmittel verwendet[2].

Sandoptal ist die 5-Isobutyl-5-allyl-barbitursäure:

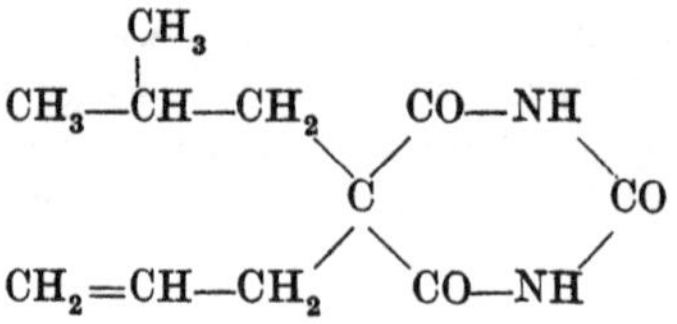

$$\begin{array}{c} CH_3 \\ | \\ CH_3-CH-CH_2 \\ \\ CH_2=CH-CH_2 \end{array} \!\!\! \diagdown\!\!\!\! C \!\!\!\diagup\!\!\!\! \begin{array}{c} CO-NH \\ \\ CO-NH \end{array} \!\!\! \diagdown\!\!\!\! CO \!\!\!\diagup$$

Sandoptal

Die Herstellung erfolgt nach allgemeinen Methoden aus dem entsprechenden Malonsäure-Ester mit Harnstoff in Gegenwart von Natriumalkoholat[3]. Auch vom Sandoptal leitet sich durch Kombination mit Pyramidon ein brauchbares und gut verträgliches Analgeticum ab, das unter dem Namen *Optalidon* in den Handel kommt[4].

Der Allyl-Rest bedingt auch dann eine gute Wirksamkeit, wenn ein Wasserstoff-Atom durch Brom ersetzt ist. Durch den Eintritt von Brom wird die Wirkung etwa auf das 5fache gesteigert. So entsteht formal aus dem Numal durch Bromierung das *Noctal*, die 5-Isopropyl-5-(2'-bromallyl)-barbitursäure:

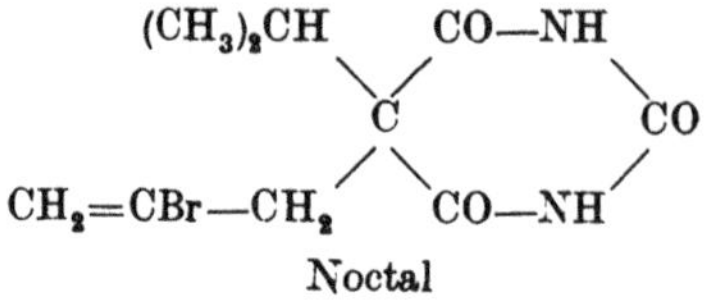

$$\begin{array}{c} (CH_3)_2CH \\ \\ CH_2=CBr-CH_2 \end{array} \!\!\! \diagdown\!\!\!\! C \!\!\!\diagup\!\!\!\! \begin{array}{c} CO-NH \\ \\ CO-NH \end{array} \!\!\! \diagdown\!\!\!\! CO \!\!\!\diagup$$

Noctal

---

[1] DRP 526854. — [2] DRP 268158. — [3] Schwz. P. 135161.
[4] NUSSBAUM, R.: Dtsch. med. Wschr. 56, 1175 (1930).

Sie ist der Diäthylbarbitursäure um das 5fache überlegen, in Dosen von 0,1 g gut wirksam und wird innerhalb der Schlafdauer abgebaut, so daß die Nebenwirkungen nur gering sind.

Die homologe sekundäre Butyl-Verbindung wird unter der Bezeichnung *Pernocton* als Natriumsalz vertrieben:

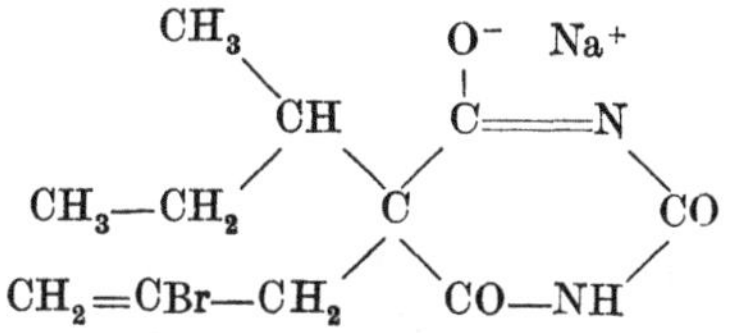

$$\begin{array}{c}
CH_3 \\
\diagdown \\
CH \\
CH_3-CH_2 \diagup \quad \diagdown \\
\end{array}
\begin{array}{c}
O^- \; Na^+ \\
| \\
C = N \\
\diagup \\
\end{array}$$

$$CH_3-CH_2 \diagup \quad C \quad \diagdown CO$$
$$CH_2=CBr-CH_2 \diagdown \quad \diagup$$
$$CO-NH$$

Pernocton

Mit Pyramidon kombiniert, wird es unter dem Namen *Dormalgin* als Analgeticum verwendet.

Bei weiterer Verlängerung der Kette vom Butyl- zum sek. Amyl-Rest gelangt man zum *Rectidon*:

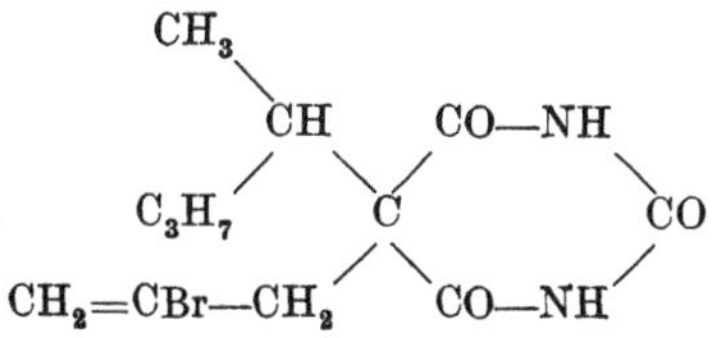

$$\begin{array}{c}
CH_3 \\
\diagdown \\
CH \quad CO-NH \\
C_3H_7 \diagup \quad \diagdown \\
C \quad CO \\
CH_2=CBr-CH_2 \diagdown \quad \diagup \\
CO-NH
\end{array}$$

Rectidon

Rectidon findet in der Geburtshilfe und zur Operationsvorbereitung in Dosen von 0,7—0,9 g in 10%ig. Lösung oder in Suppositorien Verwendung. Es wird rectal verabreicht. Im Vergleich zu Avertin wirkt es weniger stark narkotisch, auf genaue und richtige Dosierung ist zu achten. Die Kreislauf- und Atmungswirkung ist ähnlich derjenigen der anderen Basisnarkotica[1].

Zur Darstellung wird zunächst 1,2-Dibrom-2,3-propylen aus Tribrom-propan durch Behandlung mit Alkali gewonnen:

$$CH_2Br-CHBr-CH_2Br \xrightarrow{NaOH} CH_2Br-CBr=CH_2$$

In Gegenwart von Natriumäthylat läßt es sich mit Äthyl-barbitursäure umsetzen[2]. Die Isolierung des 1,2-Dibrom-2,3-propylens ist nicht erforderlich. Bei Einwirkung von 1,2,3-Tribrom-propan auf Barbitursäure in Gegenwart von Alkali entsteht unter Abspaltung von 2 HBr die 5-(2'-Bromallyl-)-barbitursäure.

In gleicher Weise läßt sich aus Cyclohexyl-barbitursäure mit Dibrompropen die 5-Cyclohexyl-5-(2'-brom-allyl)-barbitursäure gewinnen, ebenso Äthyl-(2'-brom-allyl)-barbitursäure[3].

Auch die Crotyl-Gruppe ist hypnotisch wirksam. So wurden beispielsweise die 5-Crotyl-5-isopropyl-barbitursäure und ähnliche Verbindungen vorgeschlagen[4]. G. T. TATEWOSSJAN und M. T. TUTERJAN synthetisierten 5-Äthyl-5-isoamyl- und 5-Allyl-5-chlorcrotyl-barbitursäure. Durch Verschiebung des Chlor-Atoms aus der 2-Stellung in die 1-Stellung tritt Verlust der hypnotischen Wirkung unter Hervortreten der toxischen Eigenschaften ein[5].

Eine große Anzahl von Propenyl- und Vinyl-barbitursäuren wurden von A. C. COPE und anderen dargestellt und geprüft. Die Synthese dieser Verbindungen geht von Ketonen aus. So wird z. B. durch Kondensation von Methyl-äthyl-keton mit Malonester der 1-Methyl-

---

[1] HAZLETON, L. W., u. a.: J. Amer. Pharmac. Assoc. **29**, 49 (1940).
[2] EP. 244122; Schwz.PP. 137887, 139440; Canad.P. 253554.
[3] EPP. 223221, 236146; ferner Schwz.P. 116752. — [4] EP. 475948.
[5] TATEWOSSJAN, G. T., u. M. T. TUTERJAN: J. appl. Chem. (UdSSR) **20**, 287 (1947); C. **1947**. II. 896.

propyliden-malonester gewonnen und mit Natriumamid zu einer Verbindung der Konstitution I oder II umgelagert [1, 2]:

$$\begin{array}{c}CH_3\\C_2H_5\end{array}\!\!>\!\!CO + H_2C\!\!<\!\!\begin{array}{c}COOR\\COOR\end{array} \rightarrow \begin{array}{c}CH_3\\C_2H_5\end{array}\!\!>\!\!C\!=\!C\!\!<\!\!\begin{array}{c}COOR\\COOR\end{array} \xrightarrow{NaNH_2}\!\!\begin{array}{c}\nearrow\\ \searrow\end{array}\!\!\begin{array}{c}CH_2\\C_2H_5\end{array}\!\!>\!\!\begin{array}{c}\\C\!-\!CH\\ \text{I}\end{array}\!\!<\!\!\begin{array}{c}COOR\\COOR\end{array}$$

$$\begin{array}{c}CH_3\\CH_3\cdot CH\end{array}\!\!>\!\!\begin{array}{c}\\C\!-\!CH\\ \text{II}\end{array}\!\!<\!\!\begin{array}{c}COOR\\COOR\end{array}$$

Auch bei den Propenyl- und Vinyl-barbitursäuren steigt die Wirksamkeit mit der Größe der zweiten Alkyl-Gruppe bis zur Amyl-Gruppe an und erreicht hier das Maximum. Substituenten in 1-Stellung erhöhen den therapeutischen Index. Dagegen wird die Dauer der Wirkung und auch die Induktionsperiode verkürzt. Gute Wirkung hat die 5-(Methylpropenyl)-5-allyl-barbitursäure[3]. Besonders günstig liegt der Index bei den 1-Methyl-buten-(1)-yl- und den 1-Äthylpropenyl-Derivaten. Bei den anderen Verbindungen dieser Reihe war der Index etwas schlechter, dagegen ist die hypnotische Wirkung dieser Abkömmlinge sehr hoch.

Gut wirksam sind die Isopropyl-Derivate der Butenyl- und Isopentenyl-barbitursäure, von denen selbst hohe Dosen nur *Kurznarkose* hervorrufen, während solche Kurznarkosen bisher nur bei den N-substituierten Barbitursäuren auftraten. Sind zwei Verzweigungsstellen in der ungesättigten Gruppe vorhanden, so treten leicht Krämpfe auf, z.B. durch das 1,3-Dimethyl-buten-(1)-yl-Derivat[4]. Verbindungen, die eine Gesamtzahl von 7—8 C-Atomen in beiden Gruppen enthalten, sind therapeutisch am besten verwendbar.

Bei den verzweigten Verbindungen, die ein asymmetrisches C-Atom enthalten, besitzen die optischen Antipoden unterschiedliche Wirksamkeit. So ist beispielsweise die *d*-5-(Propyl-methyl-carbinyl)-5-äthyl-barbitursäure weniger toxisch und weniger narkotisch als die *l*-Form[5].

Versucht wurde, eine weitere Wirkungssteigerung durch Verwendung einer dreifachen Bindung in der Seitenkette zu erzielen.

So wird z.B. durch Einwirkung von Isopropenyl-propargyl-bromid $CH_2=C(CH_3)-C\equiv C-CH_2Br$ auf Isopropyl-barbitursäure bei Gegenwart von alkoholischer Natronlauge die 5-(Isopropenyl-propargyl)-5-isopropyl-barbitursäure gewonnen. Das Isopropenyl-propargyl-bromid wird durch Behandeln von Isopropenylacetylenmagnesiumbromid mit Formaldehyd hergestellt. Nach Zersetzen mit Wasser entsteht der Isopropenyl-propargylalkohol, der mit Phosphortribromid in das Isopropenyl-propargyl-bromid überführt wird[6]:

$$CH_2=\overset{CH_3}{\underset{|}{C}}-C\equiv C-MgBr + HCHO \rightarrow CH_2=\overset{CH_3}{\underset{|}{C}}-C\equiv C-CH_2-OMgBr \rightarrow$$

$$CH_2=\overset{CH_3}{\underset{|}{C}}-C\equiv C-CH_2\cdot OH \rightarrow CH_2=\overset{CH_3}{\underset{|}{C}}-C\equiv C-CH_2Br$$

Die so erhaltenen Barbitursäuren sind trotz der bekannten Giftigkeit zahlreicher organischer Verbindungen mit Acetylen-Bindung gut wirksame Schlaf-

---
[1] COPE, A. C.: J. Amer. chem. Soc. **60**, 2901 (1938).
[2] COPE, A. C.: J. Amer. chem. Soc. **61**, 353 (1939); APP. 2 188 874, 2 119 526, 2 187 701—2 187 703, 2 187 705.
[3] COPE, A. C.: J. Amer. chem. Soc. **62**, 1199 u. 314 (1940).
[4] COPE, A. C.: J. Amer. chem. Soc. **61**, 776 (1939).
[5] KLEIDERER, E. C., u. H. A. SHONLE: J. Amer. chem. Soc. **65**, 1772 (1943).
[6] EP. 285 598; AP. 1 682 062.

mittel, die ohne Intoxikationserscheinungen, wie Benommenheit oder Mattigkeit, schnell tiefen Schlaf herbeiführen. Sie übertreffen aber die zweifach ungesättigten Verbindungen in ihrer Wirkung nicht so wesentlich, daß sich eine Einführung der Verbindungen lohnte[1].

Einführung cyclischer Substituenten in 5-Stellung.

Die erste Verbindung dieser Art war das *Luminal*, die 5-Äthyl-5-phenyl-barbitursäure:

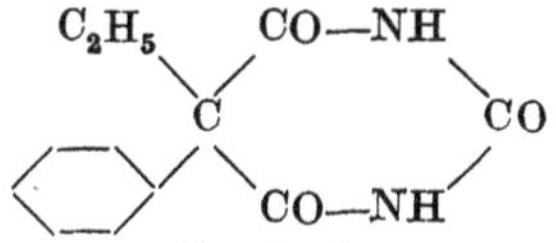

Luminal

Die Darstellung erfolgt entweder aus Phenyl-malonester, der äthyliert und mit Harnstoff umgesetzt wird, oder man alkyliert 5-Phenyl-barbitursäure mit Äthylbromid in Gegenwart von Natriumalkoholat[2].

Luminal hat vor allen Dingen als Hirnstammittel und antikonvulsives Mittel Bedeutung gewonnen. Es steht bei Behandlung von zentralen Erregungszuständen verschiedenster Herkunft als universelles Mittel an der Spitze. Von Nachteil ist jedoch die langsame Ausscheidung des Luminals (im Harn sind nur 25% nachzuweisen), so daß Kumulationsgefahr besteht. Ferner tritt die antikonvulsive Wirkung erst in narkotisch wirksamen Dosen auf. Die ebenfalls gegen Epilepsie wirksame 5-Crotyl-5-phenyl-barbitursäure erhält man aus dem Crotylphenylmalonsäureester in üblicher Weise[3].

Eine Reihe von Benzyl-Derivaten ist in Analogie zum Luminal dargestellt worden, wie 5-Methyl-5-benzyl-barbitursäure und deren Homologe. Sie haben keinen therapeutischen Wert, da ihre hypnotische Wirkung, die beim Äthyl-Derivat am stärksten hervortritt, von Krampfsymptomen begleitet ist[4]. Besser ist das 5-(2'-Phenyläthyl)-Derivat der 5-Äthyl-barbitursäure:

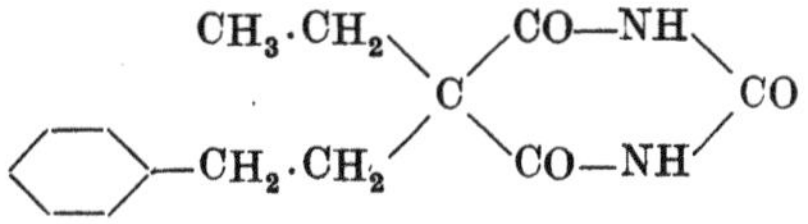

Barbitursäuren, die Naphthyl-Gruppen in 5-Stellung tragen, sind ebenfalls von ungünstiger Wirkung. Dabei ist es gleichgültig, ob die Naphthyl-Gruppe direkt oder über Alkyl-Gruppen gebunden ist[5].

Ausgesprochen günstig wirkt dagegen die Hydrierung der aromatischen Kerne. Wird z.B. die 5-(2'-Benzyläthyl)-barbitursäure hydriert, so entsteht 5-(2'-Hexahydrobenzyl-äthyl)-barbitursäure. Sie erzeugt im Gegensatz zu Benzyläthyl-barbitursäuren keinen Krampf und ist von guter hypnotischer Wirkung[6]. Dementsprechend wirkt auch *Phanodorm*, die 5-Cyclohexenyl-5-äthyl-barbitursäure, kräftig hypnotisch und findet als Schlafmittel Verwendung.

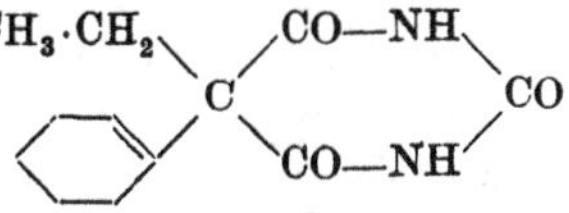

Phanodorm

---

[1] EHRHART, G.: Med. u. Chem. **3**, 366 (1936); s. auch H. A. SHONLE: J. Amer. chem. Soc. **55**, 4649 (1933).
[2] DRP 247952. — [3] AP. 2479148. — [4] Dox, A. W., u. a.: J. Amer. chem. Soc. **44**, 1141 (1922).
[5] DE WITT, T. KEACH: J. Amer. chem. Soc. **55**, 2975 (1933).
[6] KATZNELSÒN, M. M., u. D. A. BRODSKI: Acad. Sci. (UdSSR) **17**, 477 (1937); C. **1938**. I. 2884.

Die Darstellung des Cyclohexenyl-bromids, das zur Alkylierung der Malonsäure verwendet wird, kann aus Cyclohexanon mit Phosphorpentabromid erfolgen[1]. Dabei wird zunächst das Cyclohexanon bromiert und anschließend Bromwasserstoff abgespalten, so daß ein 1-Brom-cyclohexen-(1,2) entsteht. Nach den bekannten Methoden werden nunmehr der Cyclohexen- und ein Äthyl-Rest in Malonsäure oder Cyanessigsäureester eingeführt und daraus die 5-Cyclohexenyl-5-äthyl-barbitursäure gewonnen.· Neben der $\Delta^{1'}$-Cyclohexenyl-Verbindung sind auch Derivate der $\Delta^{2'}$-Cyclohexenyl-barbitursäure vorgeschlagen worden[2].

Im Gegensatz zu den Cyclohexenyl- sind die 5-Cyclohexyl-Derivate der Barbitursäure durchweg kurz wirkende Schlafmittel, so z.B. 5-Cyclohexyläthyl-5-äthyl-barbitursäure, 5-Cyclohexylamyl-5-äthyl-barbitursäure, 5-Hexahydrobenzyl-5-äthyl-N-benzyl-barbitursäure[3].

Günstig wirkt die Einführung von Brom in den Cyclohexen-Rest. Aus 1,2,3-Tribromcyclohexan wird durch Erhitzen und Vakuum-Destillation bei Gegenwart von KOH 1,2-Dibrom-Δ^2-cyclohexen dargestellt, das in die 5-Äthyl-5-(2'-brom-Δ^2-cyclohexenyl)-barbitursäure überführt wird. Wird das Brom durch Chlor ersetzt, so ergeben sich ebenfalls gute Schlafmittel[4].

R. Chaux untersuchte eine Reihe von Δ^2-Cyclopentenyl-Derivaten. Wird das Veronal in seiner narkotischen Wirkung = 10 gesetzt, so weisen folgende Barbitursäure-Derivate die nachstehenden Werte auf:

5-Δ^2-Cyclopentenyl- : 0   5-Δ^2-Cyclopentenyl-5-allyl- : 38
5-Δ^2-Cyclopentenyl-5-äthyl- : 20   5-Δ^2-Cyclopentenyl-5-(2'-bromallyl)- : 20
5-Δ^2-Cyclopentenyl-5-n-butyl- : 12   5-Bis-Δ^2-cyclopentenyl- : 24
5-Δ^2-Cyclopentenyl-5-n-propyl- : 16   5-Δ^2-Cyclopentenyl-5-phenyl- : 8

Auch die therapeutische Breite der Verbindungen ist gut[5].

Von diesen Verbindungen kommt die Cyclopentenyl-allyl-barbitursäure als *Cyclopal* in den Handel. *Medomin* ist die 5-Äthyl-5-cycloheptenyl-barbitursäure.

Narkotisch[6] wirkt auch die Verbindung nachstehender Konstitution:

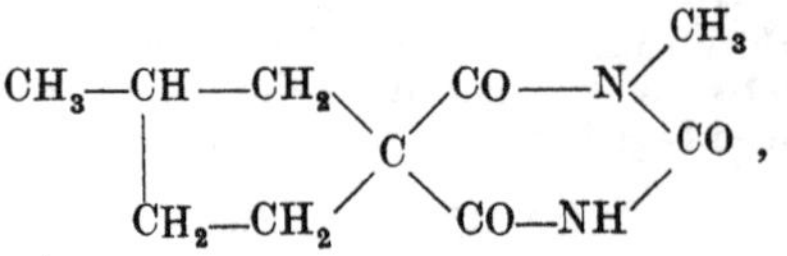

$$CH_3-CH-CH_2 \diagdown \qquad \diagup CO-N \diagup CH_3$$
$$\qquad | \qquad \qquad C \qquad \qquad \diagdown CO,$$
$$CH_2-CH_2 \diagup \qquad \diagdown CO-NH \diagup$$

die (3'-Methylcyclopentan-)-5-spiro-1-methyl-barbitursäure, also eine Verbindung vom Spiran-Typ, in dem ein Kohlenstoff-Atom gleichzeitig zwei hydrierten Ringen angehört.

Schließlich werden auch Cyclopropyl-Derivate der Barbitursäure beschrieben, so die 5-Cyclopropyl-methyl-carbinyl-5-allyl-barbitursäure u. a[7].

Die Einführung **heterocyclischer Substituenten** brachte keinen wesentlichen Fortschritt. Die Pyridin-Derivate ergaben durchweg wenig wirksame, außerordentlich leicht zersetzliche Produkte[8].

Die Darstellung kann durch Einwirkung von 4-Brom-pyridin auf Alkylbarbitursäuren in Xylol-Lösung erfolgen. Dabei entsteht z. B. 5-(4'-Pyridyl-)-5-äthyl-barbitursäure. Ebenso gelingt die Reaktion mit Chlorpyridin[9]. Statt von den Pyridin-halogeniden auszugehen, kann man auch die bei ihrer Herstellung als Zwischenprodukte dienenden 4-Pyridyl-pyridinium-halogenide verwenden. Äthyl-barbitursäure mit Pyridyl-pyridinium-dibromid auf dem Ölbad erhitzt ergibt 5-(2'-Pyridyl)-5-äthyl-barbitursäure in 80—90%ig. Ausbeute[10].

In dem Bestreben, basische Gruppen in die Seitenkette zu bringen, wurden ferner Piperidyl-barbitursäuren dargestellt, von denen das *Eldoral*, die 5-Äthyl-5-

---

[1] Markownikoff, W.: Liebigs Ann. **302**, 11 (1898).
[2] EP. 231150; Östr. P. 101982. — [3] Brodski, D. A.: J. Chem. appl. (UdSSR) **13**, 1225 (1940); C. **1941**. II. 201.
[4] APP. 2117299, 2146720, 2187728, 2228256.
[5] Chaux, R.: C. R. hebd. Séances Acad. Sci. **194**, 1193 (1932).
[6] Schwz. P. 230367. — [7] AP. 2494084.
[8] Gebauer, R.: Heyden, Jahrbuch 1940. Zit. S. 37. — [9] EP. 425570; FP. 773774.
[10] FP. 47097.

piperidyl-barbitursäure, Bedeutung erlangt hat. Es kann als Derivat des Uramils, der 5-Amino-barbitursäure, aufgefaßt werden:

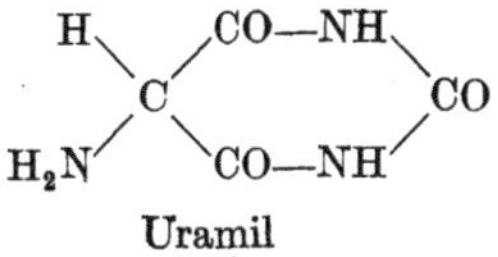

$$\underset{\text{Uramil}}{\begin{array}{c}H\\H_2N\end{array}\!\!\!>\!C\!\!<\!\!\begin{array}{c}CO-NH\\CO-NH\end{array}\!\!\!>\!CO} \qquad \underset{\text{Eldoral}}{H_2C\!\!<\!\!\begin{array}{c}CH_2-CH_2\\CH_2-CH_2\end{array}\!\!\!>\!N-C\!\!<\!\!\begin{array}{c}C_2H_5\\\end{array}\!\!<\!\!\begin{array}{c}CO-NH\\CO-NH\end{array}\!\!\!>\!CO}$$

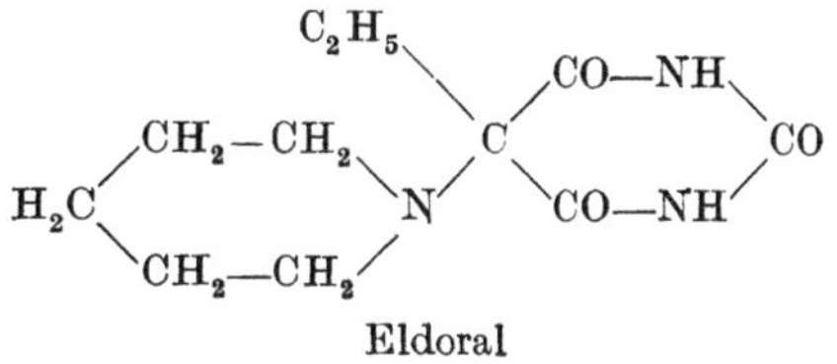

Durch Einwirkung von Äthyl-brommalonester auf Piperidin wird der Äthyl-piperidyl-malonsäureester gebildet. Dieser wird mit Harnstoff zur Barbitursäure umgewandelt. In gleicher Weise lassen sich die 5-Methyl- und die 5-Allyl-piperidyl-Verbindung, die 1-Phenyl-3-methyl-5-piperidyl-barbitursäure und andere herstellen[1].

Eldoral wird verhältnismäßig leicht abgebaut und wird daher als Einschlafmittel empfohlen[2].

Von weiteren Derivaten des Uramils sind nur diejenigen von guter Wirkung, deren basischer Rest ein tertiäres Stickstoffatom enthält, während die sekundären Uramil-Abkömmlinge unwirksam sind. Die letzteren werden wahrscheinlich zu leicht abgebaut.

Auch der Thiophen-Rest wurde in Alkyl-barbitursäuren eingebaut. So ist die 5-Äthyl-5-(2'-thienyl-)-barbitursäure, das Thiophen-Analoge zum Luminal, ebenso wie Luminal selbst wirksam[3].

Gut wirksame Barbitursäure-Derivate erhält man auch durch Verwendung des Furfuryl-Restes. Die Herstellung erfolgt aus Alkylbarbitursäuren und Furfurylchlorid in Gegenwart von n-NaOH. Die 5-Isopropyl-5-furfuryl-barbitursäure führt den Namen *Dormovit*:

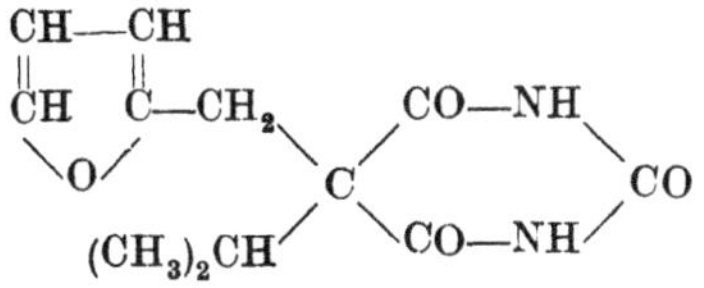

$$\underset{\text{Dormovit}}{\begin{array}{c}CH=CH\\CHC-CH_2\\O\end{array}\!\!\!>\!\!\begin{array}{c}\\\\(CH_3)_2CH\end{array}\!\!\!>\!C\!\!<\!\!\begin{array}{c}CO-NH\\CO-NH\end{array}\!\!\!>\!CO}$$

Dormovit soll klinisch dem Noctal und Phanodorm gleichwertig sein, schnell abgebaut werden und auch bei längerer Verabfolgung nicht zur Kumulation führen[4].

Auch wurden Versuche unternommen, in 5-Stellung andere narkotisch wirksame Ringsysteme einzuführen. So wurde die 5-Phenyl-5-äthyl-barbitursäure mit 5-(2'-Chlorallyl)-5-isopropyl-hydantoin in Gegenwart von AlCl₃ kondensiert, wobei nachstehende Verbindung entsteht:

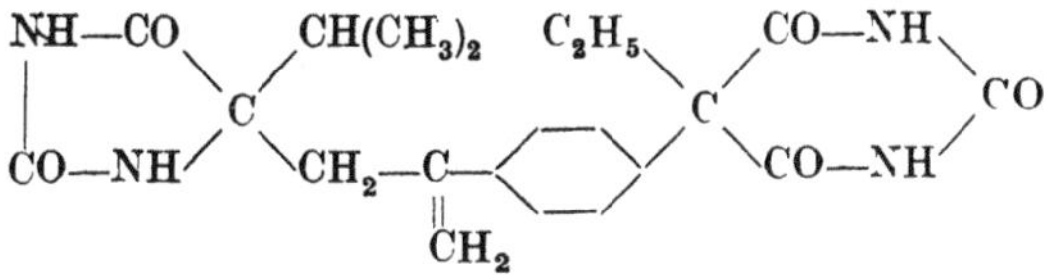

$$\begin{array}{c}NH-CO\\|\\CO-NH\end{array}\!\!\!>\!C\!\!<\!\!\begin{array}{c}CH(CH_3)_2\\CH_2-C\\\|\\CH_2\end{array}\!\!-\!\!\left\langle\!\!\begin{array}{c}\\\\\end{array}\!\!\right\rangle\!\!-\!C\!\!<\!\!\begin{array}{c}C_2H_5\\\end{array}\!\!<\!\!\begin{array}{c}CO-NH\\CO-NH\end{array}\!\!\!>\!CO$$

---

[1] DRP 623373, Zus. zu DRP 602217.
[2] WITRY, T. H.: Therapie d. Gegenwart **83**, 350 (1942).
[3] BLICKE, F. F., u. M. F. ZIENTY: J. Amer. chem. Soc. **63**, 2945 (1941).
[4] FRETWURST, F., u. H. E. NEVER: Klin. Wschr. **17**, 1372 (1938).

Die Kondensation von Allantoin und Diäthylmalonester liefert 5,5-Diäthyl-3-hydantoyl-barbitursäure:

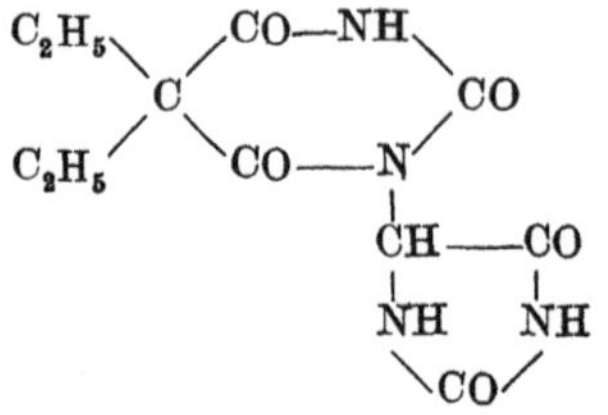

$$\begin{array}{c} C_2H_5 \\ C \\ C_2H_5 \end{array} \begin{array}{c} CO-NH \\ \diagdown \\ CO-N \end{array} \begin{array}{c} \\ CO \\ \end{array}$$
$$\begin{array}{c} CH-CO \\ | | \\ NH NH \\ \diagdown CO \diagup \end{array}$$

Alloxan und Hydantoin wurden in Gegenwart von Natriumacetat in Essigsäureanhydrid-Lösung zu nachstehendem Kondensationsprodukt vereinigt:

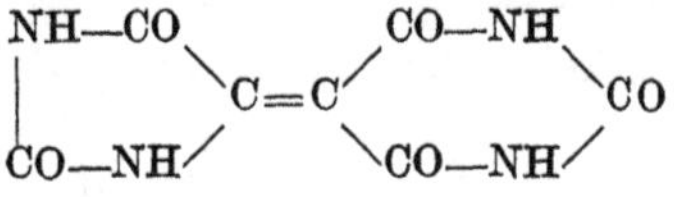

$$\begin{array}{c} NH-CO \\ | \diagdown \\ CO-NH \diagup \end{array} C=C \begin{array}{c} CO-NH \\ \diagup \diagdown \\ CO-NH \diagup \end{array} CO$$

Die Verbindungen sollen als Schlafmittel, Sedativa und Antiepileptica brauchbar sein[1].

Im AP. 2448722 werden ferner Barbitursäuren mit einer Benzimidazol-Gruppe in 5-Stellung beschrieben.

Substitutionen am Stickstoff der Barbitursäuren.

Von der 5-Phenyl-5-äthyl-barbitursäure ausgehend, gelangte man um 1930 durch N-Methylierung zu der 5-Phenyl-5-äthyl-1-methyl-barbitursäure, dem *Prominal*:

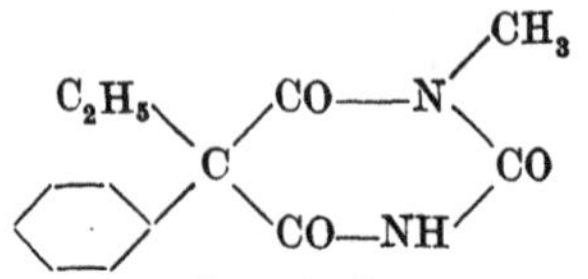

Prominal

Seine Wirkungsdauer erwies sich gegenüber Luminal als verlängert, die Toxizität aber um $1/3$ verringert. Bei der klinischen Prüfung fiel die antiepileptische Wirkung auf. Die bei Verwendung von Luminal auftretende Schläfrigkeit wird durch die Verabreichung von Prominal vermieden[2].

Systematische Untersuchungen der N-alkylierten Barbitursäuren führten kurz darauf zum *Evipan*, der 1-Methyl-5-cyclohexenyl-5-methyl-barbitursäure:

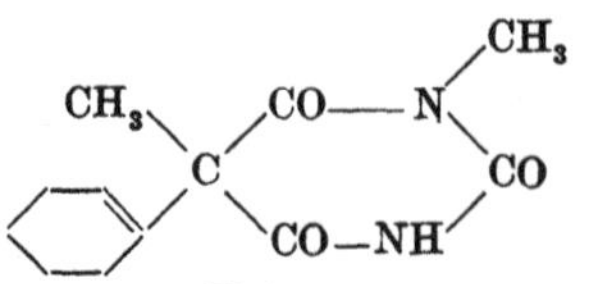

Evipan

Nach Verabreichung von Evipan schliefen Versuchstiere bereits nach 2 bis 3 Minuten ein. Entsprechend ist die Wirkungsdauer außerordentlich kurz. Vögel erwachen aus der Evipan-Narkose schon nach 30 Minuten, Mäuse nach 50 bis

---

[1] AP. 2013717. — [2] WEESE, H.: Med. u. Chem. 1, 190 (1932).

60 Minuten. Dementsprechend wird Evipan, das sich intravenös gut injizieren läßt und seine Wirkung fast sofort entfaltet, zur Kurznarkose und Narkose-Vorbereitung verwandt; peroral gegeben, wirkt es als Einschlafmittel.

N-Mono-alkyl-barbitursäure-Derivate erhält man durch Alkylierung der Cyan-iminobarbitursäuren. So geht 1-Cyan-2-imino-5-phenyl-5-äthyl-barbitursäure bei Einwirkung von Dimethylsulfat in Natronlauge bei 40° in die 3-Methyl-Verbindung über, die durch Kochen mit 20%ig. Schwefelsäure in die 5-Phenyl-5-äthyl-3-methyl-barbitursäure überführt wird. Aus 5-(Δ^1-Cyclohexenyl)-5-methyl-6-imino-3-cyan-barbitursäure wird die 5-(Δ^1-Cyclohexenyl)-1,5-dimethyl-barbitursäure erhalten [1].

Die Alkylierung kann auch mit Toluolsulfonsäure-alkylestern durchgeführt werden [2].

Ebenso lassen sich N-alkylierte Verbindungen durch Kondensation der Malonester mit Monoalkylharnstoff gewinnen [3]. 5-Methyl-5-cyclohexenyl-N-methylbarbitursäure läßt sich durch Kondensation von Methyl-cyclohexenyl-cyan-essigsäure-äthylester mit N-Methyl-N-acetyl-harnstoff durch Kondensation mittels Na_2SO_4 darstellen [4].

Auch können Imino- und Thiobarbitursäuren alkyliert werden, ebenso auch Barbitursäuren, die in 2-Stellung eine Sulfhydryl- oder Thioäther-Gruppe tragen. Anschließend können die Verbindungen verseift werden [5].

Die Synthese von N-substituierten Barbitursäuren gelingt nach O. Rosén und F. Sandberg [6] durch Erhitzen von Malonsäure mit Hydantoinsäurealkylestern in Gegenwart von $POCl_3$.

Die Entgiftung des Evipans und verschiedener anderer N-methylierter Produkte im Organismus erfolgt zuerst durch Entmethylierung. Dadurch wird zunächst ein schwächer und länger wirksames Produkt erhalten [7]. So wird 1-Methyl-5,5-diäthyl-barbitursäure in vivo entalkyliert, ebenso die 1-Äthyl-Verbindung, nicht dagegen die 1-Propyl-, 1-Isopropyl-, 1-Allyl-, 1-Butyl- und 1-Phenyl-5,5-diäthyl-barbitursäure. Nicht entmethyliert wird auch das *Narconumal*, die N-Methyl-5-allyl-5-isopropyl-barbitursäure, wohl dagegen Prominal [8]. Man erhält Narconumal durch Methylierung von 5-Isopropyl-5-allyl-barbitursäure oder durch Einführung eines Allyl-Restes in die N-Methyl-5-isopropyl-barbitursäure, die durch Kondensation mit Methylharnstoff dargestellt wurde, schließlich auch durch Kondensation von Methylharnstoff mit Allyl-isopropyl-malonester [9]:

$$CH_2=CH-CH_2 \diagdown C \diagup COOR \atop (CH_3)_2CH \diagup \diagdown COOR \quad + \quad HN \diagup CH_3 \atop H_2N \diagdown \diagup CO \quad \rightarrow \quad CH_2=CH-CH_2 \diagdown C \diagup CO-N \diagup CH_3 \atop (CH_3)_2CH \diagup \diagdown CO-NH \diagdown \diagup CO$$
$$\text{Narconumal}$$

Im *Eunarcon* liegt die N-Methyl-5-isopropyl-5-(2'-bromallyl-)-barbitursäure vor:

$$CH_2=CBr-CH_2 \diagdown C \diagup CO-N \diagup CH_3 \atop (CH_3)_2CH \diagup \diagdown CO-NH \diagdown \diagup CO$$
$$\text{Eunarcon}$$

---

[1] FP. 753178. — [2] DRP 590175. — [3] EP. 401693; Schwz.P. 163696.
[4] Poln.P. 20941. — [5] Östr.P. 149679.
[6] Rosén, O., u. F. Sandberg: Acta chem. scand. **4**, 666 und 675 (1950).
[7] Butler, T. C., u. M. T. Bush: J. Pharmacol. **65**, 205 (1939).
[8] Butler, T. C., u. M. T. Bush: J. Pharmacol. **68**, 278 (1939) u. **69**, 236 (1940).
[9] EPP. 454779, 391741.

Die Darstellung erfolgt durch Einwirkung von 2-Brom-allyl-bromid auf N-Methyl-5-isopropyl-barbitursäure. Die Lösung des Alkalisalzes, zumal bei Zugabe von Stabilisatoren, wie 1-Phenyl-2,3-dimethyl-pyrazolon-(5), ist sehr beständig[1].
Die Gewinnung der N-methylierten Barbitursäure kann auch durch Einwirkung von Dimethylsulfat auf die in 5-Stellung dialkylierte Verbindung erreicht werden[2]. Wirksam sind auch solche Verbindungen, die an Stelle des 5-Isopropyl-Restes eine andere aliphatische Gruppe tragen, wie z. B. 5-sek.-Amyl-5-(2′-bromallyl)-1-methyl-barbitursäure, 5-sek.-Butyl-5-(2′-chlorallyl)-1-methyl-barbitursäure[3].

Das Eunarcon ist infolge schnell eintretender Wirkung und verhältnismäßig schnellen Abbaus im Körper als Basisnarkoticum und zu Kurznarkosen geeignet[4]. Im Organismus wird es wahrscheinlich in den Isopropyl-(2-brom-allyl)-N-methyl-harnstoff umgewandelt, der dann vollständig verbrannt wird. Im Harn lassen sich außer ionisiertem Brom keine sonstigen Spaltstücke nachweisen[5]. Von weiteren N-Alkyl-barbitursäuren ist die N-Phenyl-N-methyl-barbitursäure zu erwähnen. Sie wirkt antipyretisch. Durch die übliche Substitution in 5-Stellung erhält man ebenfalls narkotisch wirksame Substanzen[6]. Phenyl-äthyl-barbitursäuren, die an einem Stickstoff-Atom Oxyalkyl-, Oxoalkyl-, Halogenalkyl-, Acyl-Reste oder Halogene tragen, wie z. B. N-(2′-Oxyäthyl)-5-phenyl-5-äthyl-barbitursäure, N-(2′-Chloräthyl-)-5-phenyl-5-äthyl-barbitursäure, N-Acetonyl-5-phenyl-5-äthyl-barbitursäure wurden ebenfalls untersucht, jedoch wirkte keines dieser Derivate hypnotisch. Einige, besonders die 1-Propionyl- und 1,3-Dipropionyl-Derivate besitzen dagegen erheblich krampfhemmende Eigenschaften[7]. H. WALTON u. a. stellten zahlreiche Barbitursäure-Derivate nach folgender allgemeiner Formel her:

$$(CH_3)_2C=CH-CH_2\diagup \overset{R_2}{\underset{}{C}}\diagdown \overset{CO-N\diagup R_1}{\underset{CO-NH\diagdown}{}} C=X \quad X = O \text{ oder } S$$

Alle Verbindungen waren pharmakologisch wirksam mit Ausnahme der N-Allyl-Verbindung[8].

Untersuchung der Wirkung anderer N-Alkyl-Gruppen zeigten bei der 5-Äthyl-5-isobutyl-barbitursäure, daß die NH-Gruppe mit Alkyl-Resten bis zum Octyl substituiert sein darf, um noch hypnotische Wirkung zu zeigen[9].

Die N,N-Dimethyl-barbitursäuren sind therapeutisch ungeeignet. Lediglich bei Verabreichung von hohen Dosen der Methyl-butyl- und der Cyclohexyl-Verbindungen wurden hypnotische Wirkungen beobachtet[10]. Wahrscheinlich wird diese schwache Wirkung der Dimethyl-barbitursäuren darauf zurückzuführen sein, daß die Produkte im Körper sofort abgebaut werden und narkotische Wirkung nicht mehr entfalten können.

Thio-barbitursäuren. (Vgl. auch S. 292.) Mehrfach wurden bereits die Thiobarbitursäuren als Zwischenprodukte der Barbitursäure-Darstellung erwähnt. Eine erhöhte Bedeutung erhielten diese Verbindungen 1934 durch das *Pentothal-Natrium*, das Natriumsalz der 5-Äthyl-5-isoamyl-1-methyl-thiobarbitursäure, das nach intravenöser Injektion Narkose hervorruft.

$$\underset{C_5H_{11}}{\overset{C_2H_5}{\diagdown}}C\diagdown \overset{\overset{O^- \; Na^+}{\underset{}{C=N}}}{\underset{CO-N\diagdown CH_3}{}}C=S$$

Pentothal-Natrium

---
[1] DRP 621964; FP. 778031; Schwz. P. 174459.
[2] DRP 627380, Zus. zu DRP 613403; vgl. DRP 650431, Zus. zu DRP 648001.
[3] DRP 648001, Zus. zu DRP 613403. — [4] BALTZER, H.: Fortschr. Therap. 12, 759 (1936).
[5] GLET, E.: Klin. Wschr. 16, 456 (1937).
[6] HEPNER, B., u. S. FRENKENBERG: Ber. dtsch. chem. Ges. 65, 123 (1932).
[7] HENZE, H. R., u. J. J. SPURLOCK: J. Amer. chem. Soc. 63, 3360 (1941).
[8] WALTON, H., J. DOEZI u. J. A. KING: J. Amer. chem. Soc. 72, 4310 (1950).
[9] BUCK, I. S., u. a.: J. Amer. chem. Soc. 60, 461 (1938).
[10] COPE, A. C., u. a.: J. Amer. chem. Soc. 63, 356 (1941).

Als Kurz-Narkoticum wirkt es rasch und stark und ist leicht entgiftbar. Von Nachteil ist seine Wirkung auf das Atemzentrum[1].

Die Darstellung erfolgt nach dem bereits angegebenen Prinzip aus Thioharnstoff, der auf Malonsäure-diäthyl-ester zur Einwirkung gelangt. Statt Malonsäureester können analog den Barbitursäure-Synthesen auch Malonamidester, Malonsäurechlorid, Nitrilester und das Dinitril verwandt werden. Die gebildeten Imino-Verbindungen werden anschließend hydrolysiert[2,3]. Aus Äthyl-1-methylbutyl-malonsäurediäthylester läßt sich durch Erhitzen mit einer konzentrierten Lösung von Thioharnstoff 5-Äthyl-5-(1'-methylbutyl)-thiobarbitursäure gewinnen. In gleicher Weise werden 5-Allyl-5-(2'-methylallyl)-thiobarbitursäure, 5-Äthyl-5-(sek.-butyl)-thiobarbitursäure, 5-Methyl-5-(1'-methyl-butyl)-thiobarbitursäure und andere hergestellt. Die Verbindungen zeichnen sich durch gute hypnotische und sedative Wirkung aus[4,5].

Die 5-prim.-Isobutyl-5-allyl-thiobarbitursäure wird durch Kondensation von prim.-Isobutyl-allyl-malonylchlorid mit S-Methyl-isothioharnstoff

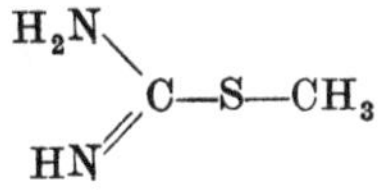

$$\begin{array}{c} H_2N \\ \diagdown \\ HN \end{array} C-S-CH_3$$

und Verseifen mit Natronlauge gewonnen[6].

Wird die 5-Alkyl-2-thio-barbitursäure alkyliert, so entstehen 5,5-dialkylierte Produkte[7].

Hypnotisch wirken ferner Thiobarbitursäuren mit einer Mercaptoalkyl-Gruppe in 5-Stellung, so z. B. 5-(Äthylmercaptomethyl)-5-äthyl-thiobarbitursäure und 5-(Isoamylmercaptomethyl)-5-äthyl-2-thio-barbitursäure und andere[8].

Hydantoin-Verbindungen.

Auch die der Barbitursäure nahe verwandten Hydantoin-Abkömmlinge sind oft stark narkotisch wirksam.

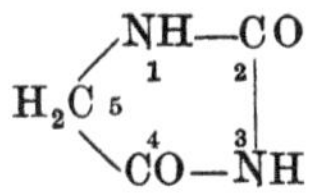

$$H_2\underset{5}{C}\begin{array}{c}\diagup NH-CO \\ _1_2| \\ \diagdown \underset{4}{CO}-\underset{3}{NH} \end{array}$$

Hydantoin

1916 kam das *Nirvanol* in den Handel, das 5-Phenyl-5-äthyl-hydantoin:

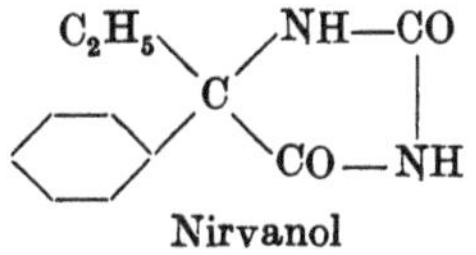

Nirvanol

Die Darstellung ging nach W. T. READ[9] vom Phenyl-äthyl-keton aus. Mit Blausäure und alkoholischem Ammoniak entsteht in guter Ausbeute Phenyl-äthyl-amino-acetonitril:

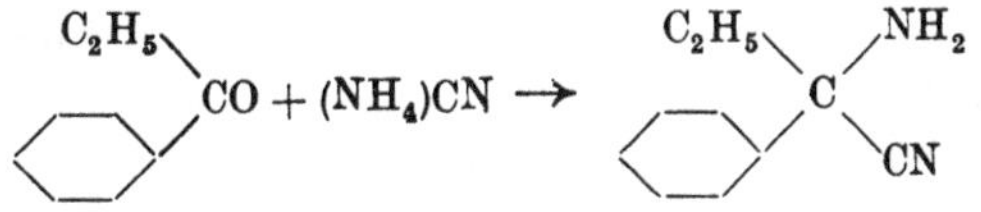

---

[1] ADAMS, R. CH.: Canad. med. Assoc. J. **38**, 330 (1938), C. **1939**. I. 3581.
[2] EP. 510543. — [3] Canad.P. 356247. — [4] EP. 457762. — [5] EPP. 613704 u. 613705.
[6] EP. 468683, FP. 813700. — [7] VINKLER, E., u.a.: J. Amer. chem. Soc. **60**, 993 (1937).
[8] AP. 2388024. — [9] READ, W. T.: J. Amer. chem. Soc. **44**, 1746 (1922).

Durch Behandlung mit Kaliumcyanat wird daraus Phenyl-äthyl-ureido-acetonitril gebildet, das nach Verseifung mit 20%ig. HCl in 85%ig. Ausbeute Nirvanol liefert:

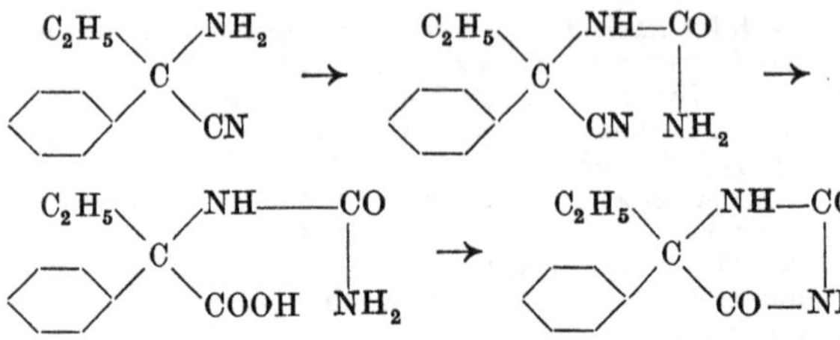

$$\underset{\substack{C_2H_5\\ \text{Ph}}}{\overset{NH_2}{>C<_{CN}}} \rightarrow \underset{\substack{C_2H_5\\ \text{Ph}}}{\overset{NH-CO}{>C<_{CN\ NH_2}}} \rightarrow$$

$$\underset{\substack{C_2H_5\\ \text{Ph}}}{\overset{NH-CO}{>C<_{COOH\ NH_2}}} \rightarrow \underset{\substack{C_2H_5\\ \text{Ph}}}{\overset{NH-CO}{>C<_{CO-NH}}}$$

Ebenso gelangt man zum Nirvanol durch Verseifung des Phenyl-äthyl-amino-acetonitrils zum Amid, das dann mit Phosgen zum 5-Phenyl-5-äthyl-hydantoin umgesetzt werden kann[1]:

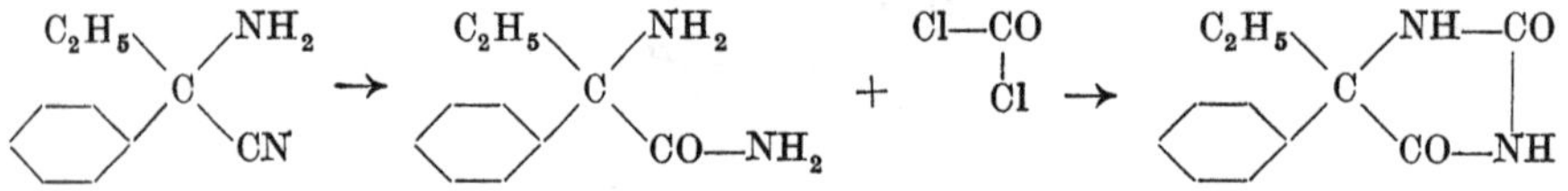

$$\underset{\substack{C_2H_5\\ \text{Ph}}}{\overset{NH_2}{>C<_{CN}}} \rightarrow \underset{\substack{C_2H_5\\ \text{Ph}}}{\overset{NH_2}{>C<_{CO-NH_2}}} + \overset{Cl-CO}{\underset{Cl}{|}} \rightarrow \underset{\substack{C_2H_5\\ \text{Ph}}}{\overset{NH-CO}{>C<_{CO-NH}}}$$

Die Synthese aus Benzylcyanid ist umständlicher und liefert schlechtere Ausbeuten[2].
Eine weitere Hydantoin-Synthese stammt von BUCHERER.
Durch Einwirkung von Ammoniumcarbonat auf Ketocyanhydrine entstehen sofort die substituierten Hydantoine[3]:

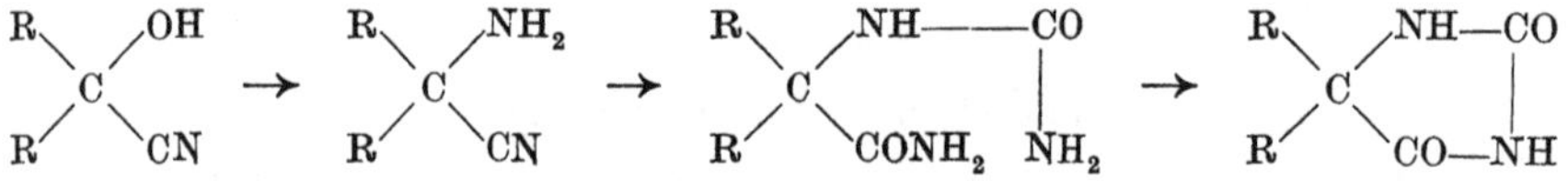

$$\underset{R'}{\overset{R}{>C<_{CN}^{OH}}} \rightarrow \underset{R'}{\overset{R}{>C<_{CN}^{NH_2}}} \rightarrow \underset{R'}{\overset{R}{>C<_{CONH_2\ NH_2}^{NH-CO}}} \rightarrow \underset{R'}{\overset{R}{>C<_{CO-NH}^{NH-CO}}}$$

In der ersten Phase erfolgt bei dieser Reaktion Bildung des α-Aminocyanhydrins. Dieses wird in α-Ureidosäureamid umgewandelt, das nunmehr unter Abspaltung von Ammoniak zum Hydantoin verseift werden kann.

Das an sich als Antiepilepticum gut wirksame Nirvanol war zu toxisch und ist deshalb heute ohne Bedeutung.

Das dem Veronal analoge 5,5-Diäthyl-hydantoin ist unwirksam. Gleich den analogen Barbitursäuren sind auch die Alkoxyhydantoine, z.B. 5-Äthoxymethyl-5-äthyl-hydantoin und 5-Isoamyloxymethyl-5-äthyl-hydantoin, als Schlafmittel ungeeignet[4]. Dagegen hat das nachstehende Halogenalkoxy-Derivat des Nirvanols gute hypnotische Wirkung:

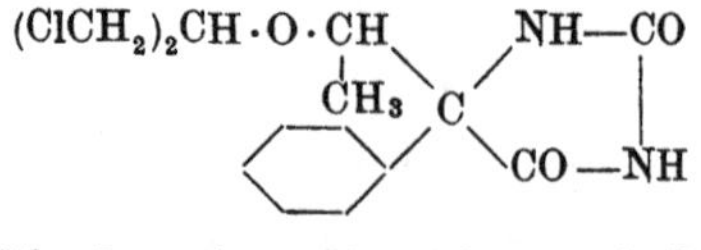

$$\underset{\substack{CH_3\\ \text{Ph}}}{\overset{(ClCH_2)_2CH\cdot O\cdot CH}{>C<_{CO-NH}^{NH-CO}}}$$

Auch die Phenoxymethyl-hydantoine zeigen hypnotische Wirksamkeit[5].

Narkotischen Effekt lösen auch Hydantoin-Abkömmlinge mit einer oder mehreren Alkinyl-Gruppen aus. Sie sind im EP. 285598 beschrieben. Ebenso wie man durch C-Alkylierung von Barbitursäuren mit Alkylhalogeniden die Barbitursäurederivate erhält, so kann man mit den Halogenestern der Alkinole die entsprechenden 5-Alkinyl-hydantoine gewinnen[6]. Weniger giftig als

---
[1] DRP 310427, vgl. DRP 335993. — [2] DRP 310426.
[3] BUCHERER H. T., u. a.: J. prakt. Chemie **140**, 291 (1934) u. **141**, 5 (1934).
[4] RIGLER, N. E., u. H. R. HENZE: J. Amer. chem. Soc. **58**, 474 (1936). Vgl. HENZE, H. R.: J. Amer. chem. Soc. **71**, 2220 (1949).
[5] RIGLER, N. E.: J. Amer. chem. Soc. **60**, 1148 (1938). — [6] Schwed.P. 66302.

das Nirvanol sind die Abkömmlinge des 5-Phenyl-5-äthyl-hydantoins, in denen ein N-Atom durch gesättigte oder ungesättigte Alkyl- oder Aralkyl-Reste substituiert ist[1].

Unter dem Namen *Epanutin* ist das 5,5-Diphenylhydantoin bekannt geworden. Es ist ein typisches Hirnstamm-Mittel, dem stark antikonvulsive Eigenschaften zukommen[2]. Daher zeigt es bei schweren Fällen von Epilepsie in Dosen von 0,5 g täglich gute Erfolge. Von Nachteil ist der geringe therapeutische Index des Präparates[3]. Daher wird es im *Zentronal* und *Comital* mit Barbituraten gemeinsam angewandt.

Die Wirkung des 5,5-Diphenyl-hydantoins ist von der des Luminals stark verschieden. Im Gegensatz zum Luminal beeinflußt es den Cardiazolkrampf nicht. Das 3-Methyl-5,5-diphenyl-hydantoin kommt unter den Namen *Mesantoin* oder *Hydantal* in den Handel. Durch die N-Methylierung wird die Verträglichkeit verbessert.

J. W. MELTON und H. R. HENZE[4] hofften durch Substitution der Phenyl-Ringe des Epanutins gegen Epilepsie wirksame Verbindungen zu erhalten. So wurden Oxy- oder Amino-Gruppen oder Halogene in p-Stellung, und in m-Stellung Methyl-Gruppen, Halogene oder Methoxy-Gruppen eingeführt.

1-N-substituierte Hydantoine wurden auf ihre krampfstillende Wirkung von L. M. LONG[5] untersucht. Von den Verbindungen war das 1-Äthyl- und das 1-Butyl-5-phenyl-hydantoin wirksam, dagegen waren die 5,5-Diphenyl-hydantoine, die in 1-Stellung substituiert waren, ohne Wirkung auf Krampfzustände. Nach dem AP. 2460747 zeichneten sich die 5-Alkoxyalkyl-5-cyclohexyl-hydantoine durch geringe Toxizität und hervorragende krampflösende Eigenschaften aus. 5-Alkyl-5-propoxymethyl-hydantoine und die entsprechende 5-Phenyl-Verbindung waren ebenfalls therapeutisch gut wirksam, wobei sich insbesondere das 5-Isopropoxymethyl-5-phenyl-hydantoin auszeichnete[6].

Weitere heterocyclische Verbindungen.

Die krampfverhütende Wirkung verschiedener heterocyclischer Fünfringe wurde von R. HAZARD und Mitarbeitern untersucht[7]. Geprüft wurden 2,4-Dioxo-oxazolidine, Pseudo-thio-hydantoine, 2,4-Dithiohydantoine, 2-Thio-4-imino-hydantoine, 2-Thiohydantoine und 4-Thiohydantoine, die in 5-Stellung doppelt methyliert waren. Von diesen erwies sich insbesondere das Dimethyldithiohydantoin als stark wirksam. Das Methyläthyldithiohydantoin weist ähnliche krampfverhütende Eigenschaften auf, es ist aber wahrscheinlich toxischer; auch zeigt es deutlich hypnotische Wirkung. Die Methylphenyl- und Diphenyl-Derivate sind weniger wirksam und von stärkerer sedativer Wirkung. Auch das 5,5-Dimethyl-Derivat des 2-Thiohydantoins und des Oxazolidindions erreichen nicht die Wirksamkeit des Dimethyldithiohydantoins[8].

Oxazolidon-Derivate zeichnen sich besonders durch ihre Thalamus-Wirkung aus und finden daher in neuerer Zeit Verwendung zur Behandlung der Epilepsie.

Durch Umsetzung von disubstituierten β-Halogenäthylaminen mit Natriumcarbonat werden die β-Oxyäthylamine gewonnen, die darauf mit Cyansäure, Harnstoff oder deren Abkömmlingen kondensiert werden. Auch durch Einwirkung von Phosgen auf β-Methyl-β-oxy-butylamin erhält man das 5-Methyl-5-äthyl-oxazolidon-(2)[9].

In 3-Stellung substituierte 2-Oxazolidone lassen sich durch Umsetzung eines am Stickstoff substituierten β-Aminoalkohols mit einem Alkylcarbonat in Gegen-

---
[1] Vgl. Schwz. PP. 169579, 169586, 166004.
[2] FROST, J.: J. mental Sci. **85**, 976 (1939).
[3] HEMPHILL, R. E., u. W. G. WALTER: Lancet **240**, 446 (1941).
[4] MELTON, J. W., u. H. R. HENZE: J. Amer. chem. Soc. **69**, 2018 (1947).
[5] LONG, L. M.: J. Amer. chem. Soc. **70**, 900 (1948).
[6] HENZE, H. R., u. a.: J. Amer. chem. Soc. **70**, 2438 (1948).
[7] HAZARD, R., u. a.: C. R. hebd. Séances Acad. Sci. **226**, 1850 u. 2018 (1948).
[8] HAZARD, R., u. a.: C. R. hebd. Séances Acad. Sci. **228**, 958 u. 1762 (1949).
[9] FP. 913163.

wart von Natriummethylat, KOH oder ähnlichen Kondensationsmitteln gewinnen[1]:

$$\begin{array}{c} R-\overset{R}{\underset{R}{C}}-NH-R \\ R-\overset{|}{C}-OH \\ \overset{|}{R} \end{array} + \begin{array}{c} R-O \\ R-O \end{array}\!\!\!\!CO \rightarrow \begin{array}{c} R-\overset{R}{\underset{R}{C}}-N-R \\ R-\overset{|}{C}\diagdown_O\diagup CO \\ \overset{|}{R} \end{array}$$

Nach W. L. CLOSE u. a.[2] zeichnen sich eine Anzahl von Benzoxazolon-Derivaten ebenfalls durch milde analgetische Wirkung aus, wenn sie am Stickstoff alkyliert oder acyliert sind: Größere Bedeutung haben die stärker wirksamen *Oxazolidin-dione* gewonnen. Das 3,5,5-Trimethyl-oxazolidin-2,4-dion zeichnet sich durch hohe krampflindernde Wirkung aus. Es wird als *Tridion* zur Behandlung der Epilepsie empfohlen[3].

$$(CH_3)_2C\diagup^{CO-N-CH_3}_{\diagdown O\diagdown CO}$$
Tridion

Seine Darstellung gelingt durch Methylierung des 5,5-Dimethyl-oxazolidin-2,4-dions mit Dimethylsulfat.

Nach I. P. DAVIS und W. G. LENNON[4] ist das 3-Äthyl-5,5-dimethyl-oxazolidin-2,4-dion ebenso wirksam wie Tridion, aber nicht mit dessen unangenehmen Nebenerscheinungen behaftet.

$$H_2\overset{4}{C}\diagup^{\overset{3}{CO}-\overset{2}{NH}}_{\underset{6}{\diagdown}\overset{1}{CH_2}-NH}\!\!\!\!\diagdown CO$$
Hydrouracil

Ferner wurden Derivate des **Hydrouracils** untersucht, unter denen sich wirksame Schlafmittel befinden sollen[5].

Die Darstellung erfolgt aus 2,2-Dialkyl-3-amino-carbonsäuren, die auch in Form ihrer Ester oder Amide angewandt werden können. Die Amino-Gruppe wird mit Kaliumcyanat in eine Ureido-Gruppe überführt. Die Carboxyl-Gruppe läßt sich mit $SOCl_2$ in das Säurechlorid überführen, das beim Erhitzen unter Ringschluß das Hydrouracil ergibt. Zum Ringschluß sind unter Umständen Kondensationsmittel erforderlich:

$$\begin{array}{c} R\diagdown \diagup COOH \\ \diagup C \diagdown \\ R \diagdown CH_2-NH_2 \end{array} \rightarrow \begin{array}{c} R\diagdown \diagup COOH \quad H_2N \\ \diagup C \diagdown \quad\quad\quad \diagdown CO \\ R \diagdown CH_2-NH \diagup \end{array} \rightarrow$$

$$\begin{array}{c} R\diagdown \diagup CO\cdot Cl \quad H_2N \\ \diagup C \diagdown \quad\quad\quad \diagdown \\ R \diagdown CH_2-NH \diagup CO \end{array} \rightarrow \begin{array}{c} R\diagdown \diagup CO-NH \\ \diagup C \diagdown \quad\quad\quad \diagdown CO \\ R \diagdown CH_2-NH \diagup \end{array}$$

Durch Verwendung von Methylisocyanat und 3-Amino-2,2-diäthyl-propionsäure erhält man 3-Methyl-5,5-diäthyl-hydrouracil. Durch Alkylierung der Hydrouracile gelangt man zu den N-alkylierten Verbindungen. Als Alkylierungsmittel werden Dimethylsulfat und ähnliche Verbindungen verwandt.

$$H_2\overset{3}{C}\diagup^{\overset{2}{CO}-\overset{1}{NH}}_{\underset{4}{\diagdown}\overset{5}{CO}-\overset{6}{CH}}\!\!\!\!\diagdown CH$$
Dioxo-tetra-
hydropyridin

Hydrouracil-Verbindungen lassen sich auch aus den 5,5-Dialkyl-6-chlor-hydrouracilen durch katalytische Reduktion mit Wasserstoff gewinnen. Hierbei können Alkyl-Reste, die am Stickstoff substituiert sind, abgespalten werden[6].

Von O. SCHNIDER wurde das **Dioxo-tetrahydropyridin** als ein der Barbitursäure ähnliches Ringsystem untersucht.

---

[1] APP. 2437388—2437390.
[2] CLOSE, W. L., u. a.: J. Amer. chem. Soc. **71**, 1265 (1949).
[3] Schwz.P. 258454.
[4] DAVIS, I. P., u. W. G. LENNON: J. Pediatria **34**, 273 (1949).
[5] DRPP 606349, 607116. — [6] DRP 613736.

Das Diäthyl-Derivat dieser Verbindung entsteht durch Umsetzung von 2,2-Diäthyl-acetessigester mit Ameisensäureester in Gegenwart von Natrium[1]. Das entstandene Kondensationsprodukt wird durch Einwirkung von Ammoniak in das Amino-Derivat überführt und der Ring in Gegenwart von alkalischen Kondensationsmitteln geschlossen:

$$\begin{array}{c}C_2H_5\\C_2H_5\end{array}\!\!>\!\!C\!\!<\!\!\begin{array}{c}COOR\\CO-CH_3\end{array} + HCOOR \rightarrow \left[\begin{array}{c}C_2H_5\\C_2H_5\end{array}\!\!>\!\!C\!\!<\!\!\begin{array}{c}COOR\\CO-CH\end{array}\!\!=\!\!CHOH\right] \rightarrow$$

$$\left[\begin{array}{c}C_2H_5\\C_2H_5\end{array}\!\!>\!\!C\!\!<\!\!\begin{array}{c}COOR\\CO\end{array}\!\!\!\!\begin{array}{c}H_2N\\CH\end{array}\!\!=\!\!CH\right] \rightarrow \begin{array}{c}C_2H_5\\C_2H_5\end{array}\!\!>\!\!C\!\!<\!\!\begin{array}{c}CO-NH\\CO-CH\end{array}\!\!=\!\!CH$$

Persedon

Die Verbindungen sind hypnotisch wirksam. Das Diäthyl-Derivat kommt als *Persedon* in den Handel, die Dihydro-Verbindung als *Sedulon*. Auch das 3,3-Diallyl-6-methyl-1,2,3,4-tetrahydro-2,4-dioxo-pyridin ist ein wirksames Schlafmittel. Die Reduktion der Allyl-Doppelbindung liefert die entsprechenden Propyl-Derivate. Die Allyl- und Propyl-Verbindungen sind stärker lipotrop als 5,5-Dialkyl-Barbitursäuren. Auch die N-Alkyl-Derivate besitzen erhöhte Affinität zu Lipoiden und stark erhöhte Schlafwirkung[2].

Durch Methylierung von 2,4-Dioxo-3,3-diäthyl-tetrahydropyridin mit Dimethylsulfat entsteht 1-Methyl-2,4-dioxo-3,3-diäthyl-tetrahydropyridin. In gleicher Weise läßt sich auch 1,3,3-Triallyl-5-methyl-2,4-dioxo-tetrahydropyridin darstellen. Diese und ähnliche Verbindungen erzielen im Tierversuch einen tiefen, jedoch flüchtigen Schlaf[3].

Molekül-Verbindungen des 2,4-Dioxo-3,3-diäthyl-tetrahydro-pyridins mit 1-Phenyl-2,3-dimethyl-4-isopropyl-5-pyrazolon oder auch mit 1-Phenyl-2,3-dimethyl-4-dimethylamino-5-pyrazolon, die durch Schmelzen der molaren Mengen oder durch Einwirkung in Gegenwart eines Lösungsmittels dargestellt wurden, zeigen gute antipyretische und analgetische Wirkung[4].

Wird 2,4-Dioxo-3,3-dimethyl-tetrahydropyridin durch Dimethylsulfat in die 1,3,3-Trimethyl-Verbindung überführt, so erhält man nach Hydrierung am Palladiumkontakt bei 30° das 1,3,3-Trimethyl-2,4-dioxo-piperidin, das als Antiepilepticum brauchbar ist[5].

Ebenfalls hypnotische Eigenschaften zeigt das Homophthalimid (R = H). B. R. HARRIMANN u. a.[6] erhielten es aus Homophthalsäure und konz. Ammoniak in Alkohol. Bei gleichzeitiger Zugabe von Alkylhalogenid und NaOH bildet sich das ebenfalls wirksame Dialkylhomophthalimid.

Antipyretica.

Die Wärmeregulierung erfolgt im menschlichen Organismus durch ein Zentrum im Mittelhirn (Corpus striatum). Verletzung desselben, z. B. im Tierversuch, führt zu Temperaturanstieg („Wärmestich"). Aber auch durch periphere Reize, insbesondere der temperaturempfindlichen Hautnerven, erfolgt zentral eine Regulierung der Körpertemperatur und zwar durch Veränderung der Wärmeproduktion oder der Wärmeabgabe. So stellt sich die Körpertemperatur mit geringen Schwankungen auf etwa 37° ein.

---

[1] Festschrift E. C. BARELL: S. 185 (1936); C. 1937. I. 4641; vgl. EP. 157012. Über die Bestimmung im Harn s. E. HIRSCHBERG u. a.: J. Amer. Pharm. Assoc. 37, 288 (1948).
[2] DRP 637385, vgl. ferner DRP 634284. — [3] DRP 639712. — [4] Schwz. P. 230317.
[5] AP. 2525231. — [6] HARRIMANN, B. R., u. a.: J. Amer. chem. Soc. 67, 1481 (1945).

54 Mittel mit Wirkung auf das Zentralnervensystem.

Die Körperwärme wird in erster Linie durch die oxydativen Prozesse des Stoffwechsels, vor allem die Verbrennungsvorgänge in Muskeln und Drüsen, produziert. Die Wärmeabgabe erfolgt durch die Haut, in geringerem Ausmaß durch Lunge, Harn und Faeces. Bei der Haut richtet sie sich nach der Außentemperatur. Neben direkter Abkühlung oder Erwärmung ist in Anbetracht der großen Hautoberfläche vor allem die durch die Verdunstung des Schweißes verursachte Wärmeabgabe erheblich.

Im Fieberzustand ist unter dem Einfluß von Toxinen und Eiweißabbauprodukten das Wärmezentrum erregt. Der Temperaturanstieg ist mit gesteigerter Muskeltätigkeit (Schüttelfrost) und Erhöhung des Stoffwechsels (Adrenalin-Ausschüttung) verbunden. Der Temperaturabfall wird durch Erweiterung der Hautgefäße, Schweißausbruch und Erschlaffung erreicht.

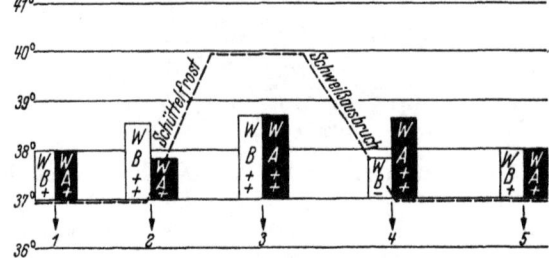

1. Normalzustand (Wärmebildung [WB] und Wärmeabgabe [WA] im Gleichgewicht).
2. Fieberanstieg (WB überwiegt WA): Schüttelfrost.
3. Fieberzustand (WB = WA, aber beide über Norm erhöht).
4. Fieberabfall (WB kleiner als WA): Schweißausbruch.
5. Normalzustand (wie 1.).

(Aus MERZ: Pharmakologie, Wiss. Verlags GmbH. 1944.)

Abb. 13. Schematische Darstellung des Fieberanstiegs und Fieberabfalls.

Die im Fieberzustand gesteigerten oxydativen Vorgänge bedingen zugleich auch gesteigerte Abwehrtätigkeit gegen eingedrungene Toxine, so daß das Fieber vielleicht ein Selbstschutz des Körpers ist.

Die fiebererregende Wirkung von Eiweißstoffen ist durch KREHL und MATTHES bekannt geworden. Parenterale Zufuhr artfremder Eiweißstoffe hat Erhöhung der Wärmeproduktion zur Folge. Hierdurch wird die Abwehrkraft des Körpers gegen Giftstoffe und Infektionen gesteigert. Präparate, die artfremdes Eiweiß enthalten, sind das *Omnadin*, das *Novoprotin* und *Pyrifer*. Das letztere wird aus abgetöteten Bakterien nichtpathogener Stämme der Coli-Gruppe gewonnen. Intravenös gegeben, erzeugt es Fieber bis über 39°. Diese unspezifische Therapie ist jedoch noch mit Unsicherheiten belastet. Trotzdem wird sie bei verschiedenen Erkrankungen angewandt. Auch Rauschgiftsucht kann durch solche Eiweißtherapie beeinflußt werden.

Dauert das Fieber sehr lange an, so kann es für den Körper zur Gefahr werden, da die Reservestoffe zu weit abgebaut werden, wodurch die Widerstandsfähigkeit des Körpers herabgesetzt wird. Auch zu hohes Fieber wird für den Körper gefährlich. Bei Temperaturen über 42° treten schwere akute Schädigungen auf, so z. B. Kreislaufstörungen.

Die *Fieberbekämpfung* mit physikalischen Mitteln durch Abkühlung des Körpers reicht nicht in allen Fällen aus. Hier haben die Antipyretica große Bedeutung. Sie können durch periphere Gefäßerweiterung die Wärmeabgabe erhöhen oder die Wärmeproduktion herabsetzen. Letzteres wird durch Lähmung des wärmeregulierenden Zentrums oder durch direkte Hemmung der oxydativen Vorgänge erreicht[1].

Vom chemischen Gesichtspunkt aus lassen sich stickstoff-freie und stickstoffhaltige Verbindungen unterscheiden. Die stickstoffhaltigen Derivate sind Hydrazine, Pyrazolderivate, Amine und Chininbasen. Unter den stickstofffreien Mitteln haben die aromatischen Carbonsäuren Bedeutung erlangt.

Verbunden mit antipyretischen Wirkungen sind fast stets analgetische Eigenschaften. Hierdurch haben manche Antipyretica eine außerordentliche Verbreitung erlangt. Da der Schmerz jedoch als Warnzeichen des Körpers zu werten ist, sollten Analgetica nur dann Verwendung finden, wenn der Grund des Schmerzes und seine Art genau bestimmt worden sind. Die Analgesie wird durch Verwendung von Mischpräparaten in vielen Fällen verbessert, so daß hier der Kombinationstherapie ein weites Feld geöffnet ist. Die potenzierte Wirkung wird z. B. durch Coffein-Zusatz oder durch Kombination mit Schlafmitteln erreicht.

---

[1] S. hierzu auch B. BRUNS, F. HAHN u. W. SCHILD: Naunyn-Schmiedebergs Arch. exp. Path. Pharmakol. **209**, 104 (1950).

Stickstoffhaltige Verbindungen.

Die irrtümliche Annahme, daß das Chinin ein Derivat des Tetrahydrochinolins sei, führte bereits 1881 zur Synthese des *Kairins* (O. FISCHER) und des *Kairolins* (KÖNIG und HOFFMANN):

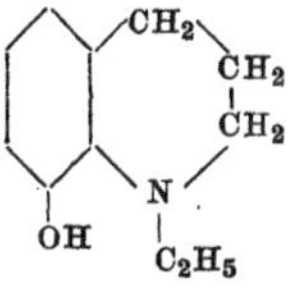

Kairin 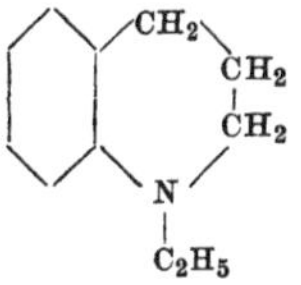   Kairolin

Das Kairin wird aus 8-Oxy-chinolin durch Hydrierung und Alkylierung gewonnen. Vom o-Nitrophenol nach der SKRAUPschen Synthese gelangt man zum 8-Oxy-chinolin[1].

Beide Heilmittel konnten sich infolge unangenehmer Nebenwirkungen (Blut- und Nierenschädigungen) nicht behaupten[2]. Das gleiche gilt für *Thallin*, das 6-Methoxy-1,2,3,4-tetrahydro-chinolin[3]:

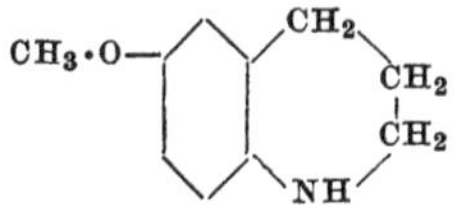

Thallin

Das dem Phenacetin nachgebildete *Analgen* enthält den nicht hydrierten Chinolin-Kern. Zwar ist es weniger toxisch, aber auch von geringer antipyretischer Wirkung.

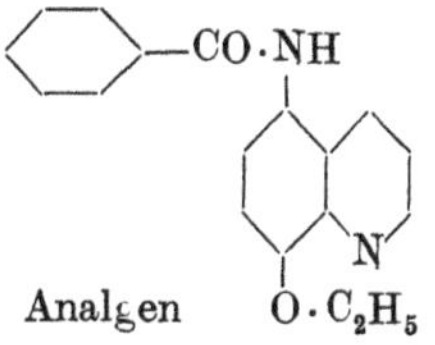

Neuere Synthesen kehrten zu hydrierten Ringsystemen zurück und zwar insbesondere dem des *Isochinolins*. Es zeigte sich, daß Tetrahydroisochinoline besonders dann eine gute Wirkung haben, wenn mindestens an einer Stelle des Hetero-Ringes ein fettaromatischer Substituent eingeführt ist und die aromatischen Ringe mindestens zwei Hydroxyl-Gruppen tragen.

Analgen

Zu nennen sind das 1,3-Dimethyl-2-(γ-phenyl-propyl)-6,7-dioxy-tetrahydroisochinolin[4] Die Aralkenyl-Verbindungen zeigen emetische und analgetische Wirkung, z. B. 1-(2'-Phenyl. vinyl)-6,7-dioxy-3,4-dihydroisochinolinhydrojodid[5]. Die Doppelbindungen, die in den Aralkyl-Resten enthalten sind, können gegebenenfalls hydriert werden. Auch die so erhaltenen Verbindungen zeigen Wirkung auf das Zentralnervensystem[6]. Tetrahydroisochinolin-Verbindungen lassen sich durch Kondensation von β-(Polyoxyphenyl)-äthylaminen, die in 2- oder 5-Stellung des Benzolkernes eine OH-Gruppe enthalten müssen, mit Aldehyden oder deren Bisulfit-Verbindungen gewinnen. Wird β-(3,4-Dioxyphenyl)-äthylaminhydrobromid mit Hydrozimtaldehyd in Stickstoff-Atmosphäre zum Sieden erhitzt, so entsteht 1-(β-Phenyläthyl)-6,7-dioxy-1,2,3,4-tetrahydro-isochinolin-hydrobromid[7]:

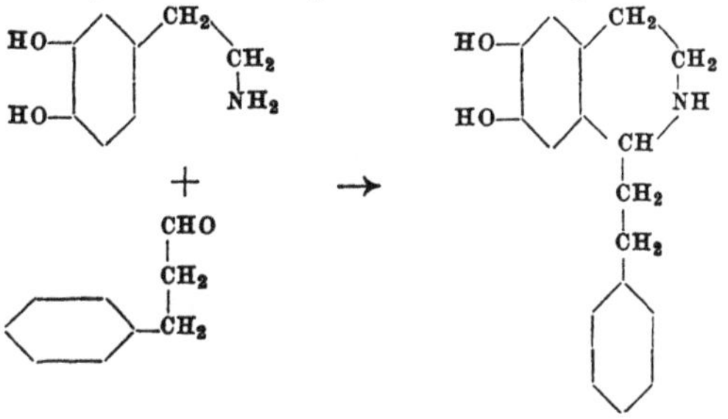

---

[1] FISCHER, O.: Ber. dtsch. chem. Ges. **16**, 714 (1883); DRP 21150.
[2] Siehe FILEHNE: Verhandl. des 4. Kongresses inn. Med. 1885. Wiesbaden; I. F. BERGMANN: nach Med. u. Chem. **4**, 188 (1942).
[3] EHRLICH, P: Therapeut. Monatsh. **53** (1887).
[4] Canad.P. 398667. — [5] Holl.P. 52486. — [6] FP. 868732, vgl. FP. 868733.
[7] FP. 868971, vgl. FP. 868973, vgl. ferner FPP. 868972, 868974.

Tetrahydroisochinolin-Verbindungen lassen sich auch aus Dihydroisochinolin-Verbindungen durch katalytische Hydrierung (Platin) oder mit Zink und Essigsäure gewinnen[1].

Tetrahydronaphthalin-Derivate, die durch Piperidin substituiert sind, sollen ebenfalls gute analgetische Wirkung zeigen.

Durch Einwirkung von 6-Methoxy-1-oxo-2-chlor-1,2,3,4-tetrahydronaphthalin auf Pyridin entsteht die 2-Pyridiniumchlorid-Verbindung, daraus durch katalytische Hydrierung das 6-Methoxy-1-oxo-2-N-piperidyl-1,2,3,4-tetrahydro-naphthalin von guter analgetischer Wirksamkeit. Das gleiche gilt für die Äthoxy- und Butoxy-Verbindungen, und zwar besonders dann, wenn statt Piperidin 2,4-Dimethylpiperidin verwendet wird[2].

Versuche, Tetrahydroisochinolinalkohol mit Tetrahydronaphthalin zu kombinieren, hatten wenig Erfolg. Derartige Verbindungen sind durchweg giftig, wirken krampferregend und kaum analgetisch. Nur nachstehende Verbindung ist von gewisser analgetischer Wirkung[3]:

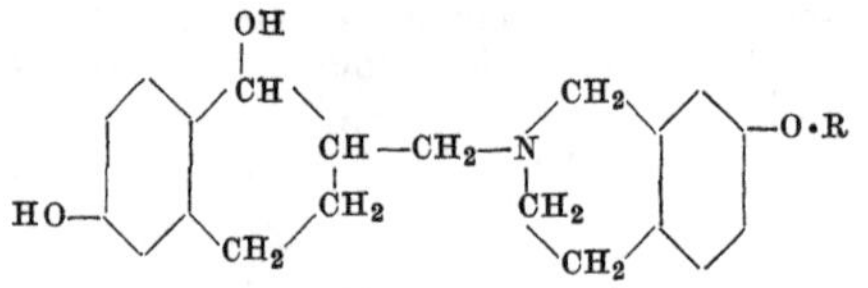

Phenylhydrazin ist antipyretisch wirksam, aber sehr toxisch, so daß es arzneilich nicht verwandt werden kann. Die Versuche, die starke Wirkung des Hydrazins und Phenylhydrazins auf den Blutfarbstoff[4] zu beseitigen, führten zur Synthese alkylierter und arylierter Derivate. Sie erzielten ebensowenig einen Erfolg wie die Acylierung, wenn auch das N-Acetyl-phenyl-hydrazin zeitweilig als Antipyreticum benutzt wurde (*Pyrodin*).

Auch die von H. P. KAUFMANN und E. ROSSBACH[5] hergestellten Acyl-Derivate — 4 N,N'-Phthalylhydrazin, N-Phthalyl-methylphenylhydrazin, N-Phthalyl-diformyl- bzw. -diacetylphenyl-hydrazin, N,N'-Dibenzyl-succinylhydrazin usw. — führten nicht zu dem gewünschten Erfolg. Zum Zweck der Entgiftung wurde auch Schwefel über die Rhodan-Substitution in Phenylhydrazin-Derivate eingeführt[6].

Entsprechend der bekannten Indol-Synthese von E. FISCHER

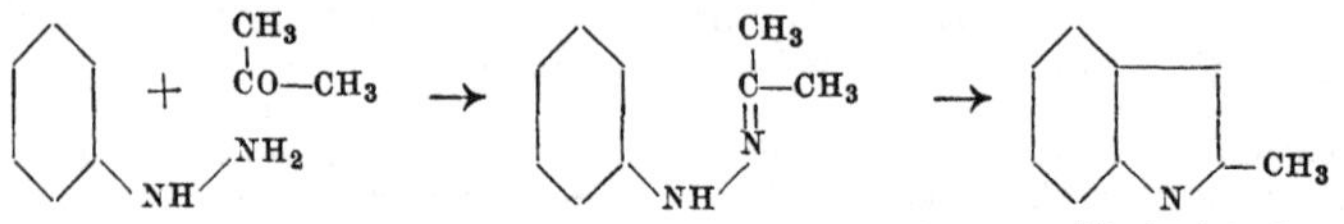

α-Methyl-indol

kondensierte L. KNORR Acetessigester mit Phenylhydrazin, um zu dem entsprechenden Phenylhydrazon zu gelangen. Dieses Hydrazon reagiert aber in der Hitze unter Alkoholabspaltung und Bildung eines Stoffes, dem KNORR in Analogie zur Indol-Synthese FISCHERS zunächst die Konstitution eines Oxomethylchinicins zuschrieb:

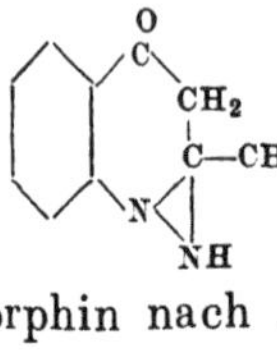

Bei den in damaliger Zeit durchgeführten zahlreichen Erprobungen von Chinolin-Verbindungen ist es verständlich, daß auch KNORR eine pharmakologische Prüfung der neuen Verbindung durchführen ließ. Jedoch erwies sich ihre Wirkung als schwach. Als man in Analogie zum Morphin nach Anregung FILEHNES das zweite Stickstoff-Atom methylierte,

---

[1] DRP 725536, Zus. zu DRP 707705.
[2] Schwz. P. 223024 bis 223027. DRP 725391.
[3] MOSETTIG, E., u. E. L. MAY: J. org. Chem. **5**, 528 (1940).
[4] LOEW, O.: Ber. dtsch. chem. Ges. **23**, 3203 (1890).
[5] KAUFMANN, H. P., u. E. ROSSBACH: Angew. Chem. **40**, 72(1927).
[6] KAUFMANN, H. P., u. E. WEBER: Arch. Pharmaz. Ber. dtsch. pharmaz. Ges. **267**, 198 (1929).

gelangte man aber zu dem sehr wirksamen *Antipyrin*[1]. Schon bald gelang es KNORR, dessen wirkliche Konstitution aufzuklären. Es ist das *1-Phenyl-2,3-dimethyl-5-pyrazolon*:

$$\begin{array}{c} HC\!=\!\!=\!\!C\!-\!CH_3 \\ |{}^4{}^3| \\ OC_{52}N\!-\!CH_3 \\ \diagdown{}_1\!\diagup \\ N \\ | \\ C_6H_5 \end{array}$$

Antipyrin

Seine Bildung nimmt folgenden Verlauf:

$$H_2C\!-\!C\!-\!CH_3 \qquad H_2C\!-\!\!-\!\!C\!-\!CH_3 \qquad HC\!=\!\!=\!\!C\!-\!CH_3 \qquad HC\!=\!\!=\!\!C\!-\!CH_3$$
$$\begin{array}{ccccccc} O\!C & O & & O\!C & N & & O\!C & N\!H & & O\!C & N\!-\!CH_3 \\ C_2H_5\!\cdot\!O & +\,NH_2 & \rightarrow & & N & \rightleftarrows & & N & \rightarrow & & N \\ & H\!N & & & | & & & | & & & | \\ & | & & & C_6H_5 & & & C_6H_5 & & & C_6H_5 \\ & C_6H_5 \end{array}$$

Das Antipyrin bewährte sich bei der Grippe-Epidemie im Winter 1889—90. Jedoch machte die technische Darstellung zunächst Schwierigkeiten, deren Überwindung in erster Linie VONGERICHTEN zu verdanken ist.

Um den Acetessigester herzustellen, benötigte man Natrium, daß nur von Frankreich bezogen werden konnte, bis man in Deutschland zur elektrolytischen Darstellung des Natriums kam. Zur Herstellung des Antipyrins wird reines, im Vakuum destilliertes Phenylhydrazin mit reinem Acetessigester, der 10% 85%ig. Alkohol enthält, versetzt. Die Kondensation geht schon in der Kälte vor sich, so daß während der Reaktion gekühlt werden muß. Am Ende der Reaktion soll ein geringer Überschuß an Phenylhydrazin vorhanden sein. Die Mengenverhältnisse müssen bei der Synthese genau eingehalten werden, da sonst als Nebenprodukte stark bittere oder lichtempfindliche Verbindungen entstehen. Nach Beendigung der Kondensation wird eine kurze Zeit am Rückflußkühler gekocht. Dann läßt man das Reaktionsgemisch erkalten, worauf der dicke Kristallbrei abzentrifugiert wird. Die Kristalle werden anschließend gewaschen und stellen reines Phenylmethylpyrazolon dar. Zur Methylierung verwandte KNORR zunächst Methyljodid. Es können aber auch Dimethylsulfat und Methylchlorid benützt werden. Ersteres liefert in wäßrig-methanolischer Lauge eine 80%ig. Ausbeute; Methylchlorid wird in Gegenwart von Methylalkohol bei 100° und etwa 10 Atm. Druck verwandt. Das entstehende Roh-Antipyrin wird aus Benzol oder Wasser umkristallisiert[2,3]. Als Lösungsmittel können auch Toluol oder dessen Homologe dienen[4].

Ferner erhält man durch Einleiten von Methylchlorid-Dampf bei 130—135° oder besser noch im Gegenstromverfahren das Antipyrin[5]. Die Methylierung ist auch möglich durch Einwirkung der Methylierungsmittel auf geschmolzenes Phenylmethylpyrazolon bei Abwesenheit von Lösungsmitteln[6]. Die Methylierung mit Dimethylsulfat kann auch so durchgeführt werden, daß das bei der Kondensation zum Phenylmethylpyrazolon zuerst anfallende Rohprodukt sofort methyliert wird[7].

---

[1] Über die Geschichte des Antipyrins s. P. DUDEN u. H. P. KAUFMANN: Nachruf auf L. KNORR. Ber. dtsch. chem. Ges. **60**, [A], 1 (1927).
[2] ULLMANN: Enzyklopädie d. techn. Chem. Urban u. Schwarzenberg 1, 546 (1928); DRP 26429.
[3] AP. 1792833. — [4] RP. 19626. — [5] DRP 568297, FP. 720289, EP. 367797.
[6] DRP 581779. — [7] RP. 21386, Zus. zu RP. 19626.

Nach Methylierung mit Toluolsulfonsäuremethylester wird die Schmelze gelöst und mit Alkali am Rückflußkühler erhitzt. Mit Salzsäure versetzt, entsteht das p-toluolsulfonsaure Salz der Dimethylverbindung, das durch starkes Alkali zerlegt wird (95% Ausbeute)[1].

Unterscheiden sich so die bisher angegebenen Verfahren zur Darstellung des Antipyrins nur durch die verschiedene Art der Methylierung, so lassen sich auch weitere Wege, die ebenfalls zum Phenylmethylpyrazolon führen, aufzeichnen. Sie sind aber ohne technische Bedeutung.

So läßt sich Phenylhydrazin mit Oxalessigester kondensieren. Man erhält einen Pyrazoloncarbonsäureester, der methyliert und nach Verseifen durch Erhitzen decarboxyliert werden kann[2]. Auch Diketen und Phenylhydrazin setzen sich in Benzol oder ammoniakalischer Lösung zum Phenyl-methyl-pyrazolon um[3].

Durch Kondensation von sym. Methyl-phenyl-hydrazin und Acetessigester entsteht direkt Antipyrin (L. KNORR)[4]. Dieser Weg erwies sich als unwirtschaftlich[5].

Etwas anders verläuft die Reaktion, wenn statt des Acetessigesters β-Halogenpropionsäureester verwandt wird. Unter Salzsäure- und Alkohol-Abspaltung entsteht ein hydriertes Pyrazolon, das Phenylpyrazolidon, das mit Quecksilberoxyd zum Pyrazolon dehydriert wird. Dieses muß dann zweimal methyliert werden[6]:

$$C_2H_5 \cdot O \cdot CO + \begin{array}{c} CH_2-CH_2 \cdot Cl \\ | \\ NH_2 \\ | \\ NH \\ | \\ C_6H_5 \end{array} \rightarrow \begin{array}{c} CH_2-CH_2 \\ | \quad | \\ CO \quad NH \\ \searrow N \nearrow \\ | \\ C_6H_5 \end{array} \rightarrow \begin{array}{c} CH=CH \\ | \quad | \\ CO \quad NH \\ \searrow N \nearrow \\ | \\ C_6H_5 \end{array} \rightarrow \begin{array}{c} CH=C-CH_3 \\ | \quad | \\ CO \quad N-CH_3 \\ \searrow N \nearrow \\ | \\ C_6H_5 \end{array}$$

Unter Wasserabspaltung läßt sich auch Crotonsäure mit Phenylhydrazin zu Phenylmethylpyrazolidon kondensieren[7]. Tetrolsäureester ($C_2H_5-OOC-C\equiv C-CH_3$) reagiert mit Phenylhydrazin unmittelbar zum Methylphenylpyrazolon[8].

Für Pyrazolon-Derivate ist eine Tautomerie denkbar, die L. KNORR durch folgende Grenzformen ausdrückte:

$$\begin{array}{c} CH_2-C-CH_3 \\ | \quad \| \\ CO \quad N \\ \searrow N \nearrow \\ | \\ C_6H_5 \end{array} \rightleftarrows \begin{array}{c} CH=C-CH_3 \\ | \quad | \\ CO \quad NH \\ \searrow N \nearrow \\ | \\ C_6H_5 \end{array} \rightleftarrows \begin{array}{c} CH-C-CH_3 \\ \| \quad \| \\ HO-C \quad N \\ \searrow N \nearrow \\ | \\ C_6H_5 \end{array}$$

Methylen-   Imin-   Phenol-Form

Im 3-Methyl-1-phenyl-pyrazolon-(5) vermutet man die Methylenform. Durch Methylierung in 2-Stellung (Antipyrin) wird die Iminform fixiert. Da jedoch durch diese Formulierung nicht alle chemischen Reaktionen des Antipyrins zufriedenstellend gedeutet werden können, muß man annehmen, daß eine Mesomerie im Molekül statthat. Nach R. KITAMURA soll daneben auch eine Protonen-Wanderung möglich sein, die jedoch nicht — wie bei der Keto-Enol-Tautomerie — zu desmotropen Formen führen kann[9].

---

[1] AP. 2005506. — [2] DRP 69883.
[3] LECHER, H. Z., R. P. PARKER u. R. C. CONN: J. Amer. chem. Soc. **66**, 1959 (1944); AP. 2017815; DRP 747734 (1940). — [4] KNORR, L.: Liebigs Ann. **238**, 203 (1887).
[5] DRP 64444. — [6] DRP 53834. — [7] DRP 62006. — [8] DRP 77174.
[9] KITAMURA, R.: J. Pharmac. Soc. Japan **59**, 73 (1939).

Die bei dem 1-Phenyl-3-methyl-5-pyrazolon vorliegende Tautomerie und Mesomerie wurde von HENECKA als Doppeltautomerie gedeutet und wie folgt formuliert[1]:

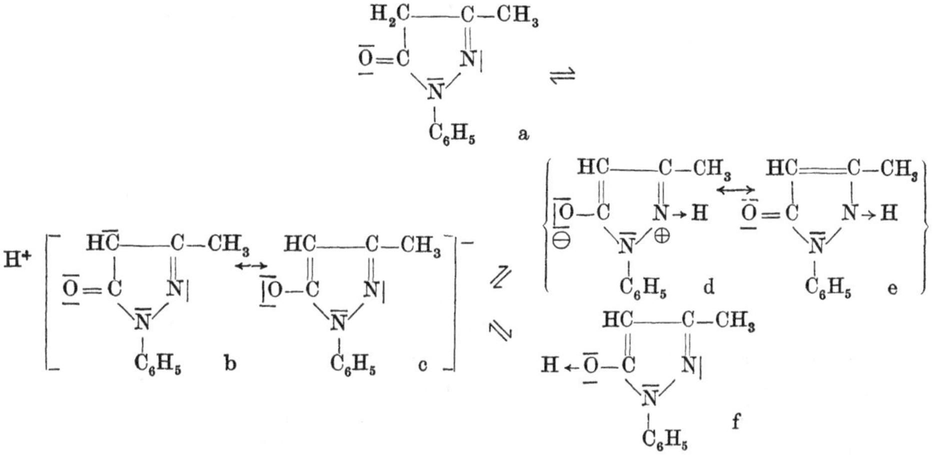

$$\text{(a)} \rightleftarrows$$

$$H^+ \left[\text{(b)} \leftrightarrow \text{(c)} \right]^- \rightleftarrows \left\{ \text{(d)} \leftrightarrow \text{(e)} \right\} \rightleftarrows \text{(f)}$$

Mit Hilfe dieser Formulierungen läßt sich auch die Entstehung der verschiedenen Methyl-Derivate, die bei der Methylierung des 1-Phenyl-3-methyl-pyrazolons auftreten, erklären. Es entstehen bei dieser Reaktion neben Antipyrin, 1-Phenyl-3,4-dimethylpyrazolon, das 1-Phenyl-3,4,4-trimethyl-Derivat und 1-Phenyl-3-methyl-5-methoxypyrazol:

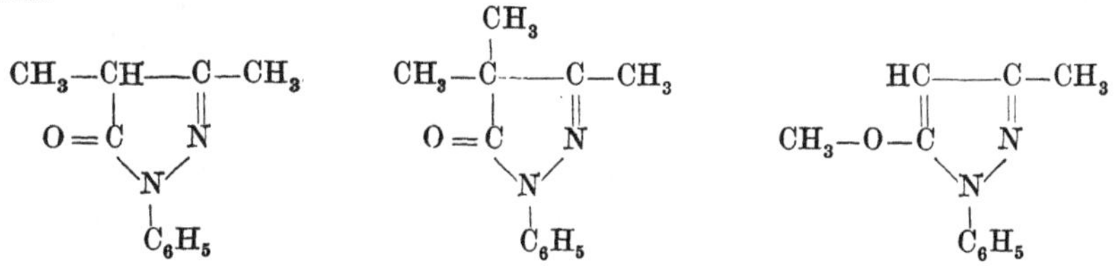

Die Bildung der ersten beiden Verbindungen läßt sich aus der Mesomerieformel b erklären, während sich das O-Methyl-Derivat von der Formulierung c nach folgendem Schema deuten läßt:

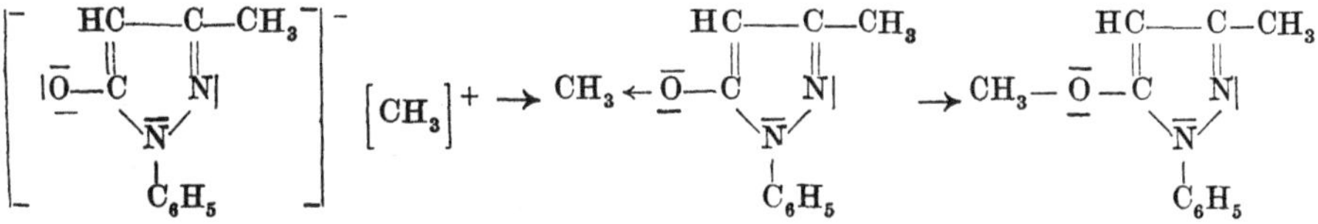

Das 5-Methoxy-Derivat lagert sich beim Erhitzen in Antipyrin um[2] und zeigt darin eine Analogie zur Umlagerung der γ-Alkoxy-pyridine in die entsprechenden N-Alkyl-γ-pyridone[3]. Der Vorgang läßt sich nach HENECKA wie folgt formulieren:

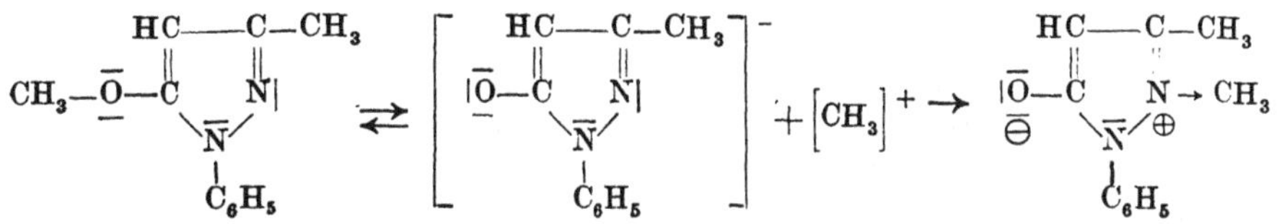

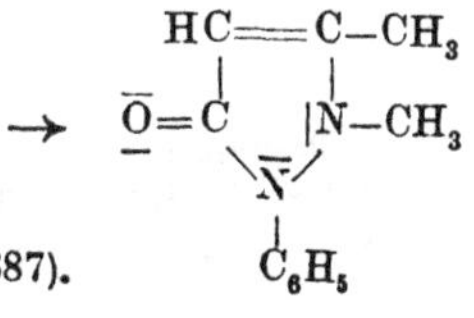

---

[1] HENECKA, H.: Chemie der β-Dicarbonyl-Verbindungen. Berlin, Göttingen, Heidelberg: Springer 1950, S. 336.
[2] STOLZ, F.: J. prakt. Chem. (2) **55**, 148 (1897).
[3] CONRAD, M., u. L. LIMPACH: Ber. dtsch. chem. Ges. **20**, 956 (1887).

Das Antipyrin ist ein verhältnismäßig harmloses Mittel und verlangt zur Auslösung der Wirkung eine ziemlich hohe Dosierung (etwa 1 g). Es zeichnet sich durch gute Löslichkeitsverhältnisse aus. Sowohl in Wasser als auch in Lipoiden ist es gut löslich. Das Antipyrin gelangt schnell in den Kreislauf. Die Wirkung tritt daher rasch ein.

Die günstige Wirkung des Antipyrins suchte man durch Kombination und Molekülabwandlungen zu verbessern. Mit Salicylsäure vereinigt es sich bei 100° zu *Salipyrin*, das in wäßriger Lösung weitgehend in Salicylsäure und Antipyrin gespalten ist. Der ungespaltene Teil soll als eine Komplexverbindung aufzufassen sein[1].

Im *Tussol* liegt mandelsaures Antipyrin vor. Die schwach narkotische Wirksamkeit der Mandelsäure bedingt, daß das Tussol bei Keuchhusten angewandt wurde. Auf die verstärkende Wirkung des Coffeins wurde bereits hingewiesen. Eine Kombination des Antipyrins mit Coffeincitrat liegt im *Migränin* vor, das gute analgetische Wirksamkeit hat.

Von den Molekül-Abwandlungen des Antipyrins sind die Verbindungen, die Substituenten im Phenyl-Rest tragen, von geringer Bedeutung. Solche Verbindungen, wie z. B. das *Tolupyrin* — Ersatz des Phenyl- durch den Tolyl-Rest — wirken im Gegenteil auf die Zirkulation ungünstig. Auch Versuche, die Keto-Gruppe zu entfernen, waren ohne Erfolg. So ist das Phenyldimethylpyrazol schwächer wirksam als Antipyrin.

Zahlreich sind die Versuche, in 4-Stellung das Antipyrin-Molekül abzuwandeln. Das *4-Oxy-antipyrin* läßt sich durch einfache Oxydation nicht darstellen, da leicht oxydative Ringaufspaltung eintritt[2]. Seine Darstellung erfolgt daher zweckmäßig über die entsprechende Amino-Verbindung[3].

HO—C═══C—CH$_3$
OC   N—CH$_3$
  \\N/
  C$_6$H$_5$
4-Oxy-antipyrin.

Dem 4-Oxy-antipyrin kommen ähnliche physiologische Eigenschaften wie dem Antipyrin selbst zu. Die antipyretische Wirkung des 1-Phenyl-4-oxy-5-methyl-pyrazols soll im Tierversuch fast doppelt so stark sein wie die des Antipyrins[4].

Größere Bedeutung haben die Derivate des *4-Amino-antipyrins* erlangt. 1884 stellte KNORR das Nitroso-antipyrin dar[5]. FILEHNE schlug auf Grund von Erfahrungen am Morphin-Molekül vor, die Nitroso-Gruppe in eine Amino-Gruppe umzuwandeln und diese durch Methylierung in eine tertiäre Gruppe zu überführen. Die gleiche Verbindung, das 1-Phenyl-2.3-dimethyl-4-dimethylamino-pyrazolon-(5), war bereits von KNORRS Schüler STOLZ synthetisiert worden. Die pharmakologische Prüfung ergab, daß sie beim Warmblüter etwa dreimal stärker wirksam als Antipyrin war. Außerdem setzte die Wirkung langsamer ein und ging langsamer zurück. Die Synthese des *Pyramidons* verläuft wie folgt:

CH═C—CH$_3$ ON—C═══C—CH$_3$ H$_2$N—C═══C—CH$_3$ (CH$_3$)$_2$N—C═══C—CH$_3$
OC N—CH$_3$ → OC   N—CH$_3$ →   OC   N—CH$_3$ →   OC   N—CH$_3$
 \\N/   \\N/   \\N/   \\N/
  C$_6$H$_5$ C$_6$H$_5$ C$_6$H$_5$ C$_6$H$_5$
                                                                Pyramidon

---

[1] BODFORSS, S., u. A. GUTHE: Ber. dtsch. chem. Ges. **57**, 842 (1924).
[2] Vgl. M. BOCKMÜHL: Med. u. Chem. **3**, 294 (1936). — [3] DRP 75378.
[4] GUN, I. W. C.: Quart. J. Pharmac. **6**, 643 (1933).
[5] KNORR, L.: Ber. dtsch. chem. Ges. **17**, 2039 (1884).

Stickstoffhaltige Verbindungen.

Bei der technischen Darstellung des Pyramidons ergaben sich zunächst Schwierigkeiten. So führt die Methylierung leicht zu quaternären Ammoniumbasen, die sich nur schwer wieder in Pyramidon umwandeln lassen[1]. Die Darstellung kann nach mehreren Methoden erfolgen. Einwirkung von Nitrit auf Antipyrin und Reduktion des Nitroso-Antipyrins mittels Zink und Essigsäure führt zum Amino-antipyrin, das mit Chloressigsäure methyliert wird[2]. Zunächst entsteht N-Antipyryl-diglykokoll, das beim Erhitzen über den Schmelzpunkt decarboxyliert wird. Die Ausbeuten sind quantitativ[3]. Ein weiteres Verfahren gelangt durch Reduktion von Nitroso-antipyrin mittels Zn und Säure bei Anwesenheit von Formaldehyd direkt zum Pyramidon. Die Reduktion der Nitroso-Verbindung läßt sich auch mit Schwefelwasserstoff oder auch katalytisch mit Ni-Katalysatoren oder Edelmetall durchführen. Die eingeengte Amin-Lösung erhitzt man zur Alkylierung mit einem Gemisch von Formaldehyd und Ameisensäure[4,5]. Auch 4-Methylamino-antipyrin reagiert mit Formaldehyd in Gegenwart von Reduktionsmitteln zu Pyramidon[6].

Ein anderes Verfahren beruht darauf, daß man Amino-antipyrin mit Formaldehyd zur Reaktion bringt und an das gebildete Methylen-amino-antipyrin Natriumbisulfit anlagert. Das Anlagerungsprodukt liefert mit Natriumcyanid Cyanmethylamino-antipyrin. Dieses wird anschließend mit Methylhalogenid alkyliert zu N-Methyl-N-cyanmethyl-4-amino-antipyrin. Durch Erhitzen mit verd. Säure wird das Nitril verseift und es erfolgt gleichzeitig Decarboxylierung zu Pyramidon[7]:

$$H_2N-C=C-CH_3 \quad CH_2=N-C=C-CH_3 \quad CH_2-NH-C=C-CH_3$$
$$OC \quad N-CH_3 \rightarrow OC \quad N-CH_3 \rightarrow SO_3Na \quad OC \quad N-CH_3 \rightarrow$$
$$\underset{C_6H_5}{N} \quad \underset{C_6H_5}{N} \quad \underset{C_6H_5}{N}$$

$$NC\cdot CH_2\cdot NH-C=C-CH_3 \quad NC\cdot CH_2\cdot \underset{|}{N}(CH_3)-C=C-CH_3 \quad (CH_3)_2N-C=C-CH_3$$
$$\rightarrow OC \quad N-CH_3 \rightarrow OC \quad N-CH_3 \rightarrow OC \quad N-CH_3$$
$$\underset{C_6H_5}{N} \quad \underset{C_6H_5}{N} \quad \underset{C_6H_5}{N}$$

Das 4-Methylenamino-antipyrin polymerisiert leicht. Sowohl das Polymerisat als auch das monomere Produkt lassen sich leicht zum Monomethylaminoantipyrin reduzieren, das darauf ebenfalls in das Dimethyl-Derivat überführt werden kann.

Glatt gelingt auch die Einführung der beiden Methyl-Reste über eine Azo-Bindung. Wird Amino-antipyrin mit Nitrosodimethylamin mehrere Stunden auf 110° erhitzt, so entsteht eine Azoverbindung, die bei Gegenwart von Kupferpulver leicht Stickstoff abgibt[8]:

$$(CH_3)_2N\cdot NO + H_2N-C=C-CH_3 \quad\quad (CH_3)_2N\cdot N=N-C=C-CH_3$$
$$OC \quad N-CH_3 \rightarrow \quad\quad OC \quad N-CH_3 \rightarrow$$
$$\underset{C_6H_5}{N} \quad\quad \underset{C_6H_5}{N}$$

$$(CH_3)_2N-C=C-CH_3$$
$$\rightarrow OC \quad N-CH_3$$
$$\underset{C_6H_5}{N}$$

---
[1] DRP 111724. — [2] DRPP 97332, 92990, 71261.
[3] DRP 144393. — [4] Schwz.P. 108599. — [5] AP. 2045586.
[6] AP. 2525518.
[7] DRP 184850. — [8] AP. 2499265. Vgl. Can.PP. 466218, 466219.

4-Brom-antipyrin läßt sich mit Dimethylamin zu P[?] sich diese Reaktion nicht mit Chlor- oder Jod-antipyri[n?]

$$(CH_3)_2NH + Br-C=\!\!=\!\!C-CH_3 \qquad (CH_3$$

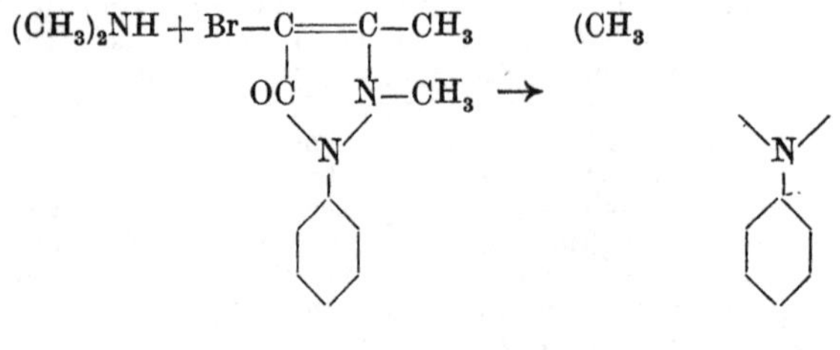

Das 4-Brom-antipyrin läßt sich durch Einwirkung von Brom auf Antipyrin sehr leicht erhalten.

Die Methylierung des 4-Amino-antipyrins gelingt auch mit Dimethyläther:

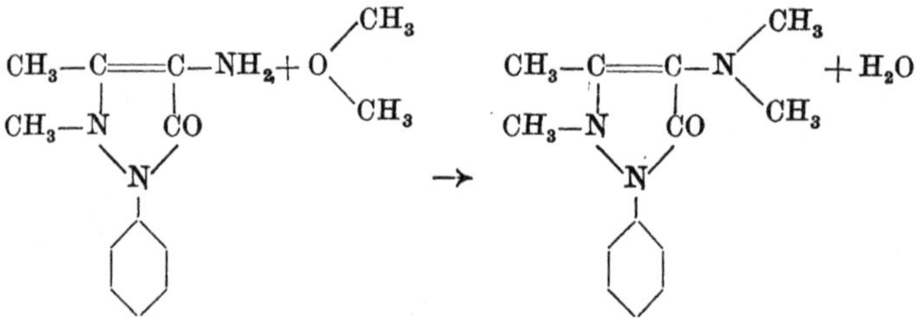

Der Vorteil des Pyramidons gegenüber vielen anderen Antipyretica und Analgetica ist der, daß es das Herz nicht beeinflußt. In vielen Fällen, so auch beim tuberkulösen Fieber, wie KOBERT hervorhebt, zeigt es gute Wirkung. Bekannt ist weiter die Wirksamkeit des Pyramidons bei Schmerzzuständen, wie Kopfschmerz, Zahnschmerz usw. Bei der in heutiger Zeit oft angewandten Stoßtherapie mit Pyramidon wird auf die Möglichkeit einer Agranulocytose verwiesen. Diese tritt in seltenen Fällen bei Personen auf, die über 25—30 Jahre alt sind, während man sie bei jüngeren Personen bisher nicht beobachtet hat[2]. Die Ursache ist noch nicht eindeutig geklärt. Wahrscheinlich dürfte es sich um eine allergische Reaktion handeln. Von Nachteil ist auch die zentral krampferregende Wirkung des Pyramidons, die man nach intravenöser Injektion großer Dosen beobachten kann.

Im Körper erfolgt eine Umwandlung des Pyramidons teilweise in Antipyrylharnstoff, teilweise auch in Rubazonsäure:

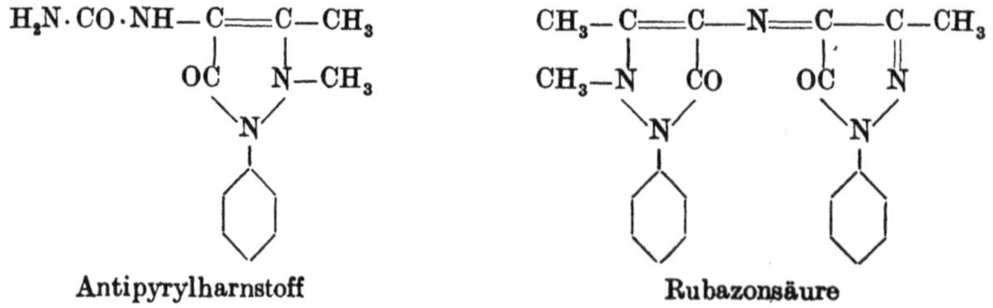

Antipyrylharnstoff   Rubazonsäure

Durch die letztere färbt sich der Harn rosa bis rot.

---

[1] DRP 145603.
[2] Vgl. E. GLANZMANN: Schwz. med. Wschr. 71, 1386 (1942).

4-Mono-alkylierte Amino-antipyrine haben A. SKITA u. a.[1] durch hydrierende Alkylierung des 4-Amino-antipyrins in Gegenwart von Carbonyl-Verbindungen erhalten. Die so erhaltenen 4-Alkylamino-antipyrine zeigen ein Ansteigen der analgetischen Wirksamkeit mit wachsender Kette der Alkyl-Gruppe. Auch sind sie durch ihre Hydrotropie als Lösungsvermittler für schwerlösliche Antipyretica zu verwenden. So wurden unter anderen folgende Antipyretica dargestellt: 4-Methylamino-antipyrin, 4-Propylamino-antipyrin, 4-Benzylamino-antipyrin, 4-Phenyläthylamino-antipyrin, 4-Phenylpropylamino-antipyrin, 4-Cyclohexylamino-antipyrin usw.

Aus 4-Amino-antipyrin erhält man mit Benzylchlorid in Benzol das 1-Phenyl-2,3-dimethyl-4-dibenzylamino-5-pyrazolon[2], aus dem 4-Methylamino-antipyrin das 1-Phenyl-2,3-dimethyl-4-(N-methyl-N-benzyl-amino)-5-pyrazolon, das bei starker antipyretischer Wirkung wenig toxisch sein soll[3]. 1-Phenyl-2,3-dimethyl-4-diäthylacetylamino-5-pyrazolon und die 4-Diäthylacetyl-äthyl-amino-Verbindung[4] wirken stark antipyretisch.

Ein Nachteil des Pyramidons ist seine mäßige Löslichkeit (1:18 in Wasser). Während die Einführung von einer Essigsäure- oder Sulfonsäure-Gruppe die analgetische und antipyretische Wirkung senkt[5], entsteht durch Kondensation von Amino-antipyrin mit Formaldehydbisulfit eine in Wasser leicht lösliche Substanz, das 1-phenyl-2,3-dimethyl-5-pyrazolon-4-aminomethansulfonsaure Natrium, das *Melubrin*

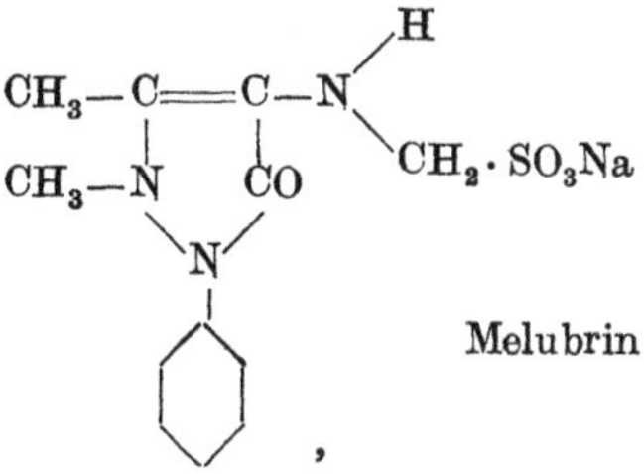

$$\begin{array}{c} CH_3-C{=\!\!=}C-N{\diagdown}^H \\ | \quad\quad | \quad\quad\quad CH_2\cdot SO_3Na \\ CH_3-N \quad CO \\ \diagdown_N\diagup \\ | \\ C_6H_{11} \end{array}$$

Melubrin

dessen pharmakologische Untersuchung ergab, daß es zwar nicht die Stärke der antipyretischen Wirkung des Pyramidons erreicht, jedoch sehr wenig toxisch ist. Noch 8—10 g lassen sich ohne Nebenwirkungen vertragen, die 50%ig. Lösung auch gut parenteral. Kombiniert mit Pyramidon kommt es unter dem Namen *Gardan* in den Handel.

Die Kondensation mit Formaldehyd und Natriumbisulfit läßt sich am einfachsten so durchführen, daß Amino-antipyrin mit Formaldehyd und Natriumbisulfit längere Zeit bei mäßiger Wärme stehen gelassen wird[6].

Gut wasserlöslich und auch doppelt so wirksam wie Melubrin ist sein N-Methyl-Derivat das *Novalgin*:

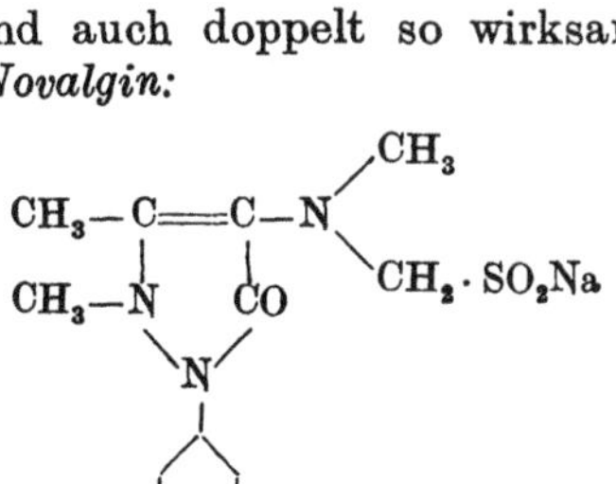

$$\begin{array}{c} CH_3-C{=\!\!=}C-N{\diagdown}^{CH_3} \\ | \quad\quad | \quad\quad\quad CH_2\cdot SO_3Na \\ CH_3-N \quad CO \\ \diagdown_N\diagup \\ | \\ C_6H_{11} \end{array}$$

Novalgin

---
[1] SKITA, A., u. a.: Ber. dtsch. chem. Ges. **75**, 1696 (1942).
[2] KAUFMANN, H. P., u. O. RITTER: Arch. Pharmaz. B. r. dtsch. pharmaz. Ges. **267**, 218 (1929).
[3] DRP 423028. — [4] ENGELSING, E.: Diss. Münster 1936.
[5] BOCKMÜHL, M.: Med. u. Chem. **1**, 169 (1933). — [6] DRPP 254711, 259503.

Zu dieser Verbindung gelangt man durch Umsetzung von 4-Amino-antipyrin mit Formaldehydsulfoxylat[1] und anschließende Methylierung[2]. In Kombination mit Chinin ist das Novalgin als „*Novalgin-Chinin*" im Handel.

Wirksamkeit zeigen auch Pyrazolon-Verbindungen, die in 4-Stellung eine Alkylamino-Gruppe tragen, deren Alkyl-Gruppe verzweigt ist. Diese können mit Formaldehyd und Formaldehydsulfoxylat umgesetzt werden. Man kann auch umgekehrt arbeiten und die 4-Amino-Verbindung zunächst mit Formaldehydsulfoxylat umsetzen und dann erst alkylieren[3].

Gute antipyretische und analgetische Eigenschaften hat nach dem Schwz.P. 229076 das Natriumsalz der 1-Phenyl-2,3-dimethyl-5-pyrazolon-4-isopropylamino-methansulfonsäure.

Pyramidon wurde mit zahlreichen anderen Arzneistoffen kombiniert. Hierbei handelt es sich teils um Gemische, teils um Molekülverbindungen. Ein Beispiel letztgenannter Art ist das von STARKENSTEIN empfohlene *Veramon*[4]. Es ist eine Molekülverbindung aus Pyramidon und Diäthylbarbitursäure (Veronal), die in wäßriger Phase ungespalten bleibt, dagegen in lipoidem Medium in die Komponenten zerfällt[5]. Die Darstellung dieser Verbindung erfolgt z.B. durch Zusammenschmelzen der Komponenten in einer indifferenten Gasatmosphäre[6]. Durch die Kombination von Pyramidon und Veronal wird die hypnotische Wirkung (Veronal) antagonistisch geschwächt und die analgetische Wirkung (Pyramidon) synergistisch gesteigert (LOEWE) (s. S. 5).

Statt mit Barbituraten die Pyrazolone zu kombinieren, lassen sich auch andere Narkotica verwenden, z.B. der Carbaminsäureester des Trichloräthylalkohols oder das Bromdiäthylacetylcarbamid[7].

Molekülverbindungen aus 4-Dimethylamino-1-phenyl-2,3-dimethyl-pyrazolon-(5) und Dialkylacetamiden, z.B. Diäthylallylacetamid usw., kann man entweder durch Zusammenschmelzen oder auch durch Umsetzung in Lösungsmitteln darstellen. Die Verbindungen zeigen gute analgetische Wirkung[8].

Statt Narkotica mit Pyramidon zu kombinieren, können auch Spasmolytica verwandt werden. So wird durch Kombination von Octinum (s. S. 113) mit 4-Dimethyl-amino-1-phenyl-2,3-dimethyl-pyrazolon-(5) im molekularen Verhältnis das *Octyron* dargestellt, das bei Neuralgien und Dysmenorrhoe gute Wirksamkeit zeigt.

Eine Kombination von Pyramidon mit β-naphthyl-3,6-disulfonsaurem β-(Tri-n-butyl)-äthyl-amin[9] ist das *Veramon B*, ein gutes Tagesanalgeticum:

$$\left[O_3S-\bigcirc\bigcirc \begin{array}{c} -OH \\ -SO_3 \end{array} \right]^{--} \quad 2\left[(C_4H_9)_3C \cdot CH_2 \cdot NH_3\right]^+$$

Nachstehend sind die wichtigsten Kombinationspräparate zusammengestellt:

Pyramidon + Veronal	Veramon
,, + Novalgin	Gardan
,, + Voluntal	Compral
,, + Butylchloralhydrat	Trigemin
,, + Isopropylallylbarbitursäure	Allional
,, + Diallylbarbitursäure	Cibalgin
,, + Isobutylallylbarbitursäure + Coffein	Optalidon
,, + sek. Butyl-β-bromallylbarbitursäure	Dormalgin
,, + Diäthylallylacetamid	Arantil
,, + Octinum	Octyron
,, + naphthalindisulfonsaures Tri-[n-butyl]-äthylamin	Veramon B

---

[1] Vgl. Östr.P. 93319. — [2] DRP 476643. — [3] Belg.P. 429356.
[4] STARKENSTEIN, E.: Therapeut. Monatsh. **35**, 629 (1921).
[5] PFEIFFER, P.: Hoppe-Seylers Z. physiol. Chem. **146**, 98 (1925).
[6] Vgl. EPP. 255434, 301727; Schwz.PP. 131927, 135160, 141694; ferner AP. 1810846; DRP 510066 u.a. — [7] EP. 272875. — [8] DRP 510304.
[9] BRAUER, R.: Dtsch. zahnärztl. Wschr. **43**, 510 (1940).

Ferner sind die Kombinationen mit analgetisch wirksamen Chinolin-Derivaten zu erwähnen. So erhält man durch Umsetzung von 2-Phenyl-4-brom-chinolin mit 1-Phenyl-2,3-dimethyl-4-amino-5-pyrazolon unter Abspaltung von Bromwasserstoff eine Verbindung, die als Analgeticum verwandt wird[1]. In gleicher Weise kann das 2-Phenyl-4-brom-6-methyl-chinolin umgesetzt werden oder das 2-Phenyl-4-chlor-chinolin.

Komplex-Verbindungen aus Pyramidon bzw. Antipyrin und Salzen der Erdalkalimetalle stellte H. P. KAUFMANN[2] dar. Die Beständigkeit dieser Komplexe nimmt in der Reihe Chlorid→Bromid→Jodid→Rhodanid zu. Den gebildeten Komplex-Verbindungen kann folgende Konstitution zugeschrieben werden:

$$\left[\begin{array}{c} \text{Pyr.} \\ \text{SCN}\diagdown \quad \diagup \text{H}_2\text{O} \\ \text{Ca} \\ \text{H}_2\text{O}\diagup \quad \diagdown \text{H}_2\text{O} \\ \text{Pyr.} \end{array}\right]^+ \quad \text{SCN}^-$$

Wasserlösliche Verbindungen des Pyramidons entstehen auch mit NaSCN, NH$_4$SCN und Mg(SCN)$_2$ (H. P. KAUFMANN)[3]. Die Komplexe mit Calciumbromid und Calciumjodid sind wasserlöslich und luftbeständig[4].

Calciumnitrit und Antipyrin liefern eine luftbeständige Komplexverbindung, die bei Verabreichung in säuregeschützten Dragees im Darm die Wirkung der beiden Komponenten vereinigen kann (H. P. KAUFMANN)[5]. Auch die Erdalkalisalze der Barbitursäuren geben mit Pyramidon bzw. Antipyrin gut charakterisierte Komplexsalze (H. P. KAUFMANN)[6], z. B. läßt sich Veronalcalcium-Antipyrin umkristallisieren.

Fieberwidrige und schmerzstillende Wirkung wird auch Pyrazolon-Derivaten zugeschrieben, die in ihrer 4-Stellung substituierte Amino-Gruppen tragen und die an einem der beiden N-Atome einen hydrierten cyclischen Kohlenwasserstoffrest haben. Aus Cyclohexylhydrazin und Acetessigester entsteht das 1-Cyclohexyl-3-methyl-5-pyrazolon, das mit Methyljodid die 2-Methyl-Verbindung gibt. Daraus läßt sich die 4-Dimethylamino-Verbindung gewinnen, entweder aus der 4-Amino-Verbindung mit Formaldehyd und Ameisensäure oder über die Benzyliden-Verbindung durch Einwirkung von Dimethylsulfat, wobei Benzaldehyd abgespalten wird. Symmetrisches Dicyclohexyl-hydrazin liefert das 1,2-Dicyclohexyl-3-methyl-5-pyrazolon. In gleicher Weise läßt sich auch die Cyclopentyl-Verbindung gewinnen[7]. Man erhält weitere Antipyretica durch Substitutionen am Kohlenstoffatom 3 des Pyrazolon-Ringes[8]. Auch hier gelangt man durch basische Substitution zu therapeutisch wirksamen Substanzen, die den Vorteil haben, daß sie fast geschmacklos sind. So werden die 3-Amino-, 3-Carbalkoxyamino- und 3-Carbamino-Verbindungen, die man aus den entsprechenden 2-Alkyl-5-pyrazolon-3-carbonsäuren nach den bekannten Methoden erhalten hat, im Belg. P. 446668 geschützt. Im FP. 884591 werden unter anderem das 3-Carbobutoxyamin, das 3-Amino-4-methyl-, 3-Amino-4-isopropyl-, 3-Amino-4-phenyl-, 3-Carbomethoxyamino-4-methyl-, 3-Carbomethoxyamino-4-isopropyl-, 3-Carballyloxyamino-1-phenyl-2-methyl-5-pyrazolon und ähnliche Derivate beschrieben.

Nicht nur Verbindungen mit basischer Gruppe in 4-Stellung sind wirksam, sondern auch solche, die einen Alkylrest in 4-Stellung tragen. So liegt im *Saridon* eine Kombination des 1-Phenyl-2,3-dimethyl-4-isopropyl-pyrazolons mit Phenacetin, Persedon und Coffein vor.

$$\begin{array}{c} \text{CH}_3 \\ \text{CH}_3-\text{C}=\text{C}-\text{CH} \\ | \quad\quad | \quad\quad \diagdown \\ \text{CH}_3-\text{N} \quad \text{CO} \quad \text{CH}_3 \\ \diagdown \quad \diagup \\ \text{N} \\ | \\ \text{C}_6\text{H}_5 \end{array}$$

---

[1] Schwz. P. 183197.
[2] KAUFMANN, H. P.: Arch. Pharmaz. Ber. dtsch. pharmaz. Ges. **278**, 449 (1940).
[3] DRP 660620. — [4] DRP 660176. — [5] DRP 602760. — [6] DRP 652712.
[7] DRP 611003, Schwz. P. 173909. — [8] DRP 558473.

Die Darstellung geht vom Phenylmethylisopropylpyrazolon aus, das in üblicher Weise methyliert wird[1]. Die so erhaltenen Verbindungen zeigen gute spasmolytische und analgetische Eigenschaften und sind bei Dysmenorrhoe, Wundschmerz und anderen Schmerzzuständen empfohlen worden[2]. Als ein weiteres gutes Antipyreticum hat sich das *4-Isobutyl-antipyrin* erwiesen, dessen narkotische Wirkung im Kaulquappen-Versuch dreifach stärker als die des Isopropylantipyrins ist und die des Pyramidons übertreffen soll. Die Toxizität liegt in der Höhe des Pyramidons[3].

Eine Reihe von Pyrazolon-Derivaten wurden von Y. SABA untersucht. Stark antipyretische und analgetische Wirkung zeigten dabei das 1-Phenyl-2,3-dimethyl-4-n-butyl-pyrazolon-(5), 1-Phenyl-2,3-dimethyl-4-isoamyl-pyrazolon-(5) und das 1-Phenyl-2,3-dimethyl-4-allyl-pyrazolon-(5). Auch durch Austausch einer Methyl-Gruppe gegen eine Äthyl-Gruppe, wie z. B. 1-Phenyl-2-äthyl-3-methyl-4-isobutyl-pyrazolon-(5), gelangte man zu wirksamen Verbindungen. Am wenigsten toxisch war das 1-Phenyl-2,3-dimethyl-4-sek.-butyl-pyrazolon-(5)[4].

1-Phenyl-2-methyl-3,4-cyclotetramethylen-pyrazolon wird, kombiniert mit anderen

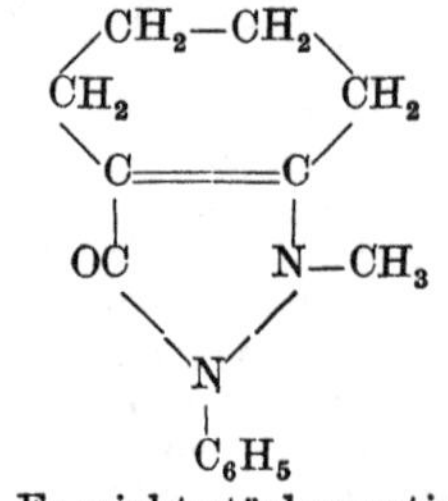

Analgetica, im *Temagin* verwandt[5]. Es wirkt stärker antipyretisch als Antipyrin[6].

Die Darstellung erfolgt durch Kondensation von Phenylhydrazin mit Cyclohexanoncarbonsäure-äthylestern. Es erfolgt zunächst die Bildung des Phenylhydrazons, das auf leichtes Erwärmen hin zum Pyrazolon-Ring kondensiert[7]:

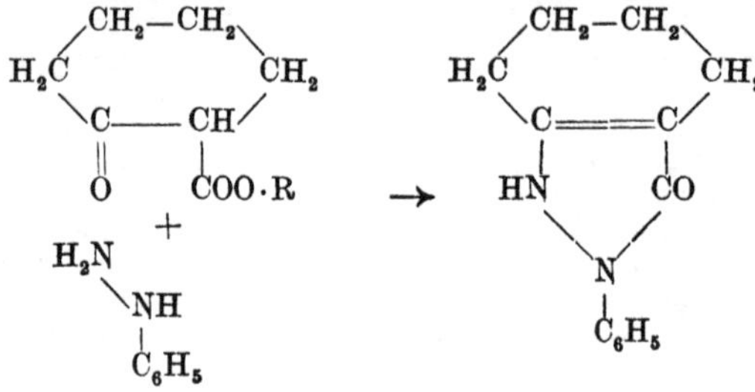

Der Cyclohexanon-carbonsäure-äthylester wird nach der DIECKMANNschen Methode aus dem Pimelindicarbonsäureester durch innermolekulare Kondensation analog der Acetessigester-Synthese gewonnen[8]:

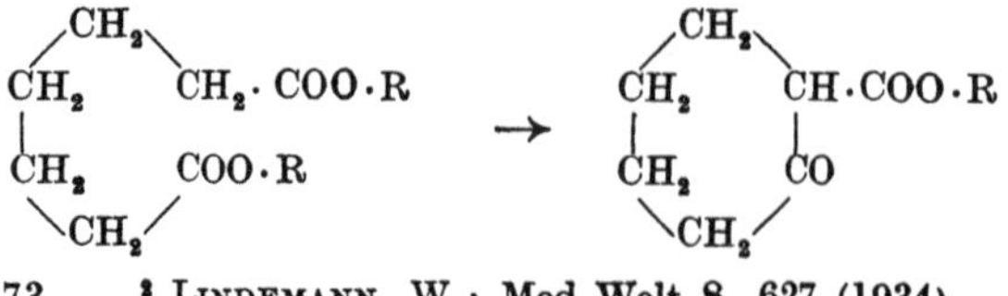

---

[1] DRP 558473. — [2] LINDEMANN, W.: Med. Welt **8**, 627 (1934).
[3] ORESTANO, G.: Arch. Ital. Sci. pharm. **8**, 353 (1939).
[4] SABA, Y.: J. Pharmac. Soc. Japan **57**, 269 (1937).
[5] KREKEL u. GRAFF: Dtsch. med. Wschr. **63**, 830 (1937).
[6] MANNICH, C.: Arch. Pharmaz. Ber. dtsch. pharmaz. Ges. **267**, 699 (1929) u. J. LEE u. W. G. CHRISTIANSEN: J. Amer. pharmac. Assoc. **25**, 691 (1936).
[7] KÖTZ, A., u. a.: Liebigs Ann. **350**, 210 (1906).
[8] DIECKMANN, W.: Liebigs Ann. **377**, 27 (1910); vgl. DRP 453369, vgl. R. GREWE: Ber. dtsch. chem. Ges. **76**, 1075 (1943).

Aus 3,4-Cyclotetramethylen-1-phenyl-pyrazolon-(5) und Dimethylsulfat erhält man die 2-Methyl-Verbindung; die 2-Äthyl-Verbindung läßt sich mit Äthylbromid gewinnen. Die Verbindungen haben gute antipyretische und analgetische Wirkung [1].

Es ist auch das 1-Tolyl-2-methyl-3,4-cyclotetramethylen-pyrazolon-(5) beschrieben worden.

Die 3,4-Cyclotetramethylen-pyrazolone lassen sich auch als Tetrahydroindazolon-Derivate auffassen. Auch solche Indazolon-Derivate, die im Tetramethylen-Rest substituiert sind, zeigen antipyretische Wirkung. So erhält man durch Methylierung mit Dimethylsulfat in alkalischer Lösung aus 2-Phenyl-4,5,6,7-tetrahydro-3-indazolon die 1-Methyl-Verbindung. Entsprechend lassen sich auch die 1-Äthyl- und 1-Bromallyl-Verbindungen gewinnen. Aus dem 2-Phenyl-5-methyl-4,5,6,7-tetrahydro-3-indazolon und Dimethylsulfat entsteht die 1,5-Dimethyl-Verbindung. Ebenso sind im Patent aufgeführt 1-Propyl-, 1-Butyl-6-methyl-, 1-Amyl-5-methyl-, 1-Allyl-5-methyl- und 7-Propyl-2-phenyl-4,5,6,7-tetrahydro-indazolon [2].

Indazolon

Während die bisher beschriebenen Derivate des Antipyrins durch neutrale oder basische Substituenten gekennzeichnet waren, hat H. P. KAUFMANN Versuche unternommen, Derivate *saurer Natur* zu gewinnen. So wurde die *Antipyrin-4-sulfonsäure* beschrieben [3]. Die Synthese gelingt durch direkte Sulfonierung des Antipyrins mit Schwefelsäure, wenn der Mischung eine äquivalente Menge Essigsäure-anhydrid zugesetzt wird, oder durch Chlorsulfonsäure allein [4].

Als Abkömmlinge werden die antipyrinsulfonsauren Salze des Pyramidons und des Chinins beschrieben. Durch Umsetzung des Antipyrinsulfochlorids mit verschiedenen Basen erhält man ebenfalls arzneimittelsynthetisch interessante Verbindungen, z. B. das Antipyrinsulfonanilid, Antipyrinsulfon-phenetidid und Antipyrinsulfon-antipyrylamid.

Aus Antipyrin und Phosgen bildet sich das Antipyrin-4-carbonsäurechlorid, aus dem H. P. KAUFMANN und HUANG [5] durch Spaltung mit verdünnter Lauge erstmals die *Antipyrin-4-carbonsäure* erhielten, die sie Antipyrinsäure nannten:

Antipyrinsäure

Auch Amide der Antipyrin-4-carbonsäure wurden dargestellt, z.B. das Bis-(antipyrin-4-carbonyl)-äthylendiamid, Antipyrin-4-carbonyl-anilid, Antipyrin-4-carbonyl-amino-benzol-sulfonamid u. a. Ebenso erhielt man in üblicher Weise durch Umsetzung mit dem Antipyrin-4-carbonylchlorid verschiedene Ester, von denen der Chininester und auch der Antipyrin-4-carbonyl-o-oxychinolinester therapeutisches Interesse beanspruchen dürften [6].

Die Antipyrin-carbonsäure wurde ferner von AMÂL [7] durch Oxydation des 4-Methylol-antipyrins, von R. BODENDORF, J. MILDNER und T. LEHMANN durch Oxydation des Antipyrinaldehyds erhalten [8]. Letzterer wird durch Spaltung des

---

[1] DRP 668628. — [2] AP. 2104348.
[3] KAUFMANN, H. P.: Arch. Pharmaz. Ber. dtsch. pharmaz. Ges. **278**, 437 (1940).
[4] DRP 685361.
[5] DRP 735266 (1938); KAUFMANN, H. P., u. L. S. HUANG: Ber. dtsch. chem. Ges. **75**, 1214 (1942). — [6] KAUFMANN, H.P., u. G. HÜLTENSCHMIDT: (unveröffentlicht).
[7] AMÂL, H.: Farmakologie **10**, 88 (1940); Rev. Foc. Sci. Univ. Istanbul **5**, 237 (1941).
[8] BODENDORF, R., J. MILDNER u. T. LEHMANN: Liebigs Ann. **563**, 1 (1949).

Trichlormethyl-antipyrylcarbinols mit Kaliumcarbonat-Lösung gewonnen:

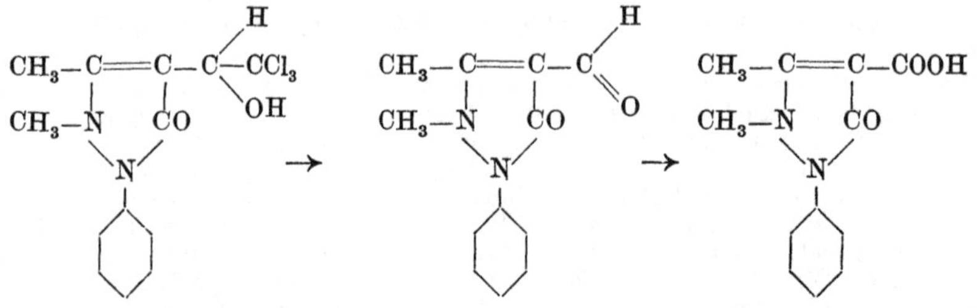

$$CH_3-C=C-C(H)(CCl_3)(OH) \quad\underset{CH_3-N\diagdown N \diagup CO}{} \longrightarrow CH_3-C=C-C(H)=O \quad\underset{CH_3-N\diagdown N \diagup CO}{} \longrightarrow CH_3-C=C-COOH \quad\underset{CH_3-N\diagdown N \diagup CO}{}$$

(mit Phenyl-Substituent am N)

Schließlich erhielten J. LEDRUT und D. COMBES[1] die Antipyrincarbonsäure durch Spaltung des 4-Trichloracetyl-antipyrins im alkalischen Medium.

Letztgenannte Verbindung gehört zu den *4-Antipyryl-Ketonen*. Sie können aus Antipyrin und Säurechloriden hergestellt werden. E. BENARY[2] benutzte zur Kondensation von Chloracetylchlorid mit Antipyrin Aluminiumchlorid. Die Reaktion geht aber auch in Pyridin und ohne jedes Kondensationsmittel vor sich[3]. Gute pharmakologische Wirkung zeigte das Antipyryl-isopentyl-keton, das dem Pyramidon gleichwertig ist (H. P. KAUFMANN[4]). Es wird aus Antipyrin und Diäthyl-acetyl-chlorid dargestellt.

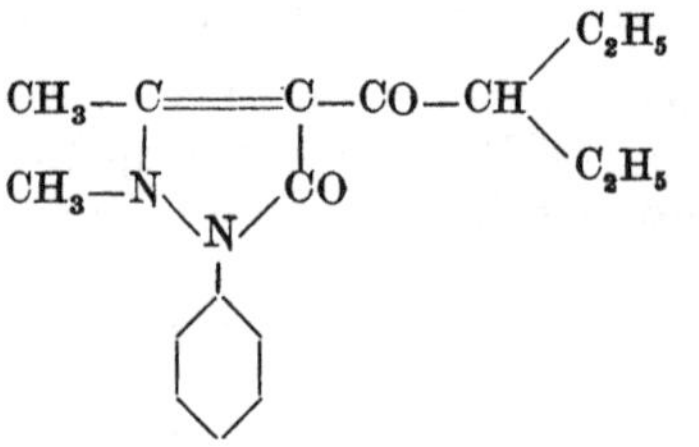

$$CH_3-C=C-CO-CH(C_2H_5)_2 \quad\underset{CH_3-N\diagdown N \diagup CO}{}$$
(mit Phenyl-Substituent am N)

Beschrieben wurden weiter Butyryl-, Valerianyl-, Benzoyl-antipyrin u. a.

Auch unter den Abwandlungsprodukten des Pyrazolon-(5)-Ringes wurden brauchbare Antipyretica gefunden. Diketo-pyrazolidine der allgemeinen Formel z. B. 1-Phenyl-2-allyl-4-diäthyl-3,5-diketo-pyrazolidin und 1,2-Dibenzyl-4-diäthyl-3,5-diketo-pyrazolidin, die aus den entsprechenden symmetrisch substituierten Hydrazinen und den Chloriden substituierter Malonsäuren entstehen, wurden dargestellt[5].

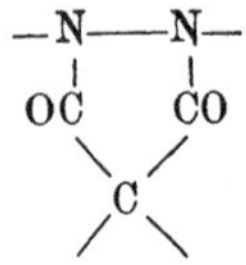

$$\begin{array}{c} -N-N- \\ | \quad\ | \\ OC \quad CO \\ \diagdown C \diagup \\ \diagdown \end{array}$$

Durch Umsetzung von n-Propyl-malonsäure mit Hydrazobenzol erhält man 1,2-Diphenyl-4-n-propyl-3,5-pyrazolidin[6]. Die 4-n-Butyl-Verbindung, die als Natriumsalz in Kombination mit Pyramidon unter den Namen *Irgapyrin* und *Butazolidin* im Handel ist, kann man auch durch Einwirkung von Butyraldehyd auf 1,2-Diphenyl-3,5-dioxo-pyrazolidin und gleichzeitiger Reduktion in Gegenwart von Raney-

---

[1] LEDRUT, J., u. D. COMBES: Bull. Soc. chim. France **17**, 129 (1950).
[2] BENARY, E.: Ber. dtsch. chem. Ges. **66**, 926 (1933).
[3] KAUFMANN, H. P., u. L. S. HUANG: Ber. dtsch. chem. Ges. **75**, 1243 (1942).
[4] DRP 659483, DRP 676513; KAUFMANN, H. P., u. L. S. HUANG, Ber. dtsch. chem. Ges. **75**, 1239 (1942).
[5] KAUFMANN, H. P.: Angew. Chem. **40**, 73 (1927).
[6] Schwz. PP. 269 983—269 987; Zus. z. Schwz. P. 267 222.

Nickel erhalten[1]:

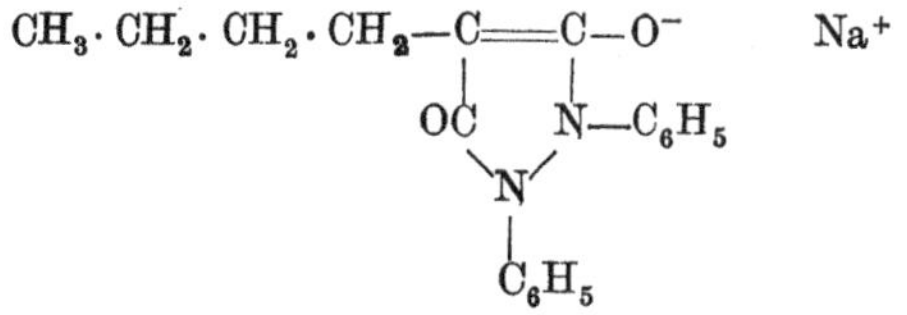

$$CH_3 \cdot CH_2 \cdot CH_2 \cdot CH_2 - \underset{\underset{\underset{C_6H_5}{N}}{OC\diagdown N\diagup}- C_6H_5}{C}=C-O^- \quad Na^+$$

Die Pyrazolidin-Verbindung besitzt den Vorteil, daß sie das schwer lösliche Pyramidon bis zu 20% in Lösung bringt. Da gleichzeitig die therapeutische Breite der Kombination größer ist als die des reinen Aminophenazons, kann das Präparat intramuskulär zur Behebung rheumatischer Affektionen verwandt werden.

Statt des Pyrazolon-Ringes wurde auch die Einführung eines analogen Sechs-Ringes versucht. So zeigen die 1,3-Dialkyl-pyridazone antipyretische Wirksamkeit. Derivate davon werden durch Einwirkung von Chlor unter Bildung der Chlordialkylpyridazone und durch nachfolgenden Umsatz des Halogens mit Alkoholen oder Aminen gewonnen, z. B.:

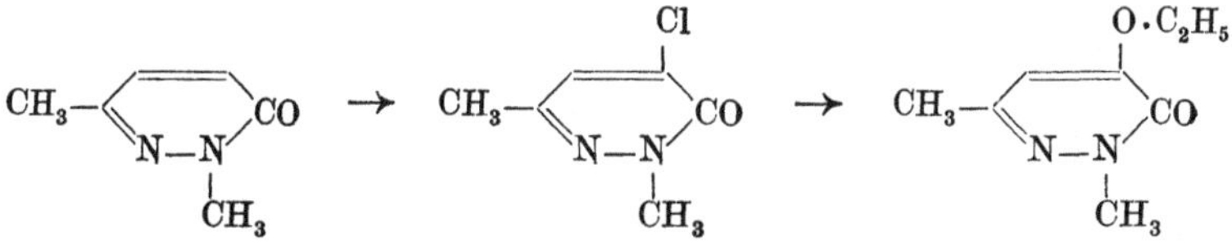

$$CH_3-\underset{\underset{CH_3}{N-N}}{\diagup\diagdown}CO \rightarrow CH_3-\underset{\underset{CH_3}{N-N}}{\diagup\overset{Cl}{\diagdown}}CO \rightarrow CH_3-\underset{\underset{CH_3}{N-N}}{\diagup\overset{O\cdot C_2H_5}{\diagdown}}CO$$

So werden das 5-Äthoxy-, 5-Amino-, 5-Isopropoxy-, 5-Anilino-1,3-dimethyl-pyridazon beschrieben[2].

Anilin-Derivate.

Nach der zufälligen Entdeckung der fiebersenkenden Wirkung des Acetanilids wurde dieses pharmakologisch geprüft und als *Antifebrin* in den Arzneischatz aufgenommen. Schon das *Anilin* selbst zeigt antipyretische Wirkung. Es führt jedoch zur Hämiglobinbildung und Cyanose, wie bei Anilinvergiftungen — z. B. bei Anilinarbeitern oder durch anilinhaltige Stempelfarben — beobachtet wurde. Verschluß der Aminogruppe setzt die toxische Wirkung des Anilins herab, sodaß die antipyretische Wirkung therapeutisch nutzbar wird. Acetanilid wird im Organismus zu N-Acetyl-p-aminophenol oxydiert und mit Glucuronsäure oder Schwefelsäure gepaart ausgeschieden.

Salicylanilid und Anisoylanilid

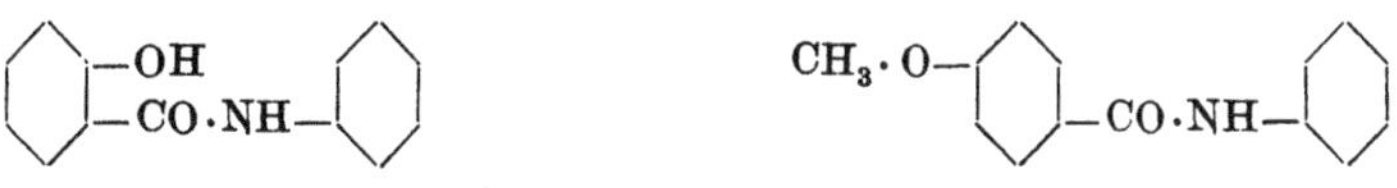

$$\underset{-CO\cdot NH-}{\overset{-OH}{\bigcirc}}\bigcirc \qquad CH_3\cdot O-\underset{-CO\cdot NH-}{\bigcirc}\bigcirc$$

sind zwar weniger toxisch, im Organismus aber so schwer spaltbar, daß eine Wirkung nicht eintritt.

Die Beobachtung der biologischen Oxydation gab Veranlassung zur Untersuchung von p-Amino-phenol-Abkömmlingen, unter denen das p-Äthoxyacetanilid, das *Phenacetin*, große Bedeutung gewann.

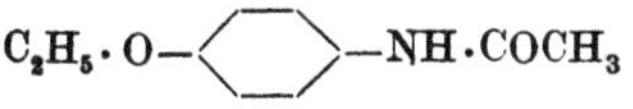

$$C_2H_5\cdot O-\bigcirc-NH\cdot COCH_3$$
Phenacetin

Phenacetin ist verhältnismäßig ungiftig und von großer therapeutischer Breite. Es wirkt schnell entfiebernd und zeigt gute analgetische Wirkung. Daher ist es auch in zahlreichen Kombinationspräparaten enthalten.

---

[1] Schwz. PP. 269 980—269 982. Zus. z. Schwz. P. 266 237; vgl. F. KIENLE: Münchn. med. Wschr. **92**, 885 (1950). — [2] DRP 579227.

Die 1887 von DUISBERG entwickelte technische Darstellung ging vom Phenol aus, das zu p-Nitrophenol nitriert wurde. In alkalischer Lösung ließ sich dieses mit Äthylhalogeniden durch Erhitzen im Autoklaven in den Äthyläther überführen. Die Reduktion zum p-Phenetidin mit Eisen und Salzsäure wurde durch geringe Zusätze von Platin beschleunigt:

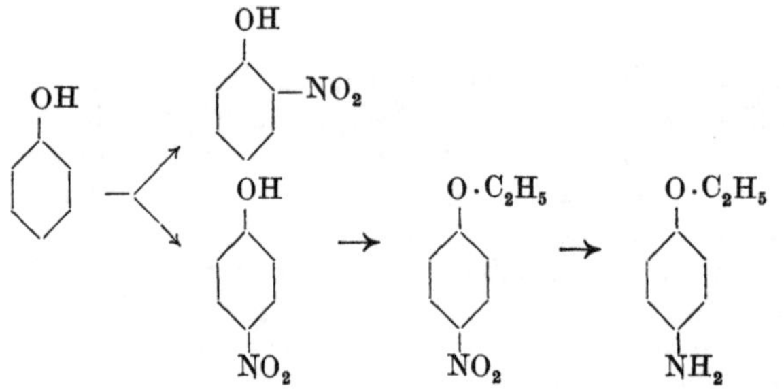

Da bei der Nitrierung von Phenol das zur Phenacetin-Synthese benötigte p-Nitrophenol nur in geringer Ausbeute anfällt, wurde das Verfahren erst wirtschaftlich, als es gelang, die Nitrierung zu umgehen.

Das in der beschriebenen Weise dargestellte p-Phenetidin wird diazotiert und mit Phenol zu p-Äthoxy-p'-oxy-azobenzol gekuppelt, dieses äthyliert und die symmetrische Azo-Verbindung mit Zinn und Salzsäure zu 2 Molen p-Phenetidin reduziert[1]. Ein Teil davon dient wieder als Ausgangsmaterial für die Azo-Verbindung, der andere wird mit Eisessig oder Essigsäureanhydrid zu Phenacetin acetyliert[2]. Auf diese Weise gelingt es, mit einer Ausgangsmenge p-Phenetidin beliebige Mengen Phenol in wirtschaftlicher Ausbeute in Phenacetin zu überführen:

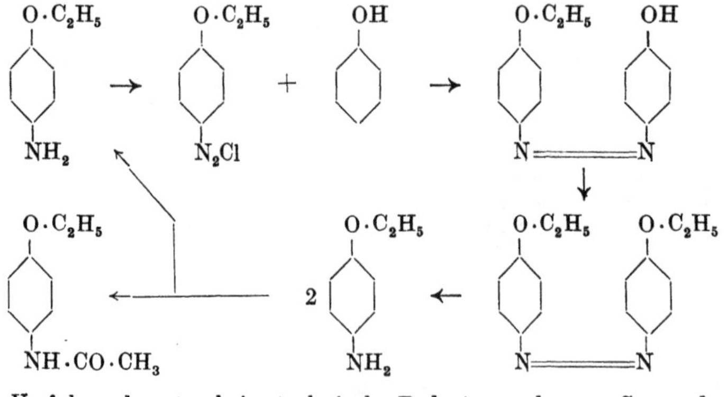

Weitere Verfahren konnten keine technische Bedeutung erlangen. So wurde versucht, die Nitrierung des Phenols zu umgehen, indem man Chlorbenzol zu o- und p-Nitro-chlorbenzol nitrierte. Diese beiden Verbindungen lassen sich mit Ätzkali leicht in ein Gemenge von o- und p-Nitrophenol überführen, die getrennt werden. Wird das Nitrochlorbenzol mit alkoholischer Kalilauge verseift, so erhält man sofort die Äthoxy-Verbindung[3]:

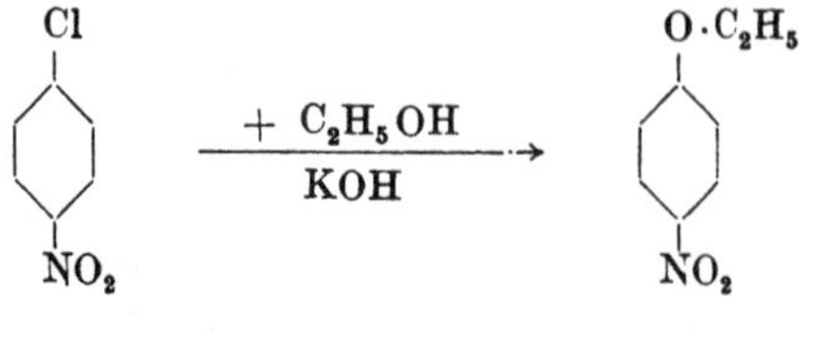

---
[1] DRP 48543.
[2] ULLMANN: Enzykl. d. techn. Chemie. Berlin u. Wien: Urban u. Schwarzenberg 8, 333 (1928); vgl. O. HINSBERG: Liebigs Ann. **305**, 278 (1899). — [3] Vgl. EP. 239320.

Ein weiteres Verfahren führt von Nitrobenzol durch elektrolytische Reduktion zu Phenylhydroxylamin, das sich zu p-Aminophenol umlagern läßt. Das p-Aminophenol kann durch Essigsäureanhydrid und anschließende Einwirkung von Äthylbromid in Phenacetin überführt werden[1].

Durch Nitrierung von Acetanilid erhält man o- und p-Nitro-acetanilid. In heißer Sodalösung wird nur die o-Verbindung verseift, während p-Nitroacetanilid beständig ist und abgetrennt werden kann. Durch Kochen mit Natronlauge wird der Acyl-Rest abgespalten und die Amino- durch eine Hydroxyl-Gruppe ausgetauscht. Es entsteht in guter Ausbeute p-Nitrophenol[2].

p-Amino-acetanilid wird nach der Methode von BALZ und SCHIEMANN durch Diazotierung und Behandlung mit Borfluorwasserstoffsäure[3] in das p-Acetaminophenyldiazoniumborfluorid überführt. Mit Essigsäureanhydrid oder Eisessig läßt sich dieses in das Diacetyl-p-aminophenol überführen, das beim Erwärmen mit Äthyljodid und Natriumäthylat Phenacetin liefert[4].

Ein Nachteil des Phenacetins ist seine geringe Wasserlöslichkeit, wodurch die Resorption nur langsam erfolgt. Jedoch haben Veränderungen an der Äthoxy- oder der Amino-Gruppe nicht zu brauchbaren Verbindungen geführt. Von den Versuchen, die Acetyl-Gruppe durch andere Säurereste zu ersetzen, hat nur die Verbindung mit Milchsäure, das N-Lactyl-p-phenetidin als *Lactophenin* Bedeutung erlangt.

$$C_2H_5 \cdot O-\langle\underline{\quad}\rangle-NH \cdot CO \cdot CH(OH) \cdot CH_3$$
Lactophenin

Die Gewinnung erfolgt aus milchsaurem p-Phenetidin durch Erhitzen auf 130—180°. Auch lassen sich statt der freien Milchsäure Milchsäureester, Milchsäureamid und Milchsäureanhydrid verwenden. Dabei bleiben die Reaktionsbedingungen gleich[5].

Durch die Einführung der Milchsäure an Stelle des Acetyl-Restes ist die Löslichkeit in Wasser erhöht. In der pharmakologischen Wirkung ist Lactophenin dem Phenacetin sehr ähnlich, wenn auch etwas toxischer, und zeigt gute antineuralgische Eigenschaften. Der Lactyl-Rest ist nicht so fest gebunden wie der Acetyl-Rest des Phenacetins.

K. BRAND[6] untersuchte die Wirkung der optischen Isomeren des Lactophenins und fand, daß die toxische Wirkung von d,l- und von $l(-)$-Lactophenin gleich ist, die antifebrile Wirkung der optisch aktiven Verbindung jedoch doppelt so groß ist wie die der inaktiven. Zur Erklärung dieser Erscheinung weist BRAND darauf hin, daß $l(+)$-Milchsäure im Körper schneller abgebaut wird als die $d(-)$-Form. Nach dieser Überlegung wäre die intensivere antipyretische Wirkung des $l(-)$-Laktophenins durch den langsameren Abbau der darin enthaltenen $l(+)$-Milchsäure zu erklären.

Sehr schwach toxisch ist das Glukono-phenetidin. Im Gegensatz zum Aceto-phenetidin wirkt es praktisch nicht toxisch. Jedoch ist es bedeutend schwächer antipyretisch[7]. Zur Entgiftung des Phenetidins verschloß A. PINTTI die Aminogruppe mit dem Rest der Bernsteinsäure. Das in zwei Formen auftretende N-Succinyl-p-phenetidin

$$C_2H_5 \cdot O-\langle\underline{\quad}\rangle-N\begin{array}{c}CO-CH_2\\|\\CO-CH_2\end{array} \rightleftarrows C_2H_5 \cdot O-\langle\underline{\quad}\rangle-N\begin{array}{c}C(OH)=CH\\|\\CO\text{———}CH_2\end{array}$$

war in der Tat stark entgiftet[8], hatte aber die antipyretische Wirkung weitgehend verloren. Hier spielt, wie auch bei dem N-(p-Äthoxyphenyl)-phthalimid[9], die schwere Spaltbarkeit im Organismus eine Rolle.

---

[1] DRP 85988.
[2] FOURNEAU, E.: Heilmittel d. org. Chemie. Verlag Vieweg, S. 12 (1927).
[3] BALZ, G., u. G. SCHIEMANN: Ber. dtsch. chem. Ges. **60**, 1186 (1927).
[4] HALLER, H., u. G. L. KEENAN: J. Ass. off. agric. Chemists **17**, 512 (1934); C. **1934**. II. 3378. — [5] DRP 81539.
[6] BRAND, K.: Z. angew. Chem. **62**, 447 (1950).
[7] BRAUN, H. A., u. G. F. CORTLAND: J. Amer. pharmac. Assoc. **25**, 615 (1936).
[8] GIÖFFREDI, C.: Dtsch. Arch. klin. Med. **60**, 559 (1898).
[9] KAUFMANN, H. P.: Z. angew. Chem. **40**, 71 (1927).

Diäthylacetyl-phenetidin kann aus dem Säurechlorid und p-Phenetidin oder aus Äthoxy-phenylsenföl und Diäthylessigsäure über das intermediär gebildete Diacyl-Derivat gewonnen werden. Die sehr beständige Verbindung läßt sich im Vakuum destillieren[1].

Bei weiteren Versuchen, das Phenacetin-Molekül abzuwandeln, entdeckte man das *Dulcin*, das als Süßstoff technische Bedeutung erlangt hat. Es ist der p-Äthoxy-phenylharnstoff:

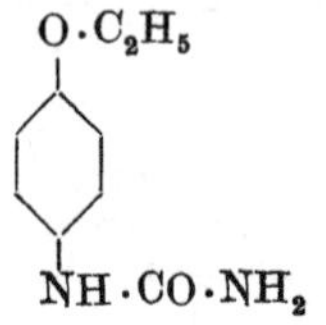

$O \cdot C_2H_5$
[benzene ring]
$NH \cdot CO \cdot NH_2$
Dulcin

Die Darstellung kann nach verschiedenen Verfahren erfolgen.

Man läßt Phosgen auf p-Phenetidin einwirken, wobei man am besten in einer Benzol- oder Toluol-Lösung arbeitet. Das entstehende Carbaminsäurechlorid wird mit Ammoniak zum Dulcin umgesetzt[2]:

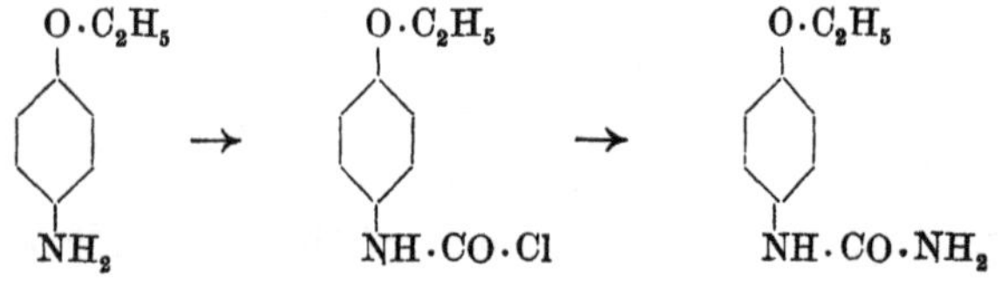

$O \cdot C_2H_5$ $O \cdot C_2H_5$ $O \cdot C_2H_5$
[benzene ring] → [benzene ring] → [benzene ring]
NH_2 $NH \cdot CO \cdot Cl$ $NH \cdot CO \cdot NH_2$

Wird Urethan mit p-Phenetidin zusammen auf 100—180° erhitzt, so erhält man ebenfalls Dulcin[3].

Auch bei Einwirkung von salzsaurem Phenetidin auf Harnstoff oder von Phenetidin auf Harnstoffchlorid bildet sich der Süßstoff[4].

Schließlich läßt er sich in einfacher Weise aus salzsaurem Phenetidin und Kaliumcyanat darstellen[5]:

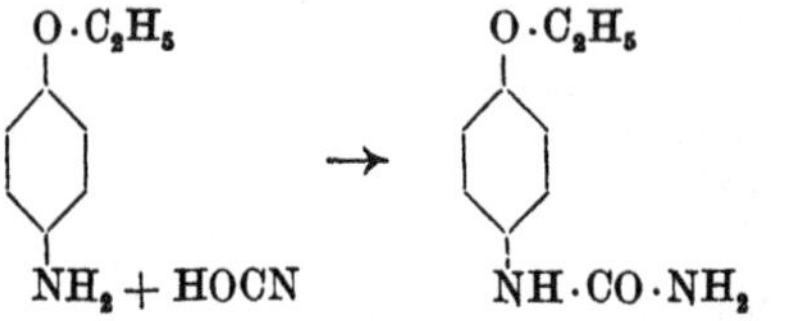

$O \cdot C_2H_5$ $O \cdot C_2H_5$
[benzene ring] → [benzene ring]
$NH_2 + HOCN$ $NH \cdot CO \cdot NH_2$

Während die dem Phenacetin chemisch eng verwandten Verbindungen mit Ausnahme des Lactophenins keinen therapeutischen Wert besitzen, gelangt man durch Übergang zu Benzylamin-Derivaten zu Stoffen, in denen zwar die antipyretische Wirkung nur noch unwesentlich vorhanden ist, die innewohnende analgetische Wirkung aber besonders hervortritt.

Das N-Methyl-1-(p-methoxy-phenyl)-2-phenyl-äthylamin

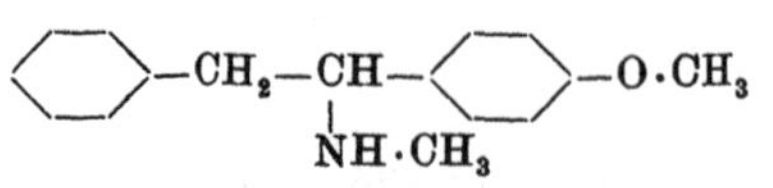

[benzene ring]$-CH_2-CH-$[benzene ring]$-O \cdot CH_3$
                       |
                      $NH \cdot CH_3$

entfaltet nach L. H. GOODSON[6] analgetische Wirkungen, das 1,2-Diphenyl-äthyl-amin beeinflußt nur Schmerzen, die durch Druck auf Nerven — z. B. durch inoperable Tumore hervorgerufen — entstehen, während andere Arten von Schmerzen unbeeinflußt bleiben[7]. Auch andere Phenyl-Derivate von prim. Alkylaminen zeigen analgetische Wirkung[8]. Die

---

[1] KAUFMANN, H. P., u. E. ENGELSING: unveröffentlichte Versuche.
[2] DRP 63485. — [3] DRP 77420. — [4] DRP 67596. — [5] Schwz. P. 103 646.
[6] GOODSON, L. H.: J. Amer. chem. Soc. **68**, 2174 (1946).
[7] DODDS, E. C., W. LAWSON u. P. L. WILIANNS: Nature **154**, 614 (1944).
[8] Schwz. P. 225453, Belg. P. 444986, FP. 888936, Belg. P. 447066, Schwed. PP. 10940, 10941 u. 10942.

therapeutische Wirkung bleibt auch erhalten in Verbindungen vom Typus[1]:

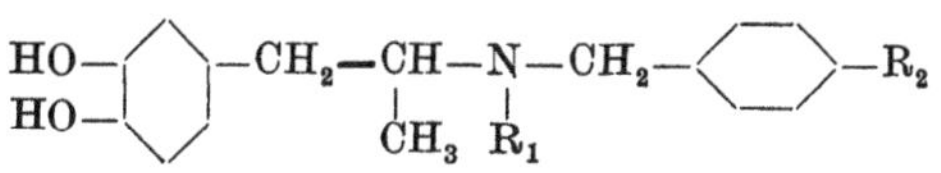

$$HO-\underset{HO-}{\bigcirc}-CH_2-\underset{CH_3}{CH}-\underset{R_1}{N}-CH_2-\bigcirc-R_2$$

Stickstoff-freie Antipyretica.
Salicylsäure und ihre Derivate.

Von den stickstoff-freien Verbindungen haben nur die *Salicylsäure* und ihre Derivate Bedeutung in der Therapie erlangen können.

Drogen mit Salicylsäure-Gehalt waren schon im Altertum bekannt (*Cortex salicis*). 1823 gelang es LEROUX, einen einheitlichen Stoff aus Weidenrinde zu isolieren, das „*Salicin*". Es ist ein Glykosid des Saligenins, des o-Oxy-benzylalkohols. Das Saligenin wird im Körper leicht oxydiert und zeigt temperaturherabsetzende Wirkung. 1838 erhielten PIRIA und DUMAS durch Oxydation des Salicins die Salicylsäure. Weitere Drogen, deren Wirkstoffe zu Salicylsäure umgewandelt werden konnten, entdeckten LÖWIG, in dem ätherischen Öl von *Spiraea ulmaria* und CAHOURS 1844, der aus dem Wintergrünöl, *Oleum Gaultheriae*, das Methylsalicylat isolierte.

Die Konstitutionsaufklärung der Salicylsäure verdanken wir KOLBE, der sie 1853 als o-Oxy-benzoesäure erkannte und 1873 aus Phenol und Kohlensäure synthetisierte. Die Darstellung erfolgt in der Weise, daß bei 180° in Natriumphenolat Kohlendioxyd eingeleitet wird. Hierbei bildet sich zuerst das phenylkohlensaure Natrium, das sich in der Hitze zu Natriumsalicylat umlagert:

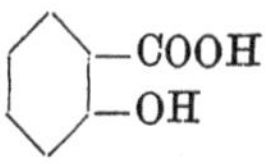

$$\underset{}{\bigcirc}-COOH$$
$$\underset{}{}-OH$$
Salicylsäure

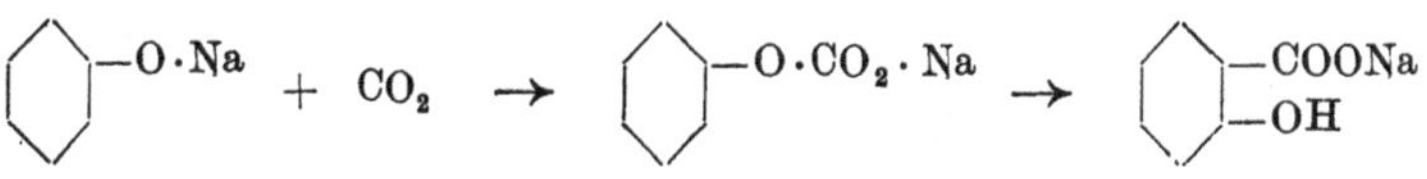

$$\bigcirc-O\cdot Na + CO_2 \rightarrow \bigcirc-O\cdot CO_2\cdot Na \rightarrow \underset{-OH}{\bigcirc-COONa}$$

Bei dieser hohen Temperatur bildet Natriumsalicylat Dinatriumsalicylat und Phenol, so daß die Ausbeuten unbefriedigend sind[2]:

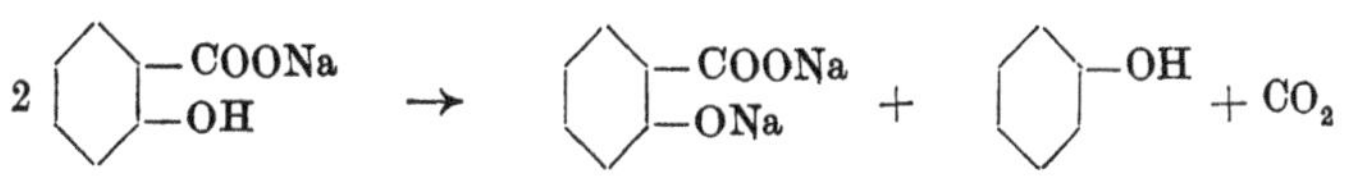

$$2\underset{-OH}{\bigcirc-COONa} \rightarrow \underset{-ONa}{\bigcirc-COONa} + \bigcirc-OH + CO_2$$

R. SCHMITT verbesserte in Zusammenarbeit mit L. v. HEYDEN das KOLBEsche Verfahren, indem er unter Druck arbeitete. Dabei ist eine Erwärmung auf nur 140° erforderlich und die Umlagerung erfolgt ohne Nebenreaktion[3]. Verwendet man Kalium an Stelle von Natrium, so bildet sich hauptsächlich die p-Oxy-Verbindung.

Die Salicylsäure verdankt ihre umfangreiche Anwendung ihrer fungiciden und bakteriziden Wirkung, die ihre Eignung als Konservierungsmittel (S. 611) bedingt. Ihre Wirkung bei Gelenkrheumatismus (STRICKER) ist noch nicht geklärt. Neuerdings denkt man an einen Wirkungsmechanismus über die Hypophyse (vgl. *ACTH* S. 498). Salicylsäure ist wenig toxisch und wirkt bei Fieberpatienten schnell, aber im Vergleich zu ihren Derivaten (s. unten) relativ schwach. Eine Ausnahme bildet der akute Gelenkrheumatismus. Die Temperatursenkung beginnt bereits 30—40 Minuten nach der Verabreichung und kann bis zu 2° betragen. Für innerliche Anwendung wird das Natriumsalz benutzt, das jedoch einen unangenehmen, salzig-süßen Geschmack besitzt. Die freie Säure kann

---

[1] FP. 891931. — [2] DRP 426. — [3] DRP 29939.

nicht per os verabfolgt werden, da sie eine starke Reizwirkung auf die Schleimhäute (Rachen und Magen) ausübt, die oberflächlich verätzt werden. Auf der Haut wirkt Salicylsäure keratolytisch. Durch Substitution an der Carboxyl- oder Hydroxyl-Gruppe verschwindet die Wirkung auf die Schleimhaut, sodaß derartige Verbindungen besser verträglich sind.

Substitutionen an der Hydroxyl-Gruppe.

Das Acetyl-Derivat wurde erstmalig 1859 von v. GILM[1] dargestellt. DRESER[2] erkannte die vorzüglichen antipyretischen und analgetischen Eigenschaften dieser Verbindung, die unter dem Namen *Aspirin* ein weltbekanntes Heilmittel wurde.

Die Darstellung der Acetylsalicylsäure kann durch Umsetzung von Salicylsäure mit Acetylchlorid unter Zusatz von Kondensationsmitteln wie konz. Schwefelsäure, Zinkchlorid und Natriumacetat, oder besser mit Essigsäureanhydrid durchgeführt werden. Dem Essigsäureanhydrid kann ein Kondensationsmittel, z.B. Pyridin- oder Dimethylanilin, zugesetzt werden[3].

Statt der Schwefelsäure können als Kondensationsmittel auch Phosphorsäure oder phosphorige Säure verwandt werden[4]. Ferner läßt sich Phthalsäureanhydrid verwenden[5]. Acetylsalicylsäure erhält man ferner durch Einleiten von Keten in eine ätherische Lösung von Salicylsäure[6]. Eine weitere Darstellungsmethode ist der Umsatz von Äthylendiacetat mit Salicylsäure[7]. Eine Abwandlung der beschriebenen Synthese mit Acetylchlorid ist im FP. 840371 geschützt.

Ursprünglich nahm man an, daß nach Abspaltung der Acetyl-Gruppe im Darm die freie Salicylsäure im Organismus zur Wirkung gelangt. Dies ist aber nur teilweise der Fall, da mindestens 20% ungespalten mit dem Harn ausgeschieden werden[8]. Durch die Aufrechterhaltung der Veresterung wird die Lipoidlöslichkeit der Salicylsäure gesteigert, so daß neben der antifebrilen eine analgetische Wirkung hervorgerufen wird. Nach H. P. KAUFMANN[9] besitzt die Acetylsalicylsäure als Gesamtmolekül auf Grund der Carbonyl-Gruppe eine gewisse narkotische Wirkung, wogegen die durch Spaltung freigemachte Salicylsäure als Antipyreticum wirkt. Im Endeffekt kann die schmerzstillende Wirkung im Vordergrund stehen, denn bei gleichzeitiger Anwendung antipyretischer und narkotischer Heilmittel resultiert eine analgetische und sedative Wirkung. Dieser Tatsache verdankt das Aspirin seine weite Verbreitung, so daß es heute das am meisten verbreitete Medikament geworden ist. Die Weltproduktion betrug zeitweise 3000 t.

Acetylsalicylsäure wird außer unter dem Namen Aspirin unter verschiedenen anderen Bezeichnungen in den Handel gebracht. Nach H. VALENTIN unterscheiden sich diese Präparate in Reinheitsgrad und Kristallform. Damit ist der Grad der Spaltung im Organismus, besonders im Magensaft, und somit die Art der Wirkung der Acetylsalicylsäure eng verknüpft[10]. Je unreiner und leichter spaltbar sie ist, desto deutlicher tritt die Salicylsäure-Wirkung hervor.

Durch Kristallisation aus 1,4-Dioxan erhält man monokline Kristalle von hohem Reinheitsgrad. Die Kristallisation kann gegebenenfalls unter Zusatz von Äthylenchlorid oder Chloroform durchgeführt werden[11].

---

[1] v. GILM: Ann. Chem. Pharm. **150**, 9 (1859).
[2] DRESER: Arch. Physiol. **76**, 396 (1899).
[3] ULLMANN: Enzykl. d. techn. Chemie. Berlin u. Wien: Urban u. Schwarzenberg **1**, 163 (1928); Chem. Ztg. **51**, 748 (1927); EP. 11596.
[4] AP. 1872700. — [5] RP. 60211. — [6] EP. 237574, vgl. AP. 1898687.
[7] DRP. 421021. — [8] PITINI, A.: Arch. Farmacol. sperim. Sci. affini **29**, 113 (1920).
[9] KAUFMANN, H. P.: Angew. Chem. **40**, 74 (1927).
[10] VALENTIN, H.: Apotheker-Ztg. **47**, 381 (1932). — [11] AP. 2209019.

H. P. KAUFMANN und Mitarbeiter[1] verglichen die Spaltbarkeit äquivalenter Mengen verschiedener Acyl-Derivate der Salicylsäure durch verd. Lauge mit ihrer Ausscheidung aus dem Körper.

Relative Spaltbarkeit acylierter Salicylsäuren.

Acyl-Derivat	Mol-Gewicht	% gespaltener Anteile n/10 KOH 12 Std.	Ausscheidung im Harn nach Std.								
			1	3	5	7	9	12	16	20	26	30
Acetyl-Salicylsäure	150	97,92	+	++	+++	++++	++	++	—	—	—	—
Propionyl- ,,	194	91,02	+	++	+++	++++	++	+	+	—	—	—
Capronyl- ,,	236,1	81,26	—	+	++	+++	+++	++	+	+	—	—
Capryl- ,,	264,2	81,72	—	+	++	+++	+++	++	+	+	—	—
Lauryl- ,,	310,2	78,29	—	+	++	+++	+++	++	+	+	+	—
Myristyl- ,,	346,2	53,87	—	+	++	++	++	+	+	+	+	—
Palmityl- ,,	376,3	45,65	—	—	+	++	++	+	+	+	+	+
Stearyl- ,,	404,3	36,31	—	—	+	++	++	+	+	+	+	+

Spaltbarkeit und Ausscheidungsgeschwindigkeit laufen also parallel. Die Acetylsalicylsäure liefert bereits nach 1 Stunde im Harn eine positive Salicylsäure-Reaktion, die nach 6—7 Stunden zu einem Maximum führt. Nach 16 Stunden ist sie nicht mehr nachzuweisen. Die Stearylsalicylsäure dagegen ist erst nach 5 Stunden im Harn nachzuweisen und ist nach 24 Stunden noch nicht restlos ausgeschieden. Schwerere Spaltbarkeit und erhöhte lipotrope Eigenschaften machen sich im Tierversuch durch einen erhöhten narkotischen Effekt bemerkbar. Bei Versuchen an Kaulquappen zeigte die Salicylsäure keine narkotische Wirkung, während die Acetylsalicylsäure deutlich narkotisch wirkte. Dieser Unterschied wurde bei dem Vergleich von Natriumsalicylat und Natriumcaprylsalicylat noch deutlicher. Letzteres bewirkte in einer $1/100$ m-Lösung schon nach 10 Minuten den Eintritt der Narkose[2].

Unter den acylierten Salicylsäuren erwies sich die Diäthylacetyl-salicylsäure als besonders schwer spaltbar[3]. Sie liefert daher auch beständigere Salze als die Acetylsalicylsäure.

Analgetische Eigenschaften besitzt ferner der 2-Acetoxybenzylester der Acetylsalicylsäure[4]. Auch α-Brompropionyl-, α-Brom-n-butyryl- und α-Brom-iso-valeryl-salicylsäure und ihre Ester wurden zur Verstärkung der sedativen Wirkung hergestellt[5], doch war diese nur bei letztgenannter Verbindung bemerkbar. Aus Chloracetylsalicylsäure erhielten H. P. KAUFMANN und M. THOMAS[6] das salzsaure Salz der *Glycyl-salicylsäure*, $NH_2 \cdot CH_2 \cdot CO \cdot O \cdot C_6H_4 \cdot COOH \cdot HCl$, das gut wasserlöslich ist, aber ähnlich wie die *Hippuryl-salicylsäure* und die Ester beider Säuren leicht zersetzlich ist.

p-Phenetidin und Salicylsäuremethylester reagieren unter Bildung von Methylalkohol und Salicylsäurephenetidid (H. P. KAUFMANN):

$$\underset{NH_2}{\underset{|}{\bigcirc}}{-}O \cdot C_2H_5 \ + \ \underset{COO \cdot CH_3}{\underset{|}{\bigcirc}}{-}OH \ \rightarrow \ \underset{NH \cdot CO-\bigcirc}{\underset{|}{\bigcirc}}{-}\overset{O \cdot C_2H_5}{} \ OH \ + \ CH_3OH$$

Eine gute Möglichkeit, Salicylsäureester mit anderen arzneilich wertvollen Komponenten zu leicht spaltbaren Derivaten zu vereinigen, bietet der Chlor-

---

[1] KAUFMANN, H. P. u. a.: Angew. Chem. **40**, 69 (1927).
[2] KAUFMANN, H. P.: Angew. Chem. **40**, 69 (1927). — [3] DRP 623533.
[4] AP. 2474005.
[5] KAUFMANN, H. P., u. E. ENGELSING: Arch. Pharmaz. Ber. dtsch. pharmaz. Ges. **265**, 232 (1927).
[6] KAUFMANN, H. P., u. M. THOMAS: Arch. Pharmaz. Ber. dtsch. pharmaz. Ges. **262**, 117 (1924).

kohlensäureester des Salicylsäureäthylesters, z. B.:

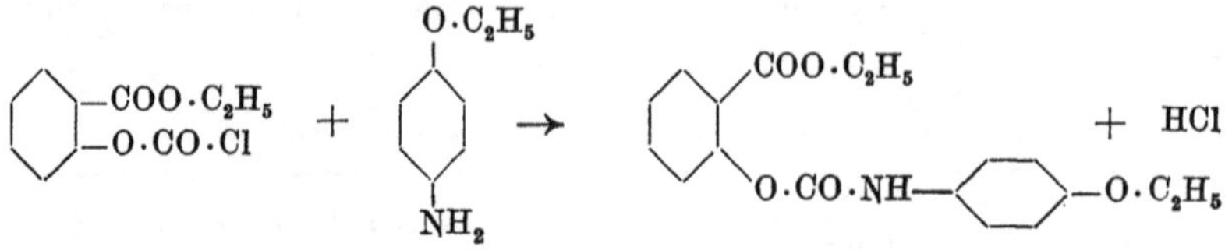

$$\underset{}{\bigcirc}\!\!\begin{array}{l}-COO\cdot C_2H_5\\ -O\cdot CO\cdot Cl\end{array} \;+\; \underset{NH_2}{\underset{|}{\bigcirc}}\!\!-O\cdot C_2H_5 \;\longrightarrow\; \underset{}{\bigcirc}\!\!\begin{array}{l}COO\cdot C_2H_5\\ O\cdot CO\cdot NH-\bigcirc\!-O\cdot C_2H_5\end{array} \;+\; HCl$$

Daneben kann sich unter Alkohol-Abspaltung mit einem zweiten Mol Phenetidin auch ein Di-phenetidid der Formel

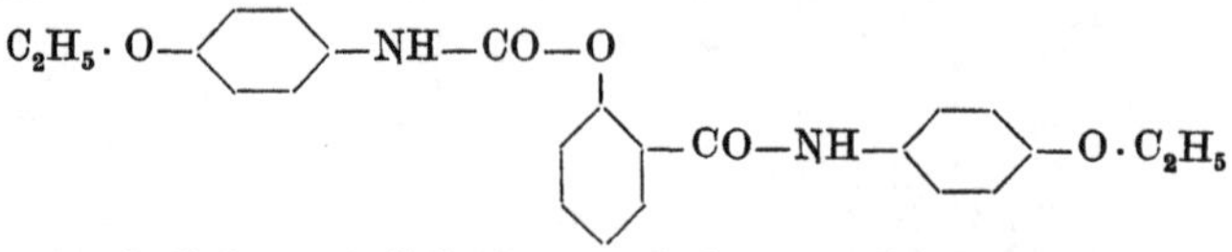

$$C_2H_5\cdot O-\!\!\bigcirc\!\!-NH-CO-O \atop \underset{}{\bigcirc}\!\!-CO-NH-\!\!\bigcirc\!\!-O\cdot C_2H_5$$

bilden. Lactophenin liefert mit Salicylsäureäthylester-carbonsäurechlorid bei Gegenwart von Pyridin einen Stoff der Formel[1]:

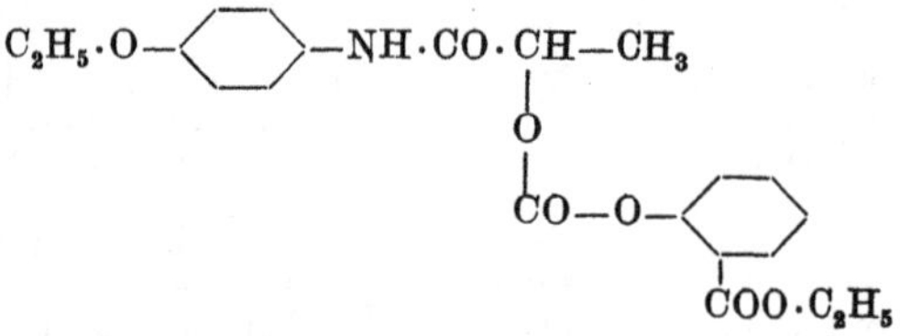

$$C_2H_5\cdot O-\!\!\bigcirc\!\!-NH\cdot CO\cdot CH-CH_3 \atop \overset{|}{O} \atop \overset{|}{CO-O-\!\!\bigcirc} \atop \overset{|}{COO\cdot C_2H_5}$$

Zwei Moleküle Salicylsäure sind in der Salicoylsalicylsäure, dem *Diplosal*, vereinigt:

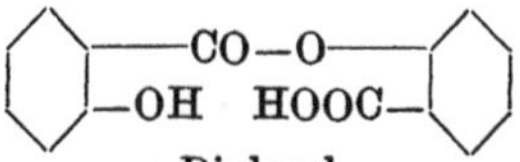

$$\underset{}{\bigcirc}\!\!\begin{array}{l}-CO-O-\\ -OH\end{array}\quad\begin{array}{l}\\ HOOC-\end{array}\!\!\bigcirc$$
Diplosal

Diplosal hatte aber, wie auch die entsprechenden Diester, nicht die erhoffte physiologische Wirkung[2]. Man versuchte auch, zwei Moleküle Salicylsäure an Bernsteinsäure zu binden[3]. Das entstandene Produkt erhielt den Namen *Diaspirin*, da man der Verbindung die Konstitution

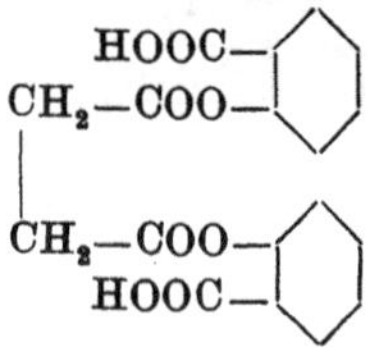

$$\begin{array}{l}HOOC-\!\!\bigcirc\\ CH_2-COO-\!\!\bigcirc\\ |\\ CH_2-COO-\!\!\bigcirc\\ HOOC-\!\!\bigcirc\end{array}$$

zuschrieb. H. P. KAUFMANN und Mitarbeiter fanden aber, daß es sich hier um den Salicylsäure-succinyliden-ätherester folgender Struktur handelt[4]:

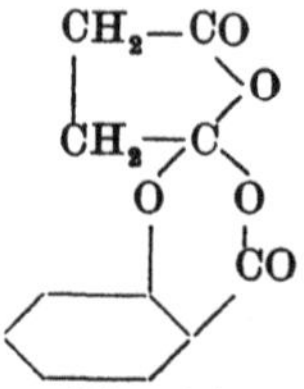

$$\begin{array}{c}CH_2-CO\\ |\diagdown O\\ CH_2-C\diagup\\ OO\\ \diagdown CO\\ \bigcirc\end{array}$$
Diaspirin

---

[1] KAUFMANN, H. P., u. K. KÜCHLER: unveröffentlichte Versuche.
[2] SCHROETER, G.: Ber. dtsch. chem. Ges. **52**, 2233 (1919). — [3] DRP 196634.
[4] KAUFMANN, H. P.: Arch. Pharmaz. Ber. dtsch. pharmaz. Ges. **88**, 120 (1923).

Da die Verbindung vom Organismus nur langsam gespalten wird, könnte man damit eine langanhaltende und gleichmäßige Salicylsäure-Wirkung im Körper hervorrufen. Noch schwerer spaltbar ist der Salicylsäure-phthalidyliden-ätherester [1]:

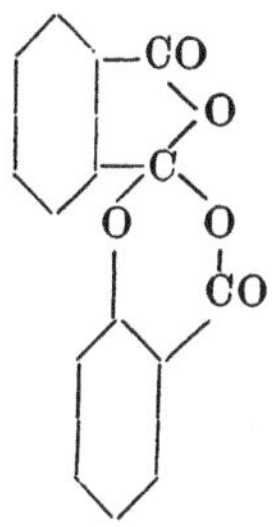

Während die Salicylsäure und ihre kernsubstituierten Derivate mit 1,2-Dicarbonsäurechloriden unter Bildung von Ätherestern reagieren, verläuft die Reaktion mit Estern der Salicylsäure [2] normal unter Bildung von Disalicylsäureestern, wie z. B. des Phthalylesters vom Typus:

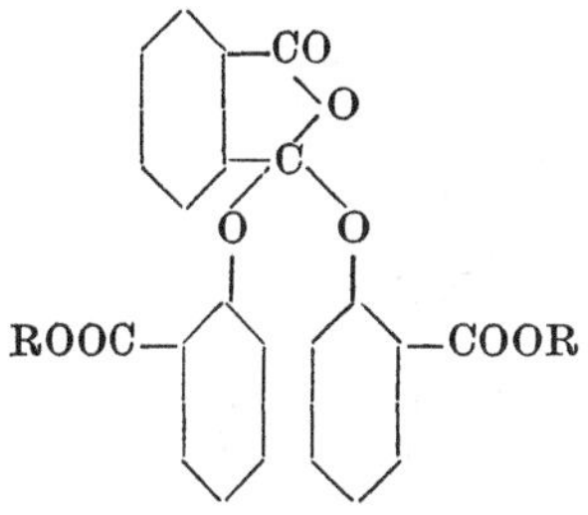

Die Ätherester entstehen auch mit substituierten Salicylsäuren, so z. B. bei Verwendung von 5-Nitro-salicylsäure. Die entstehenden Verbindungen sind Ausgangsstoffe für zahlreiche Synthesen, z. B.:

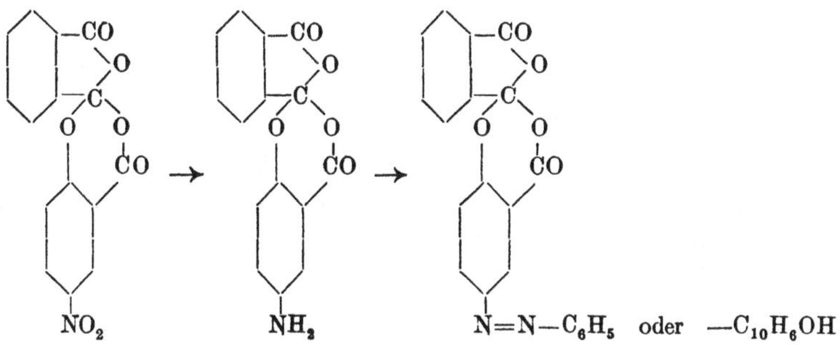

Daß auch die Art der 1,2-Dicarbonsäuren bzw. der o-Dicarbonsäuren bei der Bildung der Ätherester keine Rolle spielt, zeigen die von H. P. KAUFMANN und H. VOSS durch-

---

[1] KAUFMANN, H. P.: Arch. Pharmaz. Ber. dtsch. pharmaz. Ges. **33**, 129 (1923).
[2] KAUFMANN, H. P.: Ber. dtsch. chem. Ges. **56**, 2508 (1923).

geführten, durch folgende Formeln verallgemeinerten Versuche[1]:

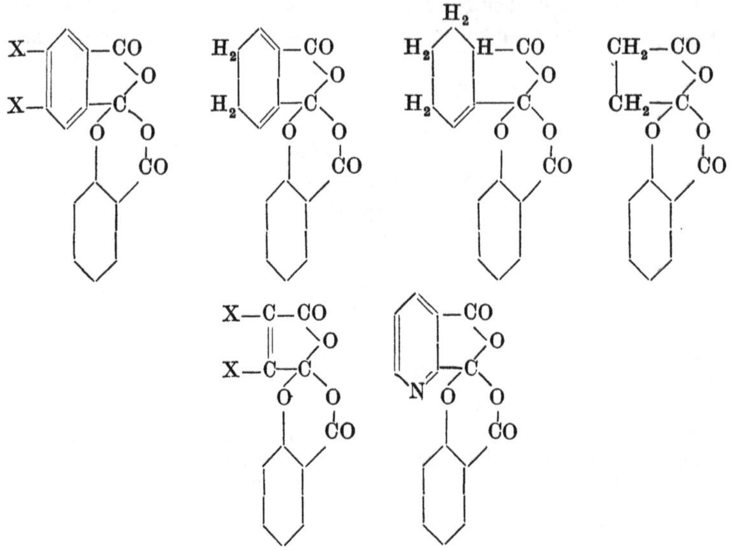

[Strukturformeln: verschiedene Phthalidenätherester und Pyridin-Derivat]

Die beschriebene Ringbildung wird auch bei aliphatischen β-Oxysäuren beobachtet. So entsteht aus Phthalylchlorid und β-Oxybuttersäure der β-Oxybuttersäure-phthalidenätherester. Die Bildung von Ätherestern kann daher zur Konstitutionsaufklärung unbekannter Oxysäuren bzw. α,β-Dicarbonsäuren herangezogen werden. In gleicher Weise reagieren auch o-Thio- und o-Amino-säuren, z. B. führt die Umsetzung der Anthranilsäure mit Phthalylchlorid zum Anthranilsäure-phthaliden-iminoätherester[2].

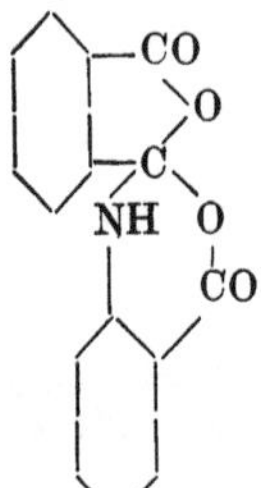

Unter den übrigen Derivaten der Acetylsalicylsäure zeichnet sich nach F. SCHÖNHÖFER[3] die p-Methoxy-acetyl-salicylsäure durch ausgezeichnete Verträglichkeit und gute antipyretische Wirkung aus. Unterschiedliche Auffassungen über die Wirkung und Verträglichkeit sind die Folge ungenügender Reinheit, da sich bei der Acetylierung der p-Methoxy-salicylsäure leicht das schlecht abzutrennende p-Methoxyhalbsalicylid bildet:

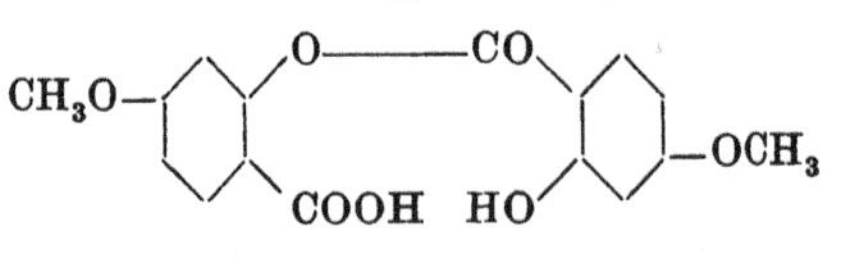

[Strukturformel: p-Methoxyhalbsalicylid]

Substitutionen an der Carboxyl-Gruppe.

Bei rheumatischen Schmerzen wird der Salicylsäuremethylester, der Hauptbestandteil des aus der nordamerikanischen Ericacee *Gaultheria procumbens* gewonnenen ätherischen Öles, angewandt.

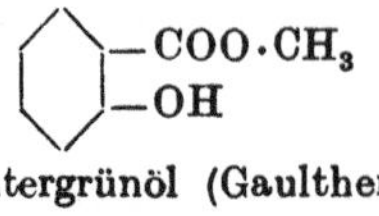

[Strukturformel: Salicylsäuremethylester]

Wintergrünöl (Gaultheriaöl)

---

[1] KAUFMANN, H. P., u. H. VOSS: Ber. dtsch. chem. Ges. **58**, 1556 (1925); vgl. Arch. Pharmaz. Ber. dtsch. pharmaz. Ges. **262**, 117 (1924).
[2] KAUFMANN, H. P., A. SEHER u. P. HAGEDORN: (unveröffentlicht).
[3] SCHÖNHÖFER, F.: Chem. Ber. **84**, 13 (1951).

Sein intensiver Geruch stört. Fast geruchlos dagegen ist der Salicylsäure-phenylester, das *Salol*.

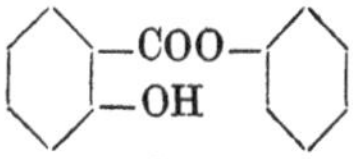

Es wurde 1886 von NENCKI eingeführt und war der erste Repräsentant des später in der Arzneimittelsynthese viel benutzten Prinzips, zwei Heilmittel dadurch unerwünschter Nebenwirkungen zu entkleiden, daß man sie in einer Verbindung vereinigt, die sich im Organismus wieder spaltet und damit die Komponenten zu einer u. U. protrahierten Wirkung bringt („Salol-Prinzip"). Bei dem Salol führt diese „Kombinations-Synthese" zu einem Stoff, der den Magen unverändert passiert und erst im alkalischen Darmsaft seine Wirkung durch Aufspaltung in Phenol und Salicylsäure entfaltet.

Die Darstellung von Salol erfolgt durch Zusammenschmelzen von Salicylsäure und Phenol in Gegenwart von Phosphoroxychlorid, Phosgen usw.[1].

Mesotan war der Salicylsäure-methoxymethylester, der durch Behandlung von Chlormethylsalicylsäure mit Methylalkohol erhalten wurde[2]. Ferner erhält man solche Verbindungen durch Einwirkung von sauren Salzen auf Halogen-Methylalkyläther[3].

Der Salicylsäure-bornylester ist im *Salit* enthalten.

Salicylsäure-monoglykolester ist das *Spirosal*. Es ist flüssig und geruchlos

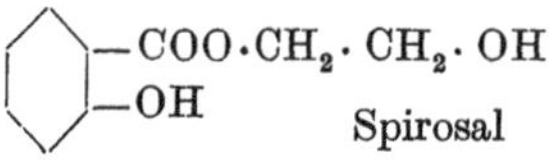

und wird bei Rheumatismus als Einreibungsmittel benützt.

Die Darstellung erfolgt durch Umsatz von Äthylenglykol mit Salicylsäure in Gegenwart von Schwefelsäure, von Äthylen-chlorhydrin mit Natriumsalicylat[4] oder von Äthylenoxyd mit Salicylsäure. Läßt man auf Natriumsalicylat Äthylenchlorid oder -bromid einwirken, so entsteht bei Anwesenheit von Wasser ebenfalls Glykolmonosalicylsäureester[5].

Im Gegensatz zum Glykol-monosalicylsäureester ist der Diester unbeständig und zerfällt schon in wäßrigem Medium bei 20°. Nach Verabreichung von Glykoldisalicylsäureester wird im Harn reine Salicylsäure ausgeschieden. Trisalicylsäureglycerinester, *Trisalicylin*, wird durch Einleiten von Chlorwasserstoff in ein Gemenge von Salicylsäure und Glycerin gewonnen, wobei sich zunächst das Dichlorhydrin des Salicylsäure-glycerinesters bildet, das mit Natriumsalicylat in der Wärme das Triglycerid liefert:

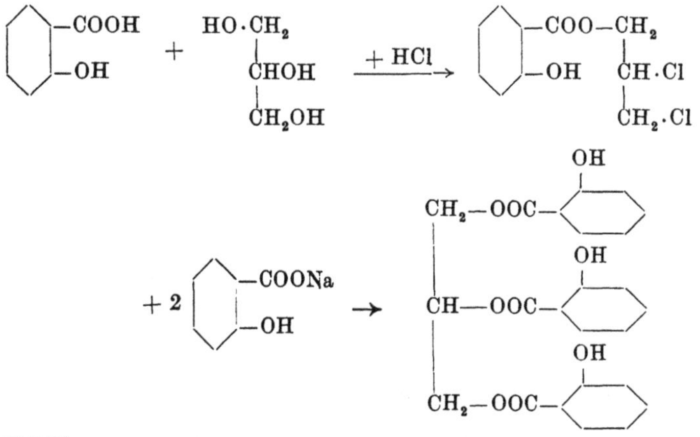

---

[1] DRP 43173. — [2] DRP 113512.
[3] DRP 137585. — [4] DRPP 164128, 173776. — [5] DRP 280466.

In der Absicht, Salicylsäure mit einer analgetisch wirksamen Substanz zu kombinieren, wurde der N-Acetyl-p-aminophenyl-salicylsäureester hergestellt (*Salophen*). Man erhält ihn durch Reduktion von Salicylsäure-p-nitrophenylester in alkoholischer Lösung mit Zinn und Salzsäure. Die Amino-Verbindung kann dann mit Essigsäureanhydrid acetyliert werden.

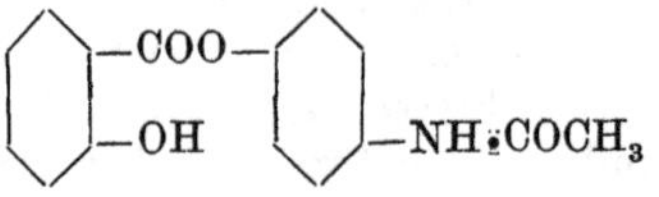

$$\text{Salophen: } C_6H_4(OH)\text{–COO–}C_6H_4\text{–NH·COCH}_3$$

Salophen

Auch durch direkte Veresterung von Acetyl-p-aminophenol mit Salicylsäure bei Gegenwart von Phosphoroxychlorid oder Phosphortrichlorid gelangt man zur gleichen Verbindung [1].

Neben den Estern der Salicylsäure erwies sich auch das *Salicylamid* als gutes Therapeuticum. Es zeichnet sich durch starke analgetische und sedative Wirkung aus und besitzt ferner gewisse spasmolytische Eigenschaften [2]. Salicylamid wurde schon früher als Ausgangsmaterial für die Synthese von Salicylsäure-Verbindungen mit verstärkter analgetischer Wirkung herangezogen [3]. N-[α-Brom-isovalerianyl]-salicylamid $NH_2CO \cdot C_6H_4 \cdot O \cdot CO \cdot CHBr \cdot CH(CH_3)_2$ zeigte diesen Erfolg in beträchtlichem Ausmaß, desgleichen das O-Acetyl-N-(α-bromisovalerianyl)-salicylamid $(CH_3)_2CH \cdot CHBr \cdot CO \cdot NH \cdot CO \cdot C_6H_4 \cdot O \cdot COCH_3$. Auch der Äthyläther des Salicylamids besitzt vorwiegend analgetische Wirkung [4].

Der Verschluß der Amidogruppe geht bei den acylierten Salicylamiden unter *Oxazinon*-Bildung leicht vonstatten [2], z. B.:

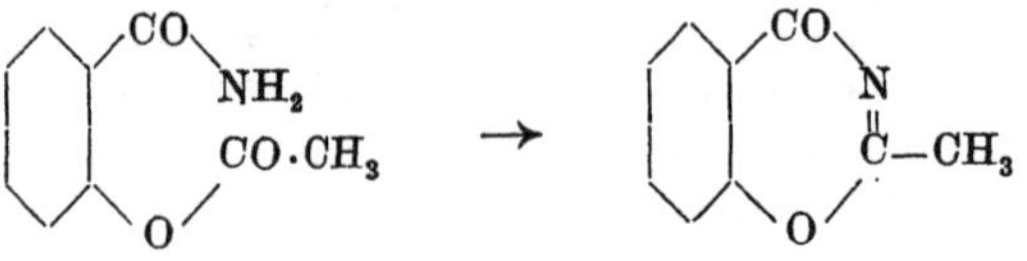

$$\text{Acetyl-Salicylamid} \longrightarrow \text{Oxazinon}$$

Diäthylmalonylchlorid und Acetyl-Salicylamid liefern das N-Diäthylmalonyl-bis-[O-acetyl-salicylamid]. Das Salicylamid läßt sich auch mit Aldehyden umsetzen. Chloral liefert neben polymeren Produkten das Chloralsalicylamid, daß mit wasserentziehenden Mitteln unter Ringschluß das 2-Trichlormethyl-5,6-benzo-metoxazin-4-on liefert [5]:

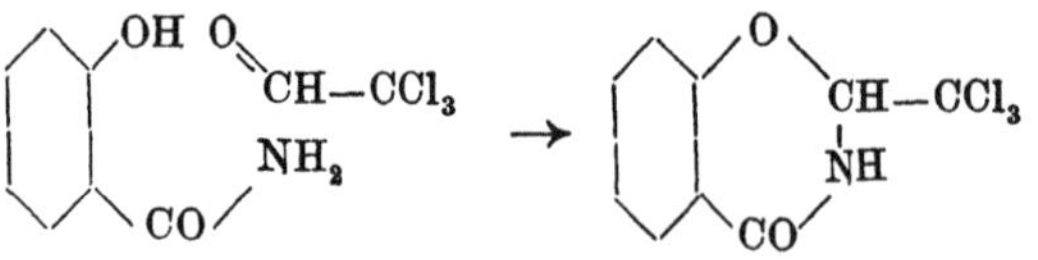

$$\text{Chloralsalicylamid} \longrightarrow \text{2-Trichlormethyl-5,6-benzo-metoxazin-4-on}$$

Den gleichen Ringschluß beobachteten J. MONCKA und C. RÖGL bei der Kondensation von Salicylamid und aliphatischen Aldehyden mit verzweigter Kohlenstoffkette [6] (Isobutyraldehyd, Isovaleraldehyd).

Während Salicylamid und Phosgen bei Abwesenheit säurebindender Mittel nur schwer das *Salicylureid* liefern, entsteht diese Verbindung leicht aus Salicylsäurechlorid und Harnstoff in ätherischer Lösung. Auch Anisoylchlorid und o-Methoxy-benzoesäurechlorid setzen sich leicht mit Harnstoff zu den entsprechenden Salicylureiden um (H. P. KAUFMANN) [7].

---

[1] DRPP 62533 u. 69289.
[2] HOFMANN, H., u. M. NEUBAUER: Dtsch. Gesundheitswesen **5**, 777 (1950).
[3] KAUFMANN, H. P., W. DÄHNERT u. G. PANDIT: Arch. Pharmaz. Ber. dtsch. pharmaz. Ges. **265**, 233 (1927).
[4] Schwed. P. 127563. — [5] DÄHNERT, W.: Diss. Jena 1925.
[6] MONCKA, J., u. C. RÖGL: Ber. dtsch. chem. Ges. **59**, 756 (1926).
[7] KAUFMANN, H. P.: Zit. S. 76.

Antiarthritica.

Atophan.

Die 2-Phenyl-chinolin-4-carbonsäure hat auch antipyretische und analgetische Wirkungen, sie verdankt jedoch die Verwendung in der Therapie ihrer Wirkung als Gichtmittel. NICOLAIER und DOHRN entdeckten 1908 die harnsäureausscheidende Wirkung dieser Verbindung und führten sie unter dem Namen *Atophan* in die Therapie ein.

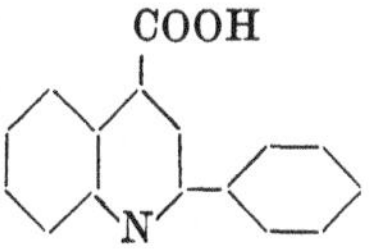

Unter Gicht (*Arthritis urica*) versteht man eine teils in akuten Anfällen, teils chronisch verlaufende Erkrankung, die sich durch Abscheidung von harnsauren Salzen, besonders in den Gelenken und deren Umgebung, charakterisiert. SMYTH fand, daß Gicht bei solchen Personen auftritt, die einen erblichen, erhöhten Harnsäurespiegel im Plasma haben. Gichtkranke scheiden ferner geringe Mengen 17-Keto-steroide aus. Eine auf dieser Beobachtung fußende Behandlung mit *ATCH* (s. S. 498) bewirkt Besserung des Zustandes während der Behandlungsdauer. Nach Absetzen des Mittels tritt jedoch Verschlimmerung ein, die durch eine Kombinationstherapie mit Colchicin vermieden werden kann[1].

In Fällen von akuter Arthritis urica zeigt Atophan in Gaben von 2—4 g täglich gute Wirkung. Jedoch können durch Überdosierung Schädigungen auftreten. Der Mechanismus der Atophan-Wirkung ist noch ungeklärt, denn die Beeinflussung der chronischen Gicht durch Atophan ist nur gering, obwohl eine Vermehrung der Harnsäure-Ausscheidung bis zum Doppelten der normalen Menge auftritt.

Zur Darstellung des Atophans werden nach DOEBNER und GIESECKE Brenztraubensäure, Benzaldehyd und Anilin durch mehrstündiges Kochen in absolutem Alkohol kondensiert. Bei dieser Reaktion erhält man 50% Tetrahydroatophan als Nebenprodukt, da der überschüssige Wasserstoff nicht abgefangen wird:

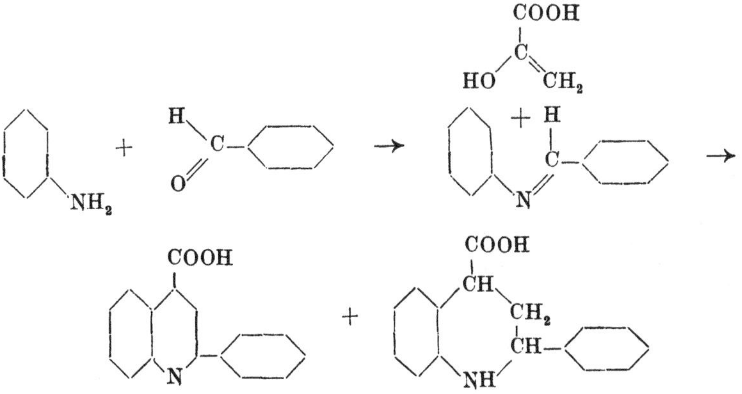

In gleicher Weise kann auch die aus Anilin und Benzaldehyd gewonnene SCHIFFsche Base mit Brenztraubensäure kondensiert werden. Verwendet man die Base im Überschuß (1,75 Mol), so kann man die Ausbeute auf 80% erhöhen[2].

Nach dem DRP 520922 läßt sich die Umsetzung mit dem Salz der Brenztraubensäure vornehmen. Man erhält das Salz des Atophans, das in die freie Säure überführt wird.

---

[1] SMYTH, CH. J.: Praktitioner **166**, 62 (1951); C. **1951**. I. 3068.
[2] AP. 1676862.

Bessere Ausbeuten gibt die Synthese des Atophans aus Isatin nach PFITZINGER.

Hiernach werden Isatin und Acetophenon in Gegenwart von wäßrigem Alkali zur Kondensation gebracht[1]. Durch die Kalilauge wird das Isatin unter Ringaufspaltung zur Isatinsäure hydrolysiert. Diese wird mit dem anwesenden Acetophenon sofort zur Phenyl-chinolincarbonsäure kondensiert, die als Kaliumsalz anfällt:

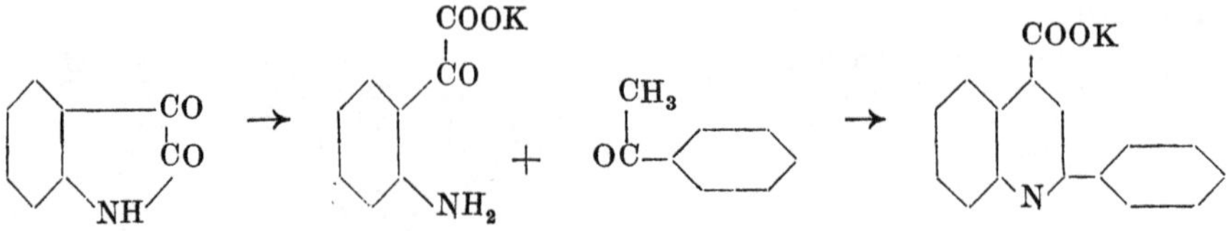

Die Kondensation läßt sich auch bei Gegenwart von überschüssigem wäßrigen Ammoniak durchführen. Hierbei erhält man das Ammoniumsalz der 2-Phenylchinolin-4-carbonsäure, das anschließend mit Schwefelsäure behandelt wird[2].

LINDWALL verwendete als Kondensationsmittel organische Basen. Die Bildung des Atophans erfolgt hier über die Zwischenstufe einer Anlagerungsverbindung:

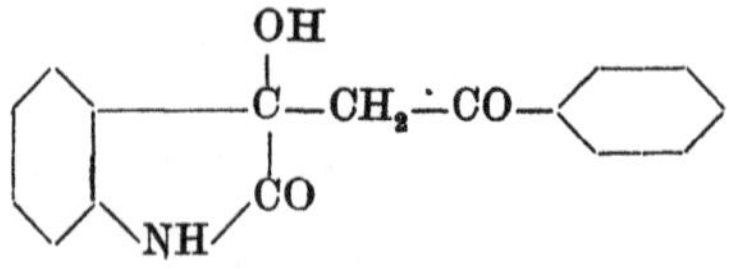

Diese spaltet leicht Wasser ab, wobei das trans-Isomere des Benzoyl-methin-isatins entsteht,

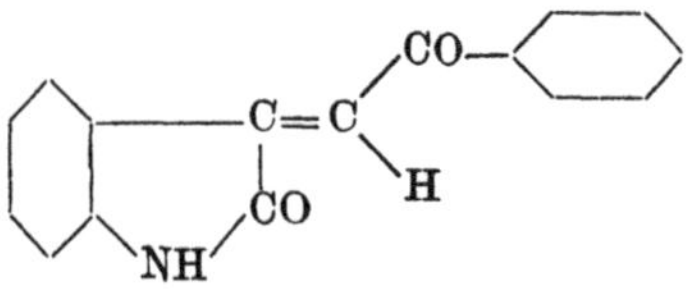

das unter dem Einfluß von UV-Strahlen in die cis-Form umgelagert wird. Beim Erwärmen mit verd. KOH entsteht daraus unter Umlagerung und Ringerweiterung die 2-Phenylchinolin-4-carbonsäure[3].

Nach dem EP. 283822 wird Isatin-natriumbisulfit in heißer Natronlauge mit Acetophenon umgesetzt. Hierbei wird die Bildung von Nebenprodukten vermieden. Statt des Isatin-bisulfits läßt sich auch eine wäßrige Lösung von Isatin und Natriumbisulfit verwenden.

Die Reinigung des Atophans wird nach dem AP. 1945270 mit Natriumhypochlorit durchgeführt, nach dem AP. 2018354 über das Ammoniumsalz, das man mit Aktivkohle reinigt.

Derivate des Atophans besitzen ebenfalls gute therapeutische Wirkung.

In den APP. 1638832 bis 1638834 werden Metallsalze der 2-Phenyl-chinolin-4-carbonsäure beschrieben, die man durch Behandeln der freien Säure mit Carbonaten der betreffenden Metalle erhält. So werden die Lithium-, Natrium- und Eisensalze beschrieben, ebenso das Quecksilbersalz des Atophans. Aluminiumsalze, die geschmacklos sind, werden durch das Ung. P. 105723 geschützt.

---

[1] DRP 287304; PFITZINGER, W.: J. prakt. Chem. 38, 582 (1888). — [2] DRP 290703.
[3] LINDWALL, H., u. J. S. MACLENNAN: J. Amer. chem. Soc. 54, 4739 (1932); K. MADHUSUDANAN PANDALAI: Proc. Acad. Sci. Unit. Prov. Agra and Oudh, India 4, 77 (1934); C. 1935. I. 3421.

Atophan.

Unter dem Namen *Iriphan* wurde das Strontiumsalz des Atophans empfohlen.
Die Säureamide des Atophans wurden mehrfach untersucht. So erhält man das Piperazid und das Lysidinamid der 2-Phenyl-cinchoninsäure durch Umsetzung des Säurechlorids mit Piperazin oder Lysidin in Gegenwart von Salzsäure entziehenden Mitteln[1].
Auch zahlreiche andere Amide wurden beschrieben, so das N-Diäthyl-äthylendiamid, das man aus der freien Säure und dem Diamin im Autoklaven oder aus dem Säurechlorid und dem Diamin erhalten kann[2].
Die Umsetzung mit Äthylendiamin ist in dem Ung. P. 101589, mit Mono- und Diäthanolamin in dem DRP 586335[3] geschützt. Nach dem DRP 541257[4] erhält man durch Einwirkung von Amino-ameisensäure-isobutylester auf 2-Phenyl-chinolin-4-carbonsäure bei Gegenwart von Thionylchlorid in einem einzigen Arbeitsgang das Isobutyl-urethan.

Unter dem Namen *Fantan* wurde das 2-Phenyl-cinchonoyl-(4)-äthyl-urethan in den Handel gebracht.

$$CO \cdot NH \cdot CO \cdot OC_2H_5$$

Fantan

Nach dem AP. 2206020[5] erhält man durch Umsetzung von 2-Phenyl-chinolin-4-carbonsäure mit Monoäthanolamin und Einengen der Lösung unter Zugabe von Aminoessigsäure eine Verbindung nachstehender Konstitution:

$$CO \cdot NH \cdot CH_2 \cdot CH_2 \cdot OOC \cdot CH_2 \cdot NH_2$$

Das Chinin-Salz der 2-Phenyl-chinolin-4-carbonsäure ist geschmacklos. Im Ung. P. 95344 werden allgemein Chinin-Verbindungen der Chinolincarbonsäuren geschützt. Kondensationsprodukte von Atophan und Pyrazolon-Verbindungen erhält man durch Erhitzen der Komponenten auf etwa 110°[6]. Nach dem AP. 2091571 wird Pyramidon mit Piperazin- oder Guanidin-Salzen der 2-Phenyl-chinolin-4-carbonsäure umgesetzt. Hierbei entstehen Produkte, die auf ein Mol der Säure mehrere Mole Pyramidon enthalten. Die Additionsprodukte sind in Alkohol und Wasser leicht löslich.

Von den Estern des Atophans wurden mehrere zur therapeutischen Anwendung empfohlen. Während die Arylester weitgehend geschmacklos sind, sind die Methyl- und Äthylester der 2-Phenyl-chinolin-4-carbonsäure bitter. Sie werden aus dem Säurechlorid in üblicher Weise erhalten[7]. Der Äthylester wurde unter dem Namen *Acitrin* empfohlen, erlangte aber keine Bedeutung. Dagegen wird der Methylester als *Novatophan* verwendet.

$$COO \cdot CH_3$$

Novatophan

Geschmacklose Ester sind nach dem EP. 325985 auch der Isopropyl-, der n-Butyl-, Isobutyl- und der n-Propyl-ester, die man durch Veresterung bei Gegenwart überschüssiger Schwefelsäure erhält.

Gewisse Bedeutung hat der Allylester unter dem Namen *Atachinol* erlangt. Nach Angaben von K. W. ROSENMUND[8] kann er nicht nur per os, sondern auch subkutan und perkutan verabreicht werden. Er wirkt stark auf die Harnsäure-Ausscheidung und ebenso stark antipyretisch und narkotisch.

$$COO \cdot CH_2 \cdot CH=CH_2$$

Atachinol

---

[1] Pol. P. 8718. — [2] Schwz. PP. 137337, 137338, vgl. EP. 310074.
[3] Zus. zu DRP 582320, s. ferner Tschech. P. 47687, Ung. P. 107982, DRP 541147.
[4] Zus. zu DRP 532114.
[5] Siehe EP. 433040, Schwz. P. 177409. — [6] FP. 697181. — [7] DRP 244788.
[8] ROSENMUND, K. W.: Ber. dtsch. chem. Ges. **54**, 2893 (1921).

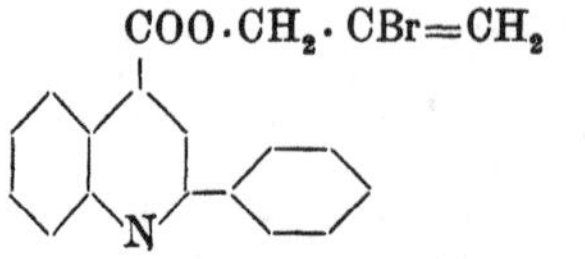

Durch Umsetzung von 2-phenyl-chinolin-4-carbonsaurem Natrium mit 2,3-Dibrompropen erhält man den 2-Phenylchinolin-4-carbonsäure-2′-bromallyl-ester. Er wirkt stark antipyretisch und analgetisch[1].

Ferner wurden Glycerinester und Halogenalkylester des Atophans beschrieben[2]. Die freien Hydroxyl-Gruppen des Glycerins können weiter verestert werden[3].

Für die Wirksamkeit des Atophans ist die 2-Stellung der Phenyl-Gruppe nötig. Substitutionen am Phenylkern haben je nach Stellung und Art des Substituenten verschiedene Wirkung. Die 2-(4′-Tolyl- und die 2(4′-Äthenyl-phenyl)-chinolin-4-carbonsäure wirken stärker als Atophan.

Die Einführung von Hydroxyl-Gruppen variiert die Wirkung. Nach LUZZATTO und CIUSA[4] sinkt mit Einführung einer Hydroxyl-Gruppe die therapeutische Wirksamkeit. Nach dem DRP 282233 entfalten die 2-(2′-, 3′- oder 4′-Oxy-phenyl)-chinolin-4-carbonsäuren eine dem Atophan ähnliche Wirkung.

Eine Methoxy-Gruppe in 4′-Stellung und ebenso eine Dimethylamino-Gruppe in 4′-Stellung vernichten die Wirkung auf die Harnsäure-Ausscheidung.

Nach dem DRP 600294 sind Verbindungen, die in 4′-Stellung des Phenylkerns eine Oxyalkoxy-Gruppe tragen, therapeutisch wirksam. Sie sind weniger giftig als die entsprechenden Alkoxy-Verbindungen. So erhält man durch Kondensation von Isatin mit 4-Oxyäthoxy-acetophenon die 2-(4′-Oxyäthoxyphenyl)-chinolin-4-carbonsäure. Ferner sind auch die 2-(2′-Oxyäthoxyphenyl)-Verbindung und die 2-(2′-α-Glyceridophenyläthoxyphenyl)-Verbindung beschrieben[5].

Hexophan ist das Di-Natriumsalz der 2-(4′-Oxy-3′-carboxy-phenyl-)-chinolin-4-carbonsäure. Es wird durch Kondensation von Acetylsalicylsäure mit Isatin erhalten. Als Kondensationsmittel werden Alkali- oder Erdalkalicarbonate verwandt[6].

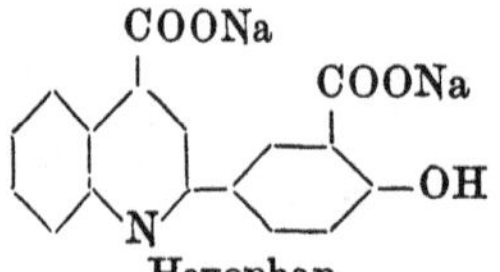

In gleicher Weise erhält man das Hexophan durch Kondensation von Anilin mit Brenztraubensäure und p-Oxy-m-carboxy-benzaldehyd[7].

Nach dem AP. 1810261 soll die 2-(4′-Oxy-3′-carboxy-phenyl-)-chinolin-4-carbonsäure aus Atophan und Natriumsalicylat in absolutem Methyl- oder Äthylalkohol bei 60—70° erhalten werden.

Im Schwed. P. 107623 und im Dän. P. 61434 werden Chinolincarbonsäuren beschrieben, die in 2- oder 3-Stellung Alkylen-Reste tragen. Man erhält beispielsweise aus Isatin und 2-Methyl-hepten-(2)-on-(6) die 2-(2′-Methyl-penten-(2′)-yl)-chinolin-4-carbonsäure und die 2-Methyl-3-(2′-methyl-buten-(2′)-yl)-chinolin-4-carbonsäure. Die Reaktionen verlaufen nach folgendem Schema:

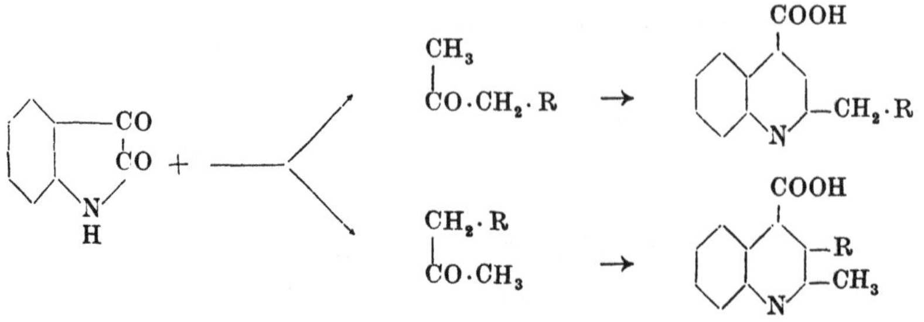

---

[1] AP. 1971393. — [2] EP. 433045. — [3] Tschech. P. 59144, Zus. zu Tschech. P. 55785.
[4] LUZZATTO, R., u. R. CIUSA: Arch. Farmacol. sperim. Sci. affini **16**, 6 (1913).
[5] Vgl. ferner AP. 2064297. — [6] DRP 303681, Zus. zu DRP 293467.
[7] DRP 293467.

Der Phenyl-Rest kann durch andere Ringsysteme ersetzt werden. Den Naphthyl-Derivaten wird im DRP. 284232 starke Wirkung auf die Harnsäure-Ausscheidung zugesprochen. Unwirksam sind die 2-Piperonyl-Verbindung und ihre Homologen[1].

M. HARTMANN und E. WYBERT[2] beschreiben den Austausch der Phenyl-Gruppe gegen einen Thiophen-Ring, wodurch sie eine Verstärkung der analgetischen Eigenschaften erzielten. Durch Kondensation der Chinolin-carbonsäure mit Tetralin wird eine Verbindung erhalten, die strychninartige Wirkung auf das Rückenmark ausübt, die 3,4-Benzo-1,2-dihydro-acridin-carbonsäure-(9).

In gleicher Weise steigern auch Derivate der hydrierten 2-Phenylchinolin-4-carbonsäure die Reflexerregbarkeit und sind daher zur Behandlung von Erkrankungen des Zentralnervensystems geeignet, die mit Herabsetzung der Erregbarkeit verbunden sind. Man erhält die Hydrierungsprodukte durch Reduktion in alkalischer Lösung.

Wird in den Chinolin-Kern des Atophans in 6-Stellung eine Amino- oder Methoxy-Gruppe eingeführt, so verschwindet die harnsäureausschwemmende Wirkung. Sie bleibt erhalten, wenn eine solche Gruppe in 8-Stellung steht.

Das 3-Oxy-atophan wirkt etwas schwächer auf die Harnsäure-Ausscheidung als Atophan, ähnlich das 3-Amino-atophan. Verätherung der 3-Oxy-Gruppe durch einen Phenyl-Rest hebt die Harnsäure-Wirkung auf. Die 6-Methyl-2-phenyl-chinolin-4-carbonsäure ist ziemlich wirksam und nur wenig bitter. Weitere Methyl-Derivate wurden von T. KAKU untersucht. Die Harnsäure-Ausscheidung ist bei dem 8-Methyl-atophan am stärksten und nimmt in der Reihe 7-Methyl-atophan, 6-Methyl-atophan und 6,8-Dimethyl-atophan ab. Die Methyl-Verbindungen der 2,4'-Anisyl-chinolin-4-carbonsäure sind in analoger Weise wirksam[3]. Nach dem DRP. 600294 sind Derivate mit einer Oxyäthoxy-Gruppe in 6- oder 8-Stellung weniger giftig als die entsprechenden Oxy-Verbindungen.

Nach Ansicht von BERLINGOZZI und G. DONATELLI ist der eigentliche Träger der Harnsäure-Wirkung die 2-Phenyl-pyridin-4-carbonsäure. Methylmercapto-Derivate des Chinolins sind auf Herz, Blutdruck und Uterus ohne Wirkung. Die 8-Methylmercapto-Verbindung erhöht die Harnsäureausscheidung um 21%, die 6-Methylmercapto-Verbindung um 33%. Das Atophan steigert unter den gleichen Bedingungen die Ausscheidung um 100%[4]. Schließlich soll nach BOGERT und anderen die 3-Phenyl-benzthiazin-8-carbonsäure die gleichen physiologischen Eigenschaften besitzen, wie das Atophan[5].

Dem Atophan kommt eine gewisse gallentreibende Wirkung zu. Nach Untersuchungen von TH. BRUGSCH und H. HORSTERS[6] besitzen auch die 2-(4'-Oxyphenyl)-cinchoninsäure, die 2-Piperonyl-cinchoninsäure und die 6-Methyl-2-phenyl-cinchoninsäure gallentreibende Wirkung.

Im DRP. 504167 werden Salze der 2-Phenyl-chinolin-4-carbonsäure mit heterocyclisch oder cyclisch substituierten aliphatischen Aminen, so z. B. mit Imidazoläthylamin oder 4-Oxyphenyl-äthylamin, beschrieben. Sie wirken auf die Gallenblase des Meerschweinchens kontrahierend, jedoch so, daß die Kontraktion ganz allmählich einsetzt.

Piperazin.

Auch durch Überführung der Harnsäure in lösliche Salze versuchte man die Gicht therapeutisch zu beeinflussen. So sind ihre Salze mit Lithium und gewissen organischen Basen, vor allem Piperazin, in Wasser leicht löslich.

Aber die klinischen Erfolge waren nur gering.

---

[1] DRP. 277438, Zus. zu DRP. 252643.
[2] HARTMANN, M., u. E. WYBERT: Helv. chim. Acta II. 60 (1919).
[3] KAKU, T.: J. pharmac. Soc. Japan 1927, 30; C. 1927. II. 1841.
[4] BRAND, K.: Arch. Pharmaz. Ber. dtsch. pharm. Ges. 272, 257 (1934).
[5] BOGERT, M. T.: J. Amer. chem. Soc. 47, 826 (1922).
[6] BRUGSCH, TH., u. H. HORSTERS: Z. exper. Med. 43, 716 (1924).

Piperazin gewinnt man nach A. W. HOFMANN durch Einwirkung von Ammoniak auf Äthylenbromid[1]. Die Reinigung erfolgt am bequemsten über das Dinitrosopiperazin, das man aus Piperazin mit salpetriger Säure erhält. Mit konz. Salzsäure läßt sich daraus das salzsaure Piperazin abtrennen. Die Darstellung kann auch durch Kondensation von Anilin und Äthylenbromid erfolgen. Das entstehende Diphenyl-piperazin geht bei Behandlung mit HNO_2 in das Dinitroso-diphenyl-piperazin über, das sich anschließend mit schwefliger Säure zerlegen läßt[2]:

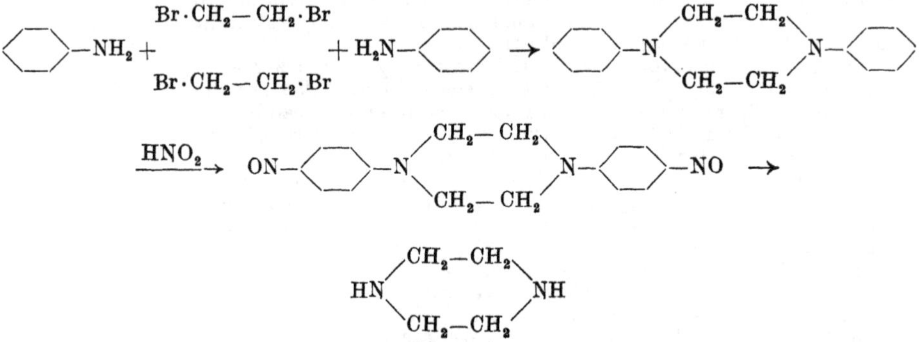

Ebenso wie das Piperazin haben sich auch andere organische Basen, beispielsweise das Dimethylpiperazin, das Dioxypiperazin, das Methylglyoxalidin und andere als Gichtmittel nicht behaupten können.

Opiumalkaloide und ihre Abwandlungsprodukte.

Opium und das daraus 1806 von SERTÜRNER isolierte Morphin sowie die übrigen Opiumalkaloide sind wichtige Arzneimittel. Die Ernte an Opium beträgt etwa 10 000 t pro Jahr. Hiervon werden jedoch nur ungefähr 500 t als Arzneimittel verwendet. China, Indien und die Türkei sind die Haupterzeugungsländer.

Struktur des Morphins.

GRIMAUX[3] gelang die Umwandlung des Morphins in Codein durch Methylierung. HOWARD[4] wies im Morphin-Molekül zwei OH-Gruppen nach, deren Methylierung über das Codein zum Thebain führte. E. VONGERICHTEN und SCHRÖTTER[5] gewannen aus Morphin durch Zinkstaub-Destillation Phenanthren. Durch erschöpfende Methylierung erhielt GRIMAUX[6] eine tertiäre Base, das α-Methylmorphimethin. Hieraus stellte L. KNORR durch Erhitzen mit Salzsäure oder Essigsäureanhydrid das Oxyäthyl-dimethylamin

$$HO-CH_2-CH_2-N(CH_3)_2$$

her[7]. Als saures Spaltstück isolierte VONGERICHTEN das Methylmorphol

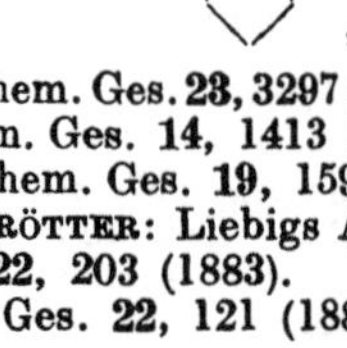

---

[1] HOFMANN, A. W.: Ber. dtsch. chem. Ges. **23**, 3297 (1890). — [2] DRP 60547, DRP 74628.
[3] GRIMAUX, E.: Ber. dtsch. chem. Ges. **14**, 1413 (1881).
[4] HOWARD, W. C.: Ber. dtsch. chem. Ges. **19**, 1599 (1886).
[5] VONGERICHTEN, E., u. H. SCHRÖTTER: Liebigs Ann. **210**, 396 (1881).
[6] GRIMAUX, E.: Liebigs Ann. **222**, 203 (1883).
[7] KNORR, L.: Ber. dtsch. chem. Ges. **22**, 121 (1889).

den Mono-methyläther des 3,4-Dioxy-phenanthrens[1]. Durch Behandlung des Methylmorphimethins mit Essigsäureanhydrid und anschließenden HOFMANNschen Abbau erhielt er als weiteres Stickstoff-freies Spaltprodukt das Morphenol[2], das durch Reduktion in Morphol, durch Ätzkalieinwirkung in 3,4,5-Trioxy-phenanthren übergeht[3].

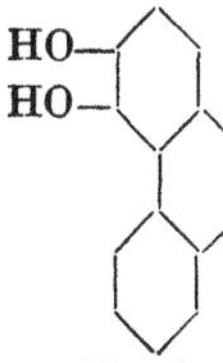

I Morphol
II Morphenol 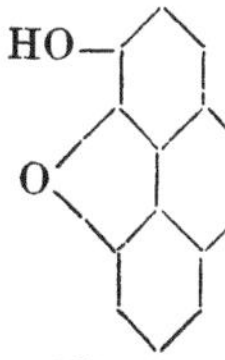
III Trioxy-phenantren 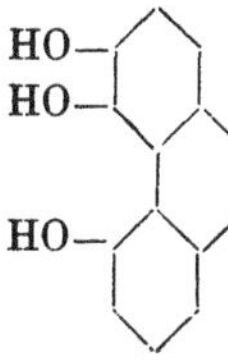

Auf Grund dieser Umsetzung wurde dem Morphenol die Formel II zugesprochen. KNORR spaltete mit Essigsäureanhydrid das Codeinon, das Keton des Codeins, auf[4]. Dabei erhielt er Oxyäthyl-methylamin und 4,6-Dioxy-3-methoxy-phenanthren. Hierdurch war er in der Lage, auch das dritte O-Atom in seiner Stellung innerhalb des Phenanthren-Skeletts genau zu bestimmen. In weiteren Arbeiten wurde die Verankerung der stickstoffhaltigen Äthyl-Gruppe

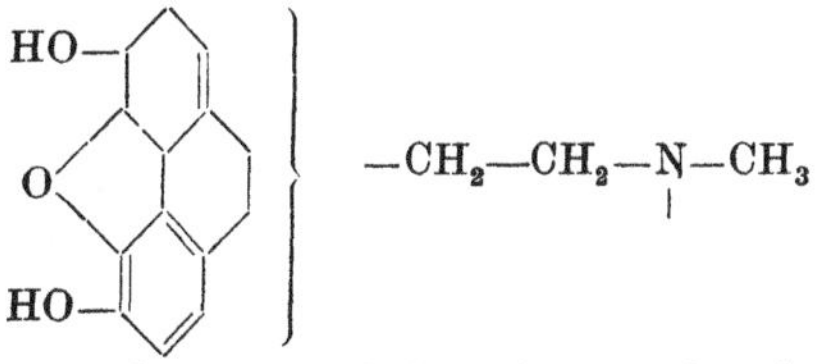

$-CH_2-CH_2-N-CH_3$

untersucht. PSCHORR hatte nachgewiesen, daß im Apomorphin der basische Rest in 8- und 9-Stellung verankert ist. KNORR und HÖRLEIN[5] konnten zeigen, daß auch beim Morphin die Verankerung in 9-Stellung erfolgt. Als zweite Verankerungsstelle nahm KNORR die 5-Stellung an[6].

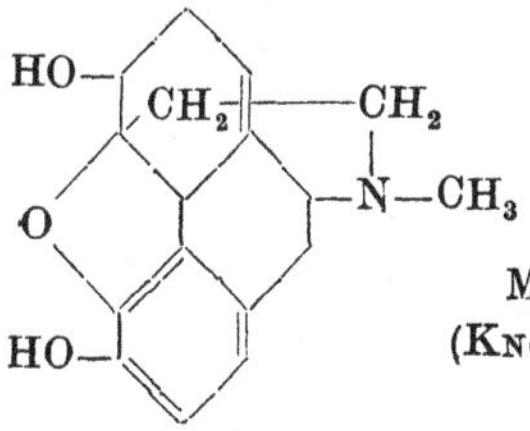

Morphin (KNORR 1907)

Die in der Folgezeit durchgeführten Versuche zur Konstitutionsermittlung des Morphins führten zu einer von der KNORRschen Formel abweichenden Struktur. ROBINSON (1926) stellte nachstehende Formel auf[7], welche die am Morphin gefundenen Reaktionen am besten veranschaulichte:

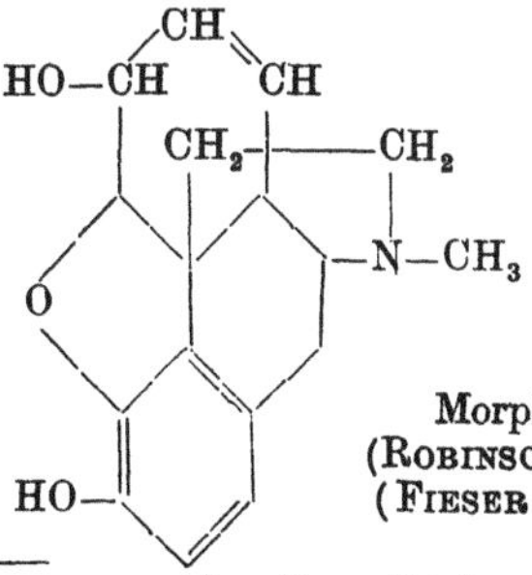

Morphin (ROBINSON 1925) (FIESER 1949)[8]

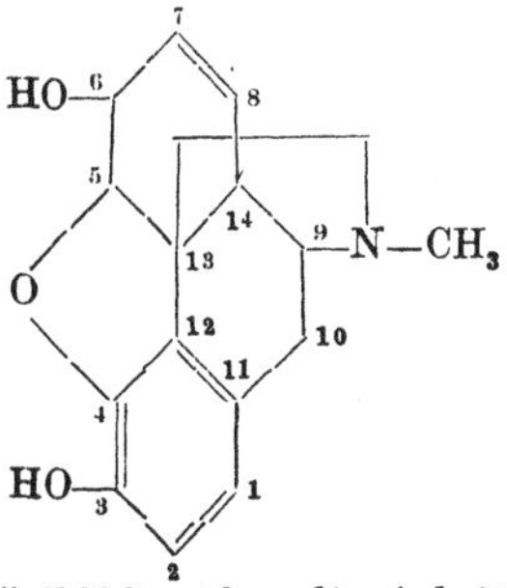

---

[1] VONGERICHTEN, E.: Ber. dtsch. chem. Ges. 29, 65 (1896); über die Arbeiten von E. VONGERICHTEN auf dem Morphin-Gebiet s. den Nachruf von H. P. KAUFMANN: Ber. dtsch. chem. Ges. 64, (A) 201 (1936).

[2] VONGERICHTEN, E.: Ber. dtsch. chem. Ges. 38, 1851 (1905); über die Arbeiten KNORRs auf dem Morphin-Gebiet vgl. den von P. DUDEN u. H. P. KAUFMANN geschriebenen Nachruf auf L. KNORR: Ber. dtsch. chem. Ges. 60, (A) 1 (1927).

[3] VONGERICHTEN, E.: Ber. dtsch. chem. Ges. 39, 1718 (1906).

[4] KNORR, L.: Ber. dtsch. chem. Ges. 36, 3076 (1903).

[5] KNORR, L., u. H. HÖRLEIN: Ber. dtsch. chem. Ges. 39, 3252 (1906).

[6] KNORR, L.: Ber. dtsch. chem. Ges. 40, 3341 (1907).

[7] ROBINSON, R.: J. chem. Soc. (London) 1926, 903; vgl. T. BOEHM: Apoth.-Ztg. 59, 861 (1933).

[8] Zur Konfiguration der sek. Alkohol-Gruppe vgl. L. F. FIESER u. M. FIESER: Natural Products related to Phenanthrene. Reinhold Publ. Corp. 1949, S. 25.

Der Beweis für die Richtigkeit dieser Formulierung konnte durch SCHÖPF erbracht werden[1]. Die Formel stellt das Morphin als ein Phenanthren-Derivat dar. Jedoch schon ROBINSON wies daraufhin, daß Morphin und seine Abwandlungsprodukte auch als Isochinolin-Derivate aufgefaßt werden können. Dies wird durch das von AWE aufgestellte Formelbild deutlich:

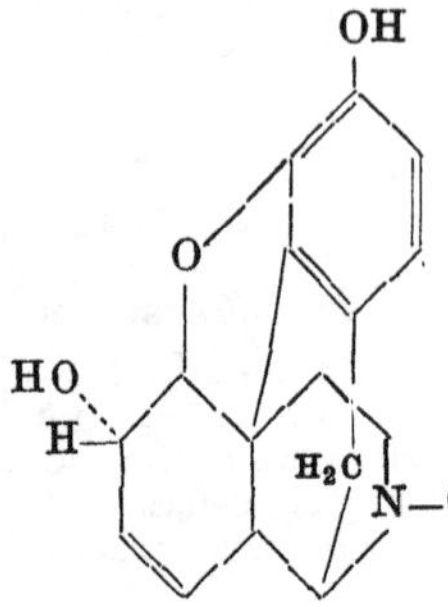

Morphin

(AWE 1932)   (SCHAUMANN 1940) [2]

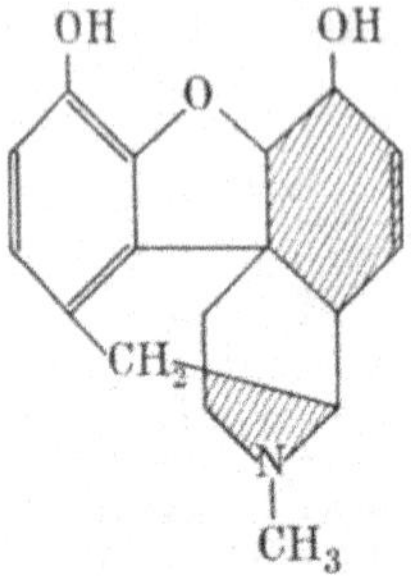

Die Entdeckung der morphinähnlichen Wirkung des 1-Methyl-4-phenyl-4-carbäthoxypiperidins (Dolantin, vgl. S. 100) veranlaßte SCHAUMANN [2], das Morphin als ein Derivat des 4-Phenylpiperidins aufzufassen und die Schreibweise der Morphinformel entsprechend zu modifizieren.

Ebenso wie beim Dekalin sind Verankerungen in *cis*- oder *trans*-Stellung möglich. Aus Abbauversuchen folgerte SCHÖPF, daß der Tetralin-Ring *cis*-Konfiguration besitzt. Notwendigerweise muß dann auch der durch die Äther-Brücke gebildete Furan-Ring in *cis*-Stellung stehen, während der Piperidin-Ring *trans*-Stellung haben muß. Somit wird durch die *cis*-Stellung des Tetralin-Ringes die *trans*-Stellung des Piperidin-Ringes und die *cis*-Stellung des Furan-Ringes notwendig[3].

Synthese des Morphins.

Das *Morphin* kommt im Opium mit Isochinolin-Alkaloiden gemeinsam vor. So ist das *Laudanosin* ein Benzyl-tetrahydro-isochinolin-Derivat mit 4 Methoxy-Gruppen:

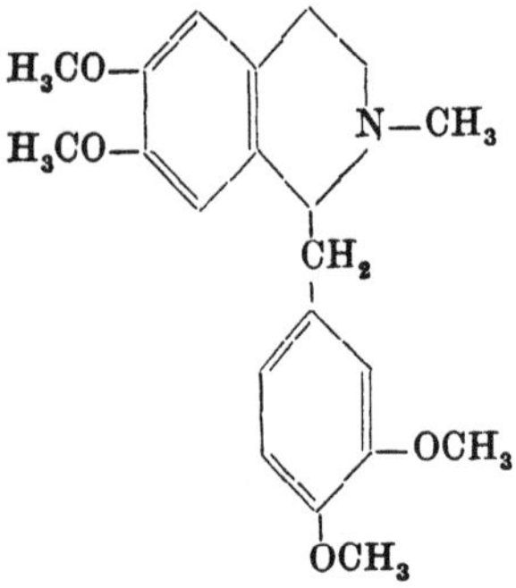

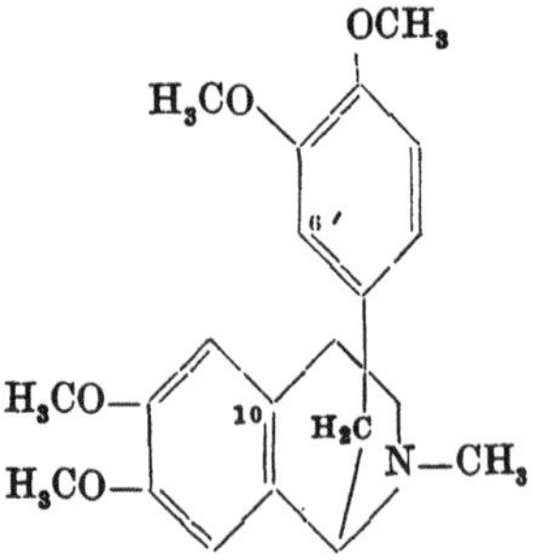

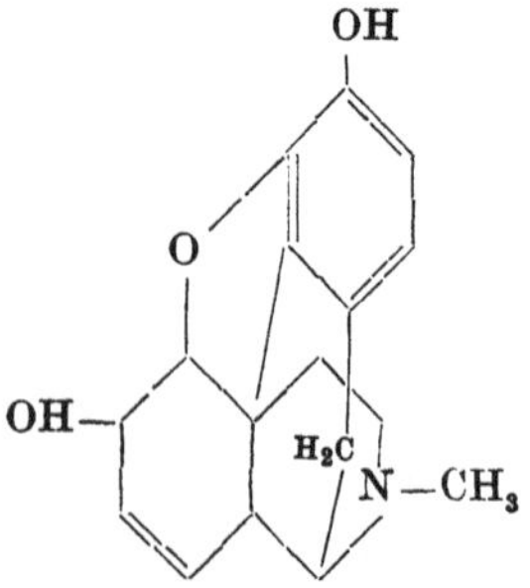

Laudanosin   Morphin

Wie die Formeln zeigen, ist, um von Verbindungen des Laudanosin-Typs zu Morphin-Derivaten zu gelangen, also vor allem Kondensation der Ringsysteme in 10- und 6'-Stellung notwendig. Nach ROBINSON zeigt so möglicherweise

---

[1] SCHÖPF, C.: Liebigs Ann. **452**, 211 (1927).
[2] SCHAUMANN, O.: Naunyn-Schmiedebergs Arch. exp. Path. Pharmakol. **196**, 109 (1940).
[3] SCHÖPF, C., u. T. H. PFEIFFER: Liebigs Ann. **483**, 157 (1930).

Synthese des Morphins.

dieses Schema die biologische Synthese der Morphin-Alkaloide aus den Isochinolin-Derivaten des Papaverin-Typs.

R. GREWE gelang es erstmalig, analog zu Vierring-Systemen des Morphins zu gelangen. Er bezeichnete die nachstehende Verbindung als *N-Methylmorphinan*:

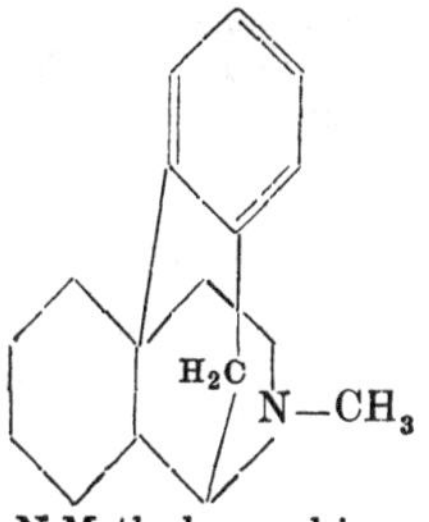

N-Methyl-morphinan

Es wurde durch Ringschluß aus 2-Methyl-1-benzyl-octahydro-isochinolin mit Phosphorsäure in 50%ig. Ausbeute gewonnen[1]:

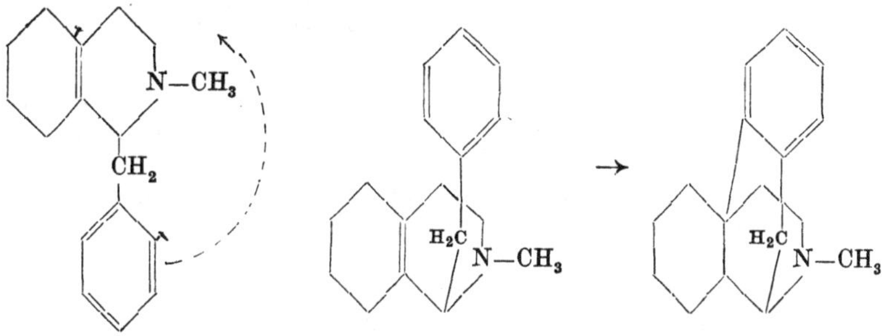

Die Synthese des Benzyl-octahydro-isochinolins wurde folgendermaßen durchgeführt: Cyanessigester wurde nach A. C. COPE u. a. mit Cyclohexanon-carbonsäure-äthylester in

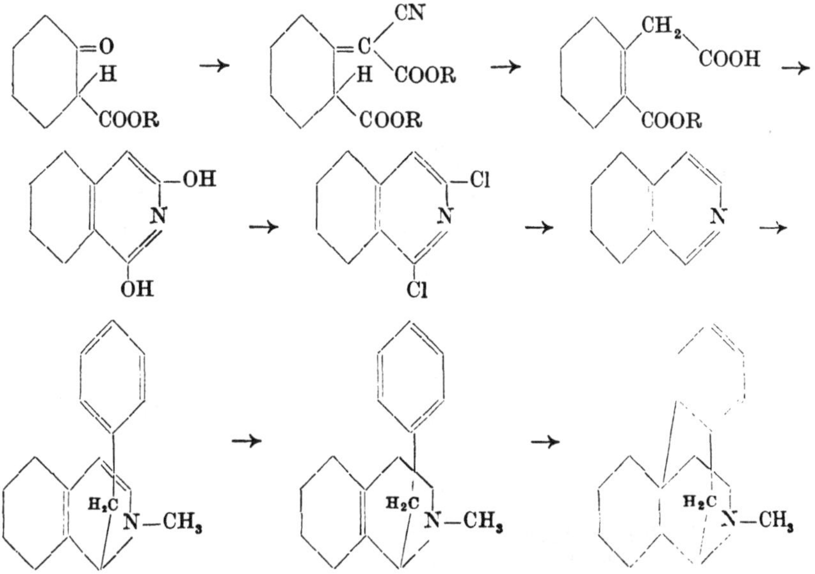

---

[1] GREWE, R.: Chem. Ber. 81, 279 (1948).

Gegenwart von Ammoniumacetat als Katalysator unter Entfernung des Reaktionswassers mittels azeotroper Destillation kondensiert. Das Kondensationsprodukt wurde mit konzentrierter Salzsäure verseift, die dritte COOH-Gruppe durch Decarboxylierung entfernt und anschließend mit Ammoniumcarbonat zum 1,3-Dioxy-tetrahydro-isochinolin kondensiert. Durch Chlorierung mit Phosphoroxychlorid und katalytische Hydrierung bei Gegenwart von RANEY-Ni und Alkalien unter Druck entstand das 4,5,7,8-Tetrahydro-isochinolin. Nach N-Methylierung wurde mit Benzyl-Magnesiumchlorid grignardiert, wobei der Benzylrest nach FREUND[1] in 1-Stellung angelagert wird. Hydrierung in Gegenwart von Platinoxyd lieferte das Octahydro-Derivat, das nunmehr, wie bereits oben erwähnt, zum Morphinan kondensiert wurde.

Analog der Morphinan-Synthese gelang R. GREWE[2] auch die Synthese des Tetrahydro-desoxycodeins, eines Abbauproduktes des Dihydrothebainons. Hierdurch konnte der synthetische Beweis für die Richtigkeit der Morphin-Formel erbracht werden. Die Kondensation zum 4-Ring-System erfolgt hier mit Hilfe von Salzsäure.

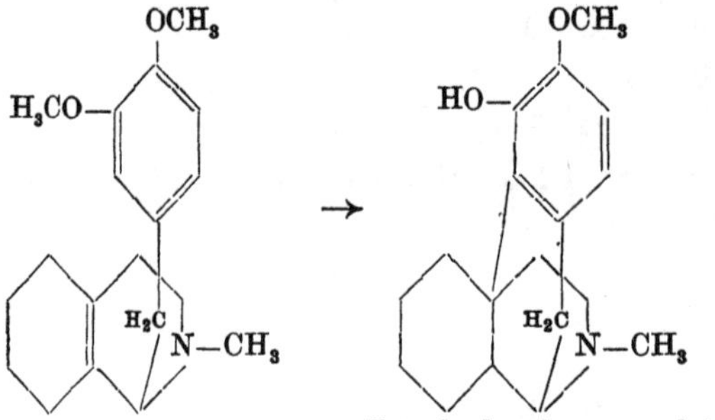

Auch M. GATES[3] gelang die Synthese des N-Methyl-morphinans. In Anlehnung an L. F. FIESER kondensierte er nachstehendes Chinon mit Butadien zum Phenanthrenketon, das durch Reduktion und Methylierung über mehrere Zwischenstufen zum N-Methyl-morphinan umgewandelt werden konnte:

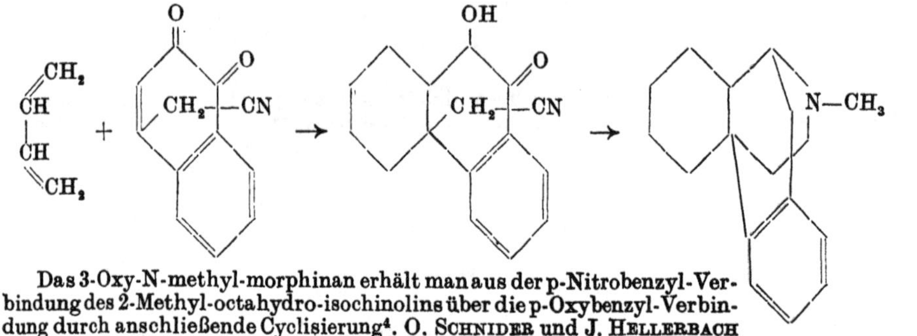

Das 3-Oxy-N-methyl-morphinan erhält man aus der p-Nitrobenzyl-Verbindung des 2-Methyl-octahydro-isochinolins über die p-Oxybenzyl-Verbindung durch anschließende Cyclisierung[4]. O. SCHNIDER und J. HELLERBACH gewannen das 3-Oxy-N-methyl-morphinan und seine Derivate auf folgendem Wege:

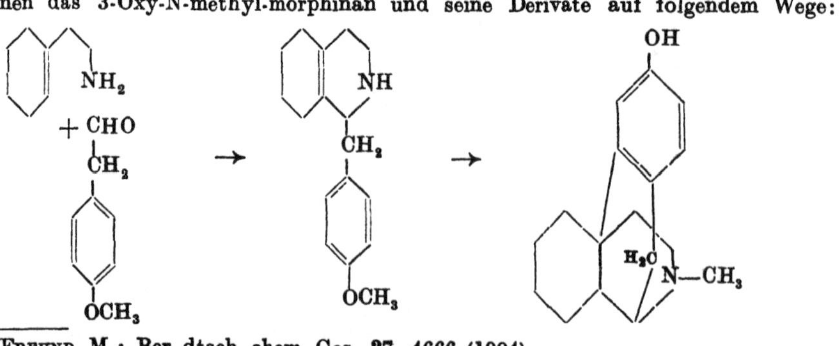

[1] FREUND, M.: Ber. dtsch. chem. Ges. **37**, 4666 (1904).
[2] GREWE, R., A. MONDON u. E. NOLTE: Liebigs Ann. **564**, 161 (1949).
[3] GATES, M.: J. Amer. chem. Soc. **72**, 1141 (1950); J. Amer. chem. Soc. **70**, 2261 (1948).
[4] Östr. P. 166 927. — SCHNIDER, O. A., u. A. GRÜSSNER: Helv. chim. Acta **32**, 821 (1948).

Synthese des Morphins.

In gleicher Weise konnte auch das 2.3-Dioxy-N-methyl-morphinan erhalten werden[1]. Die *l*-Form des 3-Oxy-N-methyl-morphinans soll eine dem Morphin um das 8 bis 10fache überlegene analgetische Wirkung besitzen. Es wird als *Dromoran* in den Handel gebracht.

Die Krönung dieser Arbeiten ist die von M. GATES und G. TSCHUDI[2] beschriebene Totalsynthese des Morphins. Nach der auf S. 90 beschriebenen Methode wurde aus 4-Cyanomethyl-5,6-dimethoxy-1,2-naphthochinon durch Dienreaktion mit Butadien und anschließende Kondensation und Reduktion der β-Δ^6-Dihydro-desoxycodeinon-methyläther (I) gewonnen:

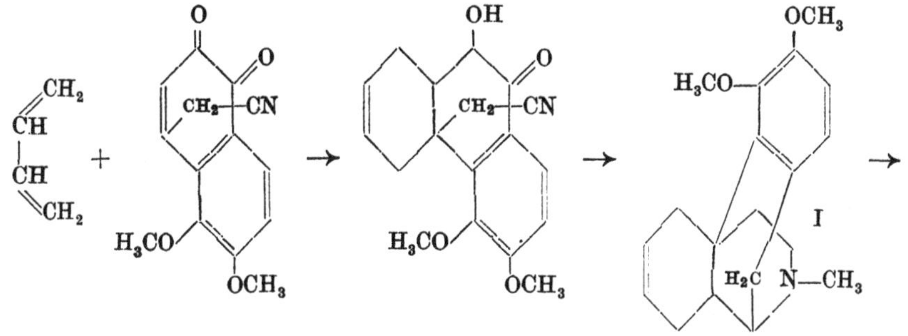

Mit *l*-(+)-Dibenzoylweinsäure ließ sich das Razemat von I in die optischen Antipoden aufspalten, von denen die *l*-(+)-Form mit dem aus natürlichem Codein erhaltenen Produkt identisch war. Durch Anlagerung von Wasser an die Δ^6-Doppelbindung und Spaltung der Äther-Gruppe in 4-Stellung entstand β-Dihydro-thebainol-methyläther (II). Dieser wurde zum 1-Brom-thebainon (III) oxydiert und bromiert. Durch Reduktion gelang die Überführung ins Dihydrothebainon, das beim Umsatz mit 3 Mol Brom direkt 1-Brom-codeinon (IV) lieferte. Daraus wurde durch Reduktion Codein (V) erhalten, dessen Entmethylierung zu Morphin (VI) bereits bekannt ist:

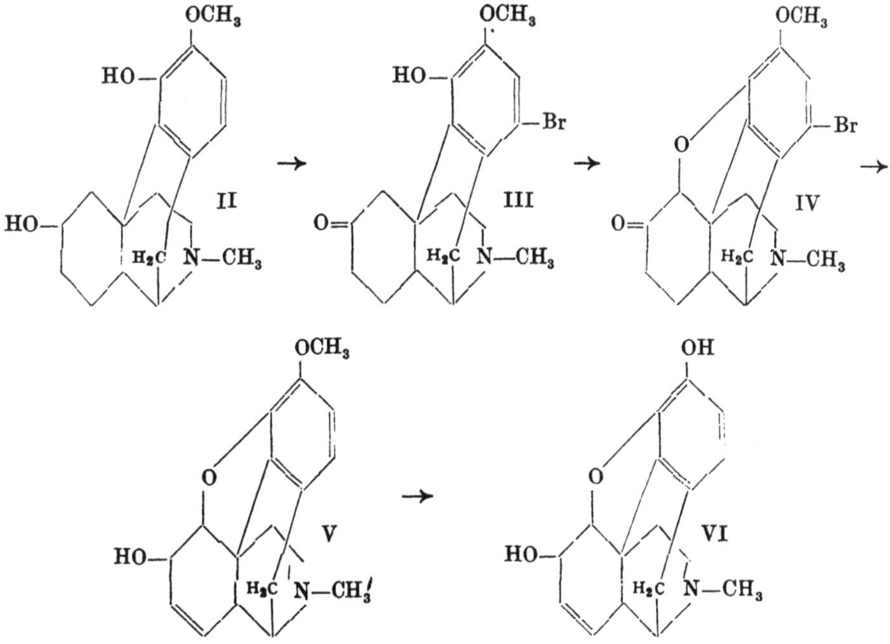

---

[1] SCHNIDER, O. u. J. HELLERBACH: Helv. chim. Acta **33**, 1437 (1950).
[2] GATES, M., u. G. TSCHUDI: J. Amer. chem. Soc. **74**, 1109 (1952).

Wirkung des Morphins.

Morphin hemmt die Fortleitung des Schmerzreizes zu höheren Stellen des Zentralnervensystems. Bei steigender Dosierung werden schließlich auch andere zentripetale Reize gehemmt, so daß es zu Trübung des Bewußtseins und Störung der Atmungsregulation kommt. Morphin bewirkt ferner Ruhigstellung des Magen-Darm-Kanals. Es wird deshalb bei Typhus, Diarrhoe, Darmblutungen usw. verwandt. Eine unangenehme Nebenwirkung des Morphins ist seine euphorische und suchterregende Wirkung. Der Morphinismus ist aber nicht allein psychisch bedingt. Bei Entzug des Morphins treten Abstinenzsymptome auf, die sich als schwere Stoffwechselstörungen, Schweißausbruch, Verwirrungszustände, Erbrechen und in extremen Fällen als Kollaps äußern.

Auch Gewebskulturen können an Morphinalkaloide gewöhnt werden. Bei plötzlichem Entzug der Verbindungen treten Wachstumsstörungen auf. Die Entziehung von Eucodal gelang sehr schwer, besser ging bei Morphin und Heroin und am besten bei Codein die Entwöhnung vonstatten [1].

Abwandlungsprodukte des Morphins.

Von den Abwandlungsprodukten des Morphins waren *Codein*, der Morphinmethyläther, ebenso wie das *Thebain* als Naturstoff bekannt.

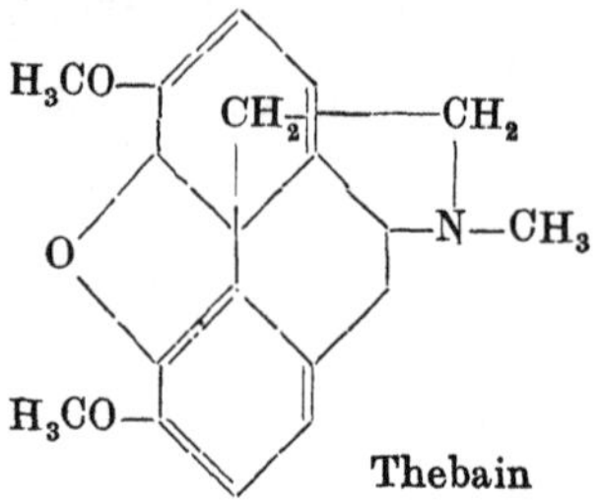

Thebain

Während das Thebain den Wirkungscharakter des Morphins vollkommen verloren hat, wirkt das Codein noch schwach analgetisch und hemmt vor allem noch den Hustenreflex, so daß Codein ebenso wie der Äthyläther, das *Dionin*, ein vielgebrauchtes Therapeutikum bei Reizhusten ist.

Die Methylierung der phenolischen Hydroxyl-Gruppe wird in üblicher Weise durchgeführt. So kann sie mit methylschwefelsaurem Salz in alkoholischer Lösung erfolgen. Ebenso können auch Methyljodid, Diazomethan und Dimethylsulfat verwandt werden. Bedeutung hat vor allem die Methylierung mittels quaternärer Ammoniumbasen erlangt. Mit Phenyl-trimethylammonium-chlorid läßt sich das Morphin leicht in Codein überführen. Der Vorteil bei diesem Verfahren ist der, daß hier im Gegensatz zu den anderen Methylierungen nicht als Nebenprodukt quaternäre Morphinbasen entstehen, die curare-ähnliche Wirkungen zeigen. Die Methylierung wird unter Druck in alkoholischer Kalilauge [2] oder in Gegenwart von Natriumäthylat durchgeführt [3]. Man erhält in fast theoretischer Ausbeute Codein.

Durch cis-trans-Isomerie der sekundären Alkohol-Gruppe unterscheiden sich Codein und Isocodein, die sich vom Morphin bzw. Isomorphin durch Methylierung ableiten. Das Allo-pseudocodein und das Pseudocodein tragen die Hydroxyl-Gruppe wahrscheinlich am C_8-Atom, wobei sich die beiden Verbindungen wiederum durch die räumliche Lage der Hydroxyl-Gruppe unterscheiden. Sie leiten sich vom β- und γ-Isomorphin durch Methylierung ab.

---

[1] Kubo, T.: Ann. Physiol. Physicochim. biol. **14**, 539 (1938); C. **1940**. I. 85; Folia pharmacol. japon. **27**, 7 (1939), C. **1940**. I. 85.
[2] DRP 247180. — [3] RP. 20083.

Diese Isomeren des Codeins untersuchte N. B. EDDY. Die Toxizität fällt vom Codein über das Allo-pseudocodein, Isocodein zum Pseudocodein hin ab. Das letztere besitzt nur $1/7$ der Toxizität des Codeins. Ferner zeigt es unter den vier Verbindungen die beste analgetische Wirkung, die beim Codein schwächer und beim Allo-pseudocodein am schwächsten ist. Die Wirkung auf die Atmung ist beim Allo-pseudocodein am schwächsten, stärker beim Codein und am stärksten beim Isocodein, so daß das Isocodein und das Pseudocodein dem Codein gegenüber Vorteile besitzen[1].

Das Dionin ist in seiner Wirkung dem Codein ähnlich. Außerdem findet es in der Augenheilkunde, z. B. bei Bindehautentzündungen, Verwendung. Entsprechend dem Codein läßt es sich durch Kochen von Morphin mit äthylschwefelsaurem Kalium gewinnen[2].

Peronin war der Benzyläther des Morphins. Er läßt sich aus Benzylchlorid und Morphin bei Gegenwart von Natriumäthylat in alkoholischer Lösung gewinnen[3]. Den Äther des Dinitrophenols, das in mancher Hinsicht dem Morphin antagonistisch wirkt, stellte MANNICH her. Er war zwar weniger toxisch und emetisch, aber auch schwächer narkotisch und analgetisch als Morphin. Eine Dinitrophenol-Wirkung konnte nicht beobachtet werden[4].

Durch Acetylierung wird die Morphinwirkung gesteigert und nicht, wie bei der Verätherung, abgeschwächt[5]. Die Diacetyl-Verbindung ist als *Heroin* bekannt.

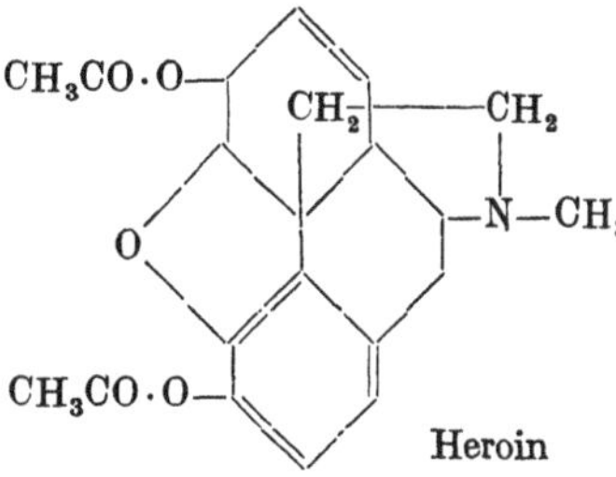

Heroin

Es wird aus dem Morphin durch Erhitzen mit Essigsäureanhydrid auf ca. 85° gewonnen. Das gleiche Produkt erhält man auch durch Umsetzen des Morphins mit Acetylchlorid bei gewöhnlicher Temperatur oder durch Acetylierung mit Keten. Das Morphin wird in siedender ätherischer Lösung mit gasförmigem Keten behandelt oder man läßt auf gepulvertes getrocknetes Morphin Keten einwirken[6].

Heroin wird in den gleichen Indikationen verwendet wie Morphin. Wegen der besonders großen Gefahr der Suchterzeugung ist seine Herstellung und therapeutische Verwendung in einigen Kulturländern verboten.

Durch die Hydrierung der Morphin-Derivate wird die Doppelbindung des Cyclohexen-Ringes aufgehoben. Wird Heroin hydriert, so wird die analgetische und depressive Wirkung verringert[7].

Das Diacetyl-dihydromorphin wurde unter dem Namen *Paralaudin* in den Handel gebracht und kann in gleicher Weise wie Heroin verwendet werden.

---

[1] EDDY, N. B.: J. Pharmacol. exp. Therapeut. **45**, 361 (1929). — [2] DRP 39887.
[3] DRP 91813.
[4] MANNICH, C.: Naunyn-Schmiedebergs Arch. exp. Path. Pharmakol. **273**, 97 (1935); vgl. auch N. B. EDDY: J. Pharmacol. exp. Therapeut. **67**, 127 (1939).
[5] EDDY, N. B.: J. Pharmacol. exp. Therapeut. **53**, 430 (1935).
[6] DRP 622231.
[7] EDDY, N. B.: J. Pharmacol. exp. Therapeut. **53**, 430 (1935).

Größere Bedeutung haben die Hydrierungsprodukte des Morphins und Codeins erhalten. Hier wird durch die Hydrierung die Toxizität verringert, die analgetische Wirkung gesteigert. Durch die Hydrierung wird allerdings die Wirkung der Verbindungen nicht gleichmäßig geändert, sondern es tritt eine Verschiebung der Wirkungsstärke ein. Von den Codein-Isomeren wirkt am besten das Dihydro-isocodein, das stärker analgetisch als Codein ist[1].

Wird die Hydrierung bei Gegenwart geringer Mengen von Edelmetall-Katalysatoren, z.B. Palladium, durchgeführt, so erfolgt Aufhebung der Doppelbindung. Bei Gegenwart großer Katalysator-Mengen erfolgt dagegen nur Isomerisierung, wodurch die sekundäre Alkohol-Gruppe in eine Keto-Gruppe umgewandelt wird. *Paracodin*, das Dihydrocodein, wird aus Codein mit Wasserstoff bei Gegenwart einer geringen Menge von Edelmetall-Katalysatoren, z.B. Palladium, gewonnen. Ebenso kann Dihydromorphin durch anschließende Methylierung in Paracodin überführt werden[2]. Die Wirkung des Paracodins ist schwächer als die des Morphins, aber intensiver als die des Codeins. Eine Gewöhnung tritt kaum ein.

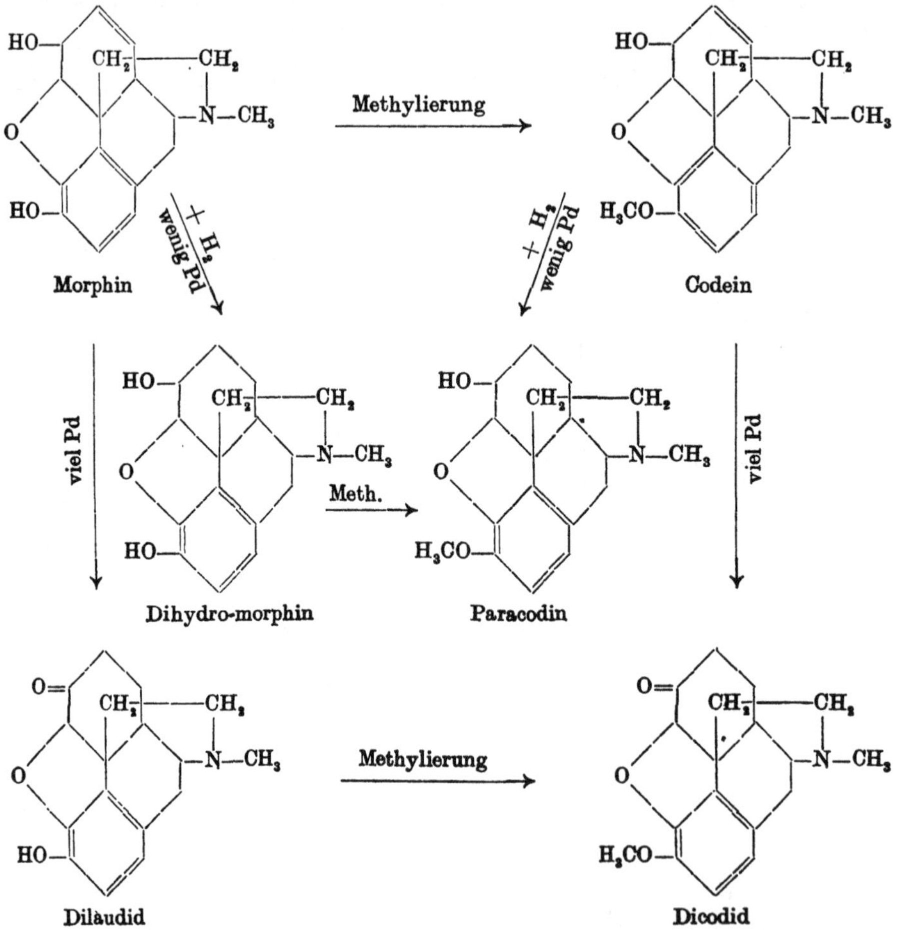

---

[1] EDDY, N. B.: J. Pharmacol. exp. Therapeut. **51**, 35 (1933).
[2] Vgl. L. OLDENBERG: Ber. dtsch. chem. Ges. **44**, 1829 (1911); DRP 260233.

Durch Isomerisierung des Morphins bei Gegenwart einer großen Menge Palladium und Wasserstoff entsteht das Dihydro-morphinon, das *Dilaudid*, bei entsprechender Isomerisierung des Codeins das Dihydro-codeinon oder *Dicodid*[1]. Durch Acetylierung entsteht daraus unter Tautomerisierung das als *Acedicon* bezeichnete Acetyl-dihydrocodeinon.

Zur Isomerisierung ist die Anwesenheit von Wasserstoff nicht erforderlich. So erhält man Dihydro-morphinon, Äthyldihydro-morphinon oder Dihydro-codeinon auch dadurch, daß man die Ausgangs-Alkaloide ohne Zufuhr von Wasserstoff in Gegenwart von Katalysatoren der Platinreihe erhitzt. Wird z. B. salzsaure Codein-Lösung mit Palladium einige Stunden am Rückflußkühler erhitzt, so entsteht Dihydro-codeinon in guter Ausbeute[2].

Wird Wasserstoff nicht verwendet, so kann die Isomerisierung bereits durch geringe Katalysator-Mengen erreicht werden[3]; ebenfalls ist ein Säurezusatz nicht unbedingt erforderlich, da die Umwandlung zum Keton auch in alkoholischer Lösung erfolgt[4].

Dihydro-codeinon kann ferner auch aus Dihydro-morphinon durch Methylierung gewonnen werden, auch kann Codein mit Chromsäure oder Dichromaten in Gegenwart schwacher Säuren zum Codeinon oxydiert werden, das dann durch Hydrierung in Dicodid überführt werden kann.

Thebain kann ebenfalls zur Dicodid-Darstellung benutzt werden. Durch Hydrierung in das Dihydro-thebain überführt, läßt es sich durch Behandlung mit konzentrierter Salzsäure in Dicodid umwandeln[5]:

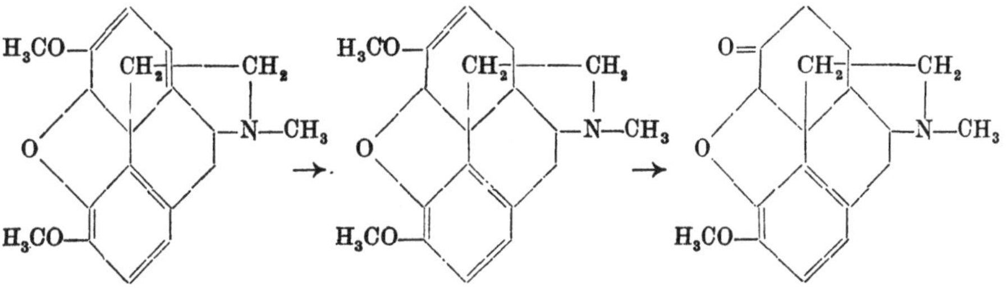

Dicodid

Eine andere Verwendungsmöglichkeit des Thebains ist seine Umwandlung in *Eucodal*. Durch Bromierung des Thebains in Eisessig erfolgt unter Abspaltung von Methylbromid Bildung von Brom-Codeinon. Dieses läßt sich durch Hydrierung in Gegenwart von Palladium in Dicodid überführen, wobei Bromwasserstoff abgespalten wird[6]. Wird Brom-Codeinon mit Hydroxylamin zum Oxy-Codeinon-oxim umgewandelt und dieses Oxim in saurer Lösung mit Palladium-Tierkohle und Wasserstoff reduziert, so erfolgt unter Abspaltung von Ammoniak die Bildung des Eucodals[7]. Wird Thebain in saurer Lösung mit Wasserstoffperoxyd oder mit Kaliumbichromat-Lösung oxydiert[8], so erhält man das Oxyketon. Dieses kann zu Eucodal reduziert werden. Die Reduktion wird entweder mit Natriumhydrosulfit-Lösung oder auch katalytisch mit Metallen der Platin-Reihe durchgeführt. Auch hier ist der Umweg über das Oxim möglich.

---

[1] DRPP 365683, 380919. — [2] DRP 607931.
[3] DRP 617238, Zus. zu DRP 607931.
[4] DRP 623821, Zus. zu DRP 617238.
[5] FREUND, M., u. E. SPEYER: Ber. dtsch. chem. Ges. 53, 2255 (1920).
[6] FREUND, M.: Ber. dtsch. chem. Ges. 39, 847 (1906).
[7] SPEYER, E.: Liebigs Ann. 430, 37 (1923).
[8] DRP 286431.

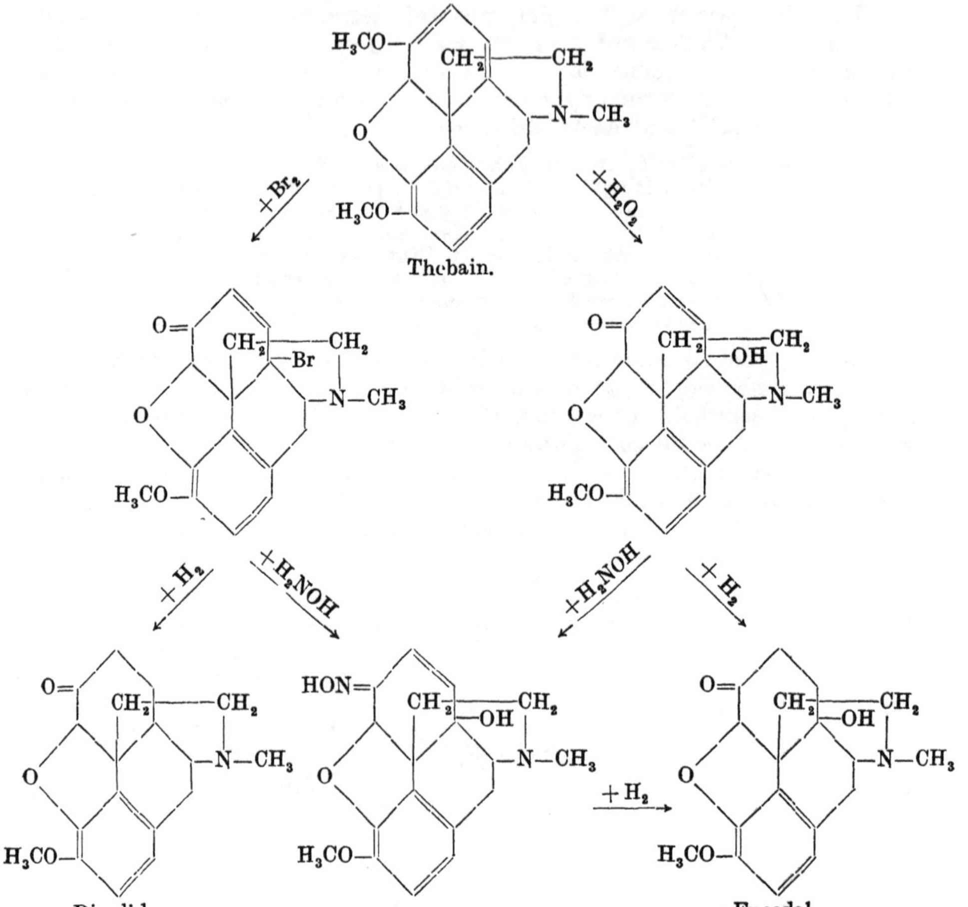

Mittel mit Wirkung auf das Zentralnervensystem.

[Reaction scheme starting from Thebain, with +Br₂ going left and +H₂O₂ going right, leading via +H₂ and +H₂NOH steps to Dicodid and Eucodal]

Thebain.

Dicodid

Eucodal

Eucodal bewirkt stärkere Analgesie und besitzt stärkere Wirkung auf das Atemzentrum als Morphin[1].

Erwähnung unter den Dihydro-Verbindungen muß auch Methyl-dihydromorphinon, das *Metopon*, finden, das auf folgendem Wege gewonnen wird[2]:

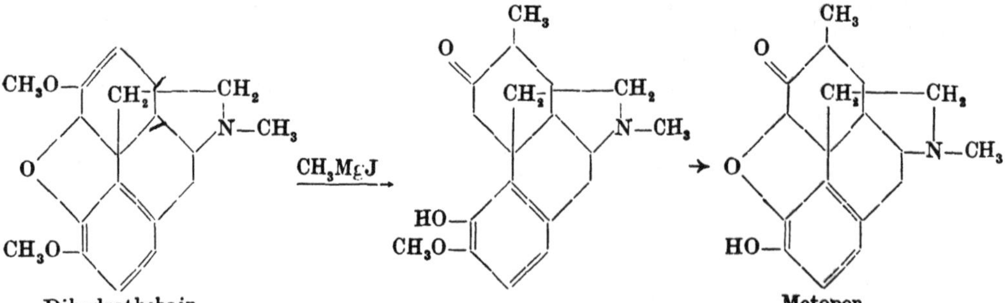

Dihydrothebain → (CH₃MgJ) → → Metopon

Es soll stärker analgetisch wirken als Morphin.

---

[1] OELKERS, H. A.: Naunyn-Schmiedebergs Arch. exp. Pathol. Pharmakol. **194**, 296, (1940).
[2] SMALL, L., u. a.: J. Amer. chem. Soc. **58**, 1457 (1936) und J. org. Chem. **3**, 204 (1938).

Durch Einwirkung von Methyl-Lithium auf Dihydro-codeinon oder Dihydro-morphinon gewannen L. SMALL und H. RAPOPORT[1] 6-Methyl-dihydro-codein und 6-Methyl-dihydromorphin. Beide besaßen gleiche analgetische Wirksamkeit. Sie übertrafen die Wirkung der unmethylierten Verbindungen um das doppelte. An Stelle von Methyl-Lithium kann auch Methyl-Magnesiumjodid verwandt werden[2].

Ersatz der alkoholischen OH-Gruppe des Morphins durch Wasserstoff steigert die analgetisch-depressive Wirkung, vermindert dagegen die emetische Wirkung, so daß also ähnliche Wirkungen erreicht werden wie beim Metopon. So ist das Dihydro-desoxy-morphin, das *Desomorphin*, 10mal analgetisch wirksamer als Morphin. Dagegen ist seine Toxizität nur um das dreifache gesteigert. Die Wirkung tritt rasch ein und ist nur von kurzer Dauer[3].

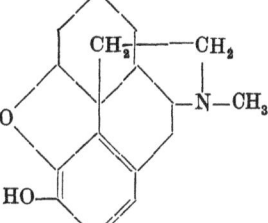

Desomorphin (Permonid)

Die Darstellung des Dihydro-desoxy-morphins geht vom α-Chlormorphid aus, das in alkoholischer Lösung in Gegenwart von Palladium-Bariumsulfat mit Wasserstoff behandelt wird. Dabei entsteht Dihydro-desoxy-morphin, bei dem die Doppelbindung im Cyclohexen-Ring aufgehoben und die sekundäre Alkohol-Gruppe entfernt ist. Zum gleichen Endprodukt gelangt man auch durch Hydrierung von α-Chlorcodid und Entmethylierung des entstandenen Dihydro-desoxy-codeins. Auch kann Desoxy-morphin durch Hydrierung sofort in das Dihydro-desoxy-morphin überführt werden[4]. Morphinhydrochlorid kann mit konzentrierter Salzsäure durch Veresterung der OH-Gruppe und Anlagerung von HCl an die Doppelbindung in das Hydrochlorid der Dichlorverbindung übergehen. Wird dieselbe in neutraler Lösung bei Gegenwart von Palladium reduziert, so gelangt man zum Dihydrodesoxy-morphin. Statt Palladium können auch unedle Katalysatoren genommen werden[5].

In dem von GREWE dargestellten Morphinan fehlen beide OH-Gruppen einschließlich der Sauerstoff-Äther-Brücke. Nach Angaben GREWEs ist Morphinan im Tierversuch von morphinähnlicher Wirkung. Es ruft ebenfalls starke Analgesie hervor und ist in seiner schmerzlindernden Wirkung wenig schwächer als Morphin. Das 3-Oxy-N-methylmorphinan zeigt ebenfalls die für das Morphin charakteristischen Wirkungen. Im Rattenversuch wirkt es intensiver und länger[6]. Nach klinischen Untersuchungen besitzt es die doppelte Wirksamkeit des Morphins[7]. Wird die phenolische Hydroxyl-Gruppe methyliert, so wird parallel zum Codein die Wirkung stark herabgesetzt. Dagegen bewirkt Acetylierung eine stärkere, aber auch flüchtigere Analgesie[8].

Für die Struktur-Abwandlungen des Morphin-Moleküls geben A. L. MORRISON und H. RINDERKNECHT folgende zusammenfassende Übersicht[9]:

1. Blockierung der phenolischen Hydroxyl-Gruppe des Morphins durch Verätherung setzt die analgetische Wirkung stark herab.
2. Veränderungen an der alkoholischen Hydroxyl-Gruppe, wie Verätherung oder Ersatz durch Carbonyl-Sauerstoff, Wasserstoff, Halogen usw. erhöhen im allgemeinen Toxizität und Stärke der analgetischen Wirkung; dafür ist die Wirkung von kürzerer Dauer.
3. Öffnung der Sauerstoff-Brücke setzt die analgetische und toxische Wirkung herab.
4. Substitution im aromatischen Ring setzt die pharmakologischen Wirkungen ebenfalls herab.
5. Substitution im alicyclischen Ring kann die Wirksamkeit erhöhen und auch erniedrigen, je nach den übrigen Merkmalen der Molekel. Einige Vertreter dieser Reihe zeigen eine deutliche Aufspaltung verschiedener Morphin-Wirkungen.

---

[1] SMALL, L., u. H. RAPOPORT: J. org. Chem. **12**, 284 (1947). — [2] AP. 2 510 732.
[3] SMALL, L. F., C. Y. YEN u. L. K. EILERS: J. Amer. chem. Soc. **55**, 3863 (1943); EDDY, N. B., u. H. A. HOWES: J. Pharmacol. exp. Therapeut. **55**, 257 (1937).
[4] AP. 1 980 972. — [5] DRPP 630 680, 631 098.
[6] FROMHERZ, K.: Arch. internat. Pharmacodyn. **85**, 387 (1951).
[7] ZAGER, L., u. a.: J. Lab. clin. Med. **34**, 1530 (1949).
[8] GREWE, R.: Angew. Chem. **59**, 192 (1947).
[9] MORRISON, A. L., u. H. RINDERKNECHT: Festschrift E. C. BARREL. Hoffmann-La Roche, S. 253 (1946).

98 Mittel mit Wirkung auf das Zentralnervensystem.

6. Überführung der tertiären Amino-Gruppe in quaternäre Ammoniumsalze bringt die Morphin-Wirkung weitgehend zum Verschwinden, dafür treten curareähnliche Wirkungen auf.

7. Öffnung des Piperidin-Ringes, wie bei der Darstellung der Morphimethine, verursacht völligen Verlust der analgetischen Eigenschaften.

Genetisch leitet sich vom Morphin das *Apomorphin* ab. Die Konstitutionsaufklärung gelang PSCHORR[1], der dem Apomorphin folgende Strukturformel zuordnete. E. SPÄTH und O. HROMATKA konnten den Beweis durch die Synthese erbringen.

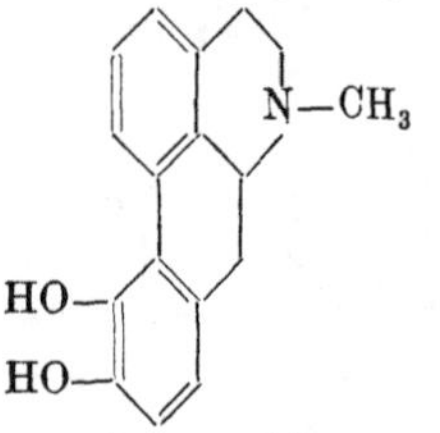

Apomorphin

Sie gingen vom Nitrohomoveratryl-dihydroisochinolin aus, das aus dem Nitrohomoveratroyl-(β-phenyläthylamid) durch Kondensation mittels Phosphorpentoxyd gewonnen wurde. Auf dem Umweg über das Jodmethylat wurde das Chlormethylat dargestellt.

Durch Einwirkung von $SnCl_2$ in salzsaurer Lösung konnte das Dihydroisochinolin-Derivat in das Tetrahydro-Derivat übergeführt werden. Dabei wird gleichzeitig die Nitro-Gruppe in die Amino-Gruppe umgewandelt. Das Amin läßt sich durch Diazotierung und Kondensation mittels Kupfer-Pulver nach der Methode von PSCHORR in ein Phenanthren-Derivat, in den d,l-Apomorphin-dimethyläther, überführen[2]:

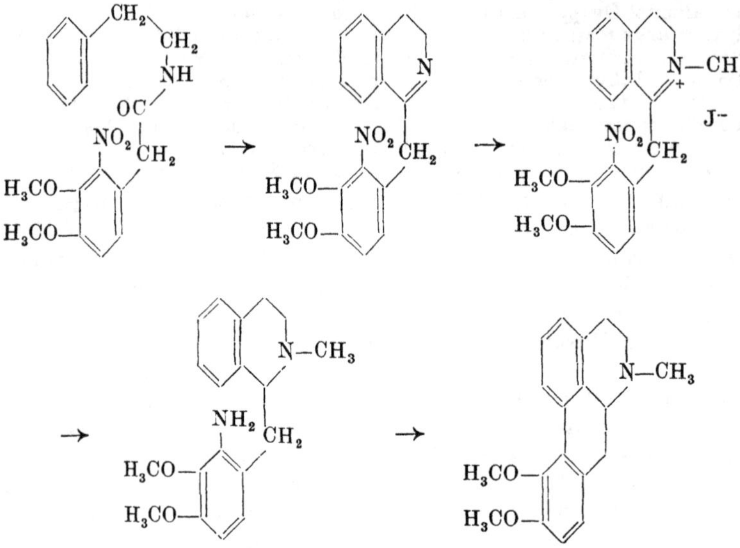

Technisch wird Apomorphin aus Morphin durch Abspaltung von Wasser erhalten. Dies läßt sich mit Salzsäure oder Zinkchlorid bei Temperaturen von 120—140° durchführen[3].

Statt Salzsäure und $ZnCl_2$ lassen sich auch Phosphorsäure und Salzsäuregas bei 145 bis 150° verwenden. Das Apomorphin kann mit NaCl unter Zusatz von Natriumcarbonat ausgesalzen und gereinigt werden[4].

Apomorphin ist ein Emetikum, das vor allem den Vorteil hat, nur ein kurzes Nausea-Stadium auszulösen. Es hat, intravenös appliziert, eine sichere und schnelle Wirkung. Sie beruht auf unmittelbarer Erregung des Brechzentrums.

Ähnlich dem Apomorphin wirkt auch das *Apocodein*. Entsprechend dem Methylchlorid des Morphins ist auch das Apomorphin-methylbromid von curareähnlicher und ohne emetische Wirkung.

---

[1] PSCHORR, R.: Ber. dtsch. chem. Ges. **35**, 4377 (1902) u. **40**, 1984 (1907).
[2] PSCHORR, R.: Ber. dtsch. chem. Ges. **29**, 496 (1896).
[3] SPÄTH, E., u. O. HROMOTKA: Ber. dtsch. chem. Ges. **62**, 325 (1929).
[4] MEYER: Ber. dtsch. chem. Ges. **4**, 121 (1871).

Phenanthren- und andere Derivate kondensierter Ringsysteme.

Im Verfolg der Theorie über die therapeutisch wirksamen Teile des Morphin-Moleküls wurden Phenanthren-Derivate auf ihre analgetische Wirksamkeit geprüft. Trotz der Andeutung einer solchen im Tierversuch kommt eine morphinähnliche Wirkung keiner dieser Verbindungen zu.

Phenanthren selbst, ferner das 2-, 3- und 9-Acetyl-phenanthren und die an gleichen Stellen substituierten Oxy- und Amino-Derivate, ferner die 2-, 3- und 9-Carboxyl-Verbindungen zeigen analgetische Eigenschaften. Die schwächste Wirkung besitzt Phenanthren, die stärkste das 3-Amino-phenanthren[1].

Die disubstituierten Verbindungen zeigen im allgemeinen gegenüber den monosubstituierten Derivaten eine geringere Aktivität. Nur einige 9, 10 und 3, 4 disubstituierte Phenanthren-Verbindungen sind stärker wirksam, so vor allem das 3,4-Dioxy-phenanthren und das 3-Oxy-4-amino-phenanthren. Jedoch zeigen sie beträchtliche Toxizität.

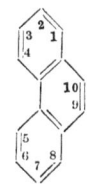

Phenanthren

Der Versuch, analog dem Morphin in 4,5-Stellung eine Sauerstoffbrücke einzuführen, hatte eine weitere Wirkungssteigerung nicht zur Folge[2].

Ferner wurden auch die Benzofuran-Derivate in Analogie zum Morphin untersucht. Sie zeigen größere analgetische Wirksamkeit als die Phenanthren-Verbindungen, jedoch sind sie nicht toxischer. So wurden beispielsweise untersucht: das Dibenzofuran, die Dibenzofuran-3-carbonsäure, das Benzfuro-2,3-6',7'-)-chinolin-hydrochlorid und das Benzfuro-(2,3-5',6'-)-chinolin-hydrochlorid und andere Verbindungen[3].

Dibenzofuran

Benzfuro-chinolin
(2,3—6', 7')

—(2,3—5', 6')

Schmerzstillende Wirkung zeigen auch die Derivate des p-Phenanthrolins. Letzteres läßt sich nach der SKRAUPschen Synthese aus Glycerin und p-Phenylendiamin gewinnen. In gleicher Weise kann man auch, vom 6-Amino-chinolin ausgehend, zu p-Phenanthrolin-Abkömmlingen gelangen.

Analgetisch wirksam sind auch Phenanthrolin-Derivate, die man aus den in 2- und 7- oder 4- und 5-Stellung durch Halogen substituierten Verbindungen durch Umsetzung mit Alkohol oder Phenol erhält. Man gewinnt so z. B. aus 2,7-Dimethyl-4,5-dichlor-p-phenanthrolin mit Methanol bei Gegenwart von Kaliumhydroxyd das 2,7-Dimethyl-4,5-dimethoxy-p-phenanthrolin. In gleicher Weise lassen sich das 2,7-Dimethyl-4,5-di-cyclohexyloxy-p-phenanthrolin und zahlreiche andere Verbindungen darstellen. Auch Verbindungen, die in 4-Stellung eine freie Oxy-Gruppe tragen, wie 2,7-Dimethyl-4-oxy-5-methoxy-p-phenanthrolin, sind wirksam[5]. Trotz der Andeutung einer Analgesie im Tierversuch kommt eine morphinähnliche Wirkung jedoch keiner dieser Verbindungen zu.

p-Phenanthrolin

In Parallelität zum Morphin wurden noch verschiedene weitere Verbindungen hergestellt[6]. Keine der Verbindungen erwies sich jedoch als brauchbar, die meisten waren schwach oder gar nicht wirksam.

Alicyclische Amine.

Zu einer neuen Stoffklasse von Verbindungen mit morphinähnlicher Wirkung gelangte erst O. EISLEB[7] durch Kondensation von N-Bis-(β-chloräthyl)-methyl-

---
[1] RP. 40981. — [2] EDDY, N. B.: J. Pharmacol. exp. Therapeut. **48**, 183 (1933).
[3] EDDY, N. B.: J. Pharmacol. exp. Therapeut. **52**, 275 (1934).
[4] KAUEMANN, A., u. R. RADOŠEVIĆ: Ber. dtsch. chem. Ges. **42**, 2612 (1909).
[5] DRP 654 444.
[6] Vgl. dazu R. GREWE: Angew. Chem. A **59**, 197 (1947).
[7] EISLEB, O: Med. u. Chem. **4**, 213 (1942); DRP 679 281.

amin mit Benzylcyanid. Er erhielt so ein Piperidin-Derivat, das nach Verseifung des Nitrilrestes und Veresterung der entstandenen Carbonsäure mit Äthanol den N-Methyl-4-phenyl-piperidin-4-carbonsäure-äthylester liefert, dessen salzsaures Salz das *Dolantin (Demerol, Pethidin)* ist:

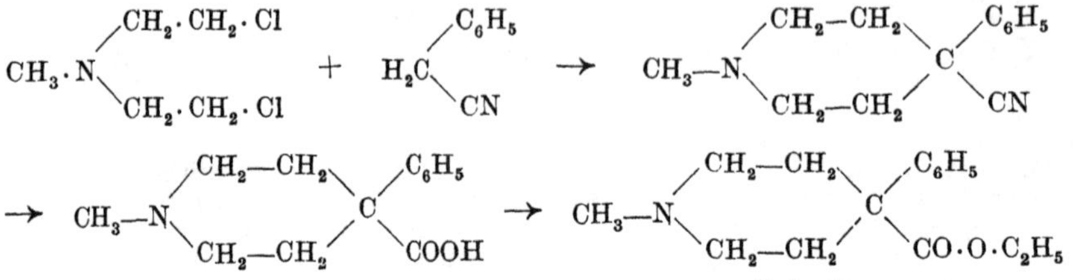

$$CH_3 \cdot N \begin{smallmatrix} CH_2 \cdot CH_2 \cdot Cl \\ CH_2 \cdot CH_2 \cdot Cl \end{smallmatrix} + H_2C \begin{smallmatrix} C_6H_5 \\ CN \end{smallmatrix} \rightarrow CH_3-N \begin{smallmatrix} CH_2-CH_2 \\ CH_2-CH_2 \end{smallmatrix} C \begin{smallmatrix} C_6H_5 \\ CN \end{smallmatrix}$$

$$\rightarrow CH_3-N \begin{smallmatrix} CH_2-CH_2 \\ CH_2-CH_2 \end{smallmatrix} C \begin{smallmatrix} C_6H_5 \\ COOH \end{smallmatrix} \rightarrow CH_3-N \begin{smallmatrix} CH_2-CH_2 \\ CH_2-CH_2 \end{smallmatrix} C \begin{smallmatrix} C_6H_5 \\ CO \cdot O \cdot C_2H_5 \end{smallmatrix}$$
Dolantin

Benzylcyanid wird in Gegenwart von Natriumamid in Toluol portionsweise bei Zimmertemperatur mit Methyl-di-(β-chloräthyl)-amin versetzt. Man hält das Gemisch bei 30—40° und fügt, wenn die Selbsterwärmung nachgelassen hat, nochmals Natriumamid zu. Die Verseifung wird mit KOH bei 190—200° durchgeführt, die Carbonsäure mit Thionylchlorid in das Säurechlorid überführt und dieses mit Alkohol verestert[1].

Nach dem Schwz.P. 261 506 wird Benzylcyanid mit der doppelten molaren Menge β-Chloräthylvinyläther in Gegenwart von Natriumamid kondensiert. Bei milder saurer Hydrolyse erhält man das α,α-Bis-(β'-Oxyäthyl)-α-phenylacetonitril. Durch Halogenierung wird die β'-Halogen-Verbindung erhalten, die mit Methylamin in das 1-Methyl-4-phenyl-piperidin-4-nitril überführt wird.

Das 1-Methyl-4-phenyl-4-carbäthoxy-piperidin erhält man nach dem Schwz. P. 262 428 auch durch Umsetzung von α-Phenyl-γ-(methyl-benzylamino)-buttersäurenitril mit Äthylendibromid. Die anfallende quaternäre Base wird in wäßrig-alkoholischer Lösung katalytisch hydriert, wobei fast quantitativ das 1-Methyl-4-phenyl-4-cyanpiperidin erhalten wird, das verseift und verestert werden kann.

Dolantin hat nach O. Schaumann[2] neben spasmolytischen vor allem morphinähnliche zentralanalgetische Eigenschaften. Es kann zwar zum suchtmäßigen Mißbrauch führen, die Abstinenzerscheinungen sind aber geringer als nach Morphin[3]. Auf Grund dieser Wirkungen des Dolantins und der noch zu erwähnenden Abkömmlinge ist nach O. Schaumann die eigentliche analgiphore Gruppe im Morphin das 1-Methyl-4-phenyl-piperidin mit einem zentralen quartären C-Atom, wie dies die vom gleichen Autor modifizierte Schreibweise beider Verbindungen hervorhebt[4].

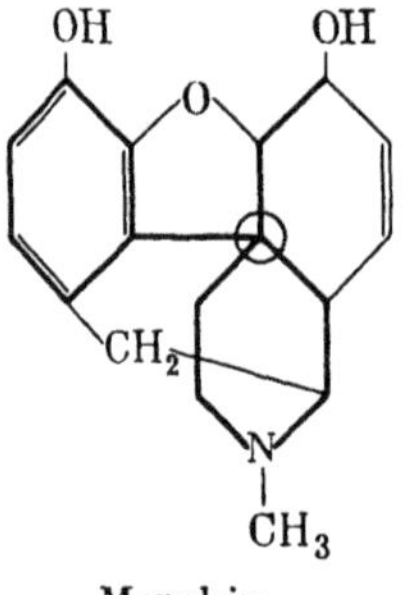

Morphin 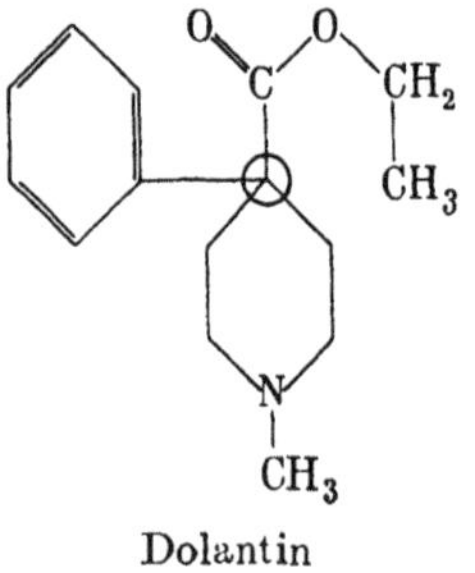   Dolantin

---

[1] F.P. 501 135; Dän. P. 57 065.
[2] Schaumann, O.: Naunyn-Schmiedebergs Arch. exp. Path. Pharmakol. **196**, 109 (1940).
[3] Himmelsbach, C.: J. Pharmacol. exp. Therapeut. **75**, 64 (1942).
[4] Schaumann, O.: Naunyn-Schmiedebergs Arch. exp. Pathol. Pharmakol. **196**, 109 (1940) u. Pharmazie **4**, 364 (1949).

Diese Ansicht fand insofern eine Stütze, als Phenanthren-Derivate, die man in Analogie zum Phenanthrenskelett des Morphins synthetisierte, wohl eine analgetische, jedoch keine typische Morphin-Wirkung zeigten (vgl. S. 99).

Die isomere 1-Methyl-3-phenyl-piperidin-3-carbonsäure liefert ebenfalls wirksame Ester. Der Äthylester ist das *Methadin*[1].

Nur die Piperidin-Derivate des Dolantin-Typs kommen bisher als Morphin-Ersatz in Frage. Das durch Decarboxylierung der N-Methyl-4-phenyl-piperidin-4-carbonsäure gewonnene 1-Methyl-4-phenyl-piperidin war analgetisch nicht wirksam. Variation der Esterkomponente im Dolantin zeigte, daß der Äthyl-Ester am wirksamsten ist. Das Nitril und die Säureamide sind analgetisch unwirksam. Auch der Versuch, Wirkungssteigerung durch Einführung einer Diäthylamino-Gruppe zu erzielen, scheiterte, da das entsprechende Diäthylamid der Phenylpiperidin-carbonsäure wohl bessere spasmolytische Wirkung als das Dolantin, dagegen aber keine analgetischen Eigenschaften mehr zeigte.

In Analogie zum Dolantin wurden von R. M. ANKER und A. H. COOK[2] Verbindungen mit angulärer Aryl-Gruppe dargestellt. Die analgetische Wirkung der Verbindungen, wie 2-Piperidinoäthyl-benzylcyanid, γ-Piperidino-α-phenyl-buttersäureäthylester, Morpholinobutyl-benzylcyanid und ähnlicher, war jedoch gering.

Harnstoff-Derivate und das Diäthylaminoäthylamid der N-Methyl-4-phenyl-piperidincarbonsäure wirken schwächer als Dolantin.

$$CH_3-N\begin{matrix}CH_2-CH_2\\CH_2-CH_2\end{matrix}C\begin{matrix}C_6H_5\\CO\cdot NH\cdot CH_2\cdot CH_2\cdot N(C_2H_5)_2\end{matrix}$$

Die Carbinole sind ebenfalls von schlechterer Wirkung. So wurden z.B. die Oxymethyl-Gruppe, die Diphenyloxymethyl-Gruppe und andere Reste eingeführt.

Auch die Abwandlung des Stickstoff-Substituenten wurde untersucht. Die Wirkung der Äthyl-Gruppe war der der Methyl-Gruppe in etwa gleich, dagegen war der Austausch gegen eine Propyl-Gruppe mit Abschwächung der Wirkung verbunden. Noch deutlicher zeigte sich dies beim Austausch durch eine Cyclohexyl- oder Benzyl-Gruppe, so daß sich für die Stickstoff-Substitution folgende Reihe aufstellen läßt:

Methyl = Äthyl > Propyl > Cyclohexyl > Benzyl .

Sind im Piperidin-Ring in 3- und 5-Stellung Substituenten eingeführt, so läßt sich das Nitril infolge sterischer Hinderung nicht verseifen. Die 5-Phenyl-Verbindung kann man zwar unter extremen Bedingungen noch in die Carbonsäure überführen, jedoch zeigt sie schwächere Wirkungen als das Dolantin, vor allem keine Analgesie. Wird der Benzolkern im Dolantin durch einen Naphthyl-Rest ersetzt, so wird die spasmolytische Wirkung verstärkt, dagegen verschwindet die analgetische Wirkung. Substituenten wie Amino- oder Hydroxyl-Gruppen in p-Stellung des Benzolkerns wirken abschwächend; Substitution durch eine Methoxyl-Gruppe zerstört die analgetische Wirkung fast vollkommen. Von allen Verbindungen kommen also nur die 4-Phenyl-piperidylketone als dem Dolantin gleichwertige Präparate in Frage[3].

---

[1] AVISON, A. W. D., u. A. L. MORRISON: J. chem. Soc. [London] 1950, 1471, 1474, 1478 u. 1510.
[2] ANKER, R. M., u. A. H. COOK: J. chem. Soc. [London] 1948, 806.
[3] EISLEB, O.: Med. u. Chem. 4, 213 (1942).

Auch A. D. MACDONALD u. a. stellten Verbindungen vom Typus der Phenyl-piperidine mit möglichster Annäherung an die Struktur des Morphins dar. Besonders der 1-Methyl-4-o-tolyl-piperidin-4-carbonsäure-äthylester, das 2-Methyl-pethidin, soll überlegene Wirkung aufweisen. Auch das 3′-Oxy-pethidin ist ebenso wirksam wie Dolantin, weiterhin die 3′-Acetoxy-Verbindung. Das Lakton, das der Sauerstoffbrücke des Morphins nachgebildet wurde, ist jedoch nur schwach wirksam[1].

Aus den Estern der Phenyl-piperidin-carbonsäure erhält man durch Grignardierung nur die Aryl-piperidyl-ketone. Tertiäre Alkohole entstehen hierbei nicht[2].

Unter den Ketonen der Struktur:

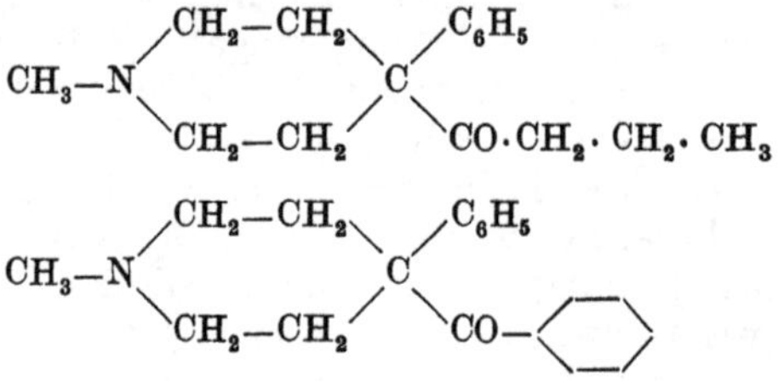

zeigte das Phenylketon die höchste spasmolytische Wirkung, das Propylketon die besten analgetischen Eigenschaften.

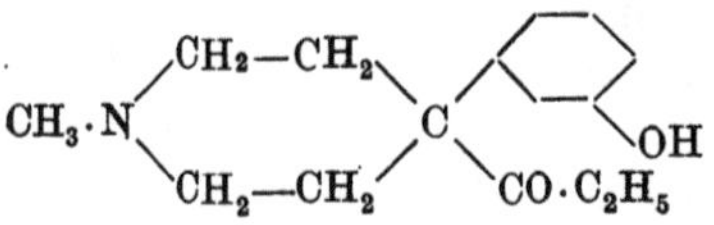

Cliradon

Weitere morphinähnlich wirkende 4-Phenyl-piperidin-4-alkylketone wurden von EISLEB u. SCHAUMANN[3] und später von KAEGI u. MIESCHER[4] sowie von AVISON u. MORRISON[5] untersucht. Von diesen ist das als *Cliradon* bezeichnete 1-Methyl-4-(m-oxyphenyl)-piperidin-4-äthylketon (*Höchst 10 720*) etwa 10mal wirksamer als der entsprechende Äthylester und übertrifft bereits das Morphin in seiner Wirksamkeit[6]. Man erhält die Ketone durch Grignardierung der entsprechenden Nitrile[7]:

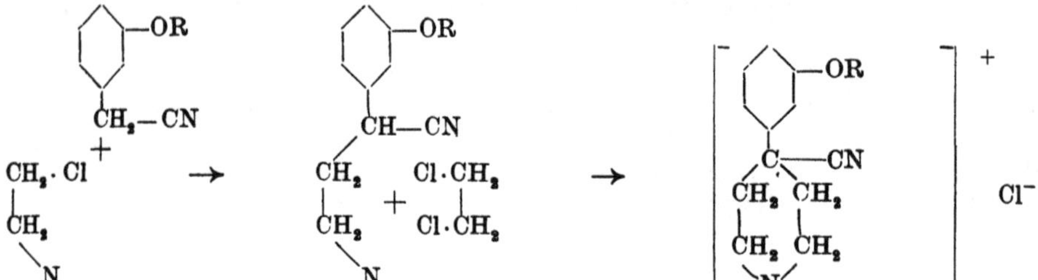

AVISON und MORRISON kondensierten m-Methoxy-benzaldehyd mit Rhodanin zu m-Methoxy-benzylcyanid, das mit Methyl-bis-[2-chloräthyl]-amin das 4-Cyan-4-[m-methoxyphenyl]-1-methyl-piperidin liefert. Durch Grignadierung mit C_6H_5MgJ wurde das Äthylketon erhalten[8].

---

[1] MACDONALD, A. D., G. WOOLFE, F. BERGEL, A. L. MORRISON u. H. RINDERKNECHT: Brit. J. Pharmacol. 1, 4 (1946). — [2] FP. 930067.
[3] EISLEB, O., u. O. SCHAUMANN: P. B. B. Dep. Comm. Washington, I. G. Farben 70 115, frame 786 (1942).
[4] KAEGI, H., u. K. MIESCHER: Helv. chim. Acta 32, 2489 (1949); F. P. 930 067; Schwz. P. 218 517.
[5] AVISON, A. W. D., u. A. L. MORRISON: J. chem. Soc. [London] **1950**, 1469.
[6] GROSS, F., u. R. MEIER: Schw. med. Wochenschr. 79, 1154 (1949).
[7] EISLEB, O.: Med. u. Chem. 4, 213 (1942).
[8] AVISON, A. W. D., u. A. L. MORRISON: J. chem. Soc. [London] **1950**, 1469.

Analgetische Wirkung besitzt schließlich auch der Propionsäureester des 1-Methyl-4-(p-methoxyphenyl)-4-oxy-piperidins[1].

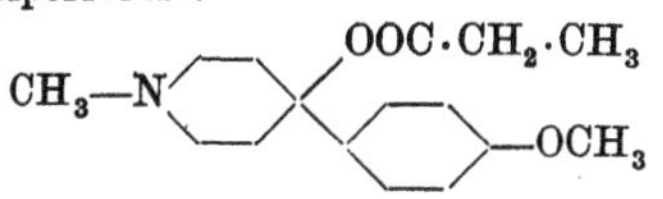

$$CH_3-N\diagup\diagdown\diagup OOC\cdot CH_2\cdot CH_3 \diagdown OCH_3$$

Man erhält die Oxypiperidin-Derivate durch GRIGNARD-Reaktion aus den 1-Alkyl-piperidonen.

Aminosäureester und Aminoketone.

In der Reihe der Spasmolytika hatten sich Ester der Diphenylessigsäure mit basischen Alkoholen als wirksam erwiesen. BOCKMÜHL u. EHRHART[2] verlegten die basische Gruppe in den Säurerest und gelangten so zu Derivaten basisch substituierter Phenylessigsäuren mit einem quartären C-Atom nachstehender allgemeiner Formel:

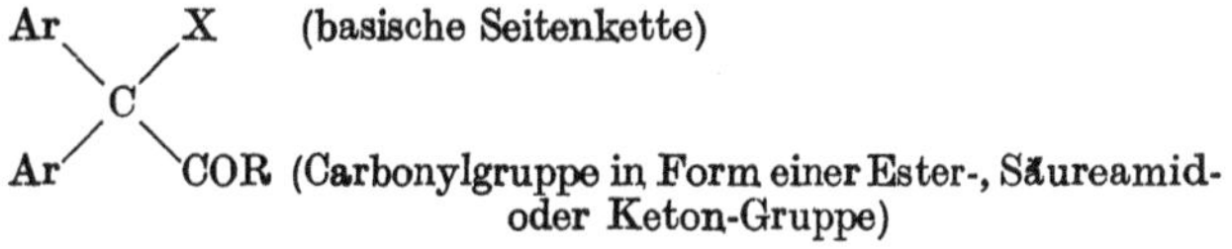

$$\begin{array}{c}Ar\diagdown\quad X\quad\text{(basische Seitenkette)}\\ \diagup C\diagdown \\ Ar\diagup\quad COR\quad\text{(Carbonylgruppe in Form einer Ester-, Säureamid-}\\ \text{oder Keton-Gruppe)}\end{array}$$

Die **tertiären Ester** waren stark analgetisch wirksam. Variation des Alkohol-Restes R zeigte, daß das Optimum der Wirkung bei den niederen Alkylen Methyl, Äthyl und Isopropyl liegt. Aromatische Gruppen verschlechtern die Wirkung. Die Art des Amin-Restes hat geringere Bedeutung. Es wurden z.B. der Diäthylamin-, Piperidin- und Pyrrolidin-Rest eingeführt. Dagegen spielt die Länge der basischen Seitenkette eine Rolle. Hier bedingt die Äthyl-Gruppe maximale Wirkung. Schon Austausch gegen eine Propyl-Gruppe läßt die Aktivität stark absinken. Für optimale Wirkung ist also bei den Estern folgende Gruppierung notwendig:

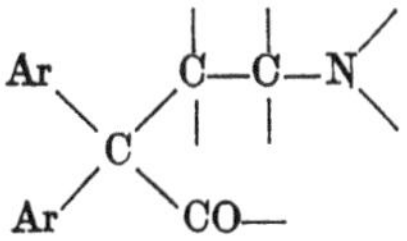

$$\begin{array}{c}Ar\diagdown\quad\diagup C-C-N\diagdown\\ \diagup C\diagdown\quad|\quad|\\ Ar\diagup\quad CO-\end{array}$$

Entsprechend ist der α-Diphenyl-α-dimethylamino-essigsäure-methylester unwirksam. Bei den Piperidin-Derivaten waren Substitutionen im Piperidin-Rest wenig erfolgreich.

Zur Darstellung der basischen Diphenylacetonitrile wird Diphenylacetonitril in benzolischer Lösung mit Chlorbasen umgesetzt, wobei Natriumamid oder Phenylnatrium als Kondensationsmittel dient. Die Darstellung der entsprechenden Ester erfolgt zweckmäßig direkt aus den Diphenyl-essigsäure-estern über deren Natrium-Verbindung, die zur Vermeidung von Nebenreaktionen statt mit Phenylnatrium durch Umsatz des Esters mit Diäthylacetonitril-natrium gewonnen wird:

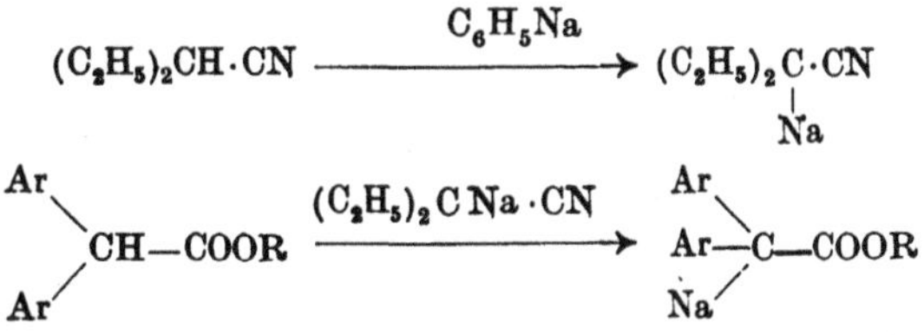

$$(C_2H_5)_2CH\cdot CN\xrightarrow{C_6H_5Na}(C_2H_5)_2\underset{\underset{Na}{|}}{C}\cdot CN$$

$$\begin{array}{c}Ar\diagdown\\ \diagup CH-COOR\\ Ar\end{array}\xrightarrow{(C_2H_5)_2CNa\cdot CN}\begin{array}{c}Ar\diagdown\\ Ar-\underset{\underset{Na}{|}}{C}-COOR\end{array}$$

---

[1] JENSEN, K. A., u. a.: Dansk. Tidskr. Farm. **17**, 173 (1943).
[2] BOCKMÜHL, M., u. G. EHRHART: Liebigs Ann. **561**, 52 (1949).

Die so erhaltene Natrium-Verbindung des Esters wird darauf mit Amino-alkyl-halogeniden, z. B. Diäthylaminoäthylchlorid, umgesetzt[1].

Die pharmakologische Untersuchung einiger **Ketone** zeigte, daß sie dem Dolantin ähnliche Wirkungen besitzen. Jedoch steht hier die zentral-analgetische Eigenschaft im Vordergrund, während die spasmolytische Wirkung weniger ausgeprägt ist.

Die Länge der Kette, die den basischen Rest trägt, ist auch hier bei 2 C-Atomen am günstigsten. Verlängerung oder Verkürzung läßt die Wirkung stark absinken.

Verzweigung der Kette hat verschiedenen Erfolg. So läßt Substitution durch eine Methyl-Gruppe in β-Stellung zum Zentral-C-Atom die Wirkung ansteigen. Dagegen hat Substitution einer Methyl-Gruppe in α-Stellung wechselnden Erfolg. Man erreicht in keinem Fall die Wirkung der β-Verzweigung. Vollständig unwirksam sind dagegen alle Verbindungen, die in α- oder β-Stellung eine längere Kette tragen. Die Verbindungen sind also sehr konstitutionsempfindlich. Dementsprechend sind auch die Derivate, deren basischer Rest in einen Ring, z. B. Piperidin-Ring, eingebaut ist, unwirksam. Ebenso ist das 1(-N-Methyl-benzylamino)-3,3-diphenyl-hexanon-(4)

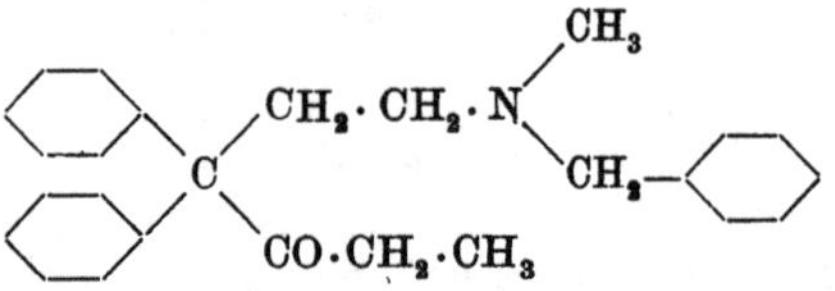

vollständig unwirksam. Auch Umwandlung des tertiären Stickstoffs in ein quaternäres Salz vernichtet die Wirkung vollständig.

In der Keton-Seitenkette liegt das Wirkungsoptimum ebenfalls bei der Äthyl-Gruppe. Das 1-Dimethylamino-3,3-diphenyl-hexanon-(4)

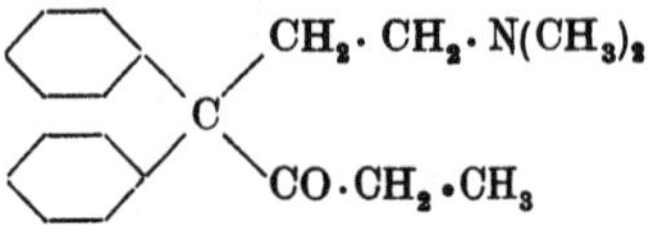

findet als Codein-Ersatz in den *Tikarda*-Hustentropfen Anwendung. Daneben erweist sich auch der Allyl-Rest als stark wirksam. Von den verzweigten Alkylen wirkt die Isopropyl-Gruppe schlecht, gut dagegen die Isobutyl-Gruppe. Aromatische Ketone sind unwirksam. Schließlich zeigt noch der nebenstehende Aldehyd starke therapeutische Effekte. Bei den beiden restlichen Substituenten am Zentral-C-Atom liegt das Wirkungsmaximum streng bei der nicht substituierten Phenyl-Gruppe. Substitution in den Phenyl-Resten hat ebenso starken Wirkungsrückgang zur Folge wie Hydrierung. Das gleiche gilt für die bereits besprochenen Ester. Somit liegt bei diesen Verbindungen das Maximum der Wirkung bei den α,α-Diphenylketonen mit verzweigter Seitenkette, wodurch ein asymmetrisches C-Atom bedingt ist[2]. Von diesen Verbindungen kam das 2-Dimethylamino-4,4-diphenyl-heptanon-(5):

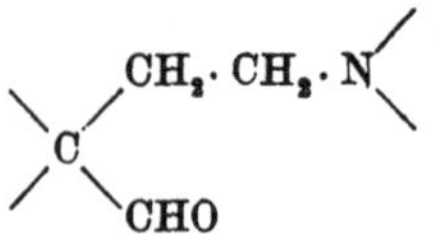

---

[1] S. auch AP. 2230774, DRPP 710227, 711069, FP. 866244.
[2] S. auch R. H. THORP: Nature **159**, 679 (1947); vgl. P. OFNER u. E. WALTON: J. chem. Soc. [London] **1950**, 2158.

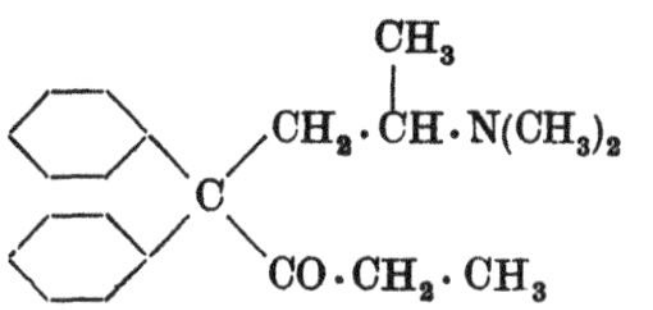

Aminosäureester und Aminoketone.

$$(C_6H_5)_2C\begin{matrix}CH_2\cdot CH(CH_3)\cdot N(CH_3)_2\\ CO\cdot CH_2\cdot CH_3\end{matrix}$$

oder

$$CH_3\cdot CH\cdot CH_2-C(C_6H_5)_2-CO\cdot CH_2\cdot CH_3$$
$$\underset{N(CH_3)_2}{|}$$

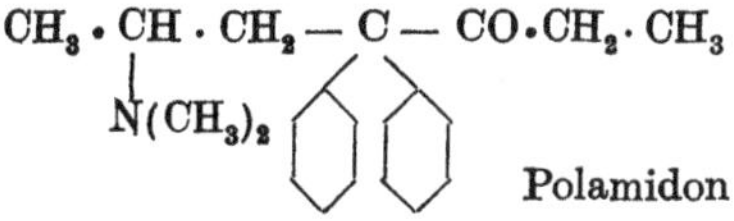

Polamidon

unter dem Namen *Polamidon* (*Amidon, Methadon*) als Morphin-Ersatz in den Handel.

In angelsächsischen Ländern wird das 4,4-Diphenyl-2-morpholino-heptanon-(5) unter der Bezeichnung *Heptalgin* vertrieben.

Zur Darstellung wird Natriumamid mit Diphenyl-acetonitril in Benzol-Lösung umgesetzt. Darauf wird 2-Dimethylamino-1-chlor-propan zugetropft und unter Rückflußkühlung erhitzt. Während die Verknüpfung der Natrium-Verbindung mit gradkettigen Chloralkylaminen stets in einheitlichem Sinn verläuft[1], entstehen bei verzweigten Chlorbasen durch Umlagerung im basischen Radikal isomere Produkte. Zur Trennung wird das Gemisch in Petroläther gelöst. Nach einigen Tagen kristallisiert das γ-Dimethylamino-α,α-diphenylvaleriansäurenitril aus. Durch GRIGNARD-Reaktion wird daraus mit Äthylmagnesiumbromid das Ketimid und aus diesem durch Verseifung mit Salzsäure das 2-Dimethylamino-4,4-diphenyl-heptanon-(5) erhalten[2]:

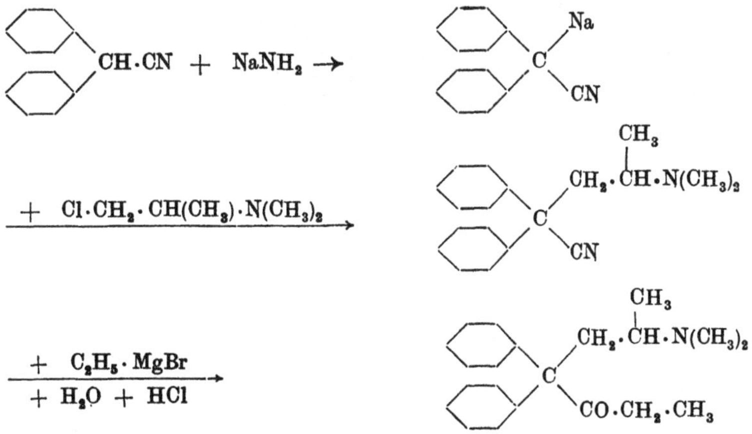

$$(C_6H_5)_2CH\cdot CN + NaNH_2 \rightarrow (C_6H_5)_2C(Na)\cdot CN$$

$$+ Cl\cdot CH_2\cdot CH(CH_3)\cdot N(CH_3)_2 \longrightarrow (C_6H_5)_2C\begin{matrix}CH_2\cdot CH(CH_3)\cdot N(CH_3)_2\\ CN\end{matrix}$$

$$\xrightarrow[+ H_2O + HCl]{+ C_2H_5\cdot MgBr} (C_6H_5)_2C\begin{matrix}CH_2\cdot CH(CH_3)\cdot N(CH_3)_2\\ CO\cdot CH_2\cdot CH_3\end{matrix}$$

Analog wird auch das 1-Dimethylamino-3,3-diphenyl-hexanon-(4) aus γ-Dimethylamino-α,α-diphenylbuttersäurenitril erhalten.

Das Polamidon entsteht bei dieser Synthese als Razemat. Das Razemat konnte über die Tartrate in die optisch aktiven Verbindungen gespalten werden, wobei die *l*-Antipode rund 10mal aktiver war als die *d*-Verbindung[3]. *Polamidon C* ist eine Kombination mit dem atropingleich wirkenden Diphenylpiperidinoäthylacetamid und besser verträglich. Im Phenylkern chlorierte Deri-

---

[1] S. hierzu K. ZIEGLER: Liebigs Ann. **495**, 109 (1932); DRP 622875; ferner O. EISLEB: Ber. dtsch. chem. Ges. **74**, 1441 (1941).
[2] S. auch FP. 884740.
[3] BOCKMÜHL, M., u. G. EHRHART: Liebigs Ann. **561**, 63 (1949).

vate des Polamidons, die von P. WEISS u. a. dargestellt wurden, erwiesen sich als wenig wirksam[1].

M. M. KLENK und andere stellten dem Polamidon analog gebaute Sulfone her, die auf analgetische Wirksamkeit geprüft wurden. Von diesen erreichten das Äthyl-(γ-dimethylamino-α,α-diphenylbutyl)-sulfon-hydrochlorid und das Äthyl-(α,α-diphenyl-γ-N-piperidylbutyl)-sulfon die analgetische Wirkung des Polamidons. Verschiedene andere Sulfone waren ebenfalls stark wirksam[2].

Durch A. B. MACDONALD wurden das 2-Dimethylamino-5-acetoxy-4,4-diphenyl-heptan, die analoge Morpholino-propyl-Verbindung und das 2-(Tetrahydro-1,4-oxazino)-4,4-diphenyl-heptanon-(5) untersucht, die sich ebenfalls durch gute analgetische Wirkung auszeichneten[3].

A. H. BECHETT u. W. H. LINELL[4] stellten das 6-Morpholino-4,4-diphenyl-hexanol-(3) dar. Sie gewannen den Alkohol durch Reduktion des Ketons mit Aluminium-isopropylat. Seine pharmakologischen Eigenschaften sind denen des Dolantins vergleichbar.

Spasmolytica.

Krampfzustände der Gefäßmuskulatur und der übrigen glatten Muskulatur äußern sich meist durch starke Schmerzerscheinungen. Spasmolytisch wirksame Verbindungen beheben mit dem Krampf zugleich den Schmerz und haben dadurch auch analgetische Wirkung.

Als Spasmolytika bezeichnet man Verbindungen, die krampfhafte Kontraktionen der glatten Muskulatur zu lösen vermögen. Sie finden deshalb eine ausgedehnte therapeutische Verwendung bei allen pathologischen Zuständen, bei denen ein Krampf glatter Muskelfasern eine Rolle spielt, so z. B. bei Darm-, Gallen- oder Nierenkoliken, bei denen mit der Lösung des Krampfes meist auch die Schmerzen verschwinden, bei Bronchialasthma usw. Zwischen den Verbindungen, die nach Art des Papaverins am Muskel selbst angreifen und denen, die wie das Atropin über das autonome Nervensystem wirken, bestehen fließende Übergänge[5].

Die Oberflächenaktivität der Verbindungen scheint in Beziehung zu ihrer spasmolytischen Wirkung zu stehen[6]. Nach B. v. ISSEKUTZ, LEINZINGER und ISSEKUTZ jun. laufen beide Erscheinungen parallel. Bei Verbindungen gleicher Art können schon geringe Unterschiede in der Oberflächenaktivität die Wirkung stark beeinflussen. Ausnahmen bilden die oberflächenaktiven Saponine und die Fettsäuren. Bei strukturell kaum verwandten Verbindungen läßt sich ein Schluß von der Oberflächenaktivität auf die spasmolytische Wirkung nur mit großer Vorsicht ziehen.

Papaverin-Derivate.

Das von MERCK 1848 erstmals aus Opium isolierte *Papaverin* ist das wichtigste natürlich vorkommende Spasmolyticum. Die von E. GOLDSCHMIDT zuerst aufgestellte Formel, die das Papaverin als 1-(3,4-Dimethoxy-benzyl)-6,7-dimethoxy-isochinolin definiert, wurde von PICTET und FINKELSTEIN durch die Synthese bestätigt. Nachdem es gelungen war, das N-Homoveratroyl-homoveratrylamin in kochendem Xylol mittels Phosphorpentoxyd in Dihydropapaverin zu überführen[7], erhielten die vorgenannten Forscher aus dem entsprechenden hydroxylierten Derivat des Homoveratroyl-homoveratrylamins bei Behandlung mit Phosphorpentoxyd unter Abspaltung

Papaverin

---

[1] WEISS, P., u. a.: J. Amer. chem. Soc. 71, 2650 (1949).
[2] KLENK, M. M.: J. Amer. chem. Soc. 70, 3846 (1948).
[3] MACDONALD, A. D.: J. Pharmacy Pharmacol. 1, 569 (1949).
[4] BECHETT, A. H., u. W. H. LINELL: J. Pharmacy Pharmacol. 2, 418 (1950).
[5] FROMHERZ, K.: Klin. Wschr. 18, 6 (1934).
[6] ISSEKUTZ, B. v., u. a.: Naunyn-Schmiedebergs Arch. exp. Pathol. Pharmakol. 176, 8 (1934).
[7] PICTET, A., u. M. FINKELSTEIN: Ber. dtsch. chem. Ges. 42, 1979 (1909).

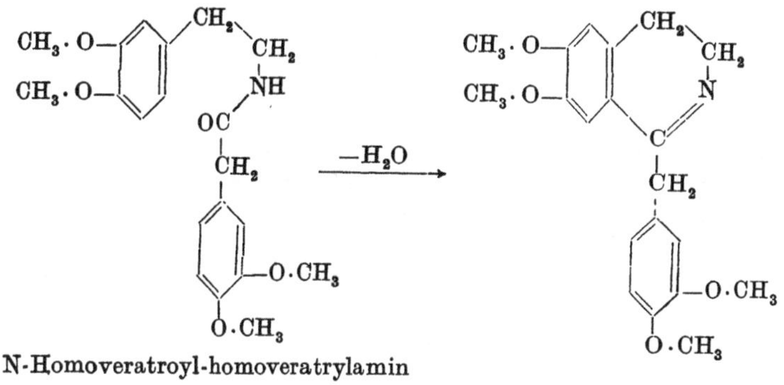

N-Homoveratroyl-homoveratrylamin

von 2 Mol Wasser Papaverin in befriedigender Ausbeute[1]:

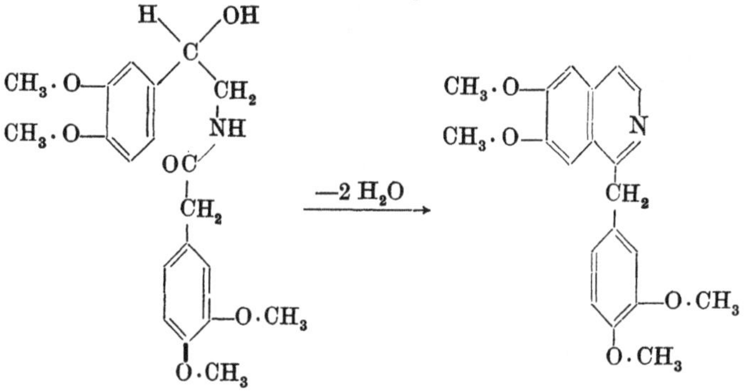

K. W. ROSENMUND[2] entwickelte eine weitere Synthese für das Papaverin, indem er α-(3,4-Dimethoxy-phenyl)-β-nitro-äthanol-methyläther mit Natriumamalgam zum β-Methoxy-β-(3,4-dimethoxy-phenyl)-äthylamin reduzierte. Durch Behandlung mit Homoveratroylchlorid erhielt er das N-β-Methoxy-β-(3,4-dimethoxy-phenyl)-äthyl-homoveratroylamid, das in Toluol mit P_2O_5 in das Papaverin überführt wurde:

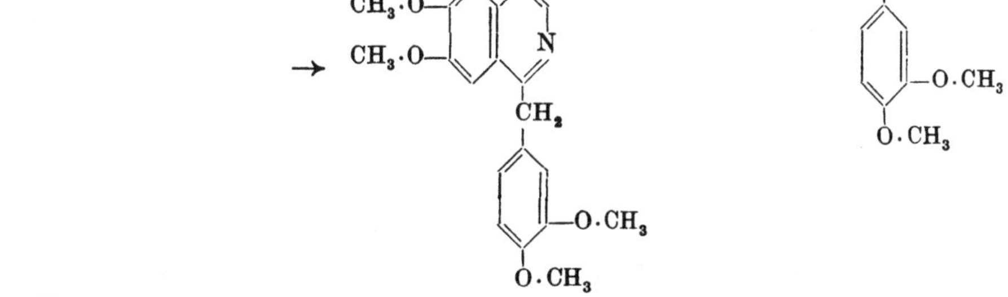

---

[1] PICTET, A., u. A. GAMS: Ber. dtsch. chem. Ges. **42**, 2943 (1909).
[2] ROSENMUND, K. W.: Ber. dtsch. chem. Ges. **60**, 396 (1927).

Eine neue einfache Synthese des Papaverins beschreibt H. WAHL[1]. Dimethoxyphenyl-brenztraubensäure wird mit Ammoniak umgesetzt. Die Zwischenverbindung wird verestert und mit $POCl_3$ zum Ring geschlossen, nach Verseifung wird in einer Stufe decarboxyliert und dehydriert.

J. S. BUCK kondensierte Homoveratroylchlorid und ω-Aminoacetoveratron zum N-Homoveratroyl-ω-amino-acetoveratron. Mit Phosphoroxychlorid in siedendem Toluol erfolgt Ringschluß zum 4-Keto-3,4-dihydropapaverin. Mit Wasserstoff in Gegenwart eines Gemisches von Platinchlorid, Platinoxyd und Skita-Katalysator in salzsaurer Lösung erhielt er die 4-Oxy-1,2,3,4-tetrahydro-Verbindung, die er bei Einwirkung von Phosphorpentachlorid in 1,2-Dihydropapaverin überführen konnte. Dieses wurde mit Palladiumschwarz bei 170—180° in Papaverin überführt[2]:

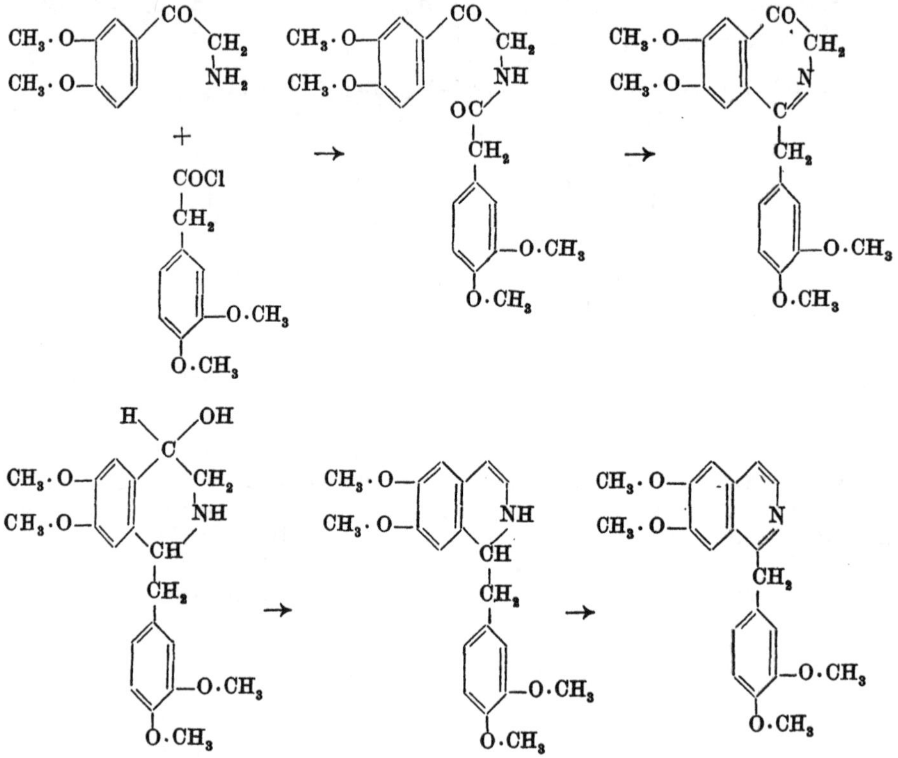

Versuche, das Papaverin mit anderen Stoffen zu kombinieren, blieben ohne größeren Erfolg. Molekülverbindungen des Papaverins mit Barbitursäure-Derivaten, z. B. Dipropylbarbitursäure, sollten die spasmolytische Papaverin-Wirkung mit der sedativen der Barbitursäuren kombinieren[3].

Papaverin diente als Vorbild für die Synthese zahlreicher Spasmolytica. Zunächst lassen sich die Methoxy-Gruppen ersetzen. *Perparin* ist das Diäthoxybenzyl-diäthoxy-isochinolin.

Die Synthese erfolgt analog der Papaverin-Synthese[4]. Es besitzt verstärkte Papaverin-Wirkung und verringerte Toxizität, so daß die therapeutische Breite vergrößert ist[5].

---

[1] WAHL, H.: Bull. Soc. chim. France, Mem. 1950, 680.
[2] BUCK, J. S.: J. Amer. chem. Soc. 52, 3610 (1930); vgl. ferner A. BISCHLER u. B. NAPIERALSKI sowie A. PICTET u. a.: Ber. dtsch. chem. Ges. 26, 1903 (1893); 42, 1974 (1909) u. Liebigs Ann. 395, 299 (1913).
[3] DRP 624378. — [4] FP. 719638.
[5] LANGECKER, H., u. E. STARKENSTEIN: Klin. Wschr. 10, 2257 (1931).

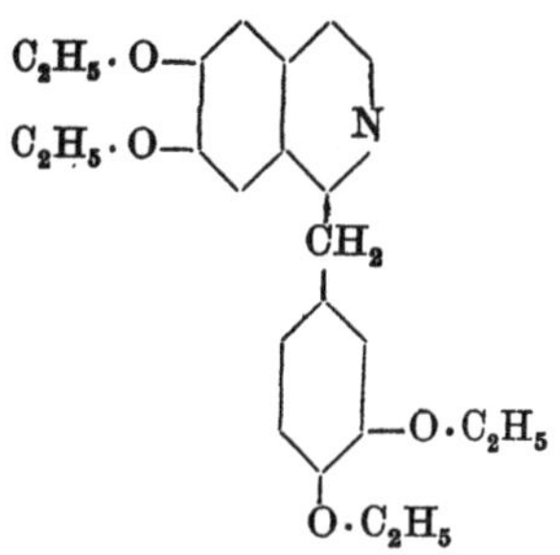

Perparin

Eupaverin ist das 1-(3,4-Methylendioxybenzyl)-3-methyl-6,7-methylendioxy-isochinolin.

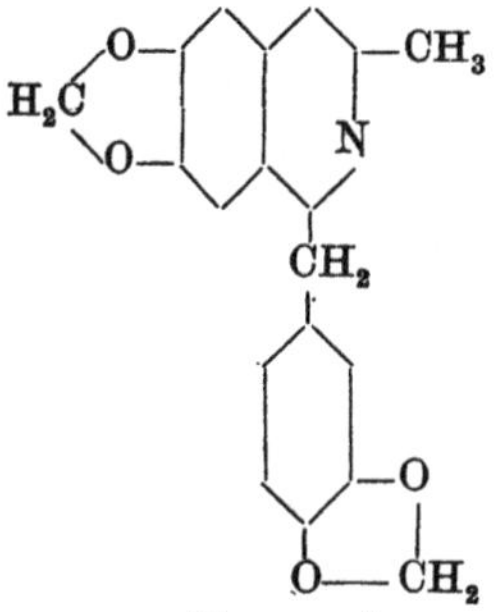

Eupaverin

Seine Wirkung ist der des Papaverins ähnlich. Es findet besonders bei der durch Embolie bewirkten spastischen Gefäßkontraktion Verwendung.

Die Synthese geht auch hier über das entsprechende Säureamid.

Nitroäthan wird mit Piperonal in Natriummethylat-Lösung kondensiert. Nach dem Ansäuern reduziert man zum Amin und setzt mit Homopiperonylsäurechlorid zum entsprechenden Säureamid um:

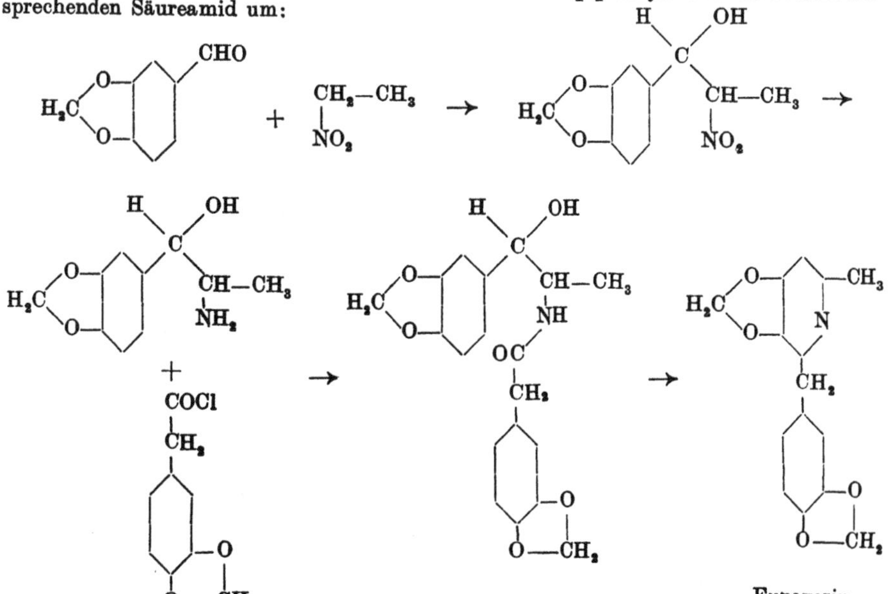

Eupaverin

Das Amid liefert mit POCl₃ in siedendem Toluol unter Abspaltung von 2 Mol Wasser und Ringschluß das Eupaverin[1].

Die Methoxy-Reste können aber auch ganz oder teilweise fortgelassen werden[2]. Die Verschiebung des Benzyl-Restes an andere Stellen des Isochinolin-Kerns, z.B. nach Stelle 7, zeigte keine Vorteile[3]. Die Verknüpfung der beiden Ringe durch die Methylen-Gruppe des Benzyl-Restes erwies sich als nicht unbedingt erforderlich. So ist das *Neupaverin*, das dem Eupaverin in etwa gleichwertig ist, das Methylendioxyphenyl-methylendioxyisochinolin. Damit entfernte sich die Synthese immer weiter von dem Vorbild des Papaverins. Man legte den Arbeitshypothesen den Isochinolin-Ring zugrunde und substituierte ihn in verschiedenster Weise. Durch Öffnen des Isochinolin-Ringes gelangte man zu aromatischen und aliphatischen Aminen, die mit dem Papaverin keine Ähnlichkeit mehr haben.

Isochinolin-Derivate.

3-Methyl-isochinoline haben gute spasmolytische Wirkung und sind in manchen Fällen dem Papaverin überlegen.

Zur Darstellung von 3-Methyl-isochinolinen geht V. BRUCKNER von aryl-substituierten Pseudonitrositen aus. Diese werden durch acetylierende Zersetzung — durch Behandlung mit Acetanhydrid bei Gegenwart von etwa 5—10% konz. Schwefelsäure — in die Nitropropanol-acetate überführt. Diese lassen sich durch elektrolytische Reduktion an Bleikathoden in essigsaurer Lösung in Aminoacetate überführen. Aus diesen entstehen nach partieller Verseifung in bekannter Weise Isochinolin-Verbindungen:

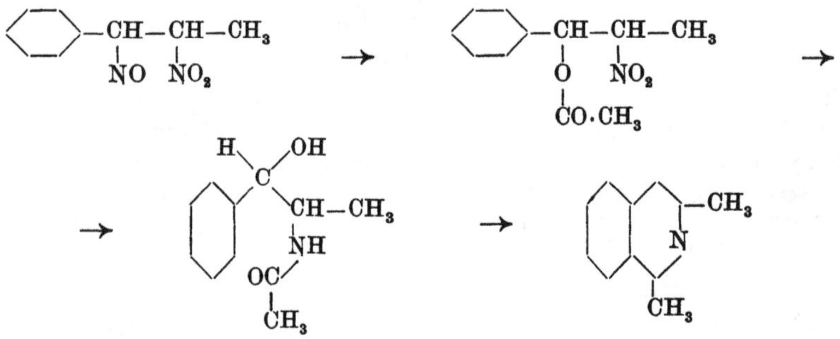

Von den Derivaten des 6,7-Diäthoxy-3-methyl-isochinolins erwiesen sich die in 1-Stellung substituierten Verbindungen als starke Spasmolytica[4]. Sie waren dem Papaverin überlegen. Am besten wirksam und wenig toxisch waren insbesondere das 1-Phenyl-, 1-Alkoxyphenyl- und 1-Alkoxybenzyl-Derivat. Wenig wirksam war die 1-Methyl-Verbindung.

Chinolin-Derivate.

Auch *Dialkoxy-chinoline* haben gute spasmolytische Wirksamkeit, besonders dann, wenn die Substituenten in m-Stellung zu einander stehen:

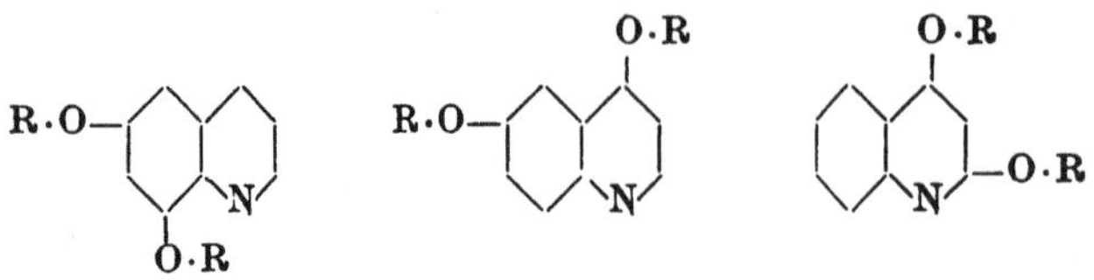

---

[1] DRPP 556709, 550122, 551870; EP. 348956.
[2] BRUCKNER, V.. u. a.: Ber.: dtsch. chem. Ges. 71, 541 (1938); Liebigs Ann. 518, 226 (1935). — [3] DRP 579227. — [4] BRUCKNER, V., u. a.: J. chem. Soc. [London] 1948, 885.

Alkyl-Gruppen in m-Stellung zueinander ergeben weniger wirksame Chinolin-Derivate. Andere Substitutionen bedingen völligen Verlust der krampflösenden Eigenschaften, so z. B. Halogene, Nitro- oder Amino-Gruppen, Amide usw. Auch konnte die spasmolytische Wirksamkeit durch Einführung von weiteren Alkoxy-Gruppen, etwa 3 oder 4, die in m-Stellung zueinander stehen, nicht gesteigert werden [1].

Wie bei den Analgetica zeigen auch bei den Spasmolytica die Tetrahydrochinolin-Derivate gute pharmakologische Wirkung. So soll das 2,4-Dioxo-3-methyl-3-allyl-1,2,3,4-tetrahydro-chinolin bei epileptischen Krämpfen brauchbar sein [2].

In neuerer Zeit wurden Pyridyl-chinoline als wirksame Spasmolytica dargestellt [3].

Die 3- und 6-Pyridyl-Verbindungen waren wirksamer als die 5-, 7- und 8-Isomeren, und zwar waren die γ-Pyridyl-Derivate den α- und β-Derivaten überlegen. Von den Lutidyl-chinolinen waren die 6-Lutidyl-chinoline gut, das isomere α,α-Dimethyl-6-β-pyridyl-chinolin geringer wirksam. Ersatz der Pyridyl-Reste durch Amidino-, Pyrryl- und Thiazyl-Gruppen führte zu keinem Erfolg. Gut wirksam waren aber Chinolin-Abkömmlinge mit Methoxy-Gruppen in 6- oder 8-Stellung, so das 6-Methoxy-8-γ-pyridyl-chinolin und das 8-Methoxy-6-γ-pyridyl-chinolin:

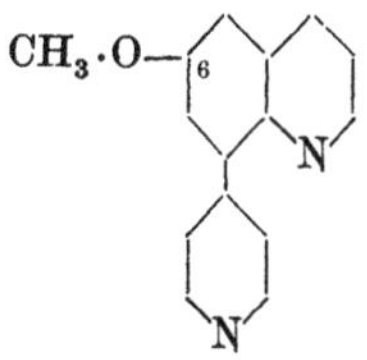

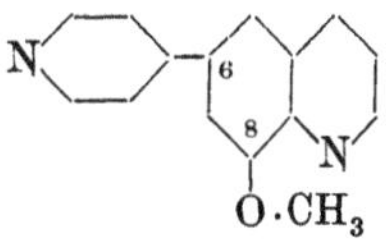

Einführung eines zweiten Pyridin-Ringes in 6- oder 8-Stellung führte zu ebenfalls stark wirksamen 6,8-Dipyridyl-chinolinen. Der Versuch, den Chinolinring gegen einen Acridin-Ring auszutauschen, erbrachte kein nennenswertes Ergebnis.

Amine.

Denkt man sich den Isochinolin-Ring geöffnet, so hat das Di-(β-phenyl-äthyl)-amin

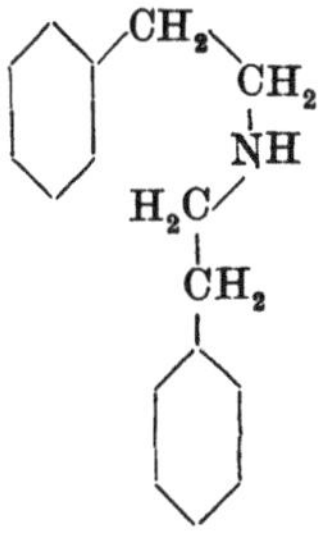

noch strukturelle Ähnlichkeit mit dem Papaverin. Es zeigte krampflösende Eigenschaften und regte zur Synthese zahlreicher Amine an. Substituierte Bis-[phenyl- thyl]-amine stellten DORNOW und PETSCH her [4].

Nach F. F. BLICKE [5] wirken stark krampflösend: z. B. N-Cyclohexyl-β-cyclohexyl-äthyl-amin, N-Butyl-δ-cyclohexyl-butylamin, N-Methyl-di-(β-cyclohexyläthyl)-amin, N-Methyl-

---

[1] SCHÖNHÖFER, O.: Med. u. Chem. 2, 239 (1934).
[2] Schwz. P. 216 826.
[3] COATES, H., A. H. COOK u. a.: J. chem. Soc. [London] 1943, 401, 404, 406, 413, 417, 419, ferner AP. 2416563.
[4] DORNOW, A., u. G. PETSCH: Arch. Pharmaz. Ber. dtsch. pharmaz. Ges. 284, 153 (1951).
[5] BLICKE, F. F., u. a.: J. Amer. chem. Soc. 61, 771 u. 774 (1936).

di-(β-phenyl-äthyl)-amin, Methyl-di-(γ-phenoxy-propyl)-amin, N-Amyl-di-(β-cyclopentyl-äthyl)-amin, N-Propyl-di-(β-phenyl-äthyl)-amin, N-Äthyl-β-cyclohexyl-äthyl-β'-phenyl-äthylamin, N,N'-Dimethyl-N,N'-di-(β-cyclohexyl-äthyl)-trimethylendiamin, N,N'-Dimethyl-N,N'-di-(β-cyclohexyl-äthyl)-äthylendiamin, N-Methylcinnamyl-β-cyclohexyl-äthylamin.

Vom Bis-(phenyläthyl)-amin ausgehend, wurden Verbindungen folgender Art untersucht[1]:

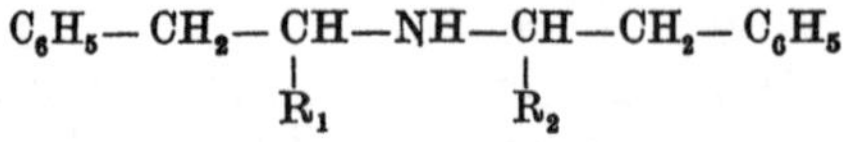

$$C_6H_5-CH_2-\underset{R_1}{CH}-NH-\underset{R_2}{CH}-CH_2-C_6H_5$$

Dabei ist R_1 eine Methyl-Gruppe oder ein H-Atom, während R_2 eine Äthyl-, Propyl- oder ähnliche Gruppe ist. Es zeigt sich, daß die Wirkung mit Verlängerung der Kohlenstoffkette R_2 zunimmt. Das gleiche Ergebnis erzielte der Ersatz von R_2 durch einen cyclischen oder einen aromatischen Rest. Günstig wirkte auch Alkylierung der Benzolringe. Dagegen ergab die Alkylierung des Stickstoffs kein einheitliches Bild, jedoch stieg die Wirkung mit Verlängerung des Alkyl-Restes an.

Von Verbindungen vorstehender Art zeigte das N-Bis-(γ-phenyl-propyl)-äthylamin die besten therapeutischen Eigenschaften. Es kam unter dem Namen *Sestron* in den Handel:

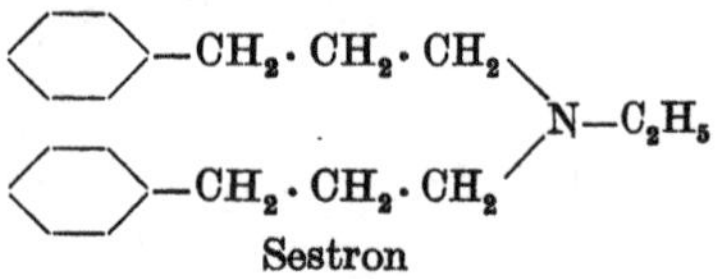

Sestron

Zur Darstellung wird Phenylpropylchlorid mit Äthylamin in Kalilauge unter Druck bei 120° kondensiert. Nach Neutralisation und Ausäthern der basischen Stoffe kann durch Alkalien die Base zur Abscheidung gebracht werden[2].

Derivate des 1,2-Diphenyl-äthylamins besitzen analgetische Wirkung. L. H. GOODSON und andere[3] stellten mittels der LEUKART-Reaktion N-alkylierte Diphenyl-äthylamine dar. Die beste Wirkung zeigten N-Methyl-1,2-di-(p-methoxyphenyl)-äthylamin (I) und N-Methyl-1-(-p-methoxyphenyl)-2-phenyl-äthylamin (II):

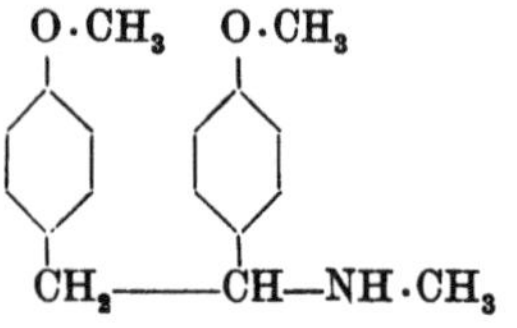

I 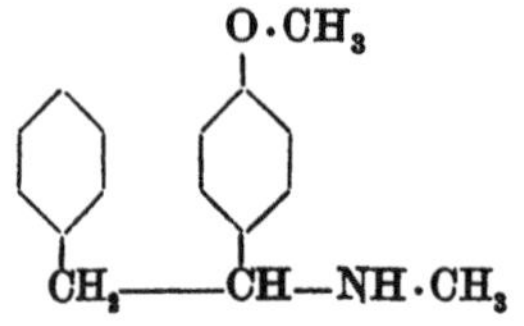   II

Das 1-(β-Diäthylaminoäthyl)-1, 2, 3, 4-tetrahydro-fluoranthren zeigt ebenfalls spasmolytische Wirkung. Es wird aus 1, 2, 3, 4-Tetrahydro-fluoranthren und α-Chlor-β-diäthylamino-äthan durch Kondensation mit $NaNH_2$ erhalten[4].

Ein Beispiel für die Eignung rein aliphatischer Amine zur Spasmolyse ist das 6-Methylamino-2-methyl-hepten-(2), das *Oktin*:

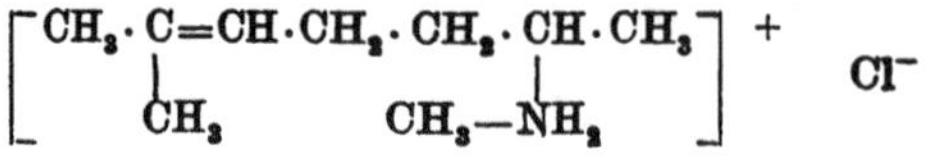

$$\left[\underset{\underset{CH_3}{|}}{CH_3\cdot C}=CH\cdot CH_2\cdot CH_2\cdot \underset{\underset{CH_3-NH_2}{|}}{CH\cdot CH_3}\right]^+ Cl^-$$

Oktin

---

[1] KÜLZ, F., u. K. W. ROSENMUND: Ber. dtsch. chem. Ges. **72**, 2161 (1939).
[2] KÜLZ, F., u. K. W. ROSENMUND: Ber. dtsch. chem. Ges. **72**, 2161 (1939).
[3] GOODSON, L. H., u. a.: J. Amer. chem. Soc. **68**, 2174 (1946).
[4] AP. 2513487.

Die entsprechende Heptan-Verbindung ist dem Hepten-Derivat in seiner Wirkung überlegen.

Zur Synthese wird 2-Methylhepten-(2)-on-(6) in Alkohol mit Methylamin umgesetzt. Man erhält, nachdem man das Gemisch zu einer Lösung von Aluminium und 50%ig. Alkohol langsam hat zutropfen lassen, aus der Reaktionslösung das 6-Methylamino-2-methylhepten-(2)[1]. Zur gleichen Verbindung kann man auch durch Kondensation von Methylamin mit dem entsprechenden Alkylhalogenid gelangen[2]. Entsprechend der Kondensation mit Ketonen können Amino-Verbindungen auch mit Aldehyden kondensiert werden. Durch anschließende Reduktion erhält man ebenfalls spasmolytisch wirksame Amine[3]. Verbindungen, deren Doppelbindung im Heptenyl-Rest aufgehoben ist, werden im Schwz.P. 211364 beschrieben.

Das Oktin zeigt gute Wirkungen auf die glatte Muskulatur; sie ist der des Papaverins um das 5—10fache überlegen und von längerer Dauer. Der Kreislauf wird kaum beeinflußt. Jedoch hat es im Gegensatz zum Papaverin zentralerregende Wirkung[4] und steigert den Blutdruck[5].

Unter der Bezeichnung *Octinum D* kommt das 2-Isoamylamino-6-methylheptan-hydrochlorid in den Handel.

$$\left[\begin{array}{c} CH_3 \cdot CH \cdot CH_2 \cdot CH_2 \cdot CH_2 \cdot CH \cdot CH_3 \\ | \qquad\qquad\qquad\qquad\qquad | \\ CH_3 \qquad\qquad\qquad\qquad NH_2 \\ | \\ C_5H_{11} \end{array}\right]^+ Cl^-$$

Octinum D

Die Darstellung ist der des Octins analog[6].

Für die spasmolytische Wirkung ist eine lange Alkylkette im Amin nicht unbedingt erforderlich. K. JUNKMANN untersuchte Acetamide und analoge Äthylamine. Beide zeigten ausgesprochen spasmolytische Eigenschaften.

Notwendig ist nach JUNKMANN, daß die Äthylamine oder auch andere Amine insgesamt etwa 12—17 C-Atome im Molekül enthalten. So weist das *Tri-n-butyl-äthylamin* gute spasmolytische Eigenschaften auf. Während das salzsaure Salz stark reizt, zeigt das β-naphthol-3,6-disulfonsaure Tri-(β-n-butyl)-äthylamin bei starker spasmolytischer Wirkung gute Verträglichkeit. Seine Darm-Wirkung ist peripher bedingt. Zentral wirkt es auch gefäßerweiternd und damit blutdrucksenkend. Diese Eigenschaften werden in Kombination mit Pyramidon im *Veramon B* verwertet.

$$\left[\begin{array}{c} CH_3 \cdot CH_2 \cdot CH_2 \cdot CH_2 \\ CH_3 \cdot CH_2 \cdot CH_2 \cdot CH_2 - C \cdot CH_2 \cdot NH_3 \\ CH_3 \cdot CH_2 \cdot CH_2 \cdot CH_2 \end{array}\right]^+_2 \left[O_3S-\bigcirc\bigcirc{-OH \atop -SO_3}\right]^{--}$$

Veramon B-Komponente

Die Synthese von alkylsubstituierten Äthylaminen geht von den entsprechenden Nitrilen oder Acetamiden aus. So erhält man aus Tributylacetonitril das Tributyläthylamin[7]. In gleicher Weise läßt sich auch das β-Äthyl-β,β-diisoamyl-äthylamin gewinnen. Die Umsetzung der Amine zu naphthol-3,6-disulfonsauren Salzen erfolgt in wäßriger Lösung durch Reaktion der salzsauren Verbindung mit dem Natrium-Salz der Disulfonsäure[8].

---

[1] Östr.P. 134561; vgl. Schwz.P. 258452 u. Schwed.PP. 125454, 125456.
[2] Östr.P. 135705. — [3] Vgl. ferner Dän.P. 48717, Schwed.PP. 79728, 76364.
[4] MÜGGE, H.: Klin.Wschr. **12**, 381 (1933).
[5] KISSLING, O.: Med. Klin. **30**, 381 (1933).
[6] Ung.PP. 121294 bis 121296; Belg. P. 448687; Schwz. P. 211564.
[7] EP. 508726. — [8] Dän. P. 59914.

Spasmolytica sind auch Äthylamin-Derivate nachstehender Konstitution:

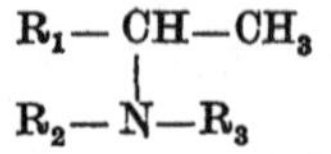

$$R_1-CH-CH_3$$
$$R_2-N-R_3$$

Dabei ist R_1 ein Alkyl-Rest von mindestens 4 C-Atomen, die beiden anderen Reste können Alkyl-, Cycloalkyl-, Aralkyl-Gruppen oder Wasserstoff sein, z. B. N-Methyl-5-aminohexan, N-Cyclohexyl-5-amino-hexan u. a.[1].

Die Cycloalkyl-, Alkyl- oder die aromatischen Reste können auch weitere aktive Gruppen, z. B. Phenol-Gruppen, tragen. So sind beispielsweise die am Stickstoff substituierten β-(p-Oxyphenyl)-propylamine als Bronchospasmolytica von Bedeutung, so die Verbindung:

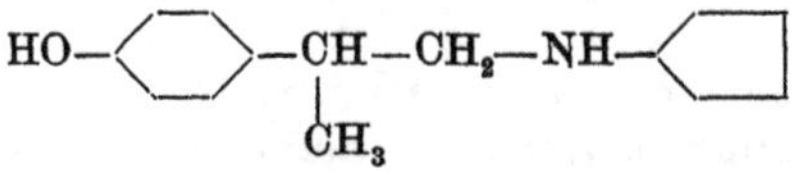

$$HO-\langle\bigcirc\rangle-CH-CH_2-NH-\langle\bigcirc\rangle$$
$$\quad\quad\quad\quad\quad\quad CH_3$$

Zur Gewinnung dieser Verbindungen geht man von dem β-(p-Methoxy-phenyl)-propylamin aus, das mit alkylierenden Mitteln behandelt wird. Die Methoxy-Gruppe der erhaltenen Basen wird dann mit starken Säuren aufgespalten. Verbindungen dieser Art sind sowohl pharmakologisch als auch strukturell Verwandte der Adrenalin-Abkömmlinge.

Alkaminester.

Nach Versuchen von HALPERN haben die Ester verschiedener Aminoalkohole, deren Komponenten ohne Wirkung sind, oft beachtliche spasmolytische Eigenschaften. Als besonders geeignet erwies sich der 2-Phenyl-valeriansäure-diäthylaminoäthylester. Er wirkt in äquivalenten Dosen stärker als Papaverin, etwas schwächer als Atropin[2].

TH. WAGNER-JAUREGG untersuchte basische Ester disubstituierter Essigsäuren. Von diesen Verbindungen zeichnen sich besonders die Aralkyl-Derivate aus, deren Wirkung die des Papaverins um das 3- bis 4-fache übertrifft. Die Verlängerung der Alkyl-Seitenkette und die Hydrierung des aromatischen Ringes waren mit Abfall der therapeutischen Wirkung verbunden. Von den Alkanolamin-Gruppen wirkte der Diäthylaminoäthyl-Rest verglichen mit Papaverin am besten. In vielen Fällen begünstigte die Anlagerung eines Bromalkyl-Restes an die Amino-Gruppe die muskulär spasmolytische Wirkung, während die Atropin-Wirkung absank; am günstigsten wirkt die Kombination von neuraler mit muskulärer krampflösender Wirkung wie beim Benzyl-phenylessigsäure- und Benzyl-isopropyl-essigsäure-diäthylaminoäthyl-ester[3].

Das *Trasentin* ist der Diphenyl-essigsäure-diäthylaminoäthyl-ester.

$$\langle\bigcirc\rangle\!\!\!\!\!\!\!\!\!\!\!\!\!\!\!\!\langle\bigcirc\rangle CH\cdot COO\cdot CH_2\cdot CH_2\cdot N(C_2H_5)_2$$

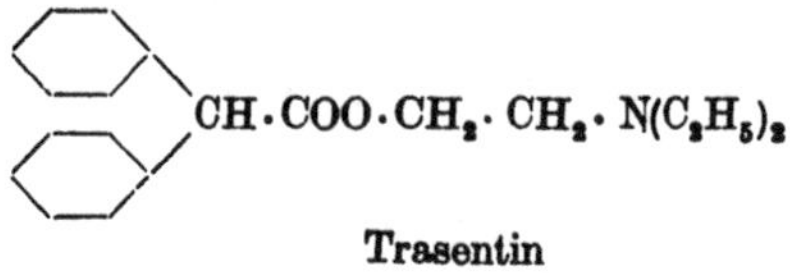

Trasentin

Zur Synthese des Esters wird das diphenylessigsaure Salz des Diäthylamino-äthylchlorids auf über 50° erwärmt. Hierbei erfolgt unter HCl-Austritt die Bildung des Esters, der zur Reinigung aus Essigester umkristallisiert werden kann. Die Veresterung läßt sich auch in üblicher Weise durchführen. Beschrieben wurden außerdem der Allyl-äthylamino-

---

[1] Ung. P. 122520.
[2] HALPERN, B. N.: Arch. int. Pharmacodynam. Therap. **59**, 149 (1938).
[3] WAGNER-JAUREGG, TH.: Ber. dtsch. chem. Ges. **72**, 1551 (1939).

äthylester, der 2-Piperidino-äthylester, der 1-Methyl-3-diäthylamino-propylester der Diphenyl-essigsäure und der Diäthylamino-äthylester der Triphenylessigsäure[1].

Durch Addition der am Stickstoff disubstituierten Aminoalkohole an Diphenylketen erhält man ebenfalls die Ester der Diphenylessigsäure. So entsteht aus Diphenylketen und Diäthylaminoäthanol in Gegenwart von Chinolin Diphenylessigsäure-(2-diäthylamino)-äthylester.

Sek. Alkyl-sek. aminoalkylester der Diphenyl-essigsäure und anderer arylsubstituierter Säuren sind im AP. 2456555 beschrieben.

Der Diphenylessigsäure-(1-methyl-4-piperidinol)-ester ist etwa halb so stark wirksam wie Atropin[2].

Durch Umsetzung von Diphenylacetylchlorid mit 1-(α-Pyridyl)-2-propanol entsteht 1-(α-Pyridyl)-2-propyl-diphenylacetat. In gleicher Weise können auch Ester anderer Säuren gewonnen werden[3].

Außer der Diphenylessigsäure sind nach K. Miescher und K. Hoffmann die Hexahydro- und Dodekahydro-Derivate wirksam[4].

Trasentin zeigt dem Atropin ähnliche Eigenschaften ohne dessen Nebenwirkungen. Daneben hat es auch dem Papaverin ähnliche Wirkung. Es wird vor allem bei Spasmen des Magen- und Darmtraktus angewandt[5] und zeigt selbst bei intravenöser Injektion nur mäßige Toxicität und keine kumulative Wirkung. Auch die Kreislauf- und Atem-Wirkung ist nur sehr gering. Kombiniert mit Cibalgin wird es als *Spasmocibalgin* in den Handel gebracht.

Ferner werden als Spasmolytica mit atropin- oder papaverinähnlicher Wirkung Ester tertiärer aliphatischer Carbonsäuren beschrieben, so der Dimethylaminoäthyl-ester der Methyl-di-n-propyl-essigsäure und andere Alkaminester verschiedener Essigsäurederivate[6].

Spasmolytische Wirkung haben ferner basische Ester der Monoalkylisobutylessigsäure, z. B. der Isobutylmethyl-essigsäure. Der basische Rest kann ein Diäthyl-aminoäthyl-, ferner ein Dimethylaminopropyl-, ein Piperidyl- oder auch ein Dimethylaminocyclohexyl-Rest sein. Statt der Isobutyl-propyl-essigsäure kann auch die Diisobutyl-propyl-essigsäure verwandt werden[7], ebenso die p-Diphenylylessigsäure, z. B. α-(p-Diphenylyl)-phenylessigsäure oder α-p-Diphenylyl-cyclohexylylessigsäure[8].

Nach F. F. Blicke und Tsao sind die durch einen 2-Thionyl-Rest substituierten Essigsäurealkaminester stark wirksam[9].

Diphenylyl-essigsäure (Xenyl-essigsäure) — $CH_2 \cdot COOH$

Auch die im AP. 2507631 beschriebenen basischen Ester der α-Phenyl-α-pyridyl-essigsäure besitzen starke physiologische Wirkung.

R. B. Moffett und andere untersuchten den Einfluß von hydrocyclischen Substituenten im Essigsäure-Rest. Sie gingen aus von Δ^2-Cyclopentenyl-propyl-essigsäure-(diäthylaminoäthyl)-ester und tauschten den Propyl-Rest gegen die Δ^2-Cyclohexenyl-Gruppe aus, womit eine Steigerung der Wirksamkeit verbunden war. Austausch gegen Cyclohexyl-, Cyclohexylmethyl-, Cyclohexyläthyl- und Phenyläthyl-Gruppen verringerte die Wirkung stark oder hob sie auf. Eine gewisse Wirksamkeit besaß das Furfuryl-Δ^2-cyclopentenyl-Derivat. In einer weiteren Versuchsreihe wurde der gut wirksame Cyclopentylpropyl-essigsäure-(diäthylaminoäthyl)-ester abgewandelt. Durch Austausch des Propyls gegen eine Δ^2-Cyclopentenyl- oder Δ^2-Cyclohexenyl-, Cyclohexyl-, Cyclohexylmethyl-, Cyclohexyläthyl- oder auch Benzyl- sowie Furfuryl-Gruppe ging die Wirksamkeit weitgehend verloren[10]. In gleicher Weise wurden auch Cyclohexyl- und Cyclohexenyl-Derivate umgewandelt. Hier waren die Propyl- und die Butyl-Verbindungen schwach wirksam, das Allyl-Derivat in dieser Reihe von guter Wirkung[11]. Schließlich ist auch der Cyclopentylmethylpropyl-essigsäure-diäthylaminoäthyl-ester sehr stark wirksam[12].

---

[1] DRP 673841.
[2] McElvain, S. M., u. K. Robig: J. Amer. chem. Soc. **70**, 1826 (1948).
[3] AP. 2523865. — [4] DRP 626539.
[5] Graham, I. D. P., u. S. Lazarus: J. Pharmacol. exp. Therapeut. **69**, 331 (1940).
[6] AP. 2460182; FP. 906284. — [7] AP. 2417208. — [8] AP. 2410040.
[9] Blicke, F. F., u. M. U. Tsao: J. Amer. chem. Soc. **66**, 1645 (1944).
[10] Moffett, R. B.: J. Amer. chem. Soc. **69**, 1849 (1947).
[11] Moffett, R. B.: J. Amer. chem. Soc. **69**, 1854 (1947).
[12] Moffett, R. B.: J. org. Chemistry **15**, 343 (1950) u. **15**, 354 (1950).

H. G. KOLLOFF[1] stellte eine Anzahl von Estern des β-Pyrrolidyl-1-äthanols und des γ-Pyrrolidyl-1-propanols her. Als Säuren wurden die Phenyl-Δ^2-cyclopentenyl-, Phenyl-Δ^2-cyclohexenyl-, Phenylcyclohexyl- und ähnlich substituierte Essigsäuren verwandt. Die Verbindungen erwiesen sich teilweise als gut wirksam. Die γ-Pyrrolidyl-1-propylester waren schwächer als die β-Pyrrolidyl-1-äthylester.

Auf Grund der spasmolytischen Wirkung des Dolantins versuchte A.W. WESTON weitere wirksame Verbindungen durch Veränderung des basischen Alkyl-Restes und Hydrierung eines Phenylrings zu erhalten. Bei der pharmakologischen Prüfung erwiesen sich der 1-Phenyl-cyclohexancarbonsäure-ω-morpholinohexylester und der Phenyl-cyclopropan-thiocarbonsäure-diäthylaminoäthyl-ester stärker wirksam als Papaverin und hatten daneben noch neurotrope Eigenschaften[2]. Auch durch Einführung eines Cyclopentan-Ringes erhält man wirksame Verbindungen[3]. Als wertvolles krampflösendes Mittel ist so 1-Phenyl-cyclopentan-1-carbonsäure-diäthylaminoäthylester-hydrochlorid unter dem Namen *Parpanit* im Handel. Von besonderer therapeutischer Bedeutung ist seine gute Wirkung bei *Parkinsonismus* und anderen extrapyramidalen Bewegungsstörungen[4].

Durch krampfverhindernde Wirkung zeichnen sich ferner die Alkaminester der Diarylpropionsäuren aus, die auch lokalanaesthesierend wirken[5].

$$\begin{array}{c} R\diagdown\diagup COO\cdot C_2H_5 \\ C \\ R\diagup\diagdown COO\cdot (CH_2)_n\cdot N(C_2H_5)_2 \end{array}$$
Verschiedene Dialkyl-malonsäure-äthyl-(-dialkylaminoäthyl)-ester, vor allem der Di-n-butyl-malonsäure-äthyldiäthylaminoäthyl-ester, zeichnen sich nach dem Schwz. P. 261218 und dem AP. 2494875 durch spasmolytische und analgetische Wirkung aus.

Benzilsäure-Derivate stellten F. F. BLICKE und CH. E. MAXWELL her. Hier erwiesen sich das Hydrochlorid und das Methylbromid des β-Piperidino-äthylesters der Benzilsäure, sowie das Methylbromid des β-Diäthylamino-äthylesters als sehr wirksame Mydriatica. Gut wirksam waren ferner der Diäthylaminoäthylester und der γ-Piperidino-propylester in Form ihrer Hydrochloride. Die zugehörigen Aminoketone erwiesen sich als fast inaktiv[6].

Auf Grund dieser Ergebnisse wurden weitere Piperidinoäthylester verschiedener Säuren dargestellt, so der Benzoesäure, Diphenylessigsäure, α-Oxy-n-caprylsäure, Mandelsäure, 9-Oxy-fluoren-9-carbonsäure, Diphenylchloressigsäure, Acetylbenzilsäure usw. Hier erwiesen sich nur der Ester der Tropasäure und der Di-cyclohexyl-glycolsäure etwa als gleichwertig[7].

Weitere Untersuchungen gingen dahin, Mandelsäure, Benzilsäure, Atrolactinsäure, Tropasäure, β-Phenyl-α-oxy-propionsäure mit verschiedenen basischen Alkoholen zu verestern (s. S. 149). Die meisten Ester, die stark mydriatisch wirkten, zeigten zugleich lokalanaesthesierende Wirksamkeit. Weder mydriatisch noch anaesthesierend waren alle Ester der β-Phenyl-α-oxy- und β-Phenyl-β-oxy-propionsäure, stark dagegen der β-Dimethylaminoäthylester und der γ-Diäthylamino-propylester der Benzilsäure, sowie der γ-Dimethylamino-β,β-dimethyl-propylester, der letztere auch in Form seiner Methylbromid-Verbindung, und der γ-Diäthylamino-β,β-dimethyl-propylester. Alle anderen Verbindungen waren von schwächerer spasmolytischer Wirkung, die meisten unwirksam. Die dargestellten Ester sind dem Syntropan (S. 177) in ihrer Wirkung überlegen.

Weitere Benzilsäure-Derivate wurden von A. H. FORDMOORE und H. R. ING als Mydriatica dargestellt[8]. Von diesen waren wirksamer als Atropin: der Benzilsäureester des β-Dimethylamino-α-dimethyl-propanols in Form seines Jodäthylats, ferner der Benzil-

---

[1] KOLLOFF, H. G.: vgl. J. Amer. chem. Soc. **72**, 1650 (1950).
[2] WESTON, A. W.: J. Amer. chem. Soc. **69**, 1854 (1947).
[3] WESTON, A. W.: J. Amer. chem. Soc. **68**, 2345 (1946).
[4] DOMENJOZ, R.: Schwz. med. Wschr. **1946**, 1282; vgl. aber auch G. FOLK: Dtsch. med. Rundsch. **5**, 122 (1950).
[5] Schwz. PP. 247925, 247926, 247927, 249036—249043, Zus. zu Schwz. P. 234452; Schwz. PP. 249044—249055, Zus. zu Schwz. P. 242245; APP. 2437545, 2404588.
[6] BLICKE, F. F., u. CH. E. MAXWELL: J. Amer. chem. Soc. **64**, 428 (1942).
[7] BLICKE, F. F., u. CH. E. MAXWELL: J. Amer. chem. Soc. **64**, 431 (1942).
[8] FORDMOORE, A. H., u. H. R. ING: J. chem. Soc. (London) **1947**, 55.

säureester nachstehenden Alkohols:

$$\left[\begin{array}{c} \text{CH}_2\text{---C}\begin{array}{c}\text{H}_3\text{C}\text{CH}_3\\ \end{array}\begin{array}{c}\text{CH}_3\\ \text{N} \\ \text{CH}_3\end{array}\\ \text{HO---CH}\\ \text{CH}_2\text{---CH}\\ \text{CH}_3 \end{array} \right]^{+} \text{J}^{-}$$

und noch einige weitere Benzilsäureester von Piperidinalkoholen.

Die Benzilsäureverbindungen sind jedoch zu toxisch, als das eine Anwendung in der Therapie erwogen werden könnte.

R. LIEBERHERR[1] u. a. versuchten daher durch Veräterung der OH-Gruppe eine Verringerung der Toxizität zu erzielen; hierbei wird der spasmolytische Effekt nicht beeinflußt. Trotzdem bleibt die Wirkung der Verbindungen hinter der des Trasentins und Benadryls zurück.

Das 1-Methyl-4-piperidinol-fluoren-9-carboxylat, das aus dem Fluoren-carbonsäurechlorid und Piperidinol erhalten wird, wirkt zweimal so stark wie Papaverin. Etwas schwächer sind die Fluorencarboxylate des 1,2,6-Trimethyl-piperidinols, des 1-Butyl-piperidinols und des 1-Phenetyl-piperidinols[2].

Als spasmolytische Mittel werden im AP. 2316051 Dihydroanthracen-9-carbonsäureaminoäthyl- und -aminopropylester geschützt, die in der Amino-Gruppe durch einen oder zwei Alkyl-Reste, die nicht mehr als vier Kohlenstoffatome enthalten dürfen, substituiert sind.

Weitere Spasmolytica.

Derivate der Mandelsäure gewannen neuerdings an Bedeutung. So empfiehlt E. GUSEK den Mandelsäure-isoamylester (*Atraktyl*) für die Gynäkologie. Aus dieser Verbindung wurde der Isoamylester der α-Phenyl-α-diäthylaminoäthylamino-essigsäure entwickelt der unter dem Namen *Avacan* im Handel ist[3].

$$\underset{\text{Avacan}}{\bigcirc\!\!-\underset{|}{\text{CH}}-\text{COOC}_5\text{H}_{11}}\\ \text{NH}-\text{CH}_2-\text{CH}_2-\text{N}(\text{C}_2\text{H}_5)_2$$

In Kombination mit 5-Phenyl-5-äthyl-barbitursäure liegt diese Verbindung im *Belosin* vor.

Substituierte **Acetamide** besitzen narkotische Wirkung. Werden die Alkyl-Ketten am α-Atom verlängert, sodaß das Gesamt-Molekül etwa 12—17 Kohlenstoffatome enthält, so zeigen die Verbindungen spasmolytische Wirkung. Bei weiterer Verlängerung geht die Wirkung wieder verloren[4].

Spasmolytische Wirkung haben Di-n-butyl-n-propyl-acetamid, Tributyl-acetamid, Dipropyl-butyl-acetamid, Äthyl-diisoamyl-acetamid, Äthyl-di-hexyl-acetamid und ähnliche Verbindungen[5].

Trialkylacetamide lassen sich aus den Nitrilen gewinnen. Das Tri-n-butyl-acetamid ist das *Jucundal*.

$$(\text{CH}_3\cdot\text{CH}_2\cdot\text{CH}_2\cdot\text{CH}_2)_3\text{C}\cdot\text{CO}\cdot\text{NH}_2$$
Jucundal

Das AP. 2523275 schützt α-[1-Methyl-hexylamino]-N-[1-methyl-hexyl]-acetamid. Es wird aus N-[α-Chloracetyl]-1-methyl-hexylamin durch Umsatz mit 1-Methyl-hexylamin gewonnen.

BOCKMÜHL und EHRHART[6] untersuchten Diphenylacetamide auf eine dem Morphin ähnliche Wirkung. Im Gegensatz zu den Estern und Ketonen besaßen sie

---

[1] LIEBERHERR, R.: Helv. chim. Acta **34**, 373 (1951). — [2] AP. 2387879.
[3] KRÜGER, H. H., u. C. KRENTZ: Ärztl. Wschr. **6**, 232 (1951).
[4] JUNKMANN, K.: Naunyn-Schmiedebergs Arch. exp. Pathol. Pharmakol. **186**, 552 (1937). — [5] EP. 469921.
[6] BOCKMÜHL, W., u. G. EHRHART: Liebigs Ann. **561**, 66 (1949).

jedoch keine nennenswerten analgetischen Eigenschaften. Dagegen sind mehrere Verbindungen dieser Reihe starke Spasmolytica. Sie wirken in der Art des Atropins. Das 2,2-Diphenyl-2-dimethylaminoäthyl-acetamid:

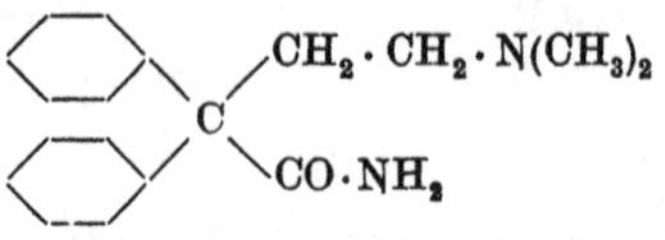

$$(C_6H_5)_2C \begin{smallmatrix} CH_2 \cdot CH_2 \cdot N(CH_3)_2 \\ CO \cdot NH_2 \end{smallmatrix}$$

ist 15mal stärker krampflösend als das entsprechende Methylketon. Die Verbindung, die an Stelle der Dimethylamino-Gruppe einen Piperidin-Rest trägt, ist dem entsprechenden Äthylketon sogar um das 100—200fache in seiner spasmolytischen Wirkung überlegen. Hier sind auch die Verbindungen mit verkürzter basischer Seitenkette stark wirksam. Das Zentralatom muß in gleicher Weise mit zwei Phenyl-Resten substituiert sein, da die entsprechenden Amide mit sek. oder tert. α-C-Atom ohne Wirkung sind.

Die Darstellung der vorgenannten Verbindungen erfolgt analog der Polamidon-Synthese (S. 105), nur werden die Nitrile in diesem Fall verseift und in bekannter Weise die Säureamide hergestellt[1].

Aus Benzilsäureamid und Essigsäureanhydrid erhält man in Gegenwart von Schwefelsäure das α-Acetoxy-diphenyl-essigsäure-N-acetyl-amid[2], das zur Behandlung epileptischer Anfälle geeignet sein soll:

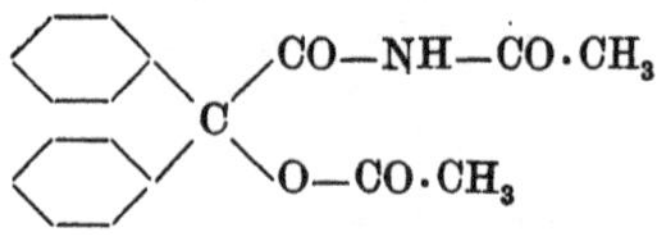

$$(C_6H_5)_2C \begin{smallmatrix} CO-NH-CO \cdot CH_3 \\ O-CO \cdot CH_3 \end{smallmatrix}$$

Substituierte Amide der Nicotinsäure sollen ebenfalls spasmolytische Wirkung besitzen. So werden durch das AP. 2 519 408 β-Trialkyl-äthyl-nicotinsäureamide geschützt. Das Schwed. P. 128 235 betrifft das Nicotinyl-α,β-diphenyläthylamin und das Nicotinylamino-diphenylmethan.

Von den Abwandlungsprodukten der Säureamide zeichnen sich die **Amidine** durch spasmolytische Wirkung aus. C. DJERASSI und C. R. SCHOLZ[3] untersuchten Aryloxyacetamidine

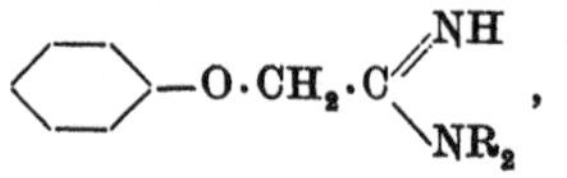

$$C_6H_5-O \cdot CH_2 \cdot C \begin{smallmatrix} NH \\ NR_2 \end{smallmatrix},$$

die sehr starke anticholinergische Wirkung besitzen.

Hier waren besonders das N,N-Dimethyl- und das N,N-Diäthyl-thymyloxyacetamidin durch eine dem Atropin gleiche Wirkung bemerkenswert. Die Darstellung erfolgt wie bei den übrigen Amidinen über die Nitrile durch Einwirkung von Salzsäure und Ammoniak.

Die **Imidazolin-Derivate**

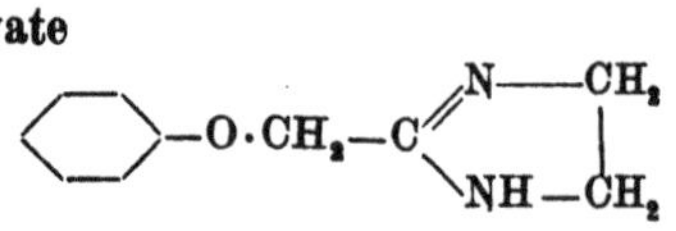

$$C_6H_5-O \cdot CH_2-C \begin{smallmatrix} N—CH_2 \\ NH—CH_2 \end{smallmatrix}$$

lassen sich formal als cyclische Amidine auffassen. Sie wurden von SCHOLZ untersucht[4] und haben ebenfalls starke Anti-Acetylcholin- und zugleich gute Antihistamin-Wirkung (s. S. 211).

---

[1] S. auch Dän. P. 61321; FP. 882283; ferner DRP 739952. — [2] AP. 2477816.
[3] DJERASSI, C., u. C. R. SCHOLZ: J. Amer. chem. Soc. **69**, 1688 (1947).
[4] SCHOLZ, C. R.: Ind. Eng. Chem., Ind. Edit. **37**, 120 (1945).

Durch papaverin- und atropinähnliche Eigenschaften zeichnen sich die basischen Ester und Amide substituierter **Phenoxyessigsäuren** aus. Die Ester werden entweder aus den Phenoxyessigsäuren gewonnen oder die Äther-Gruppe später durch Umsetzung der Phenole mit Essigsäureestern, die in α-Stellung ein austauschfähiges Atom tragen, erhalten[1]:

$$\langle\ \rangle-\text{O}\cdot\text{CH}\cdot\text{CO}\cdot\text{N}\genfrac{}{}{0pt}{}{R}{R}$$
$$\underset{R\ \ R}{\underset{|}{\text{CH}}}$$

Benzyl-Verbindungen.

MACHT[2] schrieb die physiologische Wirkung des Papaverins dem Benzyl-Rest zu. In der Tat zeigten einfache Benzyl-Verbindungen gleichartige krampflösende Wirkung auf die glatte Muskulatur und ließen sich mit Erfolg bei Krämpfen der Magen- und Darmmuskulatur, Asthma usw. anwenden. Diese Befunde gaben Veranlassung zur umfassenden Untersuchung der Benzyl-Verbindungen. Letztere zeigten außer spasmolytischer auch lokalanaesthesierende (S. 130), anthelmintische (S. 273) und antiparasitäre (S. 608) Wirkungen. Die Erfahrungen MACHTS wurden teils bestätigt, teils nicht in vollem Umfang anerkannt[3]. HIRSCHFELDER und Mitarbeiter, die auch chemisch verwandte Stoffe prüften[4], zeigten, daß Substitution eines Wasserstoffs der CH_2-Gruppe des Benzylalkohols die Wirkung desselben stark herabsetzt; werden beide Wasserstoffatome substituiert, so verschwindet sie vollkommen.

Die Frage, in welcher Weise die Benzyl-Verbindungen im Organismus zur Wirkung kommen, ist noch nicht geklärt. Bei denjenigen Stoffen, die Benzylalkohol regenerieren können, erhebt sich die Frage, ob dieser oder das Gesamtmolekül für den physiologischen Effekt von Bedeutung ist. Nach der Art der Beantwortung dieser Frage wird der Synthetiker seine Maßnahmen zu treffen haben. Nach SCHMIEDEBERG[5] wird Benzylalkohol im Körper zu Benzoesäure oxydiert; geht aber dieser Prozeß langsam vor sich, so könnte trotzdem eine Wirkung des ersteren, z.B. auf Spasmen des Darmtraktus, ausgeübt werden. Da der Alkohol in sehr starker Verdünnung auf überlebende Organe wirksam ist, nahmen MACHT und andere Forscher an, daß zur Erzielung einer guten spasmolytischen Wirkung bei den Estern eine *leichte Abspaltung* des Benzylrestes von Bedeutung sei. Sie verwendeten daher Benzylester, die sich leicht verseifen lassen. Nach den Befunden von S. NIELSEN und J. A. HIGGENS[6] kann die Wirkung auf den Darm durch gleichzeitige Injektion alkalischer Mittel verstärkt werden. Auf Grund der Annahme, daß eine leichte Verseifbarkeit der Ester eine starke Spasmolyse hervorrufe, wurden von H. A. SHONLE und P. Q. ROW[7] eine Anzahl neuer Benzylester höherer Fettsäuren synthetisiert, die sich durch Lipasen leichter als die Benzylester der aromatischen Säuren spalten lassen. BEYE[8] empfiehlt, von

---

[1] FP. 906 840.
[2] MACHT, D. I.: J. Pharmacol. exp. Therapeut. 9, 197 (1917).
[3] DALE, H. R.: Brit. med. J. 1, 511 (1924); M. GRUBER: J. Lab. clin. Med. 9, 15, 92, 685 (1923); J. MESSNER: Pharmaz. Zentralhalle Deutschland 66, 1 (1923).
[4] HIRSCHFELDER, A. D., u. a.: J. Pharmacol. exp. Therapeut. 15, 261 (1920); 17, 325 (1921); Prot. of the Soc. f. exp. biol. and Med. 19, 145 (1921).
[5] SCHMIEDEBERG: Naunyn-Schmiedebergs Arch. exp. Pathol. Pharmakol. 14, 291 (1881).
[6] NIELSEN, S., u. J. A. HIGGENS: J. Lab. clin. Med. 7, 69 (1922).
[7] SHONLE, H. A., u. P. Q. Row: J. Amer. chem. Soc. 43, 361 (1921).
[8] BEYE, M.: Ind. Eng. Chem., Analyt. Edit. 18, 217 (1921).

G.T. PACK und F.P. UNTERBILL[1] unterstützt, das *Benzylsuccinat* als ungiftig. Auch S. NIELSEN und J.A. HIGGENS[2] führten die Benzylwirkung der Ester auf die hydrolytische Entstehung von Benzylalkohol zurück. Sie fanden bei intravenöser Injektion von Benzylbenzoat und Zimtsäurebenzylester eine stärkere Wirksamkeit des letzteren.

Gegenteiliger Ansicht sind I. SNAPPER, GRÜNBAUM und STURKOP[3]. Sie sprechen sich für die Wirkung des *ungespaltenen* Moleküls aus. Denn wenn der durch Hydrolyse entstehende Benzylalkohol die spasmolytische Wirkung hervorriefe, müßte der therapeutische Effekt mit der Hydrolysierungsgeschwindigkeit zusammenhängen, d.h. dem Betrag der Verseifung proportional sein. Zu dem gleichen Schluß zwingt die Tatsache, daß Benzylbenzoat in stärkerer Verdünnung als Benzylalkohol spasmolytische Wirkung entfaltet. Nach SNAPPER und Mitarbeitern hat die Verwendung leicht spaltbarer Benzyl-Verbindungen auch bei klinischen Versuchen enttäuscht. Durch Untersuchung der Stoffwechselprodukte am Menschen versuchten sie deshalb die Frage zu klären, warum im Organismus die gleichen Benzyl-Verbindungen, die auf überlebende Organe selbst in großer Verdünnung stark reagieren, fast ohne Wirkung sind. Sie kamen zu dem Ergebnis, daß die Benzyl-Verbindungen im Organismus bei Verabreichung per os zu schnell gespalten und oxydiert werden, als daß der Benzylalkohol wirksam sein könnte. Untersucht wurden Benzylalkohol sowie dessen Ester mit Essigsäure, Zimtsäure, Hydrozimtsäure und Valeriansäure.

SNAPPER und GRÜNBAUM[4] empfahlen daher die schon von J. PAL[5] benützte schwer spaltbare *N-Benzylphthalamidsäure*, die in Form geeigneter Salze als Akineton in den Handel kommt[6]. Akineton ist weitgehend ungiftig und zeigt lähmende Wirkung auf Darm- und Uterus-Muskulatur[7].

Ein Analogon ist die N-Benzyl-malonamidsäure[8].

Ferner wurde der Benzyl-Rest zur Unterstützung der therapeutischen Wirkung in verschiedene Heilmittel eingeführt. Bereits vorher waren benzylierte Salicylsäure und Acetylsalicylsäure[9] als Magnesiumsalze zur therapeutischen Anwendung empfohlen.

Die Benzylester der *Salicylsäure* und *Acetylsalicylsäure* sind zuerst von E. H. VOLWILER und E. B. VLIET[10] dargestellt worden. Die Benzyl-salicylsäure

$$C_6H_4(OCH_2C_6H_5)(1) \cdot COOH(2)$$

sowie deren Magnesiumsalz wurden 1924 von SWAN MYERS[11] gewonnen, und zwar durch Erhitzen von Salicylsäuremethylester mit Benzylchlorid und Natriumalkoholat und Verseifung des gebildeten Benzylsalicylsäuremethylesters. Die Darsteller empfehlen das Magnesiumsalz zur therapeutischen Anwendung.

Als Beispiel benzylierter Harnstoffe sei der symm. Benzyl-α-bromisovalerianylharnstoff

$$\langle\rangle-CH_2 \cdot NH \cdot CO \cdot NH \cdot CO \cdot CHBr \cdot CH(CH_3)_2$$

genannt, der spasmolytische und sedative Wirkungen vereinigt[12].

[1] PACK, G. T., u. F. P. UNTERBILL: J. metabol. Res. **2**, 73 (1922).
[2] NIELSEN, S., u. J. A. HIGGENS: J. Lab. clin. Med. **7**, 579 (1922).
[3] SNAPPER, I., A. GRÜNBAUM u. S. STURKOP: Nederl. Tijdschr. Geneeskunde **68**, II, 3125 (1925); Biochem. Z. **155**, 163 (1925).
[4] SNAPPER, I., u. A. GRÜNBAUM: Klin. Wschr. **4**, 389 (1925).
[5] PAL, J.: Wiener klin. Wschr. **34**, 435 (1921). — [6] Schwz. PP. 94948 u. 94949.
[7] Vgl. Schwz PP. 94948, 94979, 94178. — [8] DRP 408716.
[9] VOLWILER, E. H., u. E. B. VLIET: J. Amer. chem. Soc. **43**, 1672 (1921).
[10] VOLWILER, E. H., u. E. B. VLIET: J. Amer. chem. Soc. **43**, 1672 (1921).
[11] AP. 1491779.
[12] KAUFMANN, H. P.: Arch. Pharmaz. Ber. dtsch. pharmaz. Ges. **267**, 219 (1929).

Weitere Spasmolytica.

Auch Benzyl-Derivate antipyretischer Stoffe sind dargestellt worden, so z. B. p-Benzylphenetidin[1] und 1-Phenyl-2,3-dimethyl-4-dibenzylamino-5-pyrazolon[2].

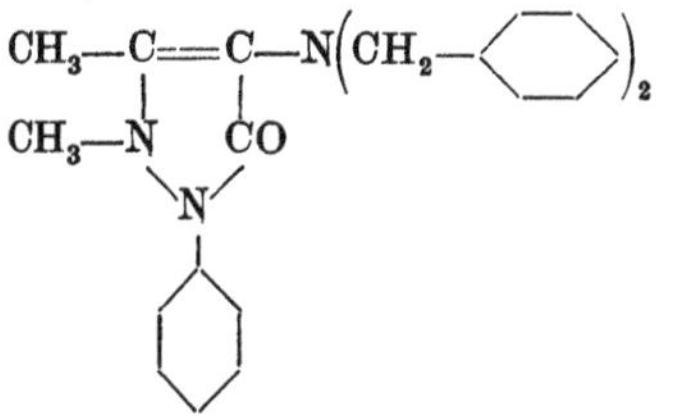

$$CH_3-C=C-N(CH_2-C_6H_5)_2$$
$$\quad |\qquad |$$
$$CH_3-N\quad CO$$
$$\qquad \backslash N /$$
$$\qquad \quad |$$
$$\qquad C_6H_5$$

Die Mono-benzyl-Verbindung wurde hergestellt durch Benzylierung der Amino- oder Reduktion der 4-Benzylidenamino-Verbindung[3]. Von den Benzylanilinen ausgehend wurden auch geschwefelte Benzylaniline hergestellt, so z. B. Disulfide vom Typus[2]:

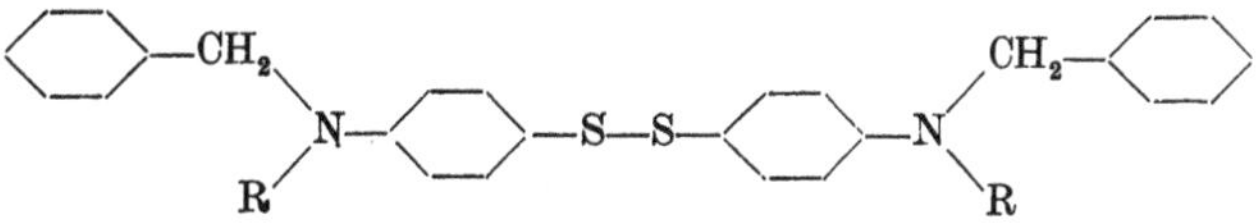

$$C_6H_5-CH_2\qquad\qquad\qquad\qquad CH_2-C_6H_5$$
$$\qquad\quad\backslash N-C_6H_4-S-S-C_6H_4-N /$$
$$\qquad\quad /\qquad\qquad\qquad\qquad\qquad \backslash$$
$$\quad\;\; R\qquad\qquad\qquad\qquad\qquad\qquad\;\; R$$

Über benzylierte Abführmittel (S. 258) wird an anderer Stelle berichtet. Die Einführung von Benzyl-Resten in den Kern cyclischer Verbindungen beruht auf Arbeitshypothesen, die wohl nur in Ausnahmefällen zu spasmolytisch wirksamen Stoffen führen dürften, so z.B. bei Derivaten des Benzylphenols.

Von den weiteren Estern aromatischer Säuren sind der Salicylsäure- und der Fumarsäureester stark wirksam[4]. Versucht wurde auch, den Mandelsäurebenzylester einzuführen, der die Wirkung der Mandelsäure mit der des Benzylalkohols kombinieren soll. Er zeigt gute spasmolytische Eigenschaften und ist verhältnismäßig ungiftig.

Schon frühzeitig wurden weiter der 4-Diäthylaminomethyl-benzoesäure-benzylester und seine Homologen vorgeschlagen[5]. Der β-Dimethylamino-α-phenyl-α-äthyl-propionsäurebenzylester zeigt im Dünndarm papaverinähnliche Wirkung, indem er direkt die glatte Muskulatur angreift. Jedoch ist er intensiver wirksam als dieses. Intravenös injiziert, ruft er Gefäßerweiterung hervor[6]. Ferner wurden erwähnt: Mandelsäurebenzylester[7], Benzylschwefelsäurehalbester[8], Cholsäurebenzylester[9], Ester hochmolekularer Fettsäuren[10], Aceto-brombrenzkatechinbenzyläther[11] und Zitronensäurebenzylester[12].

Die Kombination der sedativen Wirkung der Valeriansäure mit dem spasmolytisch wirksamen Benzylalkohol im Isovaleriansäure-benzylester zeigt gute Wirksamkeit. Die Verbindung kam unter dem Namen *Spasmyl* in den Handel.

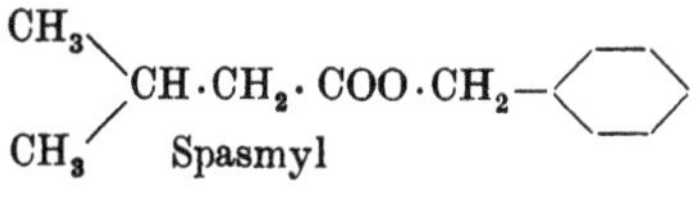

Man erhält sie aus Benzylalkohol und Isovaleriansäure in üblicher Weise durch Veresterung[13].

$$CH_3\backslash$$
$$\qquad CH \cdot CH_2 \cdot COO \cdot CH_2-C_6H_5$$
$$CH_3/\quad \text{Spasmyl}$$

---

[1] DRP 81747.
[2] KAUFMANN, H. P.: Arch. Pharmaz. Ber. dtsch. pharmaz. Ges. **267**, 219 (1929).
[3] DRP 423028.
[4] BEYE, M.: Ind. Eng. Chem., Analyt. Edit. **13**, 217 (1921).
[5] Schwz. PP. 92526 u. 93501.
[6] UNNA, K.: J. Pharmacol. exp. Therapeut. **70**, 179 (1940).
[7] Vgl.: J. Pharmacol. exp. Therapeut. **21**, 443 (1924); J. Amer. pharmac. Assoc. **12**, 7 (1924).
[8] HINTZELMANN, V., G. JOACHIMOGLU u. H. OHLE: Biochem. Z. **164**, 126 (1925).
[9] DRPP 375370 u. 381350. — [10] AP. 1553271; — [11] DRP 415314.
[12] Schwz. PP. 100318 u. 105863. — [13] DRP 165897.

Spasmyl, dem 25% Campher zugesetzt sind, wurde gegen Dysmenorrhoe, Gallensteinkoliken, Blasentenismen und ähnliche Erkrankungen empfohlen.

Vom Benzylbenzoat leitet sich eine Komponente des *Desencins* ab.

$$J \cdot CH_2 \cdot CH_2 \cdot O-\langle\rangle-COO \cdot CH_2-\langle\rangle$$
Desencin-Komponente

Hier wurde die Veresterung des Benzylalkohols mit 4-Jodäthoxy-benzoesäure durchgeführt. Zur Darstellung verestert man Benzylalkohol mit 4-Chloräthoxy-benzoyl-chlorid. Der gebildete Ester wird durch Erhitzen in Aceton mit Natriumjodid in üblicher Weise jodiert[1].

Desencin zeigt hypnotische und spasmolytische Wirksamkeit. Neuerdings erwies sich der Benzylester der 4-Diäthylamino-2-phenyl-buttersäure

$$(C_2H_5)_2N \cdot CH_2 \cdot CH_2 \cdot \underset{\underset{C_6H_5}{|}}{CH} \cdot COO \cdot CH_2-\langle\rangle$$

als Antiepilepticum, das eineinhalb mal so wirksam ist wie das Diphenyl-hydantoin. Jedoch besitzt die Verbindung relativ hohe Toxizität.

Schließlich wurde von B. Dunning jun. und anderen[2] versucht, den Benzylalkohol durch Kernsubstitution in seiner therapeutischen Wirkung zu verstärken. Die meisten Derivate zeigten anaesthesierende und antispasmodische Eigenschaften. Halogensubstitution verstärkt die Wirkung. Die Jod-Derivate waren am wirksamsten, schwächer waren dagegen die Brom-Verbindungen und am schwächsten die Chlor-Abkömmlinge. Von den doppelt halogenierten Derivaten des Oxy-benzylalkohols waren die gemischt halogenierten durchweg besser wirksam. So war der 3-Jod-5-brom-2-oxy-benzylalkohol wirksamer als der 3,5-Dijod-2-oxy-benzylalkohol. Die gleichen Unterschiede zeigten sich auch beim Vergleich des 3,5-Dibrom-2-oxy-benzylalkohols mit dem 3-Chlor-5-brom-2-oxy-benzylalkohol. Die 4-Oxy-Derivate waren spasmolytisch kaum wirksam (vgl. auch S. 130).

Mittel mit Wirkung auf das periphere Nervensystem.

Lokalanaesthetica.

Wirkungsweise. Lokalanaesthetica sollen die Tätigkeit der sensiblen peripheren Nerven für eine begrenzte Zeit reversibel unterbrechen, wodurch die durch sie versorgten Gebiete gefühllos werden. Schon früh erkannte man, daß auch physikalische Einflüsse zu diesem Erfolg führen können, so z. B. Druckwirkung („Einschlafen" von Gliedern bei Druck auf bestimmte Nervenstämme) und Kälte. Auf der Haut verdunstende Flüssigkeiten, insbesondere Chloräthyl (Sdp. 12°), erzeugen eine starke Temperatursenkung, sodaß die Abkühlung des betreffenden Gebietes zu einer für manche Zwecke, z. B. die sog. „kleine Chirurgie", ausreichenden Anaesthesie führt. Der Nachteil besteht in dem beim Auftauen des Gewebes auftretenden Nachschmerz. Daher stehen chemische Verbindungen, die bei direkter Berührung mit den peripheren Nerven wirksam sind, im Vordergrund.

Je nachdem das Heilmittel auf die Nervenendigungen oder auf die Nervenstämme zur Einwirkung gebracht wird, unterscheidet man eine *Terminalanaesthesie* und eine *Leitungsanaesthesie*. Erstere kann man durchführen durch Benetzen der betreffenden Organe, z. B. der Schleimhäute, mit dem Lokalanaestheticum (*Oberflächenanaesthesie*) oder durch intracutane oder subcutane Infiltrierung (*Infiltrationsanaesthesie*)[3]. Bei der Leitungsanaesthesie, die in der Chirurgie die größere Bedeutung hat, wird die Lösung des Heilmittels in die Nervenscheide (endoneural) oder um dieselbe herum (perineural) gespritzt, wodurch die Schmerzleitung der Nervenstränge unterbrochen und ganze Gliedmaßen oder Körperpartien empfindungslos werden. Eine besondere Form dieser „regionären Anaesthesie" ist

---

[1] DRP 412699.
[2] Dunning jun., B., u, a.: J. Amer. chem. Soc. **58**, 1565 (1936); s. auch AP. 1932886.
[3] Siehe C. W. Schleich: Besonnte Vergangenheit. Berlin: E. Rohwolt 1926.

z. B. die *Lumbalanaesthesie*, bei der das Lokalanaestheticum in die Cerebrospinalflüssigkeit des Wirbelkanals eingespritzt wird (daher auch ,,Spinalanaesthesie" genannt). Injektion des Lokalanaestheticums in den peri-epiduralen Raum am Rückenmark wird als *Periduralanaesthesie* bezeichnet[1].

Nach den Untersuchungen von GROS[2] kommt die anaesthesierende Wirkung nur der in der Lösung vorhandenen freien undissoziierten Base zu, weshalb die Wirkung mit steigendem p_H zunimmt. In homologen Reihen besteht auch hier ähnlich wie bei der Narkose ein gewisser Zusammenhang zwischen Verteilungskoeffizienten und Wirksamkeit[3], der aber keineswegs als Gesetzmäßigkeit angesprochen werden darf. Im allgemeinen wird ein Lokalanaestheticum um so wirksamer sein, je größer bei dem p_H der Körpersäfte (7,3) der Anteil an freier undissoziierter Base und je größer deren Verteilungskoeffizient ist.

Für die klinische Verwendbarkeit muß nach VON BRAUN ein Lokalanaesthetikum noch folgende Bedingungen erfüllen:

1. Die Verbindung muß eine größere therapeutische Breite besitzen als Cocain.
2. Sie darf nicht die geringste Gewebsschädigung verursachen.
3. Sie muß leicht wasserlöslich sein, die Lösungen sollen möglichst neutral reagieren und sich auf einfache Weise sterilisieren lassen.
4. Sie muß sich mit Suprarenin kombinieren lassen.

Letztere Bedingung ist deshalb wichtig, da zur Verlängerung und Vertiefung der Anaesthesie sowie zur Verminderung der resorptiven Giftigkeit das Lokalanaestheticum für die meisten Anwendungsgebiete mit einem lokal gefäßverengenden Mittel kombiniert wird. Als solches wird Suprarenin oder Corbasil (S. 198) verwendet. Neuerdings haben für den gleichen Zweck HOLTZ u. Mitarbeiter[4] das als körpereigenen Wirkstoff erkannte Arterenol vorgeschlagen.

Der Angriffspunkt der Lokalanaesthetica liegt nach Untersuchungen an isolierten einzelnen Nervenfasern in den RANVIERschen Schnürringen (S. 16). Untersuchungen über den Wirkungsmechanismus stellte in neuerer Zeit BRICE-SMITH[5] an.

Das natürlich vorkommende Vorbild für die aprioristische Synthese von Lokalanaesthetica ist das Cocain.

Cocain.

Im Jahre 1860 isolierte WÖHLER aus den Blättern der Cocapflanze (*Erythroxylon coca*, bis 1,3% Cocain enthaltend), deren anregende Wirkung den Eingeborenen Südamerikas lange bekannt war, das *Cocain*, das bereits 1868 als Lokalanaestheticum empfohlen, aber erst 1884 von KOLLER in den Arzneischatz eingeführt wurde. Die von LOSSEN begonnenen Versuche zur Konstitutionsaufklärung führte R. WILLSTÄTTER 1898 zum gewünschten Ziel; ihm gelang bald darauf auch die erste Synthese. Cocain ist ein Abkömmling des Tropans, eines kondensierten Ringsystems aus N-Methylpyrrolidin und N-Methylpiperidin. Der daraus abzuleitende sekundäre Alkohol ist das Tropin (Tropanol-3), dessen Carbonsäure ist das Ecgonin, Tropanol-(3)-carbonsäure-(2),

$$\begin{array}{c}CH_2-CH\underline{}CH_2\\ {}_7| \quad |1 \quad 2|\\ \quad N \cdot CH_3 \; {}_3CH_2\\ {}_6| \quad |5 \quad 4|\\ CH_2-CH\underline{}CH_2\\ \text{Tropan}\end{array}$$

$$\begin{array}{c}CH_2-CH\underline{}CH-COOH\\ |\qquad |\qquad |\\ \quad N \cdot CH_3 \quad CHOH\\ |\qquad |\qquad |\\ CH_2-CH\underline{}CH_2\\ \text{Ecgonin}\end{array}$$

---

[1] Vgl. G. KNEISE: Dtsch. Gesundheitswesen **6**, 698 (1951).
[2] GROS, O.: Naunyn-Schmiedebergs Arch. exp. Pathol. Pharmakol. **63**, 80 (1910).
[3] ROHMANN, C., u. B. SCHEURLE: Arch. Pharmaz. Ber. dtsch. pharmaz. Ges. **274**, 110, 225 u. 236 (1936); I. EISENBRAND, u. H. PICHER: Arch. Pharmaz. Ber. dtsch. pharmaz. Ges. **276**, 1 (1938).
[4] HOLTZ, P., W. RICHTER u. J. J. SCHÜRMANN: Klin. Wschr. **29**, 393 (1951).
[5] BRICE-SMITH, R.: Brit. J. Anaesth. **22**, 34 (1950).

deren benzoylierter Methylester in der *l*-Form das natürliche Cocain ist.

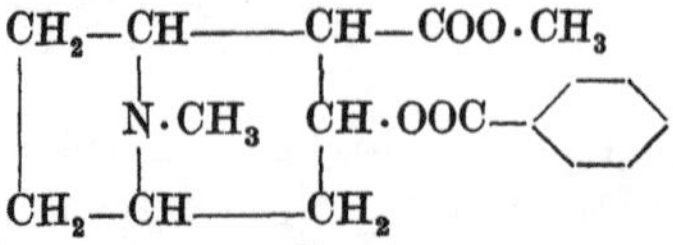

$$\begin{array}{l} CH_2-CH——CH-COO\cdot CH_3 \\ \quad\quad\; | \quad\quad\quad | \\ \quad\quad N\cdot CH_3 \;\; CH\cdot OOC-\langle\;\rangle \\ \quad\quad\; | \quad\quad\quad | \\ CH_2-CH——CH_2 \end{array}$$

l-Cocain
Benzoyl-ecgonin-methylester
(3-Benzoyl-tropanol-2-carbonsäure-methylester)

Die vier asymmetrischen C-Atome bedingen eine Reihe von Isomeren, von denen das natürliche *l*-Cocain und die durch die geometrische Isomerie der sekundären Alkoholgruppe des Tropins bedingte Pseudoform von Interesse sind.

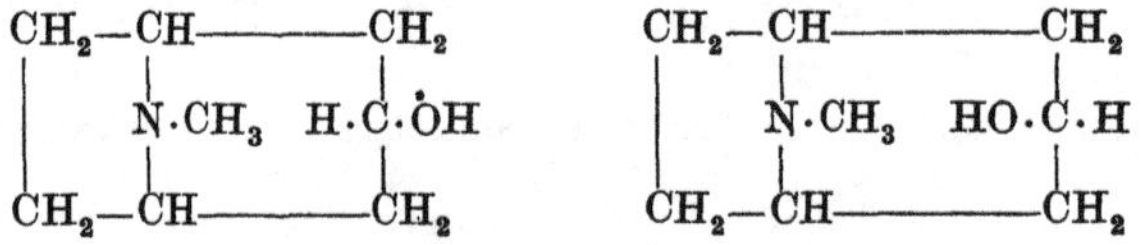

$$\begin{array}{ll} CH_2-CH——CH_2 & CH_2-CH——CH_2 \\ \quad\quad\; | \quad\quad\quad | & \quad\quad\; | \quad\quad\quad | \\ \quad\quad N\cdot CH_3 \;\; H\cdot\overset{.}{C}\cdot OH & \quad\quad N\cdot CH_3 \;\; HO\cdot\overset{.}{C}\cdot H \\ \quad\quad\; | \quad\quad\quad | & \quad\quad\; | \quad\quad\quad | \\ CH_2-CH——CH_2 & CH_2-CH——CH_2 \end{array}$$

Das *d-ψ*-Cocain ist als weinsaures Salz das *Psicain* (S. 126).

Die *Totalsynthese* des *Cocains* führt stets zum Razemat der *ψ*-Form, aus der mit *d-α*-Bromcampher-*β*-sulfonsäure das *d-ψ*-Cocain abgetrennt wird.

Das im Handel befindliche *l*-Cocain wird durch Teilsynthese aus *l*-Ecgonin gewonnen. Das *l*-Ecgonin erhält man durch Verseifung der natürlichen Coca-Alkaloide mit verd. Schwefelsäure. Durch anschließende Veresterung mit Methylalkohol und Umsatz des entstandenen *l*-Ecgonin-methylesters mit Benzoylchlorid erhält man *l*-Cocain. Auf diese Weise gelingt es, auch diejenigen Anteile des *l*-Ecgonins zu Cocain umzusetzen, die in der Pflanze in anderer Weise verestert sind.

Die Synthese WILLSTÄTTERS geht von der aus Zitronensäure bei Behandlung mit konz. Schwefelsäure gebildeten Aceton-dicarbonsäure aus:

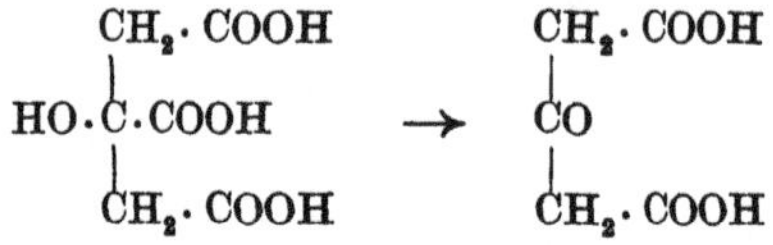

$$\begin{array}{ccc} CH_2\cdot COOH & & CH_2\cdot COOH \\ | & & | \\ HO\cdot C\cdot COOH & \rightarrow & CO \\ | & & | \\ CH_2\cdot COOH & & CH_2\cdot COOH \end{array}$$

Nach Veresterung wird sie mit wäßrig-alkoholischer Kalilauge intermediär enolisiert und partiell verseift. Das Dikalium-Salz des Halbester-enols wird mit Oxalsäure genau neutralisiert und durch Elektrolyse in den Succinyl-diessigester überführt:

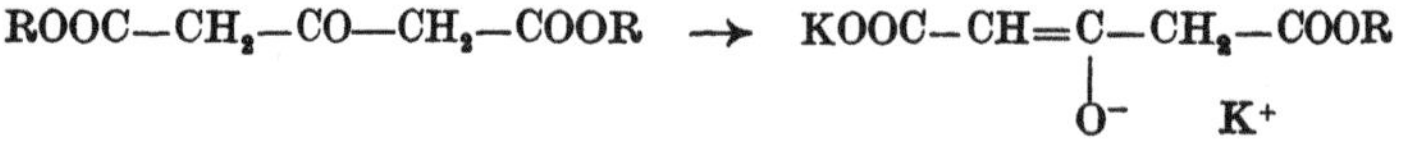

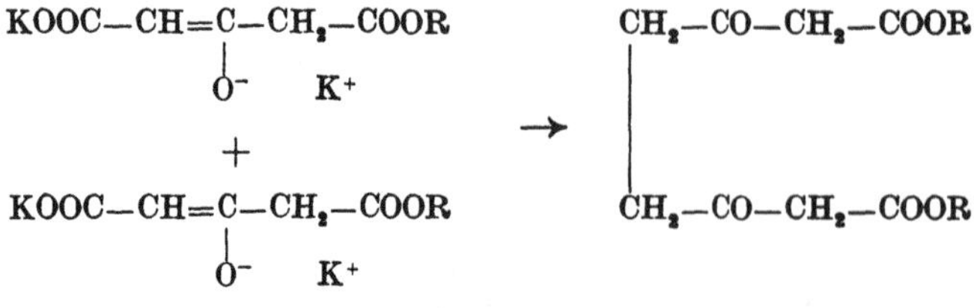

$$ROOC-CH_2-CO-CH_2-COOR \;\rightarrow\; KOOC-CH=\underset{\underset{O^-\;\; K^+}{|}}{C}-CH_2-COOR$$

$$\begin{array}{c} KOOC-CH=\underset{\underset{O^-\;\; K^+}{|}}{C}-CH_2-COOR \\ + \\ KOOC-CH=\underset{\underset{O^-\;\; K^+}{|}}{C}-CH_2-COOR \end{array} \;\rightarrow\; \begin{array}{c} CH_2-CO-CH_2-COOR \\ | \\ | \\ CH_2-CO-CH_2-COOR \end{array}$$

Wie andere 1,4-Diketone verwandelt sich der Succinyl-diessigester mit Aminen in Pyrrol-Derivate. Methylammoniumacetat liefert einen Pyrroldiessigester und dieser durch katalytische Reduktion den N-Methyl-pyrrolidin-diessigester[1]:

$$
\begin{array}{c}
\mathrm{CH=C-CH_2-COOR} \\
| \\
\mathrm{OH} \\
| \\
\mathrm{OH} \\
| \\
\mathrm{CH=C-CH_2-COOR}
\end{array}
+ \mathrm{H_3N}\!\!<\!\!\begin{array}{c}\mathrm{OOC\cdot CH_3}\\ \mathrm{CH_3}\end{array}
\rightarrow
\begin{array}{c}
\mathrm{CH=C-CH_2-COOR} \\
| \\
\mathrm{N\cdot CH_3} \\
| \\
\mathrm{CH=C-CH_2-COOR}
\end{array}
\rightarrow
\begin{array}{c}
\mathrm{CH_2-CH\!-\!-\!-\!CH_2-COOR} \\
| \quad\quad\quad\quad | \\
\mathrm{N\cdot CH_3 \quad COOR} \\
| \quad\quad\quad\quad | \\
\mathrm{CH_2-CH\!-\!-\!-\!CH_2}
\end{array}
$$

Durch Natrium, Natriumalkoholat oder Natriumamid in Cymol-Lösung entsteht unter Abspaltung von Alkohol Tropinon-carbonsäureester[2]:

$$
\begin{array}{c}
\mathrm{CH_2-CH\!-\!-\!-\!CH_2-COOR} \\
| \quad\quad\quad\quad | \\
\mathrm{N\cdot CH_3 \quad COOR} \\
| \quad\quad\quad\quad | \\
\mathrm{CH_2-CH\!-\!-\!-\!CH_2}
\end{array}
\rightarrow
\begin{array}{c}
\mathrm{CH_2-CH\!-\!-\!-\!CH-COOR} \\
| \quad\quad\quad\quad | \\
\mathrm{N\cdot CH_3 \quad CO} \\
| \quad\quad\quad\quad | \\
\mathrm{CH_2-CH\!-\!-\!-\!CH_2}
\end{array}
$$

Eine zweite Synthese stammt von ROBINSON. Auch sie führt zunächst zum Tropinon-carbonsäureester, hergestellt durch Kondensation von Succin-dialdehyd mit Aceton-dicarbonsäureester und Methylamin in alkalischer Lösung. Die Reaktions-Komponenten werden in wässrig-alkoholischer Kalilauge unter sorgfältiger Kühlung zusammengegeben. Nach einigen Stunden wird neutralisiert, der Alkohol abgedampft, der Rückstand mit Ammoniak versetzt und mit Chloroform ausgeschüttelt. Nach Abdestillieren desselben erhält man den Tropinon-dicarbonsäure-diäthylester als Öl[3]:

$$
\begin{array}{c}
\mathrm{CH_2\cdot CHO} \\
| \\
\mathrm{CH_2\cdot CHO}
\end{array}
+ \mathrm{H_2N\cdot CH_3} +
\begin{array}{c}
\mathrm{CH_2\cdot COOR} \\
| \\
\mathrm{CO} \\
| \\
\mathrm{CH_2\cdot COOR}
\end{array}
\rightarrow
\begin{array}{c}
\mathrm{CH_2-CH\!-\!-\!-\!CH-COOR} \\
| \quad\quad\quad\quad | \\
\mathrm{N\cdot CH_3 \quad CO} \\
| \quad\quad\quad\quad | \\
\mathrm{CH_2-CH\!-\!-\!-\!CH-COOR}
\end{array}
$$

Den zur Cocain-Synthese notwendigen Monocarbonsäureester erhält man durch vorsichtiges Verseifen. Während beim Kochen mit Säure Tropinon entsteht[4], bildet sich unter milden Bedingungen der Mono-Ester[5], der leicht in ein Hydrat übergeht. Nach Ansäuern und Übersättigen mit Ammoniak erhält man den Mono-carbonsäureester, der durch Extraktion abgetrennt werden kann[6]:

$$
\begin{array}{c}
\mathrm{CH_2-CH\!-\!-\!-\!CH-COOR} \\
| \quad\quad\quad\quad | \\
\mathrm{N\cdot CH_3 \quad CO} \\
| \quad\quad\quad\quad | \\
\mathrm{CH_2-CH\!-\!-\!-\!CH-COOR}
\end{array}
\rightarrow
\begin{array}{c}
\mathrm{CH_2-CH\!-\!-\!-\!CH-COOR} \\
| \quad\quad\quad\quad | \\
\mathrm{N\cdot CH_3 \quad CO} \\
| \quad\quad\quad\quad | \\
\mathrm{CH_2-CH\!-\!-\!-\!CH_2}
\end{array}
$$

Wird Succindialdehyd mit Methylamin und Acetondicarbonsäureester in eiskalter wäßriger Lösung kondensiert, so geht unter Abspaltung von Kohlensäure die Bildung von Tropin-monocarbonsäureester sofort vonstatten. Auch kann man Acetessigester mit Methylamin und Succindialdehyd in gut gekühlter wäßrig alkalischer Lösung kondensieren, um den Tropinmonocarbonsäureester direkt zu erhalten[7].

P. KARRER und H. ALAGIL[8] haben neuerdings den Tropinon-carbonsäureester aus dem 4-Brom-crotonsäure-methylester gewonnen, den ZIEGLER, SPÄTH und andere durch Einwirkung von Bromsuccinimid auf Crotonsäure-methylester in Chloroform-Lösung erhielten. Von KARRER und ALAGIL[9] mit einer molaren Menge

---

[1] DRP 306672.
[2] DRP 302401; R. WILLSTÄTTER u. M. BOMMER: Liebigs Ann. **422**, 18 (1921).
[3] ROBINSON, R.: J. chem. Soc. (London), **111**, 762 (1917).
[4] DRP 354950. — [5] DRP 352981. — [6] EP. 164757. — [7] EP. 153917.
[8] KARRER, P., u. H. ALAGIL: Helv. chim. Acta **30**, 1776 (1947).
[9] KARRER, P., u. H. ALAGIL: Liebigs Ann. **551**, 80 (1942).

von Silber in Benzol zusammengebracht, lieferte er zwei Dimethylester, von denen der eine der Dimethylester der Hexadien-(1,5)-dicarbonsäure war:

$$\begin{array}{c} CH_2\cdot Br \\ | \\ CH \\ \| \\ CH \\ | \\ COOR \end{array} \quad \begin{array}{c} Br\cdot CH_2 \\ | \\ CH \\ \| \\ CH \\ | \\ COOR \end{array} \xrightarrow{+\ 2\ Ag} \begin{array}{c} CH_2\!-\!\!-\!\!-\!CH_2 \\ | \qquad\quad | \\ CH \qquad CH \\ \| \qquad\quad \| \\ CH \qquad CH \\ | \qquad\quad | \\ COOR \quad COOR \end{array}$$

Der Diäthylester dieser Säure addiert in Eisessig-Lösung bei 0° 2 Mol Bromwasserstoff unter Bildung des 3,6-Dibrom-korksäure-diäthylesters:

$$\begin{array}{c} CH_2\!-\!\!-\!\!-\!CH_2 \\ | \qquad\quad | \\ CH \qquad CH \\ \| \qquad\quad \| \\ CH \qquad CH \\ | \qquad\quad | \\ COOR \quad COOR \end{array} \rightarrow \begin{array}{c} CH_2\!-\!\!-\!\!-\!CH_2 \\ | \qquad\quad | \\ CH\cdot Br \quad CH\cdot Br \\ | \qquad\quad | \\ CH_2 \qquad CH_2 \\ | \qquad\quad | \\ COOR \quad COOR \end{array}$$

Wird dieser mit Methylamin in alkoholischer Lösung erhitzt, so entsteht der N-Methyl-pyrrolidin-2,5-diessigsäurediäthylester:

$$\begin{array}{c} CH_2\!-\!CH\!-\!CH_2\!-\!COOR \\ | \\ Br \\ \quad\quad\quad + H_2N\cdot CH_3 \\ Br \\ | \\ CH_2\!-\!CH\!-\!CH_2\!-\!COOR \end{array} \rightarrow \begin{array}{c} CH_2\!-\!CH\!-\!CH_2\!-\!COOR \\ | \\ N\cdot CH_3 \\ | \\ CH_2\!-\!CH\!-\!CH_2\!-\!COOR \end{array}$$

Dieser läßt sich in bekannter Weise mit Natrium in p-Cymol in den Tropinon-carbonsäureester überführen.

Der bei allen Synthesen erhaltene Tropinon-monocarbonsäureester wird durch Natriumamalgam oder elektrolytische Reduktion[1] zum Ecgoninmethylester in der d,l-ψ-Form überführt. Durch d,α-Brom-campher-β-sulfonsäure in die optischen Antipoden zerlegt, wird der d-ψ-Ester isoliert und durch Benzoylierung in das *Psicain* umgewandelt:

$$\begin{array}{c} CH_2\!-\!CH\!\!-\!\!-\!\!CH\!-\!COOH \\ | \qquad\qquad | \\ N\cdot CH_3 \quad CHOH \\ | \qquad\qquad | \\ CH_2\!-\!CH\!\!-\!\!-\!\!CH_2 \end{array} \rightarrow$$

$$\rightarrow \begin{array}{c} CH_2\!-\!CH\!\!-\!\!-\!\!CH\!-\!COO\cdot CH_3 \\ | \qquad\qquad | \\ N\cdot CH_3 \quad CHOH \\ | \qquad\qquad | \\ CH_2\!-\!CH\!\!-\!\!-\!\!CH_2 \end{array} \rightarrow \begin{array}{c} CH_2\!-\!CH\!\!-\!\!-\!\!CH\!-\!COO\cdot CH_3 \\ | \qquad\qquad | \\ N\cdot CH_3 \quad CH\cdot OOC\!-\!\!\langle\ \rangle \\ | \qquad\qquad | \\ CH_2\!-\!CH\!\!-\!\!-\!\!CH_2 \end{array}$$

Das Cocain wurde 1884 von dem Wiener Augenarzt KOLLER als Oberflächenanaestheticum in die Therapie eingeführt. Für die Verwendung als Infiltrations- und Leitungsanaestheticum in der Chirurgie waren vor allem die Arbeiten von SCHLEICH und v. BRAUN bahnbrechend. Es hat vor den synthetischen Lokalanaesthetica auch heute noch den Vorzug, daß es bereits für sich allein gefäßverengend und schleimhautabschwellend wirkt. Diesem Vorteil stehen aber die Nachteile einer erhöhten Vergiftungsgefahr, einer nicht völligen Indifferenz gegen das Gewebe und der Suchtgefahr gegenüber. Das synthetische d-ψ-Cocain (Psicain) hat weder die Vorteile noch die Nachteile des natürlichen l-Cocains und reiht sich diesbezüglich in die anderen synthetischen Cocainersatzmittel ein.

---

[1] DRPP 406215, 408869, 389359.

Geht man beim Cocain der Frage nach Konstitution und Wirkung nach, so erkennt man zunächst die Wichtigkeit der Benzoyl-Gruppe. Wird sie entfernt, so erweist sich das entstehende Methylecgonin um das 20fache weniger wirksam als das Cocain. Ersatz der Methyl-Gruppe durch den Äthyl-, Propyl- oder Allyl-Rest hebt die Anaesthesie nicht auf[1]. Der Propylester ist als *Psicain-Neu* im Handel. Die Benzoyl-Gruppe dagegen läßt sich nicht beliebig durch andere Säure-Radikale ersetzen. Daher gehört, wie FILEHNE schon hervorhob, die Veresterung mit Benzoesäure zum unentbehrlichen Bestandteil der Cocain-Wirkung. Man kann ihn allerdings durch den Rest der Furan-carbonsäure ersetzen. Auch das Furoyl-ecgonin hat anaesthesierende Eigenschaften.

Die Darstellung erfolgt aus dem Ecgonin, das mit Furoylchlorid verestert wird. Anschließend wird methyliert, wobei man das Verfahren aber auch umkehren kann[2].

Die N-Methylierung des Tropins ist weniger wichtig, denn auch das *Norcocain* ist gut wirksam[3].

Daß man den Pyrrolidin-Ring im Tropin durch einen zweiten Piperidin-Ring ersetzen und daraus wirksame Analoga des Cocains darstellen kann, zeigten B. K. BLOUNT und R. ROBINSON.

Adipinsäuredialdehyd wird mit acetondicarbonsaurem Calcium und Methylamin umgesetzt. Man erhält das „Dublohomotropinon", das ein N-Methyl-granatolin ist. Mit Natrium und Butylalkohol reduziert, entsteht das N-Methyl-homogranatolin, dessen Benzoyl-Derivat die gleiche anaesthesierende Wirksamkeit wie das homologe Tropacocain hat, jedoch dauert die Wirkung der neuen Verbindung länger an.

Die ersten, nach dem Vorbild des Cocains synthetisierten Verbindungen waren die von EMIL FISCHER dargestellten *Eucaine*. Sie enthalten den Oxypiperidin-Ring des Cocains:

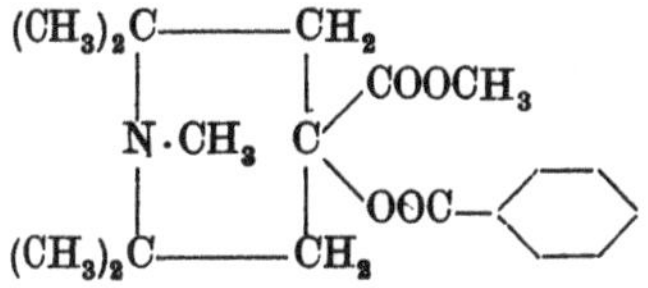

$$\text{Eucain A} \qquad \text{Eucain B}$$

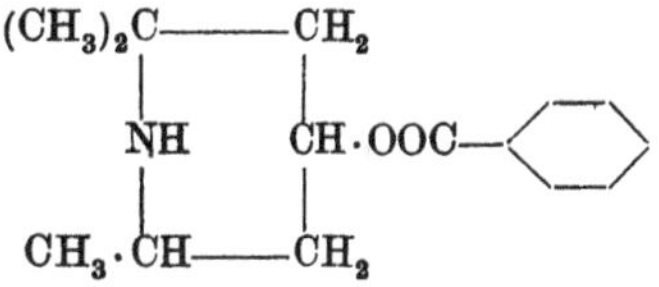

Die Synthese bedient sich der aus Aceton und Ammoniak gebildeten „Acetonamine".

Das aus Aceton unter Einwirkung von Chlorwasserstoff gebildete Mesityloxyd geht mit Ammoniak zunächst in das Diacetonamin, dann unter Druck in das Triacetonamin über:

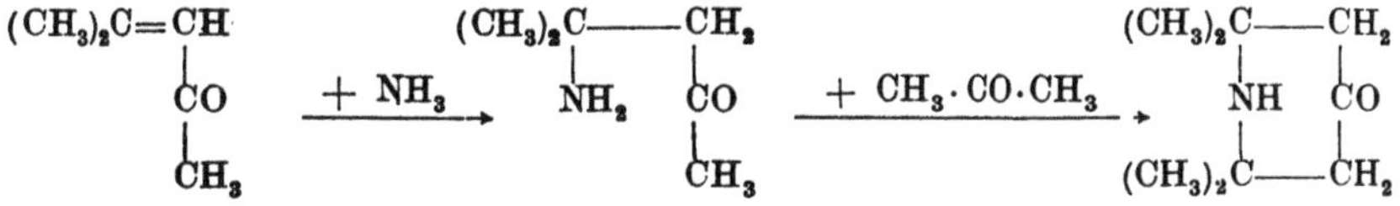

$$\text{Mesityloxyd} \qquad \text{Diacetonamin} \qquad \text{Triacetonamin}$$

Das Triacetonamin ist also ein tetramethyliertes Piperidon. Mit Cyanwasserstoffsäure in das Cyanhydrin verwandelt, entsteht daraus durch Verseifung die 4-Oxy-piperidin-4-carbonsäure[4]. Nunmehr wird zunächst mit Methylalkohol verestert und anschließend

---

[1] MERCK, W.: Ber. dtsch. chem. Ges. 18, 2954 (1885) u. 21, 48 (1888); E. POULSSON u. G. WEIDEMANN: Naunyn-Schmiedebergs Arch. exp. Pathol. Pharmakol. 105, 58 (1925).
[2] RP. 40978.
[3] POULSSON, E.: Naunyn-Schmiedebergs Arch. exp. Pathol. Pharmakol. 27, 301 (1924).
[4] DRP 91121.

benzoyliert, worauf dann mit Methyljodid der Stickstoff methyliert werden kann:

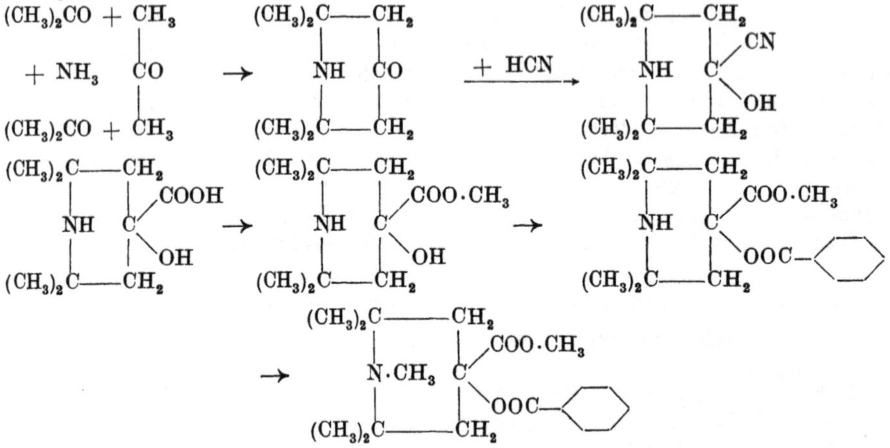

$$(CH_3)_2CO + CH_3 \quad (CH_3)_2C\!-\!-\!CH_2 \quad\quad (CH_3)_2C\!-\!-\!CH_2$$

$$+ NH_3 \quad CO \rightarrow NH \quad CO \xrightarrow{+\ HCN} NH \quad C\!\begin{smallmatrix}CN\\ \\OH\end{smallmatrix}$$

$$(CH_3)_2CO + CH_3 \quad (CH_3)_2C\!-\!-\!CH_2 \quad\quad (CH_3)_2C\!-\!-\!CH_2$$

$$(CH_3)_2C\!-\!-\!CH_2 \quad (CH_3)_2C\!-\!-\!CH_2 \quad (CH_3)_2C\!-\!-\!CH_2$$

$$NH \quad C\!\begin{smallmatrix}COOH\\ \\OH\end{smallmatrix} \rightarrow NH \quad C\!\begin{smallmatrix}COO\cdot CH_3\\ \\OH\end{smallmatrix} \rightarrow NH \quad C\!\begin{smallmatrix}COO\cdot CH_3\\ \\OOC\!-\!\bigcirc\end{smallmatrix}$$

$$(CH_3)_2C\!-\!-\!CH_2 \quad (CH_3)_2C\!-\!-\!CH_2 \quad (CH_3)_2C\!-\!-\!CH_2$$

$$\rightarrow \quad (CH_3)_2C\!-\!-\!CH_2$$
$$N\cdot CH_3 \quad C\!\begin{smallmatrix}COO\cdot CH_3\\ \\OOC\!-\!\bigcirc\end{smallmatrix}$$
$$(CH_3)_2C\!-\!-\!CH_2$$

Das so erhaltene *Eucain A* wurde wenig später durch das *Eucain B* ersetzt. Hier ist das Diacetonamin Ausgangsstoff, nur wird dieses mit Paraldehyd zum 2,2,6-Trimethyl-piperidon-(4) kondensiert, das sich also im Grundskelet vom Eucain A durch das Fehlen einer Methyl-Gruppe unterscheidet[1]. Mit Natrium- oder Aluminiumamalgam reduziert, entsteht das 2,2,6-Trimethyl-4-oxy-piperidin, das nunmehr wieder mit Benzoylchlorid verestert werden kann[2]:

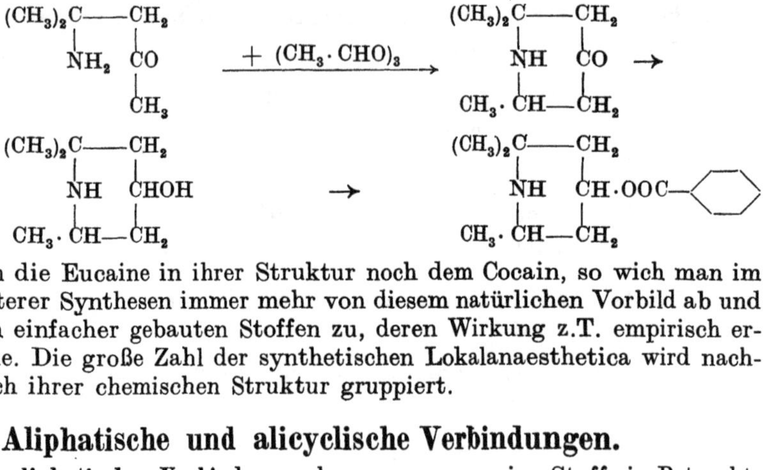

$$(CH_3)_2C\!-\!-\!CH_2 \quad\quad (CH_3)_2C\!-\!-\!CH_2$$
$$NH_2 \quad CO \xrightarrow{+\ (CH_3\cdot CHO)_3} NH \quad CO \rightarrow$$
$$CH_3 \quad\quad\quad\quad\quad\quad\quad CH_3\cdot CH\!-\!CH_2$$

$$(CH_3)_2C\!-\!-\!CH_2 \quad\quad (CH_3)_2C\!-\!-\!CH_2$$
$$NH \quad CHOH \rightarrow NH \quad CH\cdot OOC\!-\!\bigcirc$$
$$CH_3\cdot CH\!-\!CH_2 \quad\quad CH_3\cdot CH\!-\!CH_2$$

Ähnelten die Eucaine in ihrer Struktur noch dem Cocain, so wich man im Verlauf weiterer Synthesen immer mehr von diesem natürlichen Vorbild ab und wandte sich einfacher gebauten Stoffen zu, deren Wirkung z.T. empirisch erkannt wurde. Die große Zahl der synthetischen Lokalanaesthetica wird nachstehend nach ihrer chemischen Struktur gruppiert.

Aliphatische und alicyclische Verbindungen.

Von den **aliphatischen Verbindungen** kommen nur wenige Stoffe in Betracht. Periphere Anaesthesie bewirken Chloreton, $CCl_3\cdot C(CH_3)_2OH$, und höher molekulare sekundäre Amine. Kanao[3] stellte fest, daß bei Verbindungen der Konstitution $R\cdot CHOH\cdot CH\cdot R'$ die Wirksamkeit innerhalb der homologen Reihe
$$\quad\quad\quad\quad\quad\quad\quad |$$
$$\quad\quad\quad\quad\quad\quad NH_2$$
zunimmt. Er prüfte auch zahlreiche Stoffe der allgemeinen Formel

$$R\cdot CH(OH)\cdot CH\cdot N\!\begin{smallmatrix}R''\\ \\R'''\end{smallmatrix}$$
$$\quad\quad\quad\quad\quad |$$
$$\quad\quad\quad\quad R'$$

---

[1] Fischer, E.: Ber. dtsch. chem. Ges. **17**, 1793 (1884). — [2] DRPP 90069, 97672.
[3] Kanao, S.: J. pharmac. Soc. Japan **49**, 173 (1929); C. **1930**. I. 2720.

Auch hier trat die Anaesthesie erst von einer bestimmten Molekülgröße an in Erscheinung[1]. In der Reihe der Alkohole erwiesen sich die Glieder zwischen Heptyl- und Dodecylalkohol als peripher anaesthesierend[2]. Auch Trialkyläthanole, z.B. 2,2,2-Triäthyläthanol, sind wirksam[3].

M. WEIZMANN u. a.[4] prüften die anaesthesierende Wirkung von Diäthylaminoäthyl-β,β-diaryl-acrylaten und von Diäthylaminoäthyl-β,β-diaryl-propionaten. Hierbei waren die Acryl-Derivate den Propionsäureestern überlegen. Am stärksten wirksam war die p,p-Dibrom-Verbindung des Diphenylacrylsäureesters.

Bei den **alicyclischen Verbindungen** ist die anaesthesierende Wirksamkeit des Menthols seit langem bekannt. Entsprechend den Aliphaten sind auch bei den alicyclischen Verbindungen Aminoalkohole, wie z.B. Piperazinalkohol, wirksam. Solche Piperazinalkanole wurden von E. FOURNEAU, C. E. BARRELET und B. SAMDAHL[5] entdeckt. Sie haben folgende Struktur:

$$CH_3 \cdot CHOH \cdot CH_2 - N \begin{array}{c} CH_2-CH_2 \\ CH_2-CH_2 \end{array} N-CH_2 \cdot C \begin{array}{c} CH_3 \\ OR \\ CH_3 \end{array}$$

$$RO \cdot CH_2 \cdot CHOH \cdot CH_2 - N \begin{array}{c} CH_2-CH_2 \\ CH_2-CH_2 \end{array} N-CH_2 \cdot CHOH \cdot CH_2 \cdot OR$$

Vom Methyl-Äther an wirken sie auf der Zunge deutlich anaesthesierend. Mit steigendem Molgewicht nimmt die Wirkung zu, sodaß die Heptyl-Verbindung auf die Hornhaut des Kaninchens 22,5mal stärker wirkt als Cocain. Der Nachteil dieser Verbindungen besteht darin, daß sie die Schleimhäute, insbesondere die Hornhaut des Auges, stark reizen.

Durch Kondensation von 1-Chlor-cyclohexanon-(2) und überschüssigem Piperazinhydrat erhielten M. GODCHOT und M. MOUSSERON[6] 1-[Cyclohexanon-(2')]-piperazin (I) und 1,4-Di-[cyclohexanon-(2')]-piperazin (II).

$$HN \begin{array}{c} CH_2-CH_2 \\ CH_2-CH_2 \end{array} N-CH \begin{array}{c} CO-CH_2 \\ CH_2-CH_2 \end{array} CH_2 \quad I$$

$$H_2C \begin{array}{c} CH_2-CO \\ CH_2-CH_2 \end{array} CH-N \begin{array}{c} CH_2-CH_2 \\ CH_2-CH_2 \end{array} N-CH \begin{array}{c} CO-CH_2 \\ CH_2-CH_2 \end{array} CH_2 \quad II$$

Durch Hydrierung mit Natrium in absolutem Alkohol entstehen die entsprechenden Cyclohexanol-Verbindungen. Wird die Hydrierung dagegen katalytisch mit Platin in Eisessig vorgenommen, so erhält man stereoisomere Cyclohexylalkohole. Es wurden vier Aminoalkohole gewonnen, die lokalanaesthesierend sind, wobei die durch Reduktion mit Wasserstoff bei Gegenwart von Platin erhaltenen wirksamer waren.

---

[1] KANAO, S.: J. pharmac. Soc. Japan **50**, 43 (1930), C. **1930.** II. 1695; **50**, 115 (1930), C. **1931.** I. 920 u. **50,** 148 (1930), C. **1931.** I. 1443.
[2] MACHT, D. I., u. M. E. DAVIS: Proc. Soc. exp. Biol. Med. **30**, 1294 (1933).
[3] RICE, R. V.: J. Pharmacol. exp. Therapeut. **27**, 303 (1938).
[4] WEIZMANN, M., u. a.: J. Amer. chem. Soc. **71**, 2315 (1949).
[5] FOURNEAU, E., C. E. BARRELET u. B. SAMDAHL: Bull. Soc. chim. France, Documentat. **45**, 1172 (1929) u. **47**, 1003 (1930).
[6] GODCHOT, M., u. M. MOUSSERON: C. R. Acad. Sci. **194**, 616 (1932), C. **1932.** I. 2182.

Aromatische Verbindungen.

Unter den aromatischen Verbindungen rufen die **Phenole** zunächst örtliche Betäubung hervor. Die Wirkung ist aber nicht reversibel. Daher sind Phenole keine eigentlichen Lokalanaesthetica, wenn man auch konzentriertes Phenol, Kresol und Guajakol neben Eugenol und Menthol gegen Zahnschmerzen anwendet. Die hier meist zutage tretende Ätzwirkung fehlt bei den fettaromatischen Alkoholen, z.B. bei dem Benzylalkohol, dessen anaesthesierende Wirkung durch Einführung von Jod oder Brom gesteigert wird.

Bei Untersuchung des *Saligenins*, dessen lokalanaesthesierende Wirkung bereits von HIRSCHFELDER u. a. festgestellt worden war[1], fanden DUNNING u. a.[2], daß der 3-Jod-5-brom-2-oxy-benzylalkohol neben seiner spasmolytischen Wirkung auch starke Anaesthesie hervorruft. Schwächer dagegen ist schon der 3,5-Dijod-2-oxy-benzylalkohol und noch schwächer der 3,5-Dibrom-2-oxy-benzylalkohol. Auch bei der Chlor-Substitution zeigte sich, daß der 3-Chlor-5-brom-2-oxy-benzylalkohol wirksamer war als der symmetrisch gebaute 3,5-Dichlor-2-oxy-benzylalkohol. Der Vergleich verschiedener Alkyl-Substituenten zeigte den Anstieg der anaesthesierenden Wirksamkeit mit der Länge des Alkyl-Restes. So war der 5-Methyl-2-oxy-benzylalkohol sehr schwach wirksam, besser das Äthyl-Derivat, während der 5-Propyl-2-oxy-benzylalkohol gute anaesthesierende Wirksamkeit zeigte. Er war auch besser wirksam als der entsprechende 5-Jod-2-oxy-benzylalkohol, der wiederum die analogen 5-Brom- und 5-Chlor-Derivate übertraf. Verschiebung der OH-Gruppe in 4-Stellung, also zum 4-Oxybenzylalkohol, ließ die anaesthesierende Wirkung vollständig verschwinden.

Wird die Seitenkette des Benzylalkohols verlängert, so sinkt die anaesthesierende Wirksamkeit im allgemeinen ab. Z.B. sind der 2-Phenyl-äthylalkohol und das Phenylglykol schwächer wirksam. Die Wirkung wird erst durch Einführung einer weiteren OH-Gruppe in den aromatischen Kern gesteigert. Wird bei den so erhaltenen Derivaten der Wasserstoff der Hydroxyl-Gruppe durch Alkylreste ausgetauscht, so geht die anaesthesierende Wirkung stark zurück[3].

Wie Phenole und fettaromatische Alkohole sind auch **aromatische Amine** zur praktischen Verwendung als Lokalanaesthetica nicht geeignet. Fettaromatische Amine, die zwei aromatische Reste enthalten, so z.B. Phenyl-äthyl-benzylamin und Benzhydrylamin, fand OGATA[4] wirksam. FOURNEAU, TIFFENAU und andere[5] untersuchten Benzhydrylamine mit Alkoxy-Gruppen. Stand die Äther-Gruppe in m- oder p-Stellung, so waren die Verbindungen zwar stark wirksam, zugleich aber auch gewebsreizend, und zwar das p-substituierte Derivat beides in stärkerem Maße.

Bei zwei Alkoxy-Gruppen, etwa den 3,3'-Dialkoxy-Derivaten, war die Wirkung schwächer, die Reizwirkung auf die Schleimhaut ganz verschwunden, aber die Toxizität höher. Wird die Alkyl-Gruppe verlängert, so steigt die anaesthesierende Wirkung bis zur Propyl-Gruppe an, wobei dann das 3,3'-Dipropoxy-benzhydrylamin etwa 6mal intensiver wirkt als Cocain[6]. Halogene steigern ebenfalls die anaesthesierende Wirkung des Benzhydrylamins, aber weniger stark als Äther-Gruppen. Beim Vergleich der Halogene wirkt Brom besser als Chlor. O-Äther des Benzhydrylamins wurden von G. BONNARD und I. M. OULIF[7] untersucht. Bei diesen steigt die Wirkung vom Methyläther bis zum Butyläther an und fällt dann wieder bis zur C_7-Kette ab. Als Lokalanaesthetica wurden auch β,β-Diphenyl-äthylamine synthetisiert und zwar durch Umsetzung von Diphenyl-acetaldehyd mit einem sekundären Amin. Durch Reduktion des primär gebildeten Vinylamin-Derivates lassen sich z. B. Dimethyl-(β,β-diphenyläthyl)-amin und andere Verbindungen gewinnen[8].

Vom Tetralin ausgehend, versuchten H.W. COLES und W.A. LOTT[9], zu anaesthetisch wirksamen Verbindungen zu gelangen. Sie wählten diesen Ausgangsstoff, weil der Tetrahydro-β-naphthylamin-Gruppe eine gewisse blutdruck-

---

[1] HIRSCHFELDER, A. D.: Proc. Acad. Sci. Unit. Prov. Agra and Oudh, India **51**, 21 (1920).
[2] DUNNING jun., B., u. a.: J. Amer. chem. Soc. **58**, 1565 (1936).
[3] HIRSCHFELDER, A. D., u. a.: J. Pharmacol. exp. Therapeut. **15**, 129 (1920).
[4] OGATA: J. pharmac. Soc. Japan **456**, 81 (1910).
[5] FOURNEAU, E., M. TIFFENAU u. a.: Ber. ges. Physiol. exp. Pharmakol. **38**, 472 (1927).
[6] VALETTE: Bull. Soc. chim. France, Documentat. **47**, 289 (1930).
[7] BONNARD, G. u. T. M. OULIF: Bull. Soc. chim. France, Documentat. **49**, 1303 (1931).
[8] AP. 2112899. — [9] COLES, H.W., u. W. A. LOTT: J. Amer. chem. Soc. **58**, 1989 (1936).

steigernde Wirkung zukommt. Verbindungen der allgemeinen Formel

$$\text{[Tetrahydronaphthyl]}-CH-NH-(CH_2)_x-O\cdot R$$

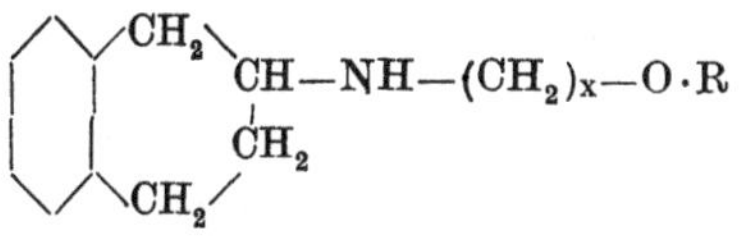

zeigten zwar teilweise gute lokalanaesthesierende Wirkung, hatten aber ihre vasokonstriktorischen Eigenschaften verloren.

Zur Darstellung setzt man ac-Tetrahydro-β-naphthyl-amin[1] mit Alkylenhalogenhydrinen um. Durch Umsatz mit Äthylenchlorhydrin entsteht 2-(ac-Tetrahydro-β-naphthylamino)-äthanol, das zum Benzoat verestert werden kann. In gleicher Weise lassen sich auch Propyl-Derivate, ferner statt der Benzoesäureester auch p-Aminobenzoesäureester, o-Aminobenzoesäureester und p-Nitrobenzoesäureester verwenden.

In der **Naphthalin**-Reihe haben Amine der allgemeinen Formel

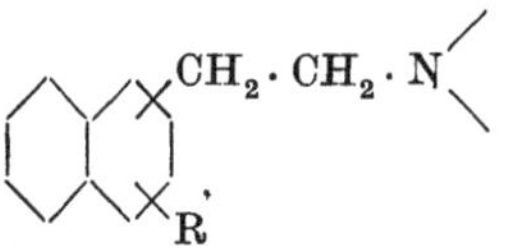

$$\text{[Naphthyl(R)]}-CH_2\cdot CH_2\cdot N\!\!<$$

lokalanaesthesierende Eigenschaften. Dabei ist R eine OH- oder Alkoxy-Gruppe oder ein Wasserstoff-Atom.

Sie werden über die entsprechende GRIGNARD-Verbindung gewonnen, so z. B. 1-(β-Diäthylaminoäthyl)-naphthalin, 1-(β-Dibutylaminoäthyl)-naphthalin, 1-(β-Diamylaminoäthyl)-naphthalin, 1-Äthoxy-4-(β-diäthylaminoäthyl)-naphthalin, 1-Äthoxy-4-(β-diamylaminoäthyl)-naphthalin, 1-Äthoxy-4-(β-piperidyläthyl)-naphthalin, 2-Äthoxy-1-(β-diäthylaminoäthyl)-naphthalin, 2-Äthoxy-4-(β-dibutylaminoäthyl)-naphthalin, 2-Äthoxy-1-(β-diamylaminoäthyl)-naphthalin, 1-Methoxy-4-(β-diäthylaminoäthyl)-naphthalin, 1-Äthoxy-4-(β-dimethylaminoäthyl)-naphthalin, 1-Äthoxy-4-(β-dibutylaminoäthyl)-naphthalin, 2-Oxy-1-(β-diäthylaminoäthyl)-naphthalin, 1-Oxy-4-(β-diäthylaminoäthyl)-naphthalin[2].

R. L. SHRINER und W. D. TEETERS[3] erhielten aus Tetralon und Dialkylaminobenzaldehyden 1-Keto-2-(p-dimethylaminobenzal)-tetrahydro-naphthaline, die anschließend durch Hydrierung in Aminoalkohole umgewandelt wurden:

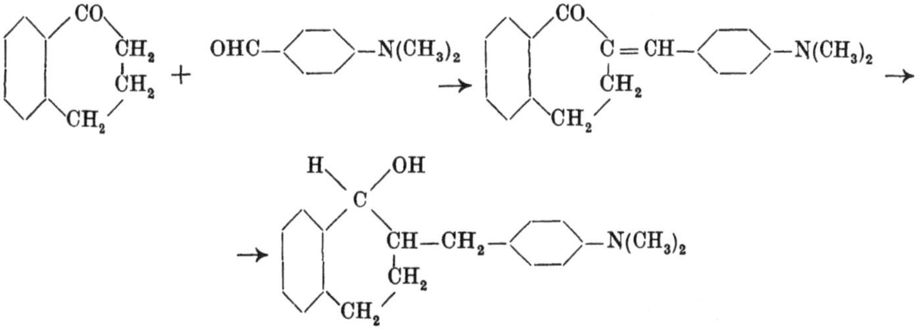

$$\text{Tetralon} + OHC\text{-}\!\!\!\bigcirc\!\!\!\text{-}N(CH_3)_2 \rightarrow \text{[Keto-benzal-Tetrahydronaphthalin]} \rightarrow \text{[Aminoalkohol]}\text{-}N(CH_3)_2$$

Während die Benzal- und Benzylketone nur starke Entzündungen hervorriefen, zeigten die Aminoalkohole lokalanaesthesierende Wirksamkeit.

Auch Diphenyl-Derivaten kommt eine anaesthesierende Wirkung zu, und zwar wirken Amino-diphenyle um so besser, je näher die Amino-Gruppe an der Diphenyl-Bindung steht. So wirkt die p-Verbindung schwächer als die m-Verbindung, diese wiederum schwächer als die o-Verbindung. Somit ist das o,o′-Diamino-diphenyl am besten wirksam. Seine anaesthesierende Wirksamkeit entspricht $^1/_4$ der Cocain-Wirkung.

---

[1] ac. = alicyclisch im Gegensatz zu ar. = aromatisch. — [2] AP. 2119077.
[3] SHRINER, R. L., u. W. D. TEETERS: J. Amer. chem. Soc. **60**, 936 (1938).

Außer den Amino-diphenylen wurden noch Halogen-, Nitro-, Alkyl- und Oxy-Derivate, ferner auch Carboxyl- und Sulfon-Abkömmlinge untersucht. Jedoch zeigte keine dieser Verbindungen anaesthesierende Wirkung.

Verknüpfung von aliphatischen und aromatischen Gruppen über Amid-, Äther-, Keton- oder Esterbrücken.

GILLMANN stellte Ester der Essigsäure mit Diäthylamino-äthanol her, die nicht anaesthesierend wirkten. Dagegen waren Ester der Trichloressigsäure und der Acrylsäure stark wirksam. Diese Versuche zeigen, daß man, um zu gut wirksamen lokalanaesthetischen Verbindungen zu gelangen, basische Reste mit negativen Gruppen verknüpfen muß. So entstehen gute Lokalanaesthetica bei Verbindung basischer Gruppen mit Alkylen- oder Trichlormethylestern, ferner aber auch vor allem mit aromatischen und hydroaromatischen ungesättigten Ringen.

Als Bindeglied ist die Ester-Gruppe am besten geeignet, ferner hat die Keto-Gruppe, unter Umständen auch die Amid-Brücke, gewisse Bedeutung. Äther-Brücken sind nur wenig geeignet und dienen durchweg nur zur Verstärkung der bereits vorhandenen anaesthetischen Wirksamkeit. Außer durch Äther-Gruppen läßt sich auch die Wirkung der Verbindungen durch Alkyl-Gruppen, ferner durch Häufung aromatischer und heterocyclischer Ringe und schließlich durch Einführung basischer Substituenten verstärken[1].

Amide.

C. ROHMANN und K. H. FRIEDRICH [2] untersuchten die Wirkung von Alkyl- und Acyl-Verbindungen sekundärer Amino-Gruppen. Hierbei wirkten die Amide weitaus besser als die Amine. H. ERDTMAN und N. LÖFGREN prüften Dialkylaminosäure-anilide. Die Darstellung geschah in üblicher Weise durch Umsetzung des Säurechlorids mit dem aromatischen Amin. Unter den dargestellten Verbindungen waren das Dimethylamino- und das Diäthylamino-acet-o-toluidid wirksam:

$$\text{(Ring)}\begin{array}{c}CH_3\\|\end{array}-NH\cdot CO\cdot CH_2\cdot N(CH_3)_2; \quad -N(C_2H_5)_2$$

Die Wirkung des Dimethyl-Derivates entsprach etwa der des Novocains[3].

Das ω-Diäthylamino-2,6-dimethylacetanilid wird als *Xylocain* empfohlen[4].

K. N. GAIND u. a.[5] stellten Säure-Derivate des 5-, 6- und 8-Amino-chinolins sowie des 3-Amino-carbazols dar. Dabei zeichneten sich die Derivate des 8-Amino-chinolins und 3-Amino-carbazols durch starke lokalanaesthesierende Wirksamkeit aus. Es wurden dargestellt 8-(N-3'-Piperidino-propionylamino)-chinolin, 8-(N-3'-Diäthylamino-propionyl-amino)-chinolin, 3-(4'-Piperidino-acetyl-amino)-carbazol, 3-(2'-N-Piperidino-propionyl-amino)-carbazol und andere.

Derivate des 2-Alkoxy-4-amino-chinolins, die von J. BÜCHI u. a.[6] dargestellt wurden, besaßen in den meisten Fällen starke Reizwirkung.

Die Amide der p-Aminobenzoesäure sind stark anaesthesierend wirksam. Von H. WENKER wurden Alkyl- und Dialkylamide der p-Aminobenzoesäure hergestellt. Die Methyl- und Äthyl-Mono- und Diamide waren nicht wirksam, das

---

[1] Vgl. K. MIESCHER: Helv. chim. Acta 15, 163 (1932).
[2] ROHMANN, C., u. K. H. FRIEDRICH: Arch. Pharmaz. Ber. dtsch. pharmaz. Ges. 78, 456 (1940).
[3] ERDTMANN, H., u. N. LÖFGREN: Svensk kem. Tidskr. 49, 163 (1937).
[4] NEFF, G.: Schwz. med. Wschr. 80, 110 (1950).
[5] GAIND, K. N.: J. Indian chem. Soc. 17, 619 (1940); C. 1942. I. 483.
[6] BÜCHI, J., u. a.: Helv. chim. Acta 32, 2310 (1949).

Monopropylamid nur schwach. Dagegen erwiesen sich das Monobutyl- und -amylamid, ferner die Dipropyl-, Dibutyl- und Diamyl-Verbindungen als kräftige Oberflächenanaesthetica. Auch hier ist daher zur Erzielung guter anaesthesierender Eigenschaften eine bestimmte Molekülgröße notwendig[1].

Amide der p-Aminobenzoesäure werden auch im DRP 572548 beschrieben.

Die benötigten Diamine erhält man aus den 1,1-Dimethyl-2-dialkylamino-aldehyden, die in Gegenwart von Ammoniak und Katalysatoren der Nickel-Gruppe mit Wasserstoff unter Druck behandelt werden:

$$(C_2H_5)_2N \cdot CH_2 \cdot C(CH_3)_2 \cdot CHO + NH_3 \rightarrow (C_2H_5)_2N \cdot CH_2 \cdot C(CH_3)_2 \cdot C\begin{smallmatrix}NH\\H\end{smallmatrix}$$

$$\xrightarrow{+ H_2} (C_2H_5)_2N \cdot CH_2 \cdot C(CH_3)_2 \cdot CH_2 \cdot NH_2$$

Mit p-Nitro-benzoylchlorid umgesetzt und anschließend reduziert, entstehen daraus die stark anaesthesierenden p-Aminobenzoyl-Verbindungen[2].

Auch die Mono-alkylamino-benzoesäureamide zeigen anaesthesierende Wirkung. So erhält man durch Umsetzung des 4-(N-Butylamino)-benzoylchlorids mit 1-Amino-2-diäthylamino-äthan das entsprechende stark anaesthesierend wirkende Amid[3].

Als Lokalanaesthetica werden im Schwed. P. 125284 Methoxy-Derivate des Benzoesäure- und Thiophenol-monocarbonsäureamids beschrieben. So erhält man durch Umsetzung von β-Chlor-triäthylamin-hydrochlorid mit o-Methoxy-benzoesäureamid das stark anaesthesierend wirkende Äthyl-bis-(diäthylamino-methoxybenzoesäureamid). Auch Amide der benzylierten Oxyessigsäure wurden vorgeschlagen. So zeigen das Dibenzyldioxy-essigsäure-amid und das N-Methyl-N-phenyl-(di-benzyloxy)-acetamid, das aus dem entsprechenden Acetylchlorid mit Methylanilin hergestellt wurde, lokalanaesthesierende Wirkung[4]. K. O. CLINTON u. a.[5], die in neuerer Zeit verschiedene aromatische Amide, und zwar insbesondere 4-Aminobenzamide untersuchten, kamen jedoch zum Ergebnis, daß diese im Vergleich zu den entsprechenden Estern nur wenig wirksam sind.

Amide heterocyclischer Säuren wurden ebenfalls untersucht. Ausgangspunkt zur Auffindung dieser Verbindungen bildete das Acetanilid. Wird die Seitenkette desselben wieder mit dem Ring verknüpft, so entsteht das wirksame Oxindol:

Oxindol

Bei weiteren Untersuchungen prüfte man dann den Einfluß einer Ring-Erweiterung und gelangte zu Verbindungen, wie sie im Carbostyryl vorliegen. Jedoch fehlt diesem sowie seinem Hydrierungsprodukt Dihydrocarbostyryl die Oxindol-Wirkung.

Bei weiteren Untersuchungen stellte man auch die Carbostyryl-carbonsäure her, die bei Behandeln mit PCl_5 das 2-Chlor-4-chinolin-carbonsäurechlorid ergab. Das Halogen läßt sich leicht austauschen. Unter den daraus hergestellten Dihydrocarbostyryl Verbindungen zeigten die alkoxylierten Produkte und unter ihnen vor allem das 2-Äthoxy-chinolin-4-carbonsäure-dimethylamid eine hohe Aktivität. Die

---

[1] WENKER, H.: J. Amer. chem. Soc. **60**, 1081 (1938).
[2] DRP 572548.
[3] EP. 560250; Schwz.P. 186668.
[4] DRP 585740.
[5] CLINTON, K. O., u. a.: J. Amer. chem. Soc. **71**, 3839 (1949).

Salze der Verbindungen haben stark sauren Charakter. Daher versuchte man stärker basische Derivate herzustellen und zwar durch Einführung weiterer basischer Gruppen in die Seitenkette. Die Salze dieser Verbindungen waren neutral lösliche, starke Anaesthetica. Variation der Äther-Gruppe zeigte, daß die 2-Methoxy- und 2-Äthoxy-Derivate hier nur sehr gering anaesthesierend wirksam sind. Mit Verlängerung der Alkyl-Gruppe stieg die Wirkung an. Das Maximum der Lokalanaesthesie liegt beim Butyl-Derivat, dem *Percain*. Es ist das 2-Butoxy-cinchoninsäure-diäthylamino-äthylamid.

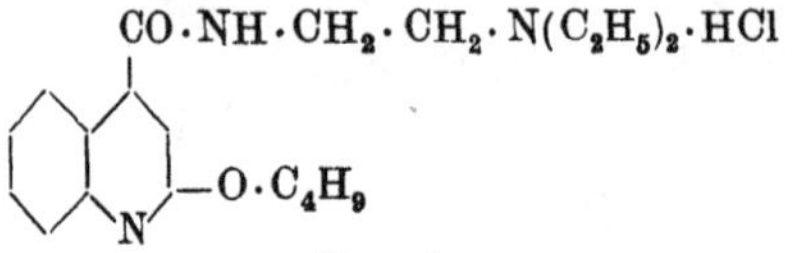

Die Dauer der Anaesthesie beträgt bei Percain 2 Stunden, während Cocain in der gleichen Konzentration nur 10 Minuten wirkt. Am Kaninchen-Auge wirkt Percain noch in Verdünnung 1:12000, Cocain 1:1000 und Novocain 1:200. Ersteres ist vor allem zur Schleimhaut-Anaesthesie gut geeignet[1]. Wird die Seitenkette noch weiter verlängert, so fällt die Wirkung wieder ab. Erhebliche Wirkung zeigen auch die Benzyl- und Cyclohexyl-Äther. Ungesättigte Verbindungen sind ebenfalls bemerkenswert wirksam.

Zur Darstellung des Percains wird Isatin acetyliert. Das Acetyl-isatin kann man nach AESCHLIMAN mittels Lauge leicht in die Chinoloncarbonsäure überführen[2]:

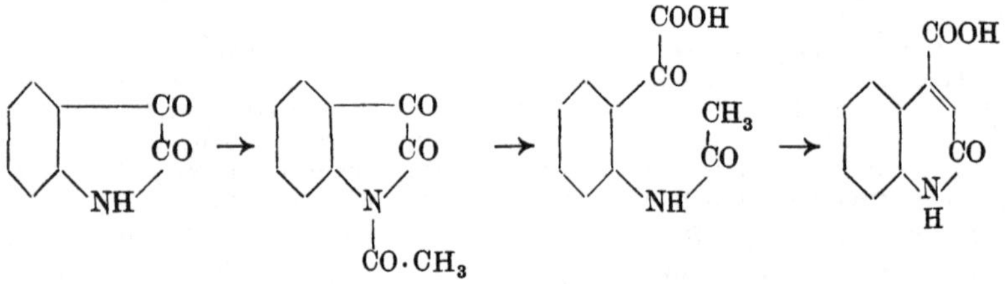

Mit Phosphorpentachlorid läßt sich die Chinoloncarbonsäure in das 2-Chlorcinchoninsäurechlorid überführen, das nunmehr mit Diäthyläthylendiamin bei normaler Temperatur kondensiert wird. Anschließend wird mit Natriumbutylat in Butanol erhitzt und so das Percain erhalten[3]:

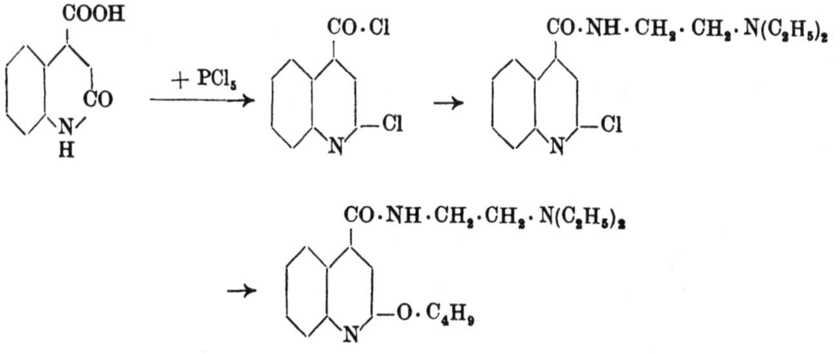

---

[1] CHRIST, A.: Narkose u. Anaesthesie **2**, 161 (1929).
[2] AESCHLIMAN, J. A.: J. chem. Soc. [London] **1926**, 2906.
[3] Schwz.P. 139424; vgl. EPP. 270339, 310074.

M. E. SMITH und C. B. POLLARD synthetisierten als weitere Analoge des Percains Piperazin- und Morpholin-Verbindungen, z. B. N-Phenyl-N'-(2-n-butoxy-cinchonyl)-piperazin u. a.[1].

Amide der Cinchoninsäure nachstehender allgemeiner Formel wurden von O. I. MAGIDSON u. a. beschrieben[2]:

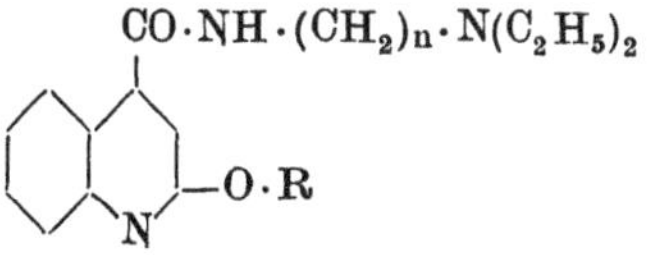

$$\text{CO·NH·(CH}_2)_n\cdot\text{N(C}_2\text{H}_5)_2$$
$$\text{—O·R}$$

Es zeigte sich, daß mit Vergrößerung der Seitenkette über die Äthyl-Gruppe hinaus die Toxizität der Verbindungen anstieg. Die therapeutische Wirksamkeit nahm nicht im gleichen Maße zu. Durch Einführung einer Hydroxyl-Gruppe in die Seitenkette steigt der therapeutische Index an. So soll der Index des Diäthylamino-oxypropylamids der 2-Methoxy-cinchoninsäure 14 sein (Percain 12,5).

Das 2-Alkoxy-4-amino-chinolin war nur schwach toxisch. Zur Verstärkung der Basizität wurden 2-Alkoxy-4-aminomethyl-chinoline hergestellt. WOJAHN vermutet daher, daß die 2-Alkoxy-chinolin-Gruppe als wirksame Gruppe angesehen werden muß. Die Carboxyl-Gruppe ist nach seiner Ansicht auf die pharmakologische Wirkung ohne Einfluß. Alkylierung der Amino-Gruppe der 2-Alkoxy-4-aminomethyl-chinoline führte zu keiner Verringerung der Wirkung. Einführung aromatischer Reste ergab jedoch Substanzen, die bei schwächerer Basizität unwirksam waren. Die anaesthesierende Wirkung trat auch dann nicht mehr auf, wenn die aromatischen Substituenten zur Verstärkung der Basizität ebenfalls aliphatische basische Seitenketten trugen. Durch Anhäufung der Amino-Gruppen dürften diese Diamine nur wenig lipoidlöslich sein und deshalb in das Nervensystem nicht eindringen[3]. Zur weiteren Prüfung der Wirkung der Alkoxy-Gruppe wurden 2-Alkoxy-3-amino-chinoline hergestellt, die jedoch unwirksam waren; besser wirkten 2-Alkoxy-chinolin-3-diäthylamine. Schließlich wurden noch Diäthylamino-äthanol-ester der 2-Alkoxy-chinolin-3-carbonsäure dargestellt, die ebenfalls anaesthesierend wirkten[4].

Äther.

Während Äther-Gruppen im allgemeinen nur die vorhandene anaesthesierende Wirkung verstärken, bildet unter Umständen die Äther-Brücke auch die Verknüpfung zwischen einem Aminoalkyl-Rest und einer aromatischen Gruppe[5].

Dialkylamino-alkyläther von Alkylphenolen nachstehender Zusammensetzung und ähnliche Verbindungen sind wenig giftig und zeigen lokalanaesthetische Wirksamkeit. Die wäßrigen Lösungen üben keine Reizwirkungen aus[6].

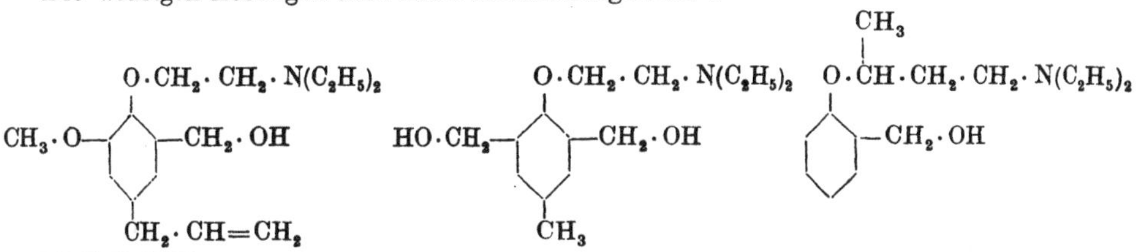

---

[1] SMITH, M. E., u. C. B. POLLARD: J. Amer. chem. Soc. **62**, 1960 (1940).
[2] MAGIDSON, O. I.: J. Chim. gen. UdSSR **9**, 2097 (1939); C. **1940**. I. 3922.
[3] WOJAHN, H.: Arch. Pharmaz. Ber. dtsch. pharmaz. Ges. **274**, 83 (1936).
[4] WOJAHN, H., u. H. KRAMER: Arch. Pharmaz. Ber. dtsch. pharmaz. Ges. **276**, 291 (1938).
[5] MIESCHER, K.: Helv. chim. Acta **15**, 163 (1932). — [6] APP. 1754677, 1754678.

Basische Phenol-alkyläther werden auch in anderen Patenten beschrieben[1]. Z.B. ist das durch Umsetzung des 5-Crotyl-guajakol-carbonsäure-methylesters mit Diäthylamino-äthylchlorid erhaltene Produkt ein gutes Anaestheticum:

$$CH_3OOC\text{-}\underset{CH_2\cdot CH=CH\cdot CH_3}{\overset{O\cdot CH_2\cdot CH_2\cdot N(C_2H_5)_2}{\bigcirc}}\text{-}O\cdot CH_3$$

E. HESSE und O. SWOBODA[2] untersuchten Äther der Phenoxamin-alkohole. Der 1-(Diäthylamino-2'-oxy-propyl)-äther des 5-Isopropyl-2-oxy-n-butyl-benzols ist zwar 2½fach toxischer als Cocain, jedoch 20—25mal wirksamer.

Äther des 4-Aminophenols, z.B. Diäthylaminoäthoxy-4-amino-phenol und dessen Derivate, die in der Amino-Gruppe alkyliert worden sind, sollen nach Angaben von C. ROHMANN und K. H. FRIEDRICH bei guter Wirkung den Kreislauf nicht stören[3].

Im DRP 550327 werden basisch substituierte aromatische und heterocyclische Äther und Thioäther beschrieben, die anaesthesierend wirken, z.B. Diäthylamino-äthylamino-diphenyläther, 2,4'-Bis-(1-diäthylamino-4-amylamino)-phenyl-cyclohexyläther, 5-Diäthylamino-äthylamino-2-phenoxy-pyridin, 4-Diäthylamino-äthylamino-2-methoxy-diphenylsulfid, [5-Diäthylamino-äthylamino-pyridyl-(2)]-chinolyl-2'-sulfid.

Ketone.

C. MANNICH fand, daß die Keto-Gruppe in α-Stellung zum Phenyl-Kern unter Umständen die Ester-Bindung ersetzen kann. Jedoch haben Keton-Derivate bisher keine Bedeutung erlangt. R. T. MAJOR zeigte, daß ω-Methyl-methoxyamino-propiophenon und das ω-Äthyl-äthoxyamino-propiophenon schwache Wirkung haben[4]. BERMEJO und BLAS[5] fanden dagegen, daß Bis-(2'-benzoyläthyl)-methylamin bemerkenswert stark anaesthesierend wirkt.

$$\underset{\bigcirc-CO\cdot CH_2\cdot CH_2}{\overset{\bigcirc-CO\cdot CH_2\cdot CH_2}{}}\!\!\!>\!\!N\cdot CH_3$$

Von den bisher untersuchten aromatischen Ketonen hat sich anscheinend nur das *Falicain* als Lokalanaestheticum geeignet erwiesen[6]. Die Darstellung erfolgt nach E. PROFFT[7] aus p-Propoxy-acetophenon durch Kondensation mit Formaldehyd und Piperidinhydrochlorid:

$$C_3H_7\cdot O\text{-}\bigcirc\text{-}CO\cdot CH_3 + H_2CO + HN\!\!>\!\!\bigcirc + HCl$$
$$\rightarrow C_3H_7\cdot O\text{-}\bigcirc\text{-}CO\cdot CH_2\cdot CH_2\cdot N\!\!<\!\!\bigcirc \cdot HCl$$

Es sollen ihm günstige therapeutische Eigenschaften zukommen.

Ester.

Estern aliphatischer Säuren kommt nach dem bereits oben Gesagten nennenswerte Wirkung nicht zu. H. C. BRILL und TH. A. BULOW[8] untersuchten β-Diäthylaminoäthanol-ester aliphatischer Säuren. Während das Butyrat noch ohne an-

---

[1] Schwz. PP. 137143, 137144, 137676, 137677, Zus. zu Schwz. PP. 136186 u. 135890.
[2] HESSE, E., u. O. SWOBODA: Naunyn-Schmiedebergs Arch. exp. Pathol. Pharmakol. **175**, 509 (1934).
[3] ROHMANN, C., u. K. H. FRIEDRICH: Ber. dtsch. chem. Ges. **72**, 1333 (1939).
[4] MAJOR, R. T.: J. Amer. chem. Soc. **52**, 5294 (1930).
[5] BERMEJO, L., u. L. BLAS: An. Soc. espan. Fisica Quim. **27**, 736 (1929).
[6] STADLINGER, H.: Pharmaz. Ztrhalle **90**, 321 (1951).
[7] PROFFT, E.: Chem. Techn. **3**, 210 (1951).
[8] BRILL, H. C., u. TH. A. BULOW: J. Amer. chem. Soc. **55**, 2059 (1933).

aesthesierende Wirkung ist, nimmt diese bei den folgenden Gliedern bis zum Pelargonat zu, dessen Giftigkeit jedoch zugleich groß ist. Weniger giftig als das Valerianat ist das Isovalerianat. Die von BRILL gefundenen Resultate stimmen mit denen von KANAO überein. Einzelne Benzylester, die von K. N. GAIND als Lokalanaesthetica dargestellt wurden, lassen sich ebenfalls hierher rechnen[1]. Piperidin-Abkömmlinge folgender Konstitution

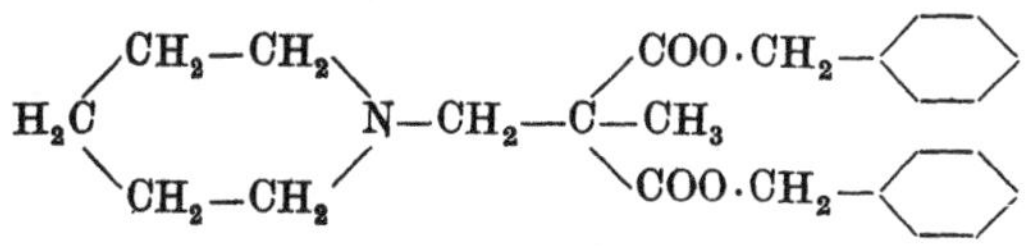

$$H_2C\begin{matrix}CH_2-CH_2\\ \\ CH_2-CH_2\end{matrix}N-CH_2-C\begin{matrix}CH_3\\ \\ \end{matrix}\begin{matrix}COO\cdot CH_2-\langle\rangle\\ \\ COO\cdot CH_2-\langle\rangle\end{matrix}$$

und nahe verwandte Verbindungen zeigen als Benzylester sämtlich starke Wirksamkeit.

Benzoesäure-alkaminester.

FOURNEAU erkannte, daß auch einfache Alkamine, die durch Benzoesäure verestert sind, lokalanaesthetisch wirken. Die Wirkung der Alkaminester ist am stärksten, wenn die Alkohol-Gruppe des Aminoalkohols eine tertiäre ist und sich ferner eine Amino-Gruppe in der Nähe der Hydroxyl-Gruppe befindet. Die Ester haben lang andauernde lokalanaesthesierende Eigenschaften und sind wenig giftig. Die Salze sind leicht löslich, besitzen keine Reizwirkung und sind kochbeständig. Von Nachteil ist ihre gefäßerweiternde Wirkung. Das von FOURNEAU synthetisierte *Stovain* ist das Dimethylaminomethyl-methyl-äthyl-benzoyl-carbinol.

Das zur Darstellung verwandte Monochlor-aceton kann aus Aceton und Salzsäure elektrolytisch oder aus Aceton und Chlor in Gegenwart von Salzsäure bindenden Mitteln dargestellt werden. Es wird mit Dimethylamin unter Abspaltung von Salzsäure kondensiert und darauf mit Äthylmagnesiumbromid nach GRIGNARD

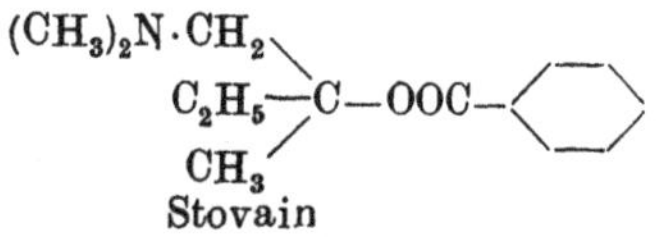

$$(CH_3)_2N\cdot CH_2\diagdown\\C_2H_5-C-OOC-\langle\rangle\\CH_3\diagup$$
Stovain

umgesetzt[2]. Dabei entsteht das entsprechende Carbinol, das in üblicher Weise benzoyliert wird[3]. Wird die Grignardierung vor der Umsetzung mit Dimethylamin durchgeführt, so erfolgt die Substitution des Chlor-Atoms bedeutend schwieriger[4]:

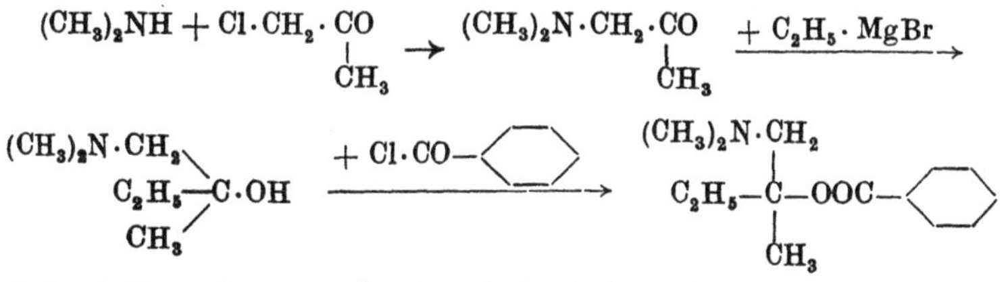

$$(CH_3)_2NH + Cl\cdot CH_2\cdot CO\atop CH_3 \rightarrow (CH_3)_2N\cdot CH_2\cdot CO\atop CH_3 \xrightarrow{+C_2H_5\cdot MgBr}$$

$$(CH_3)_2N\cdot CH_2\diagdown\\C_2H_5-C\cdot OH\\CH_3\diagup \xrightarrow{+Cl\cdot CO-\langle\rangle} (CH_3)_2N\cdot CH_2\diagdown\\C_2H_5-C-OOC-\langle\rangle\\CH_3\diagup$$

Auch durch Einwirkung von Äthyl-methyl-äthylenoxyd auf Dimethylamin kann man den Aminoalkohol erhalten[5].

Das *Alypin*, das ebenso wie Stovain heute keine nennenswerte Bedeutung mehr hat, unterscheidet sich von letzterem durch eine weitere Dimethylamino-Gruppe. Es ist das Bis-(dimethylaminomethyl)-äthyl-benzoyl-carbinol.

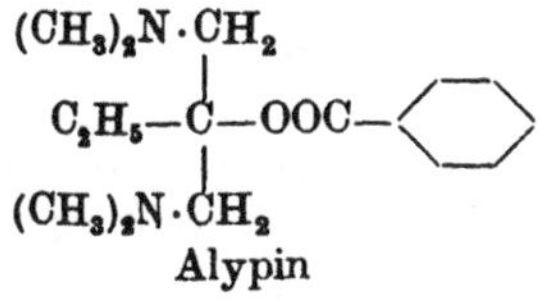

$$(CH_3)_2N\cdot CH_2\\C_2H_5-C-OOC-\langle\rangle\\(CH_3)_2N\cdot CH_2$$
Alypin

---

[1] GAIND, K. N.: J. Indian chem. Soc. **14**, 13 (1937), C. **1937**. II. 1795 u. **14**, 237 (1937), C. **1937**. II. 2525. — [2] DRP 169819. — [3] DRP 169787.
[4] DRP 169746. — [5] DRP 199148.

138 Mittel mit Wirkung auf das periphere Nervensystem.

Alypin ist nur halb so giftig wie Cocain und reagiert neutral, jedoch verursacht es oft Reizerscheinungen. Die Darstellung des Alypins verläuft entsprechend der des Stovains[1].

Auch die Einführung von Äther-Gruppen in den basischen Rest wurde vorgeschlagen. So wurden zur Darstellung von basischen Estern 1-Phenoxy-3-dimethylamino-propanol-(2), 1-Methoxy-3-dimethylamino-propanol-(2) und andere Derivate hergestellt[2].

E. FOURNEAU und Mitarbeiter untersuchten Aminoalkohole mit primärer alkoholischer Funktion, z.B. das 1-Phenyl-1-(dimethylamino)-propanol-(3)-benzoat. Die anaesthesierende Wirkung der Verbindungen ist jedoch gering.

Bei Einwirkung von Dimethylamin auf die Epoxyde des Allylbenzols und des Phenylcyclohexens und ihrer Homologen entstehen Amino-alkohole, deren Benzoyl-Derivate lokalanaesthesierend wirken[3]:

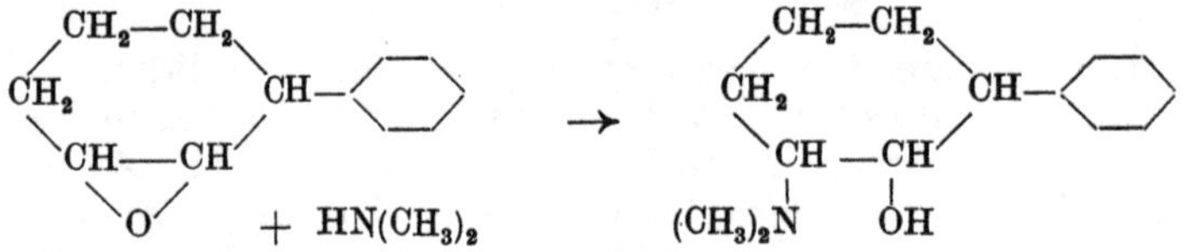

Von den Propandiol-Estern der Konstitution

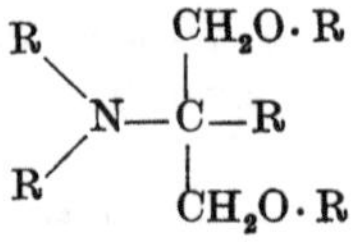

wurden als Lokalanaesthetica z.B. empfohlen das 1-Phenyl-2-diäthylamino-1,3-propandiol-monobenzoat, die 2-Jod-Verbindung, die entsprechenden Zimtsäure- und Carbanilsäure-Abkömmlinge, wie 1-Phenyl-2-diäthylamino-1,3-propandiol-mono-carbanilat u. a. Auch der Piperidin-Rest wurde verschiedentlich statt der Alkamin-Gruppe eingeführt. So sind nach S. McELVAIN 2-(2'-Phenyl-äthyl-piperidino-)-äthylbenzoat, ferner 2-(2'-Phenyl-methyl-piperidino-)-propylbenzoat und ähnliche Verbindungen gute Lokalanaesthetica[4]. Piperidin-Abkömmlinge folgender allgemeiner Struktur:

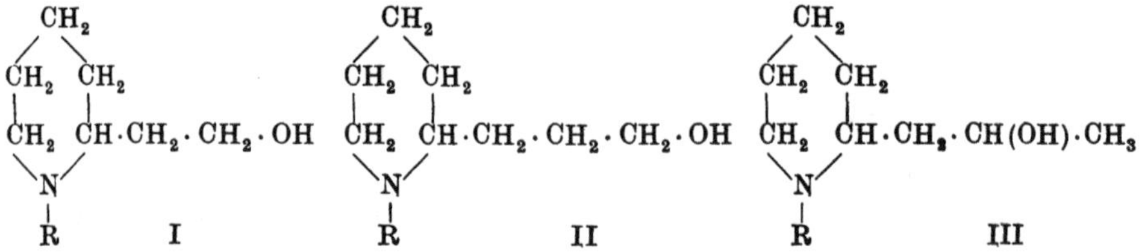

I   II   III

wurden vom gleichen Autor untersucht. Dabei zeichneten sich aber die Benzoate, die sich von den Formeln I und II ableiten, durch Reizwirkung aus, sodaß sie als Anaesthetica nicht in Frage kamen. In beiden Gruppen wirkten die N-Äthyl-Derivate am stärksten. Das N-Äthyl-Derivat der Gruppe III war zwar weitgehend von Reizwirkung frei und stark wirksam, jedoch im Vergleich zum *Metycain*, dem 3-(2'-Methyl-piperidino)-propyl-benzoat, zu toxisch[5].

Nach Ansicht von McELVAIN verstärkt eine am Stickstoff des Piperidin-Restes gebundene Phenylalkyl-Gruppe die Wirksamkeit. Diese Gruppe führt

---

[1] DRPP 168941, 173631. — [2] DRP 228205.
[3] LEVY, J., u. J. S. SFIRAS: C. R. [Doklady] Acad. Sci. UdSSR **191**, 161 (1930), C. **1930**. II. 2127.
[4] AP. 1997828. — [5] McELVAIN, S.: J. Amer. chem. Soc. **61**, 961 (1939).

zu Anaesthetica von relativ guter Wirksamkeit, z.B. zum Benzoesäure-1-(N-5-phenylamyl-piperidyl-3)-äthylester. Von den Piperidin-Derivaten wirkt der Benzoesäure-2-(2'-piperidyl)-äthylester in 1%ig. Lösung stärker und länger andauernd als Cocain in 2%ig. Lösung. Dabei ist seine Toxizität nur halb so groß wie die des Novocains. Jedoch sind die Salze der Verbindung sehr sauer und daher gewebsreizend. Die entsprechende p-Amino-benzoesäure-Verbindung besaß überraschender Weise keinerlei anaesthesierenden Effekt[1]. Dagegen zeichnet sich das 3-(2'-Methylpiperidino)-propyl-(p-n-butoxy)-benzoat

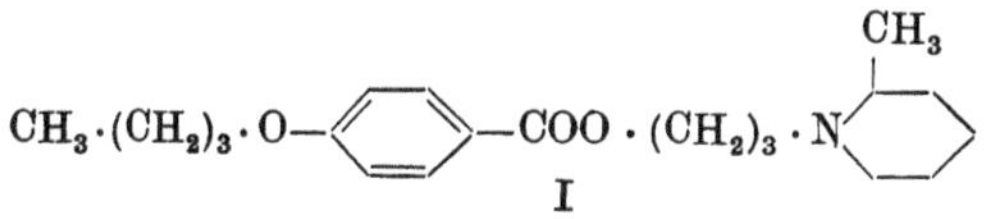

$$CH_3 \cdot (CH_2)_3 \cdot O - \langle\!\!\!\bigcirc\!\!\!\rangle - COO \cdot (CH_2)_3 \cdot N\!\!\begin{array}{c} CH_3 \\ \langle\!\!\!\bigcirc\!\!\!\rangle \end{array}$$

I

durch gute therapeutische Eigenschaften aus. Es ruft Anaesthesie von längerer Dauer hervor[2]. Das 3-(2'-Methylpiperidino)-propyl-phenylacetat hat nur geringe Toxizität und kann in geringer Konzentration zu kurzdauernder Anaesthesie verwandt werden. Stark wirksam ist ferner auch das 3-(2',6'-Dimethylpiperidino)-propylsalicylat[3].

Von MANNICH und SCHALLER wurden Benzoyl-Verbindungen des Piperidinomethyl-cyclopentanol-(2) und des Dimethylaminomethyl-cyclopentanol-(2) untersucht. Die Verbindungen wirken anaesthesierend, jedoch war die β-Form der Dimethylaminomethyl-Verbindung giftig, die α-Form wirkte nur schwach[4].

p-Amino-benzoesäure-ester.

Untersuchungen von A. EINHORN und HEINZ[5] zeigten, daß benzoylierte Oxyamino-benzoesäure-ester die Empfindlichkeit bedeutend herabsetzen. Von der großen Anzahl von Verbindungen, die daraufhin untersucht wurden, konnte der 4-Amino-3-oxy-benzoesäure-methylester unter dem Namen *Orthoform* in die Therapie eingeführt werden.

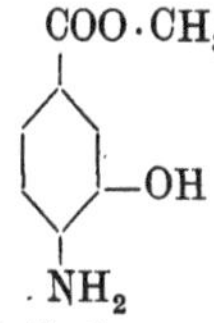

Die Verbindung ist ungiftig, jedoch praktisch unlöslich, sodaß sie nur dann Wirkung entfalten kann, wenn die Nervenendigungen direkt getroffen werden, also bei Wunden, während eine Aufnahme durch die Schleimhaut nicht erfolgt. Das Chlorhydrat ist zwar löslich, reizt aber das Gewebe sehr stark, so daß es nicht verwandt werden kann.

$COO \cdot CH_3$
$\langle\!\!\!\bigcirc\!\!\!\rangle\!\!-\!OH$
NH_2
Orthoform

Zur Darstellung des Orthoforms wird 4-Nitro-3-oxy-benzoesäure nach Reduktion der Nitro- zur Amino-Gruppe mit Methylalkohol verestert.

Die schwierige Gewinnung der 4-Nitro-3-oxy-benzoesäure führte zum baldigen Austausch des Orthoforms gegen das etwa gleich wirkende *Orthoform-Neu*.

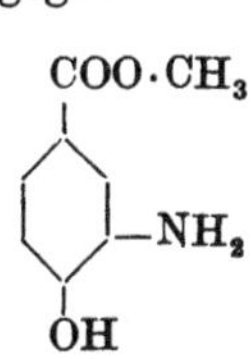

$COO \cdot CH_3$
$\langle\!\!\!\bigcirc\!\!\!\rangle\!\!-\!NH_2$
OH
Orthoform-Neu

---

[1] McELVAIN, S.: J. Amer. chem. Soc. **55**, 816 (1933).
[2] APP. 2448996, 2448997, 2448998. — [3] Schwed. P. 124998.
[4] MANNICH, C., u. P. SCHALLER: Arch. Pharmaz. Ber. dtsch. pharmaz. Ges. **276**, 675 (1938).
[5] EINHORN, A., u. HEINZ: Münch. med. Wschr. **34**, 931 (1897).

Zur Darstellung werden Phenol-Kalium und Kohlendioxyd bei 200—220° zur Reaktion gebracht. Die erhaltene p-Oxy-benzoesäure wird nitriert und mit Methylalkohol verestert[1]. Der 3-Nitro-4-oxy-benzoesäure-ester wird darauf mit Zinn und Salzsäure reduziert[2]:

$$\underset{\text{OH}}{\overset{\text{COOH}}{\bigcirc}} \rightarrow \underset{\text{OH}}{\overset{\text{COOH}}{\bigcirc}}-NO_2 \rightarrow \underset{\text{OH}}{\overset{\text{COO}\cdot CH_3}{\bigcirc}}-NO_2 \rightarrow \underset{\text{OH}}{\overset{\text{COO}\cdot CH_3}{\bigcirc}}-NH_2$$

Man kann auch 3-Amino-4-oxy-benzoesäure in der Weise darstellen, daß man den 4-Oxy-benzoesäure-ester mit diazotierter Sulfanilsäure kuppelt und den so erhaltenen Azofarbstoff in bekannter Weise durch Reduktionsmittel zum Amin zerlegt:

$$\underset{\text{OH}}{\overset{\text{COO}\cdot CH_3}{\bigcirc}}-N\overset{\text{Spaltung}}{\underset{\vdots}{=}}N-\bigcirc-SO_3H$$

Die Hydroxyl-Gruppe ist zur Erreichung der anaesthesierenden Wirkung nicht unbedingt notwendig. Auch der Amino-benzoesäure-ester entfaltet gute therapeutische Wirkung. Hierauf gründet sich die Einführung des 4-Amino-benzoesäure-äthylesters unter dem Namen *Anaesthesin* in die Therapie.

$$\underset{\text{NH}_2}{\overset{\text{COO}\cdot C_2H_5}{\bigcirc}}$$
Anaesthesin

Bereits 1890 von RITSERT dargestellt, wurde es erst 10 Jahre später durch BINZ und KOBERT[3] in die Therapie eingeführt. Wie Orthoform ist es schwer löslich, so daß ihm eine nennenswerte Tiefenwirkung nicht zukommt. Es reizt das Gewebe nur wenig.

Zur Darstellung des 4-Amino-benzoesäure-äthylesters wird 4-Nitrotoluol mit $K_2Cr_2O_7$ in schwefelsaurer Lösung zu 4-Nitro-benzoesäure oxydiert, die Nitro-Gruppe reduziert und schließlich die Säure in Gegenwart von Salzsäure-Gas mit Äthylalkohol verestert:

$$\overset{CH_3}{\bigcirc} \rightarrow \underset{NO_2}{\overset{CH_3}{\bigcirc}} \rightarrow \underset{NO_2}{\overset{COOH}{\bigcirc}} \rightarrow \underset{NH_2}{\overset{COOH}{\bigcirc}} \rightarrow \underset{NH_2}{\overset{COO\cdot C_2H_5}{\bigcirc}}$$

Nach ULLMANN und J. B. UZBACHIAN[4] läßt sich auch 4-Acetamino-toluol mit $KMnO_4$ fast quantitativ zur 4-Acetamino-benzoesäure oxydieren. Die daraus gewonnene 4-Aminobenzoesäure wird verestert.

Lösliche und reizlose Salze des Anaesthesins erhält man nach RITSERT durch Umsetzung mit Phenolsulfonsäure[5]. Ebenso wie Phenolsulfonsäure lassen sich auch Toluolsulfonsäure und Benzol-1,3-disulfonsäure verwenden[6]. Als sterilisierbare Verbindungen wurden Salze der Benzylsulfonsäure vorgeschlagen[7].

Von den Homologen zeichnen sich der 4-Amino-benzoesäure-isopropylester, der n-Propylester, der Isobutylester u. a. ebenfalls durch gute Wirkung aus, die mit Verlängerung des Alkylrestes zunimmt. Der n-Propylester wurde unter dem Namen *Propäsin* empfohlen. Man erhält ihn in analoger Weise aus

---

[1] DRP 97333. — [2] DRPP 97334, 111932.
[3] BINZ u. KOBERT: Berl. klin. Wschr. **1889**, Heft 17.
[4] ULLMANN, F., u. J. B. UZBACHIAN: Ber. dtsch. chem. Ges. **36**, 1801 (1903).
[5] DRP 147790. — [6] DRP 150070. — [7] DRP 147580.

dem 4-Nitro-benzoesäure-n-propylester durch Reduktion oder durch Veresterung der 4-Amino-benzoesäure mit Propylalkohol[1].

Der 4-Amino-benzoesäure-isobutylester, das *Cycloform*, ist vierfach so wirksam wie das Anaesthesin und doppelt so wirksam wie der Isopropylester[2] und ohne Reizwirkung.

Weitere Abwandlungsprodukte wurden von BRILL untersucht[3]. Nach ihnen wirken der Allyl-, Isopropyl- und Butylester der 3,5-Diamino-benzoesäure stark anaesthesierend, während der 3-Amino-benzoesäure-n-butylester, der 2-Amino-benzoesäure-n-butylester und der 3,5-Diamino-benzoesäure-äthylester nur mittelstark wirksam sind. Schwach anaesthesierend ist der 2,4-Diamino-benzoesäure-n-butylester.

Nach RITSERT wird durch die Einführung einer zweiten Amino-Gruppe in die Ester der Amino-benzoesäure die Löslichkeit der Ester und ihre Basizität gesteigert, während die anaesthesierende Wirkung erhalten bleibt. Diese Regel gilt aber, wie obige Untersuchungen zeigen, nicht für alle Diamino-Verbindungen, sondern ist von der Stellung der Amino-Gruppe abhängig.

Als besser lösliche Anaesthesin- und Orthoform-Abkömmlinge stellte A. EINHORN Glykokoll-Derivate aromatischer Amino- und Amino-oxy-carbonsäuren her. Er erhielt sie durch Einwirkung von Chlor-acetyl-chlorid auf Amino- oder Amino-oxy-carbonsäureester und anschließende Umsetzung mit einem sekundären Amin. Die Verbindungen haben stark basische Natur und bilden in Wasser neutral lösliche Salze. Sie wirken aber schwächer als die ursprünglichen Verbindungen[4].

Homologe des Orthoforms und Anaesthesins, die sich durch Alkylierung der Amino-Gruppe von diesen unterscheiden, sind durchweg nur mäßig anaesthesierend. Alle zeichnen sich durch starke Reizwirkung aus. Gut wirksam ist nur der 4-Oxy-3-diäthylamino-benzoesäure-methylester. Auch das N-Amyl-Derivat des Orthoforms wirkt anaesthesierend.

P. NICCOLINI stellte als Alkyl-Derivat des Anaesthesins eine Verbindung wahrscheinlich folgender Konstitution her

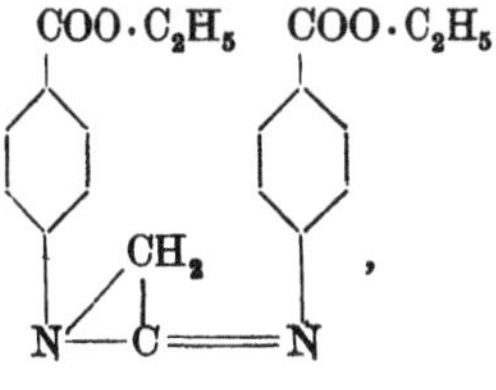

deren Wirkung stark, jedoch für eine Anwendung zu kurz sein soll. Auch ist sie gut verträglich[5].

p-Amino-benzoesäure-alkaminester.

Die gewonnene Erkenntnis, daß sowohl 4-Amino-benzoesäure-ester als auch Benzoesäure-alkaminester örtlich betäubend wirken, führte zur Untersuchung der 4-Amino-benzoesäure-alkaminester durch EINHORN, deren Hauptvertreter das *Novocain*, das Hydrochlorid des 4-Aminobenzoyl-diäthylamino-äthanols, wurde.

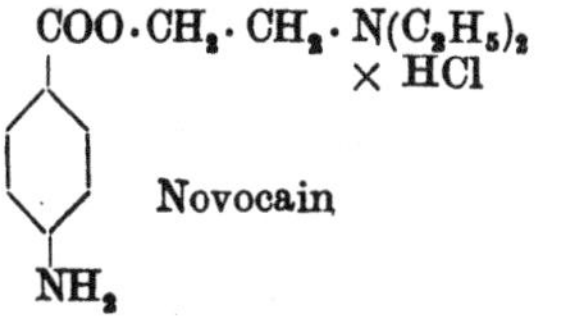

Novocain wird in den angelsächsischen Ländern auch als *Procain* bezeichnet.

---
[1] DRP 213459. — [2] DRP 218389.
[3] BRILL, H. C.: J. Amer. chem. Soc. **43**, 1320 (1921). — [4] DRP 106502.
[5] NICCOLINI, P.: Arch. Farmacol. sperim. Sci. affini **64**, 148 (1937).

Die Verbindung ist weitgehend stabil und in Lösung sterilisierbar. Da das Novocain wenig giftig ist, läßt es sich auch zur Infiltrationsanaesthesie und vor allem zur Leitungsanaesthesie verwenden. 0,4 g riefen im Selbstversuch (EINHORN) keine Vergiftung hervor. Bei Zusatz von Adrenalin lassen sich sogar 1—1,5 g Novocain verwenden. Da es vollkommen reizlos und wenig giftig ist, wurde es das Standard-Anaestheticum für die Infiltrations- und Leitungsanaesthesie; für die Oberflächenanaesthesie eignet es sich dagegen weniger. Zur Verlängerung und Vertiefung der Anaesthesie wird es mit gefäßverengenden Mitteln kombiniert (Suprarenin, Corbasil, Arterenol), wodurch auch die Giftigkeit durch Verzögerung der Resorption auf etwa den 5. Teil herabgedrückt wird[1]. Auf Nervenendigungen wirkt es etwas schwächer als Cocain. Dagegen wirkt es am Nervenstamm ebenso stark.

Zur Synthese geht man vom 4-Nitro-toluol aus, das mit Kaliumpermanganat oder Kaliumdichromat zur 4-Nitrobenzoesäure oxydiert wird. Mit Phosphorpentachlorid in das Säurechlorid überführt, wird dieses mit Äthylenchlorhydrin unter Abspaltung von Salzsäure bei 120—125° umgesetzt. Das gebildete 4-Nitrobenzoyl-chlor-äthanol wird anschließend durch Erhitzen mit Diäthylamin unter Druck bei 120° in den Diäthylamino-äthylester überführt. Reduktion mittels Zinn oder Eisen und Salzsäure führt zum gewünschten 4-Aminobenzoyl-diäthylaminoäthanol[2, 3]:

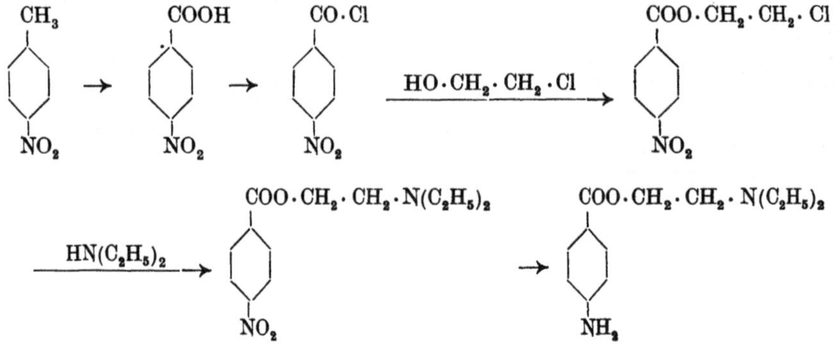

Die Reduktion zum 4-Amino-benzoesäure-diäthylamino-äthylester kann auch elektrolytisch in saurem Medium durchgeführt werden[4].

Die beiden letzten Reaktionsstufen lassen sich auch in umgekehrter Reihenfolge durchführen, sodaß zunächst reduziert und anschließend die Diäthylamino-Gruppe eingeführt wird[5].

Auch kann das 4-Nitro-benzoyl-urethan mit Diäthylamino-äthanol in den 4-Nitroalkaminester überführt werden, der hierauf reduziert wird[6]. Ferner läßt sich Novocain über die 4-Azo-Verbindung gewinnen. Diese wird durch Reduktion zur 4-Amino-Verbindung aufgespalten[7].

Die 4-Amino-benzoesäure selbst läßt sich nur in schlechter Ausbeute zum Chlorid und mit Äthylenchlorhydrin zum 4-Amino-benzoyl-oxäthylchlorid umsetzen.

Abwandlungen der Seitenkette des Novocains.

Mit Verlängerung der Seitenkette steigt auch das Anaesthesierungsvermögen. Das Maximum ist bei der n-Propyl-Gruppe erreicht, während die Isopropyl-Gruppe weniger wirksam ist. Dabei steigt nach H. L. SCHMITZ und A. S. LOEVEN-

---

[1] SCHAUMANN, O.: Naunyn-Schmiedebergs Arch. exp. Path. Pharmakol. **198**, 305 (1941).
[2] DRP 179627. — [3] DRP 180291.
[4] AP. 1501635. — [5] DRP 194748. — [6] DRP 290522. — [7] DRP 180292.

HADT[1] die Toxizität stärker an als das Anaesthesierungsvermögen, so daß die Verbindung mit Äthyl-Gruppierung therapeutisch besser ist als die Propyl-Derivate. Neuerdings wird in Amerika der p-Amino-benzoesäure-di-n-butyl-amino-propyl-ester als Anaestheticum besonders für Augen und Nase empfohlen[2]. Grundsätzlich kommt allen Verbindungen, die sich von α,ω-Aminoalkoholen ableiten, ein Höchstmaß an lokalanaesthesierender Wirkung zu.

Die Aminoalkohole lassen sich ferner noch derart darstellen, daß Alkylamine mit sekundärem Stickstoff in Gegenwart von Carbonyl-Verbindungen katalytisch hydriert werden. So liefert Acetaldol in Gegenwart von Äthylamin bei katalytischer Hydrierung mit kolloidalem Platin 1-Äthylamino-butanol-(3). Dieses wird in Gegenwart von Formaldehyd bei Zimmertemperatur hydriert, wobei 1-Methyl-äthylaminobutanol-(3) entsteht. In gleicher Weise lassen sich auch 2-Äthylaminopentanol-(4), 2-Diäthylaminopentanol-(4), 4-Methylamino-2-methylpentanol-(2) und weitere Verbindungen darstellen[3].

4-Aminobenzoyl-di-n-butylaminoäthanol wirkt stärker als Novocain, übt aber Reizwirkungen aus. Wird zugleich die Äthyl-Gruppe durch die Propyl-Gruppe ersetzt, so steigt die Toxizität[4]. Ähnliche Ergebnisse zeigen Untersuchungen von E. V. LYNN und F. V. LÖFGREN[5], die die Äthyl-Reste am Stickstoff gegen n-Propyl-, n-Butyl- und Isoamyl-Reste austauschten. Auch diese Verbindungen wirkten stark anaesthesierend, aber zugleich gewebsreizend.

M. T. LEFFLER und H. C. BRILL[6] untersuchten Novocain-Analoge, die sich vom 2-Morpholino-äthanol, 2-Piperidino-äthanol und 2-(N-Methyl-N-äthylamino)-äthanol ableiten. Die Morpholin-Derivate waren weniger wirksam als die Piperidin-Abkömmlinge. Die Salze der ersteren reagierten außerdem sauer. Bei den Morpholin-Abkömmlingen ergab die Variation der Alkanol-Gruppe, daß die Propanol-Derivate am besten wirksam waren. Die Verbindungen waren wenig toxisch[7]. Versuche gingen schließlich dahin, Thioester darzustellen. So wirken die Dialkylamino-alkylthioester der 4-Amino-benzoesäure anaesthesierend. Die Darstellung geht von der Nitro-thiobenzoesäure aus, die mit Halogenalkylen verestert und mit Eisen und Salzsäure zur Aminoverbindung reduziert wird[8]:

$$\underset{NO_2}{\underset{|}{C_6H_4}}-CO\cdot Cl \rightarrow \underset{NO_2}{\underset{|}{C_6H_4}}-CO\cdot SH \rightarrow \underset{NO_2}{\underset{|}{C_6H_4}}-CO\cdot SR \rightarrow \underset{NH_2}{\underset{|}{C_6H_4}}-CO\cdot SR$$

Der 4-Amino-thiobenzoesäure-2′-diäthylaminoäthylester wird auch *Thiocain* genannt. Es wirkt schneller als Novocain und ist nur halb so toxisch wie dieses. C. F. LISCHER und CH. N. JORDAN untersuchten einige Dialkylaminopropylester der 4-Amino-thiobenzoesäure. Hier wirkten die Diäthyl-, Di-n-propyl- und Diisopropyl-Verbindungen nur schwach, während die Di-n-amyl-, Di-allyl- und Di-n-butyl-Verbindungen stärker wirkten. Jedoch riefen die Verbindungen auf den Schleimhäuten Reizwirkungen hervor[9].

Führte die Verlängerung des Äthanol-Restes zu einem Anstieg von Wirkung und Toxizität, so wird durch gleichzeitige Verzweigung Verbesserung des Index erreicht. Verzweigung des Alkanol-Restes führt damit zu weiteren therapeutisch wertvollen Verbindungen. *Tutocain* ist der 4-Amino-benzoesäure-1′,2′-dimethyl-

---

[1] SCHMITZ, H. L., u. A. S. LOEVENHADT: J. Pharmacol. exp. Therapeut. 24, 159 (1924).
[2] The chemical Digest Carbid and Carbon Division. Heft Mai—Juni 1950.
[3] DRP 550766.
[4] BONAR, M. L., u. T. SULLMANN: J. Pharmacol. exp. Therapeut. 18, 467 (1922).
[5] LYNN, E. V., u. F. V. LÖFGREN: J. Amer. pharmac. Assoc. 21, 541 (1932).
[6] LEFFLER, M. T., u. H. C. BRILL: J. Amer. chem. Soc. 55, 365 (1933).
[7] GARTNER, J. H., u. E. O. HAENNI: J. Amer. chem. Soc. 55, 2763 (1931).
[8] AP. 209756; H. L. HANSEN u. L. S. FOSDICK: J. Amer. chem. Soc. 55, 2872 (1933).
[9] LISCHER, C. F., u. CH. N. JORDAN: J. Amer. chem. Soc. 59, 623 (1937).

3'-dimethylamino-propylester.

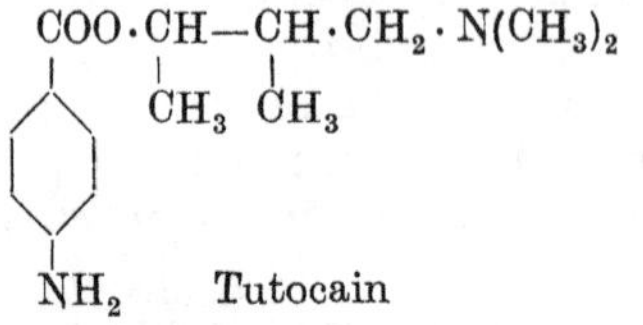

$$\underset{NH_2}{\underset{|}{C_6H_4}}-COO\cdot CH-CH\cdot CH_2\cdot N(CH_3)_2$$
$$\qquad\qquad\qquad |\quad\ |$$
$$\qquad\qquad\quad CH_3\ CH_3$$

Tutocain

Zwar erweitert es im Gegensatz zum Cocain in geringem Maße die Blutgefäße, läßt sich aber mit Adrenalin zusammen verwenden; auch ist es sterilisierbar und reizlos injizierbar. In seiner Wirkung ist es dem Novocain überlegen, allerdings ist es auch doppelt so giftig wie dieses.

Die Darstellung erfolgt analog der des Novocains. Das 4-Nitrobenzoylchlorid wird mit 3-Methyl-4-dimethyl amino-sek. butylalkohol bei 100° umgesetzt und der Ester anschließend mit Zinn und Salzsäure bei 60° reduziert. Das in Wasser lösliche racemische Chlorhydrat kann in optische Antipoden zerlegt werden[1]:

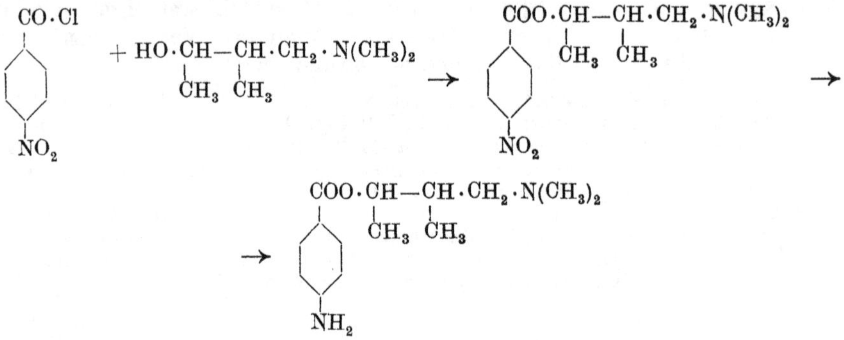

$$O_2N\text{-}C_6H_4\text{-}CO\cdot Cl + HO\cdot CH-CH\cdot CH_2\cdot N(CH_3)_2 \rightarrow O_2N\text{-}C_6H_4\text{-}COO\cdot CH-CH\cdot CH_2\cdot N(CH_3)_2 \rightarrow$$
$$\qquad\qquad\qquad\qquad\quad |\quad\ |\qquad\qquad\qquad\qquad\qquad\qquad\qquad\qquad |\quad\ |$$
$$\qquad\qquad\qquad\qquad\ CH_3\ CH_3\qquad\qquad\qquad\qquad\qquad\qquad\qquad\ CH_3\ CH_3$$

$$\rightarrow H_2N\text{-}C_6H_4\text{-}COO\cdot CH-CH\cdot CH_2\cdot N(CH_3)_2$$
$$\qquad\qquad\qquad\qquad\ |\quad\ |$$
$$\qquad\qquad\qquad\ CH_3\ CH_3$$

Der 1,2-Dimethyl-3-dimethylamino-propylalkohol läßt sich nach MANNICH über die Ketonbase verhältnismäßig leicht darstellen. Methyläthylketon liefert mit Formaldehyd und Dimethylamin beim Erhitzen in kochsalzhaltigem Wasser-Benzol-Gemisch das 2-Acetyl-1-dimethylamino-propan, das sich durch Reduktion dann in das Carbinol überführen läßt:

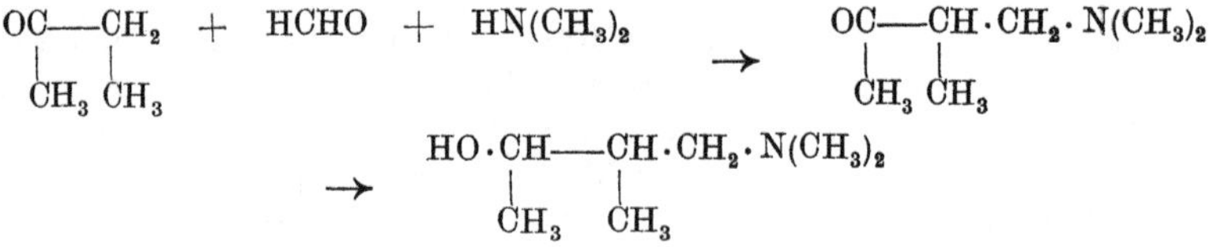

$$OC\text{---}CH_2 + HCHO + HN(CH_3)_2 \rightarrow OC\text{---}CH\cdot CH_2\cdot N(CH_3)_2$$
$$|\quad\ |\qquad\qquad\qquad\qquad\qquad\qquad\qquad\quad |\quad\ |$$
$$CH_3\ CH_3\qquad\qquad\qquad\qquad\qquad\qquad\ CH_3\ CH_3$$

$$\rightarrow HO\cdot CH\text{---}CH\cdot CH_2\cdot N(CH_3)_2$$
$$\qquad\quad |\quad\ \ |$$
$$\qquad CH_3\ CH_3$$

Das *Larocain* ist ein 4'-Aminobenzoyl-2,2-dimethyl-3-diäthylamino-propanol.

$$\underset{NH_2}{\underset{|}{C_6H_4}}-COO\cdot CH_2\cdot C(CH_3)_2\cdot CH_2\cdot N(C_2H_5)_2$$

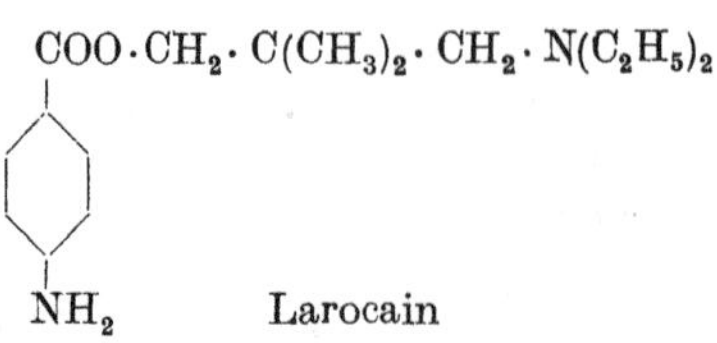

Larocain

Es ist nur wenig giftig und zeigt rasche anaesthesierende Wirkung [2,3]. Das 2,2-Dimethyl-3-diäthylamino-propanol läßt sich ebenfalls nach C. MANNICH durch Kochen von Isobutyraldehyd, Formaldehyd und Diäthylamin-hydrochlorid in

---

[1] AP. 1474567; Östr. P. 99680.
[2] HIRSCH: Med. Klin. 29, 851 (1939).
[3] KOCH, I.: Dtsch. med. Wschr. 57, 678 (1931).

absolutem Alkohol gewinnen. Dabei entsteht 1,1-Dimethyl-2-diäthylamino-propionaldehyd, der mit Natriumamalgam zum Carbinol reduziert werden kann[1]. Die Reaktion besitzt allgemeine Gültigkeit, sie verläuft jedoch nur dann glatt, wenn die verwendeten Aldehyde zur Carbonyl-Gruppe benachbart nur ein reaktionsfähiges Wasserstoffatom haben. Viele der so hergestellten Alkoholbasen sind als p-Amino-benzoesäure- oder Benzoesäureester anaesthetisch gut wirksam[2].

Panthesin ist der Diäthyl-leucinol-ester der 4-Amino-benzoesäure.

$$\text{COO} \cdot \text{CH}_2 \cdot \text{CH} \cdot \text{CH}_2 \cdot \text{CH}(\text{CH}_3)_2$$
$$|$$
$$\text{N}(\text{C}_2\text{H}_5)_2$$

(Benzolring) NH$_2$ Panthesin

Es wirkt besser als das Novocain, zugleich ist es aber dreifach toxischer. Während der Dimethyl-leucinol-ester schwächer wirkt, ist der N-Di-propyl-leucinolester von erheblicher Reizwirkung. Günstig wirkt auch die Piperidin-Verbindung, die aber ebenfalls nicht ganz die Wirkung des Panthesins erreicht[3].

Die Darstellung des Panthesins erfolgt aus dem Diäthylleucinol in üblicher Weise.

Die Synthese des 1-Isobutyl-1-aminoäthanols geht von dem Acetyl-leucin-ester aus. Dieser wird mit absolutem Alkohol versetzt und die Lösung auf metallisches Natrium getropft. Die Reaktion wird durch Erhitzen unterstützt; nach 2—3 std. Kochen wird mit Wasser verdünnt und der Alkohol abdestilliert. Dabei wird durch das Alkali der Acetylrest abgespalten, worauf man die freie Base ausäthert[4]:

$$\text{C}_2\text{H}_5 \cdot \text{OOC} \cdot \text{CH} \cdot \text{CH}_2 \cdot \text{CH}(\text{CH}_3)_2 \quad \rightarrow \quad \text{HO} \cdot \text{CH}_2 \cdot \text{CH} \cdot \text{CH}_2 \cdot \text{CH}(\text{CH}_3)_2$$
$$\text{NH} \cdot \text{COCH}_3 \qquad\qquad\qquad\qquad\qquad \text{NH} \cdot \text{COCH}_3$$

$$\rightarrow \quad \text{HO} \cdot \text{CH}_2 \cdot \text{CH} \cdot \text{CH}_2 \cdot \text{CH}(\text{CH}_3)_2$$
$$\text{NH}_2$$

In der Tiefen- und Oberflächenanaesthesie wirkt Panthesin ebenso wie Cocain und ist durchweg weniger giftig als dieses.

Zur Entgiftung wurden auch Äther-Brücken in die Seitenkette eingebaut. So stellten B. H. HORNE und R. L. SHRINER 4-Aminobenzoate der Diäthyl-aminoäthoxy-alkohole her von der allgemeinen Formel:

$$\text{H}_2\text{N}-\!\!\left\langle\!\!\!\begin{array}{c}\end{array}\!\!\!\right\rangle\!\!-\text{COO} \cdot (\text{CH}_2 \cdot \text{CH}_2 \cdot \text{O})_n-\text{CH}_2 \cdot \text{CH}_2 \cdot \text{N}(\text{C}_2\text{H}_5)_2$$

Bei einer Äther Gruppe (n = 1) zeichnen sich die Verbindungen durch niedrige Toxizität bei beträchtlicher anaesthesierender Wirkung aus. Werden weitere Äthoxy-Gruppen eingeführt, z. B. n = 2, 3 oder 4, dann wirken die Verbindungen als Oberflächenanaesthetica schwächer, stärker dagegen bei intrakutaner Anaesthesie. Gleichzeitig rufen sie aber Reizerscheinungen hervor[5]. Veränderungen der Alkyl-Gruppen am Stickstoff zeigten, daß die Giftigkeit mit der

---

[1] EP. 361493.
[2] MANNICH, C., u. a.: Ber. dtsch. chem. Ges. **65**, 378 (1932).
[3] GRAF, H.: Naunyn-Schmiedebergs Arch. exp. Pathol. Pharmakol. **99**, 315 (1923).
[4] DRP 347377.
[5] HORNE, B. H., u. R. L. SHRINER: J. Pharmacol. exp. Therapeut. **48**, 229 (1933).

Länge der Alkyl-Gruppen steigt, zugleich nimmt auch die anaesthesierende Wirksamkeit zu. Das Dimethyl-Derivat ist jedoch unwirksam[1].

An Stelle der Äther-Brücke wurde auch die Einführung einer Stickstoff-Brücke versucht. Der 4-Amino-benzoesäureester des Oxyäthyl-triäthyl-äthylendiamins

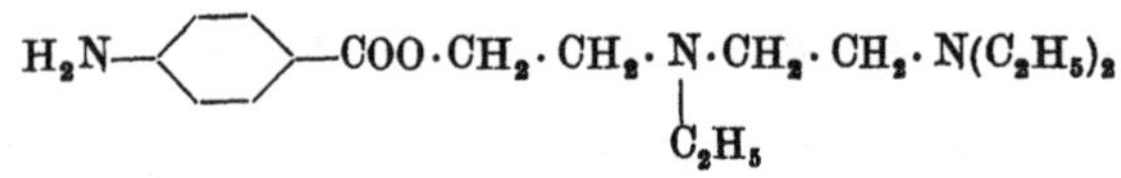

$$H_2N-\langle\rangle-COO\cdot CH_2\cdot CH_2\cdot \underset{\underset{C_2H_5}{|}}{N}\cdot CH_2\cdot CH_2\cdot N(C_2H_5)_2$$

war mehrfach wirksamer als Novocain[2].

Veränderungen am Phenyl-Ring des Novocains.

Bereits beim Novocain wurden an der kernständigen Amino-Gruppe alkylierte Produkte beschrieben, so z. B. Derivate der 4-Diäthylamino-benzoesäure und der 4-Monoäthylamino-benzoesäure[3]. Jedoch konnten sich diese Derivate gegenüber dem Novocain nicht behaupten. In weiteren Versuchen wurde der Benzol-Ring durch Naphthalin, Indol, Carbazol, Chinolin und Acridin ersetzt. Bei den Chinolin-Abkömmlingen zeigte es sich, daß sie zwar anaesthesierend wirken, aber von mangelhafter Reversibilität sind. Die Tetrahydrochinolin-Derivate waren doppelt so giftig, aber auch doppelt so wirksam wie Cocain.

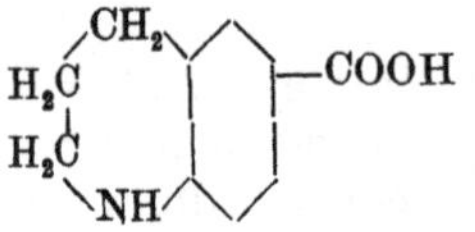

Durch Öffnen der Kette des Tetrahydrochinolins gelangte man zur 4-Propylamino-benzoesäure:

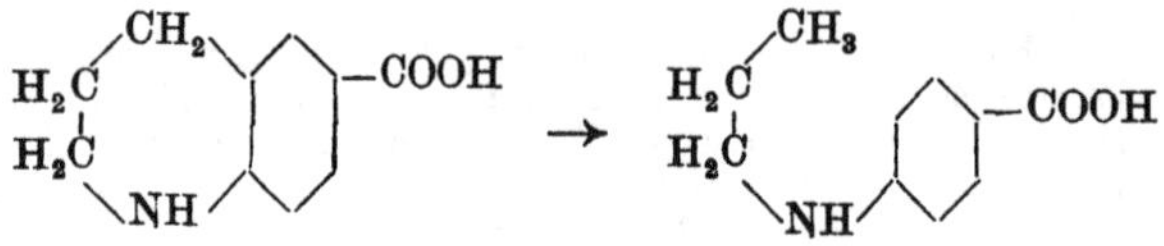

Der 4-Propylamino-benzoesäure-2'-diäthylaminoäthyl-ester entfaltet etwa die 20fache Cocain-Wirkung und ist nur zehn mal toxischer als dieses.

Bei Variationen der Propyl-Kette zeigte es sich, daß Propyl- bis Octyl-Reste am besten wirkten. Iso-Verbindungen wirkten schwächer, ebenso ungesättigte Verbindungen. Therapeutisch am günstigsten erwies sich der 4-Butyl-amino-benzoyl-Rest[4]. So ist das *Pantocain* das 4-Butylamino-benzoyl-2'-dimethylamino-äthanol.

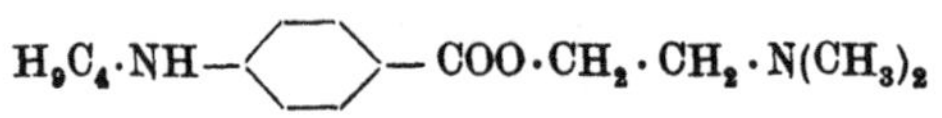

$$H_9C_4\cdot NH-\langle\rangle-COO\cdot CH_2\cdot CH_2\cdot N(CH_3)_2$$
Pantocain

Die Veresterung der 4-Butylamino-benzoesäure mit dem 2-Dimethylamino-äthanol kann mittels Salzsäure bei einer Temperatur von 150° durchgeführt werden[5].

Pantocain ist etwa 2—5mal giftiger als Cocain, besitzt aber die zehnfache anaesthesierende Wirkung. Es ist besonders als Schleimhaut-Anaestheticum von hervorragender Bedeutung.

Weniger giftig und doppelt so wirksam wie Pathocain soll der p-N-Butylamino-salizylsäure-dimethylaminoäthyl-ester (*Rhenocain*) sein[6]. Die freie Amino-Verbindung ist als *Oxycain* im Handel.

RÉGNIER versuchte die Acylierung der 4-Amino-Gruppe beispielsweise mit Benzoesäure, Isobuttersäure und Phenylpropionsäure[7] durch Umsatz der 4-Amino-

---
[1] RUBERG, L. A., u. R. L. SHRINER: J. Amer. chem. Soc. **57**, 1581 (1935).
[2] GRYSZKIEWICZ-TROCHIMOWSKI, E., u. S. OTOLSKI: Arch. Chem. Farmacji **3**, 215 (1937); C. **1938**. II. 306. — [3] DRP 180291.
[4] EISLEB, O.: Med. u. Chem. **2**, 364 (1934). — [5] AP. 1889645.
[6] KEIL, W., u. a.: Arzneimittel-Forsch. **2**, 112 (1952). — [7] FP. 815220.

benzoesäure mit den Chloriden der phenylsubstituierten Fettsäuren. Er gelangte ebenfalls zu anaesthesierend wirkenden Verbindungen[1].

Im Schwz. P. 270986 werden in gleicher Weise Salze des 4-Amino-2-oxybenzoesäure-diäthylaminoäthylesters geschützt. Ihre Darstellung erfolgt in üblicher Weise.

Im AP. 2406627 werden Ester der 4-Aminomethyl-benzoesäure empfohlen. Von diesen kann besonders der 3-Dibutylamino-propylester der 4-Aminomethylbenzoesäure zur Lokalanaesthesie dienen.

Ferner sind auch die Mono- und Dialkyl-Derivate der 4-Aminomethyl-Verbindung geschützt.

Lokalbetäubende Wirkung besitzen ferner auch Verbindungen des Novocain-Typs, welche die Amino-Gruppe nicht in 4-Stellung tragen. So wirken 2- und 3-Aminobenzoesäure-alkaminester ebenfalls anaesthesierend und liefern mit Säuren neutrale Salze.

Man erhält diese Verbindungen durch Reduktion der betreffenden Nitro-Verbindungen, ferner durch Verestern der betreffenden Aminobenzoesäuren mit Alkaminen oder durch Umsetzung der Ester von Halogen-substituierten Alkoholen mit primären oder sekundären Aminen[2]. Auch die reduktive Spaltung von 2- und 3-Azo-benzoesäuren führt zu gleichen Verbindungen[3].

Piperidin-Derivate der 2-Amino-benzoesäure wurden von L. A. WALTER und R. I. FOSBINDER[4] beschrieben. Von diesen zeichnet sich der 2-(2'-Piperidyläthyl)-ester besonders aus, der wirksamer und ungiftiger als Cocain ist.

Amino-benzoesäure-ester des 2-(2'-Piperidyl)-äthanols erhält man in üblicher Weise durch Umsetzung des Hydrochlorids des Aminoalkohols mit mono-Nitro-benzoyl-chlorid und Reduktion der Nitro- zur Amino-Gruppe. Man kann auch erst mit Pyridylalkohol verestern und anschließend in bekannter Weise hydrieren[5].

Auch im EP. 525199 werden Lokalanaesthetica der Reihe der 2- und 3-Amino-benzoate beschrieben, so z. B. das Isobutylamino-äthyl-2-amino-benzoat und das Isobutyl-aminoäthyl-3-amino-benzoat[6].

1-(o-Amino-benzoyl)-2-(β-oxy-äthyl)-piperidin wird nach dem AP. 2529982 aus Aminophenylglyoxylsäureanhydrid und β-Piperidyl-äthanol erhalten. Durch Umsetzung mit Isopropanol in Gegenwart von HCl entsteht ein anaesthesierender Ester.

Das EP. 317296 schützt Amino-benzoesäure-alkaminester, die die Amino-Gruppe in 4- oder in 3-Stellung tragen und ferner noch Methoxy-, Halogen- oder Alkyl-Gruppen aufweisen: z.B. 4-Amino-3-methoxy-benzoesäure-diäthylaminoäthylester, ferner Derivate der 4-Äthoxy-3-amino-benzoesäure, der 4-Isoamyl-3-amino-benzoesäure und 3-Amino-4-methoxy-benzoesäure.

Die Alkaminester der 4-Oxy-benzoesäure wirken ebenfalls anaesthesierend. Verätherung durch eine Methyl-Gruppe bedingt nach Untersuchungen von C. ROHMANN und B. SCHEURLE[7] Abfall der Wirkung. Mit Vergrößerung der Alkyl-Gruppe steigt sie wieder. Isomere Alkyle bedingen nur teilweise unterschiedliche Wirkung. Auch der Austausch einer Allyl-Gruppe durch eine Propyl-Gruppe zeigt keinen nennenswerten Unterschied. Substitution eines basischen Alkyl-Restes in der phenolischen Gruppe vermindert die Wirkung wenig, wenn die Ester-Gruppe basisch ist. Ein basischer Äther-Rest bei stickstoff-freier Ester-Gruppe verschlechtert die therapeutischen Eigenschaften sehr. Alkyl-Substitution in 2-Stellung zur Äther-Gruppe erhöht die anaesthesierende Wirkung sprunghaft, allerdings treten hierbei Nebenwirkungen auf. Verlängerung der

$COO \cdot CH_2 \cdot CH_2 \cdot CH_2 \cdot N(C_4H_9)_2$
|
[benzene ring]
|
$CH_2 \cdot NH_2$

---
[1] EP. 477823. — [2] DRP 170587. — [3] DRP 187593.
[4] WALTER, L. A., u. R. I. FOSBINDER: J. Amer. chem. Soc. **61**, 1713 (1939).
[5] AP. 2229533. — [6] Zus. zu EP. 482886.
[7] ROHMANN, C., u. B. SCHEURLE: Arch. Pharmaz. Ber. dtsch. pharmaz. Ges. **274**, 110 (1936).

Alkyl-Gruppe bedingt Wirkungsanstieg. Erhöhung der Kohlenstoffzahl in der Äther-Gruppe läßt die Wirkung ebenfalls ansteigen.

Die Darstellung der Verbindungen erfolgt bei den Methyl- und Äthyläthern mit Dimethyl- und Diäthylsulfat. Die übrigen Äther wurden nach CLAISEN hergestellt[1]. Alkoxybenzoate, die sich durch eine gute Wirkung auszeichnen, sind 2'-Diäthylamino-äthyl-3-amino-4-äthoxy-benzoesäureester, 2'-Diäthylamino-äthyl-4-äthoxy-benzoesäureester, 2'-Diäthylamino-äthyl-4-propoxy-benzoesäureester, 2'-Diäthylamino-propyl-3-amino-4-äthoxy-benzoesäureester, 3'-Dimethylamino-propyl-3-methyl-4-butoxy-benzoesäureester. Sie eignen sich besonders zur Schleimhaut-Anaesthesie[2]. Ester des Piperidino-äthanols mit Alkoxy-benzoesäuren werden ebenfalls von C. ROHMANN beschrieben. Die niedrigen Glieder übertrafen in ihrer Wirkung das Novocain bei weitem. Sie sind jedoch ziemlich toxisch und üben außerdem Gewebsreizung aus[3]. Der 4-Butoxy-benzoesäureester des Piperidino-äthanols erreicht die Wirkungsstärke des Pantocains[4].

Wertvolle Lokalanaesthetica unter den Alkoxy-benzoesäure-Derivaten sind ferner 4-n-Butoxy-benzoesäure-2'-diäthylamino-äthylester, 1,1-Di-(N.dimethylaminomethyl)-n-propylester der 4-n-Butoxy-benzoesäure, der 2,2-Di-(dimethylamino)-isopropylester der 4-Propoxy-benzoesäure. Ferner wird auch die 4-(2'-Bromallyloxy)-benzoesäure erwähnt[5]. Weiter sind auch Alkoxy-Derivate geschützt, die in wechselnder Stellung zur Alkoxy-Gruppe entweder einen Methyl- oder einen Äthyl-Rest tragen, z. B. Ester der 2-Methyl-4-äthoxy-benzoesäure, 3-Methyl-4-n-butoxy-benzoesäure[6]. Schließlich werden Ester der 4-(4'-Aminophenoxy)-benzoesäure beschrieben. Hiervon sind die Äthyl- und Butylester nur schwach wirksam. Dagegen ist der 2-Diäthylaminoäthyl-ester fast doppelt so stark wirksam wie Novocain[7].

Benzoyl-benzoesäuren wurden von B. SAMDAHL und T. CHRISTIANSEN[8] untersucht. Der 2-Diäthylaminoäthyl-ester der 4-Benzoyl-benzoesäure war unwirksam. Der Ester der 3-Verbindung zeigte nur geringe Wirkung. Dagegen anaesthesierte der Ester der 2-Benzoylbenzoesäure so stark wie Cocain, wirkte jedoch viel toxischer.

H. BRAKER und W. G. CHRISTIANSEN[9] untersuchten die pharmakologische Wirkung substituierter, stellungsisomerer Phenyl-benzoesäure-ester. Von den geprüften Verbindungen erwies sich nur der 4-Amino-2-phenyl-benzoesäure-2'-diäthylamino-äthylester wirksamer als Novocain und Cocain.

4-Fluorbenzoesäure-Derivate sind als Alkaminester von guter Wirkung und niedriger Toxizität. Sie rufen jedoch Entzündungserscheinungen hervor[10]. Nach CAMPAIGNE wirken diese Verbindungen schneller, stärker und anhaltender als Novocain. Der Diäthylaminoäthylester bildet insofern eine Ausnahme, als er nur geringe Toxizität besitzt und auch nur geringe Gewebsreizung verursacht[11].

Bromierte Aminobenzoesäureester untersuchten M. B. MOORE und E. H. VOLWILER[12]. Die Mono-Brom-Derivate waren alle wirksam. Jedoch ist ihre Anwendbarkeit dadurch begrenzt, daß sie unlöslich sind. Schwächer als die Mono-Brom-Verbindungen wirken die Di-Brom-Verbindungen.

Die Abwandlung des aromatischen Säurerestes der Alkaminester führte zur Untersuchung zahlreicher Verbindungen. So werden im DRP 97334 und DRP 97335 folgende aromatische Säuren aufgezählt: 4-Amino-salicylsäure, 4-Amino-benzoylsalicylsäure, 4-Amino-3-oxy-benzoesäure, 3-Amino-4-oxy-benzoesäure, 3-Benzoylamino-4-oxy-benzoesäure, 3-Amino-4-benzoyloxy-benzoesäure, 3-Amino-anissäure, Amino-o-kresotinsäure, Amino-p-kresotinsäure, Amino-3-oxy-2-toluylsäure, Amino-protocatechusäure, Amino-guajacolcarbonsäure, Amino-vanillinsäure, Amino-dioxybenzoesäure, Amino-monomethyl-2,4-dioxy-benzoesäure, Aminodimethyl-2,4-dioxybenzoesäure, Aminonaphthol-carbonsäure, 2-Oxy-chinolincarbonsäure, 4-Benzoyloxy-3-nitro-benzoesäure, Phenylamino-essigsäure, 4-Chinolin-carbonsäure und Zimtsäure[13].

---

[1] DRP 658389.
[2] MCINTYRE, A. R., u. R. F. SIEVERS: J. Pharmacol. exp. Therapeut. **61**, 107 (1937).
[3] ROHMANN, C.: Arch. Pharmaz. Ber. dtsch. pharmaz. Ges. **278**, 425 (1940).
[4] ROHMANN, C., u. H. D. WILM: Arch. Pharmaz. Ber. dtsch. pharmaz. Ges. **280**, 76 (1942).
[5] APP. 2412966, 2404691. — [6] AP. 2409663.
[7] SUTER, C. M., u. E. OBERG: J. Amer. chem. Soc. **53**, 1566 (1931).
[8] SAMDAHL, B., u. T. CHRISTIANSEN: Bull. Soc. chim. France, Documentat. [5] **5**, 1573 (1938).
[9] BRAKER, H., u. W. G. CHRISTIANSEN: J. Amer. pharmac. Assoc. **24**, 358 (1935).
[10] FOSDICK, L. S., u. E. E. CAMPAIGNE: J. Amer. chem. Soc. **63**, 974 (1941).
[11] CAMPAIGNE, E. E.: J. Pharmacol. exp. Therapeut. **71**, 59 (1941).
[12] MOORE, M. B., u. E. H. VOLWILER: J. Amer. chem. Soc. **62**, 2799 (1940).
[13] Vgl. W. GRIMME, u. H. SCHMITZ: Chem. Ber. **84**, 734 (1951).

Die letztere Säure hat neben der Benzoesäure einige Bedeutung erlangt. Wahrscheinlich wirkt hier die Doppelbindung der Seitenkette in Konjugation zum Phenyl-Ring günstig, so daß in diesem Fall die Entfernung der Carboxyl-Gruppe aus der Nachbarstellung zum Kern weniger zum Verlust der anaesthetischen Wirksamkeit führt als bei der Phenyl-propionsäure.

Unter dem Namen *Apothesin* erlangte der Zimtsäureester des Diäthylaminopropanols einige Bedeutung. Seine Darstellung erfolgt analog der des Novocains. Er zeichnet sich durch gute Wirksamkeit aus.

$$\bigcirc-CH=CH-COO \cdot CH_2 \cdot CH_2 \cdot CH_2 \cdot N(C_2H_5)_2$$
Apothesin

Homologe des Apothesins wurden von H. C. BRILL und C. F. COOK hergestellt, z. B. 2′-(Diäthylamino)-äthyl-cinnamat, 2′-(Diäthylamino)-äthyl-hydrocinnamat und 3′-(Diäthylamino)-propyl-1,2-dibrom-hydrocinnamat. Die Hydrocinnamate waren unwirksam[1]. Von den weiteren Zimtsäure-Derivaten ist der N-Butyl-N-äthylamino-äthanol-zimtsäure-ester ein gutes Lokalanaestheticum[2]. Im AP. 2158239 werden Diäthylaminoäthyl-2-amyl-cinnamat, Dibutylaminopropyl-2-äthyl-cinnamat, Diäthylaminoäthyl-2-äthyl-o-chlorcinnamat und Diäthylaminoäthyl-2-äthyl-p-dimethylamino-cinnamat als Lokalanaesthetica neben Acrylsäure-Abkömmlingen, z. B. dem Diäthylamino-äthyl-2-phenyl-3-propylacrylat vorgeschlagen[3].

A. LOOT und W. G. CHRISTIANSEN untersuchten die 1- und 2-Alkylzimtsäureester auf ihre anaesthesierende Wirkung. Dabei war die Stellung der Alkyl-Gruppe, ob in 1- oder 2-Stellung, ohne Einfluß auf die Wirksamkeit, ebenso Kernsubstitutionen durch Chlor-, -N(CH$_3$)$_2$ oder -NH$_2$[4].

Mehrfach wurde auch versucht, an Stelle der Zimtsäure die Mandelsäure einzuführen. Jedoch führten diese Versuche zu keinem praktischen Ergebnis. Durchweg wirkten die Mandelsäure-Verbindungen schwächer. Als Beispiel mögen die Arbeiten von L. FOSDICK und G. D. WESSINGER[5] gelten. Sie stellten Dialkylaminoäthyl-ester der 4-Amino-mandelsäure her, die schwächer als Novocain und seine Derivate wirken, dagegen aber den Vorteil haben, daß sie ungiftiger als diese sind.

Die Ester fettaromatischer Säuren mit Aminoalkoholen werden auch im EP. 396318 beschrieben. Z. B. wird Phenylessigsäurechlorid mit 2,2-Dimethyl-3-diäthylaminopropanol zur Reaktion gebracht. Ferner werden als fettaromatische Säuren die Tropasäure und die Zimtsäure vorgeschlagen.

$$\bigcirc \begin{array}{l} -COO \cdot Alkyl \\ -COO \cdot Alkamin \end{array}$$
NH$_2$

Abkömmlinge der Phthalsäure wurden von F. F. BLICKE und C. OTSUKI untersucht[6]. Die 1-Alkyl-2-dialkylaminoalkyl-3-aminophthalate zeigten sich als sehr wirksame Lokalanaesthetica.

Besonders günstig erwiesen sich die n-Butyl-, n-Amyl- und n-Hexyl-diäthylaminoäthylester[7].

Alkaminester der Diarylbernsteinsäuren lassen sich subcutan als Anaesthetica verwenden, z. B. der Diphenylbernsteinsäure-di-(2′-diäthylamino-äthyl)-ester[8]. Phenyl-Abkömmlinge des Novocains wurden bereits erwähnt. Als weitere wirksame Diphenyl-Derivate werden in amerikanischen Patenten[9] basische Ester der 2-Oxy-diphenyl-3-carbonsäure vorgeschlagen. Die Darstellung der Säure selbst erfolgt analog der KOLBE-SCHMITTschen Sali-

---

[1] BRILL, H. C., u. C. F. COOK: J. Amer. chem. Soc. **55**, 2062 (1933).
[2] AP. 1817670. — [3] APP. 2158239, 2103265.
[4] LOOT, A., u. W. G. CHRISTIANSEN: J. Amer. pharmac. Assoc. **28**, 499 (1939).
[5] FOSDICK, L., u. G. D. WESSINGER: J. Amer. chem. Soc. **60**, 1465 (1938).
[6] BLICKE, F. F., u. C. OTSUKI: J. Amer. chem. Soc. **63**, 1945 (1941).
[7] BLICKE, F. F., u. C. OSTUKI: J. Amer. chem. Soc. **63**, 2435 (1941).
[8] AP. 2410791. — [9] APP. 1976821, 1976922, 1976923, 1976924.

cylsäure-Synthese. Die Veresterung wird mit Diäthylamino-äthylchlorid oder entsprechenden basischen Verbindungen durchgeführt.

Durch Alkylierung der 4-Oxy-diphenyl-3-carbonsäure gelangt man zu den 4-Alkoxy-Derivaten, von denen man ebenfalls Produkte erhielt, die sich zur örtlichen Betäubung eignen, z. B. die Alkaminester der 4-Äthoxy-diphenyl-3-carbonsäure, 4-Butoxy-diphenyl-3-carbonsäure usw. Durch Nitrierung der Verbindungen lassen sich die Säuren in die 4'-Nitrocarbonsäuren überführen, z. B. die 4-Butoxy-diphenyl-3-carbonsäure in die 4'-Nitro-4-butoxy-diphenyl-3-carbonsäure[1].

Zur örtlichen Betäubung eignen sich schließlich auch die 2-Alkoxy-diphenyl-3-carbonsäuren, die durch Alkylierung der schon beschriebenen 2-Oxy-Verbindung erhalten wurden[2]. Weitere Derivate wurden von der 5-Amino-diphenyl-2-carbonsäure hergestellt, von der in üblicher Weise die basischen Ester dargestellt wurden. Diese gestatteten ebenfalls die Verwendung als Anaesthetica[3].

Nach den Arbeiten von F. H. Case und E. Koft[4] erwiesen sich folgende, vom Diphenyl abgeleitete Verbindungen als starke Lokalanaesthetica:

$$R = -C_2H_4 \cdot N(C_2H_5)_2$$

Von den weiteren Aromaten zeichnen sich besonders die Verbindungen, die sich von der Naphthalin-carbonsäure ableiten, durch günstige Wirkung aus. In Analogie zum Novocain werden im RP. 45292 Ester der 1-Amino-naphthalin-4-carbonsäure beschrieben. Diese, z.B. der Äthylester und Propylester, und auch basische Ester des Novocain-Typs sind gute lokalbetäubende Mittel[5]. Dagegen haben aber diese Verbindungen den Nachteil, daß sie durchweg noch schlechter löslich sind als die Alkylester der 4-Aminobenzoesäure. Die Wirksamkeit der Aminoalkylester übertrifft die des Cocains. Ihre Wirkung hält 2—2½ Stunden an. Die Toxizität liegt zwischen der des Novocains und Cocains, sodaß sie gute Oberflächenanaesthetica sind[6]. Zu den gleichen Ergebnissen gelangten auch F. F. Blicke und H. C. Parke[7]. Nach L. W. Rowe[8] sind die Ester der 3-, 5- und 6-Amino-1-naphthoesäuren wirksam, jedoch sind die Verbindungen der 4-Amino-1-naphthoesäure am stärksten anaesthesierend. Sie erreichen durchweg die Aktivität des Cocains und sind als Schleimhautanaesthetica dreifach wirksamer als dieses.

Analog dem Thio-novocain wurden in der UdSSR Ester der 1-Thionaphthoesäure und der 4-Amino-1-thionaphthoesäure hergestellt. Die Alkaminester waren gut wirksam und sollen auch für die Praxis geeignet sein[9].

In der Reihe der Naphthalin-Abkömmlinge müssen schließlich noch die Synthesen von A. B. Boese jun. und R. T. Major[10] Erwähnung finden, die

---

[1] APP. 1969354, 1969355. — [2] AP. 1369356, vgl. ferner auch EP. 521575.
[3] AP. 1976940. — [4] Case, F. H., u. E. Koft: J. Amer. chem. Soc. 63, 508 (1941).
[5] RP. 45289.
[6] Ssergijewskaja, S. I., u. W. W. Nesswadba: J. allg. Chem. UdSSR 8, (70), 924 (1938); C. 1939. I. 4310.
[7] Blicke, F. F., u. H. C. Parke: J. Amer. chem. Soc. 61, 1200 (1935).
[8] Rowe, L. W.: J. Amer. pharmac. Assoc. 29, 241 (1940); AP. 2216155.
[9] Ssergijewskaja, S. J., u. A. A. Kropatschewa: J. Chim. gén. UdSSR 10, 1737 (1940); C. 1941. II. 1852.
[10] Boese, jr., A. B., u. R. T. Major: J. Amer. chem. Soc. 56, 175 (1935).

basische Ester der Phenyl-1-naphthylamin-N-carbonsäuren herstellten. Alle Verbindungen erwiesen sich als gute Anaesthetica.

Ester heterocyclischer Säuren.

Die Diäthylaminoalkylester der 2-Furan-, 2-Thiophen- und 2-Pyrrol-carbonsäuren, ferner der 2-Furan-acrylsäure wirken schwächer anaesthesierend als Cocain. So wirkt das Chlorhydrat des Diäthylaminoäthylesters der 2-Furancarbonsäure nur äußerst schwach. Der Ester der 2-Thiophen-carbonsäure zeigt nur 1/10 der Wirksamkeit des Cocains, während der Ester der 2-Pyrrol-carbonsäure 1/5 der Cocainwirkung erreicht. Auch der Ester der Furan-acrylsäure besitzt nur 3/10 der Wirkungsstärke des Cocains. Ohne Wirkung waren der 2-Furan-carbonsäure-benzylester und der Benzylester der 2-Furan-acrylsäure[1].

F. F. BLICKE und E. S. BLACKE untersuchten weiter Verbindungen der Pyrrolreihe. Sie fanden, daß der 2-Pyrrol-carbonsäure-3-äthylester und der Äthylester der 2,4-Dimethyl-pyrrol-3-carbonsäure gut wirksam waren. Der Pyrrol-2-carbonsäure-äthylester war wenig toxisch. Der Pyrrol-2-carbonsäure-propylester zeichnete sich durch besonders gute Wirksamkeit aus[2]. Der 4-Amino-benzoyl-Rest kann somit durch den Pyrrol-2-carbonsäure-Rest ersetzt werden, ohne daß die anaesthesierende Wirksamkeit verloren geht. Die basischen Gruppen, wie der Dimethylamino- und Diäthylamino-Rest können durch den 1-Pyrryl- und den 1-Pyrrolidylrest ausgetauscht werden. Auch dabei blieb das Vermögen, lokale Betäubung zu erwirken, erhalten[3].

Auch die Dialkylaminoäthylester der Pyrrol-3-carbonsäure wirken lokalanaesthesierend, z. B. 1-Äthyl-2,5-dimethyl-pyrrol-3-carbonsäure-β-diäthylaminoäthylester u. a. in 1-Stellung alkylierte Derivate[4].

Alkaminester der 2,4-Pyrrol-dicarbonsäuren werden im Can. P. 439850 beschrieben. Man erhält sie durch Umesterung aus den Alkylestern der 2,4-Pyrroldicarbonsäure. Diese werden durch Kondensation von Dialkyl-succinaten mit Ammoniak oder auch mit primären Aminen gewonnen. Ester der 6-Aminopyridin-3-carbonsäure mit Diäthylamino-äthanol oder iso-Propanol wurden gleichfalls als Lokalanaesthetica vorgeschlagen[5].

$$H_2N-\langle\rangle-COO\cdot R \qquad R = C_2H_4\cdot N(C_2H_5)_2;\ CH(CH_3)_2$$

Im AP. 2 189 404 werden o-Alkoxy-pyridin-3-carbonsäure-dialkylamino-alkanolester vorgeschlagen, z. B. Diäthylaminoäthyl-6-isopropoxy-nicotinat, -6-n-butoxy-, -6-methoxynicotinat und schließlich noch Dibutylamino-propyl-6-n-butoxy-nicotinat.

H. WOJAHN prüfte die Austauschfähigkeit des Amino-benzoyl-Restes des Novocains gegen 2-Alkoxy-cinchoninsäuren. Ihre Diäthylamino-äthylester waren gut wirksam. Es zeigte sich auch hier wie beim Percain, daß mit Verlängerung der Alkoxy-Gruppe die Wirkung stark ansteigt. Das Maximum der Wirkung liegt bei der Butyl-Verbindung, die höheren Glieder, Pentyl und Hexyl, zeigen wieder Wirkungsabfall. Ester der 2-Oxy-cinchoninsäure waren ohne anaesthesierende Wirkung. Auch hier ist die anaesthesierende Wirkung, wie bei den MORGENROTHschen Basen, abhängig von der am Chinolinring haftenden Alkoxy-Gruppe. Die Stellung der Alkoxy-Gruppe ist dagegen von untergeord-

---

[1] GILLMANN u. R. PICKER: J. Amer. chem. Soc. 47, 245 (1925).
[2] BLICKE, F. F., u. E. S. BLACKE: J. Amer. chem. Soc. 52, 235 (1930).
[3] BLICKE, F. F., u. E. S. BLACKE: J. Amer. chem. Soc. 53, 1015 (1931).
[4] AP. 2 500 713. — [5] AP. 2199839.

neter Bedeutung für die lokalbetäubende Wirkung der Verbindungen, denn die Ester der 2-Alkoxychinolin-3-carbonsäure wirken ebenfalls anaesthesierend[1].

Von J. G. GARTNER und W. M. HAMMEL[2] wurden Alkoxy-cinchoninsäure-ester hergestellt, die in der basischen Seitenkette einen Morpholin-Ring trugen und ebenfalls anaesthesierend wirkten.

Den Einfluß der basischen Seitenkette in Alkoxy-chinolin-carbonsäureestern untersuchte S. I. LURJE[3]. Alle von ihm dargestellten Ester waren gute Anaesthetica, jedoch reizten einige davon das Augengewebe stark. I. WOLFENSTEIN beschreibt basische Ester der 2-Phenyl-chinolin-4-carbonsäure. Dabei kann der Phenyl-Rest in 2'-Stellung eine Amino-Gruppe oder eine Dimethylamino-Gruppe tragen[4]. Im RP. 52447 wird der Diäthylamino-propylester der 2-Phenylchinolin-4-carbonsäure als gutes Anaestheticum empfohlen.

Von weiteren kondensierten heterocyclischen Verbindungen zeigen die Aminoalkylester der Carbazol-N-carbonsäure hohe Wirkung bei allgemein niedriger Toxizität. Der Diäthylamino-äthylester hat pressorische Wirkung und wird nur allmählich aus dem subcutanen Gewebe resorbiert, aber rascher als das Cocain entgiftet. Er wurde unter dem Namen *Carbacain* empfohlen[5]. Als Analoge des Novocains wurden Carbazolcarbonsäuren nebenstehender Konstitution hergestellt. Von den untersuchten Verbindungen war das Hydrochlorid des 2-Diäthylamino-äthylesters der 5-Äthylcarbazol-3-carbonsäure am wirksamsten. Er war dreifach stärker wirksam als Cocain und weniger toxisch. Die Ester der 2- und 3-Carbonsäuren sind durchweg gleich wirksam, wenn die Ringe nicht weiter substituiert sind. Dagegen anaesthesiert das 4-Isomere schwächer. In der Reihe der gleichfalls untersuchten Dibenzofuran-ester ist das 3-Derivat am besten wirksam, dann folgt das 2- und dann das 4-Isomere. Die Benzothiophen-Derivate sind im Gegensatz zu den bisher besprochenen Verbindungen nur schwach wirksam. In dieser Reihe ist das 4-Isomere am giftigsten. Die Öffnung der C-C-Brücke zwischen den Benzol-Ringen ruft starke Reizwirkung hervor, sodaß diese Verbindungen therapeutisch ungeeignet sind[6].

Urethan-Derivate.

N-Phenyl-äthyl-urethan wirkt hypnotisch und antipyretisch. Wird die Äthyl-Gruppe durch eine Diäthylamino-Gruppe substituiert, so entsteht der Diäthylamino-äthylester der N-Phenyl-carbaminsäure, der lokalbetäubende Wirkung besitzt, während die narkotischen Eigenschaften des Urethans vollkommen aufgehoben sind[7].

$$\text{—NH·COO·CH}_2\text{·CH}_2\text{·N(C}_2\text{H}_5\text{)}_2$$

Der N-Methyl-N-phenyl-carbaminsäure-diäthylamino-äthylester ist verhältnismäßig wenig giftig. Mit Verlängerung der Seitenkette zum Äthyl- und Propyl-Derivat steigt die Giftigkeit an. Der N-Phenyl-N-propyl-carbaminsäure-diäthyl-amino-äthylester ist ebenso giftig wie der N-Phenyl-carbaminsäure-diäthyl-amino-äthylester. Das Diisobutylamino-propandiolmonophenylurethan war dop-

---

[1] WOJAHN, H.: Arch. Pharmaz. Ber. dtsch. pharmaz. Ges. **276**, 291 (1938).
[2] GARTNER, J. G., u. W. M. HAMMEL: J. Amer. chem. Soc. **58**, 1360 (1936).
[3] LURJE, S. I.: J. Chim. gén. UdSSR **9**, 287 (1939); C. **1939**. II. 3574.
[4] DRP 520155.
[5] KNOEFEL, P. K.: J. Pharmacol. exp. Therapeut. **47**, 69 (1933).
[6] BURTNER, R. R., u. G. LEHMANN: J. Amer. chem. Soc. **62**, 527 (1940).
[7] FROMHERZ, K.: Naunyn-Schmiedebergs Arch. exp. Pathol. Pharmakol. **76**, 257 (1914).

pelt so wirksam wie Cocain, jedoch ist es von viel geringerer Toxizität. Erst 1500 mg pro kg stellen bei der Maus die letale Dosis dar[1].

Die Mono-phenylurethane von der n-Butyl-Verbindung an und ebenso die Diphenylurethane wirken dagegen eiweißfällend und daher stark adstringierend[2].

Von den Phenylurethanen des Dialkylaminopropanols wirken die Verbindungen des 1-Dialkylamino-propanól-(2) günstiger als die des 1-Dialkylamino-propanol-(3). Am intensivsten wirksam, aber zugleich am giftigsten war die Methylphenetyl-Verbindung des 1-Dialkylamino-propanol-(3)[3].

Günstigere Wirkung entfalten Verbindungen folgender Konstitution:

$$\langle\text{C}_6\text{H}_5\rangle\text{—NH}\cdot\text{COO}\cdot\underset{\underset{R_2}{|}}{\overset{\overset{R_1}{|}}{C}}\cdot\text{CH}_2\cdot\text{CH}_2\text{—}R_3$$

Während R_3 ein Alkyl- oder Aralkyl-Rest ist, sind R_1 und R_2 ein Alkyl- und ein Alkylaminoalkylrest. Die Verbindungen werden durch Umsetzung von Phenylisocyanat mit dem entsprechenden Alkohol erhalten[4].

Nach S.Y. MA und R.L. SHRINER[5] entfalten 4-Amino-phenyl-urethane stark reizende Wirkung. Verbindungen, in denen die 1,4-Phenylendiamin-Gruppe durch Äthylendiamin ersetzt war, waren unwirksam.

Auch die Aminoacyl-Derivate des 9-Amino-fluorens besitzen starke lokalbetäubende Wirkung[6]. Wirksam ist ferner der Tetrahydrochinolin-N-carbonsäure-äthylester.

$$\begin{array}{c}\text{CH}_2\\|\\ \text{CH}_2\\|\\ \text{CH}_2\\ \text{N}\\|\\ \text{COO}\cdot\text{C}_2\text{H}_5\end{array}$$

Ähnliche Eigenschaften werden auch dem 1,1-Diäthyl-carbamyl-4-(2'-pyrazyl)-piperazin zugesprochen[7].

Auf die guten therapeutischen Eigenschaften der Carbazol-N-carbonsäureester wurde bereits hingewiesen (s. S. 152).

Das Ecgoninmethylester-phenylurethan unterscheidet sich vom Phenylurethan wenig. Das Urethan-Derivat des Novocains zeigt auf den Nervenstamm gute Wirkung. Es ist aber giftiger als Novocain und wirkt zugleich ätzend.

LEHMSTEDT versuchte durch Kombinations-Synthese aus Acridinen und Urethanen zu Verbindungen von gleichzeitig anaesthesierenden und desinfizierenden Eigenschaften zu gelangen[8].

Diurethane gewann T.H. RIDER[9] aus substituierten Propandiolen und Phenylisocyanat:

$$\begin{array}{l}R_2N\cdot CH_2\\|\\ CHOH\\|\\ CH_2OH\end{array}\ +\ \begin{array}{l}OCN-\langle\ \rangle\\ OCN-\langle\ \rangle\end{array}\ \rightarrow\ \begin{array}{l}R_2N\cdot CH_2\\|\\ CH\cdot O\cdot CO\cdot NH-\langle\ \rangle\\|\\ CH_2\cdot O\cdot CO\cdot NH-\langle\ \rangle\end{array}$$

Die so hergestellten Verbindungen waren durchweg gut wirksam.

---

[1] AP. 2004132, vgl. FP. 738260.
[2] RIDER, T. H.: J. Pharmacol. exp. Therapeut. **39**, 457 (1930).
[3] COOK, T. S., u. T. H. RIDER: J. Amer. chem. Soc. **58**, 1079 (1936). — [4] AP. 2137042.
[5] MA, S. Y., u. R. L. SHRINER: J. Amer. chem. Soc. **56**, 1630 (1934).
[6] DAHLBOM, R. u. T. EKSTRAND: Acta chem. scand. **4**, 578 (1950). — [7] AP. 2 519 715.
[8] LEHMSTEDT, K.: Ber. dtsch. chem. Ges. **30**, 898 (1897) u. **64**, 1232 (1931); DRP 537767.
[9] RIDER, T. H.: J. Amer. chem. Soc. **52**, 2115 (1930).

Auch die Ester des Piperidino-propandiols wurden untersucht. Hierbei ergab sich, daß das Bis-phenylcarbaminat, das *Diothan,* nach Injektion am intensivsten anaesthesiert und in seiner Wirkung nur von den 4-Tolyl- und 1-Naphthylcarbaminaten übertroffen wird, die jedoch infolge ihrer Reizwirkungen keine Bedeutung erlangt haben[1].

Nach dem Diothan erwies sich das Difurfurylcarbaminat des 1-Piperidinopropan-2,3-diols ebenfalls als günstig.

Die den Urethan-Derivaten nahe verwandten Kohlensäureester sind ohne nennenswerte Bedeutung. Der Phenylkohlensäure-diäthylamino-äthylester besitzt zwar gute Wirkung als Leitungsanaestheticum, nicht aber bei der Oberflächenanaesthesie[2]. Versuche, die Phenol-Gruppe durch 4-Aminophenol, Aminokresol, sowie Xylenol zu ersetzen, ergaben ähnliche Resultate. Die Verbindungen sind jedoch durch leichten Zerfall gekennzeichnet. Wird die Stabilität erhöht, so steigt die Giftigkeit und die Schleimhautwirksamkeit der Verbindungen.

Halogenierte Phenylkohlensäurealkaminester wurden von BOCKMÜHL und STEIN hergestellt; sie waren anaesthetisch wirksam. Z. B. wird das Chlor-phenol-kohlensäurechlorid mit Diäthylaminoäthanol umgesetzt[3], wobei der entsprechende Alkaminester erhalten wird.

Ebensowenig wie die Kohlensäureester sind auch die Harnstoff-Derivate von Bedeutung. Nach E. I. DE BEER u. a. sind Alkylharnstoff-Derivate unter Umständen schwach wirksam. Die anaesthesierende Wirkung und Toxizität steigt mit dem Molgewicht an, wobei die anaesthesierende Wirkung rascher als die toxische ansteigt. Die günstigsten Eigenschaften besitzen die Homologen mit 4—6 Kohlenstoffatomen[4].

Amidine.

In der Therapie erfreuten sich die Amidine — *Holocain* [N,N′-Bis-(4-äthoxyphenyl)-acetamidin] und *Diocain,* die entsprechende 4-Allyloxy-Verbindung — zeitweise einer großen Beliebtheit. Ausgangspunkt war die Beobachtung, daß Anilin-Derivate schwach anaesthesierend wirken, so bereits das Formanilid. Bei den Phenetidin-Derivaten wird die an und für sich geringe lokalanaesthesierende Wirkung durch Kupplung mit einer zweiten Base über die Amidin-Brücke sehr verstärkt. Wenn auch die Amidine heute praktisch keine Bedeutung mehr haben, so bedeutet ihre Synthese doch eine wichtige Etappe. Es erscheint nicht ausgeschlossen, auf diesem Weg noch wertvolle Arzneimittel zu erhalten.

Holocain wurde besonders in der Augenheilkunde verwandt, da es im Gegensatz zu Cocain den Augendruck nicht ändert und keine Epithel-Austrocknung eintritt. Es ist aber stärker toxisch.

Die beiden wichtigsten Wege zur Herstellung von Amidinen[5] über die Imino-Äther und über die Acyl-Derivate aromatischer Amine sind vielfach mit Erfolg beschritten worden.

Die Holocain-Synthese aus Phenacetin und p-Phenetidin verläuft wie folgt:

---

[1] SCOTT, E. W., u. T. H. RIDER: J. Amer. chem. Soc. **55**, 804 (1933).
[2] FROMHERZ, K.: Naunyn-Schmiedebergs Arch. exp. Path. Pharmakol. **93**, 34 (1922).
[3] DRP 516285.
[4] DE BEER, E. I.: J. Pharmacol. exp. Therapeut. **52**, 216 (1934).
[5] Literatur s. bei H. P. KAUFMANN, J. BUDWIG u. K. MOHNKE: Ber. dtsch. chem. Ges. **75**, 1586 (1942).

Man kann die Kondensation auch mit Chlorwasserstoff ausführen, Acetonitril auf Salze des p-Phenetidins einwirken lassen oder Phenacetin mit Phosphorpentasulfid behandeln.

Bei dem *Diocain* sind die beiden Äthyl-Gruppen durch Allyl-Reste ersetzt. Es ist also N,N'-Bis-(4-allyloxyphenyl)-acetamidin. In der Ophthalmologie angewandt, beeinflußt die 2%ig.-Lösung die Pupillen und die Akkomodation nicht[1].

GOLDSCHMIDT stellte aus p-Amino-benzoesäure durch Kochen mit ortho-Ameisensäureester N,N-Bis-(4-carboxyphenyl)-amidin her. Die so erhaltenen Verbindungen zeigten anaesthesierende und antiseptische Wirkung[2]. In gleicher Weise läßt sich auch der entsprechende Methylester umsetzen, jedoch zeigt dieser keine bessere Wirkung als Anaesthesin. E. HAACK ging von substituierten Amino-pyridinen aus. Die Umsetzung erfolgte wieder mit primären Aminen der aromatischen Reihe oder der Pyridin-Reihe und Acyl-Derivaten von Amino-pyridinen. So wurde 2-Butoxy-5-amino-pyridin mit 2-Butoxy-5-acetyl-aminopyridin kondensiert, desgleichen die Äthoxy-Derivate. Auch wurde die Kondensation von p-Phenetidin mit 2-Äthoxy-5-acetylamino-pyridin durchgeführt[3]. Ferner wird das Amidin aus 2-Äthoxy-5-acetylamino-pyridin und mono-Methylanilin beschrieben[4]. I. LEE stellte Amidine des Diphenyls her, z. B. durch Kondensation von 2-Äthoxy-5-aminodiphenyl mit 2-Äthoxy-5-acetyl-amino-diphenylamin. In gleicher Weise lassen sich auch Diphenylbenzoat und p-Äthoxy-anilin mit 2-Carbäthoxy-diphenyl-amin umsetzen[5].

Während bei vorstehenden Synthesen die Substituenten der Amidin-Stickstoffe variiert wurden, haben H. P. KAUFMANN und Mitarbeiter versucht, durch Austausch der Methyl-Gruppe des Äthenyl-Restes im Holocain zu Verbindungen besserer Wirkung zu gelangen. Ihr Ersatz durch den Benzyl-Rest — Benzyl-Verbindungen sind häufig anaesthesierend[6,7] — lieferte das Phenyläthenyl-p-diäthoxy-diphenyl-amidin[8]. Wirksamer war das N,N'-Bis-(äthoxy-phenyl)-diäthyl-acetamidin

$$\text{N}=\!\!=\!\!\text{C}-\text{NH}$$

(mit O·C₂H₅ Gruppen an beiden Phenylringen und CH(C₂H₅)₂ am C-Atom)

das als kräftiges Oberflächenanaestheticum das Anaesthesin 20mal, das Cocain 4mal in der Wirkung übertraf[9].

Die Versuche zur Herstellung von Amidinen mit wechselnden Substituenten am C-Atom der Amidin-Gruppe wurden durch vorherige Einführung des in betracht kommenden Acyl-Restes in das zur Verwendung kommende Amin durchgeführt. Um bei labilen Verbindungen eine während der Kondensation eintretende Veränderung zu vermeiden, synthetisierten H. P. KAUFMANN und Mitarbeiter[10] das Bis-(4-äthoxyphenyl)-chloracet-amidin

$$\text{N}=\!\!=\!\!\text{C}-\text{NH}$$

(mit O·C₂H₅ Gruppen an beiden Phenylringen und CH₂·Cl am C-Atom),

---

[1] CHARONNAT, R.: Buill. Sci. pharmacol. **32**, 549 (1930).
[2] GOLDSCHMIDT, C.: Chemiker-Ztg. **25**, 178 (1901).
[3] DRP 596730. — [4] DRPP 598477, 599385. — [5] AP. 2004994.
[6] BUFALINI: Atti R. Accad. naz. Lincei, Rend. 1900.
[7] MACHT, D. I.: J. Pharmacol. exp. Therapeut. **11**, 263, 389, 419 (1918).
[8] KAUFMANN, H. P., u. O. RITTER: Arch. Pharmaz. Ber. dtsch. pharmaz. Ges. **267**, 212 (1929); A. I. HILL u. I. RABINOWITZ: J. Amer. chem. Soc. **48**, 732 (1926).
[9] KAUFMANN, H. P., J. BUDWIG u. K. MOHNKE: Ber. dtsch. chem. Ges. **75**, 1586 (1942).
[10] KAUFMANN, H. P., J. BUDWIG u. K. MOHNKE: Ber. dtsch. chem. Ges. **75**, 1586 (1942).

in dem sich das Halogen gegen andere Substituenten austauschen läßt. Diese Zwischenverbindung zeigte eine starke Anaesthesie verbunden mit Hautreizungen, in einem Falle wurde auch eine Hypoglykämie beobachtet. Setzt man sie mit p-Phenetidin um, so entsteht ein *drei* 4-Äthoxy-phenyl-Reste enthaltendes Amidin, das[Bis-(4-äthoxy-phenyl)-guanyl]-essigsäure-p-phenetidid[1].

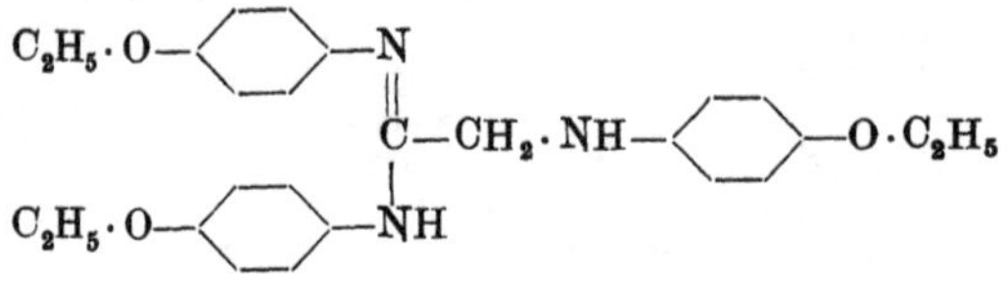

$$C_2H_5 \cdot O - \underset{C_2H_5 \cdot O -}{\overset{}{\bigcirc}} \underset{\underset{NH}{|}}{\overset{N}{\underset{\|}{C}}} - CH_2 \cdot NH - \bigcirc - O \cdot C_2H_5$$

Drei Phenetidin-Reste in einem Amidin zu vereinigen, hatte W. WASER als erstrebenswertes, aber nicht zu erreichendes Ziel bezeichnet[2].

Durch Einführung von Carboxyl-Gruppen in die Amidine konnten zahlreiche „Guanyl-Carbonsäuren" und ihre Derivate hergestellt werden. Die freien Säuren sind zur Salzbildung mit basischen Amidinen befähigt. Vereinigt man so eine lokalanaesthesierende Säure mit einer lokalanaesthesierenden Base, so erlaubt dieses neue Prinzip die Herstellung von Salzen oder Lösungen derselben, bei denen indifferente oder sogar störende Salzbildner vermieden und beide Bestandteile nach der Injektion wirksam werden. Ein derartiges „Doppelamidin" der lockeren Verbindung aus Guanylessigsäure und [Bis-(4-äthoxy-phenyl)-guanyl]-[(4-äthoxy-phenyl)-amino-]-methan zeigte eine sehr starke und lang andauernde Anaesthesie[3].

„Kombinations-Synthesen" bei lokalanaesthesierenden Stoffen sind naturgemäß zwecklos, wenn die Komponenten nicht leicht regeneriert werden. Der von H. P. KAUFMANN und Mitarbeitern hergestellte [Bis-(4-äthoxy-phenyl)-guanyl]-essigsäure-[bis-(4-äthoxy-phenyl)-guanyl]-methylester

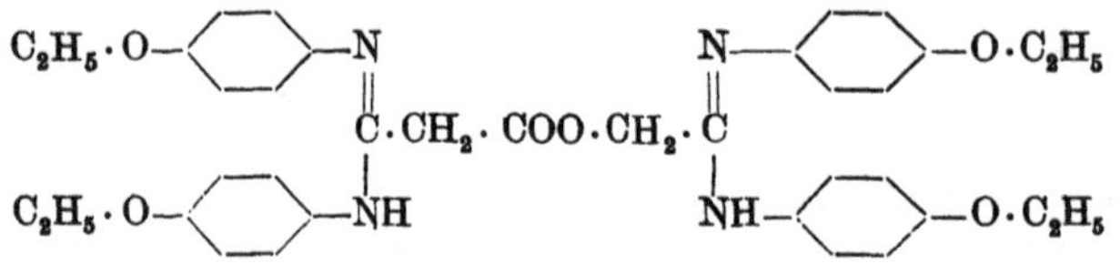

$$C_2H_5 \cdot O - \bigcirc - \underset{\underset{C_2H_5 \cdot O - \bigcirc - NH}{}}{\overset{N}{\|}} \underset{C}{\overset{}{}} \cdot CH_2 \cdot COO \cdot CH_2 \cdot \underset{\underset{NH - \bigcirc - O \cdot C_2H_5}{}}{\overset{N}{\|}} \overset{}{C} - \bigcirc - O \cdot C_2H_5$$

war daher zur Oberflächenanaesthesie ebenso ungeeignet wie das aus Novocain und dem obengenannten Chloramidin hergestellte [Bis-(4-äthoxy-phenyl)-guanyl]-[4-(β-diäthylamino-carbäthoxy)-phenyl-amino]-methan.

$$C_2H_5 \cdot O - \bigcirc - \underset{\underset{C_2H_5 \cdot O - \bigcirc - NH}{}}{\overset{N}{\|}} \overset{}{C} \cdot CH_2 - NH - \bigcirc - COO \cdot C_2H_4 \cdot N(C_2H_5)_2$$

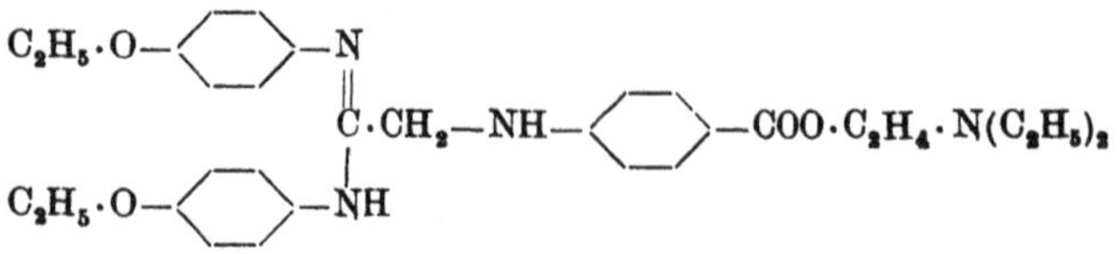

N-Alkyl-N'-aryl-furamidine, die von W. M. DEGNAN und F. B. POPE aus N-Alkyl-furamiden durch Behandeln mit PCl_5 und Arylaminen erhalten wurden, zeigten bei Prüfung am Auge stark anaesthesierende Wirksamkeit, waren aber auch stark reizend. Unter den Homologen zeichnete sich besonders die Reihe der N-Alkyl-N'-4-phenäthyl-Derivate und unter ihnen wieder das N-n-Butyl-N'-phenäthyl-furamidin-hydrochlorid durch lange Wirkungsdauer und Giftigkeit

---

[1] Zur Nomenklatur der Amidine, Zit. Fußnote 9, S. 155.
[2] WASER, W.: Synthese der organischen Heilmittel S. 73 (1928). Stuttgart: F. Enke.
[3] KAUFMANN, H. P., u. Mitarbeiter, Zit. S. 155.

aus. So ist die letztgenannte Verbindung

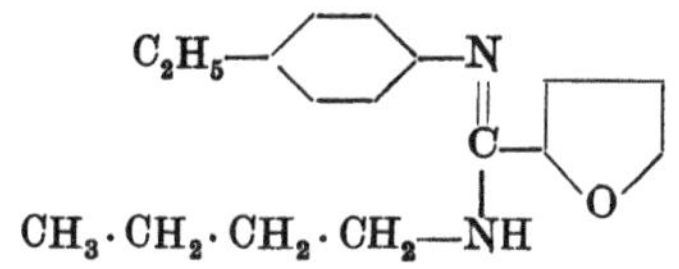

$$C_2H_5-\langle\rangle-N$$
$$\quad\quad\quad\quad\quad\parallel$$
$$\quad\quad\quad\quad\quad C-\quad O$$
$$CH_3\cdot CH_2\cdot CH_2\cdot CH_2-NH$$

dreimal wirksamer als Cocain[1].

Von den Guanidin-Derivaten wurde das *Acoin* therapeutisch erprobt. Zur Darstellung wurde Anisidin mit Schwefelkohlenstoff in üblicher Weise in den Thioharnstoff übergeführt, und dieser mit Bleioxyd bei Gegenwart von Phenetidin entschwefelt[2]:

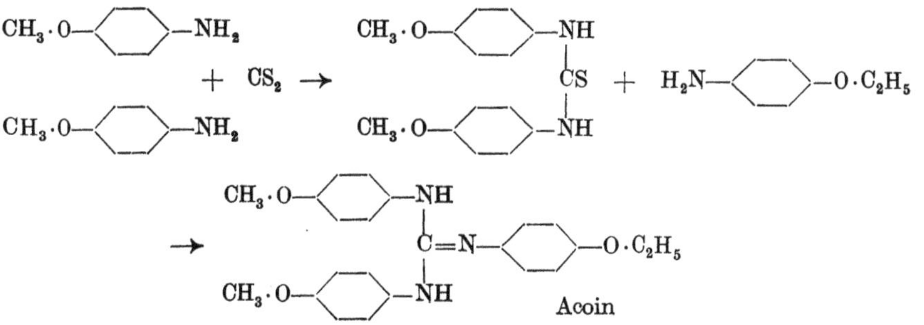

$$CH_3\cdot O-\langle\rangle-NH_2$$
$$\quad\quad\quad\quad\quad\quad + CS_2 \rightarrow$$
$$CH_3\cdot O-\langle\rangle-NH_2$$

$$CH_3\cdot O-\langle\rangle-NH$$
$$\quad\quad\quad\quad\quad CS + H_2N-\langle\rangle-O\cdot C_2H_5$$
$$CH_3\cdot O-\langle\rangle-NH$$

$$CH_3\cdot O-\langle\rangle-NH$$
$$\rightarrow\quad\quad\quad C=N-\langle\rangle-O\cdot C_2H_5$$
$$CH_3\cdot O-\langle\rangle-NH\quad\quad\text{Acoin}$$

Nach dem gleichen Verfahren wurden Trianisyl-, Triphenetyl-, Trihomophenetyl-, Tri-propyl-, -amyl-, -äthylen-, -oxyphenyl-, Triphenyl-, Diphenetyl-monophenyl-, Diphenetyl-monoanisyl-, Dianisyl-monophenol-, Dianisyl- (bzw. phenetyl)-monophenyl (bzw. tolylxylyl-), Dianisyl-monophenetyl-, Diphenyl-monoanisyl-(phenetyl)-, Ditolyl-(-xylyl-)monoanisyl-(phenetyl)-guanidin gewonnen[3]. Auch hier können Phenetyl-Reste durch Pyridyl-Reste ersetzt werden. So läßt sich das Di-(p-phenetyl)-(2-äthoxypyridyl-5)-guanidin aus dem Di-p-phenetyl-thioharnstoff mit dem 2-Äthoxy-5-amino-pyridin herstellen. Derartige Verbindungen zeichnen sich durch gute anaesthesierende Wirksamkeit aus[4]. Als Nebenprodukt kann ein Gemisch von Di-(4-phenetyl-)-(2-äthoxypyridyl-5-)-guanidin- und Triphenetylguanidin entstehen, das durch die verschiedene Salzsäure-Löslichkeit beider Basen getrennt werden kann[5].

Heterocyclische Verbindungen.

Auch verschiedene heterocyclische Verbindungen haben lokalanaesthesierende Eigenschaften. H. RABBENO[6] untersuchte eine Reihe von Pyrrolen, die alle gewisse anaesthesierende Wirkung zeigen. Setzt man die Wirksamkeit der Acetyl-Verbindung gleich 1, so zeigt die Propionyl-Verbindung schon eine solche von 10, sie ist jedoch geringer als die des Cocains. Die Butyryl-Verbindung hat wiederum eine um das zehnfache gesteigerte Wirksamkeit, welche die des Cocains schon um das vierfache übertrifft. Das Benzoyl-pyrrol weist das achtfache der Cocain-Wirkung und die 250fache Wirkung der Acetyl-Verbindung auf. Imidazol-Derivate werden im AP. 2005538 geschützt, und zwar zeigen Alkoxyphenyl-imidazole anaesthesierende Wirksamkeit. Die Darstellung geht von den Alkoxyphenyl-acetyl-thioharnstoffen aus, die, mit Schwefelsäure erhitzt, Mercapto-imidazole liefern, die dann mit Salpetersäure oxydiert werden. So entsteht aus p-Methoxy-phenylsenföl und Aminoacetal der p-Methoxy-phenyl-acetalyl-

---

[1] DEGNAN, W. M., u. F. B. POPE: J. Amer. chem. Soc. **62**, 1960 (1940).
[2] DRP 104361.
[3] DRP 104361. — [4] DRP 665510. — [5] DRP 679972.
[6] RABBENO, H.: Arch. int. Pharmacodynam. Therap. **39**, 19 (1930).

thioharnstoff, der mit wässriger Schwefelsäure in der Wärme 1-Methoxyphenyl-2-mercapto-imidazol liefert. Aus Äthoxyphenylsenföl läßt sich entsprechend das Äthoxyphenylmercaptoimidazol darstellen. Die Mercapto-Verbindungen, mit Salpetersäure erwärmt, geben dann die Alkoxyphenylimidazole.

H. P. KAUFMANN und Mitarbeiter stellten zahlreiche Amino-benzthiazole her[1]. Letztere bilden sich leicht aus den entsprechenden o-Amino-rhodaniden, die wiederum nach den bekannten Rhodanierungsverfahren des gleichen Untersuchers[2] zugänglich sind, z.B.:

$$C_2H_5 \cdot O-\bigcirc-NH_2 \xrightarrow{+ (SCN)_2} C_2H_5 \cdot O-\bigcirc-NH_2 \xrightarrow{} C_2H_5 \cdot O-\bigcirc\underset{S}{\overset{N}{\nwarrow}}C-NH_2$$

Das in diesem Beispiel gebildete 6-Äthoxy-2-amino-benzthiazol erwies sich nach pharmakologischen Versuchen von RIESSER als typisches terminales Anaestheticum, in seinem Wirkungsgrad zwischen Cocain und Novocain stehend. Nach K. BALLOWITZ hat es gegenüber der Kaninchen-Cornea etwa die Wirkung des Cocains[3]. Die nicht äthoxylierte Verbindung wirkte schwächer, das 2,6-Diaminobenzthiazol und seine Acetylierungsprodukte waren wirkungslos. Bei den Salzen des 6-Nitro-2-amino-benzthiazols war die Anaesthesie wieder erkennbar, noch ausgeprägter bei dem 6-Methyl-2-amino-benzthiazol. Bei manchen Amino-benzthiazolen tritt nach H. P. KAUFMANN auch in bezug auf die physiologischen Eigenschaften die Analogie der Systeme Thiazol-Pyridin und Benzthiazol-Chinolin zutage.

Bei Verschluß der Amino-Gruppen der Benzthiazole sinkt meist die lokalanaesthesierende Wirkung. So verschwindet sie z.B. bei den von H. P. KAUFMANN hergestellten Benzthiazolylharnstoffen. Naturgemäß sind aber wie bei allen mit der Nervensubstanz in Wechselwirkung tretenden Stoffen auch die physikalischen und physikalisch-chemischen Eigenschaften wichtig, so z.B. die Erhaltung einer gewissen Lipoidlöslichkeit. Auf diesem Gebiet sind die Aussichten der aprioristischen Synthese weniger günstig als auf dem rein chemischen. In letztgenannter Hinsicht besteht der Vorteil, daß der anaesthesierende Stoff den spaltenden Kräften des Organismus erst ausgesetzt ist, wenn er den gewünschten therapeutischen Effekt ausgelöst hat. Besondere Beachtung verdient auch die Auswahl geeigneter salzbildender Säuren, die L. LENDLE[4] für fast noch wichtiger hält als die Synthese der lokalanaesthesierenden Verbindungen.

Nachdem schon SILBERSTEIN[5] die anaesthesierende Wirkung des 4-*Anilino-chinaldins* festgestellt hatte, synthetisierte O. G. BACKEBERG eine große Anzahl verschiedener Anilinochinaldin-Derivate, die zur Wirkungssteigerung Alkoxy-Gruppen trugen[6]. Von weiteren Abkömmlingen zeigten das Di-(chinoyl-8'-methyl)-1,4-piperazin und das 8-(Diäthylaminoäthyl-aminomethyl)-chinolin anaesthetische Wirksamkeit; das erstere läßt sich zur Schleimhautanaesthesie verwenden, während das letztere gute Wirkungen am Nervenstamm entfaltet.

M. T. LEFFLER, R. ADAMS und andere untersuchten verschiedene Heterocyclen. Nach ADAMS bewirkt Molekülvergrößerung des Novocains Anstieg der anaesthesierenden Eigenschaften und der Toxizität. Unter Beibehaltung der

---

[1] KAUFMANN, H. P.: Arch. Pharmaz. Ber. dtsch. pharmaz. Ges. **273**, 31 (1935).
[2] Neuere Methoden der präparativen organischen Chemie, S. 237. Berlin: Verlag Chemie GmbH 1943.
[3] BALLOWITZ, K.: Arch. exp. Pathol. **168**, 687 (1932).
[4] LENDLE, L.: Ber. ges. Physiol. exp. Pharmakol. **108**, 160 (1938). — [5] DRP 137121.
[6] BACKEBERG, O. G.: J. chem. Soc. [London] **1932**, 1984.

Molekulargröße des Novocains versuchten die vorgenannten Autoren Abwandlungsprodukte durch Cyclisierung des Alkamin-Restes herzustellen, z.B.

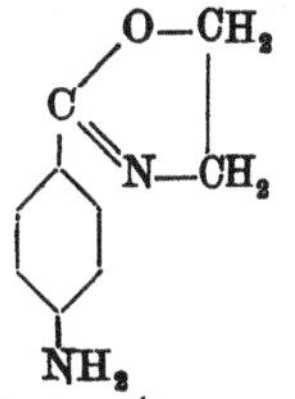

4-Amino-phenoxazolin 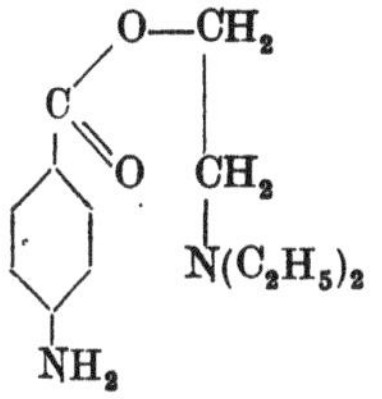   Novocain

Die so erhaltenen cyclischen Verbindungen haben mit dem Novocain die Gruppierung —OCH_2—CH_2—N= gemeinsam. Besonders zeichnen sich die m-Aminophenyl-Verbindungen aus, die bei verringerter Toxizität in ihrer anaesthesierenden Wirkung dem Novocain entsprechen. Von Nachteil ist aber, daß ihre Salze in wäßriger Lösung stark sauer reagieren und leicht hydrolysieren, wobei der Oxazolin-Ring aufgespalten wird; die Verbindungen üben daher starke Reizwirkung aus. Auch zahlreiche weitere Homologe führten zu keinen besseren Ergebnissen[1].

Die analog hergestellten p-Amino-phenyl-pentoxazoline (Δ^2-Dihydro-1,3-oxazin)

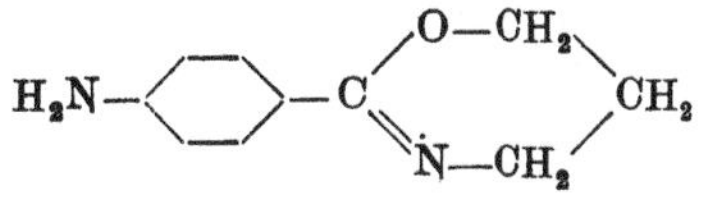

waren toxischer als Novocain. Ihre Salze reagieren in wäßriger Lösung stark sauer. Anaesthesierend wirkten ferner auch Thiazoline und Thiazine, z.B. 2-(4'-Aminophenyl)-thiazolin und 2-(4'-Aminophenyl)-thiazin. Jedoch waren sie weniger löslich als die Sauerstoff-Verbindungen.

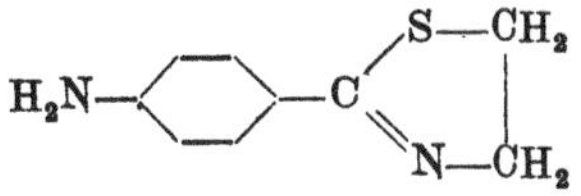

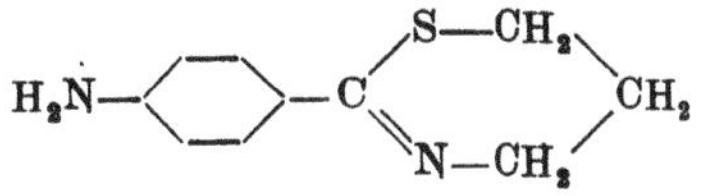

Auch die 2-(4'-Aminophenyl)-oxazole und -thiazole zeigten dieselben unerwünschten Eigenschaften, wie die Dihydro-Verbindungen, wobei sie jedoch stark anaesthesierend wirkten[2]:

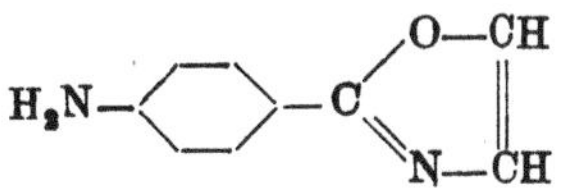

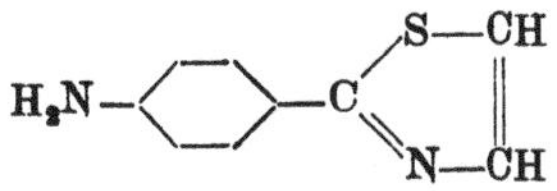

Arylimino-oxazolidin-Abkömmlinge werden im DRP 694133 geschützt. Die Darstellung geht von Diaryl-thioharnstoffen aus, die bei Gegenwart von Schwefel entziehenden Mitteln, wie Bleioxydhydrat, mit einem Aminoalkohol zur Reaktion gebracht werden. So erhält man aus Di-(p-phenetyl-)-thioharnstoff und Äthanolamin 2-(4'-Äthoxy-phenyl-

---

[1] LEFFLER, M. T., R. ADAMS u. a.: J. Amer. chem. Soc. 59, 2253 (1937).
[2] ADAMS, R., u. a.: J. Amer. chem. Soc. 59, 2259, 2260, 2264 (1937).

imino-)-oxazolidin. Aus Äthylaminoäthanol und Di-(p-phenetyl-)-thioharnstoff entsteht 2-(4'-Äthoxyphenylimino)-3-äthyl-oxazolidin.

H. B. DISBET untersuchte Pyrazolin-Derivate, die er durch Kondensation von Phenylhydrazinen mit ungesättigten β-Aminoketonen und anschließende Isomerisierung der entstandenen Phenylhydrazone in saurem Medium gewann[1]:

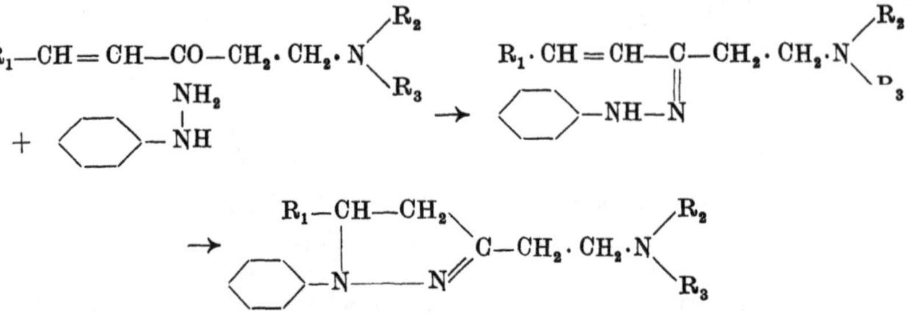

$$R_1-CH=CH-CO-CH_2\cdot CH_2\cdot N\diagdown^{R_2}_{R_3}$$

$$+ \langle \rangle -NH_2 \atop NH$$

$$\rightarrow R_1\cdot CH=CH-\underset{\parallel}{C}-CH_2\cdot CH_2\cdot N\diagdown^{R_2}_{R_3}$$

$$\langle \rangle -NH-N$$

$$\rightarrow \underset{\langle\rangle-N\text{——}N}{R_1-CH-CH_2}\diagdown C-CH_2\cdot CH_2\cdot N\diagdown^{R_2}_{R_3}$$

Pyrazoline, die aus Phenyl- oder p-Tolylhydrazinen hergestellt wurden, zeigten eine anaesthetische Wirksamkeit, die mit der Größe der Substituenten R_2 und R_3 wuchs. Dabei zeigte die Di-N-propyl-Verbindung die beste Wirkung. Die Giftigkeit stieg nur in geringem Maße.

In gleicher Art, jedoch schwächer, wirkte die Einführung einer Methoxy- oder Äthoxy-Gruppe in den Phenyl-Rest. Die wirksamsten Verbindungen waren das 1-Phenyl-5-p-anisyl-3-piperidinoäthyl-pyrazolin und das 1-Phenyl-5-p-anisyl-3-β-di-(N-propylamino)-äthyl-pyrazolin. Sie wirken wesentlich stärker als Cocain bei etwas verringerter Toxizität[2]. Das 1-Phenyl-5-(4'-methoxy-3'-äthoxy-phenyl)-3-β-piperidinoäthyl-pyrazolin war weniger toxisch und bedeutend wirksamer als Cocain.

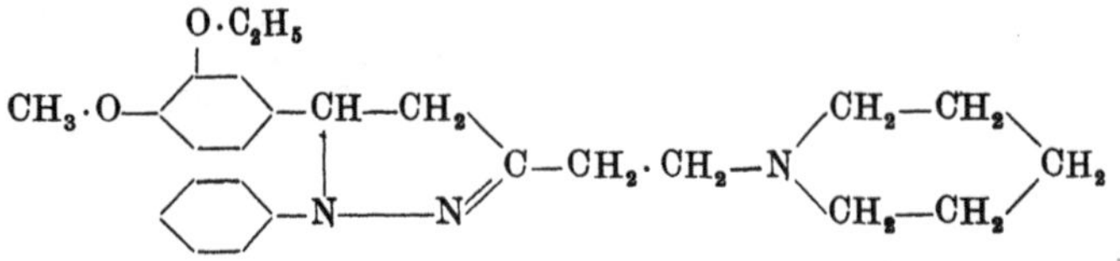

$$CH_3\cdot O-\langle\rangle-\underset{\langle\rangle-N\text{——}N}{\overset{O\cdot C_2H_5}{\underset{|}{CH-CH_2}}}\diagdown C-CH_2\cdot CH_2-N\diagdown^{CH_2-CH_2}_{CH_2-CH_2}CH_2$$

Nach H. K. SINHA[3] wird die Wirkung der Verbindungen durch Verlängerung der Alkyl-Gruppen erhöht. Während Substitution im 5-ständigen-Phenyl-Rest die Toxizität herabsetzt, bewirkt die Einführung von Alkyl- oder Alkoxy-Gruppen im 1-ständigen Phenyl-Rest Verstärkung der lokalbetäubenden Eigenschaften.

Verbindungen, die das autonome Nerven-System beeinflussen.

Entsprechend dem Antagonismus von Sympathicus und Parasympathicus wirken die sympatholytischen Stoffe im Endeffekt ähnlich wie die Parasympathomimetica. Umgekehrt zeigen sympathomimetische Verbindungen ähnliche Wirkung wie die Parasympatholytica. Grundkörper für die Parasympatholytica ist das *Atropin*, für die Sympathomimetica das *Adrenalin*, sodaß beide in mancher Hinsicht ähnliche Wirkungen auslösen. Analog wirken die sympatholytischen *Secale-Alkaloide* mitunter ähnlich dem parasympathomimetischen *Cholin*. Diese Analogie läßt sich jedoch nicht verallgemeinern.

---

[1] Vgl. H. B. DISBET u. C. G. GRAY: J. chem. Soc. [London] **1933**, 839.
[2] DISBET, H. B.: J. chem. Soc. [London] **1938**, 1568.
[3] SINHA, H. K.: J. Pharmacol. exp. Therapeut. **66**, 54 (1939).

Parasympathomimetica.
Cholin-Gruppe.

Cholin, das Trimethyl-β-oxäthyl-ammoniumhydroxyd,

$$\left[\begin{array}{c} CH_3 \\ CH_3 \end{array} \!\!\!\!N\!\!\!\! \begin{array}{c} CH_2 \cdot CH_2 \cdot OH \\ CH_3 \end{array} \right]^+ [OH]^-$$
Cholin

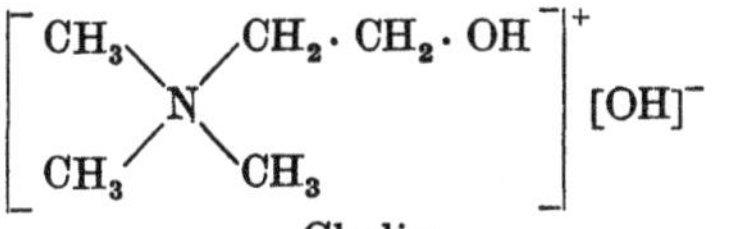

wirkt nur verhältnismäßig schwach[1].

Die Darstellung von salzsaurem Cholin erfolgt am einfachsten durch Umsetzung von Äthylenchlorhydrin mit Trimethylamin:

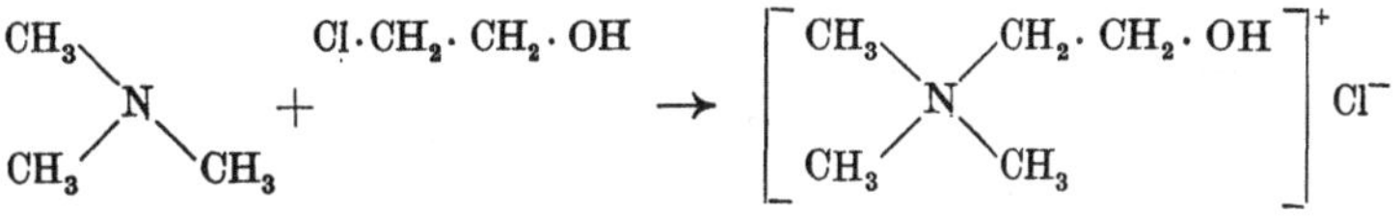

$$\begin{array}{c} CH_3 \\ CH_3 \end{array}\!\!\!\!N\!\!\!\!\begin{array}{c} \\ CH_3 \end{array} + Cl\cdot CH_2\cdot CH_2 \cdot OH \longrightarrow \left[\begin{array}{c} CH_3 \\ CH_3 \end{array} \!\!\!\!N\!\!\!\! \begin{array}{c} CH_2\cdot CH_2\cdot OH \\ CH_3 \end{array} \right]^+ Cl^-$$

Durch Anlagerung von Äthylenoxyd an Trimethylamin wird die freie Cholin-Base erhalten:

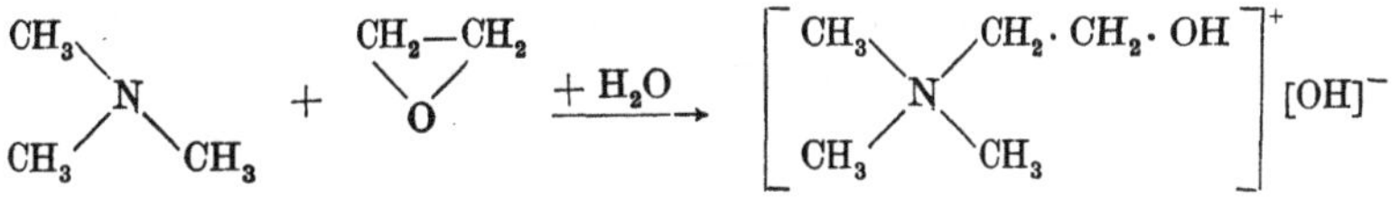

$$\begin{array}{c} CH_3 \\ CH_3 \end{array}\!\!\!\!N\!\!\!\!\begin{array}{c} \\ CH_3 \end{array} + \begin{array}{c} CH_2\!-\!CH_2 \\ \diagdown O \diagup \end{array} \xrightarrow{+H_2O} \left[\begin{array}{c} CH_3 \\ CH_3 \end{array} \!\!\!\!N\!\!\!\! \begin{array}{c} CH_2\cdot CH_2\cdot OH \\ CH_3 \end{array} \right]^+ [OH]^-$$

Läßt man Äthylenoxyd, Kohlendioxid und Trimethylamin derart aufeinander einwirken, daß man Äthylenoxyd und CO_2 in eine wäßrige Lösung von Trimethylamin einleitet, so erhält man nach dem Eindampfen in quantitativer Ausbeute Cholincarbonat[2].

Das *Acetylcholin*, Trimethyl-acetoxäthyl-ammoniumhydroxyd

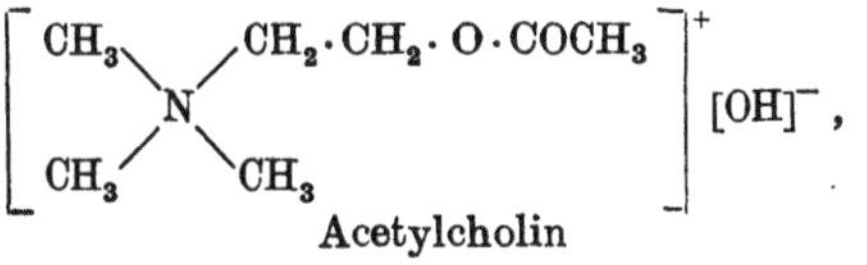

$$\left[\begin{array}{c} CH_3 \\ CH_3 \end{array} \!\!\!\!N\!\!\!\! \begin{array}{c} CH_2\cdot CH_2\cdot O\cdot COCH_3 \\ CH_3 \end{array} \right]^+ [OH]^-,$$
Acetylcholin

das von MAGNUS zuerst als Hormon der Darmbewegung angesehen wurde, weil es in der Darmschleimhaut in größerer Menge vorkommt, erwies sich in der Folgezeit als der eigentliche Reizüberträger des parasympathischen Systems (O. LOEWI). Auch die motorischen Nerven der quergestreiften Muskulatur bilden an ihren Endigungen Acetylcholin. Zugleich mit der Reizübertragung bewirkt das Acetylcholin durch periphere Gefäßerweiterung eine bessere Durchblutung des tätigen Organs. Intravenös verabreicht, verursacht es starke Verlangsamung der Herztätigkeit und Erweiterung der peripheren Gefäße, so daß der Blutdruck absinkt. Am Auge bewirkt Acetylcholin Pupillen-Verengung und Herabsetzung des intraokularen Druckes. Ferner wird die Peristaltik des Darmes gesteigert und die Sekretion der Drüsen, vor allem der Schweißdrüsen, der Pankreas, der Galle usw., angeregt. Alle Wirkungen lassen sich durch Atropin aufheben. Einen nennenswerten therapeutischen Wert hat Acetylcholin nicht, da es durch die im Gewebe vorhandene Cholinesterase schnell zerstört wird.

Das Chlorid des Acetylcholins läßt sich aus Cholinchlorid und Essigsäureanhydrid leicht darstellen. Die Reinigung erfolgt durch Lösung in Alkohol und anschließende Fällung mittels Äther[3].

---

[1] FREYTAG, A.: Pharmazie **7**, 166 (1952).
[2] EP. 379260; FP. 736107. — [3] AP. 1957443; vgl. ferner AP. 2012268.

Cholinchlorid kann durch Natriumbromid zu Cholinbromid umgesetzt werden. Dieses liefert mit Essigsäureanhydrid Acetylcholinbromid (*Pacyl*). Auch das rhodanwasserstoffsaure Salz des Acetylcholins wurde vorgeschlagen[2].

Auch andere Ester des Cholins, z.B. der Propionsäureester, sind sehr wirksam. Nach ABDERHALDEN u. a.[3] wirken Palmitinsäure-cholinester, Stearinsäure-cholinester, Kohlensäure-dicholinester, o-Phosphorsäure-dicholinester, Monoäthyl-o-phosphorsäure-cholinester und der Milchsäure-cholinester als Bromide ebenso stark wie Cholinbromid. Etwa zehnfach stärker wirkt das Glykokoll-cholinester-bromid. Das Chloracetylcholin zeigt 1/300 der Wirkung des Acetyl-cholins. Versuche, aromatische Säureester zu verwenden, waren ebenfalls ohne Erfolg. Von A. CONTARDI und A. ERCOLI wurden verschiedene Ameisensäureester des Cholins dargestellt, um die therapeutische Wirkung zu erhöhen und die Giftwirkung zu erniedrigen[4]. Die Verbindungen waren ebenfalls ohne therapeutischen Wert. Untersucht wurde auch die Wirkung der Aminosäureester des Cholins. Das N-Acetylalanin-cholin besitzt parasympathomimetische Wirkung. Es wirkt aber ebenfalls weitaus schwächer als Acetylcholin. Das N-Acetylleucin-cholin wirkt qualitativ ähnlich, das N-Acetylthyrosin-cholin nur halb so stark wie die Alanin-Verbindung. Nach K. FREUDENBERG und R. KELLER beeinflussen die Aminosäureester den Uterus nicht[5].

Nach H. KREITMAIR[6] wirken die Carbaminsäureester des Cholins ähnlich dem Acetylcholin, sind aber wesentlich beständiger[7] und daher erheblich wirksamer. Therapeutisch verwendet wird der Cholinchlorideester der Carbaminsäure, der als *Doryl* im Handel ist. Die gleiche Verbindung wird in der Veterinärpraxis als *Lentin* bezeichnet.

$$\left[\begin{array}{c} CH_3 \\ \\ CH_3 \end{array} \!\!\!>\!\! N \!\!<\!\! \begin{array}{c} CH_2 \cdot CH_2 \cdot O \cdot CO \cdot NH_2 \\ \\ CH_3 \end{array} \right]^+ Cl^-$$

Doryl

Die Darstellung erfolgt durch Kondensation von Trimethylamin mit β-Chloräthylcarbaminsäureester

$$\begin{array}{c} CH_3 \\ \\ CH_3 \end{array} \!\!\!>\!\! N \!\!<\!\! CH_3 \; + \; Cl \cdot CH_2 \cdot CH_2 \cdot O \cdot CO \cdot NH_2 \; \rightarrow \; \left[\begin{array}{c} CH_3 \\ \\ CH_3 \end{array} \!\!\!>\!\! N \!\!<\!\! \begin{array}{c} CH_2 \cdot CH_2 \cdot O \cdot CO \cdot NH_2 \\ \\ CH_3 \end{array} \right]^+ Cl^-$$

oder durch Umsetzung von Dimethylaminoäthylurethan mit Methylchlorid[8]:

$$\begin{array}{c} CH_3 \\ \\ CH_3 \end{array} \!\!\!>\!\! N\!-\!CH_2 \cdot CH_2 \cdot O \cdot CO \cdot NH_2 \; + \; CH_3 \cdot Cl \; \rightarrow \; \left[\begin{array}{c} CH_3 \\ \\ CH_3 \end{array} \!\!\!>\!\! N \!\!<\!\! \begin{array}{c} CH_2 \cdot CH_2 \cdot O \cdot CO \cdot NH_2 \\ \\ CH_3 \end{array} \right]^+ Cl^-$$

Im DRP 539329 wird die Umsetzung mit neutralen aliphatischen oder aromatischen Schwefelsäure- oder Sulfonsäureestern beschrieben. So erhält man das Trimethyl-(amino-

---

[1] Ung. P. 115893. — [2] DRP 635342.
[3] ABDERHALDEN, R., u. a.: Pflügers Arch. ges. Physiol. Menschen Tiere **207**, 241 (1925).
[4] Vgl. R. HUNT u. R. DE M. TAVEAU: J. Pharmacol. exp. Therapeut. **1**, 306 (1909).
[5] FREUDENBERG, K., u. R. KELLER: Ber. dtsch. chem. Ges. **71**, 329 (1938).
[6] KREITMAIR, H.: Naunyn-Schmiedebergs Arch. exp. Pathol. Pharmakol. **164**, 346 (1932).
[7] NÖLL, H.: Naunyn-Schmiedebergs Arch. exp. Pathol. Pharmakol. **167**, 158 (1932); H. MOLITOR: J. Pharmacol. exp. Therapeut. **58**, 337 (1936). — [8] **DRP 539329**.

formyl-β-oxäthyl)-ammonium-methylsulfat, nach folgender Reaktion[1]:

$$\text{CH}_3\diagdown\text{N}\diagup\text{CH}_2\cdot\text{CH}_2\cdot\text{O}\cdot\text{CO}\cdot\text{NH}_2 \atop \text{CH}_3\diagup\quad + \text{SO}_4(\text{CH}_3)_2 \quad\rightarrow\quad \left[\text{CH}_3\diagdown\text{N}\diagup\text{CH}_2\cdot\text{CH}_2\cdot\text{O}\cdot\text{CO}\cdot\text{NH}_2 \atop \text{CH}_3\diagup\quad\diagdown\text{CH}_3\right]^+ [\text{SO}_4\cdot\text{CH}_3]^-$$

Auch können Cholinhalogenide in Chloroform oder ähnlichen Lösungsmitteln, in denen weder Ausgangs- noch Endstoffe löslich sind, suspendiert, mit Phosgen zu den entsprechenden Chlorameisensäureestern umgesetzt werden. Diese werden mit Ammoniak in die Carbaminsäure-Derivate überführt[2].

Das Carbaminoyl-β-methylcholin kommt unter der Bezeichnung *Medoryl* in den Handel.

Homologe des Doryls

$$\left[\text{CH}_3\diagdown\text{N}\diagup\text{CH}_2\cdot\text{CH}_2\cdot\text{O}\cdot\text{CO}\cdot\text{N}\diagup\text{R}_1 \atop \text{CH}_3\diagup\quad\diagdown\text{CH}_3\quad\diagdown\text{R}_2\right]^+ \text{X}^-$$

wurden von HAWORTH u. a. untersucht[3]. Dabei waren R_1 und R_2 verschiedene Alkyl-Reste, während X ein Anion bedeutet. Außerdem wurde die Zahl der Methylen-Gruppen variiert. Durch N-Substitution der Säureamid-Gruppe wird die Wirkung abgeschwächt. So war das N-Methylurethan weniger wirksam als Doryl und die N-Äthyl-Verbindung von noch geringerer Wirksamkeit. Abschwächend wirkte auch die Einführung einer Phenyl- oder Benzyl-Gruppe. Wurde der zweite freie Wasserstoff der Amid-Gruppe ebenfalls alkyliert, so wurde die Wirkung noch weiter verringert[4]. Austausch des Anions beeinflußt die Wirkung nicht wesentlich. Die Verlängerung der Methylen-Kette wirkt ebenfalls abschwächend. So waren das Urethan des Trimethyl-3-oxypropyl-ammoniumchlorids und die entsprechenden Butyl-, Pentyl- und Hexyl- bis Decyl-Derivate weniger wirksam als Doryl. Weitaus schwächer waren auch Verbindungen, die an Stelle der Trimethyl- eine Triäthyl-amino-Gruppe trugen, sodaß eine Molekülveränderung in dieser Hinsicht keine Vorteile bietet.

Auch Versuche, die Amid-Gruppe im Doryl durch eine Hydrazid-Gruppe zu ersetzen,

$$\left[\text{CH}_3\diagdown\text{N}\diagup\text{CH}_2\cdot\text{CH}_2\cdot\text{O}\cdot\text{CO}\cdot\text{NH}\cdot\text{NH}_2 \atop \text{CH}_3\diagup\quad\diagdown\text{CH}_3\right]^+ \text{Cl}^-$$

sowie Cyclisierung

$$\left[\text{CH}_3\diagdown\text{N}\diagup\text{CH}_2\cdot\text{CH}_2 \atop \text{CH}_3\diagup\quad\diagdown\text{NH}\cdot\text{CO}\diagup\text{O}\right]^+ \text{Cl}^-$$

führten zu wenig wirksamen Substanzen. Der Versuch, ein Sauerstoffatom durch Schwefel zu ersetzen, führte zur Darstellung der entsprechenden Thiourethane, die ebenfalls wirkungslos waren.

$$\left[\text{CH}_3\diagdown\text{N}\diagup\text{CH}_2\cdot\text{CH}_2\cdot\text{O}\cdot\text{CS}\cdot\text{NH}\cdot\text{R} \atop \text{CH}_3\diagup\quad\diagdown\text{CH}_3\right]^+ \text{X}^-$$

---

[1] DRP 590311, Zus. zu DRP 539329. — [2] DRP 671471.
[3] HAWORTH, J. W., u. a.; J. chem. Soc. (London) 1947, 176.
[4] S. auch AP. 2408893.

Dillvarsen ist 1-Trimethylamino-2,3-methylendioxy-propan-jodid.

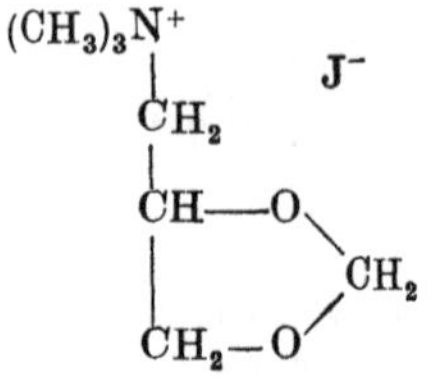

$(CH_3)_3N^+$
|
CH_2
|
$CH-O$
| $\diagdown CH_2$
$CH_2-O \diagup$

J$^-$

Dillvarsen

Es zeichnet sich durch größere Beständigkeit als das Cholin aus.

Die schon früh unternommenen Versuche, die Methyl-Gruppe des Cholins gegen andere Alkyl-Gruppen auszutauschen, waren ohne Erfolg.

Die Äther des Cholins erweitern ebenfalls die Gefäße. Wirksamer als die Methyl- und Äthyläther des Cholins sind die entsprechenden Äther des β-Methylcholins. Hierbei ist der Äthyläther fast um das zehnfache stärker als der Methyläther. In kleinen Dosen wirkt auch der Isopropyläther blutdruckerniedrigend[1].

Zur Darstellung dieser Äther werden α-Alkyl-β-bromalkyläther mit Trimethylamin umgesetzt. So gewinnt man beispielsweise aus α-Propyl-β-bromäthyl-äthyläther mit Trimethylamin den β-Propyl-cholinbromid-äthyläther[2,3]. Statt der Brom-Verbindungen lassen sich auch Chlor-Verbindungen umsetzen[4].

Als *Esmodil* kommt das N-Trimethyl-2-methoxy-Δ^2-propenyl-ammoniumbromid in den Handel.

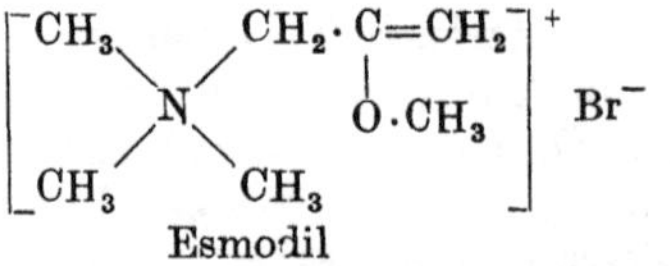

$$\left[\begin{array}{c} CH_3 \\ \\ CH_3 \end{array} \diagdown N \diagup \begin{array}{c} CH_2 \cdot C=CH_2 \\ | \\ O \cdot CH_3 \\ CH_3 \end{array} \right]^+ Br^-$$

Esmodil

Es fällt unveräthert als Nebenprodukt in geringer Menge bei der Darstellung des Endojodins (s. S. 526) durch erschöpfende Methylierung an[5]:

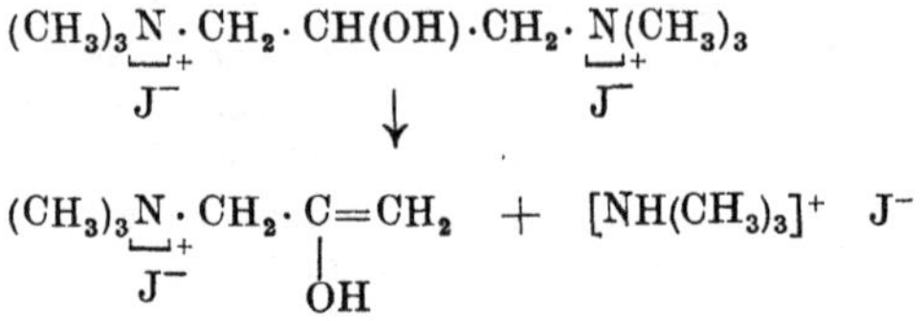

$$(CH_3)_3\underset{\underset{J^-}{+}}{N} \cdot CH_2 \cdot CH(OH) \cdot CH_2 \cdot \underset{\underset{J^-}{+}}{N}(CH_3)_3$$

$$\downarrow$$

$$(CH_3)_3\underset{\underset{J^-}{+}}{N} \cdot CH_2 \cdot \underset{OH}{\overset{}{C}}=CH_2 \quad + \quad [NH(CH_3)_3]^+ \; J^-$$

Zur technischen Darstellung wird Chlor-acetondimethylacetal unter Abspaltung von Methylalkohol in das 1-Chlor-2-methoxy-propen-(2) überführt, das durch Anlagerung von Trimethylamin Esmodil liefert:

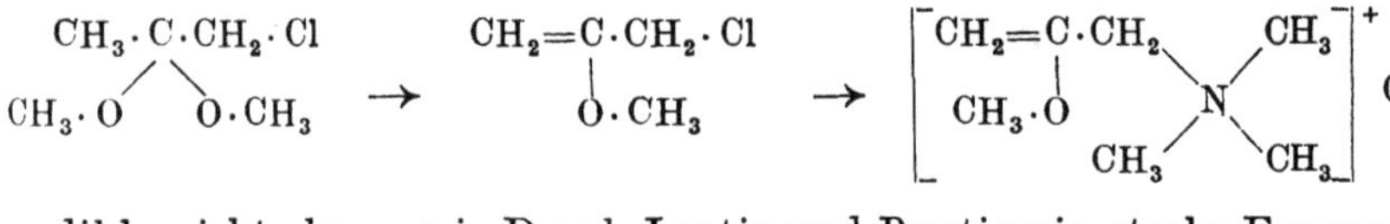

$$\begin{array}{c} CH_3 \cdot C \cdot CH_2 \cdot Cl \\ \diagup \quad \diagdown \\ CH_3 \cdot O \quad O \cdot CH_3 \end{array} \rightarrow \begin{array}{c} CH_2=C \cdot CH_2 \cdot Cl \\ | \\ O \cdot CH_3 \end{array} \rightarrow \left[\begin{array}{c} CH_2=C \cdot CH_2 \\ | \\ CH_3 \cdot O \end{array} \diagdown N \diagup \begin{array}{c} CH_3 \\ \\ CH_3 \end{array} \right]^+ Cl^-$$

Esmodil bewirkt ebenso wie Doryl, Lentin und Prostigmin starke Erregung der Darmperistaltik und wird daher bei Darmlähmungen verwendet[6].

Weitere Parasympathomimetica.

Zur Cholin-Gruppe gehören ihrer Wirkung nach die Alkaloide Pilocarpin und Physostigmin.

Das *Pilocarpin* wird aus Jaborandi-Blättern *(Pilocarpus pennatifolius)* gewonnen. Die Konstitutionsaufklärung gelang PINNER und JOWETT, die ihm

---

[1] HUNT, R., u. R. R. RENSHAW: J. Pharmacol. exp. Therapeut. **58**, 140 (1936).
[2] AP. 2049463. — [3] AP. 2142140, Zus. zu AP. 2049463. — [4] AP. 2155446.
[5] WESTPHAL, K., u. G. HECHT: Med. u. Chem., **3**, 393 (1936).
[6] SCARTOZZI, C.: Menerva med. **28**, II, 472 (1937); C. **1939**. I. 2630.

folgende Struktur zusprachen:

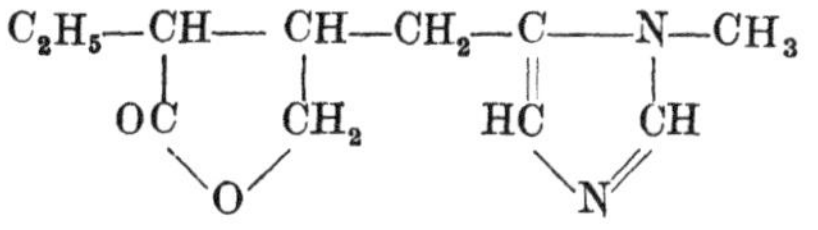

$$\begin{array}{c} C_2H_5-CH-CH-CH_2-C-N-CH_3 \\ | \quad\quad | \quad\quad\quad \| \quad\quad | \\ OC \quad CH_2 \quad HC \quad CH \\ \diagdown O \diagup \quad\quad \diagdown N \diagup \end{array}$$
Pilocarpin

Die Synthese wurde von N. A. PREOBRASHENSKI u. a. durchgeführt[1]. Sie geht von der Pilopsäure aus. Die optisch aktive d-Pilopsäure wird über das Chlorid in das Diazomethyl-d-pilopyl-keton überführt. Dieses kann dann nach ARNDT und EISTERT in die d-Homopilopsäure umgewandelt werden:

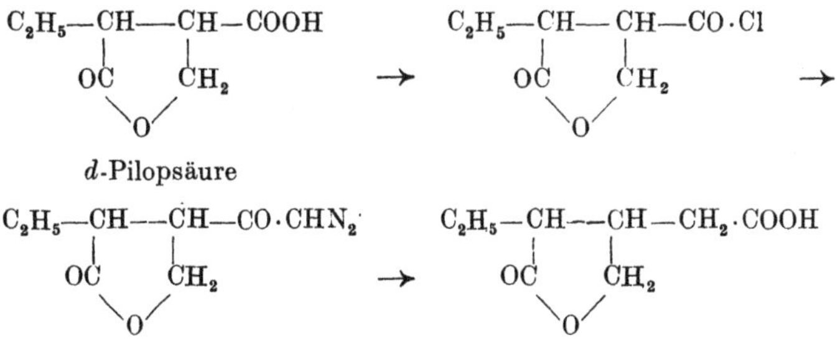

$$\begin{array}{c} C_2H_5-CH-CH-COOH \\ | \quad\quad | \\ OC \quad CH_2 \\ \diagdown O \diagup \end{array} \rightarrow \begin{array}{c} C_2H_5-CH-CH-CO\cdot Cl \\ | \quad\quad | \\ OC \quad CH_2 \\ \diagdown O \diagup \end{array} \rightarrow$$
d-Pilopsäure

$$\begin{array}{c} C_2H_5-CH-CH-CO\cdot CHN_2 \\ | \quad\quad | \\ OC \quad CH_2 \\ \diagdown O \diagup \end{array} \rightarrow \begin{array}{c} C_2H_5-CH-CH-CH_2\cdot COOH \\ | \quad\quad | \\ OC \quad CH_2 \\ \diagdown O \diagup \end{array}$$
d-Homopilopsäure

Diese, zum Chlorid umgesetzt, wird abermals mit Diazomethan behandelt, das gebildete Diazomethyl-d-homopilopyl-keton darauf durch Einwirkung von Chlorwasserstoff in das Chlormethyl-d-homopilopyl-keton überführt. Nach Umwandlung in das Amin mit Hilfe von Phthalimidkalium wird durch Behandlung mit Rhodanid-Lösung der Ringschluß zum 2-Mercapto-4,5-d-homopilopyl-imidazol vollzogen. Letzteres kann durch Oxydation zum Pilocarpidin aufoxydiert werden, das durch Methylierung mit Methyljodid in das Pilocarpin überführt wird:

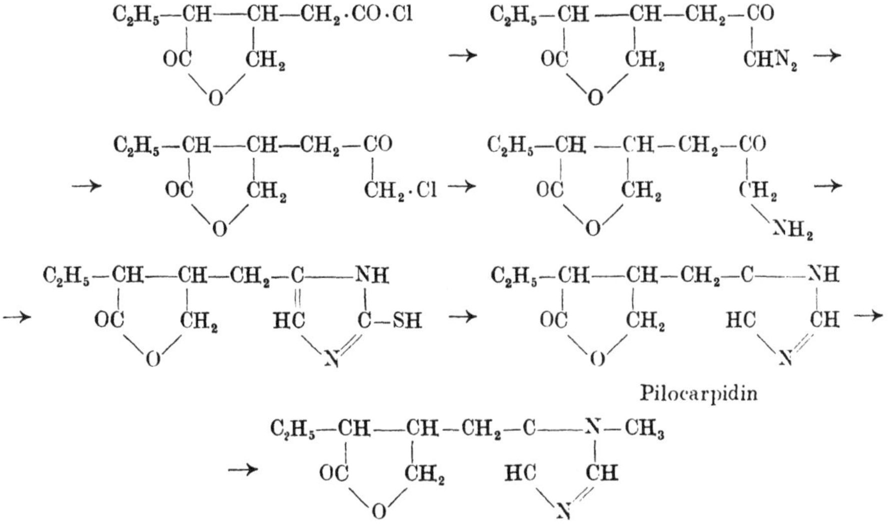

$$\begin{array}{c} C_2H_5-CH-CH-CH_2\cdot CO\cdot Cl \\ | \quad\quad | \\ OC \quad CH_2 \\ \diagdown O \diagup \end{array} \rightarrow \begin{array}{c} C_2H_5-CH-CH-CH_2-CO \\ | \quad\quad | \quad\quad\quad | \\ OC \quad CH_2 \quad CHN_2 \\ \diagdown O \diagup \end{array} \rightarrow$$

$$\rightarrow \begin{array}{c} C_2H_5-CH-CH-CH_2-CO \\ | \quad\quad | \quad\quad\quad | \\ OC \quad CH_2 \quad CH_2\cdot Cl \\ \diagdown O \diagup \end{array} \rightarrow \begin{array}{c} C_2H_5-CH-CH-CH_2-CO \\ | \quad\quad | \quad\quad\quad | \\ OC \quad CH_2 \quad CH_2 \\ \diagdown O \diagup \quad\quad NH_2 \end{array} \rightarrow$$

$$\rightarrow \begin{array}{c} C_2H_5-CH-CH-CH_2-C-NH \\ | \quad\quad | \quad\quad\quad \| \quad\quad | \\ OC \quad CH_2 \quad HC \quad C-SH \\ \diagdown O \diagup \quad\quad \diagdown N \diagup \end{array} \rightarrow \begin{array}{c} C_2H_5-CH-CH-CH_2-C-NH \\ | \quad\quad | \quad\quad\quad \| \quad\quad | \\ OC \quad CH_2 \quad HC \quad CH \\ \diagdown O \diagup \quad\quad \diagdown N \diagup \end{array} \rightarrow$$
Pilocarpidin

$$\rightarrow \begin{array}{c} C_2H_5-CH-CH-CH_2-C-N-CH_3 \\ | \quad\quad | \quad\quad\quad \| \quad\quad | \\ OC \quad CH_2 \quad HC \quad CH \\ \diagdown O \diagup \quad\quad \diagdown N \diagup \end{array}$$
Pilocarpin

---

[1] PREOBRASHENSKI, N. A.: Ber. dtsch. chem. Ges. **66**, 1536 (1933) u. **68**, 850 (1935).

Dillvarsen ist 1-Trimethylamino-2,3-methylendioxy-propan-jodid.

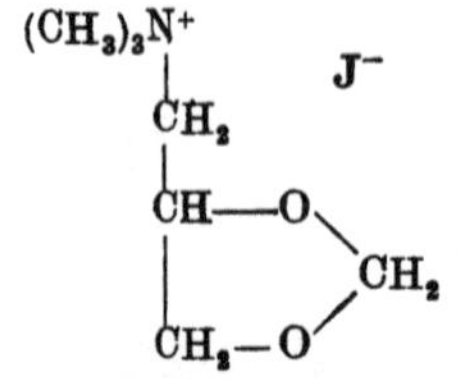

$(CH_3)_3N^+$ — J^-
$|$
CH_2
$|$
$CH—O$
$\quad\quad\quad\diagdown$
$\quad\quad\quad\quad CH_2$
$\quad\quad\quad\diagup$
$CH_2—O$

Dillvarsen

Es zeichnet sich durch größere Beständigkeit als das Cholin aus.

Die schon früh unternommenen Versuche, die Methyl-Gruppe des Cholins gegen andere Alkyl-Gruppen auszutauschen, waren ohne Erfolg.

Die Äther des Cholins erweitern ebenfalls die Gefäße. Wirksamer als die Methyl- und Äthyläther des Cholins sind die entsprechenden Äther des β-Methylcholins. Hierbei ist der Äthyläther fast um das zehnfache stärker als der Methyläther. In kleinen Dosen wirkt auch der Isopropyläther blutdruckerniedrigend[1].

Zur Darstellung dieser Äther werden α-Alkyl-β-bromalkyläther mit Trimethylamin umgesetzt. So gewinnt man beispielsweise aus α-Propyl-β-bromäthyl-äthyläther mit Trimethylamin den β-Propyl-cholinbromid-äthyläther[2,3]. Statt der Brom-Verbindungen lassen sich auch Chlor-Verbindungen umsetzen[4].

Als *Esmodil* kommt das N-Trimethyl-2-methoxy-Δ^2-propenyl-ammoniumbromid in den Handel.

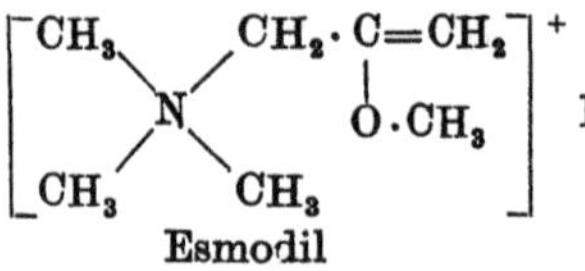

$$\left[\begin{array}{c} CH_3 \\ | \\ CH_3—N—CH_2·C=CH_2 \\ | \quad\quad\quad | \\ CH_3 \quad\quad O·CH_3 \\ \quad\quad CH_3 \end{array}\right]^+ Br^-$$

Esmodil

Es fällt unveräthert als Nebenprodukt in geringer Menge bei der Darstellung des Endojodins (s. S. 526) durch erschöpfende Methylierung an[5]:

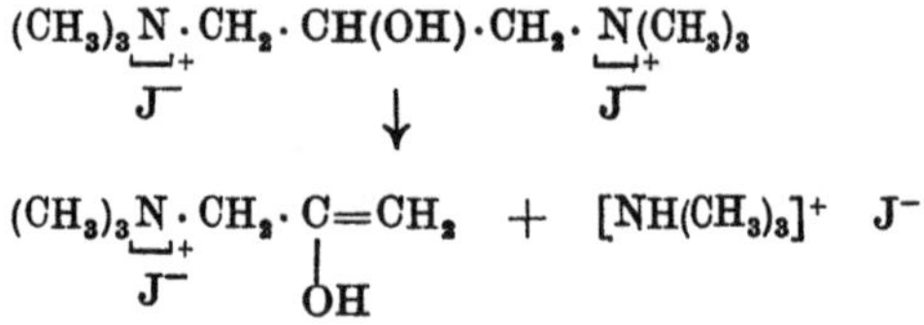

$$(CH_3)_3\underset{J^-}{N^+}·CH_2·CH(OH)·CH_2·\underset{J^-}{N^+}(CH_3)_3$$
$$\downarrow$$
$$(CH_3)_3\underset{J^-}{N^+}·CH_2·\underset{OH}{C}=CH_2 \;+\; [NH(CH_3)_3]^+ \; J^-$$

Zur technischen Darstellung wird Chlor-acetondimethylacetal unter Abspaltung von Methylalkohol in das 1-Chlor-2-methoxy-propen-(2) überführt, das durch Anlagerung von Trimethylamin Esmodil liefert:

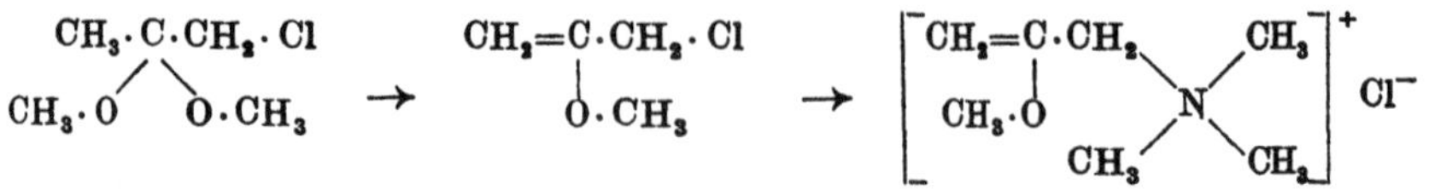

$$\underset{CH_3·O\quad O·CH_3}{CH_3·C·CH_2·Cl} \rightarrow \underset{O·CH_3}{CH_2=C·CH_2·Cl} \rightarrow \left[\begin{array}{c} CH_2=C·CH_2 \quad CH_3 \\ | \quad\quad\quad\quad\diagdown\; / \\ CH_3·O \quad\quad\quad N \\ \quad\quad\quad\quad / \diagdown \\ \quad\quad\quad CH_3 \quad CH_2 \end{array}\right]^+ Cl^-$$

Esmodil bewirkt ebenso wie Doryl, Lentin und Prostigmin starke Erregung der Darmperistaltik und wird daher bei Darmlähmungen verwendet[6].

Weitere Parasympathomimetica.

Zur Cholin-Gruppe gehören ihrer Wirkung nach die Alkaloide Pilocarpin und Physostigmin.

Das *Pilocarpin* wird aus Jaborandi-Blättern *(Pilocarpus pennatifolius)* gewonnen. Die Konstitutionsaufklärung gelang PINNER und JOWETT, die ihm

---
[1] HUNT, R., u. R. R. RENSHAW: J. Pharmacol. exp. Therapeut. **58**, 140 (1936).
[2] AP. 2049463. — [3] AP. 2142140, Zus. zu AP. 2049463. — [4] AP. 2155446.
[5] WESTPHAL, K., u. G. HECHT: Med. u. Chem., **3**, 393 (1936).
[6] SCARTOZZI, C.: Menerva med. **28**, II, 472 (1937); C. **1939**. I. 2630.

folgende Struktur zusprachen:

$$\text{C}_2\text{H}_5-\overset{|}{\text{CH}}-\overset{|}{\text{CH}}-\text{CH}_2-\overset{\|}{\text{C}}-\overset{|}{\text{N}}-\text{CH}_3$$
$$\underset{\diagdown\text{O}\diagup}{\text{OC} \quad \text{CH}_2} \qquad \underset{\diagdown\text{N}\diagup}{\text{HC} \quad \text{CH}}$$

Pilocarpin

Die Synthese wurde von N. A. PREOBRASHENSKI u. a. durchgeführt [1]. Sie geht von der Pilopsäure aus. Die optisch aktive d-Pilopsäure wird über das Chlorid in das Diazomethyl-d-pilopyl-keton überführt. Dieses kann dann nach ARNDT und EISTERT in die d-Homopilopsäure umgewandelt werden:

$$\text{C}_2\text{H}_5-\overset{|}{\text{CH}}-\overset{|}{\text{CH}}-\text{COOH} \qquad \text{C}_2\text{H}_5-\overset{|}{\text{CH}}-\overset{|}{\text{CH}}-\text{CO}\cdot\text{Cl}$$
$$\underset{\diagdown\text{O}\diagup}{\text{OC} \quad \text{CH}_2} \rightarrow \underset{\diagdown\text{O}\diagup}{\text{OC} \quad \text{CH}_2} \rightarrow$$

d-Pilopsäure

$$\text{C}_2\text{H}_5-\overset{|}{\text{CH}}-\overset{|}{\text{CH}}-\text{CO}\cdot\text{CHN}_2 \qquad \text{C}_2\text{H}_5-\overset{|}{\text{CH}}-\overset{|}{\text{CH}}-\text{CH}_2\cdot\text{COOH}$$
$$\underset{\diagdown\text{O}\diagup}{\text{OC} \quad \text{CH}_2} \rightarrow \underset{\diagdown\text{O}\diagup}{\text{OC} \quad \text{CH}_2}$$

d-Homopilopsäure

Diese, zum Chlorid umgesetzt, wird abermals mit Diazomethan behandelt, das gebildete Diazomethyl-d-homopilopyl-keton darauf durch Einwirkung von Chlorwasserstoff in das Chlormethyl-d-homopilopyl-keton überführt. Nach Umwandlung in das Amin mit Hilfe von Phthalimidkalium wird durch Behandlung mit Rhodanid-Lösung der Ringschluß zum 2-Mercapto-4,5-d-homopilopyl-imidazol vollzogen. Letzteres kann durch Oxydation zum Pilocarpidin aufoxydiert werden, das durch Methylierung mit Methyljodid in das Pilocarpin überführt wird:

$$\text{C}_2\text{H}_5-\overset{|}{\text{CH}}-\overset{|}{\text{CH}}-\text{CH}_2\cdot\text{CO}\cdot\text{Cl} \qquad \text{C}_2\text{H}_5-\overset{|}{\text{CH}}-\overset{|}{\text{CH}}-\text{CH}_2-\text{CO}$$
$$\underset{\diagdown\text{O}\diagup}{\text{OC} \quad \text{CH}_2} \rightarrow \underset{\diagdown\text{O}\diagup}{\text{OC} \quad \text{CH}_2} \quad \overset{|}{\text{CHN}_2} \rightarrow$$

$$\rightarrow \text{C}_2\text{H}_5-\overset{|}{\text{CH}}-\overset{|}{\text{CH}}-\text{CH}_2-\text{CO} \qquad \text{C}_2\text{H}_5-\overset{|}{\text{CH}}-\overset{|}{\text{CH}}-\text{CH}_2-\text{CO}$$
$$\underset{\diagdown\text{O}\diagup}{\text{OC} \quad \text{CH}_2} \quad \overset{|}{\text{CH}_2\cdot\text{Cl}} \rightarrow \underset{\diagdown\text{O}\diagup}{\text{OC} \quad \text{CH}_2} \quad \overset{|}{\text{CH}_2} \rightarrow$$
$$\overset{|}{\text{NH}_2}$$

$$\rightarrow \text{C}_2\text{H}_5-\overset{|}{\text{CH}}-\overset{|}{\text{CH}}-\text{CH}_2-\overset{\|}{\text{C}}-\text{NH} \qquad \text{C}_2\text{H}_5-\overset{|}{\text{CH}}-\overset{|}{\text{CH}}-\text{CH}_2-\overset{\|}{\text{C}}-\text{NH}$$
$$\underset{\diagdown\text{O}\diagup}{\text{OC} \quad \text{CH}_2} \quad \underset{\diagdown\text{N}\diagup}{\text{HC} \quad \text{C-SH}} \rightarrow \underset{\diagdown\text{O}\diagup}{\text{OC} \quad \text{CH}_2} \quad \underset{\diagdown\text{N}\diagup}{\text{HC} \quad \text{CH}} \rightarrow$$

Pilocarpidin

$$\rightarrow \text{C}_2\text{H}_5-\overset{|}{\text{CH}}-\overset{|}{\text{CH}}-\text{CH}_2-\overset{\|}{\text{C}}-\overset{|}{\text{N}}-\text{CH}_3$$
$$\underset{\diagdown\text{O}\diagup}{\text{OC} \quad \text{CH}_2} \quad \underset{\diagdown\text{N}\diagup}{\text{HC} \quad \text{CH}}$$

Pilocarpin

---

[1] PREOBRASHENSKI, N. A.: Ber. dtsch. chem. Ges. **66**, 1536 (1933) u. **68**, 850 (1935).

Das Pilocarpin wirkt vor allem auf die parasympathischen Nervenendigungen der Schweißdrüsen und fördert dadurch die Schweißsekretion stark. Daneben werden auch andere Drüsen angeregt. Im Vergiftungsbild tritt besonders eine sehr starke Bronchialsekretion in den Vordergrund, die Pupillen werden verengt. Die Pilocarpin-Wirkung kann durch Atropin (S. 175) aufgehoben werden.

Das *Physostigmin (Eserin)* wird aus der Kalabarbohne gewonnen. Die Konstitutionsaufklärung gelang M. POLONOVSKI und M. POLONOVSKI. Nach ihnen besitzt das Eserin folgende Konstitution.

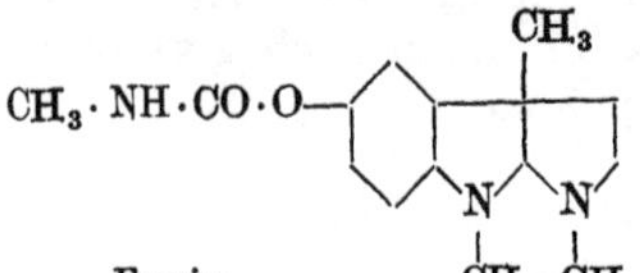

Durch die Synthese von P. L. JULIAN und J. PIKL[1] konnte die Konstitution bestätigt werden. N-Methylphenetidin wird mit α-Brompropionylbromid zum entsprechenden Anilid kondensiert, aus welchem mit AlCl₃ das 1,3-Dimethyl-5-oxyoxindol erhalten wurde. Durch Alkylierung bildet sich hieraus das 1,3-Dimethyl-5-äthoxy-oxindol:

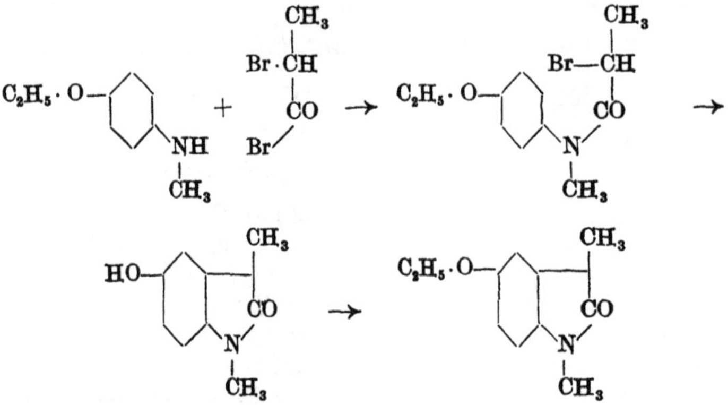

Dieses ergab mit Chloracetonitril in Natriumäthylat-Lösung 1,3-Dimethyl-5-äthoxy-oxindolyl-(3)-acetonitril, das mittels katalytischer Hydrierung in Eisessig unter Zusatz geringer Mengen Schwefelsäure in die 3-Aminoäthyl-Verbindung umgewandelt wurde. Mit Benzaldehyd in die SCHIFFsche Base überführt, läßt sich diese mit Methyljodid bei 100° und durch anschließende Hydrolyse zur Methylamino-Verbindung umsetzen:

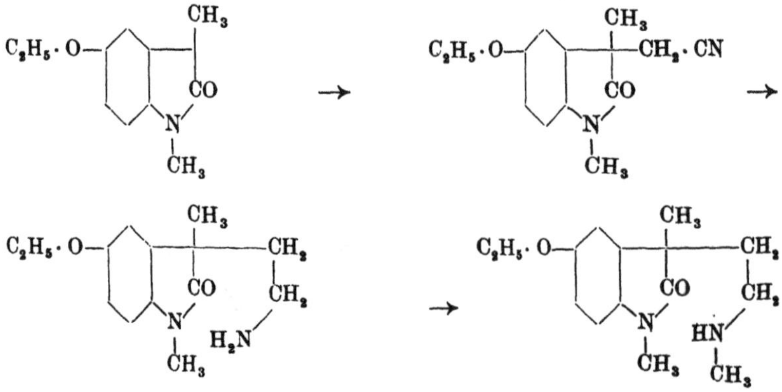

---

[1] JULIAN, P. L., u. J. PIKL: J. Amer. chem. Soc. **57**, 539 (1935) u. **57**, 563 (1935).

Andere Methylierungsversuche, wie z. B. mit p-Toluolsulfonsäuremethylester, ergaben nur schlechte Ausbeuten. Das Methylamin-Derivat ließ sich mit Natrium und Alkohol reduzieren, wobei gleichzeitig Ringschluß eintrat:

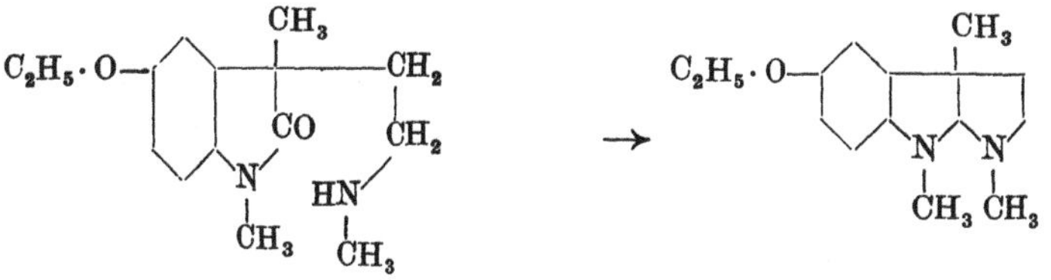

Die Verbindung verhielt sich wie natürliches Eserethol. Nach Trennung der optisch aktiven Basen ließ sich aus dem *l*-Eserethol mit AlCl$_3$ die Äther-Gruppe abspalten zum *l*-Eserolin, aus dem schon POLONOVSKI und NITZBERG mit Methylisocyanat das Physostigmin erhalten konnten[1]:

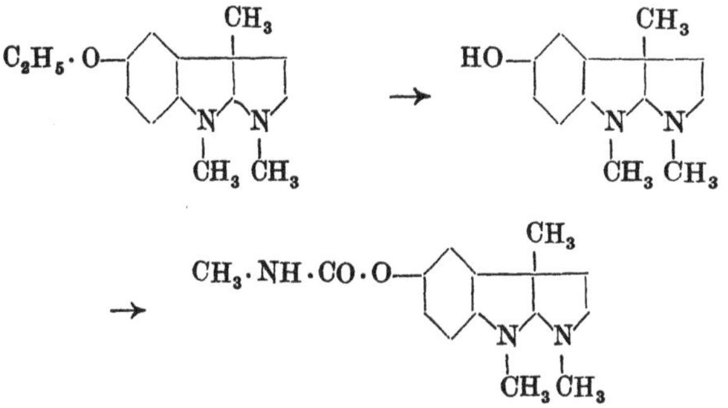

Eserin ist in seiner Pupillenwirkung Antagonist des Atropins. Da hierbei die Pupille verengt, die Kammerbucht weiter geöffnet wird und das Kammerwasser durch den SCHLEMMschen Kanal leichter abfließen kann, fällt der intraokulare Druck, so daß Eserin zur Prophylaxe des Glaukoms angewandt werden kann.

E. STEDMAN[2] untersuchte in Analogie zum Physostigmin Carbaminsäureester einfacher Phenole:

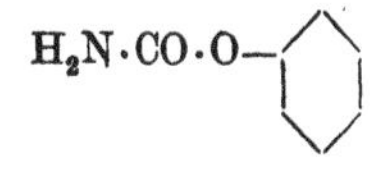

Dabei erhielt er ähnlich wirksame Verbindungen, z. B. den m-Dimethylamino-phenylester der Carbaminsäure, ferner den o-Dimethylaminophenylester der Äthylcarbaminsäure und den Methylcarbaminoester des Hordenins. Dagegen waren die m- und p-Dimethylamino-phenyl-ester der Äthylcarbaminsäure und Ester der Phenylcarbaminsäure unwirksam. Wichtig war somit die Stellung der basischen Gruppe am Kern. Wurde diese Gruppe in ein quaternäres Ammoniumsalz umgewandelt, so wurden die m-Derivate, z. B. nebenstehendes, in ihrer Wirkung gesteigert, während die Wirkung der o- und p-Derivate aufgehoben wurde[3]. Bei weiteren Untersuchungen fanden STEDMAN und Mitarbeiter, daß das N-Methylurethan des 3-Dimethylamino-phenols stärker wirksam war als dasjenige des 4-Isomeren, ferner, daß die N-Methylurethane intensiver wirkten als die N-Dimethylurethane[4].

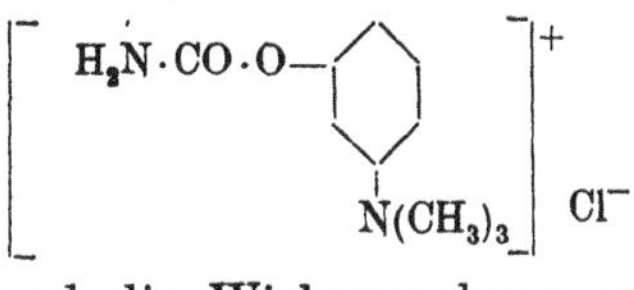

---

[1] POLONOVSKI, M. u. CH. NITZBERG: Bull. Soc. chim. France [4], **19**, 27 (1916); vgl. auch T. HOSHINO u. T. KOBAYASHI: Proc. Imp. Acad. Tokijo 11, 416 (1935), C. **1936**. II. 306.
[2] STEDMAN, E.: J. chem. Soc. [London] **127**, 247 (1925).
[3] STEDMAN, E.: Biochem. J. **20**, 719 (1926).
[4] STEDMAN, E.: J. chem. Soc. (London) **129**, 609 (1929).

170 Verbindungen, die das autonome Nerven-System beeinflussen.

Von J. A. AESCHLIMANN und M. REINERT wurden ebenfalls Carbaminsäure-ester des 3-Dimethylamino-phenols auf ihre dem Physostigmin ähnliche Wirkung hin untersucht. Hier waren die Methyl-, Dimethyl-, Allyl-, Benzyl- und Methyl-phenyl-carbaminsäureester des 1-Oxyphenyl-3-trimethyl-ammonium-methylsulfats sehr stark wirksam. Schwach war die Wirkung der Äthyl- und Phenyl-Verbindungen dieser Reihe; die Diäthyl- und Diallyl-Verbindungen erwiesen sich als wirkungslos. Während die quaternären Salze der aromatischen Basen aktiver waren als die entsprechenden Hydrochloride der tertiären Basen, war dieser Wirkungsunterschied dann gering, wenn sich die basische Gruppe in einer Seitenkette und nicht im Kern befand. Von den Verbindungen wurden besonders eingehend der Dimethyl- und Methyl-phenyl-carbaminsäureester des 1-Oxyphenyl-3-trimethylammonium-methylsulfats untersucht, deren stimulierende Wirkung auf die Darmperistaltik der des Physostigmins entspricht. Die Darmwirkung des Dimethylcarbaminsäureesters ist ebenso stark wie die des Physostigmins[1]. Als *Prostigmin*

$$\left[(CH_3)_2N\cdot CO\cdot O-\underset{N(CH_3)_3}{\bigcirc}\right]^+ [SO_4\cdot CH_3]^-$$

Prostigmin

erlangte er therapeutische Bedeutung.

Die Darstellung erfolgt aus Dimethylcarbaminsäurehalogenid, das bei 100° mit m-Dimethylaminophenol umgesetzt wird. Darauf läßt sich der Ester mit Dimethylsulfat zur quaternären Base umwandeln[2]:

$$(CH_3)_2N\cdot CO\cdot Cl + HO-\underset{N(CH_3)_2}{\bigcirc} \rightarrow (CH_3)_2N\cdot CO\cdot O-\underset{N(CH_3)_2}{\bigcirc}$$

$$\rightarrow \left[(CH_3)_2N\cdot CO\cdot O-\underset{N(CH_3)_3}{\bigcirc}\right]^+ [SO_4\cdot CH_3]^-$$

Das zur Darstellung des Prostigmins erforderliche m-Dimethylamino-phenol erhält man nach BOBRANSKI und EKER durch Nitrierung von Dimethylanilin. Die m-Nitro-Verbindung wird zu Dimethyl-m-phenylendiamin reduziert, aus dem mittels Natriumnitrit das m-Dimethylamino-phenol gewonnen wird[3].

Das Prostigmin übt starke Wirkung auf die Darmtätigkeit aus und erhöht bei Myasthenie in bedeutend stärkerem Maße als Physostigmin die Muskelleistung bei einem über mehrere Stunden erhöhten Kraftgefühl. Am Auge hat Prostigmin die gleiche Wirkung wie Eserin. Besondere Bedeutung hat der Antagonismus des Prostigmin gegenüber der muskellähmenden Wirkung des Curare erlangt.

Unter der Reihe der Abwandlungsprodukte zeigen das Isobutyryl-3-oxyphenyl-trimethyl-ammonium-methylsulfat und ähnliche Verbindungen schwächere, aber qualitativ gleiche Wirkung am isolierten Froschherzen wie das Prostigmin[4]. Auch der 3-Oxy-1-methyl-pyridiniumbromid-dimethylcarbaminsäureester hat ähnliche physiologische Wirkung wie Physostigmin[5].

---

[1] AESCHLIMANN, J. A., u. M. REINERT: J. Pharmacol. exp. Therapeut. **43**, 413 (1931).
[2] Schwz. PP. 208883, 208884. — [3] BOBRANSKI, B. R., u. I. M. EKER: J. Chim. appl. (UdSSR); **14**, 524 (1941); C. **1941**. II. 2203. — [4] BLOCH, H.: Naunyn-Schmiedebergs Arch. exp. Pathol. Pharmakol. **193**, 292 (1939). — [5] EP. 613168.

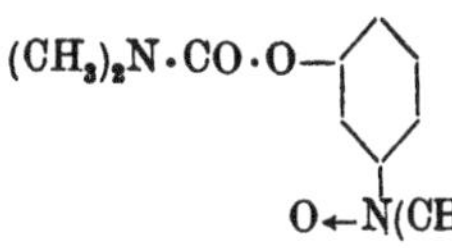

Das m-Dimethylaminophenyl-dimethylcarbamin- $(CH_3)_2N \cdot CO \cdot O-$
säureester-N-oxyd, das man aus m-Dimethylamino-
phenyl-dimethyl-carbaminsäureester mit Oxydationsmitteln wie Benzoepersäure, Sulfo-monopersäure
oder Wasserstoffperoxyd erhält, zeichnet sich eben- $O \leftarrow N(CH_3)_2$
falls durch dem Physostigmin ähnliche Wirkungen aus. Gegenüber dem nicht
oxydierten Derivat hat es den Vorzug, daß es eine wesentlich größere therapeutische Breite besitzt[1].

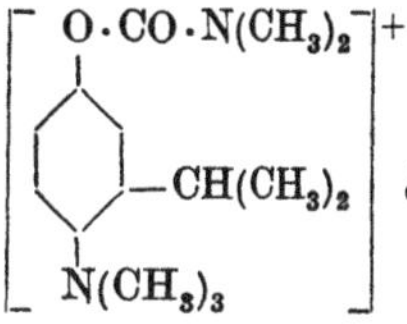

Nach Angaben von STEVENS und BEUTEL[2] ist von
den Homologen des 4-Dimethylaminophenols das Di-
methylurethan des m-Isopropyl-p-dimethylamino-phe-
nyl-methylammoniumjodids stark wirksam.

Auch die Derivate des Carvacrols und des Thymols
entsprechen in ihrer Wirkung dem Physostigmin. Ferner
wirken Alkyl-Gruppen auch bei den Methyl-urethanen
des 2-Dimethylaminophenols erhöhend auf die physiologische Wirkung dieser
Verbindung. HAWORTH u. a.[3] prüften den Einfluß einer Alkyl-Gruppe bei quaternären Verbindungen der Methylurethane des 3-Dimethylamino-phenols. Im
Gegensatz zu den Untersuchungen von STEVENS ergab hier die Alkyl-Substitution
nur einen geringen Anstieg der Wirkung. Das Maximum wurde bei der Methyl-
Substitution erreicht, während Äthyl-, Isopropyl- und Cyclohexyl-Gruppen
die Wirkung abschwächten. Die Giftigkeit dieser Verbindungen kann sehr
hoch sein, wenn eine zweite Methyl-Gruppe in den Kern eingeführt wird. Die
Stellung der Methyl-Gruppe ist von sekundärer Bedeutung. Auch Halogen-
Substitution war von geringerer Wirkung.

Ferner untersuchte HAWORTH Methylurethane des 8-Oxy-1-methyl-1,2,3,4-
tetrahydrochinolinium-methyljodids (I) und der 7-Oxy-Verbindung (II). Die
erstere war nur wenig toxisch, die meta-Verbindung stark wirksam:

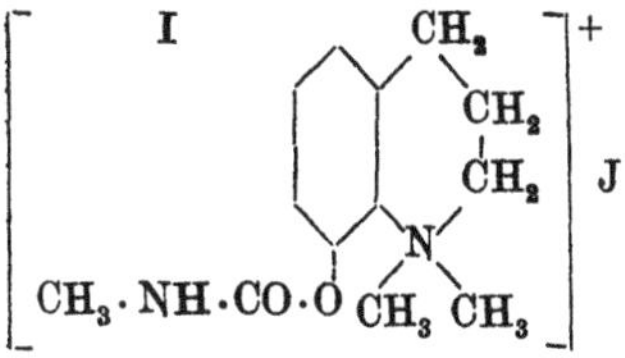

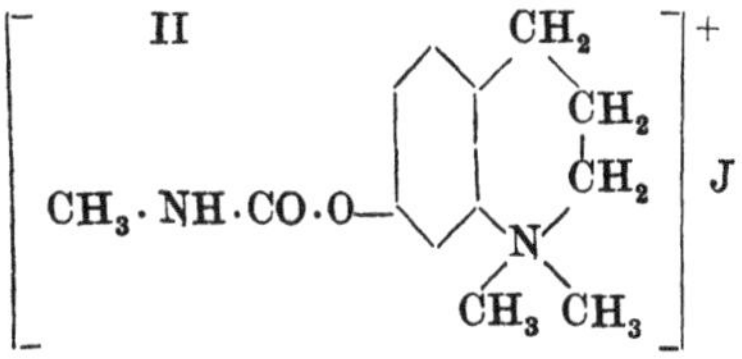

STEDMAN und Mitarbeiter prüften, wie bereits erwähnt, auch Phenyl-urethane,
die eine tertiäre Amino-Gruppe in einer Seitenkette trugen. Durchweg zeigten
die tert. Basen länger andauernde Wirkung als die gleichen quaternären Verbindungen und waren im ganzen wenig wirk-
sam. Jedoch wiesen einige, so das als *Miotin*
bekannt gewordene N-Methylurethan des N-Di-
methyl-α-(3'-oxy-phenyl)-äthylamins, gute pharmakologische Eigenschaften auf. Ebenso war das
Isopropylamin-Derivat gut wirksam. Nach HA-
WORTH u. a.[4] ist bei den Miotin-Abkömmlingen
vor allem die m-Stellung der Hydroxyl-Gruppe zur Seitenkette wichtig.

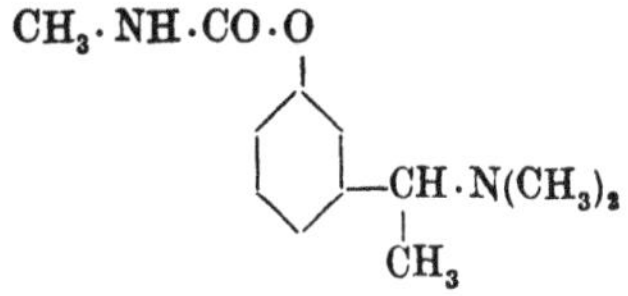

Miotin

---

[1] Schwz. P. 247871.
[2] STEVENS, J. R., u. R. H. BEUTEL: J. Amer. chem. Soc. **63**, 308 (1941).
[3] HAWORTH, D., u. a.: J. chem. Soc. (London) **1947**, 182.
[4] HAWORTH, D., u. a.: J. Amer. chem. Soc. **1947**, 191.

Kernalkylierungen der 2-Oxybenzyl-dimethylamine und der Homologen zeigten einen bemerkenswerten Anstieg der Giftigkeit. Orientierende Versuche, die in der Tetrahydronaphthalin- und Isochinolin-Reihe unternommen wurden, ergaben, daß durch Kern-Alkylierungen hier ein Rückgang in der Toxizität festzustellen war.

Schließlich zeigen auch Derivate des 3-Oxy-pyridins z. B. die quaternäre Verbindung des 3-Oxy-pyridins physostigminähnliche Wirkung, wobei die Nebenwirkungen gering sind.

Die antagonistische Wirkung des Prostigmins bei Curare-Vergiftungen führte zur Untersuchung der Anticurare-Wirkung von weiteren quartärneren Salzen von Aminophenolen. Hier war besonders das Dijodmethylat des ω,ω'-Bis-(p-dimethylamino-phenoxy)-propans bemerkenswert, das sich zugleich durch geringe Toxizität auszeichnet[1].

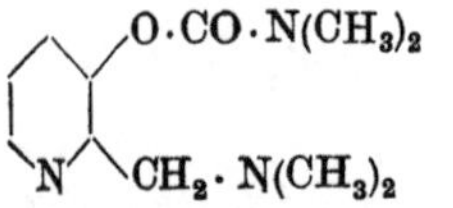

Carbaminsäureester der 3-Oxy-2-pyridyl-methylamine sind Inhibitoren der Cholinesterase und können als Anticurare-Mittel verwandt werden. Aus 3-Oxy-pyridin, Dimethylamin und Formaldehyd bildet sich (3-Oxy-2-pyridyl-methyl)-dimethylamin, das sich mit Dimethylcarbaminat zu nebenstehendem Produkt umsetzen läßt[2].

Am Auge zeichnen sich verschiedene Phenylphosphate durch eine dem Physostigmin ähnliche Wirkung aus, da auch sie den Abbau des Acetylcholins durch Cholinesterase hemmen.

Das Diäthyl-p-nitrophenylphosphat, das unter dem Namen *Mintacol* in den Handel kommt, und das Diisopropylfluorphosphat, das von McCombie und Saunders dargestellt wurde, zeigen starken myotischen Effekt. Hierbei ist vor allem das Mintacol durch gute Wirkung in Dosen von 0,25—0,5 γ bemerkenswert. Es ist damit dem Eserin um das vierfache überlegen[3].

Die Darstellung erfolgte zuerst durch Umsetzung des Natriumsalzes des p-Nitrophenols mit Chlorphosphinsäurediäthylester. Besser geschieht die Gewinnung durch Nitrierung des Diäthylphosphorsäure-phenylesters[4]:

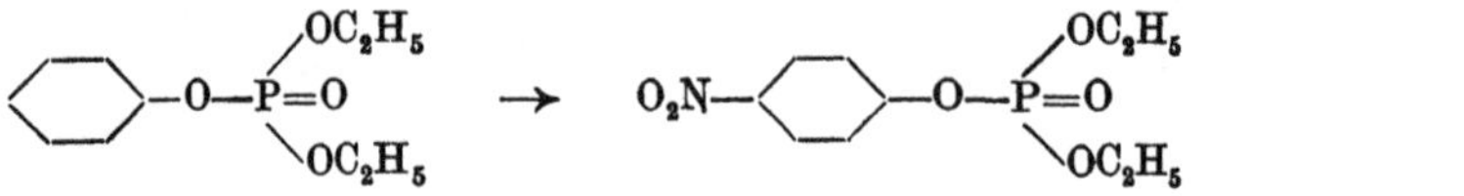

Die erwähnten Verbindungen sind zugleich auch Vorstufen für die Herstellung der heute viel verwendeten Insekticide auf Basis der Thiophosphorsäureester.

Curare und verwandte Verbindungen.

Quaternäre Amoniumsalze besitzen fast stets auch eine gewisse lähmende Wirkung auf die motorischen Nervenendigungen, die neuerdings zur Muskelentspannung bei der Operationsvorbereitung Anwendung findet. Der Prototyp und das natürliche Vorbild dieser Verbindungen ist das indianische Pfeilgift *Curare*. Es wird aus bestimmten *Strychnos*-Arten bzw. aus Pflanzen der Familie der *Longaniaceen* gewonnen[5].

Je nach der Verpackungsart unterscheidet man verschiedene Curare-Arten:
Tubo-Curare ist in Bambusröhren verpackt.
Topf-Curare kommt in porösen Tongefäßen in den Handel.
Die *Säckchen-Curare* ist in Säckchen verpackt. Das in Flaschen-Kürbissen verpackte Pfeilgift bezeichnet man als *Kalebassen-Curare*.
Die Isolierung und Konstitutionsaufklärung der in Curare enthaltenen Alkaloide ist verschiedenen Forschern, vor allem Boehm und King, zu verdanken. So erhielt Boehm 1895

---

[1] Funke, A., u. F. Depierre: C. R. hebd. Séances Acad. Sci. **230**, 245 (1950).
[2] AP. 2 521 732.
[3] Wirth, W.: Dtsch. med. Wschr. **74**, 1243 (1948).
[4] Schrader, G.: Angew. Chem. **62**, 471 (1950).
[5] Vgl. hierzu H. Karbe: Pharmazie **4**, 11 (1949).

aus der Tubo-Curare eine gut kristallisierte, allerdings pharmakologisch nur schwach wirksame Base, das *Curin*. Auch gelang es ihm, das wirksame Tubocurarin weitgehend rein zu erhalten. KING isolierte 1935[1] letzteres Alkaloid in reiner Form, zugleich konnte er nachweisen, daß Curin mittels Methylchlorid in das quaternäre Tubocurarin überführt werden kann. Auf Grund der Struktur des Curins kommt der quaternären Base folgende Formel zu:

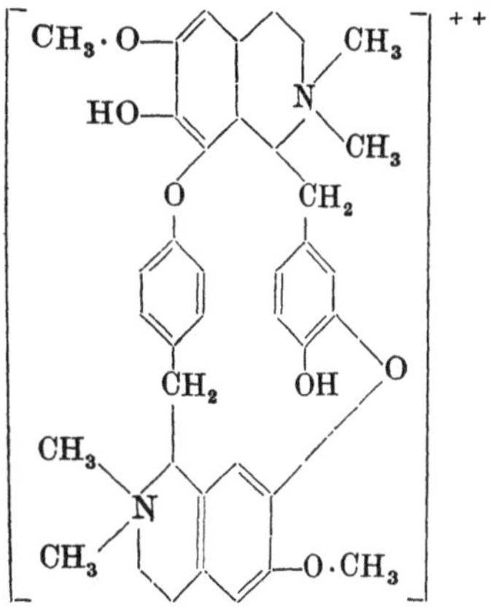

Im AP. 2408924 ist die Isolierung und Reindarstellung mittels Pikrinsäure beschrieben. Das Pikrat wird mit Salzsäure hydrolysiert, wobei Tubocurarinhydrochlorid entsteht. Die überschüssige Säure kann durch Anionenaustausch entfernt werden.

Tubocurarin wird zur Muskelentspannung bei operativen Eingriffen verwendet. Es kommt in USA unter dem Namen *Introcostrin* als gereinigter Pflanzenextrakt in den Handel, neuerdings in kristallisierter Form auch in Deutschland als *Curarin*.

Curare zeichnet sich durch spezifische Wirkung auf die motorischen Nervenendigungen aus. Hier blockiert es das Acetylcholin in der neuromuskulären Synapse, so daß willkürliche Muskelbewegungen nicht möglich sind[2]. Die Wirkung beginnt bei den von den Kopfnerven innervierten Muskeln, dann erst werden der Rumpf und die Extremitäten-Muskulatur gelähmt, zuletzt auch Atem- und Zwerchfellmuskulatur angegriffen[3]. Eventuell eintretende Atmungslähmung kann durch künstliche Atmung bzw. durch kleine Gaben Prostigmin behoben oder verhindert werden. Prostigmin ist Antagonist des Tubocurarins.

Die schwere Zugänglichkeit des Tubocurarins führte zur Untersuchung anderer quaternärer Basen. So zeigten schon Untersuchungen von BROWN und FRASER, daß Alkaloide, die in quaternäre Basen umgewandelt werden, curareähnliche Wirkung erhalten. So ist das Methylmorphiniumbromid von curareähnlicher Wirkung. Wesentlich stärker wirkt das Morpholinoäthyl-morphindibrommethylat.

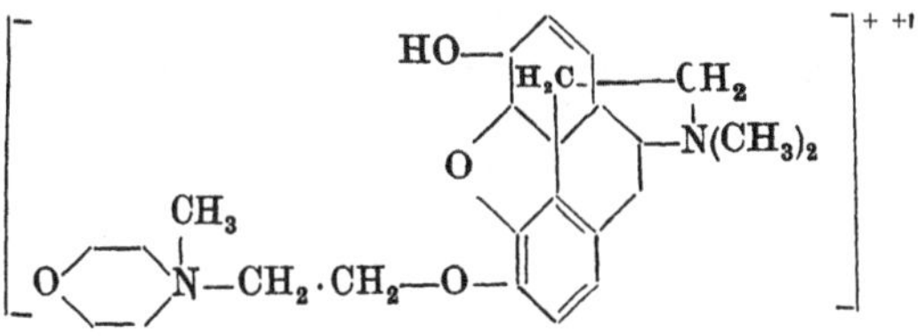

Es besitzt etwa die 10fache Curarewirkung der Vergleichssubstanz[4].

Auch zahlreiche andere Ammoniumbasen besitzen muskelentspannende Wirkung. Nach REID, HUNT und R. R. RENSHAW[5] blockieren außer Ammoniumbasen auch Phosphonium-, Stibonium- und Arsonium-Verbindungen die motorischen Nervenendigungen.

Versuche zum Austausch des Tubocurarins durch synthetische Stoffe wurden von D. BOVET u. a.[6] unternommen, die verschiedene Aminophenoläther untersuchten. Von diesen Derivaten war besonders das Dijodmethylat des Bis-(2′-dimethylamino-phenoxy)-1,5-pentans wirksam. Im Tierversuch verhält es sich ähnlich dem Tubocurarin trotz Fehlens der in diesem Alkaloid enthaltenen Isochinolin-Struktur.

---

[1] KING, H.: J. Amer. chem. Soc. **1935**, 1381.
[2] Vgl. W. HÜGIN: Schwz. med. Wschr. **77**, 791 (1947).
[3] Vgl. G. MUSZGNUG: Pharmazie **4**, 17 (1949).
[4] CHABRIER, R. u. a.: C. R. hebd. Séances Acad. sci. **231**, 289 (1950).
[5] REID, G., R. HUNT u. R. R. RENSHAW: J. Pharmacol. exp. Therapeut. **25**, 315 (1925).
[6] BOVET, D. u. a.: C. R. hebd. Séances Acad. Sci. **224**, 1733 (1947); **225**, 74 (1947).

Phenoläther und Resorcin-Derivate des Cholins besitzen ebenfalls eine dem Curare sehr ähnliche Wirkung.

Nach dem FP. 951134 blockieren quaternäre Salze verschiedener Phenolaminoalkyläther, z. B. das Dijodäthylat des 1,3-Di-(β-diäthylaminoäthoxy)-benzols, und weitere Derivate des Resorcins, Pyrogallols und anderer Phenole die motorischen Nervenendigungen.

Das Tri-(diäthylaminoäthoxy)-benzol-triäthyljodid kommt unter dem Namen *Flaxedil* in den Handel.

Nach D. BOVET und Mitarbeitern besitzt es etwa ein Viertel der Wirkung des Tubocurarins und sehr geringe Nebenwirkungen. A. FUNKE und C. O. ENGLER versuchten durch Modifizierung der Verbindung weitere Index-Verbesserung zu erzielen. Hier zeichnet sich besonders das Bis-(triäthylammonium)-dimethyl-5,6,7,8-tetrahydronaphthalin durch sehr hohe Curare-Wirkung und geringe Nebenwirkungen aus [1].

Die quaternären Salze der 1-Benzyl-tetrahydroisochinoline zeigen ebenfalls curare-ähnliches Verhalten. Jedoch ist die Wirkung im Vergleich zum Tubocurarin nur schwach. Derivate des 3-Indolyl-4-methylamins wurden geprüft.

An Stelle von Curare wird das Decamethylen-bis-trimethyl-ammoniumjodid zur Muskelentspannung vorgeschlagen. Im Gegensatz zum Tubocurarin soll es sich durch besser zu regulierende Wirkung auszeichnen. Es wird unter der Bezeichnung *C 10* bzw. *Deca-methoniumjodid* verwendet [2]. Von Nachteil sind jedoch seine ungleichmäßige Entgiftung und anderweitige Nebenwirkungen.

Das Pentamethylen-bis-trimethylammoniumjodid wird als Antagonist von C 10 verwendet [3], besitzt jedoch starke Blutdruckwirkung. Die analoge Hexyl-Verbindung wurde ebenfalls geprüft, jedoch wirkt sie weniger universell. Sie wird neuerdings unter der Bezeichnung *Vegolysen* oder *Hexamethonium* in der Chirurgie zur vorübergehenden maximalen Blutdrucksenkung bei Operationen zwecks Vermeidung starker Blutungen verwendet.

Das Deca-methoniumjodid entspricht nur in seinem Enderfolg dem Tubocurarin, während sein Wirkungsmechanismus ein anderer ist. Es scheint in der Art der Wirkung dem Cholin-bernsteinsäurebromid und dem Tetramethyl-ammonium-jodid ähnlich zu sein [4].

Das Tetraäthylammoniumbromid findet unter der Bezeichnung *TMD 10* Verwendung als Ganglienblocker [5].

Als Curare-Ersatzstoffe stellte A. P. PHILLIPS Derivate von Aminoäthylestern höherer Carbonsäuren dar. Er erhielt sie durch Umestern der Methyl- und Äthylester höherer Dicarbonsäuren mit β-Dimethylaminoäthanol und Umwandlung der erhaltenen tertiären Amine in die quaternären Salze [6].

Adipinsäure-bis-cholinester (*M 111*)

$$[(CH_3)_3\overset{+}{N}\cdot CH_2\cdot CH_2\cdot OOC\cdot (CH_2)_4\cdot COO\cdot CH_2\cdot CH_2\cdot \overset{+}{N}(CH_3)_3]\ 2\,J^-$$

besitzt etwa $^1/_{10}$ der Wirkung des Tubocurarins. Sie läßt sich wesentlich erhöhen, wenn durch gleichzeitige Eserin-Gaben die enzymatische Spaltung des Esters gehemmt wird. Er entfaltet dann größere Wirkung als d-Tubocurarinchlorid. Die Wirkungsdauer beträgt 20—30 Minuten. Der Mechanismus der Wirkung ist offensichtlich andersartig als beim Tubocurarin, denn die Muskellähmung wird nicht durch Tetramethylammoniumsalze aufgehoben [7].

Außer den quaternären Basen besitzen auch andere Stoffe curareartige Eigenschaften, so Pyridin, Piperidin, Magnesiumsalze usw.

---

[1] FUNKE, A., u. C. O. ENGLER: Bull. Soc. chim. France **17**, 340 (1950).
[2] Vgl. T. B. L. ROBERTS: Lancet **258**, 373 (1950); A. J. GRAY: Lancet **258**, 253 (1950).
[3] ETTERICH, M.: Schwaz. med. Wschr. **81**, 109 (1951).
[4] CRAIG, L. E., u. D. S. TARBELL: J. Amer. chem. Soc. **70**, 2783 (1948).
[5] Vgl. Arzneim. Forschg. **1**, 150 (1951).
[6] PHILLIPS, A. P.: J. Amer. chem. Soc. **71**, 3264 (1949).
[7] GINZEL, K. H., u. a.: Experientia **7**, 72 (1951).

So zeigen Piperidone und 4-Oxy-piperidine curareartige Wirkung. Die quaternären Salze der Piperidone und 4-Oxy-piperidine verursachen curareähnliche Paralyse.

Beschrieben wird auch die muskelentspannende Wirkung von **Glycerinäthern**:

$$R-O-CH_2-CH(OH)-CH_2OH$$
$$\alpha\beta\gamma$$

Nach W. BRADLEY und F. M. BERGER zeigen β- und γ-Alkyl-Äther meist keine Wirkung. Dagegen waren die α-Alkyl-glycerinäther stärker wirksam. Hierbei lag das Maximum bei einer Kettenlänge von 5 C-Atomen, also beim Glycerin-α-isoamyl- und -α-n-amyläther. Die α-Aryläther, z.B. Phenyl-, o-, m- und p-Tolyl-, 4-Chlor-phenyl- und 4-Brom-phenyläther sind bedeutend aktiver. In der Reihe der 4-Alkyl-phenyl-Derivate nimmt die Wirksamkeit von der p-Tolyl- zur 4-Butyl-phenyl-Verbindung ab. In der o-Reihe dagegen ist die Allyl-Verbindung wirksamer als das Methyl-Derivat. Der o-Methylphenyläther des Glycerins wird in England unter der Bezeichnung *Myanesin* therapeutisch verwendet[1].

Es wird bei epileptischen Anfällen und auch zur Muskelentspannung bei Operationen gebraucht[2], hat aber einen anderen Wirkungsmechanismus als Curare.

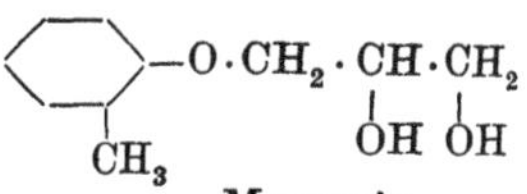

Myanesin

Durch Austausch der Methyl-Gruppe im Myanesin durch eine Alkoxy-Gruppe gelangten MELTZER und DOCZI[3] ebenfalls zu wirksamen Präparaten. Das Methoxy-Derivat findet unter der Bezeichnung *Myocain* therapeutische Verwendung[4]. Auch der Austausch gegen eine Trifluormethyl-Gruppe erwies sich als sehr günstig[5].

Untersucht wurden auch der 4- und 6-Methyl-2-propyl-phenyläther und der 4- und 6-Methyl-2-allyl-phenyläther. Einführung von Chlor und Brom verringert die Aktivität der Allyl- und Propylphenyläther, wie die Prüfung der 4- und 6-Chlor- und 4- und 6-Brom-Verbindungen zeigte.

Parasympatholytica.
Atropin-Gruppe.

Durch *Atropin*, den d,l-Tropasäureester des Tropins,

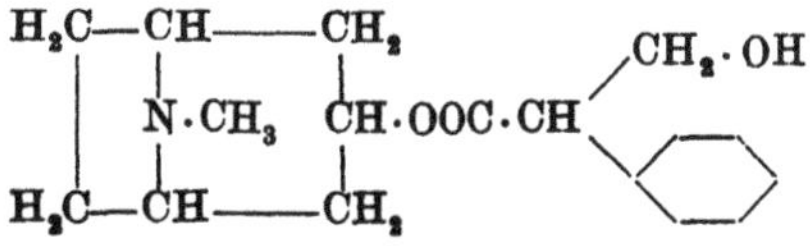

Atropin

werden alle Wirkungen des Acetylcholins, des physiologischen Überträgerstoffes parasympathischer Nervenendigungen, und auch aller anderen parasympathisch wirksamen Gifte (Pilocarpin, Muscarin, Physostigmin usw.) aufgehoben. Es hemmt die Sekretion der Drüsen und führt so zur Trockenheit im Mund und Schluckbeschwerden; es löst eine parasympathisch bedingte Kontraktion glattmuskeliger Organe, z. B. des Darmtraktus und der Bronchien.

---

[1] BRADLEY, W., u. F. M. BERGER: Nature (London) **159**, 813 (1947); Lancet **252**, 97 (1947); vgl. E. P. 614018; Schwed. P. 124215.
[2] HUNTER, A. R., u. I. M. WATERFALL: Lancet **254**, 366 (1948); H. B. WILSON u. H. E. GORDON: Lancet **254**, 367 (1948).
[3] MELTZER, R. U., u. J. DOCZI: J. Amer. chem. Soc. **72**, 4986 (1950).
[4] GINZEL, K. H.: Naunyn-Schmiedebergs Arch. exp. Pathol. Pharmakol. **212**, 331 (1951).
[5] LINDENSTRUTH, A. F., u. a.: J., Amer. chem. Soc. **72**, 1886 (1950).

Am Auge tritt durch Lähmung des Schließmuskels der Iris maximale Pupillenerweiterung und durch Erschlaffung des Ciliarmuskels Akkomodationslähmung ein. Zentral wirkt Atropin erregend, was bei toxischen Dosen zu Aufregungszuständen, Sinnestäuschungen und Delirien führen kann. Durch Überführung in quaternäre Salze wird diese zentrale Komponente ohne Beeinflussung der peripheren Wirkung abgeschwächt; N-Methyl-atropin-nitrat wird als *Eumydrin* in den Handel gebracht.

Die Synthese des Atropins als Tropin-Abkömmling erfolgt analog der Cocain-Synthese (S. 124). Nach C. Schöpf ist die Synthese von Robinson aus Succindialdehyd, Acetondicarbonsäure und Methylamin zugleich das Schema für die biologische Synthese, da, wie schon Robinson feststellte, die angewandten Ausgangsstoffe ,,zellmögliche Verbindungen" sind. Diese Theorie wird dadurch gestützt, daß die Kondensation nicht nur in stark alkalischer Lösung vor sich geht, sondern, wie Schöpf feststellte, auch schon in einem biologisch möglichen p_H-Bereich[1].

Wird das Tropin mit aliphatischen Säuren verestert, so entstehen Verbindungen, denen die Wirkung auf das vegetative System fehlt. Um therapeutische Wirkung zu erzielen, ist es daher notwendig, daß eine aromatische Säure-Gruppe in den Tropin-Rest eintritt. Daneben ist auch die Hydroxyl-Gruppe der Tropasäure von Bedeutung. Sie kann jedoch gegen ein Halogen-Atom, eine Acetoxy- oder Amino-Gruppe ausgetauscht werden. Wird die Tropasäure durch Mandelsäure ersetzt, so erhält man das *Homatropin*.

$$\begin{array}{c}H_2C-CH\quad\quad CH_2\\ |\quad\quad N\cdot CH_3\quad CH\cdot OOC\cdot CH(OH)\cdot\langle\;\rangle\\ H_2C-CH\quad\quad CH_2\\ \text{Homatropin}\end{array}$$

Die Darstellung erfolgt durch Veresterung von Tropin mit Mandelsäure in Gegenwart von Salzsäure-Gas[2].

Der Benzilsäureester des Pseudotropins wird anstelle von Atropin in dem als Spasmolyticum gebrauchten Mischpräparat *Eupaco* (neben Eupaverin, Luminal und Pyramidon) verwendet.

Auch durch Verlagerung der Hydroxyl-Gruppe aus dem Piperidin-Ring in die N-Methyl-Gruppe war keine Steigerung der Atropin-Wirkung zu erzielen. In der Reihe derartiger Verbindungen zeigt der Tropasäureester der N-Oxyäthyl-Verbindung die stärkste Wirksamkeit, während die Oxypropyl- und Oxyamyl-Derivate unwirksam waren.

$$\begin{array}{c}H_2C-CH\quad\quad CH_2\\ |\quad\quad N\cdot CH_2\cdot CH_2\cdot O\cdot R\quad CH_2\\ H_2C-CH\quad\quad CH_2\\ R=\text{Tropasäure}\end{array}$$

Auch bei den in nachstehender Weise abgewandelten Ringsystemen lag das Maximum für die mydriatische Wirkung stets bei den Äthyl-Derivaten.

$$\begin{array}{cc}
\begin{array}{c}H_2C-CH\quad\quad CH_2\\ |\quad N\cdot(CH_2)_n\cdot OH\quad CH_2\\ H_2C-CH\quad\quad CH_2\end{array} &
\begin{array}{c}H_2C-CH\quad\quad CH_2\\ |\quad N\cdot(CH_2)_n\cdot OH\quad CH\\ H_2C-CH\quad\quad CH\end{array} \\
\begin{array}{c}H_2C-CH\quad\quad CH\cdot COOR\\ |\quad N\cdot(CH_2)_n\cdot OH\quad CH_2\\ H_2C-CH\quad\quad CH_2\end{array} &
\begin{array}{c}H_2C-CH\quad\quad CH\cdot COOR\\ |\quad N\cdot(CH_2)_n\cdot OH\quad CH\\ H_2C-CH\quad\quad CH\end{array}
\end{array}$$

---

[1] Schöpf, C.: Angew. Chem. **50**, 779 (1937). — [2] DRP 95853.

Atropin ist das Racemat des in der Natur (*Atropa Belladonna, Hyoscyamus niger, Datura Stramonium*) vorkommenden, etwa doppelt so wirksamen *Hyoscyamins*, des Tropinesters der *l*-Tropasäure.

Dem Atropin nahe verwandt ist das *Scopolamin* (SCHMIDT 1888), durch eine epoxydische Sauerstoff-Brücke gekennzeichnet.

$$O\underset{CH_2-CH}{\overset{CH_2-CH}{\diamond}}\underset{}{\overset{}{\underset{N\cdot CH_3}{|}}}\underset{CH_2}{\overset{CH_2}{|}}CH\cdot OOC\cdot CH\underset{}{\overset{CH_2\cdot OH}{\diagup}}\bigcirc$$

Scopolamin

Scopolamin hat atropinähnliche Wirkung. Es erzeugt überdies Amnesie und wird daher in Verbindung mit morphinähnlich wirkenden Analgetica zum geburtshilflichen Dämmerschlaf und zur Narkosevorbereitung benützt.

Das Scopolamin-N-butylbromid (*Buscopan*) wird an Stelle von Atropin zur Krampflösung verwandt. Es übt auf das Auge keine Wirkung aus.

Die Wirkung quaternärer Salze des Scopolamins untersuchte N. NYMAN[1]. Es wurden Methylscopolaminiumbromid und Methylscopolaminiumnitrat untersucht. Das Nitrat hemmte die Speichelsekretion stark. Schwächer ist das Bromid, wahrscheinlich auf einer raschen Ausscheidung beruhend. Die mydriatische Wirkung ist gleich.

$$HOOC-CH\underset{}{\overset{CH_2\cdot OH}{\diagup}}\bigcirc$$

Tropasäure

Die als spasmolytisch wirksam erkannte Tropasäure wurde auch mit anderen basischen Alkoholen verestert.

Im *Syntropan* liegt der Tropasäureester des 2,2-Dimethyl-3-dimethylamino-propanols vor.

$$(CH_3)_2N\cdot CH_2\cdot C(CH_3)_2\cdot CH_2\cdot OOC\cdot CH\underset{}{\overset{CH_2\cdot OH}{\diagup}}\bigcirc$$

Syntropan

Das Syntropan wirkt im Vergleich zum Atropin am Darm 100mal stärker, dagegen auf das Auge 10000mal schwächer[2]. Es bewährt sich somit vor allem als Spasmen lösendes Mittel bei Erkrankungen des Magen-Darm-Kanals, ferner der Gallen- und Harnwege und des Gefäßsystems[3]. Die von C. MANNICH zur Synthese der Anaesthetica beschriebenen basischen Alkohole[4] wurden mit Phenylessigsäure, Tropasäure und anderen aromatisch substituierten Säuren umgesetzt. Die Verbindungen wirkten anaesthesierend und krampflösend[5,6]. Hierbei war die Verbindung der Tropasäure besonders gut wirksam.

In Analogie zum Hyoscyamin wurden *l*-Tropasäureester und *d*-Tropasäureester verschiedener Alkamine hergestellt, so z.B. der *l*-Tropasäureester des 2,2-Dimethyl-3-diäthylamino-propanols, der *l*-Tropasäureester des 2,2-Dimethyl-3-benzylmethyl-aminopropanols und der *d*-Tropasäureester des 2,2-Dimethyl-3-dimethylamino-propanols und des 2,2-Dimethyl-3-piperidino-propanols. Dabei wirkt die linksdrehende Verbindung stärker krampflösend als die rechtsdrehende[7]. Die Veresterung kann durch Einwirkung der basisch substituierten Halogenalkyle auf die Salze der Säuren erfolgen[8].

Die Darstellung der Tropasäureester ist über die Phenylessigsäureester möglich. Die Aminoalkohole werden zunächst mit Phenylessigsäure verestert, der entstandene Ester dann in Gegenwart von Natrium mit Ameisensäure-

---

[1] NYMAN, N.: Acta physiol. scand. **6**, 256 (1943).
[2] FROMHERZ, K.: Klin. Wschr. **13**, 6 (1934).
[3] SCHLEYER, K.: Med. Welt **7**, 1715 (1933); vgl. ferner Schwz. PP. 179696—179698, Zus. zu Schwz. P. 174811. — [4] EP. 361493. — [5] EP. 396318. — [6] DRP 586247.
[7] DRP 591677, Zus. zu DRP 586247. — [8] DRP 594085, Zus. zu DRP 586247.

äthylester kondensiert. Anschließende Reduktion mit Aluminiumamalgam liefert Tropasäureester[1]:

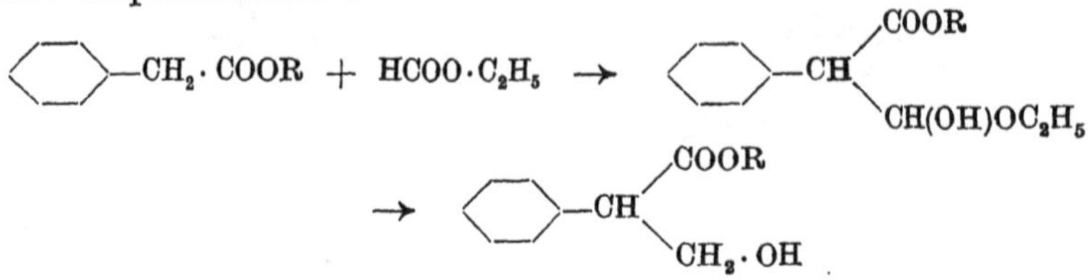

$$\langle\rangle\text{--}CH_2\cdot COOR + HCOO\cdot C_2H_5 \rightarrow \langle\rangle\text{--}CH\langle^{COOR}_{CH(OH)OC_2H_5}$$

$$\rightarrow \langle\rangle\text{--}CH\langle^{COOR}_{CH_2\cdot OH}$$

Nach Untersuchungen von K. FROMHERZ ist der Benzilsäure-Ester des 3-Diäthylamino-2,2-dimethyl-1-propanols dem entsprechenden Tropasäureester überlegen. Ferner sind quaternäre Ammoniumsalze stärker wirksam als die tertiären Basen.

Sympathomimetica.

Das Vorbild für alle synthetischen Verbindungen, die den Sympathicus erregen, ist das *Adrenalin*, das neben seiner Nor-Verbindung, dem *Arternol*, im Organismus die Rolle des Überträgerstoffes bei Erregung des sympathischen Nervensystems spielt, welches deshalb auch als adrenerges System bezeichnet wird. In größerer Menge kommt es im Mark der Nebenniere vor.

Die Kenntnis der den Blutdruck erhöhenden Wirkung des Adrenalins verdanken wir SCHÄFER und OLIVER einerseits und CZYBULSKI und SYMONOVICZS andererseits, die diese Wirkung an wäßrigen Extrakten der Nebennieren beobachteten. V. FÜRTH gelang es, diese Extrakte weitgehend zu reinigen und zu konzentrieren. Das Konzentrat kam als *Suprarenin* in den Handel. In der Folgezeit gelang es TAKAMINE und ALDRICH unabhängig voneinander, den Wirkstoff dieses Konzentrates in kristalliner Form zu isolieren. Diese 1901 durchgeführte Isolierung war die erste Reindarstellung eines Hormons.

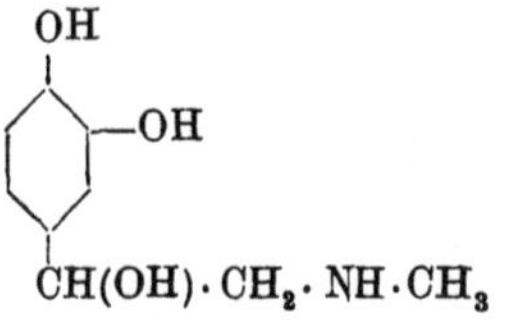

OH
|
〈〉—OH
|
ĊH(OH)·CH₂·NH·CH₃
Adrenalin

Die Konstitutionsaufklärung führte hauptsächlich E. FRIEDMANN[2] durch. Die von ihm aufgestellte Adrenalinformel konnte von F. STOLZ[3] durch eine übersichtliche Synthese bestätigt werden. Sie zeigt folgende Reaktionsstufen:

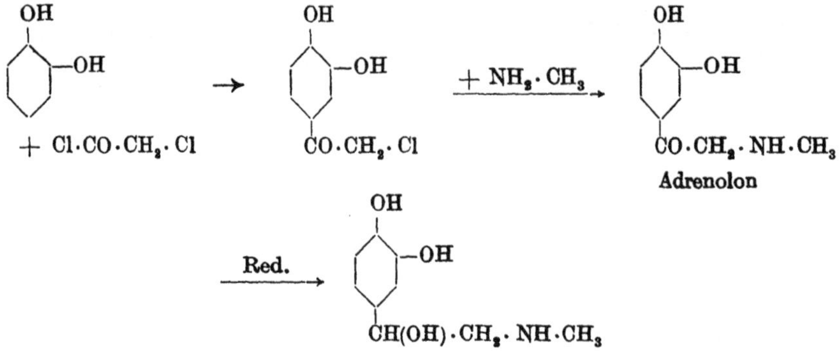

OH   OH   OH
| | |
〈〉—OH   →   〈〉—OH   + NH₂·CH₃   〈〉—OH
| | → |
+ Cl·CO·CH₂·Cl   ĊO·CH₂·Cl   ĊO·CH₂·NH·CH₃
                                                        Adrenolon

                    OH
                    |
         Red.   〈〉—OH
         ──→ |
                    ĊH(OH)·CH₂·NH·CH₃
                    Adrenalin

Wird Brenzkatechin, das sich in üblicher Weise durch Alkalischmelze aus o-Chlorphenol oder o-phenolsulfonsaurem Natrium erhalten läßt[4], mit Chloracetylchlorid erhitzt, so erfolgt unter Abspaltung von Salzsäure die Bildung von Chloracetobrenzkatechin[5]. Anstelle von Methylamin verwandten W. LANGEN-

---

[1] DRP 600923, Zus. zu DRP 586247.
[2] FRIEDMANN, E.: Beitr. chem. Physiol. Pathol. 8, 95 (1906).
[3] STOLZ, F.: Ber. dtsch. chem. Ges. 37, 4149 (1905). — [4] Vgl. DRP 269644. — [5] DRP 71312.

Beck und F. Fischer[1] Ammoniak und erhielten in entsprechender Reaktionsfolge Arterenol (S. 189).

Statt Chloracetylchlorid kann auch Chloressigsäure und Phosphortrichlorid verwandt werden, wobei das gleiche Produkt entsteht[2].

Das so erhaltene Chloracetyl-brenzkatechin setzte Stolz, ebenso wie auch Friedmann unabhängig von ihm, mit Methylamin um. Das gebildete Keton, das Adrenolon, wirkt qualitativ dem Adrenalin gleich, aber quantitativ schwächer. Stolz gelang es darauf, das empfindliche Keton zum Alkohol zu reduzieren und damit zum Adrenalin zu gelangen. Das razemische Gemisch beeinflußt den Blutdruck nur halb so stark wie das natürliche Hormon. Die Trennung des Razemgemisches führte Flächer über das d-weinsaure Salz durch. Das so rein dargestellte l-Isomere ist etwa 15fach wirksamer als die d-Form[3], und ist heute unter der Bezeichnung *Suprarenin* im Handel.

Die Reduktion zum Alkohol wurde auf verschiedene Weise bewerkstelligt. So wird Natrium- oder Aluminiumamalgam verwendet oder die Reduktion elektrolytisch durchgeführt[4]. Gute Ausbeuten erhält man auch durch katalytische Reduktion in Gegenwart von kolloiden oder fein verteilten Metallen der Platinreihe[5, 6]. Durch Elektrolyse einer Palladiumchlorür-Adrenolon-Lösung unter Einleiten von Wasserstoff erhält man bis 96% der theoretischen Ausbeute an Adrenalin[7].

Die Trennung in die optisch aktiven Basen erfolgt über die weinsauren Salze, da das d-weinsaure l-Adrenalin in Methylalkohol unlöslich ist[8]. Bei Reduktion des weinsauren Adrenolons bleibt nach Eindampfen und Aufnehmen des Reaktionsproduktes mit Methylalkohol das d-Bitartrat des l-Adrenalins ungelöst zurück[9]. Statt Weinsäure lassen sich auch andere optisch aktive Säuren, z. B. α-Halogencamphersulfonsäure verwenden. Hierbei dient als Lösungsmittel Amylalkohol[10]. Das optisch aktive Adrenalin razemisiert sich bei längerer Einwirkung von Mineralsäuren oder beim Erwärmen mit diesen. Das Razemprodukt kann wieder in die optisch-aktiven Komponenten getrennt werden, so daß es möglich ist, nach und nach die gesamte Razem-Verbindung in die stärker wirksame l-Verbindung zu überführen[11]. Statt Mineralsäure lassen sich auch organische Säuren, z. B. Oxalsäure, Weinsäure und o-Toluolsulfonsäure, verwenden. Auch durch sie wird beim Erwärmen auf 100° eine Razemisierung bewirkt[12].

Neben dieser in der Technik hauptsächlich angewandten Synthese des Adrenalins und seiner Analoga wurden noch folgende weitere Wege zur Darstellung gefunden.

Veratrol wird mit Hippursäurechlorid umgesetzt. Durch Verseifung und Entalkylierung mit konz. Salzsäure unter Druck erhält man ω-Amino-3,4-dioxy-acetophenon, das in üblicher Weise mit Wasserstoff und Schwermetall-Katalysatoren zum *Arterenol*, dem Nor-adrenalin, reduziert werden kann[13]:

[1] Langenbeck, W., u. F. Fischer: Pharmazie 5, 56 (1950).
[2] Slotta, K. H.: Ber. dtsch. chem. Ges. 63, 1028 (1930).
[3] Zur Geschichte d. Suprarenins vgl. M. Bockmühl: Med. u. Chem. 2, 213 (1934).
[4] DRP 157300. — [5] DRP 254438. — [6] DRP 256750.
[7] Ishiwara, F.: Ber. dtsch. chem. Ges. 57, 1125 (1924).
[8] Vgl. DRP 222451. — [9] Schwz. P. 92298. — [10] Schwz. P. 92299. — [11] DRP 220355.
[12] DRP. 223839, Zus. zu DRP 220355. — [13] DRPP 185598, 209962, 254438, 189483.

180 Verbindungen, die das autonome Nerven-System beeinflussen.

Die Verwendung von Phthalyl-glycylchlorid an Stelle des Hippursäurechlorids ergibt bessere Ausbeuten. Es entsteht dabei der Phthalimido-acetobrenzkatechin-dimethyläther[1], der zum Aminoketon verseift wird. Letzteres läßt sich auch mit p-Toluolsulfonsäure umsetzen. Die erhaltene Verbindung wird mit Methyljodid alkyliert, worauf man unter Druck bei 130° in saurem Medium zum Adrenalin reduziert[2]:

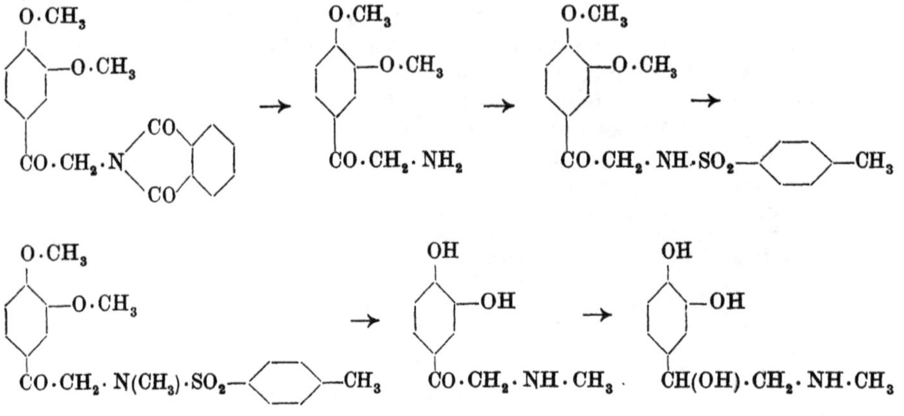

[Reaktionsschema: Phthalimido-acetobrenzkatechin-dimethyläther → CO·CH$_2$·NH$_2$-Derivat → CO·CH$_2$·NH·SO$_2$-C$_6$H$_4$-CH$_3$ → CO·CH$_2$·N(CH$_3$)·SO$_2$-C$_6$H$_4$-CH$_3$ → CO·CH$_2$·NH·CH$_3$ (Brenzkatechin) → CH(OH)·CH$_2$·NH·CH$_3$ (Adrenalin)]

Weitere Synthesen gehen statt vom Veratrol vom **Piperonal** aus. Dieses wird mit Nitromethan zum ω-Nitrostyrol-Derivat umgesetzt, das, in das Dimethylacetal überführt, sich dann durch Einwirkung von AlCl$_3$ in das ω-Nitro-acetobrenzkatechin umwandeln läßt[3]. Durch gleichzeitige Reduktion von Keto- und Nitro-Gruppe erhält man daraus das Arterenol:

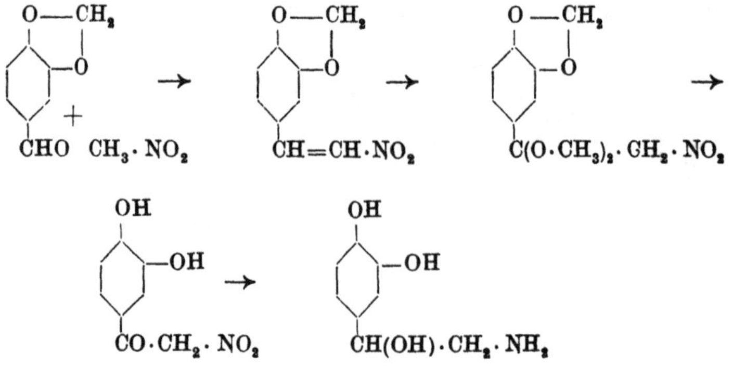

[Reaktionsschema: Piperonal (CHO) + CH$_3$·NO$_2$ → CH=CH·NO$_2$ → C(O·CH$_3$)$_2$·CH$_2$·NO$_2$ → CO·CH$_2$·NO$_2$ (Brenzkatechin) → CH(OH)·CH$_2$·NH$_2$]

Entsprechend verläuft die Synthese aus Veratrumaldehyd[3]. Die Anlagerung des Nitromethans an den Aldehyd verläuft nach Angaben von KNOEVENAGEL und WALTHER nur dann glatt, wenn in 3,4-Stellung zur Aldehyd-Gruppe Wasserstoff, Methoxy-Gruppen oder ähnliche Substituenten stehen. Dagegen wirken freie Hydroxyl-Gruppen kondensationshemmend, so daß die Reaktionen nur mit Phenoläthern durchgeführt werden können.

Werden Piperonal oder Veratrumaldehyd mit Methylmagnesiumjodid nach GRIGNARD in sekundäre Alkohole überführt, so lassen sich daraus durch Wasserabspaltung die Styrole herstellen. Über die Dibromide werden daraus in wäßrigem Aceton die Halogenhydrine

---

[1] DRP 209962.
[2] DRP 277540.
[3] ROSENMUND, K. W.: Ber. dtsch. chem. Ges. **46**, 1049 (1913); DRP 247817.

erhalten. Anschließende Umsetzung mit Methylamin und Abspaltung der Äther-Gruppen führt zum Adrenalin[1]:

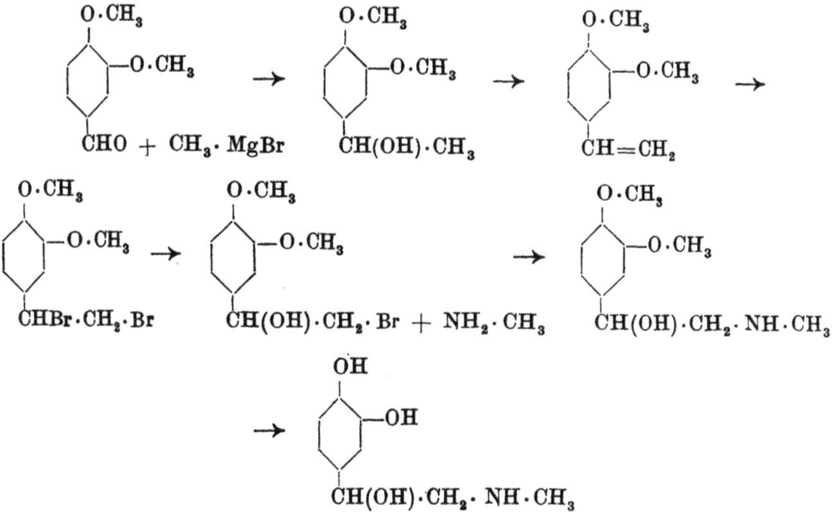

$$\begin{array}{c}\text{Ar}-\text{CHO} + \text{CH}_3\cdot\text{MgBr} \rightarrow \text{Ar}-\text{CH(OH)}\cdot\text{CH}_3 \rightarrow \text{Ar}-\text{CH}=\text{CH}_2 \rightarrow\\ \text{Ar}-\text{CHBr}\cdot\text{CH}_2\cdot\text{Br} \rightarrow \text{Ar}-\text{CH(OH)}\cdot\text{CH}_2\cdot\text{Br} + \text{NH}_2\cdot\text{CH}_3 \rightarrow \text{Ar}-\text{CH(OH)}\cdot\text{CH}_2\cdot\text{NH}\cdot\text{CH}_3\\ \rightarrow \text{Ar'}-\text{CH(OH)}\cdot\text{CH}_2\cdot\text{NH}\cdot\text{CH}_3\end{array}$$

where Ar = 3,4-Dimethoxyphenyl and Ar' = 3,4-Dihydroxyphenyl.

Diese Synthesen verlaufen mit verhältnismäßig guten Ausbeuten, da die o-ständigen alkylierten, phenolischen Gruppen außerordentlich leicht entalkyliert werden können, so z. B. durch Sulfurylchlorid oder Natriumsulfit, Salzsäure und andere Reagentien.

Es wurde ferner versucht, Protocatechualdehyd mittels Cyanhydrin-Synthese und anschließender Reduktion mit Natriumamalgam zu Arterenol umzusetzen[2]. Jedoch waren die Ausbeuten gering:

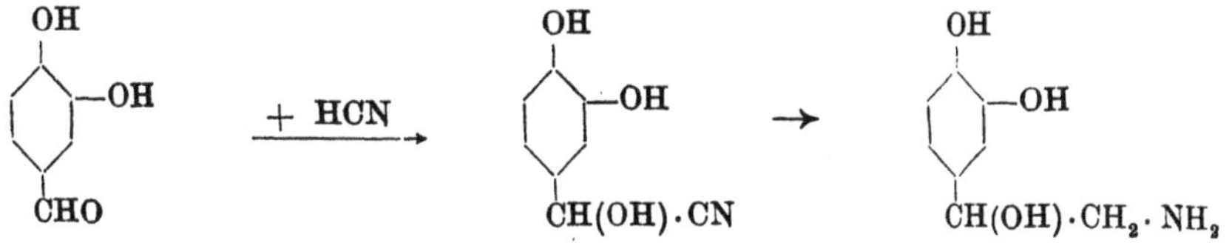

$$\text{Ar'}-\text{CHO} \xrightarrow{+\text{HCN}} \text{Ar'}-\text{CH(OH)}\cdot\text{CN} \rightarrow \text{Ar'}-\text{CH(OH)}\cdot\text{CH}_2\cdot\text{NH}_2$$

Durch Umsetzung des Protocatechualdehyds mit Nitromethan zum 1-(3',4'-Dioxyphenyl)-2-nitro-äthanol und nachfolgende Reduktion in alkalischer Lösung erhält man Arterenol[3]:

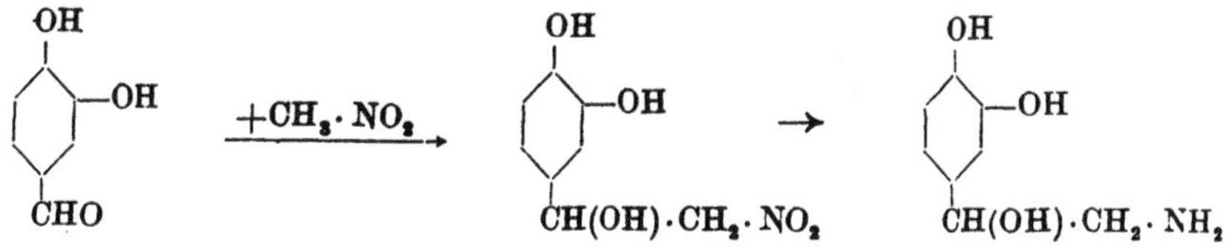

$$\text{Ar'}-\text{CHO} \xrightarrow{+\text{CH}_3\cdot\text{NO}_2} \text{Ar'}-\text{CH(OH)}\cdot\text{CH}_2\cdot\text{NO}_2 \rightarrow \text{Ar'}-\text{CH(OH)}\cdot\text{CH}_2\cdot\text{NH}_2$$

G. FODOR und O. KOVACS[4] gewannen die Aryl-methylamino-äthanole aus den entsprechenden Oxyacetophenonen, diese wurden mit SeO_2 zu Glyoxalen umgewandelt, wobei jedoch die Darstellung von 3,4-Dioxy-phenylglyoxal Schwierigkeiten bereitete. Die Glyoxale geben darauf mit Aminen bei gleichzeitiger Reduktion die gewünschten Äthanolamine.

---

[1] MANNICH, C., u. W. JACOBSOHN: Ber. dtsch. chem. Ges. **43**, 189 (1910).
[2] DRP 193634.
[3] AP. 2151517.
[4] FODOR, G., u. O. KOVACS: J. Amer. chem. Soc. **71**, 1045 (1949).

Auf Grund chemischer Überlegungen wurde vermutet, daß sich das Adrenalin im Nebennierenmark aus Tyrosin über Tyramin oder Dioxy-phenylalanin bildet:

```
                        OH
                         |
                        ( )—OH
                         |
                      CH₂·CH·NH₂
                         |
     OH                 COOH                OH
      |             Dioxyphenyl-             |
     ( )               alanin               ( )—OH
      |                                      |
  CH₂·CH·NH₂            OH              CH(OH)·CH₂·NH·CH₃
      |                  |                Adrenalin
     COOH               ( )
   Tyrosin               |
                      CH₂·CH₂·NH₂
                        Tyramin
```

W. SCHULER und A. WIEDEMANN erhielten aus Tyramin bei Behandlung mit Nebennierenmark Stoffe von Adrenalin-Charakter. Die entstehenden Verbindungen waren blutdruckwirksam[1]. Nach R. DANNEEL[2] ist das bei der ADDISONschen Krankheit auftretende Pigment (Melanin) als Vorstufe des Adrenalins anzusehen. SCHULER und WIEDEMANN konnten Oxytyramin und Epinin durch Fermente in Melanin verwandeln. Es ist daher vielleicht anzunehmen, daß das Tyramin im Körper zunächst in Oxytyramin verwandelt wird, das dann in Adrenalin überführt wird, während bei gestörter Adrenalin-Synthese das Oxytyramin nur in den Pigmentfarbstoff umgewandelt wird.

Der Abbau des Adrenalins kann auf verschiedene Weise erfolgen. Bei Gegenwart von Sauerstoff erfolgt fermentative Abspaltung des Methylamin-Restes unter Bildung von Dioxyphenylglykolaldehyd[3], oder es erfolgt Oxydation zum Adrenochrom, das RICHTER und GREENE[4] isolieren konnten.

$$\text{HO}-\langle\text{OH}\rangle-\text{CH(OH)}\cdot\text{CHO}$$

Das unbeständige Adrenochrom wird durch Semicarbazon-Bildung stabilisiert. Es soll folgende Konstitution besitzen[5]:

```
H₂N·CO·NH·N=( )—CH·OH
           O=( )   CH₂
              N
              |
             CH₃
```

Andrenochrom wirkt hämostatisch. Die Herabsetzung der Gerinnungszeit beträgt 40—60%. Sympathomimetische Wirkung tritt auch nach Gaben von 0,5 mg je kg noch nicht auf. Die Umwandlung erfolgt über ein Adrenalinchinon[6]. Das Adrenochrom geht bei weiterer Oxydation durch 1½ Mol Sauerstoff in ein dunkles Pigment über. Bei dieser Reaktion tritt nach HEIRMANN und BAQ[7] ein Zwischenprodukt, das Adrenoxin, auf. Es soll auf den Sympathicus schwach hemmend wirken.

Größere plötzlich auftretende Mengen Adrenalin werden durch Bindung an Schwefelsäure unwirksam gemacht.

Adrenalin bewirkt am Kreislauf eine Verstärkung der Herztätigkeit, eine Vermehrung des zirkulierenden Blutvolumens durch Entleerung der Blutspeicher und eine Kontraktion der peripheren Gefäße, was zu einer Steigerung des Blut-

---

[1] SCHULER, W., u. A. WIEDEMANN: Hoppe-Seyler's Z. physiol. Chem. 233, 235 (1935).
[2] DANNEEL, R.: Z. Naturforschung 1, 87 (1946).
[3] BLASCHKO, H., u. a.: J. Physiol. 90, 1 (1937); Angew. Chem. 56, 141 (1943).
[4] RICHTER u. GREENE: Biochem. J. 31, 596 (1937).
[5] DE ROUAUX, G.: Experientia 7, 68 (1951).
[6] Vgl. E. WERLE: Angew. Chem. 56, 305 (1943), hier weitere Literaturangaben.
[7] HEIRMANN, P., u. Z.-M.BAQ: C. R. Seances Soc. Biol. Filiales Associees 127, 345 u. 828 (1938).

drucks führt. Bei unphysiologischen Dosen können dadurch eine Überlastung des Herzens und auch Anfälle von Angina pectoris verursacht werden, wenn die Sauerstoff-Versorgung des Herzmuskels mit seinem unter Adrenalin-Wirkung besonders erhöhten Sauerstoff-Verbrauch nicht Schritt hält. Als allgemeines Kreislaufmittel spielt daher Adrenalin wegen der kurzen und brüsken Wirkung nur eine beschränkte Rolle in Form von Dauerinfusionen kleinster Dosen. Dagegen wird die gefäßverengende Wirkung lokal zur Erzeugung einer Anämie und Resorptionsverzögerung, vor allem bei der Lokalanaesthesie, benützt. Adrenalin bewirkt ferner, wie eine Reizung des Sympathicus, eine Erschlaffung der Darm- und Bronchialmuskulatur. Letztere Wirkung wird in der Asthmatherapie ausgenützt. Schließlich wirkt Adrenalin auch auf den Stoffwechsel ergotrop und führt durch Mobilisierung des Leberglykogens zur Steigerung des Blutzuckers.

Weitere Sympathomimetica.

Durch Abwandlung des Adrenalin-Moleküls wurden eine Reihe wichtiger Verbindungen erhalten. Bei peroraler Verabreichung sind Amine der nebenstehenden allgemeinen Formel wenig wirksam.

Erst Derivate, die 3 Kohlenstoffatome in der Seitenkette enthalten, wirken auch peroral auf den Blutdruck.

$$\bigcirc-C-C-N\big\langle$$

Wird die Seitenkette über drei C-Atome hinaus verlängert, so geht die Wirkung auf den Kreislauf zurück. Vergrößerung der N-Methyl-Gruppe im Adrenalin zu höheren Alkylen ist im allgemeinen mit einer Abnahme der Kreislaufwirkung verbunden.

Das *Aludrin*[1], das sich vom Adrenalin durch Austausch der N-Methyl-Gruppe gegen eine Isopropyl-Gruppe unterscheidet,

$$HO-\bigcirc(OH)-CH(OH)\cdot CH_2\cdot NH\cdot CH(CH_3)_2$$
Aludrin

wirkt nicht mehr blutdrucksteigernd. Dagegen zeigt es gute Wirkung bei Bronchialasthma. Hier ist es dem Adrenalin infolge geringerer Nebenwirkungen überlegen. Das gleiche gilt vom 3,4-Dioxyephedrin[2] (S. 197).

Durch Umsetzung von Aldehyden mit Aminen erhält man Verbindungen nebenstehender Konstitution, die sich durch gefäßverengende Wirkung auszeichnen, und die den 2-Aminoalkanen in ihrer Wirkung überlegen sein sollen. Der Alkyl-Rest muß dabei wenigstens 4—7 C-Atome enthalten[3].

$$R'-CH-N=CH-R''$$
$$|$$
$$CH_3$$

Der aromatische Kern des Adrenalins kann abgewandelt werden, ohne daß die Kreislaufwirkung verloren geht. So läßt er sich gegen den Naphthalin-Ring oder heterocyclische Ringe austauschen. Durch Hydrierung des Benzol-Ringes wird die zentralerregende Wirkung gesteigert. So wirkt das β-Cyclohexyl-äthylamin wesentlich stärker zentralerregend als die Phenyl-Verbindung, zugleich ist aber auch die Toxizität erhöht. Nach C. L. ZNITZ u. a.[4] ist die Blutdruck-Wirkung bei dem β-Cyclohexyl-α-methylamino-äthan am höchsten, während der Ersatz der Methyl- durch eine Äthyl-Gruppe die Wirkung abschwächt. Einführung einer α-ständigen Methyl-Gruppe bedingt Erhöhung der Toxizität und der Wirkung. Hier ist sowohl das Cyclohexyl-isopropyl-amin als auch das entsprechende N-Methyl-Derivat stark wirksam. Verschiebung der Methyl-Gruppe in β-Stellung ist von einer Ver-

---

[1] KONZETT, H.: Naunyn-Schmiedebergs Arch. exp. Pathol. Pharmakol. 117, 27 (1941).
[2] SCHAUMANN, O.: München. med. Wschr. 1942, 34. — [3] EP. 596471.
[4] ZNITZ, C. L., u. a.: J. Amer. chem. Soc. 69, 117 (1947).

minderung der Wirkung begleitet. Wird eine zweite Methyl-Gruppe in β-Stellung eingeführt, so sinkt die Wirkung noch weiter. Fehlt die α-Methyl-Gruppe, so ist bei fast allen Verbindungen die Dauer der Blutdruck-Wirkung kurz.

Substituenten im Phenyl-Rest modifizieren die Wirkung. Sie wird durch ein p-ständiges Chlor-Atom erhöht, während eine Methyl-Substitution den gegenteiligen Effekt auslöst[1]. Nach W. STUTZMANN ist das Methyl-adrenalin 30mal weniger wirksam als Adrenalin[2]. Eine o-Amino-Gruppe bewirkt starke Abnahme der Giftigkeit und der therapeutischen Wirkung[3].

Veresterung und Verätherung der Hydroxyl-Gruppen schwächen die Adrenalin-Wirkung ab. Dagegen besitzen diese Verbindungen teilweise eine ausgeprägte und intensive Wirkung auf den Uterus. Im *Varon* liegt ein Abkömmling des Resorzin-dimethyläthers vor[4]. Es ist das 3,5-Dimethoxy-phenyl-methylaminoäthanol.

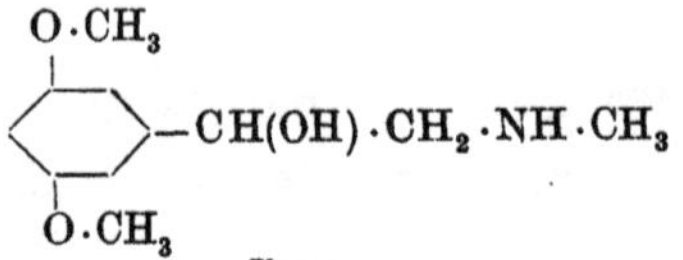

$$\underset{\text{Varon}}{\text{(3,5-(CH}_3\text{O)}_2\text{C}_6\text{H}_3)-\text{CH(OH)}\cdot\text{CH}_2\cdot\text{NH}\cdot\text{CH}_3}$$

Es wird als Wehenmittel verwandt, wobei jedoch Stärke und Dauer der Wirkung Schwankungen unterworfen sind[5]. Auch Brenzkatechin-äther sind als Wehenmittel von Bedeutung. Das *Gravitol* ist ein 2-Methoxy-6-allyl-1-(2'-diäthylamino)-äthoxybenzol.

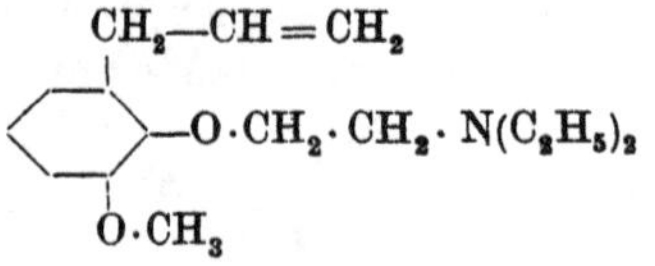

$$\underset{\text{Gravitol}}{\text{(2-CH}_3\text{O-6-CH}_2\text{=CH-CH}_2\text{-C}_6\text{H}_3)-\text{O}\cdot\text{CH}_2\cdot\text{CH}_2\cdot\text{N(C}_2\text{H}_5\text{)}_2}$$

Zur Darstellung wird Guajakol-Natrium mit Allylbromid in Benzol-Lösung unter CLAISEN-Umlagerung direkt zur 6-Allyl-Verbindung umgesetzt[6]. Anschließend kann das Phenol-Derivat entweder unmittelbar mit Diäthylamino-äthylchlorid oder in zwei Stufen zuerst mit Äthylenbromid und dann unter Druck mit Diäthylamin in das Gravitol überführt werden[7]:

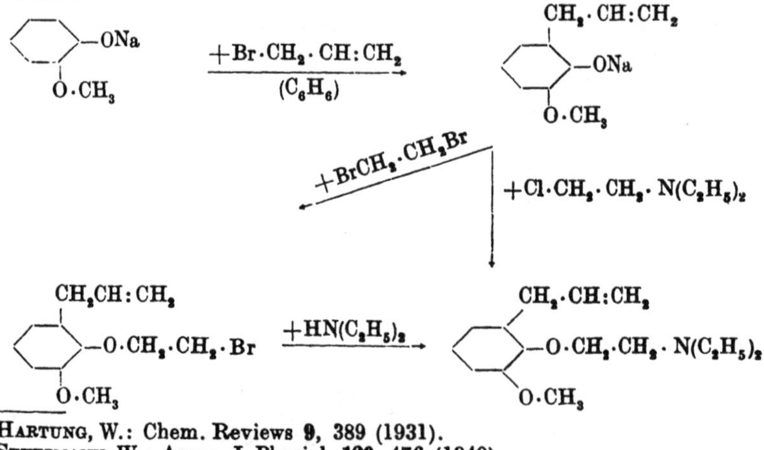

[Reaktionsschema: Guajakol-ONa + Br·CH$_2$·CH:CH$_2$ (C$_6$H$_6$) → 6-Allyl-guajakol-ONa; dann +Cl·CH$_2$·CH$_2$·N(C$_2$H$_5$)$_2$ oder +BrCH$_2$·CH$_2$Br gefolgt von +HN(C$_2$H$_5$)$_2$ → Gravitol]

[1] HARTUNG, W.: Chem. Reviews **9**, 389 (1931).
[2] STUTZMANN, W.: Amer. J. Physiol. **129**, 476 (1940).
[3] MANNICH, C., u. G. BERGER: Arch. Pharmaz. Ber. dtsch. pharmaz. Ges. **277**, 117 (1939).
[4] SCHAUMANN, O.: Dtsch. med. Wschr. **1943**, 814.
[5] ANTONOWITSCH, E.: Zbl. Gynäkol. **69**, 784 (1947).
[6] DRP 412169; L. CLAISEN: Angew. Chem. **36**, 478 (1923). — [7] DRP 433182.

Wirkung auf das Muskelsystem besitzen auch basische Phenol-alkyläther, die in p-Stellung zur OH-Gruppe einen ungesättigten Rest enthalten und in o- und o'-Stellung Substituenten tragen, z. B. der Diäthylamino-äthyläther des 4-Allyl-2,6-dimethoxy-1-oxybenzols[1]. Starke Kontraktionswirkung auf den Uterus üben die wasserlöslichen Salze von Brenzkatechin-Derivaten aus, deren eine Hydroxyl-Gruppe durch einen Monoalkoxymethyl-Rest und deren andere OH-Gruppe durch einen Mono- oder Dialkylaminoäthyl-Rest veräthert ist, und die ferner in m- oder p-Stellung zu einer der Äther-Gruppen einen Propenyl-Rest enthalten, z. B. folgende Verbindung[2]:

$$CH_3 \cdot CH = CH - \underset{-O \cdot CH_2 \cdot O \cdot CH_3}{\overset{-O \cdot CH_2 \cdot CH_2 \cdot N(C_2H_5)_2}{\bigcirc}}$$

Nach F. MIETZSCH[3] kommt die gleiche Uterus-Wirkung auch gewissen allylsubstituierten Oxychinolinen zu. So ist das 7-Allyl-8-diäthylaminoäthoxy-chinolin (*Chinutrin*) in seiner Wirkung und dem Chemismus dem Gravitol verwandt.

Wird so durch Verätherung der Hydroxyl-Gruppen die Wirkung des Adrenalins qualitativ verändert, so hat ferner auch die Zahl und Stellung der freien Hydroxyl-Gruppen im Ring und in der Seitenkette große Bedeutung. Auf die unterschiedliche Wirkung der Phenyläthylamin-Derivate einerseits und der Phenylisopropylamin-Abkömmlinge andererseits wurde bereits zu Anfang des Kapitels hingewiesen.

So werden die Amine R—CH_2—NH_2 (Adrenalin-Typ) im Organismus leicht, die Amine R—CH—R' (Ephedrin-Typ) schwer abgebaut. Substitution durch
$\quad\quad\quad\quad\;\;|$
$\quad\quad\quad\quad NH_2$
OH-Gruppen im Benzol-Kern erhöht die Abbaufähigkeit und schafft Übergänge zwischen beiden Grenz-Typen. Versuche, die Hydroxyl-Gruppen gegen Amino-Gruppen auszutauschen, zeigten, daß dadurch der Abbau erschwert wird[4].

Nach O. SCHAUMANN[5] liegen im Adrenalin und Ephedrin

Adrenalin

Ephedrin

zwei Grenzformen der Molekül-Abwandlungen vor. Je mehr das Ephedrin-Molekül in seiner Konstitution dem Adrenalin-Molekül angeglichen wird, um so mehr nimmt der Adrenalin-Charakter zu. So haben die mono-Oxy-Verbindungen adrenalinartige Herzwirkung, während die Gefäßwirkung der des Ephedrins ähnelt. Das 3,4-Dioxy-ephedrin hat größte Ähnlichkeit mit dem Adrenalin und ist in seiner Herzwirkung diesem sogar etwas überlegen. Somit ist also für die Herzwirkung die phenolische OH-Gruppe erforderlich. Die Nor-Verbindungen sind durchweg wirksamer als die sekundären Amine.

Zu ähnlichen Ergebnissen gelangten auch R. DOMENJOZ und A. FLEISCH[6]. Sie untersuchten die venokonstriktorische Wirkung der Sympathomimetica, für die annähernd die gleichen Gesetzmäßigkeiten gelten, wie sie zwischen chemischer Konstitution und sympathomimetischer Wirkung bestehen. Am schwächsten

---

[1] EP. 288255; Schwz. P. 136186.
[2] DRP 582245. — [3] MIETZSCH, F.: Verh. Ges. dtsch. Naturf. u. Ärzte 1951, S. 30.
[4] Vgl. DRP 511469. — [5] SCHAUMANN, O.: Naunyn-Schmiedebergs Arch. exp. Pathol. Pharmakol. **157**, 140 (1930).
[6] DOMENJOZ, R., u. A. FLEISCH: Naunyn-Schmiedebergs Arch. exp. Pathol. Pharmakol. **192**, 645 (1939).

Tabelle 1.

Seitenkette	Kern			
	m, p-Dioxy-phenyl	p-Oxy-phenyl	m-Oxy-phenyl	Phenyl
Methyl-aminoäthanol-	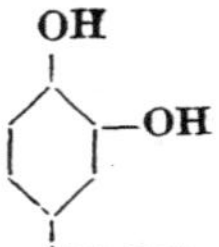 OH, OH–⬡–CH(OH)·CH₂·NH·CH₃ Adrenalin	OH–⬡–CH(OH)·CH₂·NH·CH₃ Sympatol	OH–⬡–CH(OH)·CH₂·NH·CH₃ Adrianol	—
Aminoäthanol-	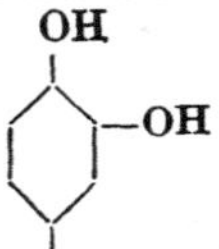 OH, OH–⬡–CH(OH)·CH₂·NH₃ Arterenol	—	—	—
Methyl-aminoäthan-	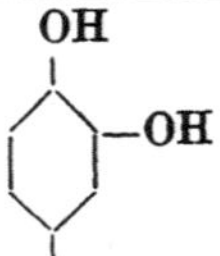 OH, OH–⬡–CH₂·CH₂·NH·CH₃ Epinin	—	—	—
Aminoäthan-	—	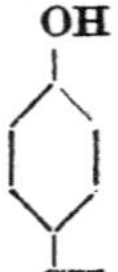 OH–⬡–CH₂·CH₂·NH₂ Tyramin	—	—

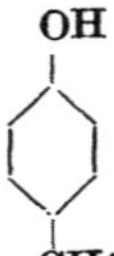

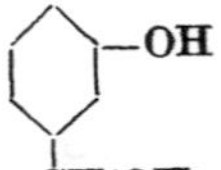

Weitere Sympathomimetica.

	Methyl-aminopropanol-	Aminopropanol-	Methyl-aminopropan-	Amino-propan-
	C₆H₅–CH(OH)·CH·CH₃–NH·CH₃ **Ephedrin**	C₆H₅–CH(OH)·CH·CH₃–NH₂ **Norephedrin**	C₆H₅–CH₂·CH·CH₃–NH·CH₃ **Pervitin**	C₆H₅–CH₂·CH·CH₃–NH₂ **Benzedrin**
	—	m-HO-C₆H₄–CH(OH)·CH·CH₃–NH₂ **Icoral B**	—	—
	HO-C₆H₄–CH(OH)·CH·CH₃–NH·CH₃ **Suprifen**	HO-C₆H₄–CH(OH)·CH·CH₃–NH₂ **p-Oxy-norephedrin**	HO-C₆H₄–CH₂·CH·CH₃–NH·CH₃ **Veritol**	HO-C₆H₄–CH₂·CH·CH₃–NH₂ **Paredrin**
	(HO)(HO)C₆H₃–CH(OH)·CH·CH₃–NH·CH₃ **Dioxyephedrin**	(HO)(HO)C₆H₃–CH(OH)·CH·CH₃–NH₂ **Corbasil**	—	—

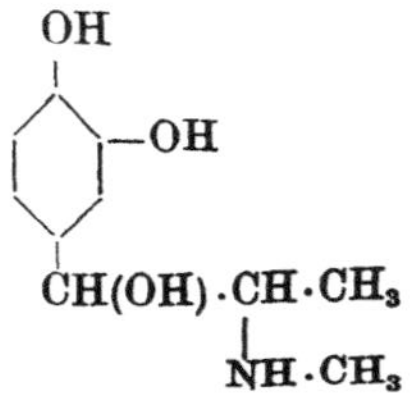

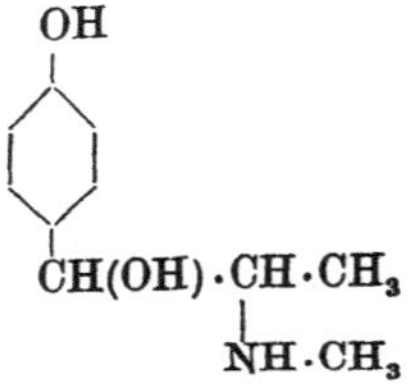

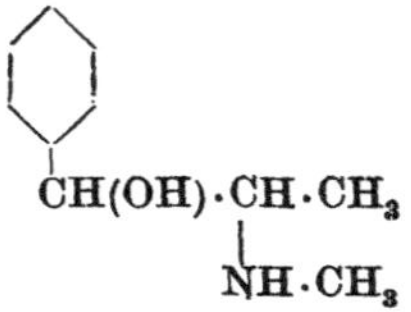

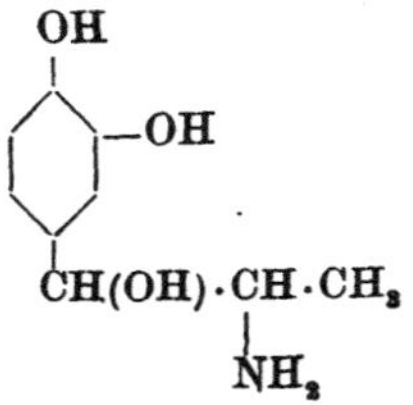

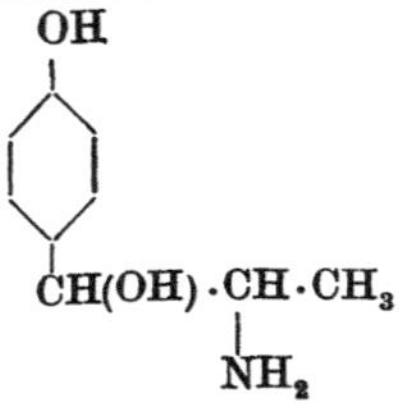

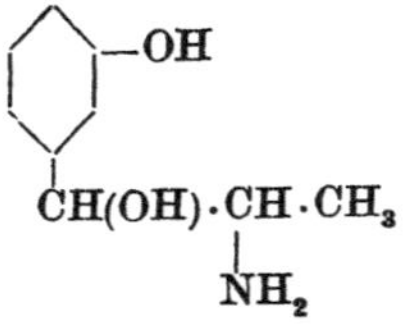

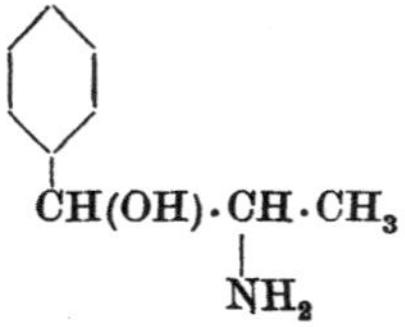

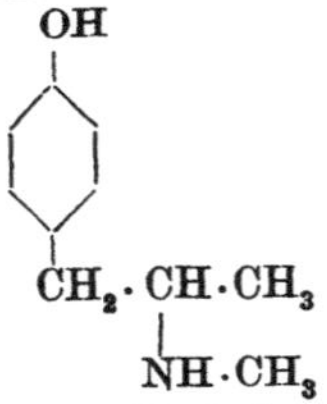

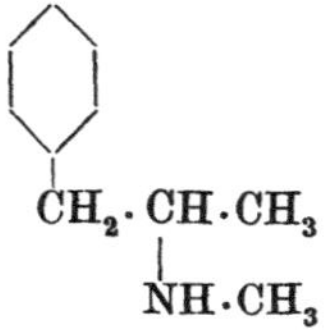

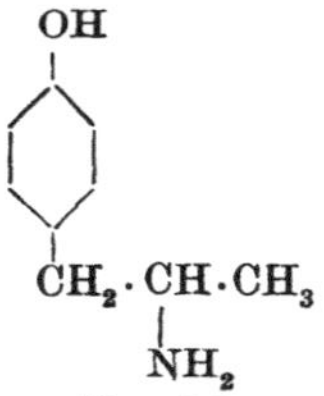

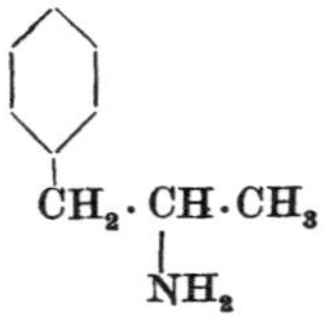

188 Verbindungen, die das autonome Nerven-System beeinflussen.

konstriktorisch wirken Verbindungen mit nicht oxydiertem Benzolkern. Durch Oxydation in p-Stellung wird die Wirkung leicht, in m-Stellung wesentlich verstärkt. Die Dioxybenzol-Derivate wirken infolge ihrer geringen Stabilität gleich oder schwächer als die m-Phenol-Derivate. Aufgrund dieser Ergebnisse lassen sich nun sehr zahlreiche Verbindungen herstellen, die sich alle durch mehr oder minder gute therapeutische Eigenschaften auszeichnen und in der Tabelle 1 ihrer Konstitution nach geordnet sind.

Adrianol (Neosynephrin) und *Sympatol* unterscheiden sich vom Adrenalin durch Fehlen einer OH-Gruppe. Die o-Verbindung hat, da sie nur schwach wirksam ist, keine Bedeutung erlangt.

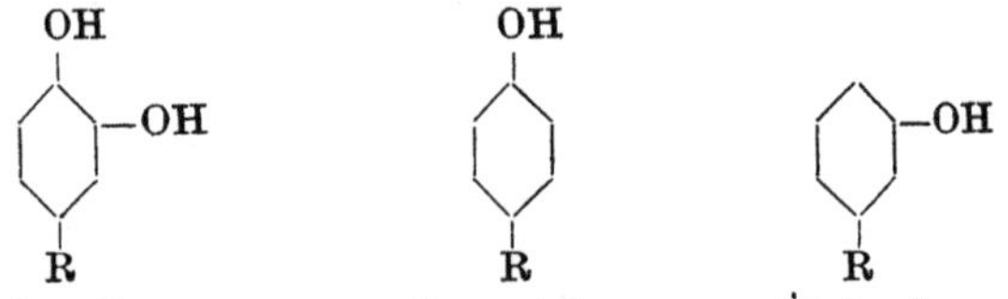

Adrenalin   Sympatol   Adrianol

$R = -CH(OH) \cdot CH_2 \cdot NH \cdot CH_3$

Das Fehlen der p-ständigen Hydroxyl-Gruppe im Adrianol vermindert die herzbeschleunigende Wirkung stärker als die pressorische. Daher steigert das Adrianol in geringer Konzentration bereits den Blutdruck, ohne die Herztätigkeit wesentlich zu beschleunigen[1].

Sympatol wird langsamer abgebaut als Adrenalin und zeichnet sich daher durch längere Wirkung aus. Es wirkt schwächer als dieses und muß in 60 bis 200facher Dosierung angewandt werden[2]. Während das Adrenalin durch seine rasche und intensive Wirkung Neigung zu anginösen Anfällen hervorruft, wirkt Sympatol milder, so daß der Sauerstoffbedarf des Herzens vollständig gedeckt wird. Zugleich ist es auch *peroral*, wenn auch unsicher, wirksam.

Als bester Weg zur Darstellung des Sympatols erwies sich nach Arbeiten von HILL, M. PRIESTLEY und MONESS die Umsetzung von p-Benzoyloxy-ω-chloracetophenon mit N-Methyl-benzylamin zu p-Benzoyloxy-ω-[N-methyl-benzylamino]-acetophenon, das durch Hydrolyse mit Salzsäure und katalytische Reduktion in das Sympatol überführt wird:

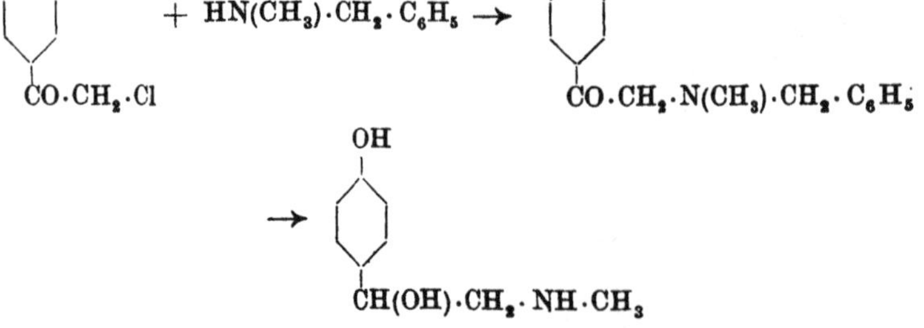

Ähnlich ist folgender Reaktionsablauf: Benzoesäurephenylester und Bromacetylbromid reagieren zu p-Benzoyloxy-ω-brom-acetophenon. Die Einführung der Methylamin-Gruppe wird durch Umsetzung mit dem Kaliumsalz des p-Toluolsulfonsäuremethylamids erreicht.

---

[1] JYOUMANS, W. B.: Amer. J. Physiol. **130**, 190 (1940).
[2] KUSCHINSKY, G.: Naunyn-Schmiedebergs Arch. exp. Pathol. Pharmakol. **156**, 290 (1930). Vgl. R. BENELLI: Arch. Science Biol. **24**, 267 (1938).

Dabei entsteht zunächst das Sulfamid, das dann mit rauchender Salzsäure zum p-Oxy-ω-methylamino-acetophenon hydrolysiert wird. Reduktion führt zum Sympatol[1]:

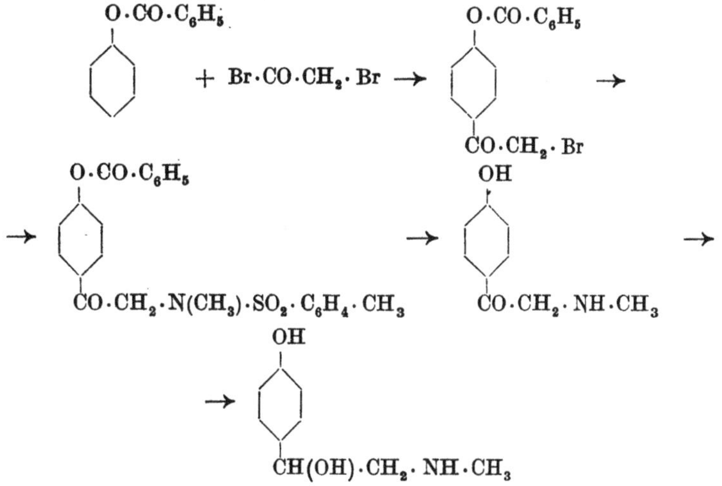

[Reaktionsschema: Phenyl-O·CO·C$_6$H$_5$ + Br·CO·CH$_2$·Br → Phenyl mit O·CO·C$_6$H$_5$ und CO·CH$_2$·Br → → Phenyl mit O·CO·C$_6$H$_5$ und CO·CH$_2$·N(CH$_3$)·SO$_2$·C$_6$H$_4$·CH$_3$ → Phenyl mit OH und CO·CH$_2$·NH·CH$_3$ → Phenyl mit OH und CH(OH)·CH$_2$·NH·CH$_3$]

Als dritter Weg ist auch hier die Synthese über das entsprechende Nitroalkanol möglich. Durch Umsetzung von p-Methoxybenzaldehyd mit Nitromethan entsteht das 1-(4-Oxyphenyl)-2-nitroäthanol, das anschließend reduziert werden kann[2].

p-Oxy-Verbindungen erhält man ferner aus den p-Amino-Verbindungen durch Diazotierung und Verkochen[3].

Das dem Sympatol isomere Adrianol kann in gleicher Weise synthetisiert werden.

Adrianol wird zur Schleimhaut-Abschwellung benutzt. Das analoge d,l-1-(m-Oxyphenyl)-1-oxy-2-äthyl-aminoäthan wird als langwirkendes Kreislaufmittel unter dem Namen *Effortil* empfohlen. Es soll sich durch langandauernde und gute perorale Wirkung auszeichnen.

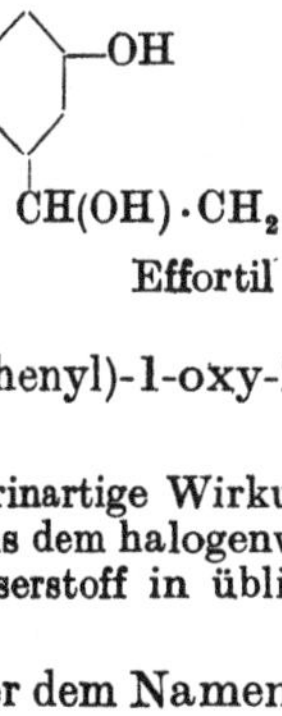

[Struktur: Phenyl mit OH und CH(OH)·CH$_2$·NH·C$_2$H$_5$]
Effortil

Blutdrucksenkende Wirkung besitzt das d,l-1-(4-Oxyphenyl)-1-oxy-2-n-butyl-aminoäthan[4].

Das Phenyl-methylaminoäthanol zeichnet sich durch ephedrinartige Wirkung aus. Es hat aber keine Bedeutung erlangt[5]. Die Verbindung läßt sich aus dem halogenwasserstoffsauren ω-Methylamino-acetophenon durch Reduktion mit Wasserstoff in üblicher Weise darstellen[6].

Von den Nor-Verbindungen ist das Nor-adrenalin unter dem Namen *Arterenol* (s. S. 179) als körpereigener Wirkstoff erkannt worden. Es entspricht in seiner blutdrucksteigernden Wirkung etwa dem razemischen Adrenalin. Jedoch zeigen sich Unterschiede, die auf einen abweichenden Wirkungsmechanismus schließen lassen[7].

Phenyläthylamin-Derivate kommen in der Natur als Alkaloide vor (z. B. Tyramin, Hordenin, Mescalin). *Tyramin* entsteht leicht aus Tyrosin durch

---

[1] Austr. PP. 17036, 17037; AP. 1680055. — [2] AP. 2151517.
[3] DRP 521393; Schwz. P. 145267.
[4] Vgl. B. Förster u. a.: Naunyn-Schmiedebergs Arch. exp. Pathol. Pharmakol. 210, 23 (1950); K. Unna: Naunyn-Schmiedebergs Arch. exp. Pathol. Pharmakol. 213, 207 (1951); E. P. 607772.
[5] DRP 526087, Zus. zu DRP 524717.
[6] DRP 519988; DRP 537188, Zus. zu DRP 525093.
[7] Hamet, R.: C. R. hebd. Séances Acad. Sci. 181, 869 (1930).

Decarboxylierung:

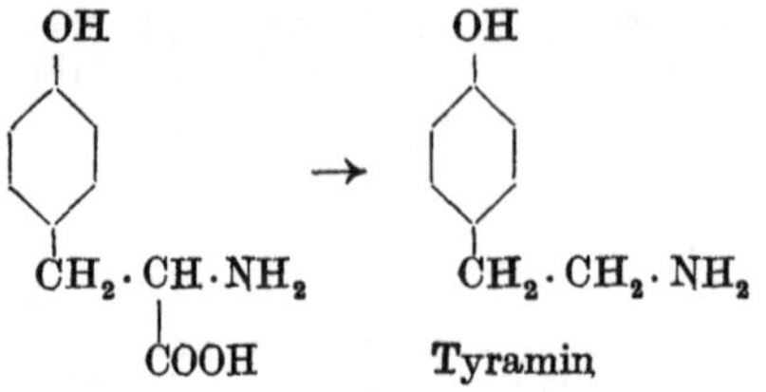

$$\underset{\underset{COOH}{CH_2 \cdot CH \cdot NH_2}}{\underset{|}{C_6H_4 \cdot OH}} \rightarrow \underset{\underset{\text{Tyramin}}{CH_2 \cdot CH_2 \cdot NH_2}}{C_6H_4 \cdot OH}$$

Tyrosin kann aus Seidenabfällen durch Hydrolyse gewonnen werden. Die Decarboxylierung tritt bei 280—290° ein und läßt sich technisch durchführen; allerdings sind dabei Überhitzungen zu vermeiden. Die CO_2-Abspaltung wird daher in Verbindungen vorgenommen, die bei der Spalt-Temperatur sieden, z. B. Chinolin, Diphenyl-methan, Diphenylamin[1]. Nach E. WASER wird am besten Fluoren (Kp. 293—295°) verwandt[2].

Tyramin läßt sich ferner aus p-Oxyphenyl-acetonitril durch Reduktion mit Natrium und Alkohol herstellen[3]:

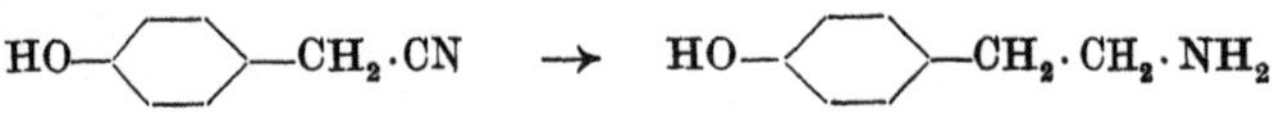

$$HO-\langle\rangle-CH_2 \cdot CN \rightarrow HO-\langle\rangle-CH_2 \cdot CH_2 \cdot NH_2$$

Nach BARGER und WALPOLE[4] wird zur Darstellung von Tyramin N-Benzoyl-phenyläthylamin nitriert, das entstandene p-Nitro-Derivat reduziert, das Amin diazotiert, verkocht und der Acyl-Rest abgespalten. K. H. SLOTTA und W. ALTNER führen die Synthese so durch, daß der leicht zugängliche α-Phenyl-äthylalkohol zunächst in das Bromid umgewandelt wird, das bei Behandlung mit rauchender Salpetersäure das p-Nitrophenyl-äthylbromid liefert. Dieses gibt mit Hexamethylentretramin eine Anlagerungsverbindung, die wegen ihrer Schwerlöslichkeit zur Isolierung der Nitro-Verbindung aus dem Reaktionsgemisch dient. Durch Filtration in regelmäßigen Zeitabständen läßt sich die sonst schlechte Ausbeute auf über 65% steigern. Mit Alkohol und Salzsäure wird aus der Additionsverbindung dann das p-Nitrophenyläthylamin wieder in Freiheit gesetzt, das mit Zinnchlorür reduziert das Zinnchlorid-Doppelsalz gibt. Mit der genau berechneten Menge Natriumnitrit wird diazotiert, wobei nur die p-Amino-Gruppe angegriffen wird. Durch Verkochen erhält man dann das Tyramin[5].

Zur Tyramin-Synthese wird weiter Anisaldehyd nach dem Verfahren von ROSENMUND[6] mit Nitromethan kondensiert, das p-Methoxy-ω-nitrostyrol zum Oxim reduziert und dieses mit Jodwasserstoff entmethyliert und gleichzeitig in das Amin überführt:

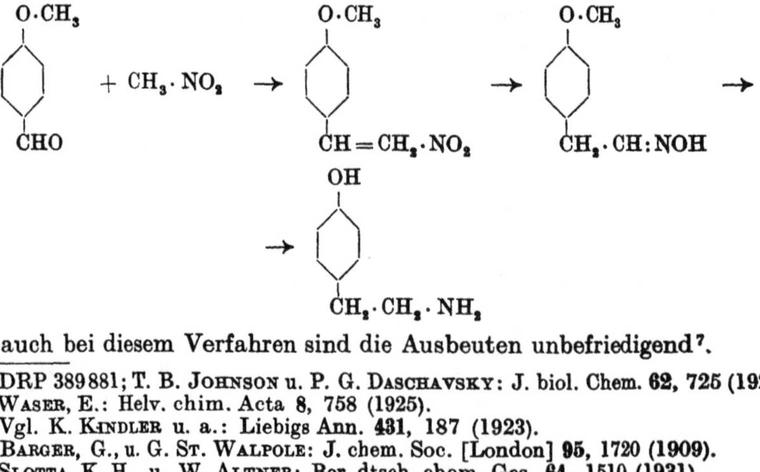

$$\underset{CHO}{C_6H_4 \cdot O \cdot CH_3} + CH_3 \cdot NO_2 \rightarrow \underset{CH=CH_2 \cdot NO_2}{C_6H_4 \cdot O \cdot CH_3} \rightarrow \underset{CH_2 \cdot CH:NOH}{C_6H_4 \cdot O \cdot CH_3} \rightarrow$$

$$\rightarrow \underset{CH_2 \cdot CH_2 \cdot NH_2}{C_6H_4 \cdot OH}$$

Aber auch bei diesem Verfahren sind die Ausbeuten unbefriedigend[7].

---

[1] DRP 389881; T. B. JOHNSON u. P. G. DASCHAVSKY: J. biol. Chem. **62**, 725 (1925).
[2] WASER, E.: Helv. chim. Acta **8**, 758 (1925).
[3] Vgl. K. KINDLER u. a.: Liebigs Ann. **431**, 187 (1923).
[4] BARGER, G., u. G. ST. WALPOLE: J. chem. Soc. [London] **95**, 1720 (1909).
[5] SLOTTA, K. H., u. W. ALTNER: Ber. dtsch. chem. Ges. **64**, 1510 (1931).
[6] ROSENMUND, K. W.: Ber. dtsch. chem. Ges. **42**, 4778 (1909). — [7] Vgl. DRP 230043.

Aus dem p-Oxyphenyl-propionsäureamid erhält man durch HOFMANNschen Abbau das Amin[1]:

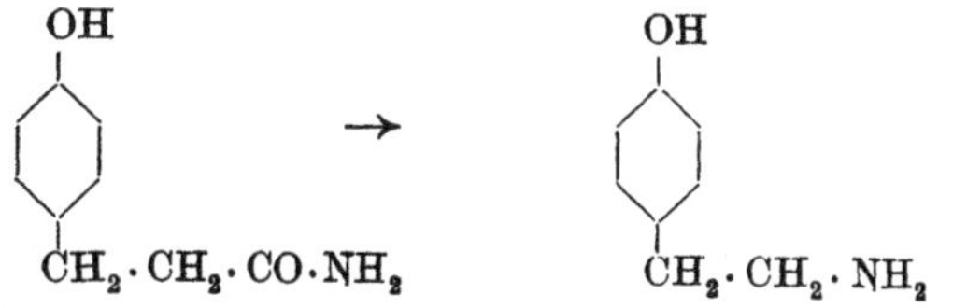

HO—C$_6$H$_4$—CH$_2$·CH$_2$·CO·NH$_2$ → HO—C$_6$H$_4$—CH$_2$·CH$_2$·NH$_2$

Zur Synthese des Säureamids wird p-Oxybenzaldehyd mit Malonsäure in Pyridin-Lösung zu p-Oxybenzal-malonsäure kondensiert[2]. Die durch Decarboxylierung erhaltene p-Oxy-zimtsäure kann mit Natriumamalgam zur p-Oxy-dihydrozimtsäure hydriert werden. Über das Säurechlorid wird daraus das Säureamid erhalten:

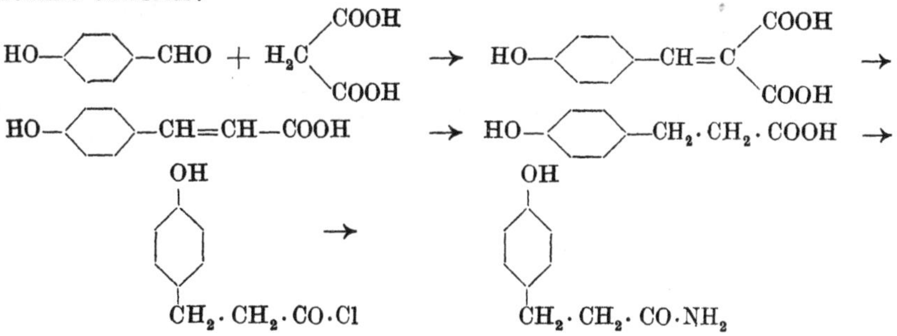

HO—C$_6$H$_4$—CHO + H$_2$C(COOH)$_2$ → HO—C$_6$H$_4$—CH=C(COOH)$_2$ →

HO—C$_6$H$_4$—CH=CH—COOH → HO—C$_6$H$_4$—CH$_2$·CH$_2$·COOH →

HO—C$_6$H$_4$—CH$_2$·CH$_2$·CO·Cl → HO—C$_6$H$_4$—CH$_2$·CH$_2$·CO·NH$_2$

Die günstigen Ausbeuten bei diesem Verfahren lassen eine technische Durchführung zu.

Versuche, Tyramin über das p-Oxy-ω-amino-acetophenon nach FRIEDEL-CRAFTS und anschließende Reduktion der Keto-Gruppe mit konz. Jodwasserstoffsäure bei 125° unter Druck zu gewinnen, erwiesen sich als unwirtschaftlich[3].

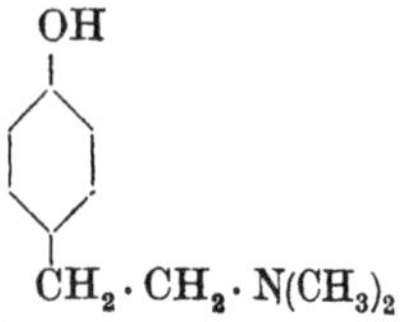

Dem Tyramin nahe verwandt ist das *Hordenin*, das p-Oxyphenyl-dimethylaminoäthan.

HO—C$_6$H$_4$—CH$_2$·CH$_2$·N(CH$_3$)$_2$
Hordenin

Es wirkt durch die Dimethylierung der Amino-Gruppe nur schwach[4] und kann aus Tyramin durch Methylierung mit Methyljodid und Natriummethylat erhalten werden.

K. KINDLER entwickelte eine Hordenin-Synthese aus p-Methoxy-acetophenon. Dieses reagiert mit Dimethylamin und Schwefel zum p-Methoxyphenyl-N-dimethyl-thio-acetamid. Durch kathodische Reduktion läßt sich letzteres in p-Methoxyphenyl-dimethyläthylamin überführen, aus dem durch Entmethylierung mit Salzsäure Hordenin entsteht[5]:

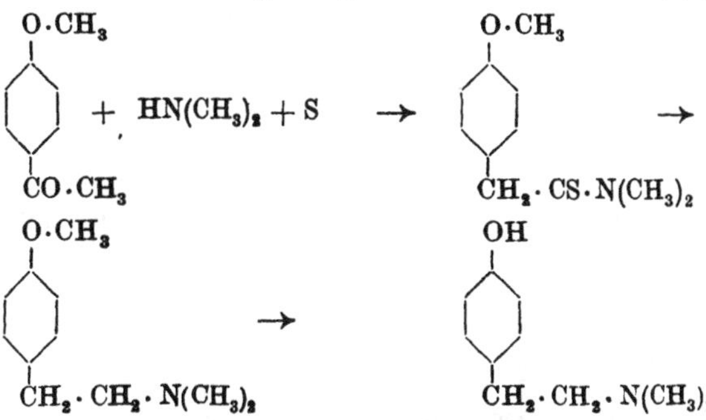

CH$_3$·O—C$_6$H$_4$—CO·CH$_3$ + HN(CH$_3$)$_2$ + S → CH$_3$·O—C$_6$H$_4$—CH$_2$·CS·N(CH$_3$)$_2$ →

CH$_3$·O—C$_6$H$_4$—CH$_2$·CH$_2$·N(CH$_3$)$_2$ → HO—C$_6$H$_4$—CH$_2$·CH$_2$·N(CH$_3$)$_2$

---

[1] DRP 233551. — [2] Vgl. W. H. PERKIN jun. u. a.: J. chem. Soc. (London) **1927**, 2269.
[3] DRP 248385. — [4] CAMUS, L.: Arch. int. Pharmacodynam. Therap. **16**, 43 (1906).
[5] KINDLER, K., u. a.: Liebigs Ann. **431**, 187 (1923).

Auch die Bedeutung des *Epinins* ist gering. Es leitet sich vom Adrenalin durch Fehlen der alkoholischen Hydroxyl-Gruppe ab und ist damit das 3,4-Dioxyphenyl-N-methylaminoäthan.

OH
$\diagup\diagdown$–OH
$|\quad\quad|$
$\diagdown\diagup$
$CH_2 \cdot CH_2 \cdot NH \cdot CH_3$
Epinin

Die Wirkung der Aryläthylamine als Sympathomimetica ist gering. So sind das Phenyläthylamin und das Phenylallylamin im strengen Sinn kaum noch Sympathomimetica, da ihre pressorische Wirkung nur noch etwa $1/400$ bis $1/800$ von der des Adrenalins beträgt. Jedoch wirken sie durch das Fehlen der Hydroxyl-Gruppen achtmal so lange.

Nach Untersuchungen von K. W. ROSENMUND wird die Blutdruck steigernde Wirkung der Phenyl-äthylamin-Derivate durch Alkylsubstitution verändert[1].

G. A. ALLES und G. A. FEIGEN[2] verglichen die Wirkung von Phenyl-, Thienyl- und Furyl-isopropylaminen mit der des Phenyläthylamins. Dabei waren die Isopropylamine in ihrer Blutdruck-Wirkung den Äthylaminen überlegen, jedoch wirkten die Thienyl- und Furylamine schwächer als die Phenyl-Verbindungen.

Das Diphenyl-äthylamin wirkt lähmend auf das Zentralnervensystem[3]. Das 1,2-Diphenyl-äthanolamin und andere Diaryläthanolamine zeigen blutdrucksenkende Wirkung[4]. Auch andere Bis-phenyl-Abkömmlinge besitzen die gleiche blutdrucksenkende Wirkung, besonders deutlich vor allem das Di-[phenyläthylamin]. Hier kehrt die Molekülverdoppelung die physiologische Wirkung um. Jedoch ist die Blutdrucksenkung kürzer und schwächer als der Blutdruckanstieg, der vom Phenyläthylamin bewirkt wird.

Das Dibenzyl-β-chloräthylaminhydrochlorid, das unter dem Namen *Dibenamin*

$$\left[\begin{array}{c} \langle\!\!\bigcirc\!\!\rangle-CH_2 \diagdown\quad\diagup H \\ N \\ \langle\!\!\bigcirc\!\!\rangle-CH_2 \diagup\quad\diagdown CH_2-CH_2\cdot Cl \end{array}\right]^+ Cl^-$$

Dibenamin

arzneilich verwendet wird, zeigt dem Adrenalin antagonistische Eigenschaften. Chemisch zeichnet es sich durch gewisse Verwandtschaft zum Stickstofflost aus. Die Dibenzyl-Struktur regte zur Untersuchung von Fluoren-Verbindungen an. Von den untersuchten Derivaten war das N-(β-Chlor-äthyl)-N-(n-butyl)-9-amino-fluoren wirksamer als Dibenamin[5].

Blutdrucksenkende Wirkung kommt in hohem Maße anscheinend auch den Pyridyl-aminoalkoholen zu. A. DORNOW und K. BRUNCKEN[6] beschreiben 2-Amino-1,2-bis-(α-pyridyl)-äthanol und 2-Amino-1-phenyl-2-(α-pyridyl)-äthanol-(1) als stark wirksam. Desgleichen zeigen auch weitere einfach substituierte Äthanolamine und Äthylendiamine raschen und starken Abfall des Blutdruckes. Weniger intensiv und langsamer wirkt das Diäthylamino-äthanol, das in neuerer Zeit auch therapeutische Anwendung findet. Es kommt unter der Bezeichnung *Dehydasal* in den Handel. Die spastisch verengte Gefäßmuskulatur erschlafft nach Diäthylamino-äthanol-Gaben, weshalb es bei peripheren Durchblutungsstörungen, Angina pectoris, Asthma bronchiale usw. angewandt wird. Untersuchungen von F. HAUSCHILD[7] zeigten, daß auch zahlreiche andere aliphatische Alkyl- und Alkanolamine Herz- und Kreislaufwirkung besitzen. Grundsätzlich

---

[1] ROSENMUND, K. W.: Angew. Chem. **63**, 197 (1951).
[2] ALLES, G. A., u. G. A. FEIGEN: J. Pharmacol. exp. Therapeut. **72**, 265 (1941).
[3] GUM, I. A., u. M. R. GURD: J. Physiolog. **98**, 424 (1940).
[4] LESPAGNOL, A., u. a.: Bull. Sci. pharmacol. **43**, 555 (1936).
[5] KERWIN, J. F., u. a.: J. Amer. chem. Soc. **72**, 940 u. 3983 (1951).
[6] DORNOW, A., u. K. BRUNCKEN: Chem. Ber. **83**, 139 (1950).
[7] HAUSCHILD, F.: Naunyn-Schmiedebergs Arch. exp. Pathol. Pharmakol. **201**, 569 (1943).

ergab sich, daß durch Einführung einer Hydroxylgruppe die Blutdruckwirksamkeit verringert wird. Werden mehrere Hydroxyl-Gruppen eingeführt, so lösen die Verbindungen keinen therapeutischen Effekt aus.

Auch heterocyclische Basen entsprechen in ihrer Wirkung den beschriebenen Aminen. So besitzt das 3-Oxymethyl-pyridin nach A. THURNHERR und H. HELLER[1] starke peripher gefäßerweiternde und blutdrucksenkende Wirkung. Die Wirkung entspricht qualitativ etwa der der Nikotinsäure ohne aber deren Nebenwirkungen zu besitzen. So wird die Verbindung als *Ronicol* gegen Durchblutungsstörungen empfohlen.

Das *Ephedrin* wurde 1887 durch NAGAI aus *Ephedra vulgaris* isoliert. Zwei Jahre später führte unabhängig davon auch E. MERCK die Reindarstellung des Alkaloids durch. Seine Konstitution wurde von LADENBURG, E. SCHMIDT u. a. aufgeklärt. Es ist das 1-Phenyl-2-methylamino-propanol-(1).

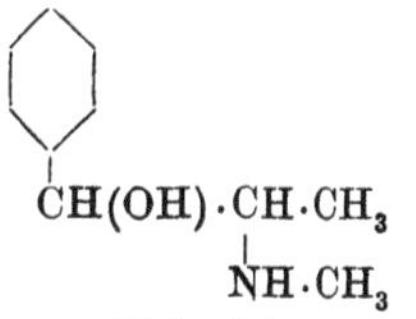

Die erste Synthese (1904) stammt von EBERHARD; sie wurde von FOURNEAU verbessert. Propiophenon wird bromiert, dann durch Behandlung mit Methylamin und anschließende Reduktion in das Ephedrin überführt[2]:

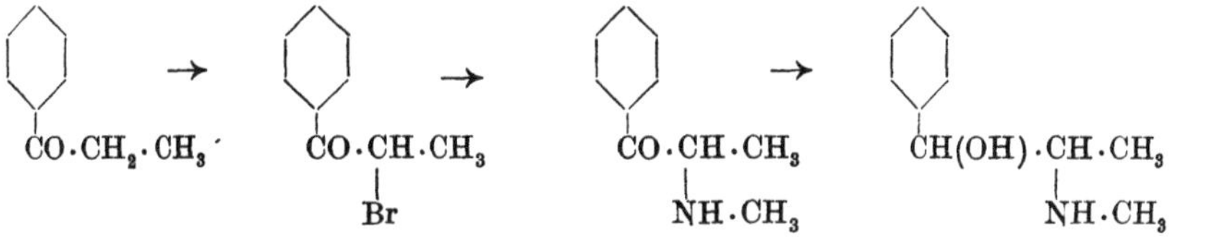

Zur Reduktion wurde von FOURNEAU Platinschwarz verwandt, wobei er razemisches Ephedrin erhielt, das frei war von der ψ-Verbindung. In der Technik verwendet man einen 10%ig. Nickelkontakt. Das Razemat weist die gleichen pharmakologischen Eigenschaften wie die natürliche *l*-Base auf und wird als *Ephetonin* in den Handel gebracht.

Vom Ephedrin sind durch die beiden asymmetrischen Kohlenstoff-Atome zwei Razemate möglich, von denen sich jedes in die *d*- und *l*-Form spalten läßt. In der Ephedrin-Reihe stehen die Hydroxyl- und die Methylamin-Gruppe in *trans*-Stellung zueinander, in der ψ-Ephedrin-Reihe in *cis*-Stellung. In der Natur kommen das *l*-Ephedrin und das *d*-ψ-Ephedrin vor. Bei der Synthese entsteht je nach der Art der Reduktion des Ketons zum sekundären Alkohol in wechselnder Menge das Razemat des ψ-Ephedrins oder des Ephedrins.

Nach der Trennung in die optisch aktiven Basen kann wie beim Adrenalin eine Razemisierung durch Säure eintreten. Auch kann die Razemirisierung durch geringe Mengen Alkalialkoholat bei höheren Temperaturen oder im Schmelzfluß erreicht werden[3]. Im AP. 2114034 wird die Razemirisierung des Ephedrins mit Natriumamid in Dekalin vorgeschlagen.

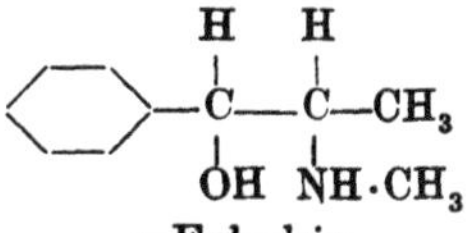

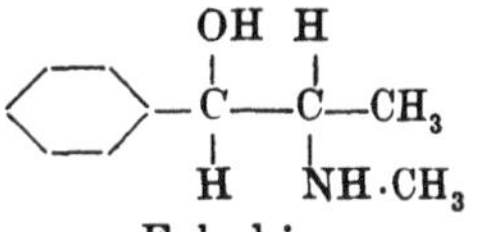

Zur Konstitution der Ephedrin-Isomeren weist H. KONZETT[4] darauf hin, daß sowohl das *l*-Ephedrin als auch das *d*-ψ-Ephedrin bei der Reduktion *d-Pervitin* liefern. Daher muß

---

[1] THURNHERR, A., u. H. HELLER: Schwz. med. Wschr. **1949**, 522.
[2] FOURNEAU, E.: J. Pharmac. Chim. **20**, 481 (1904) u. **25**, 593 (1907); Arch. Pharmaz. Ber. dtsch. pharmaz. Ges. **253**, 62 (1915) u. **258**, 97 (1920); FP. 659882; DRP 472466.
[3] DRP 673486; EP. 490979; vgl. ferner DRP 636126.
[4] KONZETT, H.: Naunyn-Schmiedebergs Arch. exp. Pathol. Pharmakol. **198**, 345 (1941).

194 Verbindungen, die das autonome Nerven-System beeinflussen.

die basische Gruppe am Kohlenstoff-Atom bei beiden gleichgerichtet sein. Es unterscheiden sich die Stoffe also nur in der Stellung ihrer Hydroxyl-Gruppen voneinander.

Die Trennung der Razembase wurde von SPÄTH mit d-Weinsäure durchgeführt, wobei er das d-weinsaure l-ψ-Ephedrin kristallisiert zur Abscheidung brachte. Die aus der Mutterlauge freigemachte Base wurde mit l-Weinsäure behandelt, wodurch das d-ψ-Ephedrin erhalten wurde. Wird dieses mit Salzsäure 15 Stunden auf 100° erhitzt, so entsteht l-Ephedrinhydrochlorid. In gleicher Weise läßt sich auch das l-ψ-Ephedrin in d-Ephedrin überführen.

Eine weitere Synthese fand E. SPÄTH. Propionaldehyd wird zu α-Brompropionaldehyd bromiert, der mit Methylalkohol und Bromwasserstoff unter Wasserabspaltung das 1,2-Dibrom-1-methoxypropan liefert. Dieses, nach GRIGNARD mit Phenyl-magnesiumbromid umgesetzt, gibt das 1-Phenyl-1-methoxy-2-brompropan, das sich aber nur äußerst schwer mit Methylamin umsetzen läßt. Selbst mehrtägiges Erhitzen im Bombenrohr ergab nur Ausbeuten von 30%. Mit Bromwasserstoff erhitzt, konnte der Äther zum ψ-Ephedrin gespalten werden[1]:

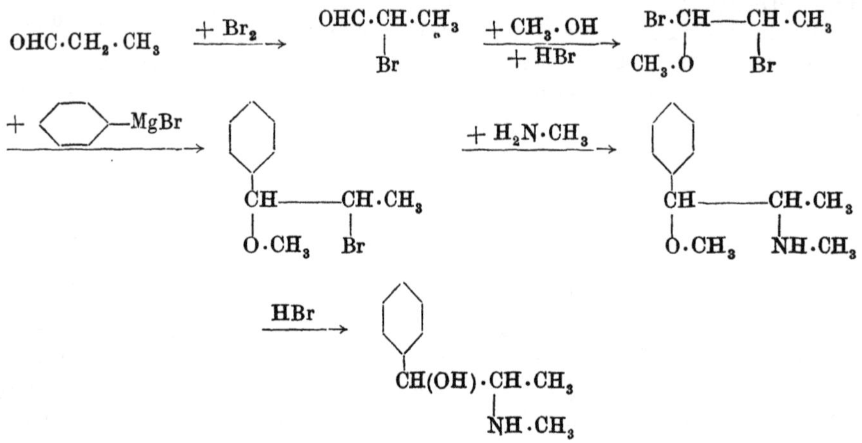

Die Einführung der Methylamin-Gruppe in das Brompropiophenon kann auch mittels p-Toluolsulfon-methylamid erfolgen, worauf der Toluolsulfonsäure-Rest durch Einwirkung von konz. Salzsäure abgespalten wird. Statt Toluolsulfon-methylamid ist auch Methylbenzylamin verwendbar, wobei die Abspaltung des Benzyl-Restes durch Reduktion erfolgen muß[2].

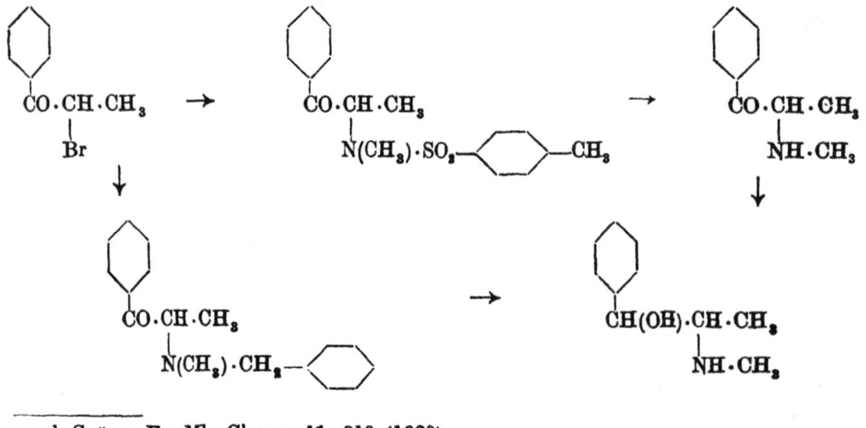

---
[1] SPÄTH, E.: Mh. Chem. 41, 319 (1920).
[2] DRP 538455, Zus. zu DRP 527620.

Auf einfache Weise läßt sich Ephedrin aus 1-Phenyl-1,2-propandion durch Reduktion mit aktiviertem Aluminium bei Gegenwart von Methylamin erhalten[1]. Auch kann das Diketon mit Methylamin umgesetzt werden. Das erhaltene Kondensat wird anschließend mit Edelmetall-Katalysatoren und Wasserstoff zum razemischen Ephedrin reduziert[2]:

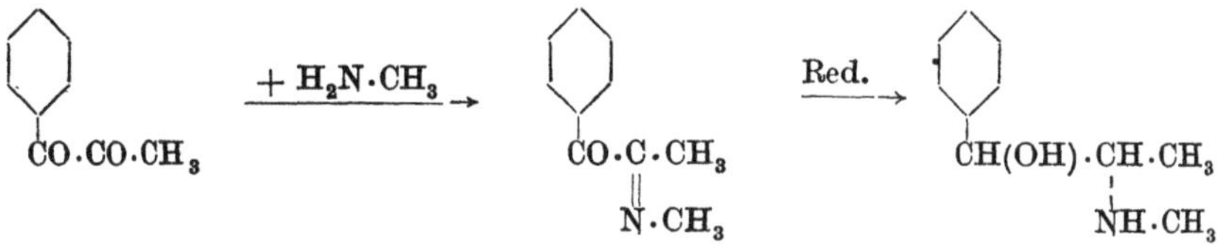

$$\underset{CO \cdot CO \cdot CH_3}{\bigcirc} \xrightarrow{+ H_2N \cdot CH_3} \underset{\underset{N \cdot CH_3}{\overset{\|}{CO \cdot C \cdot CH_3}}}{\bigcirc} \xrightarrow{Red.} \underset{\underset{NH \cdot CH_3}{CH(OH) \cdot CH \cdot CH_3}}{\bigcirc}$$

Auch die Reduktion von Phenyl-ketopropanol, die in Gegenwart von Nickelkatalysatoren und Methylamin durchgeführt wird, führt unmittelbar zu Ephedrin, wobei man auch die Homologen des Ephedrins durch Verwendung von Ammoniak oder primären oder sekundären Aminen erhalten kann[3].

In Abwandlung dieses Verfahrens kann auch Phenylketopropanol zunächst mit Methylamin umgesetzt und das erhaltene Oxim nunmehr reduziert werden[4].

Eine Isolierung und Reindarstellung des Ketonalkohols ist nicht erforderlich. Man kann auch Auszüge und Lösungen des Ketonalkohols verwenden, wie man sie beim Vergären von Zucker in Gegenwart von Benzaldehyd erhält[5].

NAGAI und KANAO stellten Ephedrin dar durch Umsetzung von Benzaldehyd mit Nitroäthan zu 1-Phenyl-2-nitro-propanol. Anschließende Reduktion der Nitro- zur Amino-Gruppe und Methylierung derselben führte zu einem Gemisch von ψ-Ephedrin- und Ephedrin-Razemat[6]:

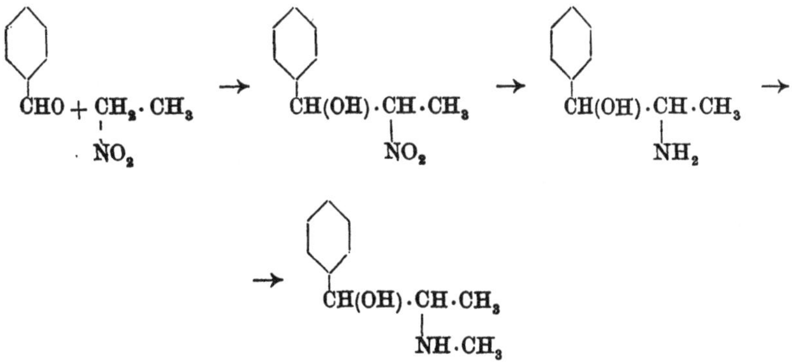

$$\underset{\underset{NO_2}{CHO + CH_2 \cdot CH_3}}{\bigcirc} \rightarrow \underset{\underset{NO_2}{CH(OH) \cdot CH \cdot CH_3}}{\bigcirc} \rightarrow \underset{\underset{NH_2}{CH(OH) \cdot CH \cdot CH_3}}{\bigcirc} \rightarrow$$

$$\rightarrow \underset{\underset{NH \cdot CH_3}{CH(OH) \cdot CH \cdot CH_3}}{\bigcirc}$$

Auch Aminosäuren lassen sich in Ephedrin-Abkömmlinge überführen[7]. Aus Alanin und Benzylkohlensäureesterchlorid entsteht das N-Carbobenzoxy-d,l-alanin, das mit Phenylmagnesiumbromid oder mit Benzol und Aluminiumchlorid zum N-Carbobenzoxy-Derivat des α-Aminopropiophenons kondensiert wird. Durch katalytische Reduktion in Gegen-

---

[1] EP. 336412.
[2] Vgl. R. H. MANSKE u. T. B. JOHNSON: J. Amer. chem. Soc. 51, 580 (1929).
[3] EP. 365541; FP. 947986.
[4] EP. 365535.
[5] DRP 548459; EP. 360334; vgl. ferner DRP 547174.
[6] KANAO, S.: J. pharmac. Soc. Japan 1927, 17; C. I. 2539.
[7] SAH, P. P.: Ber. dtsch. chem. Ges. 71, 2300 (1938).

wart von Palladium erfolgt die Zersetzung in Toluol, Kohlendioxyd und α-Aminoäthylphenyl-carbinol:

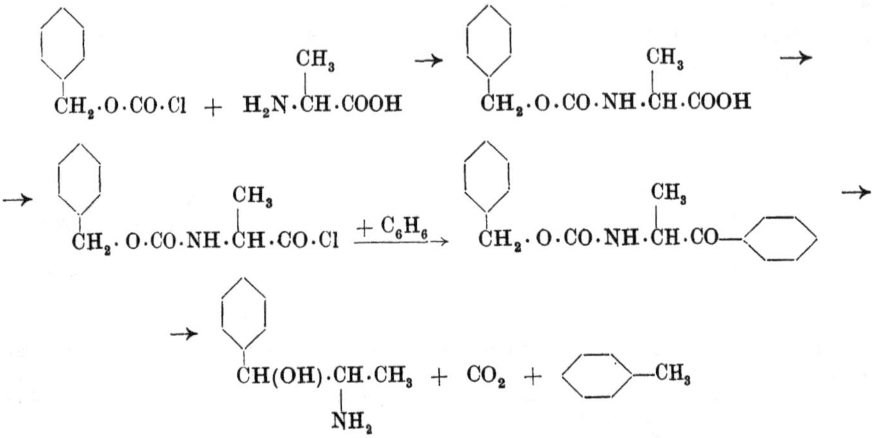

$$\text{Ph-CH}_2\cdot\text{O}\cdot\text{CO}\cdot\text{Cl} + \text{H}_2\text{N}\cdot\overset{\text{CH}_3}{\underset{}{\text{CH}}}\cdot\text{COOH} \longrightarrow \text{Ph-CH}_2\cdot\text{O}\cdot\text{CO}\cdot\text{NH}\cdot\overset{\text{CH}_3}{\underset{}{\text{CH}}}\cdot\text{COOH} \longrightarrow$$

$$\longrightarrow \text{Ph-CH}_2\cdot\text{O}\cdot\text{CO}\cdot\text{NH}\cdot\overset{\text{CH}_3}{\underset{}{\text{CH}}}\cdot\text{CO}\cdot\text{Cl} \xrightarrow{+\text{C}_6\text{H}_6} \text{Ph-CH}_2\cdot\text{O}\cdot\text{CO}\cdot\text{NH}\cdot\overset{\text{CH}_3}{\underset{}{\text{CH}}}\cdot\text{CO}\text{-Ph} \longrightarrow$$

$$\longrightarrow \text{Ph-}\overset{}{\underset{\text{NH}_2}{\text{CH(OH)}\cdot\text{CH}\cdot\text{CH}_3}} + \text{CO}_2 + \text{Ph-CH}_3$$

Das Ephedrin ist im Gegensatz zum Adrenalin auch bei oraler oder rektaler Zufuhr wirksam. Seine Wirkung setzt langsamer ein und ist schwächer, aber länger anhaltend als die des Adrenalins. Hierbei steht die Gefäßwirkung im Vordergrund, während die Herzwirkung unsicher ist. Ferner erregt Ephedrin das Zentralnervensystem und zeigt damit schon schwache Weckmittelwirkung. Es wird auch gegen allergische Zustände und bei Schnupfen zur Abschwellung der Nasenschleimhaut verwendet.

Versucht wurde durch Dialkylierung des Stickstoffs im Ephedrin wirksame Verbindungen zu erhalten.

Im AP. 2234933 wird die Umsetzung von *l*-Ephedrin mit Diäthylsulfat oder anderen Äthylierungsmitteln beschrieben. Dabei entsteht N-Äthyl-Ephedrin, das ebenfalls in Form von Salzen zu Heilmitteln verwandt werden soll.

Durch Dialkylierung des Stickstoffs tritt im allgemeinen eine Abschwächung der Wirkung ein. Auch die Einführung einer weiteren basisch substituierten Alkyl-Gruppe führt zu keiner weiteren Wirkungssteigerung. Solche Verbindungen erhält man durch Kondensation von Ephedrin mit Dialkylaminoalkoholen unter Zusatz von wasserentziehenden Mitteln[1]. Verwandt wird das optisch aktive oder razemische Phenyl-methylamino-propanol. Dieses wird mit Diäthylaminoäthanol in Gegenwart von Phosphorpentoxyd am Rückflußkühler erhitzt. Statt des Alkohols läßt sich auch Diäthylaminoäthylchlorid verwenden[2].

Das Diäthylaminoäthyl-ephedrin wurde unter dem Namen *Isalon* in den Handel gebracht.

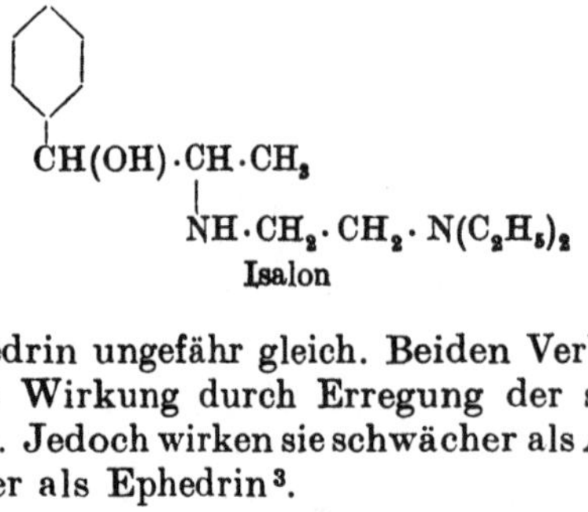

$$\text{Ph-}\overset{}{\underset{\text{NH}\cdot\text{CH}_2\cdot\text{CH}_2\cdot\text{N}(\text{C}_2\text{H}_5)_2}{\text{CH(OH)}\cdot\text{CH}\cdot\text{CH}_3}}$$
Isalon

Es wirkt dem Ephedrin ungefähr gleich. Beiden Verbindungen ist eine gute bronchospasmolytische Wirkung durch Erregung der sympathischen Nervenendigungen gemeinsam. Jedoch wirken sie schwächer als Adrenalin. Bei Injektion ist Isalon etwas giftiger als Ephedrin[3].

---
[1] Vgl. DRPP 611501, 640582. — [2] DRP 611501.
[3] MATSUMOTO, H.: Folia pharmacol. japan. **27**, 60 (1939); C. **1940**. I. 3679.

Durch Kondensation von Ephedrin und α-Brompropiophenon oder auch anderen aliphatisch-aromatischen α-Halogenketonen gelangt man zu Verbindungen, die spezifische Wirkung auf das Atemzentrum ausüben[1].

E. EIDEBENZ[2] untersuchte den Einfluß einer Phenylsubstitution am α-C-Atom. Wie andere tertiäre Alkohole, so besitzt das α-Phenyl-ephedrin auch beträchtliche anaesthesierende Wirkung. Jedoch ist die Blutdruck-Steigerung stark abgeschwächt. Die spasmolytische Wirkung ist um das zehnfache erhöht. Werden Methyl-Gruppen in den Phenyl-Rest eingeführt, so steigt die Wirkung im allgemeinen ohne Erhöhung der Toxizität für Warmblütler. Die anaesthesierende Wirkung ist jedoch von der Art und der Stellung der Substituenten am Benzolkern abhängig.

Pharmakologische Wirksamkeit zeigen Ephedrin-Homologe, deren Amino-Gruppe durch einen Methyl- und einen Benzyl-Rest, der Äther oder Ester-Gruppen enthalten kann, substituiert ist, so beispielsweise das Phenyl-N-methyl-N-[3-methyl-6-methoxy-benzyl]-aminopropanol[3].

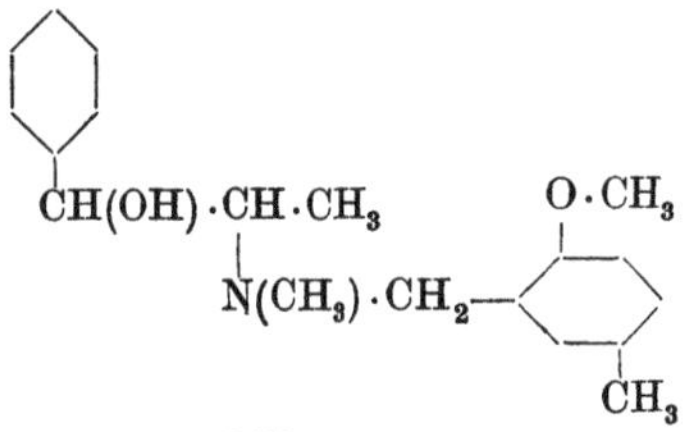

Das Dioxy-ephedrin

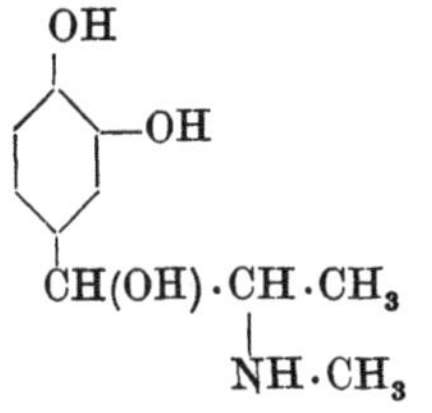

entfaltet eine dem Adrenalin etwa gleiche Asthmawirkung. Es fehlen ihm aber in therapeutischen Dosen die unangenehmen Nebenwirkungen[4].

Die Darstellung erfolgt in üblicher Weise.

Nach dem AP. 2011454 erhält man Dioxy-ephedrin-Homologe durch Umsetzung von Piperonal mit Nitroäthan. Die Komponenten werden in Kaliumbicarbonat-Lösung vier Tage verrührt, wobei Methylendioxyphenyl-nitropropanol entsteht. Dieses kann mit Eisen und Schwefelsäure in alkoholischer Lösung zur Amino-Verbindung reduziert werden.

Von Abwandlungsprodukten werden im DRP 677127 und AP. 2151459 Abkömmlinge des 3,4-Dioxy-phenyl-aminopropanols beschrieben, in denen die Amino-Gruppe einen aliphatischen Kohlenwasserstoff-Rest von mindestens zwei Kohlenstoffatomen trägt. Diese Verbindungen sollen dem Adrenalin in der Herzwirkung gleich sein, jedoch sollen sie keine nennenswerte Blutdruckwirkung besitzen. Die Darstellung kann über die Oxypropiophenon-aralkyläther erfolgen, z. B. wird o-Benzyloxy-propiophenon in Gegenwart von Calciumcarbonat und Methylchlorid bromiert, das Produkt mit Methyl-benzalanin umgesetzt. Wird darauf hydriert, so entsteht o-Oxyphenyl-methylaminopropanol. In gleicher Weise lassen sich auch das m-Oxyphenyl-methylaminopropanol und das 3,4-Dioxyphenyl-methylaminopropanol gewinnen[5].

Ferner kann o-Benzyloxy-propiophenon mit Butylnitrit in Äther unter gleichzeitigem Einleiten von Salzsäuregas umgesetzt werden. Es entsteht die Isonitroso-Verbindung, die sich durch Palladium und Wasserstoff in das o-Oxyphenyl-propanolamin überführen läßt[6].

---

[1] DRPP 525093, 593103.
[2] EIDEBENZ, E.: Arch. Pharmaz. Ber. dtsch. pharmaz. Ges. **280**, 46 (1942).
[3] FP. 792081; vgl. Anaesthetica S. 123.
[4] SCHAUMANN, O.: München. med. Wschr. **89**, 742 (1942).
[5] EP. 367951. — [6] Vgl. EP. 368613.

Das p-Oxy-ephedrin, also das 1-(p-Oxy-phenyl)-2-methylamino-propanol-(1), ist unter dem Namen *Suprifen* bekannt geworden.

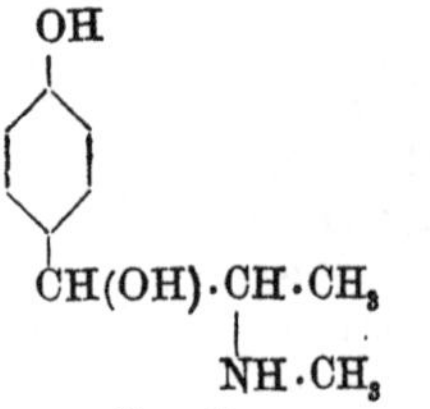

OH
|
⌬
|
CH(OH)·CH·CH₃
 |
 NH·CH₃
Suprifen

Es wirkt stärker als Ephedrin und steht in seiner Wirkung zwischen Sympatol und Ephedrin[1]. Es hat vor allem den Vorteil, daß ihm eine vasokonstriktorische Wirkung auf die peripheren arteriellen Gefäße kaum zukommt[2], und es auch oral gut wirksam ist.

Die Darstellung des p-Oxyphenyl-methylamino-propanols bietet keine Besonderheiten. So erhält man es beispielsweise durch Reduktion von Aminoketonen mit molekularem Wasserstoff und Katalysatoren der Palladium- und Nickelreihe[3].

Nach F. KÜLZ und M. SCHNEIDER[4] zeichnet sich das N-(3-Phenyl-isobutyl)-nor-suprifen (*Dilatol*)

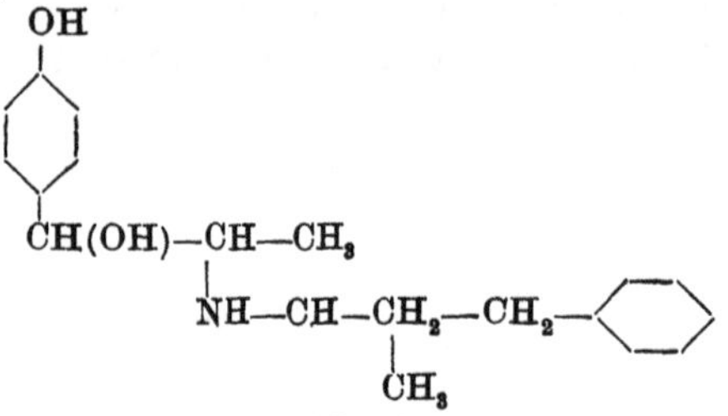

OH
|
⌬
|
CH(OH)—CH—CH₃
          |
          NH—CH—CH₂—CH₂—⌬
                |
                CH₃
Dilatol

gegenüber dem Suprifen durch Verlängerung der Wirkungsdauer aus und unterscheidet sich von diesem durch periphere Gefäßerweiterung, ohne jedoch den Blutdruck zu verringern. Es ist etwa dem Priscol gleichwertig[5].

In der Reihe der Homologen des Dilatols und Suprifens erwies sich die Phenyl-isobutyl-Substitution des Stickstoffs als optimal. Die Verbindung wurde als *Suprifen Psb.* erprobt[6].

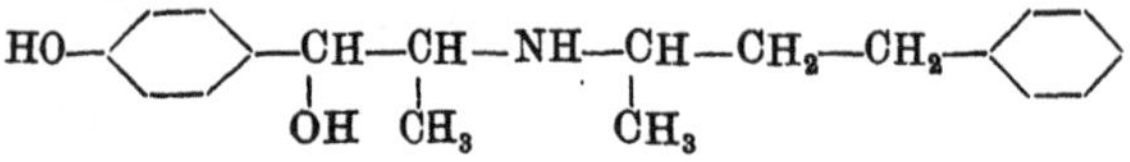

HO—⌬—CH—CH—NH—CH—CH₂—CH₂—⌬
      | | |
      OH CH₃   CH₃

Die Nor-Verbindungen haben größeres Interesse. Unter den Propanolamin-Abkömmlingen gewannen das *Corbasil* mit zwei phenolischen OH-Gruppen, das *Icoral* mit m-ständiger, das *Paredrin* mit p-ständiger Hydroxyl-Gruppe und das *Norephedrin* therapeutische Bedeutung.

Die Darstellung des Corbasils erfolgt analog den übrigen Synthesen. Die razemischen Phenyl-amino-propanole werden aus den Benzylamino-Derivaten durch Reduktion gewonnen. Als Katalysator muß Palladium verwendet werden, da bei Reduktion in Gegenwart von Nickel der Benzyl-Rest nicht abgespalten wird. Das *l*-1-Oxyphenyl-2-amino-propanol erhält man aus der entsprechenden 2-Keto-Verbindung mit Hydroxylamin, worauf das Oxim anschließend unmittelbar zur *l*-Verbindung katalytisch reduziert wird[7].

Corbasil kann als einzige Verbindung in der Reihe der Sympathomimetica das Adrenalin bei der örtlichen Betäubung ersetzen. Es verursacht weniger Nebenwirkungen und ist daher auch bei Patienten anwendbar, bei denen

---

[1] KIESE, M., u. a.: Klin. Wschr. 17, 967 (1938); O. SCHAUMANN: Naunyn-Schmiedebergs Arch. exp. Pathol. Pharmakol. 160, 127 (1931).
[2] STURM, A., u. F. STÜCKMANN: Naunyn-Schmiedebergs Arch. exp. Pathol. Pharmakol. 186, 287 (1937).
[3] DRP 547174; EP. 396951; FP. 821798.
[4] KÜLZ, F., u. M. SCHNEIDER: Dtsch. Gesundheitswesen 5, 1434 (1950).
[5] KAISER, K., u. H. MAURER: Ärztl. Wschr. 6, 677 (1951).
[6] WIEMERS, K.: Naunyn-Schmiedebergs Arch. exp. Pathol. Pharmakol. 213, 283 (1951).
[7] EP. 365535; vgl. ferner DRP 600771; EP. 408359; AP. 1957092.

Suprarenin unter Umständen Ohnmachtsanfälle herbeiführen kann. Razemisches Corbasil wirkt allerdings auf die Gefäße etwas schwächer als Adrenalin. Cocain verstärkt diese Wirkung, Novocain in geringerem Maß[1]. Von den optischen Isomeren wirkt die d-Form 160mal schwächer als die l-Form. Sie zeigt auch qualitative Unterschiede, indem sie mehr den Charakter einer Ephedrinwirkung besitzt. Während das l-Isomere in seiner Wirkung durch Cocain verstärkt wird, wird die Wirkung des d-Isomeren durch Cocain abgeschwächt. Die Ursache der differenzierten Wirkung der beiden optischen Antipoden untersuchte O. SCHAUMANN[2].

Nach Ansicht von EASSON und STEDMAN können bei einem asymmetrischen Kohlenstoff-Atom nur die drei auf einer Ebene des Tetraeders liegenden Atom-Gruppen mit dem spezifisch reagierenden „Rezeptor" des Erfolgsorgans in Reaktion treten. Bei spiegelbildlicher Anordnung der wirksamen Atom-Gruppen können statt drei nur zwei aktive Gruppen mit dem Rezeptor in Verbindung treten. Das schwächer wirksame Isomere wird sich also physiologisch so verhalten, als ob eine wirksame Gruppe weniger vorhanden wäre. So wirkt das d-Adrenalin gleich stark wie 3,4-Dioxy-phenyläthyl-methylamin, dem die Hydroxyl-Gruppe in der Seitenkette fehlt[3].

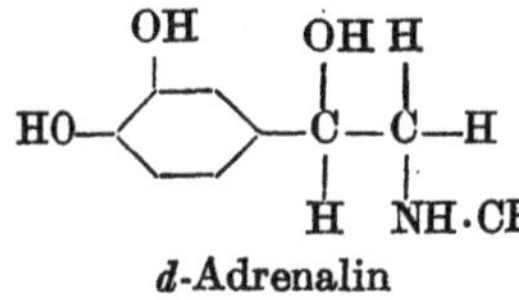

d-Adrenalin 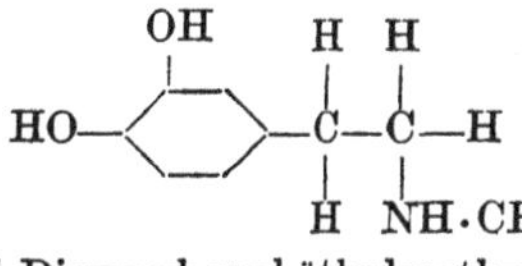   3,4-Dioxy-phenyl-äthylmethylamin

Diese Theorie wurde von SCHAUMANN auf das Corbasil übertragen:

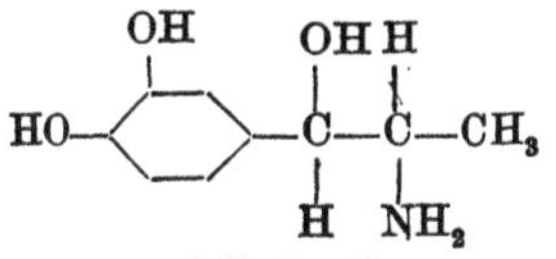

d-Corbasil 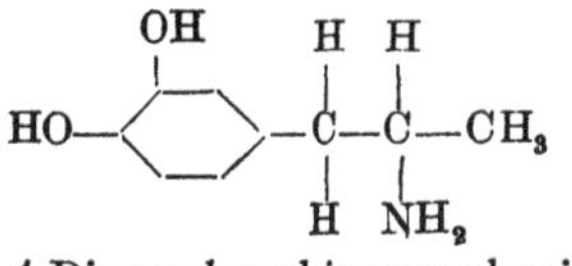   3.4-Dioxy-phenyl-isopropylamin

Hier ist im d-Corbasil die Hydroxyl-Gruppe so gelagert, daß sie nach Auffassung des Autors mit dem Rezeptor des Erfolgsorgans nicht in Reaktion treten kann. Die Wirkung des d-Corbasils entspricht auch tatsächlich der Wirkung des 3,4-Dioxyphenyl-isopropylamins.

Eine m-ständige Hydroxyl-Gruppe enthält das *Icoral B*, das m-Oxy-phenylaminopropanol.

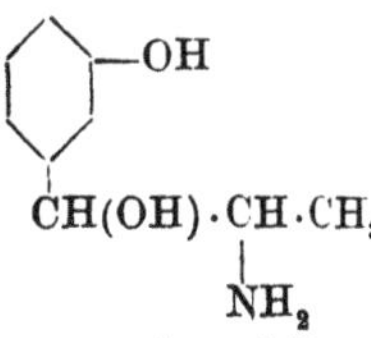

Die primäre Gefäßwirkung des Icoral B ist hauptsächlich durch die m-ständige OH-Gruppe bedingt, während die p-ständige Hydroxyl-Gruppe im Suprifen die Gefäßwirkung des Ephedrins eher abschwächt, dagegen aber zu einer Erhöhung des Minutenvolumens führt[4]. Mit N-Diäthyl-N'-(m-oxyphenyl)-N'-äthyl-äthylendiamin im Verhältnis 4:1 gemengt, kommt es unter dem Namen *Icoral* in den Handel. Hierbei wirkt das basisch substituierte Benzol wie weiter unten noch gezeigt wird, spezifisch auf das Atemzentrum[5].

$CH(OH) \cdot CH \cdot CH_3$
NH_2
Icoral B

Die Darstellung von Icoral B geht nach den bereits vielfach besprochenen Methoden vor sich[6].

---

[1] MOELLER, K. O.: Arch. int. Pharmacodynam. Therap. 57, 67 (1937).
[2] SCHAUMANN, O.: Med. u. Chem. 3, 383 (1936).
[3] EASSON, L. H., u. E. STEDMAN: Biochem. J. 27, 1257 (1933), nach Med. u. Chem. 3, 388 (1936).
[4] STURM, A., u. a.: Naunyn-Schmiedebergs Arch. exp. Pathol. Pharmakol. 183, 363 (1936); 186, 287 (1937).
[5] Vgl. Süddtsch. Apother-Ztg. 73, 317 (1933). — [6] Vgl. EP. 353361.

Ferner erhält man es aus Benzylchlorid und m-Oxybenzaldehyd über den m-Benzyloxybenzaldehyd. Dieser wird mit Natriumsulfit geschüttelt und die entstehende Bisulfit-Verbindung mit Kaliumcyanid behandelt. Dabei entsteht das m-Benzyloxy-benzaldehydcyanhydrin, das mit Methyl-magnesiumjodid zu dem entsprechenden Ketonalkohol umgesetzt und mit Hydroxylamin oximiert wird. Das Oxim kann mit Wasserstoff in Gegenwart von Palladium oder Nickel-Katalysatoren reduziert werden[1]:

$$\begin{array}{c} \text{C}_6\text{H}_4(\text{OH}) \\ \text{CHO} \end{array} \rightarrow \begin{array}{c} \text{C}_6\text{H}_4(\text{O}\cdot\text{CH}_2\cdot\text{C}_6\text{H}_5) \\ \text{CHO} \end{array} \rightarrow \begin{array}{c} \text{C}_6\text{H}_4(\text{O}\cdot\text{CH}_2\cdot\text{C}_6\text{H}_5) \\ \text{CH(OH)}\cdot\text{CN} \end{array} \rightarrow$$

$$\begin{array}{c} \text{C}_6\text{H}_4(\text{O}\cdot\text{CH}_2\cdot\text{C}_6\text{H}_5) \\ \text{CH(OH)}\cdot\text{CO}\cdot\text{CH}_3 \end{array} \rightarrow \begin{array}{c} \text{C}_6\text{H}_4(\text{O}\cdot\text{CH}_2\cdot\text{C}_6\text{H}_5) \\ \text{CH(OH)}\cdot\text{C}\cdot\text{CH}_3 \\ \parallel \\ \text{NOH} \end{array} \rightarrow \begin{array}{c} \text{C}_6\text{H}_4(\text{O}\cdot\text{CH}_2\cdot\text{C}_6\text{H}_5) \\ \text{CH(OH)}\cdot\text{CH}\cdot\text{CH}_3 \\ \mid \\ \text{NH}_2 \end{array}$$

Die Spaltung des Äthers kann statt mit rauchender Salzsäure besser mit Jodwasserstoffsäure durchgeführt werden[2].

Das *Icoral A*, m-Oxy-N-äthyl-N-diäthylaminoäthyl-anilin, weist eine spezifische Wirkung auf das Atemzentrum auf. Als Äthylendiamin-Derivat zeigt es strukturelle Verwandtschaft mit den Antihistamin-Körpern.

$$\underset{\text{OH}}{\text{C}_6\text{H}_4} \diagup \overset{\text{C}_2\text{H}_5}{\underset{}{\text{N}\cdot\text{CH}_2\cdot\text{CH}_2\cdot\text{N}(\text{C}_2\text{H}_5)_2}}$$

Icoral A

Zur Darstellung wird m-Oxy-N-äthyl-anilin mit Diäthylaminoäthylchlorid in Benzollösung umgesetzt[3].

H. WOJAHN und K. ERDELMEIER untersuchten Abkömmlinge des Icorals, die jedoch keine erhöhte Wirkung zeigten[4].

Das N-Diäthyl-β-phenyl-äthylamin besitzt adrenolytische Wirkung, das analoge Propylamin wirkt ähnlich, aber schwächer, ebenso das N-Diäthyl-benzylamin. Dagegen zeigt letzteres nicht die den anderen Verbindungen zukommende Antinicotin-Wirkung[5].

Wie das Phenyläthylamin wirken nach D. BOVET und A. FUNKE[6] N-Phenyläthylendiamin und N-Benzyl-äthylendiamin blutdrucksteigernd, während das Phenyl-äthyl-äthylendiamin den Blutdruck herabsetzt. Das p-Oxyphenyl-1,2-äthylendiamin bewirkt langanhaltende Blutdrucksteigerung. Die entsprechende m,p-Dioxyphenyl-Verbindung verursacht schnelle und kurz dauernde Blutdruckwirkung, während das p-Methoxyphenyl-Derivat mit 10 mg pro kg eine langanhaltende Steigerung verursacht. Das m,p-Dimethoxyphenyl-Derivat wirkt blutdrucksenkend. Gefäßverengende Wirkung zeichnet ferner auch das 2-Benzalaminoheptan und ähnliche SCHIFFsche Basen aus.

---

[1] EP. 376457.
[2] DRP 520079; vgl. ferner DRP 521728, Zus. zu DRP 520079; ferner FP. 695675; DRPP 569149 u. 566578.
[3] EP. 267169; Austr. P. 8712 (1927); EPP. 274058, 302984, 302985, 303093, 303097, Zus. zu EP. 267169.
[4] WOJAHN, H., u. K. ERDELMEIER: Arch. Pharmaz. Ber. dtsch. pharmaz. Ges. **280**, 213 (1942).
[5] HAZARD, R.: C. R. hebd. Séances Acad. Sci. **227**, 95 (1948).
[6] BOVET, D., u. A. FUNKE: C. R. hebd. Séances Soc. Biol. **141**, 325 u. 327 (1947).

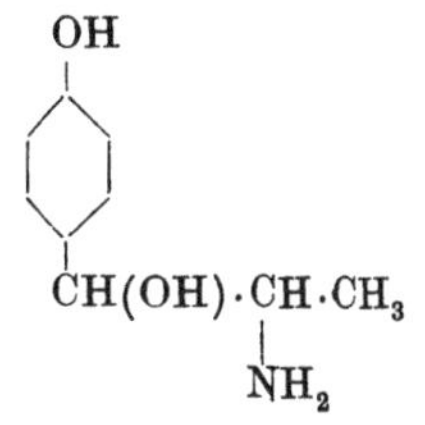

Das p-Oxy-nor-ephedrin (nebenstehend) wirkt, wie bereits erwähnt, dem Ephedrin sehr ähnlich, hat aber keine nennenswerte Bedeutung erlangt. Die Darstellung erfolgt aus p-Oxyphenyl-äthyl-keton über die Nitroso-Verbindung in der beim Ephedrin beschriebenen Weise[1].

Das Norephedrin wurde als *Propadrin* in den Handel gebracht. Der Konstitution entsprechend, ist es in seiner Wirkung dem Ephedrin ähnlich. Durch Einführung einer p-ständigen Methyl- oder Methoxy-Gruppe wird es in seiner Aktivität als blutdrucksteigerndes Mittel gemindert. Dagegen erfährt es durch Einführung von Hydroxyl-Gruppen in 3- und 4-Stellung entsprechend den bereits beschriebenen Verbindungen eine Verstärkung der den Blutdruck steigernden Wirkung[2].

Durch Entfernung der alkoholischen Hydroxyl-Gruppe des Suprifens gelangt man zum p-Oxyphenyl-methylamino-propan, das als *Veritol* größere Bedeutung erlangt hat.

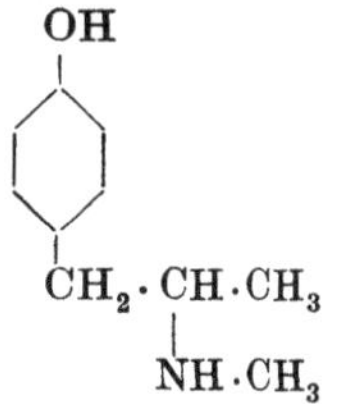

In seiner Wirkung steht es etwa in der Mitte zwischen dem Ephedrin und Adrenalin. Jedoch ist es bei oraler Anwendung unzuverlässig. Von den optischen Isomeren wirkt das *d*-Veritol beim Menschen häufig stärker als das *l*-Veritol, jedoch wird das letztere nach METZ etwas besser vertragen als *d*-Veritol, so daß für die Therapie das Razemat am besten geeignet ist[3].

Die Darstellung des p-Oxyphenyl-isopropylamins erfolgt nach G. A. ALLES[4] durch Kondensation von Nitroäthan mit p-Methoxy-benzaldehyd. Das entstehende p-Methoxyphenyl-nitro-propylen wird durch elektrolytische Reduktion und anschließende Entmethylierung in das *d,l*-4-Oxyphenyl-propylamin überführt:

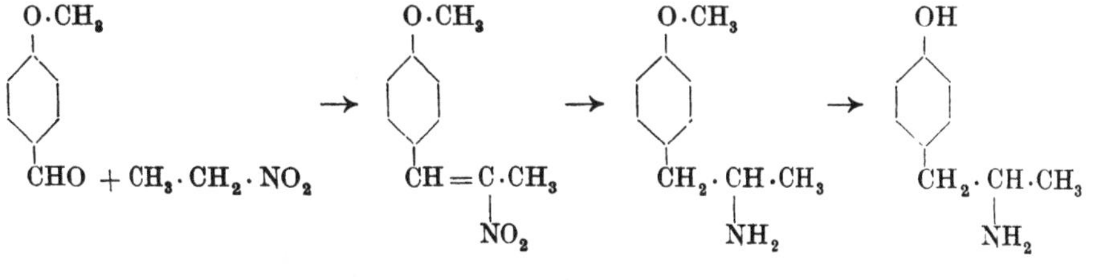

N-Methylierung führt zum Veritol.

A. J. SSAWITZKI und H. I. MACHENKO gingen vom Anethol aus. Dieses in ätherischer Lösung in Gegenwart von 30%ig. Schwefelsäure mit Natriumnitrit umgesetzt, liefert Anetholpseudonitrosit. Wird letzteres mit Acetylchlorid versetzt, so entsteht das β-Nitroanethol, das sich durch Reduktion mit Zink oder Eisen in essigsaurer Lösung und anschließende Behandlung mit Hydroxylamin in das p-Methoxyphenylacetoxim überführen läßt. Mit Natriumamalgam kann dieses zum Amino-Derivat reduziert werden.

Die Methylierung der Amino-Gruppe wird durch Kondensation mit Benzaldehyd zur SCHIFFschen Base und Behandlung des Kondensationsproduktes mit Methyljodid erreicht. Hierbei entsteht zunächst die quaternäre Base, die in der nachfolgenden Reaktion durch Spaltung mittels trockenen Chlorwasserstoffs in das 1-(p-Methoxyphenyl)-2-(methylamino-)-

---

[1] AP. 1995709.
[2] CHEN, K. K., u. A. L. CHEN: J. Amer. pharmac. Assoc. **22**, 813 (1933).
[3] METZ, E.: Klin. Wschr. **18**, 1408 (1939).
[4] ALLES, G. A.: J. Amer. chem. Soc. **54**, 271 (1932).

propan überführt wird. Durch anschließendes Kochen mit Bromwasserstoff läßt sich nunmehr auch die Äther-Gruppe spalten, so daß das 1-(p-Oxyphenyl)-2-(methylamino)-propan erhalten wird[1]:

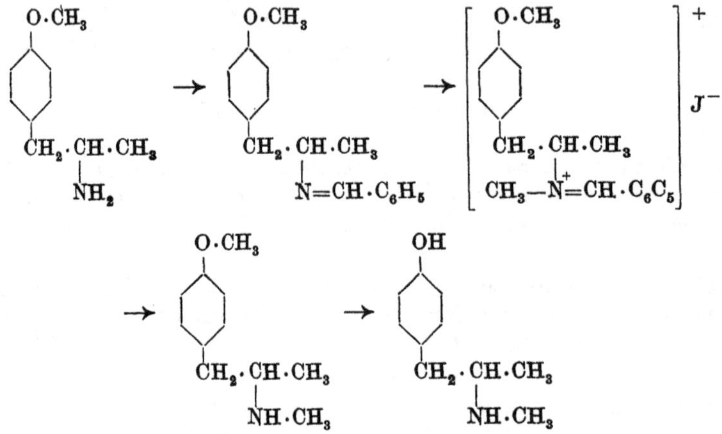

$$\begin{array}{c} \text{O·CH}_3 \\ \text{C}_6\text{H}_4 \\ \text{CH}_2\cdot\text{CH·CH}_3 \\ \text{NH}_2 \end{array} \rightarrow \begin{array}{c} \text{O·CH}_3 \\ \text{C}_6\text{H}_4 \\ \text{CH}_2\cdot\text{CH·CH}_3 \\ \text{N=CH·C}_6\text{H}_5 \end{array} \rightarrow \left[\begin{array}{c} \text{O·CH}_3 \\ \text{C}_6\text{H}_4 \\ \text{CH}_2\cdot\text{CH·CH}_3 \\ \text{CH}_3-\overset{+}{\text{N}}=\text{CH·C}_6\text{C}_5 \end{array}\right]^+ \text{J}^-$$

$$\rightarrow \begin{array}{c} \text{O·CH}_3 \\ \text{C}_6\text{H}_4 \\ \text{CH}_2\cdot\text{CH·CH}_3 \\ \text{NH·CH}_3 \end{array} \rightarrow \begin{array}{c} \text{OH} \\ \text{C}_6\text{H}_4 \\ \text{CH}_2\cdot\text{CH·CH}_3 \\ \text{NH·CH}_3 \end{array}$$

Die Trennung der optischen Antipoden läßt sich über die Methoxyphenyl-Derivate mit optisch aktiven Säuren durchführen, worauf nach Trennung der Antipoden die Methoxy-Gruppe abgespalten wird. Zur Ätherspaltung sind stärkere Mineralsäuren, am besten Bromwasserstoff in 48%ig. Lösung, zu verwenden[2].

Auf Kreislauf und Atmungsorgane wirkt auch das β-(p-Oxyphenyl)-äthylaminopropan[3].

Das 1-(p-Oxyphenyl)-2-amino-propan ist das *Paredrin*.

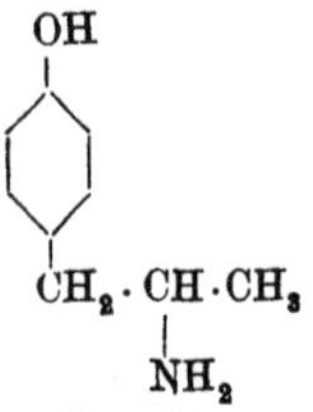

Zur Darstellung kondensierten F. W. HOOVER und H. B. HASS[4] p-Nitrobenzyl-chlorid mit einem Salz des aci-Nitroäthans, reduzierten die beiden Nitro-Gruppen des Kondensationsproduktes, worauf die aromatische Amino-Gruppe über die Diazonium-Verbindung in eine phenolische Gruppe umgewandelt wurde. Ebenso gelangt man durch Aldol-Kondensation des Anisaldehyds mit Nitroäthan und anschließende Reduktion des Nitro-olefins mit Eisen und Salzsäure und Überführung des über das Keton erhaltenen Oxims in das Amin, zu Paredrin.

OH
|
C₆H₄
|
CH₂·CH·CH₃
|
NH₂
Paredrin

Große Bedeutung erlangten in den letzten Jahren das 1-Phenyl-2-methylaminopropan und dessen Nor-Verbindung, das Phenyl-isopropylamin. Bei diesen beiden sauerstoff-freien Verbindungen ist die bereits beim Ephedrin angedeutete zentralerregende Wirkung zur Hauptwirkung geworden, während die ebenfalls vorhandene langanhaltende gefäßverengende Wirkung therapeutisch mehr in den Hintergrund tritt. Sie verdrängen das Ermüdungsgefühl und können dadurch zu einer, allerdings nur scheinbaren Leistungssteigerung führen. Wegen ihrer ergotropen Wirkung und der Unterdrückung des Hungergefühles werden die Präparate neuerdings auch als Entfettungsmittel gebraucht. Es besteht jedoch eine gewisse Gefahr der Gewöhnung und des suchtmäßigen Mißbrauchs.

---

[1] SSAWITZKI, A. J., u. H. I. MACHENKO: J. Chim. gén. (UdSSR) **10**, 1819 (1940); C. **1942**. I. 2764.
[2] FPP. 836629, 501099; AP. 2146476; Ind.P. 25122. — [3] Schwz.P. 230980.
[4] HOOVER, F. W., u. H. B. HASS: J. org. Chemistry **12**, 506 (1947).

Das 1-Phenyl-2-methylamino-propan, das *Pervitin*, läßt sich aus dem entsprechenden primären Amin durch Einwirkung von Formaldehyd in Gegenwart von aktiviertem Aluminium darstellen. Ausgangspunkt der Synthese kann auch das Benzyl-methyl-keton sein, das in Gegenwart von Methylamin mit aktiviertem Aluminium, sowie katalytisch an Platin oder Nickel, auf Aktivkohle niedergeschlagen, reduziert wird[1].

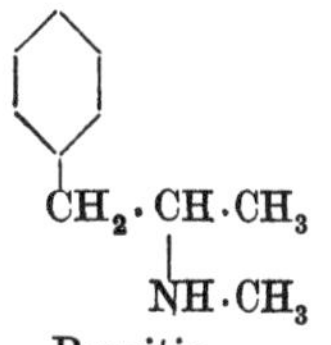

$$\underset{\text{Pervitin}}{\underset{|}{\overset{}{C}H_2 \cdot CH \cdot CH_3}\atop\underset{}{NH \cdot CH_3}}$$

Die Trennung der optisch aktiven Basen kann mit *d*-Weinsäure erfolgen, da das *d*-Tartrat der rechtsdrehenden Verbindung in Alkohol und Methanol löslich ist[2]. Bei Untersuchungen über die optisch aktiven Verbindungen ergab sich, daß das *d*-Ephedrin, das *l*-Pseudo-ephedrin, *l*-Pervitin und *l*-Veritol rascher zur Tachyphylaxie führen. *d*-Ephedrin, *l*-Pseudo-ephedrin und *l*-Pervitin haben am α-C-Atom die gleiche sterische Anordnung[3].

Die Nor-Verbindung des Pervitins ist das *Benzedrin* oder *Elastonon*.

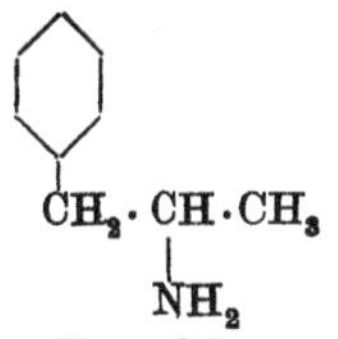

$$\underset{\text{Benzedrin}}{CH_2 \cdot CH \cdot CH_3 \atop NH_2}$$

Benzylalkylamine der allgemeinen Zusammensetzung $C_6H_5 \cdot CHX \cdot NH_2$, wobei X ein Alkyl- oder ein alicyclischer Rest ist, lassen sich aus den entsprechenden Benzyl-alkyl-ketoximen darstellen. Die Reduktion kann elektrolytisch in Schwefelsäure bei 25° durchgeführt werden[4].

Eine weitere Synthese wurde von K. KINDLER[5] entwickelt, der Isonitroso-propiophenon in Eisessig unter Zusatz von Schwefelsäure als Aktivator hydrierte:

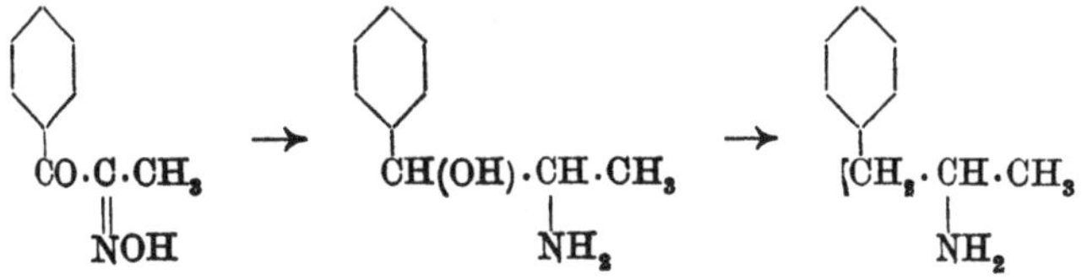

$$CO \cdot C \cdot CH_3 \atop \underset{}{\|}\;NOH \quad \rightarrow \quad CH(OH) \cdot CH \cdot CH_3 \atop NH_2 \quad \rightarrow \quad CH_2 \cdot CH \cdot CH_3 \atop NH_2$$

Die Darstellung kann auch über die α-Methylzimtsäure erfolgen. Durch Hydrierung und HOFMANNschen Abbau des Säureamids läßt sich daraus ebenfalls das Phenylisopropylamin gewinnen[6].

Ferner können o-Chlor-phenylacetylchlorid, Methyljodid und Zink nach REFORMATZKY umgesetzt werden. Das Reaktionsprodukt wird hydrolytisch zum o-Chlor-benzyl-methyl-keton gespalten. Wird dieses mit Formamid am Rückflußkühler erhitzt und das gebildete Formyl-chlor-benzedrin mit Natronlauge oder Salzsäure zerlegt, so erhält man das o-Chlorbenzyl-äthyl-amin, das in Alkohol-Eisessig-Lösung in Gegenwart von Palladium reduziert, das Benzyl-äthyl-amin ergibt[7]. Ausbeuten bis zu 70% erhält man durch Umsetzung von Formamid mit Phenylaceton nach LEUKART und anschließende Hydrolyse mit Salzsäure. Das Benzedrin scheidet sich auf Zugabe von Alkalilösung in öliger

---
[1] FPP. 844228, 844229; EP. 508756. — [2] Vgl. FP. 844231; EP. 508756.
[3] KONZETT, H.: Naunyn-Schmiedebergs Arch. exp. Pathol. Pharmakol. **198**, 345 (1941).
[4] E. P. 447792. — [5] KINDLER, K.: J. chem. Soc. [London] **1942**, 61.
[6] WOODRUFF, E. H., u. T. W. CONGER: J. Amer. chem. Soc. **60**, 465 (1938).
[7] JOHNS, B., u. I. M. BURG: J. Amer. chem. Soc. **60**, 919 (1938).

Form ab. Durch Destillation im Vakuum oder durch Wasserdampfdestillation kann es gereinigt werden[1]:

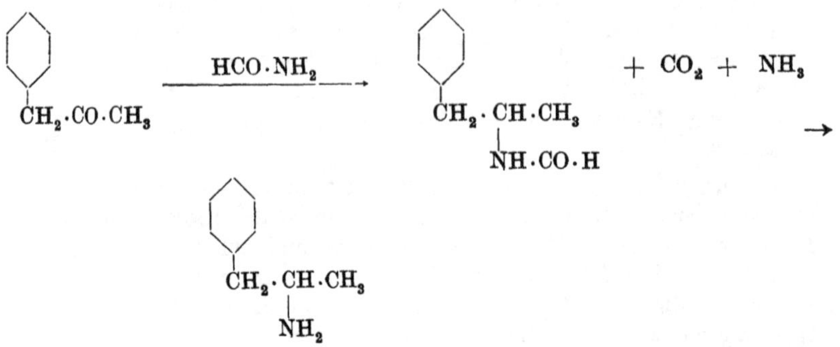

$$\underset{\underset{CH_2 \cdot CO \cdot CH_3}{|}}{C_6H_5} \xrightarrow{HCO \cdot NH_2} \underset{\underset{\underset{NH \cdot CO \cdot H}{|}}{CH_2 \cdot CH \cdot CH_3}}{C_6H_5} + CO_2 + NH_3 \rightarrow$$

$$\rightarrow \underset{\underset{\underset{NH_2}{|}}{CH_2 \cdot CH \cdot CH_3}}{C_6H_5}$$

Die Umsetzung mit Formamid erfolgt am besten bei 150—190°. Zur Hydrolyse läßt sich statt Salzsäure auch Schwefelsäure verwenden[2].

Von L. H. BRIGGS u. a. wird Stickstoffwasserstoffsäure mit Methyl-β-phenyl-isopropylketon zum 1-Phenyl-2-acetylamino-propan umgesetzt:

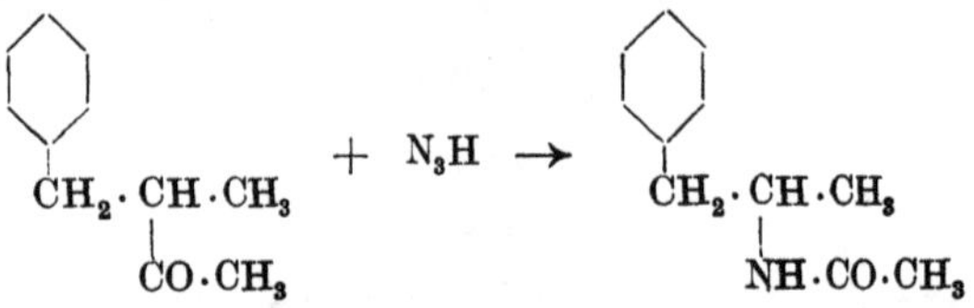

$$\underset{\underset{\underset{CO \cdot CH_3}{|}}{CH_2 \cdot CH \cdot CH_3}}{C_6H_5} + N_3H \rightarrow \underset{\underset{\underset{NH \cdot CO \cdot CH_3}{|}}{CH_2 \cdot CH \cdot CH_3}}{C_6H_5}$$

Die Reaktion wird unter Kühlung in Eis-Kochsalz-Mischung durchgeführt, wobei Stickstoff entweicht. Nach Beendigung der Reaktion wird überschüssige Stickstoffwasserstoffsäure durch Erwärmen mit Schwefelsäure auf 60° zerstört. Das Amid wird mit konz. Salzsäure zum Benzedrin verseift[3].

Ausgangspunkt für die Darstellung des Benzedrins kann schließlich auch der Benzyl-methyl-acetessigsäure-methylester sein, der durch Umsetzung der Natrium-Verbindung des Methyl-acetessigsäure-methylesters mit Benzylchlorid erhalten wird. Wird dieser nunmehr mit Natriummethylat am Rückflußkühler erhitzt, so entsteht durch Säurespaltung der Benzyl-methyl-essigsäure-methylester, der nach Verseifung mit Natronlauge in das Säurechlorid und mit Ammoniak in das Amid überführt wird. Durch HOFMANNschen Abbau erhält man daraus das 1-Phenyl-2-amino-propan[4]:

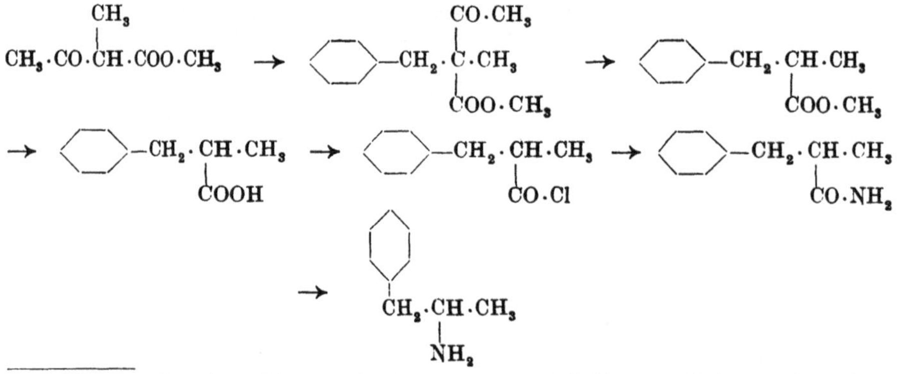

$$CH_3 \cdot CO \cdot \underset{\underset{CH_3}{|}}{CH} \cdot COO \cdot CH_3 \rightarrow C_6H_5-CH_2 \cdot \underset{\underset{COO \cdot CH_3}{|}}{\overset{\overset{CO \cdot CH_3}{|}}{C}} \cdot CH_3 \rightarrow C_6H_5-\underset{\underset{COO \cdot CH_3}{|}}{CH_2 \cdot CH \cdot CH_3}$$

$$\rightarrow C_6H_5-\underset{\underset{COOH}{|}}{CH_2 \cdot CH \cdot CH_3} \rightarrow C_6H_5-\underset{\underset{CO \cdot Cl}{|}}{CH_2 \cdot CH \cdot CH_3} \rightarrow C_6H_5-\underset{\underset{CO \cdot NH_2}{|}}{CH_2 \cdot CH \cdot CH_3}$$

$$\rightarrow \underset{\underset{\underset{NH_2}{|}}{CH_2 \cdot CH \cdot CH_3}}{C_6H_5}$$

---

[1] MINGOIA, QU.: Ann. Chim. appl. 30, 187 (1940); vgl. A. NOVELLI: J. Amer. chem. Soc. 61, 520 (1939).
[2] RP. 57594; vgl. R. LEUCKART, u. H. JANSSEN: Ber. dtsch. chem. Ges. 22, 1409 (1889).
[3] BRIGGS, C. A., u. a.: J. chem. Soc. (London) 1942, 61. — [4] AP. 2413493.

Die pharmakologische Prüfung des d- und l-Benzedrins ergab, daß die optischen Antipoden keine großen physiologischen Unterschiede aufweisen[1].

Ebenso wie das Pervitin bewirkt auch das Benzedrin durch zentrale Erregung vermindertes Schlafbedürfnis und Euphorie. Verbunden sind diese Erscheinungen mit leichter Blutdrucksteigerung[2]. Neben der Euphorie und der Gewöhnung an diese Verbindungen tritt als weiteres Gefahrenmoment bei der Verwendung von Leistungs-Stimulantien der Verbrauch der Leistungsreserven hinzu[3].

Mutterkornalkaloide.

Die Mutterkornalkaloide werden wegen ihrer starken kontraktionserregenden Wirkung auf die Gebärmutter seit langem therapeutisch verwendet. In größeren Dosen verengen sie auch die peripheren Gefäße und können so zum Vergiftungsbild des *Ergotismus gangränosus* führen. Massenvergiftungen durch Mehl, das von mutterkornhaltigem Roggen stammte, sind wiederholt bis in die jüngste Zeit hinein vorgekommen. In kleinen Dosen können die Alkaloide der Ergotamin- und Ergotoxingruppe gewisse Wirkungen des Adrenalins aufheben, weshalb sie auch als Sympatholytica oder Adrenolytica bezeichnet werden.

Aus dem Mutterkorn (mit *Claviceps purpurea* infizierter Roggen) wurden neben Histamin, Tyramin und Acetylcholin bisher folgende Alkaloide isoliert:

Ergotoxingruppe:
Ergocristin u. Ergocristinin . . . . $C_{35}H_{39}O_5N_5$
Ergocryptin u. Ergocryptinin . . . $C_{32}H_{41}O_5N_5$
Ergocornin u. Ergocorninin . . . . $C_{31}H_{39}O_5N_5$

Ergotamin . . . . . $C_{33}H_{35}O_5N_5$
Ergotaminin . . . . $C_{33}H_{35}O_5N_5$
Ergosin . . . . . . $C_{30}H_{37}O_5N_5$
Ergosinin . . . . . $C_{30}H_{37}O_5N_5$

Ergometrin (identisch mit Ergobasin, Ergotoxin, Ergosterin, Ergonovin) . . $C_{19}H_{23}O_2N_3$
Ergometrinin (Ergobasinin) . . . . $C_{19}H_{23}O_2N_3$

Die Konstitutionsaufklärung der Mutterkorn-Alkaloide zeigte, daß diese als Bausteine Polypeptide enthalten und damit zu einem bisher unbekannten Typ von Alkaloiden gehören, der den Proteiden nahesteht[4]. Die Spaltung mit alkoholischer Kalilauge lieferte eine als *Lysergsäure* bezeichnete Verbindung.

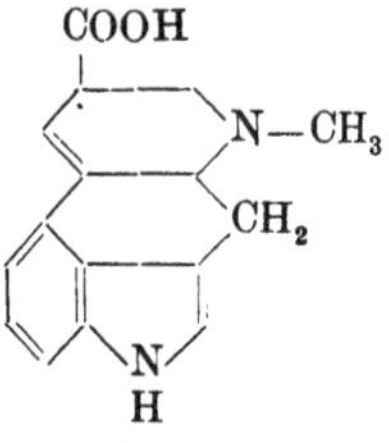

Mit der die Wehen fördernden Wirkung der Secale-Alkaloide ist die Gefahr einer Dauerkontraktion verbunden, so daß die Alkaloide nicht während der Austreibungs-, sondern nur in der Nachgeburtsperiode verwandt werden konnten. Erst im Ergobasin (=Ergometrin) wurde ein Mutterkorn-Alkaloid gefunden, das zwar den Tonus der Uterus-Muskulatur erhöht, aber keine tetanusartige Dauerkontraktion hervorruft. Seine Wirkung auf den Sympathicus ist im Gegensatz zum Ergotamin sehr gering. Außerdem unterscheidet es sich vom Ergotamin durch seinen rascheren Wirkungseinsatz[5].

Lysergsäure

Nach Reindarstellung durch DUDLEY und MOIR einerseits und STOLL und BURCKHARDT andererseits[6,7], wurde seine Konstitution als die eines 1-Oxy-2-propylamids der Lysergsäure sichergestellt. Zur Reindarstellung von Ergotamin wird Lysergsäure über das Hydrazid aus Mutterkornalkaloiden durch Erwärmung mit Hydrazinhydrat unter Druck und in Gegenwart von Lösungsmitteln isoliert. Das Lysergsäurehydrazid läßt sich mit d-α-Bromcampher-β-sulfonsäure in die optischen Antipoden aufspalten[8].

---

[1] MAGIDSSON, O. Iv., u. G. A. GARKUSCHA: J. Chim. gén. (UdSSR) **11**, 339 (1941); C. **1942**. I. 1246.
[2] STOLZ, H., u. R. KIRK: Dtsch. med. Wschr. **63**, 393 (1937).
[3] LEHMANN, G., u. a.: Arbeitsphysiol. **10**, 680 (1939).
[4] STOLL, A.: Arzneimittel-Forsch. **2**, 48 (1952).
[5] Vgl. A. STOLL u. E. BURCKHARDT: Bull. Sci. pharmacol. **42**, 257 (1935); A. STOLL: Science **82**, 415 (1935). — [6] Ung. P. 111025. — [7] Schwz. P. 190268. — [8] EP. 463936.

Behandelt man das racemische Isolysergsäurehydrazid mit Natriumnitrit und Salzsäure, so erhält man das leicht zersetzliche, racemische Isolysergsäureazid.

Durch Kondensation der Azide der d- und d,l-Lyserginsäure mit Dialkylaminen erhält man die entsprechenden Dialkylamide der Lyserginsäure, die sich durch eine sehr hohe Wirkung auf das Zentralnervensystem auszeichnen[1].

Mit d-2-Amino-propanol-(1) erhält man aus d,l-Isolysergsäureazid ein kristallisierendes Gemisch von d-Isolysergsäure-d-isopropanolamid und l-Isolysergsäure-d-isopropanolamid. Das Gemisch läßt sich chromatographisch in die Stereoisomeren trennen. Die d,l-Verbindung erwies sich als identisch mit Ergobasinin. Dieses ließ sich mittels Eisessig oder mit alkoholischer Phosphorsäure zum Ergobasin, also zum l-Lysergsäure-d-isopropanolamid umlagern. Das Ergobasin kann man aber aus dem Gemisch der Isomeren mit alkoholischer Phosphorsäure auch direkt erhalten[2, 3].

Von den Isomeren ist nur die d-Verbindung von stark kontrahierender Wirkung auf den Uterus. Sie kommt als *Basergin* in den Handel und zusammen mit Ergotamin als *Neogynergen*. Sowohl Basergin als Neogynergen wirken rascher auf den Uterus als andere Mutterkorn-Präparate[4].

In reiner Form gewinnt man die Derivate der Lysergsäure und Isolysergsäure nach dem FP. 907495 über die sauren Salze acylierter Weinsäuren, wobei als Säurerest Benzoyl-Gruppen oder andere aromatische Säure-Reste verwendet werden.

Das Butanolamid der Lysergsäure, *Methergin*,

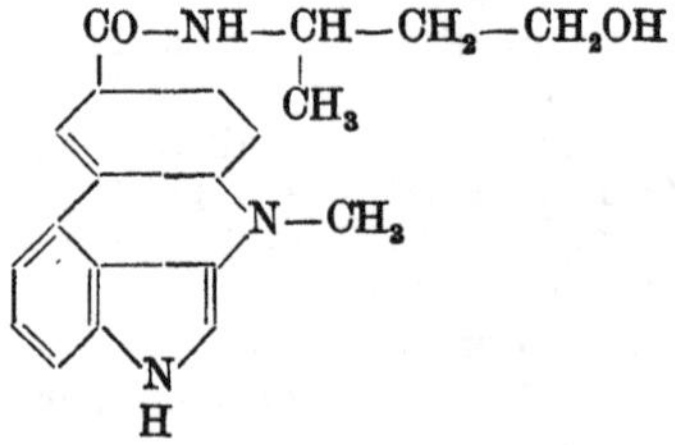

Methergin

kommt in Form des weinsauren Salzes als *Partergin* in den Handel. Es hat den Vorzug, daß es oral verabreicht werden kann, jedoch ist die Gefahr einer Dauerkontraktion nicht vollständig beseitigt, so daß es sich nach WOLFHAGEN nur bei vorsichtiger Dosierung und ständiger Überwachung zur Geburtseinleitung und bei Wehenschwäche eignet[5]. Nach Untersuchungen von A. HOFMANN zeichnet sich das Lysergsäure-diäthylamid durch intensivste, das Zentralnervensystem beeinflussende Wirkung aus. Schon Spuren von 20—30 γ rufen **Halluzinationen**, Sinnestäuschungen und ähnliches hervor[6]. Die Darstellung erfolgt aus d-Lysergsäureazid und Diäthylamin[7].

Im Dän. P. 60938 und Belg. P. 441242 werden ferner Dihydro-Derivate der Mutterkorn-Alkaloide beschrieben. Sie zeichnen sich durch geringere Toxizität aus als die Ausgangsstoffe, ohne daß ihre sympathicolytische Wirkung beeinträchtigt wird[8]. Die Hydrierung wird mit Paladium- oder Nickel-Kontakten unter Druck in einem Dioxan-Wasser-Gemisch durchgeführt[9].

---

[1] AP. 2438259.
[2] STOLL, A., u. A. HOFMANN: Hoppe-Seylers Z. physiol. Chem. **251**, 155 (1938).
[3] AP. 2090430. — [4] WIRTH, TH.: München. med. Wschr. **84**, 324 (1937).
[5] WOLFHAGEN, O.: Ärztl. Wschr. 2, 699 (1947).
[6] STOLL, A.: Schwz. Arch. Neurol. **60**, 279 (1947); G. F. FORRER u. R. D. GOLDNER: Arch. Neurol. Psychiatry **65**, 581 (1951); C. **1951**. II. 2769.
[7] Schwz. P. 269426, Zusatz zu Schwz. P. 252921. — [8] Vgl. AP. 2438259.
[9] Canad. P. 470573.

Eine weitere blutdrucksenkende Verbindungsklasse liegt in den Abkömmlingen des *Phthalazins*

[Strukturformel: Phthalazin-Derivat mit R in 1-Stellung und NH—NH$_2$ in 4-Stellung]

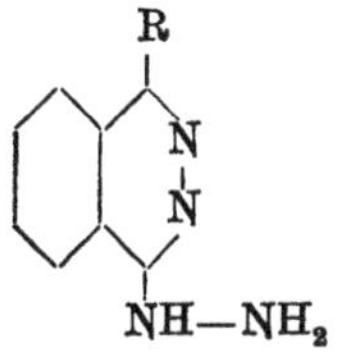

vor. Die Verbindungen sind Antagonisten des Adrenalins und halten den Blutdruck mehrere Stunden auf niedrigem Niveau. Auch besitzen sie eine sehr große therapeutische Breite. Von den Abkömmlingen des Phthalazins wirkt die Methyl-Verbindung (R = CH$_3$) ebenso stark wie das Phthalazin selbst. Etwas schwächer wirken das Phenyl-Derivat und das Hydrazin-Derivat, wobei letzteres aber auch weniger toxisch ist[1].

Nach dem Schw. P. 262114 läßt sich Phthalazon-(1) in 1-Chlor-phthalazin überführen. 1-Hydrazino-phthalazin erhält man durch Umsetzung von 1-Chlor-phthalazin oder 1-Phenoxy-phthalazin mit Hydrazinhydrat durch Erwärmen auf dem Wasserbad. Das 1,4-Dihydrazino-phthalazin wird durch Kondensation von Hydrazin mit Phthalazin-Verbindungen, die in 1- und 4-Stellung austauschfähige Substituenten tragen, erhalten. Hierbei arbeitet man in Gegenwart von inerten Lösungsmitteln und u. U. in Gegenwart von Kondensationsmitteln wie z. B. Kupferpulver. Das Phthalazin kann als austauschfähige Substituenten Chlor- oder Äther-Gruppen tragen[2].

Das 1-Hydrazino-phthalazin läßt sich mit Acetylchlorid zum Methyl-triazino-benzpyridazin

[Strukturformel: Methyl-triazino-benzpyridazin mit CH$_3$]

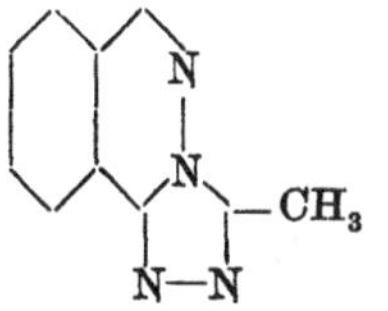

kondensieren, das ebenfalls blutdrucksenkende Wirkung besitzt[3]. Entsprechende Wirkung entfaltet auch das 4-Methyl-1-(methylhydrazino)-benzpyridazin.

[Strukturformel: 4-Methyl-1-(methylhydrazino)-benzpyridazin mit CH$_3$ und N—NH$_2$, CH$_3$]

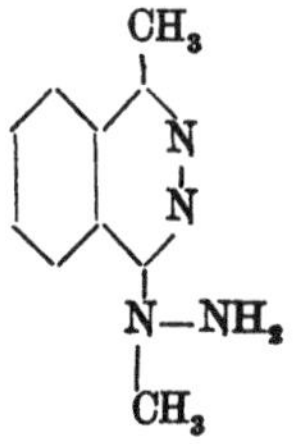

Histamin und seine Abkömmlinge.

Das Histamin, das biogene Amin des Histidins, spielt als körpereigener Wirkstoff bei einer Reihe von pathologischen Prozessen eine wichtige Rolle. Am Kreislauf liegt sein Angriffspunkt hauptsächlich in den Kapillaren, die sich unter seiner Wirkung maximal erweitern und für das Blutplasma durchlässig werden. Bei intracutaner Injektion ruft es infolgedessen noch in großer

---

[1] GROSS, F., u. a.: Experientia **6**, 19 (1950).
[2] Schwed. P. 124934; Schwz. P. 262276.
[3] FP. 943728; vgl. ferner Schwz. P. 266231; Schwz. PP. 266284—88, Zus. zu Schwz. P. 262114.

Verdünnung alle Erscheinungen entzündlicher Reaktionen hervor: Rötung durch die Kapillarerweiterung, Schwellung durch den Austritt des Blutplasmas, Hitzegefühl durch die Hyperämie, und schließlich Schmerz durch spezifische Erregung der die Schmerzempfindung vermittelnden Nervenendigungen. Freiwerdendes körpereigenes Histamin spielt auch eine maßgebliche Rolle bei der Symptomatik allergischer Erscheinungen (siehe S. 211), wie z. B. Asthma, Koliken usw., da es zur krampfhaften Kontraktion glatter Muskeln führt.

Mit Tyramin zusammen wird das Histamin im *Tenosin* als Austauschmittel für Mutterkorn-Alkaloide verwandt, wobei sich das Präparat vor allem durch seine kurzdauernde Wirkung auszeichnet.

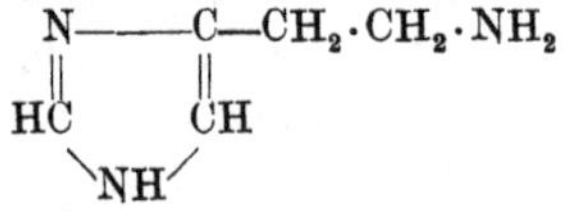

$$\begin{array}{c} N\!\!-\!\!-\!\!-C\!-\!CH_2\!\cdot\!CH_2\!\cdot\!NH_2 \\ \| \quad \| \\ HC \quad CH \\ \diagdown NH \diagup \end{array}$$
Histamin

Die Darstellung gelingt am einfachsten durch Decarboxylierung des Histidins, des 5-Alanyl-glyoxalins:

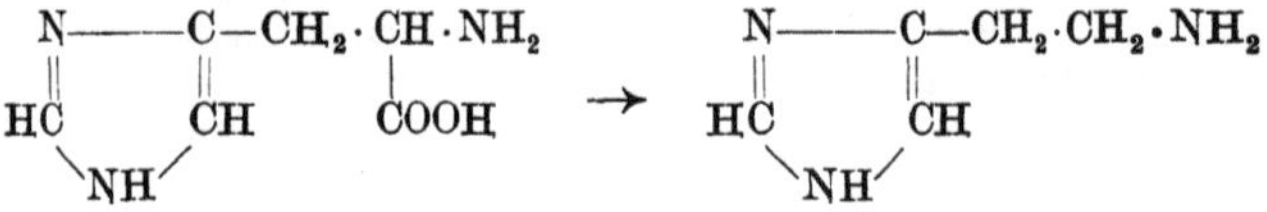

$$\begin{array}{ccc} N\!\!-\!\!-\!\!-C\!-\!CH_2\!\cdot\!CH\!\cdot\!NH_2 & & N\!\!-\!\!-\!\!-C\!-\!CH_2\!\cdot\!CH_2\!\cdot\!NH_2 \\ \| \quad \| \quad | & \rightarrow & \| \quad \| \\ HC \quad CH \quad COOH & & HC \quad CH \\ \diagdown NH \diagup & & \diagdown NH \diagup \end{array}$$
Histidin

Man erhält die Aminosäure aus Eiweißhydrolysaten.

Wird Blut mit Schwefelsäure hydrolysiert, so kann nach Entfernen der Schwefelsäure mit Bariumhydroxyd durch fraktionierte Kristallisation eine Trennung der wasserlöslichen Aminosäuren erreicht werden. Das Histidin bleibt schließlich als Sirup, bestehend aus Histidinglykokoll und Alanin, zurück. Durch bakteriellen Abbau läßt sich das Histamin in quantitativer Ausbeute daraus gewinnen[1].

Nach M. WADA wird Histidin mit Harnstoff, Urethan, Kaliumcyanat oder Phenylisocyanat erhitzt. Dabei entsteht in neutraler oder alkalischer Lösung die Ureidosäure, die durch Einwirkung von verd. Alkali in das Hydantoin-Derivat überführt wird. Durch konz. Säuren und Alkalien wird es zu Histamin, Kohlendioxyd und Ammoniak gespalten. Die Reaktion verläuft glatt und in guter Ausbeute[2]:

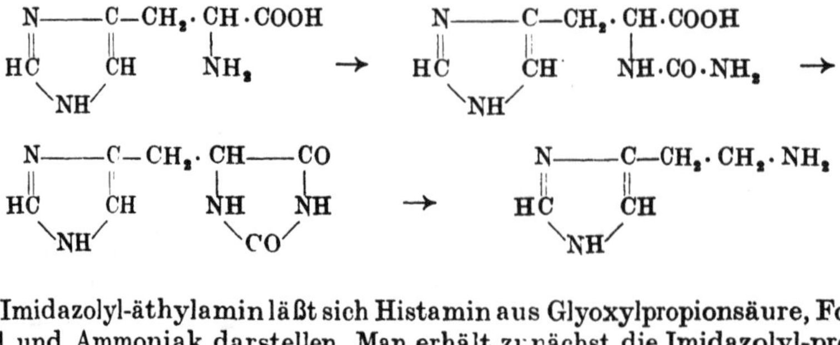

$$\begin{array}{ccc} N\!-\!\!-\!C\!-\!CH_2\!\cdot\!CH\!\cdot\!COOH & & N\!-\!\!-\!C\!-\!CH_2\!\cdot\!CH\!\cdot\!COOH \\ \| \quad \| \quad | & \rightarrow & \| \quad \| \quad | \\ HC \quad CH \quad NH_2 & & HC \quad CH \quad NH\!\cdot\!CO\!\cdot\!NH_2 \\ \diagdown NH \diagup & & \diagdown NH \diagup \end{array} \rightarrow$$

$$\begin{array}{cccc} N\!-\!\!-\!C\!-\!CH_2\!\cdot\!CH\!-\!\!-\!CO & & N\!-\!\!-\!C\!-\!CH_2\!\cdot\!CH_2\!\cdot\!NH_2 \\ \| \quad \| \quad | \quad | & \rightarrow & \| \quad \| \\ HC \quad CH \quad NH \quad NH & & HC \quad CH \\ \diagdown NH \diagup \quad \diagdown CO \diagup & & \diagdown NH \diagup \end{array}$$

Als β-Imidazolyl-äthylamin läßt sich Histamin aus Glyoxylpropionsäure, Formaldehyd und Ammoniak darstellen. Man erhält zunächst die Imidazolyl-propionsäure, die von WINDAUS und VOGT in den Äthylester überführt und anschließend

---

[1] DRPP 252872, 252873, 252874.
[2] WADA, M.: Biochem. Z. **260**, 47 (1933).

durch CURTIUSschen Abbau in Histamin umgewandelt wurde[1]:

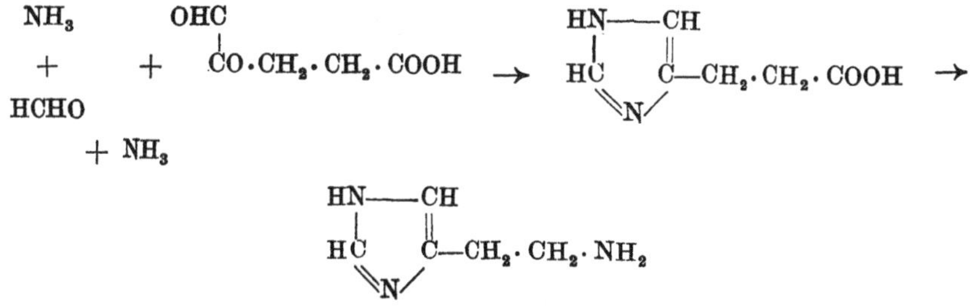

$$\begin{array}{c}NH_3\\+\\HCHO\\+NH_3\end{array} + \begin{array}{c}OHC\\|\\CO\cdot CH_2\cdot CH_2\cdot COOH\end{array} \rightarrow \underset{\underset{N}{\diagdown\diagup}}{HC}\overset{HN\text{---}CH}{\underset{|}{}}C\text{---}CH_2\cdot CH_2\cdot COOH \rightarrow$$

$$\underset{\underset{N}{\diagdown\diagup}}{HC}\overset{HN\text{---}CH}{\underset{|}{}}C\text{---}CH_2\cdot CH_2\cdot NH_2$$

Eine weitere Synthese geht von der Acetondicarbonsäure aus. Mit salpetriger Säure nach PECHMANN in das Diisonitrosoaceton überführt[2], liefert dieses durch Reduktion mit $SnCl_2$ und HCl das 1,3-Diamino-aceton. Dieses läßt sich mit Kaliumrhodanid zum 2-Mercapto-4-aminomethyl-glyoxalin umsetzen[3]. Durch Behandlung mit verd. salpetriger Säure erfolgt Austausch der SH-Gruppe gegen Wasserstoff und Überführung der Amino- in eine Hydroxyl-Gruppe:

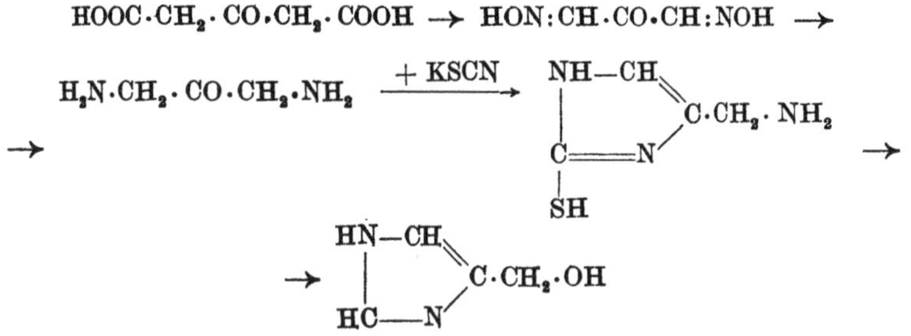

$$HOOC\cdot CH_2\cdot CO\cdot CH_2\cdot COOH \rightarrow HON:CH\cdot CO\cdot CH:NOH \rightarrow$$

$$\rightarrow H_2N\cdot CH_2\cdot CO\cdot CH_2\cdot NH_2 \xrightarrow{+KSCN} \begin{array}{c}NH\text{---}CH\\|\diagdown\\CNC\cdot CH_2\cdot NH_2\\|\diagup\\SH\end{array} \rightarrow$$

$$\rightarrow \begin{array}{c}HN\text{---}CH\\|\diagdown\\C\cdot CH_2\cdot OH\\HC\text{---}N\end{array}$$

Mit Phosphorpentachlorid wird der Alkohol in das Chlormethyl-glyoxalin überführt und dieses mit Kaliumcyanid zum Glyoxalyl-acetonitril umgesetzt, das durch Reduktion mit Natriumalkoholat 4-Aminoäthyl-glyoxalin liefert[4]:

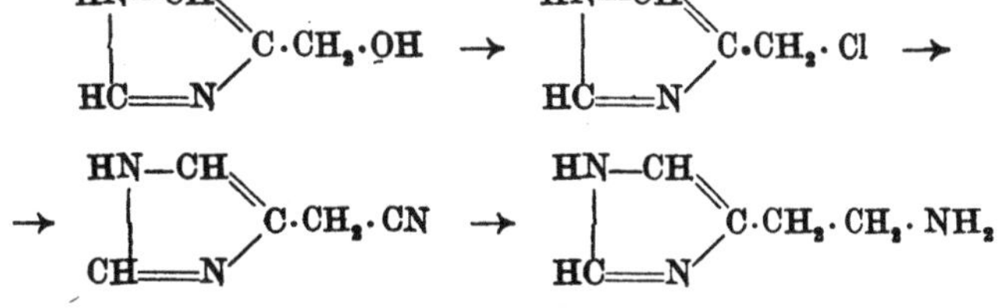

$$\begin{array}{c}HN\text{---}CH\\|\diagdown\\C\cdot CH_2\cdot OH\\HC\text{===}N\end{array} \rightarrow \begin{array}{c}HN\text{---}CH\\|\diagdown\\C\cdot CH_2\cdot Cl\\HC\text{===}N\end{array} \rightarrow$$

$$\rightarrow \begin{array}{c}HN\text{---}CH\\|\diagdown\\C\cdot CH_2\cdot CN\\CH\text{===}N\end{array} \rightarrow \begin{array}{c}HN\text{---}CH\\|\diagdown\\C\cdot CH_2\cdot CH_2\cdot NH_2\\HC\text{===}N\end{array}$$

P. GARFORTH und F. L. PYMAN reduzierten das Hydrobromid des α-Amino-γ-oxy-buttersäurelaktons mit Natriumamalgam. Der entstehende γ-Oxy-α-aminobutyraldehyd wurde mit Ammoniumrhodanid zum β-Oxyäthyl-2-mercaptoglyoxalin kondensiert. Oxydation mit Salpetersäure überführte dieses in das Oxyäthylglyoxalin, das mittels Thionylchlorid in das β-Chloräthyl-glyoxalin-hydrochlorid umgewandelt wurde. Durch Erhitzen mit alkoholischem Ammoniak

---

[1] WINDAUS, A. u. W. VOGT: Ber. dtsch. chem. Ges. **40**, 3691 (1907).
[2] PECHMANN, H. v., u. K. WEHSARG: Ber. dtsch. chem. Ges. **19**, 2465 (1886).
[3] AKABORI, S.: Proceed. Imp. Acad. Tokyo **6**, 260 (1930), C. **1930**. II. 2386; Ber. dtsch. chem. Ges. **66**, 151 (1933); vgl. S. GABRIEL: Ber. dtsch. chem. Ges. **27**, 1037 (1894).
[4] PYMAN, F. L.: J. chem. Soc. (London) **99**, 668 (1911).

bildet sich daraus Histamin[1]:

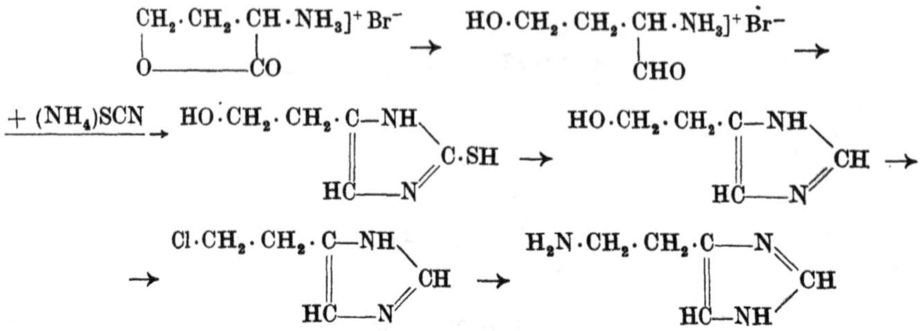

$$[CH_2 \cdot CH_2 \cdot CH \cdot NH_3]^+ Br^-$$
$$\underset{O \quad\quad CO}{|\quad\quad\quad|} \rightarrow [HO \cdot CH_2 \cdot CH_2 \cdot CH \cdot NH_3]^+ Br^- \underset{CHO}{|} \rightarrow$$

$$\xrightarrow{+ (NH_4)SCN} HO \cdot CH_2 \cdot CH_2 \cdot C-NH\diagdown_{C \cdot SH}^{} \rightarrow HO \cdot CH_2 \cdot CH_2 \cdot C-NH\diagdown_{CH}^{} \rightarrow$$
$$ HC-N\diagup HC-N\diagup$$

$$\rightarrow Cl \cdot CH_2 \cdot CH_2 \cdot C-NH\diagdown_{CH}^{} \rightarrow H_2N \cdot CH_2 \cdot CH_2 \cdot C-N\diagdown_{CH}^{}$$
$$ HC-N\diagup HC-NH\diagup$$

Imidazolin-Derivate.

Die hohe physiologische Wirkung des Histamins regte zur Untersuchung ähnlich gebauter Verbindungen an. So untersuchten R. MEIER und R. MÜLLER[2] zahlreiche Imidazolin-Verbindungen, bei denen sie eine auffällige Hyperämie beobachteten. Die deutlichste Wirkung besaß Benzimidazolin, aber auch andere Derivate, z.B. 2-n-Hexyl-, 2-n-Heptyl-, 2-n-Octyl- und Cyclohexenylmethyl-imidazolin, waren wirksam. Diese Verbindungen verursachten eine stärkere Durchblutung der Extremitätengefäße und Senkung des Blutdrucks.

Im *Priscol* liegt das 2-Benzyl-imidazolin vor. Es besitzt ähnliche Kreislauf-

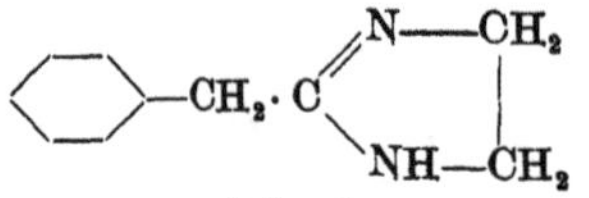

⟨⟩—$CH_2 \cdot C \diagup^{N-CH_2}_{NH-CH_2}$

Priscol

wirkung wie Histamin und regt wie dieses die Magensekretion an.

Zur Darstellung wird Phenyl-acetiminoäthyläther mit Äthylendiamin umgesetzt. Die Reaktion kann durch Zugabe von Kondensationsmitteln beschleunigt werden[3]:

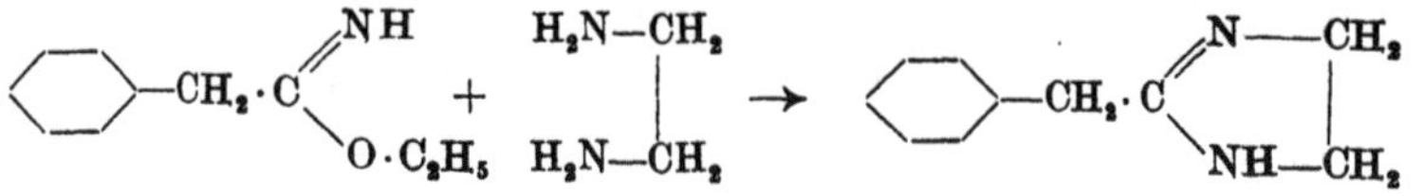

⟨⟩—$CH_2 \cdot C \diagup^{NH}_{O \cdot C_2H_5}$ + $\underset{H_2N-CH_2}{\overset{H_2N-CH_2}{|}}$ → ⟨⟩—$CH_2 \cdot C \diagup^{N-CH_2}_{NH-CH_2}$

Durch Umsatz von Phenylessigsäure mit Äthylendiamin in konz. Salzsäure bei 200—250° erhält man ebenfalls 2-Benzyl-imidazolin[4,5]:

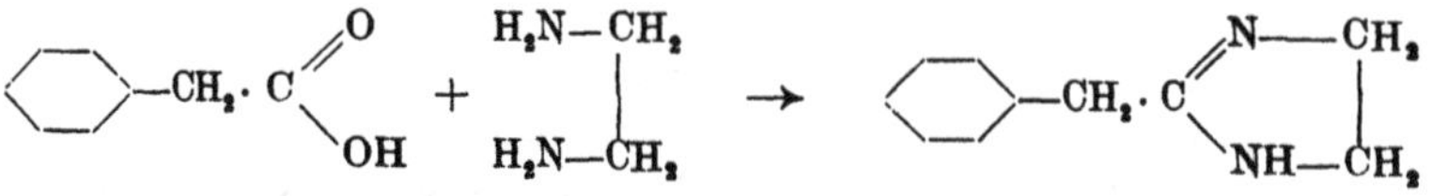

⟨⟩—$CH_2 \cdot C \diagup^{O}_{OH}$ + $\underset{H_2N-CH_2}{\overset{H_2N-CH_2}{|}}$ → ⟨⟩—$CH_2 \cdot C \diagup^{N-CH_2}_{NH-CH_2}$

Man erhält substituierte 2-Methyl-imidazoline auch durch Umsetzung von Arylacetothiamiden mit 1,2-Diaminen. So erhält man aus Phenylacetothiamid und Äthylendiaminhydrat durch Erhitzen auf dem Wasserbad im Vakuum und anschließende Zersetzung mit Salzsäure das 2-Benzyl-imidazolinhydrochlorid. Analog läßt sich auch das 2-Naphthyl-1-methyl-imidazolin gewinnen[6].

---

[1] GARFORTH, P., u. F. L. PYMAN: J. chem. Soc. [London] **1935**, 489; EP. 430108.
[2] MEIER, R., u. R. MÜLLER: Schwz. med. Wschr. **69**, 1271 (1939).
[3] DRP 615227. — [4] DRP 687196. — [5] Vgl. EP. 514411.
[6] Holl. P. 66425; vgl. Östr. P. 165045, Zus. zu Östr. P. 162924.

Untersuchungen über Konstitution und Wirkung von Imidazolin-Derivaten durch M. HARTMANN und H. ISLER[1] ergaben, daß alle Imidazolin-Derivate kreislaufwirksam sind, jedoch wirken die aliphatisch substituierten Imidazoline ebenso wie die nur aromatisch oder heterocyclisch substituierten nur sehr schwach blutdrucksenkend, während die Aralkylimidazoline fast ausnahmslos histaminähnlich wirken. Von ihnen besitzt Priscol die besten therapeutischen Eigenschaften. Wird der Benzolring durch einen Chinolin-Ring ausgetauscht, so wird die Wirkung verändert und die periphere Gefäßerweiterung verschwindet. Austausch des Benzolringes durch einen Naphthyl-, Indoxyl- oder Carbazolyl-Ring[2] liefert Verbindungen mit pressorischer Wirksamkeit. Sie kann durch Einführung einer Oxy- bzw. Methoxy-Gruppe in den Naphthyl-Ring weiter gesteigert werden. Das gleiche zeigt sich auch bei Substitution des Benzol-Ringes im Priscol durch Hydroxyl- oder Methoxyl-Gruppen. Derartige Substitutionen führen stets zu Verbindungen mit blutdrucksteigernder Wirkung. Von den untersuchten Imidazolin-Derivaten war das 3',4',5'-Trimethoxy-benzyl-imidazolin, das *Phedrazin*, am wirksamsten.

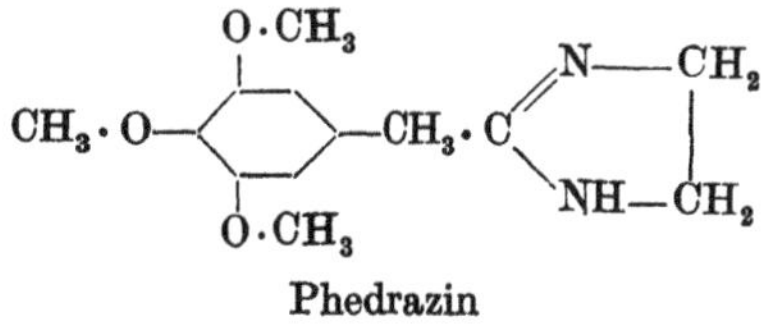

Phedrazin

Seine den Blutdruck steigernde Wirkung hält länger an als die des Adrenalins. Die Derivate, die freie Hydroxyl-Gruppen tragen, sind in ihrer Wirkung dem Adrenalin ähnlicher als Phedrazin.

Das 2-[Naphthyl-(1')-methyl]-imidazolin wurde unter dem Namen *Privin* in den Handel gebracht. Es zeichnet sich durch große therapeutische Breite und gute pharmakologische Wirksamkeit aus und wird hauptsächlich zur Schleimhaut-Abschwellung, speziell zur Behandlung der Nasenschleimhaut, angewendet. Hierbei wirkt es noch in Verdünnungen 1:10000, am besten bei 1:1000[3]. Zugleich hat es einen hohen sekretionshemmenden Effekt[4].

Privin

Längere Verabreichung von Privin kann jedoch zur Gewöhnung und zu gewissen Suchterscheinungen führen.

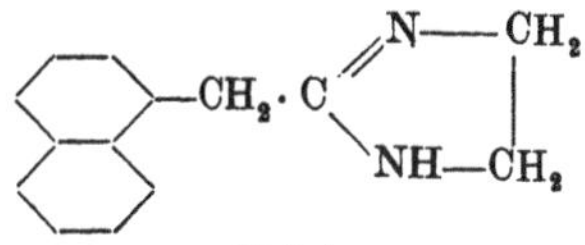

Antihistamine.

Der Organismus beantwortet das Eindringen von körperfremdem Eiweiß mit der Bildung von spezifischen Abwehrstoffen, den *Antikörpern*, welche die Aufgabe haben, den artfremden Eindringling unschädlich zu machen. Bei Wiederholung der Zufuhr des gleichen körperfremden Stoffes wird dieses *Antigen* durch die gebildeten Antikörper neutralisiert, was mitunter zu stürmischen Symptomen führen kann. Man bezeichnet diesen Zustand einer geänderten Reaktionsweise gegen einen ursprünglich symptomlos ertragenen Fremdstoff *Allergie* und die dabei auftretenden Symptome als allergische Erscheinungen. Als Antigene können außer Eiweiß u. U. auch andere körperfremde Stoffe — auch Arzneimittel —

---

[1] HARTMANN, M., u. H. ISLER: Naunyn-Schmiedebergs Arch. exp. Pathol. Pharmakol. **192**, 141 (1939).
[2] Östr. P. 166448. — [3] HILD, A. M.: Schwz. med. Wschr. **71**, 557 (1941).
[4] SCHULZE, K.: Dtsch. Apotheker-Ztg. **57**, 86 (1942).

wirken. Eine allergische Reaktion kann sich beim Menschen in verschiedener Weise äußern: z. B. als Asthma-Anfälle, Heufieber, Koliken, Hauterkrankungen wie Nesselausschlag und gewisse Ekzeme, akute Ödeme, Kreislaufstörungen, Gelenkerkrankungen usw.

Eine maßgebliche Rolle bei der Entstehung dieser allergischen Erscheinungen kommt dem bei der Reaktion zwischen Antigen und Antikörper sich bildenden körpereigenen Histamin zu. Neben den besonders bei allergischem Asthma therapeutisch erfolgreichen Sympathomimetica — vor allem Andrenalin, Aludrin und Dioxyephedrin — erlangten in neuerer Zeit daher Verbindungen eine größere Bedeutung, die einen spezifischen Antagonismus gegen Histamin entfalten, die sogenannten Histaminolytica oder Antihistamine[1].

Die ersten wirksamen Verbindungen wurden von BOVET gefunden, der mit dem Diäthylamino-äthanoläther des 3-Methyl-6-isopropyl-phenols Schutzwirkung gegen Histamin im Meerschweinchentest erreichen konnte. BOVET und STAUB wiesen nach, daß Äthylendiamin-Abkömmlinge ebenfalls stark wirksam sind[2]. Die Aktivität war hierbei an die Gegenwart von zwei tertiären Amino-Gruppen gebunden. So ist das N-Äthyl-N-diäthylaminoäthyl-anilin

$$\text{C}_6\text{H}_5-\text{N}(\text{C}_2\text{H}_5)-\text{CH}_2\cdot\text{CH}_2-\text{N}(\text{C}_2\text{H}_5)_2$$

ein Antagonist des Histamins.

Meerschweinchen, die auf parenteral beigebrachtes Histamin sehr empfindlich mit einem tödlich endenden Asthma-Anfall reagieren, werden durch vorhergehende Injektion eines wirksamen Antihistamins vor der Histaminvergiftung geschützt[2]. Durch Verabreichung des Colamin-Derivates konnte eine dreifache Histamin-Dosis entgiftet werden, während nach Injektion des Äthylendiamin-Derivates die fünffache Histamin-Menge verabreicht werden konnte. Allgemein waren primäre und sekundäre Amine den tertiären unterlegen.

Es wurden nunmehr verschiedene Phenoxy-äthylamine und Äthylendiamine untersucht, die durchweg Antihistamin-Wirkung zeigten. Besonders die vierfach substituierten Diamine waren sehr wirksam[3]. Hier zeichnet sich das N-Dimethylaminoäthyl-N-äthyl-anilin (I) durch eine der bereits erwähnten N-Diäthyl-Verbindung überlegene Aktivität aus. Das entsprechende Benzylamin-Derivat hatte ein Wirkungsmaximum in der N-Butyl-dimethylamino-Verbindung.

$$\text{C}_6\text{H}_5-\text{N}(\text{C}_2\text{H}_5)\cdot\text{CH}_2\cdot\text{CH}_2\cdot\text{N}(\text{CH}_3)_2$$
I

Versuche, den Benzyl-Rest gegen einen Phenyl-, Phenyläthyl- oder Cinnamyl-Rest auszutauschen, waren ohne Erfolg, desgleichen die Einführung von Substituenten am Benzolkern. Die Einführung von Alkohol-, Äther-, Acetal-, Ester- und Amid-Gruppen am Stickstoff führte zu einer starken Abnahme der Wirksamkeit. Hier bildeten nur die Verbindungen mit einer Äthoxy-äthyl- und einer Methoxy-äthyl-Gruppe am Stickstoff Ausnahmen. Bei Variation der Kette zwischen beiden Stickstoff-Atomen ergab sich, daß das Maximum der Aktivität bei unverzweigten Ketten mit drei C-Atomen liegt, wenn R eine Äthyl-Gruppe ist (s. S. 213 oben).

---

[1] Vgl. H. HAAS: Histamin und Antihistamine, Edit. Cantor 1951.
[2] STAUB, A. M.: Ann. Inst. Pasteur **63**, 400 (1939).
[3] STAUB, A.M.: Ann. Inst. Pasteur **63**, 485 (1939); vgl. Schwed. P. 125671.

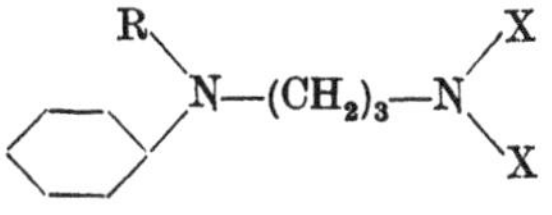

Ist R ein Benzyl-Rest, so bedingt der Übergang von der Äthyl- zur Propyl-Kette eine starke Aktivitätsabnahme. Verzweigungen in der Kette erwiesen sich ebenfalls als ungünstig. So nimmt mit steigendem Verzweigungsgrad die Aktivität ab. Das gleiche gilt für einen Austausch des Phenyl-Ringes[1].

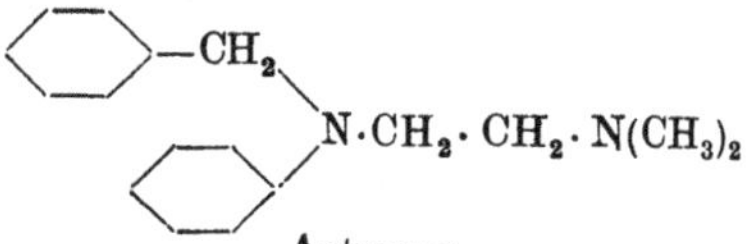

Auf Grund dieser Ergebnisse und der klinischen Prüfungen wurde das *Antergan*, das N-Dimethylaminoäthyl-N-benzyl-anilin, das in Tagesdosen von 0,4 bis 0,6 g verabreicht wird, in den Handel gebracht.

Antergan

Ein analoges deutsches Präparat, das *Bridal*, erwies sich nach Untersuchungen von BRETT und SCHMIDT[2] als gut wirksam bei Arzneimittelexanthemen, wie sie beispielsweise nach dem Gebrauch von Salvarsan vorkommen. Weitere Untersuchungen ergaben auch gute Wirkung bei anderen allergischen Erkrankungen, wie Serumkrankheit und dem durch Histamin ausgelösten Asthma. Das Präparat unterbindet noch in Konzentrationen von 10^{-6} bis 10^{-7} die Histamin-Wirkung am isolierten Darm[3].

Die Darstellung des Antergans kann durch Umsetzung von N-Benzyl-anilin mit Dimethylaminoäthylchlorid erfolgen[4]:

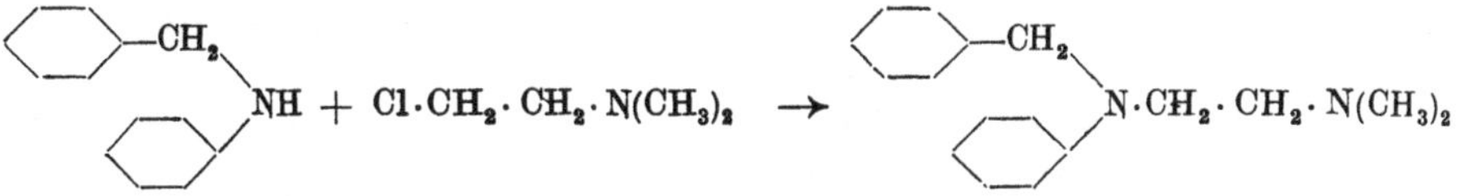

Auch das N-Phenyl-N-benzyl-N'-cyclotetramethylen-äthylendiamin zeigt Antihistamin-Wirkung. Es wird als *Luvistin* in den Handel gebracht.

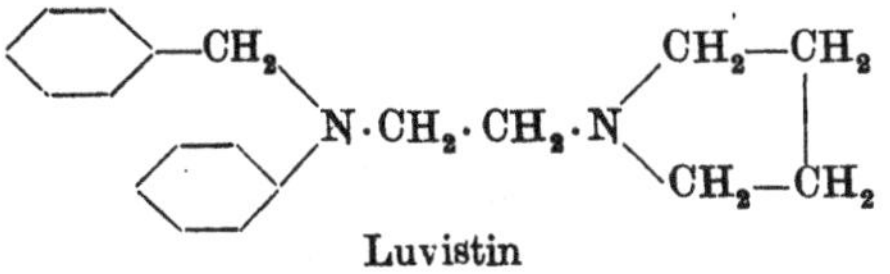

Luvistin

Im allgemeinen bedingt aber der Austausch der Dimethylamino-Gruppe gegen einen Pyrrolidyl-Rest ein Absinken der Wirkung[5].

Nach dem FP. 943 101 kann die Toxizität von Antihistamin-Körpern durch Oxydation der tert. Amine zu Aminoxyden herabgesetzt werden. Als Oxydationsmittel wird H_2O_2 benutzt:

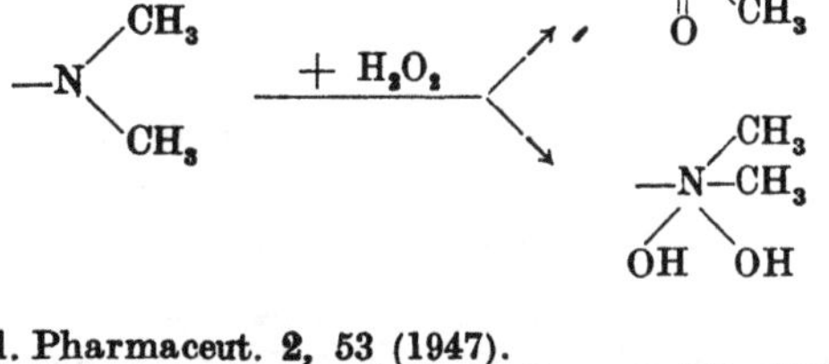

---

[1] VIAUD, P.: Prod. Pharmaceut. **2**, 53 (1947).
[2] BRETT, R., u. W. SCHMIDT: Dtsch. Gesundheitsw. **1**, 511 (1946).
[3] Vgl. J. KIMMIG: Dtsch. med. Wschr. **41/42**, 598 (1947).
[4] Holl. P. 56465; vgl. ferner AP. 2502151; Östr. P. 164533.
[5] LINCOLN, E. H., u. a.: J. Amer. chem. Soc. **71**, 2902 (1949).

Weitere Untersuchungen in der Reihe der Antihistamin-Körper führten zum Austausch der Benzyl-Gruppe des Antergans durch heterocyclische Derivate, so z.B. durch nachstehende Reste:

$$\begin{array}{cc} \text{HC}{=}\text{CH} & \text{HC}{=}\text{N} \\ \| \quad \| & \| \quad \| \\ \text{HC} \quad \text{C}{-}\text{CH}_2{-} \quad \text{und} \quad \text{HC} \quad \text{C}{-}\text{CH}_2{-} \\ \diagdown\text{O}\diagup & \diagdown\text{S}\diagup \end{array}$$

Die Furfuryl-Verbindung war in ihrer Wirkung etwa dem Antergan gleich. Alle anderen Heterocyclen verminderten die Wirksamkeit. Auch die Phenyl-Gruppe wurde durch Heterocyclen ausgetauscht. Die aktivsten Stoffe entstanden hier durch Austausch des Phenyl-Restes gegen Pyridin. Durch Einführung einer Methoxy-Gruppe erhielt man das N-[p-Methoxy-benzyl]-N-[dimethylamino-äthyl]-α-aminopyridin, das unter dem Namen *Neoantergan* im Handel ist[1].

$$\underset{\text{Neoantergan}}{\text{Pyridyl–N} \begin{array}{c} \diagup \text{CH}_2{-}\!\!\diagup\!\!\diagdown\!\!{-}\text{O}\cdot\text{CH}_3 \\ \diagdown \text{CH}_2\cdot\text{CH}_2\cdot\text{N}(\text{CH}_3)_2 \end{array}}$$

Die Synthese erfolgt durch Umsetzung von Benzyl-α-aminopyridin mit Dimethylaminoäthylchlorid. Das Chlor-Atom kann auch gegen eine OH-, SO_3R- oder OR-Gruppe ausgetauscht werden.

Es erwies sich weitgehend konstitutionsspezifisch. Nur der Methoxy-Rest konnte ohne nennenswerten Verlust der Wirkung ausgetauscht werden. Die analoge Äthoxy-Verbindung oder die nicht substituierte Benzyl-Verbindung sind ähnlich wirksam.

Das N-Benzyl-N-[dimethylamino-äthyl]-α-aminopyridin kam als *Pyribenzamin* zur therapeutischen Anwendung. Nach MAYER, HUTTNER und SCHOLZ[2] kommt ihm eine hohe Wirkung als Antagonist des Histamins zu. Nach Versuchen von M. FEINBERG und S. FRIEDLAENDER[3] erreichte man durch Verwendung von Pyribenzamin bei Heufieber bis zu 82% Heilung oder Erleichterung der Symptome. Auch andere allergische Erkrankungen lassen sich bis zu 80% und mehr beheben oder bessern.

Als *Synopen* wird ferner das N-[Dimethylamino-äthyl]-N-[p-chlorbenzyl]-α-aminopyridin empfohlen, das in Dosen von 0,2 γ die Wirkung von 1 mg Histamin aufhebt[4]. Das N-[p-Bromphenyl]-N-[α-pyridyl]-N'-dimethyl-äthylendiamin wird als *Hibernon* besonders gegen Heuschnupfen empfohlen[5]. Auch beide Arylreste können in p-Stellung halogeniert sein. So werden im NP. 76510 das N-Diäthyl-N'-phenyl-N'-benzyl-äthylendiamin und ähnliche Verbindungen beschrieben.

Durchweg waren Substitutionen im Pyridin-Kern, Verschiebung des Amino-Stickstoffs im Pyridin-Ring, Variationen in der Aminokette und Ersatz des Pyridin-Kerns durch andere Heterocyclen desaktivierend.

---

[1] VIAUD, P.: Prod. Pharmazeut. **2**, 53 (1947); Schwz. P. 266289, Zus. zu Schwz. P. 263802.
[2] MAYER, R. L., C. P. HUTTRER u. C. R. SCHOLZ: Science **102**, 93 (1945).
[3] FEINBERG, M., u. S. FRIEDLAENDER: Amer. J. med. Sci. **213**, 58 (1947).
[4] DOMENJOZ, R., u. R. JAQUES: Schwz. med. Wschr. **79**, 476 (1949); Schwz. PP. 266234, 266235.
[5] CREDNER, K.: Naunyn-Schmiedebergs Arch. exp. Pathol. Pharmakol. **213**, 473 (1951)

Das N,N-Dimethyl-N'-[2-pyridyl-]-N'-furfuryl-äthylen-diamin und die entsprechende 5-Brom-furfuryl-Verbindung erwiesen sich ebenfalls als wirksam. Davon war die halogenfreie Verbindung ebenso aktiv wie Pyribenzamin, während die Halogen-Verbindung etwas weniger wirksam war. Dagegen betrug ihre Toxizität aber nur etwa die Hälfte der des Pyribenzamins[1].

Thiophen-Analoga des Antergans und Antistins (s. S. 216) sind durchweg schwach oder nicht wirksam[2].

Von A. WESTON[3] wurde das N,N-Dimethyl-N'-α-pyridyl-N'-α-thienyl-äthylendiamin hergestellt, das sich als Antihistamin-Mittel erwies. Es hat ungefähr dieselbe Wirkung und Toxizität wie das Pyribenzamin[4]. Die Darstellung erfolgt auch hier analog den üblichen Synthesen durch Einwirkung von α-Thienylchlorid auf das Äthylendiamin-Derivat. Halogenierte Thiophen-Derivate synthetisierten R. C. CLAPP u. a. Sie sind in ihrer Wirkung dem Pyribenzamin überlegen und nur halb so giftig. Das N,N-Dimethyl-N'-2-pyridyl-N'-5-bromthienyl-äthylendiamin und das N,N-Dimethyl-N'-2-pyridyl-N'-5-(chlor-thienyl)-äthylendiamin waren die wirksamsten Verbindungen[5].

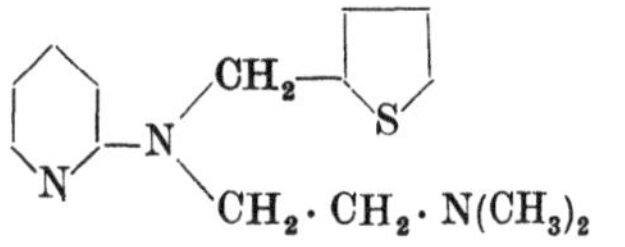

Die Darstellung dieser Verbindungen geht vom α-Aminopyridin aus, das in Gegenwart von Natriumamid in Toluol mit Dimethylamino-äthylchlorid zur Reaktion gebracht wird. Anschließend wird mit Benzylchlorid oder p-Methoxybenzylchlorid etc. umgesetzt. Aus α-Diäthylaminoäthyl-aminopyrimidin erhält man in gleicher Weise eine Verbindung folgender Struktur:

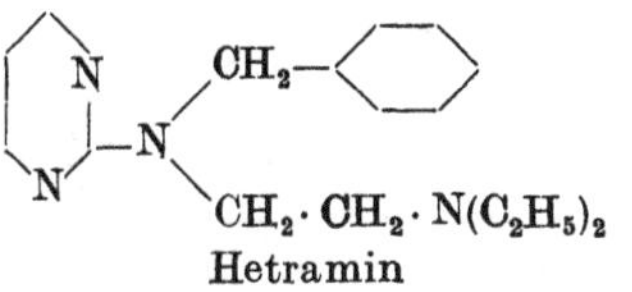

Hetramin

Sie wird unter der Bezeichnung *Hetramin* vertrieben. Ihr p-Methoxy-Derivat ist das *Neo-Hetramin (Tonzylamin)*.

An Stelle des Halogen-Derivates kann auch der korrespondierende Alkohol verwandt werden. Es erfolgt dann Kondensation unter Wasseraustritt. Die Synthese läßt sich dadurch weitgehend variieren, daß in der Reihenfolge, in der die einzelnen Substituenten eingeführt werden, gewechselt wird.

Eine weitere Methode, den Benzyl-Rest einzuführen, beruht darauf, daß Benzaldehyd mit dem sekundären Amin in Gegenwart eines Reduktionsmittels, z. B. Oxalsäure, kondensiert wird[6]:

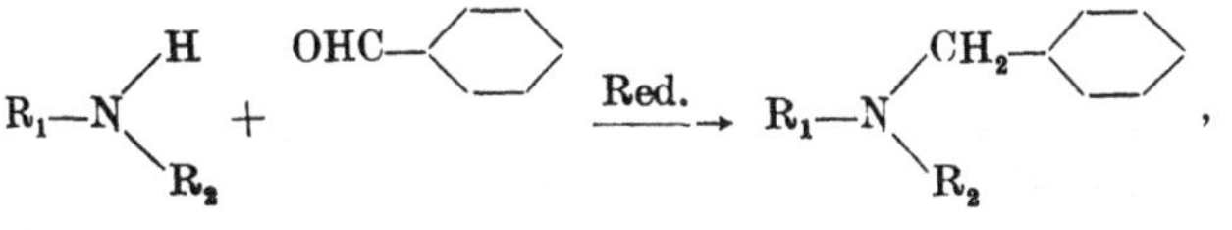

oder man kondensiert das Amin mit Benzoylchlorid und reduziert zum tertiären Amin:

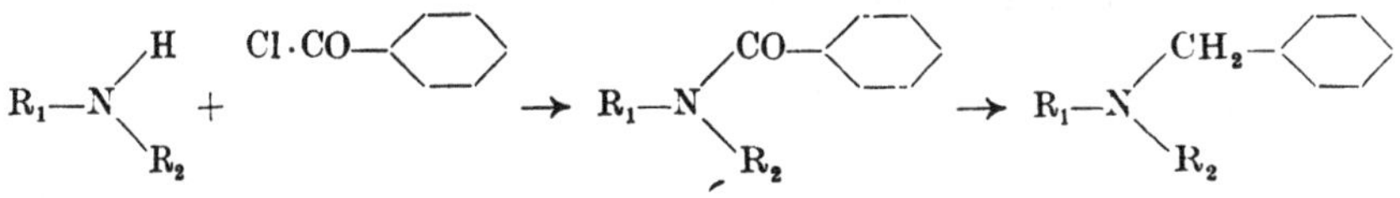

---

[1] VAUGHAN jun., J. R., u. G. W. ANDERSON: J. Amer. chem. Soc. **70**, 2607 (1948). Vgl. ferner K. HAGES u. a.: J. Amer. chem. Soc. **72**, 1205 (1950).
[2] KYRIDES, L. P., u. a.: J. Amer. chem. Soc. **69**, 2239 (1947); vgl. ferner AP. 2478227.
[3] WESTON, A.: J. Amer. chem. Soc. **69**, 980 (1947).
[4] HUTTRER, C. P., u. a.: J. Amer. chem. Soc. **68**, 1999 (1946).
[5] CLAPP, R. C. u. a.: J. Amer. chem. Soc. **69**, 1549 (1947).
[6] FP. 53854, Zus. zu FP. 913931.

Im FP. 53857[1] werden Pyridin-Derivate beschrieben, die an Stelle des Methoxybenzyl-Restes einen Alkoxy-äthyl-Rest tragen, z. B. das N-Dimethylaminoäthyl-N-äthoxyäthyl-α-aminopyridin:

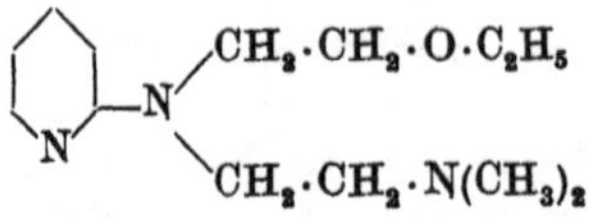

$$\underset{N}{\underset{|}{\bigcirc}} -N \underset{CH_2 \cdot CH_2 \cdot N(CH_3)_2}{\overset{CH_2 \cdot CH_2 \cdot O \cdot C_2H_5}{\diagup}}$$

Auch 4-Amino-piperidin-Derivate erweisen sich als Histamin-Antagonisten. So ist das N-Äthyl-4-[N-benzyl-N-(α-pyridyl)-amino]-piperidin

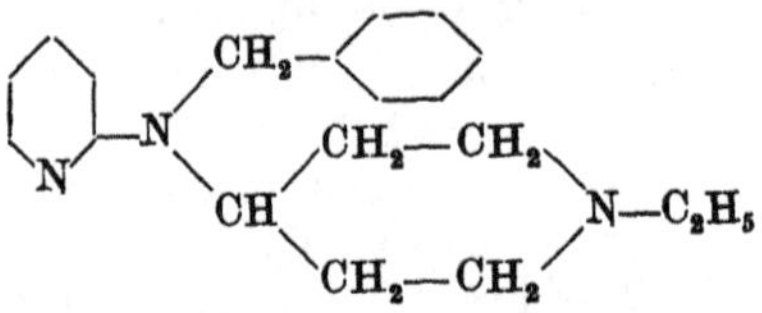

¾ so wirksam wie der Dimethylaminoäthyl-benzhydryl-äther[2]. Auch das 4-N-Benzylanilino-1-methylpiperidin wird als Antihistaminicum unter der Bezeichnung *Soventol* empfohlen.

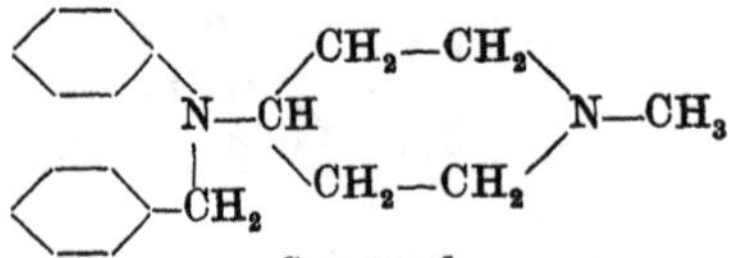

Soventol

Der Piperidin-Ring kann gegen den Piperazin-Ring ausgetauscht sein. Auch hier sind zahlreiche Derivate Antihistaminica. So untersuchte K. E. HAMLIN verschiedene Piperazin-Derivate auf Antihistamin-Wirkung. Hier wirkten die unsymmetrischen 1,4-disubstituierten Piperazine antagonistisch, am stärksten das 1-(p-Chlor-benzhydryl)-4-methyl-piperazin[3]

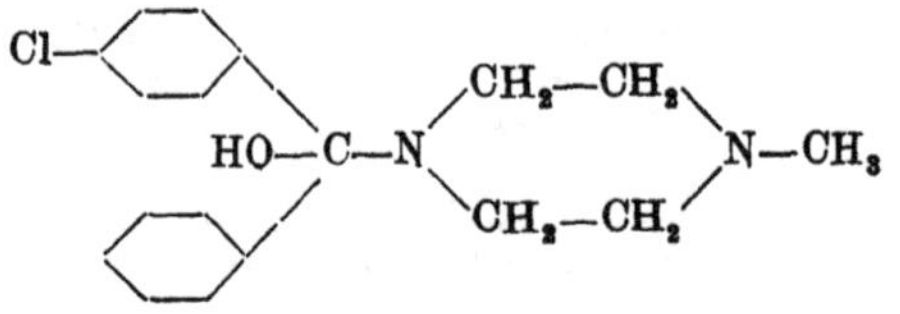

und 1-(p-Chlor-diphenyl-methyl)-4-methyl-piperazin, das unter dem Namen *Chlorcyclicin* im Handel ist.

Nachdem bereits im Priscol und Privin zwei chemisch nahe verwandte Stoffe mit antagonistischer Wirkung innerhalb der Imidazolin-Reihe gefunden worden waren, wurden nunmehr in der gleichen Stoffklasse auch Antihistamin-Stoffe gefunden. Im *Antistin* liegt das 2-[N-Phenyl-N-benzyl-aminomethyl]-imidazolin vor.

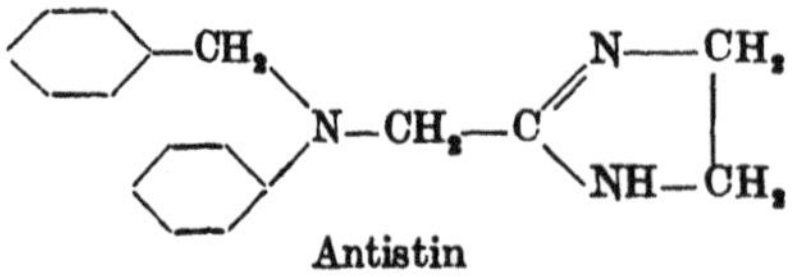

Antistin

---

[1] Zus. zu FP. 913931; s. ferner EPP. 604679, 604680; FP. 913161.
[2] REITSEMA, R. H., u. H. J. HUNTER: J. Amer. chem. Soc. **70**, 4009 (1948); weitere zahlreiche basisch substituierte Pyridin-Derivate s. CH. H. TILFORD u. a.: J. Amer. chem. Soc. **70**, 4001 (1948).
[3] HAMLIN, K. E., u. a.: J. Amer. chem. Soc. **71**, 2731, 2734 (1949).

Am isolierten Meerschweinchendarm ist es noch in einer Konzentration von 10^{-7} g/Ltr. wirksam, während das Adrenalin eine Konzentration von 10^{-6}, Atropin 10^{-6}, Dolantin 10^{-5}, Novocain 10^{-4} und Ephedrin 10^{-4} zur Auslösung der Wirkung benötigen. Somit ist das Antistin wirksamer als die Sympathomimetica und zeigt nicht deren Kreislaufwirkung. Vor allem wurden gute Erfolge bei Serum- und Arzneimittel-Exanthemen erzielt[1, 2]. Das 2-[N-(2'-Methoxyphenyl)-N-benzylaminomethyl]-imidazolin und andere Imidazolin-Derivate wurden durch zahlreiche Patente geschützt. Die Darstellung erfolgt aus Äthylendiamin und N-(2-Methoxy-phenyl)-N-benzyl-aminoessigsäure oder ihren funktionellen Derivaten[3].

Durch Umsetzung von Phenothiazin mit 2-Chlormethyl-imidazolin erhält man das 2-[Phenothiazinyl-N-methyl]-imidazolin, das ebenfalls Antihistamin-Wirkung besitzt[4]:

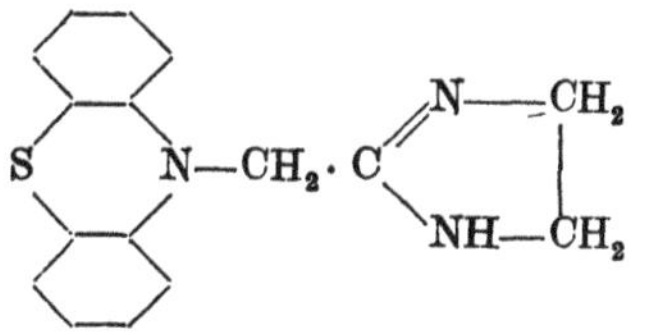

Die letzteren Verbindungen wurden in Analogie mit den bei Antergan und Neoantergan erwähnten Äthylendiamin-Derivaten des Phenothiazins beschrieben. Das N-Diäthylaminoäthyl-phenothiazin erhält man aus dem basischen Alkylhalogenid und Phenothiazin in Gegenwart von Halogenwasserstoff bindenden Mitteln[5]. Das Hydrochlorid dieser Verbindung ist *Casantin*.

Als wirksam zeichnet sich besonders das am Stickstoff durch eine Dimethylamino-isopropyl-Gruppe substituierte Derivat, *Phenergan*, aus. Es neutralisiert die vielfache tödliche Histamin-Dosis im Meerschweinchentest. Für den therapeutischen Effekt erforderlich ist auch hier wieder die Dimethylamino-Gruppe, Verzweigung in der Kette am anderen C-Atom wirkt abschwächend. Die Wirkung wird ferner durch Überführung des Schwefels in SO- oder SO_2-Gruppen herabgesetzt. Versuche, andere Ringsysteme, wie Carbazol, Oxazin, Naphthothiazin oder die Diphenyl-amin-Gruppen, einzubauen, führten zu völligem Verlust der Wirkung[6].

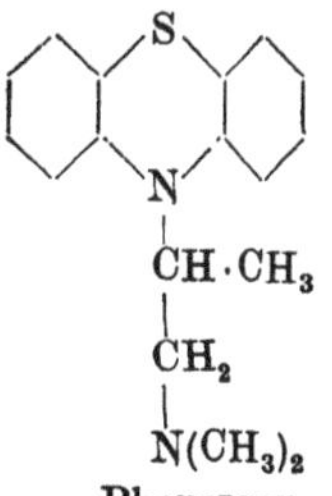

Phenergan

Das N-(2'-Dimethylamino-2'-methyläthyl)-phenothiazin — unter der Bezeichnung *Atosil* im Handel — zeichnet sich durch geringe Toxizität aus.

Weitere Phenothiazin-Derivate erhielt R. DAHLBOM[7] durch Umsetzung mit Piperidino- bzw. Morpholinoäthylchlorid.

Das N-(β-Pyrrolidinoäthyl)-phenothiazin wurde im AP. 2483999 beschrieben. Seine Salze bzw. seine quaterären Ammoniumsalze sollen therapeutisch verwendet werden. Nach dem AP. 2480355 haben auch nachstehende Phenothiazin-

---

[1] SCHMIDT, W.: Dermatol. Wschr. **119**, 110 (1947).
[2] MEIER u. BÜCHER: Schw. med. Wschr. **76**, 294 (1946).
[3] Schwz. PP. 269 712—269 720, Zusätze zu Schwz. P. 265 662. — [4] Schwz. P. 262433.
[5] Schwz. PP. 261889, 261890, Zus. zu Schwz. P. 257879.
[6] VIAUD, P.: Prod. Pharmaceut. **2**, 53 (1947); s. auch J. B. WRIGHT: J. Amer. chem. Soc. **71**, 1028 (1949) u. **72**, 3536 (1950); vgl. AP. 2 512 520.
[7] DAHLBOM, R.: Acta chem. scand. **3**, 247 (1949).

Derivate Antihistamin-Wirkung[1].

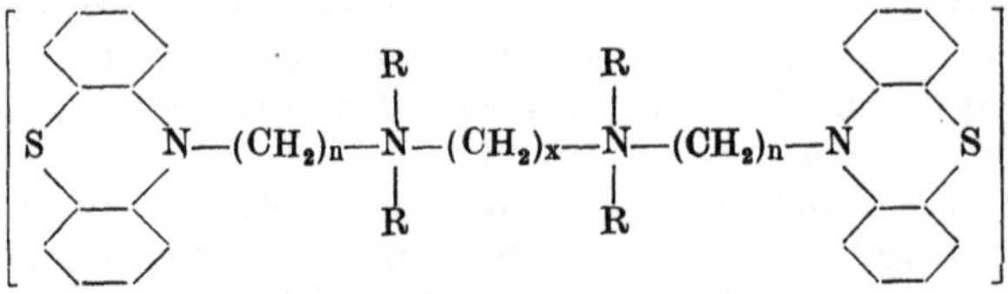

$$\left[\underset{S}{\bigcirc\!\!\!\bigcirc} N-(CH_2)_n-\underset{R}{\overset{R}{N}}-(CH_2)_x-\underset{R}{\overset{R}{N}}-(CH_2)_n-N \underset{S}{\bigcirc\!\!\!\bigcirc} \right]$$

Auch die Colamin-Derivate sind in ihrer Wirkung wenig strukturspezifisch, sodaß zahlreiche Abwandlungen möglich sind, ohne daß die physiologische Wirkung verloren geht.

Unter den Colamin-Abkömmlingen sind besonders das *Benadryl*[2] *(Dabylen, Amidryl, Benodin)* und das *Decapryn* wirksam. Das erstere ist der Benzhydryl-äther des N-Dimethylamino-äthanols,

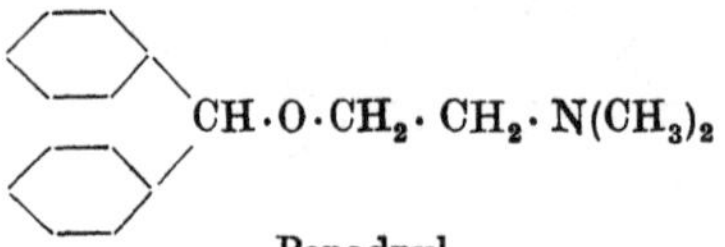

$$\bigcirc\!\!\!\bigcirc CH \cdot O \cdot CH_2 \cdot CH_2 \cdot N(CH_3)_2$$
Benadryl

während das Decapryn der [Methyl-α-pyridyl]-benzyläther des N-Dimethylamino-äthanols ist.

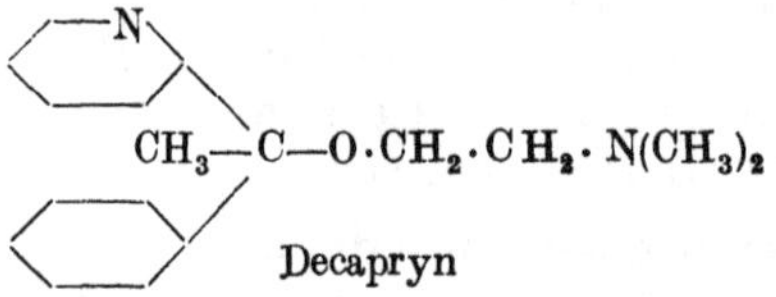

$$\underset{\bigcirc}{\overset{\bigcirc\!\!\!\!N}{}} CH_3-C-O\cdot CH_2 \cdot CH_2 \cdot N(CH_3)_2$$
Decapryn

Benadryl besitzt etwa die Wirksamkeit des Antergans.

Einer der beiden Phenyl-Kerne kann p-ständig substituiert werden. So ist *Histaphen* der p-Methoxy-benzhydryl-äther des Colamins.

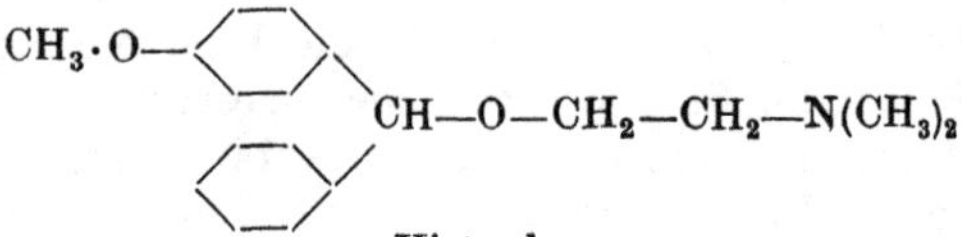

$$CH_3 \cdot O-\bigcirc\!\!\!\bigcirc\!\!\!\bigcirc CH-O-CH_2-CH_2-N(CH_3)_2$$
Histaphen

Auch die analoge p-Methyl-Verbindung ist wirksam[3]. Die Dimethylamino-Gruppe des Benadryls läßt sich in Ringsysteme einbauen. Das Morpholino-Analoge des Benadryls wird im *Linadryl* verwandt:

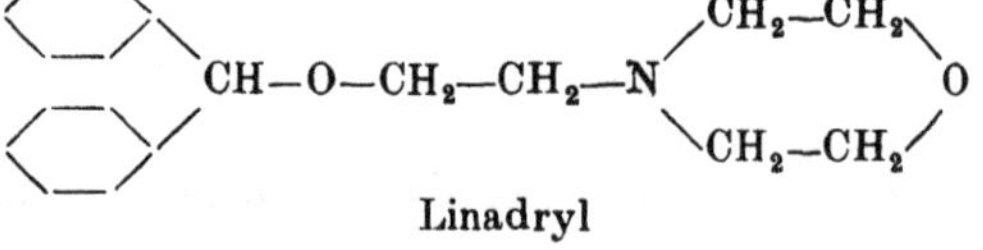

$$\bigcirc\!\!\!\bigcirc CH-O-CH_2-CH_2-N \underset{CH_2-CH_2}{\overset{CH_2-CH_2}{\diagup\diagdown}} O$$
Linadryl

Der analog dem Benadryl hergestellte Äther des 2-Benzylphenols erwies sich ebenfalls als relativ ungiftig und als starker Antihistamin-Körper. Als Nebenwirkung zeigte er lokalanaesthesierende Eigenschaften. Man erhält ihn durch Umsetzung des basischen Alkylchlorids mit der Natrium-Verbindung des 2-Benzylphenols in Toluol[4].

---

[1] AP. 2 519 886. — [2] AP. 2 421 714. — [3] AP. 2 527 962.
[4] Cheney, L. C., u. a.: J. Amer. chem. Soc. **71**, 60 (1949).

Das Decapryn erwies sich gegen den Histamin-Schock ebenfalls als gut wirksam[1]. Abwandlungsprodukte des Decapryns untersuchte N. SPERBER[2] und fand, daß alle von ihm dargestellten Derivate eine verminderte Wirkung besaßen.

Aminoalkyl-benzhydryläther erhält man durch Umsetzung von Benzhydrylbromid mit Dialkylaminoäthanol[3], bzw. aus Benzhydrol-Natrium und Dialkylamino-äthylbromid.

Die bei den Äthylendiamin-Derivaten bewährte Imidazolin-Struktur wurde auch bei den Colamin-Verbindungen mehrfach untersucht und verwendet. Von den beschriebenen Verbindungen kommt der Diphenylmethyl-2-oxymethyl-imidazolinäther als *Anthradil* in den Handel.

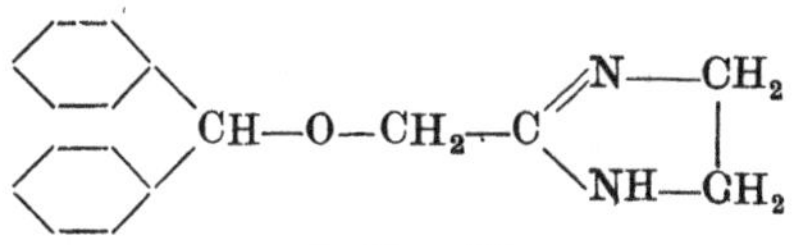

Anthradil

Abwandlung der Struktur zum 2-(2-Benzyl-phenoxymethyl)-imidazolin läßt die Wirkung auf die halbe Aktivität des Benadryls absinken[4].

Intensive Antihistamin-Eigenschaften besitzt das 2-[Diphenyl-methoxymethyl]-imidazolin, das dem Antistin und Benadryl (s. S. 216 u. 218) überlegen sein soll[5]. Abänderungen des Moleküls führten ebenfalls zu wirksamen Verbindungen. So wurde einer der beiden Phenyl-Reste durch einen Tolyl-, Anisyl-, Cyclohexyl- oder Naphthyl-Rest ausgetauscht. Ferner wurden auch heterocyclische Reste eingeführt, so der Thiophen- oder Pyridinring. Jedoch war im Vergleich zum Benadryl die Wirkung der letzteren Verbindungen schwach[6].

Von C. DJERASSI und C. R. SCHOLZ[7] wurden Aryloxy-acetamidine und 2-(Aryloxymethyl)-imidazoline hergestellt. Pharmakologische Untersuchungen zeigten, daß die 2-(Aryloxymethyl)-imidazoline starke Erhöhung des Blutdrucks bewirkten und Antiacetylcholin- und Antihistaminwirkung zeigen. Einzelne Amidine, waren stark anticholinwirksam.

In den USA wurde das *Tephorin*, ein 2-Methyl-9-phenyl-2,3,4,9-tetrahydro-1-pyridinden,

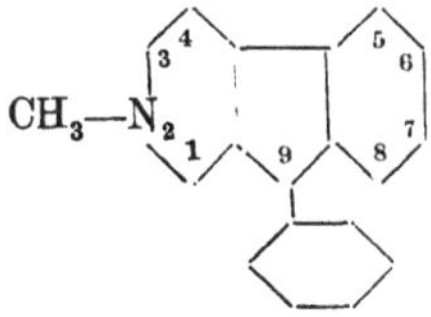

Thephorin

eingeführt. Es soll besonders gut verträglich sein. In diesem, sowie im *Anthallan*

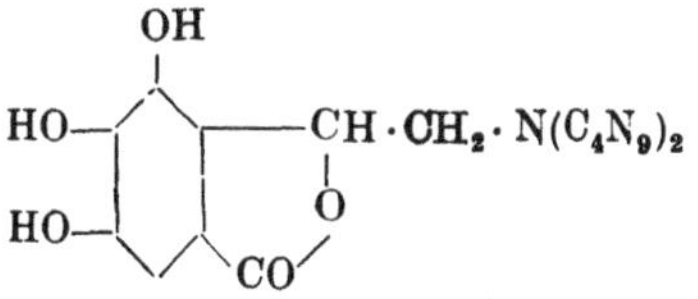

Anthallan

wurde die Gruppierung des Colamins ganz oder zum Teil verlassen[8].

---

[1] DECKENBROCK, W.: Pharmazie **3**, 495 (1948).
[2] SPERBER, N.: J. Amer. chem. Soc. **71**, 887 (1949). — [3] AP. 2463729.
[4] WHEATLY, W. B., u. a.: J. Amer. chem. Soc. **72**, 1443 (1950).
[5] DAHLBOM, R., u. B. SJÖGREN: Acta chem. scand. **1**, 777 (1947); vgl. FP. 949 262 u. Schwd. P. 128 826; AP. 2 516 108.
[6] DAHLBOM, R.: Acta chem. scand. **3**, 32 u. 93 (1949).
[7] DJERASSI, C., u. C. R. SCHOLZ: J. Amer. chem. Soc. **69**, 1688 (1947).
[8] VIAUD, P.: Prod. Pharmaceut. **2**, 53 (1937).

Insbesondere das Tephorin zeigt, daß die Sauerstoff-Brücke des Decapryns und Benadryls nicht unbedingt erforderlich ist. Fortfall derselben führt zu einer 3-gliedrigen Kohlenstoffkette, die bei Tephorin im Ringsystem angeordnet ist. So zeigen auch das 9-(β-Dimethylaminoäthyl)-9,10-dihydro-anthracen und verwandte Verbindungen Antihistamin-Wirkung.

J. B. WRIGHT[1] stellte Benzimidazol-Derivate

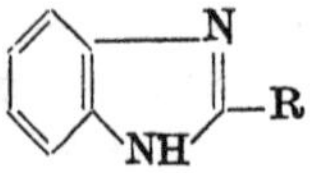

dar, die ebenfalls Antagonisten des Histamins sind.

Das 2-Imino-3,4-dimethyl-5-phenylthiazolidin

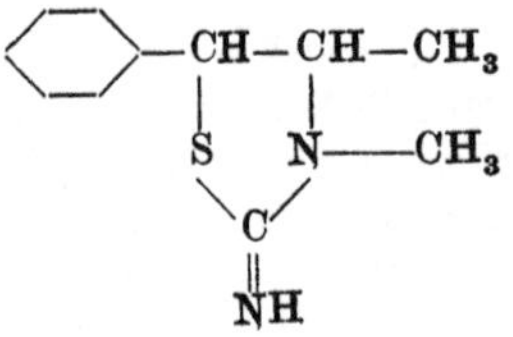

Priatan

das im *Priatan* zur Bekämpfung von Asthma verwandt wird, zeigt bei guter Verträglichkeit auch spasmolytische Wirkung. Es besitzt ebenfalls Bedeutung als Antihistamin Körper[2]. Auch das von R. DAHLBOM aus 2-Benzyl-thiazol durch Kondensation mit Dimethylaminoäthylchlorid erhaltene 2-(γ-Dimethylamino-α-phenyl-propyl)-thiazol besitzt Antihistaminwirkung[3].

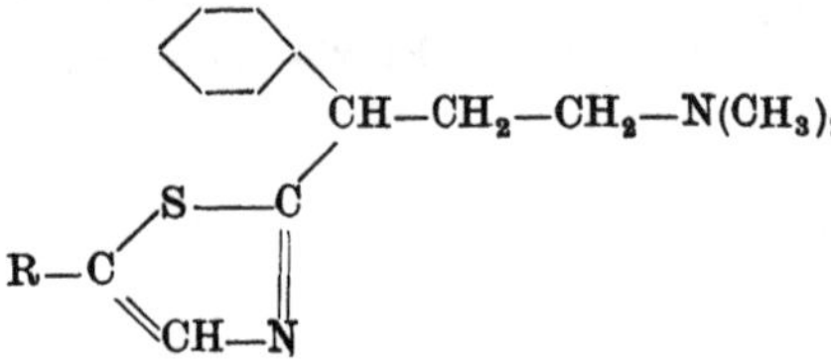

Von den Derivaten des Polamidons ausgehend, gelangte man schon 1942 zum 1,1-Diphenyl-3-dimethyl-amino-propan, einer Komponente des *Aspasans*,

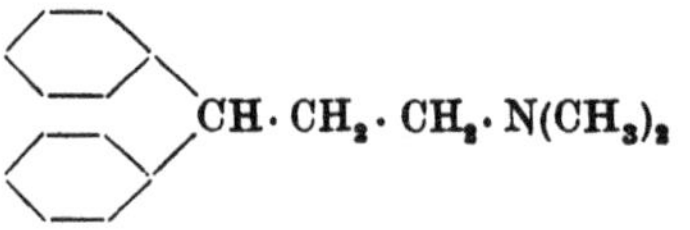

die als Bronchospasmolyticum bei Asthma eine schnell einsetzende und lang anhaltende Wirkung entfaltet, die derjenigen der Sympathomimetica ebenbürtig ist[4]. Aber auch gegen Urticaria zeigt es schnelle und gute Wirkung[5]. Die antiallergische Wirkung konnte durch Austausch eines Phenyl-Kerns gegen einen

---

[1] WRIGHT, J. B.: J. Amer. chem. Soc. **71**, 2035 (1949).
[2] KRAUSHAAR, A.: Ärztl. Wschr. **5**, 779 (1950).
[3] DAHLBOM, R.: Acta chem. scand. **4**, 747 (1950).
[4] NEFF: Fortschr. Therap. **180**, (1943); O. SCHAUMANN: München. med. Wschr. **89**, 742 (1942) Med. u. Chem. **4**, 229 (1942).
[5] CZOCH: München. med. Wschr. **91**, 370 (1944).

Pyridin-Ring analog dem Neoantergan und Decapryn weiter gesteigert werden. In Form des p-aminosalicylsauren Salzes kommt das 1-Phenyl-1-pyridyl-3-dimethylamino-propan als *Avil (Trimeton)* zur Anwendung und entfaltet bei verschiedenen allergischen Erkrankungen gute Wirkung, ohne den Blutdruck wesentlich zu beeinflussen[1].

$$\text{Pyridyl-C}_6\text{H}_4\text{-CH} \cdot \text{CH}_2 \cdot \text{CH}_2 \cdot \text{N(CH}_3\text{)}_2 \quad \times \quad \text{HOOC-C}_6\text{H}_3(\text{OH})\text{-NH}_2$$

Avil

Der Einbau anderer heterocyclischer Ringsysteme anstelle von Pyridin, Abwandlung der Seitenkette und Substitutionen im Phenylring lassen die Wirkung absinken[2].

Die Wirkung der Antihistamin Körper beruht wahrscheinlich auf einem biologischen und nicht auf einem chemischen Antagonismus zum Histamin. SCHINDLER stellte fest, daß nach erfolgter Antistin-Behandlung das Blut einen erhöhten Histamin-Gehalt aufweisen kann. SARRE beobachtete, daß nach subcutaner Injektion einer Mischung von Antistin und Histamin eine Histamin-Quaddel auftritt, auch wenn das Verhältnis Antistin zu Histamin 100:1 beträgt. Es scheint somit, daß das Antistin nur ganz bestimmte Histamin-Wirkungen aufhebt. Nach SARRE soll diese Tatsache so zu erklären sein, daß das Histamin durch die Antagonisten entsprechend dem Massenwirkungsgesetz nur von seiner Wirkstätte abgedrängt wird. Die Frage bleibt jedoch offen, ob hierzu schon so geringe Konzentrationen, wie sie notwendig sind, um Antihistamin-Wirkung zu erzielen, ausreichend sind.

Herz- und Gefäßmittel.

Der Blutkreislauf hat vor allem zwei Aufgaben zu erfüllen: 1. die Ernährung der Gewebe, 2. die Wärmeregulation. (Abb. 14). Er paßt sich durch automatische Regulationen an die wechselnden Anforderungen in vollendeter Weise an, so daß jedes Organsystem die von ihm jeweils benötigte Blutmenge zugeteilt bekommt und der Blutdruck als Resultante der geförderten Blutmenge und des peripheren Strömungswiderstandes nur geringe Schwankungen zeigt.

An diesen Anpassungsvorgängen sind vor allem beteiligt: 1. das Herz als zentrale Pumpe, 2. die peripheren Kreislauforgane, und zwar: a) die peripheren Gefäße, die den Strömungswiderstand und die Blutverteilung bestimmen, b) das Capillargebiet, das die Austauschoberfläche in den Organen regelt, c) bestimmte Kreislaufgebiete (Leber, Milz, größere Venengebiete), die als Blutspeicher die zirkulierende Blutmenge regeln und schließlich 3. eine Zentralstelle, welche die einzelnen Faktoren aufeinander abstimmt. Über den Zustand des Kreislaufes, vor allem die Höhe des Blutdruckes, wird die Zentralstelle durch spezifische Kontrollorgane orientiert, die in die Hauptschlagader, in die Teilungsstelle der Halsschlagader, den sogenannten *Sinus caroticus*, aber auch in den Herzmuskel selbst eingebaut sind (Abb. 15).

Als Vermittler der zentralen Regulation spielt das autonome Nervensystem eine wichtige Rolle, wobei auch hier der leistungssteigernde, ergotrope Sympathicus und der depressiv wirkende Parasympathicus als Gegenspieler auftreten.

Jeder dieser Faktoren kann in pathologischen Fällen versagen und ist einer pharmakodynamischen Beeinflussung zugänglich.

Kreislaufschäden. Ein Versagen des Herzens tritt vor allem dann ein, wenn der Herzmuskel den an ihn gestellten Forderungen nicht mehr gewachsen ist. Dies kann ent-

---

[1] BRETT, R.: Med. Monatsschr. **4**, 287 (1950).
[2] LINDNER, E.: Naunyn-Schmiedebergs Arch. exp. Pathol. Pharmakol. 211, 340 (1950).

222 Herz- und Gefäßmittel.

weder durch übermäßige Beanspruchung, z. B. durch Schäden am Ventilmechanismus der Herzklappen, oder durch Schädigung des Herzmuskels selbst, z. B. durch **Bakterientoxine**, erfolgen.

Im **Kollaps** liegt in den meisten Fällen ein Versagen des Gefäßzentrums vor. Durch die anormale periphere Gefäßerweiterung bedingt, versinkt das Blut gleichsam in die schwammförmigen Blutspeicher, wie Milz, Leber, Haut usw. Dabei erhält das Herz zu wenig Blut, das Minutenvolumen sinkt ab. Die Behandlung erfolgt durch **Analeptica**, die das Gefäßzentrum erregen, wie Campher, Cardiazol und Coramin. Spricht dagegen das Gefäßzentrum durch irgendwelche Einflüsse, seien es toxische Schäden oder schlechte

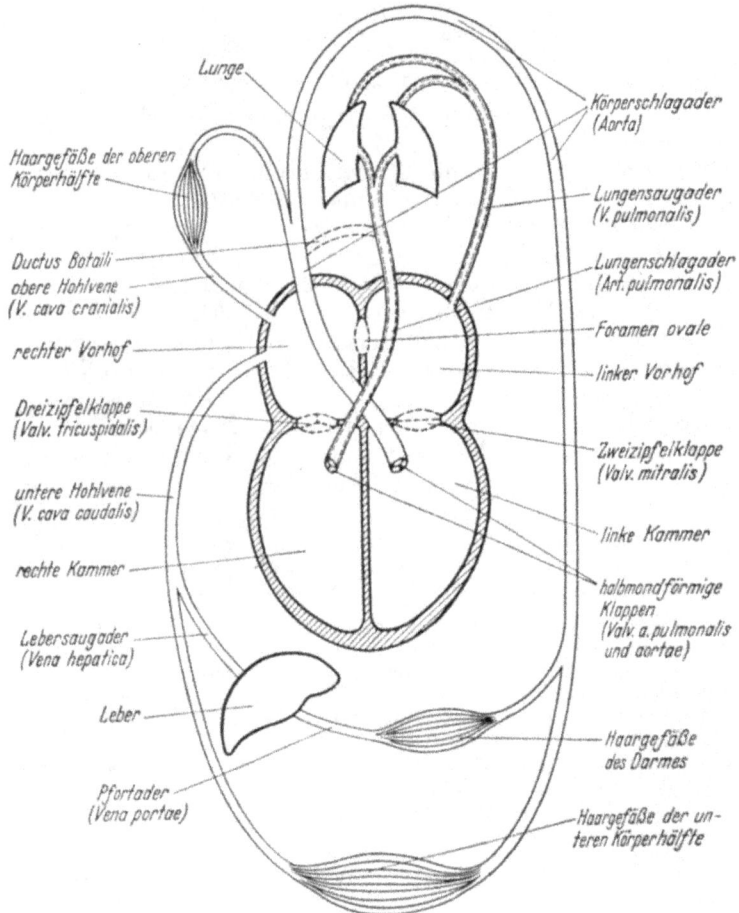

Abb. 14. Schematische Darstellung des Blutkreislaufes. (Nach BÜCKER: Anatomie und Physiologie, Stuttgart: Thieme 1949).

Blutversorgung, nicht an, so sind die eigentlichen Gefäßmittel angebracht, die ebenfalls die Blutdepots zur Entleerung bringen und somit das Blut dem Herzen zuschieben und durch Erhöhung des Druckgefälles die Kreislaufgeschwindigkeit erhöhen.

Der **primäre Schock** unterscheidet sich vom Kollaps durch schlagartig einsetzende Abdrosselung des peripheren Kreislaufes. Er wird durch sensible Einflüsse, z. B. Schreck oder schwere Verletzungen, ausgelöst. Er kann in einen Kollaps übergehen. Der **sekundäre Schock,** der nach schweren Verletzungen und Operationen entstehen kann, wird vielleicht durch mangelnden Plasma-Gehalt des Blutes oder durch histaminähnliche Wundgifte ausgelöst.

Pharmakologisch können nach dem bisher Gesagten somit die Herztätigkeit und der Kreislauf durch Verbindungen, die das autonome System beeinflussen, durch zentrale Erregungsmittel und durch Stoffe, die am Herzen selbst angreifen, beeinflußt werden. Vgl. Abb. 16.

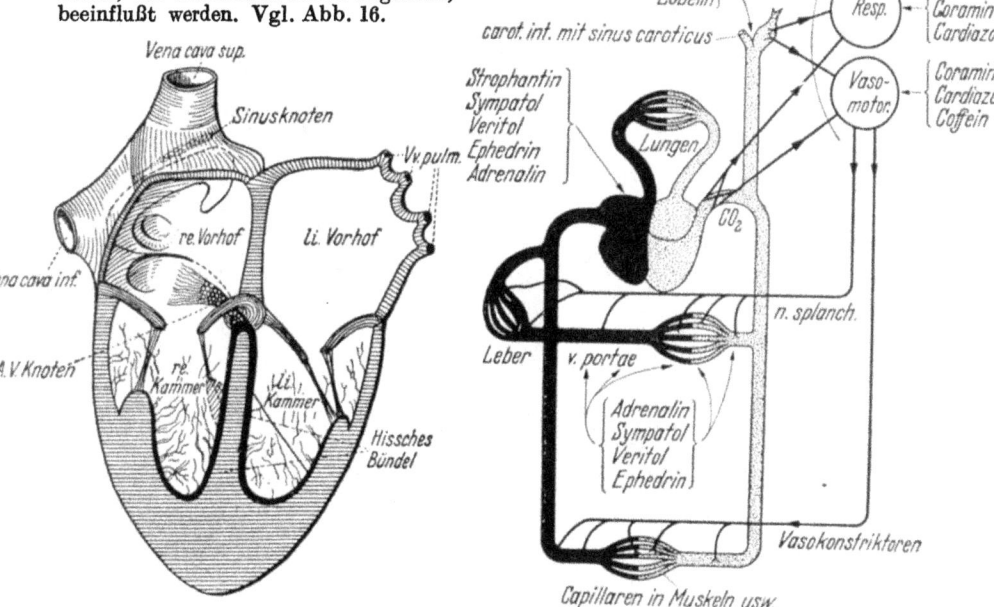

Abb. 15. Schematische Darstellung von Reizbildung und Reizleitung. (Nach ASCHHOFF-KOCH, aus EICHHOLZ).

Abb. 16. Schema der medikamentösen Beeinflussung des Kreislaufes. (Aus MÖLLER: Pharmakologie, Basel: Schwabe, 1947).

Zentral wirkende Erregungsmittel.

Die zentral angreifenden Analeptica besitzen stimulierende Wirkung auf das Zentralnervensystem. In geringen Dosen verabreicht, beeinflussen sie vor allem das Atmungs- und Gefäßzentrum. So kann die zentrallähmende Wirkung der Narkotica durch diese Verbindungen aufgehoben werden. In toxischen Dosen rufen sie Krämpfe hervor.

Eines der ältesten Mittel dieser Art ist der *Campher*.

$$\underset{\text{Campher}}{\begin{array}{c} CH_3 \\ | \\ C \\ H_2C \diagup \diagdown CO \\ | CH_3\text{-}C\text{-}CH_3 | \\ H_2C \diagdown \diagup CH_2 \\ CH \end{array}}$$

Als zentralerregendes Mittel hat er jedoch keine Bedeutung mehr. Dagegen wird er als hautreizendes Mittel noch in größerem Umfang angewandt.

Zur Darstellung, die früher durch Wasserdampfdestillation aus dem Holz und den Blättern des Campherbaumes erfolgte, wird heute α-Pinen auf verschiedenen Wegen in Campher überführt.

Die besten Ausbeuten erhält man bei der Darstellung über das Pinenhydrochlorid. Pinen wird durch Destillation aus Terpentinöl erhalten. Die zwischen 150—161° übergehende Fraktion wird bei 15° mit trockenem Salzsäuregas behandelt. Nach Kühlung auf 0° kristallisiert das Pinenchlorhydrat aus und kann abfiltriert werden:

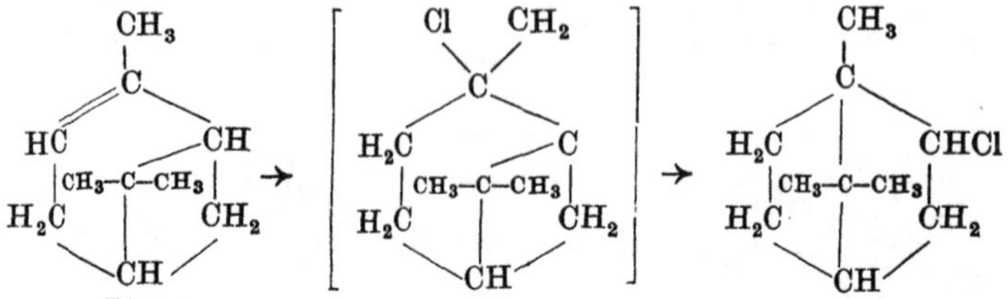

Pinen → [Zwischenprodukt] → Bornylchlorid (Pinenchlorhydrat)

Das Bornylchlorid kann mit Magnesium in Bornylmagnesiumchlorid überführt werden, das bei Luftoxydation Borneol liefert[1]:

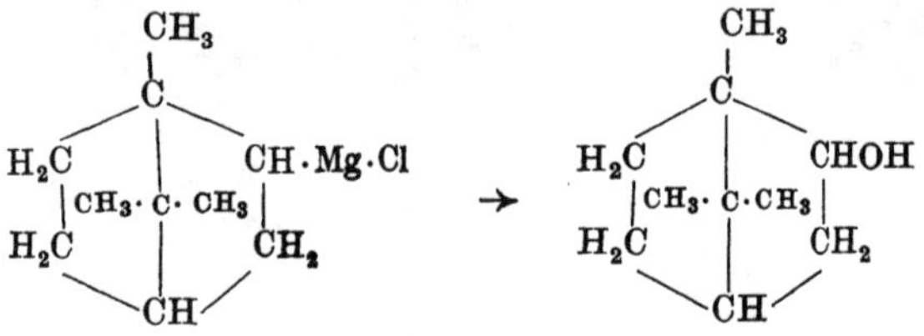

→ Borneol

Diese Synthese besitzt jedoch kein technisches Interesse.

In der technischen Campher-Synthese wird Pinenchlorhydrat über Camphen und Isoborneol gemäß folgendem Schema in Campher überführt:

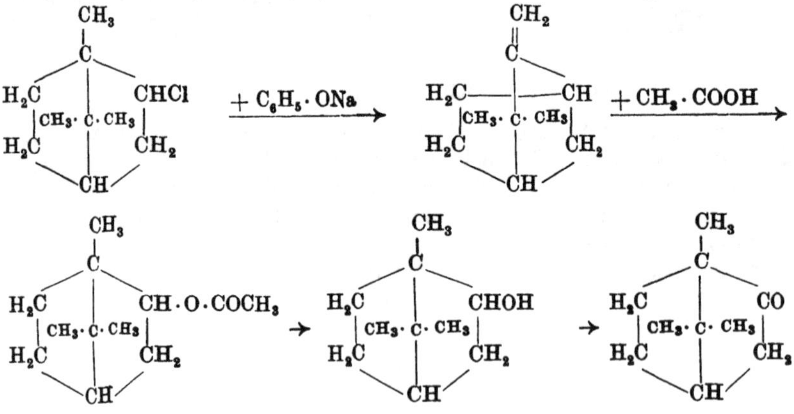

$+ C_6H_5 \cdot ONa \rightarrow$ ... $+ CH_3 \cdot COOH \rightarrow$

→ →

Das Camphen wird durch Erhitzung des Bornylchlorids mit Phenolkalium erhalten. Statt des Phenolats können auch Kresolate verwendet werden[2].

Durch Erwärmung von Camphen mit Eisessig auf 50° bildet sich Isobornylacetat. In gleicher Weise läßt sich aus Ameisensäure und Camphen das Isobornylformiat herstellen[3]. Das Isobornylformiat oder -acetat wird mit Natronlauge ver-

---

[1] DRP 182943.
[2] Vgl. DRPP 264264, 189867, 206619, 230671, 418057; ferner PARISELLE: C. R. hebd. Séances Acad. Sci. 176, 1901 (1923). — [3] DRP 67255.

seift und das gewonnene Isoborneol zum Campher oxydiert. Als Oxydationsmittel wurden zuerst Salpetersäure und Chromsäure vorgeschlagen, in der Folgezeit auch andere Oxydationsmittel, wie nitrose Gase, Chlor, Hypochlorite, Luft, Kaliumpermanganat, Ozon und andere. Es bewährten sich in der Praxis jedoch nur Chromsäure, Chlor und ein Kupfer-Calciumoxyd-Katalysator. In letzterem Fall wird Isoborneol mit dem Katalysator erhitzt, wobei unter Dehydrierung Campher gebildet wird [1]. Camphen kann durch Oxydation mit Chromsäure auch direkt in Campher überführt werden [2].

Der Umweg der Campher-Synthese über Camphen kann durch direkte Gewinnung des Borneolesters vermieden werden. Jedoch erhält man den reinen Ester nur in 65—70%ig. Ausbeute.

Zur Darstellung erhitzt man Terpentinöl oder reines Pinen mit Eisessig in Gegenwart von Borsäure. Es wird solange gekocht, bis der Estergehalt nicht mehr zunimmt. Dann wäscht man das Produkt mit Wasser, destilliert den Ester im Vakuum ab und verseift. Dabei entstehen Borneol und Isoborneol. Beide können in üblicher Weise zum Campher oxydiert werden [3]:

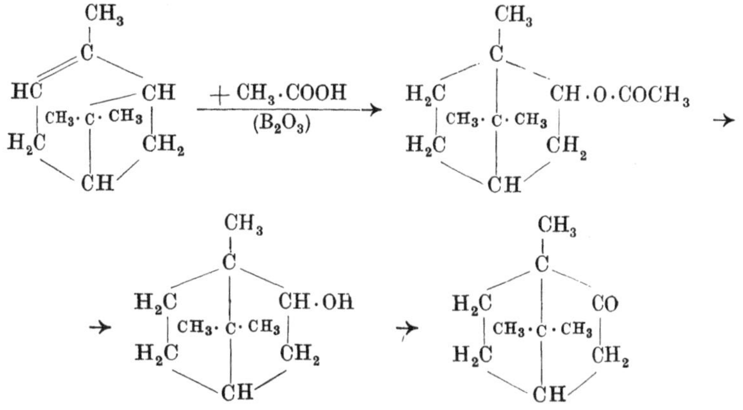

[Strukturformeln: Pinen + $CH_3 \cdot COOH$ (B_2O_3) → Isobornylacetat → Isoborneol → Campher]

Die bequeme Umwandlung des Pinens in Borneol macht dieses Verfahren trotz der schlechteren Ausbeute zur zweckmäßigsten Synthese des Camphers.

Verschiedene Säuren sind in der Lage, mit dem Pinen sofort Isobornylester zu bilden. Hier wurden zuerst **Oxalsäure**[4], aromatische Oxy-Säuren wie Salicylsäure[5], ferner o-Chlorbenzoesäure und andere vorgeschlagen[6]. Erhitzt man Terpentinöl mit o-Chlorbenzoesäure längere Zeit, bringt mit Soda-Lösung die unveränderte Säure in Lösung und destilliert dann die als Nebenprodukt entstehenden Terpene ab, so erhält man im nicht flüssigen Rückstand o-Chlorbenzoesäure-bornylester. Jedoch liefert dieses Verfahren schlechtere Ausbeuten.

Die Totalsynthese des Camphers wurde von KOMPPA (1908) durchgeführt. Der Dimethylester der Dimethylglutarsäure wird mit Oxalsäureester und Natriumäthylat zur cyclischen Diketosäure kondensiert. Daraus wird durch Umsetzung mit Natrium und anschließend mit Methyljodid die methylierte Verbindung erhalten. Reduktion mit Natriumamalgam in Soda-Lösung und darauf mit Jodwasserstoffsäure führt zur Dehydro-camphersäure, der 1,2,2-Trimethyl-cyclopenten-(3)-1,3-dicarbonsäure. Nach Anlagerung von Bromwasserstoff wird anschließend mit Zink und Schwefelsäure zur d,l-Camphersäure reduziert. Diese, in gewöhnlicher Weise in das Anhydrid überführt, wird nunmehr mit Natrium und Alkohol zum Campholid reduziert. Mit Cyankali im zugeschmolzenen Rohr auf 230—240° erhitzt, erhält man aus dem Campholid das Kaliumsalz der Cyancampholsäure. Durch Verseifung der Cyan-Gruppe bildet sich Homo-

---
[1] DRPP 219043 u. 219044; zur Oxydation mit Chlor vgl. DRPP 177290, 177291.
[2] Vgl. J. KACHLER u. F. V. SPITZER: Liebigs Ann. **200**, 356 (1889). — [3] DRP 401870.
[4] DRP 134553. — [5] DRP 175097. — [6] FP. 510002.

camphersäure. Das Calciumsalz dieser Säure erhält man durch Neutralisation der heißen Lösung mit $CaCO_3$ oder bequemer durch Zusammenreiben von Homocamphersäure mit $Ca(OH)_2$. Bei der trockenen Destillation des Salzes entsteht Campher:

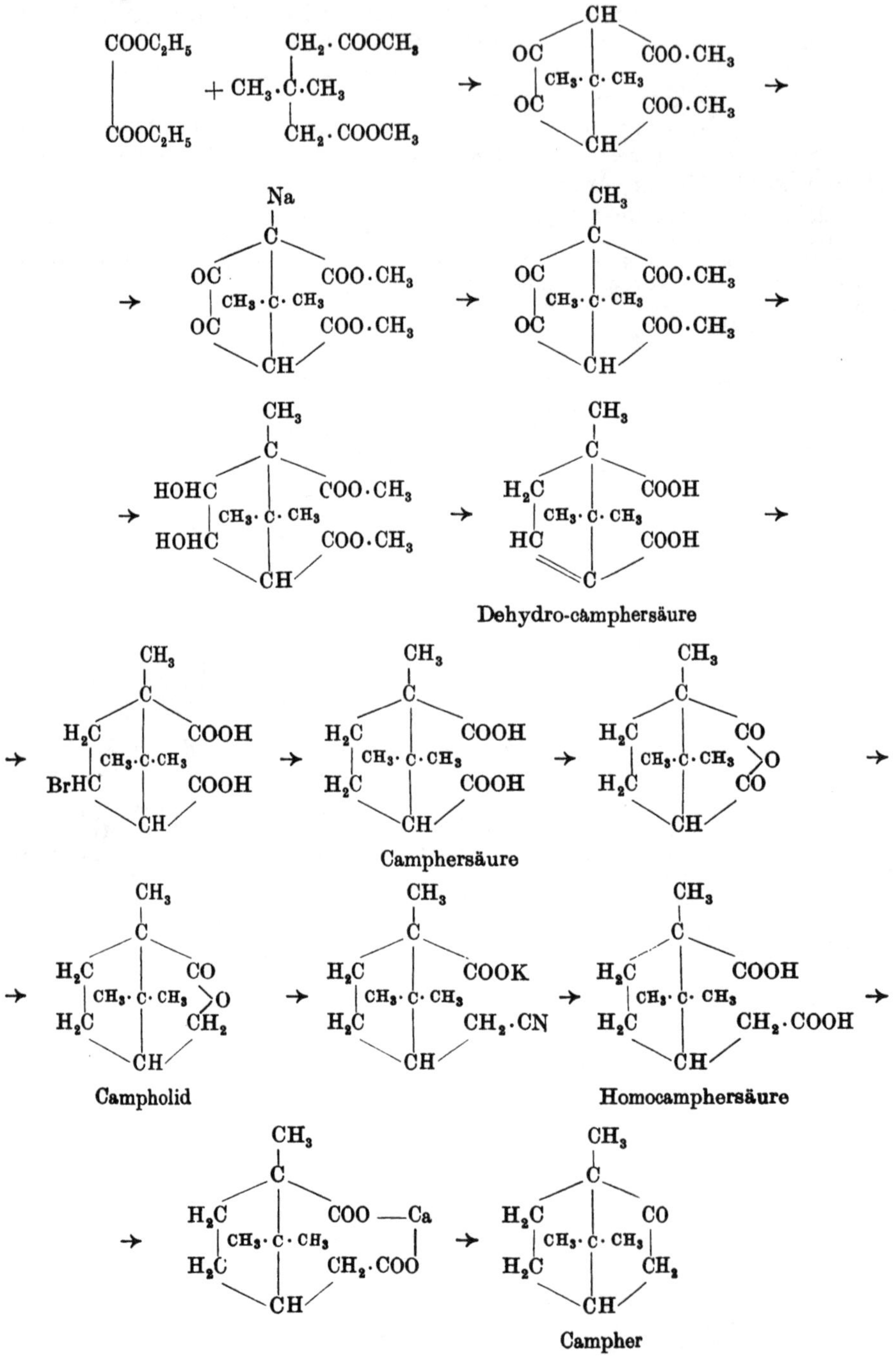

$$\begin{array}{c} COOC_2H_5 \\ | \\ COOC_2H_5 \end{array} + \begin{array}{c} CH_2 \cdot COOCH_3 \\ CH_3 \cdot \overset{|}{C} \cdot CH_3 \\ CH_2 \cdot COOCH_3 \end{array} \rightarrow$$

[Reaktionsschema mit Zwischenstufen, u. a. Dehydro-camphersäure, Camphersäure, Campholid, Homocamphersäure, Campher]

Dehydro-camphersäure

Camphersäure

Campholid   Homocamphersäure

Campher

Vielfach wurde der Versuch unternommen, den Campher in leicht lösliche und für die Injektion geeignete Form zu bringen. So wurde Campher, mit Diäthylin

$$CH_2OH \cdot CH(OC_2H_5) \cdot CH_2(OC_2H_5)$$

als Lösungsmittel versetzt[1], zur Anwendung empfohlen.

Camphogen ist eine Lösung von Campher in Acetdiäthylamid und Natriumsalicylat. Auch wurde die Campherlösung in Propionsäureamid vorgeschlagen[2].

Catechol ist die Kombination von Campher mit Desoxycholsäure[3].

Im *Camphochol* wird Apocholsäure verwandt.

Im *Spasmyl* liegt eine Mischung von Benzylvalerianat mit Campher vor. Eine erhöhte Herzwirkung gegenüber dem Campher wird dem Tetramethylammonium-camphersulfonat zugesprochen. Es kann sowohl oral verabreicht als auch subcutan injiziert werden[4].

Derivate des Camphers haben sich in der Therapie nicht behaupten können. Es wurde weder eine Verbesserung der Campher-Wirkung erzielt, noch erreichte man gute Wasserlöslichkeit. So ist Substitution des Camphers durch eine Amino-Gruppe mit Abschwächung der Wirkung verbunden. Geringer ist der Einfluß einer Dialkylaminoalkyl-Gruppe, welche die Bildung wasserlöslicher Salze ermöglicht, die noch die typische Campher-Wirkung auf das Herz zeigen[5].

Hydrierte Derivate, wie Menthol- und Borneol-Abkömmlinge, sind nicht geeignet, den Campher zu ersetzen oder eine bessere Wirkung zu erzielen.

Nach Untersuchungen von E. WEDEKIND[6] kommt cyclischen Ketonen eine analeptische Wirkung nur dann zu, wenn sie eine Isopropyl-Gruppe enthalten. Dabei muß dieselbe in m-Stellung zur Keto-Gruppe stehen. Der Ring muß ein Cyclohexan-Ring sein. Untersuchungen des m-Isopropyl-cyclohexanons und des m-Isopropyl-cyclohexenons zeigten, daß beide starke analeptische Eigenschaften aufweisen, dagegen waren die analogen o- und p-Derivate ohne jegliche Wirkung. In gleicher Weise waren die Verbindungen wirkungslos, wenn der Isopropyl-Rest entfernt wurde. Die beste analgetische Wirkung zeigte das 3-Methyl-5-isopropyl-Δ^2-cyclohexenon. Es kam als *Hexeton* in den Handel.

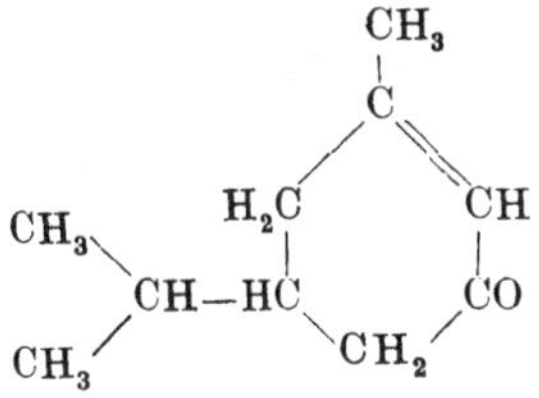

Hexeton

Die Darstellung des Hexetons geht vom Isobutyraldehyd aus, der mit zwei Molekülen Acetessigester in Gegenwart von Piperidin oder Diäthylamin zum Isobutyliden-diacetessigester kondensiert wird. Nach Verseifung wird zu Hexeton decarboxyliert[7]:

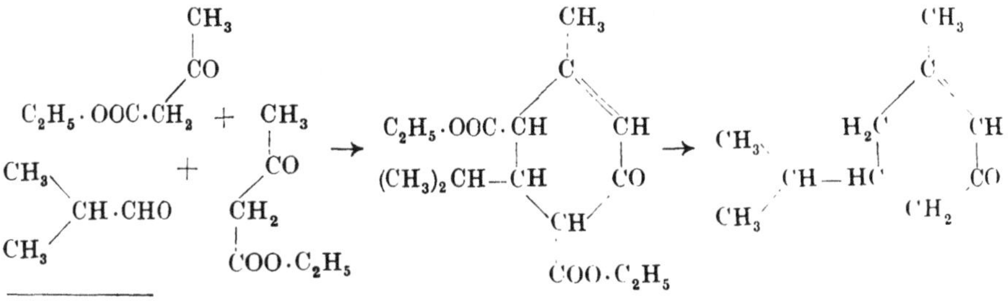

---

[1] BECKMANN, H.: Dtsch. med. Wschr. **52**, 1477 (1926). — [2] DRP 403508.
[3] DRP 412469. — [4] SILLANI, P., u. L. CURTI: Bull. chim. Pharmac. **74**, 77 (1935).
[5] DRP 376348. — [6] WEDEKIND, E.: Angew. Chem. **38**, 315 (1925).
[7] KNOEVENAGEL, E.: Liebigs Ann. **288**, 323 (1895).

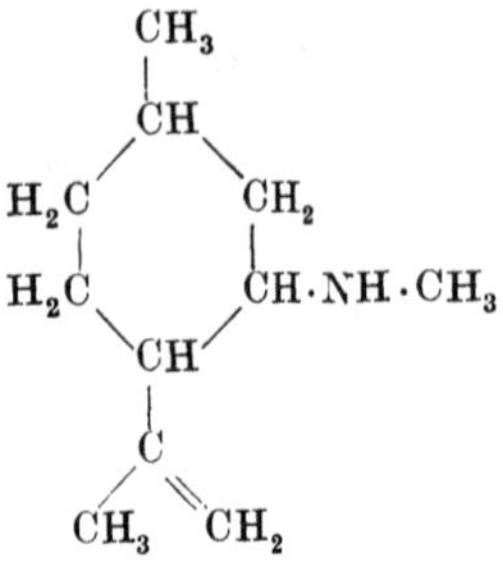

228 Herz- und Gefäßmittel.

Nach Z. WISNIEWSKI zeigt unter den Aminomenthenen die nebenstehende Verbindung anregende Wirkung auf die Atemtätigkeit[1].

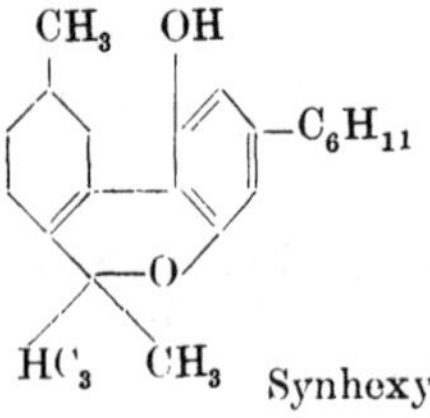

Als Analepticum besonders bei depressiven Zuständen kommt nach G. TAYLEUR-STOCKING[2] das in Amerika unter dem Namen *Synhexyl* im Handel befindliche 1-Oxy-3-n-hexyl-6,6,9-trimethyl-7,8,9,10-tetrahydro-dibenzopyran = Tetrahydrocannabinol zur Anwendung. Es wirkt bei schwer zu behandelnden Depressionszuständen und ist wenig giftig. Nachteilig ist sein langsamer Wirkungseintritt und der verhältnismäßig schwache analgetische Effekt. Es wird bei Thalamus-Erkrankungen angewandt.

Lobelin, das Alkaloid aus *Lobelia inflata*, hat hervorragende therapeutische Wirkungen. Nach H. WIELAND ist es 1-Methyl-2-(-benzoyl-methyl)-6-(β-phenyl-β-oxy-äthyl)-piperidin.

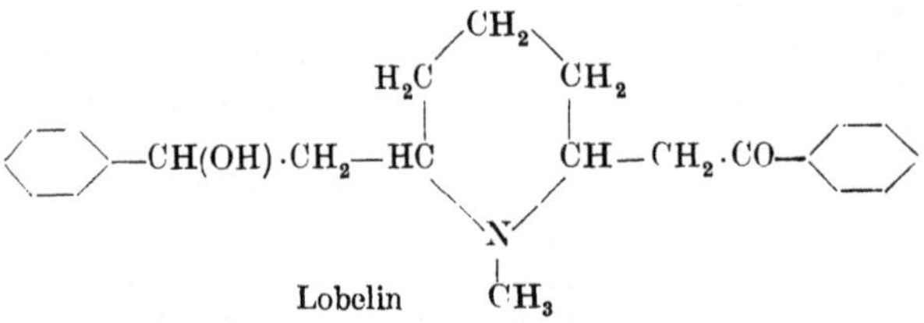

Durch Oxydation der sek. Alkohol-Gruppe geht Lobelin in das Diketon Lobelanin über. Dessen Darstellung erfolgt durch Kondensation von Glutardialdehyd mit Benzoylessigsäure und Methylamin. Da diese Kondensation unter Bedingungen vor sich geht, die möglicherweise in Pflanzenzellen angenommen werden können, vermutet C. SCHÖPF, daß die biologische Synthese von Lobelin-Abkömmlingen in gleicher Weise verläuft[3]:

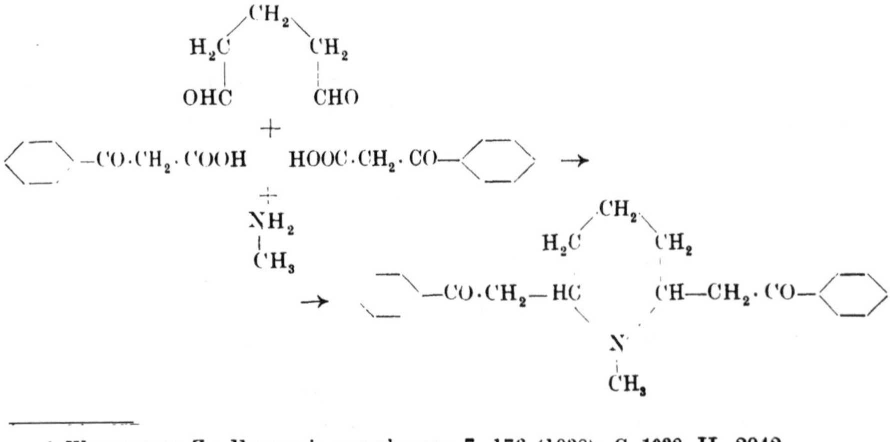

---

[1] WISNIEWSKI, Z.: Farmacja nespolezesna **7**, 176 (1938); C. **1938**. II. 2942.
[2] TAYLEUR-STOCKING, G.: Brit. med. J. **1**, 918 (1947).
[3] Vgl. C. SCHÖPF: Angew. Chem. **50**, 786 (1937).

Nach dem RP. 54334 wird 2,6-Di-(benzoyl-methyl)-N-methyl-pyridinium-toluolsulfonat in Gegenwart von Hydrierungskatalysatoren soweit hydriert, bis 3,5 Mol Wasserstoff aufgenommen sind. Das Reaktionsprodukt wird eingedampft und das Salz des Lobelins abgetrennt. Mit Natronlauge wird anschließend das Lobelin freigemacht und isoliert:

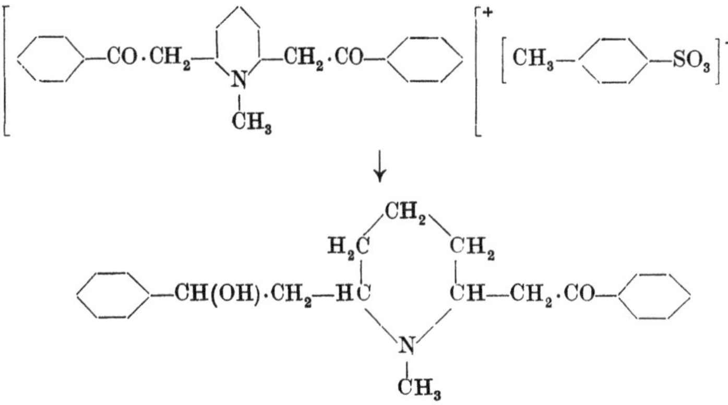

$$\left[\bigcirc-CO\cdot CH_2-\underset{\underset{CH_3}{|}}{N}-CH_2\cdot CO-\bigcirc\right]^+ \left[CH_3-\bigcirc-SO_3\right]^-$$

$$\downarrow$$

$$\bigcirc-CH(OH)\cdot CH_2-HC\underset{\underset{CH_3}{|}}{\overset{CH_2}{\underset{N}{\bigcirc}}}CH-CH_2\cdot CO-\bigcirc$$

Das Lobelin wirkt spezifisch auf das Atemzentrum. Zugleich regt es die Ausschüttung von Adrenalin an. Jedoch besitzt es im Gegensatz zu anderen zentral angreifenden Mitteln keinerlei Weckwirkung. Es wird zur Anregung des Atemzentrums verwandt. Von Nachteil ist die kurzdauernde Wirkung, da es sehr rasch abgebaut wird.

Analoge des Lobelins wurden von K. WARNAT[1] hergestellt, so das N-Methyl-[β-benzoyl-äthyl]-[γ-phenyl-propanol-(3)]-amin

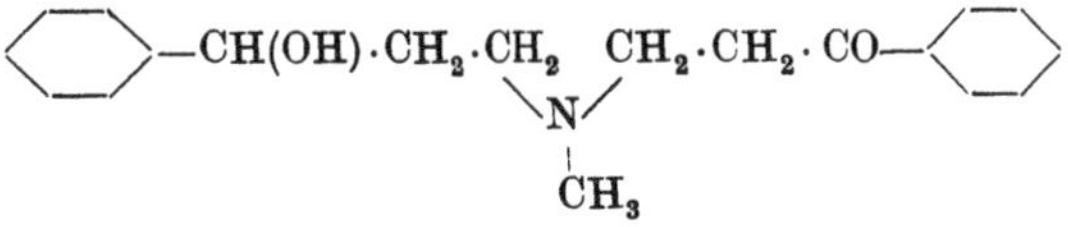

$$\bigcirc-CH(OH)\cdot CH_2\cdot CH_2\underset{\underset{CH_3}{|}}{N}CH_2\cdot CH_2\cdot CO-\bigcirc,$$

ferner das dem Lobelanin entsprechende Diketonamin und Methyl-Derivate dieser Verbindung. Dabei erwies sich das aus Ephedrin erhältliche [3-Phenyl-1-methyl-propanol-(3)-]-[3′-phenyl-1′-methyl-propanon-(3′)]-methylamin

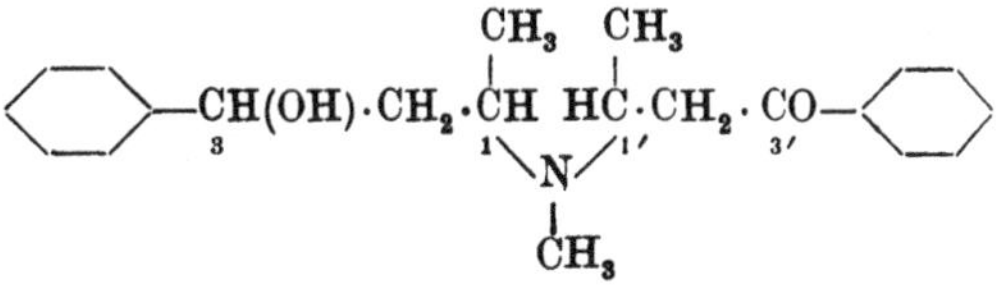

$$\bigcirc-\underset{3}{CH(OH)}\cdot CH_2\cdot \overset{CH_3}{\underset{1}{CH}}\underset{\underset{CH_3}{|}}{\overset{}{\underset{N}{\diagdown\diagup}}}\overset{CH_3}{\underset{1'}{HC}}\cdot CH_2\cdot \underset{3'}{CO}-\bigcirc$$

als sehr wirksam. Es zeigte im Tierversuch bessere Wirkung als das Lobelin, da es bei gleicher die Atmung anregender Wirkung wesentlich geringere Toxizität und größere Beständigkeit aufwies. Schon geringe Veränderungen des Moleküls bedingten eine abgeschwächte Wirkung.

Während die bisher besprochenen Verbindungen eigentliche Weckwirkung nicht besaßen, hat das *Cardiazol*, Cyclopentamethylen-tetrazol, als Analepticum

---

[1] Festschr. E. C. BARELL, S. 255 (1936).

große Bedeutung erworben.

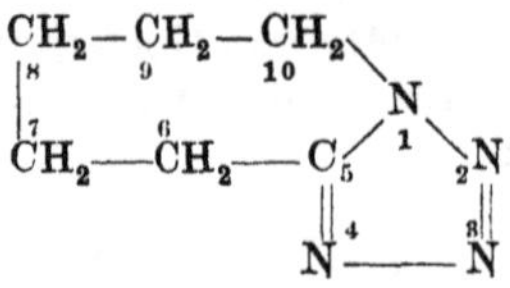

$$\begin{array}{c} CH_2-CH_2-CH_2 \\ | 8 9 10 \diagdown \\ | 7 N \\ CH_2-CH_2-C \diagup 1 \diagdown \\ 6 5 \diagdown 2 \diagup N \\ N-N \\ 4 3 \end{array}$$

Cardiazol

Das Cardiazol zeichnet sich durch starke Erregung des Vasomotorenzentrums und des Atemzentrums aus. Die dem Cardiazol eigentümliche Weckwirkung empfiehlt es als wirksames Therapeuticum bei Schlafmittel-Vergiftungen. In toxischen Dosen ist es ein Krampfgift.

Nach K. F. SCHMIDT erhält man es durch Einwirkung von Stickstoffwasserstoffsäure auf Cyclohexanon. Unter Ringerweiterung entsteht ein Alkohol, der bei Einwirkung eines weiteren Moleküls Stickstoffwasserstoffsäure in Gegenwart von Phosphorpentoxyd das Cyclopentamethylen-tetrazol bildet:

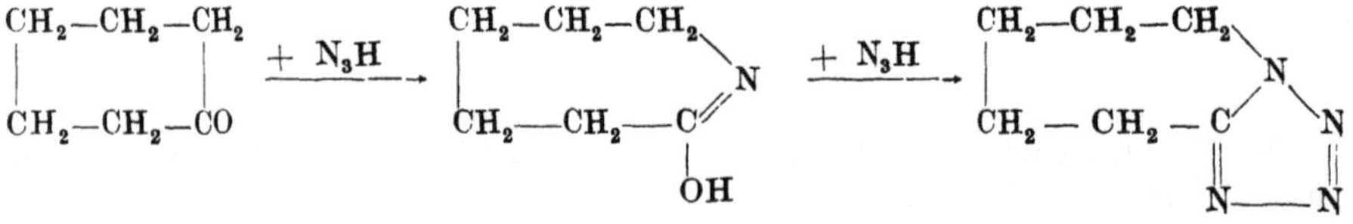

Zur Synthese des Cardiazols ist ein geringer Überschuß an Stickstoffwasserstoffsäure notwendig. Die Umsetzung erfolgt in Äther oder Benzol. Als wasserentziehendes Mittel werden außer P_2O_5 auch Salzsäuregas und $ZnCl_2$ vorgeschlagen[1].

Auch durch Einwirkung von Azidosulfonsäuren auf Oxime unter Ausschluß von Wasser erhält man Tetrazol-Derivate[2]:

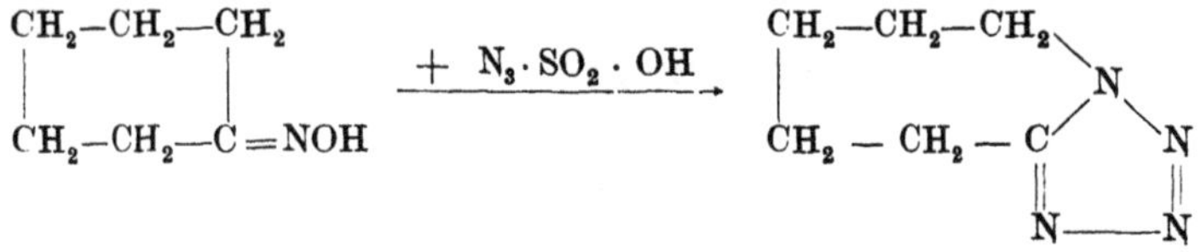

Die Gewinnung der Azidosulfonsäure kann aus Chlorsulfonsäure und Stickstoffwasserstoffsäure erfolgen, oder man erhält sie aus einem Gemisch von Aziden mit Schwefelsäure[3].

Ferner lassen sich nach K. F. SCHMIDT Tetrazole durch Kondensation der entsprechenden Ketone mit Sulfoperamidsäure unter Wasserabspaltung und Behandlung der so erhaltenen Kondensate mit Aziden darstellen:

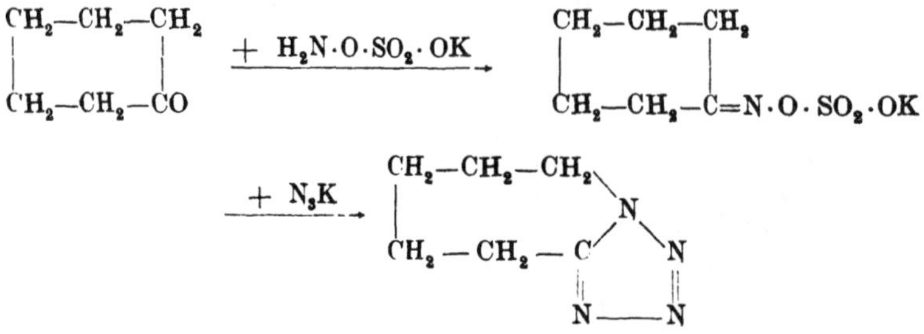

---

[1] APP. 1564631, 1599493; vgl. K. F. SCHMIDT: Ber. dtsch. chem. Ges. **57**, 704 (1924).
[2] Jug. P. 10845. — [3] Ung. P. 114061.

Die Reaktion kann durch gleichzeitige Einwirkung von Aziden und Sulfoperamidsäure vereinfacht werden. Schließlich kann man auch die zunächst hergestellten Ketoxime durch Sulfonierung und anschließende Behandlung mit Aziden in Tetrazole umwandeln:

$$\begin{array}{c} CH_2-CH_2-CH_2 \\ | \quad\quad\quad | \\ CH_2-CH_2-C=N\cdot OH \end{array} \xrightarrow{+ H_2SO_4} \begin{array}{c} CH_2-CH_2-CH_2 \\ | \quad\quad\quad | \\ CH_2-CH_2-C=N\cdot O\cdot SO_2\cdot OH \end{array}$$

$$\xrightarrow{+ N_3K} \begin{array}{c} CH_2-CH_2-CH_2 \\ | \quad\quad\quad\quad\quad\; \diagdown \\ \quad\quad\quad\quad\quad\quad\quad\; N \\ CH_2-CH_2-C \quad\;\; \| \\ \|\quad\; N \\ N\!\!-\!\!-\!\!N \end{array}$$

Die Sulfonierung kann mit rauchender Schwefelsäure oder Chlorsulfonsäure vorgenommen werden [1].

Nach dem Schwz. P. 226789 wird die nach der Sulfonierung erhaltene Verbindung mit Äthylmercaptan in Chloroform auf 70° erwärmt. Hierdurch erfolgt unter Abspaltung von Benzolsulfonsäure die Bildung des Äthylthioäthers, der nunmehr mit Stickstoffwasserstoffsäure leicht zum Tetrazol umgewandelt werden kann:

$$\begin{array}{c} CH_2-CH_2-CH_2 \\ | \quad\quad\quad | \\ CH_2-CH_2-C=N\cdot O\cdot SO_2\cdot C_6H_5 \end{array} \xrightarrow{+ C_2H_5\cdot SH} \begin{array}{c} CH_2-CH_2-CH_2 \\ | \quad\quad\quad\quad\quad\; \diagdown \\ \quad\quad\quad\quad\quad\quad\quad\; N \\ CH_2-CH_2-C \\ | \\ S\cdot C_2H_5 \end{array}$$

$$\xrightarrow{+ N_3H} \begin{array}{c} CH_2-CH_2-CH_2 \\ | \quad\quad\quad\quad\quad\; \diagdown \\ \quad\quad\quad\quad\quad\quad\quad\; N \\ CH_2-CH_2-C \quad\;\; \| \\ \|\quad\; N \\ N\!\!-\!\!-\!\!N \end{array}$$

Außer dem Cardiazol besitzen auch Tetrazol-Abkömmlinge der Terpenreihe und zwar des Camphers und des Thujons ähnliche Eigenschaften. Die Verbindungen sind stark analeptisch wirksam [2].

Die Pentamethylentetrazole wurden von E. K. HARVILL u. a.[3] untersucht. Im Gegensatz zu den Tetramethylentetrazol-Verbindungen gelingt es hier nicht durch Alkylierung die Wirkung zu steigern, jedoch ist die Einführung eines Alkyl-Restes in 8-Stellung von Interesse, weil die stimulierende Wirkung bei der Isopropyl- und tert. Butyl-Verbindung gut ist, während das 8-Cyclohexyl-pentamethylentetrazol sedative Wirkung besitzt.

Für die zentralerregende Wirkung des Cardiazols scheint weniger der alicyklische Ring als die Tetrazol-Struktur verantwortlich zu sein. So wurden aus Ketonen und Stickstoffwasserstoffsäure die 1,5-Dialkyl-tetrazole gewonnen [4]. Ihre pharmakologische Prüfung ergab [5], daß die optimale Konstitutionsbedingung für eine stimulierende Wirkung die Gegenwart einer gesättigten, cyclischen Gruppe oder einer ähnlich großen aliphatischen Gruppe in 1-Stellung und einer Methyl-Gruppe in 5-Stellung ist [6].

Weiterhin wurden das 1,5-Diisobutyltetrazol, das 1-Isobutyl-5-cyclohexyltetrazol u. a. als Analeptica vorgeschlagen [7].

---

[1] DRP 174943.
[2] DRP 606499; zur Darstellung der Tetrazole vgl. DRPP 455585, 439041.
[3] HARVILL, E. K., u. a.: J. org. Chemistry 15, 58 (1950).
[4] HARVILL, E. K., u. a.: J. org. Chemistry 15, 662 (1950).
[5] GROSS u. FEATHERSTONE: J. Pharmakol. exp. Therapeut. 87, 299 (1946).
[6] ROBERTS, C. W.: J. org. Chemistry 15, 671 (1950). — [7] AP. 2507337.

Dem Cardiazol verwandt ist das *Azoman*, das 3-Äthyl-4-cyclohexyl-1,2,4-triazol, so daß der Tetrazol- gegen einen Triazol-Ring ausgetauscht werden kann, ohne daß die analeptischen Eigenschaften verlorengehen.

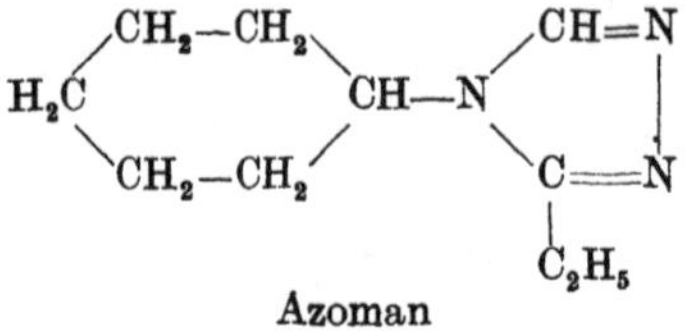

Azoman

Zur Darstellung wird Propionyl-cyclohexylamin mit Benzolsulfonsäurechlorid erwärmt. Es entsteht zunächst der Benzolsulfonsäureester der Enolform, der mit Ameisensäurehydrazid unter Abspaltung von Benzolsulfonsäure reagiert. Das Hydrazid geht unter Wasserabspaltung in das 3-Äthyl-4-cyclohexyl-1,2,4-triazol über[1]:

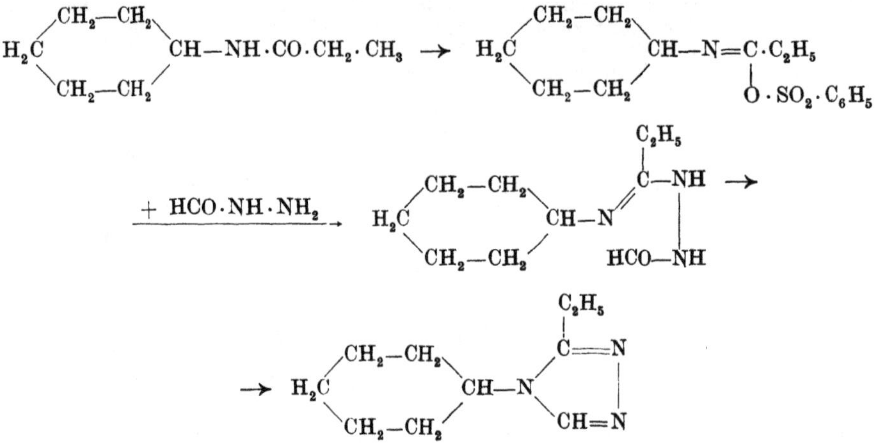

Azoman wird zur Krampf-Behandlung der Schizophrenie verwendet. Es hat gegenüber Cardiazol den Vorteil, daß es im Vergleich zu diesem subjektiv von den Patienten als angenehmer in seiner Wirkung empfunden wird[2].

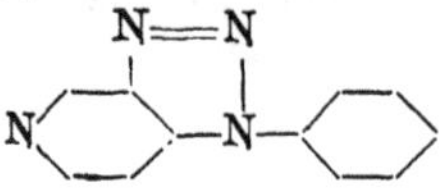

Triazol-Abkömmlinge wurden auch vom Pyridin hergestellt[3]. Das N-Phenyl-3,4-triazolo-pyridin (s. nebenst.) besitzt schwache analeptische Wirkung. Wirkungsanstieg wurde durch Einführung von Alkoxy-Gruppen erzielt. Besonders günstig erwies sich der Einbau eines weiteren Benztriazol-Ringes, wie in nachstehender Verbindung, wodurch die Wirkung um das mehrfache gesteigert wird:

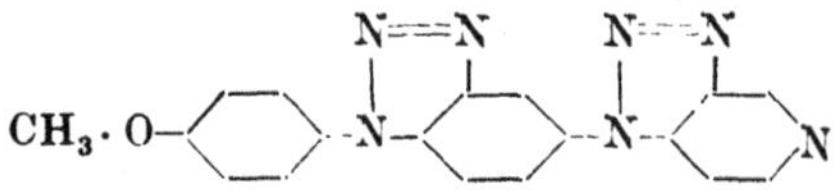

Im Gegensatz zur Substitution durch Alkoxy-Gruppen wurde durch Einführung von ω-Dialkylamino-alkoxy-Gruppen die Wirkung abgeschwächt; die

---

[1] EP. 340237.
[2] Vgl. W. Mayer-Gross u. A. Walk: Lancet **234**, 324 (1938); R. de Montnollin: Schwz. med. Wschr. **69**, 482 (1939).
[3] Reitmann, I.: Med. u. Chem. **3**, 399 (1936).

Salze der erhaltenen Verbindungen reagieren sauer. Zudem haben sie den Nachteil, daß sie zwar das Atemzentrum anregen, daneben aber keine Wirkung auf den Kreislauf besitzen. Weitere Versuche ergaben, daß der Triazol-Ring unter Umständen durch den Imidazol-Ring ersetzt werden kann, da auch diese Verbindungen schwache analeptische Wirkung auslösen.

Eine weitere Gruppe von Analeptica liegt in den aromatischen und heterocyclischen Säureamiden vor. *Coramin* (*Corvitol*) ist das Nicotinsäure-diäthylamid.

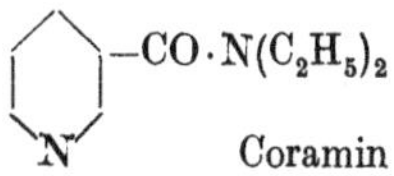

Coramin

Die Darstellung des Coramins kann aus Nicotinsäure oder Chinolinsäure erfolgen.

Nicotin ist in großer Menge aus dem Tabak erhältlich, so daß die Nicotinsäure durch Oxydation desselben mit Salpetersäure leicht gewonnen werden kann. Sie wird mit Thionylchlorid in das Säurechlorid überführt, das nunmehr, mit Diäthylamin auf 160° erwärmt, das Nicotinsäure-diäthylamid liefert[1].

Statt des Pyridincarbonsäurechlorids oder -anhydrids kann auch die Pyridincarbonsäure mit Diäthylamin in Gegenwart von P_2O_5 unmittelbar umgesetzt werden[2].

Aus Chinolin erhält man durch Oxydation Chinolinsäure. Deren Anhydrid wird mit Diäthylamin unter Rückfluß erhitzt und anschließend auf etwa 180° erwärmt. Dabei entsteht unter Entwicklung von Kohlendioxyd das Pyridin-3-carbonsäure-diäthylamid[3]:

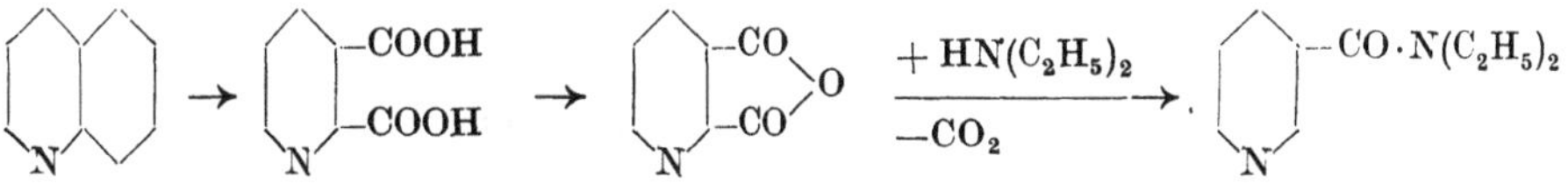

Die Darstellung des Nicotinsäure-diäthylamids kann auch durch Äthylierung von Pyridincarbonsäureamid mit Diäthylsulfat bei 65—70° erfolgen[4].

Coramin (*Cormed*) wirkt ähnlich dem Cardiazol und zeigt auch bei tiefer Bewußtlosigkeit, z. B. bei narkotischen Vergiftungen, vorzügliche Weckwirkung. Die krampferregende Dosis des Coramins ist etwa die achtfache der analeptischen[5].

Nicotinsäure-β-picolylamid verursacht im Organismus Blutdrucksenkung[6].

Weitere Untersuchungen zeigten, daß auch andere Säureamide analeptische Wirkung besitzen. Im *Neospiran* liegt das Bis-diäthylamid der Phthalsäure vor.

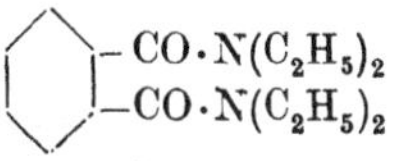

Neospiran

Es wird aus Phthalylchlorid durch Umsetzung mit Diäthylamin gewonnen[7]. Das Phthalsäure-bis-diäthylamid läßt sich aus der Lösung des Reaktionsgemisches durch Aussalzen abscheiden[8].

Auch das Neospiran ist in seiner Wirkung dem Cardiazol ähnlich[9].

Nach Untersuchungen von H. ERLENMEYER, J. R. JUNG und E. SORKIN[10] zeigt auch das m-Nitro-benzoesäure-diäthylamid

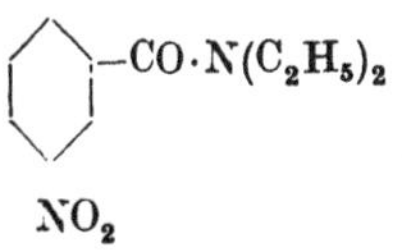

---

[1] DRP 351085. — [2] FPP. 791783, 793633.
[3] Schwz. PP. 114376, 114626—114628. — [4] Poln. P. 13355.
[5] SCHULTE, I. W., u. a.: Proc. Soc. exp. Biol. Med. **42**, 242 (1939).
[6] AP. 2493645. — [7] Schwz. P. 184421; vgl. FP. 785428. — [8] AP. 2137279.
[9] NAKAZAWA, Y.: Folia pharmacol. japon. **28**, 8081 (1940); C. **1941**. I. 545.
[10] ERLENMEYER, H., J. R. JUNG u. E. SORKIN: Helv. chim. Acta **29**, 1960 (1946).

dem Coramin ähnliche Wirkungen. Es bewirkt Zunahme der **Atemfrequenz** und des Atemvolumens.

Analog den Phthalsäure-diamiden zeigen auch die Pyridin-o-dicarbonsäurediamide Wirkung auf Atmung und Kreislauf[1]. So wurden Pyridin-dicarbonsäuremonoester-amide geschützt, die analeptische Wirkung aufweisen. Zur Darstellung werden die aliphatischen Halbester der Chinolincarbonsäure über das Säurechlorid in das Halbamid überführt[2].

Ferner erhält man durch Umsetzung von 4,6-Dimethyl-α-pyron-5-carbonsäurechlorid mit sek. Aminen, wie z. B. Dipropylamin, Diäthylamin, Piperidin, Morpholin und anderen, analeptisch wirkende Substanzen[3].

Entsprechend wurden auch substituierte Amide anderer heterocyclischer Säuren beschrieben, z. B. Amide der Furan-2,4-dicarbonsäure, Furan-2,5-dicarbonsäure, ferner von der 2-Methyl-3-carboxy-furyl-5-essigsäure, 4-Methyl-3-carboxy-furyl-2-essigsäure, 4-Äthyl-3-carboxy-furyl-2-essigsäure, ferner der 4,5-Dimethyl-3-carboxy-furyl-2-essigsäure und der 2,5-Dimethyl-furan-3,4-dicarbonsäure. Von diesen Verbindungen wurden sowohl die Diamide als auch die Esteramide untersucht[4].

Gute analeptische Wirkung kommt den Amiden der 3,5-Dimethyl-isoxazol-4-carbonsäure zu[5]. Das Diäthylamid ist als *Cycliton* im Handel.

$$CH_3-C\overset{3}{=\!=\!=}\overset{4}{C}-CO\cdot N(C_2H_5)_2$$
$$\underset{\underset{O}{\searrow\nearrow}}{N^1\quad{}^3C-CH_3}$$

Cycliton

Auch Homologe der Isoxazol-carbonsäure waren wirksam, so z. B. das 3,5-Dimethylisoxazol-4-essigsäurediäthylamid, das analoge 4-Propionsäurediäthylamid, das 3,5-Dimethyl-isoxazol-4-buttersäurepiperidid und andere[6].

Abkömmlinge der Pyrazin-carbonsäure stützen nach Angabe der Patentschrift den Blutkreislauf und vergrößern Atemtiefe und -frequenz. Genannt werden z. B. das Pyrazincarbonsäure-methylhydrazid, das Pyrazin-carbonsäure-phenylhydrazid und das Amid der Säure[7].

P. GOISSEDET und R. DESPOIS untersuchten N-Alkyl-camphersäure-diamide. Hierbei zeigten alle Amide mit Ausnahme der trisubstituierten gewisse analeptische Wirkungen auf Atmung und Kreislauf. Die Äthyl-Derivate wirkten am stärksten. Von der Camphersäure wurden die *cis-* und *trans-*Verbindungen und deren optische Antipoden getrennt untersucht[8].

Untersuchungen von M. HEROLD und E. JIRAT ergaben aber bei Prüfung der Diäthylamide der Camphersulfonsäure, Camphercarbonsäure und der Camphersäure, daß keine der Verbindungen die Wirksamkeit des Phthalsäure-bis-diäthylamids erreicht[9]. I. ERDÖS setzte die Pyridin-carbonsäure, deren Isomeren oder Homologen mit Aminopentamethylentetrazol, Dipentamethylen-tetrazolamin und Aminen, wie 1-Phenyl-2-aminopropan-1-ol und m-Oxyphenyl-propanolamin, um[10].

Somit haben viele alkylierte Amide aromatischer und heterocyclischer Säuren, deren Alkyl-Ketten nicht über vier Kohlenstoffatome verlängert sind, analeptische Eigenschaften. Die intensivste Wirkung besitzen die Diäthylamide.

Zentralerregende Wirkung zeigen nach Untersuchungen von W. R. BOON auch einzelne Harnstoff-Abkömmlinge, so die Alkylen-bis-harnstoffe der allgemeinen Zusammensetzung:

$$X-CO-NR-(CH_2)_n-NR'-CO-X,$$

die das Atem- und Vasomotoren-Zentrum beeinflussen. Hierbei ist X eine sekundäre Aminogruppe. Die Alkyl-Gruppen R und R' dürfen nicht mehr als 8 Kohlenstoffatome enthalten. Die Alkylen-Gruppe soll 2—6 Glieder lang sein. Es werden beschrieben: N,N'-Dimethyl-

---

[1] Schwz. PP. 192776—192780, Zus. zu Schwz. P. 188152. — [2] DRP 686243.
[3] FP. 868197; Schwz. P. 215240. — [4] FP. 867853. — [5] DRP 714971.
[6] DRP 673111, Zus. zu DRP 634286. — [7] DRP 632257.
[8] GOISSEDET, P., u. R. DESPOIS: C. R. hebd. Séances Acad. Sci. **205**, 1239 (1937).
[9] HEROLD, M., u. E. JIRÁT: Časopis československ. Lékárnictva **18**, 165 (1938); C. **1939**. I. 2243. — [10] Ung. P. 113542.

tri-methylendiamin-N,N'-dicarbonsäure-bis-diäthylamid, N,N'-Di-n-propyläthylendiamin-N,N'-dicarbonsäure-bis-dimethylamid und das N,N'-Di-n-butyl-äthylendiamin-N,N'-dicarbonsäure-bis-morpholid[1]. Weitere Verbindungen sind im EP. 560701 genannt.

Auch Isopropyl-thioharnstoff-äther zeigen Wirkung auf Atemtätigkeit und Blutdruck[2]. Die Darstellung kann entweder durch Umsatz des Thioharnstoffs mit Isopropylbromid oder aus Isopropylmercaptan und Cyanamid erfolgen.

Ähnlich dem Pentamethylentetrazol wirken nach dem Holl.P. 67934 α-Halogenlaktame. So erhält man beispielsweise aus α-Chlor-δ-methyl-benzoylamino-pentancarbonsäurechlorid das α-Chlor-δ-methyl-caprolaktam, wobei die Cyclisierung mit Bromwasserstoff bei 150° vorgenommen wird. In gleicher Weise läßt sich auch das α-Chlor-valerolaktam herstellen.

Analeptische Eigenschaften besitzt ferner Coffein. Es wird zusammen mit den übrigen Xanthin-Derivaten bei den Diuretica (S. 240) besprochen.

Herzwirksame Glucoside.

Wenn auch diese Stoffe der Synthese noch nicht zugänglich sind, so sollen sie doch hier kurz erwähnt werden, da ihre Struktur Anregungen zu arzneimittelsynthetischen Versuchen geben kann.

Digitalis.

Der Fingerhut wurde 1785 von WITHERING in die Therapie eingeführt. Die Wirkstoffe der *Digitalis purpurea* und *Digitalis lanata* sind den Saponinen nahestehende Steringlycoside, die eine spezifische Wirkung auf den Herzmuskel entfalten. Sie erhöhen durch Verstärkung der Systole, Verlängerung der Diastole und Herabsetzung der Schlagfrequenz unter Verbesserung der Ökonomie der Herzarbeit das Schlagvolumen. Sie besitzen eine spezifische Affinität zum Herzmuskel, an dem sie außerordentlich fest haften, sodaß es zu einer lang anhaltenden kumulativen Wirkung kommt. Diese Haftfestigkeit ist dem spezifischen Zuckeranteil, der Digitoxose, zuzuschreiben, da die Aglucone wohl noch die spezifische Herzwirkung haben, aber wesentlich kürzer wirken; auch werden sie bei oraler Gabe schlecht resorbiert.

Über die Konstitution der Digitaloide war bis in die letzte Zeit hinein wenig bekannt. Isoliert wurden Purpureaglucosid A und Purpureaglucosid B. Diese lassen sich durch Säuren und Enzyme aufspalten. Aus Digitalis lanata wurden die Digilanide A, B und C isoliert, deren Hydrolyse zu ähnlichen Spaltprodukten führt wie die Spaltung der Glycoside von Digitalis purpurea.

$C_{47}H_{74}O_{18}$ Purpureaglucosid A $\xrightarrow{\text{Säure}}$ $C_{23}H_{34}O_4$ Digitoxigenin + 3 $C_6H_{12}O_4$ Digitoxose + $C_6H_{12}O_6$ Glucose

$\xrightarrow{\text{Enzym}}$ $C_{41}H_{64}O_{13}$ Digitoxin + $C_6H_{12}O_6$ Glucose

$C_{47}H_{74}O_{19}$ Purpureaglucosid B $\xrightarrow{\text{Säure}}$ $C_{23}H_{34}O_5$ Gitoxigenin + 3 $C_6H_{12}O_4$ Digitoxose + $C_6H_{12}O_6$ Glucose

$\xrightarrow{\text{Enzym}}$ $C_{41}H_{64}O_{14}$ Gitoxin + $C_6H_{12}O_6$ Glucose

$C_{49}H_{76}O_{19}$ Digilanid A + 5 H_2O = $C_{23}H_{34}O_4$ Digitoxigenin + 3 $C_6H_{12}O_4$ Digitoxose + $C_6H_{12}O_6$ Glucose + $C_2H_4O_2$ Essigsäure

$C_{49}H_{76}O_{20}$ Digilanid B + 5 H_2O = $C_{23}H_{34}O_5$ Gitoxigenin + 3 $C_6H_{12}O_4$ Digitoxose + $C_6H_{12}O_6$ Glucose + $C_2H_4O_2$ Essigsäure

$C_{49}H_{76}O_{20}$ Digilanid C + 5 H_2O = $C_{23}H_{34}O_5$ Digoxigenin + 3 $C_6H_{12}O_4$ Digitoxose + $C_6H_{12}O_6$ Glucose + $C_2H_4O_2$ Essigsäure

---

[1] AP. 2409829. — [2] DRP 635050.

Durch Arbeiten von JACOBS, STOLL u. a. wurde gezeigt, daß die digitalis-wirksamen Stoffe in engem Zusammenhang mit den Sterinen stehen. So schreibt man heute dem Digitoxigenin, Gitoxigenin und dem Digoxigenin folgende Strukturformeln zu:

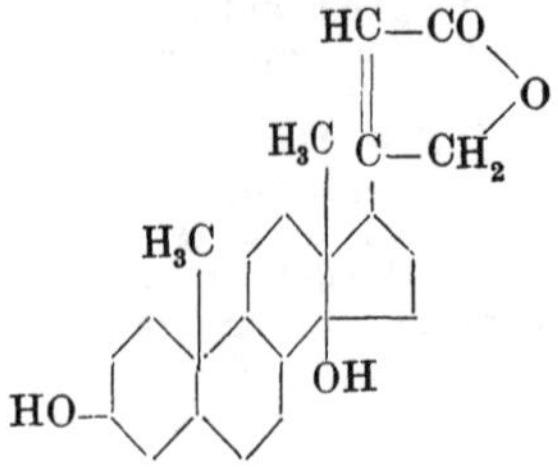

Digitoxigenin 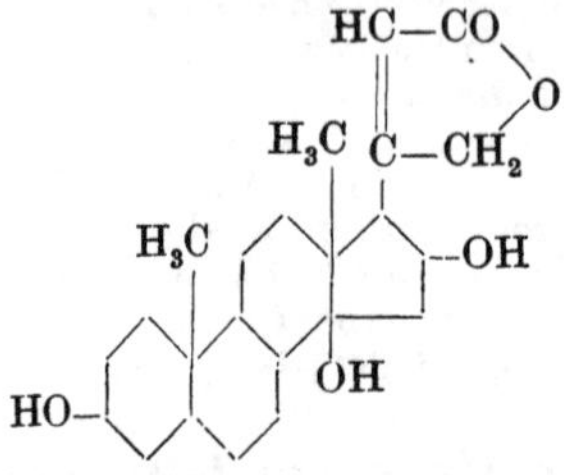   Gitoxigenin 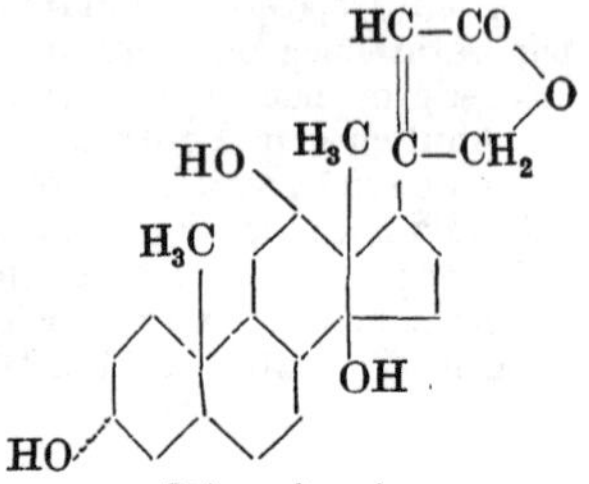   Digoxigenin

Strophanthin.

Das *Strophanthin* wurde im Strophanthussamen und zwar in *Strophanthus Kombé* als Strophanthin K (amorph) und in *Strophanthus gratus* als Strophanthin G (kristallin) gefunden. Das letztere ist dem Strophanthin K in seiner Wirkung um ein Drittel überlegen. Strophanthin wirkt Digitalis-ähnlich. Seine Wirkung setzt bei intravenöser Injektion schon nach kurzer Zeit ein, klingt jedoch im Gegensatz zu Digitalis nach 8—10 Stunden ab. Peroral gegeben ist die Wirkung sehr unsicher.

$$C_{36}H_{34}O_{11} + 2\,H_2O = C_{23}H_{32}O_6 + C_7H_{14}O_4 + C_6H_{12}O_6$$

Strophanthin K   Strophan-   Cymarose   Glucose
(KOMBÉ)   thidin

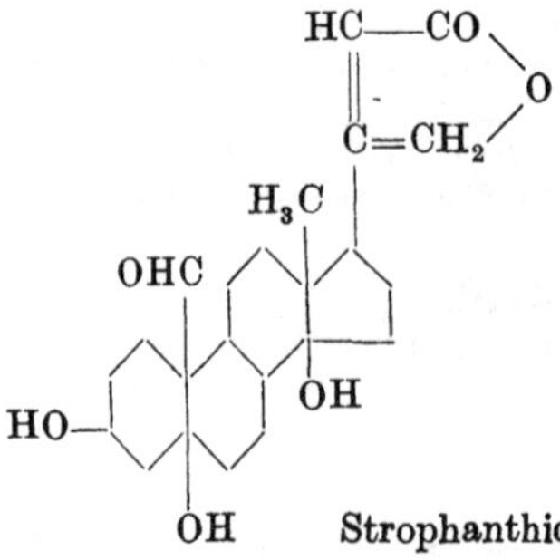

Strophanthidin

Scillaren.

Aus der Meerzwiebel *Scilla maritima* wurde das *Scillaren A* von STOLL isoliert, das durch Hydrolyse in Scillaridin A, Rhamnose und Glucose zerlegt werden kann:

$$C_{36}H_{52}O_{13} + H_2O = C_{24}H_{30}O_3 + C_6H_{12}O_5 + C_6H_{12}O_6$$

Scillaren A   Scillaridin A   Rhamnose   Glucose

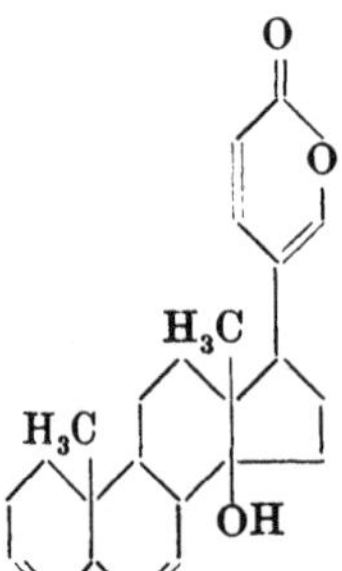

Scillaridin A

Ebenso wie Strophanthin wird auch Scillaren im Körper nicht kumuliert. Es zeichnet sich durch besonders starke Förderung der Diurese aus.

Nitrite und Nitrate.

BRUNTON fand, daß Nitrite bei *Angina pectoris* wirksam sind. Sie greifen wahrscheinlich unmittelbar an der glatten Muskulatur der Gefäße, vor allem des Kopfes, des Halses und der Brust, an. Dabei sind besonders die im spastischen Zustand befindlichen Gefäße der Nitrit-Wirkung ausgesetzt. Durch Krampflösung der glatten Muskulatur der Coronargefäße und durch die dadurch bedingte Erweiterung derselben sind sie bei Angina pectoris wertvolle Therapeutica. Beim *Amylnitrit* bewirkt daneben die gute Lipoidlöslichkeit vielleicht eine Lähmung des Gefäßzentrums. Die Wirkung der Nitrite ist umso intensiver und kürzer, je leichter sie spaltbar sind. Das Natriumnitrit wirkt schwach, aber lang anhaltend.

$$\begin{array}{l} CH_3\cdot CH_2\cdot CH_2\cdot \underset{\displaystyle ONO}{\underset{|}{CH}}\cdot CH_3 \end{array}$$

Amylnitrit

H. P. KAUFMANN verwandte das von ihm in die Therapie eingeführte *Calciumnitrit* zur Herstellung einer Komplex-Verbindung mit Theobromin-Calcium[1]. Während letzteres hierbei löslich wird, verliert das Nitrit seine hygroskopischen Eigenschaften und wird luftbeständig. Durch Vereinigung der Wirkung der Komponenten wird durch das Komplexsalz, *Vasoklin* genannt, eine nachhaltige Senkung des Blutdrucks erzielt[2].

Stärker, aber kürzer wirksam sind *Nitroglycerine*

$$\begin{array}{lll} CH_2\cdot O\cdot NO_2 & CH_2\cdot O\cdot NO_2 & CH_2\cdot O\cdot NO_2 \\ | & | & | \\ CH\cdot OH & CH\cdot OH & CH\cdot O\cdot NO_2 \\ | & | & | \\ CH_2\cdot OH & CH_2\cdot O\cdot NO_2 & CH_2\cdot O\cdot NO_2 \end{array} ,$$

Amylnitrit und Erythrit-tetranitrat:

$$\begin{array}{l} CH_2\cdot O\cdot NO_2 \\ | \\ CH\cdot O\cdot NO_2 \\ | \\ CH\cdot O\cdot NO_2 \\ | \\ CH_2\cdot O\cdot NO_2 \end{array}$$

Von diesen wirkt das Amylnitrit sofort, aber nur wenige Minuten lang. Nitroglycerin zeichnet sich durch große therapeutische Breite aus. Jedoch tritt die Erweiterung der Coronargefäße langsamer als bei Anwendung von Amylnitrit ein, hält aber etwa 1 Stunde an. Noch langsamer ist der Wirkungseintritt beim Erythrit-tetranitrat.

Die Darstellung des Nitroglycerins erfolgt durch Eintragen von Glycerin in ein Gemisch von konz. Schwefelsäure und rauchender Salpetersäure bei 10°. Die übrigen Nitrate werden analog dargestellt.

Amylnitrit wird durch Veresterung von Amylalkohol mit salpetriger Säure gewonnen[3].

---

[1] KAUFMANN, H. P.: Arch. Pharmaz. Ber. dtsch. pharmaz. Ges. **273**, 22 (1935); DRPP 548373, 555002; FP. 674300; Schwz. P. 142595; Östr. P. 121024.

[2] KAUFMANN, H. P.: Z. ges. exp. Med. **78**, 412 (1931); Dtsch. med. Wschr. Nr. **33** (1931); Med. Klin Nr. **4** (1932); München. med. Wschr. **30**, 1197 (1932).

[3] WITT, O. N.: Ber. dtsch. chem. Ges. **19**, 915 (1886), Anmerk. 2.

In neuerer Zeit wurde eine dem Erythrit-tetranitrat ähnliche Verbindung, das Pentaerythrit-tetranitrat

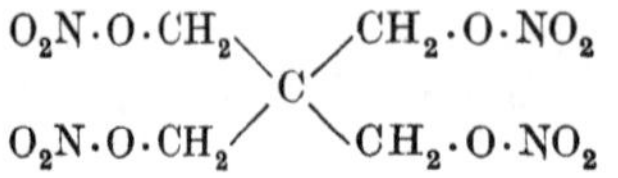

$$O_2N \cdot O \cdot CH_2 \diagdown \diagup CH_2 \cdot O \cdot NO_2$$
$$C$$
$$O_2N \cdot O \cdot CH_2 \diagup \diagdown CH_2 \cdot O \cdot NO_2$$

unter der Bezeichnung *Nitro-Riletten* in den Handel gebracht[1]. Es soll die gesamte Muskulatur beeinflussen, insbesondere die des neuromuskulären Gefäßapparates der Peripherie.

Nach dem DRP. 806 438 werden die Ester durch Umsetzung des Bromhydrins mit 100%ig. Salpetersäure bei 10—15° erhalten. Zur Isolierung wird die Reaktionsmischung auf Eis gegossen, wobei sich die Ester abscheiden.

Langanhaltende Gefäßwirkung kommt auch dem Triäthanolamintrinitrat zu, das in Form seines Biphosphates unter dem Namen *Nitro-Tabletten* verwandt wird[2].

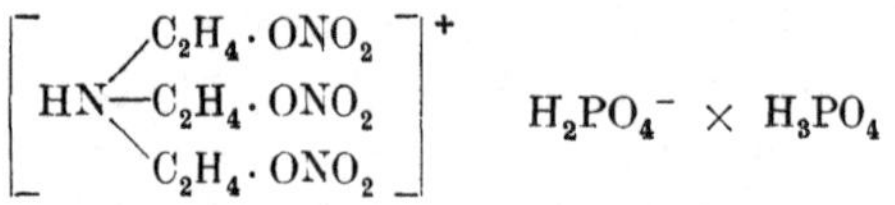

$$\left[HN \begin{matrix} \diagup C_2H_4 \cdot ONO_2 \\ - C_2H_4 \cdot ONO_2 \\ \diagdown C_2H_4 \cdot ONO_2 \end{matrix} \right]^+ \quad H_2PO_4^- \times H_3PO_4$$

Die Wirkung der Salpetersäureester muß in der Weise gedeutet werden, daß im Organismus entweder nach Verseifung die $[NO_3]^-$-Ionen zu $[NO_2]^-$-Ionen reduziert werden, oder daß, wie ODDO glaubt, die Ester der Salpetersäure von Polyalkoholen im schwach alkalischen Medium des Gewebes direkt zu Nitriten gespalten werden.

Von J. C. KRANTZ jun. u. a.[3] wurde eine Anzahl aliphatischer Nitrite untersucht, so das 2-Bromäthylnitrit, 3-Brom-propyl-1-nitrit, 1-Brom-propyl-2-nitrit, Tetramethylpinacon-mononitrit, Cyclohexyl-nitrit und das 2-Äthyl-n-hexyl-1-nitrit. Die Verbindungen erniedrigen den Blutdruck. Dabei wird durch Bromierung die despressorische Wirkung verlängert. Jedoch haben die bromierten Verbindungen den Nachteil, daß die Dämpfe die Nasenschleimhäute reizen. Die Pinacon-Verbindung wird rasch durch Wasser zersetzt. Das Cyclohexylnitrit löst schwere Krampfschmerzen aus. Das 2-Äthyl-n-hexyl-1-nitrit besitzt gute therapeutische Eigenschaften. Es entspricht in seiner Wirkung ungefähr dem Amylnitrit, jedoch wirkt es etwa 6 mal so lang. Während beim Amylnitrit Methämoglobin-Bildung zu beobachten ist, tritt diese bei Äthyl-hexyl-nitrit nicht auf. Die Darstellung erfolgt aus Äthylhexanol durch Umsetzung mit salpetriger Säure bei 0°[4].

Diuretica.

Die **Niere** hat im Organismus die Aufgabe, den Wasser–Salz-Haushalt zu regulieren und für die Entfernung von Schlacken- und Fremdstoffen, sofern sie nicht durch Lunge und Darm ausgeschieden werden, zu sorgen. Zu diesem Zweck wird in den unter arteriellem Druck vom Blut durchströmten Gefäßknäueln der *Glomeruli* aus dem Blutplasma ein eiweißfreies Ultrafiltrat abgepreßt, das alle kristalloid gelösten Bestandteile im gleichen Verhältnis wie

---

[1] Vgl. J. SCHUNK: Naunyn-Schmiedebergs Arch. exp. Pathol. Pharmakol. **212**, 297 (1951).
[2] Vgl. hierzu J. SCHUNK: Naunyn-Schmiedebergs Arch. exp. Pathol. Pharmakol. **212**, 297 (1951).
[3] KRANTZ, jun., J. C., u. a.: J. Pharmacol. exp. Therapeut. **64**, 298 u. 302 (1938).
[4] AP. 2161358.

das Blut enthält. Aus diesem Filtrat werden während des Durchströmens durch den an die Glomerulus-Filter angeschlossenen *tubulären Apparat* die für den Organismus bedeutsamen Bestandteile rückresorbiert. Von den pro Tag in den Golmeruli abgepreßten etwa 100 l eiweißfreien Filtrates mit rund 80 g Glukose und 700 g Kochsalz wird die Glukose vollständig, Kochsalz und Wasser je nach Bedarf zur Konstanthaltung des osmotischen Druckes der Körpersäfte zu 98—99% rückresorbiert. Diese Konzentrationsarbeit ist mit einem starken Energiebedarf verknüpft, da sie großenteils gegen ein osmotisches Gefälle stattfindet. Die an dieser osmotischen Arbeit beteiligten aktiven Vorgänge sind noch weitgehend unbekannt, ebenso daher auch der Mechanismus der Steigerung der Harnmenge durch die Diuretica.

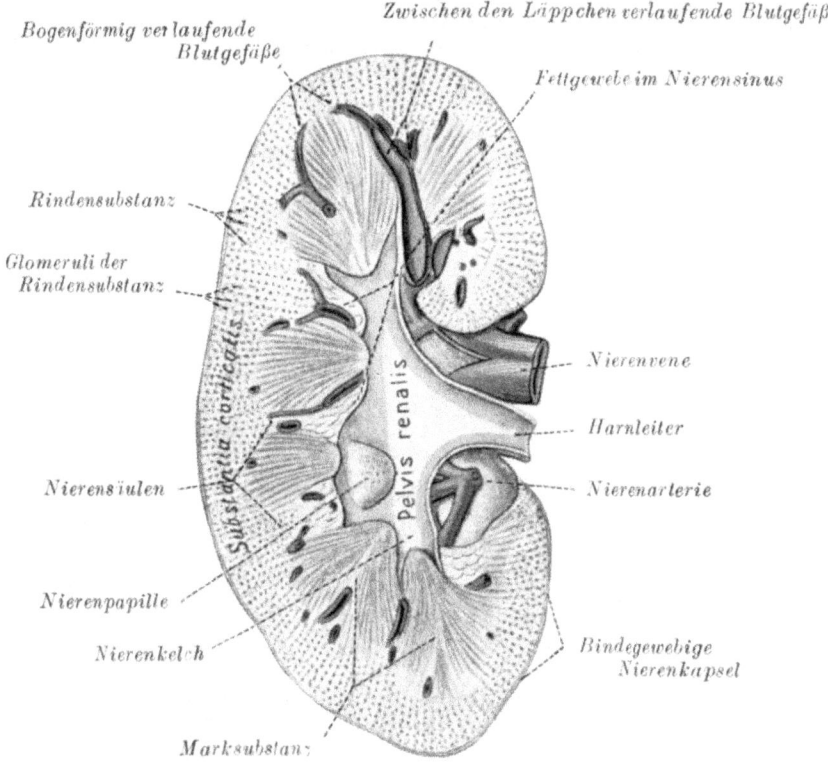

Substantia corticalis = Rindensubstanz   Pelvis renalis = Nierenbecken.

Abb. 17. Längsschnitt einer Niere mit Eröffnung des Nierenbeckens. Die kleinen Punkte stellen die Gefäßknäuel (*Glomeruli*) dar. (Nach BÜCKER).

Bei der Diuresesteigerung dürften wohl zwei Prozesse nebeneinander laufen: Die Mobilisierung von Wasser und Salz im Gewebe und die Verminderung ihrer Rückresorption im tubulären Apparat der Niere. Das primum movens dürfte in beiden Fällen in erster Linie das Kochsalz sein, während das Wasser zur Erhaltung der Isoosmose mehr passiv nachfolgt.

Glomerulus-Diurese. Die diuretische Wirkung der *Xanthin*-Derivate beruht wahrscheinlich auf Erhöhung des Filtrationsdruckes in den Glomeruli oder auf Erhöhung der Zahl der aktiven Glomeruli, von denen stets nur ein Teil vom Organismus belastet wird. Da Theophyllin und Theobromin durchweg besser wirken als Coffein, kommen hier nur sie in Frage, während Coffein vor allem als Kreislauftonikum angewandt wird.

Für die Xanthin-Derivate wurden vor allem zwei Synthesen, die nach W. TRAUBE und die nach E. FISCHER, wichtig.

Ausgangsstoff der TRAUBEschen Synthese ist der Dimethyl-harnstoff, der mit Cyanessigsäure in Pyridin bei Gegenwart von Phosphoroxychlorid zunächst den Cyanacetyl-dimethyl-harnstoff liefert, der sich aber sofort in das 1,3-Dimethyl-4-amino-2,6-dioxo-pyrimidin umlagert. Löst man nun in Natriumnitrit-Lösung und säuert mit Essigsäure an, so scheidet sich die Isonitroso-Verbindung aus. Durch Schwefelammonium wird sie in alkalischer Lösung leicht zum 1,3-Dimethyl-4,5-diamino-2,6-dioxo-pyrimidin reduziert, das man durch Kochen mit 90%ig. Ameisensäure in das Formyl-Derivat überführt. Letzteres verwandelt sich beim Erhitzen auf 250—260° in 60%ig. Ausbeute in Theophyllin[1]:

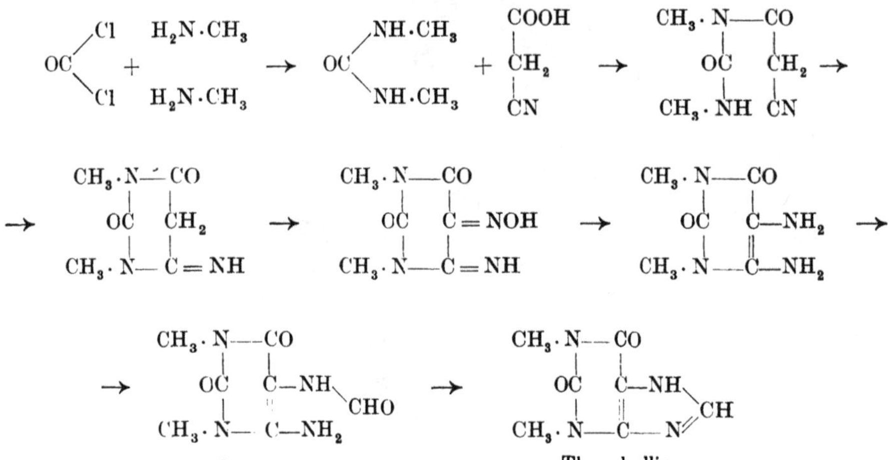

$$OC\begin{smallmatrix}Cl\\Cl\end{smallmatrix} + \begin{smallmatrix}H_2N\cdot CH_3\\H_2N\cdot CH_3\end{smallmatrix} \rightarrow OC\begin{smallmatrix}NH\cdot CH_3\\NH\cdot CH_3\end{smallmatrix} + \begin{smallmatrix}COOH\\CH_2\\CN\end{smallmatrix} \rightarrow$$

(Strukturformeln der Theophyllin-Synthese nach Traube, endend mit **Theophyllin**)

Die Ausbeute läßt sich dadurch verbessern, daß man die Formyl-Verbindung mit stärkerer Natronlauge erhitzt, da auf diese Weise Verharzungen vermieden werden[2].

Theophyllin läßt sich in Analogie zur TRAUBEschen Synthese auch derart darstellen, daß zunächst das mono-Formyl-Derivat des 4,5-Diamino-2,6-dioxypyrimidins dargestellt und dieses sodann mit Alkylhalogeniden methyliert wird[3].

Nach E. FISCHER kann auch Harnsäure für die Xanthin-Synthese als Ausgangsmaterial gewählt werden. Wird sie mit Essigsäureanhydrid unter Druck auf 180—185° erhitzt, so entsteht unter Abspaltung von Essigsäure und Kohlendioxyd das Methylxanthin. Dieses wird mit Methylhalogeniden, z.B. Methylchlorid in alkoholischer Lösung, dreifach methyliert[4]. Durch energische Chlorierung entsteht daraus das Trichlormethyl-chlor-coffein, das beim Kochen mit Wasser die chlorsubstituierten Methyl-Gruppen abspaltet und in Theophyllin

---

[1] TRAUBE, W.: Ber. dtsch. chem. Ges. **33**, 3052 (1900).
[2] DRP 138444. — [3] DRP 148208. — [4] DRP 128212.

übergeht[1]:

$$\begin{array}{c}\text{HN—CO}\\ | \quad | \\ \text{OC} \quad \text{C—NH}\\ | \quad || \quad \diagdown\text{CO}\\ \text{HN—C—NH}\diagup\end{array} \rightarrow \begin{array}{c}\text{HN—CO}\\ | \quad | \\ \text{OC} \quad \text{C—NH}\\ | \quad || \quad \diagdown\text{C—CH}_3\\ \text{HN—C—N}\diagup\end{array} \rightarrow \begin{array}{c}\text{CH}_3\text{—N—CO}\\ | \quad | \quad \diagup\text{CH}_3\\ \text{OC} \quad \text{C—N}\\ | \quad || \quad \diagdown\text{C—CH}_3\\ \text{CH}_3\text{—N—C—N}\diagup\end{array} \rightarrow$$

$$\rightarrow \begin{array}{c}\text{CH}_3\text{—N—CO}\\ | \quad | \quad \diagup\text{CH}_2\cdot\text{Cl}\\ \text{OC} \quad \text{C—N}\\ | \quad || \quad \diagdown\text{C—CCl}_3\\ \text{CH}_3\text{—N—C—N}\diagup\end{array} \rightarrow \begin{array}{c}\text{CH}_3\text{—N—CO}\\ | \quad | \\ \text{OC} \quad \text{C—NH}\\ | \quad || \quad \diagdown\text{CH}\\ \text{CH}_3\text{—N—C—N}\diagup\end{array}$$

Theobromin, 3,7-Dimethyl-xanthin, wird am zweckmäßigsten aus dem 3-Methyl-xanthin durch weitere Methylierung erhalten. *Coffein*, 1,3,7-Trimethyl-xanthin, entsteht bei nochmaliger Methylierung[2]. Ferner ist für die Methyl-xanthine die Möglichkeit der Synthese aus Harnsäure über das entsprechend alkylierte 8-Trichlormethyl-xanthin gegeben, das die Trichlormethyl-Gruppe leicht unter Bildung von Coffein bzw. Theophyllin oder Theobromin abspaltet. Coffein wird technisch in großen Mengen als Nebenprodukt der Herstellung von coffeinfreiem Kaffee durch Extraktion der Kaffeebohnen gewonnen.

Eine weitere Synthese von Xanthin-Derivaten entwickelten H. BREDERECK und andere[3], die Harnsäure mit Formamid umsetzten. Dabei entsteht in guter Ausbeute Xanthin:

$$\begin{array}{c}\text{NH—CO}\\ | \quad | \\ \text{OC} \quad \text{C—NH}\\ | \quad || \quad \diagdown\text{CO}\\ \text{HN—C—NH}\diagup\end{array} + \text{HCONH}_2 \rightarrow \begin{array}{c}\text{HN—CO}\\ | \quad | \\ \text{OC} \quad \text{C—NH}\cdot\text{CO}\cdot\text{NH}_2\\ | \quad | \\ \text{HN—C—NH}\cdot\text{CHO}\end{array} \rightarrow$$

$$\rightarrow \begin{array}{c}\text{HN—CO}\\ | \quad | \\ \text{OC} \quad \text{C—NH}\\ | \quad | \quad \diagdown\text{CH}\\ \text{HN—C——N}\diagup\end{array} + \text{CO}_2 + \text{NH}_3$$

Bei Verwendung von Acetamid liefert diese Reaktion das 8-Methyl-xanthin.

Durch Methylierung von Xanthin mit Dimethylsulfat bei p_H 8—9 und einer Reaktionstemperatur von 30—35° wurde in 90%ig. Ausbeute Coffein erhalten. In Gegenwart von Natriumacetat und 50%ig. Methanol läßt sich die Reaktion so steuern, daß Theobromin in 70%ig. Ausbeute entsteht.

Versuche zur Strukturabwandlung der Xanthin-Derivate waren ohne nennenswerten Erfolg, da die Verbindungen, soweit sie diuretisch wirksam waren, Nebenerscheinungen hervorriefen. Dagegen zeigten einige Kombinations-Präparate gute Wirkung. Sie sollen zunächst gut lösliche, gegebenenfalls auch injizierbare Präparate liefern.

So stellte man aus Theophyllin und Äthylendiamin das wasserlösliche *Euphyllin* her. Das Coffeinäthylendiamin erhält man bei Einwirkung von Chlor- oder Bromcoffein auf überschüssiges Äthylendiamin in der Wärme[4]. Das Diamin verstärkt die blutdrucksenkende und herzbeschleunigende Wirkung des Theophyllins, ist also nicht nur ein Lösungsvermittler. Isopropanolamin und Diäthanolamin sind günstiger, da sie nur in geringem Maße die Hirngefäße erweitern[5].

---

[1] DRPP 146715 u. 151 133. — [2] BILZ, H., u. H. DAMM: Liebigs Ann. **413**, 19 (1916).
[3] BREDERECK, H., u. a.: Ber. dtsch. chem. Ges. **83**, 201 (1950).
[4] DRP 142896. — [5] NOELL, W.: Z. ges. exp. Med. **110**, 589 (1942).

Die Addition von Diäthanolamin an Theophyllin läßt sich derart bewerkstelligen, daß man das Silbersalz des Theophyllins mit Diäthanolaminhydrochlorid zusammengibt. Hierbei bildet sich neben Wasser Silberchlorid, das von der Lösung der Theophyllin-Verbindung abfiltriert werden kann[1]. Das Theophyllin-diäthanolamin ist unter dem Namen *Deriphyllin* in den Handel gekommen.

Butanolamin-Salze des Theophyllins werden im AP. 2404318 beschrieben. Verwandt werden 2-Amino-butanol und 2-Amino-2-aminomethyl-propanol-(1). Die salzartigen Verbindungen werden durch Lösen der äquimolaren Mengen und Eindampfen der wäßrigen Lösung bis zur Kristallisation gewonnen.

Im DRP 742602 werden Propylamin und allgemein primäre und sekundäre aliphatische Monamine als Lösungsvermittler für Theophyllin vorgeschlagen. Hierzu werden ferner Monoalkanolamine, die am Stickstoff durch Alkyl-, Alkylen-, oder Cycloalkylreste substituiert sein können, verwendet. Durch diese Mittel können 20%ig. Lösungen erzielt werden[2].

Als Lösungsvermittler für Xanthin-Derivate kommen nach dem FP. 893142 ferner aliphatische primäre und sekundäre Amine in Verbindung mit m-Oxybenzoesäure oder β-Resorcylsäure in Frage. Auch schwer lösliche Amine, wie Ephedrin oder β-Phenylisopropylamin und ihre Derivate, sind geeignet.

Die Einführung basischer Substituenten gelingt auch durch Behandlung von Metallsalzen des Theobromins mit Chloräthyl-dialkylaminen[3]. Werden Alkalisalze von Theophyllin oder allgemein Alkalisalze von basisch substituierten Imidazolen mit Chloräthylamin bei Abwesenheit von Wasser umgesetzt, so bilden sich unter Abspaltung von Alkalichlorid Additionsverbindungen; z.B. liefern Theophyllin-Natrium und Chloräthylamin das 1,3-Dimethyl-7-diäthylaminoäthyl-xanthin[4]. Oxyäthyl-theophyllin ist als *Cordalin* im Handel.

Zahlreich sind die Kombinationen der Purin-Derivate mit anderen Arzneimitteln. Luminal wurde mit Theobromin kombiniert (*Theominal*), Euphyllin mit Luminal (*Novophyllin*[5]). Hier sollen diuretische mit sedativen und spasmolytischen Wirkungen vereinigt werden. Das DAB VI enthält Coffein-Natriumsalicylat und Theobromin-Natriumsalicylat. Während man bei derartigen Systemen wasserlöslicher Komponenten auf Grund der Dialyse-Versuche von W. PAUL und O. RÜHL[6] im Zweifel sein kann, ob im festen Zustand Molekül-Verbindungen vorliegen, entstehen letztere einwandfrei bei Überführung der in Wasser schwer löslichen Erdalkali-Salze der Purine mittels geeigneter Reaktionspartner in wasserlösliche Stoffe. Das chemisch einwandfrei definierte und umkristallisierbare Komplexsalz mit Calciumnitrit (*Vasoklin*) wurde bereits erwähnt (S. 237). Da die Jodide und Rhodanide die Wirkung der Erdalkalitheobrominate unterstützen, wurde *Calcium-Diuretin* mit Kaliumjodid und -rhodanid kombiniert. Doch lassen sich auch unter Verzicht auf die Salicylsäure-Komponente und die Kaliumsalze kristallisierte, wasserlösliche und nicht hygroskopische Molekül-Verbindungen aus den Erdalkali-theobrominaten und Erdalkalihalogeniden bzw. -rhodaniden darstellen[7]. Während Theobromin selbst diese Komplexe nicht lieferte, konnten aus Coffein, das keine beständigen Erdalkali-Salze bildet, die gut kristallisierenden Komplexsalze Coffein-Calciumrhodanid und Coffein-Strontiumrhodanid gewonnen werden (H. P. KAUFMANN[8]). Auch hier gehen die an der Luft zerfließenden Calciumsalze in luftbeständige, leicht lösliche Komplexe über. Solche Verbindungen spielen also auch in der Arzneimittelsynthese unter verschiedenen Gesichtspunkten eine Rolle.

---

[1] DRP 583054; Schwz. P. 179292, Zus. zu Schwz. P. 173196.
[2] Belg. P. 450604. — [3] EP. 155748. — [4] DRP 669989. — [5] AP. 2017279.
[6] PAUL, W., u. O. RÜHL: Arch. Pharmaz. Ber. dtsch. pharmaz. Ges. **278**, 299 (1940).
[7] KAUFMANN, H. P.: Arch. Pharmaz. Ber. dtsch. pharmaz. Ges. **278**, 443 (1940); DRP 578487.
[8] KAUFMANN, H. P.: Arch. Pharmaz. Ber. dtsch. pharmaz. Ges. **278**, 443 (1940); DRP 586514.

Erdalkali- und Alkali-Verbindungen von Dimethylxanthin mit Salzen der Valerian- bzw. Isovaleriansäure haben nach dem Östr.P. 149 825 blutdrucksenkende, diuretische und sedative Wirkungen.

So wie die Xanthin-Derivate gleichzeitig diuretischen Effekt und Herzwirkung zeigen, finden sich auch unter den bei den Analeptica beschriebenen Triazinen diuretisch wirksame Verbindungen. Das Östr.P. 168 063 beschreibt die Darstellung von 2-Anilino-4-amino-1,3,5-triazin aus Phenylbiguanidinhydrochlorid durch Neutralisation mit Soda und Umsatz mit Ameisensäure.

Als **Tubulus-Diuretica** kommen zunächst Quecksilber-Verbindungen in Betracht, die spezifische Nierengifte sind und ihren Angriffspunkt in der Niere selber haben. Sie vermindern durch histologische oder funktionelle Veränderungen an den Tubuli in mehr oder minder starkem Maße die Rückresorption. Über die Synthese derartiger, als Diuretica in Frage kommender Stoffe wird bei den Quecksilber-Verbindungen berichtet (S. 585). Daneben kann die Rückresorption im Tubulus durch osmotisch wirkende Verbindungen erschwert werden, wie z.B. durch kleine Mengen von Sulfaten, ferner Kochsalz oder auch Traubenzucker. Analog kommt die durch Harnstoff ausgelöste Diurese zustande, die außerdem durch Kolloidwirkung auch eine erhöhte Permeabilität der Grenzmembranen bewirkt.

Dimethyl-harnstoff, Di-(p-oxyäthyl)-harnstoff, sowie 1-Methyl-hydantoin haben eine stärkere diuretische Wirkung als der Harnstoff, wobei beim Methyl-hydantoin der Wirkungseintritt außerdem rascher erfolgt. Diurese-Versuche, die bei Ratten und Kaninchen unternommen wurden, ergaben, daß Hydantoin, Biuret, Ureidoessigsäure und Malonamid schwache diuretische Wirkung besitzen. Dagegen haben Dicyandiamidin, Ureidoacetat, Tetramethylmethylen-harnstoff und Triaceton-harnstoff keine diuretischen Eigenschaften. Weitere Versuche in der Hydantoin-Reihe ergaben, daß außer dem schon erwähnten 1-Methyl-hydantoin auch dem 1-Äthoxyphenyl-5-methyl-hydantoin, dem 1-Äthoxyphenyl-5-äthyl-hydantoin und dem 1-Butoxyphenyl-5-methyl-hydantoin diuretische Wirksamkeit zukommt. Jedoch wirkt das letztere schon erheblich schwächer als Harnstoff, während die beiden erstgenannten Verbindungen dem Harnstoff überlegen sind. Unwirksam sind 5-Methyl-5-äthyl-hydantoin und 5-Phenyl-hydantoin[1].

A.W. STEPANOW und W.K. STAHL stellten ein Harnstoffglucosid durch Kondensation von Glucose und Harnstoff in wäßrig-alkoholischer Lösung her und empfahlen diese Verbindung als Diureticum. Hierbei handelt es sich wohl um eine Kombinationswirkung von Harnstoff mit der osmotisch wirksamen Glucose[2].

Als osmotisch wirksames Diureticum ist auch das im AP. 2143124 empfohlene Isomannit anzusprechen, das in Dosen von 10 g oral verabreicht, die Harnmenge um 30—50% steigert.

Auch Ester der 4-Aryl-4-oxymethyl-piperidine sind als Diuretica zu verwenden[3]. So werden beschrieben 1-Methyl-4-phenyl-4-oxymethyl-piperidin-essigsäureester und die entsprechenden Ester der Propion-, Butter-, Benzoe-, Phenylessig- und Carbaminsäure.

Durch gute harntreibende Wirkung zeichnet sich ferner die 2-(Δ⁴-Butenyl)-chinolin-4-carbonsäure aus, die man aus Hexen-(1)-on-(5) und Isatin bei Gegenwart von Alkalien erhält[4].

Die gegenteilige Wirkung einer Diurese beabsichtigt man durch verschiedene Zusätze um die Ausscheidung von Arzneimittel durch die Niere, wie z.B. beim Penicillin, herabzusetzen. So liegt im *Longacid* das p-Carboxy-benzolsulfo-di-n-butylamid vor. Es setzt die Ausscheidung von PAS und Penicillin herab. Der Angriffspunkt der Verbindung wird in den Tubulusepithelien vermutet.

Für die **Gewebsdiurese** hat die Arzneimittelsynthese bisher keine klar erkennbare Bedeutung erlangt. Die größte Rolle für die Wasserbindung spielt der Kochsalz-Haushalt des Gewebes. Verdrängt man beispielsweise das Kochsalz durch Calcium, Kalium oder Magnesium oder entzieht es dem Gewebe auf andere Weise, so daß die Erdalkalien und Kalium das Übergewicht erlangen, so wirken

---
[1] HAAS, H. T. A.: Naunyn-Schmiedebergs Arch. exp. Pathol. Pharmakol. **204**, 166 (1947).
[2] STEPANOW, A. W., u. W. K. STAHL: Pharmaz. (UdSSR) **1940**, 16; C. **1941**, II, 1171.
[3] EP. 920 491. — [4] Schwz.P. 258 453.

diese Elemente entquellend und diuretisch. Auf dieser Grundlage wirken wohl auch die Hexamethylentetramin-Komplexverbindungen, die P. BOUCHEREAU mit Calcium- und Magnesiumsalzen herstellte, und die nach seinen Angaben diuretische Eigenschaften zeigen[1]. Gewebsdiuretische Wirkung haben ferner die Gallensäuren und auf hormonaler Basis die Schilddrüsen-Präparate.

Mittel mit Wirkung auf den Verdauungstraktus.

Der Verdauungstraktus umfaßt: Mund (*Os*), Schlund (*Pharynx*), Speiseröhre (*Oesophagus*), Magen (*Ventriculus*), Zwölffingerdarm (*Duodenum*), Dünndarm (*Intestinum tenue*), Dickdarm (*Intestinum crassum*) und Mastdarm (*Rectum*).

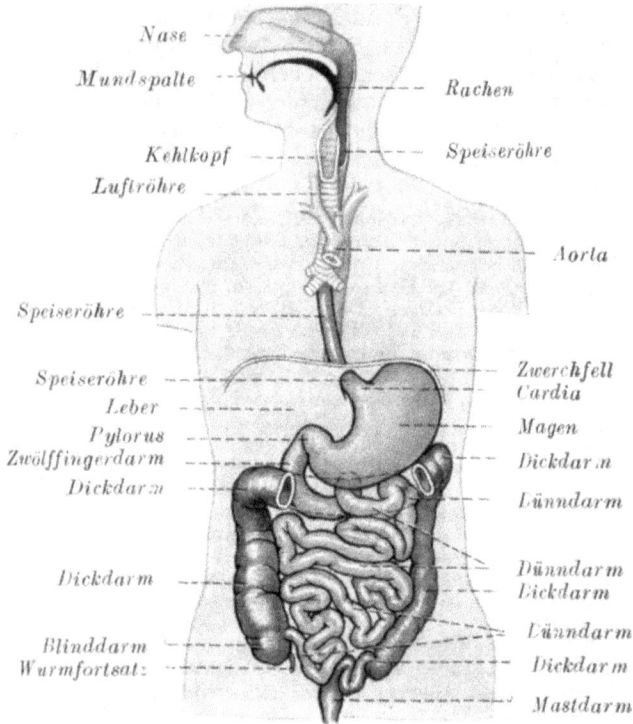

Abb. 18. Verdauungstraktus (Übersicht).

Mit den Verdauungsorganen stehen die Mundspeicheldrüsen, die Bauchspeicheldrüse (*Pankreas*), Leber und Galle durch ihre Ausführungsgänge in direktem Zusammenhang.

Wegen des engen Zusammenhanges zwischen Mundhöhle und Atemwegen sind den Mund-Mitteln die Expectorantia angeschlossen worden.

Mittel zur Behandlung der Mundhöhle.

Im Mund wird die Speise zerkleinert und mit Speichel gemischt. Der Speichel wird durch die Speicheldrüsen erzeugt. Die Sekretion läßt sich durch Parasympathomimetica fördern, andererseits unterbindet Atropin schon in kleinen Mengen den Speichelfluß vollständig.

[1] BOUCHEREAU, P.: J. Pharmac. Chim. **23**, 549 (1936).

Je nach Art des Reizes, z.B. nach Art der Speise, schwankt die Zusammensetzung des Speichels. Als Ferment enthält er das *Ptyalin*, ein kohlehydratabbauendes Ferment. Daneben findet man größere Mengen eines Schleimstoffes (*Mucin*) und Eiweißstoffe. Während von den anorganischen Kationen im Speichel vor allem Kalium vorkommt, findet man an Anionen neben PO_4^{---}, CO_3^{--} und Cl^- auch SCN^-. Dieser Rhodan-Gehalt (30 mg%) genügt im allgemeinen, pathogene Bakterien avirulent zu halten.

Eine völlige Keimfreiheit der Mundhöhle ist nicht zu erzielen, da fortwährend Neuinfektion erfolgt. Jedoch ist eine Munddesinfektion oft notwendig. Hier verwendet man vor allem H_2O_2, Silber-Verbindungen, Jodtinktur und von den organischen Desinfektionsmitteln und Antibiotika Thymol, Trypaflavin, Yatren, Penicillin und andere. Eine medikamentöse Beeinflussung der Speichel-Zusammensetzung ist bisher nicht möglich. Für die Behandlung des Mundes sind keine speziellen Therapeutica gefunden worden. Die Mittel zur Desinfektion des Mundes werden daher im Kapitel Desinfektionsmittel abgehandelt.

Expectorantia.

Bei Erkrankungen der Bronchien ist es häufig notwendig, den Auswurf des Schleimes, die Expectoration, zu befördern. Dies kann auf verschiedene Weise geschehen. Zähflüssige Sekrete sind in ihrer Viscosität herabzusetzen, also dünnflüssig zu gestalten und zu vermehren. Die saponinhaltigen Expectorantien bewirken dies wahrscheinlich reflektorisch von der Magenschleimhaut aus, während bei Ammoniumsalzen und Guajakol-Derivaten wohl eine resorptive Wirkung vorliegen dürfte[1]. Die Herausbeförderung des Sekretes wird durch kleine Mengen von Brechmitteln ($^1/_{10}$ der emetischen Dosis), z.B. des Emetins der *Radix Ipecacuanhae* beschleunigt.

Die auch bei den Saponinen eintretende, die Expectoration unterstützende Herabsetzung der Oberflächenspannung soll durch das kolloid lösliche *Adhaegon* (im *Expit* enthalten) in verstärktem Maße erreicht werden. Bei starker capillaraktiver Wirkung ist es, zumal eine Resorption nicht eintritt, weniger toxisch als die in Betracht kommenden Saponine.

Capillaraktive Stoffe haben das Bestreben, eine möglichst große Oberfläche zu bilden. Es kommt zu einer laufenden Ausdehnung und Vergrößerung eines Filmes, der sich vom Rachen bis zu den Bronchien erstrecken und hier durch Veränderung der Grenzflächenspannung zwischen dem Schleim und der Bronchien-Wand diesen zur Ablösung bringen soll[2].

Den vorstehenden Wirkungsweisen entsprechend, gehören die Expectorantien verschiedenen Arzneigruppen an. Bemerkenswerte Synthesen von Stoffen mit speziell expectorierendem Effekt fehlen daher.

Magenmittel.

Im *Magen* wird die im Mund zerkleinerte und mit Speichel durchmengte Nahrung zur weiteren Verdauung mit dem stark sauren Magensaft gemischt (etwa 0,1 n HCl). Während im ruhenden Magen nur eine minimale Abscheidung von säure- und pepsin-freiem Sekret erfolgt, setzt auf Reizung des autonomen Nervensystems eine kräftige Abscheidung des sauren Verdauungssaftes ein. Erregung des Parasympathicus führt zu vermehrter Bildung von Wasser, Säuren usw. Der Sympathicus beeinflußt hauptsächlich die Sekretion von Magenschleim. Die zur Absonderung von Verdauungssaft führende Reizung des autonomen Nervensystems erfolgt vor allem über die Chemorezeptoren der Mundschleimhaut, so daß mit Aufnahme der Speisen in den Mund bereits die Abscheidung von Magen-

---

[1] VOLLMER, H.: Klin. Wschr. **11**, 590 (1932).
[2] MÜLLER, R.: Wiss. Veröff. Chem. Fabrik Heyden, Heft Nr. 1 (1939).

saft beginnt (I. P. PAWLOW). Ähnlich wirken aber auch schon der Geruch und der Anblick von Speisen. Die weitere Sekretion wird durch chemische Reize, die von den bereits angedauten Speisen ausgelöst werden, in Gang gehalten. In der Pylorus-Schleimhaut wird ein dem Histamin ähnlicher Körper gebildet, der, auf dem Blutwege an die Magensaftdrüsen herangebracht, diese zur Sekretion veranlaßt. Die gleiche Wirkung läßt sich auch durch Injektion kleiner Mengen von Histamin auslösen.

Veränderung der normalen Magensaft-Sekretion führt zu Störungen, die sich vor allem als *Hyperacidität* oder *Hypoacidität* äußern.

Bei Hyperacidität ist nicht nur die Menge der Salzsäure, sondern auch die Gesamtmenge des Sekrets erhöht. Der übermäßig produzierte Magensaft wird durch den alkalischen Duodenalsaft nicht genügend neutralisiert, so daß Störungen der Verdauung auftreten. Hyperacidität kann auch auf mangelnder Produktion des säurebindenden Magenschleims beruhen und bei akuten Fällen durch plötzliche Überladung des Magens oder reflektorisch vom Darmtraktus her ausgelöst werden. Eine allgemeine Vagotonie kann ebenfalls die Ursache sein. Chronische Hyperacidität kann durch mechanische Reizung und Verdauung der Schleimhaut die Bildung eines Magen-Duodenal-Ulcus begünstigen.

Zur Therapie der Hyperacidität werden alkalische Magenmittel, die **Antacida,** verwandt. Natriumbicarbonat, Calciumcarbonat, Natriumphosphat und ähnliche Verbindungen sollen die Salzsäure des Magensaftes binden. Bei Überdosierung wird der Magen von diesen Mitteln jedoch zu erhöhter Säureproduktion angeregt. Da sie andererseits auch eine allgemeine Alkalose hervorrufen können, sollten sie nur in kleinen Gaben verwandt werden. Magnesiumoxyd, -peroxyd, Aluminiumhydroxyd und -oxyd stören dagegen selbst in großen Dosen das Säure-Basen-Gleichgewicht des Körpers nicht. Aluminiumhydroxyd besonderer Beschaffenheit hat sich zur Bindung der Magensäure bewährt (*Hydronal, Palliacol, Neutrex* usw.). Es adsorbiert den Magensaft und führt auch zur Bildung kleiner Mengen von Aluminiumchlorid, dessen adstringierende Wirkung die Sekretion hemmt. Aluminiumhydroxyd kann auf oberflächenaktiven Trägern niedergeschlagen werden. Auch Silicate sind u. U. als Antacida geeignet. Calciumsilicat (*Gastrosil*) wird leicht vom Kohlendioxyd der Luft angegriffen. Haltbarer sind Aluminiumsilicat (*Neutralon*) und Magnesiumsilicat (*Masigel*). Im Magen wird aus diesen Verbindungen Kieselsäure frei, die als Gel ausfällt und reichlich Magensaft adsorbieren kann. LEMAISTRE u. a. fanden, daß basische Aluminiumglutaminate vom Typ:

$$\begin{array}{c} COONa \\ | \\ CH \cdot NH_2 \\ | \\ (CH_2)_2 \\ | \\ COOAl(OH)_2 \end{array} \quad \text{und} \quad \begin{array}{c} COOAl(OH)_2 \\ | \\ CH \cdot NH_2 \\ | \\ (CH_2)_2 \\ | \\ COOAl(OH)_2 \end{array}$$

gutes Säurebindungsvermögen und langdauernde Pufferwirkung besitzen[1].

Hypoacidität wird zuweilen hervorgerufen durch akute Infektionskrankheiten, Anämien und immer durch perniziöse Anämie. Sie kann bedingt sein durch zu geringe Absonderung von Magensaft oder durch Mangel an Salzsäure im Magensaft. Die Therapie der Hypoacidität erfolgt entsprechend durch Reizung der Magennerven zur Erhöhung der Sekretion oder durch Verabreichung saurer Verbindungen, um den Säuregehalt des Mageninhalts zu erhöhen.

Zu den **Reizmitteln** oder **Magensaftlockerern** zählen die *Appetitanregungsmittel*. Gewisse ätherische Öle und Bitterstoffe werden hierzu verwandt. *Chinin* (S. 639) wirkt in dieser Richtung nicht nur durch seinen bitteren Geschmack, sondern übt auch einen direkten Reiz auf die Magenschleimhaut aus. Chinin-Lösung kann daher an Stelle des sog. „Probefrühstücks" vor Magen-Aushebungen gegeben werden. Ebenfalls anregend auf die Sekretion der

---

[1] LEMAISTRE, J. W., J. M. HOLBERT u. I. W. GROTE: J. Amer. Pharm. Assoc. **38**, 595 (1949).

Magenschleimhaut wirkt Histamin, das jedoch wegen seiner starken Blutdruckwirkung für die Anregung der Magensaftsekretion nicht verwendet werden kann. Das isomere 3-(β-Amino-äthyl-)pyrazol (s. nebenst.) stimuliert die Magensaftsekretion in gleicher Weise wie Histamin, ohne jedoch dessen Wirkung auf den Blutdruck und Darm zu besitzen[1].

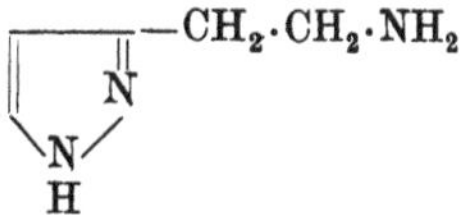

Ein synthetisches Mittel, das die Magensaft-Sekretion anregt, ist das 3-Phenyl-3,4-dihydro-chinazolin, dessen Wirkung PAAL erkannte. Es wurde als *Orexin* in die Therapie eingeführt.

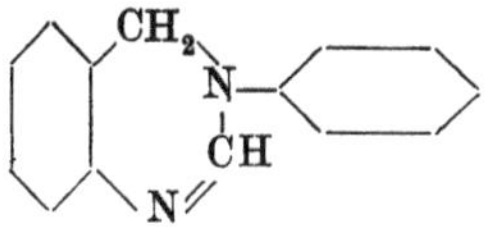

Orexin

Zur Synthese wird 2-Amino-benzylalkohol mit Formanilid in Gegenwart von wasserfreiem Kaliumsulfat kondensiert[2]. Statt Formanilid läßt sich auch eine Mischung von Anilin und Ameisensäure verwenden:

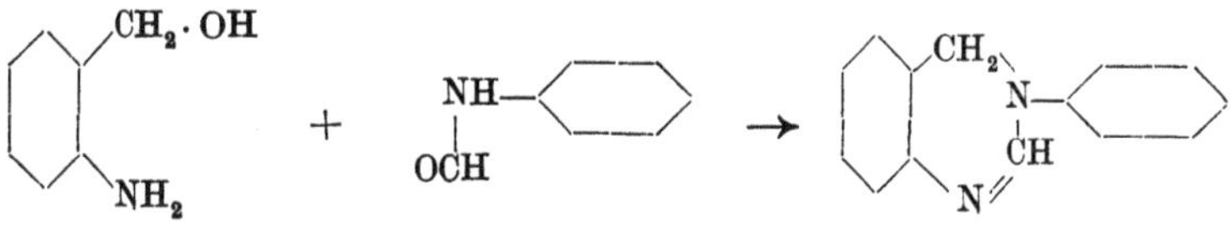

Nach WOLFFENSTEIN wird 2-Nitro-benzyl-chlorid mit Anilin zu N-(-2'-Nitrobenzyl)-anilin kondensiert. Durch Erhitzen mit Ameisensäure entsteht das N-(2'-Nitrobenzyl-)-formanilid, dessen Reduktion zum N-(2'-Aminobenzyl)-formanilid führt. Aus diesem bildet sich durch intramolekulare Wasserabspaltung Orexin[3]:

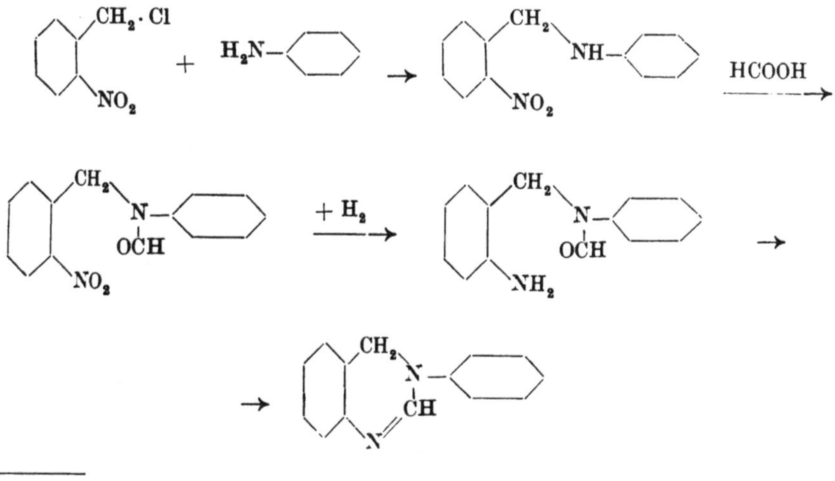

---

[1] GROSSMANN, M. J., u. C. E. DOSIERE: Science (New York) 113, 561 (1951).
[2] DRP 113153. — [3] DRP 57712.

248   Mittel mit Wirkung auf den Verdauungstraktus.

Ähnliche Wirkungen ruft *Arecolin*, ein Alkaloid der Betelnuß, hervor. Es ist der N-Methyl-1,2,5,6-tetrahydro-nikotinsäure-methylester.

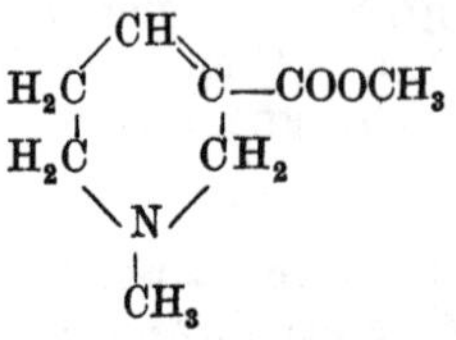

$$\text{Arecolin}$$

Die Synthese der Verbindung wurde von WAHL und JOHNSON durchgeführt. 3-Chlor-propionacetal kondensiert man mit Methylamin zu N-Methyl-1,2,5,6-tetrahydro-pyridinaldehyd-(3), der über das Oxim und das Nitril in die Carbonsäure überführt wird. Durch Veresterung mit Methanol entsteht Arecolin:

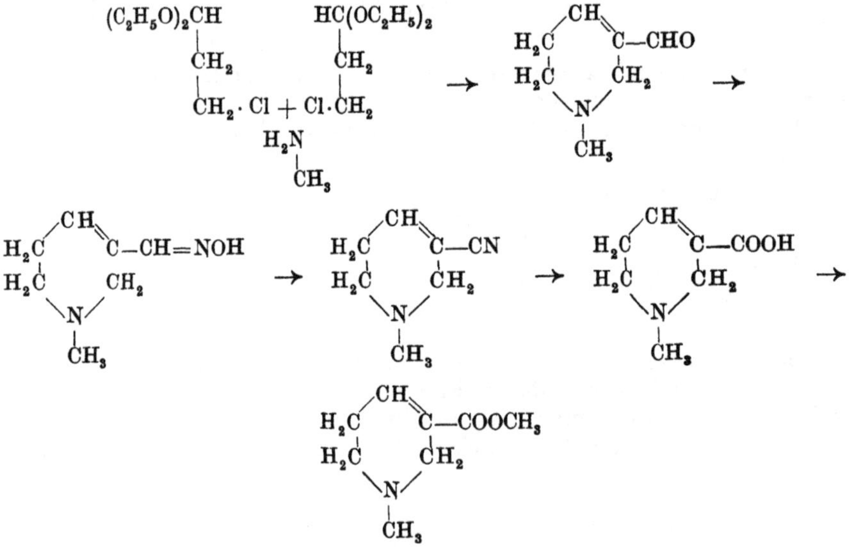

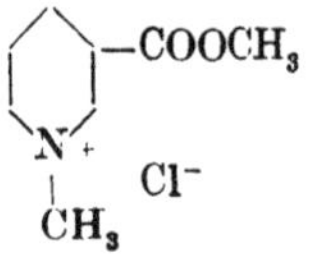

Die therapeutische Anwendung des Arecolins ist wegen unerwünschter Nebenwirkungen auf Herz und Kreislauf umstritten. *Cesol* ist das Chlorid des N-Methyl-nicotinsäure-methylesters. Man erhält es durch Umsetzung des Nicotinsäureesters mit Methylchlorid, wozu mehrstündiges Erhitzen unter Druck erforderlich ist. Wirksamer ist die hydrierte Verbindung, die man aus dem Cesol durch Behandlung mit Zinn und Salzsäure gewinnt[1]. Die Verbindung kann mit Methylbromid zum N-Dimethyl-hexahydro-nicotinsäure-methylester-bromid umgesetzt werden. Dieses hatte als *Neu-Cesol* einige Zeit therapeutische Bedeutung. W. RATHJE beschreibt auch seine Wirkung gegen Caries[2].

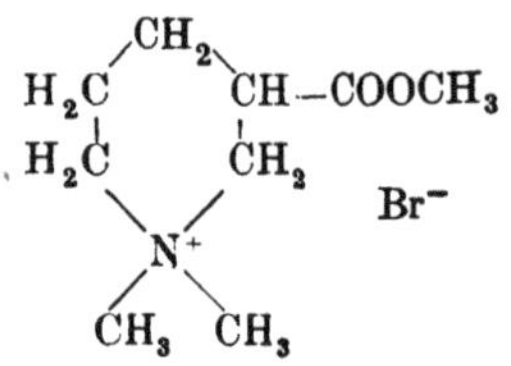

Nor-Arecolin (Tetrahydro-nicotinsäure-methylester) und der Nicotinsäure-methylester fördern die Magensaft-Sekretion nicht. Arecolin-Wirkung wird erst nach Methylierung des Ringstickstoffs beobachtet. Das Jodid des Methylesters der N-Methylpyridin-2-carbonsäure hat keinerlei Einfluß auf die parasym-

---
[1] DRP 340873. — [2] RATHJE, W.: Dtsch. Zahnärzt. Z. **5**, 1007 (1950).

pathischen Nervenendigungen. Dagegen wirkt das 4-Derivat stärker als Cesol, aber schwächer als Arecolin. Das Hydrierungsprodukt der N-Methyl-isonicotinsäure wirkt schwächer als das Ausgangsprodukt. Nur das Neu-Cesol wirkt intensiver als Arecolin, es ist zugleich aber auch fast dreimal giftiger. Neben ihrer Wirkung auf Magen- und Speichelfluß haben diese Verbindungen auch eine stimulierende Wirkung auf die Peristaltik des Darmes und den Tonus des Dünndarms [1, 2].

Ausschließliche Säure-Wirkung besitzt das *Acidol*, das salzsaure Betain, das Salzsäure in wäßriger Lösung zu etwa 40% abspaltet.

$$\begin{array}{c} CH_2-COOH \\ | \\ (CH_3)_3N^+ \quad Cl^- \end{array}$$

Acidol

Zur Synthese des Acidols wird nach dem DRP 269701 chloressigsaures Natrium mit Trimethylamin in wäßriger oder alkoholischer Lösung unter Druck erhitzt und mit Salzsäure-Gas das Betainchlorhydrat erhalten:

$$\begin{array}{c} CH_2-COONa \\ | \\ (CH_3)_3N \;+\; Cl \end{array} \xrightarrow{HCl} \begin{array}{c} CH_2-COOH \\ | \\ (CH_3)_3N^+ \quad Cl^- \end{array}$$

Auch kann man Chloressigsäure-äthylester mit alkoholischer Trimethylamin-Lösung in gleicher Weise umsetzen. Durch Einwirkung der Salzsäure wird der Ester verseift und das entstehende Betain zum Acidol umgesetzt [3]. Ebenso kann der Aminoessigsäure-methylester zum Dimethylamino-essigsäure-methylester methyliert werden. Das salzsaure Betain erhält man daraus durch Einleiten von Methylchlorid in die Benzol-Lösung des β-Dimethylamino-essigsäure-methylesters und anschließendes mehrstündiges Erhitzen in geschlossenem Gefäß [4]. Durch Erhitzen des salzsauren Aminoessigsäure-methylesters mit Methylalkohol erhält man Betainchlorhydrat in 70%ig. Ausbeute [5]:

$$\begin{array}{c} CH_2-COOCH_3 \\ | \\ NH_3^+ \quad Cl^- \end{array} \xrightarrow{CH_3OH} \begin{array}{c} CH_2-COOH \\ | \\ (CH_3)_3N^+ \quad Cl^- \end{array}$$

Im *Acidol-Pepsin* liegt eine mit Milchzucker bereitete, haltbare Mischung von Acidol und Pepsin vor [6]. Durch die Beigabe des Acidols erlangt das Pepsin ebenso wie durch Zugabe von Salzsäure, vollständige Wasserlöslichkeit.

Emetica.

Das *Erbrechen* kann ein normaler Schutzreflex des Körpers sein. Es läßt sich durch periphere und zentrale Emetica auslösen.

Die peripheren Brechmittel reizen die sensorischen Nerven der Magenschleimhaut. Diese leiten den Reiz zum Brechzentrum, dessen Erregung den Brechakt auslöst. Die zentralen Emetica erregen das Brechzentrum direkt.

Beim Brechakt sind drei Stadien zu unterscheiden. Dem *Nausea*-Stadium, das mit Übelkeitsgefühl, Schweißausbruch und Abspannung verbunden ist,

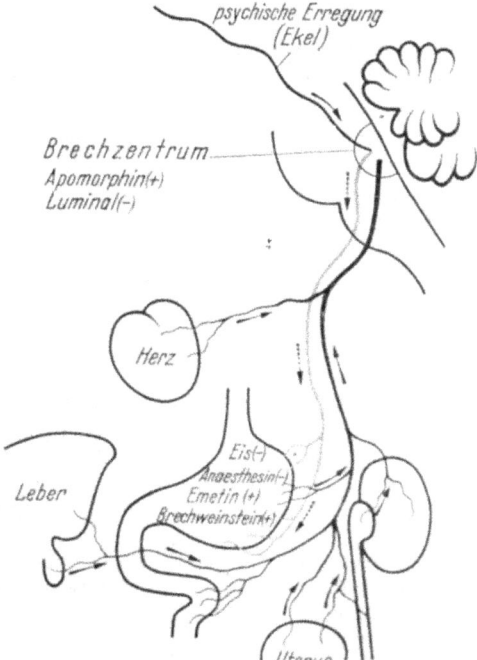

Abb. 19. Schema der Erregung des Brechzentrums

[1] SUPNIEWSKI, J. V., u. M. SERAFINOWA: Arch. Chem. Farmacji **3**, 109 (1936); C. **1937**. II. 74.
[2] SERAFINOWA, M.: Wiadomości farmac. **64**, 107, 121 (1937); C. **1937**. II. 805.
[3] KOEPPEN, A.: Ber. dtsch. chem. Ges. **38**, 167 (1905).
[4] DRP 269751. — [5] DRP 269751.
[6] DRP 172862.

folgt die *Magen-Entleerung*. Hierbei tritt durch den vom Brechzentrum ausgelösten Reiz eine Art antiperistaltischer Magenbewegung auf, die, von stoßweisem Zusammenziehen der Bauchmuskulatur des Zwerchfells und anderer Muskeln unterstützt, den Mageninhalt heraustreibt. Das darauf folgende *Kollaps*-Stadium zeichnet sich durch Erschöpfung und Schwäche aus. Ein gutes Emeticum darf nur kurze Nausea und geringes Kollapsstadium auslösen.

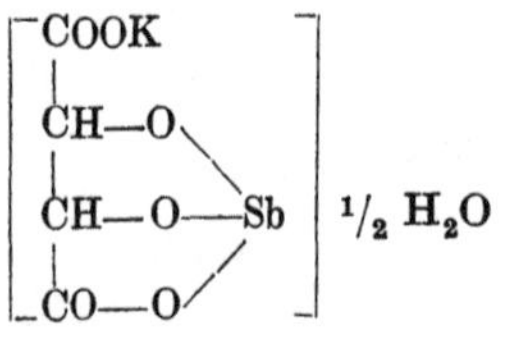

$$\begin{bmatrix} \text{COOK} \\ \text{CH}-\text{O} \\ \text{CH}-\text{O}-\text{Sb} \\ \text{CO}-\text{O} \end{bmatrix} \cdot {}^1/_2\ H_2O$$

Brechweinstein

Der früher viel benützte *Brechweinstein* (S. 557) gab die Anregung zur Herstellung der Antimonyl-Verbindungen von α-Oxysäuren, während β-Oxysäuren zur Bindung des Sb_2O_3 nicht befähigt sind. Dieses Bindungsvermögen wird bei Säuren mit sekundärer und besonders solchen mit tertiärer Hydroxyl-Gruppe verstärkt. Auch Phenyl-Gruppen in Nachbarschaft zu der

Gruppe $\diagdown C \diagup^{OH}_{COOH}$ sind günstig für die Bildung von Komplexen und damit zur Bildung von Brechmitteln auf Antimon-Grundlage[1]. Es besteht jedoch kein Bedarf an derartigen Antimon-Verbindungen. Wegen der nicht unbeträchtlichen Vergiftungsgefahr werden Antimonverbindungen als Brechmittel heute nicht mehr verwendet. Harmlosere Emetica sind eine 1%ig. Kupfersulfat- bzw. eine ½%ig. Zinksulfat-Lösung, die teelöffelweise bis zum Erbrechen gegeben werden. In allen Fällen erfolgt geringe Reizung und Ätzung der Magenschleimhaut, durch die der Brechakt ausgelöst wird.

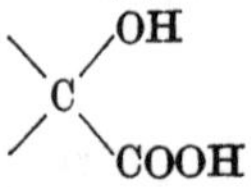

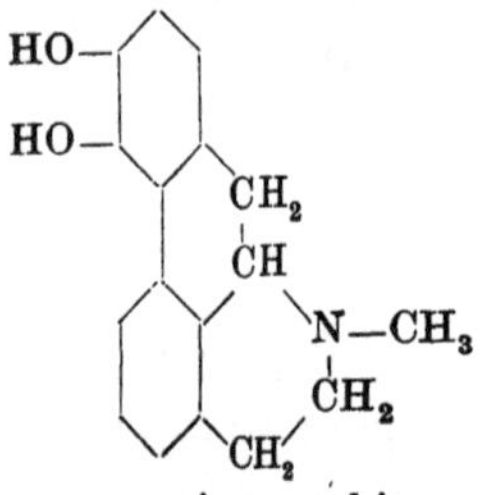

Apomorphin

Im *Apomorphin* steht ein unmittelbar das Brechzentrum erregendes Brechmittel zur Verfügung. 0,005—0,01 g injiziert, lösen schon nach 5—10 Minuten Erbrechen aus, dem nur ein sehr kurzes Nausea-Stadium vorhergeht.

Weniger geeignet ist das *Emetin*, dessen Wirkung auf einer Reizung der Magen-Schleimhaut beruht. Dem Alkaloid kommt nach Untersuchungen, die in neuerer Zeit von PAILER und PORSCHINSKY[2] einerseits und von A.R. BATTERSBY und H. T. OPENSHAW[3] andererseits durchgeführt wurden, folgende Konstitutionsformel zu:

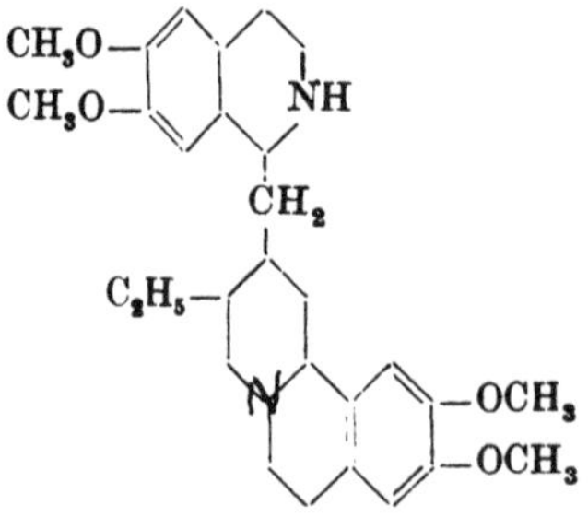

Dagegen üben andere Tetrahydro-isochinolin-Derivate starke Wirkung auf das Zentralnervensystem aus und wirken hier teils analgetisch, teils emetisch (vgl. Analgetica S. 56).

---

[1] DUQUENOIS, P.: Bull. Soc. Chim. France **1**, 1387 (1934).
[2] PAILER, M., u. PORSCHINSKY: Mh. Chem. **80**, 94 (1949).
[3] BATTERSBY, A. R., u. H. T. OPENSHAW: J. Amer. chem. Soc. **71**, 3207 (1949).

Antemetica.

Erkrankungen der Bauchorgane, Gehirnschädigungen und Intoxikationen verursachen mitunter starkes Erbrechen. Bei der See- und Luftkrankheit wird das Brechzentrum über das innere Ohr gereizt, wodurch anhaltendes Erbrechen ausgelöst wird. Das durch Reizung von Schlund oder Magen entstandene Erbrechen läßt sich oft durch lokale Betäubung der den Reiz aufnehmenden Nerven beheben. Meist aber wird durch Betäubung des Brechzentrums und vagolytische Mittel Linderung erzielt.

Synthetisch bieten die Antemetica keinerlei Besonderheiten. So liegt im *Nautisan* ein Gemenge von Coffein und Chloreton vor. *Thalassan*[1] ist ein Gemenge von Atropin, Strychnin und Diallylbarbitursäure. Im *Vasano* wird Scopolamin verwendet. Eine Ausnahme bildet das *Peremesin*, ein unlösliches kolloidales Ceroxalat. Der Wirkungsmechanismus dieser Verbindung ist noch unbekannt[2]. Nach Angaben von L. N. GAY und P. E. CARTINER ist das (8-Theophyllyl)-(2-äthylbenzhydryläther)-dimethylammoniumchlorid

$$\left[\begin{array}{c} CH_3-N-CO \\ | \quad | \\ OC \quad C-NH \\ | \quad || \\ CH_3-N-C-N \end{array} \right. \begin{array}{c} CH_3 \\ | \\ C-N-CH_2-CH_2-O-CH \\ | \\ CH_3 \end{array} \left. \begin{array}{c} \\ \\ \bigcirc \\ \bigcirc \end{array} \right]^+ Cl^-$$

Dramamine

äußerst wirksam gegen Allergien und Seekrankheit. Vor der Abreise gegeben, soll es in nahezu 100% aller Fälle Ausbruch der Seekrankheit verhindern. Gegen Luftkrankheit ist es nicht ganz so gut wirksam[3]. Es ist als *Dramamine (Suprimal, Amosyt, Neptusan, Vomex)* im Handel.

Man erhält die Verbindung durch Kondensation von 8-Chlor-theophyllin mit Dimethylamino-äthylbenzhydryl-äther oder ähnlichen Antihistaminica[4], z. B. mit N-(2-Dimethylamino-n-propyl)-phenothiazin liefert *Avomin*.

Mit Verbindungen dieser Art können Katzen gegen Erbrechen durch Apomorphin geschützt werden, nicht dagegen durch das Antiallergicum Diphenhydramin allein. Daher führt L. MITSCHELL[5] die Schutzwirkung auf das 8-Chlor-theophyllin zurück.

Jedoch führt auch die Kombination von Phenergan (S. 217) und Scopolamin gut wirksamen Präparaten[6].

Cholagoga.

In vielen Fällen wirken Mittel, welche die Sekretion von Magensaft befördern, auch als Cholagoga, d. h. als gallentreibende Mittel. Grundsätzlich wirken die Gallenmittel entweder die Gallensekretion fördernd im Parenchym der Leber — sie werden dann als *Choleretica* bezeichnet —, oder sie wirken durch eine Entleerung der Gallenblase als *Cholokinetica*.

Auf das Leber-Parenchym wirken die Gallensäuren selbst, wie sie z. B. in den Präparaten *Fel. Tauri. sicc.* oder im *Decholin* enthalten sind. Hier steigern sowohl die Cholsäure als auch die Desoxycholsäure und ebenso die Dehydrocholsäure die Gallensekretion. Dabei ist die Dehydrocholsäure wenig giftig, die Desoxycholsäure etwas giftiger.

---

[1] Vgl.: Therap. d. Gegenwart **74**, 92 (1933).
[2] Vgl.: Therap. d. Gegenwart **80**, 46 (1939), vgl. ferner Dtsch. Apotheker-Ztg. **50**, 1167 (1935).
[3] GAY, L. N., u. P. E. CARTINER: Science (New York) **109**, 359 (1949).
[4] AP. 2499058; Schwz. P. 270 988.
[5] MITCHELL, L.: Science (New York) **112**, 154 (1950).
[6] AMBRUS, I. L., u. C. AMBRUS: Lancet **258**, 326 (1950).

Nach den Untersuchungen von H. WIELAND schließen sich die Cholsäuren eng an das Cholesterin an. Die Cholansäure hat das gleiche Kohlenstoffgerüst wie Cholesterin; es kommt ihr folgende Konstitution zu:

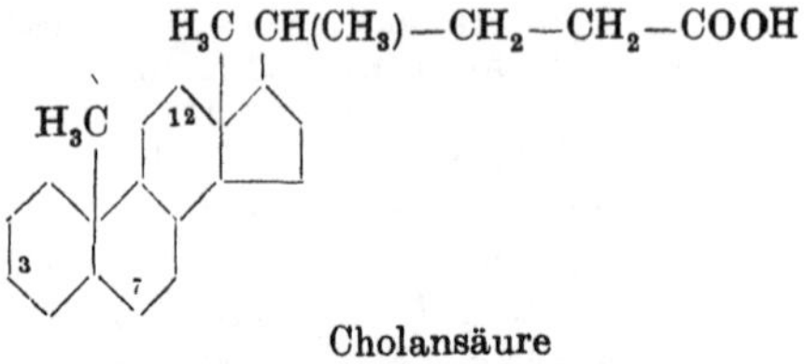

$$H_3C\ CH(CH_3)-CH_2-CH_2-COOH$$

Cholansäure

Die Desoxy-cholsäure ist eine 3,12-Dioxy-cholansäure, die Cholsäure eine 3,7,12-Trioxy-cholansäure. Die Bildung der Gallensäuren steht mit dem Cholesterin-Stoffwechsel in Zusammenhang; sie können aus dem Cholesterin durch oxydativen Abbau entstehen.

Zahlreiche andere Stoffe befördern die Gallen-Sekretion. *Podophyllin* wirkt auf das Leberparenchym; Quecksilber-Verbindungen desselben werden im DRP 561628 beschrieben.

Weiterhin wirksam sind Tropasäureamide, die man durch Umsetzung von O-Acetyl-tropasäurechlorid mit Ammoniak, prim., sek. Aminen oder auch Piperidinen, Aralkoxyaminen usw. und anschließende Abspaltung der Acetyl-Gruppe mit Alkalien oder Säuren erhält. So werden beispielsweise das Tropasäure-amid, -äthylamid, -allylamid, -dimethylamid, -piperidid, -anilid, -benzylamid usw. beschrieben[1]. Auch Vanillin-Derivate z. B. Divanilliden-äthylendiamin, das Divanilliden-cyclohexanon und der Vanilliden-malonester erwiesen sich im Tierversuch als stark choleretisch und wenig toxisch[2].

DIETERLE und KAISER[3] isolierten aus *Curcuma domestica* das p-Tolylmethylcarbinol

$$CH_3-\langle\ \rangle-CH(OH)-CH_3$$

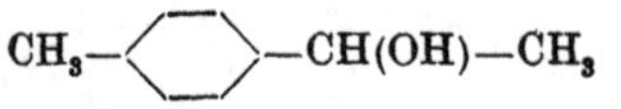

als gallentreibenden Bestandteil. Veresterung mit einer Dicarbonsäure und Verwendung von Lösungsvermittlern läßt auch die parenterale Verabreichung des p-Tolylmethylcarbinols zu. So liegt im *Synthobilin* der Monocamphersäureester vor. Als Lösungsvermittler wird Diäthanolamin verwandt.

Es wird aus dem Natrium-methyl-p-tolylcarbinolat und Kamphersäureanhydrid gewonnen[4].

Das p-Tolyl-methylcarbinol gab Anlaß zur Darstellung des α-Phenyläthanol-bernsteinsäureesters, dessen Calciumsalz mit Podophyllin kombiniert im *Debilin* vorliegt. Es wirkt stärker als das negative Carbinol.[5]

Auch Hydroferulasäure und Ferulasäure beeinflussen die Gallensekretion[6].

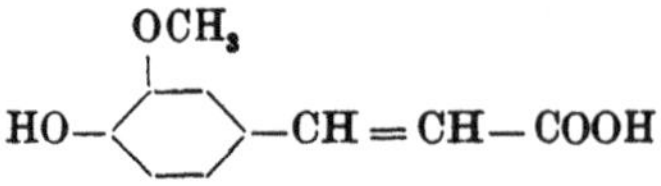

$$HO-\langle\ \rangle-CH=CH-COOH$$
$$OCH_3$$

Ferulasäure

---

[1] FP. 856916.
[2] FINCKE, E., u. H. E. NEVER: Naunyn-Schmiedebergs Arch. exp. Pathol. Pharmakol. **190**, 733 (1938).
[3] DIETERLE, H., u. P. KAISER: Arch. Pharmaz. Ber. dtsch. pharmaz. Ges. **1932**, 413; **1933**, 399.
[4] Schwz. P. 211 203.   [5] SCHATTMANN, K.: Ärztl. Wschr. **6**, 470 (1951).
[6] SCHOENE, H.: Naunyn-Schmiedebergs Arch. exp. Pathol. Pharmakol. **190**, 372 (1938).

Wirksam sind ferner Atophan, Histamin und auch ätherische Öle, wie Menthol oder Carvon. Schließlich hat auch Salicylsäure gallentreibende Wirkung. Besonders günstig wirkt, wie Versuche an Hunden zeigen, die 5-Jod-salicylsäure, nach deren Applikation eine prompte Gallensekretion zu beobachten ist[1], während die 3-Jod-salicylsäure, Dijod-salicylsäuren, ferner auch die 5-Jod-acetylsalicylsäure, 5-Jod-methoxybenzoesäure und Jod-salicoyl-salicylsäure wenig wirksam oder unwirksam waren[2].

Die Entleerung der Gallenblase wird durch nervöse Reflexe und auch hormonal gesteuert. Hier ist hauptsächlich ein Sekretin-ähnliches Hormon wirksam. Ferner ist auch ein Hormon des Hypophysen-Hinterlappens beteiligt. Besonders starke Entleerung der Gallenblase beobachtete man schließlich nach Gaben von Sahne oder anderen Fetten und Eigelb; auch Äther von Polyalkoholen haben Einfluß auf die Gallensekretion[3].

Laxantia.

Die Abführmittel wurden früher nach der Stärke ihrer Wirkung in Drastica, Purgativa, Laxantia und Aperitiva eingeteilt. Nachdem jedoch erkannt wurde, daß die Stärke der Wirkung wesentlich von der Dosierung abhängt, unterscheidet man die große Zahl der Abführmittel nach pharmakologischen und chemischen Gesichtspunkten in Quellstoffe, Gleitstoffe, osmotisch wirksame Substanzen und Verbindungen mit vorwiegend peristaltikfördernder Wirkung auf Dünndarm und Dickdarm bzw. auf den Dickdarm allein.

Zu den **Quellstoffen** gehören indifferente Stoffe, die in feuchtem Zustand aufquellen und raumfüllend wirken. Durch den mechanischen Reiz wird eine Verstärkung der Darmperistaltik erreicht. Solche Quellstoffe sind z. B. Leinsamen, Agar-Agar und andere. Im *Normacol* liegt eine Kombination von Faulbaum-Extrakt mit Pflanzenschleim vor[4].

Als **Gleitmittel** kommt hauptsächlich Paraffinöl zur Anwendung. Es bewirkt mechanische Aufweichung der Fäces und kleidet zugleich die Darmwand mit einem dünnen Ölfilm aus. Es wird meist in Form einer Emulsion verabreicht. Von Nachteil ist, daß bei lang andauernder Verabreichung von Gleitmitteln der Defäkationsreflex aufgehoben werden kann. Auch wird behauptet, daß bei Emulsionen die Möglichkeit einer Resorption vorliegt, die zu Giftwirkungen, wie Verdauungsstörungen, Müdigkeit, nervösen Störungen und schließlich auch Leberschädigungen führt[5].

Zu den **osmotisch wirksamen Substanzen** gehören Mineralsalze, wie Natriumsulfat und Magnesiumsulfat, ferner auch Zucker, Manna und ähnliche Verbindungen. In hypertonischer Lösung verabreicht, wird teils osmotisch, teils durch die normale Tätigkeit der Darmdrüsen die Wassermenge im Darm vermehrt, bis eine isotonische Lösung erreicht ist. Das dadurch bedingte größere Volumen des Darminhaltes bewirkt reflektorisch Verstärkung der Peristaltik des gesamten Darmtraktus, vor allen aber des Dickdarms.

Zu den Mitteln, die die **Peristaltik** von **Dünndarm** und **Dickdarm** durch Schleimhautreizung beeinflussen, gehören Tubera Jalapae, Podophyllin und Koloquinten-Früchte. Wirksamer Bestandteil der letztgenannten Droge ist ein Alkaloid, während die anderen Drogen Harzsäuren und Glycoside enthalten.

---

[1] KAUFTHEIL, L., u. F. RAAPPORT: Klin. Wschr. **11**, 810 (1932).
[2] Siehe auch: Naunyn-Schmiedebergs Arch. exp. Pathol. Pharmakol. **168**, 654 (1934).
[3] BORNMANN, G.: Arzneimittel Forsch. **2**, 122 (1952).
[4] Vgl. F. BERG: Dtsch. med. Wschr. **56**, 1607 (1930).
[5] MORGAN, J. W.: J. Amer. med. Assoc. **117**, 1335 (1941).

Auch das Rizinusöl wirkt auf Dünndarm und Dickdarm. Es wird im Dünndarm unter Einwirkung der Lipase zur wirksamen Rizinolseife umgewandelt. Diese fördert die Peristaltik des Dünndarms und hemmt die Antiperistaltik des Dickdarms, während dessen Peristaltik nicht betroffen wird. Das Crotonöl wirkt stark reizend auf die gesamte Darmschleimhaut.

Die Darmbewegung wird ferner von den am autonomen Nervensystem angreifenden Mitteln stark beeinflußt. Während sympathomimetische Mittel wie Adrenalin, den Darm ruhig stellen, bewirken die parasympathicomimetischen, z. B. Physostigmin, starke Darmbewegungen. Das Atropin hemmt den Parasympathicus, erregt aber den AUERBACHschen Plexus, so daß es in kleinen Gaben peristaltikfördernd, in großen Dosen hemmend wirken kann.

Die größte Bedeutung als Abführmittel haben die Verbindungen, die vorzugsweise die **Peristaltik des Dickdarms fördern.** Der Inhalt des Dünndarms ist immer flüssig und beweglich, im Dickdarm vollzieht sich die Passage langsam, wobei der Inhalt eingedickt wird. Die halbfesten Massen erfordern zum Weitertransport kräftige Darmbewegungen.

Anthrachinon-Verbindungen.

Verschiedene abführende Pflanzendrogen zeichnen sich durch typische Dickdarm-Wirkung aus. Als wirksame Substanzen enthalten sie Oxyanthrachinon-Verbindungen, die man als Emodine bezeichnet. So findet man in der Aloe das Aloe-Emodin, 3-Oxymethyl-1,8-dioxy-anthrachinon, im Rhabarber und in Rhamnus-Arten Frangula-Emodin, 3-Methyl-1,6,8-trioxy-anthrachinon. Aus der Rhabarber-Wurzel wurde Rhein, 1,8-Dioxy-anthrachinon-3-carbonsäure, isoliert, ferner die Chrysophansäure, das 3-Methyl-1,8-dioxy-anthrachinon.

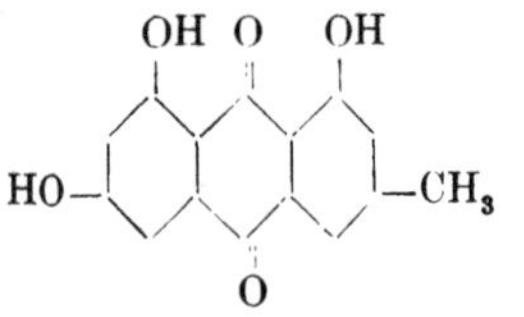

Frangula-Emodin

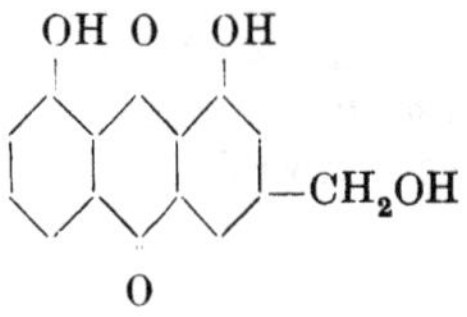

Aloe-Emodin

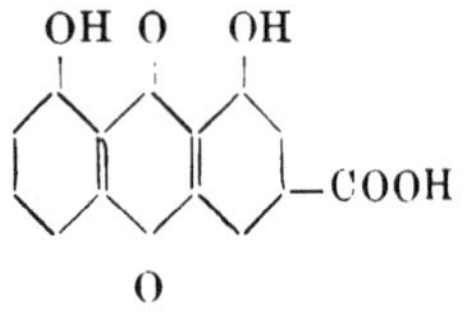

Rhein

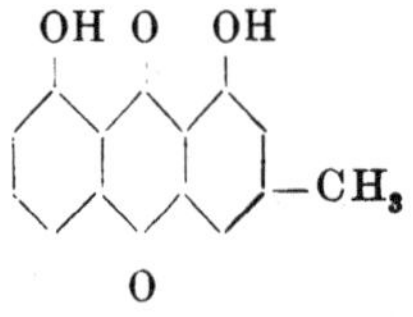

Chrysophansäure

Diese Verbindungen wurden auch synthetisch dargestellt.

Zur Gewinnung des Frangula-Emodins wird 3,5-Dinitro-phthalsäureanhydrid in Gegenwart von $AlCl_3$ mit m-Kresol zur Reaktion gebracht. Es entsteht die 2[2'-Oxy-4'-methyl-benzoyl]-3,5-dinitro-benzoesäure, die mit Eisenhydroxyd in ammoniakalischer Lösung in die 3,5-Diamino-Verbindung überführt wird. Mit konz. Schwefelsäure auf 160—170° erwärmt, erhält man 1-Oxy-3-methyl-6,8-diamino-anthrachinon, das diazotiert und zur Trioxy-Verbindung verkocht wird[1]:

---

[1] DRP 397316; Schwz.P. 101767.

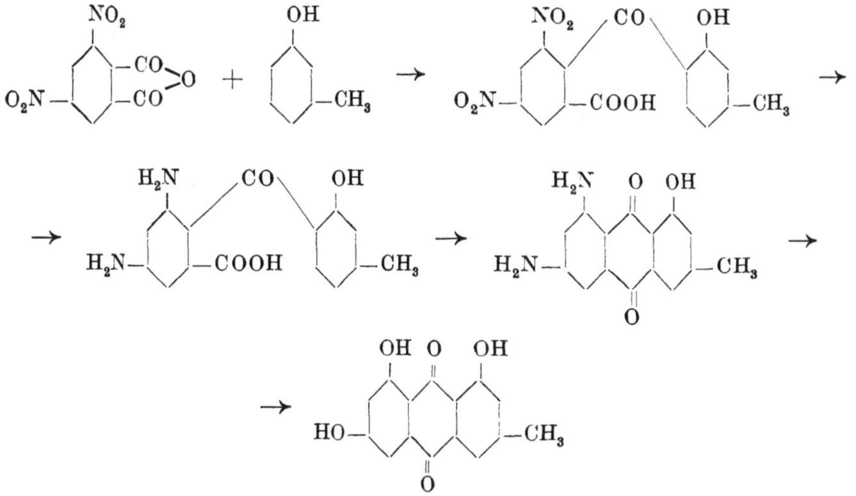

[Reaction scheme showing synthesis steps with nitro-phthalic anhydride + cresol → intermediate → diamino compound → anthraquinone derivative → hydroxy-methyl-anthraquinone]

Die Wirkung der Anthrachinon-Derivate ist abhängig von Zahl und Stellung der OH-Gruppen. Von den Trioxy-Verbindungen ist 1,2,7-Trioxy-anthrachinon am stärksten wirksam. Ihm folgen mit abnehmender Wirkung das 1,2,6-, das 1,2,3- und das 1,2,4-Trioxy-anthrachinon. Tetraoxy-anthrachinone wirken meist nur schwach. Maximale Wirkung kommt den Dioxy-Verbindungen zu, wobei die laxative Wirkung jedoch stark von der Stellung der OH-Gruppen abhängig ist. So ist das 1,3-Dioxy-anthrachinon schwächer wirksam als das 1,2,7-Trioxyanthrachinon[1].

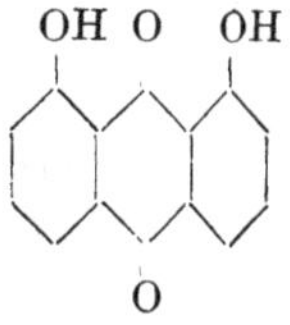

Durch gute Wirkung und Reizlosigkeit zeichnet sich das 1,8-Dioxy-anthrachinon aus. Es hat sich unter dem Namen *Istizin* einen bleibenden Platz im Arzneischatz erworben.

Man erhält es aus der Anthrachinon-1,8-disulfonsäure durch Verschmelzen mit Kalk[2].

[Structure of Istizin: 1,8-dihydroxyanthraquinone]

Istizin

Versucht wurde durch Acetylierung der freien OH-Gruppen die noch bestehende Reizwirkung der Oxy-anthrachinone weiter zu verringern, da erst im alkalischen Darmsaft eine langsame Spaltung der Ester erfolgt. So wurde das Anthrapurpurin-diacetat unter dem Namen *Purgatin* empfohlen.

Für die Abführwirkung der Anthrachinon-Verbindungen — wie auch des noch zu besprechenden Phenolphthaleins — wurde von A. BRISSEMORET und A. HEFFTER[3] die Chinon-Struktur verantwortlich gemacht. So wirken auch andere chinoide Stoffe, z. B. Juglon[4] (5-Oxy-naphthochinon-(1,4)) und Aurin [Bis-(4'-oxyphenyl-)chino-methan] abführend. Jedoch ergaben spätere Untersuchungen, daß zumindest beim Aurin nicht der Chinon-Charakter der Verbindung für die Abführ-Wirkung verantwortlich ist.

Phenolphthalein-Gruppe.

Die abführende Wirkung des Phenolphthaleins wurde durch Zufall entdeckt (S. 4). Bereits 1871 von A. v. BAEYER dargestellt[5], wurde es von Z. v. VAMOSSY in die Therapie eingeführt. In Dosen von 0,1—0,3 g wirkt es kräftig ab-

---

[1] VIETH, H.: München. med. Wschr. **48**, 1381 (1901). — [2] DRP 197607.
[3] HEFFTER, A.: Arch. Pharmaz. Ber. dtsch. pharmaz. Ges. **238**, 15 (1900).
[4] BRISSEMORET, A., u. R. COMBES: C. R. hebd. Séances Acad. Sci. **141**, 838 (1905).
[5] v. BAEYER, A.: Liebigs Ann. **202**, 68 (1880).

führend, so daß es heute der wirksame Bestandteil verschiedener Spezialitäten ist. Trotz seiner relativen Ungiftigkeit sind vereinzelt Nebenwirkungen, wie Nieren-Affektionen, in schweren Fällen Anurie, hämorrhagische Nephritis und Kreislaufstörungen beschrieben worden[1]. Es steht daher in einigen Ländern unter Rezeptzwang.

Zur Darstellung des Phenolphthaleins wird Phthalsäureanhydrid mit Phenol unter Verwendung von Kondensationsmitteln, z. B. konz. Schwefelsäure, umgesetzt:

Phenolphthalein

Ferner werden als Kondensationsmittel $ZnCl_2$ und $AlCl_3$ vorgeschlagen. Auch kann die Kondensation mit Phthalylchlorid an Stelle des Anhydrids vorgenommen werden[2]. Im AP. 1 995 402 werden Aluminiumhydrosilikate bei Temperaturen von 110—350°, in den RPP. 40 359 und 40 361 1- und 2-Naphthalinsulfonsäure als Kondensationsmittel empfohlen. Die Reinigung kann mit Methylalkohol oder Äthylalkohol erfolgen, aus denen ein gut kristallisiertes Produkt erhalten wird. Das AP. 1 711 048 beschreibt die Reinigung mit Amylalkohol.

Die laxative Wirkung ist in etwa abhängig von der Teilchengröße des Phenolphthaleins. Nach den APP. 1 574 934 und 1 693 666 erhält man durch Fällung mit Essigsäure bei Gegenwart von Gummi arabicum fein verteiltes Phenolphthalein. Nach dem AP. 2 225 756 soll Phenolphthalein, das mit UV-Licht bestrahlt wird, in seiner laxativen Wirkung um das 2—3fache gesteigert werden. Im AP. 2 229 465 wird behauptet, daß ein Zusatz von 4% Fluoren die Phenolphthalein-Wirkung erhöhe. Gemäß AP. 1 681 361 soll aus dem harzigen Rückstand des Kondensationsproduktes ein Stoff gewonnen werden können, der 20—30fach so wirksam wie Phenolphthalein ist.

Aus Phenolphthalein und Acetobromglucose wird nach dem AP. 2 216 734 Phenolphthalein-di-β-tetraacetylglucosid gewonnen, das ebenfalls laxative Eigenschaften hat.

Zur Erklärung der laxierenden Wirkung des Phenolphthaleins sind viele Theorien aufgestellt und Versuche durchgeführt worden. Daß die Chinon-Theorie auch hier nicht zutreffend ist, bewies z. B. die Beobachtung von J. J. ABEL und L. ROWNTREE[3], wonach abführende Dosen von Phenolphthalein im Darm nicht in die chinoide Form übergehen. Nach Untersuchungen von A. OGATA und T. KONDO ist die Diphenylmethan-Gruppe für die abführende Wirkung des Phenolphthaleins wichtig, da sowohl das 3-Oxy-diphenyl-phthalid, als auch Benzaurin-rosolsäure und das Natriumsalz des Phenolphthalons wie das Phenolphthalein zuerst den Darmtonus steigern und dann lähmen. Die japanischen Forscher hielten den Lakton-Ring und die phenolischen Hydroxyl-Gruppen für nebensächlich[4]. H. P. KAUFMANN und L. HAAS[5] vertreten auf Grund umfangreicher Versuche die Ansicht, daß für die laxative Wirkung die freien *phenolischen Hydroxyl-Gruppen* erforderlich sind. Das *Aperitol*, ein Gemisch gleicher Teile

---

[1] Siehe z. B. L. SCHWARZ: München. med. Wschr. **50**, Nr. 1 (1903) und L. SCHLIEP: ebenda **66**, 1294 (1919). — [2] AP. 2 192 485.
[3] ABEL, J. J., u. L. G. ROWNTREE: J. Pharmacol. exp. Therapeut. **1**, 231 (1909); weitere Literatur s. bei H. P. KAUFMANN: Angew. Chem. **40**, 831 (1927).
[4] OGATA, A., u. T. KONDO: J. pharmac. Soc. Japan **1925**, Nr. 518, 1; C. **1925**. II. 839.
[5] KAUFMANN, H. P., u. L. HAAS: Angew. Chem. **40**, 831 u. 858 (1927).

Isovalerianyl- und Acetylphenolphthalein[1,2] wirkt nur durch allmähliche Entacylierung im Darm, und der schwerer spaltbare Zimtsäureester ist dementsprechend weniger wirksam.

Zur weiteren Klärung dieser Frage wurden die phenolischen Hydroxyl-Gruppen auch mit Acyl-Resten von Dicarbonsäuren verschlossen. Das Succinyl-phenolphthalein, das durch Alkalicarbonat noch zerlegt werden kann, ist von mäßiger Abführwirkung, während das Phthalyl-phenolphthalein, das gegen Alkali selbst in der Wärme weitgehend widerstandsfähig ist, auch in höheren Dosen unwirksam ist[3].

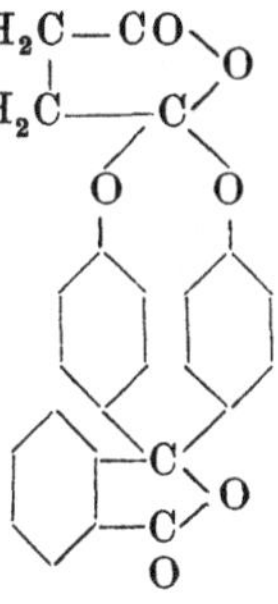

Succinyl-phenolphthalein

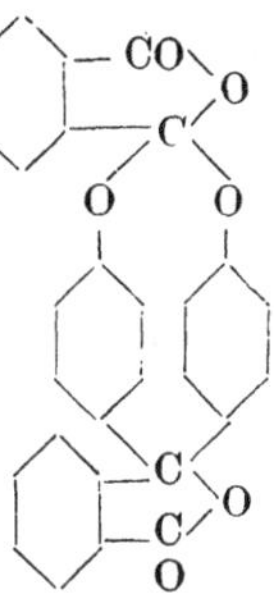

Phthalyl-phenolphthalein

Substitutionen in den Phenolkernen, so z. B. Chlorierung[4], schwächen meist die Wirkung ab, können aber andererseits auch zu einer Herabsetzung der Reizwirkung beitragen.

Die Diacetyl-Derivate des Tetrachlor- und Tetrabromphenolphthaleins werden nach subcutaner Injektion, ohne laxierende Wirkung zu verursachen, durch die Galle ausgeschieden. Dieser Ausscheidungsweg ist den halogenierten Phenolphthalein-Derivaten gemeinsam, so daß die Jod-Verbindungen als Röntgenkontrastmittel zu Gallen- und Leber-Untersuchungen geeignet sind (s. S. 529).

Die Umsetzung von Phthalsäureanhydrid mit o-Phenylphenol bzw. 3,3'-Diphenol führt zu dem **3,3'-Diphenyl-phenolphthalein (I)** bzw. dem **3,3'-Dioxydiphenyl-phenolphthalein (II)**[5].

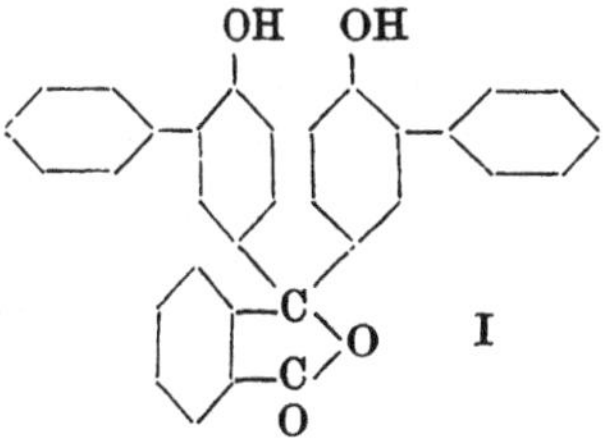

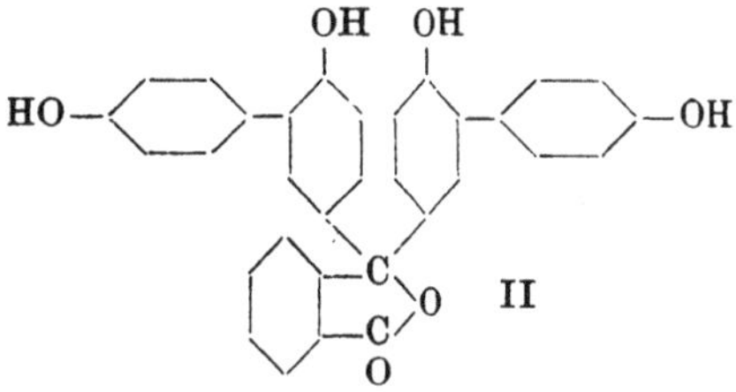

Diese Verbindungen sind schwerer löslich als Phenolphthalein, haben eine milde Abführwirkung und sind reizlos. Daß aber extreme Schwerlöslichkeit zum Verschwinden der Wirkung führt, zeigte der Versuch der Einführung von

---

[1] HAMMER u. H. VIETH: Med. Klin. **4**, 1410 (1908). — [2] DRPP 212892. 216799.
[3] KAUFMANN, H. P.: Zit. S. 256; Diss. BARTENSTEIN: Jena 1923.
[4] ABEL, J. J., u. L. G. ROWNTREE: Zit. S. 256.
[5] KAUFMANN, H. P., u. K. WULZINGER: Arch. Pharmaz. Ber. dtsch. pharmaz. Ges. **272**, 481 (1934); DRP 537106 (14. I. 1930); s. auch AP. 1922240.

Benzyl-Gruppen in die Phenol-Reste des Phenolphthaleins. Das 3,3′-Dibenzylphenolphthalein

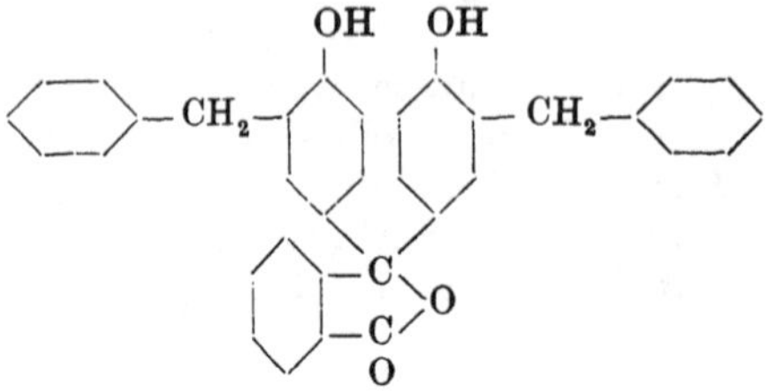

erwies sich als wirkungslos[1]. Auch bei Verbindung der Phenol-Reste durch Sauerstoff- oder Schwefel-Brücken verschwand die laxierende Wirkung des Phenolphthaleins.

H. P. KAUFMANN und Mitarbeiter haben ebenfalls die anderen Gruppen im Molekül des Phenolphthaleins systematisch abgewandelt. Der Lakton-Ring konnte variiert werden, ohne daß die laxative Wirkung verlorenging. So ist das Phenolhomophthalein, das aus Homophthalsäure und Phenol dargestellt wurde, stark wirksam:

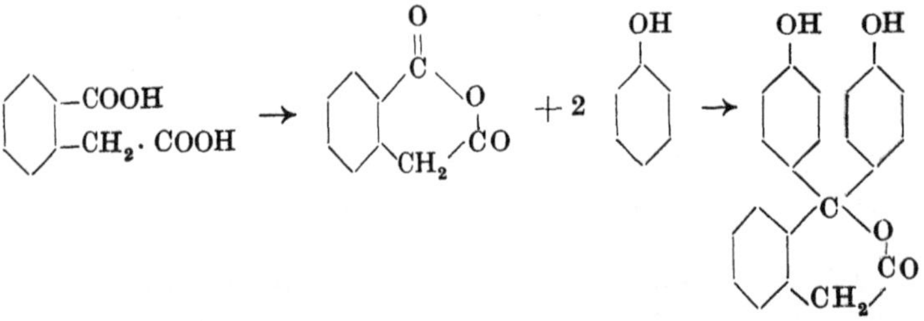

Das gleiche gilt in noch stärkerem Maße für das dem Phenolphthalein ähnlich gebaute Dioxydiphenyl-isatin. Hier scheint die vorhandene Carbamid-Gruppe die Wirkung des Phenolphthaleins noch zu verstärken[2]. Das Diacetyl-Produkt dieser Verbindung wurde unter dem Namen *Isacen* in den Handel gebracht.

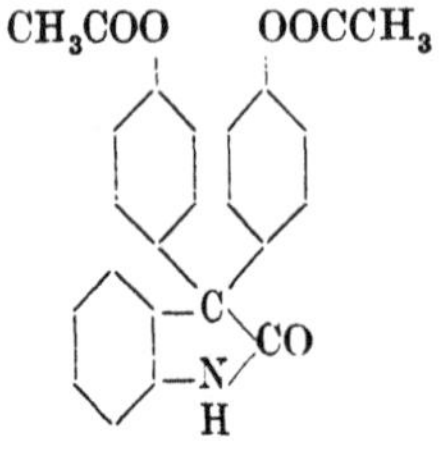

Die Acetylierung wird mit Essigsäureanhydrid unter vorsichtigen Bedingungen vorgenommen. Auch kann man Eisessig und Phosphoroxychlorid oder Acetylchlorid und Pyridin verwenden[3]. Die Darstellung kann ferner durch direkte Umsetzung von Isatin mit Phenylacetat erfolgen (H. P. KAUFMANN[4]). Das Gemisch dieser Stoffe wird mit Phosphoroxychlorid vorsichtig unter Umrühren erwärmt, bis die flüssige Masse zu einem Brei erstarrt ist. Letzteren extrahiert man mit Methylalkohol und kristallisiert den Rückstand aus Eisessig um. Statt mit Phosphoroxychlorid kann die Kondensation auch mit Chlorsulfonsäure bei 40° erfolgen.

Isacen hat in sehr kleinen Dosen (5—10 mg) eine milde Abführwirkung und wird gut vertragen. Gelegentliche Reizwirkungen bei höherer Dosierung versuchte man durch Verwendung von Schutzkolloiden, adstringierenden Stoffen oder Bindung an Eiweiß[5] zu vermindern.

[1] KAUFMANN, H. P., u. O. RITTER: Arch. Pharmaz. Ber. dtsch. pharmaz. Ges. **267**, 212 (1929).
[2] Vgl. R. SILBERSCHMID: Festschrift E. C. Barell, S. 436 (1936).
[3] DRP 406210; Schwz. PP. 100806, 108872, 104250 bis 104253; EP. 221376. Zur Umsetzung in Gegenwart von Pyridin vgl. DRP 555813.
[4] DRP 526719; Östr. P. 129782; vgl. ferner F. L. GRÜNBERG: Pharmac. J. **9**, 33 (1936), C. **1937**. I. 2634. — [5] Ung. P. 108773.

Das Triacetyl-Derivat des Diphenol-isatins war, wie auch eine Monoacetyl-Verbindung, bereits lange vor der Auffindung des Isacens bekannt [1]. Nach Einführung des letzteren wurde es in mehreren Spezialitäten benutzt. Seine Darstellung aus Isatin und Phenol mit nachfolgender Acylierung bereitet keine Schwierigkeiten.

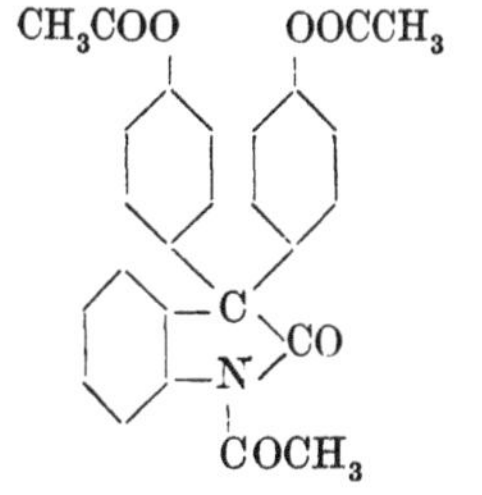

Durch Darstellung von Diphosphorsäureestern des Diphenol-isatins wurde versucht, gut wirksame wasserlösliche Verbindungen zu erhalten. Sie entstehen bei Einwirkung von Phosphoroxyhalogeniden auf Diphenolisatin und anschließende Verseifung [2]. Diphenolisatin kann ferner durch Behandlung mit Gallensäuren und anschließende Zugabe organischer Basen in eine wasserlösliche, zur Injektion geeignete Form überführt werden. Statt der Gallensäuren können auch synthetische Derivate, wie Apocholsäure, verwandt werden. Das Präparat, dessen Gallensäure-Komponente ebenfalls laxierend wirkt, besitzt eine an verschiedenen Zentren angreifende Abführwirkung [3]. Statt der Gallensäuren lassen sich auch andere Lösungsvermittler, z.B. Dialkylamide von Fettsäuren oder Urethan, verwenden [4].

Triacetyl-diphenol-isatin

Auch bei dem Diphenolisatin wurde der Einfluß der Substitution der Phenol-Gruppen auf den laxierenden Effekt untersucht. Bis-(o-phenylphenol-)isatin, Bis-(o,p'-diphenol)-isatin und Bis-(o-benzyl-phenol)-isatin wirken noch laxierend [5]. Während aber das nicht acylierte Diphenolisatin starke Reizwirkungen entfaltet, ist dies bei vorstehenden Verbindungen nicht der Fall. Auch die Substitution nur einer Phenol-Gruppe erhöht die Verträglichkeit, so daß ein 3-Caproyl-aminomethyl-dioxydiphenyl-isatin als *Diopal* in den Handel kam [6].

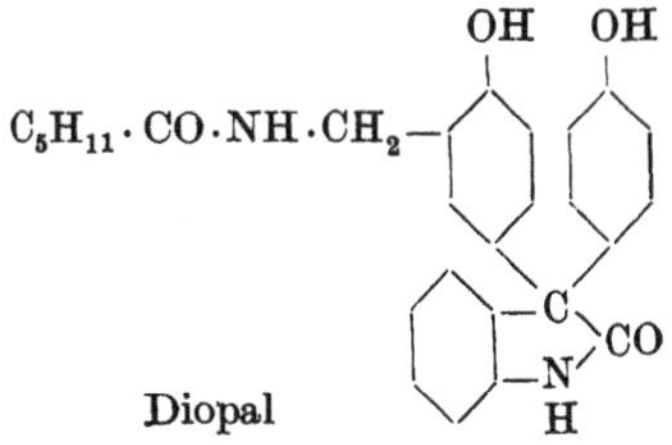

Diopal

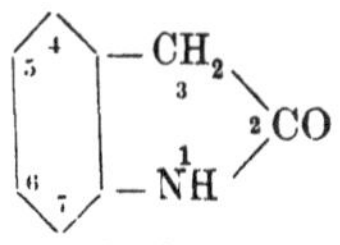

Indolinon

Die von der herstellenden Firma gewählte Bezeichnung des Stoffes als 3'-Caproylaminomethyl-4',4''-dioxy-diphenyl-3,3-indolinon-(2) betrachtet das Indolinon als Stammsubstanz. Zur Herstellung kondensiert man Caprylsäure-N-methylolamid mit Diphenolisatin.

Zeigt sich bei den Isatin-Derivaten, daß der Benzolkern des Phthalyl-Restes im Phenolphthalein für die Wirkung nicht von ausschlaggebender Bedeutung ist, so wird diese Tatsache noch dadurch erhärtet, daß außer Phenolphthalein Derivate des Diphenylmethans, wie z.B.

---

[1] v. BAYER, A., u. M. J. LAZARUS: Ber. dtsch. chem. Ges. 18, 2641 (1885).
[2] DRP 602216.
[3] DRP 573034.
[4] DRP 600365, Zus. zu DRP 573034.
[5] KAUFMANN, H. P., u. K. WULZINGER: Zit. S. 257; DRP 558238; DRP 537106.
[6] Vgl. HARZBECKER: Therap. d. Gegenwart (1943); I. HILDENBRANDT: Fortschr. Therap. 16, 406 (1940); A. EPPENAUER: Med. Welt 15, 1056 (1941); Belg. P. 436658; Schwz. P. 213907.

Bis-(4-oxy-phenyl)-dimethylmethan

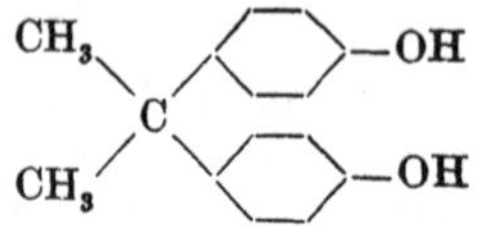

$$CH_3\text{-}C(CH_3)\text{-}(C_6H_4\text{-}OH)_2$$

Bis-(4-oxypenyl)-keton

$$O=C(C_6H_4\text{-}OH)_2$$

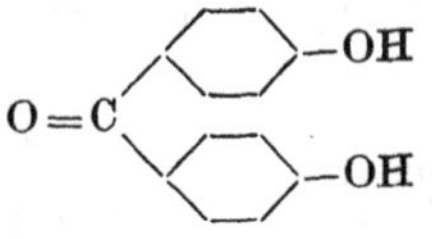

und

Bis-(4-oxy-phenyl)-diphenyl-methan

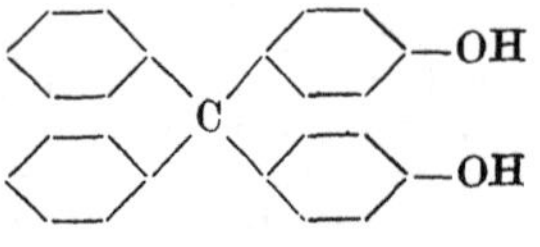

$$(C_6H_5)_2C(C_6H_4\text{-}OH)_2$$

und ähnliche Verbindungen, laxierend wirken.

Nach dem DRP 724161 wirken 1,3,4-Trioxo-1,2,3,4-tetrahydro-isochinoline, die mit mindestens 2 Molekülen eines Phenols umgesetzt sind und zugleich durch Zusatz von Acetanhydrid acetyliert werden können, als Abführmittel.

Aus diesen Befunden schloß H.P. KAUFMANN, daß für die Synthese von Abführmitteln die Auffassung, daß der

Bis-(4-oxy-phenyl)-Rest

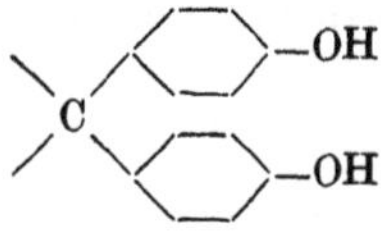

$$>C(C_6H_4\text{-}OH)_2$$

eine laxative Gruppe ist, eine brauchbare Arbeitshypothese liefert. Dies wurde durch Untersuchungen von A. P. T. EASSON u. a. bestätigt[1]. Die pharmakologische Prüfung einer Reihe nach diesem Prinzip aufgebauter Diphenyl-methan-Derivate zeigte deren laxierenden Effekt.

E. ZIEGLER u. a.[2] führten die Wirksamkeit dieser Purgativa auf die geringe Stabilität der Methylen-Gruppe des Bis-(4-oxyphenyl)-methylen-Restes zurück. Diese darf nach Ansicht der Autoren nicht allzu groß sein.

Obstipantia.

In vielen Fällen sind Diarrhoen als natürliche Abwehr zur Ausscheidung eingedrungener Erreger aufzufassen. Bei akuter Darminfektion sind daher sehr oft trotz vorhandener Diarrhoe Abführmittel angebracht, um diesen Selbstschutz des Körpers zu unterstützen. Die Gefahr einer Diarrhoe besteht jedoch einmal im Verlust zu großer Mengen von Wasser und Salzen, zum anderen in der Reizwirkung auf die Darmwand. So werden Giftstoffe durch die erkrankte Darmschleimhaut rascher resorbiert. Es ist daher bei langanhaltender Diarrhoe die Verabreichung eines Stopfmittels angebracht.

Zu den ältesten Stopfmitteln gehören die gerbstoffhaltigen Drogen. Das in ihnen enthaltene *Tannin* (Acidum tannicum), ist nach E. FISCHER ein Ester der

---

[1] EASSON, A. P. T.: Quart. J. Pharmac. Pharmacol. **7**, 509 (1934).
[2] ZIEGLER, E., u. a.: Scientia pharmac. **17**, 37 (1949).

Glucose mit m-Digallussäure, also die Penta-(-m-digalloyl-)-glucose:

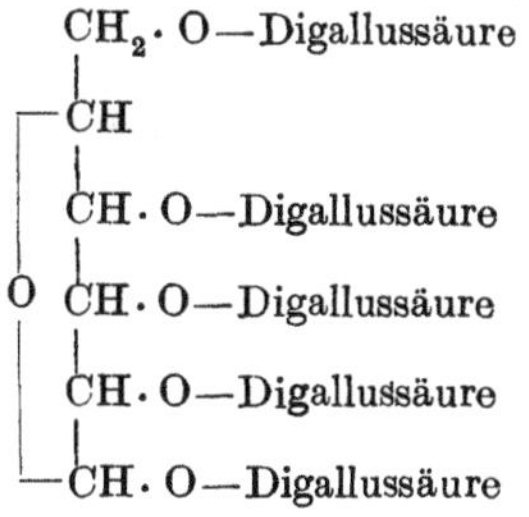

```
    CH₂·O—Digallussäure
    |
  ┌─CH
  │ |
  │ CH·O—Digallussäure
  │ |
O │ CH·O—Digallussäure
  │ |
  │ CH·O—Digallussäure
  │ |
  └─CH·O—Digallussäure
       Tannin
```

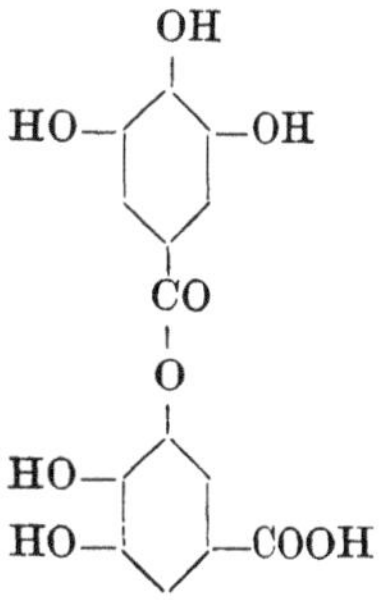

Digallussäure (Strukturformel mit OH, HO, CO, O, HO, HO, COOH)

Tannin reagiert leicht mit Eiweißstoffen und übt daher Gerbwirkung aus. Peroral verabreicht, führt letztere zu einer unerwünschten Reizung der Magenschleimhaut. Es war daher naheliegend, Tannin-Eiweiß-Präparate herzustellen, deren Eiweiß-Komponente im Darm verdaut wird, wobei das Tannin nach und nach in Freiheit gesetzt wird und auf die Darmwand wirkt. Dieser bereits von R. Gottlieb[1] ausgesprochene Gedanke liegt dem *Tannalbin* zugrunde, das durch Umsetzung von in Wasser löslichem Eiweiß mit der doppelten Menge Gerbsäure hergestellt wird[2].

Auch durch Fällung von Blut mit Tannin und Trocknung des Niederschlags bei 100°, woran sich eine Behandlung mit Alkohol und Salzsäure anschließt, erhält man eine Tannin-Eiweiß-Verbindung[3], ebenso unter Verwendung von Molkeneiweiß[4].

Eine Kombination von Hefe und Tannin ist das *Eldoform.*

Eine weitere Möglichkeit der Entgiftung des Tannins ist die Überführung in Acyl-Verbindungen. Ein Gemisch von Diacetyl- und Triacetyltannin wurde unter dem Namen *Tannigen* empfohlen.

Man erhält es durch Umsetzung des trockenen Tannins mit einer Mischung der halben Gewichtsmenge Eisessig und der gleichen Gewichtsmenge Essigsäureanhydrid. Je mehr Essigsäureanhydrid vorhanden ist, desto reicher wird das entstehende Produkt an Acetyl-Gruppen.

Bei Kondensation von Formaldehyd und Tannin entsteht das *Tannoform* als geruch- und geschmackloses Pulver.

Zur Darstellung wird Tannin mit der doppelten Menge 30%ig. Formaldehyd zusammengebracht und solange konz. Salzsäure zugesetzt, wie noch ein Niederschlag entsteht. Statt des Tannins lassen sich auch andere Gerbstoffe verwenden. Die Endprodukte sind in jedem Fall ungefähr gleich[5]. Sie sind als ein Methylen-ditannin aufzufassen.

Zu den gleichen Produkten gelangt man auch, wenn man Gerbstoffe mit Paraformaldehyd oder 40%ig. Formaldehyd-Lösung unter Druck mehrere Stunden lang auf 100° erhitzt[6].

Die im Diacetyl- und Triacetyltannin vorhandenen phenolischen OH-Gruppen erlauben noch die Wechselwirkung mit Eiweißstoffen, so daß auf diesem Weg völlig reizlose und im Darm eine sehr milde Gerbwirkung ausübende Präparate dargestellt werden können. Durch Auflösen der Komponenten in Formamid und Fällen mit organischen Lösungsmitteln läßt sich bei der Herstellung das Wasser völlig ausschließen, so daß leicht filtrierbare Niederschläge entstehen

---

[1] Gottlieb, R.: Dtsch. med. Wschr. 11, 25 (1896). — [2] DRP 88029.
[3] DRP 305693; vgl. ferner DRP 317605. — [4] DRP 312602.
[5] DRPP 88082, 88481. — [6] DRP 93593.

(H. P. KAUFMANN[1]). Das Verfahren ist auch für das nicht acetylierte Tannin anwendbar.

Mehrere Stopfmittel verwenden unlösliche Metalltannate. Das *Tannismut* ist ein Wismut-bitannat. Eine Silber-Diacetyltannin-Verbindung wird beim Targesin beschrieben (S. 589), das auch als Adstringens geeignet ist. *Altannol*, aus basischem Aluminiumacetat und Tannin hergestellt, ist schwerlösliches Aluminium-aceto-tannat, das im Darm in seine Komponenten zerfällt[2].

In neuerer Zeit haben Quellstoffe und zwar die *Pektine* besonders für die Kinderpraxis Bedeutung erlangt. Sie bilden mit dem flüssigen Darminhalt eine Gallerte, so daß dadurch der Durchfall zum Stehen kommt und die Resorption von Giftstoffen vermieden wird. Apfelpektine sind *Aplona* und *Santuron*.

Zur Herstellung werden gewaschene Äpfel zerkleinert, worauf man den Äpfelbrei einer Zerstäubungstrocknung im Vakuum (KRAUSE-Trocknung) unterwirft. Auf diese Weise wird die Gelatinierungsfähigkeit nicht beeinträchtigt.

Wurmmittel (Anthelminthica).

Wurmbefall des Menschen ist eine Erkrankung, die zum Teil schwerste Gesundheitsschädigungen zur Folge haben kann. Mittel gegen Wurmerkrankungen, *Anthelminthica*, sind also Heilmittel, welche die ganze Aufmerksamkeit des Arztes und des mit der Herstellung von Heilmitteln betrauten Chemikers verdienen.

Eine kurze Einteilung der wichtigsten Wurmarten sei vorangestellt.

Einteilung der Wurmarten (Helminthen).

Saugwürmer (*Trematodes*). Flache, unsegmentierte, mit Saugnäpfen versehene Zwitter, die Weichtiere, meist Schnecken, als Zwischenwirte benutzen: Leberegel, in den Gallenwegen lebend, Darm-, Lungen- und Adern-Egel (*Bilharzien*). Blasen-Bilharziasis, von *Schistosoma haematobium* herrührend, ist eine in Afrika (Ägypten) weit verbreitete Seuche, Blutharn und mitunter Blasenkrebs erzeugend. Andere Schistosomaarten befallen den Darm, die Leber und die Milz (z. B. *Schistosoma japonicum*).

Bandwürmer (*Cestodes*). Flache, bandförmige Darmwürmer mit Saugnäpfen oder Häkchen eines vorstülpbaren Rüssels und starker Eiablage. Entwickeln sich im gleichen Wirt, teils über Tiere (Schwein, Rind, Hund usw.). Wichtigster Vertreter ist der Bandwurm: *Taenia solium*, Schweinefinnen-Bandwurm; *Taenia saginata*, Rinderfinnen-Bandwurm; *Taenia echinococcus*, Hunde-Bandwurm; *Dibothriocephalus latus*, Fischfinnen-Bandwurm usw.

Rundwürmer (*Nematodes*). Getrenntgeschlechtlich, auch Fadenwürmer genannt, meist im Darm lebend.

Spulwurm-Gruppe, z. B. *Ascaris lumbricoides*, Spulwurm des Menschen und verschiedener Tiere; *Oxyuris vermicularis*, Madenwurm. *Hakenwurm*-Gruppe, im Zwölffingerdarm und oberen Dünndarm, z. B. *Ankylostoma duodenale*, Einwanderung der Larven durch die Haut. In den feuchten Tropen verbreitet, in Indien etwa $2/3$ aller Bewohner damit behaftet. *Filarien*-Gruppe, haardünne lange Würmer, entwickeln sich in Anthropoden in warmem Klima, daher in den Tropen wichtig; *Wuchereria bancrofti* durch Mücken-Übertragung, verschiedene Krankheitsformen (Augen-Erkrankungen, Kamerunbeule usw.). *Haarwürmer*-Gruppe (*Trichinella*): *Trichuris trichiura*, Peitschenwurm, *Trichinella spiralis*, Trichine, Zwischenwirt meist Schwein, selten andere Warmblüter.

Bei mangelnder Hygiene, Seifenmangel, schlechten Wohnverhältnissen, unzureichender Ernährung usw., treten Wurmerkrankungen seuchenartig auf und bedeuten eine Gefahr für die Volksgesundheit. Unter den mehr als 40 Wurmarten, die den Menschen befallen können, sind für uns in erster Linie Askariden, Oxyuren und Taenien, seltener Hakenwürmer und Trichinen wichtig. Die Kenntnis ihrer Biologie ist für therapeutische Maßnahmen unerläßlich.

---

[1] DRP 542003.
[2] KAUFMANN, H. P.: Berl. klin. Wschr. **56**, 204 (1919); DRP 313606.

Spulwurm (*Ascaris lumbricoides*). Weibchen bis 25 cm, Männchen bis 17 cm lang, bleistiftdick. Ersteres legt etwa 200000 Eier, mit dem Kot entleert. Eier 50—75 μ lang, 40 bis 60 μ breit, sehr widerstandsfähig gegen Hitze, Kälte und chemische Einflüsse. Übertragung durch Salat, Gemüse usw., auch durch Fliegen von Kot auf Nahrungsmittel. Massen-Epidemien durch Kopfdüngung mit Fäkalien und Jauche, durch Berieselung der Felder mit Kanal-Abwässern usw. In einigen Ländern, z. B. USA, sind Kopfdüngung mit Jauche und Rieselfeld-Anlagen verboten, zumal auch Typhus usw. auf diese Weise übertragen werden kann. Aus den Eiern entwickeln sich im Darm 0,25 mm lange Larven, die durch die Darmwand in die Leber wandern, mit dem Blut in die Lunge, von dort über die Bronchialwege mit Speisen und Speichel in den Magen und den Darm. Leben im oberen Dünndarm, Geschlechtsreife in 5—7 Wochen. Folgendes Schema zeigt den Entwicklungsgang:

Entwicklungsgang der Askariden.

↗ Aufnahme mit Wurmeiern infizierter Nahrung, Ausschlüpfen der Larven im Dünndarm, Durchbohrung der Darmwand und Übergang in das Blut. ↘

Eier durch Jauche in den Boden, gelangen auf Gemüse usw.   Wanderung der Larven durch Leber und Lunge über

↑   ↓

Entwicklung und Befruchtung, Eiablage, Abgang der Eier mit den Faeces.   ←   Luftröhre, Speiseröhre und Magen in den Darm.

Starker Befall mit Askariden kann Magen-Darmstörungen und nervöse Erscheinungen hervorrufen; bei Massenbefall kann rein mechanisch Darmverschluß eintreten oder können die in das Blut einwandernden Larven zu Lungenentzündungen, Leberschäden und Abszessen führen.

Madenwurm (*Oxyuris vermicularis*). Männchen etwa 4 mm, Weibchen bis 10 mm, weißliche Rundwürmer. Die Eier gelangen mit der Nahrung, durch Staub oder durch eigene Wiederinfektion (Hände, Fingernägel) in den Verdauungskanal. Im Dünndarm entwickelt sich in etwa 6 Stunden aus dem Embryo die Larve. Die Würmer befallen z. T. den Wurmfortsatz, leben sonst im Dünndarm. Die Weibchen wandern nach Befruchtung in den Dickdarm. Dort erfolgt Eiablage (ein Weibchen legt über 10000 Eier), vorzugsweise am After, wobei die auswandernden Würmer starken Juckreiz verursachen. Die Lebensdauer eines Weibchens beträgt 37—93 Tage. Außerhalb des Darms ausgeschlüpfte Larven sollen in diesen zurückwandern können (Retrofektion) Die Gefahr der Wiederinfektion durch Kratzen, durch Bettwäsche oder durch getrocknete Wurmeier mit Staub ist groß. Aus den Faeces gelangen die sehr widerstandsfähigen Eier in den Boden. Wie bei Askariden besteht auch hier die Gefahr der Infektion infolge von Jauchen- bzw. Rieselfeld-Düngung.

Entwicklungsgang der Oxyuren.

↗ Infektion durch Aufnahme von Wurmeiern mit der Nahrung, durch inhalierten Staub, durch Wiederinfektion. ↘

Eier gelangen mit den Faeces in den Boden, Verseuchung von Salat, Gemüse usw. Austrocknung der Eier und Zerstäubung; Eier an Händen, besonders unter den Nägeln, an der Wäsche usw.   Im Dünndarm Entwicklung der Larven, Befruchtung der geschlechtsreifen Würmer.

↑   ↓

Eiablage am After, Juckreiz.   ←   Abwanderung der Weibchen in den Dickdarm.

Oxyuren-Befall kann neben dem oft unerträglichen Juckreiz im unteren Darm, am After und an der Scheide auch ernstere Störungen verursachen: Entzündungen des Wurmfortsatzes (Appendizitis), hartnäckige Ekzeme in der Analgegend.

Während der **Peitschenwurm** (*Trichocephalus dispar*), Männchen bis 4 cm, Weibchen bis 5 cm lang, bei uns selten angetroffen wird, treten unter Bergwerksarbeitern mitunter Erkrankungen an *Ankylostoma*, **Grubenwurm**, auf. Die 10—15 cm langen Würmer saugen Blut im Dünndarm und führen daher zu einer starken Blutarmut. Die mit dem menschlichen Kot ausgeschiedenen Eier entwickeln sich in stehenden Gewässern (Pfützen) zu Larven, die durch die Haut eindringen, auf dem Blutweg in die Lunge wandern und von dort in den Darm gelangen.

Entwicklungsgang der Grubenwürmer.

Eindringen der Larven durch die menschliche Haut.

Aus den Eiern Entstehung der Larven in stehenden Gewässern.

Wanderung der Larven über Blut und Lunge.

Entwicklung der Würmer im Dünndarm, Befruchtung und Eiablage. Ausscheidung der Eier mit dem Kot. ← in Luftröhre, Speiseröhre, Magen nach dem Darm.

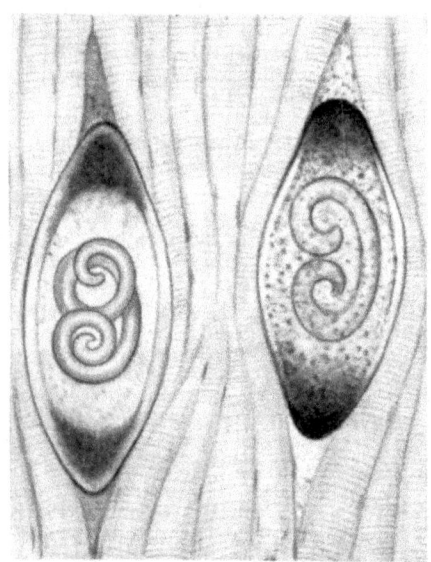

Abb. 20. Eingekapselte Muskeltrichinen mit beginnender und fortgeschrittener Verkalkung.

In Ländern mit Fleischbeschau ist die **Trichinose** selten geworden. Sie wird verursacht durch trichinöses Schweinefleisch. Die darin verkapselten Larven werden bei Genuß des Fleisches frei, da der Darmsaft die Kapsel löst. Nach zwei Tagen sind die Würmchen (weibliche etwa 4 mm, männliche etwa 1,5 mm lang und 0,04—0,6 mm dick) geschlechtsreif. Nach der Begattung bohren sich die Weibchen in die Darmschleimhaut und gebären am 7. Tag 1000—2500 bewegliche Larven. Letztere können bei Masseninvasion Darmentzündung, Erbrechen und sogar Tod verursachen. Die Larven wandern durch Lymphgefäße oder durch die Darmwand in die Bauchhöhle und sind bereits am 9. Tag nach dem Genuß infizierten Fleisches im Blut mikroskopisch nachweisbar. Dann bohren sich die Larven in die Muskelfasern, erzeugen dabei starke Schmerzen und Fieber, wahrscheinlich infolge ihrer giftigen Stoffwechselprodukte. Tödlicher Ausgang in der 2.—7. Woche, sofern sich die Larven nicht im Verlauf von etwa 2 Wochen einkapseln und verkalken. Die Trichinose der Schweine rührt meist davon her, daß diese verendete Tiere — Ratten sind häufig trichinös — oder rohes, infiziertes Fleisch gefressen haben. Im Schwein läuft dann die vorgenannte Entwicklung bis zur Abkapselung ab:

Aufnahme trichinöser Nahrung → Lösung der Kapseln im Magen; Entwicklung der Würmer im Darm, Begattung, Einwanderung der befruchteten Weibchen in die Darmwand und Geburt lebender Larven → Einwanderung der Larven durch die Lymphe in das Blut, Eindringen in die Muskulatur; Verkapselung

Der **Bandwurm**, in der Regel durch rohes Fleisch übertragen, daher seine weite Verbreitung in den Ländern mit gewohnheitsmäßigem Genuß desselben (Armenien, Abessinien). Bei *Taenia saginata* bis 12 m lang, mit bis zu 2000 Gliedern. Reife, zahlreiche Eier enthaltende Glieder wandern aus dem Darm aus oder gelangen mit Kot auf Wiesen, wo sie von Rindern gefressen werden. Düngung aus Abortgruben oder mit Abwässern bei der Berieselung sind daher auch hier eine Gefahrenquelle. Die im Magen frei werdenden Embryonen durchbohren die Darmwand und gelangen in den Blutkreislauf, wo sie alle Organe befallen können und sich zu „Finnen" entwickeln. Schweine- oder Rinderfinnen werden bei der Fleischbeschau in der Muskulatur meist des Bauches, des Zwerchfells, der Zunge, aber auch des Herzens gefunden.

Wurmmittel (Anthelminthica).

Entwicklungsgang der Bandwürmer.

↗ Infektion des Menschen durch
Genuß finnenhaltigen Fleisches ↘

Entwicklung der Embryonen aus
den Eiern im Zwischenwirt. Durch-
dringung der Darmwand, auf dem
Blutweg in die Muskulatur, Entstehung der Finnen

Entwicklung des Bandwurms im
menschlichen Darm. Ausscheidung
von Gliedern bzw. Eiern mit dem
Kot

↖ Infektion des Zwischenwirtes ↙
(Rind, Schwein, Fisch) durch
Aufnahme der Eier.

Bandwürmer erzeugen durch ihre Bewegung mitunter Schmerzen, werden aber oft nicht erkannt. Sie führen zu starker Abmagerung und Anämie. Für den Erfolg der Behandlung ist der Abgang des Wurmkopfes maßgebend.

Zur Erkennung der Wurmerkrankungen bedient man sich in der Regel des mikroskopischen Nachweises der Wurmeier. Zur Ausschwemmung derselben wird die Verwendung von Abführmitteln empfohlen, insbesondere bei Oxyuriasis. Neben zahlreichen älteren Vorschlägen der Mikroskopie der Oxyuren-Eier hat neuerdings die „Klebstreifen-Methode" Beachtung gefunden. Man legt abends einen Cellophan-Streifen mit der Klebseite in der Analgegend auf, entfernt ihn am nächsten Morgen, klebt ihn an beiden Enden zusammen und sucht unter dem Mikroskop nach Oxyuren-Eiern.

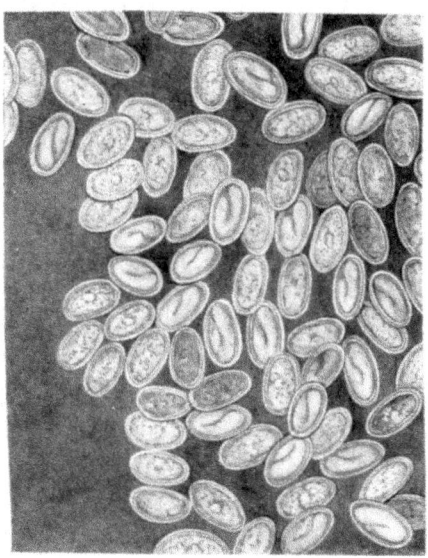
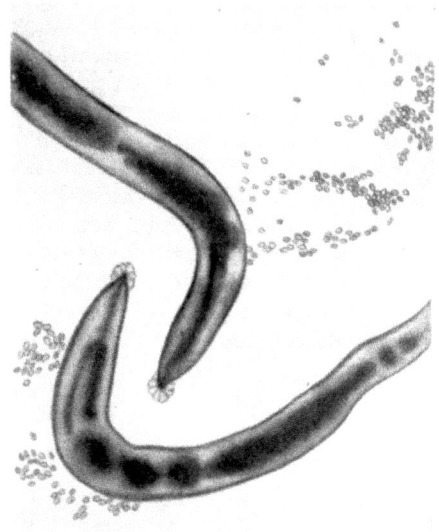

Abb. 21. Oxyureneier unter dem Cellophanstreifen.   Abb. 22. Oxyurenweibchen nach Eiablage.

Die beschriebenen Wurmarten sind durch Anwendung der nachstehend beschriebenen Mittel verhältnismäßig einfach zu bekämpfen. Schwierigkeiten bereitet nur die dauernde Beseitigung der Oxyuren. Hierbei ist nicht nur zu berücksichtigen, daß diese den Wurmfortsatz besiedeln und damit der Einwirkung von Arzneimitteln entzogen sein können, sondern auch die große Gefahr der Wiederinfektion. Daher müssen zunächst, wie auch bei den übrigen Wurmkrankheiten, hygienische Maßnahmen im Vordergrund stehen. Peinlichste Sauberkeit, häufiger Wechsel der Wäsche, regelmäßige „Anal-Toilette" sind Voraussetzungen für den Erfolg. Die Prophylaxe, d.h. die Vermeidung der Infektion durch Sauberkeit, Verzicht auf den Genuß von rohem Fleisch, von ungewaschenem Obst oder Gemüse usw. ist empfehlenswerter als die Therapie.

Grundsätzlich kann man bei **Wurmmitteln** eine „vermifuge" und eine „vermizide" Wirkung unterscheiden. Bei ersterer handelt es sich um die Austreibung der Würmer unter Verzicht auf Abtötung derselben, während vermizide Mittel gleichzeitig letzteres Ziel verfolgen. Naturgemäß müssen im Fall der Austreibung aus dem Darm die durch die Biologie der Parasiten gebotenen Vorsichtsmaßregeln besonders beobachtet werden, um eine Reinfektion zu vermeiden. In erster Linie muß bei der Auswahl der Medikamente deren Unschädlichkeit für den Wurmkranken maßgebend sein. Ein sicher wirkendes, unschädliches vermifuges Präparat ist einem vermiziden schädlichen vorzuziehen.

Ein sicheres Urteil über die Brauchbarkeit von Wurmmitteln erbringt nur der Versuch am Menschen unter genauer klinischer Kontrolle. Versuche mit Würmern in vitro, z. B. mit Regenwürmern oder auch mit Eingeweidewürmern, sind unzuverlässig. Auch Ergebnisse an Versuchstieren erlauben keine sicheren Rückschlüsse, da sie die Verhältnisse im menschlichen Darm und den Einfluß der Verdauungssäfte auf das Medikament nicht einwandfrei zu reproduzieren vermögen, wenn sie auch als orientierende Vorversuche wertvoll sein können.

Ascariden-Mittel.

Zur Bekämpfung der Spulwürmer bedient sich die Volksmedizin des Knoblauchs — Ascaridiasis ist bei knoblauchreicher Kost (Balkan) selten —, per os und in Form von Knoblauch-Klystieren. Auch reichlicher Genuß roher Karotten soll Erfolge zeigen. *Allisatin* enthält die Wirkstoffe von *Allium sativum*. Die meist gebrauchten Mittel sind *Chenopodiumöl* und *Santonin*. Sie dienten auch als Vorbilder für synthetische Versuche.

Chenopodium-Öl wird aus *Chenopodium anthelminticum* gewonnen und zwar durch einfache Wasserdampfdestillation. Das anfallende ätherische Öl enthält neben unwirksamen Terpenen 60—80% *Askaridol*. Zur Vermeidung von Verlusten muß die Destillation sehr schnell durchgeführt werden.

Oleum Chenopodii ist ein gutes Ascariden- (und auch Oxyuren)-Mittel, muß jedoch vorsichtig dosiert werden. Die therapeutische Dosis ruft bereits eine Hyperämie hervor, deshalb müssen weitere Dosen in „respektvollem Abstand" gegeben werden (W. STRAUB[1]). Intoxikationserscheinungen sind Übelkeit, Ohrensausen, Bewußtlosigkeit, Leberschwellungen usw.[2].

Das *Ascaridol* ist ölig, von charakteristischem Geruch. Wird es bis auf 130—150° erhitzt, so zersetzt es sich unter Wärmeentwicklung. Da es außerdem mit konz. Ameisensäure unter Bildung von p-Cymol heftig reagiert, alle Reaktionen eines Peroxyds zeigt und bei der Hydrierung cis-1,4-Terpin liefert, schrieb ihm WALLACH[3] nachstehende Formel zu:

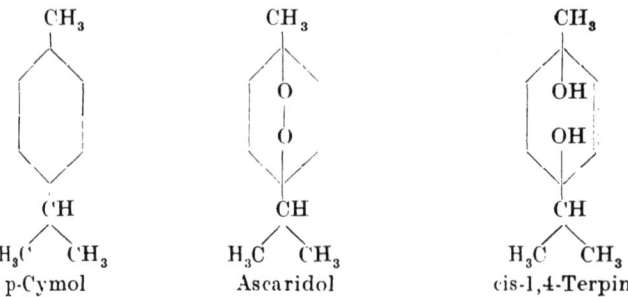

1,4-Peroxydo-p-menthen-(2)

Mehrfach wurden Versuche unternommen, das Ascaridol synthetisch darzustellen. Hierbei war der Gedanke richtunggebend, daß die Biosynthese des

---

[1] STRAUB, W.: Klin. Wschr. **3**, 1993 (1924).
[2] Über einen neuerlichen Vergiftungsfall s. Ärztl. Wschr. **4**, 314 (1949).
[3] WALLACH, O.: Liebigs Ann. **392**, 59 (1912).

Ascaridols durch Anlagerung von einem Mol Sauerstoff an das Terpinen, das im Chenopodiumöl vorkommt[1], nach Art einer Diensynthese erfolgt:

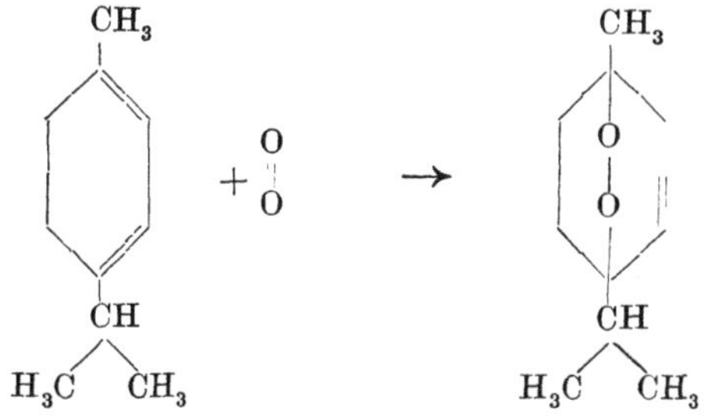

BODENDORF[2] erhielt bei dieser Reaktion polymere Peroxyde folgender Konstitution:

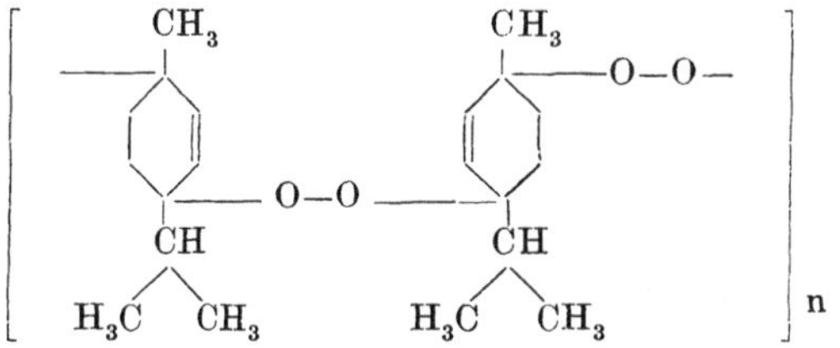

Erst in neuester Zeit gelangte G. O. SCHENK zum Erfolg, indem er in Analogie zur Biosynthese Chlorophyll als Sensibilisator benutzte und in Verdünnungen arbeitete, die eine Bildung von Polymerisaten vermeiden. α-Pinen wird zum Terpinen isomerisiert, das sich in Anwesenheit von Chlorophyll unter Einwirkung von Licht und Sauerstoff in das Ascaridol umwandelt[3]:

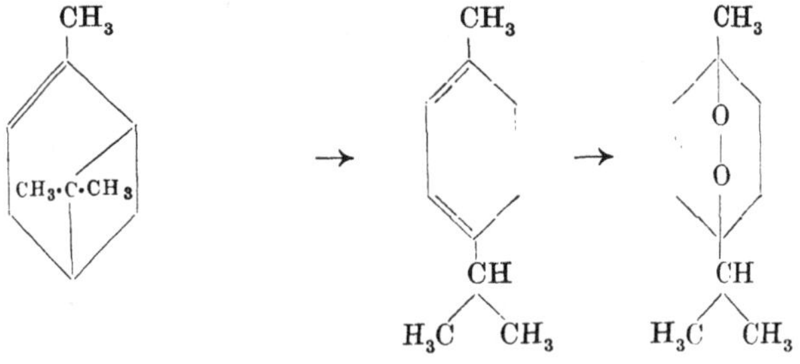

α-Pinen   α-Terpinen   Ascaridol

Nach dem Belg. P. 446032 wird die Reaktion bei 4 Atm. Druck durchgeführt. Man arbeitet in alkoholischer Lösung, die 2—20% Toluol enthält und kann dann in einer Konzentration von 1:30 bis 1:20 arbeiten. Die Reinigung des Ascaridols erfolgt durch Vakuumdestillation.

Zur Bildung eines Ascaridol-Moleküls wird stets ein Lichtquant benötigt. Chemische und pharmakologische Untersuchungen bewiesen die Identität mit dem aus Chenopodiumöl gewonnenen Ascaridol. Ascaridol wirkt bei Ascariden gut, jedoch sind Vergiftungen bei der verhältnismäßig geringen therapeutischen Breite, die besonders auch bei der Hakenwurm-Behandlung zu beachten ist,

---

[1] HENRY, T. A., u. H. PAGET: J. chem. Soc. (London) 119, 1714 (1921).
[2] BODENDORF, K.: Arch. Pharmaz. Ber. dtsch. pharmaz. Ges. 271, 1 (1933).
[3] SCHENK, G. O.: Süddtsch. Apotheker-Ztg. 88, 6 (1948).

möglich. Hierbei wird das Zentralnervensystem betroffen; bei zu hohen Dosen kann es zu Krämpfen, Lähmungen und Todesfällen kommen.

Bei Verwendung anderer Peroxyde fanden L. W. BUTZ und W. A. LA LANDE jr.[1], daß auch Wasserstoffperoxyd auf Ascariden toxisch wirkt. Oxydationsprodukte von α-Pinen, Terpentin und d-Limonen ergaben keine wirksamen Präparate, da sich anscheinend auch hier Polymerisate bilden. Dagegen sind andere Peroxyde von guter Wirkung. So soll das Diheptylperoxyd besser wirken als Chenopodiumöl[2]. Im AP. 2079115 werden als Mittel gegen Eingeweide-Würmer Ozonide der Äthylester von Fettsäuren vorgeschlagen, so z. B. ozoniertes Äthyloleat. Nach L. W. BUTZ und W. A. LA LANDE jr., haben auch Ozonide des Baumwollsamenöls gute anthelmintische Wirkung[3]. Bei der Prüfung anderer oxydierender Stoffe fanden F. OESTREICHER und D. I. KOK[4], daß außer dem Wasserstoffperoxyd auch Natriumperborat in gleicher Konzentration wirksam war. Das Natriummanganat dagegen zeigte schon in 20fach stärkerer Verdünnung gegenüber Ascariden toxische Wirkungen.

Santonin, aus den Blättern von *Artemisia maritima* gewonnen, ist ein altbewährtes Ascariden-Mittel. In Dosen von 0,025—0,05 g wirkt es lähmend auf die Muskulatur der Würmer, die daher, zumal bei gleichzeitiger Verabreichung eines Abführmittels, mit den Faeces abgehen. Es ist bei höherer Dosierung toxisch. Vergiftungserscheinungen sind Violett- und Gelbsehen, Erbrechen, Durchfälle, Kolik, Hämaturie, Koma, Krämpfe epileptischer Art. Gründliche Abführung ist daher auch aus diesem Grunde ratsam.

Der Konstitution entsprechend, enthält Santonin einen 1,4-Dimethyl-hexahydronaphthalin-Kern, der einen Laktonring trägt. Die freie Oxysäure selbst ist instabil. Für die Wirksamkeit des Santonins wird einmal die Lakton-Gruppe, zum anderen der Oxonaphthalin-Ring verantwortlich gemacht. So soll das Natriumsalz des Santonins keine vermifuge Wirkung zeigen. Da dieses bei Verabreichung per os durch die Magen-Salzsäure zerlegt wird, andererseits der Lakton-Rest des Santonins im alkalischen Darm sich öffnen kann, erscheint diese Angabe nicht gesichert, zumal das basische Aluminiumsantoninat (H. P. KAUFMANN[5]) sich als Ascariden-Mittel bewährt hat.

Chromo-santonin, Desmotrop-santonin und Tetrahydro-santonin sind ebenfalls wirksam. Auf der Lakton-Theorie fußend, stellte A. GLUSCHKE[6] santoninähnlich gebaute Laktone her, so z. B. das 5-Tetralol-6-essigsäure-lakton (*Syntonin A*) und das 5-Tetralol-6-propionsäure-lakton (*Syntonin B*), ferner auch komplizierter zusammengesetzte Laktone der Syntonin-Gruppe. Hierbei ergab sich, daß die Syntonine auf die Wurmmuskulatur in gleicher Weise wirken wie das Santonin. Nach dem genannten Autor sind Alkyl-Gruppen in 1- und 4-Stellung des aromatischen Kerns ohne Einfluß auf die Wurmwirkung; Phenole und Amino-Gruppen in 1- und 3-Stellung haben Abschwächung der Wirkung zur Folge. Ohne wesentlichen Einfluß sind in den Lakton-Ring eingeführte Alkyl-Gruppen, während auch hier Hydroxyl-Gruppen

---

[1] BUTZ, L. W., u. W. A. LALANDE jr.: J. Amer. pharmac. Assoc. **23**, 1088 (1934).
[2] AP. 2079114.
[3] BUTZ, L. W., u. W. A. LA LANDE jr.: J. Amer. pharmac. Assoc. **26**, 114 (1934).
[4] OESTREICHER, F., u. D. I. KOK: Acta brevia neerl. Physiol., Pharmacol., Microbiol. E. A. **10**, 22 (1940); C. **1941**. I. 1439.
[5] DRP 514418 (Oxyaskarin), Bestandteil des Präparates.
[6] GLUSCHKE, A.: Arch. wiss. prakt. Tierheilkunde **65**, 201 (1932).

von abschwächender Wirkung sind. Die Wirkung auf Ascariden geht vollständig verloren, wenn im Lakton-Ring noch eine zweite Alkyl-Gruppe vorhanden ist. Wendet man an Stelle des Tetralin-Ringes partiell hydrierte Ringsysteme an, so wird die Wasserlöslichkeit zu stark herabgedrückt. Die Darstellung von Tetralin-Abkömmlingen, die mit Lakton-Ringen versehen sind, wird in verschiedenen Patenten beschrieben[1].

Das EP. 341402 schützt alicyclische Laktone des Tetrahydronaphthalins der Konstitution:

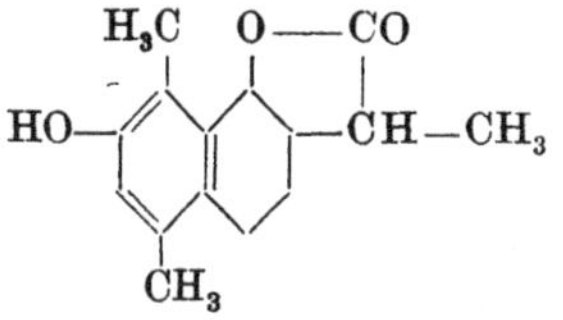

Ihre Darstellung verläuft über folgende Reaktionsstufen:

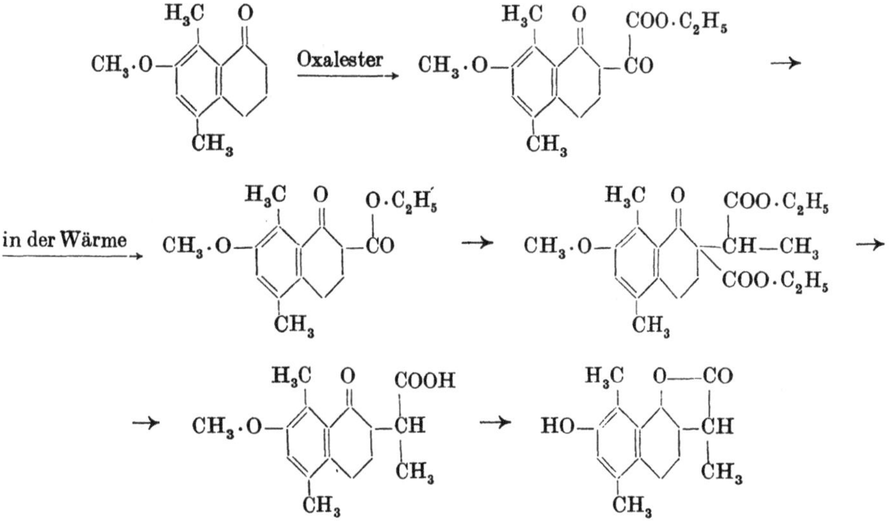

Die Kondensation des Tetralons mit Oxalester geht in Gegenwart von Natrium vor sich, die Abspaltung von CO erfolgt beim Erhitzen. Die Metallverbindung dieser analog dem Acetessigester gebauten Verbindung läßt sich mit Halogenpropionsäure umsetzen. Unter Verseifung und anschließender Einwirkung von $AlCl_3$ wird decarboxyliert und die Ketosäure zum Lakton reduziert.

Verbindungen dieser Art zeigen auch ohne Laktonring in vielen Fällen vermifuge Wirkung.

Von Y. ASAHINA nach folgendem Reaktionsschema

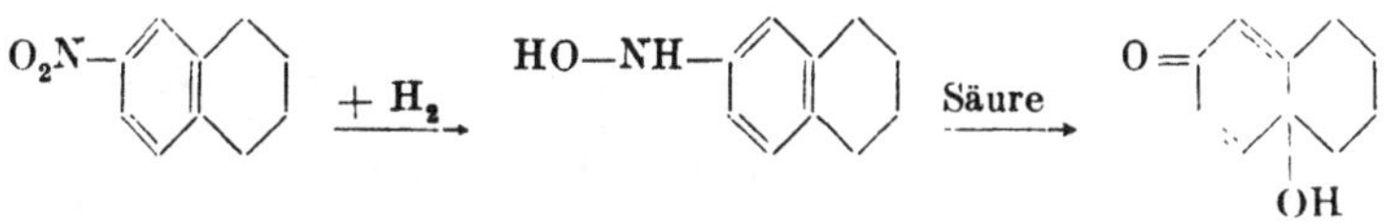

dargestellte Tetrahydrochinole erwiesen sich ebenso wie ihre Acyl-Derivate als Anthelmintica[2]. Wirksam sind auch basische Kondensationsprodukte von Ketonen mit tetrahydrierten Naphthalin-Derivaten[3]. Z. B. erhält man bei Einwirkung von Paraformaldehyd

---

[1] DRPP 508482, 508484, 508887; FP. 663564.
[2] APP. 2151370 u. 2151371. — [3] DRP 514418.

und Dimethylamin-hydrochlorid auf 1-Keto-tetrahydro-naphthalin die 2-Dimethylaminomethyl-Verbindung des 1-Keto-tetrahydro-naphthalins, in analoger Weise die Benzylmethyl-aminomethyl-Verbindung. Auch diese Angaben zeigen, daß für die vermizide Wirkung der Laktonring nicht erforderlich ist.

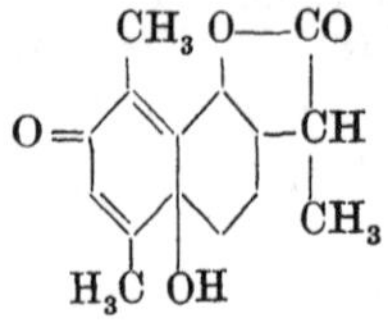

Von Y. ASAHINA und T. MOMOSE wurde weiter das dem Santonin strukturell ähnliche ,,Hyposantonin-chinol" (s. nebenst.) hergestellt, das Ascariden rascher abtötet als Santonin. Von dieser Verbindung kann man zu den oben beschriebenen einfachen Chinolen kommen.

K. W. ROSENMUND und D. SCHAPIRO versuchten die anthelmintische Wirkung der Phenole mit dem wirksamen Lakton-Ring zu kombinieren, z. B. im Anisol-, o-Kresoläther-, Phenol-, p-Kresol-, p-Kresoläther-, m-Kresoläther-, Thymol- und Thymoläther-β-butyro-lakton. Die beiden erstgenannten Verbindungen waren etwa 3—4 mal so wirksam wie Santonin, während die drei letzten sich als fast unwirksam erwiesen. Durchweg ergab die Verätherung der phenolischen Hydroxyl-Gruppe eine Steigerung der Wirkung. Es bestand keine Parallelität zwischen der Wirkung des Ausgangsphenols und der des hergestellten Laktons, da m-Kresol und Thymol stärkere Desinfektionsmittel als Phenol sind, während die Laktone sich umgekehrt verhalten[1]. Entscheidend ist also bei diesen Verbindungen nicht allein die Lakton-Gruppe. Interessante Ergebnisse erbrachten Studien ROSENMUNDS über das physikalisch-chemische Verhalten der Laktone[2]. Die Lösungen aller Laktone erwiesen sich als oberflächenaktiv. Die Quellung von Casein und Gelatine wurde durch Laktone mit freier Hydroxyl-Gruppe erhöht; die Thymollaktone waren hier am stärksten wirksam. Auch die Messung der Permeabilität und der Sol-Gel-Umwandlung ergab keinen Aufschluß über die verschiedene Wirksamkeit der Laktone. Dagegen erbrachte eine Untersuchung über die Verteilung der polaren Stellen im Molekül gewisse Anhaltspunkte.

Bei Prüfung der Kresoläther-laktone, von denen das o-Derivat außerordentlich wirksam, das p-Derivat gering und das m-Derivat ohne Wirkung war, ergab sich folgende Ladungsverteilung[3]:

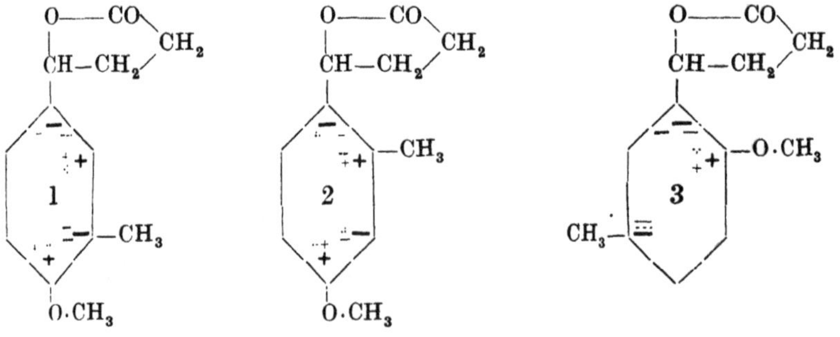

Hierbei zeigte sich, daß die wirksamen Laktone 1 und 3, die stärkste Polarität besitzen, während beim Lakton (2) die (+) und (—) Polarisation sich überlagern und gegenseitig abschwächen. Ferner ergibt sich bei dem am stärksten wirksamen Lakton (1), daß die stark polare Lakton-Gruppe durch benachbarte Substituenten nicht behindert ist, während dies bei den beiden anderen Laktonen durch die sterische Abschirmung eine gewisse Abschwächung bedeutet. Nach diesen Versuchen ist das Dipol-Moment des Moleküls von Wichtigkeit, so daß die Lakton-Gruppe in ihrer konstitutionellen Bedeutung weniger bedeutsam erscheint.

---

[1] ROSENMUND, K. W., u. D. SCHAPIRO: Arch. Pharmaz. Ber. dtsch. pharmaz. Ges. **272**, 313 (1934).

[2] ROSENMUND, K. W.: Angew. Chem. **48**, 701 (1935).

[3] ROSENMUND, K. W.: Angew. Chem. **48**, 704 (1935) und Chem. Ber. **84**, 711 (1951).

Neben dem Tetrahydro-naphthalin erwiesen sich auch β-Naphthol und Naphthalin als wirksam. Jedoch können beide unter Umständen toxische Eigenschaften zeigen.

Von P.D. LAMSON wurde das Hexylresorcin gegen Ascariden als wirksam erkannt[1]. Es wird auch heute noch empfohlen, zeigt allerdings örtliche Reizwirkungen, weshalb die Tabletten erst im Darm zerfallen dürfen. Es soll auch die Wurmeier angreifen, besonders im schwach alkalisch-wäßrigen Medium[2]. Heptylresorcin steht sowohl bei der Spul- als auch bei der Hakenwurm-Infektion wenig hinter dem Hexylresorcin zurück[3].

Die Darstellung des Hexylresorcins erfolgt durch Kondensation von Hexylalkohol mit Resorcin, oder nach E.H. Cox[4] aus Capronsäurechlorid und Resorcin. Das entstehende Hexoylresorcin läßt sich nach CLEMMENSEN zum Hexylresorcin reduzieren. CH.D. HURD und R. B. MCNAMER gewannen es aus Bromhexen und Resorcin durch anschließende Hydrierung des entstehenden Hexenylresorcins[5].

P.D. LAMSON u. a. untersuchten eine große Anzahl von Aromaten auf ihre vermifuge Wirkung. Unter den Alkylpolyoxybenzolen zeigte in der 4-n-Alkyl-resorcin-Reihe erst das Amylresorcin merkliche Ascariden-Wirkung. Beim Hexyl-resorcin wurde das Maximum der Wirkung erreicht, beim Duodecyl-resorcin hört sie auf. Von den übrigen Polyphenolen erwies sich nur das 4-n-Hexyl-brenzkatechin als schwach anthelmintisch wirksam. Bei den o- und p-Alkylphenolen steigt die Wirksamkeit wie in der Resorcin-Reihe mit zunehmender Kettenlänge an. Das Maximum liegt hier beim Oktylphenol, worauf die Wirkung wieder abnimmt. Die p-Derivate sind den o-Derivaten merklich überlegen. Heptylphenole zeigen im Vergleich zu Hexylresorcin nur schwache Wirkungen. In der 6-n-Alkyl-m-kresol-Reihe steigt die ascaricide Wirkung mit der zunehmenden Kettenlänge bis zum Butyl-m-kresol. Wie bei den anderen Reihen nimmt die Toxizität mit zunehmender Kettenlänge ab, die lokalreizende Wirkung der Aromaten geht zurück. Das 4-n-Hexyl-m-kresol war sowohl in vitro als auch in vivo wirksam. Bei den Polyalkylphenolen, unter denen einzelne beträchtliche Wirkung entfalten, gelang es nicht, durch Substitution mehrerer Alkyl-Gruppen bei gleicher Gesamtzahl von Kohlenstoffatomen die Aktivität zu erhöhen. Das gleiche gilt für Isoverbindungen oder cyclische Alkyl-Gruppen, so daß auch in dieser Reihe das Hexylresorcin nicht übertroffen wurde. Von Interesse dürfte ferner die Feststellung sein, daß die wirksamsten Substanzen durchweg einen Schmelzpunkt von unter 75° und eine Wasserlöslichkeit von 1:1000 bis 1:35000 aufwiesen[6].

Starke Reizwirkungen zeigt das Propylguajakol, so daß sich eine Verwendung dieser Verbindung verbietet[7]. Von LAMSON u. a. wurden ferner mehrkernige Phenole untersucht. Einführung von Alkyl-Gruppen bewirkt aber auch hier keine nennenswerte Steigerung der ascariciden Eigenschaften. Dagegen zeigten einige chlorierte Alkylphenole, so das p-Chlor-cavacrol, das 5-Chlor-2-hexyl-phenol und das 5-Chlor-2-heptyl-phenol besonders starke Wirkung[8].

Die Acetophenone wirken relativ schwach, stärker die Butyl-, Isobutyl- und Isocapryl-Verbindungen. Die Oxyacetophenone sind schwächer als die entsprechenden Acetophenone, aromatische Oxyketone weitgehend unwirksam. Einige Monoäther derselben waren zwar pharmakologisch aktiv, aber zu toxisch. Phenolester, die ohne Reizwirkung waren, erwiesen sich andererseits auch als nicht ascaricid[9].

Gewisse Beziehungen lassen sich zwischen manchen bakteriostatischen Stoffen und anthelmintischen Verbindungen aufzeigen. So ist das dem Sulfanilamid analoge p-Chlorbenzolsulfonamid gut bei Wurminfektionen brauchbar. Entsprechend ist das dem nicht bakteriostatischen 4,4′-Diamino-benzophenon ana-

---

[1] LAMSON, P. D.: Proc. Soc. exp. Biol. Med. **27**, 1017 (1930).
[2] BROWN, H.W.: Proc. Soc. exp. Biol. Med. **28**, 1036 (1931).
[3] LAMSON, P. D.: Amer. J. Hyg. **15**, 306 (1932).
[4] Cox, E. H.: Receuil. trav. chim. Pays-Bas **50**, 848 (1931).
[5] HURD, CH. D., u. R. B. MCNAMER: J. chem. Soc. (London) **59**, 104 (1937).
[6] LAMSON, P. D.: J. pharmacol. exp. Therapeut. **53**, 198 u. folgende Arbeiten (1935); P. D. LAMSON u. CH. B. WARD: Prod. Soc. exp. Biol. Med. **29**, 340 (1932).
[7] PAK, C., u. B. E. READ: Chin. J. Physiol. **10**, 249 (1936).
[8] LAMSON, P. D.: J. pharmacol. exp. Therapeut. **56**, 50, 60 (1936).
[9] LAMSON, P. D.: J. pharmacol. exp. Therapeut. **56**, 63 (1936).

loge 4,4'-Dichlor-benzophenon unwirksam. Bei weiterer Untersuchung dieser
Analogie fanden K. SEELKOPF und H. AUBERHOFF[1], daß das dem 4,4'-Diamino-
benzil entsprechende 4,4'-Dichlor-benzil ebenfalls wirksam ist. In Weiterver-
folgung dieses Ergebnisses wurden verschiedene Benzile und deren Derivate
geprüft, da auch schon das Benzil selbst wurmlähmende Eigenschaften besitzt.
Hier ragte vor allem das 2,4-Dioxy-desoxybenzoin

$$\langle\rangle-CH_2-CO-\langle\rangle-OH$$
$$\overset{OH}{\underset{|}{}}$$

durch seine intensive Wirkung auf Ascariden im Testversuch hervor.

Mittel gegen den Hakenwurm

sind den Ascariden-Mitteln ähnlich, jedoch werden hier in erster Linie Alkylhalogenide verwandt. Sie sind auch gegen Ascariden wirksam, jedoch besteht
bei Masseninfektion die Gefahr der Knäuelbildung. Vor allem wird hier Tetrachlorkohlenstoff empfohlen, doch hat es nur eine geringe therapeutische Breite.
Nach englischen Berichten wurden in Ägypten in 3 Jahren 1,6 Millionen Einwohner durch 11000 kg CCl_4 von Hakenwürmern befreit. STRAUB warnt jedoch
vor der Verwendung von CCl_4 als Anthelminthicum, da es durch die Pfortader in
die Leber gelangen und dort Schädigungen hervorrufen kann. Günstiger scheint
die Wirkung des Tetrachloräthylens zu sein, das die Leber weniger belastet und
dessen sonstige Nebenwirkungen ebenfalls geringer sein sollen[2].

W. H. WRIGHT und I. M. SCHAFFER[3] untersuchten vergleichsweise verschiedene Halogenalkyle. Hierbei entfalteten auf die Hakenwurm-Infektion n-Butylchlorid, n-Amylchlorid,
2-Chlorbutan, n-Hexylchlorid, 2-Chlorpentan, 3-Chlorpentan und ferner tert. Amylchlorid,
Äthylidenchlorid und n-Butylidenchlorid gute Wirkung, außerdem besonders das n-Propyl-
chlorid. Das Pentachloräthan war zwar gut wirksam, jedoch zu toxisch. Ferner erwiesen
sich Propylenchlorid, Trimethylenchlorid, 1,2,3-Trichlorpropan, Trichloräthan und das
Pentachloräthan als zu giftig. Neben der chemischen Struktur, bei der vor allem die Zahl
der Halogene und deren Stellung im Molekül wichtig ist, hat die Wasserlöslichkeit der
Verbindungen große Bedeutung. MARCENAC[4] fand, daß das 2,2-Dichlor-butan und das
2-Chlor-butan sich als gut wirksam bei Nematoden des Pferdes erwiesen, desgleichen
n-Butylidenchlorid. Von größerer therapeutischer Breite als das Tetrachlormethan ist neben
dem Tetrachloräthylen das Tetrachloräthan[5].

Außer Alkylhalogeniden haben bisher keine weiteren Verbindungen bei Peitschen-
wurminfektionen Bedeutung erlangt. Erwähnt seien von der Klasse der Farbstoffe noch
die im AP. 2 472 565 gegen Hakenwürmer, Filarien, Peitschenwürmer und ähnliche Wurmerkrankungen empfohlenen Pyrimidino-2'-cyanidin-Farbstoffe, so das 1-Äthyl-3,6-dimethyl-
2-phenyl-4-pyrimidino-2'-cyanidinjodid.

Oxyuren-Mittel.

Auf die Schwierigkeiten der Behandlung der Oxyuriasis wurde bereits eingangs hingewiesen. Verwendet man vermifuge Mittel, so sind die der Biologie
der Parasiten angepaßten Maßnahmen besonders zu beachten. Die Behandlung
per os wird zweckmäßig mit Einläufen und der Anwendung von Analsalben kombiniert. Außer stark riechenden Stoffen, wie Senfölen, Naphthalin usw., erwiesen
sich solche Mittel als völlig unschädlich und für längere Kuren geeignet, die zur
Abstumpfung der Darmalkalität geeignet sind, so z.B. unlösliches basisches

---

[1] SEELKOPF, K., u. H. AUBERHOFF: Pharmazie 5, 463 (1950).
[2] Vgl. E. A. SHARP: J. trop. Med. Hyg. 33, 336 (1930).
[3] WRIGHT, W. H., u. I. M. SCHAFFER: Amer. J. Hyg. 16, 325 (1932).
[4] MARCENAC: C. R. hebd. Séances Acad. Sci. 198, 510 (1934).
[5] RAWSON, C. W.: Indian J. veterin. Sci. animal Husbandry 3, 294 (1933); C. 1934.
I. 1519.

Aluminiumacetat (*Gelonida aluminii subacetici*) und das Aluminium aceticobenzoicum (*Oxymors*[1]). Die Bedeutung der Säuerung des Darminhalts geht auch aus dem massenhaften Abgang von Oxyuren bei der Verabreichung von Sulfonamiden (S. 694) hervor.

Wie bei den Ascariden-Mitteln wird auch gegen Oxyuriasis eine Reihe von Phenolen benutzt. Naphthole reizen die Nieren zu stark. *Thymol* in hohen Dosen wird seit langer Zeit angewandt, jedoch wurden gelegentlich Nebenerscheinungen wie Erbrechen, Exantheme, Albuminurie, Kollaps usw. beobachtet. Nach EICHHOLZ[2] erzielt man auch mit dem N-Isoamyl-carbaminsäure-3-methyl-6-isopropyl-phenylester (*Egressin*)

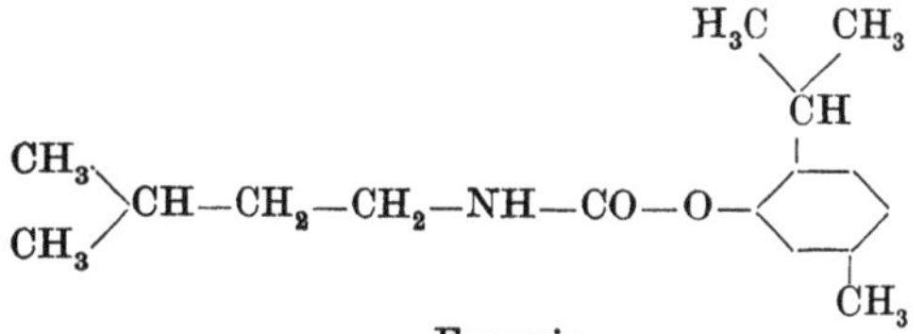

$$\begin{matrix} CH_3 \\ CH_3 \end{matrix} \!\!\!\!> CH-CH_2-CH_2-NH-CO-O-\!\!\!\underset{CH_3}{\underset{|}{\bigcirc}}\!\!\!-CH(CH_3)_2$$

Egressin

in Gaben von 6 g pro Tag gute Wirkung gegen Oxyuren. Nach dem AP. 2524185 entsteht es durch Kondensation von Isoamylamin mit Thymol-chlorameisensäureester.

Hexylresorcin, in USA in die Pharmakopoe aufgenommen, wirkt sowohl auf Ascariden als auch auf Oxyuren. Über Versuche zur Verbesserung der Wirkung wurde bereits berichtet (P.D. LAMSON u. a., S. 271).

Daß Benzylalkohol und seine Ester anthelmintisch wirken, stellte zuerst MACH fest. Schon in 1,5%ig. Lösung bewirken sie schnelle Abtötung der Regenwürmer. Widerstandsfähiger sind die Ascariden des Schweines. Nach SCHULEMANN[3] wirken o- und p-Benzylphenol auf Oxyuren.

Auf der Wirkung des letzteren fußt *Butolan*, ein Carbaminsäure-Ester desselben. Es soll ohne nennenswerte Nebenwirkungen vermicid wirken. Jedoch ist seine Wirkung auf Oxyuren unsicher[4].

Man erhält es aus dem Chlorkohlensäureester in üblicher Weise[5]:

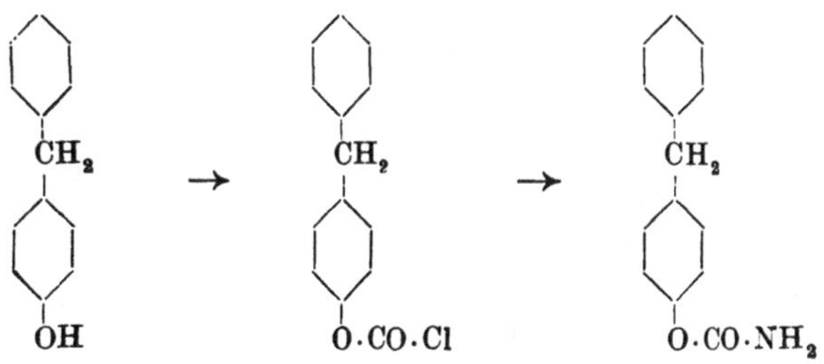

C₆H₅-CH₂-C₆H₄-OH → C₆H₅-CH₂-C₆H₄-O·CO·Cl → C₆H₅-CH₂-C₆H₄-O·CO·NH₂

Butolan

Die verschiedensten aromatischen Ester des Benzylalkohols und dessen Derivate werden in neuester Zeit als wurmtreibende Mittel vorgeschlagen, so im FP. 919194 Benzoesäureester des α-Butyl-, α-Isobutyl-, α-tert.-Butyl-, α-n-Pentyl-, α-Isopentyl-, α-n-Hexyl-, α-Do-

---

[1] KAUFMANN, H. P.: Klin. Wschr. **57**, 183 (1920).
[2] EICHHOLZ, F.: Med. Wschr. **75**, 868 (1950).
[3] SCHULEMANN, W.: Dtsch. med. Wschr. **46**, 1050 (1920).
[4] GROSS, O.: Naunyn-Schmiedebergs Arch. exp. Pathol. Pharmakol. **187**, 100 (1937).
[5] DRP 296889.

decyl-, α-Cyclopentyl-, α-Isopentyl-, α-Cyclohexyl-benzylalkohols. Weitere Ester verschiedener aromatischer Säuren beschreiben die FPP. 919197 und 919195. Außer verschieden substituierten Benzylalkoholen werden als Säuren substituierte Benzoesäuren, wie Methyl-, Methoxy-, Äthoxy-, Chlor-, Nitro-, Methylmercapto-, Phenoxy-benzoesäure und andere, vorgeschlagen. Auch diese Derivate zeichnen sich durch insekticide und wurmtreibende Wirkung beim Warmblüter aus. Weitere Verbindungen leiten sich nach dem FP. 919196 von der Zimtsäure und ihren Abkömmlingen sowie der Phenylessigsäure und deren Derivaten ab.

Besser wirksam als Butolan soll das *Lubisan* sein, wenn auch hier Versager häufig sind. Ausgangspunkt für das Lubisan ist Resorcin, dessen Wirksamkeit als Wurmmittel bereits erwähnt wurde. Sein Butyläther in Form des Diäthylcarbamats ist die wirksame Substanz des Lubisans. Zur Darstellung überführt man den mono-Butyläther mit Phosgen in das Kohlensäurechlorid, das anschließend mit Diäthylamin umgesetzt wird[1]:

$$\underset{\text{OH}}{\bigcirc}\text{—O·C}_4\text{H}_9 \rightarrow \underset{\text{O·CO·Cl}}{\bigcirc}\text{—O·C}_4\text{H}_9 \rightarrow \underset{\substack{\text{O·CO·N(C}_2\text{H}_5)_2 \\ \text{Lubisan}}}{\bigcirc}\text{—O·C}_4\text{H}_9$$

Man arbeitet dabei so, daß der Resorcinmonobutyläther in Pyridin und Toluol gelöst und dann in eine 25%ige Lösung von Phosgen in Toluol eingetragen wird. Dabei wird gekühlt, das überschüssige Phosgen ausgetrieben und die getrocknete Lösung mit Diäthylamin in Äther versetzt[2].

Die Verbindungen zeigen auch gute Ascariden- und Bothriocephalen-Wirksamkeit[3].

Cupronat, eine Kupfer-Eiweißverbindung, und *Gerlaverm*, ein Kupfersilikat, sind als Oxyuren-Mittel empfohlen worden. Auch andere Schwermetalle wurden als Wurmmittel versucht. Antimon-Verbindungen (S. 557) werden bei Trichinosen verwendet. Das *Spirocid* (vgl. Arsen-Verbindungen S. 553) ist bei der Peitschenwurminfektion wirksam. In gleicher Weise wirkt hier das *Mercurochrom* (s. Quecksilber-Verbindungen S. 582). Versuche wurden auch unternommen, das Arsen in wirksame Phenole einzubauen. So stellte M. FILOMENI Arsen-Derivate des Thymols und Carvacrols her. Es ist interessant, daß die in vitro-Versuche die vollständige Unwirksamkeit der Arsen- und auch der halogenierten Arsen-Derivate des Thymols ergaben, während die halogenierten Thymol-Derivate in vivo noch stärker wirkten als Thymol selbst[4].

Da baktericide Mittel auch sehr oft anthelmintisch wirken, wurden auch Sulfonamide in dieser Richtung geprüft. Hierbei ergab sich, daß die 1-Amino-2-alkoxy-5-alkyl-benzolsulfonsäureamide und auch die entsprechenden 2-Aralkoxy-Verbindungen vermicid wirken. Die Darstellung der Verbindungen geht von den 1-Acetylamino-Verbindungen aus, die in 4-Stellung mit Chlorsulfonsäure sulfuiert und anschließend mit Ammoniak in die Amide überführt werden. Es wurden beschrieben: 1-Amino-2-methoxy-5-methyl-benzol-4-sulfonsäureamid, 1-Amino-2-methoxy-5-methyl-benzol-4-sulfonsäuremonomethylamid, 1-Amino-2-methoxy-5-methyl-benzol-4-sulfonsäuredimethylamid, 1-Amino-2-methoxy-5-methylbenzol-4-sulfonsäurediäthylamid, 1-Amino-2-methoxy-5-methyl-benzol-4-sulfonsäuremonobutylamid, 1-Amino-2-methoxy-5-methyl-benzol-4-sulfonsäureoxyäthylamid, 1-Amino-2-äthoxy-5-methyl-benzol-4-sulfon-säureamid, 1-Amino-2-äthoxy-5-oxymethyl-benzol-4-sulfonsäuremonomethylamid, 1-Amino-2-äthoxy-5-oxymethyl-benzol-4-sulfonsäurediäthylamid, 2′,5-Dimethyl-2-äthoxy-4′-aminoazo-benzol-4-sulfonsäureamid.

Die Verbindungen können sowohl über die entsprechenden 1-Brom-Verbindungen durch Einwirkung von Ammoniak unter Druck, als auch durch reduzierende Spaltung der entsprechenden Azoverbindungen erhalten werden[5].

p-Amino-benzol-sulfoguanidinid hat nach H. MENDHEIM und G. SCHEID ebenfalls Wirkung gegen Oxyuren. Es ist unter dem Namen *Ruocid* im Handel[6].

---

[1] DRP Zweigstelle Östr. 159425; Schwz. P. 210920. — [2] FP. 861224.
[3] Vgl. ferner DRP 709941. — [4] FILOMENI, M.: Ann. Chim. pharmac. 1939, 21.
[5] DRP 681686; FP. 843418; Schwz. P. 203550.
[6] MENDHEIM, H., u. G. SCHEID: Med. Mschr. 4, 199 (1940).

Farbstoffe als Oxyurenmittel.

In der Gruppe der Triphenylmethan-Farbstoffe soll Malachitgrün vermicid wirken. Besondere Beachtung aber fanden das *Gentiana-Violett* und das *Kristall-Violett*, die an anderer Stelle besprochen werden (S. 624).

Diese Farbstoffe haben E. C. FAUST u. a.[1] schon vor geraumer Zeit als Wurmmittel empfohlen. In den letzten Jahren wurden sie, auch in Form der freien Basen, in Dutzenden von Spezialitäten als Oxyuren-Mittel auf den Markt gebracht. Außer durch verschiedene Namen unterscheiden sie sich nur durch die Art der Konfektionierung. Letztere ist insofern wichtig, als die Farbstoffe bzw. ihre Basen im Magen erhebliche Wirkungen auslösen und daher mit entsprechenden Schutzhüllen in Form geeigneter Dragees verabreicht werden müssen (*Badil, Pyoverm, Riosan, Vermolsyn, Atrimon* usw.). Jedoch hat unter den verschiedenen Derivaten das Kristallviolett und p-Rosanilin die günstigsten Eigenschaften. Das Hydrochlorid des Methyl-p-rosanilins kommt als *Viocid* in den Handel.

Über die Art der Wirkung der „Violett-Mittel" besteht noch keine Sicherheit, also ob sie als Fraßgifte, Kontaktgifte oder durch Plasmaschädigung wirken. Die Untersucher kommen in bezug auf den Erfolg der Anwendung zu widersprechenden Ergebnissen. Während ein großer Teil derselben sich positiv einstellt, urteilen z. B. HÄNEL[2] und MÖLLER[3] abfällig. Es besteht kein Zweifel daran, daß diese Farbstoffe den Magen stark reizen und zu erheblichen Störungen Veranlassung geben können. Nach K. O. MÖLLER[3] treten trotz zuverlässiger Darmhülle und vorsichtiger Dosierung bei einem Drittel der Fälle Übelkeit, Erbrechen, Diarrhoe und Kopfschmerzen als Nebenwirkungen auf. Während der Kur sollen grobe und feste Speisen sowie Alkohol vermieden werden. Günstigere Wirkung scheint die Leuko-Verbindung des Kristallvioletts zu entfalten, deren Index mit 12,4 viermal günstiger als der des Farbsalzes ist[4]. Über die Dosierung gehen die Meinungen auseinander. SCHÜFFNER[5] ist für hohe konzentrierte Dosen (1,5—2 g pro Dosi et die, 1—2 Tage), R. SCHNEIDER[6] für kleine Dosen über lange Zeiträume (3mal täglich 0,04 g 9 Wochen lang). KREBS[7] und andere Autoren sind für mittlere Mengen etwa 3mal täglich. Die ärztliche Beaufsichtigung scheint bei Verwendung von Violett-Mitteln angebracht.

Kontaktinsekticide als Oxyurenmittel.

Unter Kontaktinsekticiden[8] versteht man eine Gruppe von Mitteln zur Insektenbekämpfung, die in der Hauptsache dadurch zur Wirkung gelangen, daß sie nach Berührung mit der Haut (vor allem Tarsen und Gelenkhäuten) eines Insektes, in diese eindringen und auf dem Weg über das Nervensystem und die Lymphbahnen zu den zentralen Ganglien gelangen, um durch Schädigungen dieser Zentren Krämpfe, Lähmungen und Tod herbeizuführen[9]. Hier sind *Pyrethrin* und *Rotenon* wichtig, die aus bestimmten Chrysanthemum- bzw. Derrisarten isoliert wurden und denen folgende Konstitution zukommt[10, 11]:

---

[1] FAUST, E. C., u. a.: Proc. Soc. exp. Biol. Med. 28, 691 (1931); W. H. WRIGHT u. BRADY: Amer. chem. Abstr. 32, 1572 (1938); J. Amer. med. Assoc. 114, 861 (1940); D'ANTONI u. SAWITZ: Ebenda 115, 331 (1940); MILTER: Ebenda 115, 2312 (1940); E. C. FAUST: Ebenda 117, 1334 (1941). — [2] HÄNEL, L.: Pharmazie 5, 18 (1950).
[3] MÖLLER, K. O.: Pharmakologie. Verlag Schwabe: Basel 1947, S. 157.
[4] BROCK, N., u. A. EHRHARDT: Arzneimittel Forschg. 1, 5 (1951).
[5] SCHÜFFNER, W.: Med. Klin. 1949, H. 4. — [6] SCHNEIDER, R.: Med. Klin. 43, 493 (1948).
[7] KREBS, K. G.: Süddtsch. Apotheker-Ztg. 89, 546 (1949).
[8] Siehe R. RIEMSCHNEIDER: Zit. S. 277.
[9] Vgl. hierzu F. SCHWARZ: Naunyn-Schmiedebergs Arch. exp. Pathol. Pharmakol. 207, 609 (1949); 211, 121 (1950).
[10] STAUDINGER, H., u. L. RUZICKA: Helv. chim. Acta 7, 1, 177, 201, 377 (1924).
[11] BUTENANDT, A., u. G. HILGETAG: Liebigs Ann. 506, 158 (1933); S. TAKEI u. a.: Ber. dtsch. chem. Ges. 66, 479, 1826 (1933).

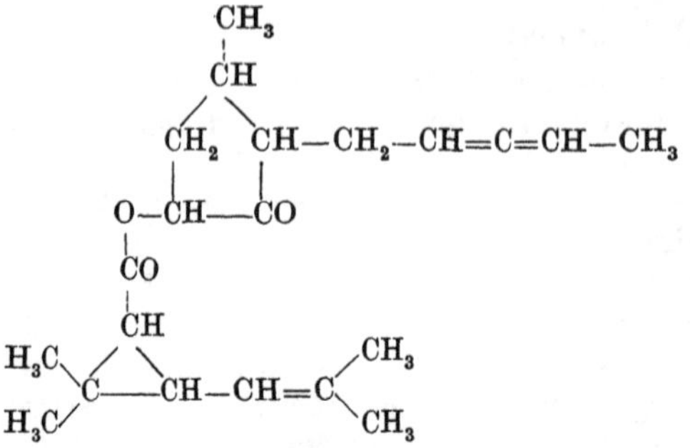

Pyrethrin I

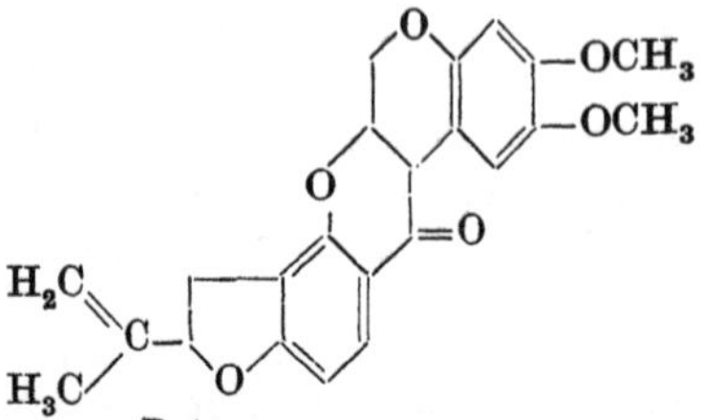

Rotenon

Außer dem Pyrethrin ist ferner das *Cinerin* stark wirksam. Ein Analoges des letzteren ist der in USA dargestellte d, l-2-Allyl-4-oxy-3-methyl-2-cyclopenten-1-on-ester der *cis-trans* Chrysanthemum-monocarbonsäure. Dieser wird als *Allethrin* in den Handel gebracht. Es soll weniger kumulative Schäden auslösen als DDT.

In neuerer Zeit gelang es, ähnlich wirkende, aber leicht darstellbare Verbindungen zu finden, unter anderen das Phenothiazin, das Hexachlor-cyclohexan und das Dichlordiphenyl-trichlormethyl-methan, deren medizinische Verwendung mehrfach erwogen wurde und z. T. heute auch erfolgt, so insbesondere bei Wurmkrankheiten.

Phenothiazin. Das Phenothiazin wurde zuerst in der Veterinärmedizin als Mittel gegen Strongyliden und Schweine-Ascariden benutzt. Seine Verwendung in der Humanmedizin[1] begann in Form einer Analsalbe (*Thional*) und auch per os in verschiedenen Spezialitäten. Es hat ohne Zweifel vermicide Wirkung[2], ist aber auch toxisch. MENDHEIM und SCHEID[3] nennen als Nebenwirkungen Anämie, Leucocytose, Ikterus, Hämaturie, Fieber und allergische Hautreaktionen. Nach Angabe dieser Autoren wurden nach Verabfolgung von 7 g Phenothiazin in 4 Tagen mehrere tödliche Vergiftungen beobachtet. HÄNEL[4] glaubt, daß nur die Verwendung unreiner Substanzen zu toxischen Schäden führt und daß Phenothiazin infolge seiner Unlöslichkeit in verdünnten Säuren und Basen vom menschlichen Organismus nicht resorbiert werde. Dagegen sprechen aber Untersuchungen von O. THOMAS, FL. DE EDS u. a.[5]. Messungen des Oxydations-Reduktions-Potentials führten FL. DE EDS und Mitarbeiter zu der Annahme, daß die Leukoverbindung, die auch im Plasma auftritt, die Ursache für die Hautschäden sei, die bei Verabreichung von Phenothiazin beobachtet werden[6].

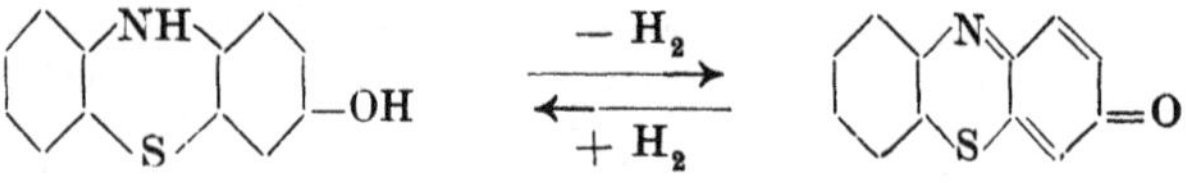

Thional

Leucothionol

2-Oxy-phenothiazin gewann zuerst A. BERNTHSEN[7] durch Zusammenschmelzen von 4-Oxy-diphenylamin und Schwefel:

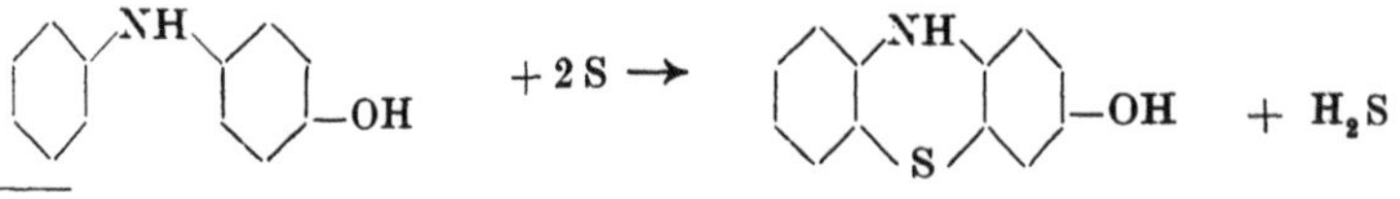

[1] AWE, W.: Süddtsch. Apotheker-Ztg. **90**, 859 (1950).
[2] SCHÜFFNER, W.: Med. Klin. **44**, 335 (1949).
[3] MENDHEIM, H., u. G. SCHEID: Dtsch. med. Wschr. **74**, 1022 (1949).
[4] HÄNEL, L.: Pharmazie **5**, 18 (1950); L. HÄNEL u. WEISS: Dtsch. med. Wschr. **74**, 749 (1949).
[5] THOMAS, O. I., FL. DE EDS u. M. C. NAUGHT: J. ind. Hyg. Toxicol. **20**, 419 (1938). C. **1939**. II. 4530.
[6] DE EDS, FL., O. THOMAS u. R. H. WILSON: J. Amer. med. Assoc. **104**, 2095 (1940).
[7] BERNTHSEN, A.: Liebigs Ann. **230**, 182 (1885).

Das Phenothiazin bildet sich analog aus Diphenylamin und Schwefel. Es ist nach Reinigung durch wiederholtes Umkristallisieren oder durch Sublimation farblos. Das reine Produkt kommt unter den Namen *Contaverm* und *Phenoxur* in den Handel.

Dichlordiphenyl-trichlormethyl-methan (*DDT*)

$$Cl-C_6H_4 \diagdown CH-CCl_3$$
$$Cl-C_6H_4 \diagup$$

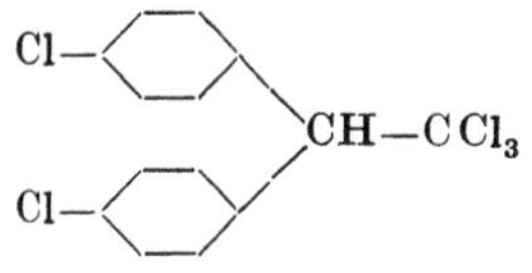

wurde 1874 von O. ZEIDLER[1] zuerst hergestellt. Man erhält es durch Kondensation von Chlorbenzol und Chloral in Gegenwart von konz. Schwefelsäure. Hierbei entsteht zunächst das p-Chlorphenyl-trichlormethyl-carbinol[2]:

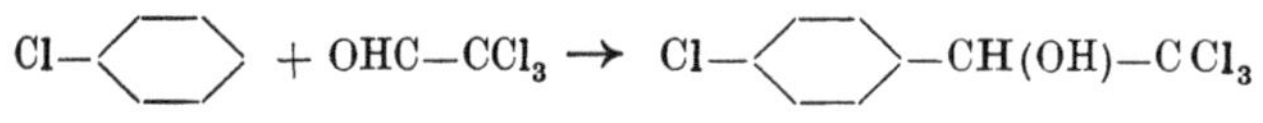

$$Cl-C_6H_5 + OHC-CCl_3 \rightarrow Cl-C_6H_4-CH(OH)-CCl_3$$

Dieses reagiert hierauf mit einem zweiten Molekül Chlorbenzol unter H_2O-Abspaltung zur gewünschten Verbindung:

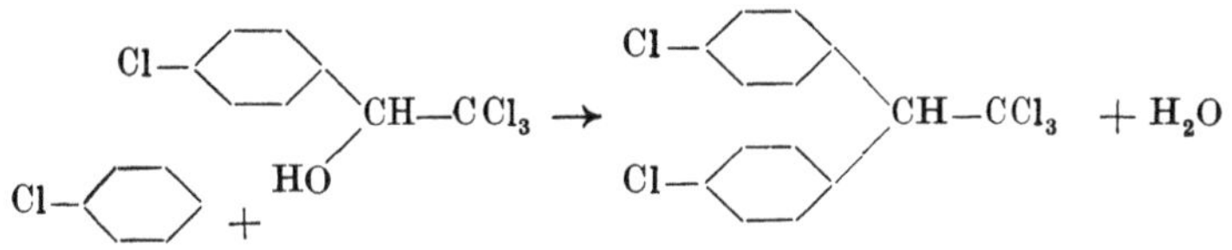

$$Cl-C_6H_4 \diagdown CH-CCl_3 \rightarrow Cl-C_6H_4 \diagdown CH-CCl_3 + H_2O$$
$$Cl-C_6H_5 + HO \diagup \quad\quad Cl-C_6H_4 \diagup$$

Die Reaktionsbedingungen für die Kondensation müssen so gewählt werden, daß eine Sulfurierung des Chlorbenzols nicht erfolgen kann.

So erhält man das Dichlordiphenyl-trichlormethyl-methan (DDT) durch Kondensation von 1 Mol Chloral und 4—5 Mol Chlorbenzol in etwa 4 kg 100%ig. Schwefelsäure in fast 100%ig. Ausbeute, wenn man die Temperatur von 5—10° einhält[3].
Statt Schwefelsäure werden als Kondensationsmittel auch Aluminiumchlorid und Zinkchlorid verwendet. W. H. KUEGEBERG und D. I. TORRANS[4] schlagen Chlorsulfonsäure vor.

DDT wurde als hervorragendes Insektengift von P. MÜLLER[5] erkannt und von DOMENJOZ im Jahre 1942 unter den Handelsnamen *Neocid* oder *Gesarol* zur Ungezieferbekämpfung eingeführt. Es ist zwar beim Warmblüter in einmaliger Verabreichung wenig giftig[6], L. EMMEL und M. KRÜPE[7] betonen jedoch, daß infolge Kumulation unterschwelliger Dosen der Tod herbeigeführt werden kann. Die Speicherung von DDT in lipoidreichen Organen ist einwandfrei nachgewiesen worden. Ascariden werden nach WHITEFIELD u. a.[8] durch DDT nicht ge-

---

[1] ZEIDLER, O.: Ber. dtsch. chem. Ges. **7**, 1180 (1874).
[2] Vgl. R. RIEMSCHNEIDER: Zur Kenntnis der Kontakt-Insektizide, Arbeitsgem. med. Verlage; Berlin 1947.
[3] Vgl. H. MOSHER u. a.: Ind. Engng. Chem., analyt. Edit. **38**, 9, (1946); R. RIEMSCHNEIDER: Zit. 2.
[4] KUEGEBERG, W. H., u. D. I. TORRANS: Ind. Engng. Chem., analyt. Edit. **38**, 211 (1946).
[5] DRP 741661; AP. 2323074; vgl. R. WIESMANN: Erg. Hygiene **26**, 46 (1949).
[6] DOMENJOZ, R.: Erg. Hygiene **26**, 18 (1949).
[7] EMMEL, L., u. M. KRÜPE: Z. f. Naturforsch. **1**, 691 (1946).
[8] WHITEFIELD: Brit. med. J. **1**, 904 (1948).

tötet. Für Regenwürmer ist es ebenfalls wenig giftig[1]. Nach R. AMMON werden auch Oxyuren wenig beeinflußt[2].

Hexachlorcyclohexan. Dieser Stoff, kurz als *HCC* bezeichnet, wurde schon von FARADAY durch Einleiten von Chlor in ein Benzol-Wasser-Gemisch, dem eine kleine Menge KOH zugesetzt ist, erhalten. Bequemer gewinnt man es durch Einleiten von Chlor in Benzol unter Belichtung:

$$C_6H_6 + 3\,Cl_2 \longrightarrow C_6H_6Cl_6$$

Die Reaktion verläuft unter starker Wärmeentwicklung. Nach einiger Zeit scheidet sich das Benzolhexachlorid aus der Lösung ab. Das so gewonnene Produkt stellt ein Isomeren-Gemisch dar. Von den zehn möglichen Formen wurden bisher fünf isoliert[3,4,5], die mit den Buchstaben $\alpha, \beta, \gamma, \delta$ und ε bezeichnet werden. Das α-Isomere existiert in zwei Modifikationen, die Struktur des ε-Isomeren ist noch nicht bekannt.

α-Form 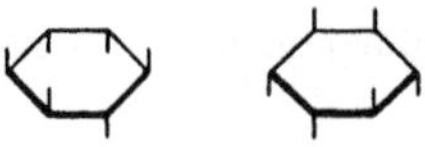 Schmp. 175,5—158°

β-Form 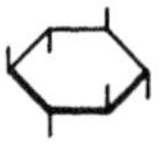 Schmp. 309°

γ-Form 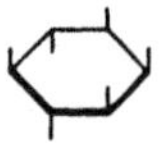 Schmp. 112,5°

δ-Form 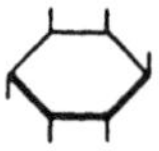 Schmp. 138—139°

Von diesen Isomeren zeigt vor allem das γ-Derivat hervorragende insekticide Eigenschaften. Man erhält es aus dem Isomeren-Gemisch durch Extraktion und fraktionierte Kristallisation mit Methylalkohol. In diesem sind das α- und β-Isomere wenig löslich. Die hohe insekticide Wirkung dieses sog. *Gammexans* ließ seine Anwendung auch in der Medizin erfolgreich erscheinen. Während es sich ebenso wie DDT bei der Bekämpfung von Scabies erfolgreich erwies[6], ist seine Wirkung gegen Ascariden nur gering[7]. Von industrieller Seite wird es als Oxyurenmittel empfohlen, jedoch dürfte auch bei dieser Anwendung die gleiche Vorsicht notwendig sein wie bei anderen Kontaktinsekticiden[8]. Auf die Gefahr von Leberschäden bei längerem Gebrauch der hochchlorierten Verbindung wurde verwiesen[9].

Bandwurm-Mittel.

Das noch heute überragende Mittel gegen den Bandwurm ist der seit Jahrzehnten bekannte Extrakt aus dem Wurmfarn (*Aspidium filix mas*). Er enthält eine Reihe von Abkömmlingen des Phloroglucins und der Buttersäure. Den drei-

---

[1] HOFFMANN, J., u. L. LENDLE: Naunyn-Schmiedebergs Arch. exp. Pathol. Pharmakol. **205**, 223 (1948).
[2] AMMON, R.: Pharmazie **5**, 57 (1950).
[3] LINDEN, v. d., T.: Ber. dtsch. chem. Ges. **45**, 236 (1912).
[4] SLADE, E.: Chem. and Ind. **13**, 314 (1945).
[5] KAUER, K. C., u. a.: Ind. Engng. Chem., ind. Edit. **39**, 1395 (1947).
[6] Vgl. *Milbantin*: Pharmazie **1**, 239 (1946).
[7] AMMON, R.: Pharmazie **5**, 57 (1950); H. H. SCHNEIDER: Klin. Wschr. **28**, 104 (1950).
[8] Vgl. L. LENDLE, u. H. H. SCHNEIDER: Klin. Wschr. **29**, 388 (1951).
[9] PHILLIPOT, E., u. M. I. DALLMAGNE: Experentia **3**, 118 (1947); vgl. K. SCHULZE: Umschau **51**, 91 (1951).

wertigen Phenolen selbst kommen gewisse anthelminthische Wirkungen zu, während die *Filicinsäure* (s. nebenst.) wirkungslos ist. Die Struktur der Säure, die man durch hydrolytische Zersetzung von Filixsäure, Aspidin, Albaspidin und Flavaspidsäure erhält, wurde von BOEHM aufgestellt und von A. ROBERTSON und W. F. SANDROCK durch Synthese bewiesen[1]. Letztere läuft über folgende Reaktionsstufen:

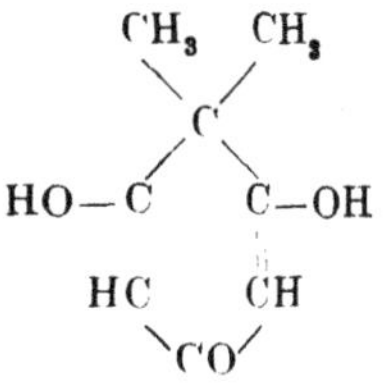

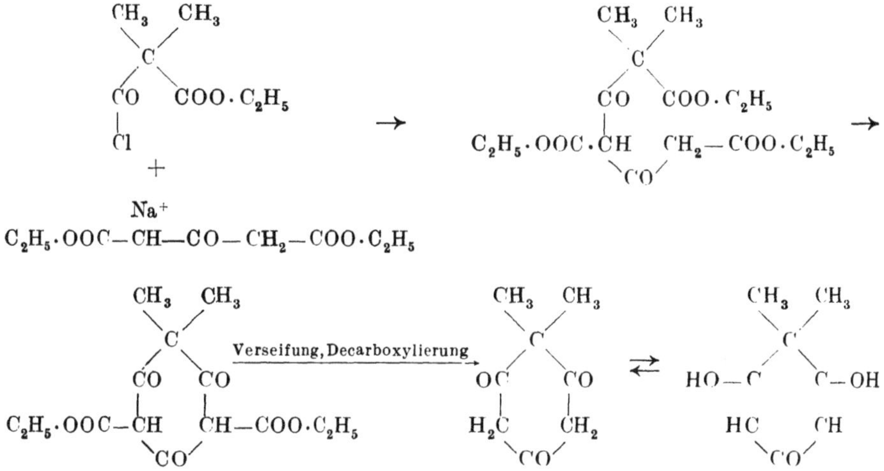

Ein Abkömmling der Filicinsäure, das *Filicinsäurebutanon*

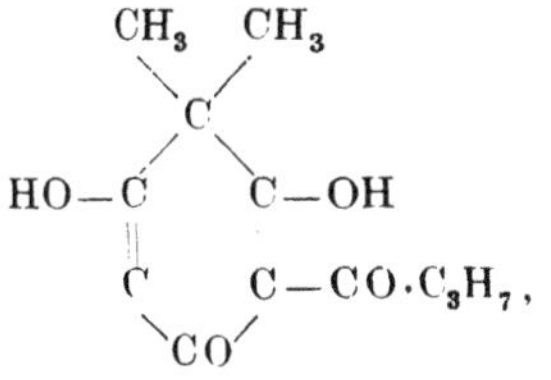

ist der Grundstoff für die im Farn vorkommende Filixsäure, der man folgende Konstitution zuspricht:

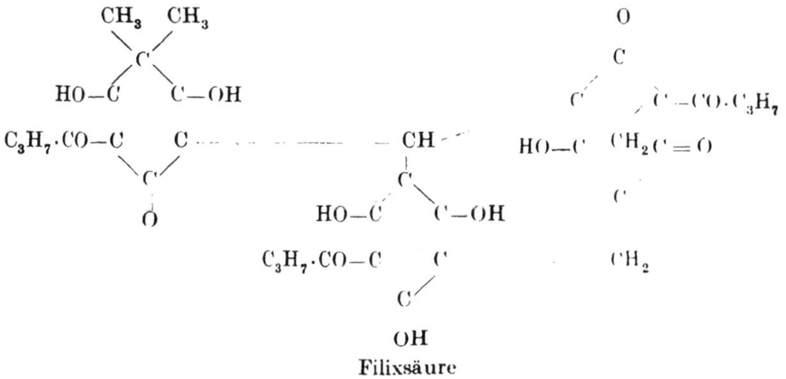

Filixsäure

---

[1] ROBERTSON, A., u. W. F. SANDROCK: J. chem. Soc. (London) 1933, 1617.

Die vorgenannte Struktur ist noch nicht gesichert. Während die Filicinsäure, wie schon erwähnt, wirkungslos ist, zeigt die Filixsäure starke Wirksamkeit gegenüber Kaltblütern. So werden Frösche schon durch 2 mg Filixsäure getötet. Analog aufgebaute synthetische Stoffe waren weniger wirksam[1].

Intensive Wirksamkeit zeigt neben der Filixsäure noch das Albaspidin:

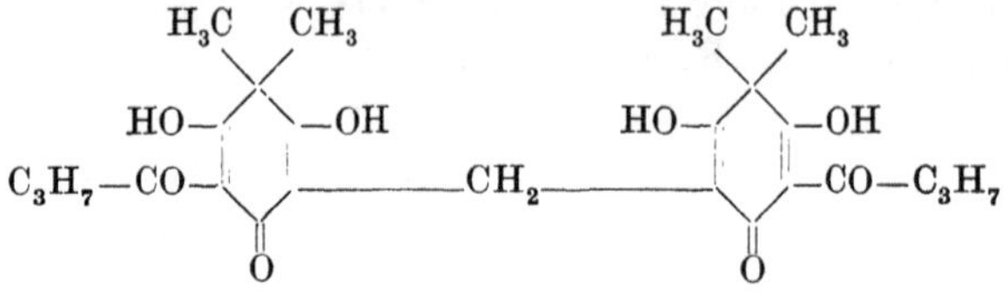

Albaspidin

Auch dieses leitet sich vom Filicinsäure-butanon ab. In ähnlicher Weise läßt sich Albaspidin auch von Aspidinol herleiten, das aus dem Farnextrakt isoliert werden kann und dessen Struktur von A. ROBERTSON und W. F. SAND-ROCK auf synthetischem Weg erhärtet werden konnte, nachdem BOEHM 1897 die Konstitution geklärt hatte. Die Synthese geht vom Methylphloroglucin-β-methyläther aus. Mit Butyronitril kondensiert, entsteht nach Hydrolyse das Keton, das durch Zinkchlorid und Salzsäure in Aspidinol überführt wurde[2]:

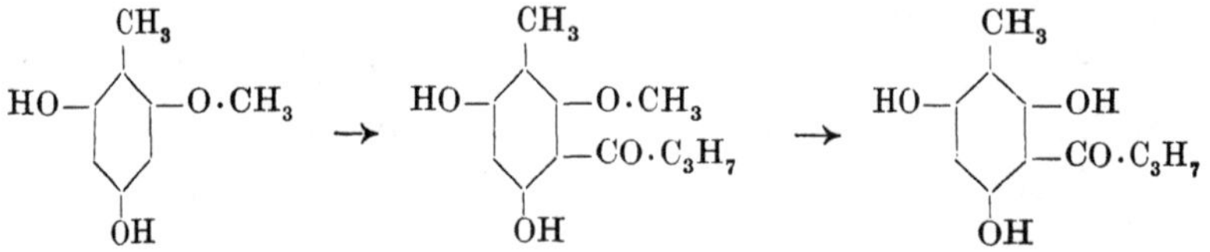

Aspidinol

Eine ölige Lösung von Filix-Wirkstoffen ist als *Filmaron* im Handel.

Von weiteren Drogen, die für die Bandwurmbekämpfung Bedeutung haben, sind *Flores Coso*, die α- und β-Cosotoxin und Cosin enthalten, sowie *Kamala*, gewonnen aus den Drüsenhaaren der Früchte von *Mallotus philippinensis*, zu nennen, deren Wirkstoff das *Rottlerin* ist. Auch die Rinde des Granatbaumes, *Punica granatum*, enthält gegen Bandwurm wirksame Alkaloide, wie *Pelletierin*, *Isopelletierin* und *Pseudopelletierin*. Über das Cosin und Cosotoxin ist wenig bekannt. Dagegen ist durch BROCKMANN[3] die Struktur des Rottlerins weitgehend aufgeklärt. Es ist aufzufassen als ein [8-Cinnamoyl-5,7-dioxy-2,2-dimethyl-chromenyl-(6)]-[1′,3′,5′-trioxy-4′-acetyl-2′-methyl-phenyl-(6′)]-methan. Hierbei ist allerdings einzuschränken, daß die Substituenten in 6- und 8-Stellung des Chromenrings unter Umständen auch vertauscht sein können, da die Abbauprodukte in beiden Fällen die gleichen sind. Hier ist nur eine Entscheidung auf Grund der Synthese möglich.

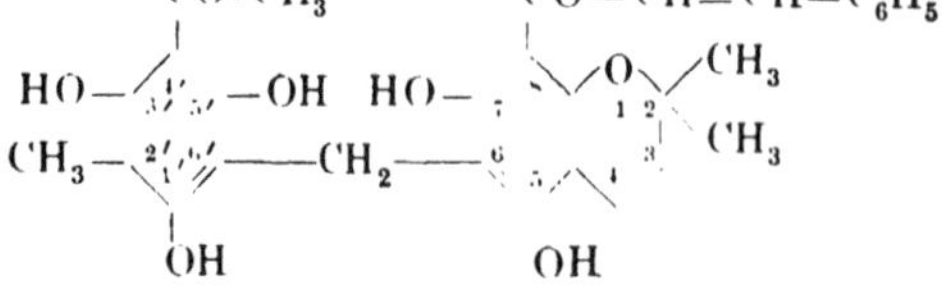

Rottlerin

---

[1] Siehe W. AWE: Pharmazie **1**, 24 (1946).
[2] ROBERTSON, A., u. W. F. SANDROCK: J. chem. Soc. (London) **1933**, 819.
[3] BROCKMANN, H.: Naturwissenschaften **26**, 14 (1938); Liebigs Ann. **535**, 149 (1938).

Das Rottlerin wirkt beim Bandwurm der Maus noch in Verdünnung 1:1200. Jedoch ist auch hier die Wirkung Schwankungen unterworfen. Im Verhältnis zum Kamala ist es wenig toxisch.

Von den Alkaloiden der Granatwurzelrinde soll das Pelletierin schlechter oder gar nicht wirken, während das *Iso-Pelletierin* taenicid ist.

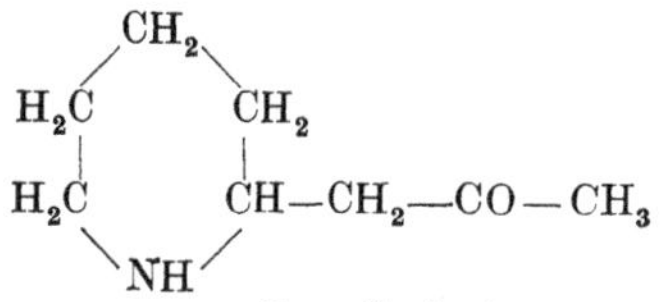

$$\begin{array}{c} CH_2 \\ H_2CCH_2 \\ H_2CCH-CH_2-CO-CH_3 \\ NH \end{array}$$
Isopelletierin

Dagegen scheint dem *Pseudopelletierin* keine nennenswerte Wirkung zuzukommen[1].

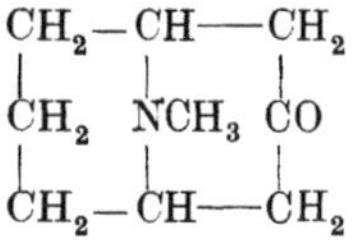

$$\begin{array}{c} CH_2-CH-CH_2 \\ | | | \\ CH_2 NCH_3 CO \\ | | | \\ CH_2-CH-CH_2 \end{array}$$
N-Methyl-granatonin
Pseudopelletierin

Es ist ein höheres Ringhomologes des Tropinons und entsteht formal durch Kondensation zweier Piperidin-Ringe. Die Konstitution wurde von CIAMICIAN und SILBER, ferner von PICCININI und WILLSTÄTTER aufgeklärt. Die Synthese erfolgt nach ROBINSON aus dem Glutarsäuredialdehyd analog der Tropinonsynthese (s. Cocain S. 125):

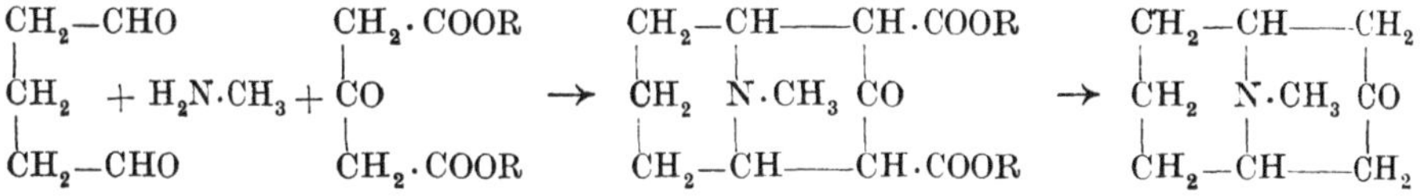

$$\begin{array}{c} CH_2-CHO \\ | \\ CH_2 +H_2N\cdot CH_3+ \\ | \\ CH_2-CHO \end{array} \quad \begin{array}{c} CH_2\cdot COOR \\ | \\ CO \\ | \\ CH_2\cdot COOR \end{array} \rightarrow \begin{array}{c} CH_2-CH-CH\cdot COOR \\ | | | \\ CH_2 N\cdot CH_3 CO \\ | | | \\ CH_2-CH-CH\cdot COOR \end{array} \rightarrow \begin{array}{c} CH_2-CH-CH_2 \\ | | | \\ CH_2 N\cdot CH_3 CO \\ | | | \\ CH_2-CH-CH_2 \end{array}$$
Pseudopelletierin

Auch Homologe des Pelletierins, so das N-Methylisopelletierin

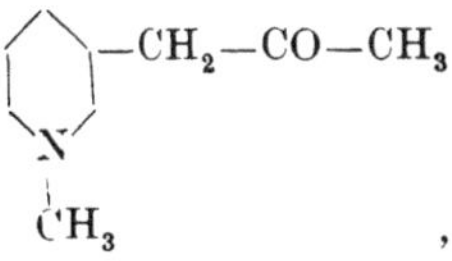

[Strukturformel: Piperidinring mit N-CH₃ und −CH₂−CO−CH₃]

sollen unwirksam sein, dagegen wird dem *Cesol* und *Neucesol* eine gewisse taenicide Wirkung zugesprochen[2].

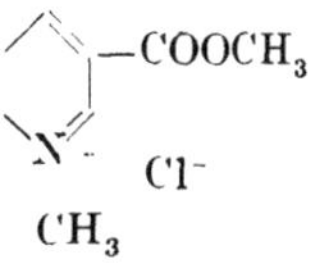

[Strukturformeln: Cesol (mit −COOCH₃, Cl⁻, CH₃) und Neu-Cesol (mit −COOCH₃, Br⁻, H₃C CH₃)]

Cesol

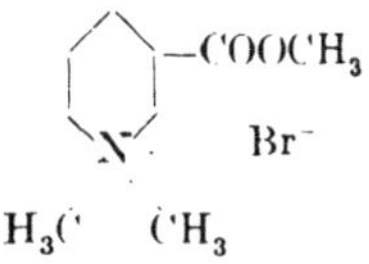

Neu-Cesol

Ebenso ist Arecolin in der Veterinärmedizin ein Bandwurmmittel.

---
[1] Vgl. W. AWE: Pharmazie **1**, 21 (1946).
[2] AWE, W.: Pharmazie **1**, 26 (1946).

Mitosegifte.

Im Hinblick auf das Krebsproblem verdienen Versuche, die Zellteilung zu hemmen, besondere Beachtung. Über die Ursache abnormer Zellvermehrung bestehen nur Vermutungen.

Das Wachstum der Zellen spielt sich in zwei Abschnitten ab. In der *Ruhephase* (*Interphase*) vollzieht die junge Zelle ihren Stoffaufbau. Dieser Abschnitt dauert bei einem im Wachstum befindlichen Gewebe etwa 24 Stunden. Die *Zellteilung* (*Mitose*), die sich dann anschließt, wird durch 4 Phasen charakterisiert:

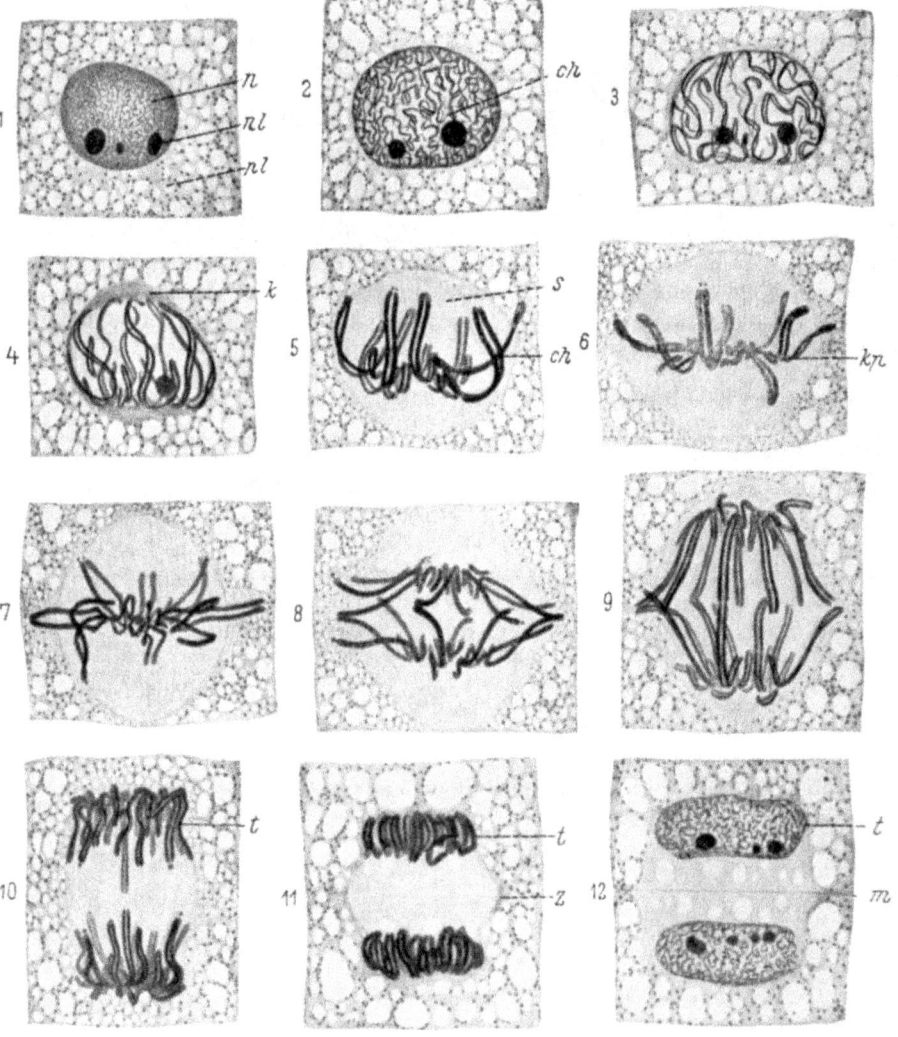

Abb. 23. Kern- und Zellteilung einer embryonalen Zelle aus der Wurzelspitze einer höheren Pflanze (Aloe Thraskü). Durch Chrom-Osmiumsäure fixierte und danach gefärbte Längsschnitte. *n* = Kern, *nl* = Nukleolus, *pl* = Plasma, *ch* = Chromosomen, *k* = Polkappen, *s* = Spindel, *kp* = Kernplatte, *t* = Tochterkerne, *z* = Zellplatte, *m* = neue Scheidewand. (Nach SCHAFFSTEIN.)

In der *Prophase* wird die Kernteilung bis zur Bildung der Kernplatte durchgeführt. Das Stadium der Kernplatte hält längere Zeit an und wird als *Metaphase* bezeichnet. In der *Anaphase* geht das Auseinanderweichen der Tochter-Chromosomen vor sich. Zuletzt in der *Telophase* erfolgt die Bildung der beiden neuen Kerne.

Die Stoffe, die Schädigungen der Zellvermehrung hervorrufen und als *zytostatische* Stoffe bezeichnet werden, können einmal als allgemeine Plasmagifte in der Ruhephase der Zelle angreifen und den durch Fermente gesteuerten Stoffaufbau blockieren, oder sie werden im Stadium der Mitose wirksam. Diese letzteren bezeichnet man deshalb im Gegensatz zu den Plasmagiften als *Mitosegifte*.

Die Einteilung in Plasmagifte und Mitosegifte ist aber nur eine relative, denn Plasmagifte schädigen bei genügend hoher Konzentration auch im Mitosestadium, während Mitosegifte umgekehrt bei entsprechend hoher Konzentration im Ruhestadium angreifen können. Nach BROCK, DRUCKREY und HERKEN[1] schädigt das Mitosegift *Colchicin* bei einer Konzentration von 1500 γ/ccm auch im Ruhestadium die Zelle, während umgekehrt das *Veratrin* als Plasmagift in zehnfacher Konzentration auch Mitoseschäden verursacht.

Von DUSTEN[2] wurde eine große Anzahl verschiedener Stoffe auf Mitosewirkung untersucht. Es waren wirksam Metallsalze, z. B. von Nickel, Cobalt, Gold, Zink, Quecksilber, Wismut und anderen, ferner Farbstoffe, z.B. Malachitgrün, dann Alkaloide, wie Colchicin, Morphin und Codein, ferner artfremdes Eiweiß usw. Die große Verschiedenheit der Stoffe macht es unwahrscheinlich, daß sie alle in gleicher Weise schädigen.

Untersuchungen an Gewebskulturen durch LUDFORD[3] ergaben, daß Mitose-Schädigungen nur durch Kakodyl, Colchicin und Trypaflavin erzeugt werden. Alle anderen Stoffe wirken nur indirekt, d.h. sie werden erst im Körper zu Mitosegiften umgewandelt.

Organische Metall-Verbindungen.

Neben dem Kakodyl haben wahrscheinlich alle metall-organischen Verbindungen eine die Mitose schädigende Wirkung. Besonders aktiv ist das Diphenylarsinchlorid, das in einer Grenz-Konzentration von 1:1 Milliarde Vermehrung der Mitosen auslöst, dagegen in einer Konzentration von 1:10 Millionen schon nach mehreren Stunden charakteristische Schädigungen hervorruft. Im Stadium der Metaphase sind einzelne Chromosomen aus dem Verband gelöst, teilweise auch die Chromosomen über das Zytoplasma verstreut[4].

Auch verschiedene Arsinsäuren nachstehender Art:

$$R-AsO_3H_2; \quad \begin{matrix}R\\R\end{matrix}\!\!>\!\!AsO(OH); \quad R-NH-(CH_2)_3-AsO_3H_2$$

hemmen die Mitose in Verdünnung von 1:10000—1:25000[5].

Aus dem mikroskopischen Bild ergibt sich somit, daß der Zeitpunkt der Schädigung in der Metaphase zu suchen ist. Nach LETTRÉ[6] ist für die Mitosegift-Wirkung von metallorganischen Verbindungen die Konstitution $R \cdot Me^{x-}$ notwendig. Nach seiner Ansicht ermöglicht der organische Rest das Eindringen in die Zelle, dagegen ist die ionogene Gruppe die wirksame Komponente des Moleküls. Diese dürfte mit Eiweißkörpern in Reaktion treten. Durch Zugabe von Cystein erreichte LETTRÉ die Aufhebung der Mitosegift-Wirkung von metall-

---

[1] BROCK, , N., H. DRUCKREY u. H. HERKEN: Arch. exp. Zellforsch. **193**, 395 (1939).
[2] DUSTIN, A. P.: Arch. exp. Zellforsch. **22**, 395 (1939).
[3] LUDFORD, R. J.: Arch. exp. Zellforsch. **18**, 411 (1936).
[4] MÜLLER, H. H.: Naturwiss. **33**, 253 (1946).
[5] KING, H., u. R. J. LUDFORD: J. chem. Soc. (London) **1950**, 2086.
[6] LETTRÉ, H.: Naturwiss. **33**, 79 (1946).

organischen Verbindungen[1]. Ihr Wirkungsmechanismus ist also so zu deuten, daß durch die Metall-Wirkung für die Zellteilung wichtige Sulfhydryl-Gruppen blockiert werden. Besonders wirksam gegen die Arsen-Einwirkung ist das 1,3-Dimercapto-propanol, daß sich auch gegen Arsenkampfstoffe bewährt hat. Analog dargestellte Dithioerythrit-Abkömmlinge sind dagegen nicht entgiftend und bewirken sogar einen geringen Toxizitätsanstieg. Im allgemeinen zeigten die verschiedenen untersuchten Verbindungen, daß mit zunehmender Zahl der Hydroxyl-Gruppen die entgiftende Wirkung abnimmt. Hervorragend wirksam war das (2,3-Dimercaptopropyl)-glucosid[2].

Colchicin und andere Alkaloide.

Bei der *Colchicin*-Einwirkung beobachtet man eine Häufung von Pro- und Metaphasen, dann bricht die Teilung ebenso wie bei den metallorganischen Verbindungen ab. Colchicin wirkt daher auf die Metaphase und zwar anscheinend durch Unterdrückung der Funktion der Kernspindel. Untersuchung der Synergisten der Colchicinwirkung durch Lettré[3] ergab, daß der Mechanismus der Colchicinwirkung auf die Zellteilung Ähnlichkeit mit den Vorgängen bei der Muskelkontraktion zu haben scheint.

Nach Untersuchungen von Bauch sind *Sulfonamide* Antagonisten des Colchicins, besonders solche mit heterocyclischen Ringen. Ferner zeigen sich auch Azo-Verbindungen, wie beispielsweise das Prontosil solubile, wirksam. Diese Wirkung der Sulfonamide wird durch Zusatz von p-Aminobenzoesäure nicht gehemmt, so daß der Angriffspunkt der Sulfonamide anderweitig zu suchen ist[4].

Lettré[5] untersuchte die Frage, wie weit die Konstitution des Colchicins für die Mitosegift-Wirkung wichtig ist.

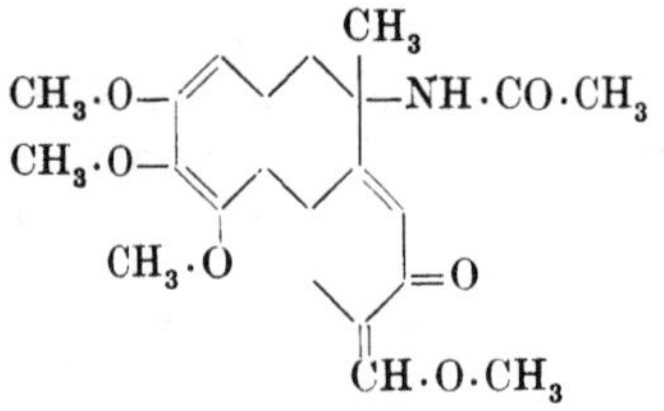

Colchicin (nach Windaus) 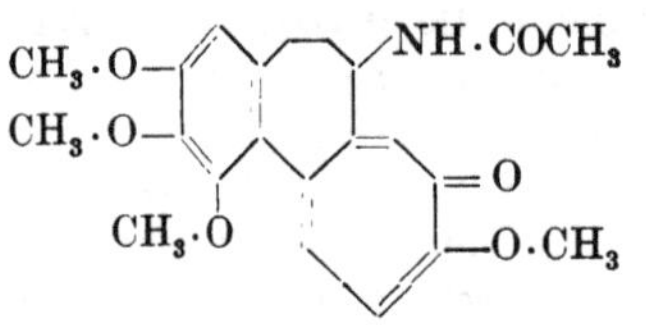   Colchicin (nach Dewar[6] 1945)

Seine Untersuchungen ergaben, daß schon einfache Verbindungen, so das 4'-Methoxystilbylamin = β-(4-Methoxyphenyl)-α-phenyl-äthylamin

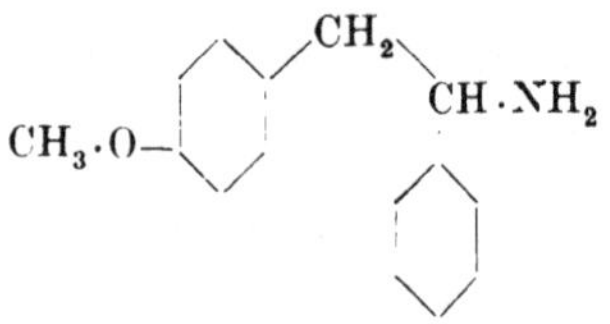

Mitosegift-Wirkung zeigen.

---

[1] Lettré, H.: Naturwiss. **34**, 127 (1947).
[2] Weatherall, M.: J. Pharmacy Pharmacol. **1**, 576 (1949). Vgl. L. W. C. Miles u. a.: J. chem. Soc. (London) **1950**, 2934, 2938, 2943.
[3] Lettré, H.: Arzneimittel Forsch. **1**, 3 (1951).
[4] Bauch, R.: Naturwiss. **33**, 25 (1946).
[5] Lettré, H.: Naturwiss. **30**, 34 (1942).
[6] Dewar, M. J. S.: Nature (London) **155**, 50, 142, 479 (1945).

Weitere Untersuchungen bewiesen besonders die Wirksamkeit der *Colchicamid*-Abkömmlinge.

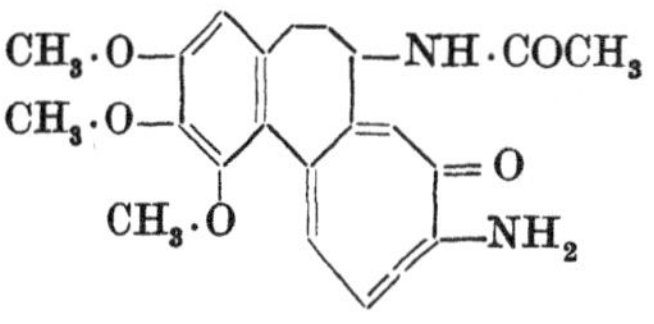

$$CH_3 \cdot O - \underset{\underset{CH_3 \cdot O}{|}}{\overset{\overset{CH_3 \cdot O}{|}}{\bigcirc}} \underset{}{\bigcirc} \begin{array}{c} -NH \cdot COCH_3 \\ = O \\ -NH_2 \end{array}$$

Colchicamid

Das N-Methylcolchicamid[1] ist noch in einer Verdünnung von $0{,}0025\gamma$ pro ccm wirksam. Etwas schwächer wirkt das N-Äthylcolchicamid. Bei weiterer Verlängerung der Kette zum Propyl- und Butylcolchicamid sinkt die Wirkung stärker ab. O-Substituenten im Colchicin, wie im O-Methyl-colchicin, O-Äthylcolchicin, dann in den Propyl- und Butyl-Derivaten, führten zu besser wirksamen Verbindungen als Colchicin selbst, jedoch waren sie dem N-Methylcolchicamid nicht überlegen. Untersuchung anderer Alkaloide ergab, daß nur Verbindungen der Chelidonin-Gruppe wirksam waren, während Alkaloide der Apomorphin-, Papaverin- und Berberin-Gruppe ohne Erfolg versucht wurden.

Eine Ausnahme bildet unter den Alkaloiden das ebenfalls mitosehemmende Rotenon und das entsprechende Amin.

Weitere Mitosegifte.

Größere medizinische Bedeutung erlangten das *Stilbamidin*, das 4,4'-Diamidino-stilben-di-β-oxyäthansulfonat

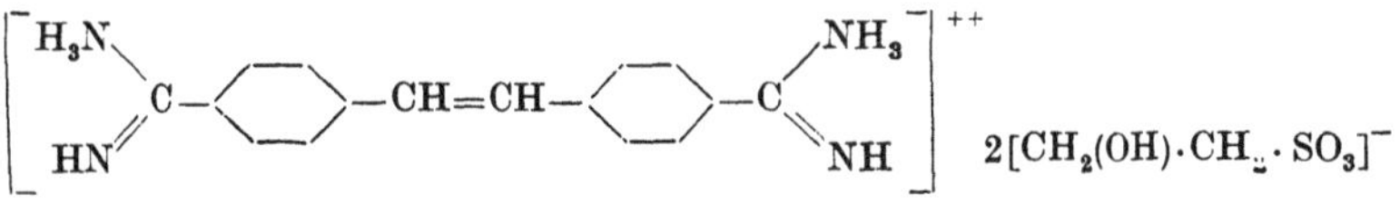

$$\left[\begin{array}{c} H_3N \\ \diagdown \\ HN \end{array} C - \bigcirc - CH = CH - \bigcirc - C \begin{array}{c} \diagup NH_3 \\ \diagdown NH \end{array} \right]^{++} 2[CH_2(OH) \cdot CH_2 \cdot SO_3]^-$$

Stilbamidin

und das *Pentamidin*, das 4,4'-(Pentamethylendioxy)-dibenzamidin.

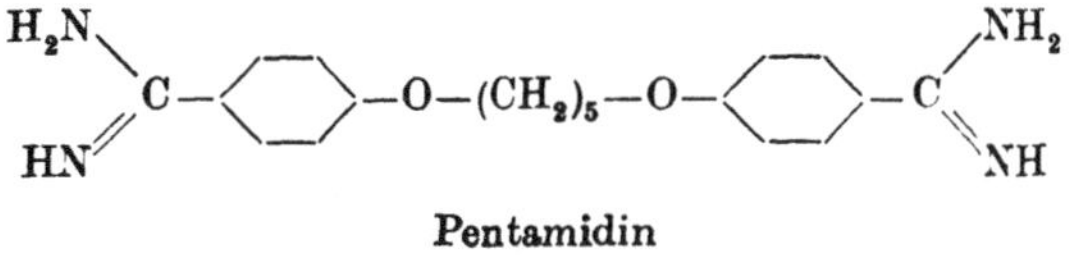

$$\begin{array}{c} H_2N \\ \diagdown \\ HN \end{array} C - \bigcirc - O - (CH_2)_5 - O - \bigcirc - C \begin{array}{c} \diagup NH_2 \\ \diagdown NH \end{array}$$

Pentamidin

Bei multiplem Myelom läßt sich durch ihre Anwendung Besserung im Krankheitsbild erzielen, jedoch konnte vollständige Heilung nicht erreicht werden, da auch nach scheinbar positivem Ergebnis im Knochenmark noch Myelomzellen nachzuweisen waren[2].

---

[1] EP. 577602.
[2] SNAPPER, I.: J. Amer. med. Assoc. **133**, 157 (1947).

Als Mitosegift wirkt in höherer Konzentration auch das *Diäthylstilböstrol* [1].

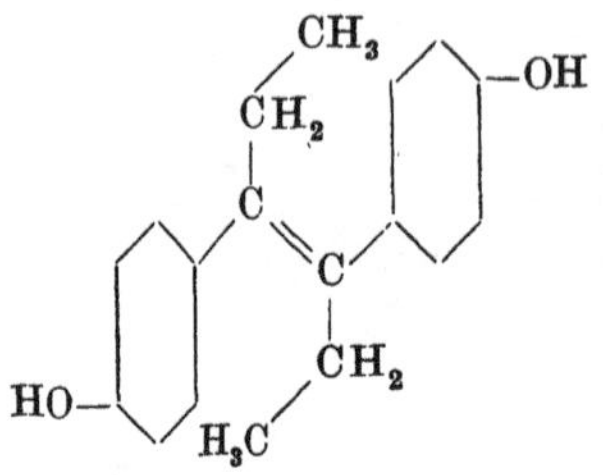

Sein saurer Phosphorsäureester kommt als *ST 52-Asta* in den Handel und findet Verwendung als Mittel gegen Prostata-Carzinom. Durch die Veresterung mit Phosphorsäure soll die Verbindung ihre Hormon-Wirkung verlieren und erst durch die Phosphatase der Tumorzellen in diesen zur Wirkung gelangen.

Von Möllendorff[2] beobachtete, daß auch durch die männlichen Sexualhormone Störungen in der Metaphase unter Bildung abgesprengter Chromosomen auftreten. Die entsprechenden gesättigten Verbindungen zeigen keine Wirksamkeit, obschon die hormonale Wirkung noch vorhanden ist. Dem Östradiol kommt ebenfalls Mitosegift-Wirkung zu; es hat sich in der Praxis gegen Prostatacarzinome bewährt.

Die 1-Äthyl-2-methyl-1,2,3,4,9,10,11,12-octahydro-phenanthrencarbonsäure, ein Zwischenprodukt der Hormon-Synthese, verhindert ebenfalls das Eintreten der Mitose. Man erhält sie aus der 7-Methoxy-1-äthyl-2-methyl-1,2,3,4,9,10-hexahydrophenanthren-2-carbonsäure durch katalytische Hydrierung im alkalischen Medium, wobei gleichzeitig die Methoxy-Gruppe in 7-Stellung abgespalten wird[3].

Im mikroskopischen Befund zeigte das *Trypaflavin* (S. 627) ähnliche Giftwirkung wie die metallorganischen Verbindungen. Auch hier werden die Chromosomen geschädigt. Im Gegensatz zu den metallorganischen Verbindungen wird jedoch durch den Farbstoff die Mitose in sämtlichen Stadien betroffen. Die Schädigung setzt schon in der Prophase ein.

R. Bauch glaubt, daß es sich bei der Wirkung des Trypaflavins um eine Veränderung des kolloidchemischen Zustandes der Chromosomen im Sinne einer hochgradigen Entquellung handelt. Diese Veränderungen betreffen nach seiner Ansicht die als Matrix bezeichnete Hüllsubstanz der Chromosomen[4].

Nach Untersuchungen von Lettré ist das p,p′-Diaminodiphenyl-methan unwirksam, ebenso die analoge m-Verbindung.

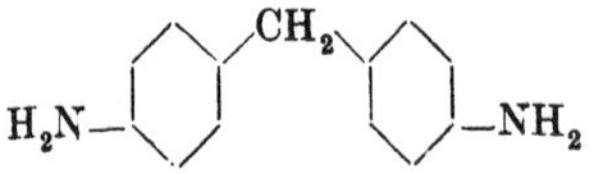

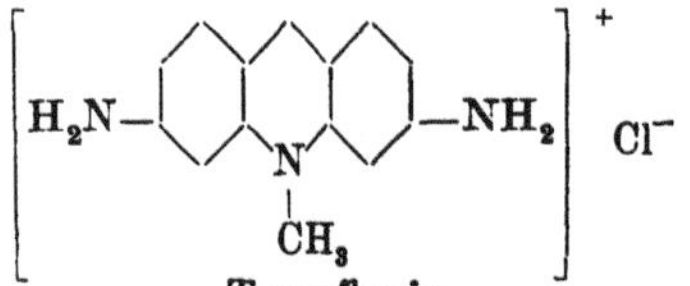

Dagegen ist *Proflavin*, das 3,6-Diamino-acridin, wirksam wie Trypaflavin. Unwirksam ist dagegen N-Methyl-acridiniumchlorid; das Amino-acridin zeigt schwache Wirkung. Somit ist zur Mitosegift-Wirkung das Acridin-Skelet mit wenigstens einer Amino-Gruppe wichtig. Jedoch ist diese Beobachtung nicht zu verallgemeinern, denn Rivanol ist kein Mitosegift.

Die freien Amino-Gruppen lassen an eine Reaktion mit Nucleinsäuren innerhalb der Zellen denken. Dementsprechend ergaben Untersuchungen von Lettré[5], daß durch Zugabe von Nucleinsäuren die Trypaflavin-Wirkung unterbunden wird. Hierbei werden durch 2,7 γ Proflavin 1,6 mg Hefenucleinsäure unwirksam gemacht.

---

[1] Lettré, H., u. M. Albrecht: Hoppe-Seylers Z. physiol. Chem. **278**, 201 (1943).
[2] v. Möllendorff, W.: Z. Zellforsch. **32**, 35 (1941).
[3] Schwz. P. 262274; s. auch Schwz. P. 262273.
[4] Bauch, R.: Naturwiss. **34**, 346 (1947).
[5] Lettré, H.: Naturwiss. **29**, 284 (1942).

Mitosegift-Wirkung haben ferner das 4-Amino-chinolin und auch das 2- und 4-Aminopyridin. Auch *Pterine* wurden untersucht, nachdem in den angelsächsischen Ländern die Hemmwirkung der Folinsäure auf das Wachstum von Tumoren erkannt wurde[1].

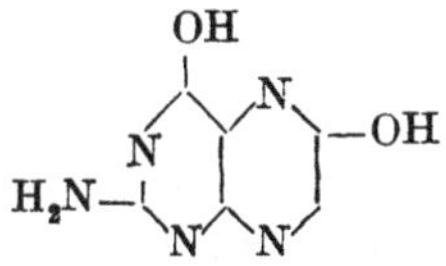

Xanthopterin

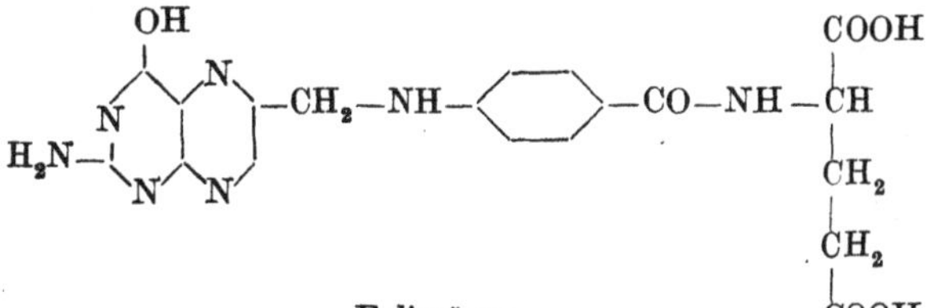

Folinsäure

Man beobachtet zunächst eine Vermehrung der Prophase, der sich eine Häufung von pathologischen Metaphasen anschließt. Während die Folinsäure für die Normalzelle ein Vitamin ist, ist sie für das Wachstum der Tumorzelle ein Hemmstoff[2].

Das *Urethan* hat heute in der Therapie der Tumor-Bekämpfung größere Bedeutung erlangt. Seine Wirkung auf den Zellkern wurde bereits 1910 von WARBURG beschrieben. 1946 in die Therapie der Leukämie eingeführt[3], erzielte man nach klinischen Berichten[4] gute Erfolge bei chronischen Myelosen, Lymphogranulozytosen, osteosclerotischen Anämien usw. Carzinome werden durch Urethan nicht beeinflußt. Zur Erreichung der Wirkung müssen etwa 2—6 g pro Tag gegeben werden. Nach VON MÖLLENDORFF ergibt das mikroskopische Bild, daß die gesamten Zellmitosen verändert sind. Die Prophasen sind vermindert, die Metaphasen vermehrt, während die Telophasen wieder verringert sind. Auf Grund dieser Untersuchungen dürfte das Urethan den Mitose-Ablauf in allen seinen Phasen schädigen[5]. Der Wirkungsmechanismus wird als Hemmung der Gewebsatmung gedeutet. Anscheinend wird der pathologische Stoffwechsel der Leukämie-Zellen besonders leicht durch Urethan angegriffen[6].

A. GILMAN und F. S. PHILIPS[7] untersuchten das Bis-[β-chloräthyl]-sulfid (*Lost*) und dessen stickstoffhaltige Abwandlungsprodukte Methyl-bis-(β-chloräthyl)-amin („*Stickstoff-Lost*"), Tri-(β-chloräthyl)-amin und andere. Die Verbindungen schädigen sowohl das Plasma als auch das Mitosestadium.

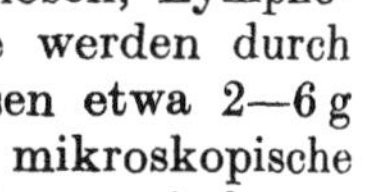

Lost

[1] Vgl. R. TSCHESCHE: Angew. Chem. **59**, 65 (1947).
[2] LETTRÉ, H.: Naturwiss. **34**, 345 (1947).
[3] HADDOW, A., u. W. A. SEXTAN: Nature [London] **157**, 500 (1946).
[4] SCHULZE, E.: Dtsch. med. Wschr. 1947, 153; E. SCHULZE u. a.: Dtsch. med. Wschr., **1947**, 371; L. HEILMEYER: Med. Klin. **42**, 182 (1947).
[5] Vgl. W. v. MÖLLENDORFF: Arch. exp. Zellforsch. **32**, 35 (1943).
[6] SCHULZE, E., u. a.: Zit. 4.
[7] GILMAN, A., u. F. S. PHILIPS: Science [New York] **103**, 409 u. 436 (1946).

Die physiologische Wirkung dieser Amine soll auf einem Ringschluß beruhen, der nach den genannten Forschern intramolekular zu Äthylenammoniumsalzen

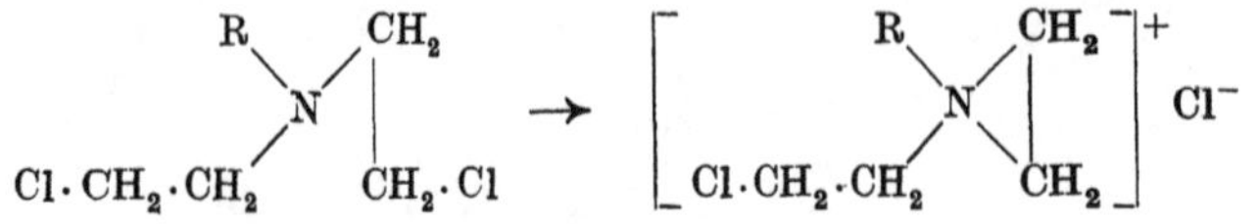

$$\underset{Cl\cdot CH_2\cdot CH_2}{\overset{R}{\diagdown}}\underset{CH_2\cdot Cl}{\overset{CH_2}{\diagup}} \rightarrow \left[\underset{Cl\cdot CH_2\cdot CH_2}{\overset{R}{\diagdown}}\underset{CH_2}{\overset{CH_2}{\diagup}}\right]^+ Cl^-$$

führt. Das Ammonium-kation reagiert leicht mit verschiedenen Anionen im Gewebe und mit nucleophilen Molekülen, wobei es den Zellstoffwechsel hemmt.

Nach neueren Untersuchungen von W. E. HANLY und H. N. RYDON[1] ist der zu Ammoniumsalzen führende Ringschluß keine intramolekulare, sondern eine dimolekulare Reaktion. Die freien Amine sind bei Zimmertemperatur ziemlich instabil und bilden — besonders in Methanol — unter Wärmeentwicklung quaternäre Ammoniumsalze nach folgendem Schema:

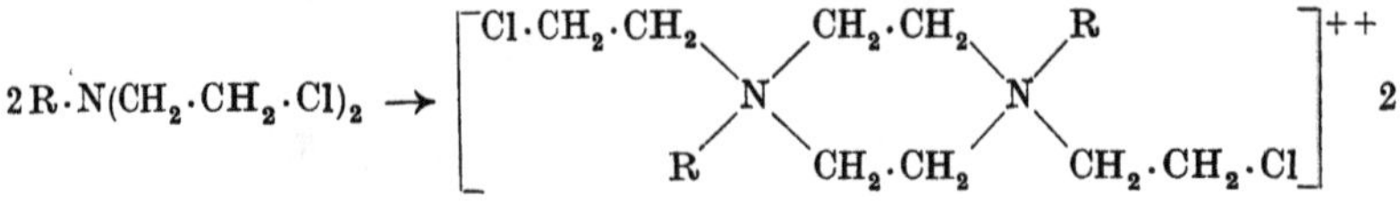

$$2R\cdot N(CH_2\cdot CH_2\cdot Cl)_2 \rightarrow \left[\begin{array}{c}Cl\cdot CH_2\cdot CH_2 \diagdown \diagup CH_2\cdot CH_2 \diagdown \diagup R \\ N \quad\quad N \\ R \diagup \diagdown CH_2\cdot CH_2 \diagup \diagdown CH_2\cdot CH_2\cdot Cl\end{array}\right]^{++} 2Cl^-$$

$$R = -CH_3, \quad -C_2H_5, \quad -n\,C_3H_7, \quad -i\,C_3H_7.$$

Es entstehen also *Piperazinium*-Salze.

Anders verhält sich das Methyl-β-chloräthyl-(äthyl-β'-chloroxäthyl)-amin,

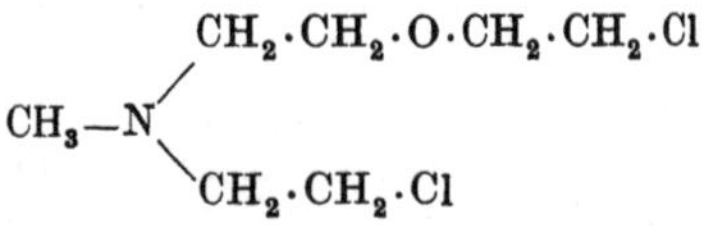

$$CH_3-N\underset{CH_2\cdot CH_2\cdot Cl}{\overset{CH_2\cdot CH_2\cdot O\cdot CH_2\cdot CH_2\cdot Cl}{\diagup}}$$

das in Methanol unter Dimerisierung das Piperazinium-Salz

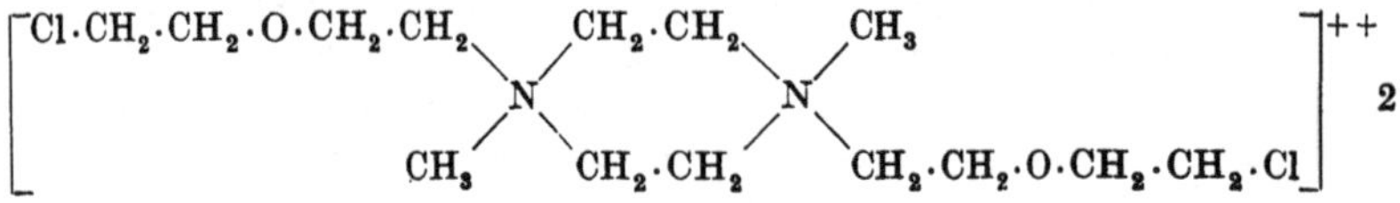

$$\left[\begin{array}{c}Cl\cdot CH_2\cdot CH_2\cdot O\cdot CH_2\cdot CH_2 \diagdown \diagup CH_2\cdot CH_2 \diagdown \diagup CH_3 \\ N \quad\quad N \\ CH_3 \diagup \diagdown CH_2\cdot CH_2 \diagup \diagdown CH_2\cdot CH_2\cdot O\cdot CH_2\cdot CH_2\cdot Cl\end{array}\right]^{++} 2Cl^-$$

liefert, während es durch Erwärmung auf 100° in monomolekularer Reaktion ein *Morpholinium*-Salz bildet:

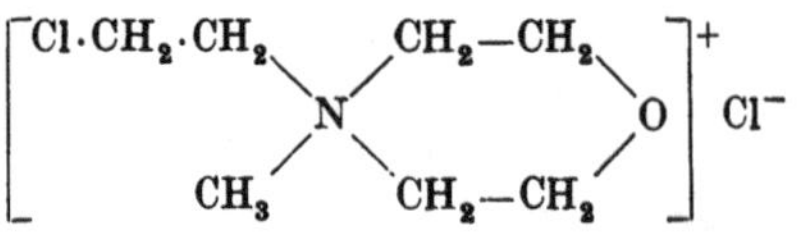

$$\left[\begin{array}{c}Cl\cdot CH_2\cdot CH_2 \diagdown \diagup CH_2-CH_2 \diagdown \\ N \quad\quad O \\ CH_3 \diagup \diagdown CH_2-CH_2 \diagup\end{array}\right]^+ Cl^-$$

Die cyclisierten Verbindungen besitzen nur noch schwache blasenziehende Wirkung und sind daher für die therapeutische Anwendung besser geeignet. Infolgedessen können diese Salze intravenös appliziert werden und wurden mit Erfolg bei Lymphosarkomen angewandt. Unter ihrem Einfluß gingen gegen Röntgenstrahlen resistente Tumoren zurück. Jedoch ist das Rezidiv-Intervall bei dieser Behandlung geringer als nach Strahlenbehandlung.

---

[1] HANLY, W. E., u. H. N. RYDON: J. chem. Soc. (London) **1947**, 513.

Mittel gegen Thyreotoxikosen[1].

Bei *Überfunktion* der Schilddrüse (Hyperthyreosen) treten die verschiedenen Stadien der Basedow-Erkrankungen zutage. *Jod* kann hier eine antithyreoide Wirkung ausüben, muß jedoch mit größter Vorsicht verwandt werden, da es auch Steigerungen der Krankheitserscheinungen bewirken kann („Jod-Basedow"). Deshalb wird die Jod-Behandlung (LUGOLsche Lösung, Dijodthyrosin usw.) meist nur als Vorbehandlung (NEISSER, PLUMMER) für die operative Verkleinerung der Schilddrüse und zur Beseitigung schwerer thyreotoxischer Krisen bei komatösem Basedow angewandt. Die Verabreichung anderer Hormon-Präparate (aus Hypophyse, Ovarien, Thymus, Nebennieren, Pankreas), ferner von Vitaminen usw., führt nicht zu befriedigenden Ergebnissen. Deshalb sind in neuerer Zeit Verbindungen wichtig geworden, welche die Thyroxin-Synthese in der Schilddrüse hemmen, ohne jedoch in den Vorgang des Zellwachstums oder der Mitose einzugreifen. Wegen ihrer spezifischen Wirkung werden sie zuweilen als „partiell cytostatische Stoffe" (HEILMEYER[2]) bezeichnet.

Das 3,5-Dijod-tyrosin kann die Tätigkeit der übermäßig arbeitenden Schilddrüse dämpfen[3]. Es wird als *Agontan* zur Behandlung von Hyperthyreosen benützt. Auch andere organische Jod-Verbindungen, z. B.

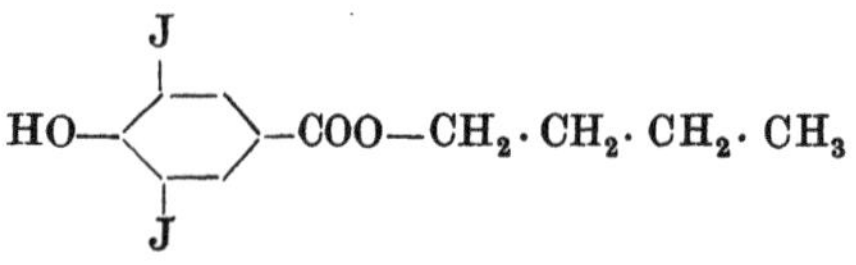

HO—⟨ ⟩—COO—CH$_2 \cdot$ CH$_2 \cdot$ CH$_2 \cdot$ CH$_3$ und   ⟨ ⟩—COO—CH$_2 \cdot$ CH$_2 \cdot$ CH$_2 \cdot$ CH$_3$

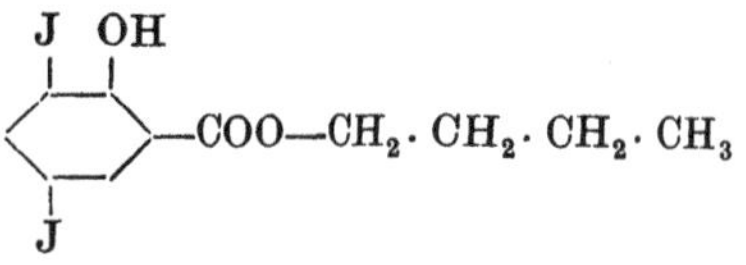

haben eine ähnliche Wirkung[4].

Die Wirkung des Dijodtyrosins und kleiner Jod-Dosen konnten A. LOESER und THOMPSON sowie SUNDER-PLASMANN[5] aufklären. Sie wiesen nach, daß die Jod-Wirkung auf einer Dämpfung der Sekretion des thyreotropen Hypophysenvorderlappen-Hormons beruht.

Auch Natriumfluorid und andere Fluor-Verbindungen bewirken Ruhigstellung der Schilddrüse. Hierbei kann das Fluor auch organisch gebunden sein. So kommt das 3-Fluortyrosin als *Pardinon* in den Handel.

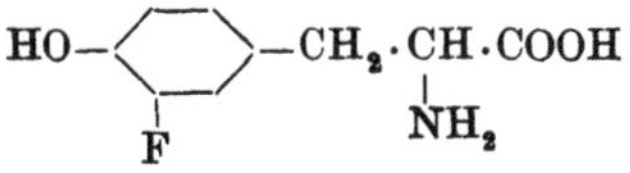

HO—⟨ ⟩—CH$_2 \cdot$ CH $\cdot$ COOH
         | |
         F   NH$_2$

Pardinon

Es wurde von G. SCHIEMANN durch Kondensation von 3-Fluor-4-methoxy-benzaldehyd mit Hippursäure erhalten. Das entstandene Azlacton wird zur Benzoyl-amino-methoxy-fluor-zimtsäure verseift und in üblicher Weise in Fluortyrosin überführt:

---

[1] Vgl. hierzu die Abschnitte: Schilddrüsenhormone (S. 513) u. Jod-Verbindungen (S. 522).
[2] HEILMEYER, L.: Klin. u. Pharmakol. des Urethans u. anderer cytostatischer Stoffe, S. 112. Stuttgart: Wiss. Verlags-Ges. 1948.
[3] ABELIN, J.: Biochem. Z. **333**, 483 (1931).
[4] SHEAHAM, M. M., J. H. WILKINSON u. N. F. MACLAGAN: Biochem. J. **48**, 188 (1951).
[5] THOMPSON, K. W.: Endokrinolog. **14**, 144 (1934); P. SUNDER-PLASMANN: Z. Chirurgie **245**, 756 (1938).

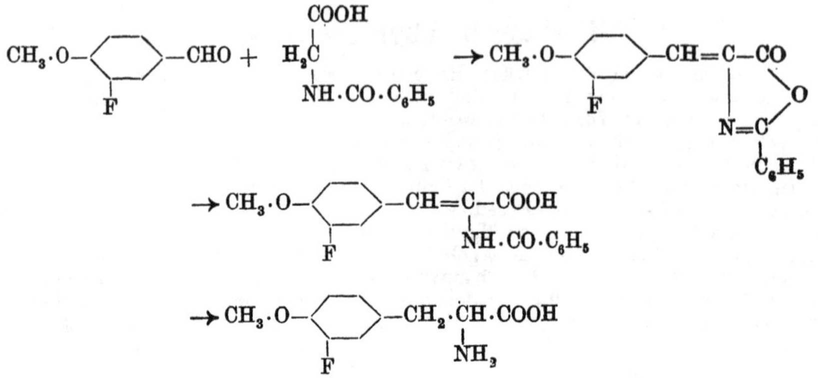

$$CH_3\cdot O-\underset{F}{\bigcirc}-CHO + H_2\underset{NH\cdot CO\cdot C_6H_5}{\overset{COOH}{C}} \rightarrow CH_3\cdot O-\underset{F}{\bigcirc}-CH=\underset{N=C}{\underset{|}{C}}-CO\diagdown O\diagup \underset{C_6H_5}{}$$

$$\rightarrow CH_3\cdot O-\underset{F}{\bigcirc}-CH=\underset{NH\cdot CO\cdot C_6H_5}{\overset{|}{C}}-COOH$$

$$\rightarrow CH_3\cdot O-\underset{F}{\bigcirc}-CH_2\cdot \underset{NH_2}{\overset{|}{CH}}\cdot COOH$$

Die Kondensation von Fluormethoxybenzaldehyd und Hippursäure wird in Gegenwart von Natriumacetat und Eisessig auf dem Wasserbad durchgeführt, die Verseifung mit Natronlauge in 50%ig. Alkohol. Das d,l-3-Fluor-tyrosin erhält man durch Kochen mit Jodwasserstoff in Essigsäureanhydrid unter Zugabe von rotem Phosphor, wie bei der Thyroxin-Synthese beschrieben wird. Die Benzoesäure wird ausgeäthert und das Fluortyrosinjodhydrat mit Ammoniak umgesetzt.

Auch kann Fluorphenyl-alanin nitriert werden. Nach Reduktion zur Amino-Verbindung wird diese über das Diazonium-Salz zum Pardinon verkocht und veräthert. Nach Angaben von SCHIEMANN erhält man jedoch aus dem 3-Fluor-4-äthoxy-benzaldehyd die besten Ausbeuten[1].

Der 3-Fluor-4-methoxy-benzaldehyd wurde von J. ENGLISH jr. aus dem o-Amino-anisol erhalten. Dieses wird in konz. Salzsäure mit Natriumnitrit diazotiert, die Diazonium-Verbindung mit Borfluorid als Doppelsalz gefällt und zum o-Fluoranisol zersetzt. Durch Nitrierung entsteht daraus das 2-Fluor-4-nitro-anisol, dessen Reduktion die entsprechende Amino-Verbindung liefert. Nach SANDMEYER wird aus dieser die 4-Cyan-Verbindung hergestellt, die mit $SnCl_2$ und Salzsäure den 3-Fluor-anisaldehyd liefert[2]:

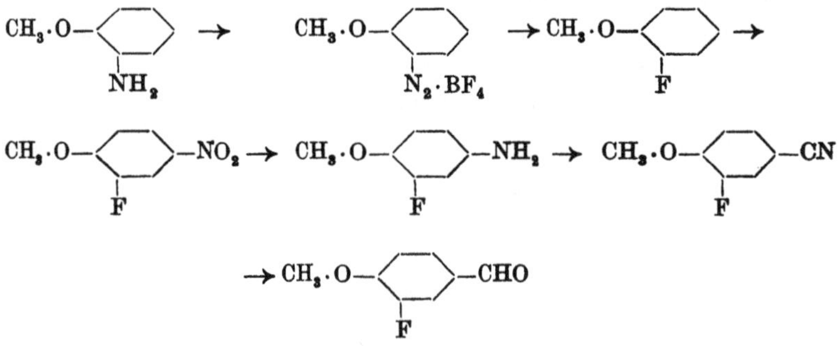

$$CH_3\cdot O-\underset{NH_2}{\bigcirc}\rightarrow CH_3\cdot O-\underset{N_2\cdot BF_4}{\bigcirc} \rightarrow CH_3\cdot O-\underset{F}{\bigcirc}\rightarrow$$

$$CH_3\cdot O-\underset{F}{\bigcirc}-NO_2 \rightarrow CH_3\cdot O-\underset{F}{\bigcirc}-NH_2 \rightarrow CH_3\cdot O-\underset{F}{\bigcirc}-CN$$

$$\rightarrow CH_3\cdot O-\underset{F}{\bigcirc}-CHO$$

Die gleiche Verbindung kann aus 3-Nitro-anissäure, die man aus Anissäure mit V_2O_5 in konz. Salpetersäure bei 90° erhält, dargestellt werden. Mit Methylalkohol zum 3-Nitro-4-methoxy-benzoesäure-methylester umgewandelt, läßt sich dieser mit Wasserstoff und Platinoxyd zur 3-Amino-Verbindung reduzieren. Aus der Amino-Verbindung wird über das Diazoniumfluorborat durch trockene Destillation im Vakuum der 3-Fluor-4-methoxy-benzoesäure-methylester erhalten. Dieser wird in das Benzhydrazid überführt, das mit Benzolsulfonylchlorid das N-[3-Fluor-4-methoxy-benzoyl]-N'-benzolsulfon-hydrazid ergibt. Durch Versetzen mit Natriumcarbonat in Äthylenglykol bei 155° entsteht der 3-Fluoranisaldehyd[3]:

---

[1] SCHIEMANN, G., u. a.: Ber. dtsch. chem. Ges. 65, 1435 u. 1439 (1932); J. prakt. Chem. 135, 101 (1932).

[2] ENGLISH jun., J.: J. Amer. chem. Soc. 62, 350 (1940); SCHIEMANN, G.: J. prakt. Chem. 140, 97 (1934).

[3] NIEMANN, C., u. a.: J. Amer. chem. Soc. 63, 2204 (1941).

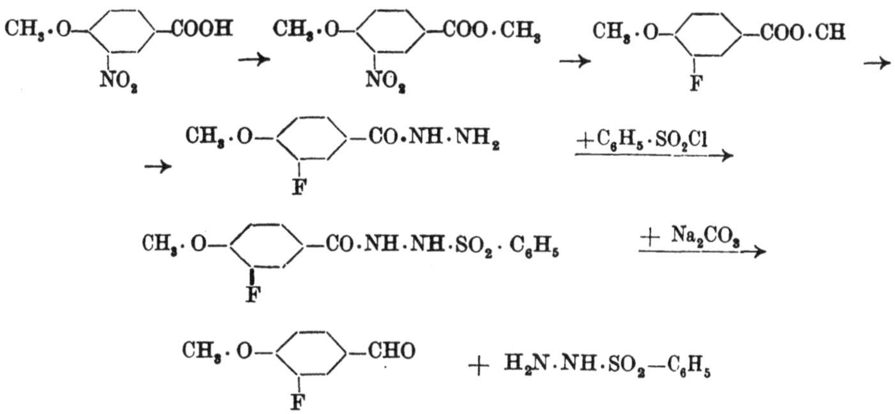

$CH_3 \cdot O-\langle\rangle-COOH$ (with NO_2) → $CH_3 \cdot O-\langle\rangle-COO \cdot CH_3$ (with NO_2) → $CH_3 \cdot O-\langle\rangle-COO \cdot CH$ (with F) →

→ $CH_3 \cdot O-\langle\rangle-CO \cdot NH \cdot NH_2$ (with F) $\xrightarrow{+C_6H_5 \cdot SO_2Cl}$

$CH_3 \cdot O-\langle\rangle-CO \cdot NH \cdot NH \cdot SO_2 \cdot C_6H_5$ (with F) $\xrightarrow{+Na_2CO_3}$

$CH_3 \cdot O-\langle\rangle-CHO$ (with F) $+ H_2N \cdot NH \cdot SO_2-C_6H_5$

Bei dieser Synthese sind die Ausbeuten besser als bei der oben angegebenen.

K. KRAFT[1] entwickelte eine weitere Synthese des Pardinons gemäß folgendem Schema:

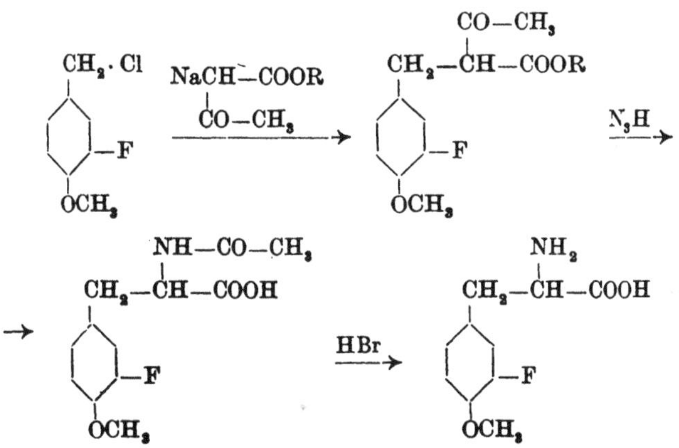

$CH_2 \cdot Cl / -F / OCH_3$ (phenyl) $\xrightarrow[CO-CH_3]{NaCH-COOR}$ $CH_2-CH(CO-CH_3)-COOR / -F / OCH_3$ $\xrightarrow{N_3H}$

→ $CH_2-CH(NH-CO-CH_3)-COOH / -F / OCH_3$ $\xrightarrow{HBr}$ $CH_2-CH(NH_2)-COOH / -F / OCH_3$

Nach VON HODENBERG wirkt das Fluortyrosin bei leichter Form von Hyperthyreose gut[2]. Es kann in diesen Fällen gefahrlos angewandt werden[3].

In der Folgezeit erwiesen sich auch andere Fluor-Verbindungen ähnlicher Konstitution als wirksam, von denen die 3-Fluor-4-oxy-phenylessigsäure unter dem Namen *Capacin* in den Handel gebracht wird und bei leichter und mittelschwerer Hyperthyreose gute Erfolge zeigt[4].

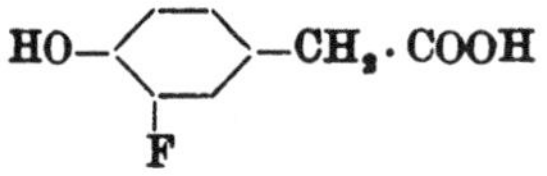

$HO-\langle\rangle-CH_2 \cdot COOH$ (with F)

Capacin

Man erhält diese Fluor-Verbindung aus dem 3-Fluor-4-alkoxy-benzylcyanid durch Hydrolyse und anschließende Abspaltung des Äther-Restes mit Bromwasserstoff[5].

[1] KRAFT, K.: Chem. Ber. 84, 150 (1951).
[2] v. HODENBERG: Dtsch. med. Wschr. 67, 6 (1941).
[3] MAY, R.: Dtsch. med. Wschr. 68, 164 (1942).
[4] MAY, R.: Dtsch. med. Wschr. 74, 374 (1949). — [5] Schwz. P. 258983.

Hemmwirkung gegenüber Thyroxin üben nach den Angaben von KRAFT auch fluorierte Tyramin-Derivate aus, die durch Hydrierung des 3-Fluor-4-methoxy-benzylcyanids erhalten wurden:

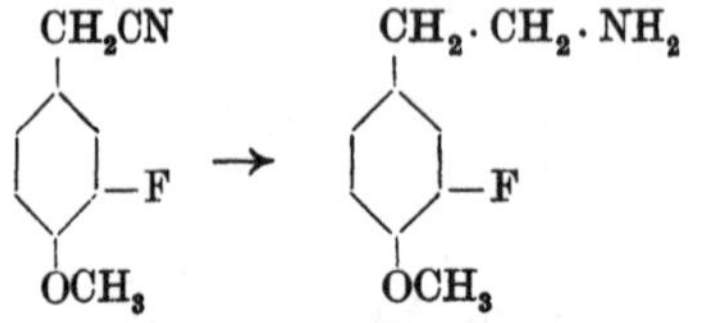

[Strukturformel: 3-Fluor-4-methoxy-benzylcyanid → fluoriertes Tyramin-Derivat]

Außer den Fluor-Verbindungen erweisen sich nach CARTER und Mitarbeitern [1] auch Purin-Abkömmlinge und manche Aminosäuren als wirksam. L. BIANCALANA [2] gelang es zuerst, durch Gaben von Natriumthiosulfat den Jodgehalt des Blutes zu senken und Hyperthyreosen zu bessern.

Wichtig für die weitere Entwicklung von thyreostatischen Verbindungen wurde die Erkenntnis, daß Thioharnstoff und seine Derivate die Schilddrüsentätigkeit beeinflussen, so das Sulfaguanidin [3], ferner Phenyl- und Allyl-thioharnstoff. Notwendig ist die Gruppe

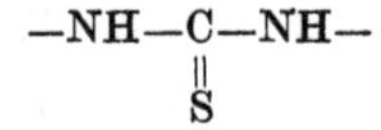

$$-NH-C-NH-$$
$$\parallel$$
$$S$$

Nach ASTWOOD [4] erwies sich das 2-Thiouracil als am besten schilddrüsenwirksam, ihm folgten die 5,5-Diäthyl-thiobarbitursäure (*Thiobarbital, Thiothyr*)

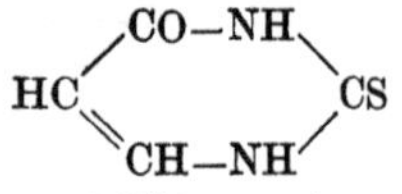

[Strukturformeln: 2-Thiouracil und Thiobarbital]

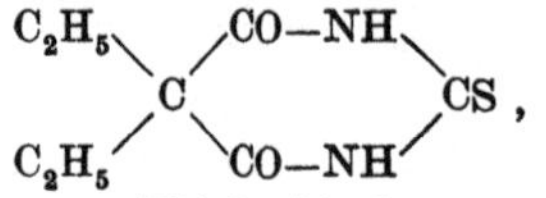

der Diäthyl-thioharnstoff (I) und das 5-Benzal-2-thio-hydantoin (II):

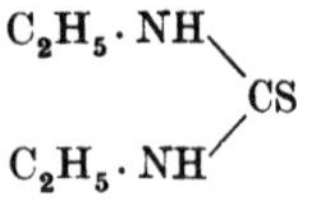

[Strukturformeln I und II]

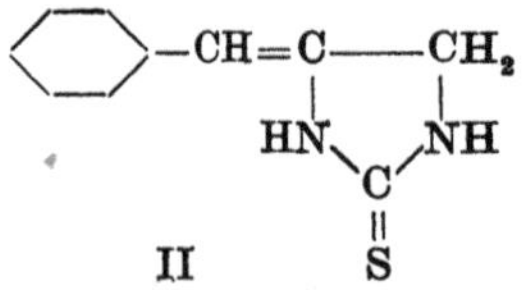

Nach WHEELER und BRISTOL [5] erhält man das Thiouracil durch Kondensation von Natrium-formylessigsäure-äthylester mit Thioharnstoff:

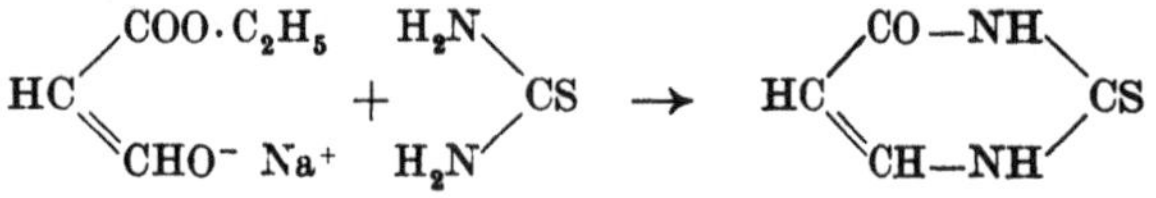

[Reaktionsschema]

In gleicher Weise läßt es sich auch aus 2-Äthyl-mercapto-pyrimidon bei 170° durch Behandeln mit trockenem Salzsäuregas erhalten [6]:

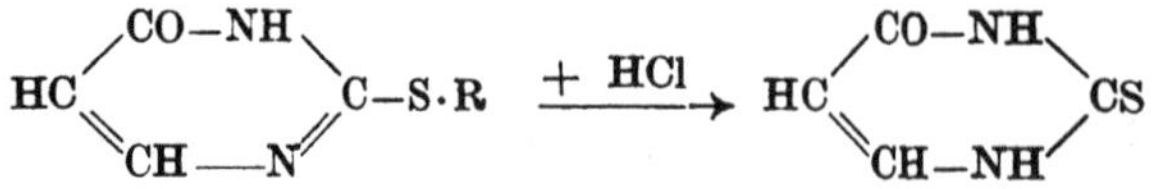

[Reaktionsschema]

---

[1] CARTER, H. E., u. a.: Nature (London) 151, 728 (1943).
[2] BIANCALANA, L.: Lancet 252, 613 (1947).
[3] MCKENZIE, J. B., u. a.: Science (New York) 94, 518 (1941).
[4] ASTWOOD, E. B.: J. Amer. med. Assoc. 122, 78 (1943).
[5] WHEELER, H. L., u. BRISTOL: J. Amer. chem. Soc. 33, 458 (1911).
[6] WHEELER, H. L., u. BRISTOL: J. Amer. chem. Soc. 40, 557 (1918).

Thiouracil zeigte gute klinische Erfolge; es wirkt etwa 8—10mal intensiver als Thioharnstoff. Jedoch führt es leicht zur Agranulocytose[1]. Seine Wirkung beruht ebenso wie die der übrigen Schwefel-Verbindungen auf Hemmung der Thyroxin-Synthese. Die gefährlichen Nebenwirkungen des Thiouracils sind bei dem 4-Methyl-thiouracil geringer und lassen sich durch gleichzeitige Gaben von Dijodtyrosin weitgehend unterdrücken. Die Drüse wurde hierdurch ruhig gestellt[2]. Auch wirkt Methylthiouracil intensiver als Thiouracil[3]. Es wird als *Thyreostat* (*Methylthiouracil, MTU, Methicil, Strumacid*) in den Handel gebracht.

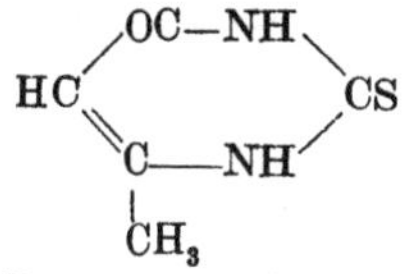

$$\text{HC} \underset{\underset{\text{CH}_3}{|}}{\overset{\text{OC—NH}}{\diagdown}} \text{CS}$$

Thyreostat, Methicil

Die Darstellung erfolgt am einfachsten durch Kondensation von Acetessigester mit Thioharnstoff bei 150°[4]. Nach WHEELER und MCFARLAND[5] wird sie in Gegenwart von zwei Mol Natriumäthylat im Wasserbad mit quantitativer Ausbeute durchgeführt:

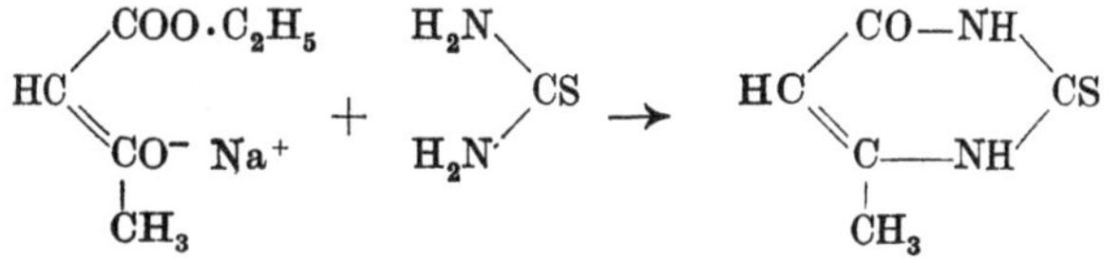

$$\text{HC} \underset{\underset{\text{CH}_3}{|}}{\overset{\text{COO·C}_2\text{H}_5}{\diagdown \text{CO}^- \text{Na}^+}} + \overset{\text{H}_2\text{N}}{\underset{\text{H}_2\text{N}}{\diagdown}} \text{CS} \rightarrow \text{HC} \underset{\underset{\text{CH}_3}{|}}{\overset{\text{CO—NH}}{\diagdown}} \text{CS}$$

BRIGL[6] kondensierte Acetessigester mit Cyanamid. Das Kondensationsprodukt führte er mit Schwefelwasserstoff in den Thioureido-crotonsäureäthylester über, der nunmehr mit Natriumäthylat zum 4-Methyl-thiouracil kondensiert wird:

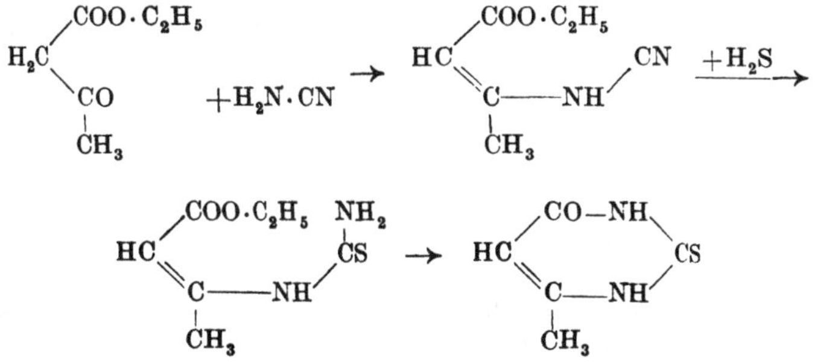

$$\text{H}_2\text{C} \underset{\underset{\text{CH}_3}{|}}{\overset{\text{COO·C}_2\text{H}_5}{\diagdown \text{CO}}} + \text{H}_2\text{N·CN} \rightarrow \text{HC} \underset{\underset{\text{CH}_3}{|}}{\overset{\text{COO·C}_2\text{H}_5}{\diagdown \text{C——NH}}} \text{CN} \xrightarrow{+\text{H}_2\text{S}}$$

$$\text{HC} \underset{\underset{\text{CH}_3}{|}}{\overset{\text{COO·C}_2\text{H}_5}{\diagdown \text{C——NH}}} \overset{\text{NH}_2}{\diagdown} \text{CS} \rightarrow \text{HC} \underset{\underset{\text{CH}_3}{|}}{\overset{\text{CO—NH}}{\diagdown \text{C——NH}}} \text{CS}$$

Weitere Untersuchungen von ASTWOOD u. a.[7] zeigten ferner die gute Wirkung des *Propyl-thiouracils*. Es ist dem Methylthiouracil in seiner Wirkung überlegen. Nach UCKO bietet es den Vorteil, daß es in kleinen Mengen über den

---

[1] Vgl. H. COOKSÉN: Lancet **249**, 485 (1945); R. H. WILLIAMS u. CLUTE: J. Amer. med. Assoc. **128**, 65 (1945); E. C. BARTELS: Referat Pharmazie **1**, 189 (1946).
[2] KOPF, R.: Naunyn-Schmiedebergs Arch. exp. Pathol. Pharmakol. **209**, 58 (1950).
[3] Vgl. A. WILSON: Lancet **250**, 640 (1946).
[4] NENCKI, M., u. SIEBERT: J. prakt. Chem. [2] **25**, 72 (1882); LIST: J. Amer. chem. Soc. **23**, 6 (1901).
[5] WHEELER, H. L., u. MCFARLAND: J. Amer. chem. Soc. **42**, 105 (1920).
[6] BRIGL, P.: Ber. dtsch. chem. Ges. **45**, 1557 (1912).
[7] ASTWOOD, E. B., u. a.: Endocrinolog. **87**, 456 (1945).

Tag verteilt gegeben werden kann[1]. Das Handelspräparat wird als *Propycil* bezeichnet[2].

Von verschiedenen in 4- und 2-Stellung substituierten Thiouracilen erwies sich das 4-Cyclopropyl-2-thiouracil als stark wirksam, während das 4-Pyridyl-2-thiouracil nur sehr geringe Wirkung entfaltet[3]. Ferner ist nach Angaben von W. H. MILLER u. a.[4] das 4-[α-Äthylpropyl]-2-thiouracil[5] von guter, jedoch geringerer Wirkung als das 4-n-Propyl- und des 4-Benzyl-2-thiouracils.

Das 2-Thio-4-cyclopropyl-uracil wurde von E. R. SPITZMILLER[6] aus dem β-Keto-β-cyclopropyl-propionsäure-äthylester, der durch Kondensation von Methyl-cyclopropylketon und Kohlensäure-diäthylester in Gegenwart von Natrium-methylat erhalten wurde, und Thioharnstoff durch Kondensation in alkoholischer Natriumäthylat-Lösung dargestellt.

4-Propyl-2-thiouracil erhält man aus dem β-Oxo-capronsäure-äthylester und Thioharnstoff in Gegenwart von Natriumäthylat. Das Isopropyl-2-thiouracil wird analog gewonnen[7].

Nach dem Schwz. P. 262798 ist die 4-Oxy-6-n-propyl-pyrimidyl-(2)-mercaptoessigsäure, die man aus dem Pyrimidin-Derivat durch Umsetzung mit Chloressigsäure unter Erhitzung auf dem Wasserbad erhält, bedeutend weniger toxisch, aber wirksamer als die bisher verwendeten schilddrüsenhemmenden Verbindungen. Das gleiche Produkt erhält man auch durch Kondensation eines Gemisches von Thioharnstoff, Chloressigsäure und Butyrylessigester in alkalischer Lösung[8].

Nach H. W. RARRETT u. a.[9] sind auch 4-Methyl-5-halogen-2-thiouracile wirksam. Die Halogen-Verbindungen erhält man durch Umsetzung von Methylthiouracil mit dem freien Halogen.

Antithyreoide Aktivität haben auch Dithio-pyrimidine, die man aus Thiouracil und ähnlichen Verbindungen durch Behandeln mit P_2S_5 in Gegenwart von Tetralin erhält. Hierbei entsteht bei 160—170° das 2,4-Dithiouracil. In gleicher Weise lassen sich auch das 2,4-Dithiothymin, das 2,4-Dithio-6-methyl-pyrimidin und ähnliche Derivate darstellen[10].

Von weiteren Schwefel-Verbindungen erwies sich das dem 4-Methyl-2-thiouracil isomere 2-*Thiothymin* als wirksam, aber sehr toxisch[11]. Bessere therapeutische Eigenschaften kommen Thiobarbitursäuren zu. Unter dem Namen *Thiobarbital* (S. 292) wird die 5,5-Diäthyl-thiobarbitursäure in den Handel gebracht. Ihre Toxizität ist geringer als die des Methicils. Aber auch sie kann Agranulocytose auslösen[12] (zur Synthese s. Barbitursäuren S. 48).

Auch das 2-Amino-1,3-thiazol wurde empfohlen. Es erwies sich jedoch in der Folgezeit als zu giftig[13]. Das ebenfalls wirksame 2-Amino-5-äthyl-thiodiazol erlangte gleichfalls keine Bedeutung.

Verschiedene in 1-Stellung substituierte 2-Mercapto-imidazole wurden von R. G. JONES[14] durch Umsetzung der entsprechend substituierten Aminoacetale mit Rhodanwasserstoff erhalten. Die Verbindungen sind schwächer wirksam als Thiouracil, die 2-Mercapto-imidazol-5-carbonsäure wie auch deren Methyl- und Äthylester sind unwirksam.

Dagegen fanden STANLEY und ASTWOOD (1949), daß dem 2-Mercapto-1-methyl-glyoxalin die 100fache Wirkung des 2-Methyl-thiouracils zukommt. Von zahlreichen anderen untersuchten Verbindungen waren außer dieser nur das Äthyl-Derivat und das 2-Mercapto-glyoxalin wirksam[15].

---

[1] UCKO, H.: Lancet **1**, 889 (1947).
[2] Vgl. S. U. GREENBERG u. M. BRUGER: J. med. Sci. **1951**, 373.
[3] JACKMAN, M., u. a.: J. Amer. chem. Soc. **70**, 497 (1948).
[4] MILLER, W. H., u. a.: J. Amer. chem. Soc. **70**, 500 (1948). — [5] AP. 2447465.
[6] SPITZMILLER, E. R.: J. Amer. chem. Soc. **69**, 2073 (1947). — [7] EP. 604179.
[8] Schwz. P. 262800. — [9] RARRETT, H. W.: J. Amer. chem. Soc. **70**, 1753 (1948).
[10] AP. 2415793. — [11] Vgl. H. BILLION: Ärztl. Wschr. **5**, 691 (1950).
[12] Vgl. dazu: J. Amer. med. Assoc. **129**, 932 (1945).
[13] MORGANS, M. E.: Lancet **1**, 519 (1947).
[14] JONES, R. G.: J. Amer. chem. Soc. **71**, 4000 (1949).
[15] SEARLE, C. E., u. a.: Biochem. J. **49**, 125 (1951).

Natürlicher Antagonist des Thyroxins ist das im Körper vorkommende *Ergothionin*[1], das im Blut in drei tautomeren Formen auftritt:

$$\begin{array}{c}R-C-N\\\|\quad\ \ \ \diagdown\\ \ \ \ \ \ \ \ \ \ \ \ \ C-SH\\HC-NH\diagup\end{array} \rightleftarrows \begin{array}{c}R-C-NH\\\|\quad\quad\ \ \diagdown\\ \ \ \ \ \ \ \ \ \ \ \ \ \ CS\\HC-NH\diagup\end{array} \rightleftarrows \begin{array}{c}R-C-NH\\\|\quad\quad\ \ \diagdown\\ \ \ \ \ \ \ \ \ \ \ \ \ C-SH\\HC-N\diagup\end{array}$$

$$R = \left[\begin{array}{c}-CH_2\cdot CH\cdot COOH\\|\\N(CH_3)_3\end{array}\right]^+ [OH]^-$$

Der Antithyroxin-Wirkstoff des Blutes liegt dem *Thyrozell* zugrunde.
Nach M. G. ETTLINGER[2] ist auch das *l*-5-Vinyl-2-thio-oxazolidon

$$\begin{array}{c}\ \ \ \ \ \ \ \ \ \ \ \ \ \ \ \ \ \ CH_2-NH\\\ \ \ \ \ \ \ \ \ \ \ \ \ \ \ \ \ \ \ |\quad\quad\ \ |\\CH_2=CH-CH\quad CS\\\ \ \ \ \ \ \ \ \ \ \ \ \ \ \diagdown_O\diagup\end{array}$$

ein natürlicher thyreostatischer Faktor. Es ist in zahlreichen Brassica-Arten enthalten. Die Darstellung dieser Verbindung gelang aus Butadien-1,2-epoxyd, das mit NH_3 in das 1-Amino-2-oxy-buten-(3) überführt wurde. Dieses mit CS_2 und Alkalien kondensiert, lieferte das Thiooxazolidon-Derivat:

$$\begin{array}{c}\ \ \ \ \ \ \ \ \ \ \ \ CH_2\\\ \ \ \ \ \ \ \ \ \ \ \ \ \diagdown\\\ \ \ \ \ \ \ \ \ \ \ \ \ \ \ \ \ O\\\ \ \ \ \ \ \ \ \ \ \ \ \ \diagup\\CH_2=CH-CH\end{array} \rightarrow \begin{array}{c}\ \ \ \ \ \ \ \ \ \ \ \ \ \ \ CH_2\cdot NH_2\\\ \ \ \ \ \ \ \ \ \ \ \ \ \ \ \ |\\CH_2=CH-CH\cdot OH\end{array} \xrightarrow{+CS_2} \begin{array}{c}\ \ \ \ \ \ \ \ \ \ \ \ \ \ \ \ \ \ CH_2-NH\\\ \ \ \ \ \ \ \ \ \ \ \ \ \ \ \ \ \ \ |\quad\quad\ \ |\\CH_2=CH-CH\quad CS\\\ \ \ \ \ \ \ \ \ \ \ \ \ \ \diagdown_O\diagup\end{array}$$

Andere 4-Alkyl-thio-oxazolidone zeigen nur schwache thyreostatische Wirkung[3].

Vitamine und Hormone.

Vitamine.

Die therapeutische Anwendung von Vitaminen zur Behandlung von Mangelkrankheiten (Avitaminosen) hat einen erheblichen Umfang angenommen. Da Vitamine zum Teil synthetisch gewonnen werden, muß dieses Gebiet auch in der Arzneimittel-Synthese berücksichtigt werden. Es soll aber nur kurz und insbesondere nur im Hinblick auf die synthetisch zugänglichen Vitamine behandelt werden.

Unter Vitaminen versteht man lebenswichtige Stoffe, die im Gegensatz zu den Hormonen vom Körper nicht selbst gebildet werden, sondern mit der Nahrung zugeführt werden müssen. Ihre Entdeckung beruht auf der Beobachtung, daß auch bei calorisch ausreichender Zufuhr von mit Äther oder Wasser extrahierten Nahrungsmitteln Krankheitserscheinungen auftreten, die durch Gaben nicht vorbehandelter Nahrung wieder aufgehoben werden können. Diese Mangelkrankheiten werden demnach von Stoffen aufgehoben, die einerseits der Nahrung durch Extraktion entzogen werden können und die der Körper andererseits nicht zu bilden vermag. Aufbauend auf den Versuchen von EIJKMAN (s. S. 296) gelang W. STEPP im Jahre 1909 der Nachweis der absoluten Lebensnotwendigkeit dieser *akzessorischen Nährstoffe*. Die allgemein gebräuchliche Bezeichnung *Vitamine* für diese Stoffe

---

[1] Vgl. C. HUNTER: Biochemic. J. **22**, 4 (1928).
[2] ETTLINGER, M. G.: J. Amer. chem. Soc. **72**, 4792 (1950).
[3] VISKONTINI, M., u. K. ADANK: Helv. chim. Acta. **33**, 2251 (1950).

stammt von FUNK auf Grund der nur — teilweise richtigen — Annahme, daß sie Stickstoff-Basen seien.

Die Vitamine stehen in engem Zusammenhang mit den Fermenten. So ist das Vitamin B_1 die Wirkgruppe der Carboxylase, während B_2 die Wirkgruppe des gelben Atmungsfermentes ist.

Bei den Fermenten wird zwischen der Wirkgruppe (*Co-Ferment*) und dem eigentlichen Eiweißkörper (*Apo-Ferment*) unterschieden. Das Apo-Ferment bestimmt durch seine Art, an welchem Substrat die Wirkung des Fermentes sich entfaltet, während das Co-Ferment die eigentliche Wirkung auslöst. Apo- und Co-Ferment werden zusammen *Symplex* oder *Holo-Ferment* genannt.

Die ursprüngliche Definition, daß Vitamine nicht im Körper gebildet werden können, ist nach der Beobachtung, daß der Organismus z.B. aus β-Carotin Vitamin A oder aus Dehydrocholesterin Vitamin D zu bilden vermag, und viele Tiere das Vitamin C selbst aufzubauen vermögen, nicht mehr aufrecht zu halten. Damit ist auch keine strenge Unterscheidung von den Hormonen mehr möglich. VON EULER hat daher den Vorschlag gemacht, zur Hervorhebung der beiden gemeinsamen katalytischen Wirkung von *Vitazymen* und *Hormozymen* zu sprechen oder beide Gruppen als *Ergone* (d. h. Wirkstoffe) zusammenzufassen. Jedoch hat sich diese Kennzeichnung bisher noch nicht eingebürgert. Auch die gemeinsame Abhandlung von Hormonen, Vitaminen und Fermenten als *Biokatalysatoren* hat sich noch nicht durchgesetzt. Deshalb wird hier an der bisher gebräuchlichen Aufteilung festgehalten.

Auf Grund der Löslichkeit unterscheidet man wasser- und fettlösliche Vitamine. Zu den ersteren gehören die Vitamine der B-Gruppe, die Vitamine C und H sowie die weniger wichtigen Vitamine J und L. Fettlöslich sind die Vitamine A, D, E, F und K. Eine Einteilung nach chemischen Gesichtspunkten ist nicht möglich.

Wasserlösliche Vitamine.

Vitamin B_1, Aneurin.

Die Mangelerscheinungen, die durch Fehlen von Vitamin B_1 (*Aneurin*) ausgelöst werden, sind schon lange bekannt und sehr eingehend untersucht worden. 1897 konnte EIJKMAN nachweisen, daß Hühner, die mit geschältem Reis gefüttert wurden, der Beri-Beri-Krankheit ähnliche Symptome zeigten, die beim Verfüttern der Reishäutchen wieder verschwanden. Die B_1-Avitaminose (Polyneuritis) äußert sich zuerst in Gliederschmerzen, Untertemperatur, Stillstand des Wachstums und Gewichtsabnahme. Im späteren Stadium degenerieren Muskeln und Nervenfasern. Es treten Lähmungserscheinungen und schließlich der Tod ein.

Vorkommen.

Das Vorkommen des Aneurins ist in den Organen der Vitaminträger streng lokalisiert. So findet man es beim Reis in dem sog. Silberhäutchen, beim Getreide in den Keimlingen. Ferner kommt es im Eidotter und in der Milch vor. Wenig Aneurin enthalten Obst und Gemüse. Die größte Aneurinspeicherung liegt in der Hefe vor. So enthalten 100 g Bierhefe etwa 8000 γ Aneurin.

Einen Überblick über die wichtigsten Vorkommen gibt nachstehende Tabelle[1]:

Bierhefe	810—36000 γ-%	Niere	610 γ-%
Backhefe	600— 2000	Eidotter roh	300
Hefeextrakt	1000—12000	Kuhmilch	13— 70
Weizenkeimlinge	3000—11000	Spinat	60—125
Reis unpoliert	220— 250	Zitrone	60
Reis poliert	Spuren	Erdbeeren	0
Leber	270— 375		

Isolierung und Konstitutionsaufklärung.

FUNK gelang es 1911 Vitamin B_1 aus Reiskleie anzureichern. JANSEN und DONATH gewannen es 1926 in kristallisierter Form. Die Summenformel für Aneurin $C_{12}H_{18}O_2N_4S$ ermittelten WINDAUS und OHDAKE[2]. Die Konstitutionsaufklärung wurde einerseits von

---

[1] Nach W. RUDOLPH: Vit. d. Hefe. 3. Aufl. Stuttgart: Wiss. Verlagsges. 1946.
[2] WINDAUS, A., u. OHDAKE: Hoppe-Seylers Z. physiol. Chem. **204**, 123 (1932).

WINDAUS und andererseits von R. R. WILLIAMS durchgeführt und 1935 erfolgreich abgeschlossen.

Aneurin spaltet sich bei Behandlung mit Natriumsulfit in die 2-Methyl-4-aminopyrimidin-5-methylensulfonsäure[1]

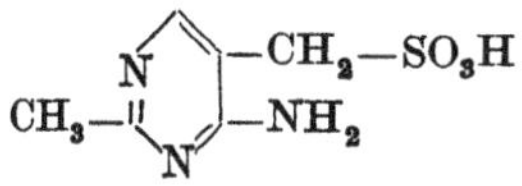

$$\begin{array}{c} \text{N} \\ \text{CH}_3-\!\!\underset{\text{N}}{\|}\!\!\begin{array}{c}-\text{CH}_2-\text{SO}_3\text{H} \\ -\text{NH}_2 \end{array} \end{array}$$

und 4-Methyl-5-oxyäthyl-thiazol[2]

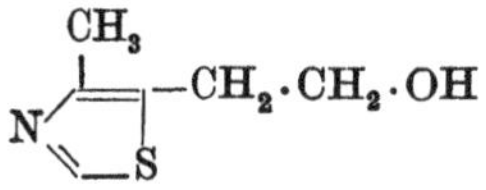

$$\begin{array}{c} \text{CH}_3 \\ \underset{\text{N}\diagdown\text{S}}{\bigm|}-\text{CH}_2\cdot\text{CH}_2\cdot\text{OH} \end{array}$$

Durch Behandlung mit HNO_3 geht letzteres in die 4-Methyl-thiazol-5-carbonsäure

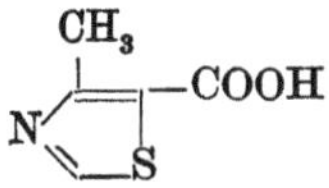

$$\begin{array}{c} \text{CH}_3 \\ \underset{\text{N}\diagdown\text{S}}{\bigm|}-\text{COOH} \end{array}$$

über, die WINDAUS auch bei der Spaltung des Aneurins mit Salpetersäure erhalten hatte.

Die leichte Spaltung des Aneurins mußte zu der Annahme führen, daß die Verknüpfung der beiden Ringe nicht sehr stabil ist.

Nach der Aufklärung der Verknüpfungsstelle ergab sich für Aneurin folgende Konstitution:

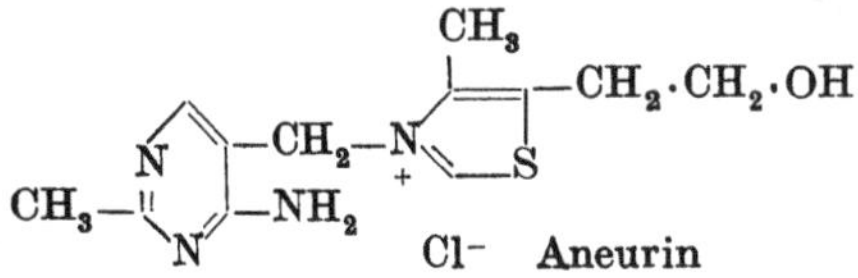

$$\begin{array}{c} \text{CH}_3 \\ \text{N} \qquad\qquad\qquad \bigm|-\text{CH}_2\cdot\text{CH}_2\cdot\text{OH} \\ \text{CH}_3-\!\!\underset{\text{N}}{\|}\!\!\begin{array}{c}-\text{CH}_2-\overset{+}{\text{N}} \\ -\text{NH}_2 \end{array}\!\!\underset{\text{S}}{\diagdown} \\ \qquad\qquad\qquad \text{Cl}^- \quad \text{Aneurin} \end{array}$$

Somit ist Aneurin das N-[2'-Methyl-4'-amino-pyrimidino-(5')-methyl]-4-methyl-5-β-oxyäthyl-thiazolium-chlorid.

Synthese.

Die Synthese des Aneurins erfolgt durch Aufbau der Pyrimidin- und Thiazol-Komponenten mit darauffolgender Kondensation beider Ringsysteme. Jedoch kann die Synthese des Thiazol-Restes auch mit der Kondensation am Pyrimidin-Ring zugleich durchgeführt werden.

Zur **Synthese der Thiazol-Komponente** kondensierten H. T. CLARKE und S. GURIN nach der Methode von HANTZSCH Methyl-[α-chlor-γ-äthoxypropyl]-keton und Thioformamid, das aus P_2S_5 und Formamid erhalten wird. Sie erhielten dabei 4-Methyl-5-β-äthoxyäthyl-thiazol als gelbes Öl. Mit konz. Salzsäure ließ es sich in das 4-Methyl-5-β-chloräthyl-thiazol überführen. Dieses wurde zur 5-Oxyäthyl-Verbindung verseift[3]:

---

[1] TSCHESCHE, R., u. R. GREWE: Hoppe-Seylers Z. physiol. Chem. **228**, 1187 (1934); R. R. WILLIAMS u. a.: J. Amer. chem. Soc. **56**, 1187 (1934) u. **57**, 229, 517, 536, 1093 u. 1856 (1935).
[2] CLARKE, H. T., u. S. GURIN: J. Amer. chem. Soc. **57**, 1876 u. 1887 (1935).
[3] CLARKE, H. T., u. S. GURIN: J. Amer. chem. Soc. **57**, 1876 (1935).

$$CH_3 \cdot CO \qquad H_2N \qquad CH_3 \cdot C \text{---} N$$
$$C_2H_5 \cdot O \cdot CH_2 \cdot CH_2 \cdot CH \cdot Cl \; + \; \overset{}{S} \!\! \diagdown \!\! CH \; \rightarrow \; C_2H_5 \cdot O \cdot CH_2 \cdot CH_2 \cdot C \text{---} S \!\! \diagdown \!\! CH$$

$$\rightarrow \quad Cl \cdot CH_2 \cdot CH_2 \overset{CH_3 \text{---} N}{\underset{S}{\diagdown}} \quad \rightarrow \quad HO \cdot CH_2 \cdot CH_2 \overset{CH_3 \text{---} N}{\underset{S}{\diagdown}}$$

An Stelle des Äthoxy-Derivates des chlorierten Methylpropylketons kann die Kondensation auch mit dem freien Propanolketon oder dessen Estern durchgeführt werden. Das Thioformamid kann auch durch Thioharnstoff ausgetauscht werden. In diesem Falle erhält man das 2-Amino-4-methyl-5-oxyäthyl-thiazol[1].

Die Darstellung der α-halogenierten Ketone läßt sich auf verschiedene Weise durchführen. H. T. CLARKE und S. GURIN setzten zur siedenden Lösung des Natracetessigesters langsam Äthyl-β-bromäthyläther zu und fraktionierten nach 10std. Kochen. Hierbei erhält man den α-Äthoxyäthyl-acetessigester, der mit $SOCl_2$ den α-Chlor-2-äthoxy-äthylacetessigester liefert. Durch Ketonspaltung wird daraus Methyl-α-chlor-α-äthoxy-propylketon gewonnen [2,3]:

$$\begin{array}{c} CH_3 \\ | \\ CO \\ | \\ CHNa \; + \; Br \cdot CH_2 \cdot CH_2 \cdot O \cdot C_2H_5 \\ | \\ COOC_2H_5 \end{array} \quad \rightarrow \quad \begin{array}{c} CH_3 \\ | \\ CO \\ | \\ CH \cdot CH_2 \cdot CH_2 \cdot O \cdot C_2H_5 \\ | \\ COOC_2H_5 \end{array} \quad \xrightarrow{\text{Chlorierung}}$$

$$\rightarrow \quad \begin{array}{c} CH_3 \\ | \\ CO \\ | \\ CCl \cdot CH_2 \cdot CH_2 \cdot O \cdot C_2H_5 \\ | \\ COOC_2H_5 \end{array} \quad \xrightarrow{\text{Keton-Spaltung}} \quad \begin{array}{c} CH_3 \\ | \\ CO \\ | \\ CCl \cdot CH_2 \cdot CH_2 \cdot O \cdot C_2H_5 \\ | \\ H \end{array}$$

Das α-Halogen-γ-acetylpropanol kann aus α-Acetyl-butyrolakton erhalten werden. Dieses wird mit Thionylchlorid oder ähnlichen Chlorierungsmitteln behandelt und das gebildete α-Halogen-α-acetyl-butyrolakton mit verdünnten Säuren verseift. Unter Aufspaltung des Laktonringes und Abspaltung von CO_2 entsteht das Propanol-Keton[4,5]:

$$\begin{array}{c} CH_3 \\ | \\ CO \\ | \\ CH \cdot CH_2 \cdot CH_2 \cdot O \\ | \\ CO \text{---} \end{array} \quad \rightarrow \quad \begin{array}{c} CH_3 \\ | \\ CO \\ | \\ CCl \cdot CH_2 \cdot CH_2 \cdot O \\ | \\ CO \text{---} \end{array} \quad \rightarrow \quad \begin{array}{c} CH_3 \\ | \\ CO \\ | \\ CCl \cdot CH_2 \cdot CH_2 \cdot OH \\ | \\ H \end{array}$$

Statt des Laktons kann auch der Ketonalkohol halogeniert werden. Zur Chlorierung wird Sulfurylchlorid verwandt, während die Bromierung mit elementarem Brom gelingt. So erhält man durch Zutropfen von Brom in eine wäßrige Lösung von Aceto-propylalkohol die 3-Dibrom-Verbindung. Getrocknet veräthert sie außerordentlich leicht unter Bildung des Dibromacetopropyläthers. Auch dieser kann als Ausgangssubstanz für die Thiazol-Synthese dienen. Er wird zuerst mit Phenylhydrazin und dann mit Thioformamid zur Reaktion gebracht, wobei das 4-Methyl-5-oxyäthyl-thiazol erhalten wird[6].

Der bromierte Lävulinester kann mit Thioformamid zum 4-Methyl-thiazol-5-essigester kondensiert werden. Dieser wird mit Ammoniak in das Amid über-

---

[1] DRP 675617.
[2] CLARKE, H. T., u. S. GURIN: J. Amer. chem. Soc. 57, 1876 (1935).
[3] Ferner Holl. P. 44419; Schwz. P. 199689, Zus. zu Schwz. P. 191846.
[4] DRP 673174. — [5] EP. 606026.
[6] APP. 2218349, 2218350, 2216574, 2223885.

führt, das durch Wasserentzug mit $POCl_3$, P_2O_5 oder PCl_5 das Nitril liefert. Durch katalytische Reduktion wird dieses in das 4-Methyl-5-(β-aminoäthyl)-thiazol überführt, das ebenso wie das Nitril zur Aneurin-Synthese verwandt werden kann[1].

ANDERSAG verwandte zur Synthese der Thiazol-Komponente an Stelle des Thioformamids Bariumrhodanid, das er mit γ-Acetobrompropylacetat in alkoholischer Lösung zum γ-Rhodan-γ-acetopropylacetat umsetzte. In saurer Lösung lagert es sich zum 2-Oxy-4-methyl-5-acetoxyäthyl-thiazol um. Die ringständige Hydroxyl-Gruppe wird mit $POCl_3$ gegen Chlor ausgetauscht und durch Reduktion mit Zinkstaub und Eisessig daraus das 4-Methyl-5-acetoxyäthyl-thiazol erhalten. Bei der Verseifung entsteht die freie Oxy-Verbindung[2]:

$$\begin{array}{c}N\\|||\\C\\ \diagdown S\cdot ba\end{array} + \begin{array}{c}CO\cdot CH_3\\|\\Br\cdot CH\cdot CH_2\cdot CH_2\cdot OOC\cdot CH_3\end{array} \rightarrow \begin{array}{c}N\quad CO\cdot CH_3\\|||\quad|\\C\quad CH\cdot CH_2\cdot CH_2\cdot OOC\cdot CH_3\\ \diagdown S \diagup\end{array} \rightarrow$$

$$\begin{array}{c}N\!\!-\!\!-\!\!C\!-\!CH_3\\\quad\;\|\\HO\!-\!C\quad C\!-\!CH_2\cdot CH_2\cdot OOC\cdot CH_3\\\diagdown S \diagup\end{array} \rightarrow \begin{array}{c}N\!\!-\!\!-\!\!-\!CH_3\\\;\|\\Cl\!-\!\!\diagdown\;\;\diagup\!-\!CH_2\cdot CH_2\cdot OOC\cdot CH_2\\\quad S\end{array} \rightarrow$$

$$\begin{array}{c}N\!\!-\!\!-\!\!-\!\!CH_3\\\|\\\diagdown\;\;\diagup\!-\!CH_2\cdot CH_2\cdot OOC\cdot CH_3\\\quad S\end{array} \rightarrow \begin{array}{c}N\!\!-\!\!-\!\!-\!\!CH_3\\\|\\\diagdown\;\;\diagup\!-\!CH_2\cdot CH_2\cdot OH\\\quad S\end{array}$$

Das γ-Brom-γ-acetopropylacetat erhält man nach dem Schwz.P. 259117 durch Bromierung des γ-Aceto-propylacetats mit dem Dibromid des Pyridins.

Von C. R. HARINGTON und R. C. G. MOGRIDGE wurde die Vermutung aufgestellt, daß der Thiazol-Teil des Aneurins in der Pflanze durch enzymatischen Abbau des 4-Methylthiazolylalanins

$$\begin{array}{c}N\!\!-\!\!-\!\!-\!\!CH_3\\\|\\\diagdown\;\;\diagup\!-\!CH_2\cdot CH\cdot COOH\\\quad S\qquad\quad|\\\qquad\qquad\quad NH_2\end{array}$$

entstanden sei. Die Aminosäure selbst fördert das Wachstum von Staphylococcus aureus nicht[3]. Diese Annahme konnte experimentell bestätigt werden. Es gelang, die α-Amino-β-[4-methylthiazolyl-(5)]-propionsäure durch Behandlung mit Hefe zur Thiazol-Komponente des Aneurins abzubauen. Hierbei wurde von der Hefe nur die l-(+)-Form der optischen Isomeren angegriffen, während die d-(−)-Form nicht verändert wird. Jedoch schlugen Versuche, die Pyrimidin-Komponente mit dem Thiazol-Derivat durch Hefe zu kondensieren, fehl. ABDERHALDEN[4] konnte hingegen feststellen, daß Tauben durch gleichzeitige Verfütterung der beiden Komponenten von B_1-Avitaminose geheilt werden. Es ist deshalb anzunehmen, daß der Taubenorganismus die Kondensation durchführen kann.

Synthese der Pyrimidin-Komponente.

Die Darstellung des 2-Methyl-4-amino-5-brommethyl-pyrimidins gelingt durch Kondensation von Amidinen mit Diketonen oder β-Ketosäureestern. Nach ANDERSAG wird Formylbernsteinsäureester mit Natriumalkoholat in Alkohol ver-

---

[1] AP. 2220992.
[2] ANDERSAG, H., u. K. WESTPHAL: Ber. dtsch. chem. Ges. 70, 2036 (1937); vgl. DRP 704236; EP. 471416; FP. 816432.
[3] HARINGTON, C. R., u. R. C. G. MOGRIDGE: J. Amer. chem. Soc. 61, 443 (1939); vgl. E. R. BUCHMAN u. E. M. RICHARDSON: J. Amer. chem. Soc. 61, 891 (1939).
[4] ABDERHALDEN, R.: Pflügers Arch. ges. Physiol. Menschen Tiere 243, 85, 762 (1940).

setzt und darauf zur kochenden Lösung salzsaures Acetamidin in Alkohol zugetropft. Beim Erkalten scheidet sich der 2-Methyl-4-oxy-pyrimidyl-(5)-essigester aus. Mit Phosphoroxychlorid entsteht daraus die entsprechende 4-Chlor-Verbindung, die durch Erhitzen in 20%ig. methylalkoholischem Ammoniak auf 120—130° im Autoklaven das 2-Methyl-4-amino-pyrimidyl-(5)-acetamid liefert. Bessere Ausbeuten lassen sich durch Umsetzung mit flüssigem Ammoniak erzielen. Das Amid wird dem HOFMANNschen Abbau unterworfen, worauf das 2-Methyl-4-amino-5-aminomethyl-pyrimidin über die Benzal-Verbindung isoliert und gereinigt werden kann. Durch die unterschiedliche Reaktionsfähigkeit gegenüber salpetriger Säure wird die Aminomethyl-Gruppe in eine Oxymethyl-Gruppe überführt, während die heterocyclische Aminogruppe erhalten bleibt. Die alkoholische Hydroxylgruppe kann anschließend mit Bromwasserstoff in Eisessig verestert werden[1]:

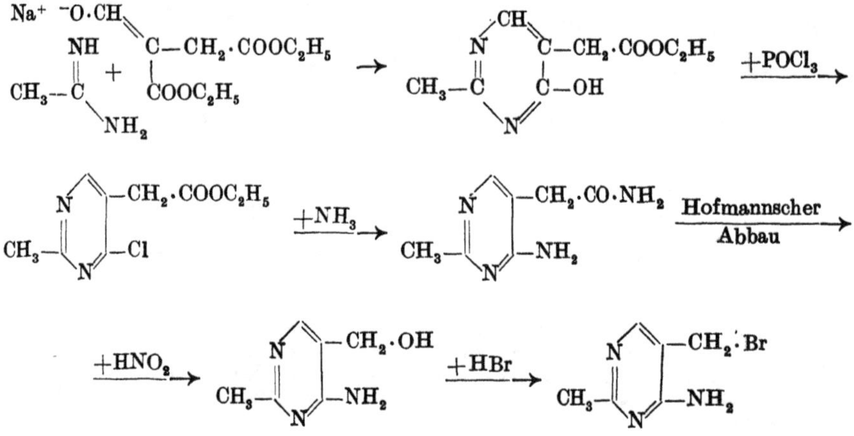

J. K. CLINE, R. R. WILLIAMS und J. FINKELSTEIN kondensierten den α-Formyl-β-äthoxy-propionsäureester mit Acetamidin zum Pyrimidin-Derivat. Auch hier wird mit POCl$_3$ und Ammoniak die Hydroxylgruppe gegen eine Amino-Gruppe ausgetauscht, und der Äther darauf sofort mit Bromwasserstoff zum Bromid gespalten[2]:

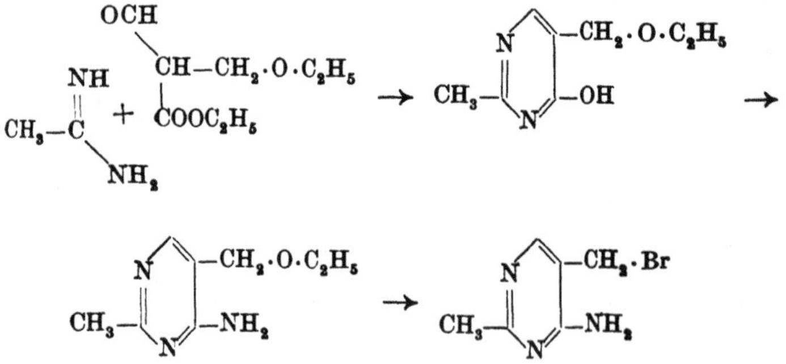

---

[1] ANDERSAG, H., u. K. WESTPHAL: Ber. dtsch. chem. Ges. **70**, 2046 (1937); vgl. FP. 819596; Holl. P. 590019; DRP 704236.

[2] CLINE, J. K., R. R. WILLIAMS u. J. FINKELSTEIN: J. Amer. chem. Soc. **59**, 1052 (1937); vgl. Ung. P. 121594.

Nach R. GREWE[1] wird Äthoxymethylen-malonsäuredinitril mit Acetamidin zu 2-Methyl-4-amino-5-cyan-pyrimidin kondensiert und dieses am Platin-Kontakt zum Aminomethyl-pyrimidin-Derivat reduziert:

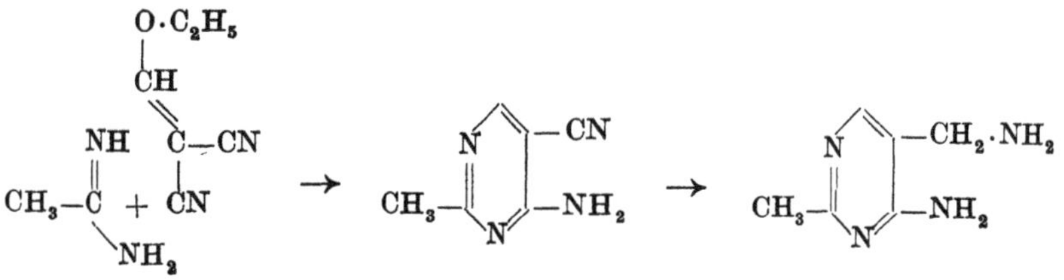

$$CH_3-\underset{NH_2}{\underset{\|}{C}}-NH + \underset{CN}{\underset{|}{C}}-CN\ \ \ (CH\text{-}O\cdot C_2H_5) \longrightarrow CH_3-\underset{N}{\overset{N}{\diagup\diagdown}}\begin{matrix}-CN\\-NH_2\end{matrix} \longrightarrow CH_3-\underset{N}{\overset{N}{\diagup\diagdown}}\begin{matrix}-CH_2\cdot NH_2\\-NH_2\end{matrix}$$

Aus diesem entsteht durch HNO_2 wie beschrieben die Oxymethyl-Verbindung[2]. Nach dem AP. 2184964 erhöht die Gegenwart eines aliphatischen Alkohols die Ausbeute. A. R. TODD und F. BERGEL kondensierten den α-Äthoxymethylen-α-cyanessigsäure-äthylester mit Acetamidin zur Darstellung des Pyrimidin-Derivates[3]:

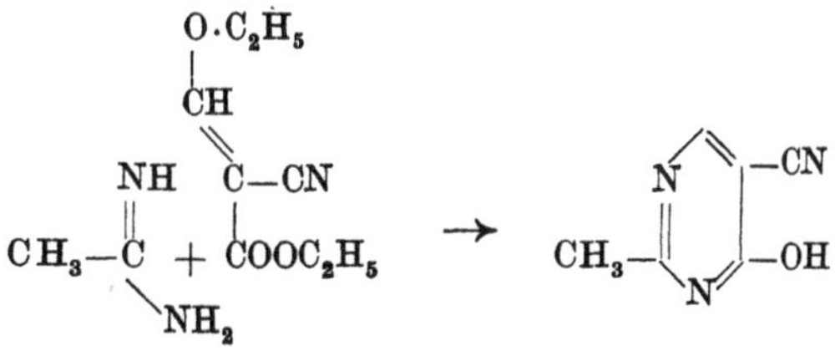

$$CH_3-\underset{NH_2}{\underset{\|}{C}}-NH + \underset{COOC_2H_5}{\underset{|}{C}}-CN\ \ \ (CH\text{-}O\cdot C_2H_5) \longrightarrow CH_3-\underset{N}{\overset{N}{\diagup\diagdown}}\begin{matrix}-CN\\-OH\end{matrix}$$

Die Weiterverarbeitung des Kondensationsproduktes verläuft den übrigen Synthesen analog.

Allgemein läßt sich somit zur Darstellung der Pyrimidin-Komponente die Alkoxy-methylen-malonsäure verwenden, deren Carboxylgruppen durch Ester-, Nitril- oder durch Aldehyd- und Keton-Gruppen ersetzt sind[4].

Zur **Kondensation der Pyrimidin- mit der Thiazol-Komponente** eignen sich sowohl das 2-Methyl-4-amino-5-chlormethyl-pyrimidin als auch das entsprechende 5-Oxymethyl-Derivat. Man schmilzt am bequemsten die 5-Brom-Verbindung der Pyrimidin-Komponente mit dem Thiazol-Derivat zusammen[5] und erhitzt solange, bis die Schmelze erstarrt. Dann wird sie in Wasser gelöst und mit Alkohol zur Kristallisation gebracht. CLINE und WILLIAMS erhitzten die Komponenten in Butanol und erhielten so Aneurin in 90%ig. Ausbeute[6].

Nach dem RP. 59808 wird die Kondensation in Lösungsmitteln mit niedriger Dielektrizitätskonstante vorgenommen, z. B. in Anisol oder Chloroform.

ANDERSAG und WESTPHAL verwendeten das Azomethin des 5-Aminothiazols. Hierbei wurde nachträglich oder gleichzeitig die freie Amino-Gruppe wieder hergestellt[7].

Statt der 5-Brommethyl-Verbindung des Pyrimidins kann die Kondensation entsprechend auch mit dem 5-Jodmethyl-Derivat durchgeführt werden[8]. Wird die 5-Oxymethyl-Verbindung des Pyrimidins zur Kondensation verwendet, so erfolgt diese in halogen-

---

[1] GREWE, R.: Hoppe-Seylers Z. physiol. Chem. **242**, 89 (1936).
[2] Schwz. P. 206088, Zus. zu Schwz. P. 199455; Schwz. P. 206430.
[3] TODD, A. R., u. F. BERGEL: J. chem. Soc. (London) **1937**, 364.
[4] DRP 670635, Zus. zu DRP 667990. — [5] Östr. P. 158308.
[6] Vgl. Austr. P. 105121 u. 105262. — [7] DRP 703775, Zus. zu DRP 685032.
[8] Schwz. P. 206628, Zus. zu Schwz. P. 202632; EP. 471416.

wasserstoff-freiem Medium[1]. In gleicher Weise läßt sich auch die 5-Äthoxy-Verbindung bei 165—170° kondensieren[2].

Zur Synthese des Vitamins B$_1$ unter gleichzeitigem Aufbau des Thiazolrings stellten A. R. TODD u. a. das 2-Methyl-4-amino-5-thioformamidomethyl-pyrimidin aus 2-Methyl-4-amino-5-oxymethyl-pyrimidin und Thioformamid (aus Formamid und P$_2$S$_5$ in Gegenwart des Oxymethyl-Derivates unter Zusatz von säurebindenden Mitteln) her. Das 2-Methyl-4-amino-5-thioformamidomethyl-pyrimidin wird nunmehr mit Methyl-[α-chlor-γ-oxy-propyl]-keton durch Erhitzen auf 115—120° kondensiert, das Reaktionsprodukt mit Äther gereinigt und aus Alkohol umkristallisiert[3]:

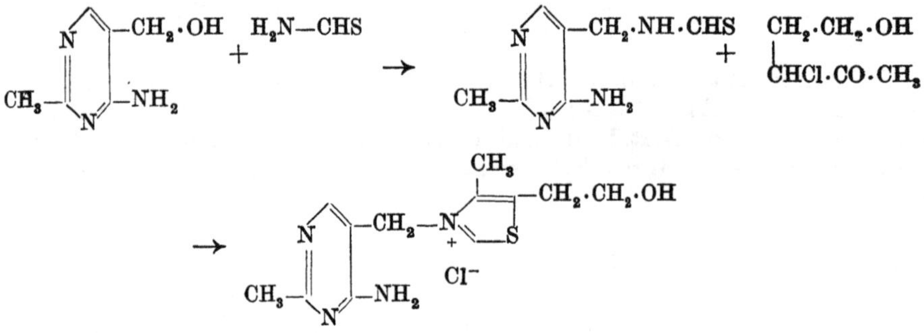

Dieses Verfahren kann in verschiedener Weise modifiziert werden. Während das Schw. P. 125066 2-Methyl-4-amino-5-thioformamidomethyl-pyrimidin in Gegenwart von Pyridin-hydrochlorid oder ähnlichen Verbindungen mit 2-γ-Aceto-γ-halogen-propylalkohol in 95 %ig. Ausbeute kondensiert, kann statt des Chlorketons auch 2-Methyl-2-äthoxy-3-chlor-tetrahydrofuran verwendet werden, das sich aus dem chlorierten Oxyketon in Alkohol leicht bildet. Die Aneurin-Synthese erfolgt nach dem Schwz. P. 195952 und AP. 2127446[4] aus dem 5-Thioformyl-Derivat des Pyrimidins durch Kondensation mit 2-Methyl-2-äthoxy-3-chlor-tetrahydrofuran:

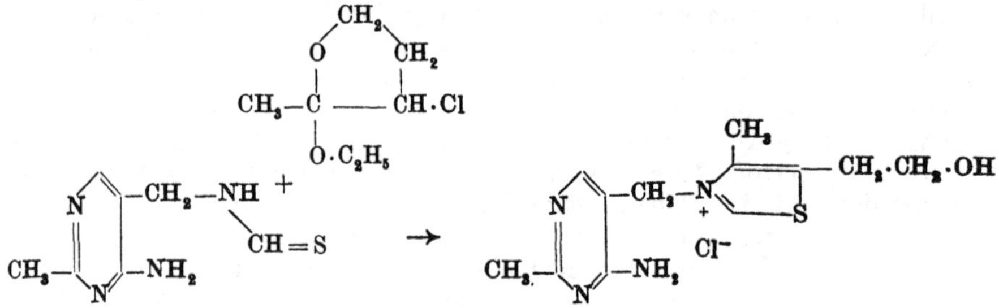

Zur Umsetzung ist auch die Gleichgewichtsmischung zwischen Ketten- und cyclischer Form des γ-Aceto-γ-chlor-propyläthers geeignet[5]:

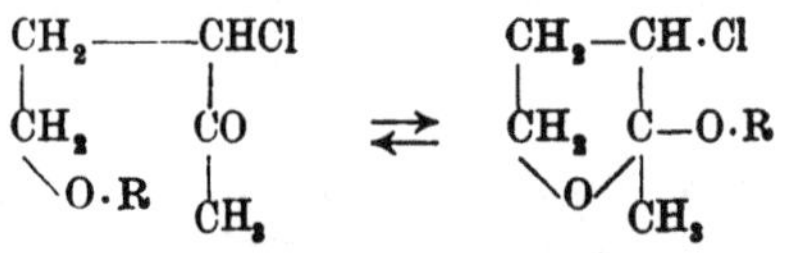

Zur Darstellung wird nach dem DRP 723052 α-Chlor-α-acetoxyäthyl-acetessigester einer Ketonspaltung unterworfen[6].

---

[1] DRP 669187. — [2] Dän. P. 55976.
[3] TODD, A. R., u. F. BERGEL: J. chem. Soc. (London) 1937, 346. — [4] FP. 831110.
[5] Vgl. FP. 870990; ferner AP. 2252921; siehe ferner: R. J. STEVENS u. G. A. STEIN: J. Amer. chem. Soc. 62, 1045 (1940); vgl. FP. 869482.
[6] DRP 723052, Zus. zu DRP 705434.

Weitere Modifikationen der Aneurin-Synthese werden im AP. 2160807 beschrieben. Hiernach wird das 2-Methyl-4-amino-5-formylaminomethyl-pyrimidin mit 3-Acetyl-4-chlor-1-acetoxy-propan und P_2S_5 umgesetzt.

Das Ind.P. 25808 kondensiert die 5-Formamido-Verbindung mit γ,γ-Diaceto-γ-mercapto-propanol, wozu man das 2-Methyl-4-amino-5-aminomethyl-pyrimidin zunächst mit Ameisensäure und darauf mit dem Propanol-Derivat in Gegenwart von Salzsäure umsetzt[1].

Nach dem AP. 2166233 wird das 2-Methyl-4-amino-pyrimidyl-5-bromessigsäure-hydrobromid, das durch Behandeln des bromfreien Derivates mit elementarem Brom in Gegenwart von PCl_3 erhalten wurde, mit 4-Methyl-5-β-oxyäthyl-thiazol zur Reaktion gebracht. Unter CO_2-Abspaltung entsteht das Bromid des Aneurins.

Konstitution und Wirkung des Aneurins.

Die Prüfung von Aneurin-Derivaten erfolgt am einfachsten im Taubentest. Die Tiere werden 3—6 Wochen aneurinfrei ernährt, z. B. mit poliertem Reis, bis die Erscheinungen der Avitaminose auftreten. Dann wird eine einmalige Dosis der zu testenden Aneurinlösung injiziert. Der Quotient aus Substanzmenge und der Anzahl krampffreier Tage ergibt die „Taubentagesdosis" = 1,96 γ Aneurinbromid oder 1,54 γ freie Base. In gleicher Weise kann der Test auch an Ratten durchgeführt werden (Ds. cur. = 6 γ).

Die Testmethode nach SCHOPFER bestimmt die Entwicklung von Phycomyces Blakesleeanus, der nur in Gegenwart von Aneurin wächst. Um 1 mg Pilzsubstrat zu erzeugen, sind 0,005 γ Vitamin B_1 erforderlich. ROBBINS und BARTLEY entwickelten einen Test an Tomatenwurzeln. Hier läßt sich Aneurin noch in Verdünnung von 1:4 Bill. nachweisen[2].

Zur Untersuchung der Bedeutung des Anions stellten I. G. TOLPIN u. a.[3] das Aneurinjodid dar, das die gleiche Wirkung wie das Chlorid zeigte.

Außer dem Aneurin besitzen eine Anzahl seiner Homologen aneuritische Wirkung[4]. Wird im Pyrimidin-Ring die 2-ständige Methyl-Gruppe über die Äthyl- zur Propyl-Gruppe verlängert, geht die Wirksamkeit zurück. Propyl- und Isopropyl-Gruppe lösen die gleiche Wirkung aus. Substitution durch aromatische Ringe vermindert die Wirkung stark, ebenso Entmethylierung in 2-Stellung. Methylierung in 6-Stellung läßt die Wirkung sprunghaft absinken. Ungünstig wirkt sich auch die Methylierung der 4-Amino-Gruppe aus.

Die nachstehende Tabelle[5] zeigt die Bedeutung der Oxyäthyl-Gruppe in der 5-Stellung und den Einfluß der 4-ständigen Methyl-Gruppe des Thiazolkerns:

4:	5:	2:	Dos. curativa
$-CH_3$	$-CH_2OH$		15— 60 γ
$-CH_3$	$-(CH_2)_4OH$		500— 2000 γ
$-CH_3$	$-(CH_2)_6OH$		1500—12000 γ
$-CH_3$	$-CH_2-CH_2SH$		—
$-CH_3$	$-CH_2-CH_2Cl$		3000— 6000 γ
$-CH_3$	$-CH_2-CH_2Br$		200— 700 γ
$-CH_3$	$-CH_2-CH_2-CH_3$		400— 800 γ
$-CH_3$	$-CH_2-CH_2OC_2H_5$		1000— 6000 γ
$-CH_3$	$-CH=CH_2$		—
$-CH_3$	$-CH_3$		600 γ
$-CH_3$	$-(CH_2)_3-CH_3$		600— 3000 γ
$-CH_3$	$-CO-CH_3$		500 γ
$-CH_2 \cdot CH_3$	$-CH_2-CH_2-OH$		10— 30 γ
$-C_3H_7$	$-CH_2-CH_2OH$		300— 500 γ
$-H$	$-CH_2-CH_2OH$		300— 800 γ
$-C_6H_5$	$-CH_3$		1800 γ
$-CH_2OH$	$-H$		—
$-H$	$-H$		—
$-H$	$-CH_3$	$-CH_3$	1000 γ

---

[1] Siehe auch AP. 2184720.
[2] SCHULTZ, F.: Hoppe-Seylers Z. physiol. Chem. 265, 113 (1940).
[3] TOLPIN, I. G., u. a.: J. Amer. chem. Soc. 63, 2848 (1941).
[4] PRICE, D., u. F. D. PICKEL: J. Amer. chem. Soc. 53, 1067 (1941).
[5] Nach F. SCHULTZ: Zit. 2.

Verkürzung zur Oxymethyl-Gruppe läßt die Wirkung absinken, ebenso Verlängerung zur Butanol- oder Hexanol-Gruppe. Versuche, die Hydroxyl-Gruppe gegen eine Sulfhydryl- oder Amino-Gruppe oder durch Chlor bzw. Brom auszutauschen, waren ohne Erfolg. Bemerkenswert ist, daß durch Einführung der Mercapto-Gruppe die Wirksamkeit vollständig verloren geht. Das gleiche gilt für ungesättigte Seitenketten. Veränderungen in der 4-Stellung, Verlängerung oder Entfernung der CH_3-Gruppe waren ebenso mit einem Absinken der Wirkung verbunden. Auch der Versuch, durch Methylierung in 2-Stellung Verbesserung der Wirkung zu erzielen, war ohne Erfolg. Versuche, in beiden Ringsystemen Substitutions-Verschiebungen vorzunehmen, führten ebenfalls zu einem Absinken der Wirkung, in gleicher Weise auch der Ersatz des Thiazol-Schwefels durch Selen und der Austausch der Methylen- durch eine Äthylen-Brücke zur Ring-Verknüpfung.

Die Substituenten im Pyrimidin- und Thiazol-Ring beeinflussen die Wirkung verschieden stark. Entfernung der Methyl-Gruppe im Pyrimidin-Ring führt zum Absinken der Aneurin-Wirksamkeit auf $1/22$, die Wegnahme der Methyl-Gruppe im Thiazol-Ring auf $1/80$.

Veresterung der Hydroxyl-Gruppe durch verschiedene Säuren führt zu Estern mit protrahierter Wirkung. Es ist daher anzunehmen, daß zur Auslösung der Wirksamkeit im Organismus zunächst die Ester verseift werden müssen.

Antiberiberi-Wirkung besitzt ferner das als *Heterovitamin* B_1 bezeichnete Pyridin-Analoge des Aneurins, in dem die Thiazol-Komponente durch einen 2-Methyl-3-(α-oxyäthyl)-pyridin-(I) bzw. den 3-(α-Oxyäthyl)-pyridin-Rest (II) ausgetauscht wurde[1]:

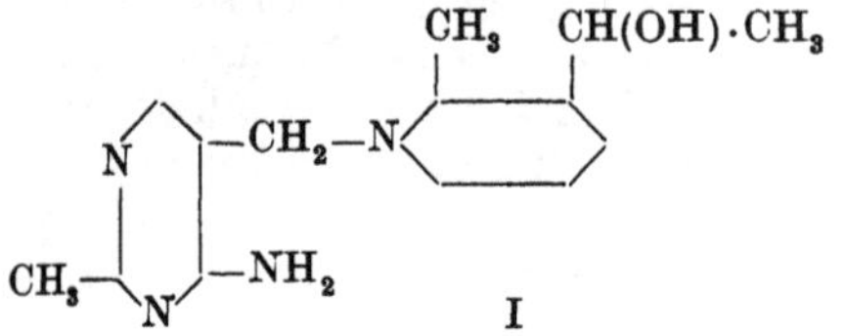

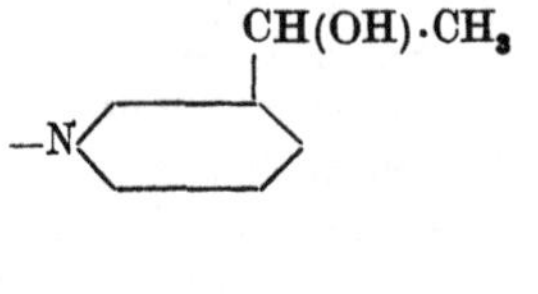

Die methyl-freie Verbindung (II) wirkt aber nur schwach. Auch die Verbindungen aus der Pyrimidinkomponente und 3-Acetylpyridin, 2-Methyl-3-acetylpyridin und 6-Methyl-3-äthylpyridin sind wirksam. Physiologisch unwirksam ist das 6-Methyl-3-(α-oxyäthyl)-pyridin-Derivat[2]. Als Antagonist des Aneurins erwies sich das als *Pyrithiamin* bezeichnete N-[2'-Methyl-4'-amino-pyrimidinomethyl-(5')]-2-methyl-3-(β-oxyäthyl)-pyridinium-bromid, dessen verbesserte Darstellung von A. N. NILSON und ST. A. HARRIS beschrieben wurde[3].

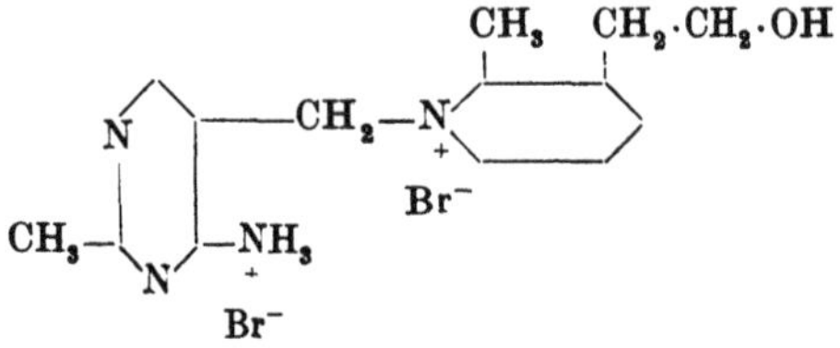

Pyrithiamin

---

[1] BAUMGARTEN, P., u. A. DORNOW: Ber. dtsch. chem. Ges. **73**, 44, 156, 353 (1940); F. C. SCHMELKES u. R. R. JOINER: J. Amer. chem. Soc. **61**, 2562 (1939).
[2] DORNOW, A., u. H. MACHENS: Ber. dtsch. chem. Ges. **80**, 502 (1947).
[3] NILSON, A. N., u. ST. A. HARRIS: J. Amer. chem. Soc. **71**, 2231 (1949).

Nach H. N. RYDON[1] hat auch das durch 6stünd. Erhitzen von Thiamin in 5n-HCl entstehende 3-Oxy-thiamin als Antivitamin B_1 Bedeutung. Besonders soll es als Vorbeugungsmittel gegen Poliomyelitis-Virus geeignet sein[2].

Physiologische Wirkung des Aneurins.

1934 beobachteten PETERS und THOMSON, daß Vitamin B_1-Mangel im Organismus eine Anhäufung von Brenztraubensäure bedingt, die nach Zusatz von Vitamin B_1 bei Anwesenheit von Pyrophosphat verschwindet[3]. Sie schlossen daraus, daß Aneurin als Co-Ferment des Symplex wirkt, der die Decarboxylierung der Brenztraubensäure zu Acetaldehyd bedingt. Bei der Hefe erfolgt die Umwandlung durch die Carboxylase, die von LOHMANN und SCHUSTER daraus gewonnen wurde[4]. Deren Co-Ferment erwies sich als der Pyrophosphorsäureester des Vitamins B_1.

Dieser Ester ist im Tauben-Versuch etwa doppelt so wirksam wie das freie Aneurin. Man gewinnt ihn nach dem DRP 706835[5] durch Einwirkung von Pyrophosphorsäure auf Aneurin unter Ausschluß von Wasser, am besten im Vakuum. Die Pyrophosphorsäure wird zweckmäßig erst unmittelbar vor der Reaktion durch Schmelzen von ortho- und meta-Phosphorsäure frisch bereitet. Die ortho-Phosphorsäure kann dabei durch Phosphoroxychlorid ersetzt werden. P. KARRER und M. VISKONTINI[6] erhielten die Carboxylase durch Phosphorylierung des Aneurins mittels Metaphosphorsäure. Hierbei entsteht zunächst der Aneurin-triphosphorsäureester, der aber bei Einwirkung von verd. Phosphorsäure in das Salz der Carboxylase überführt wird.

Auf Grund der Ferment-Wirkung des Aneurins lassen sich die pathologischen Mangelerscheinungen in der Weise deuten, daß die Krämpfe und Lähmungen bei B_1-Avitaminose durch Ansammlung von Brenztraubensäure im Zentralnervensystem entstehen. Parallel mit dem Abbau der Brenztraubensäure nach Aneurin-Zufuhr verschwinden die Krankheits-Symptome. Aneurin greift auch in den Eiweiß- und Fettabbau ein. So werden die Aminierungsprozesse, die sich in Muskeln und Leber abspielen, gestört. Man beobachtet bei Vitamin B_1-Mangel das Auftreten von α-Keto-glutarsäure in größeren Mengen. Diese Beobachtung deutet auf den Zusammenhang zwischen Kohlenhydrat- und Fett- bzw. Aminosäure-Stoffwechsel hin, der vermutlich als gemeinsame Zwischenstufe die Brenztraubensäure durchläuft. Die enge Beziehung, die zwischen Aneurin und Nervensystem besteht, zeigt sich in der besonders hohen Aneurin-Konzentration in der Großhirnrinde, dem Kleinhirn und in der Medulla oblongata[7].

Als Co-Ferment der Carboxylase sollte das Aneurin nach O. ZIMA und R. R. WILLIAMS ein Redox-System bilden können. Es wurden daher die Reduktions- und Oxydationsprodukte des Aneurins dargestellt und auf ihre Fähigkeit zur Rückbildung von Aneurin untersucht. Dabei fanden LIPMANN und F. G. STERN[8],

---

[1] RYDON, H. N.: Biochemic. J. **48**, 383 (1951).
[2] JONES, A.: Proc. Soc. exp. Biol. Med. **69**, 459 (1948).
[3] PETERS, R. A., u. R. H. S. THOMSON: Biochemic. J. **28**, 916 (1937).
[4] LOHMANN, K., u. PH. SCHUSTER: Biochem. Z. **294**, 183 (1937).
[5] Zus. zu DRP 704172.
[6] KARRER, P., u. M. VISKONTINI: Helv. chim. Acta **29**, 711 (1946); vgl. auch M. VISKONTINI, G. BONETTI u. P. KARRER: Helv. chim. Acta **32**, 1478 (1949).
[7] Vgl. hierzu P. KARRER: Angew. Chem. **63**, 37 (1951).
[8] LIPMANN, F.: Nature (London) **138**, 1097 (1936) u. **140**, 849 (1937); F. G. STERN u. J. L. MELNICK: J. biol. Chem. **131**, 597 (1939).

daß Dihydroaneurin nicht mehr durch Oxydation in Aneurin überführt werden kann. Von ZIMA und WILLIAMS wurden daher die Oxydationsstufen des Aneurins untersucht, deren bekannteste das von BARGER, BERGEL und TODD durch Oxydation mit Kaliumferricyanid gewonnene *Thiochrom*[1] ist. Die Konstitution des letzteren wurde von G. BARGER[2] und R. GREWE[3] aufgeklärt.

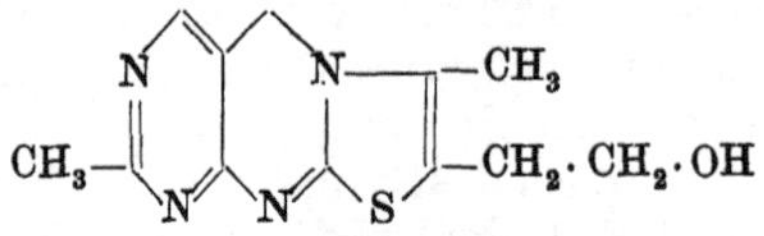

$$\text{Thiochrom}$$

Das Thiochrom ist nicht zum Vitamin B_1 reduzierbar. Dagegen erhielten ZIMA und WILLIAMS aus dem Natriumsalz des Vitamins B_1 ein Oxydationsprodukt, dem sie folgende Konstitutionsformel zusprachen:

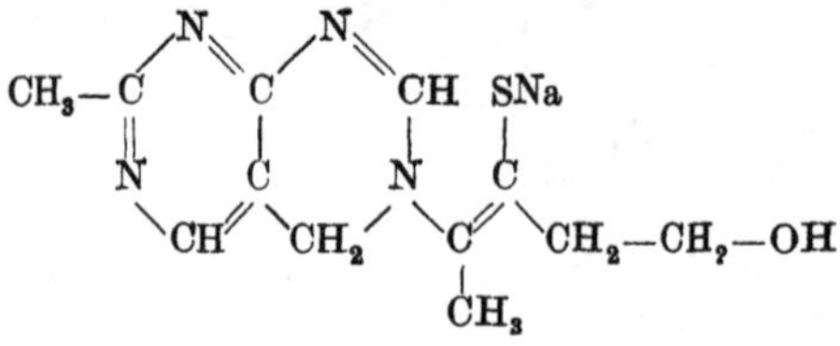

Durch weitere Oxydation läßt es sich in ein Disulfid überführen:

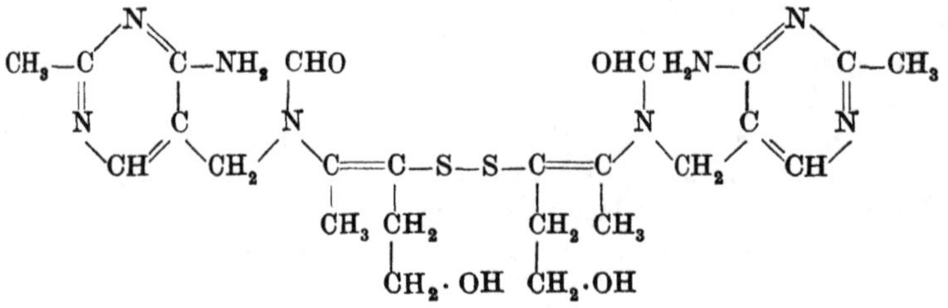

Dieses Disulfid hat etwa 60—70% der Wirkung des Aneurins. Dieser Wirkungsabfall kann darauf zurückzuführen sein, daß das Disulfid wahrscheinlich leicht in das unwirksame Thiochrom übergeht[4].

Das Vitamin B_1 kommt in Form verschiedener Präparate in den Handel: als Hefe-Extrakt, als Aneurinchlorid-hydrochlorid (*Benerva, Betabion* oder *Betaxin*). Ferner wird es auch in Kombination mit Vitamin C verwandt. Der Pyrophosphorsäureester des Aneurins ist als *Berolase* im Handel. Er kann noch Heilung der Acidose herbeiführen, wenn Vitamin B_1 infolge Phosphorylierungsstörungen nicht mehr wirksam ist.

Das wasserlösliche Vitamin kann auch in Öl-Lösung appliziert werden. Als Lösungsvermittler wird im AP. 2437504 Sulfobernsteinsäure-dioctylester empfohlen.

Vitamin B_2, Lactoflavin.

In Pflanzen und Tieren kommen häufig stickstoffhaltige gelbe Farbstoffe vor, die auf Grund ihrer Löslichkeit in Lipochrome (fettlösliche) und Lyochrome (wasserlösliche) eingeteilt werden. Aus der Molke isolierte als erster A.W. BLYTHE[5] ein rotes Harz.

---

[1] BARGER, G., F. BERGEL u. A. R. TODD: Nature (London) **136**, 259 (1935).
[2] BARGER, G., F. BERGEL u. A. R. TODD: Ber. dtsch. chem. Ges. **68**, 2257 (1935).
[3] GREWE, R.: Hoppe-Seylers Z. physiol. Chem. **242**, 89 (1936).
[4] ZIMA, O., u. R. R. WILLIAMS: Ber. dtsch. chem. Ges. **73**, 941 (1940).
[5] BLYTHE, A. W.: J. chem. Soc. (London) 1879, 530.

Später gewannen R. KUHN, P. GYÖRGY und TH. WAGNER-JAUREGG[1] aus Molke den kristallisierten Farbstoff, der nach seiner Herkunft *Lacto-flavin* genannt wurde. Er erwies sich als Farbstoffkomponente des von O. WARBURG[2] isolierten gelben Atmungsferments und als wichtiger Wachstumsfaktor. Weitere Untersuchungen ergaben die Identität mit dem thermostabilen Vitamin B-Faktor, dem Vitamin B_2[3]. Aus 5400 l Molke konnte etwa 1 g Lactoflavin gewonnen werden.

Vorkommen.

Lactoflavin ist im Tier- und Pflanzenreich weit verbreitet. Es findet sich in der Hefe, ferner in Leber, Herz und Niere von Säugetieren, in Weizenkeimen und in geringer Menge im Obst und Gemüse, wie folgende Tabelle zeigt[4]:

Vitamin B_2-Gehalt in 100 g		
Bierhefe	1800—3000	γ
Backhefe	2500—4000	γ
Schweineleber	2700—3700	γ
Schweinefleisch	200— 500	γ
Hühnerei	250— 275	γ
Weizenkeim	500—1000	γ
Weizenmehl fein	40	γ
Kopfsalat	100— 200	γ
Äpfel	40	γ
Zitronen	10	γ

Konstitutionsaufklärung.

Lactoflavin ist gegen Licht in alkalischer Lösung sehr unbeständig. Unter Abspaltung der an Hydroxyl-Gruppen reichen Seitenkette entsteht dabei die von KUHN als *Lumi-lactoflavin* bezeichnete Verbindung[5]:

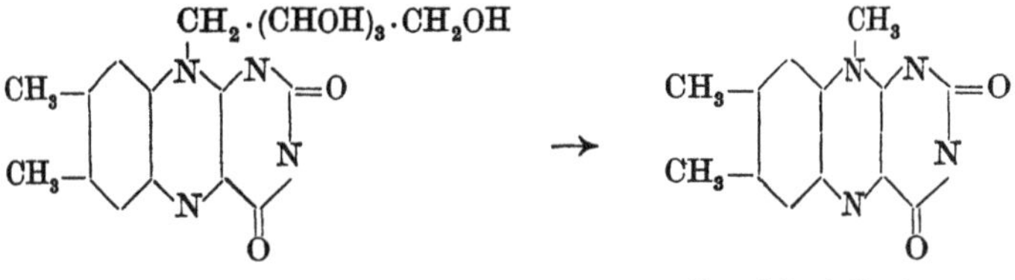

Lumi-lactoflavin

Diese spaltet bei gelindem Erwärmen Harnstoff ab, wobei eine Carbonsäure entsteht, die durch Erhitzen zu einem Lactam decarboxyliert wird:

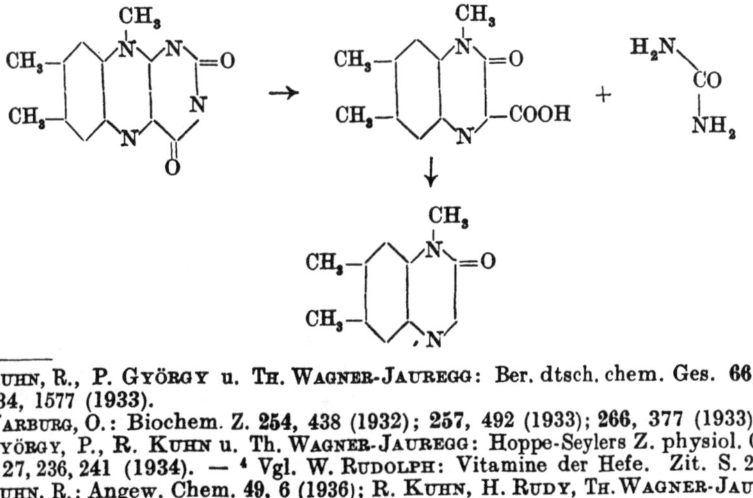

---

[1] KUHN, R., P. GYÖRGY u. TH. WAGNER-JAUREGG: Ber. dtsch. chem. Ges. **66**, 317, 676, 1034, 1577 (1933).
[2] WARBURG, O.: Biochem. Z. **254**, 438 (1932); **257**, 492 (1933); **266**, 377 (1933).
[3] GYÖRGY, P., R. KUHN u. TH. WAGNER-JAUREGG: Hoppe-Seylers Z. physiol. Chem. **223**, 21, 27, 236, 241 (1934). — [4] Vgl. W. RUDOLPH: Vitamine der Hefe. Zit. S. 296.
[5] KUHN, R.: Angew. Chem. **49**, 6 (1936); R. KUHN, H. RUDY, TH. WAGNER-JAUREGG: Ber. dtsch. chem. Ges. **66**, 1950 (1933); R. KUHN u. H. RUDY: Ber. dtsch. chem. Ges. **67**, 892, 1125, 1298, 1770, 1936 (1934).

Weiterer alkalischer Abbau lieferte 3,4-Dimethyl-6-amino-methylanilin:

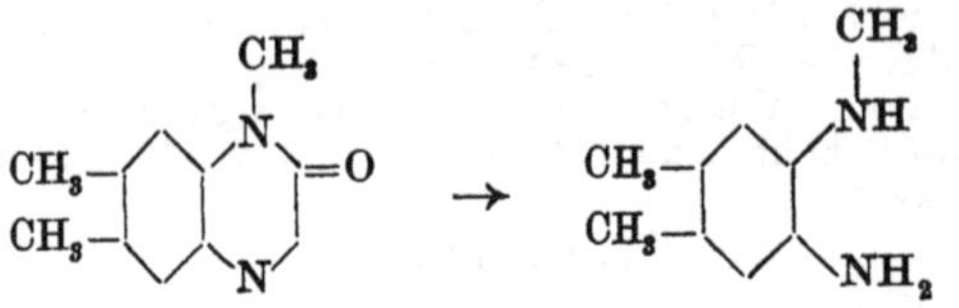

Durch diese Reaktionen war die Konstitution des Lumi-lactoflavins aufgeklärt. Da das Lactoflavin ein Tetraacetyl-Derivat bildet, mußte die Seitenkette 4 Hydroxyl-Gruppen enthalten. Ferner ist eine Diaceton-Verbindung herstellbar, woraus geschlossen werden kann, daß diese Hydroxyl-Gruppen paarweise benachbart sind. Mit Bleitetraacetat werden 0,75 Mol Formaldehyd in Freiheit gesetzt[1], was auf das Vorliegen einer primären Alkoholgruppe schließen läßt. Die Verknüpfung der Seitenkette ergab sich aus der gebildeten Methylimid-Gruppe des Lumiflavins. Hiernach ist das Lactoflavin ein *6,7-Dimethyl-9-(d-1'-ribityl)-iso-alloxazin*. Die Konfiguration des Zuckerrestes wurde durch Synthese als *d*-Ribose geklärt.

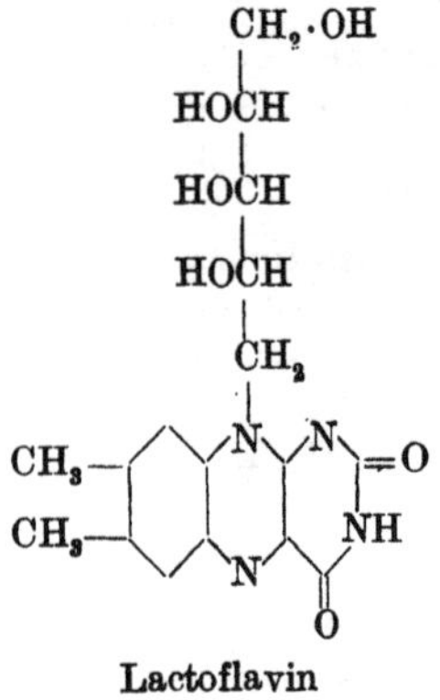

Lactoflavin

Synthese des Lactoflavins (Riboflavin).

Nach Arbeiten von O. KÜHLING und O. KASELITZ[2] läßt sich N-Methyl-o-phenylendiamin mit Alloxan unter Austritt von 2 Mol Wasser zu 9-Methyl-isoalloxan kondensieren:

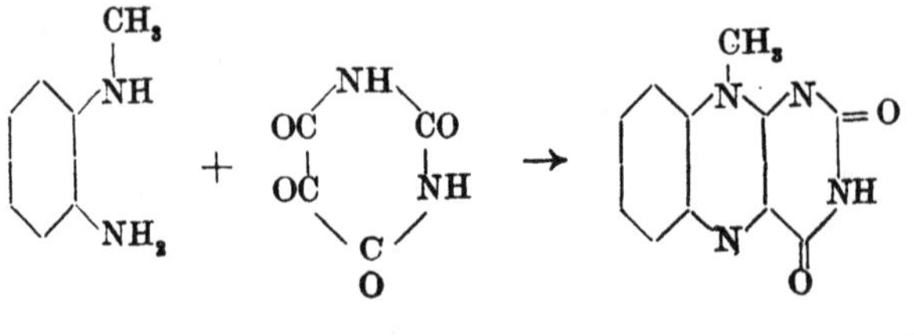

Diese Reaktion benutzten R. KUHN und Mitarbeiter[3] zur Synthese des Lumiflavins: o-Xylol wurde durch Nitrierung und partielle Reduktion in das 1,2-Dimethyl-4-nitro-5-amino-benzol überführt und über die Zwischenstufe des Toluolsulfamids mit Dimethylsulfat die einfach methylierte Verbindung hergestellt. Nach Reduktion der zweiten Nitro-Gruppe mit Zinnchlorid konnte das so erhaltene Chlorhydrat des 1,2-Dimethyl-4-amino-5-methylamino-benzols mit Alloxanhydrat durch Kochen in wäßriger Lösung kondensiert werden:

---
[1] KUHN, R., H. RUDY u. F. WEYGAND: Ber. dtsch. chem. Ges. **68**, 625 (1935).
[2] KÜHLING, O., u. O. KASELITZ: Ber. dtsch. chem. Ges. **39**, 1314 (1906).
[3] KUHN, R., u. a.: Ber. dtsch. chem. Ges. **67**, 1409, 1459, 1932 (1934); **68**, 170, 1765 (1935).

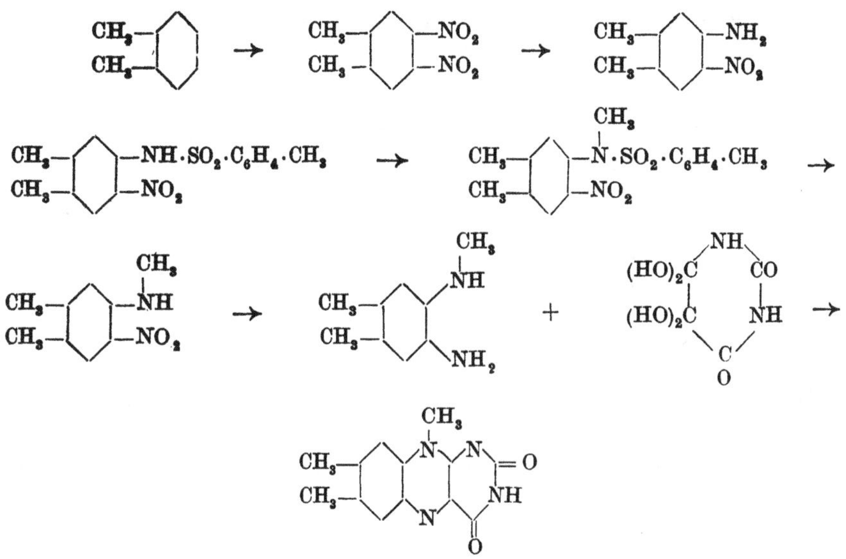

Die Totalsynthese des Lactoflavins wurde ungefähr gleichzeitig von P. KARRER und R. KUHN durchgeführt. Die entwickelten Methoden unterscheiden sich vor allem durch die Art der Einführung der Zuckerkomponente in die Aminogruppe. R. KUHN und F. WEYGAND[1] erhitzten 1,2-Dimethyl-4,5-dinitrobenzol mit d-Ribamin in wäßrigem Alkohol 6 Stunden auf 130°. Es entsteht formal unter Austritt von HNO_2 das 1,2-Dimethyl-4-nitro-phenylribamin. Nunmehr wird in wäßrigem Alkohol mit Platinmohr katalytisch zum 1,2-Dimethyl-4-amino-5-ribitylamino-benzol hydriert. Durch Kondensation mit Alloxan bildet sich daraus Lactoflavin:

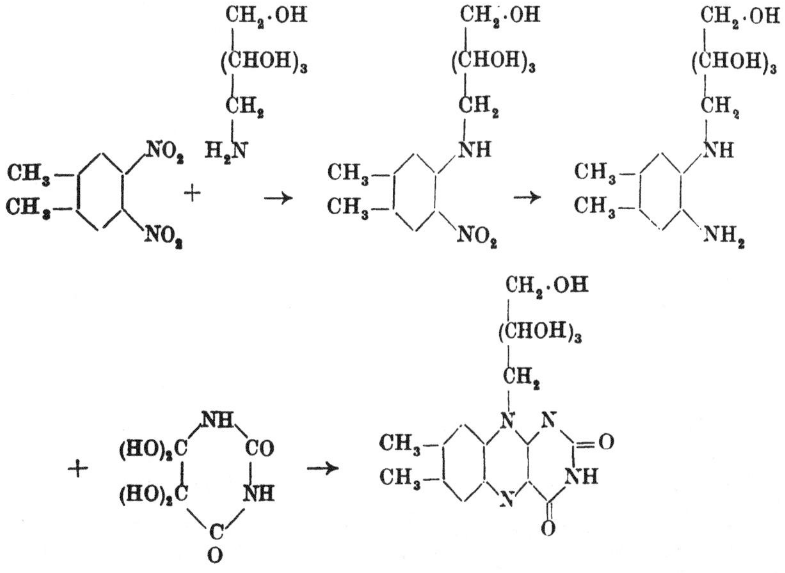

---

[1] KUHN, R., u. F. WEYGAND: Ber. dtsch. chem. Ges. 68, 166 u. 1282 (1935) u. 67, 1939 u. 2084 (1934).

Statt 1,2-Dimethyl-4,5-dinitrobenzol kann auch das 1,2-Dimethyl-4-nitro-5-brombenzol verwendet werden, das dann nach Kondensation mit dem Zuckerrest mit NH_3 umgesetzt wird.

In einer zweiten von R. KUHN und R. STRÖBELE durchgeführten Synthese wird 1,2-Dimethyl-4-nitro-5-amino-benzol mit d-Ribose in Alkohol erhitzt und die SCHIFFsche Base anschließend katalytisch reduziert[1].

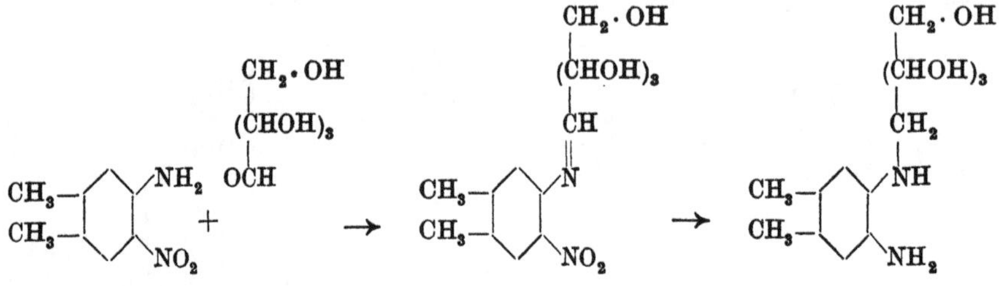

Das erhaltene Ribitylamin kann darauf in der beschriebenen Weise zum Lactoflavin kondensiert werden.

Die Kondensation erfolgt in Gegenwart von Borsäure leichter. So lassen sich nach KUHN und WEYGAND[2] die Ausbeuten bei der Lactoflavin-Synthese und bei der Synthese seiner Isomeren durch Borsäure-Zusatz fast um das zehnfache steigern. Es gelang, Ausbeuten bis zu 95% zu erzielen[3].

Nach dem DRP 679001[4] wird das Verfahren so durchgeführt, daß die Reduktion in Gegenwart von Borat-Puffern in schwach alkalischer Lösung erfolgt. Die Borat-Puffer können hinterher als Katalysatoren bei der Kondensation zum Isoalloxazin weiter benutzt werden. Die Synthese wird so durchgeführt, daß die SCHIFFsche Base in 0,4n NaH_2BO_3-Lösung nach Zusatz von Palladium-Bariumsulfat bei 40 atm Druck und 50—60° mit Wasserstoff behandelt wird. Nach Abschleudern des Katalysators wird die Lösung eingeengt, mit Eisessig übergossen und mit Alloxanmonohydrat über Nacht zur Kondensation stehengelassen. Außer dem auf Bariumsulfat niedergeschlagenen Palladiumhydroxyd empfiehlt KUHN zur Darstellung der Flavine auf Calciumcarbonat niedergeschlagenes Palladiumhydroxyd[5].

Nach dem FP. 942759 wird 1,2-Dimethyl-4-d-ribitylamino-5-aminobenzol in Alkohol unter Einleiten von Schwefelwasserstoff mit Alloxan versetzt. Hierbei erhält man Lactoflavin in guter Ausbeute. Nach dem Schwz.P. 254401 kondensiert man 1,2-Dimethyl-4-ribitylamino-5-aminobenzol mit Alloxan in Gegenwart von Alloxantin, das während der Reaktion durch Zusatz eines Reduktionsmittels aus dem Alloxan gebildet wird.

Nach P. KARRER wird 3,4-Dimethyl-anilin zunächst durch Umsatz mit Chlorkohlensäureester in das 1-Carbäthoxyamino-3,4-dimethyl-benzol umgewandelt, darauf wird mit Nitriersäure in 6-Stellung eine Nitro-Gruppe eingeführt und in Gegenwart von Platin-Katalysatoren hydriert:

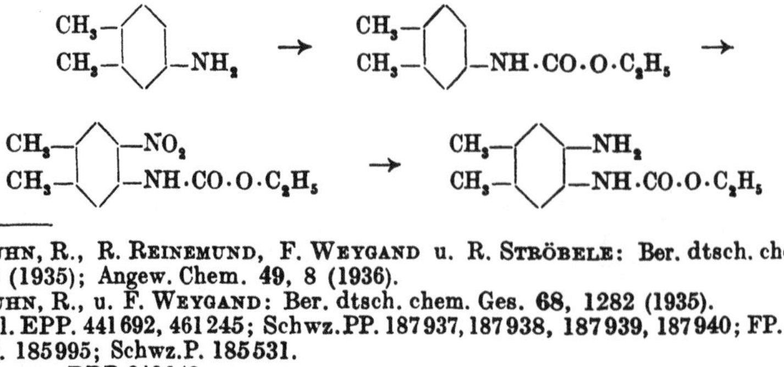

---

[1] KUHN, R., R. REINEMUND, F. WEYGAND u. R. STRÖBELE: Ber. dtsch. chem. Ges. 68, 1765 (1935); Angew. Chem. 49, 8 (1936).
[2] KUHN, R., u. F. WEYGAND: Ber. dtsch. chem. Ges. 68, 1282 (1935).
[3] Vgl. EPP. 441692, 461245; Schwz.PP. 187937, 187938, 187939, 187940; FP. 792070; Schwz.P. 185995; Schwz.P. 185531.
[4] Zus. zu DRP 642148.
[5] KUHN, R., u. R. STRÖBELE: Ber. dtsch. chem. Ges. 70, 773 (1937).

R. KUHN konnte das Urethan-Derivat auch folgendermaßen gewinnen: 4,5-Dimethyl-2-amino-1-nitro-benzol wird mit Phosgen in das Isocyanat überführt, dieses, mit Alkohol zum Urethan umgewandelt, liefert bei Hydrierung an Platin-Katalysatoren gleichermaßen das N-[2-Amino-4,5-dimethyl-phenyl]-urethan:

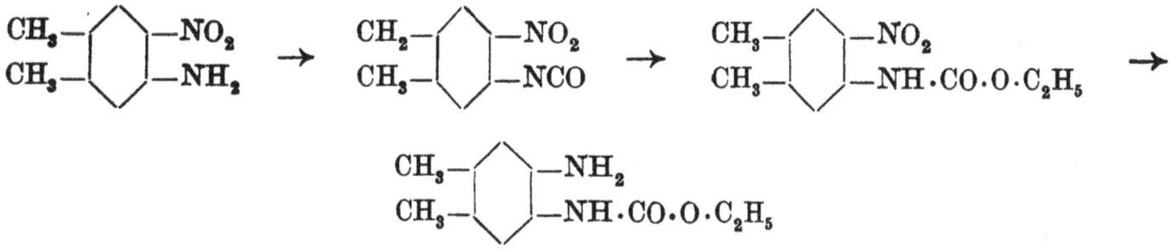

$$\begin{array}{c}CH_3--NO_2\\CH_3--NH_2\end{array} \rightarrow \begin{array}{c}CH_3--NO_2\\CH_3--NCO\end{array} \rightarrow \begin{array}{c}CH_3--NO_2\\CH_3--NH\cdot CO\cdot O\cdot C_2H_5\end{array} \rightarrow$$

$$\begin{array}{c}CH_3--NH_2\\CH_3--NH\cdot CO\cdot O\cdot C_2H_5\end{array}$$

Das Urethan-Derivat wird nach KARRER mit Ribose behandelt, die SCHIFFsche Base hydriert und schließlich mit Natronlauge das Urethan verseift[1]:

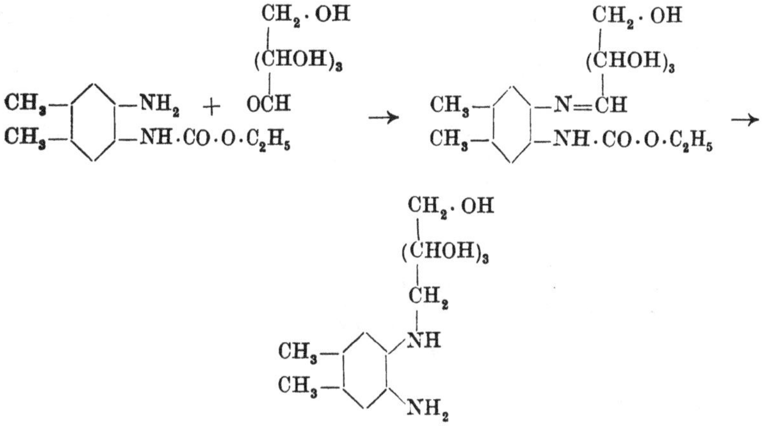

$$\begin{array}{c}CH_3--NH_2\\CH_3--NH\cdot CO\cdot O\cdot C_2H_5\end{array} + \begin{array}{c}CH_2\cdot OH\\(CHOH)_3\\OCH\end{array} \rightarrow \begin{array}{c}CH_3--N=CH\\CH_3--NH\cdot CO\cdot O\cdot C_2H_5\end{array} \begin{array}{c}CH_2\cdot OH\\(CHOH)_3\end{array} \rightarrow$$

$$\begin{array}{c}CH_2\cdot OH\\(CHOH)_3\\CH_2\\CH_3-\diagdown NH\\CH_3-\diagup\\NH_2\end{array}$$

Das 1,2-Dimethyl-4-ribitylamino-5-carbäthoxyamino-benzol läßt sich auch aus Ribonolacton und 1,2-Dimethyl-4-amino-5-carbäthoxyamino-benzol durch Hydrierung in Gegenwart eines Katalysators und bei mindestens 10 Atm. Druck erhalten[2].

P. KARRER und Mitarbeiter verbesserten die Ausbeute an Lactoflavin durch Entwicklung einer weiteren Synthese, die von 3,4-Dimethyl-anilin ausgeht.

W. A. WISANSKY und S. ANSBACHER gewannen das bisher nur schwierig zugängige 3,4-Dimethyl-anilin durch Bromierung von o-Xylol, bei der in 85%ig. Ausbeute 4-Brom-1,2-dimethylbenzol entsteht. Durch Ammonolyse bei 195° und hohem Druck in Gegenwart von Kupfer oder Cuprochlorid erzielten sie eine 79%ig. Ausbeute an 3,4-Dimethyl-1-amino-benzol, das praktisch frei von Isomeren ist[3].

KARRER und MEERWEIN[4] kondensierten 3,4-Dimethyl-anilin und Ribose in Methanol bei 80—100° und 25 at. Ohne Isolierung des Zwischenproduktes wurde sofort zu 3,4-Dimethyl-phenyl-ribitylamin hydriert.

Dieses wird mit einem Überschuß von p-Nitro-phenyldiazoniumchlorid zum Azofarbstoff gekuppelt. Er wird mit Natronlauge ausgefällt, abgetrennt und durch Natriumhyposulfit-Lösung reduzierend gespalten. Die Spaltung kann auch

---

[1] KARRER, P., u. a.: Helv. chim. Acta 18, 69, 426, 908, 1143, 1343 (1935).
[2] FP. 941179.
[3] DRP 677515: AP. 2406774.
[4] KARRER, P., u. H. FR. MEERWEIN: Helv. chim. Acta 18, 1330 (1935).

katalytisch durchgeführt werden. In beiden Fällen entsteht das 1-Amino-2-*d*-ribitylamino-4,5-dimethyl-benzol[1]:

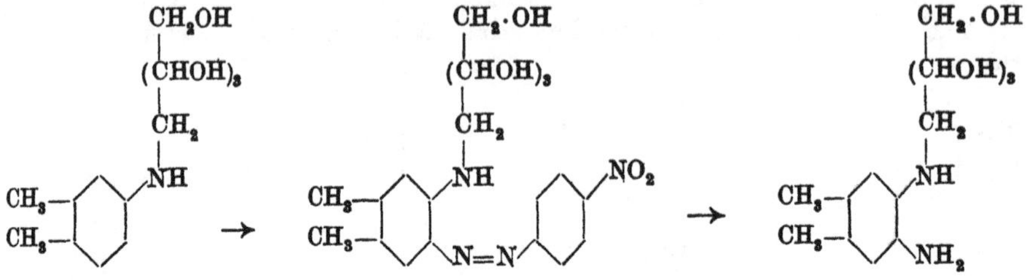

Das Verfahren wurde in verschiedener Weise modifiziert.

Zur Kondensation von Dimethylanilin und *d*-Ribose kann man auch hier als Kondensationsmittel Borsäure verwenden. Die entstandenen Kondensationsprodukte oder auch die intermediär gebildeten Borsäure-Verbindungen werden katalytisch reduziert. Als Ribose kann die rohe Lösung der *d*-Ribose verwandt werden, so daß die umständliche Reinigung vermieden wird[2].

J. W. HAWORTH[3] kondensierte *d*-Ribonolacton mit 3,4-Dimethyl-anilin bei 100°. Das in 100%ig. Ausbeute erhaltene Ribono-dimethylanilid wird acetyliert. Mit Phosphorpentachlorid behandelt, entsteht das Imidchlorid, das nach Hydrierung durch Verseifung in das N-*d*-Ribityl-dimethylanilin überführt wird. Hierbei erhält man eine Gesamtausbeute von 55—60%. Aus der Phenyl-azo-Verbindung des N-[Ribityl]-dimethylanilin wurde Lactoflavin durch Umsetzung mit Alloxantin in Gegenwart von Pd-Tierkohle in inerter Atmosphäre erhalten.

Tetraacyliertes 3,4-Dimethyl-ribonylanilin erhält man nach dem AP. 2420210 durch Erhitzen von Dimethyl-anilin, Ribonsäurelacton und geringen Mengen von Hydrochinon auf dem Dampfbad. Es entsteht eine gelbe feste Masse, die in Essigsäureanhydrid und Pyridin gelöst wird, worauf man sie mit Aktivkohle reinigt und auf zerkleinertes Eis gießt. Hierbei scheidet sich das 3,4-Dimethyl-N-tetraacetyl-ribonyl-anilin ab.

Nach dem AP. 2422997 erhält man das 1,2-Dimethyl-4-(*d*-ribitylamino)-benzol aus Ribonolacton und Dimethylaminobenzol beim Hydrieren in alkalischer Lösung, wobei ein Platin-Katalysator verwandt wird.

Eine weitere Synthese wurde von M. TISHLER u. a. entwickelt. Statt die Kupplung mit Alloxan vorzunehmen, verwendeten sie zur Lactoflavin-Synthese Barbitursäure: So wird Dimethyl-phenylribitylamino-azobenzol mit Barbitursäure in einem Gemisch von Dioxan und Essigsäure solange gekocht, bis eine Probe mit Salzsäure angesäuert keine Farbreaktion mehr gibt. Hierbei erhielten die Verfasser Lactoflavin in 60—70%ig. Ausbeute[4]:

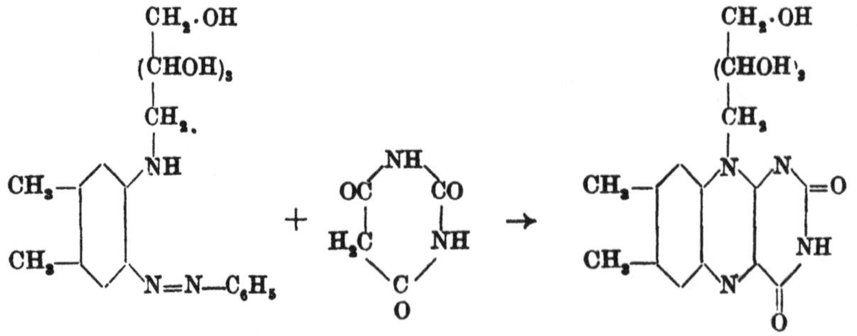

---

[1] DRP 677515; AP. 2406774. — [2] FP. 917859.
[3] Vgl. Festschrift E. C. BARELL 1946, S. 65; s. auch APP. 2384102—2384104, 2384977; EP. 585212; ferner Schwed. P. 125072 und Schwz. P. 259124.
[4] TISHLER, M., u. a.: J. Amer. chem. Soc. 69, 1487 (1947).

Nach dem AP. 2472007 kondensiert man schließlich das N-(d-1-Ribityl)-3,4-dimethylanilin mit Violursäure

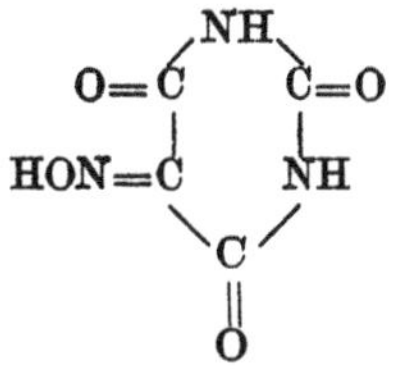

$$\begin{array}{c} \text{NH} \\ \text{O=C} \quad \text{C=O} \\ \text{HON=C} \quad \text{NH} \\ \text{C} \\ \text{O} \end{array}$$

Violursäure

bei Gegenwart von Borsäure. Die abgekühlte Mischung wird mit Natriumthiosulfat versetzt, es entsteht ein gelbbrauner Niederschlag von Dihydro-riboflavin das sich an der Luft zum Riboflavin oxydiert.

Darstellung der Ribose.

Die Ribose kann aus d-Arabinose erhalten werden. Diese wird mit Essigsäureanhydrid und Bromwasserstoff unter Kühlung in die d-Acetobromarabinose umgewandelt. Mit Eisessig und Zinkstaub gewinnt man daraus die Diacetylarabinol. Auch diese Reaktion wird bei guter Kühlung durchgeführt. Mit Bariumhydroxyd wird dann das d-Arabinol in Freiheit gesetzt. Das überschüssige Bariumhydroxyd fällt man mit CO_2 aus. Das d-Arabinol wird dann bei 0° unter gutem Rühren in Essigester-Lösung mit Benzopersäure oxydiert und so die d-Ribose erhalten[1].

BREDERECK[2] stellte d-Ribose aus Guanosin dar. Dieses wird mit 0,1 n-Schwefelsäure 2 Stunden gekocht. Das Filtrat wird unter vermindertem Druck nach Entfernen der Schwefelsäure eingeengt, der Rückstand in Alkohol gelöst. Aus dieser Lösung scheidet sich die d-Ribose kristallin ab.

Die technische Synthese der d-Ribose erfolgt durch Luftoxydation von d-Glukose in alkalischer Lösung zu d-Arabonsäure. Diese wird in d-Ribonsäure umgelagert, deren Lacton elektrolytisch zu d-Ribose reduziert wird[3].

Konstitution und Wirkung.

Um Vitamin B_2-Wirkung zu erzielen, sind beide kernständigen Methyl-Gruppen des Lactoflavins notwendig[4]. Entfernung einer Gruppe hat ein Absinken der Wirkung zur Folge; so sind das 6- und 7-Methylriboflavin nur noch schwach wirksam.

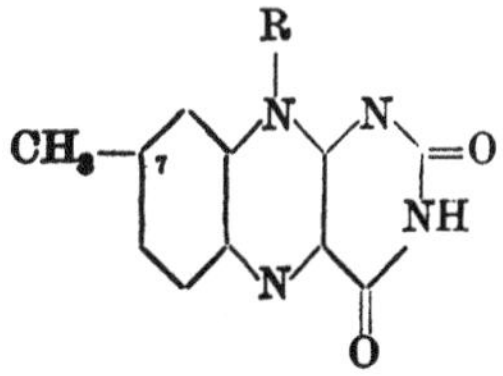

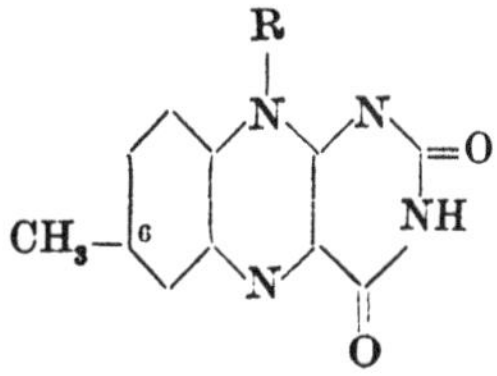

Das vollständig entmethylierte 9-Riboflavin ist wirkungslos. Eine der beiden Methylgruppen des Lactoflavins kann jedoch zur Äthylgruppe verlängert werden, ohne daß die Wirkung verloren geht. Ebenso bleibt die Wirksamkeit erhalten, wenn beide Methylgruppen durch einen Tri- oder Tetramethylen-Ring ausgetauscht sind. Dagegen vernichtet die Einführung einer weiteren Methylgruppe in 5- oder 8-Stellung die Wirkung völlig.

---

[1] KARRER, P., u. a.: Helv. chim. Acta 18, 1435 (1935); vgl. K. OHTA u. R. MAKINO: Science (New York) 113, 273 (1951).
[2] BREDERECK, H.: Ber. dtsch. chem. Ges. 71, 408 (1938).
[3] Schwz. PP. 258 681, 253 711, 240 795.
[4] KUHN, R.: Angew. Chem. 46, 8 (1936); Ber. dtsch. chem. Ges. 70, 1293, 1302 (1937).

Bedeutung kommt ferner der NH-Gruppe zu. Wird diese methyliert, so geht die Lactoflavin-Wirkung verloren:

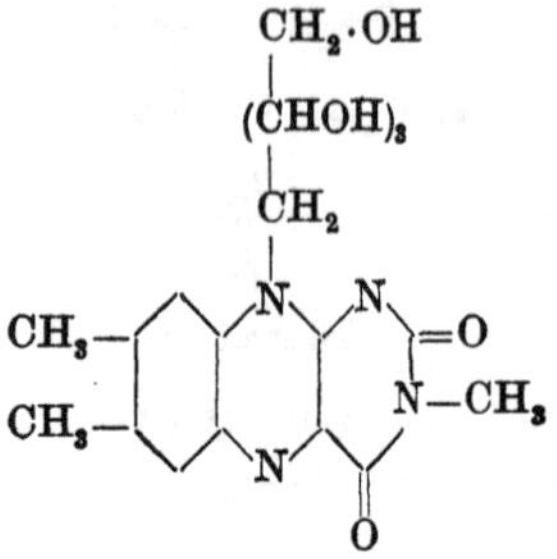

$$\begin{array}{c} CH_2 \cdot OH \\ | \\ (CHOH)_3 \\ | \\ CH_2 \\ | \\ \end{array}$$

[Struktur: 6,7-Dimethyl-Flavin mit N-CH₃ am Imid-Stickstoff]

Der Zuckerrest muß als Alkohol vorliegen. So ist beispielsweise das 6,7-Dimethyl-9-*d*-ribosidoflavin unwirksam. Große Bedeutung kommt ferner der sterischen Konfiguration und der Länge der Seitenkette zu. Alle Versuche, die Ribose auszutauschen, scheiterten, nur die *Araboflavine*

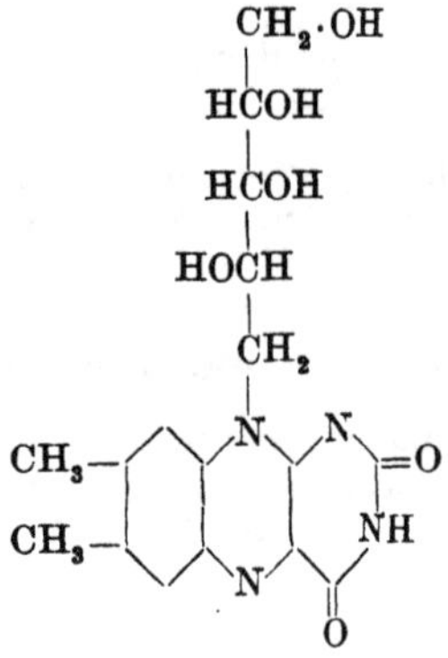

$$\begin{array}{c} CH_2 \cdot OH \\ | \\ HCOH \\ | \\ HCOH \\ | \\ HOCH \\ | \\ CH_2 \\ \end{array}$$

[Struktur: 6,7-Dimethyl-9-araboflavin]

waren wirksam.

So ist das 6,7-Dimethyl-9-*l*-araboflavin mit 15 γ wirksam, die 6,7-Trimethylen- und 6,7-Tetramethylen-Verbindungen des Araboflavins mit 20 γ.

Schwach wirksam ist das einfach methylierte 7-Methyl-9-*l*-araboflavin. Dagegen sind 6,7-Dimethyl-9-*d*-xyloflavin, 6,7-Dimethyl-9-*l*-rhamnoflavin, 6,7-Dimethyl-9-*d*-sorboflavin und das 7-Methyl-9-*d*-manoflavin und ähnliche unwirksam. Auch Derivate mit einfacher Alkyl-Gruppe in 9-Stellung, wie Allylflavin, Amylflavin und auch das Desoxyriboflavin sind ohne jegliche Lactoflavin-Wirkung.

Antagonist zum Lactoflavin ist das von R. KUHN u. a. bei Ersatz der beiden Methylgruppen durch Chlor erhaltene *6,7-Dichlor-9-d-riboflavin*. Es erwies sich als spezifischer Hemmstoff im Test an *Bacterium acidi lactici*. Die hemmende Wirkung ließ sich durch Zusatz von Lactoflavin vollkommen beseitigen[1].

Ein weiteres Antivitamin liegt im *6,7-Dimethyl-9-(d-1'-dulcityl)-isoalloxazin* vor. Auch Acridin-Verbindungen, z. B. Atebrin, können die Lactoflavin-Wirkung aufheben.

M. TISHLER u. a. stellten das iso-Lactoflavin dar, das sich vom Lactoflavin durch abgeänderte Stellung der Dimethyl-Gruppe auszeichnet und das sie

---

[1] KUHN, R.: Ber. dtsch. chem. Ges. **76**, 1044 (1943).

aus Nebenprodukten, die bei der Bildung des Azofarbstoffes anfallen, erhielten:

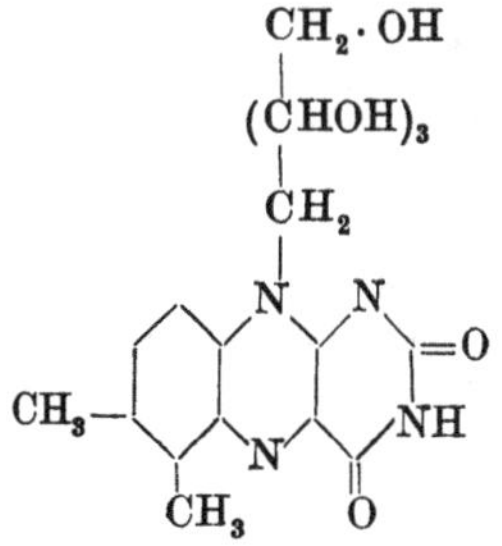

$$\begin{array}{c} CH_2 \cdot OH \\ | \\ (CHOH)_3 \\ | \\ CH_2 \end{array}$$

[Struktur: Lactoflavin-Grundgerüst mit CH_3-Gruppen und N–N, =O, NH, O]

Bei Ratten, die mit ungenügender Menge Lactoflavin versorgt sind, heben Gaben dieser Verbindung das schon gehemmte Wachstum völlig auf[1].

Konzentrierte wäßrige Lösungen des Lactoflavins erhält man durch Zugabe von Lösungsvermittlern. Z. B. werden Amide niederer Fettsäuren verwendet. So kommt Lactoflavin-Lösung in Ampullen mit 1 mg unter Zusatz von 30% N-Methylacetamid in den Handel. Ferner können Phenol- und Polyphenylsulfosalze verwandt werden, so z. B. wird ein Gemisch von 5-kresolsulfonsaurem Calcium und Lactoflavin oder 4-brenzkatechindisulfosaurem Natrium und Lactoflavin in Wasser zur Lösung gebracht[2]. Als Lösungsvermittler werden weiter vorgeschlagen: Nicotinsäure[3], gallensaure Salze[4], Propylenglykol[5], Tyrosinamid[6], gentisinsaures Natrium[7] und Gentisinsäurecxalylamid[8].

Die als Gentisinsäure bezeichnete 2,5-Dioxy-benzoesäure ist auch als Lösungsvermittler für verschiedene andere Vitamine geeignet[9]. Um die Oxydation der Gentisinsäure zu verhindern, werden kleine Mengen reduzierender Stoffe, z. B. Ascorbinsäure, zugesetzt. So läßt sich auch ein Gemisch von Ascorbinsäure, Vitamin B_1, B_2, B_6, Nicotinsäureamid und panthothensaurem Natrium in Gegenwart von Gentisinsäure in Wasser lösen.

Durch Umsetzung von Lactoflavin mit einer Polycarbonsäure, wie Maleinsäure, Zitronensäure oder Weinsäure, in Phenol bei Temperaturen über 100°, erhält man Ester, die sich durch gute Wasserlöslichkeit auszeichnen[10]. In eine fettlösliche, leicht spaltbare Form kann das Lactoflavin dadurch gebracht werden, daß es mit Aceton kondensiert wird. Das so erhaltene Derivat zeichnet sich durch gute Lipoidlöslichkeit und leichte Spaltbarkeit aus[11].

Physiologische Wirkung des Lactoflavins.

Das Lactoflavin bildet in Form der Lactoflavinphosphorsäure

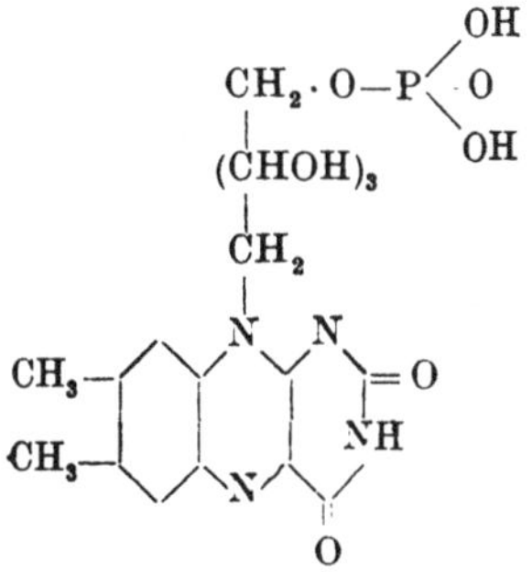

$$\begin{array}{c} CH_2 \cdot O-P \begin{array}{c} OH \\ O \\ OH \end{array} \\ | \\ (CHOH)_3 \\ | \\ CH_2 \end{array}$$

einen Teil des Co-Fermentes des gelben Atmungsfermentes. Das Co-Ferment selbst ist ein Flavin-adenindinucleotid. Als solches steuert es die Oxydations- und Reduktionsreaktionen innerhalb der Zelle.

---

[1] TISHLER, M.: J. Amer. chem. Soc. 69, 1487 (1947).
[2] DRP 688047, Zus. zu DRP 686793. — [3] DRP 887722; AP. 2480517.
[4] AP. 2407624. — [5] AP. 2449041. — [6] AP. 2445208. — [7] AP. 2438880.
[8] AP. 2463461. — [9] FP. 942199. — [10] AP. 2449003. — [11] DRP 632131.

Die Bindung der Lactoflavinphosphorsäure an das Apo-Ferment erfolgt über die NH-Gruppe und die —$CH_2 \cdot O \cdot PO \cdot (OH)_2$-Gruppe. Deshalb geht durch Methylierung der Imino-Gruppe die Wirkung des Lactoflavins verloren. Entsprechend macht der Verschluß der alkoholischen Gruppe die Veresterung mit Phosphorsäure unmöglich. Es zeigt sich, daß die EHRLICHsche Theorie der Chemorezeptoren nicht vollständig ihre Gültigkeit verloren hat, da eine Verankerung über aktive Gruppen an das Eiweißmolekül zweifellos erfolgt[1].

Die Lactoflavinphosphorsäure wurde bereits von R. KUHN durch Behandlung mit $POCl_3$ in Pyridin dargestellt, nachdem man gefunden hatte, daß im Tierkörper das Lactoflavin zu diesem Ester umgewandelt wird und daß dieser identisch ist mit dem von J. BANGA und P. GYÖRGY entdeckten Cytoflavin. Die Veresterung erfolgt in 5'-Stellung. Der Rattenversuch ergab, daß die Lactoflavin-5'-phosphorsäure die gleiche Wirkung wie das natürliche Derivat und das Lactoflavin selbst entfaltet[2].

Der Phosphorsäureester des Lactoflavins wird nach dem Schwz.P. 198065[3] durch Einwirkung von Phosphoroxychlorid auf Lactoflavin erhalten. Durch Veresterung mit Acetanhydrid erhält man Produkte, die über die roten Silbersalze gereinigt werden können. Ebenso kann zur Fällung Calciumacetat benutzt werden.

Die *Redox*-Wirkung der Lactoflavinphosphorsäure erfolgt dadurch, daß die Verbindung in der Lage ist, unter Aufnahme von zwei Atomen Wasserstoff in die farblose Leukoverbindung überzugehen. Sie wirkt dadurch als Wasserstoffakzeptor. Die Leukoverbindung wandelt sich unter Abgabe des Wasserstoffs leicht in die gelbe Form zurück:

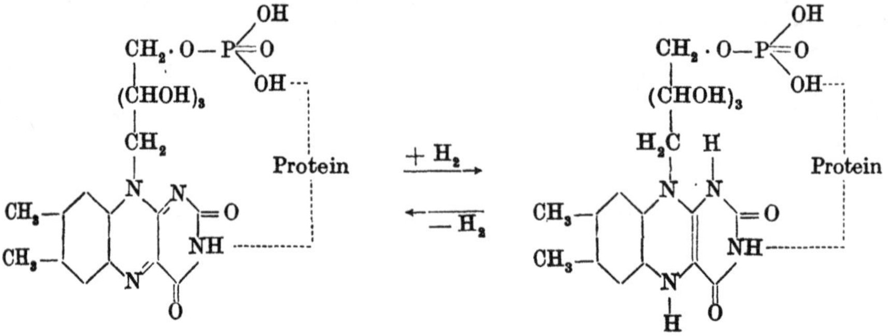

Flavinenzym   Leuko-flavinenzym

Welche Ausfallserscheinungen durch Vitamin B_2-Mangel bedingt sind, ist noch nicht mit Sicherheit festgestellt worden. Zweifellos treten bestimmte Haut- und Schleimhaut-Veränderungen auf. Auch wirkt Lactoflavin-Mangel hemmend auf das Wachstum von Säuglingen. Dieses ist deshalb besonders wichtig, weil Frauenmilch einen sehr wechselnden Gehalt an Lactoflavin aufweist.

Vitamin B_2 kommt als *Lactoflavin* und unter verschiedenen anderen Bezeichnungen, so z. B. als *Beflavin*, in den Handel.

Vitamin B_6, Adermin, Pyridoxin.

P. GYÖRGY untersuchte die Bedeutung des Vitamin B_2-Komplexes für die Pellagra-ähnliche Avitaminose bei Ratten. Diese trat auch bei einer Diätnahrung, die Aneurin und Lactoflavin enthält, auf, ließ sich jedoch durch Hefeeluate beseitigen. GYÖRGY gab dem gegen Alkalien stabilen Stoff die Bezeichnung Vitamin B_6. Es ließ sich durch intensive Bestrahlung mit Licht inaktivieren[4].

---

[1] ABDERHALDEN, R.: Vitamine, Hormone, Fermente. Berlin u. Wien: Urban u. Schwarzenberg 1944.
[2] Schwz. P. 198066. — [3] Zus. zu Schwz. P. 191340.
[4] GYÖRGY, P.: Biochemic. J. **29**, 741, 760, 767 u. 776 (1935).

Das Vitamin B_6 ist weit verbreitet. Den größten Gehalt an diesem Wirkstoff weist Hefe auf, aber auch Leber und Weizenkeimlinge sind reich daran, wie nachstehende Tabelle zeigt:

Vitamin B_6-Gehalt in 100 g

Bierhefe	300—7500 γ	Reis unpoliert	300 γ
Dorschleber	375—3000 γ	Grünkohl	90 γ
Weizenkeime	3750 γ	Äpfel	143 γ

Isolierung und Konstitution des Vitamins B_6.

Die Isolierung des Vitamins B_6 gelang R. KUHN und G. WENDT. Dialyse-Versuche zeigten, daß das Vitamin an ein hochmolekulares Protein gebunden sein muß. Von diesem ließ es sich durch Erhitzen ohne Verlust der Vitaminwirksamkeit abspalten. Auch durch Essigsäure konnte die Wirkkomponente abgespalten, in Chloroform aufgenommen und hieraus als Acetyladermin kristallisiert erhalten werden. Durch Behandlung mit Salzsäure wurde es in das Aderminchlorhydrat überführt[1].

R. KUHN, H. ANDERSAG, K. WESTPHAL und G. WENDT erhielten durch oxydativen Abbau des Aderminmethyläthers ein Carbonsäureanhydrid[2]. Die Anhydridbildung fordert, daß zwei CH_2OH-Gruppen in o-Stellung zueinander stehen müssen. Farbreaktionen ergaben, daß keine der beiden ursprünglich vorhandenen CH_2OH-Gruppen in o-Stellung zum Stickstoff steht. Oxydation mit Bariumpermanganat führte zum Methoxy-methyl-pyridincarbonsäure-anydrid. Die Methylgruppe mußte entweder in Nachbarstellung zur Methoxy-Gruppe oder zur Carbonsäure-Gruppe stehen.

Durch Synthese konnte entschieden werden, daß Adermin das 2-Methyl-3-oxy-4,5-dioxymethyl-pyridin ist[3]:

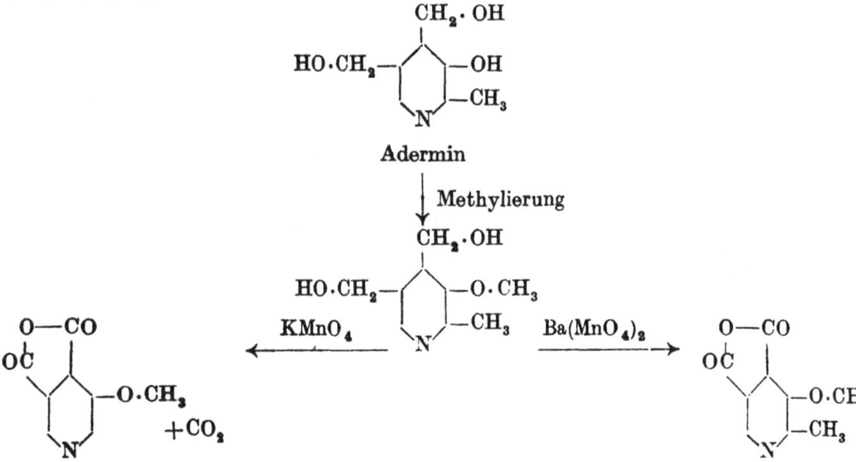

Zu gleicher Zeit wurde auch von HARRIS u.a. die Konstitutionsaufklärung des Adermins durchgeführt, die ebenfalls eine Synthese entwickelten[4].

Synthese des Adermins[5].

Grundsätzlich wurden zur Synthese des Adermins 2 Wege entwickelt. R. KUHN und Mitarbeiter gingen von Isochinolin- oder Chinolin-Derivaten aus, die sie zu den entsprechenden Pyridindicarbonsäuren abbauten. HARRIS und FOLKERS synthetisierten die benötigten Pyridine aus 1,3-Diketonen. In der Technik hat sich diese letztere Synthese durchgesetzt.

---

[1] KUHN, R., u. G. WENDT: Ber. dtsch. chem. Ges. 71, 780 (1938).
[2] KUHN, R., u. G. WENDT: Ber. dtsch. chem. Ges. 72, 307 (1939).
[3] KUHN, R., u. a.: Ber. dtsch. chem. Ges. 72, 305, 309, 310 u. 311 (1939).
[4] HARRIS, St. A., u. K. FOLKERS: J. Amer. chem. Soc. 61, 1245, 3307 (1939).
[5] Siehe hierzu auch die Übersicht über die verschiedenen Verfahren (Tafel I) S. 320/1.

R. Kuhn ging von der 2-Methyl-3-methoxy-pyridin-4,5-dicarbonsäure aus. Sie wird über das Diamid in das Dinitril überführt. Dieses, durch katalytische Hydrierung in das Bis-(aminomethyl)-Derivat umgewandelt, liefert beim Umsatz mit salpetriger Säure den Methyläther des Aderminchlorhydrats. Mit Bromwasserstoff entsteht unter Spaltung des Äthers das Bromhydrat des 2-Methyl-3-oxy-4,5-bis-(brommethyl)-pyridins, das mit Silberacetat zum Adermin verseift werden kann[1]:

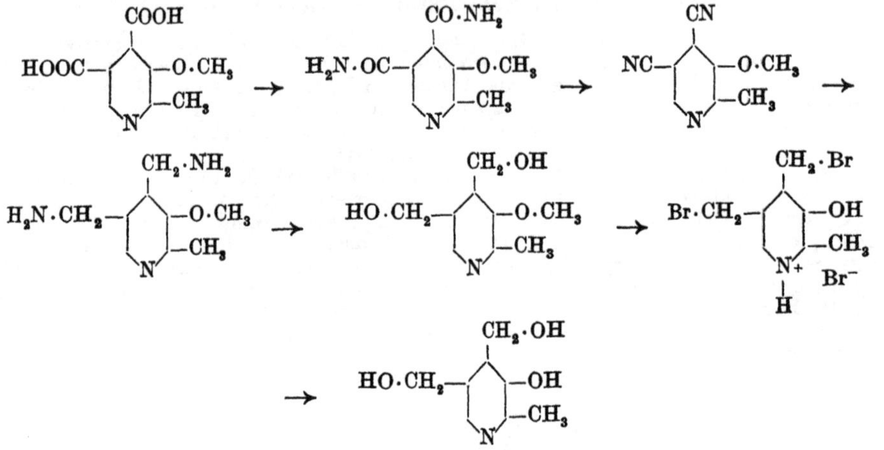

Die Darstellung des Dicarbonsäurediamids erfolgt nach üblichen Methoden, die Überführung in das Dinitril mit Wasser abspaltenden Mitteln, wie P_2O_5, $POCl_3$, $SOCl_2$.[2]

Die Hydrierung des Dinitrils wird katalytisch bis zur Aufnahme von vier Mol Wasserstoff durchgeführt[3]. Die Diazotierung des Amino-Derivates erfolgt mit Amylnitrit[4].

Nach dem AP. 2410531 wird das Verfahren derart abgewandelt, daß das 2-Methyl-3-alkoxy-4,5-bis-(aminomethyl)-pyridin zur Entalkylierung zunächst mit Bromwasserstoff behandelt wird. Dann erfolgt Diazotierung und Verkochung (s. Übersicht: Tafel I S. 320/1).

Die 2-Methyl-3-methoxy-pyridin-4,5-dicarbonsäure erhält man nach Westphal und Andersag aus 1-Chlor-3-methyl-4-methoxy-isochinolin. Dieses wird zum 3-Methyl-4-methoxy-isochinolin hydriert. Nach Nitrierung und Reduktion führt die Oxydation mit Kaliumpermanganat zur 2-Methyl-3-methoxy-pyridin-4,5-dicarbonsäure[5]:

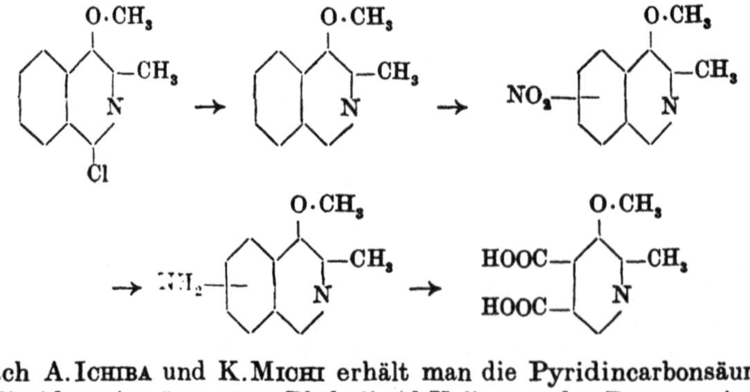

Nach A. Ichiba und K. Michi erhält man die Pyridincarbonsäure aus dem Phthalimidpropionsäureester. Phthalimid-Kalium und α-Brompropionsäureester werden durch Erhitzen auf 150—160° zum α-Phthalimido-propionsäureester kon-

---

[1] Kuhn, R., u. a.: Naturwiss. 27, 469 (1939).
[2] DRP 701955. — [3] DRP 702830. — [4] DRP 704761. — [5] DRP 702829.

densiert. Mit Natriummethylat behandelt, entsteht daraus das 3-Methyl-4-oxy-iso-carbostyrol. Mit Phosphoroxychlorid wird bei 120° chloriert, die Oxy-Gruppe methyliert, worauf durch Reduktion mit Zinn und Salzsäure das 3-Methyl-4-methoxy-isochinolin erhalten wird. Oxydation mit $KMnO_4$ führt im nächsten Schritt zur 2-Methyl-3-methoxy-pyridin-4,5-dicarbonsäure[1]:

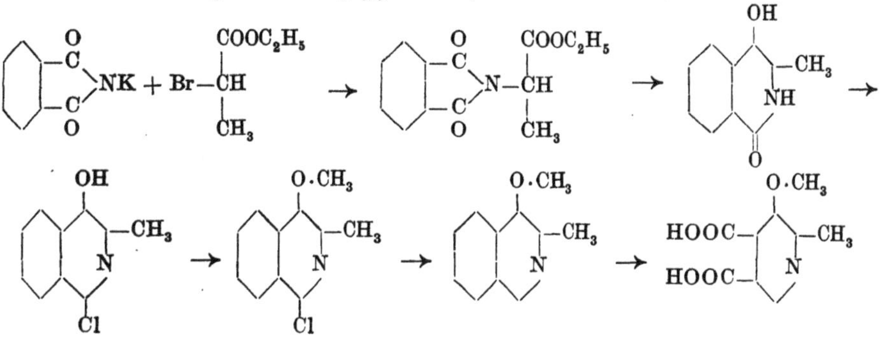

Nach W. SALZER und H. HENECKA wird die 3-Oxy-chinaldin-4-carbonsäure mit Dimethylsulfat und durch anschließende Verseifung des Esters mit KOH in die 3-Methoxy-chinaldin-4-carbonsäure überführt. Auch diese wird nitriert und die Nitro-Gruppe reduziert. Die oxydative Spaltung mit Bariumpermanganat führt zur 2-Methyl-3-methoxy-pyridin-4,5,6-tricarbonsäure, die durch Decarboxylierung in das 2-Methyl-3-methoxypyridin-4,5-dicarbonsäureanhydrid umgewandelt wird. Hydrolyse des Anhydrids führt im nächsten Schritt zur 2-Methyl-3-methoxy-pyridin-4,5-dicarbonsäure[2]:

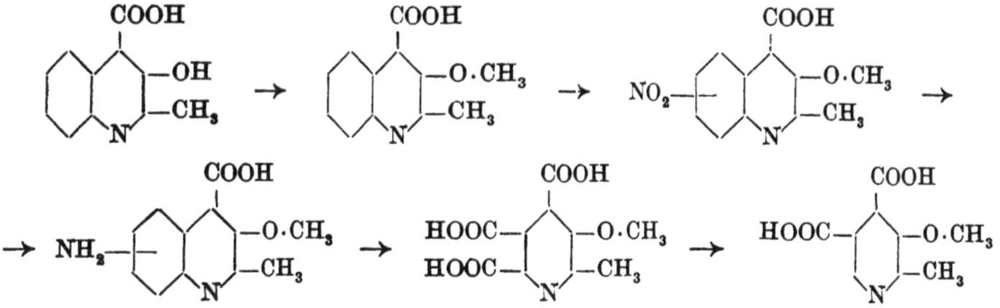

JONES und KORNFELD[3] wandelten die Darstellung des Adermins in der Weise ab, daß sie den Säureester mit Lithiumaluminiumhydrid direkt zum Adermin hydrierten. Die Reaktionen ergeben sich aus folgendem Schema:

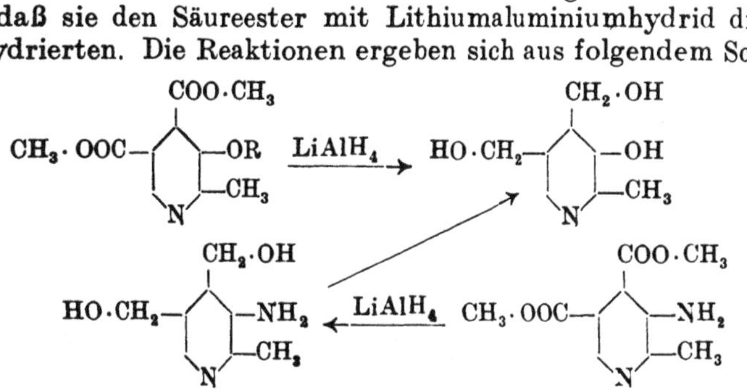

---
[1] ICHIBA, A., u. K. MICHI: Sci. Pap. Inst. Phys. chem. Res. (Tokyo) 36, 173 (1939).
[2] DRP 719889.
[3] JONES, R. E., u. E. C. KORNFELD: J. Amer. chem. Soc. 73, 107 (1951).

320   Vitamine und Hormone.

Das 2-Methyl-3-alkoxy-4,5-dicarboxymethyl-pyridin wird nach Ichiba und Emoto[1] gewonnen.

Die obenerwähnte 3-Methoxy-chinaldin-4-carbonsäure kann auch auf anderem Wege in das Adermin überführt werden. Die Säure wird in das Amid überführt. Mit Phosphoroxychlorid bildet sich durch Wasserabspaltung das Nitril, das nach katalytischer Reduktion zum 3-Methoxy-4-aminomethyl-chinaldin diazotiert und verkocht wird. Das entstandene 3-Methoxy-4-oxymethyl-chinaldin wird mittels Bromwasserstoff und Methylalkohol veräthert. Darauf erfolgt Nitrierung des aromatischen Ringes und Reduktion der Nitro- zur Amino-Gruppe. Oxydation mit Bariumpermanganat liefert die 2-Methyl-3-methoxy-4-methoxymethyl-pyridin-5,6-dicarbonsäure, die zur 5-Monocarbonsäure decarboxyliert wird[2]. Die Carbonsäure wird nach Salzer[3] abermals halogeniert und über das Amid in das Nitril überführt. Man erhält das 2-Methyl-3-methoxy-4-methoxymethyl-5-cyan-pyridin. Dieses läßt sich nach Reduktion in das 2-Methyl-3-methoxy-4,5-di-(methoxymethyl)-pyridin überführen, das nun durch Entalkylierung in Vitamin B_6 verwandelt werden kann:

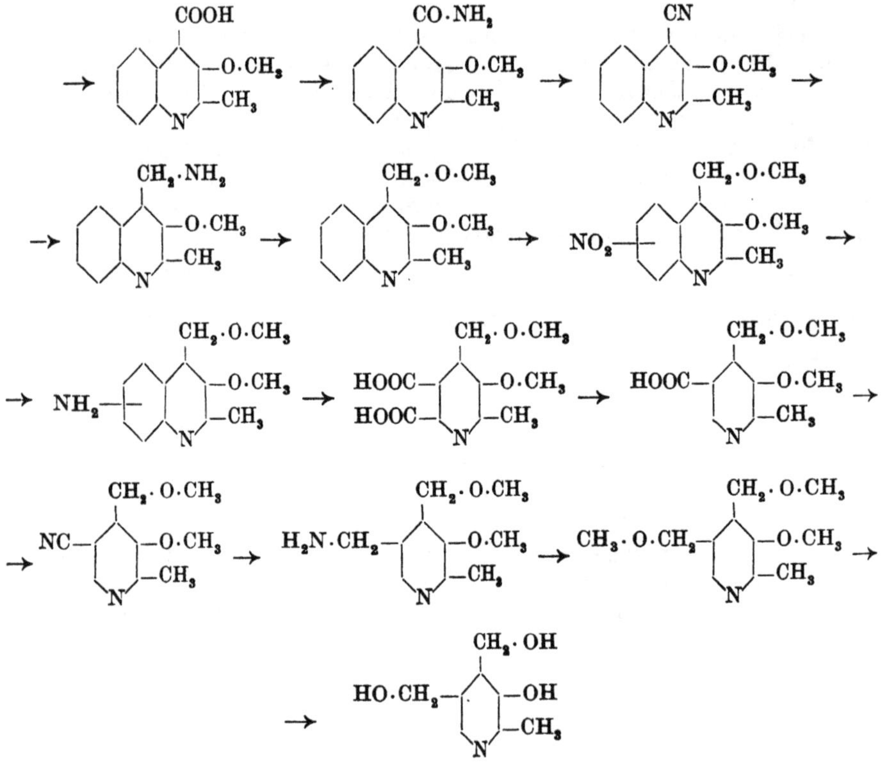

[Reaktionsschema mit Strukturformeln]

Harris und Folkers[4] erhielten den Pyridin-Ring durch Kondensation von Äthoxy-acetylaceton und Cyanacetamid in 95%ig. Alkohol und in Gegenwart von Piperidin als Katalysator. Es entsteht hierbei das 5-Cyan-4-äthoxymethyl-2-methyl-pyridon-(6). Dieses wird mit rauchender Salpetersäure in Essigsäureanhy-

---

[1] Ichiba, A., u. S. Emoto: Sci. Pap. Inst. Phys. chem. Res. (Tokyo) 38, 347 (1941).
[2] DRP 699555 — [3] DRP 710396.
[4] Harris, St. A., u. K. Folkers: Zit. S. 317.

Additional material from *Arzneimittel-Synthese,*
ISBN 978-3-642-49115-3, is available at http://extras.springer.com

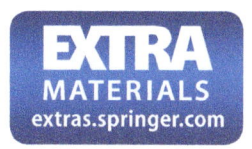

drid unter Zusatz von Harnstoff in die 3-Nitro-Verbindung überführt. Mit Phosphorpentachlorid in trockenem Chlorbenzol erhitzt, bildet sich das 6-Chlor-pyridin-Derivat. Darauf wird zunächst die Nitro-Gruppe reduziert und das erhaltene 2-Methyl-3-amino-4-äthoxymethyl-5-cyan-6-chlor-pyridin abermals mit Platin und Palladiumkohle bei 3 Atm. Druck bis zur Aufnahme von 3 Mol Wasserstoff hydriert. Hierdurch erfolgt Reduktion der Nitril- zur Aminomethyl-Gruppe und gleichzeitige Abspaltung des Chloratoms. In schwefelsaurer Lösung wird mit Natriumnitrit erhitzt. Das entstandene 2-Methyl-3-oxy-4-äthoxymethyl-5-oxymethyl-pyridin muß zur Spaltung der Äther-Gruppe mit Bromwasserstoff behandelt werden, worauf durch Umsatz mit Silberoxyd Vitamin B_6 entsteht:

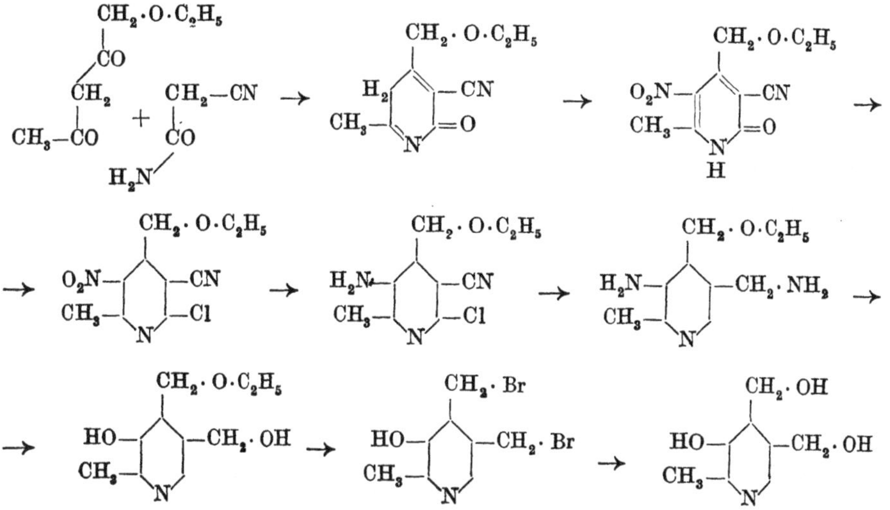

[reaction scheme]

Zur Darstellung des Pyridon-Derivates kann auch Äthoxyacetylaceton mit Ammoniak zum 2-Amino-4-oxo-5-äthoxy-penten-(2) umgewandelt werden. Dieses läßt sich darauf mit Malonitril oder mit Malonsäurediamid zum Pyridon-Derivat kondensieren und verseifen[1]:

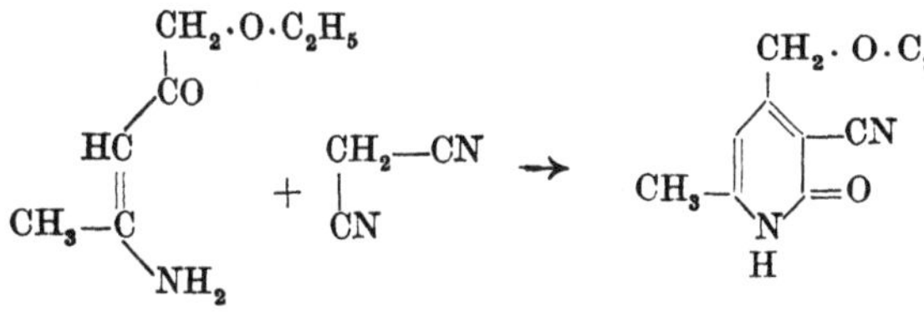

[reaction scheme]

Auch kann die Kondensation mit Malonsäurediäthylester durchgeführt werden. Hierbei wird als Kondensationsmittel Natriumäthylat angewandt[2]. Somit können zur Reaktion allgemein Derivate der Malon- oder Cyanessigsäure verwandt werden[3].

Die weitere Überführung des Pyridin-Derivates in Adermin ist in verschiedener Weise modifiziert worden.

So schlugen ST. A. HARRIS und K. FOLKERS vor, zur Spaltung der Äther-Gruppe das 2-Methyl-3-amino-4-äthoxymethyl-5-aminomethyl-pyridin mit verd. Salzsäure im Bombenrohr bei 150° zu behandeln. Nach dem AP. 2497730 gelingt die Spaltung auch mit Am-

---

[1] Schwz. PP. 217231, 217232, 217480; vgl. ST. A. HARRIS u. a.: J. Amer. chem. Soc. **62**, 3198 (1940).
[2] FP. 874072.
[3] ISACESCU, D. A.: Soc. chim. Romania 3, A 182 (1941); C. **1943**. II. 1269.

322 Vitamine und Hormone.

moniak bei höherem Druck und höherer Temperatur. Durch Diazotieren und Verkochen erhält man Vitamin B_6:

$$\begin{array}{c}\text{H}_2\text{N}-\underset{\text{CH}_3-}{\overset{\text{CH}_2\cdot\text{O}\cdot\text{C}_2\text{H}_5}{\bigcirc}}-\text{CH}_2\cdot\text{NH}_2\end{array} \rightarrow \begin{array}{c}\text{H}_2\text{N}-\underset{\text{CH}_3-}{\overset{\text{CH}_2\cdot\text{OH}}{\bigcirc}}-\text{CH}_2\cdot\text{NH}_2\end{array} \rightarrow \begin{array}{c}\text{HO}-\underset{\text{CH}_3-}{\overset{\text{CH}_2\cdot\text{OH}}{\bigcirc}}-\text{CH}_2\cdot\text{OH}\end{array}$$

Ferner kann 2-Chlor-3,4-dicyan-5-amino-6-methyl-pyridin durch Reduktion in das 3,4-Diaminomethyl-Derivat überführt und dieses in bekannter Weise zum Adermin umgewandelt werden[1].

Eine weitere Änderung ist dadurch möglich, daß man mit Bromwasserstoff zunächst die Bromverbindung herstellt, diese verseift und das erhaltene Diamin zum Vitamin B_6 diazotiert und verkocht[2]:

$$\begin{array}{c}\text{H}_2\text{N}-\underset{\text{CH}_3-}{\overset{\text{CH}_2\cdot\text{O}\cdot\text{C}_2\text{H}_5}{\bigcirc}}-\text{CH}_2\cdot\text{NH}_2\end{array} \rightarrow \begin{array}{c}\text{H}_2\text{N}-\underset{\text{CH}_3-}{\overset{\text{CH}_2\cdot\text{Br}}{\bigcirc}}-\text{CH}_2\cdot\text{NH}_2\end{array} \rightarrow \begin{array}{c}\text{H}_2\text{N}-\underset{\text{CH}_3-}{\overset{\text{CH}_2\cdot\text{OH}}{\bigcirc}}-\text{CH}_2\cdot\text{NH}_2\end{array} \rightarrow$$

$$\rightarrow \begin{array}{c}\text{HO}-\underset{\text{CH}_3-}{\overset{\text{CH}_2\cdot\text{OH}}{\bigcirc}}-\text{CH}_2\cdot\text{OH}\end{array}$$

Eine Modifikation der Synthese ist auch dadurch gegeben, daß die Stufen der Chlorierung in 5-Stellung und der Reduktion ausgetauscht werden. Es kann also zuerst die Nitro-Gruppe reduziert und dann anschließend chloriert werden:

$$\begin{array}{c}\text{O}_2\text{N}-\underset{\text{CH}_3-}{\overset{\text{CH}_2\cdot\text{O}\cdot\text{C}_2\text{H}_5}{\bigcirc}}-\underset{=\text{O}}{\text{CN}}\end{array} \rightarrow \begin{array}{c}\text{H}_2\text{N}-\underset{\text{CH}_3-}{\overset{\text{CH}_2\cdot\text{O}\cdot\text{C}_2\text{H}_5}{\bigcirc}}-\underset{=\text{O}}{\text{CN}}\end{array} \rightarrow \begin{array}{c}\text{H}_2\text{N}-\underset{\text{CH}_3-}{\overset{\text{CH}_2\cdot\text{O}\cdot\text{C}_2\text{H}_5}{\bigcirc}}-\underset{\text{Cl}}{\text{CN}}\end{array}$$

Letzteres Nitril läßt sich mit Acetanhydrid in die 3-Diacetylamino-Verbindung überführen; diese wird dann zur 5-Aminomethyl-Verbindung hydriert, worauf die Hydrolyse der Diacetylamino-Gruppe, erfolgt[3].

An Stelle der Äthoxy-Gruppe in 4-Stellung können auch andere Gruppen, wie z. B. Aryloxy-Gruppen oder Ester-Gruppen, stehen[4].

Auch kann nach der Kondensation der Ausgangskomponenten zum Pyridon sofort bromiert werden. Hierbei tritt das Brom in die noch freie 3-Stellung ein. Mit einem Gemisch von Natrium- und Silbersalzen (gelöst in der zugehörigen Säure) wird die 3-Brom-Verbindung in den Ester der entsprechenden 3-Oxy-Verbindung umgewandelt. Darauf wird mit Phosphorpentachlorid chloriert, durch katalytische Reduktion Chlor abgespalten und die 5-Aminomethyl-Verbindung hergestellt. Die weiteren Schritte ergeben sich aus dem bereits Gesagten. Es wird diazotiert und darauf entalkyliert:

---

[1] Schwed. P. 127565.
[2] HARRIS, ST. A., u. K. FOLKERS: J. Amer. chem. Soc. 61, 3307 (1939); FP. 51196, Zus. zu FP. 864694; AP. 2399347; DRP 707266; Belg.P. 436830.
[3] FP. 51197, Zus. zu FP. 864694; s. ferner Schwz.P. 223234, Zus. zu Schwz.P. 218516; DRP 707266.
[4] FP. 864694.

Wasserlösliche Vitamine: Vitamin B₆, Adermin, Pyridoxin.

[Reaction scheme, row 1:]

$$\text{CH}_3\text{-}\underset{\underset{H}{N}}{\overset{CH_2 \cdot O \cdot C_2H_5}{\bigcirc}}\text{-}\overset{CN}{=O} \rightarrow \text{Br-}\underset{\underset{H}{N}}{\overset{CH_2 \cdot O \cdot C_2H_5}{\bigcirc}}\text{-}\overset{CN}{=O} \rightarrow \text{Ac·O-}\underset{\underset{H}{N}}{\overset{CH_2 \cdot O \cdot C_2H_5}{\bigcirc}}\text{-}\overset{CN}{=O} \rightarrow$$

[Row 2:]

$$\rightarrow \text{Ac·O-}\underset{N}{\overset{CH_2 \cdot O \cdot C_2H_5}{\bigcirc}}\text{-}\overset{CN}{Cl} \rightarrow \text{Ac·O-}\underset{N}{\overset{CH_2 \cdot O \cdot C_2H_5}{\bigcirc}}\text{-}CH_2 \cdot NH_2 \rightarrow \text{Ac·O-}\underset{N}{\overset{CH_2 \cdot O \cdot C_2H_5}{\bigcirc}}\text{-}CH_2 \cdot OH \rightarrow$$

[Row 3:]

$$\rightarrow \text{HO-}\underset{N}{\overset{CH_2 \cdot Br}{\bigcirc}}\text{-}CH_2 \cdot Br \rightarrow \text{HO-}\underset{N}{\overset{CH_2 \cdot OH}{\bigcirc}}\text{-}CH_2 \cdot OH$$

Weiter kann das 3-Cyan-4-alkoxymethyl-6-methyl-2-pyridon sofort zur 3-Aminomethyl-Verbindung reduziert und in der nächsten Stufe zur 3-Oxymethyl-Verbindung umgewandelt werden. Nach Alkylierung und Nitrierung wird das 3,4-Di-(alkoxymethyl)-5-nitro-6-methyl-2-pyridon erhalten. Über die 2-Halogen-Verbindung und durch anschließende Reduktion entsteht das Aminopyridin-Derivat, das nach Diazotierung und Hydrolyse in bekannter Weise Vitamin B₆ liefert [1]:

[Reaction scheme, row 1:]

$$CH_3\text{-}\underset{\underset{H}{N}}{\overset{CH_2 \cdot O \cdot C_2H_5}{\bigcirc}}\text{-}\overset{CN}{=O} \rightarrow CH_3\text{-}\underset{\underset{H}{N}}{\overset{CH_2 \cdot O \cdot C_2H_5}{\bigcirc}}\text{-}\overset{CH_2 \cdot NH_2}{=O} \rightarrow CH_3\text{-}\underset{\underset{H}{N}}{\overset{CH_2 \cdot O \cdot C_2H_5}{\bigcirc}}\text{-}\overset{CH_2 \cdot OH}{=O} \rightarrow$$

[Row 2:]

$$\rightarrow \underset{CH_3}{\overset{NO_2}{-}}\underset{\underset{H}{N}}{\overset{CH_2 \cdot O \cdot C_2H_5}{\bigcirc}}\text{-}\overset{CH_2 \cdot OR}{=O} \rightarrow \underset{CH_3}{\overset{NO_2}{-}}\underset{N}{\overset{CH_2 \cdot O \cdot C_2H_5}{\bigcirc}}\text{-}\overset{CH_2 \cdot OR}{Cl} \rightarrow \underset{CH_3}{\overset{NH_2}{-}}\underset{N}{\overset{CH_2 \cdot O \cdot C_2H_5}{\bigcirc}}\text{-}CH_2 \cdot OR \rightarrow$$

[Row 3:]

$$\rightarrow \text{HO-}\underset{N}{\overset{CH_2 \cdot O \cdot C_2H_5}{\bigcirc}}\text{-}CH_2 \cdot OR \rightarrow \text{HO-}\underset{N}{\overset{CH_2 \cdot Br}{\bigcirc}}\text{-}CH_2 \cdot Br \rightarrow \text{HO-}\underset{N}{\overset{CH_2 \cdot OH}{\bigcirc}}\text{-}CH_2 \cdot OH$$

Eine andere Reaktionsfolge läuft über das Lakton der 4-Oxymethyl-2-pyridon-carbonsäure-(3), das man durch Verseifung des Nitrils erhält. Die Hydrolyse kann mit Salzsäure durchgeführt werden. Es entsteht das Lakton des 3-Carboxy-4-oxymethyl-6-methyl-pyridons-(2). Dieses wird in 5-Stellung nitriert und darauf am α-C-Atom chloriert, nunmehr reduziert und in üblicher Weise zum Adermin umgewandelt [2]:

---

[1] FP. 864709.
[2] FP. 864850; EP. 534916.

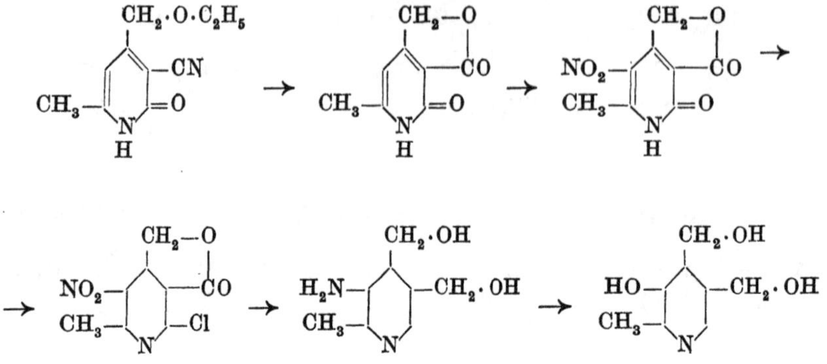

Nach dem AP. 938723 wird der Äthylester des 3-Cyan-4-carboxy-6-methyl-pyridons mit Ammoniak und anschließend mit Phosphoroxychlorid in das 3,4-Dicyan-6-methyl-pyridon überführt. Nitrierung liefert das 3,4-Dicyan-5-nitro-6-methyl-pyridon, das durch Halogenierung mit PCl_5 zum 2-Halogen-Pyridin umgewandelt wird. Nunmehr wird zunächst partiell und darauf kräftiger reduziert, wobei das 3,4-Diaminomethyl-5-amino-6-methyl-pyridin entsteht, das mit HNO_2 Vitamin B_6 bildet:

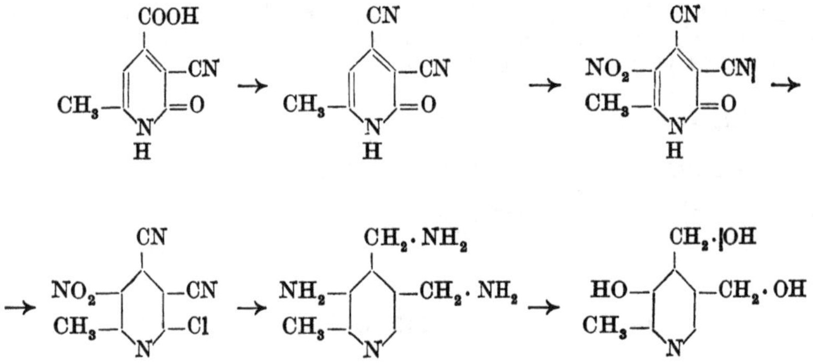

Größere Unterschiede als die bisher erwähnten Modifikationen der Synthese nach HARRIS weist die Darstellung des Adermins nach HOFFER auf. Er erhält es aus der 2-Methyl-4-phenoxymethyl-5-cyan-6-oxy-pyridincarbonsäure-(3). Diese wird mit PCl_5 und Hydrazin in Gegenwart von Alkalien in das 2-Methyl-4-phenoxymethyl-5-cyan-6-chlor-pyridin-3-carbonsäurehydrazid überführt. Mit salpetriger Säure zum Azid umgewandelt, entsteht durch Abbau und Umwandlung des gebildeten Isocyanats mit Alkohol zum Urethan das 2-Methyl-3-carbäthoxyamino-4-phenoxymethyl-5-cyan-6-chlor-pyridin. Nunmehr wird wie üblich katalytisch reduziert, wobei Chlor abgespalten und der Cyan-Rest in die Aminomethyl-Gruppe umgewandelt wird. Die letztere führt man in die 5-Oxymethyl-Gruppe über, verseift mit Bromwasserstoff Äther und Urethan, diazotiert und verkocht zum 2-Methyl-3-oxy-4,5-dioxymethyl-pyridin, dem Adermin[1]:

---

[1] APP. 2410938—2410941.

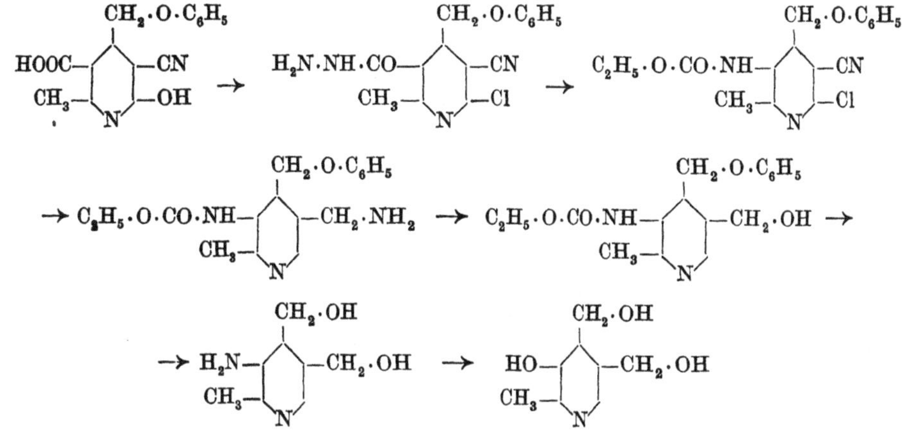

$$HOOC-\underset{CH_3}{\overset{CH_2\cdot O\cdot C_6H_5}{\underset{N}{\bigcirc}}}\overset{-CN}{-OH} \rightarrow H_2N\cdot NH\cdot CO-\underset{CH_3}{\overset{CH_2\cdot O\cdot C_6H_5}{\underset{N}{\bigcirc}}}\overset{-CN}{-Cl} \rightarrow C_2H_5\cdot O\cdot CO\cdot NH-\underset{CH_3}{\overset{CH_2\cdot O\cdot C_6H_5}{\underset{N}{\bigcirc}}}\overset{-CN}{-Cl}$$

$$\rightarrow C_2H_5\cdot O\cdot CO\cdot NH-\underset{CH_3}{\overset{CH_2\cdot O\cdot C_6H_5}{\underset{N}{\bigcirc}}}-CH_2\cdot NH_2 \rightarrow C_2H_5\cdot O\cdot CO\cdot NH-\underset{CH_3}{\overset{CH_2\cdot O\cdot C_6H_5}{\underset{N}{\bigcirc}}}-CH_2\cdot OH \rightarrow$$

$$\rightarrow H_2N-\underset{CH_3}{\overset{CH_2\cdot OH}{\underset{N}{\bigcirc}}}-CH_2\cdot OH \rightarrow HO-\underset{CH_3}{\overset{CH_2\cdot OH}{\underset{N}{\bigcirc}}}-CH_2\cdot OH$$

Die biologische Synthese des Vitamins B_6 soll nach Ansicht von A. COHEN aus Alanin erfolgen[1].

Konstitution und Wirkung.

In der tierischen Zelle kommt das Adermin an Eiweiß gebunden vor. Es übt also seine physiologische Wirkung ebenso wie Aneurin und Lactoflavin als Co-Ferment aus. Über den Wirkungsmechanismus ist wenig bekannt. Als charakteristische Schädigung ist bei der Ratte die sog. Rattenpellagra zu beobachten, die sich an der Haut durch Krustenbildung und Abschilfern äußert. Daneben können auch Wachstumsstörungen auftreten.

Welche Erscheinungen Vitamin B_6-Mangel beim Menschen auslöst, ist nicht endgültig geklärt. Therapeutisch werden höhere Dosen zur Behandlung von Muskeldystrophie, Parkinsonismus sowie zur Behebung von Schwangerschaftserbrechen und Röntgenkater benützt, sowie zusammen mit Vitamin B_2 und Nicotinsäureamid bei gewissen Formen der Pellagra.

Das Adermin bildet in saurer Lösung ein Pyridinium-Ion, in alkalischer Lösung ein Phenolat-Ion:

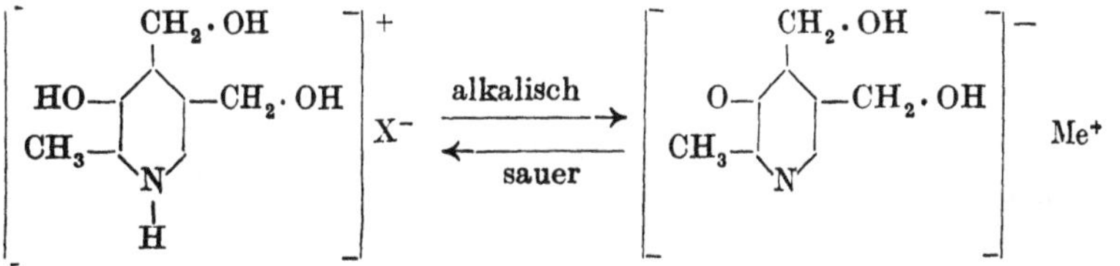

$$\left[HO-\underset{\underset{H}{\overset{CH_3-}{\underset{N}{\bigcirc}}}}{\overset{CH_2\cdot OH}{\bigcirc}}-CH_2\cdot OH\right]^+ X^- \underset{\text{sauer}}{\overset{\text{alkalisch}}{\rightleftarrows}} \left[O-\underset{CH_3-\underset{N}{\bigcirc}}{\overset{CH_2\cdot OH}{\bigcirc}}-CH_2\cdot OH\right]^- Me^+$$

Wird es mit Methyljodid behandelt, so geht es nach Verseifung mit Silberchromat in das biologisch inaktive am Stickstoff methylierte Derivat (I) über[2].

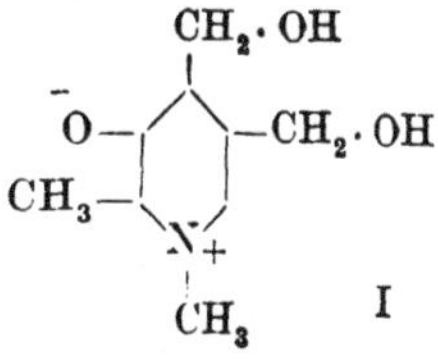

Ungünstig wirkt sich die Verlängerung der Methyl-Gruppe in 2-Stellung aus. Schon das Äthyl-Derivat entfaltet nur noch 2% der Wirksamkeit des Vitamin B_6[3]. Dieses wird im AP. 2480649 beschrieben. Die 4-ständige CH_2OH-Gruppe scheint nicht unbedingt erforderlich zu sein, da die 4-Methyl-Verbindung ebenfalls im Adermin-Test wirksam ist.

$$O-\underset{\underset{CH_3}{\overset{CH_3-}{\underset{N^+}{\bigcirc}}}}{\overset{CH_2\cdot OH}{\bigcirc}}-CH_2\cdot OH \quad I$$

[1] Siehe Festschrift E. C. BARREL 1946, S. 71.
[2] HARRIS, ST. A., u. a.: J. Amer. chem. Soc. 63, 2526 (1941). — [3] Dän. P. 59163.

Neben dem Pyridoxin kommen in der Natur auch *Pyridoxal* und *Pyridoxamin*[1] vor. Von diesen Derivaten hat besonders das Pyridoxal

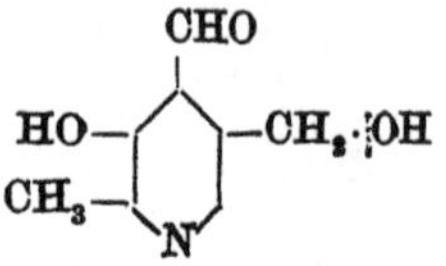

$$\text{HO} - \underset{CH_3-}{\overset{CHO}{\bigcirc}}_{N} - CH_2 \cdot OH$$

Pyridoxal

für den Stoffwechsel große Bedeutung. Hier wirkt es als Co-Ferment einer Decarboxylase für Aminosäuren[2]. Nach J. BADDILEY u. a.[3] kommt der Wirkgruppe der Co-Decarboxylase die folgende Strukturformel zu:

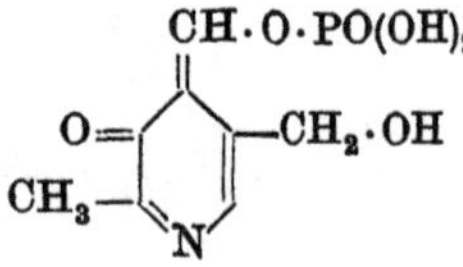

$$O = \underset{CH_3-}{\overset{CH \cdot O \cdot PO(OH)_2}{\bigcirc}}_{N} - CH_2 \cdot OH$$

Pyridoxal läßt sich außer durch Oxydation von Pyridoxin auch durch Reduktion des Laktons des 2-Methyl-3-oxy-4-carboxy-5-oxymethyl-pyridins,

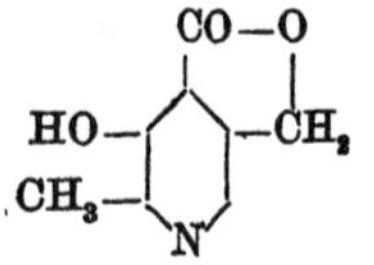

$$\text{HO} - \underset{CH_3-}{\overset{CO-O}{\bigcirc}}_{N} - CH_2$$

das man aus 2-Methyl-3-oxy-4,5-bis-(oxymethyl)-pyridin durch Behandeln mit KMnO₄ erhält, gewinnen[4].

Das 2-Methyl-3-oxy-4-carboxy-5-oxymethyl-pyridin erhält man aus der 3-Amino-5-aminomethyl-Verbindung durch Behandeln mit Natriumnitrit und Verkochen[5]:

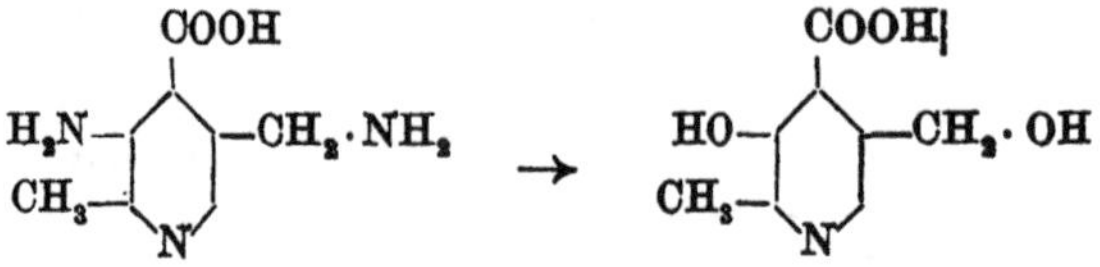

$$H_2N - \underset{CH_3-}{\overset{COOH}{\bigcirc}}_{N} - CH_2 \cdot NH_2 \quad \rightarrow \quad HO - \underset{CH_3-}{\overset{COOH}{\bigcirc}}_{N} - CH_2 \cdot OH$$

Adermin kommt in Tabletten zu 20 mg (etwa 5—10facher Tagesbedarf) unter dem Namen *Hexabion* in den Handel.

Pantothensäure.

Unter den Substanzen des Vitamin B-Komplexes befindet sich ein Faktor, der nicht an Fullererde adsorbiert wird. Er wurde daher von ELVEHJEM und KOEHN[6] „Filtratfaktor" genannt. Durch das Fehlen dieser Substanz wird bei Hühnern Dermatitis ausgelöst. In weiteren Untersuchungen erwies sich diese als *Pantothensäure* bezeichnete Verbindung als Wachstumsfaktor.

---

[1] Vgl. EP. 600676.
[2] KARRER, P.: Bull. Soc. chim. France, Mem. [5] **14**, 141 (1947).
[3] BADDILEY, J., u. a.: Nature (London) **167**, 556 (1951).
[4] FP. 940613.
[5] AP. 2457484.
[6] ELVEHJEM, C. A., u. C. J. KOEHN jun.: J. biol. Chemistry **108**, 709 (1935).

Vorkommen.

[Die Pantothensäure ist ebenso wie die meisten Vitamine des B_2-Komplexes weit verbreitet. Sie wurde aus tierischen Organen und aus Pflanzenmaterial, und zwar besonders reichlich aus Leber und Hefe, isoliert. Eine Übersicht über den Pantothensäure-Gehalt einiger Nahrungsmittel gibt nachstehende Tabelle[1]:

	Durchschn. Gehalt in γ je g
Brauereihefe	200
Eidotter	125
Eier	108
Molke	60
Blumenkohl	46
Leber	40
Buttermilch	46
Magermilch	36
Grünkohl	30
Konservierter Lachs	28

Isolierung und Konstitution.

Die Isolierung der Pantothensäure gelang WILLIAMS und anderen aus dem Filtrat des Vitamin B_2-Komplexes[2]. Durch Adsorption an Noritkohle und Elution mit Ammoniak ließ sie sich, mit Chloroform und Wasser ausgeschüttelt, über das Calciumsalz rein erhalten.

WILLIAMS und Mitarbeiter wiesen in der Pantothensäure eine Carboxyl-Gruppe, zwei Hydroxyl-Gruppen und eine substituierte Amino-Gruppe [3,4] nach.

Wichtig war für die Strukturaufklärung ferner die Tatsache, daß β-Alanin ebenso wie Pantothensäure in der Lage ist, das Hefewachstum anzuregen. Ebenso konnte durch Zugabe von β-Alanin der Gehalt der Hefe an Pantothensäure erhöht werden. Der Gedanke lag daher nahe, daß das β-Alanin ein Teilstück der Pantothensäure sein mußte. Hierfür konnte WEINSTOCK auch den experimentellen Beweis durch Isolierung des β-Alanins aus den Hydrolyseprodukten der Pantothensäure erbringen. Die Hydrolyse erfolgte mit verd. Alkali bei 100°[5].

Das zweite Spaltstück der Hydrolyse wurde kurz darauf als α-Oxy-γ-lakton erkannt. Die Umsetzung mit Phenyl-magnesiumbromid ergab ein Oxy-diphenylcarbinol, aus dem durch oxydative Spaltung mit Bleitetraacetat Benzophenon erhalten wurde[6]:

$$\underset{\underset{O}{\underbrace{\qquad\qquad\qquad}}}{HC-C(CH_3)_2-CH(OH)-CO} \rightarrow HO-CH_2 \cdot C(CH_3)_2 \cdot CH(OH) \cdot C \cdot OH \underset{}{\overset{\text{Ph}_2}{}} \rightarrow OC\underset{}{\overset{\text{Ph}_2}{}}$$

Wurde die Grignardierung mit Methyl-magnesiumjodid durchgeführt, so konnte nach Oxydation mit Bleitetraacetat ein Aldehyd isoliert werden, dessen Oxydation mit Silberoxyd die bereits von WESSELY[7] dargestellte α,α-Dimethyl-β-oxypropionsäure[8] lieferte:

$$HO \cdot CH_2 \cdot C(CH_3)_2 \cdot CHO \rightarrow HO \cdot CH_2 \cdot C(CH_3)_2 \cdot COOH$$

Durch diese Reaktionen war folgende Struktur der Pantothensäure sichergestellt:

$$HO \cdot CH_2 \cdot \underset{\underset{CH_3}{|}}{\overset{\overset{CH_3}{|}}{C}} \cdot CH(OH) \cdot CO \cdot NH \cdot CH_2 \cdot CH_2 \cdot COOH$$

---

[1] Auszug nach W. RUDOLPH: Vitamine der Hefe. Zit. S. 296.
[2] WILLIAMS, R. J.: J. Amer. chem. Soc. 60, 2719 (1938).
[3] WILLIAMS, R. J., u. a.: J. Amer. chem. Soc. 59, 288 (1937).
[4] WILLIAMS, R. J., u. a.: J. Amer. chem. Soc. 61, 454 (1939).
[5] WEINSTOCK, H. H.: J. Amer. chem. Soc. 61, 1421 (1939).
[6] STILLER, E. T., u. a.: J. Amer. chem. Soc. 62, 1779 (1940).
[7] WESSELY, L.: Monatshefte f. Chemie 22, 66 (1901).
[8] Vgl. WILLIAMS, R. J., u. H. K. MITCHELL: J. Amer. chem. Soc. 62, 1776 (1940); E. T. STILLER, J. G. KERSZETESY und J. FINKELSTEIN: J. Amer. chem. Soc. 62, 1779 (1940).

Synthese der Pantothensäure.

Die Synthese gelang ungefähr gleichzeitig R. J. WILLIAMS sowie TH. REICHSTEIN und GRÜSSNER, und wenig später R. KUHN und TH. WIELAND. R. J. WILLIAMS und WEINSTOCK[1] erhielten Pantothensäure durch Erhitzen von β-Alaninnatrium und dem bei der Hydrolyse gewonnenen Lakton ohne Lösungsmittel. Nach Sicherstellung der Struktur des Laktons wurde durch E. T. STILLER u. a. auch das synthetisch gewonnene Präparat verwendet[2], das man nach WESSELY durch Einwirkung von HCN auf die Bisulfit-Verbindung des α,α-Dimethyl-β-oxy-propionaldehyds und anschließende Hydrolyse erhält:

$$HO \cdot CH_2 \cdot C(CH_3)_2 \cdot CHO + HCN \rightarrow [HO \cdot CH_2 \cdot C(CH_3)_2 \cdot CH(OH) \cdot COOH] \rightarrow$$

$$\underset{\underset{O}{\underline{\qquad\qquad\qquad\qquad}}}{CH_2 \cdot C(CH_3)_2 \cdot CH(OH) \cdot CO}$$

Das α-Oxy-β,β-dimethyl-γ-butyrolakton erhält man ferner durch Umsetzung von Isobutyraldehyd mit Formalin, wobei in theoretischer Ausbeute der α,α-Dimethyl-β-oxypropionaldehyd anfällt, der wie oben beschrieben weiter verarbeitet wird[3].

Zur Gewinnung von α-Oxy-β,β-dimethyl-γ-butyrolakton wird auch Isobutyraldehyd mit Formaldehyd gemischt, KCN und anschließend eine Lösung von NaHSO₃ zugesetzt. Hierauf wird bei niedriger Temperatur mit Salzsäure hydrolysiert und das Reaktionsgemisch gereinigt[4].

Die Umsetzung von β-Alanin mit dem Lakton erfolgt nach dem Schwz.P. 215779 in Gegenwart von Natriummethylat bei Zimmertemperatur:

$$\underset{\underset{O}{\underline{\qquad\qquad\qquad\qquad}}}{CH_2 \cdot C(CH_3)_2 \cdot CH(OH) \cdot CO} + H_2N \cdot CH_2 \cdot CH_2 \cdot COO \cdot CH_3 \rightarrow$$

$$\rightarrow CH_2(OH) \cdot C(CH_3)_2 \cdot CH(OH) \cdot CO \cdot NH \cdot CH_2 \cdot CH_2 \cdot COO \cdot CH_3$$

Zur Kondensation können Alanin und dessen Ester oder Salze verwandt werden. So werden nach dem FP. 869834 N-Acyl-Derivate des β-Alanins mit α-Keto- und α-Oxysäurelaktonen zur Umsetzung gebracht.

Nach dem AP. 2418902 werden α-Oxy-β,β-dimethyl-γ-butyrolakton und β-Alanin bei 150° verschmolzen. Hierbei können kleine Mengen Wasser zugesetzt werden. Statt des Laktons kann auch das Natriumsalz der α,γ-Dioxy-β,β-dimethylbuttersäure bei einer Temperatur von 150—200° mit β-Alanin kondensiert werden[5].

Pantothensäure gewinnt man ferner durch Kondensation des Calcium-β-alaninats mit α-Oxy-β,β-dimethyl-γ-butyrolakton in Gegenwart eines niedrig siedenden wasserfreien Alkohols[6].

Eine Abwandlung der Pantothensäure-Synthese ist auch dadurch möglich, daß das Lakton zunächst mit dem β-Nitro-propionsäuremethylester umgesetzt wird. Das Gemisch beider wird katalytisch reduziert, wobei man den Pantothensäuremethylester erhält[7].

Ferner kann die Synthese auch vom Amid ausgehen. So erhält man bei Umsetzung des α,γ-Dioxy-β,β-dimethylbuttersäureamids mit Alanin bei 130—140° Pantothensäure[8]:

$$HO \cdot CH_2 \cdot C(CH_3)_2 \cdot CH(OH) \cdot CO \cdot NH_2 + H_2N \cdot CH_2 \cdot CH_2 \cdot COOH \rightarrow$$

$$HO \cdot CH_2 \cdot C(CH_3)_2 \cdot CH(OH) \cdot CO \cdot NH \cdot CH_2 \cdot CH_2 \cdot COOH$$

---

[1] WILLIAMS, R. J.: Science (New York) **89**, 486 (1939); R. J. WILLIAMS, H. K. MITCHELL u. H. H. WEINSTOCK: J. Amer. chem. Soc. **62**, 1784 (1940).
[2] STILLER, E. T., u. a.: J. Amer. chem. Soc. **62**, 1785 (1940); Östr. PP. 165327 u. 165550.
[3] GLASER, C.: Monatshefte f. Chem. **25**, 46 (1904).
[4] APP. 2399362 u. 2443334; Schwz.P. 215143.
[5] EP. 564999.
[6] AP. 2442143; ferner AP. 2414682.
[7] Schwz.P. 222492, Zus. zu Schwz. P. 220048.
[8] FP. 876002; Holl.P. 65587; Schwz.P. 227120; FP. 890486.

Eine weitere Variation ist dadurch möglich, daß zunächst das α,γ-Dioxy-N-(3-oxypropyl)-β,β-dimethylbutyramid hergestellt wird. Die 3-Oxy-Gruppe wird anschließend in schwach saurer Lösung mit Bariumpermanganat oder einem anderen Permanganat bei niedriger Temperatur zur Carboxyl-Gruppe oxydiert[1].

D. W. WOOLEY[2] erhielt aus dem Natriumsalz der β,β-Dimethyl-α,γ-dioxybuttersäure nach Kochen mit Acetanhydrid durch Einwirken von $SOCl_2$ das Säurechlorid. Dieses wurde mit β-Alanin in NaOH umgesetzt, wobei das Natriumsalz der Pantothensäure in guter Ausbeute erhalten werden konnte.

Von den optischen Antipoden ist nur die (+)-Form biologisch wirksam. Zur Trennung der Isomeren wurden daher verschiedene Methoden ausgearbeitet. WILLIAMS verwandte hierzu das Chininsalz des Laktons, R. KUHN mit TH. WIELAND das Chininsalz der Pantothensäure[3]. Ähnlich arbeiten auch A. GRÜSSNER, M. GÄTZI-FICHTER und TH. REICHSTEIN[4]. E. T. STILLER und P. F. WILEY[5] trennten das Racemgemisch mit Methylchininiumhydroxyd.

Nach R. T. MAJOR und J. FINKELSTEIN sind außer Chinin auch Cinchonin und Chinidin zur Trennung geeignet[6]. Das Chinin-Salz der l-Pantothensäure ist in Aceton und Methylalkohol schwer löslich, während das der d-Pantothensäure sich in diesem Gemisch leicht löst. d-Pantothensäure wird über das Cinchonidin-Salz aus Methyl-äthylketon gewonnen.

Die optisch aktiven Laktone lassen sich durch Erhitzen in einem nicht polaren Lösungsmittel in Gegenwart eines Alkali- oder Erdalkalihydroxyds racemisieren[7].

Zur Reinigung kann das gut kristallisierende Calciumsalz der Pantothensäure benutzt werden. Man erhält es aus der alkalischen Lösung des β-Alanins und des Laktons durch anschließende Umsetzung mit Calcium-Ionen[8]. Der Ionenaustausch kann mit verschiedenen Calciumsalzen, so z. B. Calciumcarbonat oder Calciumchlorid, erfolgen[9]. Reinstes Calciumpantothenat wird nach dem AP. 2389097 derart erhalten, daß man die alkoholische Lösung des Natriumsalzes mit organischen Säuren, deren Natriumsalze in Alkohol unlöslich sind, versetzt. Nach Abfiltrieren der letzteren kann die alkoholische Lösung mit Wasser verdünnt und mit Calciumcarbonat das Calciumpantothenat gewonnen werden.

Die biologische Synthese der Pantothensäure erfolgt mit ziemlicher Sicherheit aus Valin und Asparaginsäure. Zunächst wird Valin zur Dimethylbrenztraubensäure desaminiert. Dann kondensiert sich nach R. KUHN und TH. WIELAND die Dimethylbrenztraubensäure mit Formaldehyd zum α-Keto-β,β-dimethyl-γ-butyrolakton. Bei Anwesenheit von Pottasche und bei Temperaturen von etwa 35° läßt sich diese Kondensation auch präparativ durchführen. Die Laktonisierung erfolgt durch Erwärmen mit 2n-HCl auf dem Dampfbad. Das Ketolakton läßt sich phytochemisch durch gärende Hefe zum α-Oxy-β,β-dimethyl-γ-butyrolakton reduzieren. TH. WIELAND und E. F. MÖLLER[10] fanden, daß dieses sich unter biologischen Bedingungen mit β-Alanin kondensiert. Ammonium-Ionen in bestimmter Konzentration aktivieren den Vorgang:

---

[1] EP. 569083.
[2] WOOLEY, D. W.: J. Amer. chem. Soc. 62, 2251 (1940).
[3] KUHN, R., u. TH. WIELAND: Ber. dtsch. chem. Ges. 73, 962 (1940); vgl. Schwz.P. 217345.
[4] GRÜSSNER, A., M. GÄTZI-FICHTER u. TH. REICHSTEIN: Helv. chim. Acta 23, 1276 (1940).
[5] STILLER, E. T., u. P. F. WILEY: J. Amer. chem. Soc. 63, 1237 (1941).
[6] MAJOR, R. T., u. J. FINKELSTEIN: J. Amer. chem. Soc. 63, 1368 (1941).
[7] AP. 2434061.
[8] Belg. P. 446202; Schwz.PP. 221847 u. 224791.
[9] Belg. P. 445966; FP. 885067.
[10] WIELAND, TH., u. E. F. MÖLLER: Hoppe-Seylers Z. physiol. Chem. 269, 227 (1941) u. 272, 332 (1942).

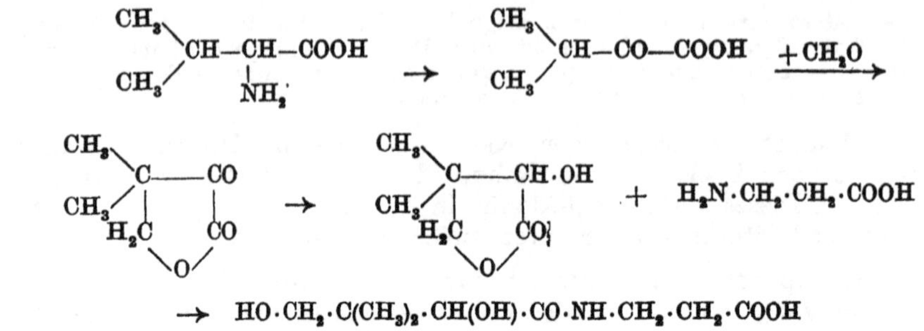

$$\begin{array}{c}CH_3\\ \diagdown\\ CH_3\diagup\end{array}\!\!CH\!-\!CH\!-\!COOH \quad\rightarrow\quad \begin{array}{c}CH_3\\ \diagdown\\ CH_3\diagup\end{array}\!\!CH\!-\!CO\!-\!COOH \quad +CH_2O\rightarrow$$
$$\begin{array}{c}CH_3\\ \diagdown\\ CH_3\diagup\!\!\!\overset{\displaystyle C\!-\!-\!-\!CO}{\underset{H_2CCO}{|}}\\ \diagdown\!O\!\diagup\end{array} \rightarrow \begin{array}{c}CH_3\\ \diagdown\\ CH_3\diagup\!\!\!\overset{\displaystyle C\!-\!-\!-\!CH\cdot OH}{\underset{H_2CCO}{|}}\\ \diagdown\!O\!\diagup\end{array} + H_2N\cdot CH_2\cdot CH_2\cdot COOH$$

$$\rightarrow HO\cdot CH_2\cdot C(CH_3)_2\cdot CH(OH)\cdot CO\cdot NH\cdot CH_2\cdot CH_2\cdot COOH$$

Konstitution und Wirkung.

Die Wirkung der Pantothensäure ist weitgehend an die Struktur gebunden. Verhältnismäßig geringe Abwandlungen durch Verlängerung der Kette oder durch Variation der Stellung der Amido-Gruppe führen oft zu unwirksamen Verbindungen. So wurden von T. REICHSTEIN und A. GRÜSSNER 4,5-Dioxy-valeriansäurelakton und 2,4-Dioxy-valeriansäurelakton mit β-Alanin kondensiert, ohne daß gut wirksame Verbindungen entstanden[1].

Dagegen erhielten SUBBAROW und RONE[2] aus der 2,5-Dioxy-valeriansäure und β-Alanin eine, auf Streptococcen der Pantothensäure analog wirkende Verbindung.

Außer der Pantothensäure sind noch der Pantothensäuremethylester und der der Pantothensäure entsprechende Alkohol, das *Panthenol*, wirksam.

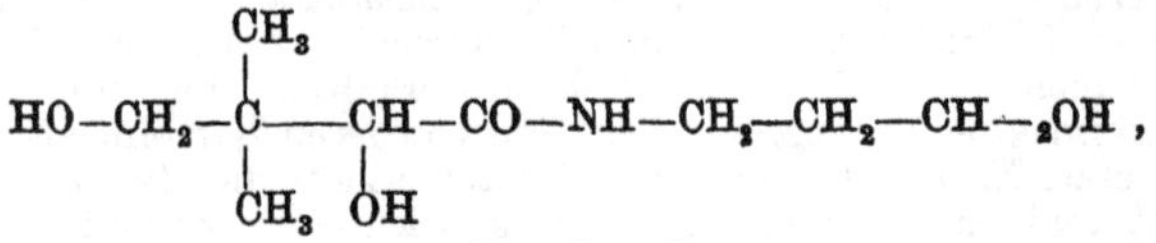

$$HO\!-\!CH_2\!-\!\underset{\underset{CH_3}{|}}{\overset{\overset{CH_3}{|}}{C}}\!-\!-\!\underset{\underset{OH}{|}}{CH}\!-\!CO\!-\!NH\!-\!CH_2\!-\!CH_2\!-\!CH_{-2}OH,$$

Panthenol

Es kommt auch als *Bepanthen* in den Handel. Biologisch wirksam ist auch die Oxy-pantothensäure

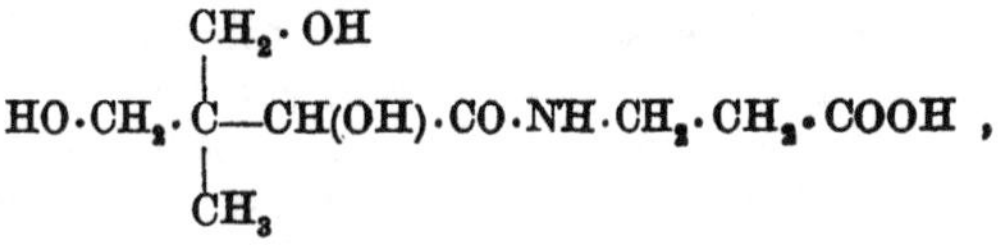

$$HO\cdot CH_2\cdot \underset{\underset{CH_3}{|}}{\overset{\overset{CH_2\cdot OH}{|}}{C}}\!-\!CH(OH)\cdot CO\cdot NH\cdot CH_2\cdot CH_2\cdot COOH,$$

jedoch ist das Maß ihrer Wirkung abhängig von der Art der Organismen[3], während die Pantothensäure in allen Fällen die gleiche Wirkung entfaltet. Pantothensäure-Analoge mit mehreren Hydroxyl-Gruppen werden im FP. 928700 beschrieben. Als Lakton kommen zur Kondensation mit β-Alanin sowohl das an beiden Methyl-Gruppen oxydierte (I) wie auch das mono-Oxymethyl-lakton (II) in Frage.

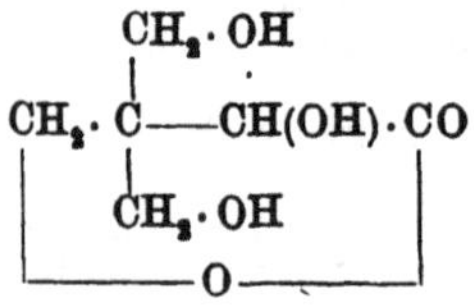

$$\begin{array}{cc}
\underset{\underset{\underset{}{\underline{O}}}{|CH_3\cdot OH|}}{CH_2\cdot\overset{\overset{CH_2\cdot OH}{|}}{C}\!-\!-\!CH(OH)\cdot CO} & \underset{\underset{\underset{}{\underline{O}}}{|CH_3|}}{CH_2\cdot\overset{\overset{CH_2\cdot OH}{|}}{C}\!-\!CH(OH)\cdot CO}\\
I & II
\end{array}$$

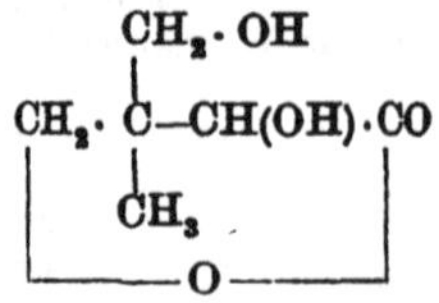

---

[1] REICHSTEIN, T., u. A. GRÜSSNER: Helv. chim. Acta **23**, 650 (1940).
[2] SUBBAROW, Y., u. L. RANE: J. Amer. chem. Soc. **61**, 1616 (1939).
[3] MITCHELL, H.K., E.E. SNELL u. R.J. WILLIAMS: J. Amer. chem. Soc. **62**, 1791 (1940).

Als niedere Homologe der Pantothensäure wurden das α-Oxy-β-methyl-γ-butyro-alanin und das d,l-2,3-Dioxy-3-methyl-butyryl-alanin beschrieben[1]. Auch der Alanin-Rest wurde modifiziert. So wurden von H. H. WEINSTEIN jr. u. a. Kondensationsprodukte des α-Alanins, der β-Aminobuttersäure und des α-Oxy-β-alanins untersucht. Diese, ebenso wie das Kondensationsprodukt des Lysins, führten zu keinen pantothensäurewirksamen Verbindungen[2]. Das Leucin-Analoge wurde von R. KUHN und TH. WIELAND dargestellt[3]. Selbst in 500facher Konzentration war es im Bakterien-Test unwirksam. Dagegen sind Oxyalkylamide der α,γ-Dioxy-β,β-dimethyl-buttersäure, vor allem Panthenol (s. oben), in ihrer Wirkung der Pantothensäure ähnlich. Die Carboxyl-Gruppe des Alanins ist daher nicht unbedingt erforderlich. Man erhält die Verbindungen durch Kondensation des Buttersäurelaktons mit Alkanolaminen wie 3-Oxy-propylamin, 1-Oxy-3-amino-butan und ähnlichen[4].

J. W. BARNETT und F. A. ROBINSON[5] stellten neben dem schon bekannten Leucin- und Valin-Derivat auch das Taurin-Derivat der Pantothensäure dar, ferner prüften sie auch Kondensationsprodukte des β-Alanins mit β,β-Dimethylbutyrolakton, γ-Butyrolakton, β-Oxy-γ-dimethyl-d-valerolakton und anderen. Es war jedoch keines der Derivate in der Lage, die Pantothensäure auszutauschen. Weitere Untersuchungen dieser Autoren[6] ließen aber die Taurin-Derivate als Antivitamine wichtig erscheinen. So erwiesen sich das Pantoyltaurin,

$$HO \cdot CH_2 \cdot C(CH_3)_2 \cdot CH(OH) \cdot CO \cdot NH \cdot CH_2 \cdot CH_2 \cdot CO \cdot NH \cdot CH_2 \cdot CH_2 \cdot SO_3H$$

ferner das Pantoyltaurinamid und das Homopantoyltaurin, aus β-Oxy-γ,γ-dimethylvalerolakton und Taurin dargestellt, als Antagonisten der Pantothensäure im Testversuch an *Streptococcus hämolyticus* und *Cornybacterium diphtheriae*. Ebenso wirken die Desoxypantothensäure und die Bis-nor-desoxypantothensäure, denen die endständige OH-Gruppe fehlt, wachstumshemmend. Jedoch konnte ihre hemmende Wirkung durch Pantothensäure nicht aufgehoben werden.

Auch wird durch γ-Oxy-N-butyryl-taurin das Wachstum pathogener Bakterien gehemmt[7].

Von J. W. BARNETT und anderen[8] wurden ferner verschiedene Sulfon- und Sulfid-Derivate des Taurins dargestellt. Von diesen waren das Pantoyl-β-aminoäthylthiol (I) und das Bis(N-pantoyl-β-aminoäthyl)-disulfid (II) ebenso wirksam wie Pantoyltaurin; schwächer dagegen waren das Bis-(pantoyl-β-aminoäthyl)-monosulfid (III), Bis-(N-pantoyl-β-aminoäthyl)-sulfoxyd (IV) und das Bis-(N-pantoyl-β-aminoäthyl)-sulfon (V).

I   P—NH·CH$_2$·CH$_2$·SH

II P—NH·CH$_2$·CH$_2$·S·S·CH$_2$·CH$_2$·NH—P

III P—NH·CH$_2$·CH$_2$·S·CH$_2$·CH$_2$·NH—P   P=Pantothensäure

IV P—NH·CH$_2$·CH$_2$·SO·CH$_2$·CH$_2$·NH—P

V   P—NH·CH$_2$·CH$_2$·SO$_2$·CH$_2$·CH$_2$·NH—P

Aryl-Derivate des Pantoyltaurins, wie das durch Kondensation von α-Oxy-β,β-diphenyl-butyro-lakton mit Taurin erhaltene Derivat, zeigten keinerlei wachstumshemmende Wirkung.

---

[1] SHNIDER, W., u. T. REICHSTEIN: Helv. chim. Acta 25, 551 (1942); AP. 2462449.
[2] WEINSTEIN jr., H. H., u. a.: J. biol. Chem. 135, 343 (1940).
[3] KUHN, R., u. TH. WIELAND: Ber. dtsch. chem. Ges. 73, 962 (1940).
[4] Schwed. P. 108952; Östr. P. 166225; H. PFALTZ: Z. Vitaminforsch. 13, 236 (1943); zur Synthese siehe : O. SHNIDER: Festschrift E. C. BARELL, Basel 1946.
[5] BARNETT, J. W., u. F. A. ROBINSON: Biochemic. J. 36, 357 (1942).
[6] BARNETT, J. W., u. F. A. ROBINSON: Biochemic. J. 36, 364 (1942).
[7] AP. 2465737.
[8] BARNETT, J. W., u. a.: J. chem. Soc. (London) 1944, 5 u. 94.

Von der Antivitamin-Wirkung des Pantoyltaurins ausgehend, versuchten R. WINTERBOTTOM und andere[1] zu wirksamen Verbindungen gegen Streptococcen und Plasmodien zu gelangen. Hierbei stellten sie durch Verschmelzen von „Pantolakton" und den Kaliumsalzen der Aminoalkylsulfonamide die gewünschten Pantothensäure-Analoga her. Die so gewonnenen Amide waren in ihrer d-Form gegen *Streptococcus hämolyticus* in vivo und in vitro zum Teil stark wirksam. Diese Wirkung konnte durch Pantothensäure aufgehoben werden. Die gleiche Wirkung beobachtete man bei Infektion mit Plasmodien in vivo.

Versucht wurde auch die Kombination von Pantothensäure mit bacteriostatischen Sulfonamiden. Das so aus Acetylsulfanilamid und Diacetylpantoylchlorid gewonnenen N^1-Diacetylpantoyl-N^4-acetyl-sulfanilamid

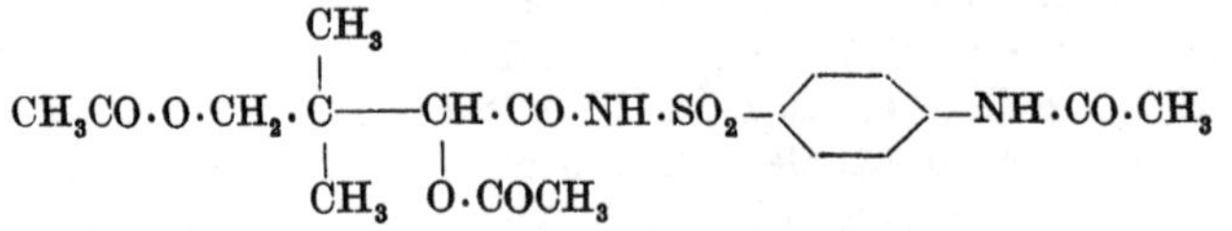

$$CH_3 \cdot CO \cdot O \cdot CH_2 \cdot \underset{\underset{CH_3}{|}}{\overset{\overset{CH_3}{|}}{C}} - \underset{\underset{O \cdot COCH_3}{|}}{CH} \cdot CO \cdot NH \cdot SO_2 - \langle\!\!\!\bigcirc\!\!\!\rangle - NH \cdot CO \cdot CH_3$$

zeigte stark antibakterielle Wirksamkeit[2].

R. E. LUTZ und andere stellten durch Kondensation von Pantolakton mit β-Aminopropiophenon und dessen Derivaten Amide her, die sich vom Phenylpantothenon ableiten und prüften sie auf Wirksamkeit gegen Malaria. Hierbei waren nur das (+)-p-Tolylpantothenon und das (+)-p-Chlorphenylpantothenon wirksam[3].

Antivitamin-Wirkung entfalten schließlich noch Pantoylalkylamide nachstehender Konstitution:

$$HO \cdot CH_2 \cdot C(CH_3)_2 \cdot CH(OH) \cdot CO \cdot NH \cdot R$$

Sie hemmen das Bakterienwachstum. Man erhält sie aus dem Lakton durch Umsetzung mit einem Alkylamin[4].

Physiologische Wirkung.

Die physiologischen Funktionen der Pantothensäure sind noch weitgehend ungeklärt. Sie ist notwendig für das Wachstum von Hefe, Bakterien und Ratten[5]. Außerdem tritt bei schwarzen Ratten eine Graufärbung der Haare auf, die man vor Kenntnis der Pantothensäure als Mangel an einem „Antigraue-Haar-Faktor" auffaßte. Dieser erwies sich dann als mit Pantothensäure identisch[6], die auch mit dem sog. Leberfiltrat-Faktor[7] übereinstimmte.

Charakteristisch sind die Erscheinungen, die das Fehlen der Pantothensäure beim Huhn hervorrufen. Es tritt eine Dermatitis auf, die an Erscheinungen des Adermin-Mangels bei Ratten erinnert. Die Bedeutung der Pantothensäure für den Menschen ist noch nicht geklärt. Zweifellos spielt sie aber auch physiologisch eine Rolle, da das Blut durchweg 20—30 γ-% Pantothensäure enthält[8]. Versuche, die Ergrauung der Haare durch Zufuhr von Pantothensäure auch beim Menschen zu verhindern, waren nur von geringem Erfolg.

---

[1] WINTERBOTTOM, R., u. a.: J. Amer. chem. Soc. **69**, 1393 (1947).
[2] AP. 2465765.
[3] LUTZ, R. E., u. a.: J. org. Chem. **12**, 96 (1947).
[4] AP. 2446615.
[5] JÜRGENS, R., u. H. PFALTZ: Z. Vitaminforsch. **14**, 243 (1944).
[6] LUNDE, G.: Naturwiss. **29**, 62 (1941).
[7] LYTHGOE, B., u. a.: Biochemic. J. **35**, 1355 (1940).
[8] ABDERHALDEN, R.: Vitamine, Hormone, Fermente. Zit. S. 316.

Über die Bedeutung der Pantothensäure für den Intermediär-Stoffwechsel haben Untersuchungen, z. B. von DE VRIES u. a.[1] sowie J. BADDILEY und E. M. THAIN[2], Aufschluß gegeben. Letztere fanden als Hydrolyseprodukte des Coenzyms A neben Adenosin und Phosphorsäure Pantothensäure.

Folinsäure.

Die *Folinsäure* wurde von MITCHELL, SNELL und WILLIAMS[3] zuerst in fast reiner Form isoliert und kurze Zeit später von STOCKSTAD[4] kristallisiert dargestellt. Sie kann aus Blättern, z. B. aus Spinat, gewonnen werden, wonach auch der Name *Folic acid* oder Folinsäure gebildet wurde. Sie erwies sich als identisch mit einer Reihe von Vitaminen, so dem Vitamin M und Vitamin B_c, ferner dem Lactobacillus casei-Faktor und dem sog. Eluat-Faktor der Leber[5].

Das Vitamin M wurde von DAY, LANGSTON und anderen[6] entdeckt. Es verursacht beim Affen mangelnde Zellenbildung, sog. Cytopenie. Untersuchungen, die von DOAN und anderen durchgeführt wurden, um den blutbildenden und granulierenden Faktor für Affen zu bestimmen, zeigten, daß durch Folinsäure die normale Zahl der weißen Blutkörperchen wieder hergestellt werden kann.

Das Vitamin B_c, dessen Fehlen nach Untersuchungen von HOGAN und PARROT[7] bei Kühen megalocytäre Anämie auslöst, wurde 1943 von PFIFFNER[8] aus Leber in kristalliner Form erhalten und ist wahrscheinlich mit der Folinsäure identisch. Eine therapeutisch gleich wirkende, aus Hefe isolierte Verbindung mit höherem Molgewicht ließ sich enzymatisch zum Vitamin B_c abbauen[9].

Für die Vitamine B_{10} und B_{11} wird nahe Verwandtschaft mit Folinsäure vermutet; sie ist bisher aber noch nicht bewiesen worden.

SNELL und PETERSEN[10] zeigten, daß für die Entwicklung von *Lactobacillus casei* Hefe, Leber oder ähnliche Stoffe notwendig sind. STOCKSTAD[11] und auch HUTCHINGS[12] und andere fanden, daß dieser Lactus-casei-Faktor auch antianaemische Wirkung für Kühe entfaltet. DAY[13] und andere konnten die durch Folinsäure bedingten Mangelerscheinungen mit dem hochgereinigten Lactus-casei-Faktor der Leber beheben und dessen Identität mit der Folinsäure sicherstellen.

Der Lactus-casei-Faktor der Leber kann durch Adsorption, Veresterung und Chromatographie erhalten werden.

Auch aus aeroben Kulturen von zur Gattung Cornybacterium gehörenden Mikroorganismen konnte ein als Gärungs-Lactus-casei-Faktor bezeichneter Stoff isoliert werden, der gleiche charakteristische UV-Absorption aufwies, wie der Leber-Lactus-casei-Faktor. Beide übten dieselbe qualitative Wirkung am Tier aus, wobei sie jedoch quantitative Unterschiede aufwiesen[14].

Die Konstitution der Folinsäure wurde von ANGIER u. a. aufgeklärt[15] und durch Untersuchungen von E. L. WITTLE, J. J. PFIFFNER u. a.[16] bestätigt.

Durch 10std. Erhitzen des Gärungs-Faktors im geschlossenen evakuierten Rohr erhielt man den Leber-Lactus-casei-Faktor. Alkalische Hydrolyse unter Durchleitung von

---

[1] DE VRIES, W. H., u. a.: J. Amer. chem. Soc. **72**, 4838 (1950).
[2] BADDILEY, J., u. E. M. THAIN: J. chem. Soc. (London) **1951**, 246 u. 2253; Vgl. ferner: J. biol. Chemistry **182**, 213 (1950) u. **189**, 307 (1951).
[3] MITCHELL, H. K., E. E. SNELL u. R. J. WILLIAMS: J. Amer. chem. Soc. **98**, 179 (1943).
[4] STOCKSTAD, E. L. R.: J. biol. Chemistry **149**, 573 (1943).
[5] DAY, P. L., u. a.: Proc. Soc. exp. Biol. med. **38**, 860 (1938).
[6] DAY, P. L., W. C. LANGSTON u. a.: Science (New York) **98**, 179 (1943).
[7] HOGAN, A. G. u. E. M. PARROT: J. biol. Chemistry **132**, 507 (1940).
[8] PFIFFNER, J. J.: Science (New York) **97**, 404 (1943).
[9] PFIFFNER, J. J., u. a.: Science (New York) **102**, 228 (1945).
[10] SNELL, E. E., u. W. H. PETERSON: J. Bacteriol. **39**, 273 (1940).
[11] STOCKSTAD, E. L. R.: J. biol. Chemistry **139**, 475 (1941).
[12] HUTCHINGS, B. L.: J. biol. Chemistry **141**, 521 (1944).
[13] DAY, P. L., u. a.: J. biol. Chemistry **157**, 423 (1945).
[14] HUTCHINGS, B. L., E. L. R. STOCKSTAD, M. E. HULTQUIST, R. B. ANGIER, J. SUBBABOW u. a.: J. Amer. chem. Soc. **70**, 1 (1948) u. **70**, 3, 5, 10, 14, 19, 23, 25 (1948).
[15] ANGIER, R. B., u. a.: Science (New York) **103**, 667 (1946); Lancet **250**, 469 (1946).
[16] WITTLE, E. L., J. J. PFIFFNER u. a.: J. Amer. chem. Soc. **69**, 1786 (1947).

Sauerstoff führte zur 2-Amino-6-oxy-pteridin-8-carbonsäure, deren Decarboxylierung das 2-Amino-6-oxy-pteridin ergab. Zugleich entstand bei der Hydrolyse als aromatisches Amin ein Dipeptid der 4-Amino-benzoesäure und eine α-Aminosäure.

Weitere Untersuchungen zeigten, daß die p-Amino-benzoesäure mit 3 Mol Glutaminsäure kondensiert sein mußte. Daß ein Pteridin-Derivat vorlag, konnte auf Grund des UV-Spektrums und der Fluorescenz bestätigt werden. Zugleich ließen sich eine Amino-Gruppe in 2-Stellung, eine Hydroxyl-Gruppe in 6-Stellung und ein weiterer Substituent in 8-Stellung bestimmen.

Auf Grund dieses Ergebnisses und weiterer Abbaureaktionen konnte die Konstitution des Lactus-casei-Faktors der Leber als die eines Peptids aus Pteroinsäure und Glutaminsäure, also als Pteroyl-glutaminsäure, sichergestellt werden.

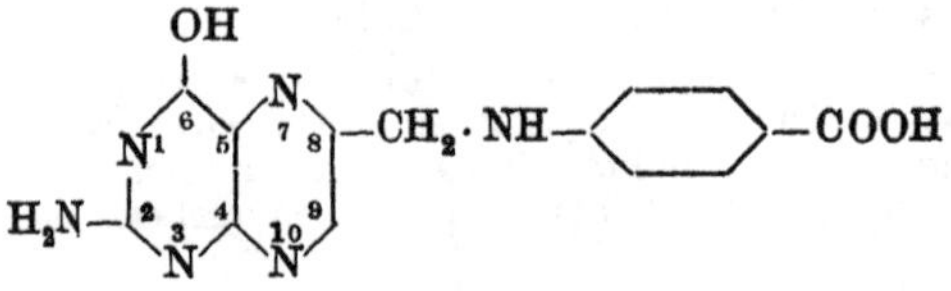

Pteroinsäure

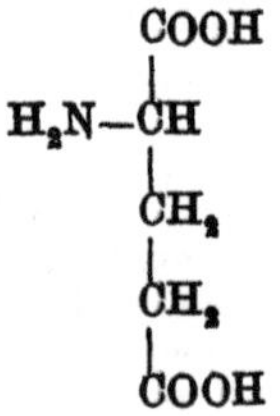

Glutaminsäure

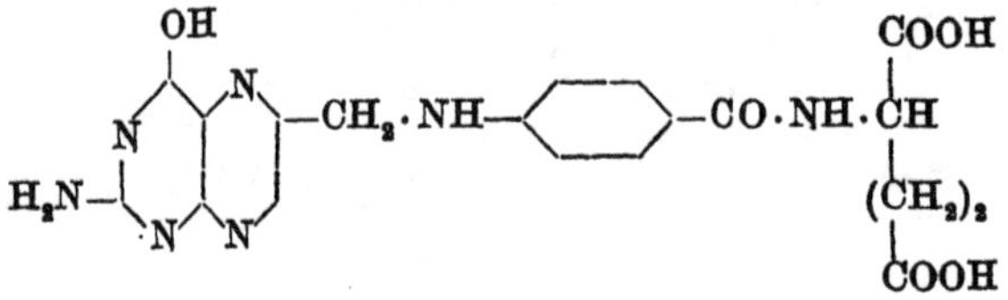

Pteroyl-glutaminsäure
(Lactobacillus-casei-Faktor)

Er unterscheidet sich von dem Gärungsfaktor nur durch das Fehlen von 2 Mol Glutaminsäure. Dieser ist daher als Pteroyl-triglutaminsäure zu bezeichnen.

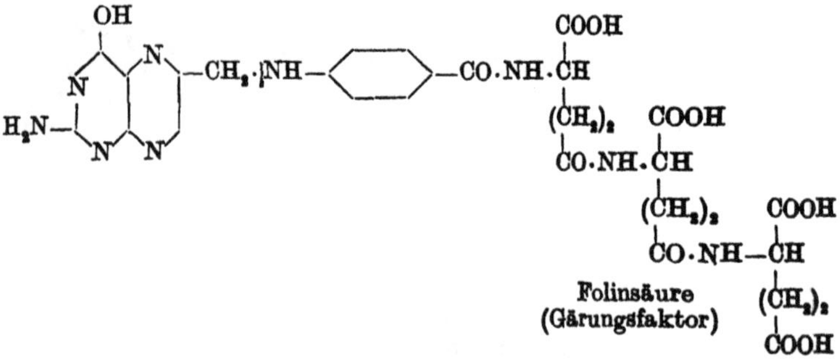

Folinsäure
(Gärungsfaktor)

Nach Untersuchungen von J. J. BOOTHE und zahlreichen Mitarbeitern ergab sich, daß der Gärungs-Faktor die Pteroyl-γ-glutaminyl-γ-glutaminyl-glutaminsäure ist[1]. Die übrigen dargestellten Pteroylglutaminsäure-Derivate erreichten nicht die biologische Aktivität des Lactus-casei-Faktors.

Folinsäure kommt in Deutschland unter den Namen *Folsan* und *Folinor* in den Handel. *Ferro-Folsan* ist eine Kombination von Folinsäure mit Salzen des 2-wertigen Eisens.

---

[1] BOOTHE, J. J., u. a.: J. Amer. chem. Soc. **70**, 1096, **1099, 2304, 2308, 2310** (1948).

Wasserlösliche Vitamine: Folinsäure. 335

Synthesen.

Die Synthese der Pteroylglutaminsäure wurde ebenfalls zuerst von R. B. ANGIER und anderen durchgeführt. Er erhielt sie durch Einwirkung von äquimolaren Mengen 2,4,5-Triamino-6-oxy-pyrimidin, p-Aminobenzoyl-γ-glutaminsäure und 2,3-Dibrom-propionaldehyd in Gegenwart von Natriumacetat[1]:

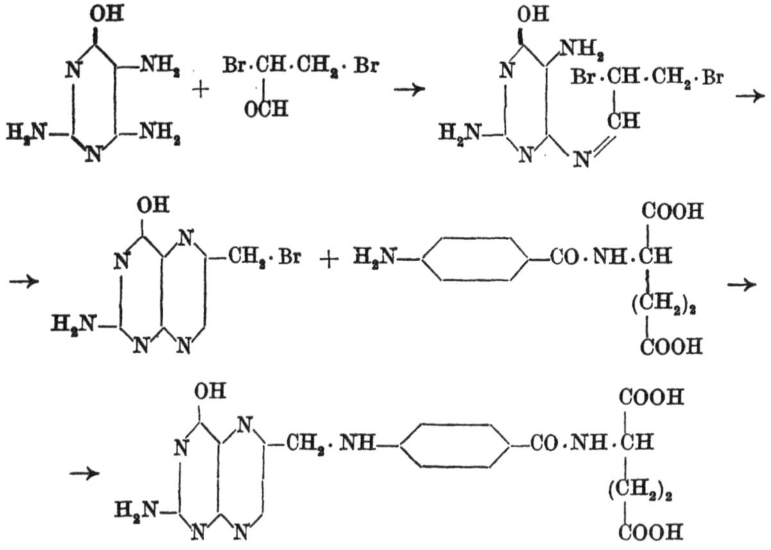

[reaction scheme showing condensation of 2,4,5-triamino-6-oxy-pyrimidin with Br·CH·CH$_2$·Br / OCH (dibrompropionaldehyd) to give pteridine intermediate, then condensation with p-aminobenzoyl-glutaminsäure to yield pteroylglutaminsäure]

Die Art des Reaktionsablaufes konnte von WEYGAND und SCHAEFER[2] durch Einbau von radioaktivem Kohlenstoff in den Dibrompropionaldehyd aufgeklärt werden.

Die eventuelle Entstehung von isomeren Verbindungen vermied G. M. TIMMIS[3] durch Umsetzung von 5-Nitroso-4-aminopyrimidinen mit Ketonen in essigsaurer Lösung:

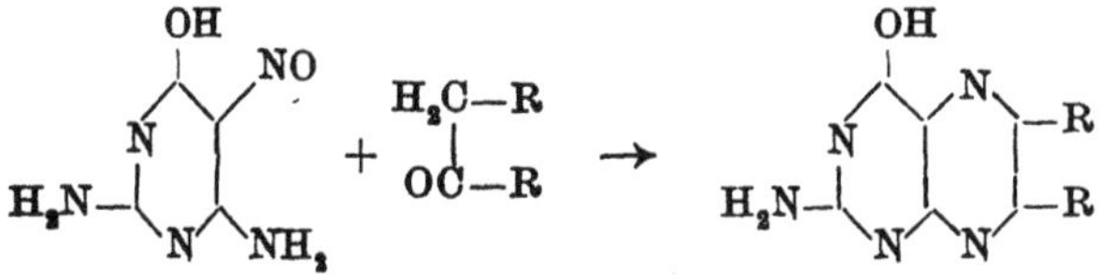

[reaction scheme: 5-nitroso-4-amino-6-oxy-pyrimidin + H$_2$C–R / OC–R → pteridine with R substituents]

Die Synthese nach ANGIER liefert nur schlechte Ausbeuten (15%). Deshalb wurden zahlreiche weitere Wege zur Darstellung der Folinsäure gesucht. In abgewandelter Form läßt sich nach ANGIER[4] und Mitarbeitern die Synthese auch so durchführen, daß zunächst Dibrompropionaldehyd mit Pyridin in Äther umgesetzt wird. Das entstandene N-(2-Formyl-2-bromäthyl)-pyridiniumbromid kondensiert man mit 2,4,5-Triamino-6-oxy-pyrimidin in Gegenwart von KJ in verd. HCl. Es entsteht das N-[(2-Amino-4-oxy-pteridyl)-6-methyl]-pyridinium-

---

[1] ANGIER, R. B., u. a.: J. Amer. chem. Soc. 70, 19 (1948); vgl. AP. 2500236.
[2] WEYGAND, F., u. G. SCHAEFER: Naturw. 38, 432 (1951).
[3] TIMMIS, G. M.: Nature (London) 164, 139 (1949); vgl. BACKER, H. J., u. A. C. HOUTMAN: Recueil Trav. chim. Pays-Bas 67, 260 (1948).
[4] ANGIER, R. B., u. a.: J. Amer. chem. Soc. 70, 23 (1948); Schwed. P. 124953.

jodid. Dieses wird mit p-Amino-benzoyl-glutaminsäure in Äthylenglykol in Gegenwart von Natriummethylat bei einer Temperatur von 140° gekuppelt:

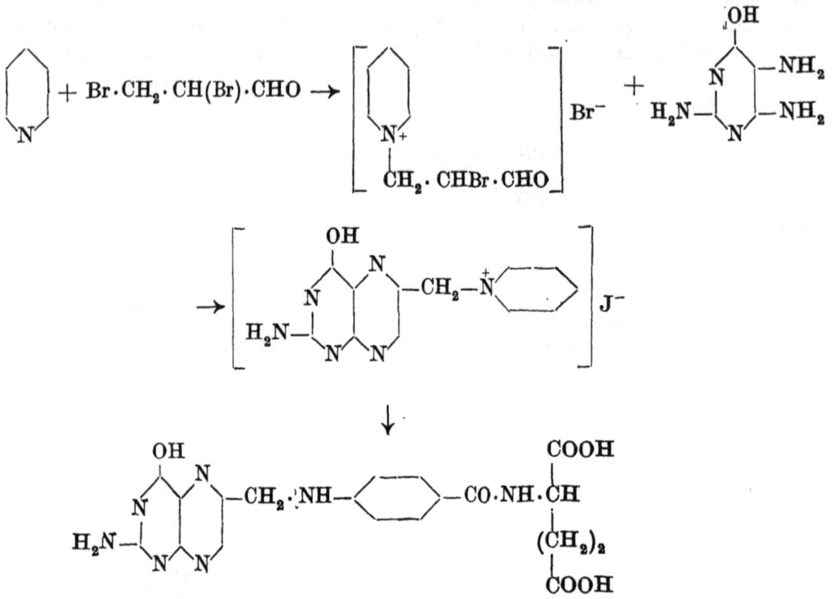

[Reaktionsschema: Pyridin + Br·CH$_2$·CH(Br)·CHO → [Pyridinium-CH$_2$·CHBr·CHO]$^+$ Br$^-$ + 2,4,5-Triamino-6-hydroxypyrimidin → [Pteridin-CH$_2$-N$^+$-Pyridinium] J$^-$ → Pteroinsäure-Derivat mit -CH$_2$·NH-C$_6$H$_4$-CO·NH·CH(COOH)(CH$_2$)$_2$COOH]

Nach dem Schwed. P. 124213 gewinnt man durch Umsetzung von 2,4,5-Triaminopyrimidon-(6) mit N-Acetyl-N-(β-dibrom-γ-brom-propyl)-p-aminobenzoesäure die Pteroinsäure[1]:

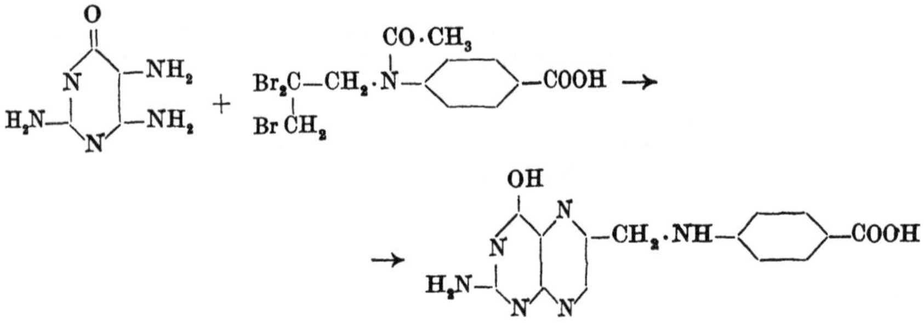

[Reaktionsschema: 2,4,5-Triamino-6-oxo-pyrimidin + Br$_2$C-CH$_2$-N(CO·CH$_3$)-C$_6$H$_4$-COOH mit BrCH$_2$- → Pteroinsäure mit -CH$_2$·NH-C$_6$H$_4$-COOH]

Ähnlich erhielten F. WEYGAND und V. SCHMIED-KOWARZIK[2] die Folinsäure durch Umsetzung von 2,2,3-Tribrom-propionaldehyd bzw. 1,1,3-Tribrom-aceton mit 6-Oxy-2,4,5-triamino-pyrimidin und p-Aminobenzoyl-glutaminsäure. Hierbei ergab die Umsetzung mit Tribromaceton eine Gesamtausbeute von 14%.

Statt unter HBr-Abspaltung kann die Synthese auch unter Wasserabspaltung vonstatten gehen. So erhält man auch durch Erhitzen von N-[-p-(2,3-Dioxy-Δ^2-propylidenamino)-benzoyl]-glutaminsäurediäthylester mit 2,4,5-Tri-

---

[1] AP. 2436073.
[2] WEYGAND, F., u. V. SCHMIED-KOWARZIK: Chem. Ber. 82, 333 (1949); vgl. auch FP. 949612.

Wasserlösliche Vitamine: Folinsäure.

amino-6-oxy-pyrimidin Folinsäure[1]:

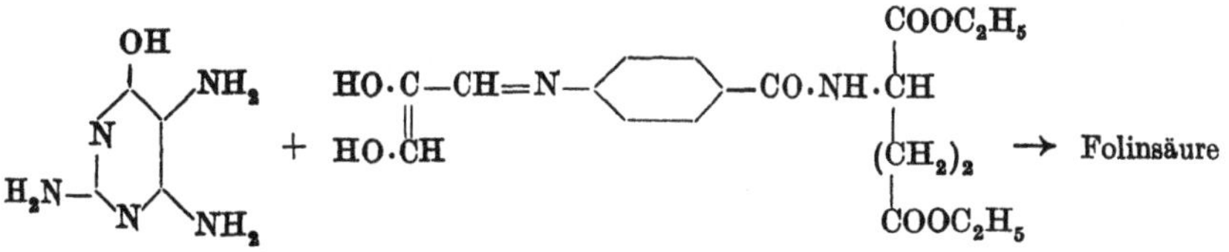

$$\text{[2,4,5-Triamino-6-oxy-pyrimidin]} + \text{HO·C—CH=N—C}_6\text{H}_4\text{—CO·NH·CH(COOC}_2\text{H}_5\text{)(CH}_2\text{)}_2\text{COOC}_2\text{H}_5 \rightarrow \text{Folinsäure}$$

(mit HO·CH-Gruppe)

Das 2,3-Dioxy-2-propylen-aminobenzoesäureamid der Glutarsäure entsteht bei Umsetzung der Amide der p-Aminobenzoesäure mit 2,3-Dioxyallyl-aldehyd.
Die Wasserabspaltung wird durch Verwendung von Glycerinaldehyd-ditoluolsulfonsäureester unterstützt. Hierbei soll die Temperatur nicht über 5° steigen.

Durch Umsetzung von Brenztraubenaldehydacetal mit Brom erhält man das Brombrenztraubenaldehydacetal. Dieses in wenig abs. Alkohol gelöst, wird mit p-Amino-benzoyl-glutaminsäure und das entstehende Produkt darauf mit 2,4,5-Triamino-6-oxy-pyrimidin zur Folinsäure kondensiert[2]:

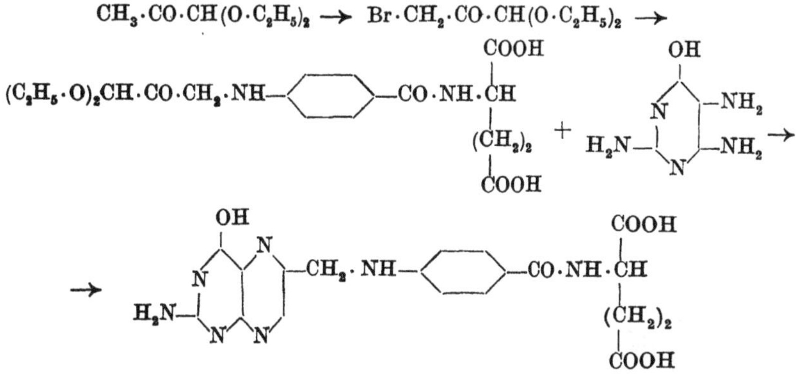

$$\text{CH}_3\cdot\text{CO}\cdot\text{CH(O·C}_2\text{H}_5)_2 \rightarrow \text{Br·CH}_2\cdot\text{CO·CH(O·C}_2\text{H}_5)_2 \rightarrow$$

$$(\text{C}_2\text{H}_5\cdot\text{O})_2\text{CH·CO·CH}_2\cdot\text{NH—C}_6\text{H}_4\text{—CO·NH·CH(COOH)(CH}_2)_2\text{COOH} + \text{[2,4,5-Triamino-6-oxy-pyrimidin]} \rightarrow$$

$$\rightarrow \text{[Pteridin]—CH}_2\cdot\text{NH—C}_6\text{H}_4\text{—CO·NH·CH(COOH)(CH}_2)_2\text{COOH}$$

Durch Umsetzung von 2,4,5-Triamino-6-oxy-pyrimidin mit einer Ketohexose in Gegenwart von Hydrazin erhält man das 2-Amino-6-oxy-8-(tetraoxybutyl)-pteridin. Mit Oxydationsmitteln wird dieses zum 2-Amino-6-oxy-8-pteridin-aldehyd gespalten, der darauf mit p-Aminobenzoyl-*l*-(+)-glutaminsäure in Gegenwart von Ameisensäure zur Folinsäure kondensiert wird[3]:

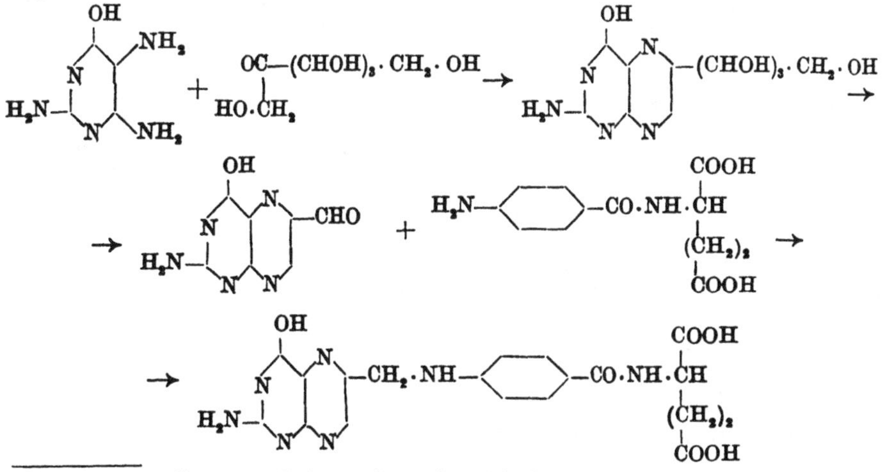

$$\text{[2,4,5-Triamino-6-oxy-pyrimidin]} + \text{OC—(CHOH)}_3\cdot\text{CH}_2\cdot\text{OH (HO·CH}_2\text{)} \rightarrow \text{[Pteridin]—(CHOH)}_3\cdot\text{CH}_2\cdot\text{OH} \rightarrow$$

$$\rightarrow \text{[Pteridin]—CHO} + \text{H}_2\text{N—C}_6\text{H}_4\text{—CO·NH·CH(COOH)(CH}_2)_2\text{COOH} \rightarrow$$

$$\rightarrow \text{[Pteridin]—CH}_2\cdot\text{NH—C}_6\text{H}_4\text{—CO·NH·CH(COOH)(CH}_2)_2\text{COOH}$$

---
[1] ANGIER, R. B., u. a.: J. Amer. chem. Soc. 70, 25 (1948).
[2] Vgl. AP. 2472462. — [3] Schwz. P. 259 123.

F. WEYGAND u. a.[1] erhielten die Folinsäure durch Kondensation von p-Tolyl-d-isoglucosamin mit 6-Oxy-2,4,5-triamino-pyrimidin in Gegenwart von Hydrazinhydrat, wobei p-Toluidin abgespalten wurde. Hierbei wird das 6-Oxy-2-amino-8-(d-arabo-tetraoxybutyl)-pteridin erhalten, das mit KJO_4 zum 6-Oxy-2-aminopteridinaldehyd abgebaut wird. Der erhaltene Aldehyd wird mit p-Aminobenzoylglutaminsäure kondensiert und zur Folinsäure dehydriert.

Wird zur Kondensation Dioxyaceton verwandt, so entsteht in Gegenwart von Hydrazin in schwach saurer Lösung das 2-Amino-6-oxy-8-(oxymethyl)-pteridin[2]. In die 8-Brom-Verbindung überführt, läßt sich diese mit p-Amino-benzoyl-glutaminsäure kondensieren[3]. Analog läßt sich das 2-Mercapto-4,5-diamino-6-oxy-pyrimidin mit Dioxyaceton in Gegenwart von Hydrazin zum 2-Mercapto-6-oxy-8-oxymethyl-pteridin kondensieren[4].

HAEHNER u.a.[5] beschreiben schließlich noch den folgenden Weg zur Darstellung:

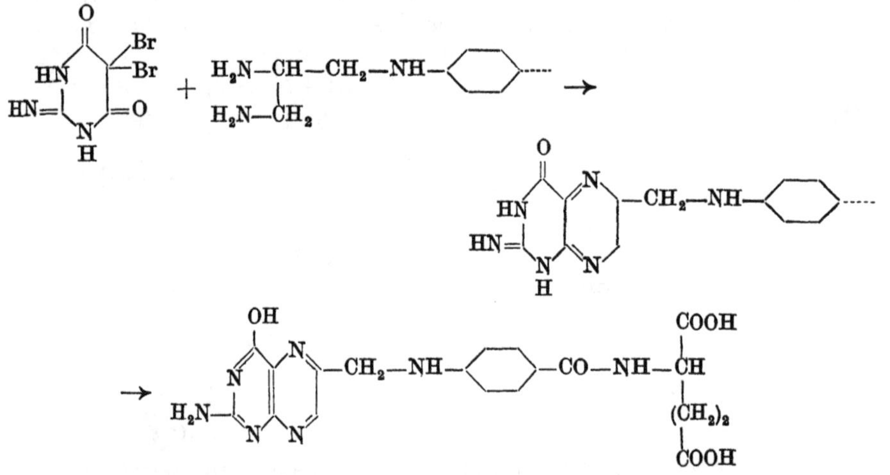

[Reaktionsschema]

Nach dem Schwed. P. 126 568 hydriert man p-Nitrobenzoylglutaminsäure in Gegenwart von 2-Amino-6-oxy-8-oxymethyl-pteridin in Ameisensäure, worauf man die Folinsäure als Zink- oder Bariumsalz isoliert. Hierbei ist das Zinksalz schwer löslich, das Bariumsalz leicht löslich[6].

Die Reinigung erfolgt auch derart, daß man der stark alkalischen Lösung Zinksalze zusetzt, bis der pH-Wert auf etwa 11 absinkt. Hierbei fallen nicht erwünschte Bestandteile aus. Weitere Zugabe von Zinksalzen bis zum Neutralpunkt führt zum Ausfall der Glutaminsäureamide der Pteroinsäure.

Die Reinigung von Folinsäure kann ferner über das lösliche Magnesiumfolat erfolgen. Nach dem Ansäuern erhält man hieraus die reine Folinsäure[7]. Das FP. 945 182 verwendet zur Reinigung die Erdalkalisalze, wobei sich das folinsaure Calcium durch gute Löslichkeit in Wasser und niedrigen Alkoholen auszeichnet.

Ähnlich wie Folinsäure wirkt das in der Natur weit verbreitete *Xanthopterin*. Die Struktur wurde von R. PURRMANN sichergestellt, und darauf die Synthese durch Kondensation von 2,4,5-Triamino-6-oxy-pyrimidin mit Dichloressigsäure durchgeführt[8]. Man erhält 5-Dichloracetamino-2,4-diamino-6-oxy-pyrimidin

---

[1] WEYGAND, F., u. a.: Chem. Ber. **82**, 25 (1949).
[2] FP. 952 073.
[3] DBP. 806 457.
[4] Schwed. PP. 127 567, 127 568.
[5] HAEHNER, E., u. a.: Klin. Wschr. **29**, 511 (1951).
[6] Vgl. Schwed. P. 126 569.
[7] Schwed. P. 123 797.
[8] PURRMANN, R.: Liebigs Ann. **546**, 98 (1940); A. P. 2 404 261.

und daraus durch Abspaltung von 2 Mol Salzsäure Xanthopterin:

$$\text{[Struktur]} + \text{HOOC·CHCl}_2 \rightarrow \text{[Struktur]} \rightarrow \text{Xanthopterin}$$

Die Kondensation bei 120° liefert eine Ausbeute von 6—10%. Die Abspaltung der Salzsäure wurde mit Ag_2CO_3 oder Silbertartrat erreicht.

Nach TOTTER[1] erhält man Xanthopterin aus Leucopterin. Bei längerem Stehen der Ansätze bilden sich Verunreinigungen, die auf das Wachstum von *Lactobazillus casei* ähnlich wie Purin-Derivate wirken[2]. Über die Art dieser wachstumshemmenden Verbindung kann Endgültiges noch nicht gesagt werden.

Das Xanthopterin steigert in Konzentrationen von 5γ pro ccm die Zellvermehrung in Knochenmarkkulturen. L.D.WRIGHT und A.D.WELCH[3] konnten den Nachweis erbringen, daß es in der Leber zu Folinsäure umgewandelt wird und diese die eigentlich wirksame Verbindung ist.

Von den weiteren Pteridin-Derivaten ist das *Isoxanthopterin* mit 100γ schwach wirksam.

Isoxanthopterin

Verschiedene andere Pteridine, die geprüft wurden, erreichten nicht die Wirksamkeit des Xanthopterins. So ist das 2-Amino-6-oxy-pteridin ohne Wirkung, 2-Amino-6-oxymethyl-pteridin, 2-Amino-4-oxy-pteridylmethylpyridiniumjodid und 2-Amino-4-oxy-pteridyl-8-carbonsäure wirken schwächer. Das 2-Amino-6-oxy-9-methoxy-pteridin und ebenso die Xanthopterin-9-carbonsäure sind Antagonisten des Xanthopterins. Sie verhindern die Zellvermehrung; die Hemmung kann durch Xanthopterin aufgehoben werden[4].

Ein weiterer Antagonist der Pteroylglutaminsäure ist nach Untersuchungen von D.R.SEEGER u. a. das in 4 Stellung durch eine Amino-Gruppe substituierte Derivat[5].

S.K.CAIN, E.C.TAYLOR jr. und L.J.DANIEL fanden, daß daneben auch 2-Amino-pteridine starke Antifolinsäure-Wirkung bei verschiedenen Bakterien zeigen. Die gleiche Wirkung zeigen auch einzelne Uracile, z.B. 5-(Chloracetamino)-uracil, 5-(α-Chlor-propionylamino)-uracil u. a.[6]. Die stärkste Wirkung wies das 2,4-Diamino-phenanthro-(9,10)-pteridin auf. Dagegen hatte die 2,4-Diaminophenanthro-(9,10)-pteridinsulfonsäure nur geringe Antifolinsäure-Wirkung.

Acetylierung der Amino-Gruppen verändert die Wirksamkeit nur wenig. Dagegen war die Einführung von Substituenten in die Phenyl-Gruppe mit einer mehr oder minder starken Aktivitätsverminderung verbunden. Auch die Einführung von hydrophilen Gruppen sowie Methylierung der 4-Amino-Gruppe hatten ein Absinken der Wirkung zur Folge[7].

Nach Untersuchungen von A.L.FRANKLIN u. a.[8] dürfte besonders die Wachstumshemmung von 4-Amino-pteroyl-glutaminsäure auf *Escherichia Coli* bedeutsam sein. Die Hemmung kann durch Thymidin oder Leberextrakt aufgehoben werden.

---

[1] TOTTER, J. R.: J. biol. Chemistry **154**, 105 (1944).
[2] ELION, G. B.: J. Amer. chem. Soc. **71**, 741 (1949).
[3] WRIGHT, L. D., u. A. D. WELCH: Science (New York) **98**, 179 (1943).
[4] NORRIS, E. R., u. J. J. MAJNARRICH: Amer. J. Physiol. **152**, 652 (1948); s. auch R. TSCHESCHE: Z. Naturforschung **5b**, 312 (1950).
[5] SEEGER, D. R.: J. Amer. chem. Soc. **69**, 2567 (1947). — [6] AP. 2494125.
[7] CAIN, S. K., E. C. TAYLOR jr. u. L. J. DANIEL: J. Amer. chem. Soc. **71**, 892 (1949); J. Amer. chem. Soc. **70**, 3026 (1948).
[8] FRANKLIN, A. L., u. a.: J. Amer. chem. Soc. **71**, 3549 (1949).

Pteroylsulfo-*l*-(—)-glutaminsäure, die an Stelle des p-Aminobenzoesäureesters den Sulfanilsäure-Rest enthält, stellten M. VISCONTINI und J. MEIER zur Untersuchung der physiologischen Wirksamkeit dar [1].

Physiologische Wirkung.

Folinsäure fördert die Bildung der Zellen im Knochenmark. Außerdem beeinflußt sie das Wachstum aller jungen Zellen.

WELCH glaubt, daß die Folinsäure für die Bildung von Thymin, das für die Entstehung von Nucleinsäure wichtig ist, Bedeutung hat. Tatsächlich wirkt auch Thymin, wie SPIESS [2] feststellte, auf das Blutbild bei macrocytärer Anämie.

B. L. O'DELL, J. J. PFIFFNER u. a. [3] fanden, daß die Folinsäure ebenso wie Riboflavin bei katalytischer Hydrierung in alkalischer Lösung eine Dihydro-Verbindung bildet, die an der Luft wieder zur Folinsäure oxydiert wird. Es ist daher wahrscheinlich, daß auch die Folinsäure in die biologischen Redox-Systeme als Wasserstoff-Akzeptor eingreift.

Die Folinsäure-Avitaminose wurde bei Affen, Hunden, Küken, Ratten und Mikroorganismen beobachtet. Die Mangelerscheinungen bei Affen äußern sich vor allem in Form von Leukopenie, d. h. durch Fehlen von Leukocyten. Ferner beobachtet man Abnahme der Granulocyten und Verminderung der Knochenmarksubstanz. Beim Hund zeigt sich ein ähnliches Krankheitsbild, das mit typischen Knochenmarksveränderungen einhergeht. Bei Küken beobachtet man megalocytäre Anämie. Auch wirkt die Folinsäure hier als Wuchsstoff.

Beim Menschen wurden typische Folinsäure-Mangelschäden bisher nicht festgestellt. Trotzdem hat die Folinsäure in heutiger Zeit größere Bedeutung erlangt, da es gelang, manche Formen der perniciösen Anämie hiermit günstig zu beeinflussen. Dies ist um so merkwürdiger, als Folinsäure, die hier die Wirksamkeit der besten Leberpräparate fast erreicht, in den hochgereinigten Leberextrakten nicht nachgewiesen werden kann.

Es ist vielleicht anzunehmen, daß Perniciosa-Kranke, deren Krankheitsbild durch Gaben von Folinsäure gebessert wird, nicht in der Lage sind, die Folinsäure aus der in den Nahrungsmitteln vorliegenden gebundenen Form in Freiheit zu setzen, wodurch Resorptionsstörungen eintreten.

Nach DAVIDSON [4] u.a. werden bestimmte Formen der perniciösen Anämie durch Folinsäure jedoch nicht beeinflußt, sondern es ist die Zugabe von proteolysierter Leber bzw. Vitamin B_{12} erforderlich.

Ein Bestandteil der Folinsäure ist die **p-Amino-benzoesäure.** Sie wurde früher als Vitamin H′ bezeichnet und erwies sich als Wuchsstoff für Bakterien (vgl. S. 739). Die Isolierung des Wuchsstoffes und die Aufklärung seiner Struktur gelang gleichzeitig R. KUHN sowie D. S. RUBO und J. M. GILESPIE [5]. Bei der Ratte scheint die p-Aminobenzoesäure mit der Pantothensäure zusammen Einfluß auf die Graufärbung der Haare zu haben [6].

Wie bei der Hexahydro-nikotinsäure sind Mikroorganismen ebenfalls in der Lage, die Hexahydro-p-amino-benzoesäure zu dehydrieren, so daß auch diese die gleichen Vitamin-Eigenschaften zeigt wie die p-Amino-benzoesäure selbst [7].

Folinsäure ist unter verschiedenen Bezeichnungen z. B. als *Folcidin* im Handel.

---

[1] VISCONTINI, M., u. J. MEIER: Helv. chim. Acta **32**, 877 (1949).
[2] SPIESS, T. D.: J. Lab. clin. Med. **31**, 643 (1946).
[3] O'DELL, B. L., J. J. PFIFFNER u. a.: J. Amer. chem. Soc. **69**, 150 (1947).
[4] DAVIDSON, L. S. P., u. a.: Lancet **250**, 373 (1946).
[5] KUHN, R.: Ber. dtsch. chem. Ges. **74**, 1617 (1941) u. D. S. RUBO u. I. M. GILESPIE: Nature (London) **146**, 838 (1940).
[6] ANSBACHER, S.: Science (New York) **92**, 164 (1941).
[7] v. EULER, H., u. P. KARRER: Helv. chim. Acta **27**, 1697 (1944).

Vitamin B$_{12}$, Cobalamin.

Bei Ausarbeitung einer biologischen Bestimmungsmethode für den antianämischen Faktor in Leberextrakten fand man, daß die klinisch hoch wirksamen Fraktionen auf *Lactobacillus lactis Dorner* wachstumsfördernd wirken. E.L. RICKES u. a. isolierten bei weiteren Reinigungsversuchen einen hoch wirksamen kristallisierten Stoff, der als Vitamin B$_{12}$ bezeichnet wurde. In vielen Fällen von perniciöser Anämie bewirkten schon Gaben von 3 und 6 γ rasche Besserung[1].

Die Isolierung des Vitamins B$_{12}$ wurde ferner von B. ELLIS u. a. beschrieben[2]. Sie erhielten den Faktor durch Ausschütteln mit n-Butanol aus der mit Ammoniumsulfat versetzten wäßrigen Lösung. Anschließend wurde an Aluminiumsilicat chromatographiert. Durch Umkristallisation aus wäßrigem Aceton wurden rote Nadeln erhalten, die 4% *Kobalt* enthielten.

Weitere Untersuchungen zeigten, daß Vitamin B$_{12}$ eine Gruppe von physiologisch gleich wirksamen Faktoren darstellt, von denen bisher die Vitamine B$_{12\,a-d}$ beschrieben wurden[3]. Der Faktor 12a wurde durch Hydrierung aus Vitamin B$_{12}$ erhalten, die Verbindungen 12b, c und d wurden aus Gärlösungen von *Streptomyces griseus* isoliert.

RICKES u. a.[4] konnten in vielen biologischen Materialien, so z. B. in Milchpulver, Fleischextrakt und verschiedenen Bakterienstämmen, Vitamin B$_{12}$ nachweisen. Nach Untersuchungen von KOCHER und unabhängig davon von R.D. GREENE und Mitarbeitern ist es für das Wachstum von *Lactobacillus lactis Dorner* unter aeroben Bedingungen notwendig, dagegen nicht unter anaeroben. So wachsen die Bakterien im Vacuum auch ohne Anwesenheit von Vitamin B$_{12}$. Ebenso wachsen sie nach Zugabe von Cystein oder Thioglykolsäure an der Luft. Man kann daher vielleicht annehmen, daß das Vitamin B$_{12}$ ein weiteres Co-Ferment für die Atmung ist[5].

Chemisch stellt das Vitamin B$_{12}$ einen Kobalt-Komplex dar. E.L. RICKES, K. FOLKERS und andere[6] geben an, daß es sich um einen Koordinationskomplex mit 6 Gruppen um ein zentrales Kobalt-Atom handelt. Ferner konnten Phosphor und Stickstoff nachgewiesen werden.

Beim Erhitzen des Vitamins in wäßriger Lösung unter Druck auf 120° wurde die Wirksamkeit nicht verändert. Dagegen wird es durch Natronlauge und Salzsäure inaktiviert. Bei der sauren Hydrolyse erhielt man als Abbauprodukte 5,6-Dimethyl-benzimidazol, Ribose, Phosphorsäure und eine Kobalt enthaltende rote Säure (C$_{43}$H$_{55}$O$_{4}$N$_{9}$Co). Daneben entstehen Ammoniak und d-1-Amino-propanol-(2)[7]. Aus diesen Teilstücken läßt sich für Vitamin B$_{12}$ folgende Teilformel aufstellen:

---

[1] RICKES, E. L., u. a.: Science (New York) **107**, 396 (1948); R. WEST: Science (New York) **107**, 398 (1948). — [2] ELLIS, B.: J. Pharmacy Pharmacol. **1**, 60 (1949).
[3] PIERCE, J.V., u. a.: J. Amer. chem. Soc. **72**, 2615 (1950); E. L. SMITH: Brit. Med. J. **1951**, 151. — [4] RICKES, E. L., u. a.: Science (New York) **108**, 634 (1948).
[5] GREENE, R. D., u. a.: J. biol. Chemistry **178**, 999 (1949).
[6] RICKES, E. L., K. FOLKERS u. a.: Science (New York) **108**, 134 (1948).
[7] SMITH, E. L.: Brit. Med. J. **1951**, 151; vgl. auch G. COOLEY u. a.: J. Pharmacy Pharmacol. **2**, 579 (1950).

Das durch Abbau von Vitamin B_{12} erhaltene 1-α-d-Ribofuranosido-5,6-dimethylbenzimidazol wurde von K. FOLKERS u. a[1]. auf folgendem Wege synthetisch gewonnen: 2-Nitro-4,5-dimethylanilin und 5-Trityl-d-ribofuranose bilden 2-Nitro-4,5-dimethyl-N-(5-trityl-d-ribofuranosido)-anilin. Dieses wurde hydriert und anschließend mit Äthyl-formiminoäther-hydrochlorid kondensiert. Dabei entstand das mit dem aus Vitamin B_{12} in allen Eigenschaften übereinstimmende 1-α-d-Ribofuranosido-5,6-dimethyl-benzimidazol.

Inzwischen gelang der Nachweis, daß Vitamin B_{12a} und B_{12b} identisch sind und sich von B_{12} durch den Austausch eines CN-Restes durch eine Hydroxyl-Gruppe unterscheiden[2].

Das Vitamin B_{12} wird zur Behandlung der perniciösen Anämie verwandt, und beeinflußt nicht nur das Blutbild, sondern auch die parallel laufenden neurologischen Erscheinungen. Kristallisiertes Vitamin B_{12} kommt als *Rubivitan (Cobion, Dociton usw.)*, ein Konzentrat des Vitamin B_{12} kommt als *Pernipur* in den Handel.

Wegen der spezifischen Wirkung des Vitamin B_{12} auf Anämien versuchte L. WEISSBECKER[3] die Einführung einer Kobalt-Therapie. Er verabreichte Komplexsalze des zweiwertigen Kobalts mit Aminosäuren die intramuskulär injiziert gut verträglich sein sollen und in Kombination mit Eisen gute Heilerfolge zeigen. Ein derartiges Präparat stellt *Cobaltin* dar.

BEILER u. a.[4] fanden, daß durch Oxydation von Vitamin B_{12} mit Wasserstoffperoxyd ein nicht näher definiertes Produkt entsteht, das die Wachstumswirkung von B_{12} auf Mikroorganismen hemmt.

Weitere Vitamine des B_2-Komplexes.

Zum Vitamin B_2-Komplex gehören schließlich noch einige schon länger bekannte Verbindungen. So wird z. B. das Cholin hierher gerechnet, das auf die Fettresorption Einfluß hat. Wichtiger ist das Inosit, das Hexaoxy-cyclohexan,

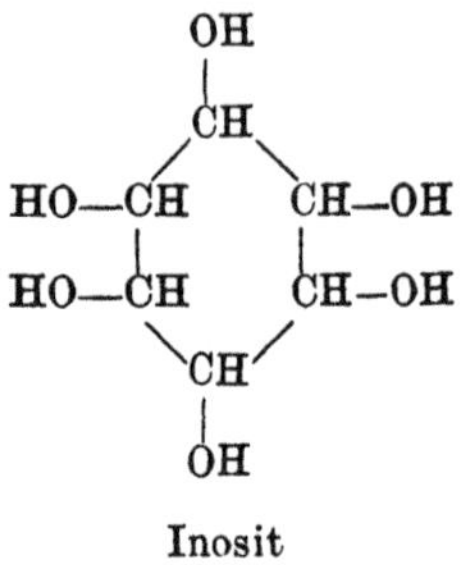

$$\begin{array}{c} \text{OH} \\ | \\ \text{CH} \\ \diagup \quad \diagdown \\ \text{HO—CH} \qquad \text{CH—OH} \\ | \qquad\qquad | \\ \text{HO—CH} \qquad \text{CH—OH} \\ \diagdown \quad \diagup \\ \text{CH} \\ | \\ \text{OH} \end{array}$$

Inosit

das von W. WILLIAMS als notwendiger Hefewuchsstoff erkannt wurde. Nach SURE ist das Inosit als Lactationsfaktor neben der p-Aminobenzoesäure wichtig. Der Hexa-phosphorsäureester kommt als Phytin in der Natur vor und zwar als Magnesium-, Calcium- oder Kalium-Salz.

Ferner ist hier die Glucuronsäure zu erwähnen, die für normales Gedeihen der Vögel wichtig ist, und deren Verabreichung beim Menschen rheumatische Erkrankungen günstig beeinflußt.

---

[1] FOLKERS, K., u. a.: J. Amer. chem. Sc. **72**, 1866 (1950).
[2] FOLKERS, K.. u. a.: Science (New York) **112**, 354 (1950).
[3] WEISSBECKER, L.: Klin. Wschr. **29**, 80 (1951); H. WOLF: Pharmazie **7**, 206 (1952).
[4] BEILER, L. M., u. a.: Sience (New York) **114**, 122 (1951).

Das *Chondroitin* ist ein Bestandteil der Knorpelsubstanz. Der Grundkörper des Chondroitins ist das Chondrosamin.

Bisher noch unbekannt in ihrer chemischen Konstitution und in ihrer physiologischen Wirkung wenig erforscht sind Vitamin-Faktoren die als B_3, B_4, B_5 und B_7 bezeichnet werden. Während die Vitamine B_3 und B_5 sich für das Wachstum der Tauben und Ratten als unentbehrlich erwiesen haben, ruft der Mangel an Vitamin B_4, das 1929 von READER[1] entdeckt wurde, allgemeine Muskelschwäche, geschwollene Pfoten und die Neigung zu gekrümmter Stellung bei Tieren hervor. Ungeklärt ist noch, wie weit es für den Menschen notwendig ist. Das Vitamin B_7 ist ohne Einfluß auf Wachstum und Nervenfunktion, dagegen ruft sein Fehlen, Schädigung des Verdauungstractus hervor.

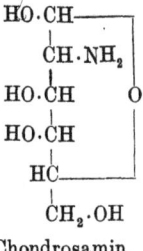

Chondrosamin

Nicotinsäureamid.

Nicotinsäureamid wurde bereits 1879 dargestellt. 1935 gewannen es KUHN und VETTER[2] aus dem Herzmuskel. ELVEHJEM fand 1937[3], daß sich Pellagra-ähnliche Erkrankungen der Hunde („black tongue") mit Nicotinsäureamid heilen lassen. Hierzu ist jedoch, wie später festgestellt wurde, gleichzeitige Anwesenheit von Vitamin B_2 notwendig. SPIESS und anderen[4] gelang es schließlich, mit Nicotinsäureamid die Pellagra zur Heilung zu bringen.

In den Nahrungsmitteln ist das Nicotinsäureamid weit verbreitet:

Gehalt an Nicotinsäureamid in mg in 100 g

Bierhefe	30 —100
Backhefe	11 — 20
Leber	41,3 —122
Ochsenfleisch	4,86— 11,1
Weizenvollkornmehl	5,3
Weizenkleie	5,0
Kuhmilch	0,4
Kartoffeln	1

Die Darstellung der Nicotinsäure wurde bereits bei den zentralerregenden Mitteln beschrieben. Das Amid entsteht leicht aus dem Säurechlorid oder dem Säureester auch schon bei niedrigen Temperaturen[5].

Nach dem AP. 2435809 erhält man Nicotinsäureamid aus dem β-Cyanpyridin durch Hydrolyse mit 6%ig. Wasserstoffperoxyd in alkalischer Lösung. Das entstandene Nicotinsäureamid wird mit $HgCl_2$ ausgefällt. Nicotinsäureamid läßt sich auch aus 3-Cyanpyridin durch allmähliche Zugabe von Natronlauge erhalten[6].

Nach P. W. GARBO entsteht Nicotinamid durch Kondensation von Nicotinsäure mit geschmolzenem Harnstoff in Gegenwart eines Katalysators, wie z. B. Ammonmolybdat bei 220°. Hierbei treten als Nebenprodukte Biuret oder Cyanursäure auf[7].

Zur Reinigung wird das Nicotinsäureamid mit einem Kohlenwasserstoff versetzt und darauf mit einem Amin behandelt, z. B. Piperidin, Morpholin und anderen, das mit der Verunreinigung (Nicotinsäure) ein in dem Kohlenwasserstoff unlösliches Salz bildet[8].

Nach Ansicht von C. MENTZER u. a.[9] soll die Nicotinsäure im Organismus aus 3-Oxyanthranilsäure gebildet werden.

Außer Nicotinsäureamid wirken auch Nikotinsäure, das N-Monomethyl- und N-Diäthylnicotinsäureamid gegen Pellagra.

---

[1] READER, V.: Biochemic. J. **23**, 689 (1929) u. 24, 1827 (1930).
[2] KUHN, R., u. H. VETTER: Ber. dtsch. chem. Ges. 68, 2374 (1935).
[3] ELVEHJEM, C. A.: J. Amer. chem. Soc. 59, 1767 (1937).
[4] SPIESS, T. D., u. a.: J. Amer. med. Assoc. 110, 622 (1938).
[5] Siehe M. L. TAMAYO u. A. VARGAS: An. Fisica Quim. 38, 1779 (1942); C. 1943. II. 317; AP. 2510922.
[6] AP. 2471518.
[7] AP. 2419831.
[8] AP. 2496114.
[9] MENTZER, C., D. MOLHO u. Y. BERGUER: Bull. Soc. chim. France [5] 17, 782 (1950).

Wichtig ist vor allem die Säure-Gruppe in β-Stellung. So sind das β-Methylpyridin, das Nitril der Nicotinsäure und die Isonicotinsäure unwirksam[1]. Antipellagra-Wirkung zeigt das *Trigonellin*, das ein inneres Salz der N-Methyl-pyridin-β-carbonsäure ist[2] und im Bockshornklee angetroffen wird.

EULER und Mitarbeiter konnten die Nicotinsäure durch Tetrahydro- und Hexahydro-nicotinsäure ersetzen, so daß die Mikroorganismen in der Lage sind, die beiden Verbindungen zu dehydrieren[3].

Trigonellin

Von F. LANFRANCHI[4] wurde versucht, andere physiologisch aktive Gruppen in der Säureamid-Gruppe zu substituieren. So stellte er das 2-Nicotinylamido-4-methyl-thiazol und das 2-Nicotinylamido-4-phenyl-thiazol dar. Auch die Nicotinsäuremethyl- und äthylester erwiesen sich als wirksam, desgleichen andere Ester und Amide[5]. So wurden von I. O. BADGETT der N-Äthyl- bis N-Dodecylester, der Tetradecyl-, der Hexadecyl- und der Octadecylester hergestellt. Von Nicotinsäureamiden gewann er das N-Hexyl- bis N-Tetradecylamid, das N-Hexadecyl-, N-Octadecyl-, Phenyl-, Cyclohexyl- und das 2-Pyridyl-nicotinsäureamid[6]. Wirksam gegen Pellagra sind ferner auch die Pyridin-2,3-dicarbonsäure und Pyrazin-Derivate, so die Pyrazin-3-carbonsäure und die Pyrazin-2,3-dicarbonsäure, ferner auch einzelne Alkyl-Derivate wie die 2,6-Dimethylpyridin-3,5-dicarbonsäure.

Nach F. C. SCHNELKES kann die Abwandlung des Ringes soweit gehen, daß der Stickstoff durch Schwefel ersetzt wird und der Sechsring gegen einen Fünferring ausgetauscht wird. So soll die Thiazol-β-carbonsäure im Wachstumsversuch noch 0,1 % der Nicotinsäurewirkung besitzen[7].

Dagegen sind nach H. ERLENMEYER und H. KIEFER die Thiazol-4-sulfonsäure und die Thiazol-5-sulfonsäure nicht in der Lage, Nicotinsäureamid zu ersetzen oder zu hemmen[8].

Die 2-Amino-pyridin-5-carbonsäure und deren Amid hemmen nach Untersuchungen von R. KUHN und Mitarbeitern in Verdünnung von 1:10000 das Wachstum von *Staphylococcus aureus*. Durch Nicotinsäureamid kann die Wachstumshemmung aufgehoben werden. Ferner wirkt auch Nicotinsäure enthemmend, jedoch schwächer als ihr Amid[9].

Physiologische Wirkung.

Die physiologische Wirkung des Nicotinsäureamids beruht, wie Untersuchungen von O. WARBURG[10] und H. v. EULER[11] ergaben, darauf, daß es zusammen mit Pentose, Phosphorsäure und Adenin das Co-Ferment verschiedener Dehydrasen bildet. Der Co-Dehydrase I (Cozymase) kommt folgende Konstitution zu:

---

[1] BONNER, J.: Plant Physiol. **15**, 533 (1940).
[2] Vgl. S. KÜHNAU: Verh. dtsch. ges. inn. Med. 50. Kongr. **1938**, 371.
[3] v. EULER, H., u. a.: Helv. chim. Acta **27**, 382 (1944).
[4] LANFRANCHI, F.: Atti R. Acad. Ital. Rend. **8**, 776 (1942).
[5] BONNER, J.: Plant Physiol. **15**, 553 (1940).
[6] BADGETT, I. O.: J. Amer. chem. Soc. **67**, 1135 (1945).
[7] SCHNELKES, F. C.: Science (New York) **90**, 113 (1939).
[8] ERLENMEYER, H., u. H. KIEFER: Helv. chim. Acta **28**, 985 (1945).
[9] SCHMIDT-THOMÉ, J.: Naturforschung **8b**, 136 (1948).
[10] WARBURG, O.: Biochem. Z. **282**, 156 (1936).
[11] v. EULER, H.: Biochem. Z. **286**, 140 (1936).

Wasserlösliche Vitamine: Vitamin H (Biotin).

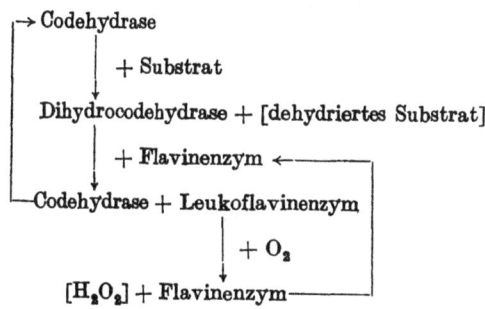

Cozymase   reduzierte Cozymase

Im Verband des Co-Fermentes ist das Nicotinsäureamid in der Lage, Wasserstoff anzulagern. Die Dihydro-Verbindung verwandelt sich leicht unter Abgabe desselben in die oxydierte Form zurück. Diese Dehydrierung kann von den Flavinenzymen bewerkstelligt werden. Hierbei wird Leukoflavin gebildet. Sauerstoff und auch Cytochrom dehydrieren Leukoflavin seinerseits wieder, so daß folgender Kreislauf im physiologischen Geschehen möglich erscheint:

```
  ┌─→ Codehydrase
  │      │ + Substrat
  │      ↓
  │   Dihydrocodehydrase + [dehydriertes Substrat]
  │      │ + Flavinenzym ←──────┐
  │      ↓                       │
  └── Codehydrase + Leukoflavinenzym
              │ + O₂
              ↓
         [H₂O₂] + Flavinenzym ──┘
```

Aus der Wirkung des Nicotinsäureamids gegen Pellagra ergibt sich dessen therapeutische Anwendung gegen diese Form der Avitaminose, die mit charakteristischen Hauterscheinungen und Erkrankungen des Verdauungstractus und des Zentralnervensystems einhergeht. Seine Wirkung ist eine sehr schnelle und vollkommene. Für eine Dauerheilung sind daneben noch Vitamine der B-Gruppe, vor allem Vitamin B_2 und B_6 von Bedeutung. Daneben wendet man das Nicotinsäureamid auch bei manchen anderen Erkrankungen, wie z. B. Porphyrinurie und bestimmten Stomatiden, an. Im Handel ist es unter verschiedenen Bezeichnungen, z. B. als *Nicobion*, erhältlich.

Vitamin H (Biotin).

Im Jahre 1901 entdeckte E. WILDIERS, daß Hefe einen damals noch unbekannten Wuchsstoff „Bios" für optimales Wachstum benötigt. Seine Isolierung und Erforschung verdanken wir F. KÖGL, der die Verbindung *Biotin* nannte. GYÖRGY erkannte, daß ein von BOAS[1] als Faktor X bezeichneter Wuchsstoff auch die Hautfunktionen regelt und zugleich Einfluß auf den Stoffwechsel der Fette und des Eiweißes ausübt. Er bezeichnete ihn als

---

[1] BOAS. F.: Biochemic. J. **21**, 712 (1927).

Vitamin H. Durch Untersuchungen die KÖGL veranlaßte, konnte die Identität von Vitamin H und Biotin sichergestellt werden. Heute sind als identisch erkannt:

Bios (WILDIERS 1901)
Bios II (LUCAS 1924)
Faktor X (BOAS 1927)
Vitamin H (GYÖRGY 1931)
Coenzym R (ALLISON, HOOVER und BURK 1933)
Bios IIb (MILLER 1934)

Anti-egg-white-injury Faktor (LEASE und PARSONS 1934)
Biotin (KÖGL 1935)
Faktor W (ELVEHJEM 1936)
Vitamin Bw (LUNDE und KRINGSTAD 1940)
S- oder Hautfaktor (Skin-Factor) (MARSHALL 1939).

Biotin kommt im Organismus vor allem in der Leber und in der Niere vor. Von den Pflanzen sind Hefe, Kartoffeln und Reiskleie Biotin-Träger.

Um die Isolierung und Konstitutionsaufklärung bemühten sich vor allem F. KÖGL und V. DU VIGNEAUD. Sie ermittelten die Summenformel $C_{10}H_{16}O_3N_2S^1$. Erhitzung mit konz. Salzsäure führte zu einem Diamin, so daß KÖGL und PONS im Biotin eine Harnstoff-Gruppierung annahmen. Der Schwefel mußte ätherartig gebunden sein, da er nur schwer abgespalten werden konnte. Im Biotin wurden daher zwei Ring-Systeme angenommen, von denen das eine die Harnstoff-Gruppierung, das andere den Schwefel enthält[2].

V. DU VIGNEAUD und andere isolierten das Biotin aus Leber und Milchkonzentraten, während KÖGL Biotin aus Eigelb gewann. Ein Vergleich zeigte jedoch, daß beide Verbindungen trotz ähnlicher Eigenschaften nicht identisch waren.

Weitere Untersuchungen ergaben schließlich für das Biotin DU VIGNEAUDS[3] folgende Konstitution:

$$OC\begin{array}{c}NH-CH-CH_2\\ |\\ NH-CH---CH\end{array}S\\ \quad\quad\quad\quad\quad\quad CH_2 \cdot CH_2 \cdot CH_2 \cdot CH_2 \cdot COOH$$

β-Biotin

Auf Grund dieser Formel gelangten F. KÖGL und W. A. J. BORG für das aus Eigelb isolierte α-Biotin zu folgender Strukturformel[4]

$$OC\begin{array}{c}NH-CH-CH_2\\ |\\ NH-CH---CH\end{array}S\begin{array}{c}CH_3\\ CH-CH\\ | \quad\quad CH_3\\ COOH\end{array}$$

α-Biotin

Die Formel des α-Biotins konnte noch nicht bisher bestätigt werden.

Zur **Synthese** des β-Biotins wurden zwei grundsätzlich unterschiedliche Wege eingeschlagen. Die erste Synthese gelang HARRIS und FOLKERS, die zunächst den Thiophan-Ring aufbauten und anschließend den Imidazol-Ring ankondensierten. In gleicher Weise verläuft das Verfahren von GRÜSSNER und anderen, das später auch durch BAKER verbessert wurde. Die zweite, technisch allein verwertete Synthese entwickelten GOLDBERG und STERNBACH, die zunächst den Imidazol-Ring synthetisierten und danach den Thiophan-Ring einführten.

Die Synthese nach HARRIS und FOLKERS[5] nimmt folgenden Verlauf: 2-Amino-3-mercapto-propionsäure wird mit Chloressigsäure in die 2-Amino-3-(carboxy-

---

[1] KÖGL, F., u. L. PONS: Hoppe-Seylers Z. physiol. Chem. **269**, 81 (1941); V. DU VIGNEAUD u. a.: J. biol. Chemistry **140**, 763 (1941).
[2] KÖGL, F., u. L. PONS: Hoppe-Seylers Z. physiol. Chem. **276**, 63 (1942) u. **279**, 121 (1943).
[3] DU VIGNEAUD, V.: Science (New York) **97**, 447 (1943).
[4] KÖGL, F., u. W. A. J. BORG: Hoppe-Seylers Z. physiol. Chem. **281**, 65 (1944).
[5] HARRIS, A., u. K. FOLKERS: Science (New York) **97**, 447 (1943) und J. Amer. chem. Soc. **66**, 1756 (1944) u. **67**, 2092, 2096 u. 2100 (1945).

methyl-mercapto)-propionsäure umgewandelt[1]. Durch Behandlung mit einem Acylhalogenid entsteht hieraus die 2-Acylamino-Verbindung, die durch Veresterung in den Diester der 2-Acylamino-3-carboxymethylmercapto-propionsäure umgewandelt wird. In Gegenwart von Alkalialkoholat wird letztere zum 2-Carboxymethyl-3-keto-4-acylamino-tetrahydrothiophen cyclisiert[1]. Nach saurer Hydrolyse erhält man bei der Sublimation das 3-Keto-4-acylamino-tetrahydrothiophen. Dieses, mit dem Ester des 4-Carboxy-butanols kondensiert, führt zu dem 2-(4'-Carbalkoxybutyliden)-3-keto-4-acylamino-tetrahydrothiophen:

$$
\begin{array}{c}
H_2N-CH-CH_2 \\
| \quad\quad\quad \backslash SH \\
COOH
\end{array}
+ Cl \cdot CH_2 \cdot COOH \rightarrow
\begin{array}{c}
H_2N-CH-CH_2 \\
| \quad\quad\quad\quad S \\
COOH\ CH_2 \\
\quad\quad | \\
\quad\quad COOH
\end{array}
\rightarrow
$$

$$
\rightarrow
\begin{array}{c}
Ac \cdot NH-CH-CH_2 \\
| \quad\quad\quad\quad S \\
COOR\ CH_2 \\
\quad\quad | \\
\quad\quad COOR
\end{array}
\rightarrow
\begin{array}{c}
Ac \cdot NH-CH-CH_2 \\
| \quad\quad\quad\quad S \\
CO-CH \\
\quad\quad | \\
\quad\quad COOR
\end{array}
\rightarrow
$$

$$
\rightarrow
\begin{array}{c}
Ac \cdot NH-CH-CH_2 \\
| \quad\quad\quad\quad S \\
CO-CH_2
\end{array}
\rightarrow
\begin{array}{c}
Ac \cdot NH-CH-CH_2 \\
| \quad\quad\quad\quad S \\
CO-C=CH \cdot (CH_2)_3 \cdot COOR
\end{array}
$$

Die Ketoverbindung wird nach Umwandlung ins Oxim mit Zink und einer niederen Fettsäure unter Zusatz von Säureanhydrid zur 3,4-Diacylamino-Verbindung reduziert, wobei sich ein Gleichgewicht zwischen der Butyliden-Verbindung des Tetrahydrothiophens und der Butyl-Verbindung des 2,3-Dihydro-thiophens einstellt[2]:

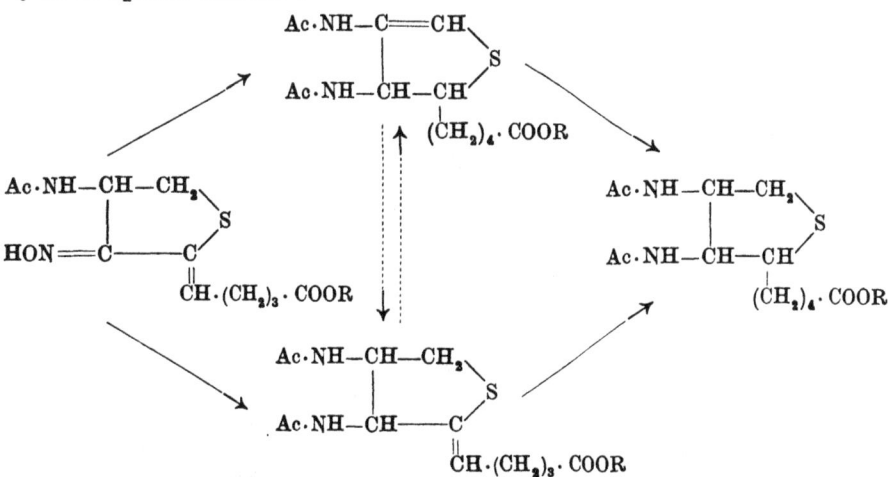

Mit Wasserstoff in Gegenwart von Palladium lassen sich beide Verbindungen zum 2-(4'-Carbomethoxybutyl)-3-acetamino-4-acylamino-tetrahydrothiophen reduzieren. Dieses kann mit Ba(OH)$_2$ zur 3,4-Diamino-Verbindung verseift wer-

---
[1] Vgl. AP. 2472433.
[2] APP. 2 460 224—2 460 226.

den. Aus dem *cis*-Isomeren läßt sich durch Einleiten von Phosgen bei etwa 0° in alkalischer Lösung Biotin erhalten[1].

GRÜSSNER, BOURQUIN und SCHNEIDER[2] gewannen β-Biotin auf einem Wege, der durch folgendes Reaktionsschema veranschaulicht wird:

$$\begin{array}{c}\text{ROOC}\\ \text{HC—CO}\\ \text{H}_2\text{C} \quad \text{CH·(CH}_2)_4\text{·OCH}_3\\ \text{S}\end{array} \xrightarrow{\text{HCN}} \begin{array}{c}\text{ROOC} \quad \text{CN}\\ \text{HC—C·OH}\\ \text{H}_2\text{C} \quad \text{CH·(CH}_2)_4\text{·OCH}_3\\ \text{S}\end{array} \rightarrow \begin{array}{c}\text{ROOC} \quad \text{COOH}\\ \text{HC—C·OH}\\ \text{H}_2\text{C} \quad \text{CH·(CH}_2)_4\text{·OCH}_3\\ \text{S}\end{array} \rightarrow$$

$$\begin{array}{c}\text{ROOC} \quad \text{COOR}\\ \text{HC—CCl}\\ \text{H}_2\text{C} \quad \text{CH·(CH}_2)_4\text{·OCH}_3\\ \text{S}\end{array} \rightarrow \begin{array}{c}\text{ROOC} \quad \text{COOR}\\ \text{HC—CH}\\ \text{H}_2\text{C} \quad \text{CH·(CH}_2)_4\text{·OCH}_3\\ \text{S}\end{array} \rightarrow \begin{array}{c}\text{H}_2\text{N·HN} \quad \text{NH·NH}_2\\ \text{OC} \quad \text{CO}\\ \text{HC—CH}\\ \text{H}_2\text{C} \quad \text{CH·(CH}_2)_4\text{·OCH}_3\\ \text{S}\end{array} \rightarrow$$

$$\begin{array}{c}\text{N}_3\text{OC} \quad \text{CON}_3\\ \text{HC—CH}\\ \text{H}_2\text{C} \quad \text{CH·(CH}_2)_4\text{·OCH}_3\\ \text{S}\end{array} \rightarrow \begin{array}{c}\text{H}_2\text{N} \quad \text{NH}_2\\ \text{HC—C}\\ \text{H}_2\text{C} \quad \text{CH·(CH}_2)_4\text{·OCH}_3\\ \text{S}\end{array} \rightarrow \begin{array}{c}\text{CO}\\ \text{HN} \quad \text{NH}\\ \text{HC—CH}\\ \text{H}_2\text{C} \quad \text{CH·(CH}_2)_4\text{·OCH}_3\\ \text{S}\end{array} \rightarrow$$

$$\begin{array}{c}\text{CO}\\ \text{HN} \quad \text{NH}\\ \text{HC—CH}\\ \text{H}_2\text{C} \quad \text{CH·(CH}_2)_4\text{·Br}\\ \text{S}\end{array} \rightarrow \begin{array}{c}\text{CO}\\ \text{HN} \quad \text{NH}\\ \text{HC—CH}\\ \text{H}_2\text{C} \quad \text{CH·(CH}_2)_4\text{·CN}\\ \text{S}\end{array} \rightarrow \begin{array}{c}\text{CO}\\ \text{HN} \quad \text{NH}\\ \text{HC—CH}\\ \text{H}_2\text{C} \quad \text{CH·(CH}_2)_4\text{·COOH}\\ \text{S}\end{array}$$

Diese Synthese wurde von BAKER[3] abgeändert und in den Ausbeuten verbessert. Sie verläuft über die 2-(α-Carboxybutyl)-thiophan-3,4-dicarbonsäure

$$\begin{array}{c}\text{HOOC—CH—CH}_2\\ \quad\quad\quad\quad\quad\quad\text{S}\\ \text{HOOC—CH—CH—(CH}_2)_4\text{·COOH}\end{array}$$

als Zwischenprodukt.

Zur Darstellung der letzteren wird Adipinsäure-diäthylester durch Kochen mit Adipinsäure in den Adipinsäuremonoäthylester und dieser mit SOCl$_2$ in das Säurechlorid überführt, das sich nach der Methode von ROSENMUND zum 5-Formyl-valeriansäureäthylester reduzieren läßt. Nach Kondensation mit Malonsäure in Gegenwart von Pyridin und Piperidin zur 7-Carbäthoxy-2-heptensäure und Verseifung des Esters entsteht die Nonen-dicarbon-

---

[1] FPP. 924186—924191, s. ferner FPP. 924192—924194, 922430, 922660.
[2] GRÜSSNER, A., J.-P. BOURQUIN u. W. SCHNIDER: Helv. chim. Acta 28, 517 (1945); vgl. P. KARRER u. a.: Helv. chim. Acta 27, 128 (1944).
[3] BAKER, B. R., u. a.: J. org. Chemistry 12, 155, 160, 167, 174, 186 (1947).

säure. Der Dimethylester derselben reagiert in Gegenwart von Piperidin bei mäßiger Temperatur mit Thioglykolsäuremethylester zum β-(Carbomethoxymethylthio)-suberinsäure-dimethylester:

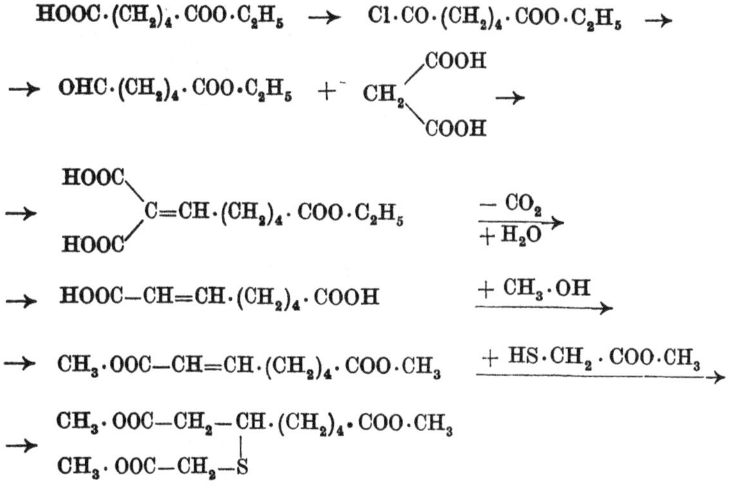

$$HOOC \cdot (CH_2)_4 \cdot COO \cdot C_2H_5 \rightarrow Cl \cdot CO \cdot (CH_2)_4 \cdot COO \cdot C_2H_5 \rightarrow$$

$$\rightarrow OHC \cdot (CH_2)_4 \cdot COO \cdot C_2H_5 + \ ^-CH_2\!\!\begin{array}{c}COOH\\COOH\end{array} \rightarrow$$

$$\rightarrow \begin{array}{c}HOOC\\HOOC\end{array}\!\!C=CH \cdot (CH_2)_4 \cdot COO \cdot C_2H_5 \quad \xrightarrow[+H_2O]{-CO_2}$$

$$\rightarrow HOOC-CH=CH \cdot (CH_2)_4 \cdot COOH \quad \xrightarrow{+CH_3 \cdot OH}$$

$$\rightarrow CH_3 \cdot OOC-CH=CH \cdot (CH_2)_4 \cdot COO \cdot CH_3 \quad \xrightarrow{+HS \cdot CH_2 \cdot COO \cdot CH_3}$$

$$\rightarrow \begin{array}{l}CH_3 \cdot OOC-CH_2-CH \cdot (CH_2)_4 \cdot COO \cdot CH_3\\ \qquad\qquad\qquad\ \ |\\CH_3 \cdot OOC-CH_2-S\end{array}$$

Dieses Suberinsäure-Derivat wird mit Hilfe von Natriummethylat cyclisiert. Durch Anlagerung von HCN an das entstandene Thiophanon bildet sich das Cyanhydrin, aus dem mit POCl$_3$ und Pyridin Wasser abgespalten wird, wodurch das Esternitril der Dihydrothiophen-dicarbonsäure entsteht. Nach Verseifung zur freien Tricarbonsäure wird letztere mit Natriumamalgam zur 2-(δ-Carboxybutyl)-thiophan-3,4-*trans*-dicarbonsäure hydriert:

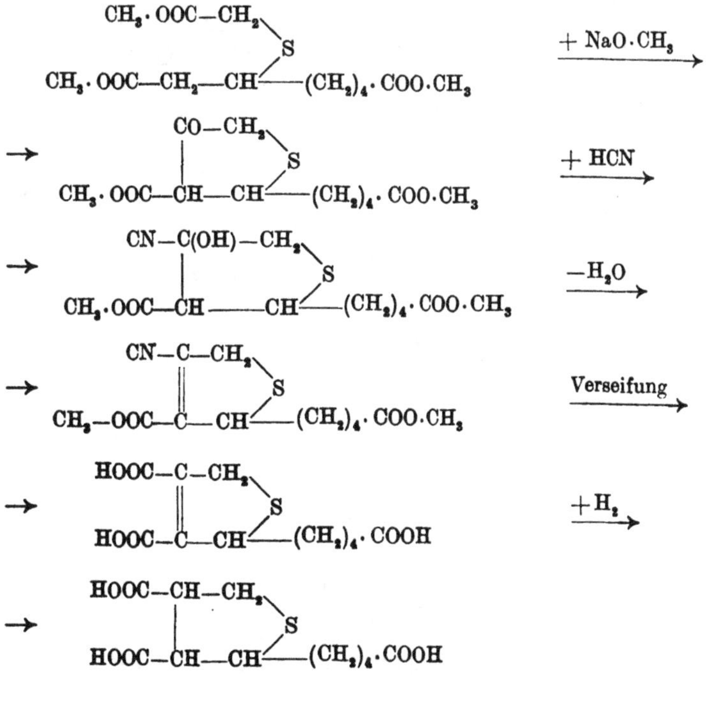

Eine zweite Synthese der Thiophan-dicarbonsäure geht von Pimelinsäure aus. α-Brom-pimelinsäure-dimethylester wird mit β-Mercapto-propionsäure-methylester kondensiert. Auch hier führt die Cyclisierung nicht zu dem Cyclohexanon-Derivat, sondern zum 2-(δ-Carbomethoxybutyl)-3-keto-4-carbomethoxy-thiophan. In gleicher Weise wie beim oben beschriebenen Ketothiophan wird auch hier die Umwandlung zur 3,4-*trans*-Dicarbonsäure vorgenommen[1]:

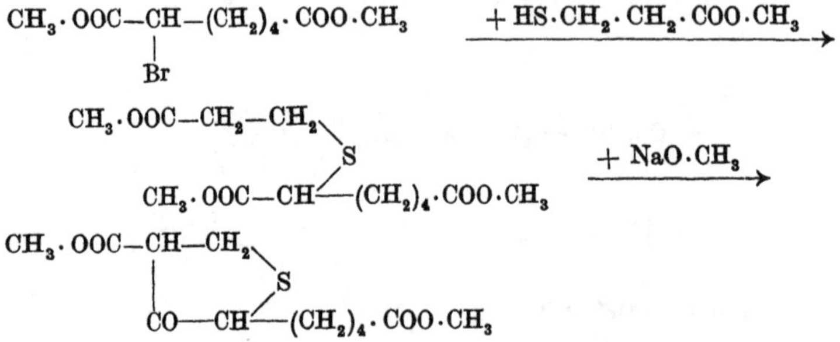

$$CH_3 \cdot OOC-CH(Br)-(CH_2)_4 \cdot COO \cdot CH_3 \xrightarrow{+ HS \cdot CH_2 \cdot CH_2 \cdot COO \cdot CH_3}$$

$$\begin{array}{c} CH_3 \cdot OOC-CH_2-CH_2 \\ CH_3 \cdot OOC-CH-(CH_2)_4 \cdot COO \cdot CH_3 \end{array} \Big\rangle S \xrightarrow{+ NaO \cdot CH_3}$$

$$\begin{array}{c} CH_3 \cdot OOC-CH-CH_2 \\ CO-CH-(CH_2)_4 \cdot COO \cdot CH_3 \end{array} \Big\rangle S$$

Das Nitril des Thiophanons läßt sich ferner durch Kondensation von Merkapto-mono- oder -dicarbonsäureestern mit Ketonitrilen bei höherer Temperatur in Gegenwart von Alkoholaten oder Amiden erhalten[2]:

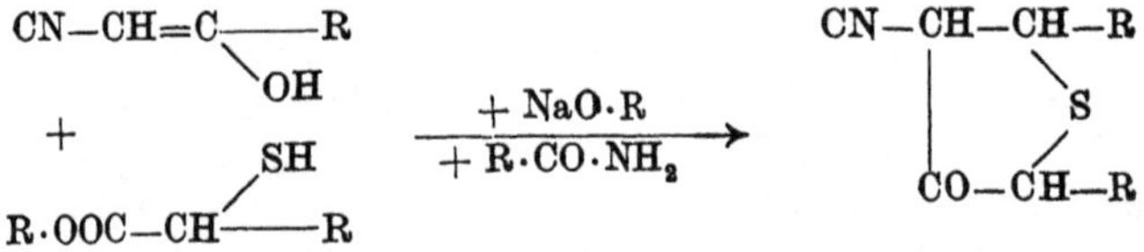

$$\begin{array}{c} CN-CH=C-R \\ OH \\ + \\ R \cdot OOC-CH-R \\ SH \end{array} \xrightarrow[+ R \cdot CO \cdot NH_2]{+ NaO \cdot R} \begin{array}{c} CN-CH-CH-R \\ \Big\rangle S \\ CO-CH-R \end{array}$$

Für die Synthese des Biotins ist die Überführung der beiden Carboxyl- in Amino-Gruppen erforderlich. Das erhaltene Diamino-thiophan-Derivat wird mit Phosgen zur Reaktion gebracht, wobei unter Abspaltung von 2 Mol HCl Biotin entsteht. Beim direkten Abbau der Carboxyl-Gruppen entsteht stets das zur Kondensation ungeeignete *trans*-Diamin. Erst als der Abbau partiell vorgenommen wurde, erhielt man das gewünschte *cis*-Derivat, das den Ringschluß mit Phosgen zuläßt.

Die Carboxybutyl-thiophan-dicarbonsäure wird vollständig verestert und dann partiell verseift, die freie Säure-Gruppe mit Thionylchlorid in das Säurechlorid überführt, dieses mit Natriumazid zum Säureazid umgesetzt und durch Kochen mit Chloroform dem CURTIUSschen Abbau unterworfen. Durch Zusatz von Anilin entsteht aus dem Isocyanat das 2-(δ-Carbomethoxybutyl)-uranilino-3-*trans*-carbomethoxy-thiophan. Mit Essigsäureanhydrid und Natriumacetat wird die Uranilino-Verbindung cyclisiert[3]:

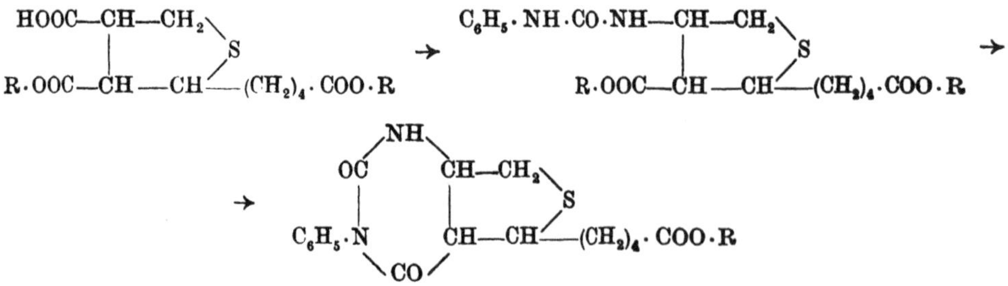

$$\begin{array}{c} HOOC-CH-CH_2 \\ R \cdot OOC-CH-CH-(CH_2)_4 \cdot COO \cdot R \end{array} \Big\rangle S \rightarrow \begin{array}{c} C_6H_5 \cdot NH \cdot CO \cdot NH-CH-CH_2 \\ R \cdot OOC-CH-CH-(CH_2)_4 \cdot COO \cdot R \end{array} \Big\rangle S \rightarrow$$

$$\rightarrow \begin{array}{c} NH \\ OC \diagdown \diagup CH-CH_2 \\ \diagdown \diagup \Big\rangle S \\ C_6H_5 \cdot N \diagup \diagdown CH-CH-(CH_2)_4 \cdot COO \cdot R \\ CO \end{array}$$

---
[1] AP. 2416100. — [2] AP. 2440659. — [3] Schwed. P. 125067 u. 125000.

Nunmehr wird die Carboxyl-Gruppe des Butyl-Restes durch Behandeln mit $SOCl_2$ und Anilin in eine Carbanilid-Gruppe überführt:

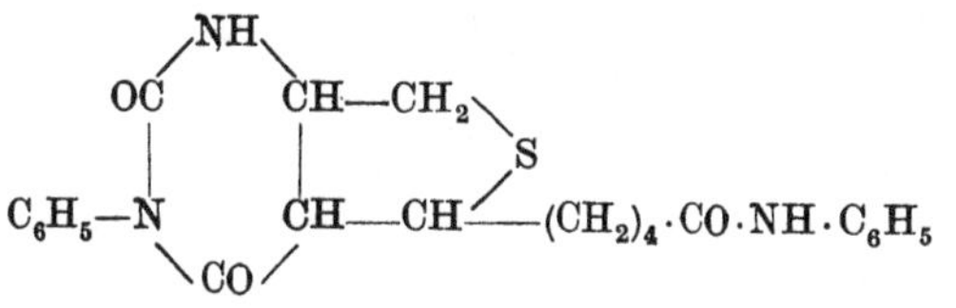

$$\begin{array}{c} \diagup NH \diagdown \\ OC CH-CH_2 \diagdown \\ | S \\ C_6H_5-N CH-CH \diagup (CH_2)_4 \cdot CO \cdot NH \cdot C_6H_5 \\ \diagdown CO \diagup \end{array}$$

Mit Hydrazinhydrat entsteht in der Wärme unter Ringaufspaltung das 3-Carbonsäurehydrazid, das mit Butylnitrit erhitzt, das 2-(Carbanilidobutyl)-2'-keto-3'-carbanilido-imidazolido-(3,4-cis)-thiophan ergibt:

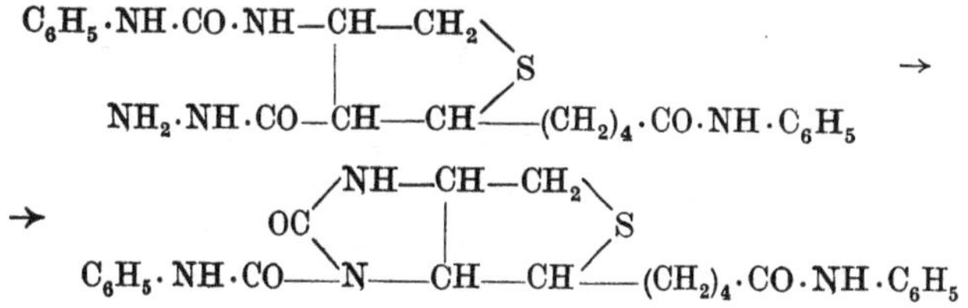

$$\begin{array}{c} C_6H_5 \cdot NH \cdot CO \cdot NH-CH-CH_2 \diagdown \\ | S \\ NH_2 \cdot NH \cdot CO-CH-CH \diagup (CH_2)_4 \cdot CO \cdot NH \cdot C_6H_5 \end{array} \rightarrow$$

$$\rightarrow \begin{array}{c} \diagup NH-CH-CH_2 \diagdown \\ OC | S \\ C_6H_5 \cdot NH \cdot CO \diagdown N-CH-CH \diagup (CH_2)_4 \cdot CO \cdot NH \cdot C_6H_5 \end{array}$$

Hydrolyse durch 5std. Erhitzen mit $Ba(OH)_2$ führt zur Bildung des 2-(δ-Carboxybutyl)-3,4-cis-diamino-thiophans, das mit Phosgen in Gegenwart von Kaliumcarbonat in das d,l-β-Biotin übergeht:

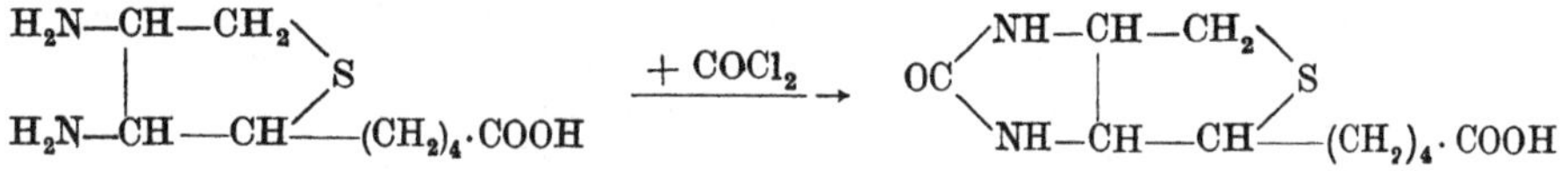

$$\begin{array}{c} H_2N-CH-CH_2 \diagdown \\ | S \\ H_2N-CH-CH \diagup (CH_2)_4 \cdot COOH \end{array} \xrightarrow{+COCl_2} \begin{array}{c} \diagup NH-CH-CH_2 \diagdown \\ OC S \\ \diagdown NH-CH-CH \diagup (CH_2)_4 \cdot COOH \end{array}$$

Diaminothiophan erhält man auch durch Einwirkung von kondensierend wirkenden Mitteln auf 2-Nitroäthyl-thioacetaldehyd. Das 3-Nitro-4-oxy-thiophan, kann durch Reduktion, Acylierung und anschließende Behandlung mit Ammoniak in das Diamin überführt werden[1].

Eine grundsätzlich andere Synthese des d,l-Biotins, welche die gleichzeitige Entstehung der *trans*-Isomeren vermeidet, wird von GOLDBERG und STERNBACH im FP. 947 209[2] beschrieben. Hiernach wird Fumarsäure zur Dibrombernsteinsäure bromiert, diese in die Bis-benzylamino-bernsteinsäure umgewandelt. Mit Phosgen erhält man hieraus die 1,3-Dibenzyl-imidazolidon-(2)-cis-4,5-dicarbonsäure, die mit Essigsäureanhydrid ins Anhydrid überführt wird. Reduktion mit Zink liefert das 3,4-(1',3'-Dibenzyl-2'-keto-imidazolido)-2-keto-5-acetoxytetrahydrofuran

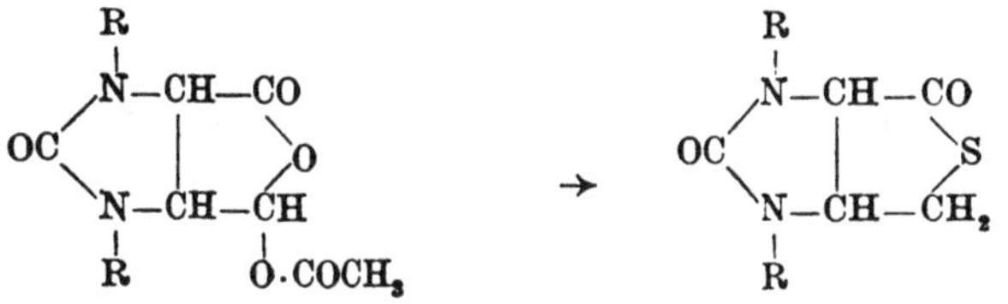

$$\begin{array}{c} R \\ | \\ \diagup N-CH-CO \diagdown \\ OC O \\ \diagdown N-CH-CH \diagup \\ | O \cdot COCH_3 \\ R \end{array} \rightarrow \begin{array}{c} R \\ | \\ \diagup N-CH-CO \diagdown \\ OC S \\ \diagdown N-CH-CH_2 \diagup \\ | \\ R \end{array}$$

$R = C_6H_5 \cdot CH_2-$

das durch Behandlung mit HCl und H_2S in das 3,4-(1',3'-Dibenzyl-2'-keto-imidazolido)-2-keto-thiophan überführt wird. Nun setzt man nach GRIGNARD mit

---

[1] Siehe auch AP. 2 460 785 u. FP. 943 273. — [2] Vgl. APP. 2 489 232 u. 2 489 235.

4-Methoxybutyl-magnesiumbromid um, spaltet aus dem Kondensationsprodukt durch Erhitzen in Essigsäure Wasser ab und erhält so die 1'-ω-Methoxybutyliden-Verbindung, die zum ω-Methoxybutylthiophan hydriert wird. Mit Natrium in flüssigem Ammoniak kann der 1'-Benzyl-Rest abgespalten werden. Darauf erfolgt Umsetzung mit Bromwasserstoff zur ω-Brombutyl-Verbindung und anschließend mit KCN zur ω-Cyan-Verbindung. Verseifung mit KOH führt zum N-Benzyl-d,l-biotin, aus dem abermals mit Natrium in flüssigem Ammoniak der zweite Benzyl-Rest abgspalten wird.

```
      NH—CH—CH₂
     /         \
  OC            O
     \         /
      NH—CH—CH—(CH₂)₄·COOH
           Oxybiotin
```

Diese Synthese ist bisher das einzige praktisch angewandte Verfahren zur Herstellung von β-Biotin.

Unter den Analogen ist die zuerst von HOFMANN[1] dargestellte und als *Oxybiotin* bezeichnete 5-[3,4-(2'-Keto-imidazolido)-tetrahydrofuro-(2)]-valeriansäure zu erwähnen.

Nach R. DUSCHINSKY und L. A. DOLAN erhält man sie über das 4-Methyl-5-(ω-carbäthoxyvalerianyl)-imidazolon-(2). Zur Darstellung des letzteren wird Acetessigester mit Nitrit in alkalischer Lösung in das Acetyl-formaldoxim übergeführt, aus dem nach Reduktion zum Amin mit Cyansäure das 4-Methyl-imidazolon erhalten wird[2]. Dieses kann nach FRIEDEL-CRAFTS in das 4-Methyl-5-(ω-carbäthoxy-valerianyl)-imidazolon-(2) übergeführt werden. Das so erhaltene Ausgangsprodukt läßt sich nach Acylierung leicht mit Brom oder Bromsuccinimid bromieren. Durch Umesterung des Bromderivats mit Silberacetat wird das Diacetyl-4-acetoxymethyl-5-(ω-carbäthoxy-valerianyl)-imidazolon-(2) gewonnen, das sich in allerdings nur schlechter Ausbeute hydrieren und verseifen läßt. Hierbei entsteht das 4-Oxymethyl-5-(ω-carboxyvalerianyl)-imidazolidon-(2). Die weitere Hydrierung führt unter langsamer Wasserstoffaufnahme zum Oxybiotin[3]:

$CH_3 \cdot CO \cdot CH_2 \cdot COO \cdot C_2H_5 \xrightarrow{KNO_2} CH_3 \cdot CO \cdot CH=NOH \xrightarrow{+H_2}$

$\rightarrow [CH_3 \cdot CO \cdot CH_2 \cdot NH_2] + HOCN \rightarrow$

```
      NH—C—CH₃
     ‖       ‖
  OC         
     \       
      NH—CH
```
$\xrightarrow{+Cl \cdot CO \cdot (CH_2)_4 \cdot COOR}$

```
      NH—C—CH₃
     /       ‖
  OC         
     \       
      NH—C—CO·(CH₂)₄·COOR
```
$\xrightarrow{\text{Acylierung}}$

```
          COCH₃
           |
      N—C—CH₃
     /       ‖
  OC         
     \       
      N—C—CO·(CH₂)₄·COOR
           |
          COCH₃
```
$\xrightarrow{+Br_2}$

```
          COCH₃
           |
      N—C—CH₂·Br
     /       ‖
  OC         
     \       
      N—C—CO·(CH₂)₄·COOR
           |
          COCH₃
```
$\rightarrow$
```
          COCH₃
           |
      N—C—CH₂·OOC·CH₃
     /       ‖
  OC         
     \       
      N—C—CO·(CH₂)₄·COOR
           |
          COCH₃
```
$\rightarrow$

$\rightarrow$
```
      NH—CH—CH₂
     /         \
  OC            OH
     \         
      NH—CH—CO——(CH₂)₄·COOH
```
$\xrightarrow{+H_2}$
```
      NH—CH—CH₂
     /         \
  OC            O
     \         /
      NH—CH—CH—(CH₂)₄·COOH
```

---
[1] HOFMANN, K.: J. Amer. chem. Soc. 67, 738 (1945) u. 67, 1459 (1945).
[2] FP. 950490. — [3] Festschrift E. C. BARELL 1946, S. 164; FP. 943436.

K. HOFMANN u. a[1]. gewannen Oxybiotin aus 2-Oxypropyl-furan. Dieses wurde mit Acetylencarbonsäureester mehrere Stunden auf 95—100° erhitzt und das Additionsprodukt in Gegenwart von Palladium-Bariumsulfat bis zur Aufnahme von 1 Mol Wasserstoff hydriert, wobei das 3,4-Dicarbäthoxy-2-oxypropylfuran in guter Ausbeute entstand. Der Ester wurde verseift und mit Acetanhydrid in Pyridin die Oxypropyl-Gruppe acetyliert. Mit Phosphorpentachlorid in Äther ließen sich die Carboxyl-Gruppen chlorieren und darauf dem CURTIUSschen Abbau unterwerfen. Das hierbei durch nachfolgende Behandlung mit wäßrig-alkoholischer Natronlauge entstehende 3,4-Dicarbäthoxyamino-2-oxypropyl-furan wurde katalytisch hydriert und durch Erhitzen mit 10%ig. Bariumhydroxyd-Lösung in die Furo-imidazol-Verbindung umgewandelt. Auch bei diesem Ringschluß waren die Ausbeuten gering. Mit Thionylchlorid behandelt, ließ sich ohne Veränderung der Harnstoff-Gruppierung das Chlor-Derivat herstellen, das mit Natriummalonester kondensiert und nach Verseifung bei 180 bis 190° zu Oxybiotin decarboxyliert wurde:

$$\begin{array}{c} CH=CH \\ | \\ CH=C\end{array}\!$$

```
   CH=CH                      R·OOC—C=CH
    |    \O                         |    \O
   CH==C—(CH₂)₃·OH     →     R·OOC—C==C—(CH₂)₃·OH       →

 RO·CO·NH—C=CH                      NH—CH—CH₂
          |   \O                  /  |        \O
 RO·CO·NH—C==C—(CH₂)₃·OH  →    OC                        →
                                  \NH—CH—CH—(CH₂)₃·OH

      NH—CH—CH₂                    NH—CH—CH₂
     /  |       \O                /  |       \O
  OC                            OC
     \NH—CH—CH—(CH₂)₃·CH(COOH)₂  → \NH—CH—CH—(CH₂)₄·COOH
```

Nach Untersuchungen von PILGRIM, HOFMANN u. a[2]. kommt dem Oxybiotin starke Biotin-Wirkung zu. Von den Homologen des Oxybiotins, die sich durch abgewandelte Seitenkette auszeichneten, wie z. B. Nor-oxybiotin, Bis-nor-oxybiotin und anderen, besaß dagegen keines wachstumsfördernde Wirkung im Testversuch, weshalb der Valeriansäurerest des Oxybiotins eine hohe Spezifität besitzen muß. Bemerkenswert dagegen ist die Beobachtung, daß einzelne Homologe antagonistische Wirkung gegenüber dem Biotin zeigen. Hier ist besonders die d,l-5[3,4-(2'-Keto-imidazolido)-tetrahydro-furo-(2)]-capronsäure zu erwähnen

```
      NH—CH—CH₂
     /  |       \O
  OC
     \NH—CH—CH—(CH₂)₅·COOH
        Homo-oxybiotin
```

die d,l-Homo-oxybiotin genannt wurde[3].

Die Antibiotin-Wirkung einzelner Derivate des Oxybiotins versuchte K. HOFMANN durch Synthese von Sulfonsäure-Abkömmlingen des Oxybiotins und des Homooxybiotins zu verstärken. Es erfolgte aber durch den Austausch der Carboxyl- gegen die SO₃H-Gruppe eine Umkehrung der Wirkung. Das Oxybiotin erhielt durch den Sulfonsäurerest

---

[1] HOFMANN, K., u. a.: J. Amer. chem. Soc. 69, 191 (1947).
[2] PILGRIM, K. HOFMANN u. a.: Science (New York) 102, 35 (1945).
[3] HOFMANN, K.: J. Amer. chem. Soc. 69, 191 (1947).

Antivitamin-Wirkung, während die **Homo-oxybiotinsulfonsäure** schwach stimulierende Eigenschaften zeigte[1].

Biologisch inaktiv ist das *d,l-epi-Biotin*, das sich vom Biotin nur durch die sterische Konfiguration an den C-Atomen 3 und 4 unterscheidet. Dagegen ist das durch Entschwefeln mit RANEY-Nickel erhältliche *Desthio-biotin* biologisch wirksam[2]:

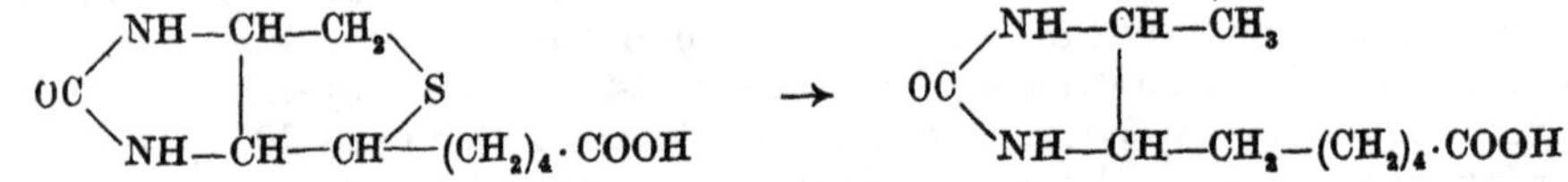

$$OC\begin{matrix}NH-CH-CH_2\\ \\NH-CH-CH\end{matrix}S\quad(CH_2)_4\cdot COOH \longrightarrow OC\begin{matrix}NH-CH-CH_3\\ \\NH-CH-CH_2\end{matrix}-(CH_2)_4\cdot COOH$$

Desthiobiotin

DUSCHINSKY und DOLAN erhielten das Desthio-biotin zuerst durch Umsetzung von 4-Methyl-imidazolon mit Carbäthoxyvalerianylchlorid und anschließende katalytische Reduktion und Verseifung[3]:

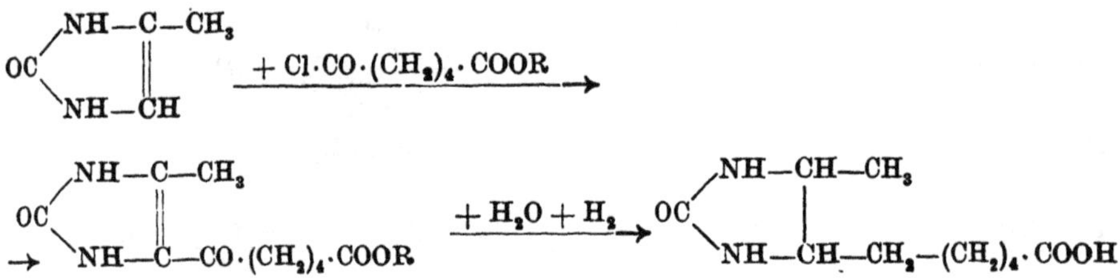

$$OC\begin{matrix}NH-C-CH_3\\ \\NH-CH\end{matrix}\ \xrightarrow{+Cl\cdot CO\cdot(CH_2)_4\cdot COOR}$$

$$\longrightarrow OC\begin{matrix}NH-C-CH_3\\ \\NH-C-CO\cdot(CH_2)_4\cdot COOR\end{matrix}\ \xrightarrow{+H_2O\,+\,H_2}\ OC\begin{matrix}NH-CH-CH_3\\ \\NH-CH-CH_2\end{matrix}-(CH_2)_4\cdot COOH$$

Desthio-biotin entsteht auch aus Acetosuberinsäuredialkylester durch Behandlung mit einem diazotierten Arylamin oder HNO_2. Anschließende Hydrierung liefert 7-Amino-8-keto-pelargonsäure. Behandlung mit Kaliumcyanat, Cyclisierung und Hydrierung des Imidazolons führt zum Desthio-biotin[4]:

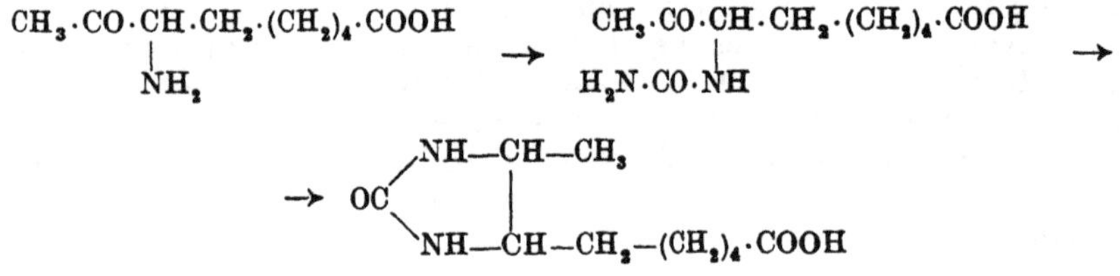

$$\begin{matrix}CH_3\cdot CO\cdot CH\cdot CH_2\cdot(CH_2)_4\cdot COOH\\ |\\ NH_2\end{matrix}\ \longrightarrow\ \begin{matrix}CH_3\cdot CO\cdot CH\cdot CH_2\cdot(CH_2)_4\cdot COOH\\ |\\ H_2N\cdot CO\cdot NH\end{matrix}\ \longrightarrow$$

$$\longrightarrow\ OC\begin{matrix}NH-CH-CH_3\\ \\NH-CH-CH_2\end{matrix}-(CH_2)_4\cdot COOH$$

Auch die 7,8-Diamino-nonansäure kann leicht in Desthiobiotin überführt werden.

Zur Darstellung wird nach dem AP. 2424311 die Natrium-Verbindung des Acetessigesters mit 6-Brom-capronsäure-äthylester umgesetzt und der gebildete α-Acetyl-suberinsäure-äthylester in Natriumhydroxyd enthaltendem Di-(β-oxyäthyl)-äther auf dem Wasserbad erhitzt. Nach dem Ansäuern läßt sich die 8-Keto-nonansäure isolieren, die nach Oximierung mit Äthylnitrit und darauf mit Hydroxylamin in den 7,8-Dioximino-nonansäure-äthylester überführt wird, der sich zur 7,8-Diamino-Verbindung reduzieren läßt:

---

[1] HOFMANN, K.: J. Amer. chem. Soc. **69**, 1550 (1947); FPP. 919979—919981.
[2] BAKER, B. R., u. a.: J. org. Chemistry **12**, 322 (1947).
[3] Vgl. Schwz.P. 258009; Schwd.P. 124207.
[4] EP. 603536.

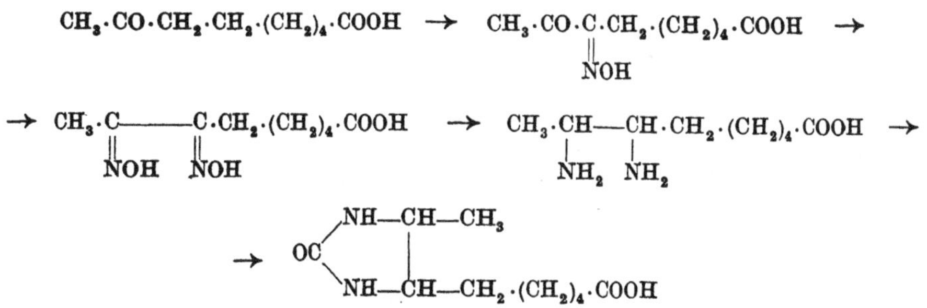

$$CH_3 \cdot CO \cdot CH_2 \cdot CH_2 \cdot (CH_2)_4 \cdot COOH \rightarrow CH_3 \cdot CO \cdot C \cdot CH_2 \cdot (CH_2)_4 \cdot COOH \rightarrow$$
$$\underset{NOH}{\|}$$

$$\rightarrow CH_3 \cdot C\text{———}C \cdot CH_2 \cdot (CH_2)_4 \cdot COOH \rightarrow CH_3 \cdot CH\text{——}CH \cdot CH_2 \cdot (CH_2)_4 \cdot COOH \rightarrow$$
$$\underset{NOH\ \ \ \ NOH}{\|\ \ \ \ \ \ \ \ \|} \qquad\qquad \underset{NH_2\ \ \ NH_2}{|\ \ \ \ \ \ \ \ |}$$

$$\rightarrow OC\begin{matrix}\diagup NH\text{—}CH\text{—}CH_3\\ \ \ \ \ \ \ \ \ \ \ \ \ \ |\\ \diagdown NH\text{—}CH\text{—}CH_2 \cdot (CH_2)_4 \cdot COOH\end{matrix}$$

Nach dem AP. 2 512 512 entfaltet auch das Amid dieser Säure wachstumsfördernde Wirkung auf Mikroorganismen.

Höhere und niedere Homologe des Desthio-biotins gewannen R. DUSCHINSKY und L. A. DOLAN. Diese Imidazolidon-Derivate, von denen das 5-Carboxyamyl-imidazolidon-(2) bereits von DITTMER und DU VIGNEAUD[1] dargestellt wurden, waren jedoch ohne Biotin-Wirkung[2].

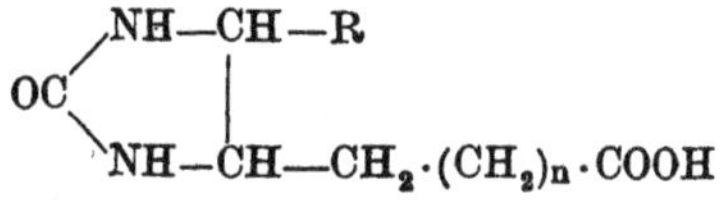

$$OC\begin{matrix}\diagup NH\text{—}CH\text{—}R\\ \ \ \ \ \ \ \ \ \ \ \ \ |\\ \diagdown NH\text{—}CH\text{—}CH_2 \cdot (CH_2)_n \cdot COOH\end{matrix}$$

$$R = CH_3,\ C_2H_5 \qquad n = 2\text{—}6$$

In Analogie zum Desthio-biotin wurde das 4-Methyl-5-(ε-sulfoamyl)-imidazolidon-(2) dargestellt. Es wirkte ebenso wie die Biotin-sulfonsäure als Antivitamin und zwar war die Wirkung gegen Heterobiotin und Desthiobiotin ausgeprägter als gegen Biotin[3].

E. M. SCHULTZ stellte Verbindungen folgender allgemeiner Formel dar, bei denen die Carboxyl-Gruppe frei oder verestert oder als Säureamid-Gruppe vorliegt:

$$R\text{—}CO\text{—}(CH_2)_n\text{—}CH_2 \cdot NH \cdot CO \cdot NH \cdot CH_2 \cdot CH_3$$
$$n = 8,\ 4\ \text{u.}\ 5$$

Keine der Verbindungen wies jedoch im Testversuch Biotin- oder Antibiotin-Wirkung auf. Auch konnten sie nicht zur Biosynthese des Desthio-biotins oder des Biotins verwandt werden[4].

Dagegen fanden EAKIN und EAKIN jr.[5], daß in Gegenwart von Pimelinsäure oder deren höheren Homologen Schimmelpilze, wie *Aspergillus niger* in der Lage sind, Biotin zu synthetisieren. Ist Cystein oder Cystin anwesend, so wird die Synthese beschleunigt.

Physiologische Wirkung des Biotins.

Es wurde bereits erwähnt, daß Biotin für Hefe, aber auch für zahlreiche Bakterien, Pilze und Pflanzenwurzeln ein unentbehrlicher Wuchsstoff ist. Es kommt darin an 2.6-Diamino-capronsäure peptidartig gebunden als Biocytin vor[6]. Bei der Ratte zeigen sich bei Biotin-Avitaminose Hauterkrankungen.

---

[1] DITTMER, K., u. V. DU VIGNEAUD: Science (New York) **100**, 129 (1944).
[2] DITTMER, K., u. V. DU VIGNEAUD: J. Amer. chem. Soc. **68**, 2350 (1946).
[3] DUSCHINSKY, R., u. S. H. RUBIN: J. Amer. chem. Soc. **70**, 2546 (1948).
[4] SCHULTZ, E. M.: J. Amer. chem. Soc. **69**, 1056 (1947).
[5] EAKIN, R. E., u. E. A. EAKIN jr.: Science (New York) **96**, 187 (1942).
[6] FOLKERS, K., u. a.: J. Amer. chem. Soc. **74**, 1996 (1952).

Welche Bedeutung Vitamin H beim Menschen hat, ist noch nicht geklärt. Jedoch hat man Erfolge bei der Behandlung der Seborrhoe mit Biotin beobachtet, so daß angenommen werden darf, daß diese durch Biotin-Mangel verursacht ist. Ziemlich sicher hat das Biotin auch Bedeutung im Fett- und Cholesterin-Stoffwechsel des Körpers. Hauptträger des Biotins im Organismus sind Niere und Leber. In der Haut läßt es sich nicht nachweisen.

Vitamin C, Ascorbinsäure.

Der auf Mangel an Vitamin C beruhende Skorbut trat früher häufig auf längeren Seereisen bei hauptsächlicher Ernährung mit Schiffszwieback auf. Auch bei großen Hungersnöten war der Skorbut weit verbreitet. Seine ersten Anzeichen sind Blutungen des Zahnfleisches und Lockerung der Zähne. Später treten dann Blutergüsse in den Geweben auf, die Knochen werden spröde, so daß spontane Knochenbrüche die Folge sein können. A. HOLST[1] wies 1912 nach, daß Skorbut durch Vitaminmangel bedingt ist.

Vorkommen von Vitamin C.

Vitamin C, *Ascorbinsäure*, ist in der Natur weit verbreitet. Sowohl aus Pflanzen als auch aus tierischen Geweben wurde es isoliert. Besonders reich an Vitamin C sind Früchte, z. B. Zitronen, Apfelsinen und Hagebutten. Alle chlorophyllhaltigen Pflanzen enthalten Ascorbinsäure. Von den Gemüsesorten sind besonders Kohl, Rüben und Kartoffeln reich an Vitamin C. Mensch, Affe und Meerschweinchen sind auf die Zufuhr des Vitamins angewiesen. Die anderen Tiere sind in der Lage, es als „Hormon" zu produzieren. Das gleiche wird von bestimmten Polarvölkern behauptet. JACKEL u. a.[2] fanden, daß bei Ratten die Biosynthese des Vitamins C aus Glukose erfolgt.

Über den Vitamin C-Gehalt von Pflanzen und tierischen Organen gibt nachstehende Tabelle Auskunft:

Pflanzen	g/kg	Tierische Organe	g/kg
Zitronen	0,5	Nebennierenrinde (Rind)	1,8
Orangen	0,3—0,9	,, (Ratte)	4,5
Äpfel	0,04	Corpus luteum	1,4—2,3
Erdbeeren	0,3—0,5	Hypophysenvorderlappen	1,5
Paprika	2,0—4,0	Hypophysenhinterlappen	1,0
Hagebutten	0,6—0,9	Frauenmilch	0,04—0,07
Kartoffeln	0,1—1,8	Kuhmilch	0,01
Rüben	0,2		
Kohl	0,45—0,6		
Rosenkohl	1,2—1,5		
Grünkohl	1,5—1,7		

Isolierung und Konstitution.

SZENT-GYÖRGY isolierte aus der Nebennierenrinde bereits im Jahre 1928 eine als *Hexuronsäure* bezeichnete Substanz, die sich später als mit Vitamin C identisch erwies. Nach Kenntnis seiner Eigenschaften wurde auch die Isolierung aus pflanzlichem Material ermöglicht. Auf die Reindarstellung folgte im Jahre 1933 die Konstitutionsaufklärung und 1934 die Synthese.

Die großtechnische Isolierung des Vitamins erfolgt aus Zitronen, Hagebutten und vor allem aus unreifen Paprikaschoten. Die Eigenschaften der Ascorbinsäure machen hierbei Vorsichtsmaßregeln, wie Vermeidung von Sauerstoff, kupfernen Gefäßen und Schutz vor Licht notwendig.

Für die Konstitution der Ascorbinsäure[3]:

---

[1] HOLST, A.: Z. Hyg. Infekt.-Krankh. **72**, 1 (1912). — [2] JACKEL, S. S., u. a.: J. biol. Chem. **186**, 569 (1950).

[3] KARRER, P., u. a.: Biochem. Z. **258**, 4 (1933); Helv. chim Acta **16**, 302 (1933); W. N. HAWORTH u. E. L. HIRST: J. chem. Soc. (London) **1933**, 1270.

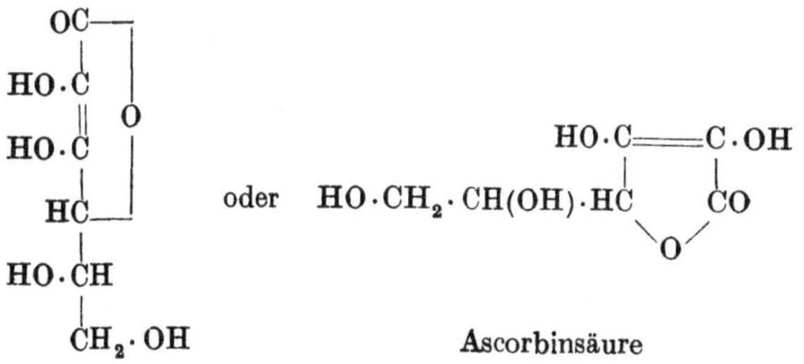

$$\begin{array}{c}\text{OC}\!-\!\!\\ \text{HO}\cdot\text{C}\Big\|\\ \text{HO}\cdot\text{C}\text{O}\\ \text{HC}\!-\!\!\\ \text{HO}\cdot\text{CH}\\ \text{CH}_2\cdot\text{OH}\end{array}\quad\text{oder}\quad\text{HO}\cdot\text{CH}_2\cdot\text{CH(OH)}\cdot\text{HC}\begin{array}{c}\text{HO}\cdot\text{C}\!=\!\!=\!\text{C}\cdot\text{OH}\\ \diagdown\diagup\\ \text{O}\end{array}\text{CO}$$

Ascorbinsäure

sind zwei enolische Hydroxyl-Gruppen charakteristisch. Beide sind durch Diazomethan methylierbar. Es entsteht dabei Dimethyl-ascorbinsäure, die gegen Skorbut unwirksam ist. Die En-diol-Gruppe bedingt die saure Reaktion und Reduktionswirkung der Ascorbinsäure. Weiter war für die Konstitutionsaufklärung die Bildung eines Aceton-Derivates wichtig, die den Beweis für die Nachbarschaft der übrigen beiden Hydroxyl-Gruppen brachte:

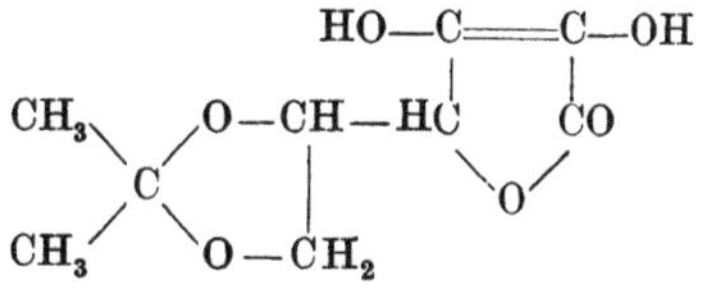

$$\begin{array}{c}\text{CH}_3\diagdown\diagup\text{O}-\text{CH}-\text{HC}\text{CO}\\ \text{C}\\ \text{CH}_3\diagup\diagdown\text{O}-\text{CH}_2\end{array}$$

Diese Isopropyliden-Verbindung zeigt noch das Reduktionsvermögen des Vitamins C, ist aber ohne physiologische Wirksamkeit.

Durch Darstellung des Trityl-Derivates wies von VARGHA[1] nach, daß eine der beiden Hydroxyl-Gruppen eine primäre sein mußte. Der Beweis für die Furanstruktur der Ascorbinsäure wurde durch Ozonspaltung der 2,3-Dimethyl-5,6-(di-p-nitrobenzoyl)-ascorbinsäure erbracht, die nicht zu völliger Aufspaltung des Moleküls führte:

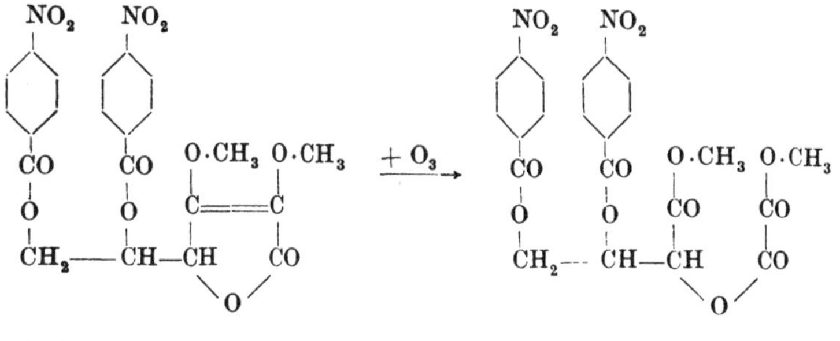

Man erhielt vielmehr einen Ester und nach Verseifung als Spaltprodukte Threonsäure und Oxalsäure[2]:

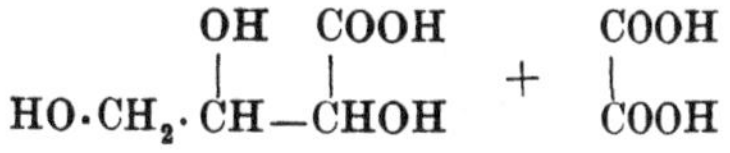

$$\begin{array}{cc}\text{OH}\text{COOH}&\text{COOH}\\ \text{HO}\cdot\text{CH}_2\cdot\text{CH}-\text{CHOH}&+\text{COOH}\end{array}$$

Bei der Oxydation mit Bleitetraacetat nach CRIGÉE entstanden 70% der theoretischen Ausbeute an Formaldehyd, so daß auch hiernach die Ascorbinsäure als Furan-Derivat vorliegen mußte[3].

Die Frage, ob die Ascorbinsäure als d- oder l-Form vorliegt, wurde durch die erwähnte Spaltung zu Threonsäure aufgeklärt. Hier konnte der Nachweis erbracht werden, daß die Ascorbinsäure der l-Reihe angehört[2].

[1] v. VARGHA, L.: Nature (London) 131, 363 (1933).
[2] MICHEEL, F.: Angew. Chem. 47, 550 (1934).
[3] MICHEEL, F., u. a.: Hoppe-Seylers Z. physiol. Chem. 222, 235 (1933) u. 215, 215 (1933).

Synthese der Ascorbinsäure.

Die Synthese der Ascorbinsäure gelang gleichzeitig W. N. HAWORTH und TH. REICHSTEIN. Ausgangssubstanz ist einmal die aus Sorbit erhältliche Xylose. Durch Kondensation von Sorbit mit Paraldehyd in konz. Salzsäure erhält man 1,2,3,4-Diäthylen-d-sorbit. Darauf wird mit Bleitetraacetat zur l-Xylose oxydiert.

Nach dem Schwz. P. 195 945 wird das Diäthylensorbit mit $KMnO_4$ behandelt. Hierbei entsteht die Diäthylenxylonsäure, die man in üblicher Weise weiter verarbeitet.

Die Xylose wird mit salzsaurem Phenylhydrazin in Gegenwart von Natriumacetat in Xylosazon überführt. Bei Einwirkung von Benzaldehyd und Eisessig enthaltendem Alkohol entsteht aus dem Osazon in der Wärme das Xyloson.

Nach R. WEIDENHAGEN wird das l-Xyloson aus der l-Xylose durch kurze Oxydation des freien Zuckers mit Kupferacetat dargestellt, wobei man in hochprozentigem Methanol oder Äthanol arbeitet. Man erhält hierbei aus der l-Xylose ein Rohprodukt, das ohne Reinigung und Isolierung weiter verarbeitet werden kann[1].

Das l-Xyloson wurde sowohl von W. N. HAWORTH[2] als auch von TH. REICHSTEIN[3] nach folgendem Verfahren in Ascorbinsäure umgewandelt: Mit Calciumchlorid-haltiger KCN-Lösung wurde HCN angelagert. Im sauren Medium erfolgt Hydrolyse des Nitrils zur entsprechenden Keto-Säure. Das vorhandene Calcium wird durch Oxalsäure entfernt, die Lösung in Gegenwart von Essigsäure eingedampft und durch Extraktion mit Alkohol gereinigt. Durch Behandlung mit 1%ig. Salzsäure findet die Umlagerung zur l-Ascorbinsäure statt:

$$\begin{array}{c} HCO \\ | \\ CO \\ | \\ HC\cdot OH \\ | \\ HO\cdot CH \\ | \\ HO\cdot CH_2 \end{array} \rightarrow \begin{array}{c} CN \\ | \\ HC\cdot OH \\ | \\ CO \\ | \\ HC\cdot OH \\ | \\ HO\cdot CH \\ | \\ HO\cdot CH_2 \end{array} \rightarrow \begin{array}{c} COOH \\ | \\ HC\cdot OH \\ | \\ CO \\ | \\ HC\cdot OH \\ | \\ HO\cdot CH \\ | \\ HO\cdot CH_2 \end{array} \rightarrow \begin{array}{c} CO\text{---} \\ | \\ C\cdot OH \\ \| \quad\quad O \\ C\cdot OH \\ | \\ HC\text{---} \\ | \\ HO\cdot CH \\ | \\ HO\cdot CH_2 \end{array}$$

Das l-Xyloson kann zur Cyanhydrin-Synthese auch unter CO_2-Atmosphäre in wäßriger 3%ig. Blausäure gelöst werden. Nach erfolgter Kondensation wird im Vakuum abgedampft, und das Cyanhydrin mit verd. Salzsäure hydrolysiert, wobei gleichzeitig der Ringschluß zur Ascorbinsäure eintritt. Durch Abdampfen im Vakuum und weitere Reinigung über das Bleisalz wird die Ascorbinsäure, aus Alkohol umkristallisiert, rein erhalten[4].

Technische Bedeutung erlangte die Synthese der Ascorbinsäure aus Sorbose. l-Sorbose wird über die Diaceton-Verbindung zur 2-Keto-gulonsäure oxydiert, die auf verschiedene Weise zur l-Ascorbinsäure isomerisiert werden kann[5]:

---

[1] WEIDENHAGEN, R.: Z. Wirtschaftsgr. Zuckerind. 87, 711 (1937); C. 1938. I. 2184.
[2] HAWORTH, W. N., u. E. L. HIRST: J. chem. Soc. (London) 1933, 1419 u. 1934, 62.
[3] REICHSTEIN, TH : Nature (London) 132, 280 (1933); Helv. chim. Acta 16, 561 (1933) u. 17, 510 (1934).
[4] Dän. P. 50522; TH. REICHSTEIN u. A. GRÜSSNER: Helv. chim. Acta 17, 317 (1934); F. MICHEEL u. K. KRAFT: Naturwiss. 22, 205 (1934).
[5] DRP 544666.

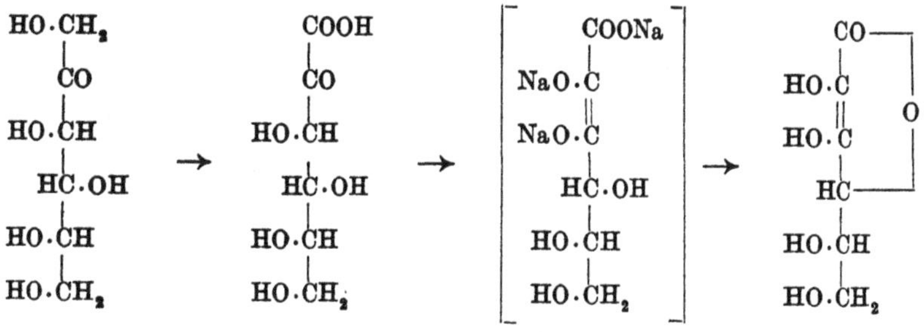

$$\begin{array}{c} HO\cdot CH_2 \\ | \\ CO \\ | \\ HO\cdot CH \\ | \\ HC\cdot OH \\ | \\ HO\cdot CH \\ | \\ HO\cdot CH_2 \end{array} \rightarrow \begin{array}{c} COOH \\ | \\ CO \\ | \\ HO\cdot CH \\ | \\ HC\cdot OH \\ | \\ HO\cdot CH \\ | \\ HO\cdot CH_2 \end{array} \rightarrow \left[\begin{array}{c} COONa \\ | \\ NaO\cdot C \\ \| \\ NaO\cdot C \\ | \\ HC\cdot OH \\ | \\ HO\cdot CH \\ | \\ HO\cdot CH_2 \end{array}\right] \rightarrow \begin{array}{c} CO\!\!-\!\! \\ | \quad\;\; | \\ HO\cdot C \quad | \\ \| \quad\;\; O \\ HO\cdot C \quad | \\ | \quad\;\; | \\ HC\!-\!\!-\!\! \\ | \\ HO\cdot CH \\ | \\ HO\cdot CH_2 \end{array}$$

Darstellung der l-Sorbose.

l-Sorbose läßt sich aus d-Glucose darstellen. Man reduziert die Glucose mit Wasserstoff in Gegenwart von mit Calciumborat aktiviertem Nickel-Pulver als Katalysator bei 150 at und 130° quantitativ zu Sorbit[1].

Aus dem Sorbit wird durch Oxydation mittels *Bacterium suboxydans* bei etwa 30° in 60—65%ig. Ausbeute l-Sorbose erhalten[2].

Nach P. A. WELLS und anderen wird als Nährboden ein Auszug aus Maismehl oder Stärke verwandt. Bei Konzentrationen von 10—30% Sorbit erzielt man bis zu 90% Ausbeute an Sorbose[3].

Darstellung der 2-Keto-gulonsäure.

Mit Aceton in Gegenwart von konz. Schwefelsäure wird die l-Sorbose nach dem FP. 780055 in Diaceton-sorbose überführt. Als Nebenprodukt entsteht Monoaceton-sorbose. Das Diaceton-Derivat läßt sich durch Oxydationsmittel zur Säure aufoxydieren. Am einfachsten erfolgt die Oxydation mit Kaliumpermanganat[4] in alkalischem Medium bei niedriger Temperatur. Zum Schluß wird vorsichtig erwärmt, mit Schwefelsäure neutralisiert und die Diaceton-2-keto-l-gulonsäure isoliert.

Nach dem AP. 2232712 werden vollständig acetylierte Aldosen durch Oxydation zu den entsprechenden Zucker-Säuren aufoxydiert.

Im AP. 2189778 wird die Oxydation der Sorbose mit Sauerstoff in Gegenwart von Edelmetallkatalysatoren vorgeschlagen. Die Sorbose und Natriumcarbonat werden in Wasser gelöst, platinierte Kohle zugesetzt und mit Sauerstoff bis zur Sättigung geschüttelt.

Nach dem Holl.P. 59301 wird die Ketogulonsäure durch Oxydation der Sorbose mit Salpetersäure bei niedriger Temperatur erhalten, wodurch höhere Ausbeuten erzielt werden sollen.

Umwandlung zur Ascorbinsäure.

Nach REICHSTEIN behandelt man den Ketogulonsäure-methylester mit Natriummethylat in Methanol. Anschließend wird mit eisenfreier Salzsäure angesäuert, das Methanol abgedampft und die Ascorbinsäure durch Umkristallisieren aus Alkohol und Wasser gereinigt[5]. Die Reaktionen werden unter Stickstoff durchgeführt.

Das Schwz. P. 187932 läßt die Umwandlung des Methylesters der Ketogulonsäure mit den Alkalisalzen schwacher Säuren z. B. $NaHCO_3$ in alkoholischer Lösung durchführen. Hierbei scheidet sich das Alkalisalz der Ascorbinsäure ab.

---

[1] Vgl. FP. 694424.
[2] BERTRAND, G.: Ann. Chim. 3, 183, 227 (1904).
[3] WELLS, P. A., u. a.: Ind. Engng. Chem., analyt. Edit. 31, 1385 u. 1518 (1939).
[4] Vgl. FP. 882082. — [5] Schwz.P. 174208; EP. 428814.

Ketogulonsäureester wird nach dem FP. 922949 mit Alkalihydroxyd in das Alkaliascorbinat überführt und anschließend mit Säure das Vitamin in Freiheit gesetzt. Als Säure verwendet man Schwefelsäure, der ca. 30—40% Alkohol zugesetzt worden ist.

Nach dem FP. 947138 erhält man ascorbinsaures Ammonium aus dem 2-Keto-*l*-gulonsäuremethylester durch Einleiten von wasserfreiem Ammoniak in die siedende methylalkoholische Lösung.

Nach dem AP. 2443487 setzt man den Ketogulonsäureester mit Dicyclohexylsäure und darauf mit NaOH zu *l*-ascorbinsaurem Natrium um.

Ferner gelingt es, aus der freien 2-Keto-gulonsäure oder ihren Salzen mit Säuren in wasserfreiem Alkohol die Ascorbinsäure zu erhalten[1]. Auch der 2-Keto-*l*-gulonsäure-methylester läßt sich in absol. Alkohol bei Einwirkung von trockener Salzsäure und Abdampfen im Vakuum in Ascorbinsäure überführen[2].

Nach HAWORTH[3] wird die freie Säure mit konz. Salzsäure unter Druck behandelt. Man erhält nach 1-std. Erwärmen auf 60° in 90%ig. Ausbeute Ascorbinsäure[4], oder die Ketogulonsäure wird in geschmolzenem Zustand mit trockener Halogenwasserstoffsäure behandelt. Man wartet, bis die Masse bei 170° hochviscos ist.

Sehr gute Ausbeuten erhält man bei Verwendung der Diaceton-ketogulonsäure oder ihrer Ester durch Einwirkung sauer oder alkalisch reagierender Stoffe[5].

Als Säuren, die die Umwandlung zur Ascorbinsäure bewirken, kommen außer Salzsäure, Schwefelsäure, Oxalsäure, Ameisensäure auch saure Salze, wie $KHSO_4$ in Frage. So erhält man aus dem Diaceton-2-keto-gulonsäure-allylester beim Kochen mit 18%ig. Salzsalz in etwa 90%ig. Ausbeute Ascorbinsäure[6].

Nach dem Schwz. P. 188803[7] erfolgt die Umlagerung der Bismethylen-2-keto-*l*-gulonsäure in Lösungsmitteln bei saurer Reaktion (HCl) unter Erwärmen. Nach dem FP. 876627 wird die Diaceton-ketogulonsäure mit starken organischen Säuren, z. B. Trichloressigsäure, erwärmt. Das Schwed. P. 124148 schreibt dazu noch die Gegenwart von verd. Salzsäure vor.

Die Umsetzung der Di-formalketogulonsäure und der Di-benzalketogulonsäure wird im DRP 684725[8] beschrieben. Auch kann der Bis-isopropylidenäther der 2-Keto-gulonsäure mit einem Alkohol in Gegenwart von Schwefelsäure oder einer anderen Säure erhitzt werden, wobei das bei der Reaktion entstehende Wasser durch azeotrope Destillation entfernt wird. Der entstehende Isopropylidenäther wird darauf zur Ascorbinsäure verseift[9].

Der 2-Keto-gulonsäureester läßt sich auch in wäßrigen Lösungen, besonders wenn Metalle, wie z. B. Eisen, Nickel, Kobalt oder Mangan, vorhanden sind, zur Ascorbinsäure verseifen und umlagern. So wird er in Wasser unter Zugabe von Manganpulver durch 15 Minuten langes Erhitzen zu 75% in die *l*-Ascorbinsäure umgelagert. Das entstehende Mangansalz wird mit einem Ferrocyanid versetzt[10]. Nach dem FP. 883947 wird die Ascorbinsäure in 90—95%ig. Ausbeute erhalten, wenn Ketogulonsäure in wäßriger Lösung 5—10 Minuten lang bei Gegenwart unlöslicher Silicate, wie z. B. Glaspulver und Natriumfluorid gekocht wird. Schon beim Verseifen der Keto-gulonsäure in Wasser bei 130° im Autoklaven entsteht Ascorbinsäure. Jedoch wird auch hier durch die Gegenwart von Metallen die Umsetzung beschleunigt und die Ausbeute verbessert[11]. Beim Erhitzen im Wasserbad erhält man nach 100 Minuten 59% der Theorie an Ascorbinsäure[12].

Weitere Methoden zur Darstellung der Ascorbinsäure.

In Anlehnung an die Synthese von TH. REICHSTEIN erhielt P. T. SAH[13] die Ascorbinsäure aus Rohrzucker auf folgendem Weg:

Rohrzucker wird mit verd. Säure zu *d*-Glukose und *d*-Fruktose invertiert, mit Natriumamalgam das Gemisch darauf zu *l*-Sorbit und *d*-Mannit reduziert, worauf die mehrwertigen

---

[1] APP. 2129317, 428815. — [2] EP. 459207, Zus. zu EP. 428815. — [3] Canad. P. 378649.
[4] DRP 696810, Zus. zu DRP 676011.
[5] ELGER, F.: Festschrift E. C. BARELL **1936**, S. 229.
[6] DRPP 641639, 776011; FP. 806926; EP. 461790; Schwd. P. 88094; FPP. 779883, 870055. — [7] Zus. zu Schwz. P. 180810. — [8] Zus. zu DRP 676011.
[9] Schwz. P. 258580. — [10] APP. 2165151 u. 2165184.
[11] FP. 888684; Belg. P. 448371; vgl. ferner EP. 428515.
[12] Holl. PP. 59340, 59582. — [13] SAH, P. T.: Ber. dtsch. chem. Ges. **70**, 498 (1934).

Alkohole mit Bromwasser zu einem Gemisch von d-Glukose, d-Mannose, d-Fruktose, l-Gulose und l-Sorbose oxydiert werden. Wird dieses Gemisch mit Bierhefe vergoren, so bleiben nur die l-Zucker zurück. l-Gulose und l-Sorbose liefern beide mit Phenylhydrazin das gleiche Osazon, das l-Gulosazon. Mit Benzaldehyd wird das l-Guloson gebildet[1]. Das Oson wird nunmehr nach NEUBERG und KITASATO mit Bromwasser zur 2-Keto-l-gulonsäure oxydiert. Die Umwandlung der Ketosäure erfolgte nach REICHSTEIN und GRÜSSNER.

Das Verfahren von SAH hat den Vorteil, daß alle Zucker geeignet sind, die d-Glukose bei der Hydrolyse in Freiheit setzen. Der gleiche Autor[2] erhielt die 2-Keto-l-gulonsäure ferner aus Stärke. Diese wird mit verd. Salpetersäure nach SOHST und TOLLENS[3] oxydiert und liefert Zuckersäure. Deren Lakton wird einer Reduktion nach E. FISCHER[4] unterworfen, wobei über Gulonsäure die l-Gulose entsteht. Diese bildet ein Osazon, das mit dem der l-Sorbose identisch ist. In bekannter Weise läßt sich daraus das Oson herstellen, das mit Bromwasser die 2-Keto-gulonsäure liefert.

B. HELFERICH und O. PETERS[5] erhielten Ascorbinsäure aus Threose auf folgendem Weg:

$$\begin{array}{c}\text{CHO}\\|\\\text{CHOH}\\|\\\text{CHOH}\\|\\\text{CH}_2\cdot\text{OH}\end{array} + \text{HCN} \longrightarrow \begin{array}{c}\text{CN}\\|\\\text{CHOH}\\|\\\text{CHOH}\\|\\\text{CHOH}\\|\\\text{CH}_2\cdot\text{OH}\end{array} + \text{OHC}\cdot\text{COO}\cdot\text{C}_2\text{H}_5 \longrightarrow \begin{array}{c}\text{C}\!-\!\\|\\\text{HO}\cdot\text{C}\\\|\text{O}\\\text{HO}\cdot\text{C}\\|\\\text{HC}\!-\!\\|\\\text{HO}\cdot\text{CH}\\|\\\text{HO}\cdot\text{CH}_2\end{array} + \text{HCN} + \text{C}_2\text{H}_5\text{OH}$$

Die Tetraacetyl-d-threose, die nach A. WOHL[6] leicht aus der d-Xylose erhalten werden kann, wird in das Cyanhydrin umgewandelt und mit Glyoxylsäureäthylester, der nach CRIEGEE, KRAFT und RANK[7] aus Weinsäurediäthylester durch Oxydation mit Bleitetraacetat gewonnen wurde, kondensiert. Man arbeitet in inerter Atmosphäre und verwendet als Kondensationsmittel Natriummethylat. Nach kurzem Kochen scheidet sich beim Erkalten das Natriumsalz der Ascorbinsäure ab. Nach dem Eindampfen der Lösung wird auch die noch gelöste Ascorbinsäure als Natriumsalz erhalten.

Bei Verwendung von Glukose statt Threose im gleichen Reaktionsgang erhält man nach Ansäuern mit Eisessig d-Glukoheptaascorbinsäure in 25%ig. Ausbeute[8].

Statt der Glyoxylsäure kann auch Mesoxalsäure verwandt werden. So führte HELFERICH die Synthese der Ascorbinsäure auch durch Kondensation von Tetraacetyl-l-xylonsäurenitril mit Mesoxalsäureester durch. Außer KCN sind auch andere alkalische Mittel, wie NaOH, K_2CO_3, Natriumäthylat und Piperidin geeignet[9].

Nach dem Holl. P. 59711 wird Äthyl-oxyäthoxy-acetat mit Tetraacetyl-xylonsäurenitril in Gegenwart von Natrium in Methanol kondensiert. Nach Ansäuern mit alkoholischer HCl und Abtrennung von ausgeschiedenem Kochsalz kann die Ascorbinsäure als Bleisalz in 90%ig. Ausbeute ausgefällt werden[10].

Die biologische Synthese der Ascorbinsäure in Milz, Niere und Leber von Ratten scheint aus der Mannose zu erfolgen. B. C. CJUHA und A. R. GHOSH[11] isolierten aus dem zerkleinerten Gewebe nach Zusatz von Mannose beträchtliche Mengen von Ascorbinsäure.

---

[1] FISCHER, E., u. E. F. ARMSTRONG: Ber. dtsch. chem. Ges. **35**, 3141 (1902).
[2] SAH, P. T.: Ber. dtsch. chem. Ges. **69**, 158 (1936).
[3] SOHST u. TOLLENS: Liebigs Ann. **245**, 3 (1888).
[4] FISCHER, E.: Ber. dtsch. chem. Ges. **17**, 579 (1884); **19**, 1920 (1886) u. **22**, 87 (1889).
[5] HELFERICH, B., u. O. PETERS: Ber. dtsch. chem. Ges. **70**, 466 (1937).
[6] WOHL, A.: Ber. dtsch. chem. Ges. **32**, 3666 (1899).
[7] CRIEGEE, R., L. KRAFT u. B. RANK: Liebigs Ann. **507**, 159 (1933).
[8] DRP 637448; AP. 2068453.
[9] DRP 683954, Zus. zu DRP 637448.
[10] Siehe auch Belg. P. 448910; FP. 890796.
[11] CJUHA, B. C., u. A. R. GHOSH: Nature (London) **134**, 739 (1934).

Salze und Ester der Ascorbinsäure.

Salze der Ascorbinsäure sind vielfach beschrieben worden. So erhält man aus den Alkali- und Erdalkalisalzen der Ascorbinsäure mit Schwermetallsalzen durch Ionenaustausch die Schwermetallsalze der Ascorbinsäure. In gleicher Weise beschreiben das EP. 472531 und das FP. 817587 die Darstellung von Ferroascorbinat aus dem Bariumsalz der Ascorbinsäure mit Ferrosulfat. Im AP. 2259492 wird das Wismutsalz der Ascorbinsäure geschützt.

Auch Calciumascorbinat erhält man durch doppelte Umsetzung. Man arbeitet in sauerstoff-freier Atmosphäre und kann als Oxydationsschutz Acetanilid oder ähnliche Substanzen verwenden. Um das Calciumsalz in eine gut lösliche Form zu bringen, können zur Löslichkeiserhöhung Polyoxy-Derivate, wie Dextrose, Mannose und Glukose, als Lösungsvermittler zugesetzt werden [1].

Nach dem AP. 2400171 erhält man das Calciumsalz durch Neutralisation der Säure mit Calciumcarbonat in wäßriger Lösung bei so tiefer Temperatur, daß die freiwerdende Kohlensäure in der Lösung des ascorbinsauren Calciums gelöst bleibt. Hierdurch wird die Löslichkeit des Salzes erhöht. Durch Zusatz von Stabilisationsmitteln, wie Acetanilid, wird die Verbindung vor Oxydation geschützt.

Nach dem FP. 495675 gewinnt man wasserlösliche Calcium-Doppelsalze der Ascorbinsäure durch Umsetzen der Calcium-Salze von Polyoxymonocarbonsäuren, z. B. Glukonsäure, Mannonsäure und Chinasäure mit Calciumascorbinat. Darauf wird das Calciumdoppelsalz mit organischen wasserlöslichen Doppelsalzen ausgefällt. In ähnlicher Weise wird die Darstellung von Calciumdoppelsalzen im AP. 2117777 und Schwz.P. 193772 beschrieben.

Von den Salzen der Ascorbinsäure haben die Ca-, Bi-, Sb^{III}-, As^{III}-, Au-, Fe-, Cu- und Co-Salze etwa die gleiche therapeutische Wirkung wie die freie Ascorbinsäure selbst. Dagegen sind die Magnesium-, Strontium-, Barium-, Zink-, Mangan-, Zinn-, Silber-, Quecksilber- und Aluminiumsalze etwas weniger wirksam als Vitamin C[2].

Therapeutische Bedeutung hat die Chinin-Verbindung der Ascorbinsäure unter dem Namen *Chinin-Redoxon* erlangt. Man erhält sie bei Einwirkung von Chinin auf Ascorbinsäure; an Stelle des Chinins kann auch Chinidin verwandt werden. Die Verbindungen zeichnen sich durch gute Löslichkeit, Haltbarkeit und gute therapeutische Wirkung aus[3].

Das ascorbinsaure Chinin läßt sich auch aus den Gulosonestersäuren erhalten. Als schwache Base bewirkt das Chinin eine glatte Verseifung des Ketogulonsäureesters und Umlagerung zur Ascorbinsäure. Z. B. wird die Chininbase mit Isohexylalkohol und Gulosonsäuremethylester 10 Minuten erhitzt. Dann wird mehrmals Isohexylalkohol zugesetzt und abgekühlt, worauf man das ascorbinsaure Chinin quantitativ als hellgelbes Pulver erhält. Es hat die Wirkung der Ascorbinsäure und des Chinins[4].

Nach dem gleichen Verfahren können auch die Salze anderer Basen gebildet werden, so die ascorbinsauren Salze des Chinidins, Hydrochinins und Hydrochinidins[5].

Neutrale wasserlösliche Salze der Ascorbinsäure werden nach dem AP. 2132662 durch Umsetzung der Ascorbinsäure mit Alkyl-, Oxyalkyl- und Cycloalkylaminen erhalten. Das Amin wird zur sauren Lösung bis zum p_H 6—7 zugesetzt. Zum Schutz gegen Oxydation wird die Lösung mit Stickstoff gesättigt, worauf in Ampullen abgefüllt und sterilisiert werden kann.

Erhöhte Löslichkeit und geringe gewebsreizende Wirkung haben nach dem AP. 2419230 das acetylsulfanilylascorbinsaure Natrium, das Sulfanilamidascorbat, 2-Oxyäthylsulfanilamid-mono-ascorbat und 2-Oxäthylsulfanilamiddiascorbat, sowie die Ascorbinsäure-Salze des Strychnins und Novocains. Ester der Ascorbinsäure mit höheren Fettsäuren werden im DRP 639776 beschrieben. Sie werden aus den Salzen der Ascorbinsäure durch Umsetzen mit den Chloriden höherer Fettsäuren gewonnen.

Konstitution und Wirkung.

Nur wenige Abwandlungsprodukte der Ascorbinsäure zeigen gute Wirkung gegen Skorbut. Als wichtigste Grundlage zur Vitamin C-Wirksamkeit ist die un-

---

[1] EP. 488784. — [2] AP. 2427692. — [3] AP. 2140989; EPP. 499798, 499840.
[4] Schwz.P. 208852. — [5] Schwz.PP. 214108, 214109, Zus. zu Schwz.P. 208852.

veränderte Struktur des Furan-Ringes anzusehen. So sind die Reduktinsäure und auch noch die Oxytetronsäure

$$\underset{\text{Reduktinsäure}}{\begin{array}{c} HO-C=\!\!=C-OH \\ | \qquad\qquad | \\ H_2C \qquad CO \\ \diagdown CH_2 \diagup \end{array}} \qquad \underset{\text{Oxytetronsäure}}{\begin{array}{c} HO-C=\!\!=C-OH \\ | \qquad\qquad | \\ H_2C \qquad CO \\ \diagdown O \diagup \end{array}}$$

ohne Wirkung. Erwähnt wurde bereits die Unwirksamkeit der Dimethylascorbinsäure

$$\begin{array}{c} CH_3 \cdot O - C =\!\!= C - O \cdot CH_3 \\ | \qquad\qquad\qquad | \\ HO \cdot CH_2 \cdot CH \cdot (OH) HC \qquad CO \\ \diagdown O \diagup \end{array}$$

und der Aceton-Verbindung, so daß also ungestörte Furan-Struktur und freie En-diol-Gruppierung erforderlich sind. Dagegen kann die Seitenkette des Furan-Ringes gewissen Abwandlungen unterworfen werden, ohne daß die Vitamin C-Wirksamkeit vollständig verloren geht. Die Hydroxyl-Gruppen an C_5 und C_6 sind nicht unbedingt erforderlich, jedoch sinkt die Wirkung ab, wenn sie fehlen. So ist die nebenst. 6-Desoxy-l-ascor-

$$\begin{array}{c} HO-C=\!\!=C-OH \\ | \qquad\qquad | \\ CH_3 \cdot CH \cdot (OH) \cdot HC \qquad CO \\ \diagdown O \diagup \end{array}$$

binsäure nur $1/3$ so wirksam wie die Ascorbinsäure selbst. Desgleichen sinkt mit Veränderung der sterischen Konfiguration die Wirkung. Es wurde von REICHSTEIN u.a.[1] die d-Arabo-ascorbinsäure

$$\begin{array}{c} CO\text{———} \\ | \qquad\qquad | \\ C \cdot OH \qquad | \\ \| \qquad\qquad O \\ C \cdot OH \qquad | \\ | \qquad\qquad | \\ HC\text{———} \\ | \\ HC \cdot OH \\ | \\ CH_2 \cdot OH \end{array}$$
d-Arabo-ascorbinsäure

dargestellt, die aber nur $1/20$ der Wirksamkeit der Ascorbinsäure besitzt. Der Wirkung entspricht nach Untersuchungen von P. GOTARDO jr. und C. O. MILLER die Aktivität des Methyl-2-keto-d-glukonats. 30—60 mg heilten im Meerschweinchenversuch Scorbut[2].

Die Seitenkette kann verlängert werden. Bei Substitution einer Methyl-Gruppe in der CH_2OH-Gruppe gelangt man zur Rhamno-ascorbinsäure und l-Fuco-ascorbinsäure:

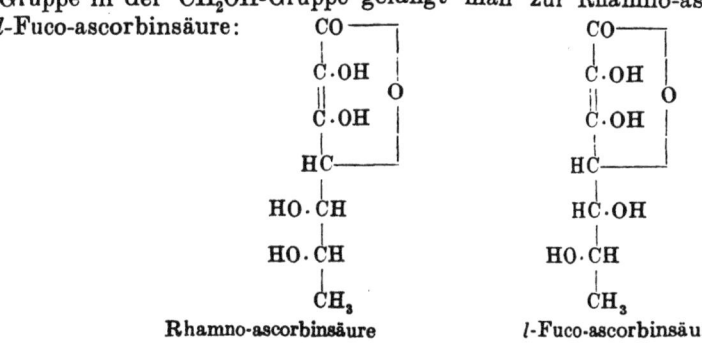

Rhamno-ascorbinsäure l-Fuco-ascorbinsäure

---
[1] REICHSTEIN, TH., u. a.: Helv. chim. Acta 17, 510 (1934).
[2] GOTARDO jr., P., u. C. O. MILLER: Z. Vitaminforschung 7, 115 (1938).

Die *l*-Rhamno-ascorbinsäure, welche die gleiche sterische Konfiguration am C_5 wie Ascorbinsäure aufweist, hat $1/5$ der Vitamin C-Wirksamkeit, während die *l*-Fuco-ascorbinsäure nur $1/50$ so wirksam ist.

Oxydation der Methylgruppe zur CH_2OH-Gruppe läßt bei gleicher Konfiguration die Wirkung abermals absinken.

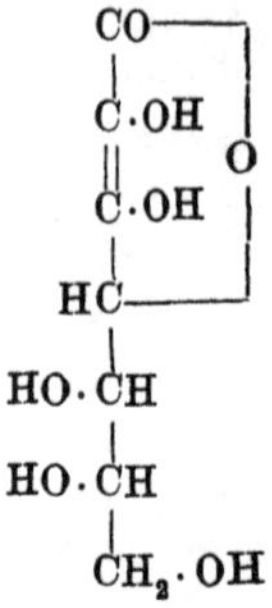

$$\begin{array}{cc}
\text{CO} & \text{CO} \\
| & | \\
\text{C·OH} & \text{C·OH} \\
\| \quad \text{O} & \| \quad \text{O} \\
\text{C·OH} & \text{C·OH} \\
| & | \\
\text{HC} & \text{HC} \\
| & | \\
\text{HO·CH} & \text{HC·OH} \\
| & | \\
\text{HO·CH} & \text{HO·CH} \\
| & | \\
\text{CH}_2\text{·OH} & \text{CH}_2\text{·OH} \\
l\text{-Gluko-ascorbinsäure} & l\text{-Galakto-ascorbinsäure}
\end{array}$$

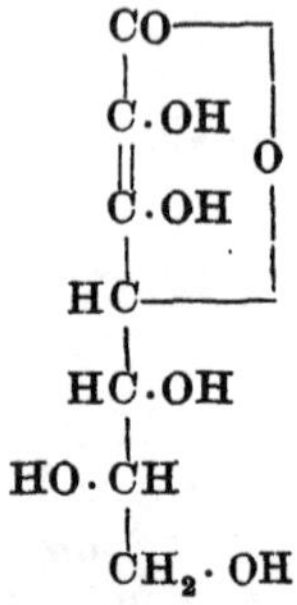

Die *l*-Gluko-ascorbinsäure besitzt $1/40$, die *l*-Galakto-ascorbinsäure $1/60$ der Vitamin C-Wirksamkeit. Unwirksam oder nur sehr schwach wirksam sind folgende von REICHSTEIN dargestellten Homologen der Ascorbinsäure: *l*-Arabo-ascorbinsäure, *d*-Gluko-ascorbinsäure, *d*-Galakto-ascorbinsäure und *l*-Gulo-ascorbinsäure. Dieses Ergebnis ist deshalb interessant, weil, wie aufgezeigt wurde die *d*- bzw. *l*-Isomeren der ersten drei Derivate Wirksamkeit gegen Scorbut entfalten[1].

Abermalige Verlängerung der Seitenkette um eine weitere CHOH-Gruppe führt zur fast unwirksamen *d*-Gluko-hepto-ascorbinsäure

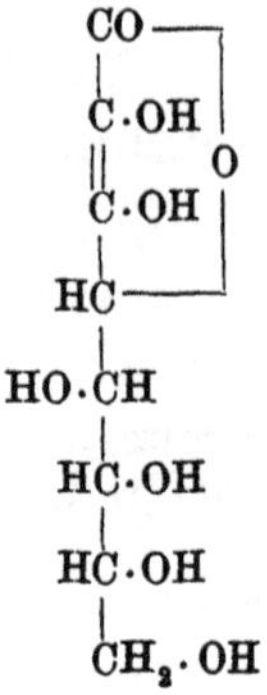

$$\begin{array}{c}
\text{CO} \\
| \\
\text{C·OH} \\
\| \quad \text{O} \\
\text{C·OH} \\
| \\
\text{HC} \\
| \\
\text{HO·CH} \\
| \\
\text{HC·OH} \\
| \\
\text{HC·OH} \\
| \\
\text{CH}_2\text{·OH} \\
d\text{-Glukohepto-ascorbinsäure}
\end{array}$$

Umgekehrt kann die Seitenkette der Ascorbinsäure auch um ein Glied verkürzt werden, ohne daß die Wirksamkeit verloren geht. So ist das 3-Keto-penta-ascorbinsäurelakton,

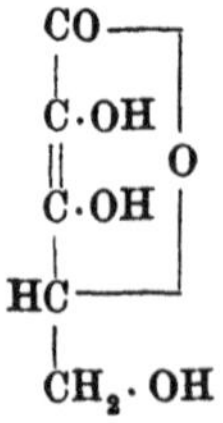

$$\begin{array}{c}
\text{CO} \\
| \\
\text{C·OH} \\
\| \quad \text{O} \\
\text{C·OH} \\
| \\
\text{HC} \\
| \\
\text{CH}_2\text{·OH} \\
\text{3-Keto-penta-ascorbinsäurelakton}
\end{array}$$

---
[1] REICHSTEIN, TH.: Helv. chim. Acta 17, 510 (1934).

dessen Darstellung im AP. 2140480[1] beschrieben wird, wirksam gegen Scorbut.

Der Versuch, Hydroxyl-Gruppen gegen Amino-Gruppen auszutauschen, z.B. in der 2-Desoxy-2-amino-*l*-ascorbinsäure, führte zu unwirksamen Verbindungen[2].

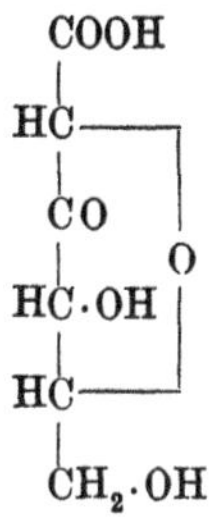

Von weiteren Abwandlungen ist schließlich die nebenst. Glukosaccharon-säure die von H. OHLE u. a. dargestellt wurde und die nach Versuchen von v. EULER Wirkung gegen Scorbut zeigt, zu erwähnen[3]. Die Säure ist isomer mit der Ascorbinsäure und unterscheidet sich von dieser durch den anders gelagerten Fünferring.

Von den Homologen der Ascorbinsäure hat daher nur noch die Desoxy-ascorbinsäure Bedeutung, deren Darstellung durch mehrere Patente geschützt wird. Von MÜLLER und REICHSTEIN, die ihre Wirksamkeit zuerst erkannten, wurde sie aus der 2,3-Mono-aceton-*l*-sorbo-methylose, die durch vorsichtige Oxydation in die 2,3-Monoaceton-*l*-sorbomethylon-säure überführt wurde, durch Einwirkung alkoholischer HCl über die freie Ascorbinsäure erhalten[4]. Die Cyclisierung erfolgt nach dem Schwz.P. 203549 in Gegenwart sauerstoffhaltiger, indifferenter organischer Lösungsmittel unter Ausschluß von Wasser. Es werden die Methylenäther, Lactolide oder Ester zur Cyclisierung verwandt. Die Reinigung der Desoxyascorbinsäure erfolgt über das Bleisalz.

Physiologische Wirkung.

Über die Rolle, welche die Ascorbinsäure im inneren Betrieb des Organismus spielt, ist heute noch nichts Näheres bekannt. Wie die Knochen- und Bindegewebsveränderungen beim Skorbut zeigen, kommt ihm eine wesentliche Bedeutung für Funktion und Aufbau des Mesenchyms zu. Auffallend ist der hohe Ascorbinsäuregehalt in endokrinen Drüsen, wo sie vielleicht die Aufgabe eines Oxydationsschutzes hat. In dieser Hinsicht ist besonders bemerkenswert, daß sich die pathologische Melaninbildung in der Haut beim *Morbus Addison* durch Ascorbinsäure verhindern läßt.

Vitamin C nimmt wahrscheinlich an den Redoxvorgängen des Organismus teil. Die Ascorbinsäure gibt sehr leicht zwei Wasserstoffatome ab und geht hierbei in die Dehydro-ascorbinsäure über:

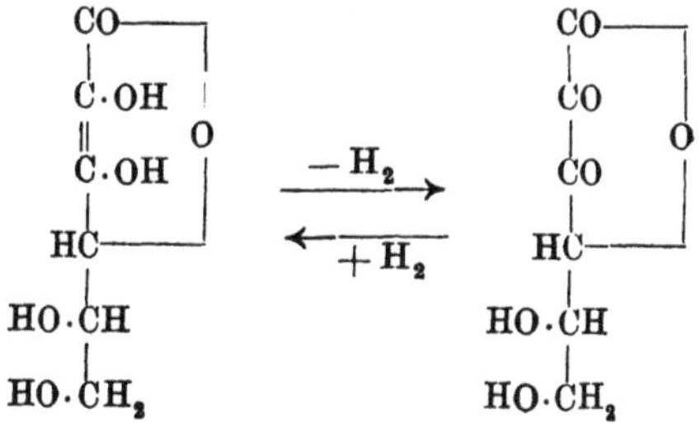

Diese ist auch in Form ihres Natriumsalzes, wie schon KARRER u. a. 1933 feststellten[5], ebenso wirksam wie das Vitamin C selbst. Die Dehydro-ascorbinsäure läßt sich durch Reduktion in Ascorbinsäure zurückverwandeln.

---

[1] Vgl. Schwz. PP. 197716 u. 200572, Zus. zu Schwz.P. 197716.
[2] MICHEEL, F., u. R. MITTASCH: Naturwiss. 25, 158 (1937).
[3] OHLE, H., u. a.: Ber. dtsch. chem. Ges. 34, 324 (1934).
[4] MÜLLER, H., u. TH. REICHSTEIN: Helv. chim. Acta 21, 273 (1938).
[5] KARRER, P., u. a.: Biochem. Z. 258, 4 (1933).

Vitamin C-Präparate.

Vitamin C kommt in Form verschiedener Präparate in den Handel. Hier sind zu erwähnen *Cantan, Redoxon, Vicelat* und *Cebion*, ferner mit Eisen kombiniert *Ce-Ferro* und *Ferrohepatrat*. Kombinationspräparate mit anderen Vitaminen sind beispielsweise *Priovit* und *Dibionta*.

Rutin.

Die Wirkung des Vitamins C scheint in mancher Hinsicht durch das unter dem Namen *Citrin* bekannt gewordene Vitamin P unterstützt zu werden. Es wurde von SZENT-GYÖRGY in der Zitrone und im Paprika entdeckt[1]. Untersuchungen über die chemische Struktur zeigten jedoch, daß das Citrin, das einen günstigen Einfluß auf die Funktion der Kapillargefäße des Menschen ausübt, kein einheitlicher Stoff, sondern das Gemisch zweier Glycoside, des Hesperidins und des Eriodictins, ist.

Die reinen Flavonfarbstoffglukoside erwiesen sich jedoch als unwirksam. Durch erneute Untersuchungen der wirksamen Extrakte wurde das dem Eriodictin nahestehende *Rutin* als Wirkstoff isoliert. Es ist das Rhamnoglukosid des Quercitins:[2]

$$\text{Rutin}$$

Rutin kann aus verschiedenen Pflanzen isoliert werden. Insbesondere ist es in der Gartenraute (*Ruta graveolens*) und im Buchweizen vorhanden[3]. Die Wirkung ist nicht speziell an das Rutin geknüpft, denn auch strukturverwandte Verbindungen z. B. Cumarin-Derivate wirken ähnlich.

Rutin ist für die lebende Zelle unentbehrlich. Es zeichnet sich dadurch aus, daß es mit Eiweißkörpern stabile Komplexe bildet, die Fermenteigenschaften besitzen. Ferner kommt ihm antibiotische Wirkung gegen Mikroorganismen zu (vgl. S. 778). Der tierische Organismus kann Rutin hydrieren. Das Hydrierungsprodukt läßt sich zu Quercitin rückoxydieren. Ferner kann Übergang in das 500mal wirksamere Epicatechin erfolgen, sodaß Rutin möglicherweise ein Provitamin darstellt.

Pharmakologisch kommt dem Rutin kapillarabdichtende Wirkung zu, und es erhöht die normale Resistenz der Kapillaren gegen vermehrte Permeabilitätsbeanspruchung. So kommt ihm eine Schutzwirkung gegen den anaphylaktischen Schock zu[4]. Rutin besitzt auch eine Wirkung auf das Herz, die auf Sensibilisierung des Herzens gegenüber Calziumwirkung beruhen soll.

Rutin wird als *Rutinion* gehandelt. Mit Vitamin C und D kombiniert kommt es als *Ruticalzon* in den Handel.

Fettlösliche Vitamine.
Vitamin A.

Im Jahre 1909 beobachteten W. STEPP und unabhängig davon im Jahre 1912 F. G. HOPKINS und Mc. COLLUM[5], daß bei Entfernung der ätherlöslichen Bestandteile des Futters von Versuchstieren Wachstumsstillstand und Entzündungen an der Augenbindehaut ein-

---

[1] SZENT-GYÖRGY, A.: Dtsch. med. Wschr. **61**, 1325 (1936).
[2] KÜHNAU, J.: Klin. Wschr. **27**, 294 (1949); W. KÜSSNER: Pharmazie **5**, 266 (1950); H. ENZINGER: Dtsch. Apotheker Ztg. **92**, 288 (1952).
[3] KREWSON, CH. F., u. J. F. COOCH: J. Amer. Pharm. Assoc. **39**, 136 (1950).
[4] HEPDING, L.: Dtsch. med. Wschr. **74**, 1575 (1949).
[5] STEPP, W.: Biochem. Z. **22**, 452 (1909); F. G. HOPKINS u. A. NEVILLE: Biochem. J. **7**, 97 (1912); E. V. MCCOLLUM u. M. DAVIS: J. biol. Chemistry **15**, 167 (1913).

treten. Heilung konnte durch Lebertran, Butter oder Milch erzielt werden. Der vermutete Wirkstoff wurde als *Vitamin A* bezeichnet.

1919 wies STEENBOCK darauf hin, daß enge Parallelen zwischen der Vitamin A-Wirksamkeit von Pflanzen und deren Carotinoid-Gehalt bestehen. Es gelang ihm durch kristallisiertes Carotin Vitamin A-Avitaminosen zu beheben[1], und H. v. EULER und P. KARRER zeigten, daß Carotin in Mengen von 5—10 γ pro Tag Vitamin A-Wirksamkeit besitzt[2].

In der Folgezeit gelang der Nachweis, daß neben Carotin noch eine zweite im Lebertran vorkommende Verbindung Vitamin A-Wirksamkeit entfaltet. Sie erwies sich als das eigentliche Vitamin. T. MOORE[3] stellte fest, daß nach Verfütterung großer Dosen Carotin in der Rattenleber reichliche Mengen Vitamin A zu finden sind. Das Carotin muß also im Organismus in Vitamin A übergehen. Es ist ein Provitamin A.

Vorkommen.

Besonders reich an Carotin sind Palmöl, Mohrrüben, ferner Paprikaschoten und Vogelbeeren. Das Vitamin A ist nur im tierischen Organismus mit Sicherheit nachgewiesen worden. Als internationale Einheit (I.E.) des Vitamin A gilt die biologische Aktivität von 0,3 γ reinstem kristallisierten Vitamin A-Alkohol[4]. Die CLO-Einheit (cod-liver-oil-Einheit) ist nicht mehr gebräuchlich.

Nachstehende Tabellen geben einen Überblick über die wichtigsten Vorkommen des Provitamins und des Vitamins A.

Vitamin A

Vorkommen	IE/g
Leberöle von:	
Dorsch	600
Heilbutt	100000
Makrelenhecht	130000
Thunfisch	120000
Stereolepsis gigas	600000
Huhn	20000
Gans	14000

Carotin

Vorkommen	IE/100g
Kerbel	10000
Blumenkohlblätter	13000
Rüböl	650
Kürbisöl	700
Olivenöl	160
Butter (Winter)	3000
Butter (Sommer)	6000
Walspeck	20000
Palmöl (rot)	2000

Provitamine.

R. KUHN und LEDERER gelang es, das als einheitlich angesehene Rüben-Carotin in α- und β-Carotin zu zerlegen[5]. Ein drittes, das γ-Carotin, isolierten R. KUHN und H. BROCKMANN später aus demselben Material, in dem es zu 0,1% enthalten war[6].

Konstitution des Carotins.

Nach der Sicherstellung der Polyen-Struktur der Carotine durch ZECHMEISTER, KARRER und KUHN konnte P. KARRER[7] das Carotin als einen Jonon-Abkömmling identifizieren. Die Oxydation mit kalter wäßriger Kaliumpermanganat-Lösung führte zu β-Jonon, α,α-Dimethyl-glutarsäure, α,α-Dimethylbernsteinsäure und Dimethyl-malonsäure, während man durch Oxydation mit Ozon Geronsäure als Zwischenprodukt erhielt. Danach läßt sich der oxydative Abbau des Carotins etwa nach folgendem Formelschema wiedergeben:

---

[1] STEENBOCK, H., u. E. G. GROSS: J. biol. Chemistry 40, 501 (1919).
[2] v. EULER, H., B. v. EULER u. P. KARRER: Helv. chim. Acta 12, 278 (1928).
[3] MOORE, T.: Biochemic. J. 24, 692 (1930).
[4] Siehe: World Health Org. tech. Rep. Ser. **1950**, 3.
[5] KUHN, R., u. E. LEDERER: Naturwiss. 19, 306 (1930); Ber. dtsch. chem. Ges. 64, 1349 (1931).
[6] KUHN, R., u. H. BROCKMANN: Ber. dtsch. chem. Ges. 66, 407 (1933).
[7] KARRER, P.: Helv. chim. Acta 13, 1084 (1930); 12, 1142 (1929).

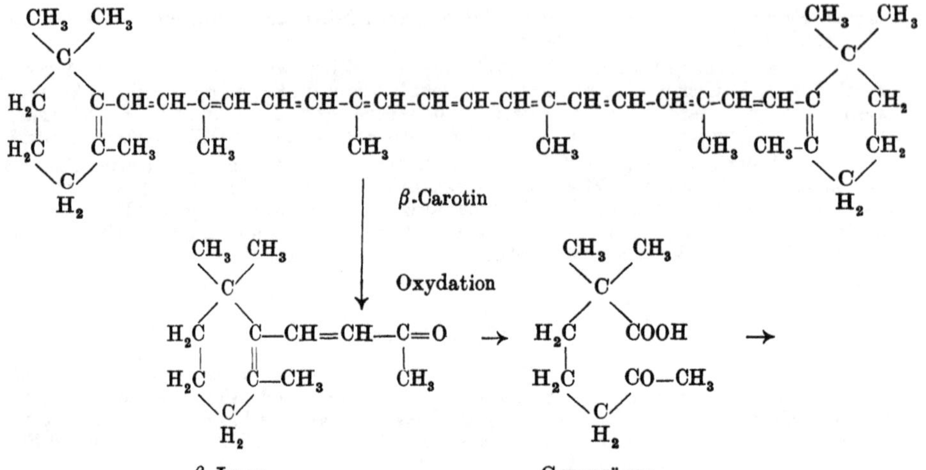

β-Carotin

[structural formula of β-Carotin]

↓ Oxydation

β-Jonon → Geronsäure →

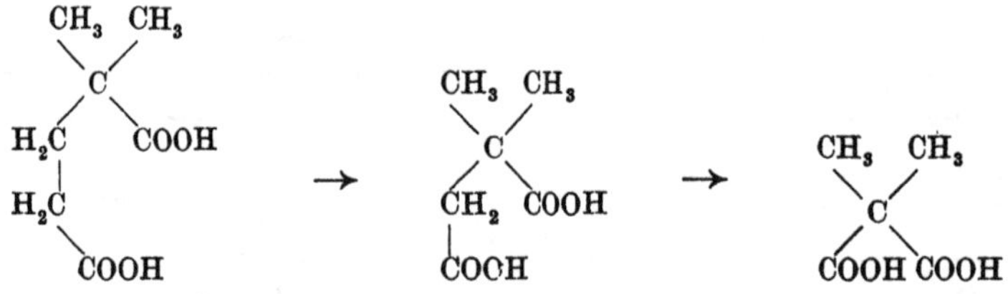

α,α-Dimethyl-glutarsäure → Dimethyl-bernsteinsäure → Dimethyl-malonsäure

Aus der Wasserstoffaufnahme bei der katalytischen Hydrierung wurde geschlossen, daß zwei cyclische Systeme vorhanden sein müssen. Durch stufenweisen Abbau des β-Carotins gelang KUHN und BROCKMANN schließlich die Aufstellung der Konstitutionsformel. β-Carotin läßt sich durch Oxydation mit CrO_3 über das Semicarotinon und Carotinon in den β-Carotinonaldehyd überführen. Dessen Oxim kann mit Essigsäureanhydrid in das Nitril umgewandelt werden, das mit Alkalien in das Anhydro-azafrinon-amid übergeht[1]:

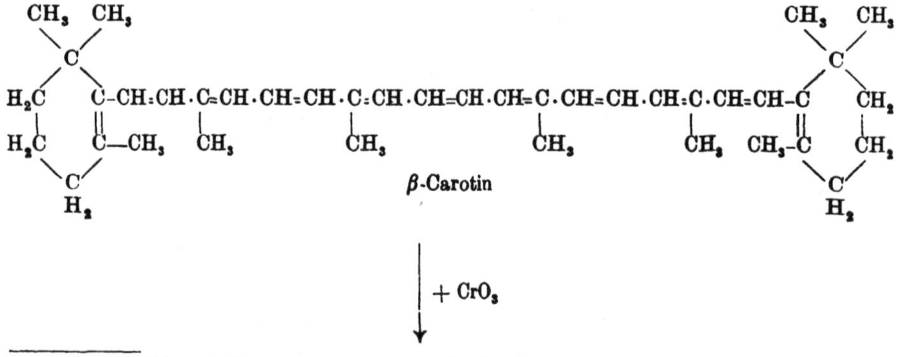

β-Carotin

↓ + CrO_3

---

[1] KUHN, R., u. H. BROCKMANN: Ber. dtsch. chem. Ges. **67**, 885 (1934); R. KUHN u. A. DEUTSCH: Ber. dtsch. chem. Ges. **66**, 883 (1933).

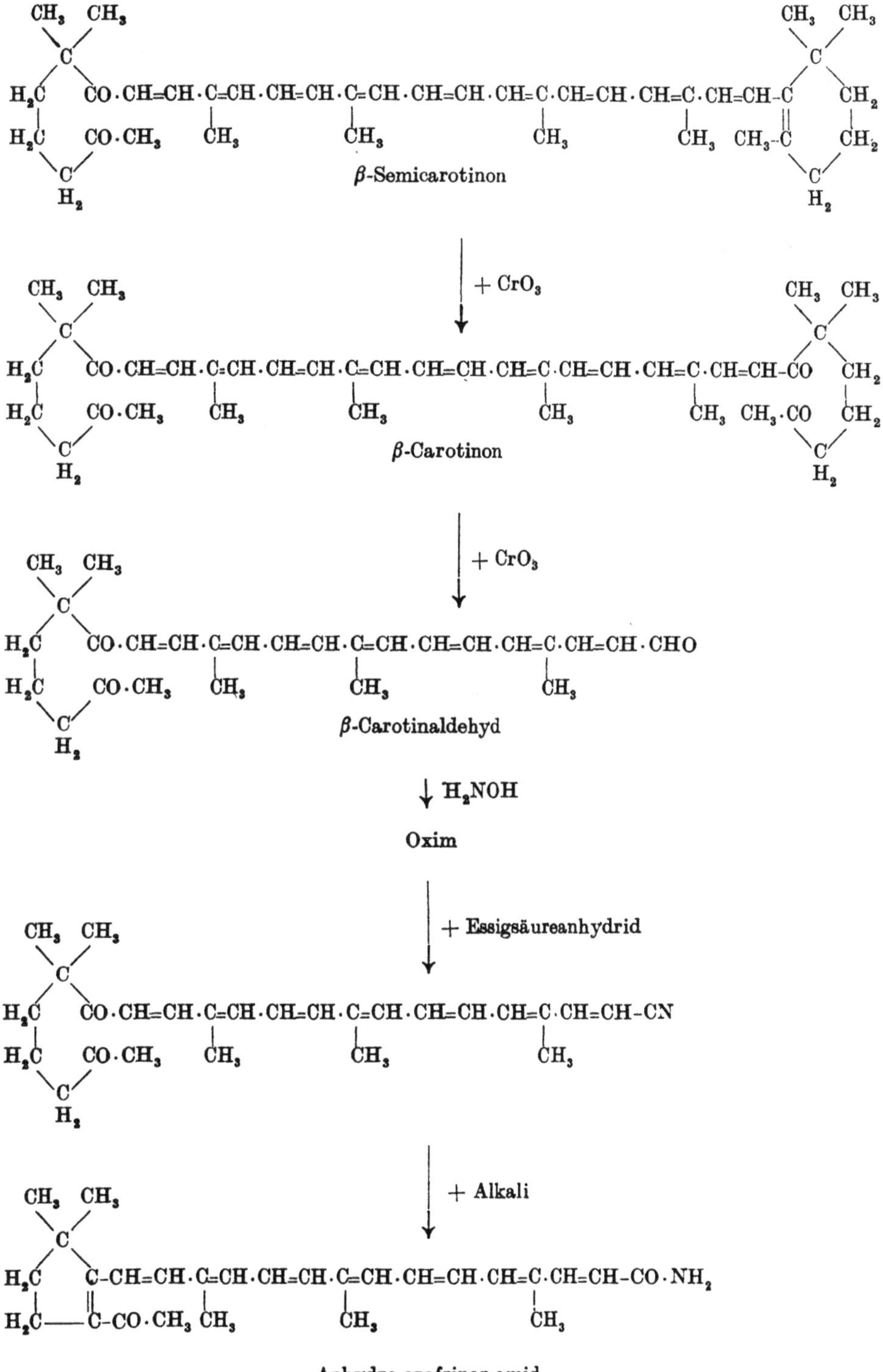

Fettlösliche Vitamine: Vitamin A.

```
   CH₃ CH₃                                                                              CH₃ CH₃
     \ /                                                                                  \ /
      C                                                                                    C
H₂C/   \CO·CH=CH·C=CH·CH=CH·C=CH·CH=CH·CH=C·CH=CH·CH=C·CH=CH-C    /CH₂
H₂C\   CO·CH₃   CH₃     CH₃      CH₃      CH₃   CH₃-C=  \CH₂
      C                                                                                    C
     /                                                                                      \
    H₂                                                                                      H₂
                              β-Semicarotinon
```

                    ↓ + CrO₃

```
   CH₃ CH₃                                                                              CH₃ CH₃
     \ /                                                                                  \ /
      C                                                                                    C
H₂C/   \CO·CH=CH·C=CH·CH=CH·C=CH·CH=CH·CH=C·CH=CH·CH=C·CH=CH-CO   /CH₂
H₂C\   CO·CH₃   CH₃     CH₃      CH₃      CH₃   CH₃·CO  \CH₂
      C                                                                                    C
     /                                                                                      \
    H₂                                                                                      H₂
                              β-Carotinon
```

                    ↓ + CrO₃

```
   CH₃ CH₃
     \ /
      C
H₂C/   \CO·CH=CH·C=CH·CH=CH·C=CH·CH=CH·CH=C·CH=CH·CHO
H₂C\   CO·CH₃   CH₃     CH₃      CH₃      CH₃
      C
     /
    H₂
                       β-Carotinaldehyd
```

                    ↓ H₂NOH

Oxim

                    ↓ + Essigsäureanhydrid

```
   CH₃ CH₃
     \ /
      C
H₂C/   \CO·CH=CH·C=CH·CH=CH·C=CH·CH=CH·CH=C·CH=CH-CN
H₂C\   CO·CH₃   CH₃     CH₃      CH₃      CH₃
      C
     /
    H₂
```

                    ↓ + Alkali

```
   CH₃ CH₃
     \ /
      C
H₂C/   \C-CH=CH·C=CH·CH=CH·C=CH·CH=CH·CH=C·CH=CH-CO·NH₂
H₂C——C-CO·CH₃ CH₃    CH₃      CH₃      CH₃
```

Anhydro-azafrinon-amid

Kaufmann, Arzneimittel-Synthese.

Die gleiche Verbindung wurde auch auf andere Weise erhalten: Azafrin, ein Farbstoff aus der Wurzel von *Escobedia Linearis*, liefert bei der Oxydation Azafrinon, die dem β-Carotinon entsprechende Carbonsäure, das über das Säurechlorid in das Säureamid überführt werden kann:

$$\underset{\text{Azafrin}}{\begin{array}{c}\text{CH}_3\ \text{CH}_3\\ \diagdown\diagup\\ \text{C}\\ \text{H}_2\text{C}\diagup\ \diagdown\text{C}\diagdown\text{OH}\\ \ \ \ \ \ \ \ \ \ \ \ \diagup\text{OH}\\ \text{H}_2\text{C}\diagdown\ \diagup\text{C}\\ \ \ \ \ \ \ \ \ \ \ \ \diagdown\text{CH}_3\\ \diagup\text{C}\diagdown\\ \text{H}_2\end{array}-\text{CH}=\text{CH}\cdot\underset{|\ \text{CH}_3}{\text{C}}=\text{CH}\cdot\text{CH}=\text{CH}\cdot\underset{|\ \text{CH}_3}{\text{C}}=\text{CH}\cdot\text{CH}=\text{CH}\cdot\text{CH}=\underset{|\ \text{CH}_3}{\text{C}}\cdot\text{CH}=\text{CH}-\text{C}\underset{\diagdown\text{OH}}{\diagup^{\text{O}}}}$$

↓

$$\underset{\text{Azafrinon}}{\begin{array}{c}\text{CH}_3\ \text{CH}_3\\ \diagdown\diagup\\ \text{C}\\ \text{H}_2\text{C}\diagup\ \diagdown\\ \text{H}_2\text{C}\diagdown\ \diagup\text{CO}\cdot\text{CH}_3\\ \diagup\text{C}\diagdown\\ \text{H}_2\end{array}\text{CO}-\text{CH}=\text{CH}\cdot\underset{|\ \text{CH}_3}{\text{C}}=\text{CH}\cdot\text{CH}=\text{CH}\cdot\underset{|\ \text{CH}_3}{\text{C}}=\text{CH}\cdot\text{CH}=\text{CH}\cdot\text{CH}=\underset{|\ \text{CH}_3}{\text{C}}\cdot\text{CH}=\text{CH}-\text{COOH}}$$

↓

$$\underset{\text{Azafrinon-amid}}{\begin{array}{c}\text{CH}_3\ \text{CH}_3\\ \diagdown\diagup\\ \text{C}\\ \text{H}_2\text{C}\diagup\ \diagdown\\ \text{H}_2\text{C}\diagdown\ \diagup\text{CO}\cdot\text{CH}_3\\ \diagup\text{C}\diagdown\\ \text{H}_2\end{array}\text{CO}-\text{CH}=\text{CH}\cdot\underset{|\ \text{CH}_3}{\text{C}}=\text{CH}\cdot\text{CH}=\text{CH}\cdot\underset{|\ \text{CH}_3}{\text{C}}=\text{CH}\cdot\text{CH}=\text{CH}\cdot\text{CH}=\underset{|\ \text{CH}_3}{\text{C}}\cdot\text{CH}=\text{CH}-\text{CO}\cdot\text{NH}_2}$$

Behandlung mit Alkali ↓

$$\underset{\text{Anhydro-azafrinon-amid}}{\begin{array}{c}\text{CH}_3\ \text{CH}_3\\ \diagdown\diagup\\ \text{C}\\ \text{H}_2\text{C}\diagup\ \diagdown\text{C}\\ \ \ \ \ \ \ \ \ \ \ \ \|\\ \text{H}_2\text{C}\diagdown\ \ \text{C}-\text{CO}\cdot\text{CH}_3\end{array}-\text{CH}=\text{CH}-\underset{|\ \text{CH}_3}{\text{C}}=\text{CH}\cdot\text{CH}=\text{CH}\cdot\underset{|\ \text{CH}_3}{\text{C}}=\text{CH}\cdot\text{CH}=\text{CH}\cdot\text{CH}=\underset{|\ \text{CH}_3}{\text{C}}\cdot\text{CH}=\text{CH}-\text{CO}\cdot\text{NH}_2}$$

α-, β- und γ-Carotin unterscheiden sich durch den Bau ihrer endständigen hydroaromatischen Ringe:

$$\underset{\text{α-Carotin}}{\begin{array}{c}\text{CH}_3\ \text{CH}_3\\ \diagdown\diagup\\ \text{C}\\ \text{H}_2\text{C}\diagup\ \diagdown\text{CH}\\ \text{H}_2\text{C}\diagdown\ \diagup\text{C}-\text{CH}_3\\ \diagup\text{C}\diagdown\\ \text{H}\end{array}-\text{CH}=\text{CH}\cdot\underset{|\ \text{CH}_3}{\text{C}}=\text{CH}\cdot\text{CH}=\text{CH}\cdot\underset{|\ \text{CH}_3}{\text{C}}=\text{CH}\cdot\text{CH}=\text{CH}\cdot\text{CH}=\underset{|\ \text{CH}_3}{\text{C}}\cdot\text{CH}=\text{CH}\cdot\text{CH}=\underset{\overset{\|}{\text{CH}_2-\text{C}}}{\text{C}}-\text{C}\begin{array}{c}\diagup\text{CH}_3\ \text{CH}_3\\ \text{C}\\ \diagup\ \diagdown\text{CH}_2\\ \diagdown\ \diagup\text{CH}_2\\ \text{C}\\ \text{H}_2\end{array}}$$

$$\text{CH}_3\ \text{CH}_3$$
$$\diagdown\diagup$$
$$\text{C}$$
$$\text{H}_2\text{C}\diagup\quad\diagdown\text{C-CH=CH}\cdot\text{C=CH}\cdot\text{CH=CH}\cdot\text{C=CH}\cdot\text{CH=CH}\cdot\text{CH=C}\cdot\text{CH=CH}\cdot\text{CH=C}\cdot\text{CH=CH-C}\diagup\quad\diagdown\text{CH}_2$$
$$\text{H}_2\text{C}\quad\text{C-CH}_3\quad\text{CH}_3\quad\text{CH}_3\quad\text{CH}_3\quad\text{CH}_3\ \text{CH}_3\text{-C}\quad\text{CH}_2$$
$$\diagdown\diagup\quad\diagdown\diagup$$
$$\text{C}\qquad\qquad\qquad\qquad\text{C}$$
$$\text{H}_2\qquad\qquad\beta\text{-Carotin}\qquad\qquad\text{H}_2$$

$$\text{CH}_3\ \text{CH}_3\qquad\qquad\qquad\qquad\qquad\qquad\qquad\text{CH}_3\ \text{CH}_3$$
$$\diagdown\diagup\qquad\qquad\qquad\qquad\qquad\qquad\qquad\diagdown\diagup$$
$$\text{C}\qquad\qquad\qquad\qquad\qquad\qquad\qquad\qquad\text{C}$$
$$\text{HC}\diagup\quad\text{CH-CH=CH}\cdot\text{C=CH}\cdot\text{CH=CH}\cdot\text{C=CH}\cdot\text{CH=CH}\cdot\text{CH=C}\cdot\text{CH=CH}\cdot\text{CH=C}\cdot\text{CH=CH-C}\diagup\quad\diagdown\text{CH}_2$$
$$\text{H}_2\text{C}\quad\text{C-CH}_3\quad\text{CH}_3\quad\text{CH}_3\quad\text{CH}_3\quad\text{CH}_3\ \text{CH}_3\text{-C}\quad\text{CH}_2$$
$$\diagdown\diagup\qquad\qquad\qquad\qquad\qquad\qquad\qquad\diagdown\diagup$$
$$\text{C}\qquad\qquad\qquad\qquad\qquad\qquad\qquad\qquad\text{C}$$
$$\text{H}_2\qquad\qquad\gamma\text{-Carotin}\qquad\qquad\text{H}_2$$

Carotin kann aus Naturprodukten auf verschiedenen Wegen isoliert werden. Besondere Züchtungen carotinreicher Möhren werden frisch oder getrocknet mit Lösungsmitteln oder mit Fetten und Ölen extrahiert[1]. Auf letzterem Weg erhaltene Konzentrate lassen sich zur Färbung von Butter und Margarine verwenden. Aus Palmöl wird das Carotin durch Molekular-Destillation[2] oder Adsorption aus Lösungen isoliert (H. P. KAUFMANN[3]).

Die Trennung von α-, β- und γ-Carotin erfolgt nach dem DRP 567683 (R. KUHN) durch Jodierung. Hierbei fällt β-Carotin als Dijodid aus, während α-Carotin in Lösung bleibt. Mit Thiosulfat kann das Carotin wieder in Freiheit gesetzt werden. Im gleichen Patent wird ferner die Trennung durch chromatographische Adsorption beschrieben. Hierzu wird eine Säule mit Al_2O_3 verwandt. Die verschiedenen Zonen werden hinterher mit Petroläther und Methanol eluiert. WINTERSTEIN beschreibt ein Verfahren, bei dem auch das γ-Carotin isoliert werden kann[4].

L. Löw u. S. ANGOUD[5] fanden durch Chromatographie von Palmöl neben den bekannten α, β und γ-Carotinen und Lycopin stereoisomere Carotine, die sie als Pseudo-α-carotine bezeichnen. Sie vermuten, daß diese durch Umlagerung während der Extraktion oder der Nachbehandlung aus den in der Pflanze ausschließlich vorkommenden trans-Isomeren entstehen.

KARRER und anderen gelang es in neuerer Zeit, auch die Partial-Synthese von Carotinoid-Farbstoffen durchzuführen.

Während P. KARRER eine Partialsynthese des Carotins beschreibt, gelang H. H. INHOFFEN[6] die **Total-Synthese** des β-Carotins. Sie wurde durchgeführt in Anlehnung an die bekannten Synthesen des Vitamins A. Er kondensierte den β-Jonyliden-(8)-2,6-dimethyl-$\Delta^{2,4,6}$-trien-octanaldehyd, den sog. C_{19}-Aldehyd, mit Acetylen-bismagnesiumbromid, wobei 2 Mol des C_{19}-Aldehyds mit der GRIGNARD-Verbindung reagieren. Durch Wasserabspaltung entstand das β-Carotin-in-(9,9'), das durch partielle Hydrierung mit dem „ROCHE"-Katalysator in das β-Carotin überführt werden konnte. Das so gewonnene Carotin ist das 9,9'-mono-cis-β-Carotin. Das cis-Isomere läßt sich unter Einwirkung

---

[1] Über die Extraktionsverfahren s. H. VOGEL: Chemie und Technik d. Vitamine. Stuttgart: F. Enke 1943.
[2] KAUFMANN, H. P., u. W. WOLFF: Fette u. Seifen 48, 51 (1941)
[3] DRP 722108. Vgl. auch H. WEIL: Chem. Ing. Techn. 23, 422 (1951).
[4] WINTERSTEIN, A.: Hoppe-Seylers Z. physiol. Chem. 215, 51 (1933) u. 219, 249 (1933).
[5] Löw, L., u. S. ANGOUD: Oleagineux 5, 629 (1950).
[6] INHOFFEN, H. H., u. a.: Liebigs Ann. 570, 54 (1950).

geringer Mengen Jod in das trans-β-Carotin vom Schmp. 178° überführen, das mit dem natürlichen β-Carotin identisch ist.

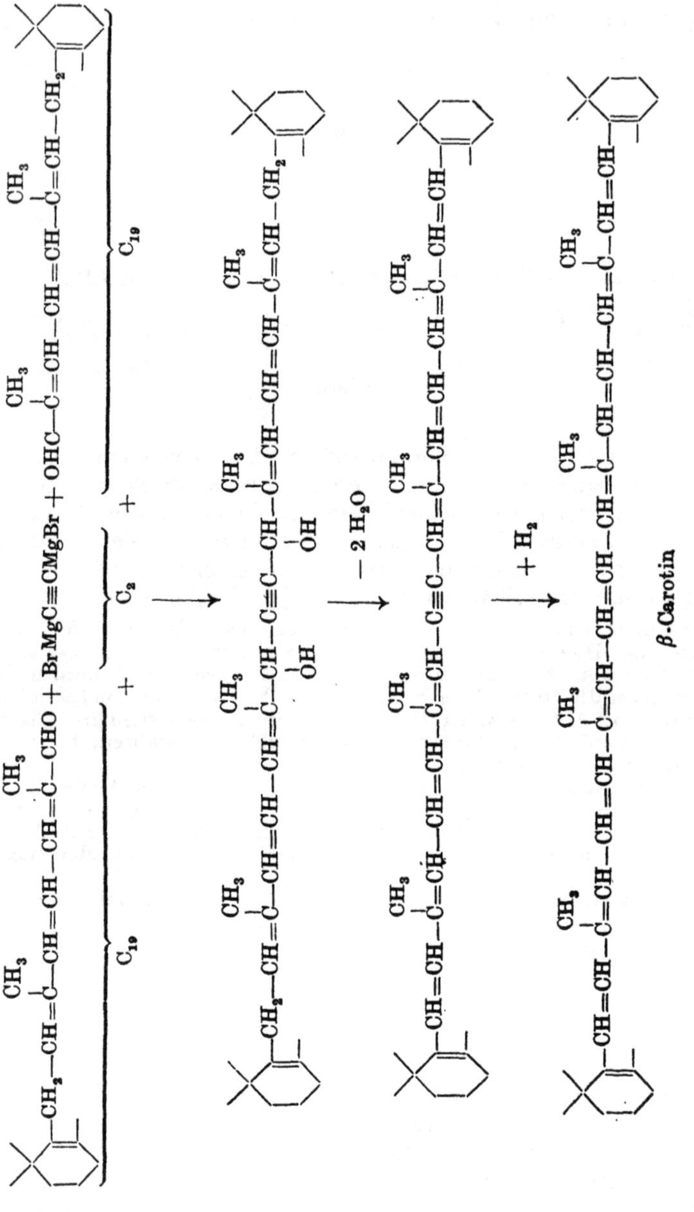

Eine weitere Synthese gelang H. H. INHOFFEN[1] durch Umsetzung des 3-Methyl-3-oxy-6-β-jonyliden-hexen-(5)-in-(1) mit dem Okten-(4)-dion-(2.7) in der Weise, daß der freie Wasserstoff der Acetylenkomponente in die entsprechende GRIGNARD-Verbindung überführt und mit dem Dion kondensiert wurde. Es bildet sich zunächst das β-C_{40}-diin-tetrol, dessen beide Acetylen-Bindungen an einem mit Chinolin vergifteten Palladium-Katalysator partiell hydriert wurden. Aus dem erhaltenen Polyen-tetrol wurde

[1] INHOFFEN, H. H., u. a.: Liebigs Ann. **570**, 69 (1950).

mit p-Toluolsulfonsäure in siedendem Toluol Wasser abgespalten, wobei sich das trans-β-Carotin bildete.

Die kleinste wirksame Dosis des β-Carotins beträgt 2,5 γ und die des α- und γ-Carotins je 5 γ[1].

Da das Vitamin A aus dem Carotin durch Anlagerung von 2 Mol Wasser unter Spaltung der Kette entsteht, ist aus diesen Ergebnissen der Schluß zu ziehen, daß bei dem symmetrischen Bau des β-Carotins 2 Mol Vitamin A entstehen, während beim α- und γ-Carotin jeweils nur 1 Mol Vitamin A auftritt:

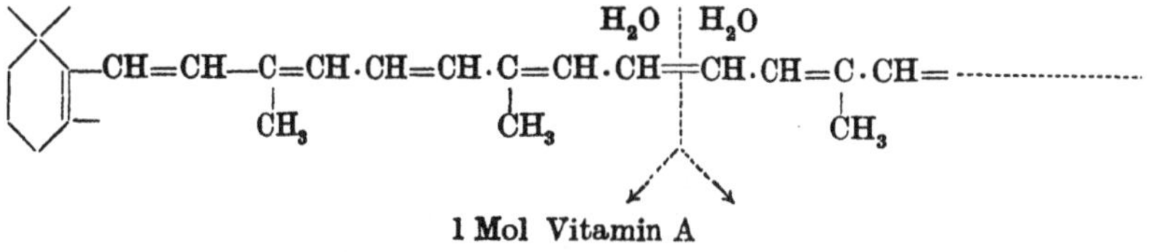
H₂O
H₂O
CH=CH—C=CH·CH=CH·C=CH·CH=CH·CH=C·CH=
CH₃
CH₃
CH₃
1 Mol Vitamin A

Unwirksam sind daher Isomere, die keinen β-Jonon-Ring enthalten.

KUHN und GRUNDMANN[2] isolierten aus Mais das *Kryptoxanthin*, das ebenfalls Vitamin A-wirksam ist. Darin ist ein β-Jonon-Ring des β-Carotins hydroxyliert, wodurch die Verbindung nur die halbe Vitamin-Wirksamkeit entfaltet:

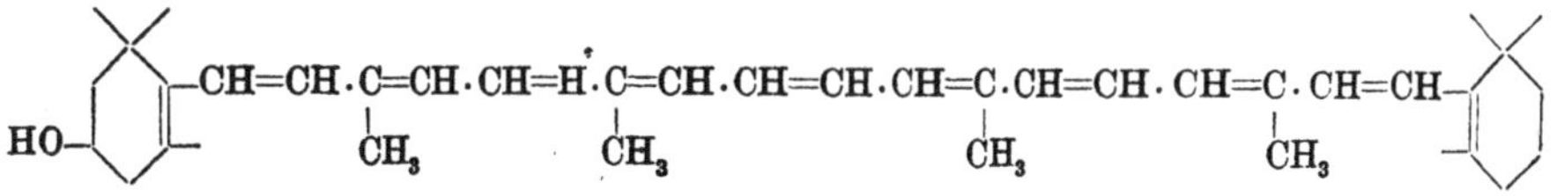
HO
CH=CH·C=CH·CH=H·C=CH·CH=CH·CH=C·CH=CH·CH=C·CH=CH
CH₃
CH₃
CH₃
CH₃

Kryptoxanthin

I. M. HEILBRON gewann das *Myoxanthin* aus Algen[3]. In der Folgezeit sind noch weitere Provitamine bekannt geworden (E. LEDERER, MOORE[4] und G. WALD[5]).

Vitamin A ist im Dorschleberöl von *Hepaxanthin* begleitet, das man auch durch Einwirkung von Perphthalsäure auf Vitamin A erhalten kann und das ein *Epoxy-Vitamin A* darstellt[6]. Diesen Epoxyden kann folgende Struktur zugesprochen werden:

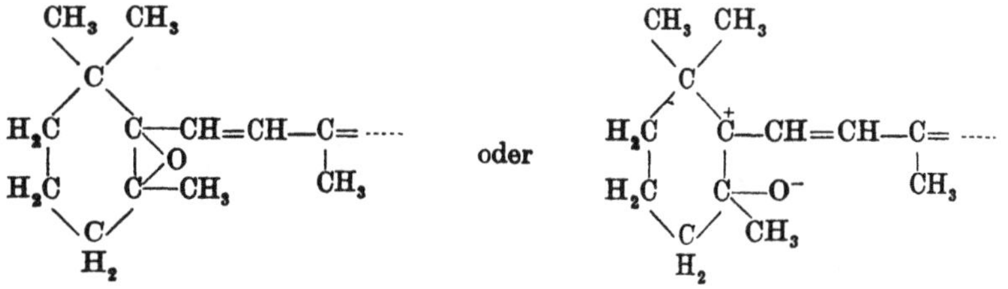
CH₃ CH₃
C
H₂C
C—CH=CH—C=
O
H₂C
C—CH₃
CH₃
C
H₂
oder
CH₃ CH₃
C
H₂C
C—CH=CH—C=
H₂C
C—O⁻
CH₃
C
CH₃
H₂

Derartige Carotinepoxyde finden sich auch in der Natur vor, so beispielsweise in manchen Blüten, als Xanthophyllepoxyd (in Winterastern, Hahnenfuß). Die Epoxyde sind gegen Mineralsäuren sehr empfindlich und gehen hierbei in furanoid

[1] KUHN, R., H. BROCKMANN u. a.: Hoppe-Seylers Z. physiol. Chem. 221, 129 (1993.)
[2] KUHN, R., u. CHR. GRUNDMANN: Ber. dtsch. chem. Ges. 67, 339 (1934).
[3] HEILBRON, I. M.: J. chem. Soc. (London) **1936**, 1376.
[4] LEDERER, E., u. T. MOORE: Nature (London) **147**, 996 (1936).
[5] WALD, G.: Nature (London) **139**, 1017 (1939).
[6] KARRER, P., u. E. JUCKER: Helv. chim. Acta **28**, 717 (1945).

gebaute Derivate über. Diese Umwandlung kann schon durch Spuren von Mineralsäuren oder durch saure Zellsäfte herbeigeführt werden.

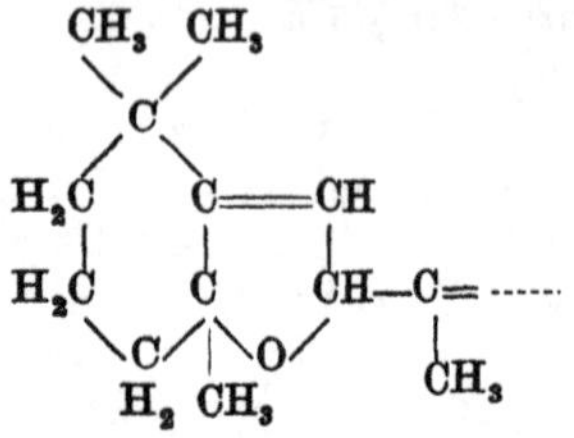

Neben dieser Isomerisierung zum Furan erfolgt durch Einwirkung von Salzsäure enthaltendem Chloroform auch Abspaltung des Oxido-Sauerstoffs und Regenerierung des Carotinoids. Diese Regenerierung scheint sich auch im Organismus abzuspielen, da die Epoxyde wirksam sind. So ist das α-Carotinepoxyd mit 10 γ, das β-Carotindiepoxyd mit 17 γ und das sog. Luteochrom mit 18 γ voll wirksam. Ebenso ist auch das β-Carotin-monoepoxyd als ein Provitamin anzusprechen[1].

Das *Mutachrom*, daß von KARRER und JUCKER beschrieben wurde[2], besitzt nach Angaben von N. T. GRIDGEMAN und anderen,

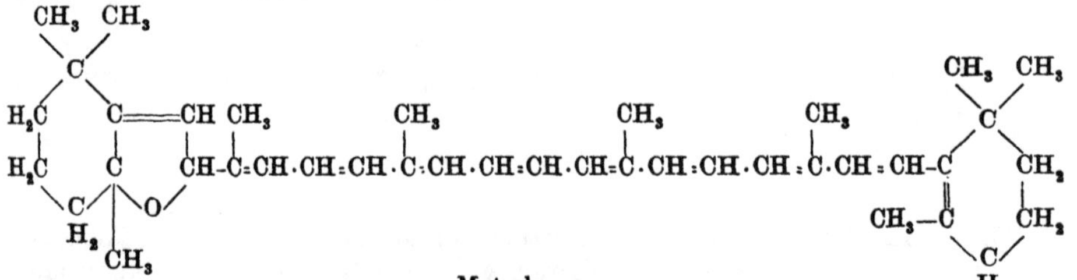

Mutachrom

nicht wie ursprünglich angenommen, die Wirkung des β-Carotins, sondern seine Aktivität soll noch geringer sein als die des α-Carotins[3].

H. v. EULER, P. KARRER u. a.[4] stellten durch Oxydation mit Benzopersäure ein *Carotinoxyd* dar, in dem der Sauerstoff ätherartig gebunden ist, aber auch dieses ist nur mit 5 γ wirksam.

Das *Dihydro-β-carotin*, das von P. KARRER und A. RÜEGGER[5] kristallisiert gewonnen wurde, ist nicht biologisch aktiv. Es entsteht aus dem β-Carotin durch Aufhebung einer Doppelbindung. Dadurch tritt Verschiebung aller Doppelbindungen der Kette ein, wobei die Vitamin A-Wirkung vollständig verloren geht. Dem Dihydro-carotin kommt folgende Konstitution zu:

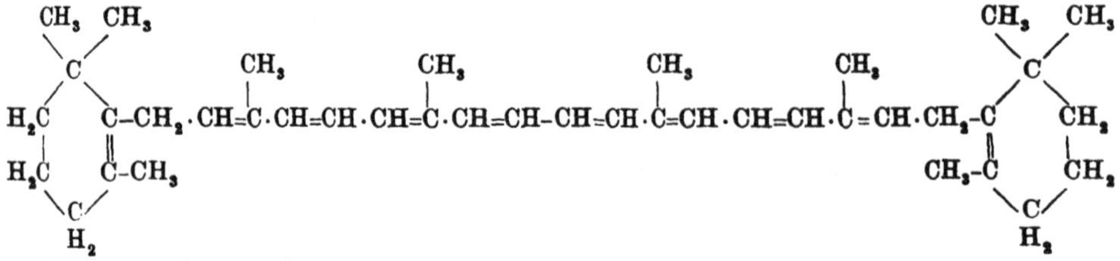

[1] KARRER, P., E. JUCKER u. a.: Helv. chim. Acta 28, 1146 (1945).
[2] KARRER, P., u. E. JUCKER: Helv. chim. Acta 28, 427 (1945).
[3] GRIDGEMAN, N. T., u. a.: J. chem. Soc. (London) 1947, 131.
[4] v. EULER, H., P. KARRER u. a.: Helv. chim. Acta 15, 1507 (1932).
[5] KARRER, P., u. A. RÜEGGER: Helv. chim. Acta 23, 955 (1940).

Das durch Jod-Addition erhaltene Carotinjodid ist mit 40 γ wirksam, da im Organismus Carotin regeneriert wird[1].

Konstitution des Vitamins A.

P. KARRER und Mitarbeiter konnten das Vitamin A verestern. Die katalytische Hydrierung zeigte das Vorliegen von fünf Doppelbindungen an. Parallelen zum β-Carotin und der Nachweis, daß auch im Vitamin A ein Jonon-Ring vorliegt, führten zu der nachstehenden Formel, die durch Synthese des Perhydrovitamins A durch KARRER und MORF[2] bestätigt werden konnte.

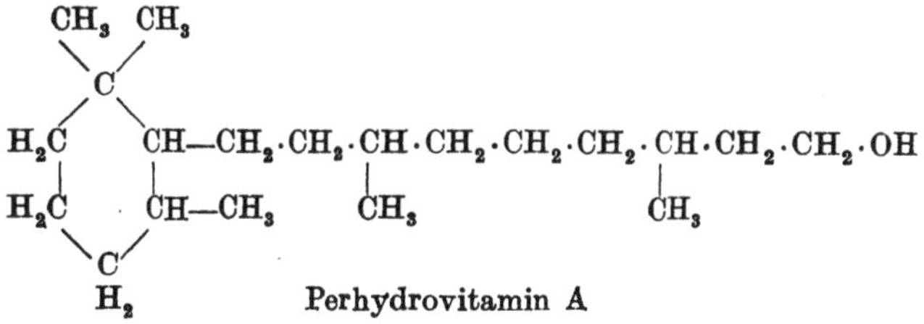

$$\begin{array}{c} CH_3\ CH_3 \\ \diagdown C \diagup \\ H_2C \quad CH-CH_2 \cdot CH_2 \cdot CH \cdot CH_2 \cdot CH_2 \cdot CH_2 \cdot CH \cdot CH_2 \cdot CH_2 \cdot OH \\ |\quad\quad | \quad\quad\quad\quad\quad\quad | \quad\quad\quad\quad\quad\quad\quad\quad | \\ H_2C \quad CH-CH_3 \quad\quad CH_3 \quad\quad\quad\quad\quad CH_3 \\ \diagdown C \diagup \\ H_2 \quad\quad \text{Perhydrovitamin A} \end{array}$$

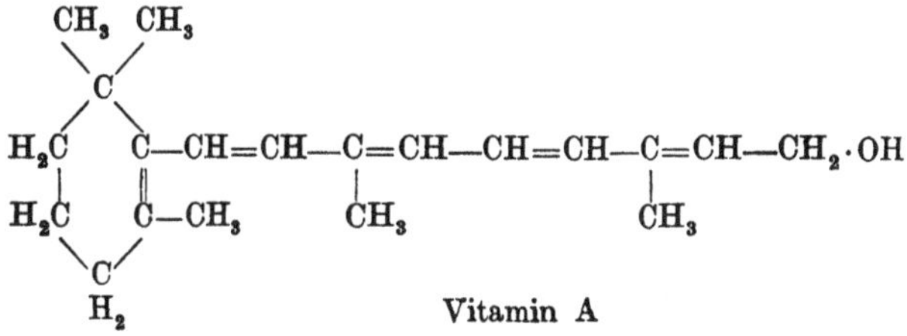

$$\begin{array}{c} CH_3\ CH_3 \\ \diagdown C \diagup \\ H_2C \quad C-CH=CH-C=CH-CH=CH-C=CH-CH_2 \cdot OH \\ |\quad\quad | \quad\quad\quad\quad\quad | \quad\quad\quad\quad\quad\quad\quad | \\ H_2C \quad C-CH_3 \quad\quad CH_3 \quad\quad\quad\quad\quad CH_3 \\ \diagdown C \diagup \\ H_2 \quad\quad \text{Vitamin A} \end{array}$$

Die Reinigung und Darstellung des kristallisierten Vitamins A aus den Naturprodukten bereitet große Schwierigkeiten, so daß anfangs nur Konzentrate hergestellt wurden, so z. B. durch chromatographische Adsorption, beispielsweise an Norit-Kohle, durch Extraktion mit Methanol, Aceton oder Alkohol oder durch Hochvakuum-Kurzwegdestillation erhalten[3]. Neuerdings wird auch die Synthese des Vitamins A (s. S. 377) großtechnisch durchgeführt, so daß reine Vitamin A-Ester im Handel sind.

Vitamin A_2.

In den Leberölen von Süßwasserfischen und im Süßwasserlaichenden Seefischen läßt sich spektroskopisch noch eine andere Vitamin A-wirksame Substanz nachweisen, die durch eine erhebliche Verschiebung des Absorptionsmaximums ihrer blauen Anlagerungsverbindung mit $SbCl_3$ gekennzeichnet ist. HEILBRON und Mitarbeiter[4] vermuten in der Verbindung einen β-Jonon-Ring und geben ihr auf Grund der Analyse von LEDERER und VERRIER[5] ($C_{22}H_{29}OH$) die Konstitution der Formel I. Während nach LE GRAY und Mitarbeitern[6] die Verbindung der C_{20}-Reihe angehört und die Konstitution II besitzen soll:

---

[1] KARRER, P., u. M. REYDBOOM: Ber. dtsch. chem. Ges. 62, 2445 (1929).
[2] KARRER, P., u. R. MORF: Helv. chim. Acta 14, 1036 u. 1431 (1931) u. 16, 557 (1933).
[3] Siehe DRP 670016; EPP. 464395, 528 994; APP. 2169195, 2186699, 2205925, 2 221690, 2 503 853; Holl.P. 44870.
[4] HEILBRON, I. M., u. a.: Biochem. J. 32, 405 (1938).
[5] LEDERER, E., u. L. VERRIER: Bull. Soc. Chim. biol. 21, 629 (1939).
[6] GRAY, E. LE B.: J. biol. Chemistry 131, 317 (1939) u. 134, 397 (1940).

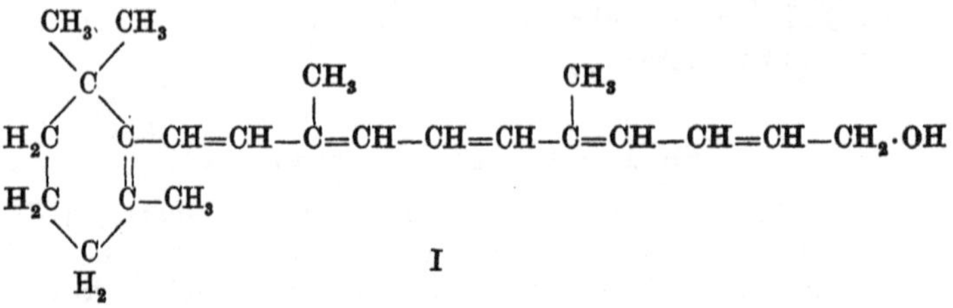

$$\text{Structure I: } \beta\text{-ionone-derived cyclic structure} -CH=CH-C(CH_3)=CH-CH=CH-C(CH_3)=CH-CH=CH-CH_2\cdot OH$$

I

$$\text{Structure II: similar with modified ring} -CH=CH-C(CH_3)=CH-CH=CH-C(CH_3)=CH-CH_2\cdot OH$$

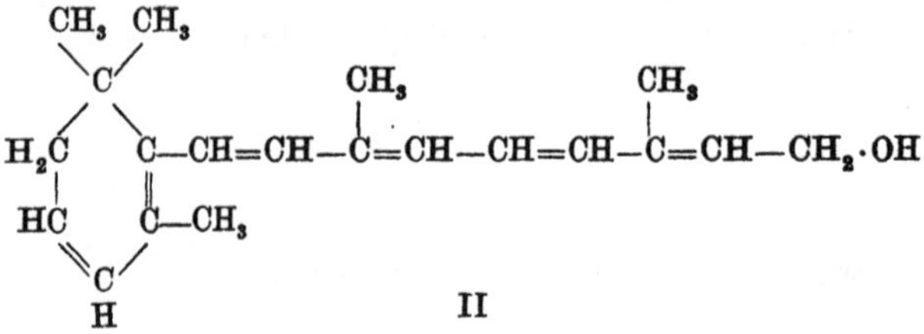

II

glaubte KARRER, daß sich Vitamin A_2 vom γ-Ionon ableitet und ihm folgende Struktur zukäme[1]:

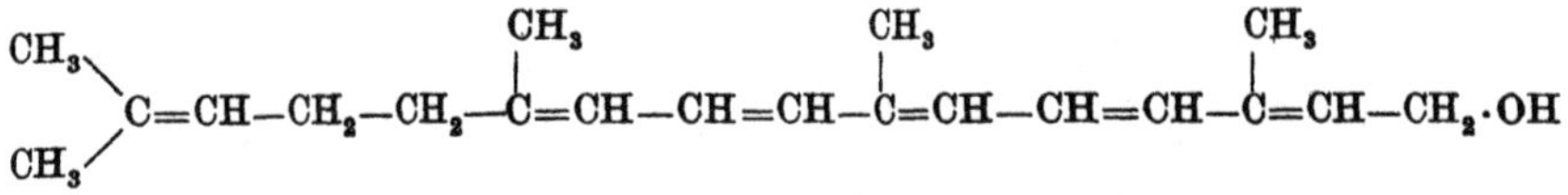

$$(CH_3)_2C=CH-CH_2-CH_2-C(CH_3)=CH-CH=CH-C(CH_3)=CH-CH=CH-C(CH_3)=CH-CH_2\cdot OH$$

Diese offene Vitamin A_2-Formel konnte scheinbar durch weitere Untersuchungen von KARRER[2] bestätigt werden, wird von ihm aber in einer neueren Arbeit zurückgezogen[3].

Die Prüfung der physiologischen Wirkung im Rattenversuch ergab, daß das Vitamin A_2 etwa $^1/_{10}$ der Wirksamkeit des Vitamins A_1 besitzt. Es ist nach Ansicht KARRERS anzunehmen, daß der Organismus in der Lage ist, in beschränktem Umfang das A_2 zu cyclisieren:

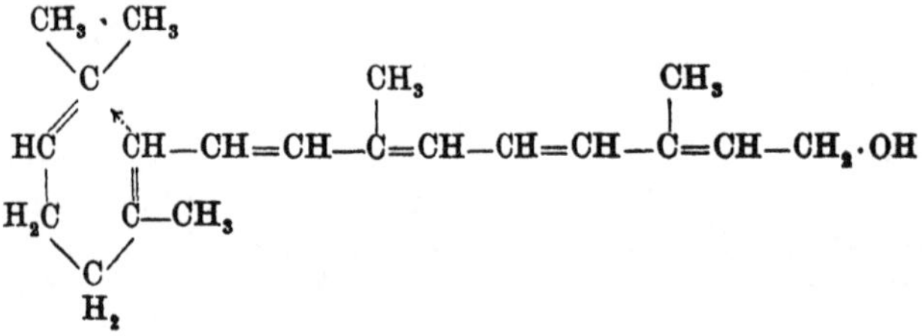

$$\text{cyclisierte Struktur mit } CH-CH=CH-C(CH_3)=CH-CH=CH-C(CH_3)=CH-CH_2\cdot OH$$

CH. D. ROBESON und J. G. BAXTER[4] gewannen aus dem Unverseifbaren des Haifischleberöls durch Molekulardestillation und anschließende weitere Aufarbeitung neben Vitamin A eine Verbindung der Summenformel $C_{20}H_{30}O$, die sie als *Neovitamin A* bezeichneten.

Durch Einwirkung von Spuren Jod auf die Anthrachinon-β-carboxylate können Vitamin A und Neovitamin A ineinander überführt werden Hierbei stellt sich stets ein Gleichgewicht von 70% Vitamin A und 30% Neovitamin A ein. Tierversuche zeigten, daß auch die Rattenleber in der Lage ist, das Neovitamin A in Vitamin A zu überführen. Nach Ansicht der genannten Autoren unterscheidet sich das Neovitamin A vom eigentlichen Vitamin A in der sterischen Konfiguration an der dem CH_2OH-Rest benachbarten Doppelbindung. Hierbei kommt dem Neovitamin A die cis-, dem Vitamin A die trans-Konfiguration zu.

---

[1] KARRER, P., u. a.: Helv. chim. Acta **24**, 161 (1941).

[2] KARRER, P.: Helv. chim. Acta **26**, 1658 (1943).

[3] PATEL, P. K., P. KARRER u. J. BENZ: Helv. chim. Acta **32**, 1938 (1949); vgl. **33**, 38 (1950); Anmerkung während der Korrektur: Die offene Formel wurde inzwischen durch Synthese bestätigt: FARRAR, HAMLET, HENBST u. A. JONES: Chem. and Ind. **1951**, 49.

[4] ROBESON, CH. D., u. J. G. BAXTER: J. Amer. chem. Soc. **69**, 136 (1947).

Synthese des Vitamins A.

R. KUHN und C. MORRIS[1] versuchten die Synthese des Vitamins A über den β-Jonyliden-acetaldehyd. Sie gelangten zu Vitamin A ähnlichen Verbindungen, die jedoch schwach oder nicht wirksam waren[2]. Nach Ansicht von KARRER[3] erhält man bei der Kondensation von β-Methylcrotonaldehyd mit β-Jonyliden-acetaldehyd nicht ein einheitliches Polyen, sondern verschiedene Derivate. Daher weist das Absorptionsspektrum des entstehenden Produktes eine geringe Verschiebung der Absorptionsbanden gegenüber Vitamin A auf. Auf Grund von durch HEILBRON[4] beschriebenen Modellreaktionen gelang schließlich O. ISLER, W. HUBER u. a.[5] die Darstellung des Vitamins A. J. F. ARENS und D. A. VAN DORP synthetisierten auf anderem Weg den Vitamin A-Aldehyd[6], den sie in den Alkohol überführen konnten.

Synthese nach ISLER.

β-Jonon wird mittels Natriummethylat mit Chloressigester kondensiert. Der gebildete Glycidester, der sehr hitzeempfindlich ist, wird durch Behandlung mit Alkali verseift und decarboxyliert, wobei die Doppelbindung in die α,β-Stellung zur Aldehyd-Gruppe wandert. Das von H. LINDLAR[7] ausgearbeitete Verfahren liefert eine Ausbeute von 80% und bedeutet eine wesentliche Verbesserung der älteren Vorschriften von HEILBRON[8].

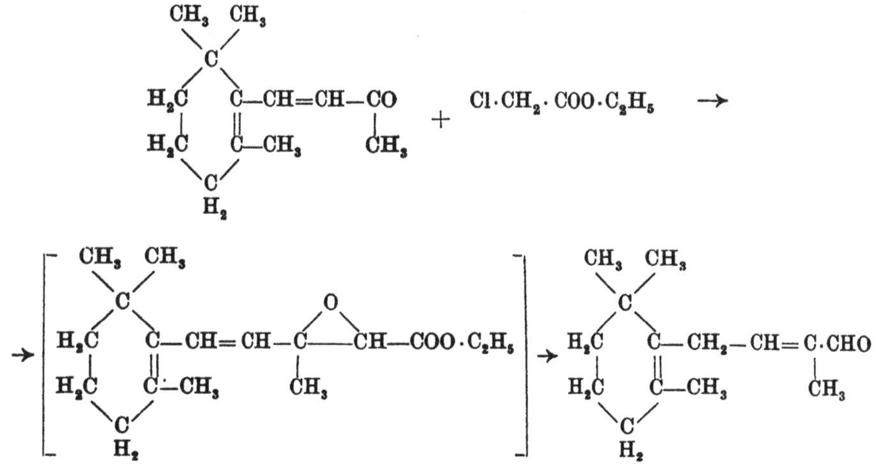

Der erhaltene Aldehyd wird zur Darstellung des Vitamin A-methyläthers mit 1-Methoxy-3-methylpentenin durch GRIGNARD-Reaktion kondensiert. Das Kondensationsprodukt wird partiell hydriert und daraus durch Allyl-Umlagerung und Wasserabspaltung

---

[1] KUHN, R., u. C. MORRIS: Ber. dtsch. chem. Ges. **70**, 854 (1937); DRP 696084.
[2] HEILBRON, I. M., u. a.: J. chem. Soc. (London) **1942**, 727; **1943**, 261; **1944**. 134; **1945**, 77; **1946**, 27 u. 500.
[3] KARRER, P., u. A. RÜEGGER: Helv. chim. Acta **23**, 284 (1940).
[4] HEILBRON, I. M., u. a.: J. chem. Soc. (London) **1943**, 261; **1944**, 134; **1945**, 77; **1946**, 27 u. 500.
[5] ISLER, O., W. HUBER u. a.: Helv. chim. Acta **30**, 1911 (1947) vgl. auch Festschr. E. C. BARELL **1946** S. 31.
[6] ARENS, J. F., u. D. A. VAN DORP: Nature (London) **160**, 189 (1947).
[7] AP. 2 451 740.
[8] HEILBRON, I. M., u. a.: J. chem. Soc. (London) **1942**, 727 u. **1946**, 502.

der Vitamin A-methyläther in einer Gesamtausbeute von 20% erhalten. Der Methyläther erwies sich als voll biologisch aktiv[1].

Nach dem gleichen Verfahren gelang auch die Darstellung des Vitamins A. Zur Synthese wird hier das 1-Oxy-3-methyl-penten-(2)-in-(4) benötigt. Zu dessen Darstellung wird Acetylen-Lithium mit Methylvinylketon in flüssigem Ammoniak kondensiert und das entstehende 3-Oxy-3-methyl-pentenin mit verd. Schwefelsäure behandelt[2], wobei die Doppelbindung in Konjugation zur Dreifachbindung tritt und die tertiäre Hydroxyl-Gruppe aus der 3-Stellung in die 1-Stellung wandert:

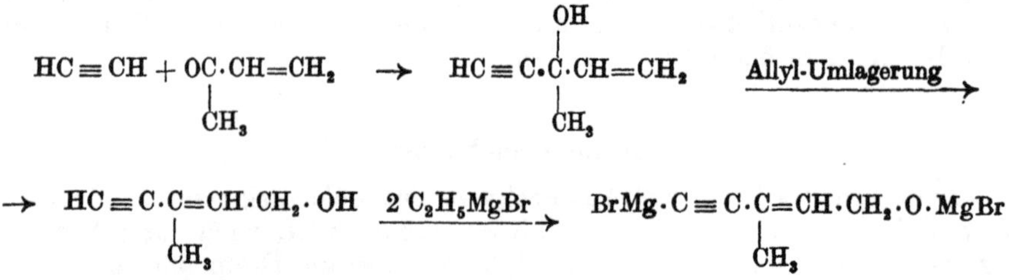

$$HC \equiv CH + OC \cdot CH = CH_2 \underset{CH_3}{|} \rightarrow HC \equiv C \cdot \underset{CH_3}{\overset{OH}{\underset{|}{C}}} \cdot CH = CH_2 \xrightarrow{\text{Allyl-Umlagerung}}$$

$$\rightarrow HC \equiv C \cdot \underset{CH_3}{\underset{|}{C}} = CH \cdot CH_2 \cdot OH \xrightarrow{2\ C_2H_5MgBr} BrMg \cdot C \equiv C \cdot \underset{CH_3}{\underset{|}{C}} = CH \cdot CH_2 \cdot O \cdot MgBr$$

Zur Synthese des Vitamins A wird der oben erwähnte Aldehyd mit dem Di-magnesiumbromid-Salz des 1-Oxy-3-methyl-penten-(2)-in-(4) umgesetzt[3]. Die Kondensation nimmt man in üblicher Weise in Äther-Lösung vor. Anschließende Hydrolyse führt zum 1,6-Dioxy-3,7-dimethyl-9-(trimethyl-cyclohexenyl)-nonadien-(2,7)-in-(4):

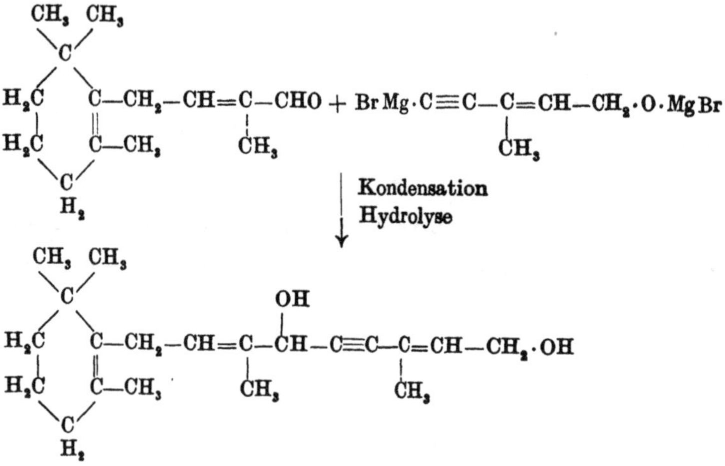

Darauf wird in methylalkoholischer Lösung in Gegenwart von teilweise desaktiviertem Palladiumkatalysator bis zur Aufnahme von 1 Mol Wasserstoff hydriert. Durch Einwirkung von Acetylchlorid erhält man den Mono-Ester:

---

[1] Festschr. E. C. BARELL **1946**, S. 31.
[2] Vgl. auch: J. chem. Soc. (London) **1945**, 93.
[3] ISLER, O., W. HUBER u. a.: Helv. chim. Acta **30**, 1911 (1947); Schwd.P. 124522; AP. 2451735; EP. 605208; Schwz. PP. 262179, 262180, 262181, Zus. zu Schwz.P. 256699.

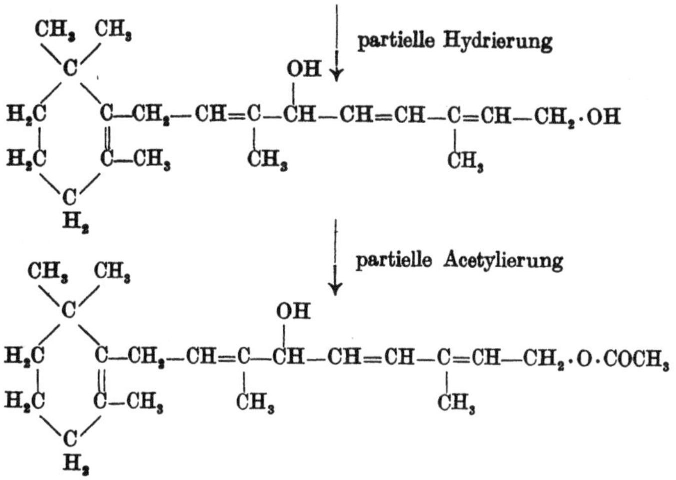

$$\begin{array}{c}\text{CH}_3\ \text{CH}_3\\ \diagdown\!\!\diagup\\ \text{C}\end{array}\qquad\qquad\Big\downarrow\ \text{partielle Hydrierung}$$

H₂C⟨ring⟩C—CH₂—CH=C—CH—CH=CH—C=CH—CH₂·OH
                    | | |
                   CH₃   CH₃   CH₃
(mit OH an 4-Position)

$$\Big\downarrow\ \text{partielle Acetylierung}$$

H₂C⟨ring⟩C—CH₂—CH=C—CH—CH=CH—C=CH—CH₂·O·COCH₃
                    | | |
                   CH₃ OH·CH₃   CH₃

1-Acetoxy-3,7-dimethyl-6-oxy-9-(trimethyl-cyclohexenyl)-nonatrien-(2,4,7).

Er wird in Petroläther in Gegenwart geringer Mengen Jod dehydratisiert oder besser zunächst mit konz. Bromwasserstoffsäure umgesetzt und anschließend durch Rühren mit Wasser HBr abgespalten. Hierbei erfolgt zunächst Allyl-Umlagerung und darauf Dehydratisierung. Anschließende Verseifung liefert Vitamin A, das durch Umkristallisieren gereinigt wird:

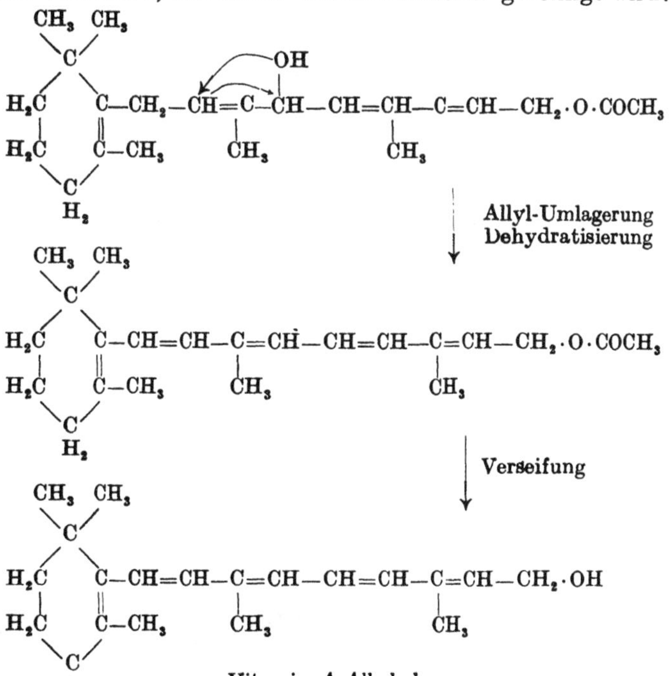

[Strukturformel mit OH-Verschiebungspfeil]
H₂C⟨ring⟩C—CH₂—CH=C—CH—CH=CH—C=CH—CH₂·O·COCH₃

$$\Big\downarrow\ \begin{array}{l}\text{Allyl-Umlagerung}\\ \text{Dehydratisierung}\end{array}$$

H₂C⟨ring⟩C—CH=CH—C=CH—CH=CH—C=CH—CH₂·O·COCH₃

$$\Big\downarrow\ \text{Verseifung}$$

H₂C⟨ring⟩C—CH=CH—C=CH—CH=CH—C=CH—CH₂·OH

Vitamin A-Alkohol

Bei weiteren Synthesen wurde das β-Jonon unmittelbar umgesetzt. Propargylbromid wurde mit 2—4 Mol Methylvinylketon in Gegenwart von Zink zur Reaktion gebracht. Nach Zersetzung des Zink-Salzes mit Säuren wurde das

3-Oxy-3-methyl-hexen-(1)-in-(5) erhalten, aus dem durch Halogenierung, Umlagerung und nachträgliche Umsetzung mit Natriummethylat das 1-Methoxy-3-methyl-hexen-(2)-in-(5) entsteht, das mit β-Jonon in üblicher Weise umgesetzt wird, worauf man nun die Dreifach-Bindung zur Doppel-Bindung hydriert und darauf unter Allyl-Umlagerung Wasser abspaltet[1]:

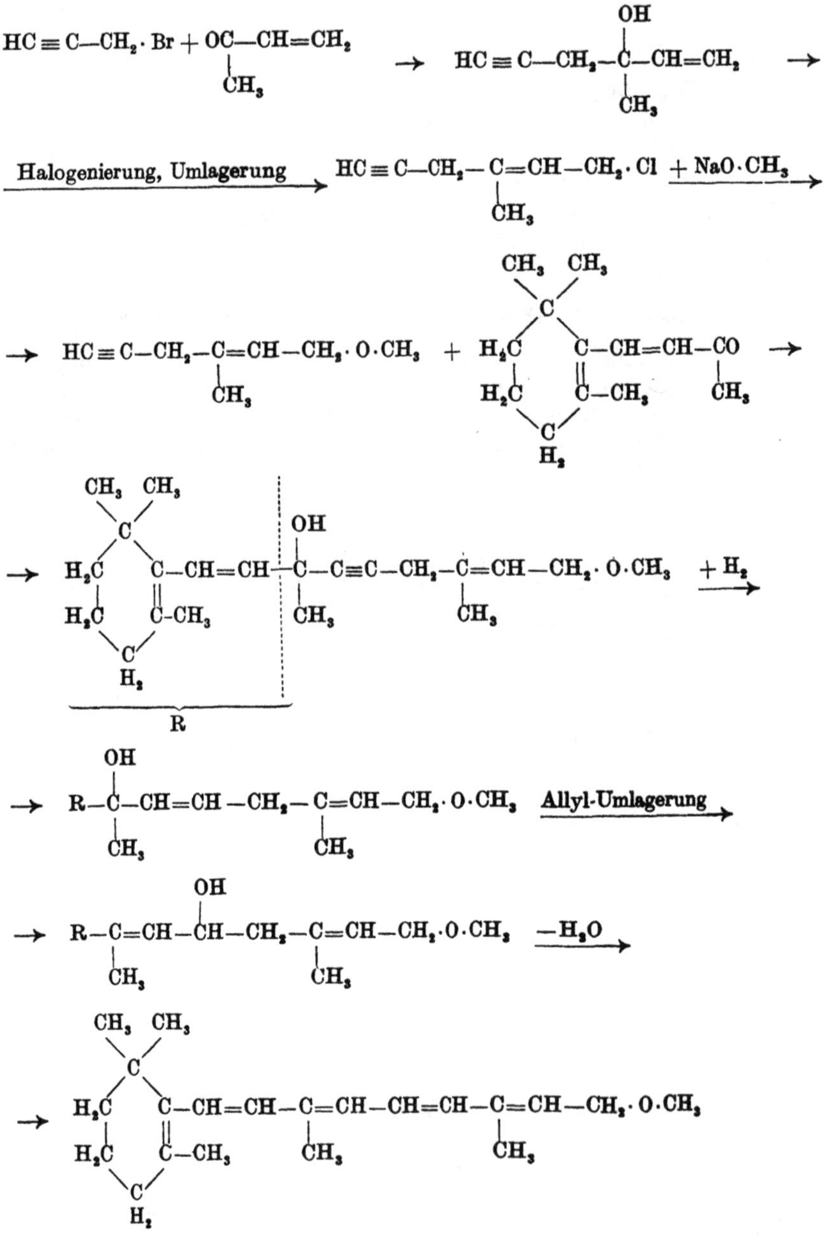

$$HC \equiv C-CH_2 \cdot Br + OC-CH=CH_2 \quad \rightarrow \quad HC \equiv C-CH_2-\underset{CH_3}{\underset{|}{C}}(OH)-CH=CH_2 \quad \rightarrow$$
$$\underset{CH_3}{}$$

$$\xrightarrow{\text{Halogenierung, Umlagerung}} HC \equiv C-CH_2-\underset{CH_3}{\underset{|}{C}}=CH-CH_2 \cdot Cl + NaO \cdot CH_3 \rightarrow$$

$$\rightarrow HC \equiv C-CH_2-\underset{CH_3}{\underset{|}{C}}=CH-CH_2 \cdot O \cdot CH_3 + \text{[β-Jonon]} \rightarrow$$

$$\rightarrow \underbrace{\text{[Ring]}-CH=CH}_{R}-\underset{CH_3}{\underset{|}{C}}(OH)-C \equiv C-CH_2-\underset{CH_3}{\underset{|}{C}}=CH-CH_2 \cdot O \cdot CH_3 \xrightarrow{+H_2}$$

$$\rightarrow R-\underset{CH_3}{\underset{|}{C}}(OH)-CH=CH-CH_2-\underset{CH_3}{\underset{|}{C}}=CH-CH_2 \cdot O \cdot CH_3 \xrightarrow{\text{Allyl-Umlagerung}}$$

$$\rightarrow R-\underset{CH_3}{\underset{|}{C}}=CH-\underset{}{\underset{|}{C}H(OH)}-CH_2-\underset{CH_3}{\underset{|}{C}}=CH-CH_2 \cdot O \cdot CH_3 \xrightarrow{-H_2O}$$

$$\rightarrow \text{[Ring]}-CH=CH-\underset{CH_3}{\underset{|}{C}}=CH-CH=CH-\underset{CH_3}{\underset{|}{C}}=CH-CH_2 \cdot O \cdot CH_3$$

---
[1] FP. 944955.

In ähnlicher Weise kann β-Jonon auch mit 1-Methoxy-3-methyl-6-chlorhexen-(2)-in-(4) in Gegenwart von Zink kondensiert werden. Auch hier wird wieder partiell hydriert, die Allyl-Umlagerung durchgeführt und Wasser abgespalten[1]:

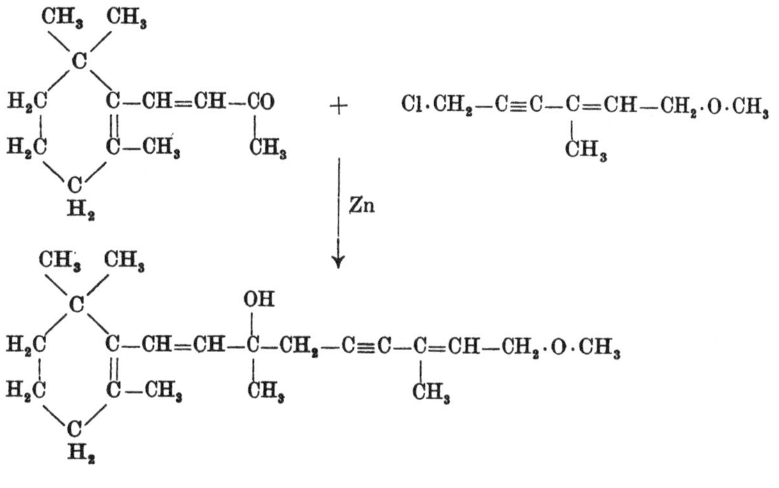

$$\begin{array}{c}\text{CH}_3\ \ \text{CH}_3\\ \diagdown\diagup\\ \text{C}\\ \text{H}_2\text{C}\diagup\ \ \diagdown\text{C}-\text{CH}=\text{CH}-\text{CO}\\ \text{H}_2\text{C}\diagdown\ \ \diagup\text{C}-\text{CH}_3\quad\ \ \text{CH}_3\\ \text{C}\\ \text{H}_2\end{array}\ +\ \text{Cl}\cdot\text{CH}_2-\text{C}\equiv\text{C}-\underset{\text{CH}_3}{\text{C}}=\text{CH}-\text{CH}_2\cdot\text{O}\cdot\text{CH}_3$$

$$\downarrow \text{Zn}$$

$$\begin{array}{c}\text{CH}_3\ \ \text{CH}_3\\ \diagdown\diagup\\ \text{C}\\ \text{H}_2\text{C}\diagup\ \ \diagdown\text{C}-\text{CH}=\text{CH}-\underset{\text{CH}_3}{\overset{\text{OH}}{\text{C}}}-\text{CH}_2-\text{C}\equiv\text{C}-\underset{\text{CH}_3}{\text{C}}=\text{CH}-\text{CH}_2\cdot\text{O}\cdot\text{CH}_3\\ \text{H}_2\text{C}\diagdown\ \ \diagup\text{C}-\text{CH}_3\\ \text{C}\\ \text{H}_2\end{array}$$

Synthese nach van Dorp.

ARENS und VAN DORP[2] erhielten in Fortführung von Versuchen, die gemeinsam mit INHOFFEN durchgeführt wurden, über nachstehendes Keton das Vitamin A.

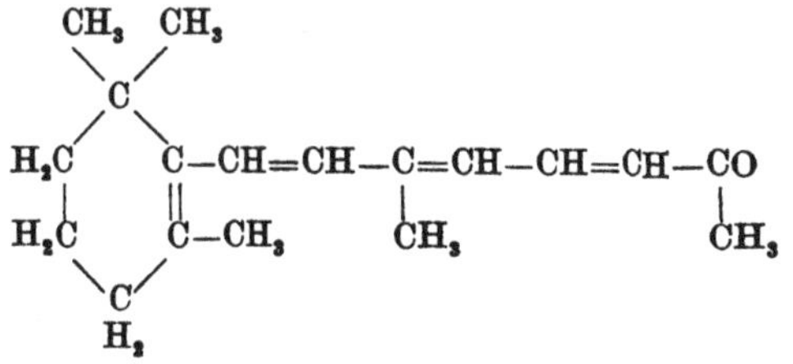

$$\begin{array}{c}\text{CH}_3\ \ \text{CH}_3\\ \diagdown\diagup\\ \text{C}\\ \text{H}_2\text{C}\diagup\ \ \diagdown\text{C}-\text{CH}=\text{CH}-\underset{\text{CH}_3}{\text{C}}=\text{CH}-\text{CH}=\text{CH}-\underset{\text{CH}_3}{\text{CO}}\\ \text{H}_2\text{C}\diagdown\ \ \diagup\text{C}-\text{CH}_3\\ \text{C}\\ \text{H}_2\end{array}$$

Zur Darstellung kondensierten sie[3] β-Jonon mit ω-Bromcrotonsäureester nach REFORMATZKY. Das Kondensationsprodukt spaltet bei der Hydrolyse sofort Wasser ab, worauf der erhaltene Ester zur Säure verseift werden kann.

Die Säure läßt sich auf zwei verschiedene Arten in das Keton umwandeln. Sie wurde nach der Methode von GIDELMAN von VAN DORP mit Methyllithium umgesetzt. KARRER erhielt das Keton durch Umsetzung mit Methylzinkjodid[4], HEILBRON[5] verwandte Dimethylcadmium:

---

[1] Schwz. PP. 261885, 261887, Zus. zu Schwz.P. 256698; Schwz.P. 261888, Zus. zu Schwz.P. 257577; Schwed.P. 124204.
[2] ARENS, J. F., u. D. A. VAN DORP: Nature (London) **157**, 190 (1946).
[3] INHOFFEN, H. H.: Nature (London) **160**, 189 (1947).
[4] KARRER, P., E. JUCKER u. E. SCHICK: Helv. chim. Acta **29**, 704 (1946).
[5] HEILBRON, I. M., u. a.: J. chem. Soc. (London) **1946**, 866.

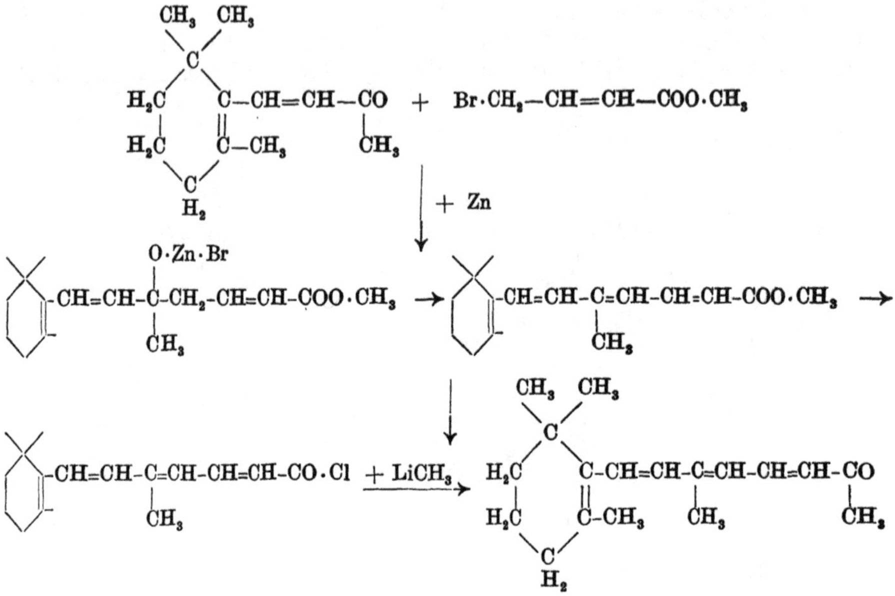

382 Vitamine und Hormone.

$$\text{β-Jonon} + Br\cdot CH_2-CH=CH-COO\cdot CH_3$$

$$\downarrow + Zn$$

$$\text{[Ring]}-CH=CH-\underset{\underset{CH_3}{|}}{\overset{\overset{O\cdot Zn\cdot Br}{|}}{C}}-CH_2-CH=CH-COO\cdot CH_3 \rightarrow \text{[Ring]}-CH=CH-\underset{\underset{CH_3}{|}}{C}=CH-CH=CH-COO\cdot CH_3 \rightarrow$$

$$\downarrow$$

$$\text{[Ring]}-CH=CH-\underset{\underset{CH_3}{|}}{C}=CH-CH=CH-CO\cdot Cl + LiCH_3 \rightarrow \text{[Ring]}-CH=CH-\underset{\underset{CH_3}{|}}{C}=CH-CH=CH-\underset{\underset{CH_3}{|}}{CO}$$

Die Darstellung des Ketons läßt sich nach N. A. MILAS und TH. HARRINGTON[1] am besten auf folgende Weise ermöglichen: β-Jonon wird mit Äthylbromacetat nach REFORMATZKY in den Oxyester umgewandelt. Mit p-Toluolsulfonsäure in Toluol wird dehydratisiert und der erhaltene Ester mit Lithium-aluminiumhydrid in Äther bei 0° hydriert:

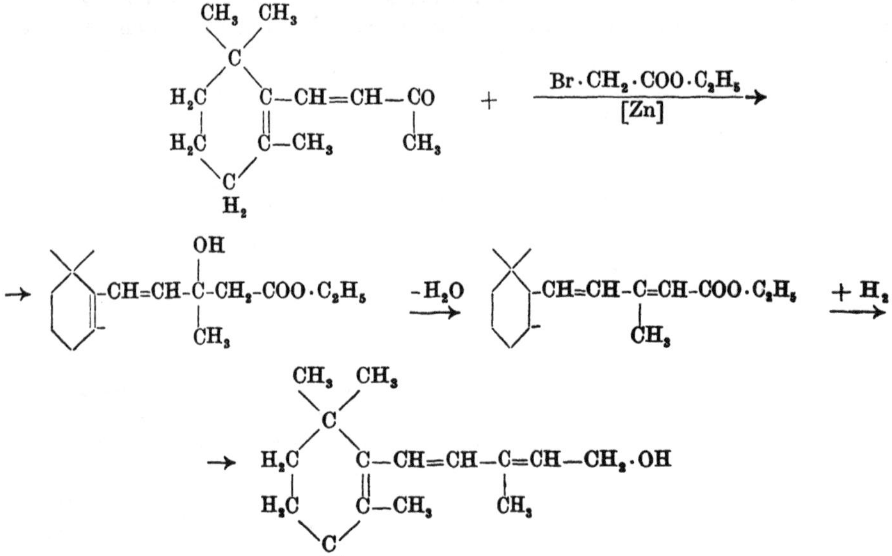

$$\text{β-Jonon} + \frac{Br\cdot CH_2\cdot COO\cdot C_2H_5}{[Zn]} \rightarrow$$

$$\rightarrow \text{[Ring]}-CH=CH-\underset{\underset{CH_3}{|}}{\overset{\overset{OH}{|}}{C}}-CH_2-COO\cdot C_2H_5 \xrightarrow{-H_2O} \text{[Ring]}-CH=CH-\underset{\underset{CH_3}{|}}{C}=CH-COO\cdot C_2H_5 \xrightarrow{+H_2}$$

$$\rightarrow \text{[Ring]}-CH=CH-\underset{\underset{CH_3}{|}}{C}=CH-CH_2\cdot OH$$

Der so erhaltene β-Jonyliden-äthylalkohol wird darauf mit Aluminiumisobutylat und Aceton in Benzol gekocht. Es erfolgt in der Zwischenstufe Aufoxydation zum Aldehyd, der sich mit überschüssigem Aceton unter Wasserabspaltung kondensiert[2]:

---

[1] MILAS, N. A., u. TH. HARRINGTON: J. Amer. chem. Soc. **69**, 2247 (1947).
[2] VAN DORP, D. A., u. J. F. ARENS: Nature (London) **160**, 189 (1947).

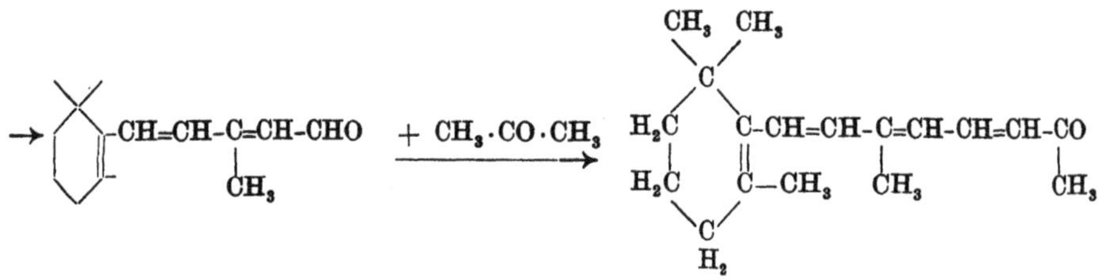

$\rightarrow$ [ring]–CH=CH–C=CH–CHO   + CH$_3$·CO·CH$_3$ $\longrightarrow$ [ring]–C–CH=CH–C=CH–CH=CH–CO
                         | | | |
                        CH$_3$ CH$_3$ CH$_3$

Nach L. N. WENDLER[1] und anderen läßt sich das Äthyl-β-jonylidenacetat mit Lithiumaluminiumhydrid in 85%ig. Ausbeute zum β-Jonylidenäthylalkohol reduzieren, dieser, zum Jonylidenacetaldehyd mit Braunstein oxydiert, wird darauf mit Aceton kondensiert.

Das Keton bringt man nach VAN DORP und ARENS nunmehr mit der GRIGNARD-Verbindung des Acetylenäthyläthers zur Reaktion[2]. Es entsteht ein Kondensationsprodukt, das in Gegenwart von Palladium-Bariumsulfat in Essigester partiell hydriert wird. Durch Behandlung mit Salzsäure erfolgt Spaltung des Äthers und unter Wasserabspaltung Bildung von Vitamin A-Aldehyd:

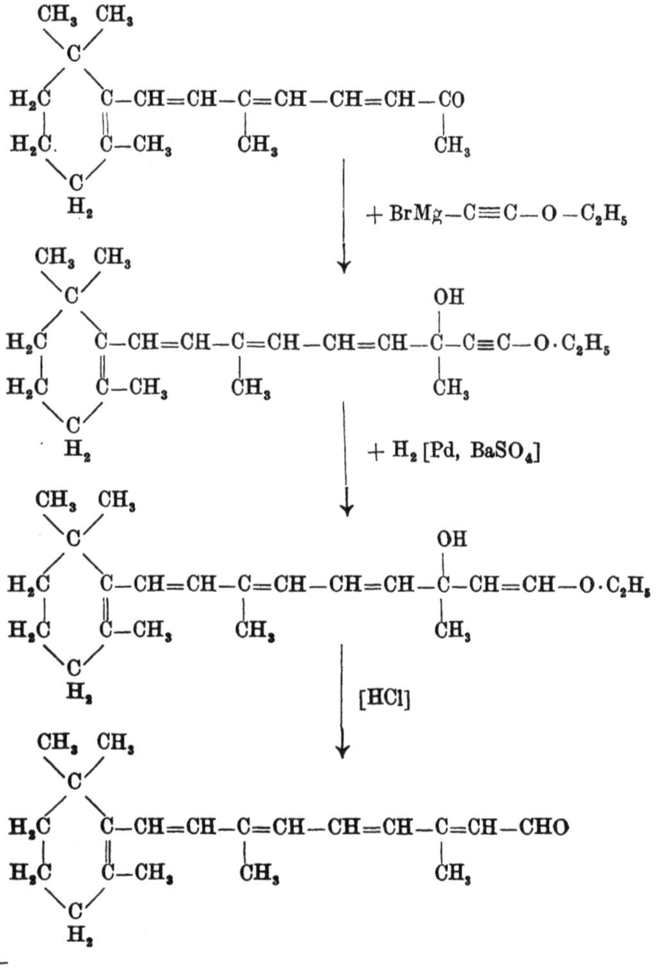

[ring]–C–CH=CH–C=CH–CH=CH–CO
              | |
             CH$_3$ CH$_3$

$\downarrow$ + BrMg–C≡C–O–C$_2$H$_5$

[ring]–C–CH=CH–C=CH–CH=CH–C(OH)–C≡C–O·C$_2$H$_5$
              | | |
             CH$_3$ CH$_3$ CH$_3$

$\downarrow$ + H$_2$ [Pd, BaSO$_4$]

[ring]–C–CH=CH–C=CH–CH=CH–C(OH)–CH=CH–O·C$_2$H$_5$
              | | |
             CH$_3$ CH$_3$ CH$_3$

$\downarrow$ [HCl]

[ring]–C–CH=CH–C=CH–CH=CH–C=CH–CHO
              | | |
             CH$_3$ CH$_3$ CH$_3$

---
[1] WENDLER, L. N., u. a.: J. Amer. chem. Soc. 71, 3267 (1949).
[2] Vgl. Schwed. P. 127 565.

Durch Reduktion gewannen van Dorp und Arens ein Produkt, das etwa 25% Vitamin A enthielt.

In anderer Weise überführte Schwarzkopf das C_{18}-Keton in Vitamin A[1]. Es wird nach Reformatzky mit Zink und Bromessigester umgesetzt und so der Oxyester in vorzüglicher Ausbeute erhalten. Dieser kann mit p-Toluolsulfonsäure zum Vitamin A-Säureester dehydratisiert werden, der nach Reinigung durch Chromatographie mit Lithiumaluminiumhydrid bei tiefen Temperaturen zum Vitamin A reduziert wird:

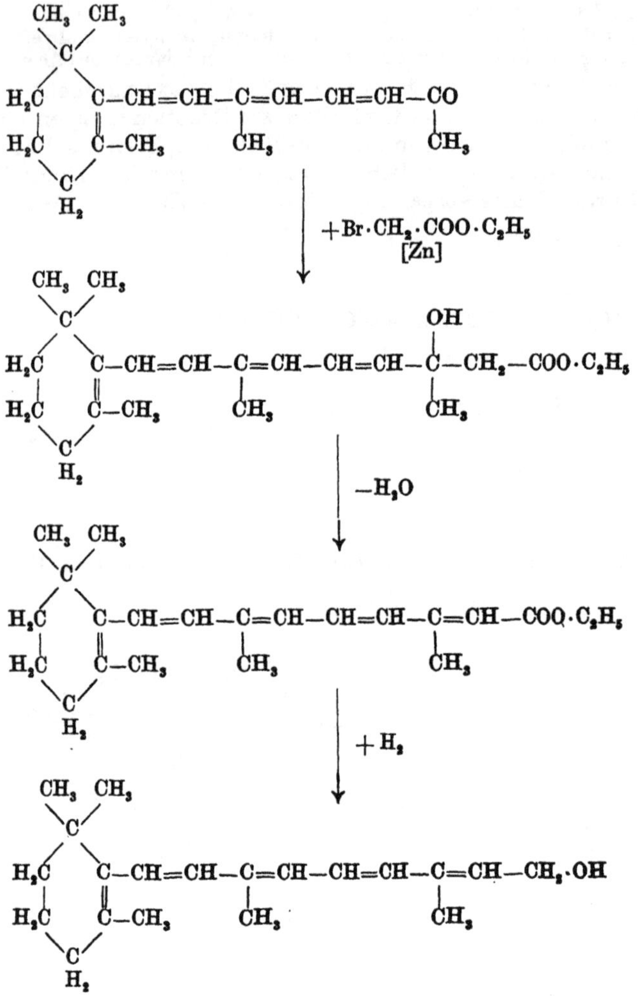

$$\text{Ionon-Keton} \xrightarrow[\text{[Zn]}]{+Br \cdot CH_2 \cdot COO \cdot C_2H_5} \text{Oxyester} \xrightarrow{-H_2O} \text{Vitamin A-Säureester} \xrightarrow{+H_2} \text{Vitamin A}$$

N. A. Milas[2] entwickelte weitere Wege zur Darstellung des Vitamins A. Acetylen wird an die Aldehyd-Gruppe des Jonylidenaldehyds angelagert, wozu

---

[1] Schwarzkopf, O., u. a.: Helv. chim. Acta **32**, 443 (1949); Schwed.P. 125107; Schwz.P. 260994.
[2] Milas, N. A.: Science (New York) **103**, 581 (1946); J. Amer. chem. Soc. **70**, 1597 (1948); vgl. Can. PP. 467040—467043.

Acetylenlithium in flüssigem Ammoniak verwandt wird. Die erhaltene Acetylen-Verbindung setzt man darauf mit 1-Äthoxy-butanon-(3) nach GRIGNARD um:

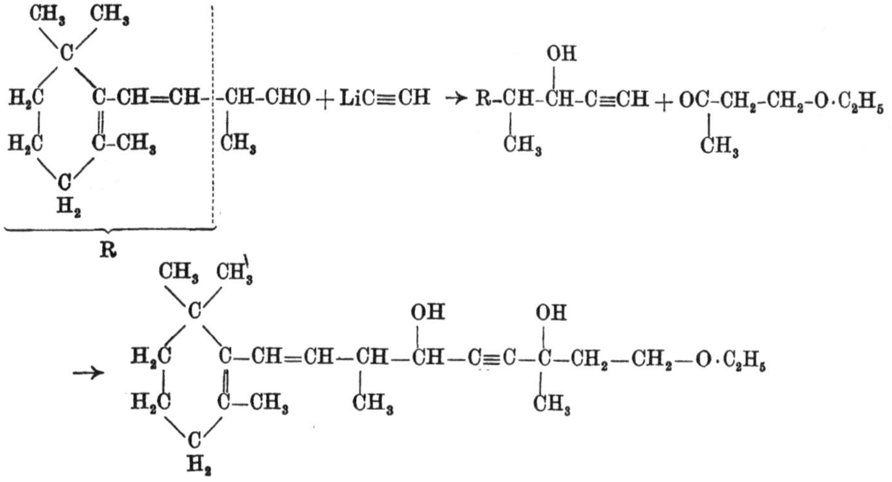

$$\underbrace{\begin{array}{c}CH_3\ \ CH_3\\ \diagdown\!\diagup\\ C\\ H_2C\diagup\ \ \diagdown C\text{-}CH\text{=}CH\text{-}\\ H_2C\diagdown\ \ \diagup C\text{-}CH_3\\ C\\ H_2\end{array}}_{R}\ \Big|\ \begin{array}{c}\text{-CH-CHO} + LiC\equiv CH\\ |\\ CH_3\end{array} \rightarrow \begin{array}{c}\ \ \ \ \ \ \ \ \ OH\\ \ \ \ \ \ \ \ \ \ |\\ R\text{-}CH\text{-}CH\text{-}C\equiv CH\\ |\\ CH_3\end{array} + \begin{array}{c}OC\text{-}CH_2\text{-}CH_2\text{-}O\cdot C_2H_5\\ |\\ CH_3\end{array}$$

$$\rightarrow \begin{array}{c}CH_3\ \ CH_3\\ \diagdown\!\diagup\\ C\\ H_2C\diagup\ \ \diagdown C\text{-}CH\text{=}CH\text{-}CH\text{-}\overset{OH}{\underset{|}{C}}\text{-}C\equiv C\text{-}\overset{OH}{\underset{|}{C}}\text{-}CH_2\text{-}CH_2\text{-}O\cdot C_2H_5\\ H_2C\diagdown\ \ \diagup C\text{-}CH_3\ \ \ \ \ \ \ |\ |\\ C\ CH_3\ CH_3\\ H_2\end{array}$$

Nach dem AP. 2415834 wird das Acetylen-Derivat mit Dialkylaminobutanon kondensiert. Das erhaltene Kondensationsprodukt wird partiell hydriert, und durch wasserfreies Kupfersulfat Wasser abgespalten. Schließlich wird die Dialkylamino-Gruppe gegen einen OH-Rest ausgetauscht.

Bessere Ausbeuten erhält man bei der direkten Kondensation des Aldehyds mit dem entsprechenden Acetylen-Derivat des Ketons[1]:

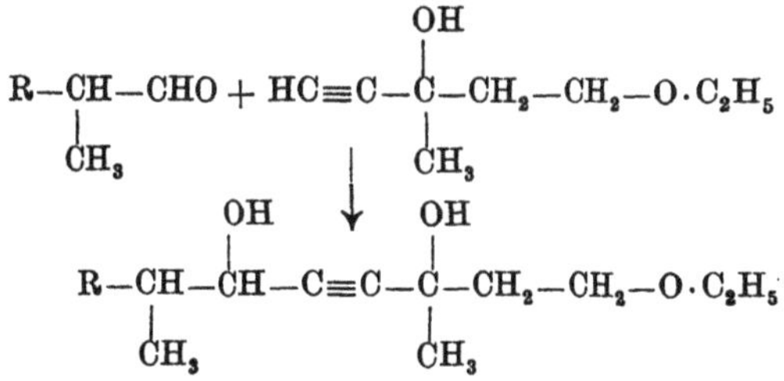

$$\begin{array}{c}R\text{-}CH\text{-}CHO\\ |\\ CH_3\end{array} + \begin{array}{c}\ \ \ \ \ \ \ OH\\ \ \ \ \ \ \ \ |\\ HC\equiv C\text{-}C\text{-}CH_2\text{-}CH_2\text{-}O\cdot C_2H_5\\ |\\ CH_3\end{array}$$

$$\downarrow$$

$$\begin{array}{c}\ \ \ \ \ \ \ \ \ OH\ \ \ \ \ \ \ \ \ \ OH\\ \ \ \ \ \ \ \ \ \ |\ \ \ \ \ \ \ \ \ \ \ \ |\\ R\text{-}CH\text{-}CH\text{-}C\equiv C\text{-}C\text{-}CH_2\text{-}CH_2\text{-}O\cdot C_2H_5\\ |\ |\\ CH_3\ \ \ \ \ \ \ \ \ \ \ \ \ \ \ \ \ \ CH_3\end{array}$$

In beiden Fällen werden durch Dehydratation und partielle Hydrierung die konjugierten Doppelbindungen hergestellt. Auch kann das erhaltene Kondensat zunächst zum Olefin hydriert, dieses in das Dichlorid umgewandelt und darauf Salzsäure abgespalten werden.

Schließlich besteht noch die Möglichkeit, das Acetylen-Derivat zunächst zu dehydratisieren,

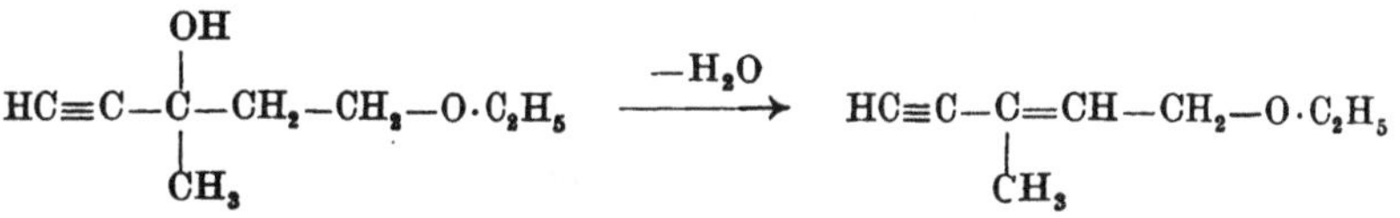

$$\begin{array}{c}\ \ \ \ \ \ \ OH\\ \ \ \ \ \ \ \ |\\ HC\equiv C\text{-}C\text{-}CH_2\text{-}CH_2\text{-}O\cdot C_2H_5\\ |\\ CH_3\end{array} \xrightarrow{-H_2O} \begin{array}{c}HC\equiv C\text{-}C\text{=}CH\text{-}CH_2\text{-}O\cdot C_2H_5\\ |\\ CH_3\end{array}$$

das Dehydratisierungsprodukt mit Jonyliden-aldehyd nach GRIGNARD zu kondensieren, abermals zu dehydratisieren und selektiv zu hydrieren. Diese Reaktionsfolge ist damit mit der ISLER-Synthese identisch.

---
[1] Vgl. auch Can.P. 471 786.

Eine weitere von Milas durchgeführte Synthese[1] geht vom Jonyliden-acetyl-chlorid aus. Dieses wird mit Malonsäure-diäthylester in Gegenwart von Ammoniumäthylat oder Lithiumäthylat umgesetzt. Das entstehende Kondensationsprodukt, mit Butin-(2)-säureäthylester-(1) in Gegenwart von Natriumäthylat behandelt, liefert einen Triester, der mit alkoholischer KOH verseift und darauf in Gegenwart von Pyridin oder Kupfer in inerter Atmosphäre zur Decarboxylierung erhitzt wird. Man verestert darauf die Mono-carbonsäure und reduziert die Keto-Gruppe mit Aluminiumisopropylat zur Hydroxyl-Gruppe. Darauf kann in Gegenwart von Pyridin, p-Toluolsulfonsäure, Oxalsäure oder ähnlichen Verbindungen Wasser abgespalten und der Ester zur Vitamin A-Säure verseift werden. Wird dagegen der Ester mit $CaBr_2 \cdot HBr$ behandelt, so erhält man das Vitamin A selbst:

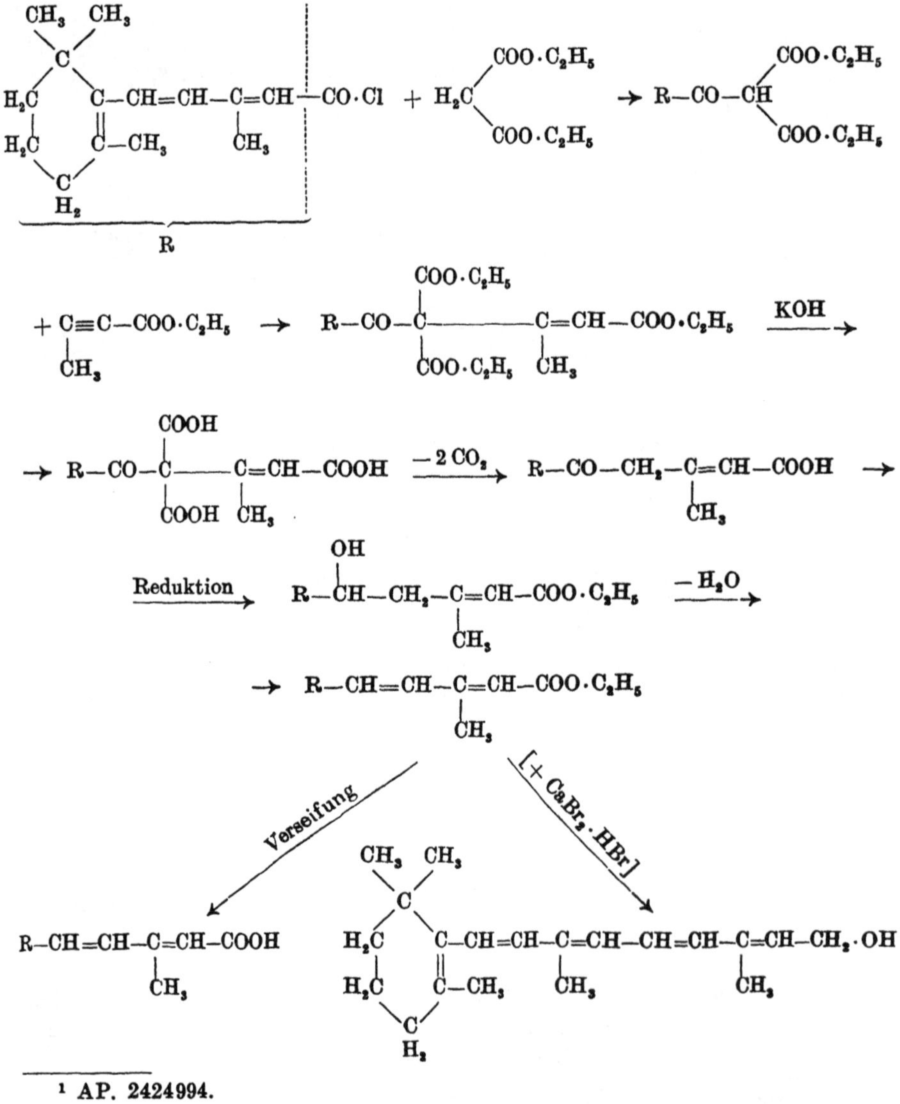

[1] AP. 2424994.

Den zur Synthese ebenfalls verwendbaren [1-Methyl-3-acyloxypropyl]-α-halogenmalonsäureester

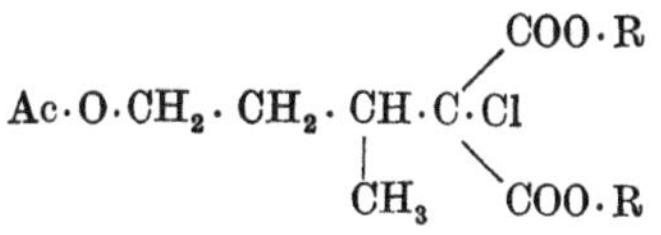

$$Ac \cdot O \cdot CH_2 \cdot CH_2 \cdot CH \cdot \underset{CH_3}{\overset{}{C}} \cdot \underset{COO \cdot R}{\overset{COO \cdot R}{\diagdown}} Cl$$

erhält man aus der nicht halogenierten Verbindung mit Halogenierungsmitteln[1].

Schließlich wird nach W. OROSHNIK[2] das 1-Chlor-4-methoxy-2-methylbuten-(2), das durch Einwirkung von tert. Butylhypochlorit auf Isopren in Methanol erhalten wurde, mit dem Acetylen-Derivat des β-Jonons bei Anwesenheit von Äthylmagnesiumbromid kondensiert. Es entsteht hierbei das 3-Oxy-9-methoxy-3,7-dimethyl-1-[2,2,6-trimethyl-cyclohexen-(6)-yl-(1)]-nonadien-(1,7)-in-(4), das in üblicher Weise weiterverarbeitet wird:

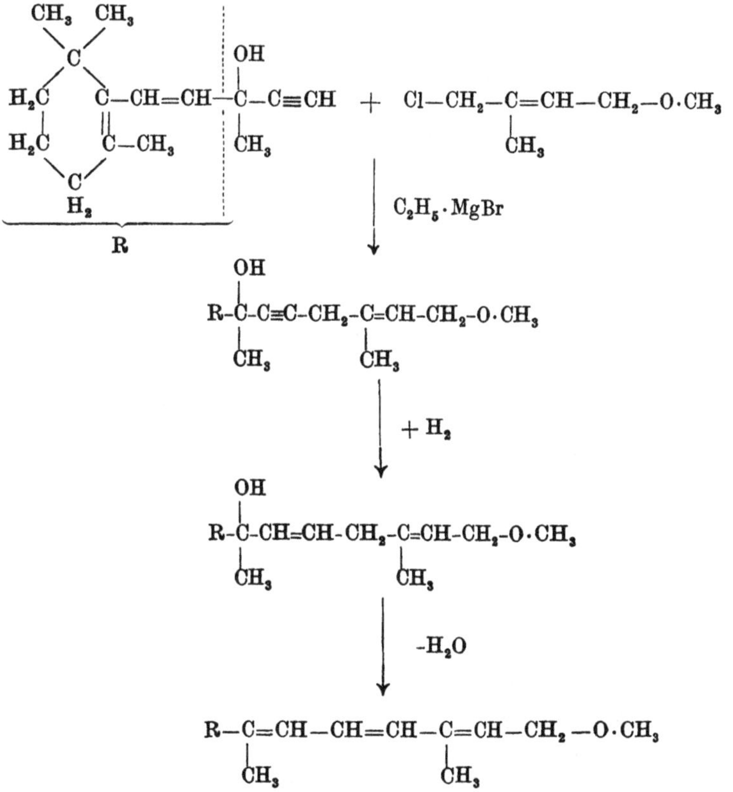

$$\underset{R}{\underbrace{\begin{array}{c}CH_3\ CH_3 \\ \diagup \\ H_2C\quad C-CH=CH- \\ H_2C\quad \| \\ \diagdown C-CH_3 \\ C \\ H_2\end{array}}} \underset{CH_3}{\overset{OH}{\underset{|}{C}}}-C\equiv CH \quad + \quad Cl-CH_2-\underset{CH_3}{\overset{}{C}}=CH-CH_2-O\cdot CH_3$$

$$\downarrow C_2H_5 \cdot MgBr$$

$$R-\underset{CH_3}{\overset{OH}{\underset{|}{C}}}-C\equiv C-CH_2-\underset{CH_3}{\overset{}{C}}=CH-CH_2-O\cdot CH_3$$

$$\downarrow +H_2$$

$$R-\underset{CH_3}{\overset{OH}{\underset{|}{C}}}-CH=CH-CH_2-\underset{CH_3}{\overset{}{C}}=CH-CH_2-O\cdot CH_3$$

$$\downarrow -H_2O$$

$$R-\underset{CH_3}{\overset{}{C}}=CH-CH=CH-\underset{CH_3}{\overset{}{C}}=CH-CH_2-O\cdot CH_3$$

Der *Vitamin A-Aldehyd* kann auch durch Oxydation des Vitamins A mittels Braunstein gewonnen werden[3]. Er ist mit dem in der Retina des Auges gefundenen *Retinin*[4] identisch. Nach P. MEUNIER und Mitarbeitern[5] entsteht bei der Oxydation des Vitamins A auch 5,6-Dioxy-Retinin.

---

[1] AP. 2464158. — [2] OROSHNIK, W.: J. Amer. chem. Soc. **67**, 1627 (1945).
[3] BALL, GOODWIN u. MORTON: Biochem. J. **42**, 516 (1948).
[4] Vgl. D. B. BILLGEROTH u.a.: J. Assoc. off. agric. Chemists **27**, 289 (1944); A. WINDAUS: Nachr. Ges. Wiss. Göttingen, math.-physik. Kl. 1930, 36.
[5] MEUNIER, P., u. a.: Bull. Soc. Chim. biol. **31**, 965 (1949).

Konstitution und Wirkung des Vitamins A.

Die endständige Hydroxyl-Gruppe des Vitamins A kann weitgehend abgewandelt werden. So ist die Vitamin A-Säure von gleicher Wirkung wie der Alkohol. Die Vitamin A-Äther sind ebenfalls physiologisch aktiv, z.B. ist der von HANZE u.a.[1] aus natürlichem Vitamin erhaltene Methyläther etwa ebenso wirksam wie der Alkohol selbst.

Zur Darstellung wird nach dem AP. 2452386 Vitamin A mit metallischem Kalium umgesetzt und darauf die Kalium-Verbindung mit einem Alkylhalogenid wie üblich zur Reaktion gebracht.

Auch andere vollsynthetisch dargestellte Äther sind physiologisch aktiv. Bei Verlängerung des Äther-Restes zum Butyl- und Phenyläther sinkt die Wirkung ab. So ist besonders der Phenyläther[2] wesentlich schwächer wirksam als der Methyläther, während der Butyläther zwischen beiden steht.

Auch die Ester des Vitamins A, von ISLER in großer Anzahl hergestellt, waren physiologisch aktiv.

Wasserlösliche Vitamin A-Präparate erhält man nach dem AP. 2443473 durch Überführung der Alkohole in Ester von Dicarbonsäuren, Sulfonsäuren oder Säuren der Elemente S, P und B. Die Ester sind gut assimilierbar und geruchfrei.

Auch der Austausch der Alkohol-Gruppe gegen eine Aldehyd- oder Keto-Gruppe, wobei der Vitamin A-Aldehyd oder das ebenfalls von ARENS und VAN DORP dargestellte Methyl-keton

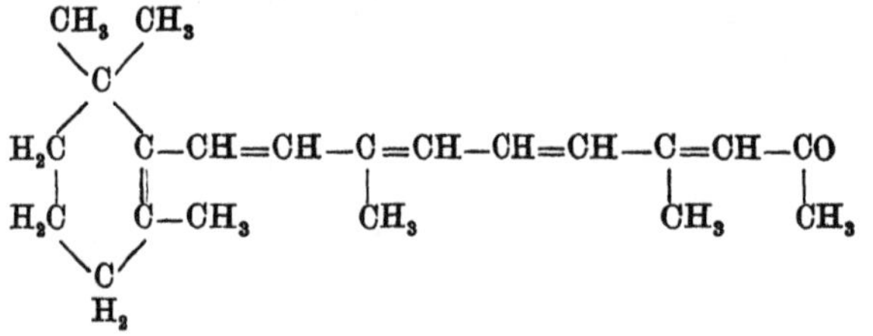

$$\text{Struktur: Cyclohexenring mit } (CH_3)_2C, H_2C, H_2C, C-CH_3, CH_2 \text{ und Seitenkette } C-CH=CH-C=CH-CH=CH-C=CH-CO \text{ mit } CH_3\text{-Gruppen}$$

erhalten wurde, führte zu Vitamin A-wirksamen Verbindungen, wobei das Keton jedoch nur $^1/_{10}$ der biologischen Aktivität des Vitamins A besaß. Schließlich geht auch beim Austausch der CH_2OH-Gruppe gegen einen CH_3-Rest die Wirkung nicht vollständig verloren. So zeigt das von KARRER und BENZ[3] dargestellte *Axerophthen*

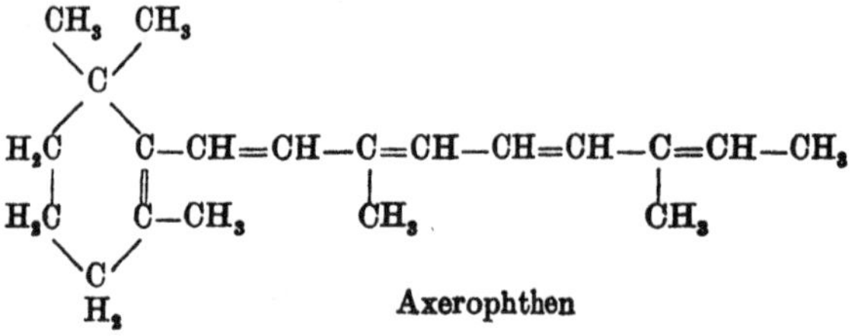

$$\text{Struktur analog, Seitenkette endet mit } -C=CH-CH_3$$

Axerophthen

physiologische Aktivität.

Die übrige Seitenkette läßt sich in beschränktem Maße modifizieren. So ist die Dehydro-Verbindung des Vitamins A trotz ihrer dreifachen Bindung dem Vitamin gleichwertig, ebenso die Dehydro-Verbindung des Methyläthers des Vitamins A[4]. Ferner kann die aliphatische Seitenkette um eine weitere Methylen-

---

[1] HANZE, u.a.: J. Amer. chem. Soc. **68**, 1389 (1946).
[2] ISLER., O., u.a.: Helv. chim. Acta **32**, 489 (1949).
[3] KARRER, P., u. J. BENZ: Helv. chim. Acta **31**, 1048 (1948) u. **32**, 232 (1949).
[4] MILAS, N.A.: J. Amer. chem. Soc. **70**, 1597 (1948).

Gruppe verlängert werden. Der von MILAS dargestellte Homo-Vitamin A-Äther

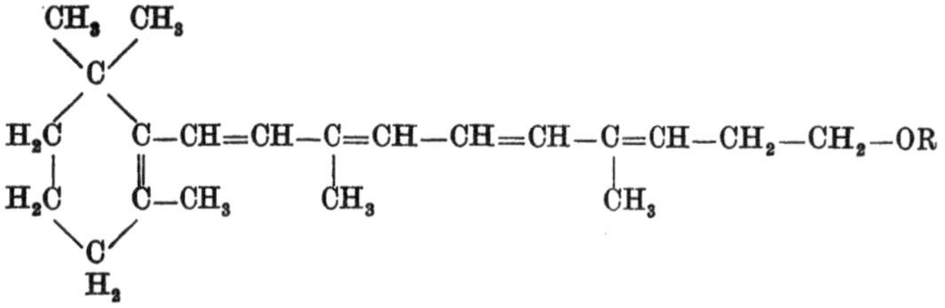

$$\text{Ring}-C-CH=CH-C=CH-CH=CH-C=CH-CH_2-CH_2-OR$$
mit CH₃-Substituenten an den markierten Positionen (β-Iononring links)

ist physiologisch wirksam[1]. Da auch die ω-Methyl- und die ω,ω-Dimethyl-Verbindung des Vitamins A beide Vitamin A-Effekt auslösen, ist eine weitere Verzweigung der Kette ohne vollständige Vernichtung der Wirksamkeit möglich.

Man erhält die Verbindungen aus der Vitamin A-Säure durch Reduktion mit einer metallorganischen Verbindung zum Keton. Dieses wird entweder zur Methyl-Verbindung des Vitamins A reduziert oder nochmals mit einer metallorganischen Verbindung, z.B. Methyllithium, umgesetzt[2].

Auch die Nor-Verbindung des Vitamins A ist noch wirksam[3], die von v. EULER und KARRER dargestellten Kohlenwasserstoffe sind es aber nicht[4].

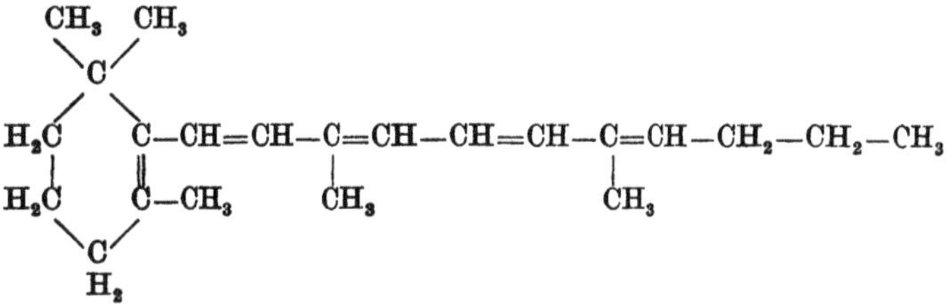

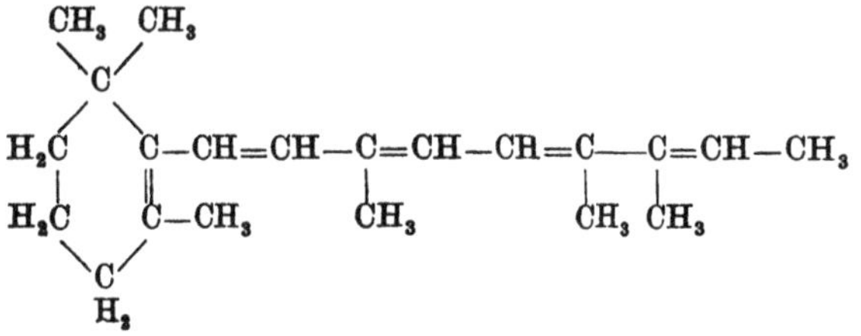

$$\text{Ring}-C-CH=CH-C=CH-CH=CH-C=CH-CH_2-CH_2-CH_3$$

$$\text{Ring}-C-CH=CH-C=CH-CH=C-C=CH-CH_3$$

Mit einem Verlust der Aktivität ist ferner die Verschiebung des Systems der konjugierten Doppelbindungen verbunden. So ist das Anhydro-vitamin A

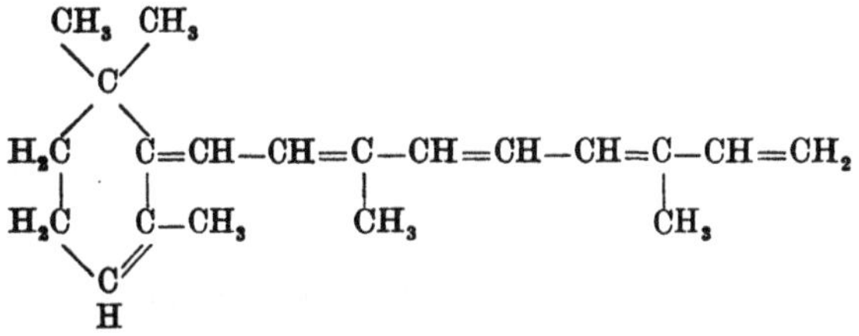

$$\text{Ring}-C=CH-CH=C-CH=CH-CH=C-CH=CH_2$$

Anhydrovitamin A

wirkungslos.

---
[1] MILAS, N. A.: J. Amer. chem. Soc. 70, 1591 (1948).
[2] Schwed.P. 125063
[3] HEILBRON, I. M.: J. chem Soc. (London) 1948, 386.
[4] v. EULER, H., u. P. KARRER: Helv. chim. Acta 32, 461 (1949).

Die Veränderung des Jonon-Ringes, wie sie bereits bei den Carotinen erwähnt wurde, führt entweder zu sehr starkem Absinken der Vitamin A-Wirksamkeit oder zu völligem Verlust derselben. So ist die von HEILBRON gewonnene Desmethyl-dehydro-vitamin A-Säure

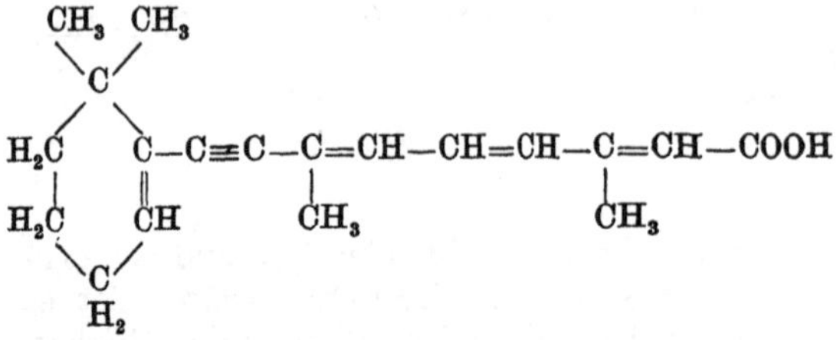

$$\text{Struktur: Cyclohexan-Ring mit } -C \equiv C - C = CH - CH = CH - C = CH - COOH \text{ Seitenkette, mit } CH_3 \text{-Gruppen}$$

nur sehr schwach physiologisch aktiv[1].

Die Cyclopenten- und Cyclohepten-Analogen der C_{14}-Säure nachstehender Konstitution

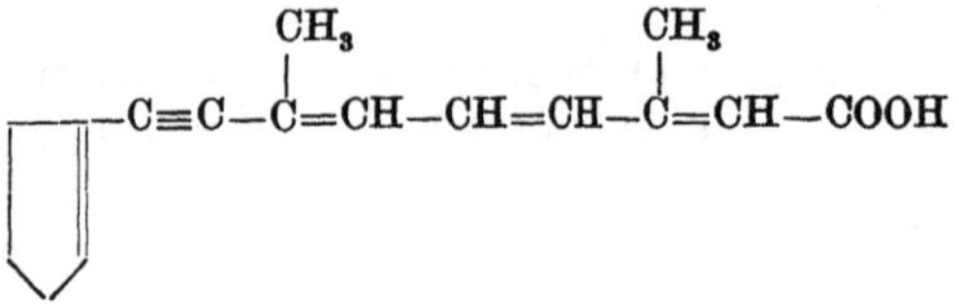

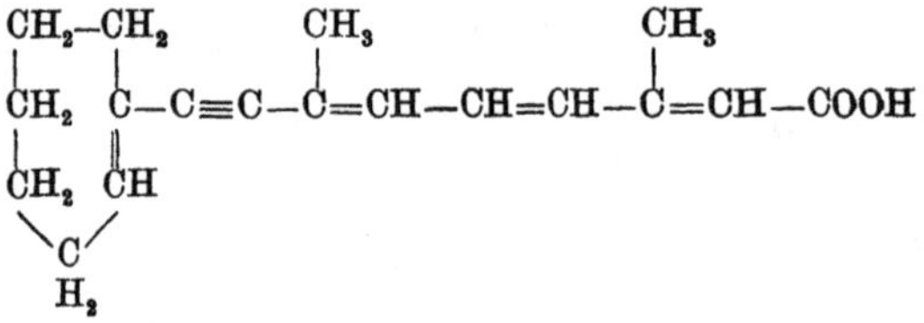

$$\text{Cyclopenten-Analog: } -C \equiv C - C = CH - CH = CH - C = CH - COOH$$

$$\text{Cyclohepten-Analog mit } CH_3 \text{ Substituenten}$$

waren ohne Vitamin A-Wirksamkeit[2].

Nach I. M. HEILBRON[3] ist die nachstehende C_{17}-Säure

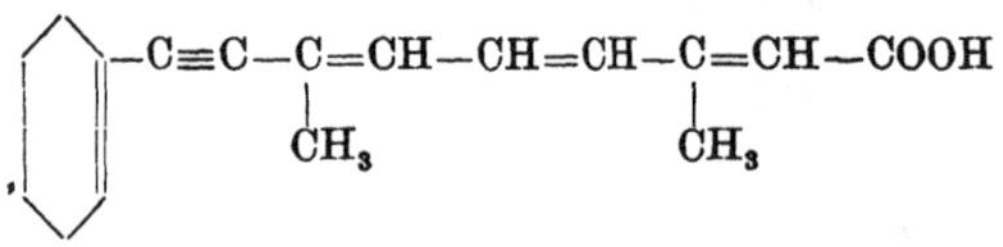

$$\text{Cyclohexenyl} - C \equiv C - C = CH - CH = CH - C = CH - COOH \text{ mit } CH_3 \text{-Gruppen}$$

fast ohne Vitamin A-Aktivität, dagegen zeigt folgende Verbindung

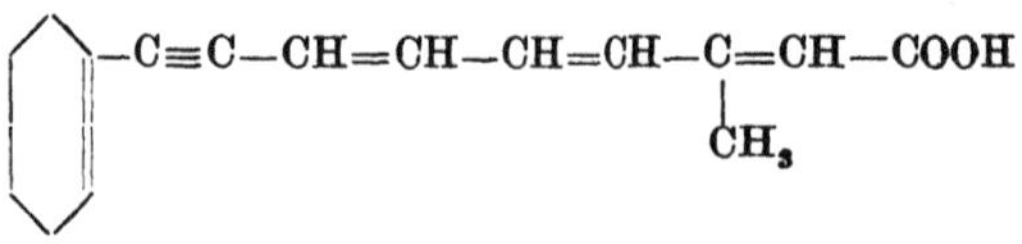

$$\text{Cyclohexenyl} - C \equiv C - CH = CH - CH = CH - C = CH - COOH \text{ mit } CH_3$$

trotz Fehlens einer weiteren Methyl-Gruppe noch deutlich wachstumsfördernde Wirkung[4].

Physiologische Wirkung des Vitamins A.

Über den Wirkungsmechanismus des Vitamins A ist noch wenig bekannt. KARRER vermutet auf Grund der oben angeführten Epoxyde, die in das Carotin

---

[1] HEILBRON, I. M.: J. chem. Soc. (London) 1949, 386.
[2] HEILBRON, I. M., u. a.: J. chem. Soc. (London) **1950**, 633.
[3] HEILBRON, I. M.: J. Chem. Soc. (London) 1949, 287.
[4] HEILBRON, I. M., u. a.: J. chem. Soc. (London) **1949**, 742.

wieder umgewandelt werden können, daß es sich bei der Vitamin A-Wirkung um Redoxvorgänge handelt.

Die Beziehung des Vitamins A zum Sehpurpur wurde durch Arbeiten von G. WALD[1] und S. HECHT[2] aufgeklärt. Der Sehpurpur geht bei Belichtung in Sehgelb über. Dieses wandelt sich im Dunkeln wieder zum Vitamin A und zum Sehpurpur um.

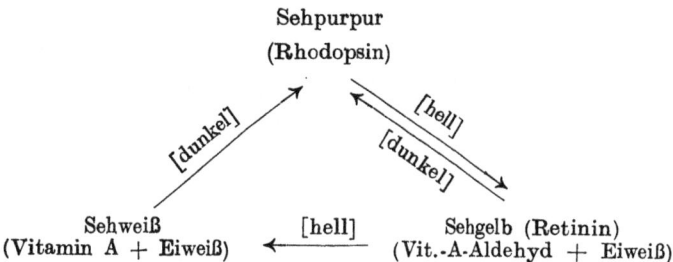

Das an ein bestimmtes Protein gebundene Vitamin A ist als sog. Sehweiß eine Vorstufe des Sehpurpurs. Letzterer zerfällt bei Einwirkung von Licht in Retinin bzw. Vitamin-A-Aldehyd und Protein (Sehgelb)[3].

Die Umwandlung des Rhodopsins in Retinin bzw. Überführung in Vitamin A wurde in neuerer Zeit von A. F. BLISS[4] untersucht. Hiernach wird Rhodopsin zunächst in ,,transient orange" und darauf in ,,Indikatorgelb" überführt. Letzteres kann in Retinin umgewandelt werden. Die Reduktion des Retinins zum Vitamin A erfolgt durch ein Ferment, die Retinreduktase, deren Coenzym die Cozymase ist. Als Wasserstoffdonator dient Fruktosediphosphat oder eines seiner Abbauprodukte[5]. G. WALD und anderen[6] gelang es, durch Mischen von synthetischem Vitamin A-Aldehyd mit Rhodopsinprotein in wäßriger Lösung Rhodopsin zu erhalten. Ebenso erhielt G. WALD zusammen mit R. HUBBART[7] Rhodopsin in vitro aus dem Vitamin A_1 und Rhodopsinprotein, wobei Vitamin A_1 zunächst zum Retinin dehydriert wird. Hierbei wirkt ebenfalls Cozymase als Coenzym.

Das Vitamin A_2 ist für einen ähnlichen Zyklus im Auge von Süßwasserfischen wichtig.

Das erste Symptom des Vitamin A-Mangels ist die Nachtblindheit[7]. Schwerere Mangelerscheinungen sind die *Xerophthalmie* und die *Keratomalazie*. Die erste äußert sich durch Austrocknungs- und Verhornungserscheinungen an der *Conjunctiva bulbi*. Greift dieser Prozeß auf die Hornhaut über, die dabei geschwürig zerfallen kann, so kommt es zur Keratomalazie. Neben diesen schweren Augenschädigungen gehen Erkrankungen der Haut einher. Auch hier zeigt sich die Neigung zur Trockenheit und Verhornung. Diese äußert sich auch an Schleimhäuten, wie den Schleimhäuten von Atemwegen, des Urogenitaltraktus, der Magen- und Darmschleimhaut usw. Die Verhornungen erleichtern das Zustandekommen von Infektionen, weshalb Vitamin A-Avitaminose sehr oft die Vorstufe für Infektionskrankheiten ist.

Bei Verabreichung von Vitamin A[8] können, wie Versuche von T. MOORE und Y. L. WANG zeigen[9], unter Umständen Überdosierungserscheinungen auftreten, die sich durch häufige Knochenbrüche und Blutungen, besonders Uterusblutungen, äußern. Die Erscheinungen der A-Hypervitaminose zeigen große Ähnlichkeit mit den Erscheinungen des Scorbuts.

---

[1] WALD, G.: Vitamines and Hormones 1, 195 (1943).
[2] HECHT, S.: Ann. Rev. Biochem. 11, 465 (1942).
[3] LOHMANN, K.: Dtsch. med. Wschr. 65, 21 (1940).
[4] BLISS, A. F.: Fed. Proc. 6, 1, 77 (1947). u. 18 (1950); vgl. MORTON u. a.: Biochem. J. 47, 3, 10 (1951).
[5] WALD, G., u R. HUBBART: J. gen. Physiol. 32, 367 u. 389 (1949).
[6] WALD, G., u. R. HUBBART: Fed. Proc. 9, 243 (1950).
[7] HUBBART, R.: Fed. Proc. 9, 186 (1950).
[8] DEUEL, H. J., u. a.: J. Nutrit. 43, 371 (1951).
[9] MOORE, T., u. Y. L. WANG: Biochem. J. 37, 3 (1943).

Synthetisches Vitamin A-acetat kommt unter dem Namen *Arovit*, das -stearat als *Adaptinol* in den Handel.

Vitamine D.

1906 fand HOPKINS, daß Rachitis eine Folge falscher Ernährung ist. MELLANBY[1] konnte diese Annahme bestätigen und die Rachitis auf Vitaminmangel zurückführen. Die Beobachtung PALMS (1890), daß die Rachitis in starkem Maße von der Sonnenbestrahlung abhängig ist, konnte durch HULDSCHINSKY[2] experimentell erhärtet werden. Es gelang ihm, rachitische Erkrankungen durch Bestrahlung mit UV-Licht zu beseitigen. HESS sowie STEENBOCK[3] erreichten durch UV-Bestrahlung der Nahrungsstoffe Vitaminisierung derselben. Schließlich fand HESS, daß bei dem Bestrahlungsvorgang die Absorptionsbanden der Sterine verschwinden[4]. Kurz darauf konnten HESS und WINDAUS[5] durch Bestrahlung von Ergosterin mit UV-Licht ein hochwirksames antirachitisches Produkt erhalten, so daß Ergosterin als Provitamin anzusehen war.

Kristallisiert erhalten wurden Vitamin D-Faktoren 1930 und 1931 einerseits von WINDAUS, LINSERT und LÜTTRINGHAUS[6] (Vitamin D_1) und andererseits von ASKEW und anderen[7] (*Calciferol*). Das Vitamin D_1 erwies sich als Additionsverbindung von Lumisterin mit Vitamin D_2. Daher wurde das von WINDAUS und LINSERT durch Bestrahlung von Ergosterin in reiner Form erhaltene[8] Vitamin D_2 genannt. Es ist mit dem von ASKEW isolierten *Calciferol* identisch. Im Jahre 1936 gelang WINDAUS und Mitarbeitern die Reindarstellung des heute wichtigsten Vitamins D_3, einerseits durch Isolierung aus Thunfischöl und andererseits durch Partialsynthese aus Cholesterin[9]. Auch andere Sterine sind als Provitamine geeignet, besonders das 7-Dehydro-cholesterin, ferner das 22-Dihydroergosterin und schließlich das 7-Dehydro-sitosterin, während das 7-Dehydro-stigmasterin, das ebenfalls untersucht wurde, nur schwache Wirkungen ergibt.

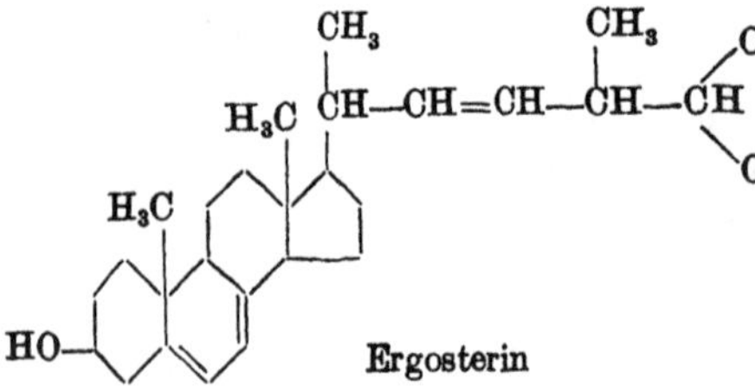

Ergosterin

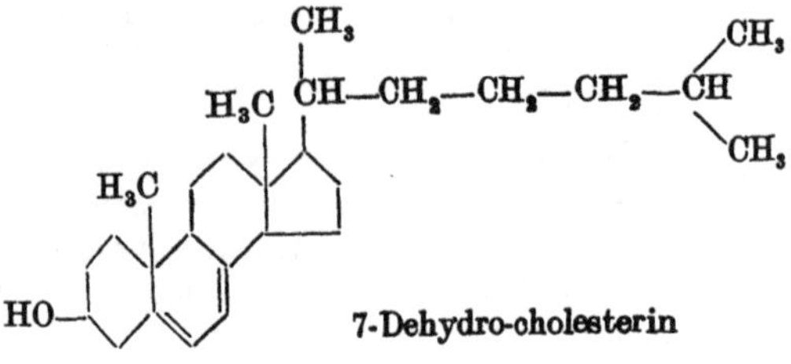

7-Dehydro-cholesterin

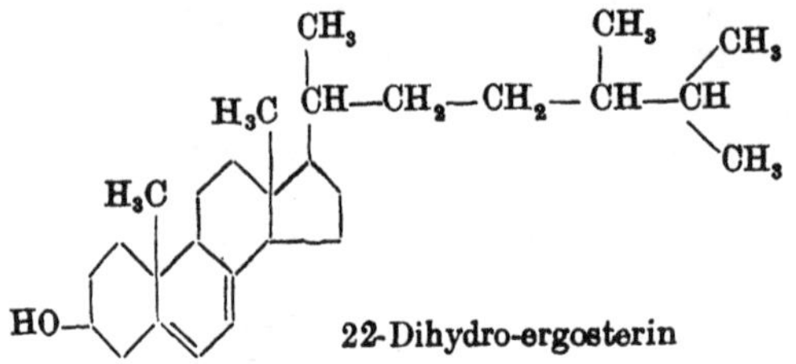

22-Dihydro-ergosterin

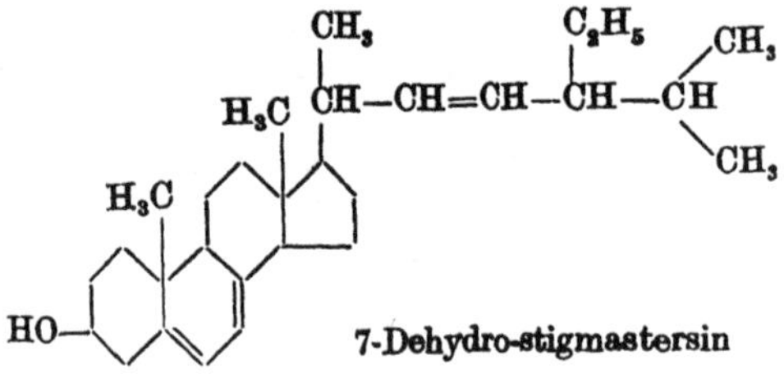

7-Dehydro-stigmastersin

---

[1] MELLANBY. J.: Lancet 1919, 407 u. 1920, 856.
[2] HULDSCHINSKY, K.: Dtsch. med. Wschr. 45, 712 (1919).
[3] HESS, A. F., u. M. WEINSTOCK: J. biol. Chemistry 62, 301 (1924); H. STEENBOCK u. A. BLACK: J. biol. Chemistry 64, 263 (1925).
[4] HESS, A. F., u. M. WEINSTOCK: J. biol. Chemistry 64, 181 (1925).
[5] WINDAUS, A., u. A. F. HESS: Nachr. Ges. Wiss. Göttingen, math.-physik. Kl. 2. 175 (1926).
[6] WINDAUS, A., O. LINSERT u. A. LÜTTRINGHAUS: Liebigs Ann. 489, 252 (1931).
[7] ASKEW, F. A., u. a.: Proc. Roy. Soc. (London), Ser. B 107, 76 (1930).
[8] WINDAUS, A., O. LINSERT u. a.: Liebigs Ann. 489, 209 (1931) u. 492, 226, (1932).
[9] WINDAUS, A., u. a.: J. physiol. Chem. 241, 100 u. 104 (1936).

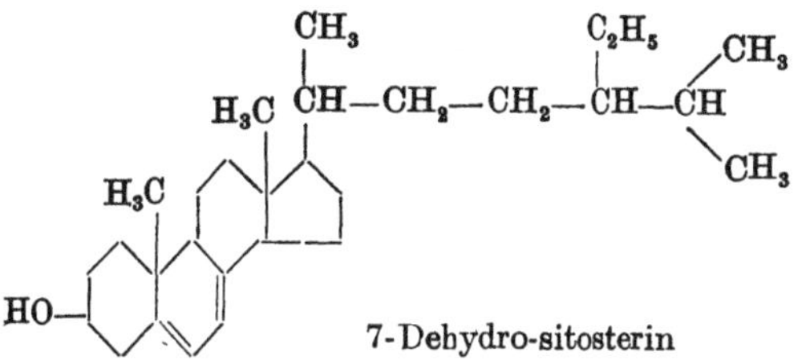

7-Dehydro-sitosterin

C. G. ALBERTI u. a.[1] erhielten im nor-Cholesta-5,7-dien-3-(β)-ol

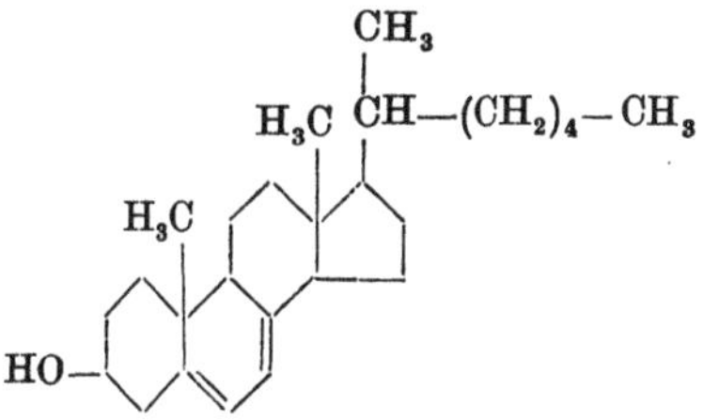

ein weiteres Provitamin D, das aus dem entsprechenden 5-Cholesten-Derivat in üblicher Weise erhalten wurde.

Vitamin D_2.

Das Provitamin D_2, das *Ergosterin*, wurde aus verschiedenen Pilzarten und zwar vor allem aus der Hefe isoliert. Aus 10 kg Preßhefe lassen sich etwa 15 g Ergosterin gewinnen. Die Konstitution desselben wurde durch Arbeiten von WINDAUS und Mitarbeitern sichergestellt[2].

Der Ozonabbau des bestrahlten und nicht bestrahlten Ergosterins, der in beiden Fällen Methylisopropylacetaldehyd

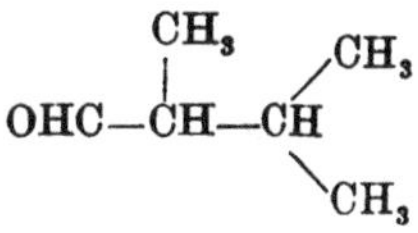

liefert, zeigte, daß die Seitenkette bei der Bestrahlung nicht verändert wird. Untersuchungen von REICHEL und Mikrohydrierungen von KUHN und MÖLLER ergaben, daß im Vitamin D_2 vier Doppelbindungen vorliegen und daß ebensowie beim Tachysterin (s. unten) nur drei Ringe vorhanden sind. Von WINDAUS und anderen wurde die Lage der Doppelbindungen bestimmt. Hier war die Diensynthese mit Maleinsäureanhydrid aufschlußreich. Das entstehende Additionsprodukt wurde verseift und in den Dimethylester überführt. Dieser konnte in der Seitenkette hydriert werden und wurde schließlich durch Ozonspaltung zerlegt, wobei man die Ringe C und D als Keton erhielt:

---

[1] ALBERTI, C. G., u. a.: Helv. chim. Acta **32**, 2038 (1940).
[2] WINDAUS, A., u. a.: Nachr. Ges. Wiss. Göttingen, math.-physik. Kl. 4 (1932).

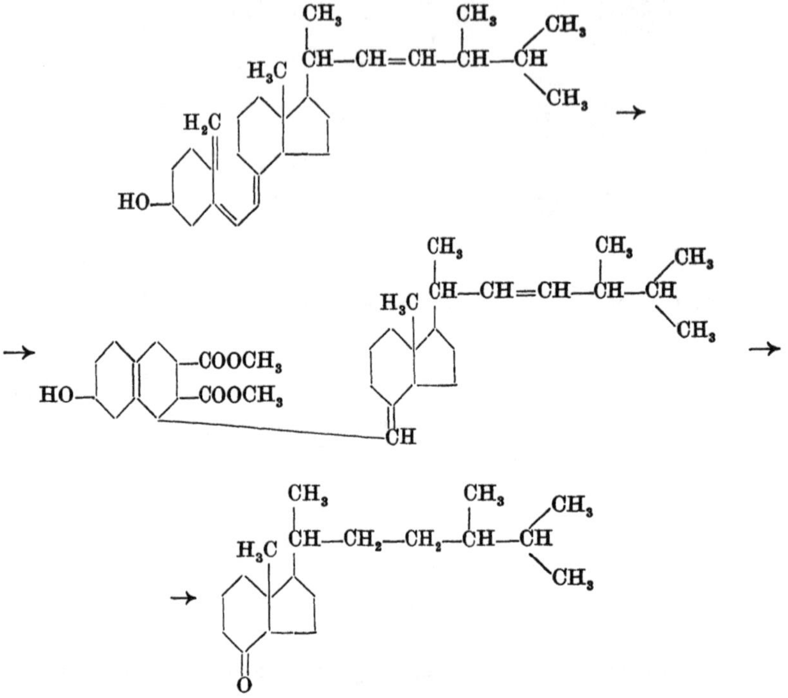

Auf Grund dieser und weiterer Untersuchungen konnte dem Vitamin D_2 schließlich folgende Konstitution zugeordnet werden:

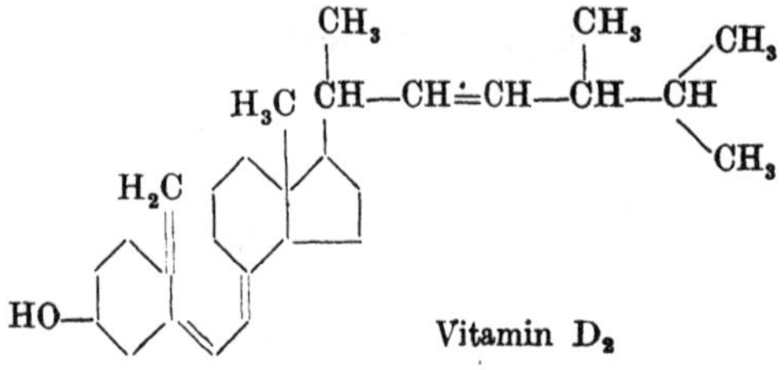

Vitamin D_2

Die Umwandlung des Ergosterins in Vitamin D_2 läuft über mehrere Zwischenstufen. Das erste nach Bestrahlung mit langwelligem UV-Licht faßbare Produkt ist das Lumisterin$_2$. Nach Untersuchungen von WINDAUS und K. DIMROTH kommt ihm folgende Konstitution zu[1]:

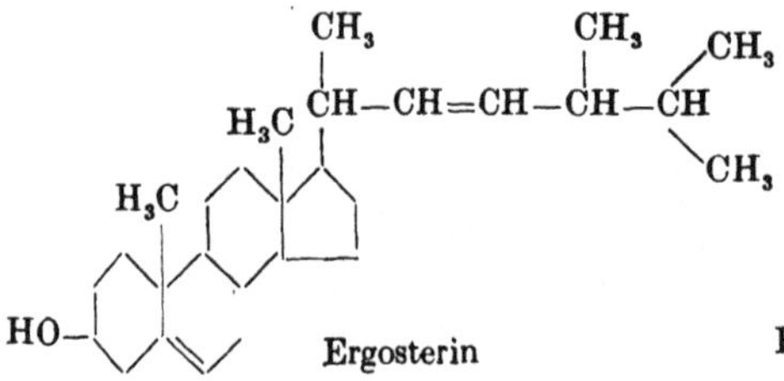

Ergosterin

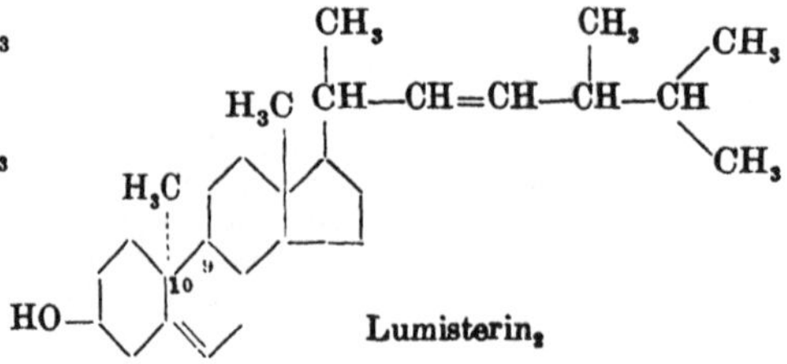

Lumisterin$_2$

---

[1] WINDAUS, A., u. K. DIMROTH: Ber. dtsch. chem. Ges. **70**, 376 (1937).

Es besitzt somit die gleiche Ringstruktur und die gleiche Lage der Doppelbindungen wie Ergosterin und unterscheidet sich von diesem nur durch die sterische Umlagerung der Methyl-Gruppe an C_{10} und des Wasserstoffs an C_9[1].

Lumisterin$_2$ wird durch weitere Bestrahlung über das Protachysterin, das nicht isoliert wurde, zum *Tachysterin$_2$* umgewandelt, das als 3,5-Dinitro-4-methyl-benzoesäureester kristallisiert gewonnen werden konnte. Es geht bei weiterer Bestrahlung in Vitamin D_2 über.

Die Umwandlung von Tachysterin in Vitamin D_2 erfolgt nach neueren Untersuchungen über ein weiteres Zwischenprodukt, das Praecalciferol genannt wird[2].

H. LETTRÉ[3] bestimmte die Zahl der Doppelbindungen. Hiernach enthält das Tachysterin$_2$ vier Doppelbindungen und nur noch drei Ringe. Das Absorptionsspektrum macht wahrscheinlich, daß drei Doppelbindungen konjugiert sind. W. GRUNDMANN schlug daher für das Tachysterin$_2$ folgende Formel vor:

$$\text{Tachysterin}_2$$

Auch die technische Darstellung von Vitamin D_2 erfolgt durch Bestrahlung von Ergosterin-Lösung mit ultraviolettem Licht[4] unter Abwesenheit von Sauerstoff. Als Lösungsmittel werden peroxydfreier Äther, Benzol oder auch Alkohol verwandt[5]. Auch Pentan und Hexan sind zu verwenden. Während der Bestrahlung kann die Umsetzung spektrographisch verfolgt werden. Die Bestrahlung wird unterbrochen, wenn noch 4% unangegriffenes Ergosterin vorhanden ist, da bei diesem Punkt die Bildung von Suprasterin (s. unten) vermieden wird. Zur besseren Kontrolle kann man auch mit einer photoelektrischen Zelle arbeiten, die dann den geringsten Strom liefert, wenn der Vitamin-Gehalt der Lösung am größten ist[6]. Es wird bei der Bestrahlung für eine Schichtdicke der Lösung gesorgt, die zur völligen Absorption der Strahlung ausreicht[7]. Dabei kann die Lösung einem Kreislauf unterworfen werden. Das Reaktionsgut wird vor Eintritt der Flüssigkeit in den Bestrahlungsraum zugesetzt und das Reaktionsprodukt kontinuierlich dem flüssigen Gut entzogen[8]. Man kann auch das feste Ergosterin selbst bestrahlen und das Bestrahlungsprodukt mit einem das Vitamin D lösenden Mittel ausziehen[9].

Als Lichtquelle verwendet man den Magnesiumfunken oder die Quecksilberbogenlampe[10]. Beim Magnesiumfunken ist eine Spannung von 10000 Volt erforderlich. Bei Verwendung von Quecksilberlicht ist es günstig, daß man die zu kurzwelligen Anteile des Lichtes herausfiltriert. Als Filter verwendet man vor allem Benzol oder p-Xylol. Das erstere absorbiert Licht von einer Wellenlänge unterhalb 270 mμ, das p-Xylol von unterhalb 282 mμ[11]. Im FP. 714827 wird ein Schwefelkohlenstoff-Filter, das Licht einer Strahlenbreite von 313 bis 318 mμ durchläßt, vorgeschlagen. Es wurden auch Versuche unternommen, andere Strahlenarten zu verwenden, so z. B. Korpuskularstrahlen oder Röntgenstrahlen. Kathoden-

---

[1] DIMROTH, K.: Angew. Chem. 59, 23 (1947).
[2] VELLUZ, L.: C. R. hebd. Séances Acad. Sci. 228, 692 (1949); Bull. Soc. chim. France 1949, 501.
[3] LETTRÉ, H.: Liebigs Ann. 511, 280 (1934).
[4] Vgl. A. WINDAUS u. a.: Liebigs Ann. 489, 252 (1931); EP. 283557.
[5] Vgl. EP. 286665 u. EP. 296093. — [6] FP. 659448, vgl. ferner EP. 321992.
[7] Schwz.P. 135753. — [8] Schwz.P. 142434. — [9] Ung.P. 104227.
[10] WINDAUS, A., u. a.: Liebigs Ann. 492, 226 (1932). — [11] FP. 700312.

strahlen sind ebenfalls verwendbar[1]. Kathodenstrahlen, kombiniert mit Uransalzen, werden im AP. 1 983 944 vorgeschlagen[2].

Die Temperatur spielt eine geringe Rolle. So wird die Bestrahlung bei Temperaturen von 50°[3] und 75°[4] vorgeschlagen. Im allgemeinen beträgt die obere Temperaturgrenze 68°.

Die Abtrennung des Vitamins D_2 aus dem Bestrahlungsgemisch kann durch fraktionierte Kristallisation erfolgen, nachdem zuvor Ergosterin durch Digitonin, Tachysterin durch Addition an Citraconsäure entfernt worden waren. Statt der Citraconsäure kann Maleinsäureanhydrid verwandt werden. Auch hiermit bildet Tachysterin eine unlösliche Additionsverbindung[5]. Nach F. A. Askew u. a.[6] läßt sich Vitamin D_2 als 3,5-Dinitro-benzoat abtrennen.

Verschiedene andere Ester des Vitamins D_2, so dessen Oleat, Chaulmoograt u. a. werden im AP. 2 484 526 beschrieben.

Das kristallisierte Vitamin D_2 kommt als *Detalup* in den Handel.

Suprasterine.

Bei zu langer Bestrahlung des Ergosterins treten Verbindungen auf, die unwirksam sind und stark toxische Eigenschaften entfalten. Man bezeichnet sie als Suprasterine. Hierbei unterscheidet man Suprasterin I, Suprasterin II und Toxisterin. Beim Suprasterin I ließ sich zeigen, daß wieder ein Ringschluß erfolgt sein muß. Jedoch liegt das entstehende Ringsystem nicht mehr als Sterin-Skelet vor. Das Produkt erweist sich schon in Dosen von 1 mg an der Maus als toxisch und ist antirachitisch nicht wirksam.

Vitamin D_3.

Vitamin D_3, den wichtigsten Faktor der D-Reihe, erhält man aus 7-Dehydrocholesterin, das nach Windaus, Lettré und Schenk wie folgt dargestellt wird: Cholesterylacetat liefert mit Chromsäure die 7-Oxo-Verbindung. Mit Aluminium-isopropylat läßt sich die Keto-Gruppe zur sek. Alkohol-Gruppe reduzieren. Das entstehende 7-Oxycholesterin wird als Dibenzoat beim Erhitzen auf 200° zum 7-Dehydro-cholesterin-benzoat zersetzt:

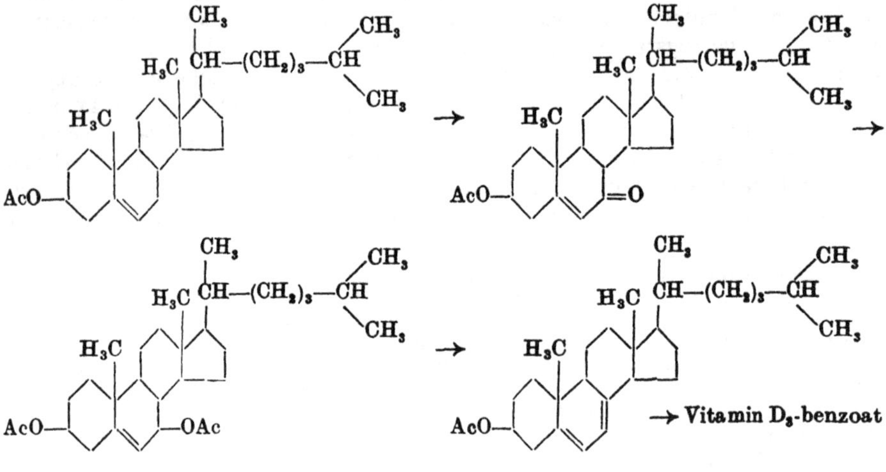

---

[1] Östr.P. 119 210.
[2] Vgl. ferner AP. 2 015 282.
[3] EP. 318 268.
[4] EP. 335 277.
[5] EP. 370 742.
[6] Askew, F. A., u. a.: Proc. Roy. Soc. London Serie. B **109,** 488 (1932).

Zur Dehydratisierung wird das Dibenzoat in Dioxan-Lösung im Einschlußrohr 4 Std. erhitzt. Besser setzt man außerdem noch Katalysatoren, wie Piperidin oder Al_2O_3, zu. In Gegenwart von solchen Katalysatoren erhält man schon nach 2 Stdn. eine 50%ige Ausbeute[1].

Die Oxydation des Cholesterins erfolgt am einfachsten mittels Luft. Man arbeitet in wäßriger Lösung, die 0,5—1 g Natriumstearat enthält und gewinnt so ein Gemisch von 7-Keto- und 7-Oxy-cholesterin. Letzteres wird als Ester durch Dehydratation in 7-Dehydrocholesterin überführt[2].

Nach F. P. MATZZA und C. MIGLIARDI dehydriert man Acetylcholesterin mit Chinon in kochender essigsaurer Lösung. Dabei wird die Reaktionsflüssigkeit mit filtriertem Quecksilberlicht bestrahlt, wobei nur das Chinon photochemisch aktiviert wird. Durch Chromatographie an Aluminiumoxyd erhält man aus dem Reaktionsgemisch das Dehydro-cholesterin in 30%ig. Ausbeute[3].

Nach dem AP. 2260085 wird das Cholesterin durch Veräthern oder Verestern der Hydroxyl-Gruppe geschützt und hierauf mit Wasserstoff-Akzeptoren, wie Ketonen, Aldehyden, Chinonen, Azofarbstoffen und ähnlichen Verbindungen, behandelt. Hierdurch erfolgt Dehydrierung in 7- und 8-Stellung. Die Reaktion kann in Gegenwart von Aktinium leichter durchgeführt werden.

Nach dem AP. 2028364 wird Cholesterin in Gegenwart von Kupfer-, Eisen- oder Cobaltsalzen durch Erhitzen in inerten Lösungsmitteln auf Temperaturen von über 100° dehydriert.

Das 7-Dehydro-cholesterin kann ferner aus der Acetyl-Verbindung des Cholesterins durch Halogenierung mit N-Halogensuccinimid in Gegenwart eines Aktivators, wie Cyclohexen, und anschließende Abspaltung von Halogenwasserstoff in Gegenwart von Erdalkalien und hoher Temperatur erhalten werden[4].

Halogen-substituierend wirken ferner Verbindungen wie N-Bromacetamid, N-Dibromäthylurethan, N-Bromcarbaminsäureäthylester, N-Bromphthalimid u.a. Die Halogenverbindungen sind in der Lage, CH_2-Gruppen[2] zu substituieren, die einer C=C-Doppelbindung benachbart sind[5].

Technisch wird fast ausschließlich mit N-Brom-succinimid gearbeitet. Die Umsetzung erfolgt nach dem Schema:

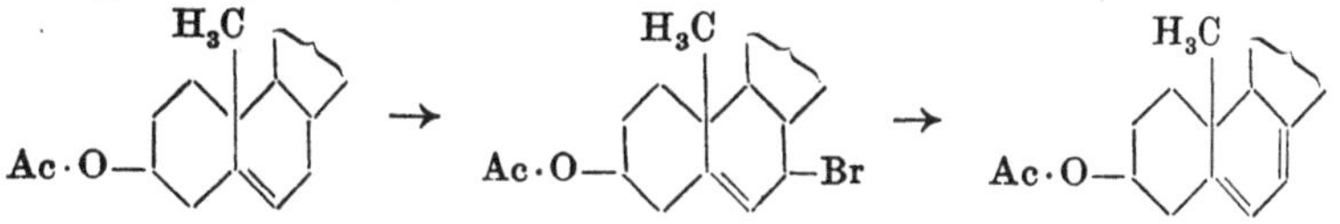

In gleicher Weise wie das Ergosterin wird auch das Dehydro-cholesterin über Lumisterin$_3$ in das Vitamin D$_3$ umgewandelt. Dem Lumisterin$_3$ kommt analog dem Lumisterin$_2$ folgende Formel zu[6]:

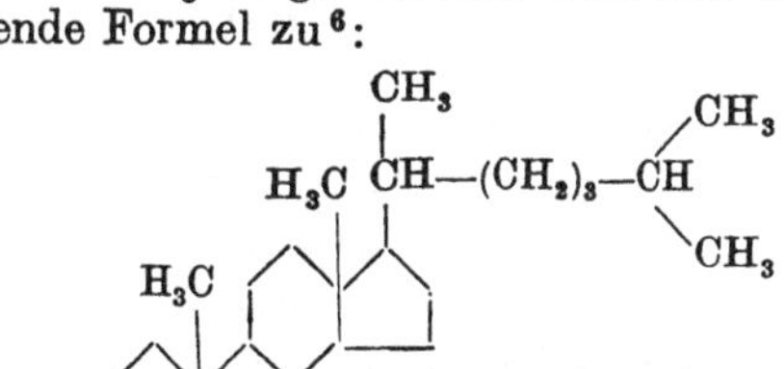

Auch das Tachysterin läßt sich mit Hilfe von Citraconsäureanhydrid kristallisiert gewinnen.

Untersuchungen von J. W. BUNKER und anderen über die Umwandlung des 7-Dehydrocholesterins ergaben, daß bei Verwendung von UV-Licht der Wellenlänge 2483 bis 3025 Å je ein Quant zur Umlagerung benötigt wird. Am besten erfolgt die Aktivierung durch die

---

[1] FP. 867189.
[2] MATZZA, F. P., u. C. MIGLIARDI: Quad. Nutriz. 8, 86 (1941); C. 1942. II. 2016.
[3] AP. 2400380, vgl. ferner AP. 2411177.
[4] Schwz.P. 261972; Holl.P. 61340; J. v. D. VLIET: Chem. Weekbl. 44, 692 (1948).
[5] AP. 2441091; J. v. D. VLIET u. a.: Rec. Trav. chim. Pays-Bas 66, 83 (1947).
[6] Vgl. A. WINDAUS u. a.: Liebigs Ann. 537, 1 (1938).

Wellenlänge 2967 Å. Dagegen ergab Bestrahlung mit UV-Licht von $\lambda=3130$ Å kein Produkt mit antirachitischen Eigenschaften. Auch die Heilung rachitischer Ratten wurde am besten durch UV-Licht $\lambda=2967$ Å beeinflußt, wodurch die Annahme unterstützt wird, daß das Dehydrocholesterin auch in der Haut Vorläufer des Vitamin D ist[1]. WINDAUS und BOCK konnten aus 100 kg Schweineschwarten 30 g Rohcholesterin isolieren, hieraus das Provitamin abtrennen und als 7-Dehydro-cholesterin identifizieren[2].

Das Vitamin D_3 kann ebenso wie Vitamin D_2 als 3,5-Dinitro-4-methylbenzoat abgeschieden werden. Man läßt die Bestrahlungsprodukte mit Citraconsäure mehrere Tage stehen, filtriert das ausgeschiedene Material ab und schüttelt das Filtrat in wäßriger Phase mit Petroläther aus. Der Verdampfungsrückstand des Petroläthers wird in Benzol gelöst und das Vitamin D_3 mit Pyridin und 3,5-Dinitro-4-methyl-1-benzoylchlorid in den Ester überführt, der zur Kristallisation gebracht wird[3].

Kristallisiertes Vitamin D_3 ist im *Trivitan* enthalten.

Vitamin D_4.

Provitamin D_4 ist das *22,23-Dihydro-ergosterin*. Es wird durch Doppelbindung der Hydrierung am C-Atom 22 des Ergosterins gewonnen. Nach WINDAUS und LANGER[4] wird Ergosterin zunächst mit Maleinsäureanhydrid umgesetzt. Dieses Addukt kann nunmehr mit Wasserstoff bei Gegenwart von Platin hydriert werden, wobei die Wasserstoff-Anlagerung allein an der Seitenkette erfolgt. Die so erhaltene Dihydro-Verbindung wird erhitzt, wobei sich Maleinsäureanhydrid abspaltet[5].

Aus dem Dihydro-ergosterin erhält man durch Bestrahlung das Vitamin D_4, das sich von den Vitaminen D_2 und D_3 durch die hydrierte Seitenkette unterscheidet.

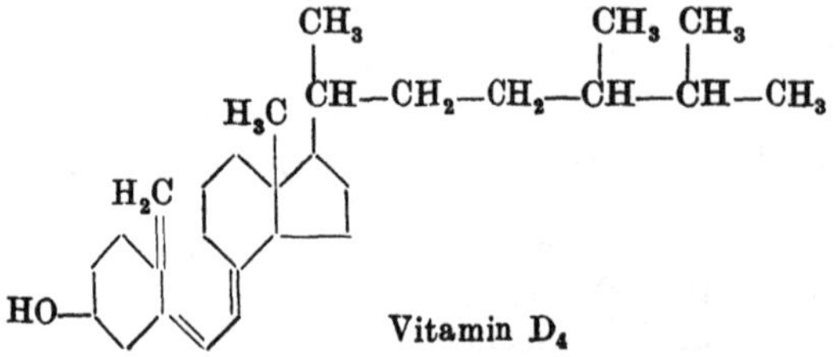

Vitamin D_4

Konstitution und Wirkung.

Das Vitamin D_3 entfaltet etwa die gleiche Wirkung wie Vitamin D_2. Auch liegt die toxische Grenze im Versuch an der Maus auf der gleichen Höhe. Das Vitamin D_4 zeigt im Rattenversuch schwächere Wirkungen als D_2 und D_3. Dagegen wirkt es bei der Hühner-Rachitis besser als D_2, aber schlechter als D_3, das die größte Wirkung entfaltet.

Für die Austestung von Vitamin-D-Präparaten ist so vor allem der Küken-Versuch wichtig, da es hierdurch besser möglich ist, die verschiedenen Vitamine voneinander zu unterscheiden.

Die Standardisierung der Vitamin-Präparate erfolgt nach internationalen Einheiten. Dabei besaß 1 mg Vitamin D_2 die Wirkung von 40000 IE, während die gleiche Menge Vitamin D_4 die Wirkung von etwa 20—30000 IE entfaltete.

Seit 1949 ist ein neuer internationaler Standard festgelegt worden. Die neue I E ist die Wirksamkeit von 0,025 γ reinstem kristallisierten Vitamin D_3.

---

[1] BUNKER, J. W., u. a.: J. Amer. chem. Soc. **62**, 508 (1940).
[2] WINDAUS, A., u. F. BOCK: Hoppe-Seylers Z. Physiol. Chem. **245**, 168 (1936).
[3] Vgl. EP. 491653.
[4] WINDAUS, A., u. R. LANGER: Liebigs Ann. **508**, 105 (1933).
[5] Vgl. A. WINDAUS u. A. LÜTTRINGHAUS: Ber. dtsch. chem. Ges. **64**, 850 (1931).

Vitamin D_2 kommt in Form verschiedener Präparate, so z.B. unter dem Namen · *Vigantol*, in den Handel. Bei der Stoßtherapie werden 15 mg D_2 auf einmal gegeben. Jedoch können bei zu hohen Gaben Vergiftungserscheinungen auftreten, die sich in Form von Appetitlosigkeit, Erbrechen und Durchfällen äußern; ferner treten Kalk-Ablagerungen in verschiedenen Organen auf, so in Nieren, Magen, Gefäßwänden und Herz.

Durch Bestrahlung mit UV-Licht erhält man auch aus Dehydro-sitosterin ein Produkt, das antirachitisch stark wirksam ist und als Vitamin D_5 bezeichnet wird. Die Grenzdosis ist etwa 40mal größer als beim Ergosterin. Das Dehydrostigmasterin zeigt nach der Bestrahlung fast keine antirachitische Wirkung[1].

Das 7-Dehydro-sitosterin erhält man aus Sitosterin durch Dehydrierung. Diese erfolgt in gleicher Weise wie die Dehydrierung des Cholesterins. Ebenso läßt sich auch Stigmasterin dehydrieren[2].

Die *Pyrocalciferole*, die man durch Erhitzen der Vitamine auf 190° erhält[3], sind im Tierversuch nicht antirachitisch. Ihre Konstitution wurde von WINDAUS und DIMROTH aufgeklärt[4], die nachwiesen, daß durch Dehydrierung von Lumisterin und Pyrocalciferol das gleiche Dehydro-lumisterin$_2$ entsteht, so daß sie sich durch verschiedene Konfiguration am C-Atom 9 unterscheiden müssen:

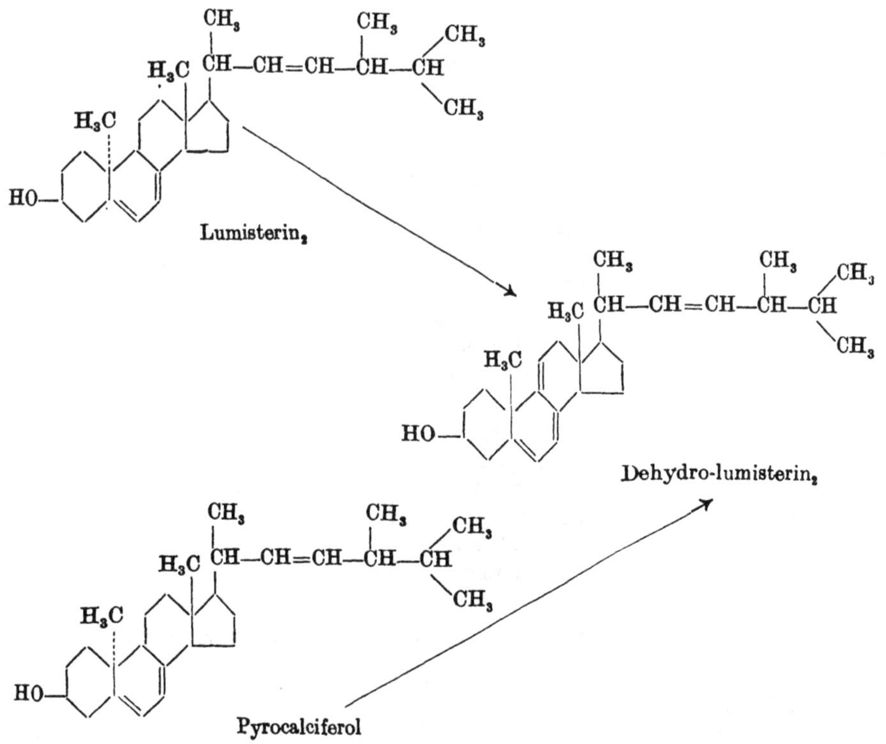

Lumisterin$_2$

Dehydro-lumisterin$_2$

Pyrocalciferol

---

[1] BROCKMANN, H.: Ergbn. Vitamin-, Hormon- u. Fermentforsch. **2**, 56 (1939).
[2] EP. 454260.
[3] WINDAUS, A., u. a.: Liebigs Ann. **492**, 239 (1932).
[4] WINDAUS, A., u. K. DIMROTH: Ber. dtsch. chem. Ges. **70**, 376 (1937); K. DIMROTH: Angew. Chem. **59**, 23 (1947).

Werden die D-Vitamine, z. B. Vitamin D_2, mit Natrium in Gegenwart von Alkohol hydriert, so gelangt man zum *Dihydrovitamin D_2*, bei dem die ringständige CH_2-Gruppe in eine Methyl-Gruppe umgewandelt ist[1]:

$$H_3C-\overset{CH_3}{CH}-CH=CH-\overset{CH_3}{CH}-CH\overset{CH_3}{\underset{CH_3}{\diagup}}$$

Daneben entsteht in geringer Menge noch ein zweites Dihydro-Vitamin. Die Hydrierung des Vitamins D_2 mit Natrium wird am besten in Alkoholen, die mehr als drei C-Atome aufweisen, vorgenommen[2].

Diese Dihydro-Vitamine sind nach Untersuchungen von FERNHOLZ[3] ebenso wie das in gleicher Weise dargestellte Dihydro-tachysterin antirachitisch unwirksam[4]. An der Maus weist das Dihydro-tachysterin, das unter der Bezeichnung *AT 10* im Handel ist, eine toxische Grenzdosis von 10γ pro Tag auf. Ebenso wie das Vitamin D bei Überdosierung den Kalkspiegel stark erhöht, löst auch Dihydro-tachysterin in therapeutischen Gaben Mobilisierung der Kalk-Reserven des Körpers aus, so daß es bei schweren Tetanus-Fällen angewandt wird. Auch bei anderen Krankheiten, bei denen der Calcium-Blutspiegel erhöht werden soll, gelangt es zur Anwendung.

Die physiologische Wirkung des Vitamins D tritt somit nur dann ein, wenn der Ring B zwischen den C-Atomen 9 und 10 geöffnet ist. Da jedoch auch das Tachysterin und Dihydrotachysterin noch unwirksam sind, muß die Vitamin D-Wirkung an die bestimmte Lage des konjugierten Systems gebunden sein, wie sie im Vitamin selbst vorliegt. Wird die Lage der Doppelbindungen durch weitere Bestrahlung verändert, so geht die Wirkung wieder verloren.

Dagegen ist das von P. MEUNIER durch Einwirkung von Jod auf Calciferol erhaltene Jodcalciferol voll wirksam. Es ist daher anzunehmen, daß im Organismus das Vitamin wieder durch Jod-Abspaltung regeneriert wird. Wird im Versuch das Jod hydrierend abgespalten, so entsteht eine Verbindung von schwacher Wirksamkeit[5].

Die Seitenkette ist weniger spezifisch für die Wirkung. Sie kann innerhalb gewisser Grenzen Unterschiede zeigen, wie die Vitamine D_2 bis D_5 zeigen. Jedoch ist die Anwesenheit der Seitenkette notwendig. So ergeben z.B. das $\Delta^{5,6}$-Androstadien-3-ol und das $\Delta^{5,6}$-Androstadien-3,17-diol keine wirksamen Bestrahlungsprodukte[6]. Wichtig ist schließlich auch die freie Hydroxyl-Gruppe, da Ester und Äther der Vitamine unwirksam sind[7]. Die Totalsynthese des Vitamins D gelang bisher nicht[8].

[1] v. REICHEL, S., u. M. DEPPE: Hoppe-Seylers Z. physiol. Chem. **239**, 143 (1936).
[2] DRP 730017.
[3] FERNHOLZ, E.: Liebigs Ann. **499**, 198 (1932).
[4] Dän.P. 60452.
[5] MEUNIER, P., u. G. THIBAUDET: C. R. hebd. Séances Acad. Sci. **228**, 172 (1946).
[6] Vgl. N. A. MILAS u. C. R. MILONE; J. Amer. chem. Soc. **68**, 738 (1946); A. BUTENANDT u. a.: Ber. dtsch. chem. Ges. **71**, 1316 (1938); K. DIMROTH: Ber. dtsch. chem. Ges. **72**, 187 (1939).
[7] BROCKMANN, H.: Zit. S. 399.
[8] Über Synthese-Versuche, die sich mit dem Aufbau von ähnlichen Verbindungen befassen, gibt ein Übersichtsreferat von H. SCHMIDT: Östr. Chemiker-Ztg. **42**, 84 (1939), Auskunft.

Durch Kondensation von Cyclohexyliden-acetaldehyd mit 4-Acetoxy-cyclohexanon in Gegenwart von überschüssiger Natronlauge erhielten J. B. ALDERSLEY und G. N. BURKHARDT eine Verbindung folgender Konstitution:

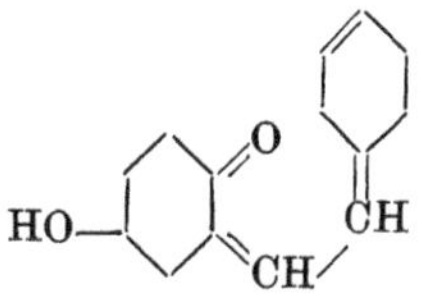

DIMROTH gewann nach der Steroid-Synthese von ROBINSON ein Keton, das er durch Wasserabspaltung in einen Kohlenwasserstoff überführte, der die gleiche ungesättigte Gruppe wie das Ergosterin aufwies:[1]

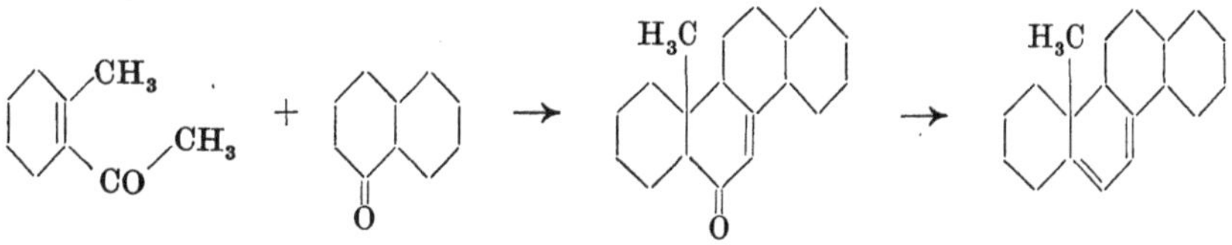

Die Modellsubstanz ließ sich mit ultraviolettem Licht in gleicher Weise wie das Ergosterin aufspalten.

Physiologische Wirkung des Vitamins D.

Das Vitamin D hat einen entscheidenden Einfluß auf den P/Ca-Stoffwechsel des Organismus; es fördert vor allem die Verkalkung des Knochengewebes.

Vitamin E, Tocopherol.

H. A. MATILL und R. E. CONKLIN beobachteten schon im Jahre 1920, daß nur mit Milch gefütterte Ratten trotz sonstigen guten Aussehens steril waren. Ähnliche Ergebnisse erhielten beim Verfüttern einer die Vitamine A, B und D enthaltenden Kost auch EVANS und andere[2]. B. SURE[3] gab dem fehlenden ,,Antisterilitätsvitamin" die Bezeichnung *Vitamin E*. Es wurde in einer Reihe von Nahrungsmitteln aufgefunden. Wichtigster Vitamin-Träger ist das Weizenkeimöl, wie nachstehende Übersicht zeigt.

	mg % Vitamin E
Weizenkeimöl	520
Weizenkeimling trocken	29,5
Maiskeimling	16,4
Erdnußöl	16
Leinöl	23
Olivenöl	8
Sesamöl	5
Cocosöl	2,7
Rindsleber	1,6
Hühnerei	1
Grünkohl	6
Salat	6

Isolierung und Konstitution.

J. DRUMMOND, E. SINGER und R. J. MACWALTER[4] gelang es, durch chromatographische Adsorption des Unverseifbaren des Weizenkeimöls an Aluminiumoxyd das Vitamin E anzureichern. Wenig später wurde von japanischer Seite durch Vakuumdestillation des Reis-

---

[1] DIMROTH, K.: Angew. Chem. **59**, 23 (1947).
[2] EVANS, H. McL., u.a.: J. Amer. med. Assoc. 81, 889 (1922); Science (New York) 56, 650 (1922).
[3] SURE, B.: J. biol. Chemistry 58, 681, 693 (1923).
[4] DRUMMOND, J., E. SINGER u. R. J. McWALTER: Biochem. J. 29, 456 u. 2510 (1935).

öles ein an Vitamin E stark angereichertes Vitamin E-Konzentrat erhalten[1]. Untersuchungen von H. S. Olcott[2] ergaben, daß im Vitamin E eine oder mehrere Hydroxyl-Gruppen vorhanden sein mußten. Schließlich gelang H. McL. Evans, O. H. Emerson und E. A. Emerson[3] die Isolierung des reinen Vitamins E über die kristallisierten Allophanate. Es wurden drei Produkte erhalten, von denen eines schwache biologische Aktivität zeigte, das zweite unwirksam war und das dritte hohe Vitamin E-Wirksamkeit besaß und α-Tocopherol genannt wurde.

O. H. Emerson und andere isolierten in einer weiteren Untersuchung 4 Allophanate[4], von deren Grundsubstanzen zwei physiologisch aktiv waren. Während das eine Tocopherol mit dem schon isolierten α-Tocopherol identisch war, wurde das zweite Produkt als β-Tocopherol bezeichnet[5]. Es wurde zugleich auch von P. Karrer aus Pflanzenkeimöl isoliert[6]. P. Karrer und Mitarbeiter[7] bezeichneten das Produkt zunächst als Neotocopherol, konnten aber durch weitere Untersuchungen die Identität des Neotocopherols mit dem β-Tocopherol Emersons beweisen[8]. Ebenso war das zur gleichen Zeit von W. John[9] isolierte Cumotocopherol mit dem β-Tocopherol identisch. Eine dem β-Tocopherol isomere Verbindung, das γ-Tocopherol, wurde schließlich von Emerson, Evans und Olcott isoliert[10]. Ein δ-Tocopherol wurde 1947 aus Sojabohnenöl gewonnen[11].

Nach C. S. McArthur und E. M. Watson wird die Isolierung der Tocopherole über die Bernsteinsäurehalbester durchgeführt[12].

Nach dem DRP 724 258 kann die Reinigung durch Umkristallisieren des p-Nitrobenzoesäureesters erfolgen.

Die Konstitutionsformel des α-Tocopherols stellte Fernholz auf[13]:

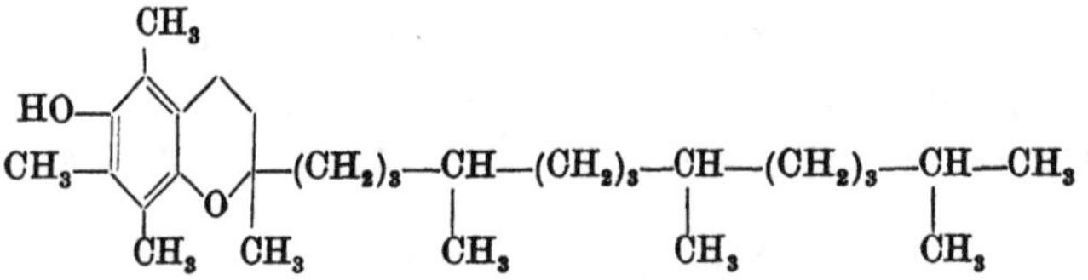

Durch Veresterung wurde eine Hydroxyl-Gruppe nachgewiesen. W. John[14] konnte durch Spektralanalyse den Nachweis erbringen, daß die Hydroxyl-Gruppe phenolischen Charakter besaß. Bei Erhitzung des α-Tocopherols auf 350° erfolgte Zersetzung, wobei als Spaltstück Durohydrochinon

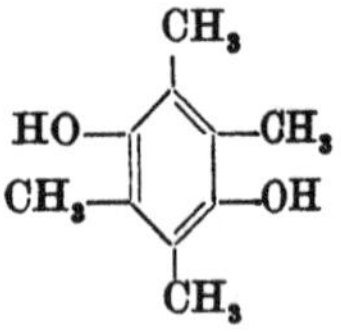

---

[1] Ueno, S., u. a.: J. Soc. chem. Ind., Japan [Suppl.] 88, 190 B (1925); C. 1936 I, 118.
[2] Olcott, H. S.: J. biol. Chemistry 110, 695 (1935).
[3] Evans, H. McL., O. H. Emerson u. E. A. Emerson: J. biol. Chemistry 113, 319 (1936).
[4] Emerson, O. H., u.a.: Science (New York) 83, 421 (1936).
[5] Emerson, O. H., u.a.: J. biol. Chemistry 122, 99 (1937).
[6] Karrer, P., u. H. Salomon: Helv. chim. Acta 20, 424 (1937).
[7] Karrer, P., H. Salomon u. H. Fritzsche: Helv. chim. Acta 20, 1422 (1937).
[8] Karrer, P., u.a.: Helv. chim. Acta 21, 309 (1938).
[9] John, W.: Hoppe-Seylers Z. physiol. Chem. 250, 11 (1937).
[10] Emerson, O. H., H. McL. Evans u. H. S. Olcott: Science (New York) 83, 421 (1936); J. Amer. chem. Soc. 59, 1008 (1937).
[11] Baxter, J. G., u. a.: J. Amer. chem. Soc. 69, 869 (1947).
[12] McArthur, C. S., u. E. M. Watson: Cand. chem. Process, Ind. 28, 350 (1939).
[13] Fernholz, E.: J. Amer. chem. Soc. 59, 1154 (1937), 60, 700 (1938).
[14] John, W.: Hoppe-Seylers Z. physiol. Chem. 250, 11 (1937); Naturwiss. 26, 366 (1938).

erhalten wurde. Bei gleichzeitiger Reduktion mit Jodwasserstoff entstand das Iso-pseudocumenol.

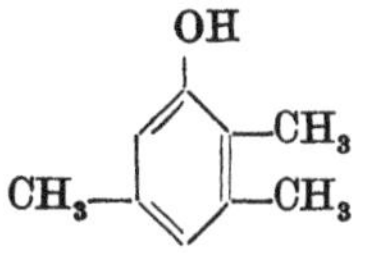

$$\text{Iso-pseudocumenol}$$

Die Oxydation mit Chromsäure gab Aufschluß über die Verknüpfungsart des aliphatischen Seitenrestes mit dem aromatischen Kern. Es entstand hierbei eine Oxysäure (I), die sehr leicht ein Lakton bildete:

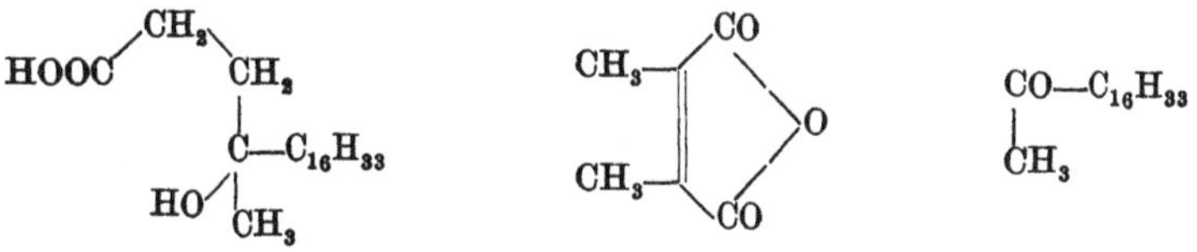

$$\text{I} \qquad \text{II} \qquad \text{III}$$

Wurde dagegen die Chromsäure-Oxydation energisch durchgeführt, so erhielt man unter anderen Spaltstücken das Dimethyl-maleinsäureanhydrid (II) und ein Keton mit 18 C-Atomen (III). Die erhaltenen Oxydationsprodukte ließen die Auffassung des Tocopherols als Cumaron- oder als Chroman-Derivat zu. Hier brachte das Absorptionsspektrum, das mit Modellsubstanzen verglichen wurde, endgültige Aufklärung[1] zugunsten der Chroman-Formulierung.

Das β-Tocopherol hat die Summenformel $C_{28}H_{48}O_2$, während die Summenformel des α-Tocopherols $C_{29}H_{50}O_2$ ist. Sie unterscheiden sich also durch eine CH_2-Gruppe. Da die thermische Spaltung des β-Tocopherols zum Pseudo-cumohydrochinon führt, unterscheidet sich das β-Tocopherol vom α-Tocopherol durch das Fehlen einer Methyl-Gruppe im aromatischen Ring. Das γ-Tocopherol ist dem β-Tocopherol isomer. δ-Tocopherol besitzt am aromatischen Ring nur eine Methyl-Gruppe.

Die Umwandlung von β, γ oder δ-Tocopherol in α-Tocopherol gelingt durch CLEMMENSEN-Reduktion bei Gegenwart von Formaldehyd[2].

Um die Sicherstellung der sterischen Struktur des Phytol-Restes bemühten sich W. JOHN und P. KARRER. Während ersterer durch Totalsynthese zu einem dem Tocopherol entsprechenden Diastereomeren-Gemisch gelangte[3], stellte letzterer ein synthetisches Phytol dar[4]. Das so erhaltene l-Phytol wurde zur Tocopherol-Synthese benutzt. Es wurden bisher drei verschiedene Tocopherole dargestellt: ein α-Tocopherol aus natürlichem d-Phytol, ein α-Tocopherol aus synthetischem l-Phytol und ein α-Tocopherol aus synthetischem d,l-Phytol. Diese unterscheiden sich durch die Konfiguration am C 4- und C 8-Atom. Die drei dargestellten Tocopherole zeigten im Tierversuch keine Unterschiede in ihrer Vitamin E-Wirksamkeit.

Synthese des Vitamins E.

Schon ehe die Formel des α-Tocopherols endgültig sichergestellt war, gelang es P. KARRER u. a., das Vitamin synthetisch durch Kondensation von Trimethylhydrochinon mit Phytylbromid zu erhalten. Die Kondensation wurde in Benzol

---

[1] JOHN, W.: Hoppe-Seylers Z. physiol. Chem. **257**, 173 (1939).
[2] AP. 2486539.
[3] JOHN, W., u. H. PINI: Hoppe-Seylers Z. physiol. Chem. **273**, 225 (1942).
[4] KARRER, P.: Helv. chim. Acta **26**, 1741 u. 1750 (1943).

bei 60—70° durchgeführt, wobei man zur Vermeidung von Luftsauerstoff im Stickstoffstrom arbeitet[1]. Zinkchlorid wurde als Kondensationsmittel zugesetzt:

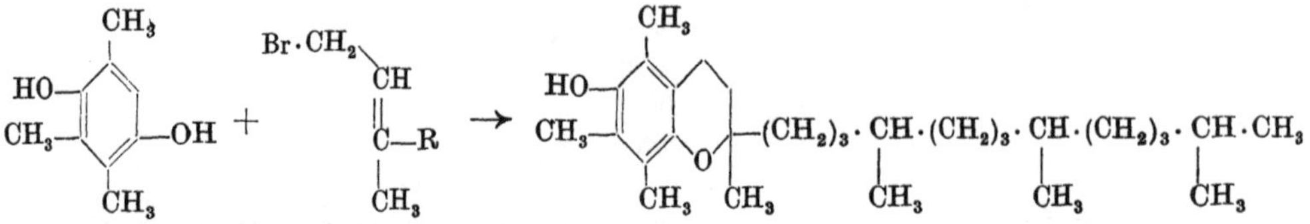

F. BERGEL u. a. nahmen die Kondensation in Dekalin vor und erhielten beim Erhitzen auf 180—190° in beinahe 100%ig. Ausbeute α-Tocopherol. Es wurde durch Chromatographie an Aluminiumoxyd isoliert[2].

L. E. SMITH und Mitarbeiter[3] erhielten α-Tocopherol aus dem Hydrochinon-Derivat und Phytol durch Kondensation in Eisessig in Gegenwart von $ZnCl_2$. Die Reinigung wurde durch Chromatographie und anschließende Molekulardestillation bei 145—150° vorgenommen.

Das erforderliche Trimethyl-hydrochinon wurde zuerst aus der Dinitro-Verbindung gewonnen. Das Trimethyl-dinitrobenzol wurde bereits von NIETZKI und SCHNEIDER[4] dargestellt. Durch Zinnchlorür in Salzsäure werden die beiden Nitro-Gruppen in Amino-Gruppen überführt. Darauf wird mit $FeCl_3$ zum Chinon-Derivat oxydiert. Reduktion mit H_2SO_3 führt zum Hydrochinon:

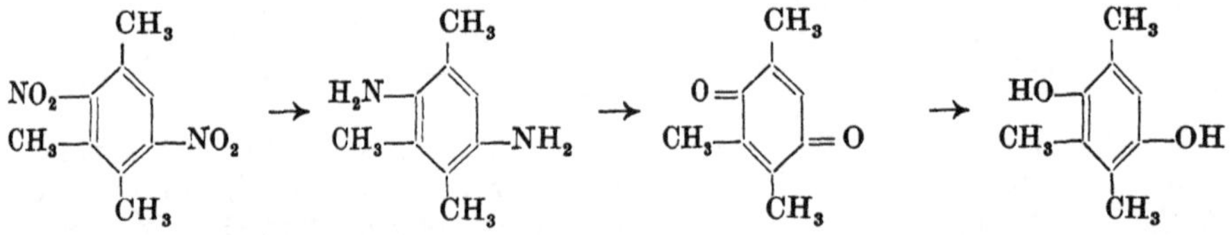

Auch kann das 1-Amino-2,3,6-trimethyl-benzol in Form seiner Salze durch Oxydationsmittel, z. B. MnO_2, schon bei Temperaturen von 30—35° mit einer Ausbeute von 62% in das Trimethyl-p-benzochinon überführt werden[5]:

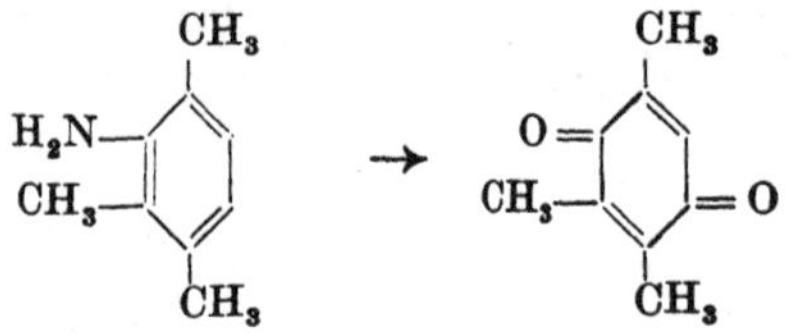

Man gelangt zum gleichen Chinon-Derivat, wenn in p-Stellung zur Amino-Gruppe eine weitere Methyl-Gruppe steht. Diese wird bei der Oxydation abgespalten[6].

---

[1] KARRER, P.: Helv. chim. Acta **21**, 520, 820 (1938); s. a. Schwz.PP. 205896, 206037, 214283; Holl.P. 62150; Schwed.P. 97530.
[2] BERGEL, F., u. a.: J. chem. Soc. (London) **1938**, 1382; F. BERGEL, A. R. TODD u.a.: Nature (London) **142**, 36 (1938).
[3] SMITH, L. E., u.a.: J. Amer. chem. Soc. **61**, 2615 (1939).
[4] NIETZKI, R., u. J. SCHNEIDER: Ber. dtsch. chem. Ges. **27**, 1430 (1894); eine neue Synthese siehe bei A. PONGRATZ u. K. L. ZIRM: Monatsh. Chem. **83**, 13 (1952); Östr.P.A. Nr. A 4324/12 e.
[5] Dän.P. 58764.
[6] Holl.P. 62150; Schwed.P. 97530.

Die Synthese des Tocopherols wird nach dem Schwz.P. 212149 in Abwandlung der obigen Synthese durch Kondensation mit 2,6,10-Trimethyl-14-äthinyl-pentadecanol-(14) in Dekalin vorgenommen. Dabei entsteht zunächst ein Oxychromen-Derivat. Dieses wird nun mit Wasserstoff in Gegenwart von Palladiumkohle ohne Druck und bei gewöhnlicher Temperatur zum Chroman-Derivat hydriert:

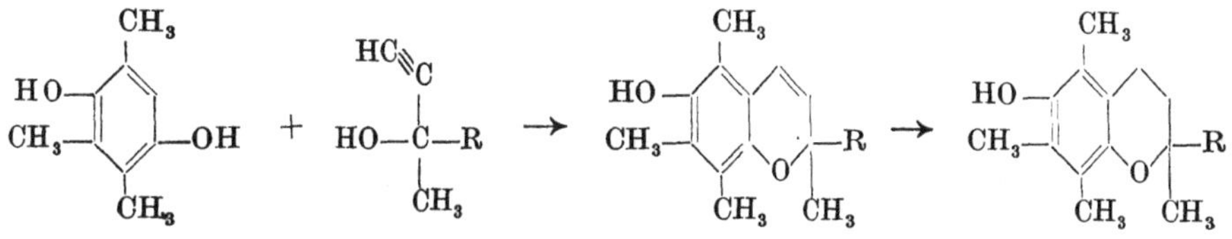

$$R = -(CH_2)_3 \cdot \underset{\underset{CH_3}{|}}{CH} \cdot (CH_2)_3 \cdot \underset{\underset{CH_3}{|}}{CH} \cdot (CH_2)_3 \cdot \underset{\underset{CH_3}{|}}{CH} \cdot CH_3$$

Statt der Äthinyl-Verbindungen können auch Diene verwandt werden. So gelangt man zu Chroman-Derivaten durch Kondensation von Hydrochinon-monomethyläther mit Dien-Verbindungen, wie z. B. Dimethylbutadien. Als Katalysator wird Hg_2Cl_2 zugegeben. Die Temperatur wird allmählich von 100 auf 240° gesteigert. Es entsteht das 2,2,3-Trimethyl-6-methoxy-chroman. In gleicher Weise kann man Isopren mit Trimethyl-hydrochinon zum 2,2,5,7,8-Pentamethyl-6-oxy-chroman kondensieren[1].

Auch die Ester des 2,3,5-Trimethyl-hydrochinons werden zur Synthese benutzt. Bei Verwendung des 1-Monobenzoates bildet sich bei der Kondensation mit Phytol das entsprechende Phytylhydrochinon. Bei anschließender Säurebehandlung geht dieses unter Verseifung und intramolekularer Wasserabspaltung in die Chroman-Verbindung über[2]:

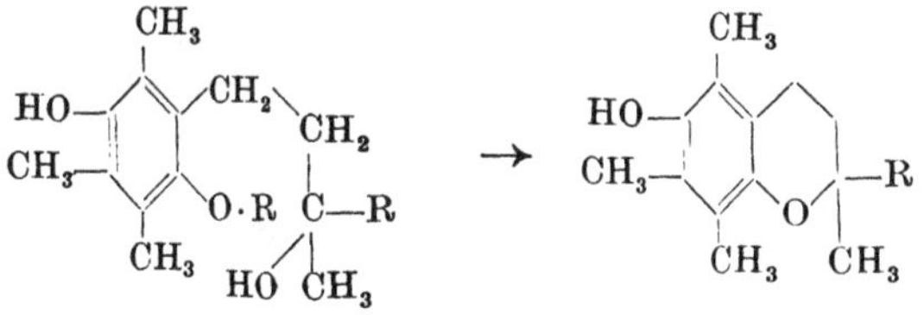

Bei der Kondensation des 2,3-Dimethyl-hydrochinon-4-monobenzyläthers mit Phytol in Gegenwart von $ZnCl_2$ bei 170° entsteht der 7,8-Dimethyl-tocol-benzyläther. Er wird durch anschließendes Hydrieren gespalten. Bei Kondensation des entsprechenden 4-Monobenzoats mit $ZnCl_2$ in Dekalin bildet sich analog der Benzoesäureester des Tocols, der durch Verseifen in das Tocol überführt wird[3]. Man erhält nach diesem Verfahren reinere Endprodukte.

Die eine der beiden Hydroxyl-Gruppen des Hydrochinons kann durch eine Amino-Gruppe ersetzt sein. So erhält man bei Umsetzung von 3-Formylamino-6-oxy-1,2,4-trimethyl-benzol mit Phytol in saurem Medium nach anschließender Verseifung das freie 6-Amino-chroman-Derivat, das diazotiert und verkocht wird[4]. In gleicher Weise können auch Dimethylamino-oxy-benzol-Derivate zur Kondensation verwandt werden[5].

Ähnlich wird die Umsetzung von p-Oxy- und p-Aminophenolen mit Allylalkohol, Allylhalogenid oder Dienen im Schwz.P. 220348 beschrieben. Auch 3-Nitro-6-oxy-1,2,4-tri-

[1] FP. 50625, Zus. zu FP. 855414.
[2] FP. 863305.
[3] S. Schwz.P. 214334, Zus. zu Schwz.P. 211113; Schwz.P. 214350, Zus. zu Schwz.P. 211205.
[4] DRP 703957.
[5] DRP 706795, Zus. zu DRP 703957.

methyl-benzol kann verwendet werden. Die Nitro-Gruppe wird anschließend katalytisch in die Amino-Gruppe umgewandelt, die dann, wie schon beschrieben, aufoxydiert oder über die Diazo-Verbindung umgewandelt wird.

Schließlich kann die zweite Hydroxyl-Gruppe erst nach der Kondensation eingeführt werden. Man kondensiert 2,3,5-Trimethyl-phenol mit Phytylhalogenid. In das erhaltene Kondensationsprodukt wird über eine Azo-Verbindung eine Amino-Gruppe eingeführt[1].

Nach dem gleichen Verfahren lassen sich auch, wie aus den obigen Patenten zu ersehen ist, das β- und γ-Tocopherol darstellen.

Die Synthese des β-Tocopherols wurde von KARRER u. a. und ferner von BERGEL, TODD und Mitarbeitern analog der Synthese des α-Tocopherols durchgeführt[2]. KARRER wendet als Kondensationsmittel Ameisensäure an, die gegenüber dem $ZnCl_2$ hier den Vorteil hat, daß Substitutionen des Phytylbromids nach Art der FRIEDEL-CRAFTschen Reaktion im aromatischen Ring vermieden werden. Die Kondensation mit p-Dimethyl-hydrochinon führt zum β-Tocopherol, während das o,o-Dimethyl-hydrochinon das γ-Tocopherol liefert[3].

Die Kondensation des Hydrochinons und Phytols in Gegenwart von Ameisensäure wird durch Erhitzen der Komponenten durchgeführt[4]. Es lassen sich nach diesem Verfahren allgemein Di- und Trimethylhydrochinone mit höheren Isopren-Homologen zur Kondensation bringen[5]. Als Kondensationsmittel kann auch P_2O_5 verwandt werden. Dieses wird allmählich zu der alkoholischen Lösung der Komponenten hinzugegeben[6].

Die Umwandlung von Hydrochinon-Derivaten mit Dienen oder Allylalkoholen wird nach dem AP. 2421822[7] in Gegenwart von Katalysatoren, wie Aluminiumchlorid, Borfluorid, Zinkchlorid und organischen Säuren, erreicht. An Stelle der Diene und Allylalkohole kann auch Allylhalogenid verwandt werden.

Weitere Vitamin E-Synthesen.

Von JOHN wurden weitere Wege zur Darstellung des Vitamins E gewiesen[8]. Ausgangs-Derivat für die erste Synthese ist das Pseudocumol. Nach GATTERMANN[9] wird es in den 3,4,6-Trimethyl-benzaldehyd überführt, dieser mit Aceton unter guter Kühlung zum 3,4,6-Trimethylbenzyliden-aceton kondensiert, wobei die Zugabe von etwas Natrium erforderlich ist. Die entstandene Doppelbindung wird katalytisch in Gegenwart von Palladium-Mohr in Äthanol hydriert und das entstandene 3,4,6-Trimethyl-benzyl-aceton zum 2,5-Dinitro-3,4,6-trimethyl-benzyl-aceton nitriert. Darauf wird zum Diamin reduziert, das zum Chinon oxydiert werden kann. Hierbei erhält man das Chinon-Derivat in einer Gesamtausbeute von 10%. In das Hydrochinon überführt, wird dieses mit der Magnesium-Verbindung des Phytylbromids oder zur Darstellung des Isotocopherols mit der Magnesium-Verbindung des Cetylchlorids nach GRIGNARD umgesetzt. Die Keton-Gruppe wandelt sich unter Anlagerung des Radikals zur sek. Alkohol-Gruppe um, worauf die Ringbildung in Gegenwart von p-Toluolsulfonsäure und Eisessig in der Wärme unter Wasserabspaltung erfolgt:

---

[1] Schwz.P. 218520.
[2] KARRER, P., u. H. FRITZSCHE: Helv. chim. Acta **22**, 260, 654, 661 (1939); **21**, 1234, 1622 (1938); F. BERGEL u. A. R. TODD: J. chem. Soc. (London) **1989**, 542.
[3] JOHN, W.: Angew. Chem. **52**, 418 (1939).
[4] Schwz.P. 208446; vgl. DRP 713749.
[5] Schwz.P. 220352.
[6] AP. 2230659.
[7] Siehe ferner AP. 2421812.
[8] JOHN, W., P. H. GÜNTHER u. F. H. RATHMAN: Hoppe-Seylers Z. physiol. Chem. **268**, 104 (1941); Ber. dtsch. chem. Ges. **72**, 649 (1939).
[9] GATTERMANN, L.: Liebigs Ann. **347**, 347 (1906).

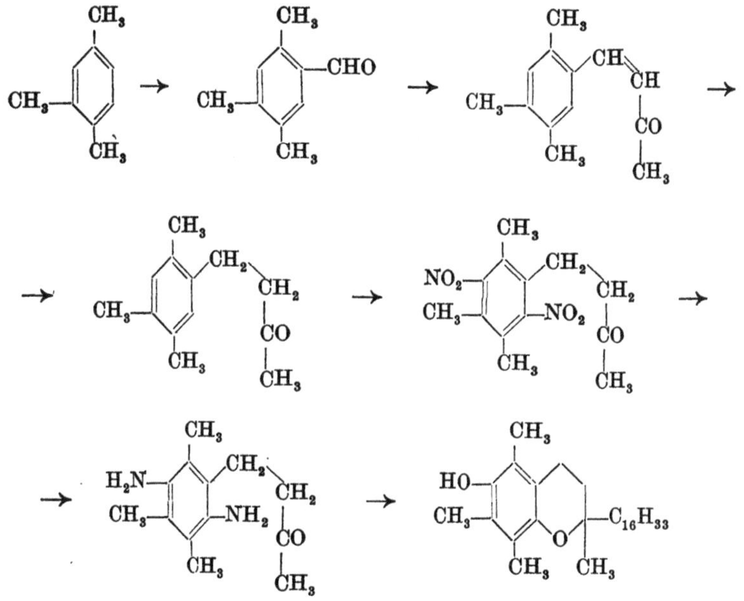

Bei Umsetzung des Monomethyläthers des Pseudocumo-hydrochinons mit Formaldehyd und Salzsäure erhält man das 1-Chlormethyl-Derivat. Dieses kann mit Natracetessigester kondensiert werden. Ohne es zu isolieren, spaltet man das Kondensationsprodukt sofort zum 1-(3'-Keto-butyl)-pseudocumohydrochinon-monomethyläther. Dieser kann darauf mit GRIGNARD-Reagenz in das tertiäre Carbinol überführt werden. Nach Spaltung der Ätherbrücke durch Oxydation zum Chinon-Derivat wird hydriert, worauf gleichzeitig unter Wasserabspaltung Ringschluß erfolgt:

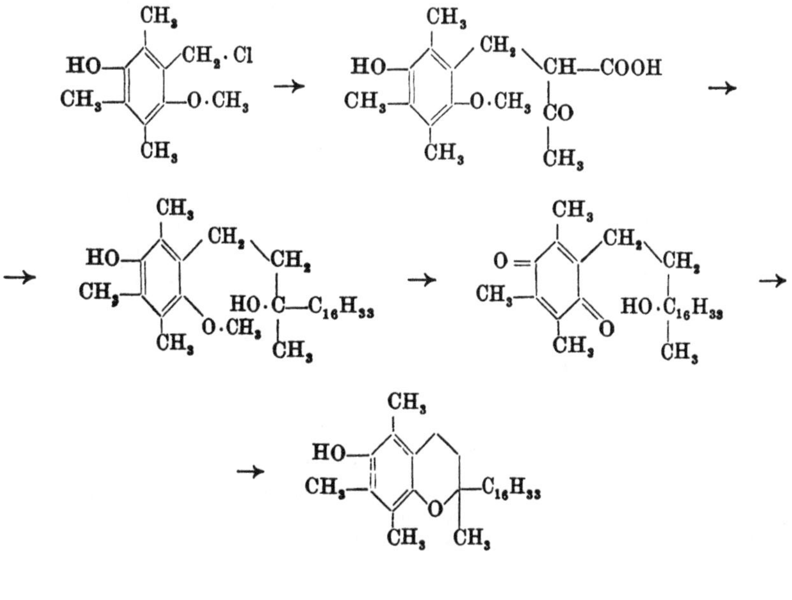

Schließlich werden nach einem dritten Verfahren Cumarin-Derivate in Chroman-Derivate umgewandelt. Die Cumarin-Verbindung wird mit einem Gemisch zweier Alkyl-magnesiumbromid-Verbindungen umgesetzt. Dabei erfolgt entweder die Anlagerung gleicher oder verschiedener Radikale an die Keton-Gruppe. Bei Reaktion des 5,7,8-Trimethyl-6-oxy-3,4-dihydro-cumarins mit einem Gemisch von Methylmagnesiumjodid und Cetylmagnesiumchlorid entstehen, bezogen auf die Gesamtausbeute, neben 50% Nebenprodukten 50% des gewünschten Methylcetyl-Derivates:

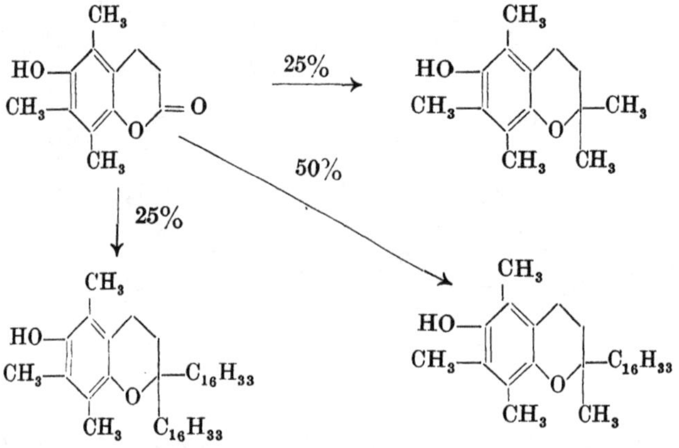

[Reaktionsschema: Ausgangsverbindung reagiert mit 25% zu Dimethyl-Derivat, mit 50% zu Methylcetyl-Derivat, und mit 25% zu Dicetyl-Derivat]

Werden fast gleiche Seitenketten eingeführt, so ist dieses Verfahren unpraktisch, da die Derivate sich schlecht trennen lassen. Nur wenn die beiden Radikale starke Größenunterschiede aufweisen, ist die Synthese zur Darstellung von Vitamin E-Substanzen geeignet. So gelang es W. JOHN und H. PINI[1], sowohl über das Benzylaceton-Derivat, als auch über das Cumarin-Derivat die Totalsynthese eines dem Vitamin E entsprechenden Diastereomeren-Gemisches durchzuführen.

Die Trennung von l- und d-Verbindungen des Tocopherols kann mit 3-Bromcamphersulfonsäurechlorid erfolgen. Das razemische Tocopherol-Gemisch wird in Pyridin gelöst und mit dem Sulfochlorid 4—6 Stunden auf 60° erwärmt. Zur Trennung wird aus Alkohol umkristallisiert. Hierbei bleibt die l-Form in der Mutterlauge gelöst, während die d-Form auskristallisiert. Ihr Schmelzpunkt liegt bei 48—50°[2].

Ester.

Der Tocopherolphosphorsäureester[3] und dessen Natriumsalz wurden von KARRER aus α-Tocopherol durch Einwirkung von $POCl_3$ in Pyridin und anschließende Verseifung erhalten. Hierbei entstehen seifenähnliche Lösungen. Sowohl der Säureester als auch dessen Natriumsalz sind stark wirksam[4].

Durch Einwirkung von Essigsäureanhydrid in Gegenwart von wenig Schwefelsäure entsteht nach dem Schwz. P. 208086 Acetyl-tocopherol, das gebräuchlichste Handelspräparat, dem auch der internationale Standard zu Grunde liegt.

Der Stearinsäureester wird nach SCHOTTEN-BAUMANN aus Stearinsäurechlorid in Gegenwart von Pyridin erhalten[5].

---

[1] JOHN, W., u. H. PINI: Hoppe-Seylers Z. physiol. Chem. **273**, 225 (1942).
[2] Schwz.P. 205362. — [3] Dän.P. 59402.
[4] KARRER, P.: Helv. chim. Acta **23**, 1137 (1940). — [5] Holl.P. 62971.

Die Veresterung mit niedrigen Carbonsäuren wird im FP. 861006 beschrieben. Die Ester können durch Hochvakuum-Destillation gereinigt werden[1].

J. SMITH u. a. stellten das Calcium-α-tocopheryl-succinat her, dessen biologische Aktivität dem α-Tocopherol entspricht[2].

Konstitution und Wirkung.

Die Bestimmung der Vitamin E-Wirkung wird an mit Vitamin E-freier Nahrung bis zur Resorptionssterilität gefütterten Rattenweibchen durchgeführt. Nach einer erfolgten Konzeption wird den Tieren das zu untersuchende Präparat zugeführt. Werden die Jungen lebend geboren, so ist das Präparat Vitamin E-wirksam. Als Ratten-Einheit wird die Menge bezeichnet, die nach einmaliger Applikation bei 50% der Versuchstiere normale Geburt verursacht. Einer Ratten-Einheit entsprechen 2—3 mg α-Tocopherol[3].

β- und γ-Tocopherol sind weniger wirksam als α-Tocopherol.

Ein Monomethyl-tocopherol mit unbestimmter Stellung der Methyl-Gruppe war mit 40 mg unwirksam[4]. Durch Verlängerung einer Methyl-Gruppe zur Äthyl-Gruppe wird die Wirksamkeit verringert. Das 5,7-Dimethyl-8-äthyl-tocopherol (nebenst.) ist nur mit 16 mg im Ratten-Test wirksam[5].

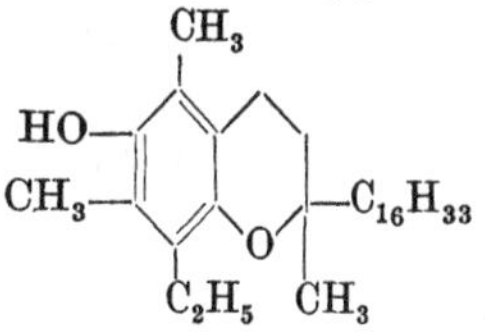

Von KARRER wurde das 5,7-Diäthyl-tocopherol dargestellt. Auch dieses wirkt schwächer als das entsprechende 5,7-Dimethyl-Derivat. Es ist mit 4 mg im Ratten-Versuch unwirksam, dagegen mit 10 mg voll wirksam[6]. Ebenso ist das Diäthylmethyl-tocopherol mit 10 mg wirksam[7].

Als Homologe des Vitamins E werden im DRP 748893[8] das 2,7-Dimethyl-5,8-diäthyl- und das 2,5-Dimethyl-7,8-diäthyl-2-(4′,8′,12′-trimethyl-tridecyl)-6-oxy-chroman beschrieben[9].

P. KARRER und K. BÜRR[10] untersuchten, ob die aromatisch ringsubstituierten Methyl-Gruppen gegen Methoxy-Gruppen ausgetauscht werden können, ohne daß die Vitamin-Wirkung verloren geht. Jedoch ergab die Prüfung des Methylmethoxy-tocols, des Methoxy-tocols und des 5,7-Dimethyl-methoxy-tocols, daß die Verbindungen schwach oder nicht wirksam waren.

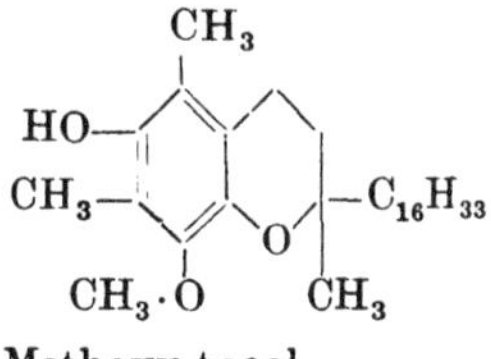

Methoxy-tocol

Wichtig ist ferner die Hydroxyl-Gruppe, da beim Fehlen dieser Gruppe die Vitamin E-Wirksamkeit verloren geht[11]. Ihre Bedeutung ist vielleicht darin zu suchen, daß die Wirkung von der Möglichkeit, ein Redoxsystem zu bilden, abhängig ist.

[1] Schwed.P. 108023.
[2] SMITH, J.: J. Amer. chem. Soc. **64**, 1084 (1942).
[3] ABDERHALDEN, R.: Vitamine, Hormone, Fermente. Berlin u. Wien: Urban u. Schwarzenberg 1944.
[4] JOHN, W.: Angew. Chem. **52**, 418 (1939).
[5] Schwz.PP. 211113, 211205; FPP. 863305, 214283.
[6] KARRER, P.: Helv. chim. Acta **24**, 298 (1941).
[7] KARRER, P.: Helv. chim. Acta **23**, 1126 (1940).
[8] Zus. zu DRP 731972.
[9] Vgl. Schwz.P. 211863.
[10] KARRER, P., u. K. BÜRR: Helv. chim. Acta, 1361 (1949).
[11] JOHN, W.: Zit. S. 406.

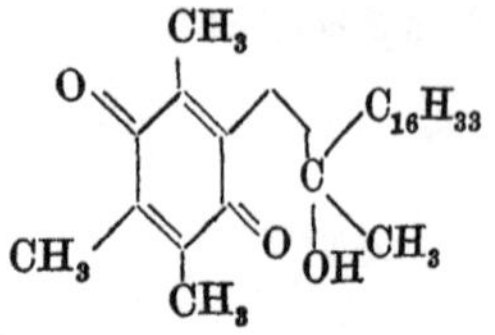

Chinoide Oxydationsprodukte des α-Tocopherols, insbesondere das durch milde Oxydation aus dem α-Tocopherol entstehende Chinon nebenstehender Konstitution behebt ebenfalls die Sterilität. Es entsteht über ein reversibles Zwischenprodukt[1].

Ein biologisch aktives Oxydationsprodukt des Vitamins E erhielt man durch Oxydation von Tocopherol mit dreiwertigem Eisen in Gegenwart von α,α'-Dipyridyl. Das Oxydationsprodukt kann durch Ascorbinsäure reduziert werden. Der oxydierte Körper, der ein Epoxyd des Vitamins E ist, besitzt $1/9$—$1/30$ der Aktivität des α-Tocopherols.

SMITH u. a. untersuchten das *Tocopheramin*, das 6-Desoxy-6-amino-α-tocopherol, bei dem also die Hydroxyl-Gruppe durch eine Amino-Gruppe ausgetauscht ist. Es wirkt wie α-Tocopherol selbst, so daß die Amino-Gruppe ebenso wie beim Vitamin K auch hier die Hydroxyl-Gruppe ersetzen kann. Notwendig ist, daß die Seitenkette eine gewisse Länge besitzt, da mit Verkürzung derselben die Wirkung stark abfällt oder völlig verloren geht. Das 2,5,7,8-Tetramethyl-6-oxy-chroman ist nach Versuchen von P. KARRER und K. A. JENSEN[2] in Dosen von 30 mg unwirksam, ebenso das 2,5,7,8-Tetramethyl-2-(4',8'-dimethyl-nonyl)-6-oxy-chroman.

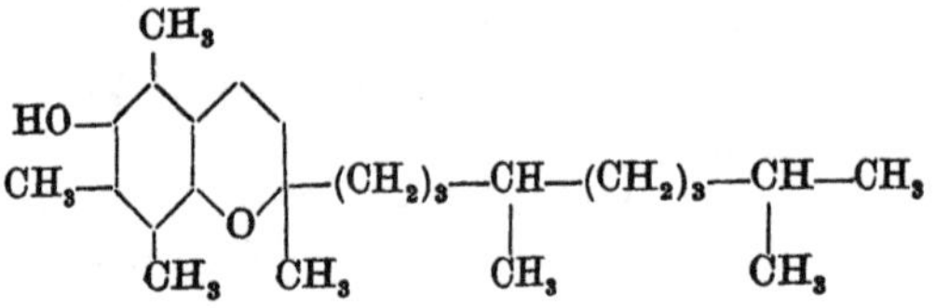

Das aus Trimethyl-hydrochinon und Farnesylbromid hergestellte Tocol war unwirksam, ebenso ein weiteres niedriges Homologes des α-Tocols, das 2,5,7,8-Tetramethyl-2-(4'-methyl-pentyl)-6-oxy-chroman[3].

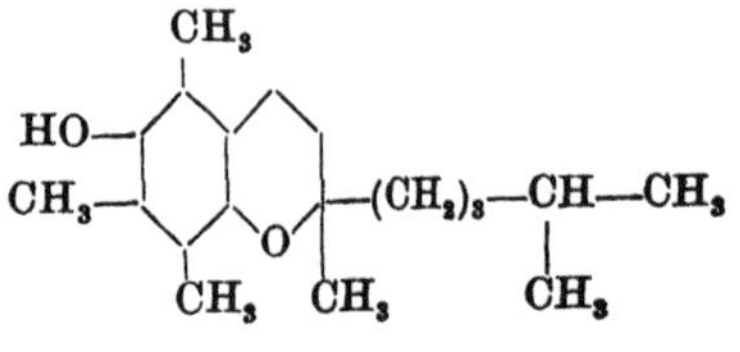

Das Nor-Vitamin E, das sich durch Fehlen einer Methyl-Gruppe in der Seitenkette auszeichnet, stellten W. JOHN und H. HERRMANN dar[4]. Es war nur wenig schwächer wirksam als α-Tocopherol und mindestens ebenso wirksam wie β- und γ-Tocopherol.

Weitere Vitamin E-wirksame Substanzen.

Vor endgültiger Aufklärung der Struktur der Tocopherole faßte man sie als Monoäther des Hydrochinons auf. Es wurden daher zahlreiche dieser Monoäther synthetisiert, ohne daß man zu den Tocopherolen gleichwirkenden Verbindungen gelangte. Erst die von v. WERDER und MOLL hergestellten Monoäther

---
[1] MACKENZIE, J. B., u. a.: J. biol. Chem. **188**, 655 (1950).
[2] KARRER, P., u. K. A. JENSEN: Helv. chim. Acta **21**, 1622 (1938).
[3] KARRER, P., u. K. S. YAP: Helv. chim. Acta **23**, 581 (1940).
[4] JOHN, W., u. H. HERRMANN: Hoppe-Seylers Z. physiol. Chem. **276**, 191 (1942).

des *Durohydrochinons* und des *Pseudo-cumohydrochinons*[1] zeigten in sehr großen Dosen (100 mg) Vitamin E-Wirksamkeit. Das Durochinon war mit 100 mg wirksam, ebenso das 2,5-Dimethyl-hydrochinon. Das 2,6-Dimethyl-hydrochinon war dagegen mit 100 mg unwirksam, ebenso der Durohydrochinon-3-methyl-5-(1',1',3'-trimethyl-2'-cyclohexyl)-pentyl-1-monoäther und der Durohydrochinon-bis-nonadecyläther[2] in Gaben von 50 mg.

Ferner wurden *Naphtochinone* und das *2,3-Dimethyl-chinon* untersucht, jedoch waren beide stark toxisch.

Die Darstellung der Äther des Durohydrochinons erfolgt in üblicher Weise, z.B. durch Erhitzen von Alkylhalogeniden und Hydrochinon auf dem Dampfbad[3]. Als Nebenprodukte entstehen Dialkyläther. Diese lassen sich durch Abspalten einer Alkyl-Gruppe, beispielsweise bei Einwirkung von $AlCl_3$, in die Mono-alkyläther überführen[4].

Sexualwirksame Stoffe sind auch die Äther des Trimethyl-hydrochinons. Die Alkylreste sollen 18—20 C-Atome lang sein[5]. In dem AP. 2212531[6] werden auch Äther geschützt, die eine Seitenkette von 6—14 C-Atomen aufweisen.

Nach dem EP. 517932 werden Hydrochinonäther dargestellt, deren Alkyl-Gruppen 10—11 C-Atome enthalten. Sie sind biologisch aktiv und können verestert werden, wodurch ihre Wirkung nicht verloren geht.

Physiologische Wirkung.

Über Wirkungsmechanismus und Angriffspunkt des Vitamins E im Organismus sind viele Tatsachen bekannt. Vitamin E-freie Kost führt bei weiblichen Ratten relativ rasch zur Sterilität, d. h. es kommt wohl zur Befruchtung und Implantation des Eies, das aber nach kurzer Zeit abstirbt. Bei männlichen Ratten führt Vitamin E-Mangel erst nach längerer Zeit zur Hodendegeneration. Die Wirkung des Tocopherols beschränkt sich aber durchaus nicht auf die Gonaden, vielmehr erstreckt sich sein Angriffspunkt auf alle vom Mesenchym abgeleiteten Gewebsarten (Bindegewebe, Gefäße, Knorpel, Knochen) und auf die gesamte Körpermuskulatur. Es kommt unter Vitamin E-Entzug zu charakteristischen Degenerationserscheinungen an der glatten und quergestreiften Muskelzelle und an der Herzmuskelfaser, wobei ein in seiner chemischen Natur bisher ungeklärtes bräunliches Pigment abgelagert wird. Die Gefäßschädigung ist die eigentliche Ursache des Absterbens der Föten im Uterus und wahrscheinlich auch die Voraussetzung für die bei E-Avitaminose beobachteten Schädigungen am zentralen und peripheren Nervensystem. Tocopherol beeinflußt eine große Zahl von Fermenten in hemmendem Sinne, es wirkt am ganzen Tier sauerstoffsparend und beseitigt die Kreatinurie. Wirkungen auf die Umsetzungen von Kohlehydraten, Fetten und Eiweißkörpern sind beschrieben worden, die man wiederum auf das Eingreifen in die Oxydo-Reduktionsprozesse verschiedenster Art zurückgeführt hat. Vitamin E findet sich in fast allen Geweben und Organen und ist besonders in Hypophyse und Nebenniere angereichert. Die physiologische Bedeutung dieser Anreicherung für die Produktion der in diesen Drüsen gebildeten lebenswichtigen Hormone ist noch ungeklärt. Vitamin E ist unter Bezeichnungen wie *Evion, Eveton, Ephynal* u. a. im Handel.

Essentielle Fettsäuren (Vitamin F).

Den fettlöslichen Vitaminen werden mitunter die als Vitamin F bezeichneten mehrfach ungesättigten Fettsäuren zugerechnet. Es erscheint jedoch richtiger, sie als „lebensnotwendige Fettsäuren" (essential acids) zu kennzeichnen.

---

[1] v. WERDER, E., u. T. MOLL: Hoppe-Seylers Z. physiol. Chem. 254, 39 (1938) u. 257, 129 (1939).
[2] v. WERDER, E., u. T. MOLL: Hoppe-Seylers Z. physiol. Chem. 254, 39 (1938).
[3] DRP 694134. — [4] DRP 695281, Zus. zu DRP 694134.
[5] DRP 695282, Zus. zu DRP 694134. — [6] AP. 2212532.

Die Frage, ob der tierische Organismus in der Lage ist, diese Fettsäuren zu bilden, wird von den meisten Forschern[1] verneint. Sie betonen daher die Notwendigkeit der Zufuhr solcher Säuren.

K. BERNHARD[2] erhielt bei Verfütterung von Deuterium enthaltenden Fettsäuren und D_2O nach späterer Isolierung des Körperfettes deuteriumfreie Linol- und Linolensäure, während die gesättigten Fettsäuren Deuterium enthielten.

Untersuchungen über das „Vitamin F" wurden zuerst von EVANS und BURR[3] durchgeführt. Sie beobachteten bei fettfreier Diät das Auftreten von Dermatitis, die den Schwänzen von Albinoratten ein schachtelhalmähnliches Aussehen gibt. GRANDEL konnte nachweisen, daß hydriertes Hartfett diese Erkrankungen nicht beheben kann, so daß die Annahme, daß durch Fehlen ungesättigter Fettsäuren diese Mangelerscheinungen hervorgerufen werden, eine experimentelle Stütze erhielt. Zu den vorgenannten Säuren gehört in erster Linie die 9,12-Linol-Säure

$$CH_3-(CH_2)_4-CH=CH-CH_2-CH=CH-(CH_2)_7-COOH.$$

Ihr Vorkommen in natürlichen Fetten geht aus folgender Tabelle (H. P. KAUFMANN[4]) hervor:

Linolsäure-Gehalt (% der Gesamtsäuren) natürlicher Fette.

Mohnöl	63,8	Pfirsichkernöl	20,7
Gurkensamenöl	60,9	Kiefernsamenöl	19,6
Sonnenblumenkernöl	52,1	Bittermandelöl	19,3
Walnußöl	51,1	Erdnußöl	18,6—23,0
Sojaöl	50,2—54,5	Mandelöl	17,0
Hanföl	49,8	Mowrahfett	16,5
Cottonöl	49,5	Haselnußöl	10,6
Fichtensamenöl	41,8	Olivenöl	9,7—15,7
Mandarinensamenöl	40,7	Teesamenöl	8,1
Orangensamenöl	40,5	Schweineschmalz	5,73—12,0
Maisöl	40,1	Sheafett	5,1
Sesamöl	35,0—38,8	Butterfett	4—6
Leinöl	39,7—41,8	Rindertalg	4,4—5,6
Perillaöl	31,9—41,9	Babassufett	4,2
Aprikosenkernöl	26,2	Palmkernfett	3,5

Auch andere mehrfach ungesättigte Fettsäuren haben sich als wirksam erwiesen, so die *9,12,15-Linolensäure*

$$CH_3-CH_2-CH=CH-CH_2-CH=CH-CH_2-CH=CH-(CH_2)_7-COOH.$$

und Arachidonsäure

$$CH_3 \cdot (CH_2)_4 \cdot CH=CH \cdot CH_2 \cdot CH=CH \cdot CH_2 \cdot CH=CH \cdot CH_2 \cdot CH=CH \cdot (CH_2)_4 \cdot COOH$$

Nach GRANDEL[5] kommen auch Fettsäuren mit konjugierten Doppelbindungen in Frage, so die 9,11-Linolsäure

$$CH_3-(CH_2)_5-CH=CH-CH=CH-(CH_2)_7-COOH$$

Ob Eläostearinsäure

$$CH_3-(CH_2)_3-CH=CH-CH=CH-CH=CH-(CH_2)_7-COOH$$

und Parinarsäure

$$CH_3-CH_2-CH=CH-CH=CH-CH=CH-CH=CH-(CH_2)_7 \cdot COOH,$$

---

[1] EVANS, H. McL., u. S. LEPKOWSKY: J. biol. Chemistry **96**, 143, 157 (1932); H. HILDITSCH u.a.: Biochem. J. **33**, 493 (1939); G. O. BURR u. A. J. BEBER: J. Nutrit. **14**, 553 (1937).
[2] BERNHARD, K., u. K. SCHÖNHEUNER: J. biol. Chem. **133**, 707 (1940).
[3] EVANS, H. McL., u. G. O. BURR: J. biol. Chemistry **82**, 245 (1929)
[4] KAUFMANN, H. P.: Fette u. Seifen **51**, 217 (1944).
[5] GRANDEL, F.: Fette u. Seifen **46**, 150 (1939).

die H. P. KAUFMANN in den Samenölen der Balsaminaceen fand[1], in ihrer Wirkung den Linolsäuren gleichwertig sind, bedarf noch genauerer Prüfung.

Im Belg.P. werden Vitamin F-Zubereitungen, die sich durch einen Gehalt an aliphatischen Carbonsäuren mit mindestens zwei konjugierten Doppelbindungen auszeichnen, geschützt. Die Säuren werden in flüssigen oder festen Stoffen gelöst und als Salbengrundlage verwendet.

Nach dem Holl.P. 63 679 können auch hydrolysierbare Verbindungen, wie Ester, Salze oder Estergemische, verwendet werden[2].

Nach Beobachtung von H. SEIRING[3] wird mit hochungesättigten Fettsäuren in Salbenform starke Granulation und Epithelisierung erreicht.

Die Arachidonsäure ist nach O. TURPEINEN[4] wirksamer als Linolsäure. Gewisse Wirkung zeigte auch der Linoleylalkohol. Die Ester beider Derivate waren etwa gleich wirksam. G. J. MARTIN[5] fand, daß das Methyllinoleat weniger wirksam ist als die Linolsäure. Nach E. M. HUME u. a. ist der Arachidonsäuremethylester dem Linolsäure-methylester in der Wachstumswirkung überlegen. Die Heilung der Hautschäden wird von beiden in gleicher Weise beeinflußt[6]. Nach der Autoren Auffassung[7] ist eine geringe Menge Arachidonsäure für die Fettanlagerung in den Zellen der Depots notwendig und wird durch Tocopherol begünstigt.

G. O. BURR u. a.[8] verglichen die Wirkung der Linolsäure und Arachidonsäure mit der der Linolensäure. Nach ihren Ergebnissen wirkt die Linolensäure schwächer auf Hautschädigungen, dagegen beeinflußt sie das Wachstum günstig.

Nach KARRER ist die Linolsäure in Gaben von 30—40 mg täglich in der Lage, Akrodynie im Anfangsstadium zu heilen. Mittelschwere Erkrankungen wurden gebessert. Mit anderen ungesättigten Säuren — Phytensäure, Phytadiensäure, $\Delta^{10,13}$-Nonadecadiensäure, $\Delta^{11,14}$-Eicosadiensäure und $\Delta^{9,10}$-Oktadiensäure — konnte der gleiche Effekt nicht erreicht werden.

Auf die Bedeutung der ungesättigten Fettsäuren im Lebertran wurde schon früh hingewiesen.[9] Die Wirksamkeit des Lebertrans bei Tuberkulose beruht auf seinem Gehalt an ungesättigten Fettsäuren, die in vitro noch in einer Konzentration 1:50000 tuberkulostatisch wirken. Außerdem bessern sie gleichzeitig die Leberschäden[10].

Auch Krebserkrankungen brachte man mit dem Fehlen ungesättigter Fettsäuren in Verbindung. So fand A. F. HANSEN[11], daß sich das Blutfett der Krebserkrankten durch eine unter der Norm liegende Jodzahl auszeichnet. AULER[12] glaubt, daß Linol- und Linolensäure für die Behandlung von Krebserkrankten Bedeutung haben. P. BERNHARD[13] schreibt der Linolsäure im Organismus oxydationsfördernde Funktion zu (OF). Er sieht sie daher als Antagonist der

---

[1] KAUFMANN, H. P.: Chem. Ber. 81, 159 (1948).
[2] Zus. zu Holl.P. 62541.
[3] SEIRING, H.: München. med. Wschr. 83, 1632 (1936).
[4] TURPEINEN, O.: J. Nutrit 15, 351 (1938).
[5] MARTIN, G. J.: J. Nutrit 17, 127 (1939).
[6] HUME, E. M., L. C. A. NUNN, J. SMEDLEY-MACLEAN u. H. H. SMITH: Biochem. J. 32, 2162 (1938).
[7] HUME, E. M., u.a.: Biochemic. J. 34, 884 (1940).
[8] BURR, G. O., u.a.: J. Nutrit 17, 14 (1939); Proc. Soc. exp. Biol. Med. 44, 242 (1940).
[9] KAUFMANN, H. P., u. BROCKE: Arch. Pharmaz. Ber. dtsch. pharmaz. Ges. 267, 229 (1927).
[10] HÄNEL, F., u. S. PILLER: Beitr. Klin. Tuberkul. spezif. Tuberkul. Forsch. 103, 239 (1950).
[11] HANSEN, A. F.: Proc. Soc. exp. Biol. Med. 31, 160 (1935); A. F. HANSEN u. W. R. BRAUN: Proc. Soc. exp. Biol. Med. 32, 1198 (1933), J. Nutrit 15, 17 (1938).
[12] AULER: Die Ernährung 5, 129 (1940).
[13] BERNHARD, P.: Schweiz. Ztg. Biochem. 1, H. 1, 2/3, 4/5, 1941/42.

oxydationshemmenden carcinogenen Stoffe an (OH). BERNHARD bringt daher die Zunahme der Krebssterblichkeit mit ungenügendem Genuß von natürlichen Fetten in Zusammenhang. Als Beweis führt er die Tatsache an, daß in Ländern mit hohem Speiseöl-Verbrauch Krebserkrankungen seltener sind.

In diesem Zusammenhang gewinnen Beobachtungen von SMEDLEY-MACLEAN und HUME[1] an Bedeutung, die in schnell wachsendem Tumorgewebe einen höheren Gehalt an Arachidonsäure fanden, als im umgebenden subcutanen Gewebe. Diese Unterschiede waren nach fettfreier Ernährung der Versuchstiere noch ausgeprägter.

Untersuchungen von H. P. KAUFMANN und Mitarbeitern beziehen sich auf die Wechselwirkung essentieller Fettsäuren und schwefelhaltiger Aminosäuren des Eiweißes bei der Keratin-Bildung. Weiterhin lieferte die papierchromatographische Untersuchung der Blutlipoide Hinweise auf die biologische und ernährungstherapeutische Bedeutung essentieller Fettsäuren bei der Geschwulstbildung[2].

Vitamin K, Phyllochinon.

H. DAM beobachtete 1929 bei Verfütterung von lipoidfreier oder lipoidarmer Nahrung im Tierversuch Blutungen in den verschiedensten Teilen des Organismus[3]. Er schloß auf das Fehlen eines Vitamins, das blutungsverhindernd (antihämorrhagisch) und koagulierend wirkt. In der Tat ist ein solches Vitamin, das man erst mit dem Buchstaben K und später mit K_1 bezeichnete, im Pflanzenreich weit verbreitet; und zwar befindet es sich in allen grünen Teilen, dagegen nur wenig in Früchten, Wurzeln und Blüten. Auch gewisse Bakterienarten, insbesondere die Coli-Bakterien, enthalten Verbindungen der Vitamin K-Gruppe. Nachstehende Tabelle gibt einen Überblick über das Vorkommen von Vitamin K-wirksamen Verbindungen[4].

	E/g
Äther-Extrakt aus Colibakterien	200 000
Petroläther-Extrakt aus Luzerne, Nesseln u. dgl.	20000—30000
Roßkastanienblätter	800
Spinatblätter	500
Brenesselblätter	400
Luzerne, Weißkohl	200—400
Gras, Kiefernnadeln	200
Tomaten	50
Sojabohnen	25
Erbsen	15
Erdbeeren	15
Karotten, Hagebutten	10
Weizenkleie, Hafer	10
Weizenkeime	5
Kartoffeln	10
Schweineleber	50
Hühnermuskeln	15—20
Blutplasma (Huhn)	15—20
Hühnerleber	8
Depotfett (Huhn)	5

(1 g Vitamin K_1 = 12 Mill. E)

Isolierung und Konstitution.

Die Isolierung des Vitamins K_1 gelang gleichzeitig verschiedenen Forschern. Ausgangssubstanz war das Alfalfa-Heu. Hieraus wird durch Aceton- oder Petroläther-Extraktion ein an Vitamin K reicher Extrakt gewonnen. Darin vorhandene Farbstoffe werden durch Adsorption an Kohle oder Magnesiumoxyd entfernt. Dann wird durch Chromatographie an

---

[1] SMEDLEY-MACLEAN, J., u. E. M. HUME: Biochem. J. **35**, 990 u. 996 (1941).
[2] KAUFMANN, H. P., u. J. BUDWIG: Fette u. Seifen **54**, 69. 156 (1952).
[3] DAM, H.: Biochem. J. **215**, 475 (1929).
[4] JOHN, W.: Z. Vitaminforsch. **8**, 248 (1938), Angew. Chem. **54**, 209 (1941).

Permutit, Decalco und Aktivkohle gereinigt[1]. KARRER adsorbiert an Zinkcarbonat und Magnesiumsulfat und reinigt durch Molekulardestillation[2]. KLOSE und ALMQUIST benutzen Phosphorwolframsäure zur Vorreinigung[3].

Zur Konstitutionsaufklärung war die Beobachtung von ALMQUIST und KLOSE[4], daß das 2-Methyl-3-oxy-naphthochinon ebenfalls antihämorrhagische Wirkung besitzt, wichtig. Bei der katalytischen Hydrierung werden 4 Mol Wasserstoff aufgenommen. Da das Reaktionsprodukt nach der Hydrierung an der Luft wieder gelb wird und dann abermals ein Mol H_2 aufnimmt, durfte angenommen werden, daß es sich auch beim Vitamin K um einen Chinon-Abkömmling handelt[5].

Oxydation des Vitamins K mit Chromsäure führt zur Phthalsäure und als Nebenprodukt zur 2-Methyl-1,4-naphthochinon-3-essigsäure. Wird der Diacetylester des Dihydrovitamins K oxydiert, so entsteht das letztere Produkt als Hauptbestandteil:

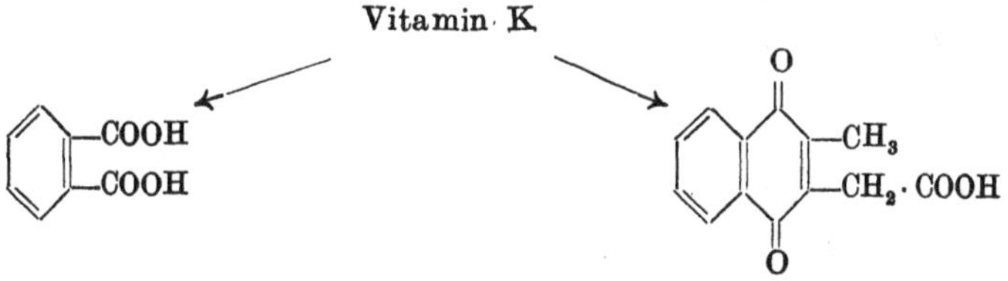

Somit ist der Benzolring unsubstituiert, während der Chinon-Ring eine Methyl-Gruppe und eine weitere aliphatische Kette enthält. Die Ozonspaltung des diacetylierten Dihydrovitamins führt zum 2,6,10-Trimethyl-pentadecanon-(14), so daß dem Vitamin K_1 folgende Struktur zukommen muß:

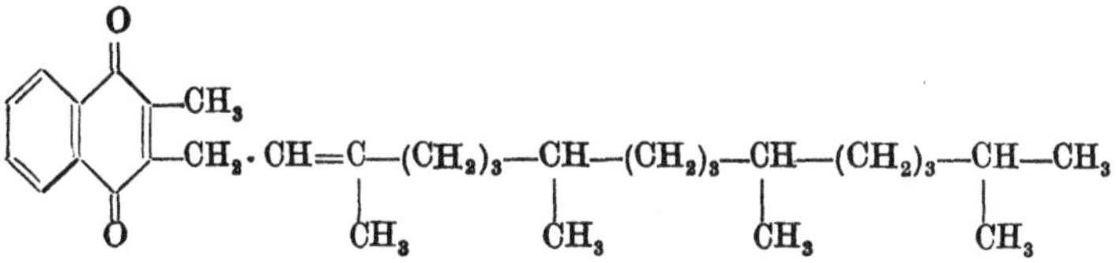

Vitamin K_1

Auch ein Vitamin K_2 wurde von E. A. DOISY und Mitarbeitern isoliert[6].

Es ist gleichfalls ein Methylnaphthochinon-Derivat, unterscheidet sich jedoch vom Vitamin K_1 durch seine stark ungesättigte Seitenkette. Zur Hydrierung sind 9 Mol Wasserstoff notwendig, so daß die Seitenkette, da zur Hydrierung des Kerns drei Mol Wasserstoff benötigt werden, 6 Doppelbindungen enthalten muß[7].

Die Bestimmung des Molgewichtes ergab, daß die Seitenkette um 10 C-Atome länger ist als die des Vitamins K_1. Die Ozonspaltung führte zum 1,4-Diacetoxy-2-methyl-naphthalin-3-acetaldehyd, Lävulinaldehyd und Aceton:

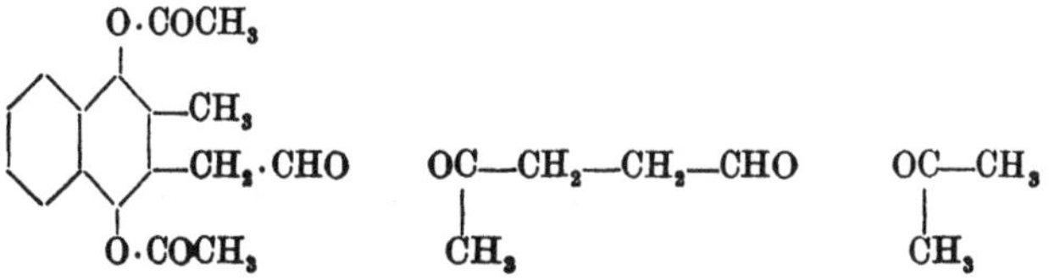

Nach dieser Aufspaltung und dem Mengenverhältnis der Spaltstücke kommt dem Vitamin K_2 folgende Konstitution zu[8]:

---

[1] DOISY, E. A., u. a.: J. biol. Chemistry 130, 219 (1939).
[2] KARRER, P.: Helv. chim. Acta 22, 1464 (1939).
[3] KLOSE, A. A., u. H. J. ALMQUIST: J. Amer. chem. Soc. 61, 532 (1939).
[4] ALMQUIST, H. J., u. A. A. KLOSE: J. Amer. chem. Soc. 61, 1611 (1939).
[5] Vgl. D. W. MAC CORQUODALE, L. C. CHENEY, S. B. DINKLEY, W. F. HOLCOMB, R. W. McKEE, S. A. THAYER u. E. A. DOISY: J. biol. Chemistry 131, 357 (1939).
[6] DOISY, E. A., u. a.: J. biol. Chemistry 131, 327 (1939).
[7] DOISY, E. A., u. a.: J. Amer. chem. Soc. 61, 1925 u. 2206 (1939).
[8] DOISY, E. A., u. a.: J. biol. Chemistry 133, 721 (1940).

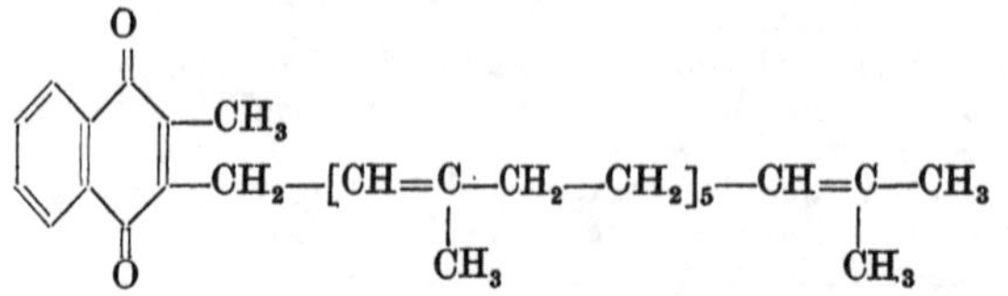

Vitamin K₂ structure:

$$\text{Naphthoquinone}-CH_3, -CH_2-[CH=C(CH_3)-CH_2-CH_2]_5-CH=C(CH_3)-CH_3$$

Vitamin K₂

Synthese des Vitamins K₁.

Sie erfolgt nach D.M. MacCorquodale, E.A. Doisy u.a. durch Kondensation von Phytylbromid mit Methyl-naphthohydrochinon. Nach der Kernalkylierungs-Methode von Claisen werden diese in Gegenwart von Natriumäthylat umgesetzt. Durch Luftsauerstoff wird das Dihydro-vitamin zum Vitamin K₁ oxydiert. Ebenso kann Acetylphytol oder Phytol mit Methyl-naphtho-hydrochinon in Gegenwart von ZnCl₂ kondensiert werden. L.F.Fieser erreichte diese Kondensation in Dioxanlösung mittels Oxalsäure. Hierbei ist ein großer Überschuß des Hydrochinon-Derivates erforderlich. Erst die Verwendung von 6 Mol Methyl-naphthohydrochinon auf 1 Mol Phytol führt bei 75° in 36 Stunden zu guten Ausbeuten:

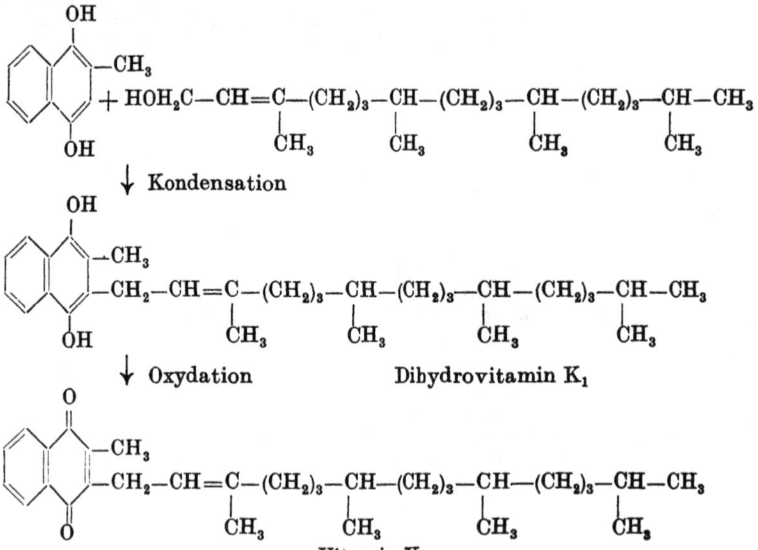

Methyl-naphthohydrochinon (OH, CH₃, OH) + $HOH_2C-CH=C(CH_3)-(CH_2)_3-CH(CH_3)-(CH_2)_3-CH(CH_3)-(CH_2)_3-CH(CH_3)-CH_3$

↓ Kondensation

Dihydrovitamin K₁: Naphthohydrochinon-CH₃, $-CH_2-CH=C(CH_3)-(CH_2)_3-CH(CH_3)-(CH_2)_3-CH(CH_3)-(CH_2)_3-CH(CH_3)-CH_3$

↓ Oxydation

Vitamin K₁: Naphthochinon-CH₃, $-CH_2-CH=C(CH_3)-(CH_2)_3-CH(CH_3)-(CH_2)_3-CH(CH_3)-(CH_2)_3-CH(CH_3)-CH_3$

Wird noch länger erhitzt, so treten Nebenprodukte auf, die durch innere Cyclisierung unter Bildung von Naphtho-tocopherolen entstehen[1]:

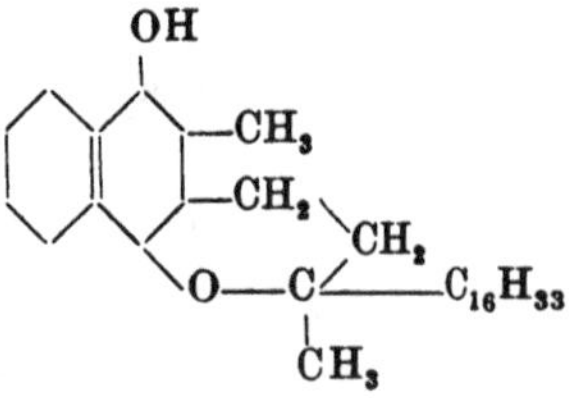

Naphtho-tocopherol (cyclized structure with OH, CH₃, CH₂, O-C(CH₃)-C₁₆H₃₃)

Naphtho-tocopherol

---

[1] Fieser, L.F.: J. Amer. chem. Soc. **61**, 2559 u. 3467 (1939). Vgl. auch Dän. P. 59702; s. auch DRP 714034, Zus. zu DRP 710539; Schwz.P. 214797, Zus. zu Schwz.P. 211294.

Die Oxydation des Hydrochinons zum Chinon wird nach L.F. FIESER mit Silberoxyd vorgenommen[1].

A.A. KLOSE und H.J. ALMQUIST erhielten Vitamin K_1 durch Kondensation von Phytylbromid mit 2-Methyl-1,4-naphthochinon in Gegenwart von Zinkstaub. Die Mischung wurde in Petroläther 20 Stunden am Rückfluß gekocht und durch fraktionierte Destillation gereinigt[2].

Wasserlösliche Ester des Dihydro-vitamins K_1, die zur parentalen Verabreichung geeignet sind, beschreiben L.F. FIESER und E.M. FRY. Sie sind in wenig Wasser löslich. Die 2-Methyl-3-phytyl-1,4-naphthohydrochinon-phosphorsäure ist mit mehr als 10 γ wirksam. Unwirksam dagegen ist das Kaliumsalz des sauren Schwefelsäureesters. Diese Ester haben gegenüber der freien Verbindung den Vorteil, daß sie luftbeständig sind[3].

Die Synthese des Schwefelsäureesters erfolgt durch Einwirken von Chlorsulfonsäuren auf das Vitamin K und Neutralisation mit wasserfreier alkoholischer KOH. Der Phosphorsäureester wird mit $POCl_3$ dargestellt[4].

Konstitution und Wirkung.

Die Vermutung, daß einer ganzen Reihe von Verbindungen Vitamin K-Wirkung zukommt, wurde bereits von H.J. ALMQUIST und A.A. KLOSE[5] ausgesprochen. ANSBACHER und FERNHOLZ[6] entdeckten zuerst den antihämorrhagischen Effekt des 2-Methyl-3-oxy-1,4-naphthochinons, dessen physiologische und chemische Eigenschaften mit denen des Vitamins K weitgehend übereinstimmen. Die Verfasser nahmen an, daß es sich bei dem neuentdeckten antihämorrhagischen Stoff um ein Glied einer homologen Reihe von Vitamin K-wirksamen Stoffen handele. Während die Entfernung der Hydroxyl-Gruppe in 3-Stellung die Wirkung erhöht, wird sie durch Entfernung der Methyl-Gruppe abgeschwächt[7]. So ist das 2-Oxy-1,4-naphthochinon kaum oder gar nicht wirksam.

Die Synthese des 2-Methyl-1,4-naphthochinons erfolgt durch Chromsäure-Oxydation des β-Methyl-naphthalins in Eisessig.

Methylnaphthalin erhält man außer aus Steinkohlenteer nach P.P.T. SAH[8] auf folgendem Weg: Nach FRIEDEL-CRAFTS wird β-Naphthylmethylketon dargestellt. Oxydation mit verd. Salpetersäure oder Natriumhypochlorit-Lösung führt zur β-Naphthoesäure, die darauf durch $SOCl_2$ und anschließende Behandlung mit Ammoniak in das β-Naphthoesäureamid überführt wird. Mit $POCl_3$ oder P_2O_5 wird in üblicher Weise das Nitril hergestellt, das mit $SnCl_2$ und gasförmiger Salzsäure zum Aldehyd und durch weitere Reduktion nach CLEMMENSEN zum β-Methylnaphthalin reduziert wird.

P.P.T. SAH[9] überführte auch Kohlehydrate in Bernsteinsäure. Deren Anhydrid wird nach FRIEDEL-CRAFTS mit Toluol zur Ketosäure kondensiert, die zur p-Toluyl-n-buttersäure reduziert werden kann. Cyclisierung führt zum 7-Methyl-1-tetralon, das über 2-Methyl-5,6,7,8-tetrahydro-naphthalin durch Dehydrierung in 2-Methyl-naphthalin überführt wird.

Das 2-Methyl-1,4-naphthochinon, *Menadion*, wirkt stärker antihämorrhagisch als das Vitamin K. Als Handelsprodukt findet auch das 2-Methyl-1,4-naphtochinon-2,3-epoxyd Verwendung, das aus dem Chinon durch Oxydation mit Wasserstoffperoxyd erhalten wird[10].

---

[1] FIESER, L. F.: J. biol. Chemistry 133, 391 (1940).
[2] KLOSE, A. A., u. H. J. ALMQUIST: J. biol. Chemistry 132, 391 (1940).
[3] FIESER, L. F., u. E. M. FRY: J. Amer. chem. Soc. 62, 228 (1940).
[4] Vgl. AP. 2407823.
[5] ALMQUIST, H. J., u. A. A. KLOSE: J. Amer. chem. Soc. 61, 1611 (1939).
[6] ANSBACHER, S., u. K. FERNHOLZ: J. Amer. chem. Soc. 61, 1924 (1939).
[7] SAH, P. P. T.: Z. Vitaminforsch. 3, 40 (1949/50).
[8] SAH, P. P. T.: Receuil. Trav. chim. Pays-Bas 59, 461 (1940).
[9] SAH, P. P. T., u. W. BRÜLL: Ber. dtsch. chem. Ges. 73, 1430 (1940).
[10] FIESER, L. F.: J. biol. Chemistry 133, 391 (1940).

Das 2-Methyl-naphthochinon und das 2-Methyl-naphthohydrochinon besitzen etwa die gleiche therapeutische Wirkung. Die therapeutische Breite beträgt 250—350. Durch Veresterung mit Essigsäure läßt sich diese noch steigern. So beträgt sie beim 2-Methyl-1,4-diacetylnaphthohydrochinon 420[1].

Wird die Methyl-Gruppe verlängert, so fällt die Wirkung außerordentlich rasch ab. Das 2-Äthyl-1,4-naphthochinon ist, wie von verschiedener Seite festgestellt wurde, nur schwach wirksam, ebenso das 2-Propyl-Derivat. Auch die von E. FERNHOLZ[2] u. a. dargestellten 2-Allyl-, 2-n-Hexadecyl- und 2-n-Octadecyl-naphthochinone sind kaum wirksam.

Von den 2,3-dialkylierten Derivaten sind solche am besten antihämorrhagisch, deren zweite Alkyl-Gruppe dem Phytyl-Rest angeglichen ist. Das 2,3-Dimethyl-1,4-naphthochinon ist mit 1 mg inaktiv. Auch das 2-Methyl-3-n-octadecyl-1,4-naphthochinon wirkt nur schwach[3]. Entsprechend fördert auch das Vitamin K_2 die Blutgerinnung weniger als Vitamin K_1. Nach KARRER besitzt es etwa $2/3$ der Wirksamkeit des letzteren.

Nach FIESER tritt in der Reihe der 2-Methyl-3-alkyl-naphthochinone eigentliche Vitamin K-Wirksamkeit erst bei einer Seitenketten-Länge von 6—8 C-Atomen auf. So ist das 2-Methyl-3-geranyl-1,4-naphthochinon mit 25 γ wirksam, ebenso das 2-Methyl-3-cinnamyl-Derivat, das 10 C-Atome in der Seitenkette enthält. Auch bei diesen Verbindungen führt der Austausch der 2-Methyl- gegen eine 2-Äthyl-Gruppe zum fast völligen Absinken der Wirkung[4].

Andere Dialkyl-naphthochinone, so die 2,6- und 2,7-Isomeren, besitzen ebenfalls antihämorrhagische Aktivität, sie sind aber den 2,3-Dialkyl-Derivaten in der Wirkung unterlegen[5]. Trialkylierte Derivate, z. B. das 2,3,5-Trimethyl- und 3,6,7-Trimethyl-1,4-naphthochinon, besitzen nur geringe oder keine Vitamin-Eigenschaften.

Die Einführung von Hydroxyl-Gruppen in das Molekül des Methyl-naphthochinons schwächt dessen Wirkung. Dies wurde bereits von ALMQUIST und KLOSE beim 2-Methyl-3-oxy-1,4-naphthochinon beobachtet (s. oben).

Nach Testversuchen von H. DAM u. a., bei denen das Vitamin K_1 mit 12 Mill. Einheiten pro g wirksam war, ist das 2-Oxymethyl-1,4-naphthochinonacetat nur mit 100000 Einheiten pro g wirksam. Die Substitution der Hydroxyl-Gruppe in der Seitenkette war damit ebenfalls von ungünstigem Effekt.

Die dem 2-Methyl-naphthohydrochinon entsprechenden *Amino-Derivate* besitzen ebenfalls gute Vitamin-K-Wirksamkeit. Von A. D. EMMET u. a[6]. wurden die antihämorrhagischen Eigenschaften des 4-Amino-2-methyl-1-naphthols (*Vitamin K_5*) hervorgehoben. Sie entsprechen etwa der Wirksamkeit des 2-Methylnaphthochinons. Klinische Versuche[7] bestätigten diesen Befund.

Zur Gewinnung der Amino-Verbindung wird 2-Methyl-naphthochinon mit Hydroxylamin zum Monooxim umgesetzt und dieses mit Natriumhydroxyd in verd. Lösung zum Natrium-Salz des 2-Methyl-4-nitroso-naphthols isomerisiert[8]. Die Lösung wird einige Minuten durchgerührt und darauf in eine heiße Lösung von Zinnchlorür und Salzsäure gegossen. Hierbei erfolgt Reduktion der Nitroso- zur Amino-Gruppe:

---

[1] CARRARA, G., u. a.: Chim. Engng. Jnd. **22**, 317 (1940).
[2] FERNHOLZ, E., u. a.: J. Amer. chem. Soc **62**, 430 (1940).
[3] FERNHOLZ, E.: Zit. 2.
[4] FIESER, L. F.: J. Amer. chem. Soc. **61**, 3467 (1939).
[5] FIESER, L. F., u. a.: J. Amer. chem. Soc. **61**, 1926 (1939).
[6] EMMET, A. D., u. a.: J. biol. Chemistry **133**, 285 (1940).
[7] SHARP, E. A., u. a.: J. Lab. clin. Med. **26**, 818 (1941).
[8] SAH, P. P. T., u. W. BRÜLL: Ber. dtsch. chem. Ges. **74**, 553 (1941).

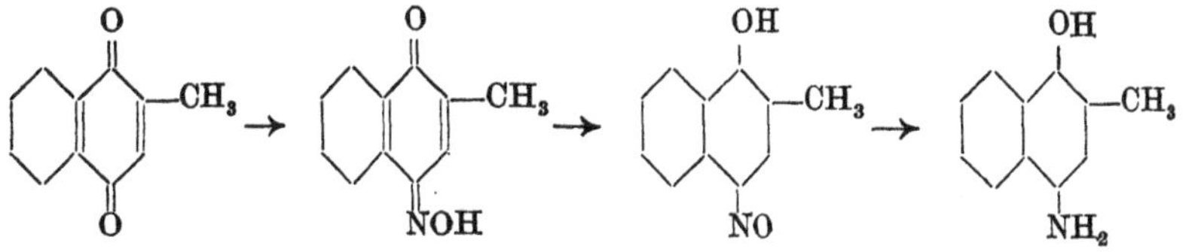

„Vitamin K_5"

Antihämorrhagisch wirkt auch das von H. VELDSTRA und P. W. WIARDI[1] dargestellte 2-Methyl-1,4-diamino-naphthalin, *Vitamin K_6*. Es wurde aus dem entsprechenden 1-Amino-2-methyl-naphthalin durch Umsetzen mit einer Diazonium-Verbindung und anschließende Reduktion der 4-Azo-1-amino-Verbindung erhalten. Das Dihydrochlorid des Amins ist relativ ungiftig; es zeigt große Beständigkeit und bessere Löslichkeit als das entsprechende 1-Oxy-Derivat.

R. PRATT und Mitarbeiter[2] fanden, daß Vitamin K_5 antimikrobe Eigenschaften besitzt. Es wirkt vor allem bei dermatophytischen Infektionen. Es ist auch geeignet, Früchte und Samen vor Mikrobenbefall zu schützen.

Derivate des Methyl-naphthohydrochinons.

Vielfach wurde versucht, das Methyl-naphthochinon in eine für die therapeutische Anwendung günstige wasserlösliche Form zu bringen. Gute Wasserlöslichkeit von Vitamin K-Präparaten ist deshalb wünschenswert, weil Vitamin K-Mangelerscheinungen oft auftreten, wenn im Darm die zur Resorption notwendige Galle fehlt. Hier sind nur solche Derivate des Methyl-naphthochinons geeignet, aus denen das freie Chinon im Organismus regeneriert werden kann. So ist beispielsweise der Dimethyläther des Methyl-naphthohydrochinons wenig wirksam, das gleiche gilt für Derivate mit Methoxy-, Phenylamino- und Acetyl-Gruppe in 3-Stellung[3]. Eine Übersicht über die Wirksamkeit verschiedener Ester des 2-Methyl-1,4-naphthonydrochinons gibt eine Untersuchung von S. ANSBACHER, E. FERNHOLZ und M. A. DOLLIVER.

Methyl-naphthohydrochinon-Derivate		
Dipropionat-	1,0 γ	= 1 E
Dibutyrat-	1,25	= 1 E
Di-iso-butyrat-	5	= 1 E
Di-n-valerianat-	1,25	= 1 E
Di-iso-valerianat-	3	= 1 E
Dibenzoat-	1	= 1 E

Da die Ester gute therapeutische Eigenschaften entfalten, lag der Gedanke nahe, wasserlösliche Ester herzustellen. Von M. DAVIDSON u. a.[4] wird der 2-Methyl-1,4-naphthohydrochinon-di-phosphorsäureester, der in Form seines Tetra-Natriumsalzes zur Anwendung kommt, beschrieben. In Dosen von 10 mg täglich normalisiert er den Prothrombin-Spiegel des Blutes in 24—48 Stunden.

Die Darstellung erfolgt am einfachsten durch Umsetzung des Methyl-naphthohydrochinons mit $POCl_3$. Der entstandene Phosphorsäureester[5] wird mit organischen oder anorganischen Basen umgesetzt. Die Darstellung des entsprechenden Calciumsalzes wird im EP. 467232 beschrieben. Die Calciumsalze sind zur Ampullenfüllung besonders geeignet.

[1] VELSTRA, H., u. P. W. WIARDI: Recueil Trav. chim. Pays-Bas 61, 547 (1942); Holl.P. 60934.
[2] PRATT, R., u. a.: J. Amer. Pharm. Assoc. 39, 127 (1950).
[3] BARTHOLOMÄUS, E.: Med. u. Chem., 4, 414 (1942).
[4] DAVIDSON, M., u. a.: Surgery, Gynecol. Obstetr. 74, 35 (1942).
[5] FP. 879653; Schwz.P. 218523.

Saure Ester von Naphthohydrochinon gewinnt man durch Einwirkung von Anhydriden zweibasischer Carbonsäuren im Schmelzfluß oder in Gegenwart von Lösungsmitteln. So werden die Ester der Oxalsäure, Adipinsäure und ähnlicher Säuren beschrieben. Sie sind gut wirksam und geben mit Alkalien lösliche Verbindungen, die therapeutisch verwendbar sind[1].

Die Darstellung des sauren Dibernsteinsäureesters erfolgt nach dem DRP 721437[2] durch Einwirkung des Anhydrids der Bernsteinsäure auf Methyl-naphthohydrochinon bei Gegenwart von Pyridin oder Dimethylanilin.

Der Phosphorsäureester des Methyl-naphthohydrochinons kommt unter dem Namen *Synkavit* in den Handel. 10 mg des Derivates entsprechen 150000 DAM-GLAVIND-Einheiten.

Das Di-n-butyrat des 1,4-Dioxy-2-methyl-naphthalins erhält man aus Buttersäureanhydrid und 1,4-Dioxy-2-methyl-naphthalin[3]. Das Präparat ist als *Karan* im Handel.

Die Darstellung basischer Ester wurde ebenfalls beschrieben. Diese sind als Ammonium-Verbindungen wasserlöslich.

Man erhält sie z.B. durch Einwirkung von Chloracetylchlorid auf 1,4-Dioxy-2-methyl-naphthalin. Das entstandene Chloracetyl-Derivat wird mit Trimethylamin umgesetzt:

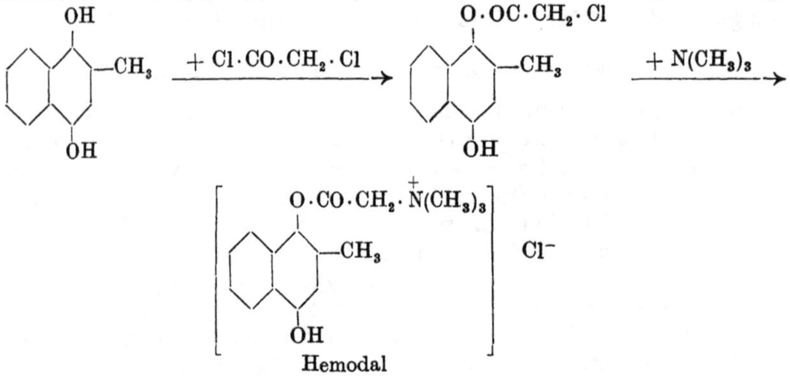

Hemodal

Das entstandene Methyl-dimethylaminoacetyl-naphthohydrochinon-chlormethylat wird als *Hemodal* in Substanz in den Handel gebracht. Die Produkte sind voll wirksam. Jedoch sind sie nur in fester Form beständig, während in wäßriger Lösung langsame Zersetzung unter Abnahme des p_H-Wertes erfolgt[4]. Daher enthalten die Hemodal-Ampullen das Methyl-naphthochinon als Natriumbisulfit-Verbindung. Die Anlagerungsverbindung ist sehr hygroskopisch, aber in wäßriger Lösung beständig. Sie wird selbst von verd. Säure nicht angegriffen. Dagegen regeneriert sie bei Anwesenheit von geringen Mengen Soda-Lösung sofort das Chinon[5].

Auch durch Umsetzung mit Hydrazinen läßt sich Methyl-naphthochinon in wasserlösliche Verbindungen überführen. Durch Reaktion mit GIRARD-Reagenz erhält man ein Kondensationsprodukt, das nur wenig schwächer als das Chinon-Derivat selbst ist.

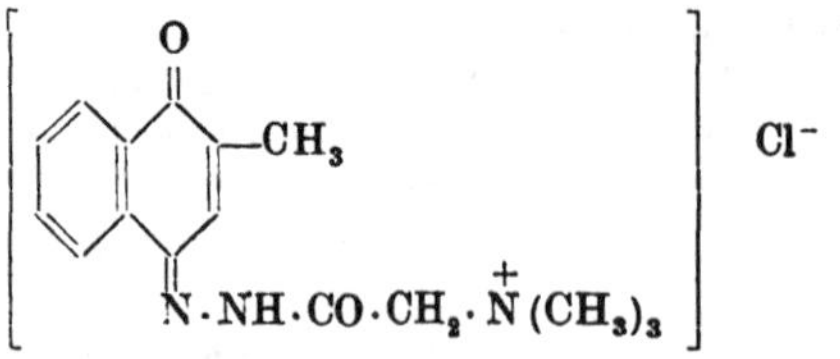

---

[1] DRP 708768. — [2] Zus. zu DRP 708768.
[3] DRP 734220. — [4] Schwz.P. 219521; E. BARTHOLOMÄUS: Med. u. Chem., **4**, 419 (1942).
[5] BARTHOLOMÄUS, E.: Med. u. Chem., **4**, 419 (1942); Schwz.P. 261219.

Bei Verwendung von Säuremonohydraziden zweibasischer Säuren, z. B. von monohydrazido-bernsteinsaurem Ammonium $NH_2 \cdot NH \cdot CO \cdot CH_2 \cdot CH_2 \cdot COONH_4$, erhält man ebenfalls wasserlösliche Hydrazone:

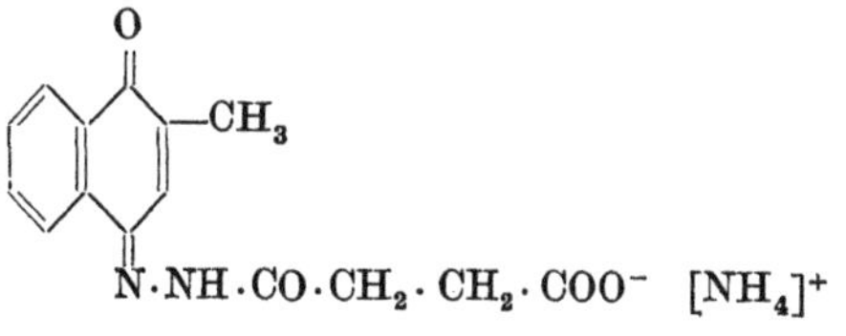

$$\text{[Struktur: 2-Methyl-naphthochinon mit } =N\cdot NH\cdot CO\cdot CH_2\cdot CH_2\cdot COO^- [NH_4]^+ \text{]}$$

Nach dem Schwz.P. 224793 erfolgt die Umsetzung des Methylnaphthochinons mit dem Ammoniumsalz des Succinylhydrazids in Eisessig. Nach Aufarbeitung wird mit der berechneten Menge Natronlauge neutralisiert und so das wasserlösliche Natriumsalz erhalten[1].

Physiologische Wirkung.

Das Vitamin fördert die Blutgerinnung. Der Gerinnungsvorgang ist schematisch folgender: In den Geweben und in den Blutplättchen wird Thrombotinase gebildet. Diese überführt das in der Blutflüssigkeit vorhandene Prothrombin in aktives Thrombin. Hierzu ist die Gegenwart von Calcium-Ionen erforderlich. Das Thrombin bildet mit dem im Plasma anwesenden Fibrinogen unlösliches Fibrin[2].

Das Vitamin K beeinflußt den Prothrombin-Gehalt des Blutes, der bei der Avitaminose erniedrigt ist. Es ist daher sehr wahrscheinlich, daß das Prothrombin nur unter dem Einfluß des Vitamins gebildet wird. Dieser Vorgang geht in der Leber vonstatten.

Auf Grund der antihämorrhagischen Wirkung des Vitamins K kommt dieses bei solchen Fällen von Hypo-Prothrombinämie zur Anwendung, die durch Vitamin K-Avitaminose bedingt sind, so z.B. bei Gallenleiden und Stauungsikterus, die zu einer Verringerung der Resorption führen, ferner bei der physiologischen Hypo-Prothrombinämie der Neugeborenen. Dagegen ist es bei durch Leberschäden verursachten Mangelerscheinungen, z. B. Leberatrophie, unwirksam.

Antagonisten des Vitamins K.

Die *Cumarin-Abkömmlinge* erlangten Bedeutung als Antagonisten des Vitamins K. In geringem Maße sind auch manche *Chroman*-Derivate ähnlich wirksam.

Das 2,4-Dioxy-3-methyl-chroman wies nach Untersuchungen von P. MEUNIER und CH. MENTZER[3] Vitamin K-Wirksamkeit auf. Ebenso war das 3-Methyl-chroman antihämorrhagisch, dagegen zeigten das 3,6-Dimethyl- und das 3-Äthyl-6-methyl-chroman nur schwache Wirkung.

Die Synthese des 3-Methyl-chromenons erfolgt durch Kondensation von Oxypropiophenon und Ameisensäureäthylester in Gegenwart von Natrium. Hierbei entsteht das 3-Methyl-chromenon-(4):

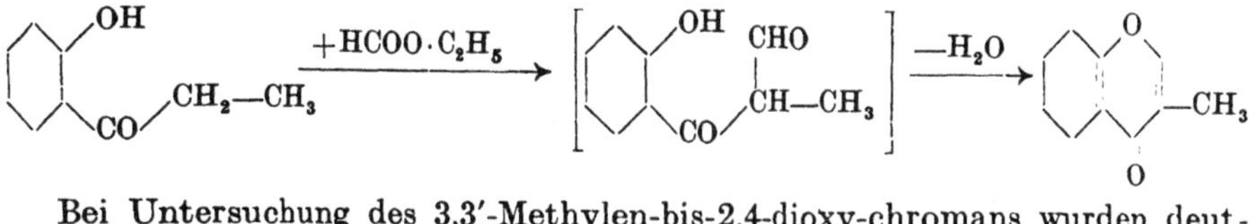

$$\text{[Reaktionsschema: Oxypropiophenon} + HCOO\cdot C_2H_5 \rightarrow \text{Zwischenprodukt} \xrightarrow{-H_2O} \text{3-Methyl-chromenon-(4)]}$$

Bei Untersuchung des 3,3'-Methylen-bis-2,4-dioxy-chromans wurden deutliche Antivitamin-Eigenschaft beobachtet. Diese trat bei den analogen Cumarin-Derivaten noch deutlicher hervor. Hier hat das *3,3'-Methylen-bis-(4-oxy-*

---

[1] Siehe ferner FP. 886334.

[2] Zusammenfassende Darstellung siehe E. WÖHLISCH: Dtsch. Apotheker Ztg. **92**, 15 (1952).

[3] MEUNIER, P., u. CH. MENTZER: Bull. Soc. chim. France **10**, 405 (1943) u. C. R. hebd. Séances Acad. Sci. **215**, 259 (1942).

cumarin) auch klinische Bedeutung erlangt. Es kommt unter den Namen *Dicumarol* und *Dicuman* in den Handel.

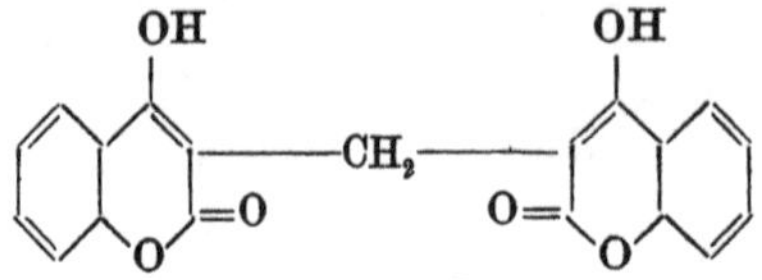

Dicumarol

Man erhält es aus dem 4-Oxy-cumarin durch Umsatz mit Formaldehyd-Lösung[1].

Die Synthese des 4-Oxy-cumarins wird nach PAULY und LOCKEMANN[2] durch Umsetzung von Acetyl-salicylsäuremethylester mit Natrium in einem inerten Lösungsmittel bei erhöhter Temperatur durchgeführt:

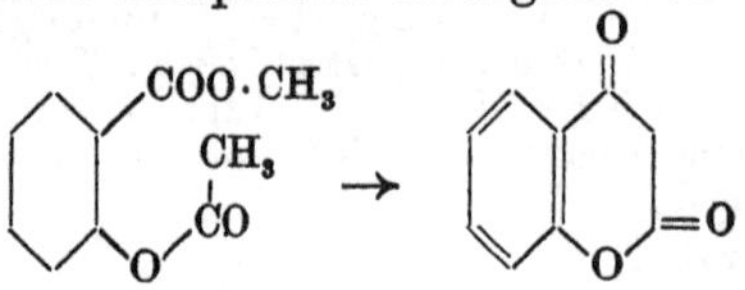

Nach M.A. STAHMANN u. a.[3] sind auch Natriummethylat, Natriumäthylat und andere Alkoholate sowie Natriumamid zur Kondensation geeignet. Jedoch bieten sie gegenüber Natrium keinen Vorteil und führen nicht zu einer wesentlichen Erhöhung der verhältnismäßig schlechten Ausbeuten.

Nach dem FP. 941418 wird 4-Oxy-cumarin aus Kohlensäurediäthylester und o-Oxy-acetophenon in Natriumalkoholat erhalten, wobei das Natriumalkoholat alkoholfrei verwendet wird. Die halbfeste Masse wird auf dem Wasserbad erhitzt, dann in Wasser gelöst und mit Salzsäure angesäuert, wobei 4-Oxycumarin erhalten wird:

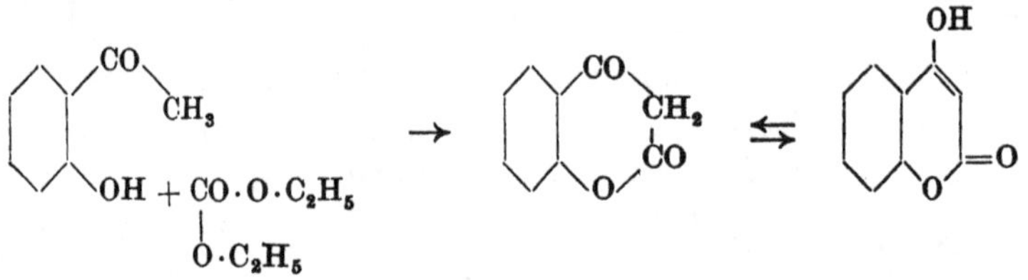

Nach dem AP. 2439302 kann schließlich die 3-Acetyl-benzotetronsäure mit starker Mineralsäure verseift und zum 3,3'-Methylen-bis-(4-oxy-cumarin) weiter verarbeitet werden.

Nach dem Schwed. P. 109896 wird das 3,3'-Methylen-bis-(4-oxy-cumarin) durch Überführen in den Phosphorsäureester in ein wasserlösliches Derivat umgewandelt.

Andere Cumarin-Derivate, die von L. LEHMANN geprüft wurden, erreichten meist nicht die Wirksamkeit des Dicumarols, wie nachstehende Übersicht zeigt:

	Wirksamkeit
Cumarin	2 g
4-Oxy-cumarin	0,5 g
3-Methyl-4-oxy-cumarin	0,5 g
3,3'Äthyliden-bis-(4-oxy-cumarin)	2,0—0,4 mg
3,3'-Methylen-bis-(4-oxy-cumarin).	4—50 mg
3,3-Carboxymethylen-bis-(4-oxy-cumarin) .	150—300 mg[4].

---

[1] Schwz.P. 262437; zur Reinigung s. J. KLOSA: Arzneimittel Forsch. **2**, 141 (1952).
[2] PAULY, H., u. K. LOCKEMANN: Ber. dtsch. chem. Ges. **48**, 28 (1915).
[3] STAHMANN, M. A., u. a.: J. Amer. chem. Soc. **65**, 2285 (1943).
[4] LEHMANN, L.: Acta physiol. Scand. **6**, 28 (1943).

Der Bis-3,3'-(4-oxy-cumarinyl)-essigsäureäthyl-ester dient als Antithromboticum zur Prophylaxe und zur Therapie von Thrombosen und Embolien. Er kommt als *Tromexan* in den Handel und hat den Vorteil einer rascheren, aber kürzeren Wirkung, die sich daher leichter kontrollieren läßt.

Weitere Untersuchungen P. MEUNIERS u. a.[1] fußten auf der nahen Strukturähnlichkeit des Methylen-bis-(4-oxy-cumarins) mit dem Methyl-naphthohydrochinon. Sie ergaben, daß auch durch Methylen-bis-naphthochinon die Wirksamkeit des Vitamins K aufgehoben werden kann; in schwächerem Maße wirken auch das 2-Chlor-naphthochinon und das 2-Chlor-3-oxy-naphthochinon. Man folgerte daraus, daß durch Substitution des an sich inaktiven Cumarins in 3- und 4-Stellung die hämorrhagische Wirksamkeit hervorgerufen wird. Das 3-Methyl-Derivat des 4-Oxy-cumarins ist aber inaktiv, dagegen wirken das 3-Brom- und 3-Chlor-4-oxy-cumarin als Antivitamine. Schwächer wirksam ist das 3-[3'-Methylen-4'-oxy-6'-methyl-α-pyronyl]-4-oxy-7-methyl-cumarin.

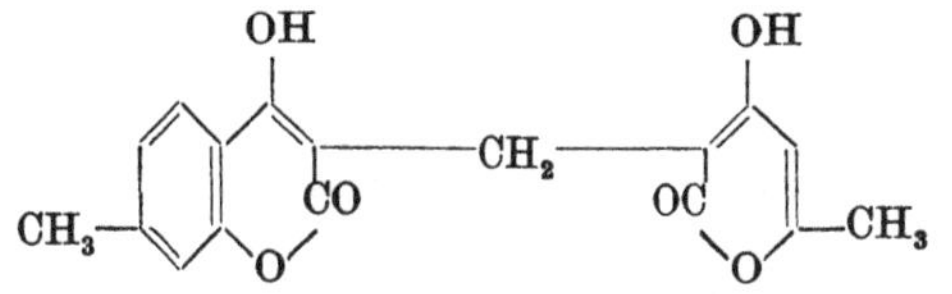

Dagegen entspricht das 7-Methyl-3,4-cyclohexeno-cumarin

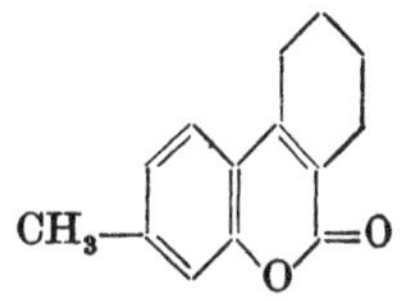

in seiner Wirkung den halogensubstituierten Cumarinderivaten.

P. MEUNIER u. a.[2] prüften ferner, ob die Antivitamin-Wirkung des 4-Oxycumarins auch dann erhalten bleibt, wenn der Cumarin-Sauerstoff eliminiert wird und das Phenylindandion gebildet wird. Auch dieses zeigt Antivitamin-Wirkung. Jedoch ist sie ebenso wie beim Dicumarol an die Existenz einer Enol-Gruppe in 3-Stellung gebunden. Verhindert man die Enolisierung durch Methylierung, so erhält man unwirksame Produkte. Ebenso geht durch weitere Substitution im aromatischen Kern die Wirkung verloren. So ist z. B. das p-Methoxyphenyl-indan-1,3-dion inaktiv. Der Parallelismus zwischen 4-Oxy-cumarin und Indandion ist jedoch auf diese wenigen Fälle beschränkt.

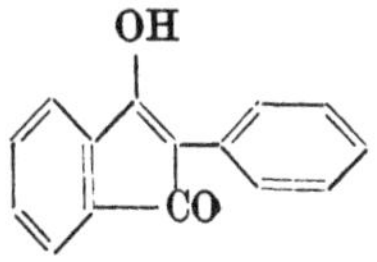

Phenylindandion

Antagonist zum Vitamin K ist schließlich auch nach neueren Forschungen das *Neodym-Salz* der 3-Carboxy-pyridin-2-sulfonsäure[3].

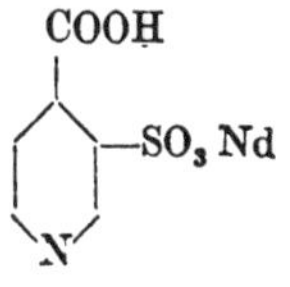

Die 5%ig. Lösung kommt unter dem Namen *Thrombodyn* in den Handel.

Die Verbindung setzt die Gerinnungszeit des Blutes für mehr als 6 Stunden herauf. Sie wird zur Prophylaxe und Therapie der Thrombose empfohlen[4].

---

[1] MEUNIER, P., u. a.: Helv. chim. Acta **29**, 1291 (1946).
[2] MEUNIER, P., u. a.: C. R. hebd. Séances Acad. Sci. **224**, 1666 (1947).
[3] VINCKE, E., u. E. SUCHER: Klin. Wschr. **28**, 74 (1950).
[4] BARRAKLING, K.-H.: Ärztl. Wschr. **6**, 699 (1951).

Hormone.

Unter *Hormonen* versteht man seit STARLING (1905) von den endokrinen Drüsen produzierte Wirkstoffe, die auf humoralem Wege die Funktionen des Organismus steuern.

Wie bei der Vitaminforschung ist auch zum Studium der Hormone der Tierversuch notwendig. Die Bedeutung einer innersekretorischen Drüse wird an den bei der Entfernung derselben entstehenden Ausfallserscheinungen erkannt. Ihre Aufhebung dient dem Chemiker als Leitfaden für seine Versuche, die Wirkstoffe zu isolieren.

Stoffe mit androgener, östrogener und progestiver Wirkung.

Die *Sexualwirkstoffe* unterscheidet man in solche, die den weiblichen Typ (Östrogene und Gestagene [progestive Wirkstoffe]) und solche, die den männlichen Typ (Androgene) prägen. Jedoch sind diese Gruppen nicht scharf unterschieden. Androgene Wirkstoffe besitzen oft in geringem Maße auch progestive Wirkungen.

So sind z.B. das Methylandrostandiol und das entsprechende Äthyl-Derivat androgene Stoffe[1]; zugleich lösen sie deutliche Progesteron-Wirkungen aus, die etwa $1/20$ der des Progesterons entsprechen.

KORENCHEVSKY u. a.[2] schlugen daher vor, Verbindungen mit vorwiegend den männlichen, weiblichen oder beiden Hormonen entsprechenden Eigenschaften zu unterscheiden.

Charakteristisch für alle bisher bekannten Geschlechtshormone ist das *Sterin*-Skelet.

Die Strukturaufklärung der Sterine ist Überlegungen von ROSENHEIM und KING, röntgenspektrographischen Arbeiten von DERNAL, sowie umfangreichen Untersuchungen von WINDAUS und WIELAND zu verdanken. Die Sterine haben folgendes Grundskelet (Perhydro-cyclopentano-phenanthren):

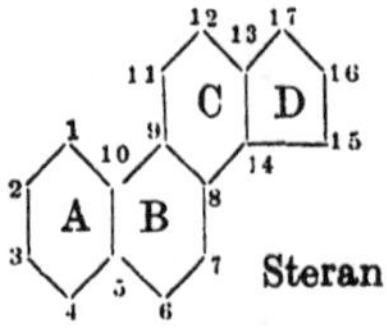

Steran

Das gesättigte Ringsystem wird *Steran* genannt. Die vier Ringe werden mit den Buchstaben A, B, C und D bezeichnet. Durch Substitution leiten sich davon die Steroide ab. Das weitverbreitete *Cholesterin* ist ein 3-Oxy-10,13-dimethyl-17-(1'-methyl-4'-isopropyl-butyl)-Δ^5-steran:

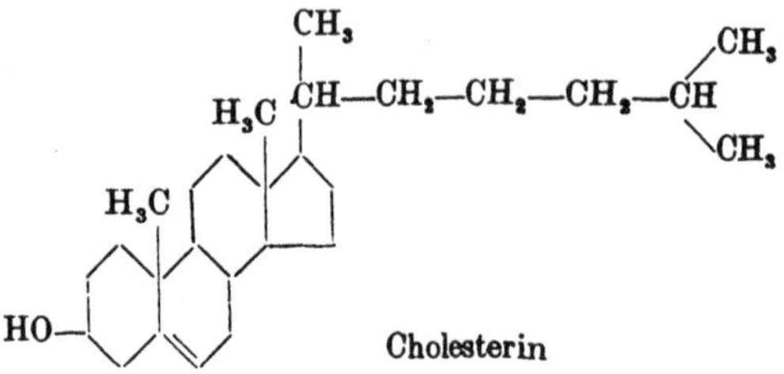

Cholesterin

---

[1] KLEIN, M., u. A. S. PARKES: Proc. Roy. Soc. [London] Ser. B **121**, 574 (1937).
[2] KORENCHEVSKY, V., u. a.: Biochem. J. **31**, 780 (1937).

Hormone: Stoffe mit androgener, östrogener und progestiver Wirkung. 425

Der gesättigte Kohlenwasserstoff heißt *Cholestan*:

$$\text{H}_3\text{C}\overset{\text{CH}_3}{\underset{*}{\text{CH}}}-\text{CH}_2-\text{CH}_2-\text{CH}_2-\text{CH}\overset{\text{CH}_3}{\underset{\text{CH}_3}{}}$$

Cholestan

Wie diese Formel zeigt, sind im Ringsystem bei 7 Kohlenstoffatomen(*) Möglichkeiten zur Bildung isomerer Formen gegeben, zu denen beim Cholestan noch eine weitere in der Seitenkette (*) hinzukommt. Wird in 3-Stellung eine alkoholische Gruppe eingeführt, so kommt noch eine neunte hinzu. Somit liegen für das Cholestan 2^8 bzw. für die meisten Sterine 2^9 verschiedene sterische Möglichkeiten vor. Diese Zahl jedoch wird durch Gegenwart von Doppelbindungen verkleinert.

Da hydrierte kondensierte Ringe vorliegen, sind die Isomerien *cis-trans*-Isomerien. Das C-Atom 10 wird als Orientierungspunkt für die Substituenten angesehen. Steht der Wasserstoff im C-Atom 5 in *cis*-Stellung zu dieser Methyl-Gruppe, so liegt das *Koprostan*, steht es in *trans*-Stellung, so liegt das *Cholestan* vor. Erscheint in 3-Stellung eine OH-Gruppe, so kann auch diese in bezug auf die Methyl-Gruppe am C-Atom 10 in *cis*- und *trans*-Stellung stehen. Tritt sie in cis-Stellung ein, so liegt die natürliche Form vor. Bei *trans*-Stellung bezeichnet man den Konfigurationswechsel mit *epi*.

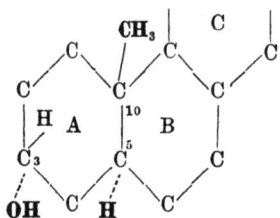

Cholestan [= 17-(1,5,5-Trimethyl)allocholan]   Koprostan [= 17-(1,5,5-Trimethyl)-cholan]

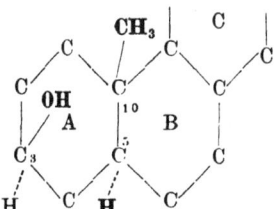

3(α)-*epi*-Cholestanol (*trans*-Cholestanol)   3(β)-Cholestanol (*cis*-Cholestanol)

Cholestan und Koprostan unterscheiden sich also durch die Art der Verknüpfung der Ringe A und B; wobei die erste Verbindung ein Derivat des *trans*-Dekalins ist; das Koprostan entspricht der *cis*-Dekalin-Reihe. Dieser Reihe gehört auch die Gallensäure *Cholansäure* an, weshalb sie als Cholansäure- oder *Cholan*-Reihe bezeichnet wird. Das Cholestan ist daher wegen der isomeren Ringverknüpfung ein *allo*-Cholan-Derivat.

Iso-Verbindungen unterscheiden sich von dem Grundkörper durch den Wechsel der Konfiguration eines anderen als des C_5-Atoms. Wechsel an C_5

bedingt gewöhnlich Änderung des Namens der Verbindung (vgl. Cholestan und Koprostan), oder wird durch *allo* angezeigt.

Das 3-Oxy-cholestan zeigt in bezug auf die OH-Gruppe ebenfalls *cis-trans*-Isomerie, wobei die *cis*-Form als β-Konfiguration gilt, während die *trans*-Verbindung die α-Form ist. Die Bezeichnung *epi* gibt unabhängig von *cis*- oder *trans*-Stellung den Konfigurationswechsel einer Hydroxyl-Gruppe an. Entsprechend wird auch die sterische Lagerung anderer Substituenten, z. B. an C-11 oder C-17, bezeichnet. Die von L. F. FIESER[1] vorgeschlagene Bezeichnung mit α(*trans*) und β(*cis*) stößt z. Zt. noch auf gewisse Schwierigkeiten, da zunächst alle natürlichen Isomeren als normal-β bezeichnet wurden. Nach der Aufklärung ihrer Konfiguration ergab sich aber teilweise, daß die Verbindungen nicht der β-, sondern der α-Reihe angehören. Um Verwechselungen zu vermeiden, sollen teilweise die alten Namen, auch wider besseres Wissen, beibehalten werden. Die erzielte Klärung der Konfiguration wird dann dadurch zum Ausdruck gebracht, daß die falsche Bezeichnung in Anführungszeichen gesetzt wird. Also: „α"-Oestradiol entspricht β-Oestradiol.

„α"-Oestradiol
= Oestradiol-[3,17(β)]

Die Konstitutionsformeln werden stets in der richtigen Konfiguration wiedergegeben, wobei die Verknüpfungsart der Ringe unberücksichtigt bleibt, während die *cis*-ständigen Substituenten durch einen ausgezogenen Valenzstrich gekennzeichnet sind. Eine punktierte Bindung zeigt also *trans*-Stellung an.

Androgene Wirkstoffe.

Allgemeines.

BERTHOLD beobachtete 1849, daß sich die Kastrationsfolgen beim Hahn, vor allem die Atrophie des Kammes, durch Implantation von Hahnenhoden wieder aufheben lassen. KOCH, MOORE u. a. stellten die ersten wirksamen Extrakte her[2]. Zur Prüfung ihrer androgenen Wirksamkeit wurden verschiedene Methoden ausgearbeitet.

Der Hahnenkamm-Test nach WALTER und PÉZARD[3] beruht auf der Regeneration des verkümmerten Kammes von Kapaunen. Von GALLAGHER und KOCH wurde als eine Hahnenkamm- oder Kapaunenkamm-Einheit die tägliche Dosis benannt, die, in fünf Tagen hintereinander verabfolgt, den Kamm in Länge und Höhe um 5 mm vergrößert. In der Folgezeit wurde die Zunahme des Flächenwachstums zugrunde gelegt. 1935 bestimmte man als internationale Hahnenkamm-Einheit die Wirkung von 100 γ Androsteron.

LOEWE und VOSS[4] entwickelten den *Vesiculardrüsen-Test*, der das Größenwachstum der Samenblasen bestimmt. Er wurde von KORENCHEVSKY und anderen[5] auch auf die Bestimmung der Regeneration der verkümmerten akzessorischen Geschlechtsorgane ausgeweitet.

Die natürlich vorkommenden androgenen Hormone.

BUTENANDT und TSCHERNING[6] isolierten 1931 aus Männerharn das *Androsteron*. Es erwies sich als ein Oxyketon und entfaltete androgene Wirkungen.

---

[1] FIESER, L. F., u. M. FIESER: Natural Products Related to Phenantrene S. VI, 3. Aufl. New York 1949; Experientia 4, 285 (1948).

[2] Siehe M. W. GOLDBERG: Ergebnisse der Vitamin- und Hormonforschung I. Akademie-Verlag: Leipzig 1938.

[3] WALTER u. PÉZARD: C. R. hebd. Séances Acad. Sci. 153, 1027 (1911).

[4] LOEWE, S., u. H. E. VOSS: Klin.Wschr. 9, 481 (1930); Naunyn-Schmiedebergs Arch. exp. Pathol. Pharmakol. 159, 543 (1931).

[5] Vgl. H. DANNENBAUM: Ergebn. Physiol., biol. Chem. exp. Pharmakol. 38, 796 (1936).

[6] BUTENANDT, A., u. K. TSCHERNING: Hoppe-Seylers Z. physiol. Chem. 229, 167 (1934).

Zugleich gelang es BUTENANDT, DANNENBAUM u. a.[1], ein weiteres wirksames ungesättigtes Keton der Summenformel $C_{19}H_{28}O_2$ zu isolieren. Es ließ sich durch Austausch der Hydroxyl-Gruppe gegen Chlor, Absättigung der Doppelbindung und anschließendes Verseifen mit Kaliumacetat in Androsteronacetat überführen und war damit das dehydrierte Androsteron (Dehydro-androsteron). Nach Sicherstellung der Sterinformel durch WINDAUS und WIELAND gelang es BUTENANDT, LAQUEUR und RUZICKA, die Konstitution des Androsterons aufzuklären. Sie wurde durch COOK, HAWORTH u. a. bestätigt. W. SCHOELLER[2] und Mitarbeiter erhielten schließlich das Dehydroandrosteron durch oxydativen Abbau des Cholesterins.

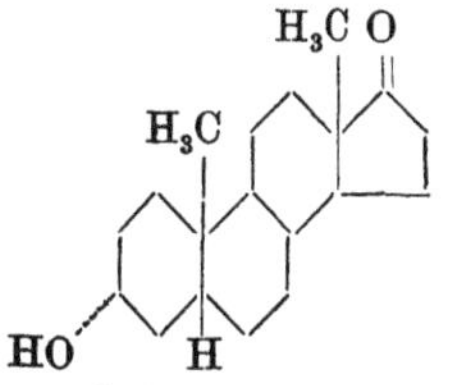

Androsteron 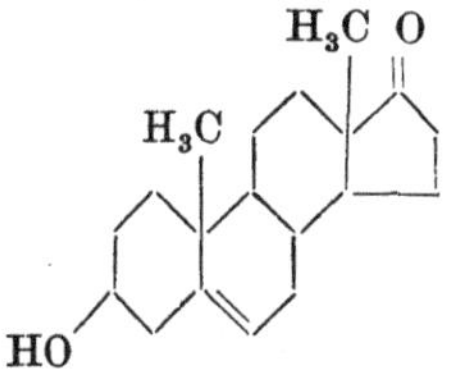   Dehydro-*epi*-androsteron

Charakteristisch für die Androsteron-Derivate ist somit das Androstan-Skelet.

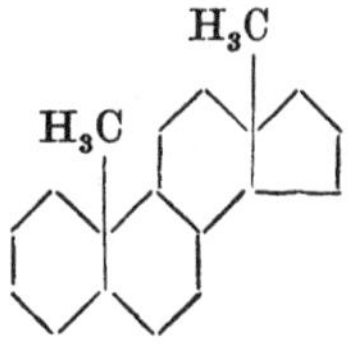

Androstan

Der systematische Name des Androsterons ist also 3(α)-Oxy-androstanon-(17).

Für die oben erwähnte Umwandlung von Dehydro-androsteron in Androsteron ergibt sich nunmehr folgendes Formelbild:

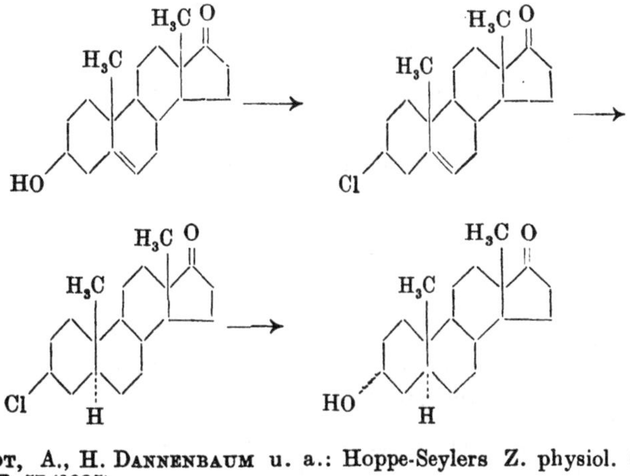

---
[1] BUTENANDT, A., H. DANNENBAUM u. a.: Hoppe-Seylers Z. physiol. Chem. **229**, 192 (1934) u. **237**, 57 (1935).
[2] SCHOELLER, W., u. a.: Naturwiss. **23**, 337 (1935).

Es erfolgt bei der Chlorid-Verseifung WALDENsche Umkehrung, so daß das Dehydro-androsteron an der OH-Gruppe *cis*-Konfiguration besessen haben muß.

1935 isolierten DAVID u. a. aus Hoden ein drittes Hormon, das unter dem Namen *Testosteron* bekannt wurde[1]. Es wurde die Summenformel $C_{19}H_{28}O_2$ gefunden. Oxydation führte zu dem auch aus Dehydro-*epi*-androsteron darstellbaren Androstendion.

Dehydro-*epi*-androsteron   Androstendion   Testosteron

Die endgültige Strukturaufklärung wurde durch die Synthese des Testosterons erbracht, die von BUTENANDT und HANISCH einerseits und RUZICKA und WETTSTEIN andererseits zu gleicher Zeit durchgeführt wurde[2].

Die physiologische Untersuchung der drei Hormone ergab, daß bei dem Dehydroandrosteron die Hahnenkamm-Einheit bei 150—200 γ liegt. Es ist etwa halb so wirksam wie Androsteron. Im Gegensatz dazu entsprechen schon 15 γ Testosteron einer internationalen Hahnenkamm-Einheit, so daß im Testosteron das eigentliche androgene Hormon vorliegen dürfte. Damit ist auch die therapeutische Bedeutung des Testosterons gekennzeichnet, während die des Androsterons gering ist.

Es ist also anzunehmen, daß das Testosteron das männliche Sexualhormon ist, da mit diesem volle therapeutische Wirkung erzielt wird. Auch konnten DORFMAN und CALLOW[3] nach Injektion von Testosteron eine Vermehrung der Androsteron-Ausscheidung im Harn beobachten. Als weiteres Reduktionsprodukt tritt außer dem Androsteron im Harn noch das 3-*epi*-Ätiocholan-ol-(3)-on-(17) auf, das ebenfalls aus dem Testosteron entstanden sein dürfte. Ein zweiter noch unbekannter Abbau erfolgt in der Leber. Man fand, daß Testosteron, das die Leber durchwandert, dort inaktiviert wird[4].

S. HIRANO[5] gewann aus den Schweinetestes noch vier andere kristallisierte Produkte. L. RUZICKA u. a.[6] gelang ebenfalls die Isolierung und Definierung einer Reihe weiterer Verbindungen.

Dem Δ^5-Pregnen-ol-(3)-on-(20) wird von H. SELYE[7] eine stark curative Wirkung auf die Veränderung der männlichen Geschlechtsorgane zugesprochen. Jedoch ergaben Versuche im Samenblasen-Test und Kapaunenkamm-Test, daß es hier unwirksam ist. Nach Angaben von RUZICKA dürfte der Verbindung jedoch eine gewisse physiologische Bedeutung zukommen. Er bezeichnet sie als männliches Sexualhormon im weiteren Sinn.

Das weiter von RUZICKA isolierte Allopregnanol-(3-β)-on-(20) wurde auch im Corpus luteum und in der Nebennierenrinde gefunden. Über seine biologische Aufgabe ist nichts bekannt.

Zwei weitere Sterin-Derivate von moschusähnlichem Geruch, die mit einem synthetisch hergestellten Δ^{16}-Androstenol identisch sind, beschreiben V. PRELOG und L. RUZICKA[8]. Androgene Wirksamkeit zeigen diese Verbindungen nicht[9].

---

[1] DAVID, K., u. a.: Hoppe-Seylers Z. physiol. Chem. **233**, 281 (1935).
[2] BUTENANDT, A., u. C. HANISCH: Ber. dtsch. chem. Ges. 68, 1859 (1935); Hoppe-Seylers Z. physiol. Chem. **237**, 89 (1935); L. RUZICKA u. A. WETTSTEIN: Helv. chim. Acta **18**, 1264 (1935).
[3] DORFMAN, R. I., u. a.: J. biol. Chemistry **130**, 285 (1939) u. N. H. CALLOW: Biochem. J. **33**, 559 (1939).
[4] Vgl. M. W. BURILL u. R. R. GREENE: Proc. exp. Biol. Med. **44**, 273 (1940).
[5] HIRANO, S.: J. pharmac. Soc. Japan **56**, 122 (1936); C. **1937**. I. 1450; J. Amer. chem. Soc. **60**, 1728 (1938).
[6] RUZICKA, L., u. a.: Helv. chim. Acta **26**, 2050 (1943).
[7] SELYE, H.: Endocrinology **30**, 437 (1942).
[8] PRELOG, V., u. L. RUZICKA, L.: Helv. chim. Acta **27**, 61 (1944).
[9] Vgl. ferner Helv. chim. Acta **27**, 66 (1944).

Synthese des Androsterons.

Die Darstellung des Androsterons erfolgte zuerst durch RUZICKA und Mitarbeiter, die es durch oxydativen Abbau von *epi*-Cholestanolacetat mit Chromsäure in Eisessig erhielten[1]. In gleicher Weise stellte es DIRSCHERL aus *epi*-Dihydro-cinchol-acetat her[2].

Androsteron erhält man durch Umsetzen einer Lösung von 6 Teilen Dihydro-cholesterylchlorid oder anderen Sterinen und Gallensäuren mit Chromsäure in Eisessig bei 95—100°. Nach Abschluß der Reaktion wird im Vakuum abgedampft und anschließend der Rückstand in das Semicarbazon überführt[3]. Das Dihydro-cholesterylchlorid erhält man aus dem *epi*-Dihydro-cholesterin durch Behandlung mit PCl_5[4]. Das Chlorketon läßt sich mit reinem Kaliumacetat in Eisessig bei 180°, wobei die Verseifung etwa 5 Stunden dauert, in ein halogenfreies Produkt überführen[5].

Nach dem DRP 734563 erhält man Androsteron aus 3-Oxy-allocholansäuremethylester. Dieser wird mit Phenyl-magnesiumbromid umgesetzt, wobei das 3-Oxy-nor-allocholyl-diphenylcarbinol erhalten wird. Mit Chromsäure behandelt, entsteht daraus die 3-Acetoxy-nor-allocholansäure. Bei wiederholter Durchführung dieser Reaktionen wird die 3-Acetoxy-bis-nor-allocholansäure erhalten, die zum dritten Male in gleicher Weise behandelt, über das 3-Oxy-ter-nor-allocholyl-diphenyl-carbinol mit Chromsäure in die 3-Acetoxy-ätiocholansäure umgewandelt wird. Diese, als Methylester grignardiert und der Wasserabspaltung unterworfen, liefert das 3-Acetoxy-ätioallocholyl-diphenylmethan, das bei Behandlung mit Ozon in das Androsteronacetat übergeht.

Androstandion-(3,17) kann durch vorsichtige Hydrierung in Androstanol-[3(α)]-on-(17) überführt werden. Man arbeitet mit einem schwach wirkenden Katalysator und bei niedrigen Temperaturen, wodurch erreicht wird, daß nur eine Keto-Gruppe reduziert wird. Nach der Regel von AUWERS und SKITA erhält man hierbei im neutralen oder alkalischen Medium stets die *trans*-Form (α), während im sauren Medium die *cis*-Form (β) entsteht. Man hat dadurch die Möglichkeit, zu den Oxyketonen der *cis*-β-Form zu gelangen. α-Androsteron wird zunächst mit CrO_3 in Androstandion überführt und anschließend in Gegenwart von Palladiumschwarz als Katalysator bei 50° zum β-Androsteron hydriert[6].

Überführung von der *trans*- in die *cis*-Form wird auch durch Veresterung mit p-Toluolsulfonsäure erreicht. So erhält man aus dem Androsteron-p-toluol-sulfonsäureester durch Verseifung mit Kaliumacetat in Eisessig das *cis*-Androsteron[7].

Die Abtrennung des Dehydro-*epi*-androsterons vom Androsteron erfolgt durch Saponin-Anlagerung. Das Dehydro-androsteron bildet mit Saponinen schwer lösliche Verbindungen und kann durch Filtration vom Androsteron abgetrennt werden. Als Saponin kommt vor allem das Digitonin in Frage, ferner aber auch Solanin, Cyclamin, Dioscin und andere[8].

Testosteron-Synthese.

Auch zur Synthese des wichtigsten Hormons der Androstan-Reihe, des Testosterons, geht man vom Cholesterin aus. Es ist somit für die Synthese androgener Hormone von großer Bedeutung. Es kommt fast in allen Organen, besonders im Gehirn und in der Nervensubstanz vor, und ist ferner der Hauptbestandteil der Gallensteine, so daß diese ein gut geeignetes Ausgangsmaterial zur Gewinnung von reinem Cholesterin im Laboratorium sind.

Cholesterin kann durch oxydativen Abbau in Dehydro-*epi*-androsteron überführt werden. Von BUTENANDT sowie von RUZICKA und deren Mitarbeitern wurde das Dehydro-androsteron durch Reduktion in Androstendiol überführt. Das Diacetat der Verbindung wurde durch partielle Verseifung in das 17-Monoacetat umgewandelt. Hierbei machte man sich die Tatsache zunutze, daß die

---

[1] RUZICKA, L., u. a.: Helv. chim. Acta 17, 1389, 1395 u. 1407 (1934).
[2] DIRSCHERL, W.: Hoppe-Seylers Z. physiol. Chem. 235, 1 (1935); vgl. ferner L. RUZICKA: Current Sci. 4, 6 (1935).
[3] EP. 435563.
[4] Schwz.PP. 188202, 188240—188243.
[5] DRP 644504; vgl. ferner Ind.P. 22380, Zus. zu Ind.P. 22376.
[6] FP. 812354.
[7] EP. 495887.
[8] FP. 804115.

Verseifung in 3-Stellung leichter erfolgt als an C_{17}. Nach Schutz der Doppelbindung durch Halogen oder Halogenwasserstoff konnte zum Keton oxydiert werden. Anschließend wurden Halogen bzw. Halogenwasserstoff wieder abgespalten.

Die Synthese läßt sich auch so durchführen, daß aus dem Dehydro-androsteron oder Cholesterin zunächst das Δ^4-Androstendion dargestellt wird, das dann zum Testosteron reduziert werden kann.

Schema der Darstellung des Testosterons.

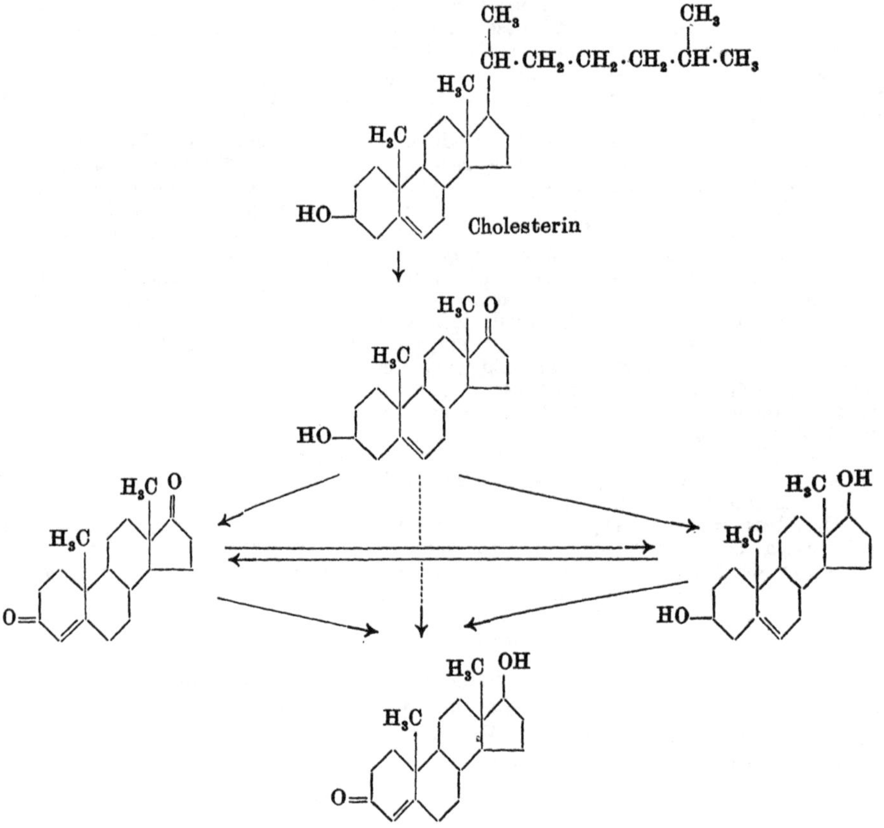

Dehydro-epi-androsteron.

Es wird gewonnen durch oxydativen Abbau aus Cholesterin. Hierzu wird Cholesterinacetat als Dibrom-Verbindung mit Chromsäure in Eisessig oxydiert. Diese Darstellung wurde von Ruzicka[1], ferner von Wallis und Fernholz sowie von Butenandt u. a. beschrieben. Nach erfolgter Oxydation spaltet man mit Zinkstaub das angelagerte Brom wieder ab. Statt Cholesterin sind auch andere Cholestanole zur Synthese geeignet, wie z. B. Sitosterin oder Stigmasterin[2].

---

[1] Ruzicka, L., u. A. Wettstein: Helv. chim. Acta 18, 986 (1935); E. S. Wallis u. E. Fernholz: J. Amer. chem. Soc. 57, 1379 u. 1504 (1935).

[2] Ruzicka, L., u. a.: Helv. chim. Acta 18, 1483 (1935); R. V. Oppenauer: Nature (London) 135, 1039 (1935); vgl. ferner I. A. Remesov: C. R. (Doklady) Acad. Sci. UdSSR 936, I 261; C. 1937. I. 1169.

Die Darstellung wurde durch zahlreiche Patente geschützt[1]. Die Oxydation des Dibrom-cholesterinacetats kann nach dem Ung.P. 123023 auch durch anodische Elektrolyse erfolgen.

Als Oxydationsmittel werden außer Chromsäure Bleitetraacetat, Ozon und andere vorgeschlagen[2].

Die Dibrom-Verbindung des Dehydro-androsterons kann nach dem EP. 456663 auch durch katalytische Hydrierung in Dehydro-androsteron überführt werden. Hierbei ist jedoch darauf zu achten, daß die Temperatur bei der Hydrierung unterhalb derjenigen liegt, die zur Absättigung der Kerndoppelbindung erforderlich ist. Als Katalysatoren kommen außer Nickel auch Edelmetalle, wie Platin und Palladium, in Frage.

Bei dem oxydativen Abbau des Cholesterins entstehen neben Dehydro-cholesterin zahlreiche Nebenprodukte, die von RUZICKA und anderen untersucht wurden[3]. Von denen beanspruchen für die Progesteron-Synthese solche Derivate Interesse, bei denen durch die Oxydation Keton-Gruppen in der Seitenkette entstehen, so z.B. das Δ^5-Norcholesten-3-(β)-ol-25-on, ferner das gleiche gesättigte Keton-Derivat und vor allem das Δ^5-Pregnenolon.

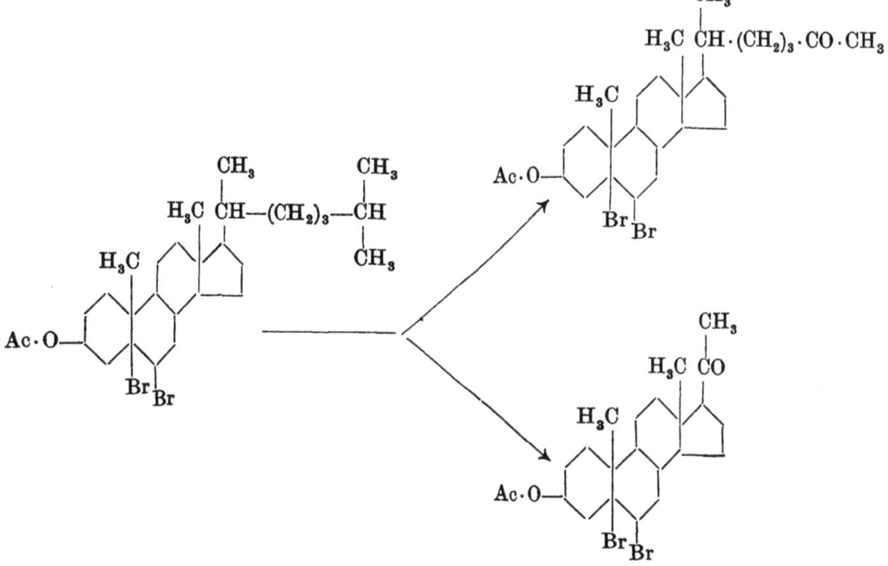

Auch durch oxydativen Abbau des Cholestenons erhält man Derivate mit hoher männlicher und hoher Corpus luteum-Hormon-Wirksamkeit. Hierbei muß jedoch die Reaktion bei niedriger Temperatur vorgenommen werden, damit die Oxydation der Seitenkette nur zum Teil erfolgt[4].

Androstendiol.

Androstendiol erhält man aus dem Dehydro-androsteron durch Reduktion mit Alkalimetallen in Gegenwart von Alkohol. Auch läßt sich die Reduktion katalytisch durchführen, wobei unedle oder edle Metalle als Katalysatoren geeignet sind[5].

Die Hydrierung zum Androstendiol kann ferner mit Alkoholaten der Erdalkalimetall-Gruppe, besser mit Aluminiumalkoholat nach MEERWEIN und PONNDORF, erfolgen[6]. Hierzu wird Androstendion mit Aluminium-isopropylat in Iso-

---

[1] Ind.P. 22679; EP. 449379; vgl. ferner FPP. 804229, 805380; DRP 160824.
[2] FP. 817754.
[3] RUZICKA, L., u.a.: Helv. chim. Acta 20, 1291 (1937).
[4] Vgl. DRP 699127, Zus. zu DRP 665549.
[5] FP. 47466, Zus. zu FP. 79703.
[6] DRP Zweigst. Östr. 160486, Zus. zu DRP 157241.

propylalkohol zum Sieden erhitzt und im Verlauf von mehreren Stunden ein Gemisch von Isopropylalkohol und Aceton abdestilliert, wobei etwa 90% der theoretischen Menge an Aceton gefunden werden. Mit Hilfe von Digitonin lassen sich die entstehenden isomeren Diole trennen.

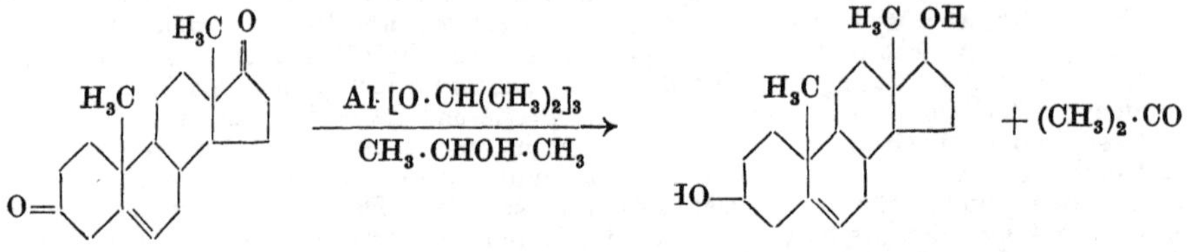

$$\xrightarrow[\text{CH}_3 \cdot \text{CHOH} \cdot \text{CH}_3]{\text{Al} \cdot [\text{O} \cdot \text{CH}(\text{CH}_3)_2]_3} \quad + (\text{CH}_3)_2 \cdot \text{CO}$$

Androstendiol erhält man ferner durch BECKMANNsche Umlagerung aus Pregnen-Abkömmlingen. Das Pregnenol-(3)-on-(20) wird in die Acetyl-Verbindung überführt, die Keto-Gruppe mit Hydroxylamin zum Oxim umgewandelt und das so erhaltene Acetyl-pregnenolon-oxim mit Thionylchlorid gekocht. Es erfolgt die Umlagerung des Pregnenolon-oxims zum 3-Oxy-17-acetamino-androstenchlorhydrat. Die Amino-Gruppe kann mit Natriumnitrit zur Hydroxyl-Gruppe umgewandelt werden. Es entsteht das $\varDelta^5$-Androstendiol[1]:

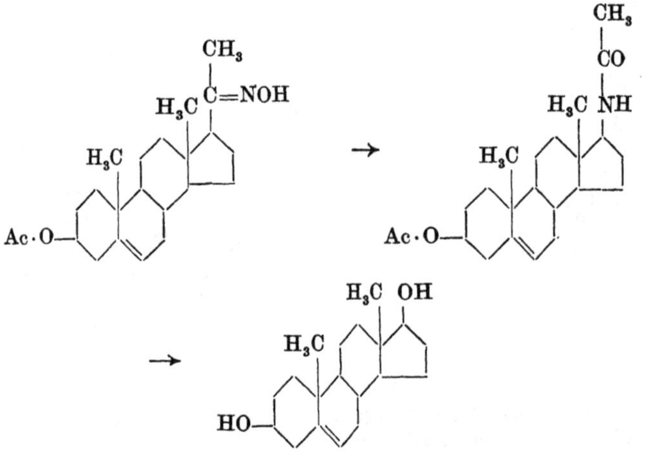

Die Reinigung der Rohprodukte kann durch Sublimation im Hochvakuum bei 140° erfolgen.

Androstendion.

Androstendion läßt sich sowohl durch oxydativen Abbau aus Cholestenon-Derivaten als auch durch Oxydation des $\varDelta^5$-Dehydro-androsterons herstellen[2]. Man gewinnt es nach dem Ital. P. 342566 aus dem $\varDelta^5$-Dehydro-androsteron nach Schutz der Doppelbindung durch Oxydation mittels CrO_3. In ähnlicher Weise wurde auch das Androstendion von A. BUTENANDT und H. KUDSZUS[3] wie auch von E. S. WALLIS und E. FERNHOLZ[4] dargestellt. Als Zwischenprodukt erhält man das 5,6-Dibrom-androstendion. Dieses wird mit Zinkstaub in Eisessig entbromiert.

---

[1] FP. 847487; vgl. FP. 501421.
[2] RUZICKA, L., u. A. WETTSTEIN: Helv. chim. Acta 18, 986 (1935).
[3] BUTENANDT, A., u. H. KUDSZUS: Hoppe-Seylers Z. physiol. Chem. 237, 75 (1935).
[4] WALLIS, E. S., u. E. FERNHOLZ: J. Amer. chem. Soc. 57, 1511 (1935).

Hierbei erfolgt unter Einfluß der Keto-Gruppe Verschiebung der Doppelbindung unter Bildung des Δ^4-Androstendions.

Die Umlagerung der Doppelbindung von Δ^5- in Δ^4-Stellung verläuft sehr glatt[1]. Δ^4-Androstendion kann auch aus der Δ^5-Verbindung durch Isomerisierung erhalten werden. Die Verschiebung der Doppelbindung erfolgt nach den Schwz.PP. 209119, 209120 und 209942 durch Erwärmen in Eisessig oder in methylalkoholischer Lösung auf dem Wasserbad, wobei geringe Mengen Halogenwasserstoff, z. B. Bromwasserstoff oder Chlorwasserstoff, zugesetzt werden:

Die Oxydation zum Diketon kann außer mit Chromsäure auch mit Kaliumpermanganat durchgeführt werden. Auch Erhitzen mit Kupferoxyd auf 280° führt zur Oxydationsstufe des Diketons[2].

Statt Kupferoxyd können Nickel, Gold, Silber, Platin, Palladium, Zink und andere Metalle verwendet werden[3].

Die Oxydation von Cholestenon mit Chromsäure führt ebenfalls zum Androstendion[4]. Wird Cholestenon mit Chromsäure vorsichtig oxydiert, so entsteht neben Androstendion auch Progesteron (s. Corpus luteum Hormon)[5].

R.V. OPPENAUER benutzte zur Oxydation in Umkehrung des MEERWEIN-PONNDORFschen Verfahrens die Tatsache, daß die Oxydationsstufen von Aldehyden und Ketonen einerseits und Alkoholen andererseits in Gegenwart eines Redoxkatalysators, wie Aluminiumisopropylat, sich bis zu einem Gleichgewicht austauschen können. Die vollständige Oxydation der alkoholischen Komponente wird durch einen großen Überschuß des Ketons erreicht. Bei einem 100—200-fachen Überschuß von Aceton und Temperaturen von etwa 60—65° bei Anwesenheit des Aluminats eines sek. Alkohols wird in mehreren Stunden eine fast 100%ig. Umsetzung erreicht[6].

Nach dem FP. 822 551 verwendet man Cyclohexanon und Aluminiumisopropylat. In gleicher Weise wird die Oxydation zum Progesteron und Testosteron beschrieben. Cholesterin wird nach dem gleichen Verfahren in Cholestenon überführt.

Der Schutz der Doppelbindungen wird, wie bereits mehrfach beschrieben, durch Absättigung mit Halogen oder Halogenwasserstoff vorgenommen. Die Wiederabspaltung erfolgt mit Zink bzw. tertiären Basen, Alkalisalzen von Fettsäuren oder Alkalijodid[7].

Die Abspaltung des Halogenwasserstoffs mit einer tertiären organischen Base wird so durchgeführt, daß man die Ketohalogen-Verbindung z. B. mit Pyridin oder Collidin kurze Zeit am Rückflußkühler erhitzt. Dabei erhält man die Pyridinium- oder Collidinium-Verbindung. Diese wird der thermischen Spaltung unterworfen[8].

Testosteron.

Die Darstellung des Testosterons [Δ^4-Androsten-3-on-17(β)-ol] kann aus dem Androstendiol oder aus dem Androstendion erfolgen. Einige weitere Synthesen haben nur geringere Bedeutung. Die Oxydation bzw. die Reduktion zum Testosteron geschieht nach den schon beschriebenen Methoden.

---

[1] Vgl. hierzu L. RUZICKA u. a.: Helv. chim. Acta 21, 866 (1938).
[2] Vgl. FP. 812041.
[3] Schw.PP. 201201, 201202. Zum oxydativen Abbau vgl. ferner FPP. 844850, 845099; APP. 2152626, 2152625.
[4] DRP 565 549.
[5] DIRSCHERL, W., u. F. HANUSCH: Hoppe-Seylers Z. physiol. Chem. 252, 49 (1938); vgl. DRP 712 591.
[6] OPPENHAUER, R. V.: Recueil Trav. chim. Pays-Bas 56, 137 (1937).
[7] EP. 645 310; Schwz.PP. 184 988, 199 448.
[8] Schwz.P. 212 192; AP. 2 232 636.

a) **Durch Oxydation aus Androstendiol.** Nach BUTENANDT und RUZICKA wird der 17-Essigsäureester des Androstendiols zur 3-Keto-Verbindung oxydiert. Jedoch ergibt dieses Verfahren schlechte Ausbeuten. Es wurde daher von RUZICKA, WETTSTEIN und KÄGI[1] derart modifiziert, daß zunächst der Acetylester des Dehydro-androsterons zum 3-Acetyl-androstendiol katalytisch reduziert wird. Der so erhaltene Monoester wird in den 3-Acetyl-17-benzoyl-diester überführt. Dieser kann leicht in der 3-Stellung verseift werden. Da die Benzoyl-Gruppe in 17-Stellung nur schwer abspaltbar ist, wird die 17-Benzoyl-Verbindung in guter Ausbeute erhalten. Darauf oxydiert man zum Testosteronbenzoat und verseift anschließend zum freien Testosteron[2]:

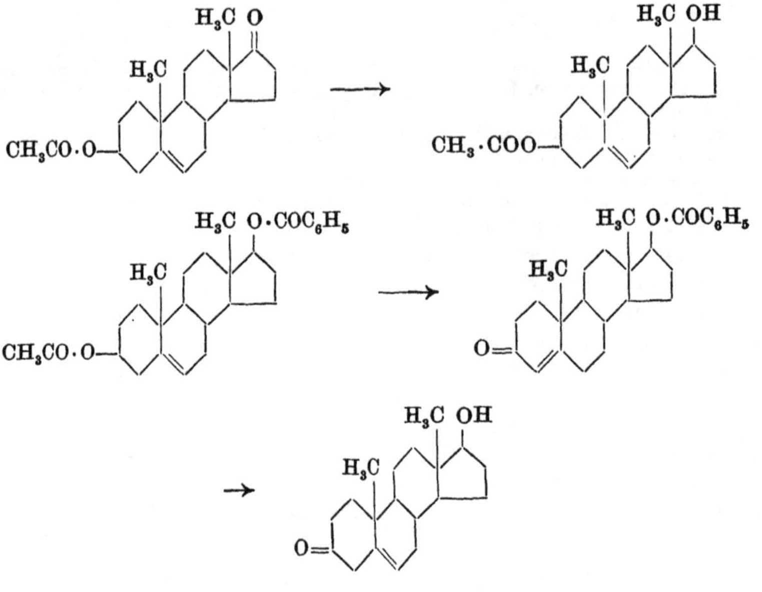

Auch hier kann die Oxydation statt mit Chromsäure mit anderen oxydierenden Mitteln vorgenommen werden, so mit dehydrierenden Mitteln wie Kupferpulver. Erhitzt man das Δ^5-Androsten-3,17-diol-17-benzoat auf 225° im Vakuum mit Kupferpulver, bis keine Gasentwicklung mehr zu beobachten ist, so erhält man beim Aufarbeiten Testosteronbenzoat, das mit alkoholischer Lauge verseift wird. Die Dehydrierung läßt sich auch durch Erhitzen in Cyclohexanon in Gegenwart von wasserfreiem Chinolin erreichen[3].

Nach OPPENAUER wird der 17-Acetyl-mono-ester des Δ^5-Androstendiols beim Erwärmen mit Aceton und Aluminium-isobutylat in Benzol in etwa 80%ig. Ausbeute oxydiert. Hierbei ist ein Schutz der Doppelbindung nicht notwendig.

Auch Magnesiumsalze tert. Alkohole können als Katalysatoren verwendet werden[4].

OPPENAUER gelang nach diesem Verfahren auch die unmittelbare Synthese des Testosterons aus Dehydro-androsteron durch Dismutation in Gegenwart von

---

[1] RUZICKA, L., A. WETTSTEIN u. H. KÄGI: Helv. chim. Acta 18, 1478 (1935).
[2] EP. 464396; vgl. ferner Ung.P. 119 269, Zus. zu Ung.P. 117 224; Ung.P. 119 859.
[3] Holl.P. 44 043. — [4] FP. 827 623.

Aluminium-isobutylat[1]. Hierbei fallen naturgemäß Androstendiol und Androstendion als Nebenprodukte an.

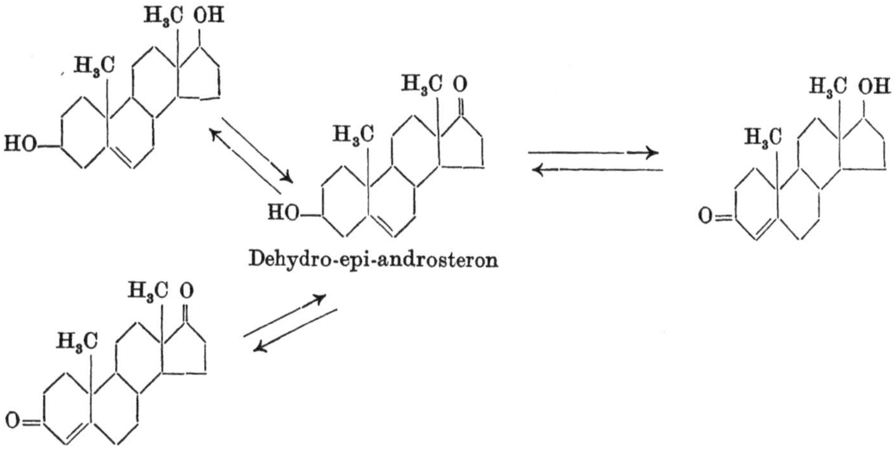

Dehydro-epi-androsteron

Nach dem Schwz.P. 209831[2] läßt man tertiäres Aluminium-butylat auf ein Gemisch von Androstendiol und Androstendion einwirken.

Die bei der Chromsäureoxydation zunächst erhaltenen Halogenderivate werden wie üblich enthalogeniert. Auch hier können organische Basen verwendet werden[3]. Nach F. GALVINOVSKY wird Androstendioldibromid mit Collidin gekocht und das erhaltene Reaktionsprodukt bei 170—180° im Vakuum sublimiert. Unter Umlagerung entsteht Testosteron[4]:

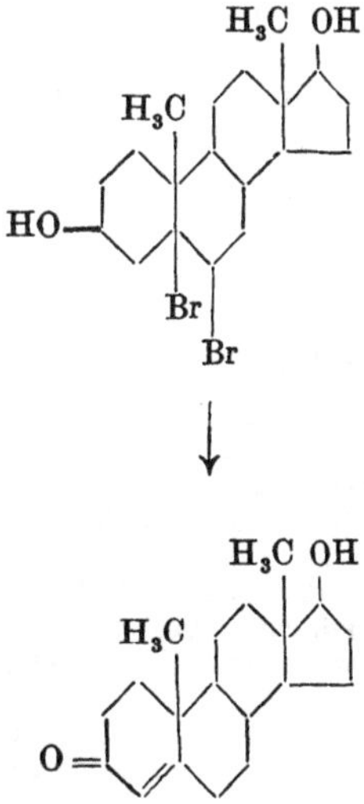

---

[1] OPPENAUER, R. V.: Recueil Trav. chim. Pays-Bas **56**, 137 (1937).
[2] Zus. zu Schwz.P. 204378.
[3] AP. 2232636; Schwed.P. 98368.
[4] GALVINOVSKY, F.: Ber. dtsch. chem. Ges. **74**, 1624 (1941); FP. 884085.

Auch Polyoxy-Derivate können als Zwischenstufen zur Testosteron-Synthese dienen. Es kommen hierfür 3-Oxy-Δ^5-Verbindungen in Frage, die in 4-Stellung eine Hydroxyl-Gruppe tragen, fernei 3-Oxy-Δ^4-Verbindungen mit einer Hydroxyl-Gruppe in 6-Stellung und 3-Keto-Verbindungen, die in 4-,5- oder 6-Stellung durch eine OH-Gruppe substituiert sind, bzw. 3-Oxy-Verbindungen, die in 4 und 5-Stellung oder in 5 und 6-Stellung zwei OH-Gruppen tragen. Die Hydroxyl-Gruppen können frei oder verestert sein:

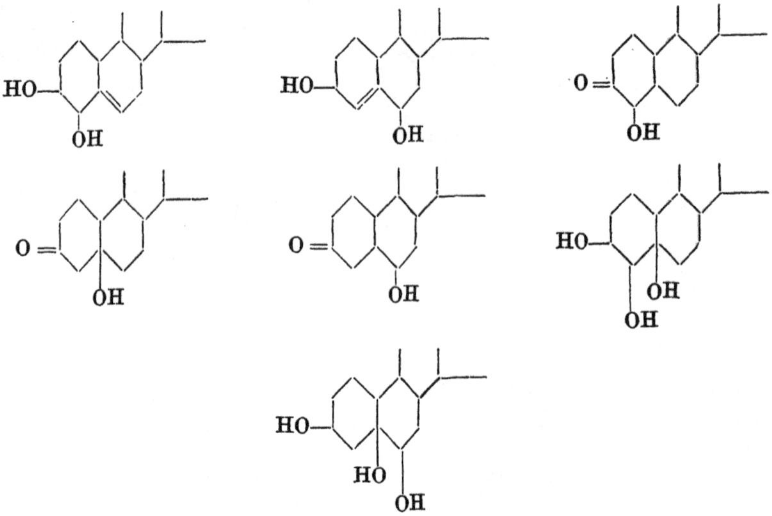

Die Abspaltung von Wasser aus diesen Verbindungen wird durch Mineral-säuren in alkoholischer Lösung oder in Dioxan erreicht, auch durch Einwirkung von Phosphoroxychlorid, Bisulfaten, Ameisen- oder Oxalsäure, besonders mittels Essigsäureanhydrid oder Phosphorpentoxyd. Hierbei ist die Gegenwart geringer Mengen eines Katalysators günstig[1]. Auch die gleichen Polyhalogen-Derivate können entweder mit Halogenwasserstoff abspaltenden Mitteln behandelt werden, wie dies bereits oben erwähnt wurde[2], oder mit verseifenden wasserabspaltenden Mitteln[3].

b) **Durch Reduktion aus Androstendion.** Die Reduktion des Diketons zum Testosteron kann katalytisch, mit nascierendem Wasserstoff (Metall + Alkohol) oder auch fermentativ durchgeführt werden.

Nach U. Westphal und H. Hellmann[4] wird das 3-Mono-semicarbazon mit Natrium und Isopropylalkohol zum Testosteron-semicarbazon reduziert, wobei geringe Mengen von Androstandion als Nebenprodukt entstehen. Die katalytische Hydrierung gelingt in Gegenwart von Legierungen aus Nickel mit Aluminium, Silicium oder Kobalt. Auch Ni-Co-Katalysatoren, die mit Silicium legiert sind, können angewandt werden. Das Androstendion wird hier in Form des 3-Enolbenzoats reduziert[5]. Nach A. Serini und H. Köster wird die 3-Keto-Gruppe mit ortho-Ameisensäureäthylester verschlossen. Hierbei entsteht der 3-Enol-äther. Dieser wird mit Natrium und Propylalkohol reduziert und liefert bei anschließender Spaltung in guter Ausbeute Testosteron[6].

In ähnlicher Weise kann Dehydro-androsteron mit Triphenylchlormethan in Gegenwart von Pyridin und Aluminiumoxyd in den Dehydro-androsteron-triphenylmethyläther

---

[1] Vgl. EP. 497394; AP. 2229813. — [2] Vgl. F. Galinovsky: Zit. S. 435.
[3] EP. 500353; FP. 835524.
[4] Westphal, U., u. H. Hellmann: Ber. dtsch. chem. Ges. 70, 2136 (1937).
[5] Schwz.P. 202846; FP. 811567.
[6] Serini, A., u. H. Köster: Ber. dtsch. chem. Ges. 71, 1766 (1938); vgl. FP. 850115

überführt und nach katalytischer Reduktion der 17-Keto-Gruppe zum sekundären Alkohol, dem Testosteron thermisch gespalten werden [1].

Die Reduktion mittels Aluminium-alkoholat beschreiben K. MIESCHER und W. H. FISCHER [2,3].

Die biochemische Hydrierung des Diketons zum Testosteron wurde zuerst von L. MAMOLI und A. VERCELLONE durchgeführt. Zur Reduktion wurde eine mit Hefe in Gärung gebrachte Zuckerlösung benutzt [4].

Ein Gemisch von Zucker und Hefe in Wasser gibt man tropfenweise in eine Lösung von Androstendion in Alkohol. Nach vier Tagen kann die Lösung aufgearbeitet werden, wobei das Testosteron in guter Ausbeute anfällt [5].

Weitere Verfahren zur Testosteron-Gewinnung.

Auch die Δ^5-3-Oxy-ätiocholensäure-(17)

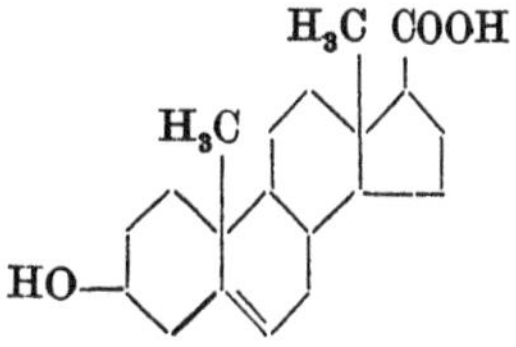

kann als Ausgangssubstanz zur Testosteron-Synthese dienen. 3-Acetoxy-ätiocholensäure-(17) wird mit Thionylchlorid zum Säurechlorid umgewandelt. Nach Überführung in das Säureazid mittels Natriumazid wird dieses durch Kochen in trockenem Toluol und anschließende Behandlung mit 60%ig. Schwefelsäure zum Amin abgebaut. Nach Schutz der Δ^5-Doppelbindung wird die Hydroxyl-Gruppe in 3-Stellung mit Chromsäure oxydiert, das Brom mit Zink abgespalten und schließlich mit Natriumnitrit in Eisessig Testosteron gewonnen [6]:

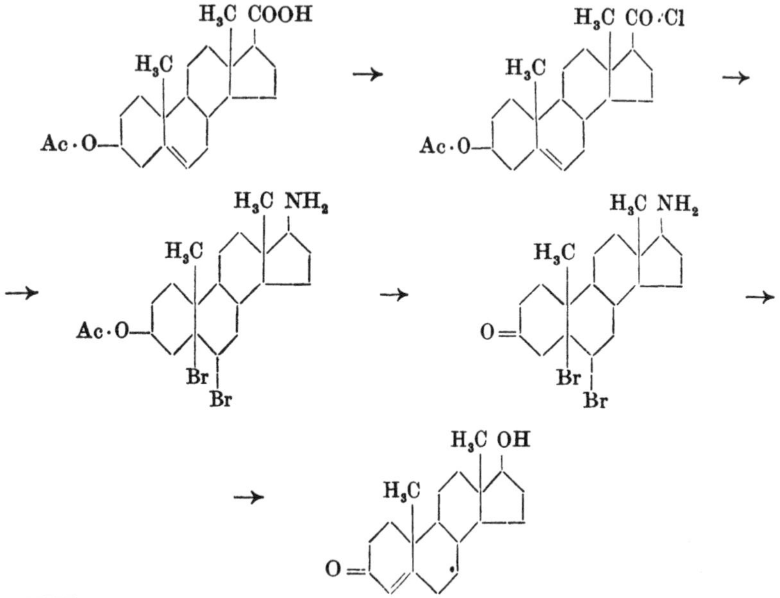

---

[1] Schwed.PP. 105134, 105135; Holl.P. 49956.
[2] EP. 515411. — [3] MIESCHER, K., u. W. H. FISCHER: Helv. chim. Acta 22, 158 (1939).
[4] MAMOLI, L., u. A. VERCELLONE: Ber. dtsch. chem. Ges. 70, 470 (1937); vgl. Hoppe-Seylers Z. physiol. Chem. 245, 33 (1937) u. 248, 1366 (1937); ferner AP. 2186906.
[5] DRP 712857; FP. 847134. — [6] FP. 819975; vgl. Schwz.P. 218515.

Zur Überführung der Pregnan-Derivate in solche der Androstan-Reihe benutzten ETTLINGER und FIESER[1] die Nitritspaltung, MARSHALL u. a.[2] die Ozonisation der 20-Enolacetate. Bei den im Ring B ungesättigten Pregnenolonen läßt sich letztere Synthese nicht durchführen, dagegen wohl die Spaltung mittels Benzopersäure[3].

R. E. MARKER und E. ROHRMANN überführten Sarsapogenin über mehrere Zwischenstufen in Äthiocholanon-(17)-ol-(3) (s. nebenst. Formel), das in üblicher Weise in Testosteron verwandelt wurde. Die Einführung der Doppelbindung erfolgt auch hier durch Bromierung und Abspaltung von Halogenwasserstoff[4].

Die Abtrennung und Reinigung der bei den verschiedenen Synthesen anfallenden Produkte erfolgt nach verschiedenen Methoden.

Die isomeren Alkohole lassen sich nach Veresterung durch die verschiedene Löslichkeit der Ester trennen[5]. Wichtig zur Trennung ist ferner, daß in saurer Lösung nur die Sterine leicht löslich sind, die außer einer Keto-Gruppe noch weiteren Sauerstoff enthalten. Jedoch gilt dies nicht für Sterin-Derivate, die einen aromatischen Ring enthalten[6].

Die Diketone, die man durch Oxydation von Sterinen erhalten hat, lassen sich außer durch Kristallisation auch durch Chromatographie reinigen. Bedeutung haben vor allem auch Ketonreagentien, so Semicarbazid und Hydrazide[7]. Schließlich werden zur Trennung der Sterine verschiedene Saponine, vor allem Digitonin, verwandt[8].

Im FP. 823901 wird ein Weg zur Totalsynthese beschrieben, der jedoch zu keinem vollen Erfolg führte[9].

Testosteron-Ester.

LAQUER u. a. fanden, daß die Wirkung des Testosterons durch Zugabe von Testes-Extrakt erhöht werden kann[10]. Der Aktivator ließ sich auch im Harn nachweisen, war jedoch selbst ohne Wirkung[11]. MIESCHER, WETTSTEIN und TSCHOPP gelang der Nachweis, daß die Testosteron-Wirkung auch durch Fettsäuren erhöht werden kann. Die gleiche Wirkung können höhere Alkohole, so z. B. Stearylalkohol, entfalten. Man muß daher annehmen, daß die Erhöhung der Wirkung durch Organextrakte zum Teil auf Fettsäuren zurückzuführen ist und auf einer Verzögerung der Resorption und dadurch Verlängerung der Wirkung beruht. Weitere Untersuchungen[12] ergaben, daß die Testosteron-Wirkung ebenso durch Veresterung mit Säuren gesteigert werden kann. Die Darstellung der Ester beschrieben RUZICKA und WETTSTEIN[13]. Ihre physiologische Prüfung zeigte, daß die Ester niedriger Säuren am Hahnenkamm am intensivsten wirken. So sind die Ameisen-, Essig- und Propionsäureester schon mit $20\,\gamma$ am Hahnenkamm wirksam. Der Buttersäure-

---

[1] ETTLINGER u. L. F. FIESER: J. biol. Chemistry **184**, 451 (1946).
[2] MARSHALL, C. W., u. a.: J. Amer. chem. Soc. **70**, 1837 (1948).
[3] WIELAND, P., u. K. MIESCHER: Helv. chim. Acta **32**, 1768 (1949); vgl. O. SARETT: J. Amer. chem. Soc. **69**, 2899 (1947).
[4] MARKER, R. E., u. E. ROHRMANN: J. Amer. chem. Soc. **62**, 900 (1940).
[5] Schwz. P. 190542.
[6] FP. 835527.
[7] FP. 841242.
[8] Vgl. FP. 804115.
[9] BREITNER, ST.: Med. u. Chem. **4**, 317 (1942).
[10] Vgl. M. W. GOLDBERG: Ergebn. Vitamin- u. Hormonforsch. I, S. 386.
[11] MIESCHER, K., A. WETTSTEIN u. E. TSCHOPP: Schwz. med. Wschr. **66**, 763 (1936).
[12] Siehe: Schwz. med. Wschr. **66**, 310 (1936).
[13] RUZICKA, L., u. A. WETTSTEIN: Helv. chim. Acta **19**, 1141 (1936).

und der Isobuttersäureester wirken erst mit 60 bzw. 70 γ, der Palmitinsäure- und der Stearinsäureester in einer Menge von 1000 γ. Schlecht wirksam sind auch aromatische Säureester, wie z. B. der Benzoesäureester, von dem erst 100 γ einer IE entsprechen. Im Vesiculardrüsen-Test war der Propionsäureester dem Essigsäureester und dem Ameisensäureester überlegen. Zum Buttersäureester hin fällt die Wirkung wieder ab[1].

Auf Grund der vorzüglichen Wirkung des Testosteron-propionsäureesters enthalten verschiedene Präparate, z. B. *Testoviron, Perandren* und *Anertan*, diese Verbindung. Der Ester wird aus Testosteron durch Propionylierungsmittel erhalten und zeichnet sich im Rattentest durch protrahierte kräftige Wirkung aus[2].

Der 17-Propionsäureester des Testosterons kann auch aus dem 17-Mono-propionsäureester des Androstendiols nach vorübergehendem Schutz der Doppelbindung durch Oxydationsmittel direkt dargestellt werden[3].

Kohlensäure-Derivate des Testosterons erhält man durch Reaktion von Testosteron mit Chlorameisensäureester in Gegenwart von organischen Lösungsmitteln. Beschrieben werden der Kohlensäuremethyl- und benzylester des Testosterons[4].

Auch Ester höherer Fettsäuren werden beschrieben, ferner die Ester der Phenylessigsäure, Crotonsäure, Ameisensäure und vieler anderer[5].

Stark androgen wirkt auch das Di-testosteron-succinat, das man aus dem sauren Bernsteinsäureester des Testosterons erhält. In gleicher Weise kann auch der neutrale Di-testosteron-glutar-säureester gewonnen werden[6].

Dem Testosteron-propionat überlegen ist der entsprechende Äthoxyessigsäure- und der Äthylmercapto-essigsäureester[7].

Peroral wirksamer als die Ausgangs-Derivate sind auch die Glycoside des Testosterons.

Auch die Acetale haben eine gewisse Bedeutung. So erhält man aus dem Testosteronpropionat mit Propandiol-(1,3) in Gegenwart von Toluolsulfonsäure das Testosteronpropionat-propandiol-(1',3')-acetal. Es zeichnet sich durch protrahierte Wirkung aus. In Gaben von 100 γ wirkt es 22 Tage lang am Hahnenkamm und ruft den gleichen Effekt hervor wie Testosteron während 15 Tagen[8].

Im Schwz.P. 229775[9] wird die Darstellung des Testosteron-cyclohexenoläthers beschrieben. Dieser wird aus Androstendion und Cyclohexylalkohol in Gegenwart eines sauren Katalysators und anschließender Reduktion der 17-ständigen Keto-Gruppe mit Natrium und Alkohol erhalten. Der Enol-Äther ist im Hahnenkamm-Test etwa doppelt so wirksam wie Testosteron.

Von RUZICKA und FISCHER geprüfte Diester, welche die Ester-Gruppe am Ring A in Form eines Enolesters enthalten[10], sind durchweg schwächer wirksam.

---

[1] MIESCHER, K., A. WETTSTEIN u. E. TSCHOPP: Schwz. med. Wschr. **66**, 763 (1936) u. Biochem. J. **30**, 1977 (1936).
[2] Schwz.P. 206119, Zus. zu Schwz.P. 203257.
[3] Schwz.PP. 210757, 210758, 210759, Zus. zu Schwz.P. 208080; vgl. ferner Schwz.PP. 210761—210774; Schwz.P. 229140, Zus. zu Schwz.P. 223159.
[4] Schwz.PP. 204748—204751, Zus. zu Schwz.P. 200362.
[5] Vgl. die vorstehenden Schwz.PP.; ferner Schwz.PP. 208889, 208890, 208892 bis 208894, Zus. zu Schwz.P. 203257.
[6] Vgl. A. MOORADIAN und E. J. LAIVSON: J. Amer. chem. Soc. **71**, 3259 (1949).
[7] AP. 2384550.
[8] Holl.P. 52656; Schwd.P. 109502.
[9] Zus. zu Schwz.P. 220206.
[10] RUZICKA, L., u. W. FISCHER: Helv. chim. Acta **19**, 806 (1936).

So entsprechen 34 γ Testosteron-3,17-diacetat oder 45 γ Dipropionat einer Hahnenkamm-Einheit. Jedoch zeichnen sie sich durch eine lang anhaltende Wirkung aus, so daß beim Dipropionsäureester das Maximum der Wirkung erst am 14. Tag erreicht wird. Es übertrifft das Testosteronpropionat in der Wirkungsdauer um das Doppelte, das Testosteron um das 3—6fache.

Konstitution und Wirkung von Androstan-Derivaten.

Die Androsteron-Gruppe.

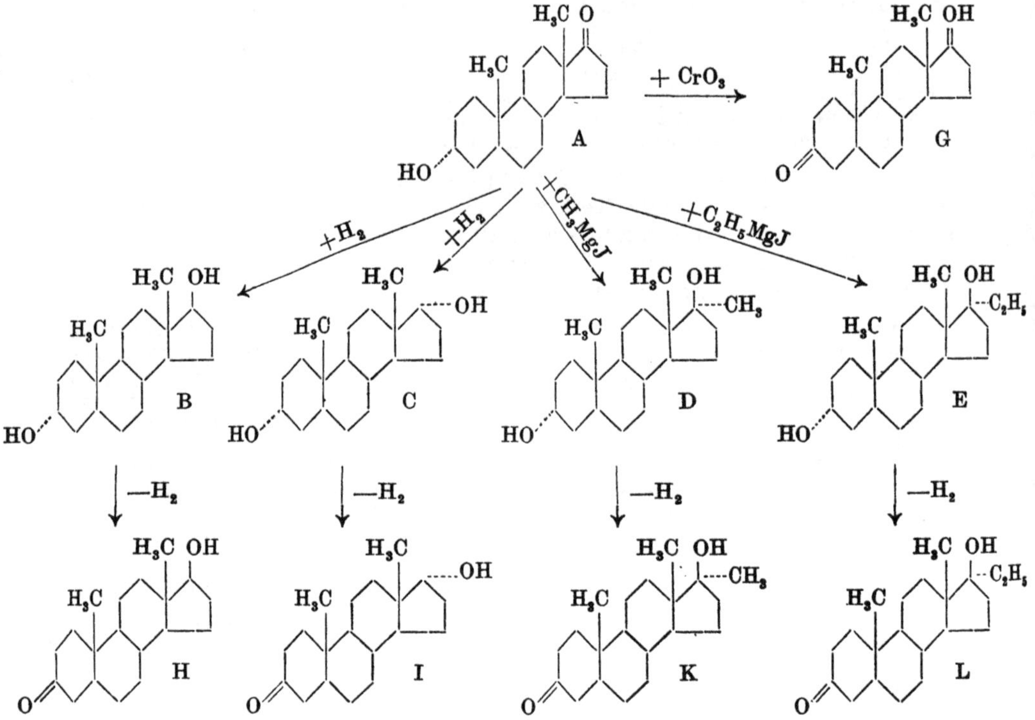

Von den Verbindungen A, B, C, D und E können jeweils 2 Isomere durch die Stellung der Hydroxyl-Gruppe am C_3-Atom — bezogen auf die Methyl-Gruppe am C_{10}-Atom — auftreten.

Das Androsteron (A), 3(α)-Oxy-androstanon-(17), wurde von RUZICKA u. a. ebenso wie die Cis-3(β)-Verbindung durch Abbau von Cholestanolacetat mit Chromsäure erhalten[1]. Auch entsteht es bei oxydativem Abbau anderer Steroide, wie Sistostanol und Allopregnan-ol-(3)-on-(20). 770 γ 3(β)-Androsteron entsprechen einer IE. Es ist somit etwa acht mal weniger wirksam als die 3(α)-Verbindung[2].

Durch Reduktion der 3-Keto-Gruppe des Androsteron erhält man die Diole (B und C).

---

[1] RUZICKA, L., M. W. GOLDBERG u. H. BRÜNGGERG: Helv. chim. Acta 17, 1389 (1934).
[2] Siehe hierzu Ergebn. Vitamin- u. Hormonforsch. Leipzig, Acad. Verlagsg. (1938).

Aus dem 3(α)-Androsteron entstehen das 3(α), 17(α)-Androstandiol und das 3(α)17 (β)-Androstandiol. 550 γ der 17,(α)-Verbindung (C) entsprechen einer IE. Die cis-Verbindung (B) ist schwächer wirksam.

In der 3(β)-Reihe entsprechen 20 γ der 17(α)-Verbindung und 350 γ der 17(β)-Verbindung einer IE. Durch die Hydrierung wird also Wirkungssteigerung erzielt, wenn in 17-Stellung die Hydroxyl-Gruppe in (α)-trans-Stellung steht. Die 17(β)-Verbindungen sind meist bedeutend schwächer wirksam.

Untersuchungen von L. RUZICKA und H. KÄGI[1] ergaben, daß die 17(β)-Verbindungen durchweg 15—25mal weniger wirksam sind als die gleich gebauten 17(α)-Verbindungen. Eine Ausnahme bildet hier nur das Δ^5-Androsten-3(α)-17(β)-diol, das nur 5mal geringer wirksam war als das trans-Analoge.

Durch GRIGNARDierung des Androsterons erhält man 17-Methyl-androstandiol (D) oder, wenn Äthylmagnesiumbromid verwandt wird, 17-Äthyl-androstandiol (E). Die Hydroxyl-Gruppe steht in β-Stellung. Die 3(β)-Verbindungen entsprechen mit 500 γ und 550 γ einer IE. Die 3(α)-Derivate sind mit 35 γ (Methyl-Derivat) und 50 γ (Äthyl-Derivat) wirksam.

Durch Oxydation der 3-ständigen Hydroxyl-Gruppe gelangt man zu den 3-Keto-Verbindungen. Oxydation des Androsterons führt zum Androstandion-(3,17) (G). Hergestellt wurde es zuerst von BUTENANDT und TSCHERNING[2] durch Oxydation mit Chromsäure in Eisessig. 130 γ Androstandion entsprechen einer IE.

Das durch Oxydation von Androstandiol-17-monoacetat von BUTENANDT und ferner von RUZICKA und GOLDBERG[3] erhaltene 17(α)-Oxy-androstanon (I) ist mit 20 γ = 1 IE. etwa fünf mal wirksamer als Androsteron und ebenso wirksam wie das bereits erwähnte 3(β)-17(α)-Androstandiol. Das analog gewonnene 17(β)-Oxy-androstan-on-(3) (H)[4] ist entsprechend der erwähnten geringen Wirksamkeit der 17(β)-Verbindungen etwa 15mal weniger wirksam als das α-Derivat.

Die Oxydation der Methyl- und Äthyl-Derivate wurde von RUZICKA u. a. durchgeführt[5]. Das Methyl-Derivat (K) ist mit 20 γ, das Äthyl-Derivat (L) mit 45—75 γ biologisch aktiv. Durch Überführung der OH-Gruppe in die Keto-Gruppe werden somit Verbindungen erhalten, die in ihrer Wirksamkeit etwa der (β)-Androsteron-Gruppe entsprechen.

Die Gruppe des Dehydro-androsterons.

Die Darstellung des Dehydro-androsterons (A)[Δ^5-3(β)-Oxy-androstenon-(17)] ist bereits ausführlich beschrieben worden. Etwa 200 γ entsprechen einer IE. Es ist damit etwa halb so wirksam wie Androsteron. Die 17(β)-Verbindung des Androstendiols (B) ist stärker wirksam als die 17(α)-Verbindung (C). Von der ersteren entsprechen 500 γ einer Hahnenkamm-Einheit, während von der 17(α)-Verbindung zur Erzielung des gleichen Effektes 850—1000 γ verwandt werden müssen. Die 17(α)-Verbindung wurde von RUZICKA und KÄGI aus dem Gemisch der Stereoisomeren durch Kristallisation erhalten[6].

Ein Zwischenprodukt zum Testosteron ist das (als Acetat isolierbare) Δ^5-Testosteron (G_1). Mit RANEY-Nickel reduziert, erhält man daraus das Δ^5-3(α)-17(α)-Androstendiol (G_2), von dem etwa 35 γ einer IE entsprechen[7]. Die 17-Methyl- (D) und Äthyl-Verbindungen (E), hergestellt von RUZICKA,

---

[1] RUZICKA, L., u. H. KÄGI: Helv. chim. Acta 20, 557 (1937).
[2] BUTENANDT, A., u. K. TSCHERNING: Hoppe-Seylers Z. physiol. Chem. 229, 185 (1934).
[3] RUZICKA, L., u. M. W. GOLDBERG: Helv. chim. Acta 19, 99 (1936); A. BUTENANDT u. a.: Ber. dtsch. chem. Ges. 68, 2097 (1935).
[4] RUZICKA, L., u. H. KÄGI: Helv. chim. Acta 20, 557 (1937).
[5] RUZICKA, L., M. W. GOLDBERG u. H. R. ROSENBERG: Helv. chim Acta 18, 1487 (1935). — [6] RUZICKA L., u. H. KÄGI: Helv. chim. Acta 19, 842 (1936).
[7] RUZICKA, L.: Helv. chim. Acta 20, 541 (1937).

Die Gruppe des Dehydro-androsterons.

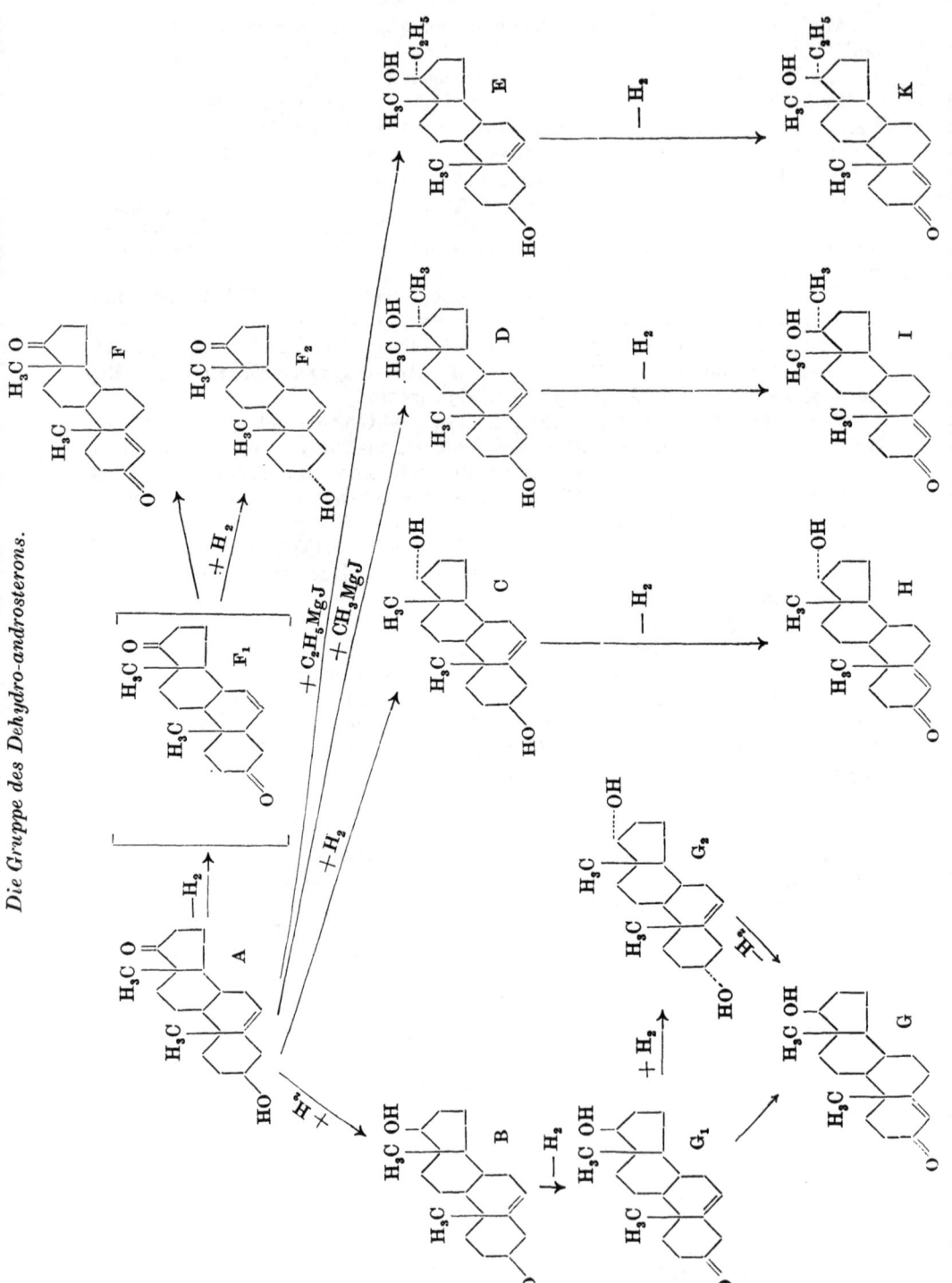

GOLDBERG und ROSENBERG[1], sind etwa gleich wirksam, und zwar entfalten sie mit 500 γ bzw. 500—750 γ biologische Wirkung.

Durch Grignardierung wurde von BUTENANDT die Allyl-Verbindung des Δ^5-Androstendiols hergestellt. Sie war im Test am Kapaunenkamm mit 5 mal 100 γ unwirksam.

W. KLARER und K. MIESCHER gewannen das 17-*iso*-Methyl-androstendiol aus den Mutterlaugen des 17-Methyl-androstendiols. Austestung im Vesiculardrüsen-Test und im Kapaunen-Test ergab, daß es selbst in Tagesdosen von 1 mg unwirksam ist. Dies steht in Einklang mit den Befunden in der 17(β)-Androstan-Reihe, jedoch konnte eine endgültige Zuordnung der 17-*iso*-Methyl- und der 17-Methyl-Verbindung nicht gemacht werden, da die Digitonid-Methode hier versagt[2].

Δ^4-Androstendion (F) erhielten RUZICKA und WETTSTEIN[3] durch Oxydation von ,,*trans*"-Dehydro-androsteron. Etwa 130 γ entsprechen einer IE. Als Zwischenprodukt zur Herstellung tritt das Δ^5-Androstendion (F_1) auf, das gewöhnlich nicht erfaßt wird. BUTENANDT und SCHMIDT-THOMÉ[4] gelang es, das Produkt aus neutraler Lösung zu isolieren. Es ist weniger als halb so wirksam wie die Δ^4-Verbindung. Reduktion der Δ^5-Verbindung mit RANEY-Nickel in alkoholischer Lösung führt zum (α)-,,*cis*"-Dehydro-androsteron (F_2) neben (β)-,,*trans*"-Dehydro-androsteron. Beide Formen lassen sich durch Digitonin trennen. Die 3(α)-Verbindung hat die doppelte Wirkung der 3(β)-Verbindung.

Durch Oxydation des Androstendiols gelangt man zum bereits ausführlich besprochenen Testosteron (G). Das 17(α)-Testosteron (H) ist 25mal schwächer wirksam als die (β)-Verbindung, so daß etwa 350—430 γ einer Hahnenkamm-Einheit entsprechen. Es wurde von RUZICKA und KÄGI aus dem Δ^5-3(β)-17(α)-Androstendiol-3-acetat-17-benzoat durch partielle Verseifung und Oxydation erhalten.

Die Methyl- und Äthyl-Verbindungen (I und K) wurden aus dem 17-Methyl-androstendiol durch Oxydation der Hydroxyl-Gruppe in 3-Stellung dargestellt[5]. Nach OPPENAUER wird die Oxydation mit tert. Aluminiumbutylat in einem Keton vorgenommen[6].

Das Methyltestosteron ist stark wirksam. 25—30 γ besitzen die Wirkung einer IE. Das Äthyl-Derivat wirkt mit 70—100 γ = 1 IE schon viel schwächer. Das Methyl-testosteron erlangte wegen seiner relativ guten Beständigkeit therapeutische Bedeutung. Es wird perlingual verwandt (*Perandren*-Tabletten.)

Von S. KUWADA und M. MIGASAKA[7] wurden das 17-Methyl-testosteron-acetat, -propionat und andere Ester dargestellt in der Hoffnung, Verbindungen mit stärkerer physiologischer Wirkung zu erhalten. Jedoch bestätigte sich diese Vermutung nicht. Durch die Veresterung wurde keine dauerhaftere Verbindung als 17-Methyl-testosteron erhalten.

Die von A. BUTENANDT und D. PETERS gewonnene 17-Allyl-Verbindung des Testosterons ist unwirksam. Mit Osmiumtetroxyd nach CRIEGEE oxydiert, ge-

---

[1] RUZICKA, L., M. W. GOLDBERG u. H. R. ROSENBERG: Helv. chim. Acta 18, 1487 (1935) u. 19, 357 (1936).
[2] KLARER, W., u. K. MIESCHER: Helv. chim Acta 22, 962 (1939).
[3] RUZICKA, L., u. A. WETTSTEIN: Helv. chim. Acta 18, 986 (1935).
[4] BUTENANDT, A., u. J. SCHMIDT-THOMÉ: Ber. dtsch. chem. Ges. 69, 882 (1936).
[5] RUZICKA, L., u. a.: Helv. chim. Acta 18, 147 (1935).
[6] FP. 827623; vgl. hierzu A. D. TSCHINAJEWA: J. chim. gén 9, 1865 (1939); Receuil Trav. chim. Pays-Bas 56, 137 (1937).
[7] KUWADA, S., u. M. MIGASAKA: J. Pharmac. Soc. Japan 58, 59 (1938); C. 1938. II, 3095.

langt man zu folgenden Glycerin-Derivaten, die sich jedoch im Test am Kapaunenkamm ebenfalls als unwirksam erwiesen[1].

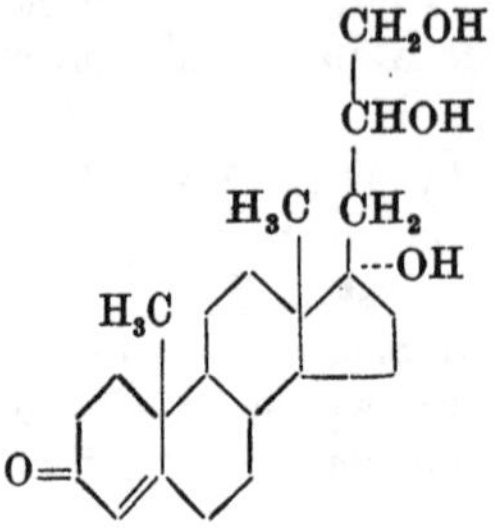

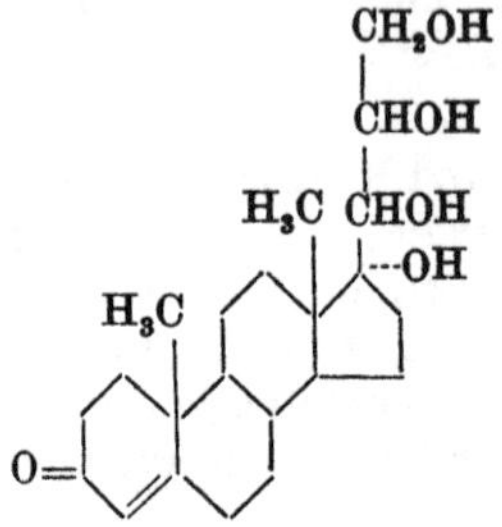

Androsten-Derivate mit Doppelbindungen an anderen Stellen des Sterin-Skelets.

Das Δ^4-3(α)-*trans*-17(β)-,,*trans*"-Androstendiol, das man aus dem Testosteron durch Reduktion erhalten kann[2], zeigte, daß durch Verschiebung der Doppelbindung zur Δ^4-Stellung die physiologische Wirksamkeit am Kapaunenkamm erhöht wird, daß dagegen die Verbindungen im Vesikulardrüsen-Test den Δ^5-Verbindungen gleichen[3].

Von RUZICKA und KÄGI wurde versucht, durch Abspaltung von Bromwasserstoff aus 2-Brom-androstandion das Δ^1-Androstendion-(3,17) zu gewinnen. Die Verbindung besaß keine oder nur geringe androgene Wirkung, dagegen aber östrogene Eigenschaften. Spätere Versuche ergaben, daß bei der Synthese eine Art Retro-Umlagerung erfolgt sein mußte[4].

Dagegen erhält man das Δ^1-Androstendion durch Bromwasserstoff-Abspaltung mit Collidin. Auch kann es aus dem Δ^1-Cholestenon durch oxydativen Abbau erhalten werden[5]. Im Kapaunenkamm-Test vermehrt es in Mengen von 2 mal 200 γ die Fläche des Kammes um 28%[6].

Das von A. BUTENANDT und A. HEUSNER gewonnene $\Delta^{3,5}$-Androstadienol-(17)

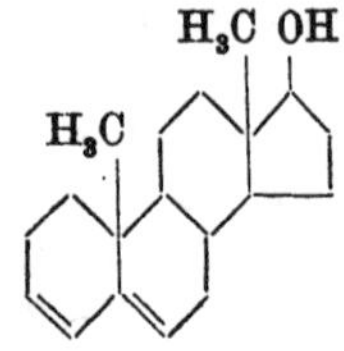

ist mit 5 mal 100 γ wirksam. Ebenso schwächt der Eintritt einer Δ^7-Doppelbindung

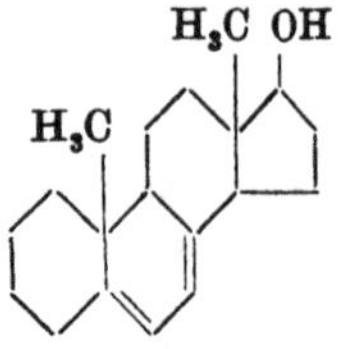

die Wirksamkeit stark ab.

---

[1] BUTENANDT, A., u. D. PETERS: Ber. dtsch. chem. Ges. **71**, 2688 (1938).
[2] BUTENANDT, A., u. a.: Ber. dtsch. chem. Ges. **68**, 2097 (1935).
[3] BUTENANDT, A., u. A. HEUSNER: Ber. dtsch. chem. Ges. **71**, 198 (1938).
[4] Vgl. A. BUTENANDT u. H. DANNENBERG: Ber. dtsch. chem. Ges. **71**, 1681 (1939).
[5] AP. 2 441 560.
[6] BUTENANDT, A.: Ber. dtsch. chem. Ges. **71**, 1316 (1938).

Von RUZICKA und BOSSHARD wurde aus dem 6-Brom-$\varDelta^4$-androstendion die entsprechende $\varDelta^{4,6}$Dien-Verbindung hergestellt, ebenso aus dem 6-Brom-testosteronpropionat das $\varDelta^{4,6}$-Oxyketon[1]. Jedoch waren die Verbindungen wenig wirksam, das $\varDelta^{4,6}$-Androstadien-3,17-dion (I) mit 1—1,5 mg, das Dehydro-testosteronpropionat (II) mit 200 γ.

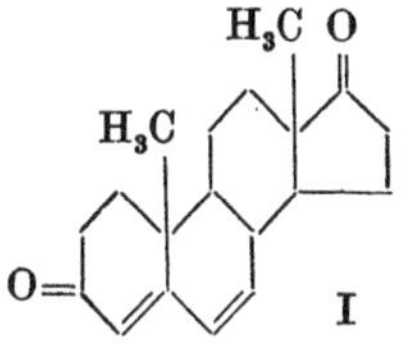

Dagegen scheint das $\varDelta^{1,4}$-Androstadien-17-ol-3-on hoch wirksam zu sein. Es zeichnet sich ebenso wie sein Acetat durch eine sogar dem Testosteron überlegene Aktivität aus. Man gewinnt es durch Erhitzen von 2,4-Dibrom-androstan-17-ol-3-on mit Collidin[2].

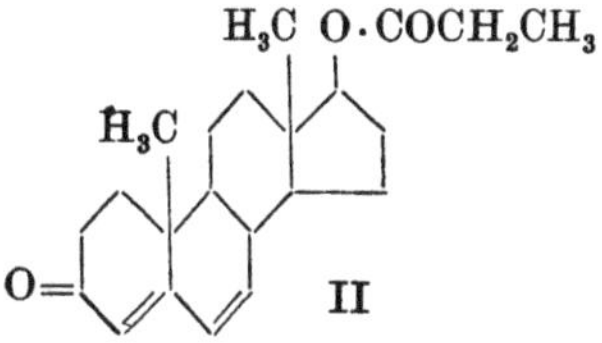

Weitere Strukturabwandlungen.

Aus dem 17-Chlor-$\varDelta^5$-androstenol-(3)-acetat erhielten U. WESTPHAL[3] u. a. unter Umlagerung, wahrscheinlich nach Art einer Retropinacolin-Umlagerung, ein Dienolacetat:

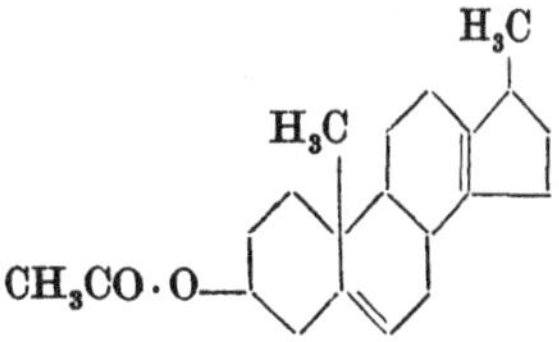

Es erwies sich mit 5 mal 100 γ im percutanen Test nach FUSSGÄNGER[4] als unwirksam.

Ein analog dargestelltes retro-Oestrotetraen-ol-(3)

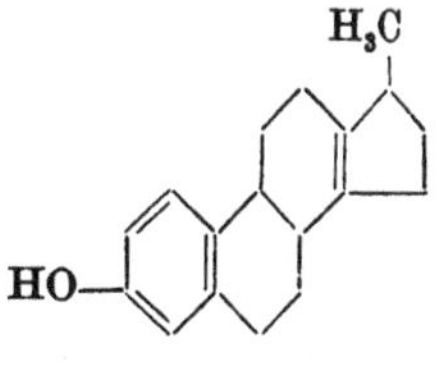

war, in gleicher Weise geprüft, mit 5 mal 100 γ, im Allen-Doisy-Test (s. S. 450) mit 1 mal 750 γ unwirksam.

[1] RUZICKA, L., u. W. BOSSHARD: Helv. chim. Acta 20, 328 (1937).
[2] AP. 2 422 904.
[3] WESTPHAL, U.: Ber. dtsch. chem. Ges. 72, 1233 (1939).
[4] FUSSGÄNGER, R.: Med. u. Chem. 2, 194 (1934).

Das von A. BUTENANDT u. L. A. SURANYI hergestellte Iso-androstandion-(6,17)

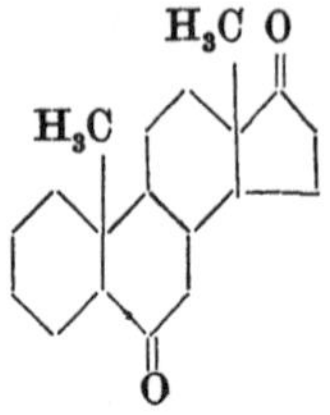

zeigte mit 5 mal 10 γ im FUSSGÄNGER-Test ebenfalls keine androgene Wirksamkeit[1].

Die Darstellung geht vom Dehydro-Androsteron aus, das als Toluolsulfonsäureester beim Behandeln mit Kaliumacetat in das Iso-androstanol-(6)-on-(17) übergeht. Dieses läßt sich zum Diketon oxydieren.

Das Δ^5-Androstenol-(17)-on-(7)

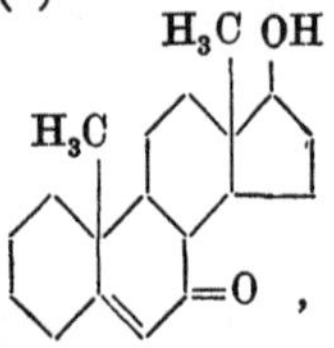

aus dem Δ^5-Androstendiol-17-monoacetat durch Chromsäure-Oxydation erhalten, besitzt $1/10$ der Wirksamkeit des Testosterons; im Vesiculardrüsen-Test ist es mit 50 γ nur schwach wirksam[2].

Das von COOK[3] u. a. dargestellte $\Delta^{3,5}$-Androstadien-17-on ist mit 350—400 γ wirksam.

Y. RAOUL und G. MEUNIER[4] gewannen aus dem Dehydro-androsteron nach CLEMMENSEN und WOLFF-KISHNER das „*trans*"-Δ^5-Dehydro-desoxy-androsteron

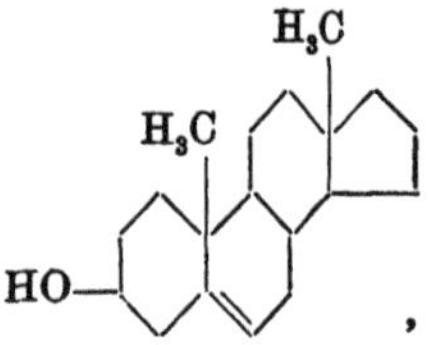

dessen androgene Wirksamkeit 250 mal kleiner ist als die des Testosterons.

Außer dem $\Delta^{1,4}$-Androstadien-17-ol-3-on konnten durch Abwandlung der Doppelbindungen oder durch Verschiebung der Keto- oder Hydroxyl-Gruppen keine wirksamen Verbindungen erhalten werden. Am intensivsten ist die Wirkung bei Gegenwart einer Δ^4-Doppelbindung.

Es wurde ferner die Einführung weiterer Sauerstoff-Gruppen untersucht. Hier war weder die Substitution von Keto-Gruppen noch die Substitution von

---

[1] BUTENANDT, A., u. L. A. SURANYI: Ber. dtsch. chem. Ges. **75**, 591 (1942).
[2] KUWADA, S., u. K. TUTIKASI: Pharmac. Soc. Japan **59**, 115 (1939), C. **1939** II, 2433.
[3] COOK: J. Soc. chem. Ind. **55**, 1031 (1936) u. Biochem. J. **31**, 950 (1937).
[4] RAOUL, Y., u. G. MEUNIER: C. R. hebd. Séances Acad. Sci. **207**, 681 (1938).

Hydroxyl-Gruppen von Erfolg. So geht die Wirkung des Androstendions durch Einführung einer 7-Oxo-Gruppe

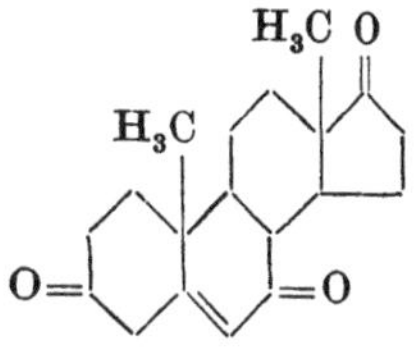

vollständig verloren¹.

Auch die Anlagerung von Wasserstoffperoxyd an die Δ^4-Doppelbindung des Testosterons führte zur vollständigen Aufhebung der Wirkung².

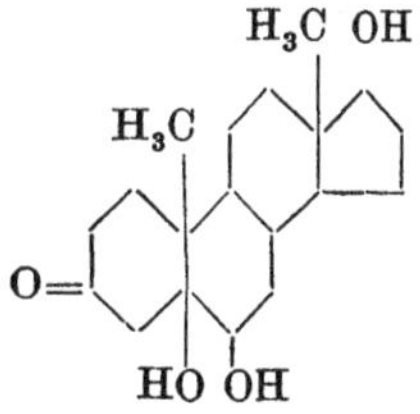

Ebenso sind andere Polyoxy-Verbindungen, wie Androstantriol-(3,5,6)-on-(17), Androstantrion-(3,6,17)-ol-(5), Δ^5-Androstentrion-(3,4,17) und Androstantriol-(3,4,17) nach A. BUTENANDT unwirksam.

Dagegen sind das Androstentrion-(3,6,17) und das 6-Oxo-testosteron

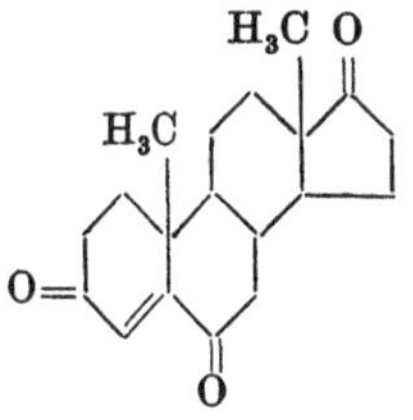

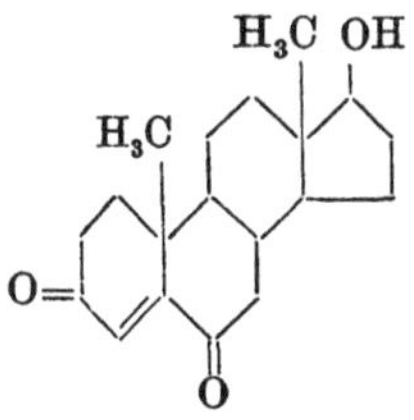

im Testversuch an der kastrierten weiblichen Ratte wirksam. Sie erzeugen mit 4 mal 500 γ an 50—60% der Tiere Vollbrunst³.

Die 3-Halogen-Verbindung des Dehydroandrosterons ist nicht wirksam, wohl dagegen das 17-Chlor-Δ^5-androstenol-(3)-acetat, das im FUSSGÄNGER-Test mit 5 mal 300 γ wirkt⁴ und das 17-Chlor-Δ^4-androstenon-(3) mit 5 mal 15—30 γ.

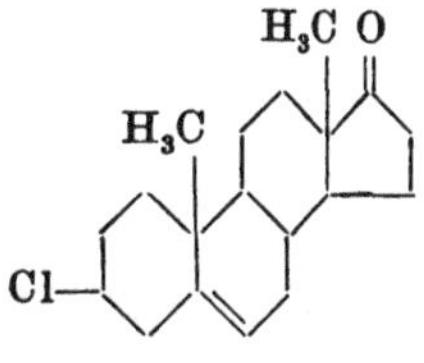

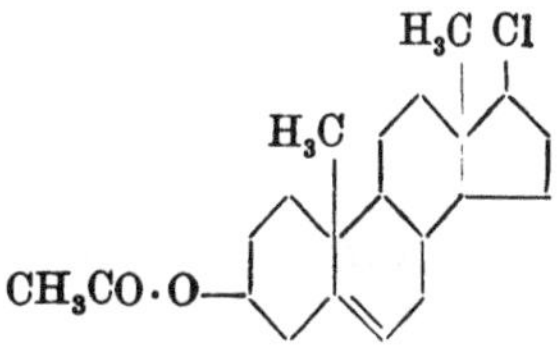

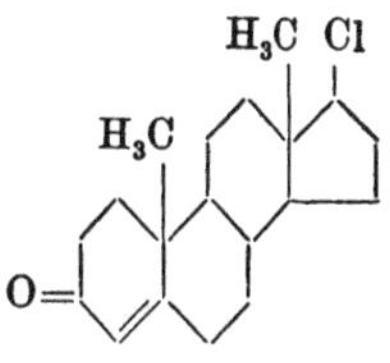

---

[1] BUTENANDT, A., E. HAUSMANN u. J. PALAND:: Ber. dtsch. chem. Ges. **71**, 1316 (1938).
[2] BUTENANDT, A., u. H. WOLZ: Ber. dtsch. chem. Ges. **71**, 1483 (1938).
[3] BUTENANDT, A., u. B. RIEGEL: Ber. dtsch. chem. Ges. **69**, 1165 (1936).
[4] WESTPHAL, U., u. a.: Ber. dtsch. chem. Ges. **72**, 1233 (1939); DRP 722410.

448   Vitamine und Hormone.

Schwach biologisch aktiv sind die 17-Amino-Derivate, die von Ruzicka und Goldberg durch Reduktion der Oxime mit Natrium und Alkohol gewonnen wurden, so z. B. 3(β)-Oxy-17-amino-androstan[1].

S. H. Heusser u. a.[2] untersuchten die Frage, ob die 14-Allo-17-Verbindungen der Steroidhormone biologische Wirkung besitzen. Das 14-Allo-17-testosteron war im Testversuch unwirksam.

Durch Austausch des Fünfringes des Sterin-Skelets gegen einen Sechsring erhielten M. W. Goldberg und Mitarbeiter[3] die *D-Homo-androstan*-Verbindungen. Sie werden aus Androsteron-Derivaten gewonnen.

Dehydro-*epi*-androsteron wird als 3-Monoester mit HCN zum Dehydroandrosteron-cyanhydrin umgewandelt. Durch katalytische Reduktion bei Anwesenheit von PtO$_2$ läßt sich hieraus das 3-(β)-Acetoxy-17-aminomethylandrosten erhalten. Wird dieses mit salpetriger Säure umgesetzt, so erhält man unter Wasserabspaltung zwei isomere D-Homo-*epi*-androsterone:

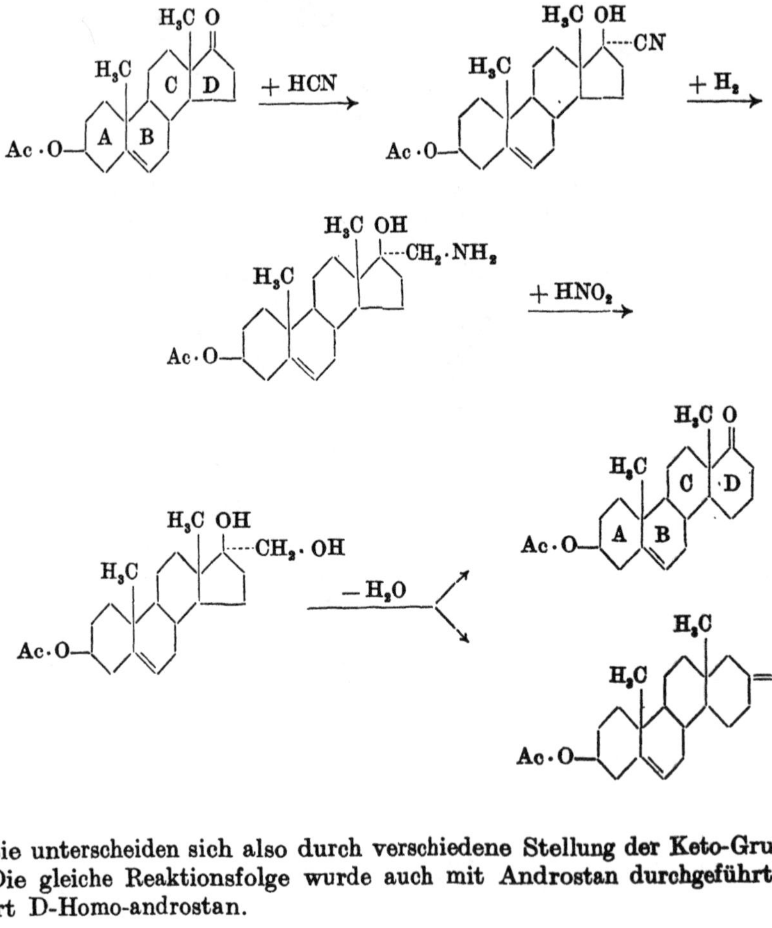

Sie unterscheiden sich also durch verschiedene Stellung der Keto-Gruppe[4].

Die gleiche Reaktionsfolge wurde auch mit Androstan durchgeführt und liefert D-Homo-androstan.

---
[1] Ruzicka, L., u. M. W. Goldberg: Helv. chim. Acta **19**, 107 (1930).
[2] Heusser, S. H., u. a.: Helv. chim. Acta **32**, 2145 (1949).
[3] Goldberg, M. W., u. R. Monnier: Helv. chim. Acta **23**, 376, 840 (1940).
[4] Goldberg, M. W., u. F. Wydler: Helv. chim. Acta **26**, 1142 (1943).

Aus dem 3(α)-Oxy-D-homo-androsteron-(17), das mit 90—100 γ die Wirkung einer IE entfaltet, ließ sich analog der Testosteron-Synthese das D-Homo-dihydro-testosteron

gewinnen. Dieses wirkt im Rattenversuch wie Dihydro-testosteron.

Das 3-Keton des D-Homo-androstans wird in üblicher Weise durch Oxydation des in 17-Stellung durch einen Benzoyl-Rest geschützten 3,17-Dioxy-D-homo-androstans dargestellt. Als Oxydationsmittel dient Chromsäure in Eisessig[1].

Die zahlreichen vorstehend angeführten Versuche zeigen, daß die androgene Wirkung nicht streng an die Struktur gebunden ist. Das gleiche zeigt sich in noch stärkerem Maße bei den weiblichen Sexualhormonen. Es ist daher nicht verwunderlich, daß verschiedene Sterine „bisexuell" wirken. Entscheidend ist vor allem die Höhe der Dosierung, um auch mit oestrogenen Stoffen androgene Wirkungen zu erzielen, bzw. mit androgenen Stoffen auch einen progestiven oder oestrogenen Effekt auszulösen. So wirken viele androgene Stoffe im weiblichen Körper brunsterregend. Von J. J. DUYVENÉ DE WIT wurde die Wirkung verschiedener androgener Stoffe im Legeröhren-Test untersucht. 1,5 mg Oestron in 750 cm³ Wasser bewirkten bei Bitterlingen ein Wachstum der Legeröhren. In gleicher Weise wirken Oestradiol und Oestriol. Bei Dehydro-androsteron erhielt man mit 0,3 mg anhaltendes Wachstum. Qualitativ gleich wirken das Androstendion, das cis- und trans-Testosteron, Androstendiol, Androstandion, cis- und trans-Dihydro-testosteron und Androstandiol. Jedoch zeigen sich quantitative Unterschiede[2].

Auch im ALLEN-DOISY-Test sind Androstan-Abkömmlinge wirksam. So ist das Δ^5-Androstendiol an der kastrierten weiblichen Maus mit 1,5 mg bei einmaliger Verabreichung voll wirksam. An der infantilen Ratte wirkt es mit 5 mal 35 γ brunsterzeugend[3].

Das Δ^4-Androstendion ist zwar an der kastrierten Maus wirkungslos, erzeugt jedoch am infantilen weiblichen Nagetier frühzeitige Öffnung der Vagina mit unmittelbar anschließender Brunst[4].

Oestrogene Wirkstoffe.

Allgemeines.

Oestradiol und die ihm wirkungsgleichen Derivate sind die weiblichen Prägungsstoffe, welche die Ausbildung der sekundären weiblichen Geschlechtsmerkmale bewirken. Zusammen mit dem zweiten weiblichen Sexualhormon, dem *Progesteron*, beherrscht das Oestradiol auch den weiblichen Sexualzyklus.

Unter der Wirkung des übergeordneten Reifungshormones der Hypophyse wachsen bei der Geschlechtsreife die im Eierstock schon im infantilen Alter vorhandenen Primärfollikel zu flüssigkeitsgefüllten Bläschen heran, den *Graafschen Follikeln*, in deren Wand das herangereifte Ei eingebettet ist. Der reife Graafsche Follikel produziert reichlich Oestradiol, das nun seinerseits zu einem vermehrten Größen- und Dickenwachstum der

---

[1] Holl.P. 55226.
[2] DUYVENÉ DE WIT, J. J.: Biochem. Z. **310**, 101 (1941) u. **309**, 297 (1941).
[3] BUTENANDT, A.: Naturwiss. **24**, 15 (1936) u. E. TSCHERNING: Angew. Chem. **49**, 11 (1936).
[4] BUTENANDT, A., u. H. KUDSZUS: Hoppe-Seylers Z. Physiol. Chem. **237**, 75 (1935).

Gebärmutter führt (Proliferationsphase). Im Zeitpunkt der höchsten Reife platzt der Graafsche Follikel und entleert das Ei, das durch die Tube in den Uterus einwandert. Unter der Wirkung des Luteinisierungshormons der Hypophyse wandelt sich nun der geplatzte Follikel in ein anderes innersekretorisches Organ, das *Corpus luteum*, um. Dieses produziert nun *Progesteron*, das die unter der Wirkung des Oestradiols gewucherte Schleimhaut des Uterus auflockert und für die Einbettung des Eies vorbereitet (*deciduale Phase*). Hat keine Befruchtung stattgefunden, so wird die Uterusschleimhaut abgestoßen, das Corpus luteum bildet sich zurück und der Zyklus kann wieder von vorn beginnen.

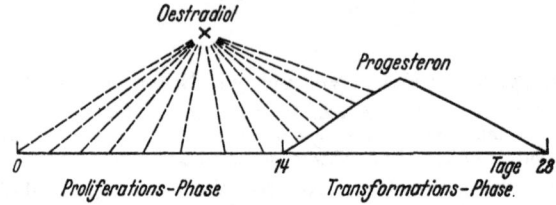

Abb. 24: Steuerung des weiblichen Geschlechtscyclus durch Oestradiol und Progesteron.

Bei den Nagetieren, die für Testversuche wichtig sind, wird durch die Oestrogene nicht nur der Uterus verändert, sondern auch die Schleimhaut der Vagina. In der Brunstperiode verhornt die Vaginal-Schleimhaut. Man findet daher große Mengen von verhornten Epithelien im Scheidensekret, weshalb man dieses Stadium auch als „Schollenstadium" bezeichnet.

Die *Austestung* der *oestrogenen* Hormone erfolgt an kastrierten Nagetieren. Injektionen von oestrogenen Stoffen lösen nach einiger Zeit bei diesen wieder ein Schollenstadium aus (ALLEN-DOISY-Test). Hierbei wird als Mäuse-Einheit diejenige Menge oestrogener Stoffe bezeichnet, die bei einmaliger Injektion ein Schollenstadium auslöst.

Der Nachweis der Progesteron-Wirkung wird an kastrierten oder infantilen Kaninchen vorgenommen. Diese werden zunächst mit Follikelhormonen vorbehandelt bis das Brunststadium aufgetreten ist. Nun werden die auf Corpus luteum-Wirkung zu prüfenden Verbindungen injiziert; wenn sie wirksam sind, lösen sie die deciduale Umwandlung aus.

Auffindung und Konstitution der oestrogenen Hormone.

Oestrogene Hormone werden aus dem Harn und aus dem Ovarium gewonnen. Das Östron $C_{18}H_{22}O_2$ isolierten DOISY[1] und unabhängig davon BUTENANDT[2]. Ein Jahr später gelang MARRIAN die Darstellung eines zweiten oestrogenen Stoffes der Summenformel $C_{18}H_{24}O_3$, des *Oestriols*[3].

BUTENANDT konnte durch Dehydratation mit Kaliumbisulfat das Oestriol in Oestron überführen[4].

Die Konstitutionsaufklärung dieser Verbindung gelang dem gleichen Forscher[5]. 1931 isolierten GIRARD, SANDULESCO u. a. das *Equilin* durch Ausziehen des

---

[1] DOISY, E. A., C. D. VELER u. S. A. THAYER: J. Amer. physiol. **90**, 329 (1929); Proc. Soc. exp. Biol. med. **27**, 735 (1930).

[2] BUTENANDT, A.: Naturwiss. **17**, 897 (1929); Hoppe-Seylers Z. physiol. Chem. **19**, 140 (1930).

[3] MARRIAN, G. F.: J. Soc. Chem. Ind. **49**, 297 (1930); Biochem. J. **24**, 435 (1930) u. **24**, 1021 (1930).

[4] BUTENANDT, A.: Abhandl. Ges. Wiss. Göttingen, math.-phys. Kl. **8**, Heft 2 (1931) S. 1. — [5] BUTENANDT, A.: Angew. Chem. **45**, 655 (1932).

Stuten-Harns mit Chloroform und Aufarbeiten des Chloroform-Rückstandes nach Methoden, wie sie BUTENANDT und DOISY für die Isolierung des Oestrons beschrieben hatten. Durch fraktionierte Kristallisation aus Äther wurde das Hormon rein dargestellt. Die Untersuchung ergab, daß es dieselben funktionellen Gruppen aufweist wie Oestron (Follikulin). Jedoch hat es eine weitere Doppelbindung. In seiner Aktivität ist das Equilin dem Oestron unterlegen. Es entfaltet an der kastrierten Ratte nur $^1/_7$ von dessen Wirksamkeit. Beim Test an der infantilen Ratte ist es diesem nur um $^1/_3$ unterlegen.

1932 gelang A. GIRARD und Mitarbeitern[1] die Isolierung eines weiteren oestrogenen Oxyketons aus Stutenharn, das als *Equilenin* bezeichnet wurde (aus 52 t Harn 1,5 g). Es zeigt stärker saure Eigenschaften als die anderen oestrogenen Stoffe und konnte aus verdünnter alkalischer Lösung ausgeschüttelt werden. Da sich das Equilenin vom Equilin durch eine weitere Doppelbindung im Kern B unterscheidet, lassen sich für beide folgende Konstitutionsformeln aufstellen:

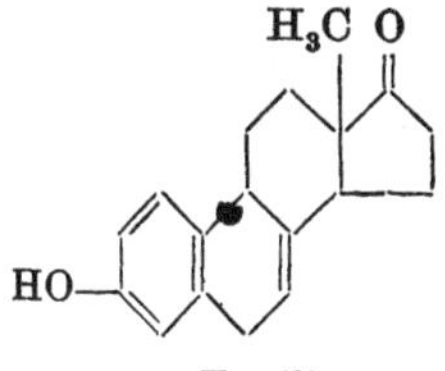

Equilin 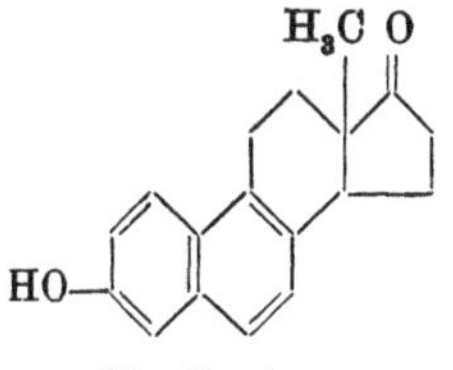   Equilenin

1932 isolierten SCHWENK und HILDEBRANDT aus dem Harn schwangerer Frauen und Stuten ein weiteres aktives Kristallisat, das sich durch hohe Wirksamkeit im ALLEN-DOISY-Test auszeichnete, die Summenformel $C_{18}H_{22}O_2$ aufwies, keine Ketonreaktion gab[2] und als Dihydroequilenin

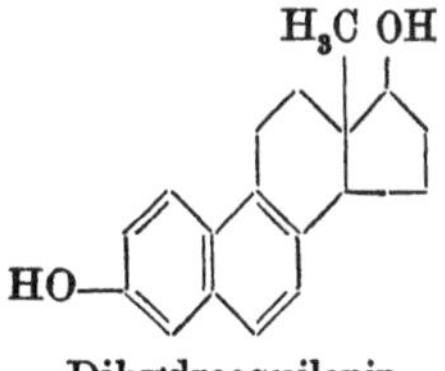

Dihydroequilenin

angesprochen wurde. Das anscheinend einheitliche Produkt erwies sich als Gemisch zweier Isomerer, die sich durch verschiedene sterische Lagerung der Hydroxyl-Gruppe an C_{17} unterschieden[3].

R. E. MARKER und Mitarbeiter stellten die Dihydroequilenine aus dem Equilenin durch Hydrierung mit Aluminiumisopropylat her und konnten so den Strukturbeweis bringen[4].

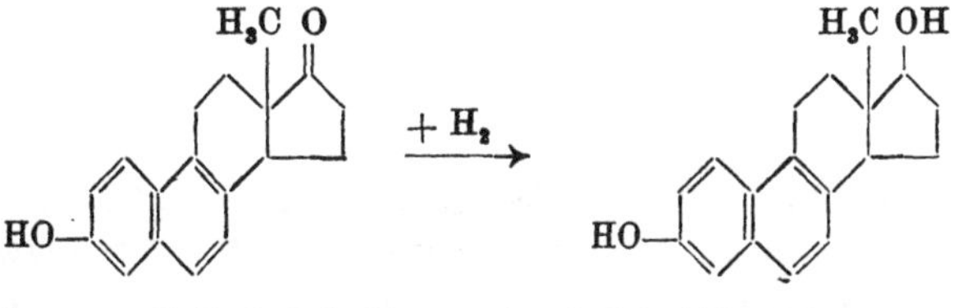

$+ H_2 \rightarrow$

---

[1] GIRARD, A., u. a.: C. R. hebd. Séances Acad. Sci. **194**, 909 (1932).
[2] SCHWENK, E., u. F. HILDEBRANDT: Naturwiss. **20**, 658 (1932).
[3] WINTERSTEINER, O., E. SCHWENK u. a.: J. Amer. chem. Soc. **58**, 2652 (1936).
[4] MARKER, R. E., u. a.: J. Amer. chem. Soc. **59**, 768 (1937), **61**, 3314 (1939).

A. GIRARD und Mitarbeiter beschrieben die Isolierung eines weiteren Hormons, des *Hippulins*[1], jedoch konnten diese Versuche bisher von anderer Seite nicht bestätigt werden.

Zur Isolierung von Hormonen, die Keton-Gruppen enthalten, wurden von A. GIRARD und G. SANDULESCO Hydrazid-Derivate, das Trimethylacet-hydrazid-ammoniumchlorid und das Acet-hydrazid-ammoniumchlorid, verwendet. Zur Gewinnung des ersteren wird Chloressigsäureäthylester mit Trimethylamin umgesetzt. Die Reaktion verläuft unter Wärmeentwicklung, dann wird Hydrazinhydrat zugegeben:

$$(CH_3)_3N + CH_2 \cdot COO \cdot C_2H_5 \rightarrow$$
$$\qquad\qquad\qquad | $$
$$\qquad\qquad\qquad Cl$$

$$[(CH_3)_3N \cdot CH_2 \cdot COO \cdot C_2H_5]^+ \; Cl^- \xrightarrow{+ H_2N-NH_2}$$

$$[(CH_3)_3N-CH_2-CO-NH-NH_2]^+ \; Cl^-$$
$$\text{GIRARD-Reagens T}$$

Das Acet-hydrazid-pyridiniumchlorid erhält man analog aus Pyridin und Chloressigsäureester durch mehrstündiges Kochen. Dann wird Hydrazinhydrat zugegeben. Dabei scheidet sich unter starker Wärmeentwicklung das Acet-hydrazid-pyridiniumchlorid ab:

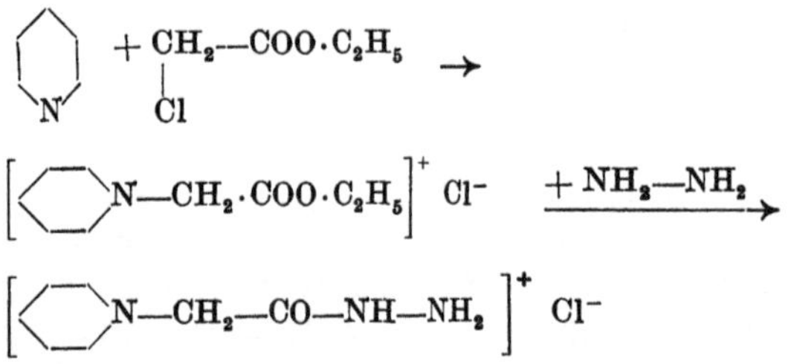

Zur Isolierung des Oestrons wird das Konzentrat aus dem Harn gravider Stuten in absolutem Alkohol gelöst. Unter Zugabe von Eisessig und Trimethyl-acethydrazid-ammoniumchlorid wird zum Sieden erhitzt, sodann die Lösung in eine Mischung von Eiswasser, Äther und konz. Soda gegossen, die wässerige Lösung ausgeäthert. Darauf wird mit konz. Salzsäure und Äther versetzt und stehen gelassen. Der Äther wird dekantiert und die wäßrige Schicht abermals ausgeäthert. Der Rückstand enthält neben Begleitstoffen das Oestron[2].

Darstellung des Oestradiols.

E. SCHWENK und F. HILDEBRANDT[3] erhielten das Oestradiol durch Reduktion der Carbonyl-Gruppe des Oestrons:

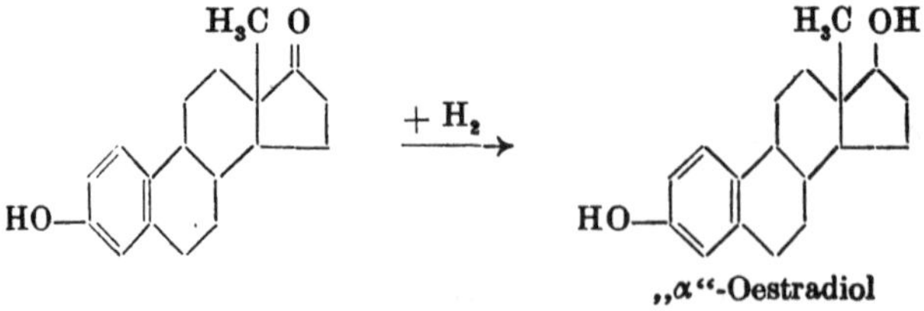

„α"-Oestradiol

1 g „α"-Oestradiol entfaltet die Wirkung von 20—30 Mill. Mäuse-Einheiten und ist 5—7mal aktiver als die aus Harn gewonnenen Oestrogene. Die inten-

---

[1] GIRARD, A., C. SANDULESCO u. a.: C. R. hebd. Séances Acad. Sci. **194**, 1020 (1932).
[2] GIRARD A., u. G. SANDULESCO: Helv. chim. Acta **19**, 1095 (1936); Organic Syntheses, Coll. Vol. II, 85 (1943).
[3] SCHWENK, E., u. F. HILDEBRANDT: Naturwiss. **21**, 177 (1933).

sive Wirksamkeit des Oestradiols dürfte darauf zurückzuführen sein, daß es das ursprünglich im Ovarium gebildete Hormon der Oestron-Gruppe ist. Wann die Dehydrierung des Oestradiols zum Oestron im Organismus erfolgt, ist nicht geklärt[1]. Untersuchungen ergaben, daß der Übergang vom Oestradiol zum Oestron reversibel ist. So kann durch die Succinodehydrase das Oestron zum Oestradiol wieder aktiviert werden[2]. Nach PINKUS und ZAHL[3] ist dagegen die Umwandlung zum Oestriol unabhängig von der Funktion des Uterus.

Bei der Reaktion der Keto-Gruppe zur sekundären Hydroxyl-Gruppe entstehen als isomere Oestradiole das „α"- und „β"-Oestradiol. Sie unterscheiden sich durch die Stellung der OH-Gruppe in 17-Stellung. Während das „α"-Oestradiol, bei dem die Hydroxyl-Gruppe in cis-β-Stellung steht, wie erwähnt, mit 20 Mill. Mäuse-Einheiten äußerst wirksam ist, entfaltet „β"-Oestradiol nur eine Wirkung von 600000—800000 Mäuse-Einheiten pro g. Im Vergleich dazu ist das Oestron mit 8 Mill. Mäuse-Einheiten pro g wirksam. Nach Angaben von WHITHMAN, O. WINTERSTEINER und E. SCHWENK ist „α"-Oestradiol im ALLEN-DOISY-Test sogar 12mal aktiver als das Oestron.

Die Trennung der Isomeren läßt sich durch Digitonin leicht erreichen. Hierbei wird nur „α"-Oestradiol gefällt, während das „β"-Oestradiol in Lösung bleibt.

Die katalytische Reduktion des Oestrons zum Oestradiol wurde von DIRSCHERL beschrieben. Er führte die Hydrierung in alkoholischer Lösung mit PtO_2 bei Raumtemperatur durch. In alkalisch-wässriger Lösung konnte die Wasserstoffanlagerung auch bei erhöhter Temperatur erzielt werden. Die Doppelbindungen des Benzolkerns wurden nicht angegriffen. Wurde dagegen die Hydrierung in Eisessig bei Zimmertemperatur durchgeführt, so wurde in erster Linie der Benzolkern hydriert und die Keto-Gruppe oft abgespalten[4]. BUTENANDT erhielt bei der katalytischen Reduktion 5% „β"-Oestradiol und 93% „α"-Oestradiol[5].

Nach dem Tschech. P. 51929 wird die Reduktion bei Anwesenheit von Nickelkatalysatoren, Temperaturen von 120° und 20 at Druck solange durchgeführt, bis zwei Atome Wasserstoff aufgenommen sind[6].

Auch das veresterte Oestron wird katalytisch bei Anwesenheit von PtO_2 in den 3-Monoester des Oestradiols überführt[7].

Als Katalysatoren werden ferner Aluminiumpulver und Aluminium-Nickel-Legierungen, so RANEY-Nickel in 5%iger Natronlauge, verwendet[8].

Equilenin und Equilin werden in gleicher Weise zu sek. Alkoholen reduziert[9].

Nach dem FP. 48262[10] wird die Hydrierung mit Metallen oder Metallverbindungen, die im alkalischen Medium Wasserstoff entwickeln, vorgenommen.

Bei der Reduktion nach MEERWEIN-PONNDORF erhielt H. LUND Oestradiol in 75%iger Ausbeute[11]. Die Reduktion mit Hydrosulfiten erfolgt bei Wasserbadtemperatur[12].

Nach den EPP. 503568, 503569 und 506252 wird die Reduktion des Oestronbenzyläthers mit Hydrosulfit in Gegenwart von Eisenoxyd durchgeführt.

Die biochemische Hydrierung gelingt glatt, wenn der Ester des Oestrons hydriert wird. Aus dem Oestron-acetat erhält man ein Gemisch von viel „α"-Oestradiol neben geringen Mengen unveränderten Oestrons. Ähnlich verhalten sich das Propionat und das n-Butyrat. Die Trennung vom unveränderten Keton gelingt mit GIRARD-T-Reagenz[13].

Durch Reduktion eines Glukosids oder Acylglukosids des Oestrons erhält man das entsprechende Derivat des Oestradiols, das zur Reindarstellung des Oestradiols hydrolisiert wird. Die Reduktion kann katalytisch oder durch Hydrierung mit Alkali und Alkohol durchgeführt werden, ferner auch durch Behandeln mit einem sek. Alkohol und Aluminiumalkoholat[14].

---

[1] WESTERFELD, W. W., u. E. A. DOISY: Ann. intern. Med. 11, 267 (1937); HEARD u. HOFMANN: J. biol. Chemistry 141, 329 (1941).
[2] WESTERFELD, W. W., u. E. A. DOISY: Zit. Nr. 1.
[3] PINKUS, S. B., u. P. A. ZAHL: J. gen. Physiol. 20, 879 (1937).
[4] DIRSCHERL, W.: Hoppe-Seylers Z. physiol. Chem. 239, 53 (1936).
[5] BUTENANDT, A.: Hoppe-Seylers Z. physiol. Chem. 248, 129 (1937).
[6] Vgl. Austr.P. 15422; ferner DRP 651475 u. 660382, Zus. zu DRP 651475.
[7] FP. 826163. — [8] Austr.P. 25640 (1935). — [9] AP. 2072830. — [10] Zus. zu FP. 776709.
[11] LUND, H.: Ber. dtsch. chem. Ges. 70, 1520 (1937). — [12] Ung.P. 117667.
[13] MAMOLI, L.: Ber. dtsch. chem. Ges. 71, 2696 (1938); vgl. hierzu Belg.P. 426400; FP. 49185, Zus. zu FP. 776709. — [14] FP. 919514.

Nach dem FP. 51438¹ wird Oestronacetat mit Bäckerhefe, die sich in voller Gärung befindet, 5 Tage bei Raumtemperatur stehen gelassen. Dann wird die Gärung unterbrochen, ausgeäthert und mit GIRARD-T-Reagenz aufgearbeitet. Aus 0,2 g Oestron-acetat erhält man 0,11 g Oestradiol und 0,03 g Oestron.

α- und β-Formen lassen sich mit Saponinen trennen, hier werden neben Digitonin Lobelanin und Cyclamin verwandt.

Nach D. W. MACCORQUODALE u. a.² gelingt die Trennung auch über die 3-Brombenzoesäureester oder besser über die Di-α-naphthoate.

Das β-(-,,trans")-Oestradiol wird nach dem Dän.P. 59044 durch Kupplung an Harnstoff gewonnen. Es fällt als Harnstoff-Derivat beim Abkühlen der Lösung aus.

Durch Oxydation zum Keton und anschließende Reduktion erhält man aus dem ,,cis"-Oestradiol erneut ,,cis"- und ,,trans"-Oestradiol³.

Ester des Oestrons.

Im Harn wird Oestron zum großen Teil als Oestron-Schwefelsäure ausgeschieden. Diese ist ebenso wie die Oestriol-glucuronsäure fast unwirksam. Dagegen erwiesen sich andere Oestron- und vor allem Oestradiolester als physiologisch aktiv. Ebenso wie bei den androgenen Stoffen zeichnen sich diese Ester durch gute protrahierte Wirkung aus. Dieser ,,Estereffekt" in der Sexualhormon-Reihe wurde von A. BUTENANDT am Oestronbenzoat entdeckt.

Die Untersuchung der Oestronester durch K. MIESCHER, C. SCHOLZ und E. TSCHOPP ergab, daß sich das Acetat und Propionat hinsichtlich des Schwellenwertes und der Dauer der Brunst nicht vom Oestron unterscheiden. Mit der Kettenlänge des Säurerestes stieg der Schwellenwert. So liegt der Schwellenwert des Capronsäureesters schon bei 1 γ, der des Stearinsäureesters aber erst bei 11 γ. Das Maximum der Wirkungsdauer ist beim Hexanoat und Oktanoat erreicht, die eine Wirkungsdauer von etwa 14 Tagen haben. Das Benzoat wirkt schwach. Es entspricht etwa der Wirkung des Valerianats. Von den geprüften Verbindungen zeigte sich das n-Octanoat als am wirksamsten. Auch durch Zugabe von Stearylalkohol wird die Wirkung des Oestrons verlängert⁴.

Die Ester der Oestronreihe erhält man durch Einwirkung von Acylierungsmitteln, deren Säurerest 5—8 C-Atome lang ist. So erhält man durch Einwirkung von Valeriansäurechlorid oder Caprylsäurechlorid den Valeriansäureester bzw. Caprylsäureester des Oestrons⁵.

Im Schwz.P. 206112 wird die Herstellung des Oestronlaurats beschrieben, das aus Oestron und Laurylchlorid in Gegenwart von Pyridin gewonnen wird⁶.

Kohlensäure-Derivate des Oestrons erhält man bei Einwirkung der Phosgenanlagerungs-Verbindung des Pyridins auf Oestron. Der erhaltene Chlorameisensäureester ist etwa zehnfach wirksamer als Oestron. Durch Einwirkung von Äthanol oder Methanol entsteht daraus der Äthylkohlensäureester oder Methylkohlensäureester, die beide ebenfalls dem Oestron überlegen sind. Läßt man Phosgen auf das Oestron einwirken, so entsteht der symmetrische Kohlensäureester, der sich ebenfalls durch gute Wirksamkeit auszeichnet⁷.

Von F. BERGEL und A. R. TODD wurden der Naphthoesäure-oestronester und der Oestrondiäthylamino-äthyläther hergestellt⁸. Beide waren jedoch im Rattentest mit 1,2 und 5 γ unwirksam.

Ester des Oestradiols.

Bei den Mono- und Di-Estern des Oestradiols steigen die Schwellenwerte mit der Kettenlänge des Säurerestes. Bei den Diestern wächst die Wirkung zunächst bis zum Dipropionat langsam an. Auch hier zeichnen sich die Ester durch stark

---

[1] Zus. zu FP. 771709.
[2] MACCORQUODALE, D. W., u. a.: J. biol. Chemistry **115**, 435 (1936).
[3] FPP. 843072, 506859; vgl. Holl.P. 52899.
[4] MIESCHER, K., C. SCHOLZ, u. E. TSCHOPP: Biochem. J. **32**, 141 (1938).
[5] Holl.P. 46893.
[6] MIESCHER, K.: Biochem. J. **32**, 141 (1938).
[7] DIRSCHERL, W.: Hoppe-Seylers Z. physiol. Chem. **239**, 49 (1936).
[8] BERGEL, F., u. A. R. TODD: Biochem. J. **32**, 2145 (1938).

verlängerte Wirkung aus. Versuche, die mit aliphatisch-aromatischen Estern unternommen wurden, gaben ähnliche Werte wie bei den aliphatischen Estern mit entsprechender Anzahl Kohlenstoffatome. Jedoch sind die 3-Benzoylester mit aliphatischem Rest in 17-Stellung wirksamer als die rein aliphatischen Diester[1]. Der Vergleich der 17-Mono- und der 3-Monoester ergab, daß der Schwellenwert der ersteren etwas höher ist. Dies tritt besonders bei Benzoesäureestern deutlich hervor. Das 17-Benzoat weist einen Schwellenwert von 3 γ und das 3-Benzoat einen solchen von 0,75 γ auf.

Eine verlängerte Wirkung ist bei den niedrigen Mono-Estern nicht zu bemerken. Sie tritt erst vom Octanoat auf und erreicht beim Stearat ihr Maximum. Beim Vergleich der 17-Mono- und der 3-Mono-ester ergibt sich hier, daß die protrahierte Wirkung bei den ersteren stärker ausgeprägt ist als bei den 3-Monoestern. Im Uterus-Test sind die 17-Ester den 3-Estern überlegen. Ferner tritt bei den 17-Mono-estern der Östrus rascher auf als bei den 3-Mono-estern[2].

Die 3-Mono-Ester des Oestradiols werden durch katalytische Reduktion der Ester des Oestrons erhalten. Als Lösungsmittel wird Essigester verwandt. Die Ester sind sehr leicht verseifbar[3].

Die 17-Mono-ester des Oestradiols würden durch vorsichtige Behandlung der Diester mit Alkalien in alkoholischer Lösung dargestellt. Dabei wird das Molekül nur in 3-Stellung verseift. Gemischte Diester wurden durch Acylierung der 3- oder 17-Mono-ester erhalten[3]. Das Dibenzoyl-Derivat entsteht nach SCHOTTEN-BAUMANN in Pyridin[4]. Die Acylierung mit Acetylchlorid führt zum Diacetat[5].

Das 17-Monoacetyl-Derivat erhält man durch Einwirkung von Eisessig und Bromwasserstoff auf Oestradiol[6]. Der 17-Acetylester läßt sich ferner aus dem 3-Benzyläther des Oestradiols darstellen. Nach Veresterung in 17-Stellung wird der Äther in 3-Stellung hydrierend abgespalten[7].

Auch anorganische Ester des Oestradiols, beispielsweise das Oestradiol-17-sulfat und das Oestradiol-3, 17-diphosphat, wurden beschrieben. Das Monophosphat erhält man durch Einwirkung von Phosphoroxychlorid auf das Oestradiol-3-benzoat in Pyridin. Mit Salzsäure wird bei 20° hydrolysiert[8].

Diphosphorsäureester des Oestradiols lassen sich durch Phosphorylierungsmittel aus Oestradiol darstellen. Sie haben eine lang anhaltende oestrogene Wirkung, die den Monoester noch nicht auszeichnet[9].

Phosgen reagiert mit Oestradiol in Dioxan-Lösung unter Bildung des 17-Mono-chlorkohlensäureesters. Chlorameisensäureester reagiert in Gegenwart von Pyridin unter Bildung des 3,17-Di-kohlensäureesters. Durch partielle Verseifung läßt sich hieraus der 17-Mono-ester gewinnen[10].

Der Oestradiol-dipropionsäureester kommt unter dem Namen *Progynon* in den Handel. Im *Progynon Boleosum* liegt der Benzoesäureester des Oestradiols vor. Als weitere Präparate seien noch das *Follikulin-Menformon* bzw. *Unden* erwähnt.

Synthesen in der Reihe oestrogener Stoffe.

Der Totalsynthese oestrogener Stoffe bereiten die zahlreichen sterischen Konfigurationsmöglichkeiten des Sterinskelets große Hindernisse.

H. H. INHOFFEN wies darauf hin, daß für die Wirkung der Sexualhormone die *trans*-Verknüpfung des Vierring-Systems wichtig ist, wodurch eine lang-

---

[1] Vgl. Biochem. J. **32**, 752 (1938).
[2] MIESCHER, K., C. SCHOLZ u. E. TSCHOPP: Biochem. J. **32**, 1273 (1938).
[3] MIESCHER, K., u. C. SCHOLZ: Helv. chim. Acta **20**, 263 (1937); FPP. 826163, 826162. — [4] Schw.P. 179975, Zus. zu Schw.P. 174209.
[5] Schw.PP. 180875 u. 180876.
[6] Schw.P. 179975, Zus. zu Schw.P. 174209.
[7] EP. 493996; zur Darstellung der Oestradiolester vgl. ferner Schw.PP. 204770, 205443 bis 205440, 211255, 211259, 211261, 206034; DRP 702574; FP. 51034, Zus. zu FP. 845471. — [8] AP. 2381073. — [9] Schwed.P. 126564.
[10] Vgl. zur Darstellung der Kohlensäureester K. MIESCHER u. C. SCHOLZ: Helv. chim. Acta **20**, 1237(1937); DRP 653934; Holl.P. 50017; EP. 498812.

gestreckte flache Form des Moleküls entsteht. Wird Oestron mit UV-Licht bestrahlt, so erfolgt Umlagerung der Methyl-Gruppe am C-Atom 13 in eine sterisch andere Lage, wobei das oestrogen-unwirksame *Lumi-oestron* entsteht. Ebenso ist das 17-iso-Progesteron nur sehr schwach wirksam[1].

Für den Aufbau des hydrierten Phenanthren-Kernes sind die gleichen Verfahren von Bedeutung, die bei Versuchen zur Darstellung des Morphins angewandt wurden. So erhielten L. RUZICKA u. a.[2] aus Naphthyläthylbromid und 2-Keto-cyclopentan-1-carbonsäureester analog der Acetessigester-Synthese ein Additionsprodukt, das zum Keton verseift und nach Reduktion zum Alkohol mit P_2O_5 unter Wasserabspaltung cyclisiert werden kann:

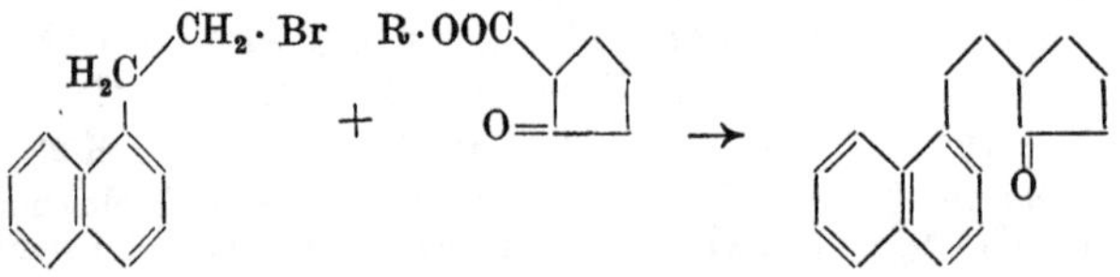

BOGERT setzte 2,5-Dimethyl-cyclopentanon mit 6-Methoxy-naphthyl-äthylmagnesiumbromid um. Auch hier konnte unter Wasserabspaltung Ringschluß erreicht werden. Dehydrierung mit Selen führte unter Abspaltung der angulären Methyl-Gruppe zum Methyl-methoxy-cyclopentanophenanthren, das auch als Abbauprodukt des Oestrons erhalten wurde[3]:

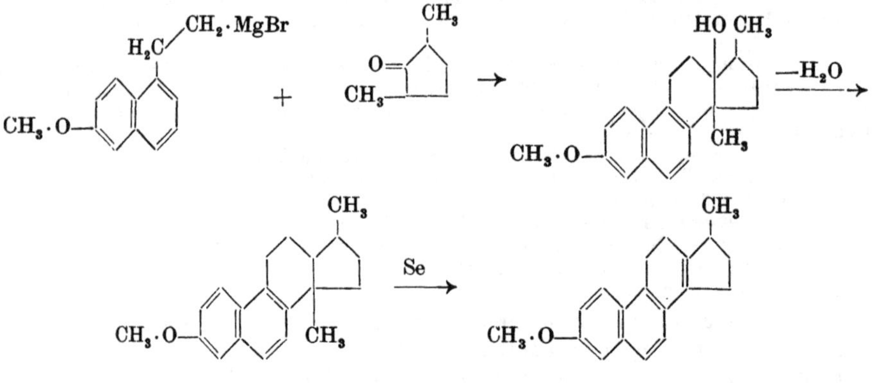

BOUGAULT erhielt das *Nor-equilenin*. Er kondensierte α-Naphthyl-äthylbromid mit β-Keto-adipinsäure-ester. Die entstandene aliphatisch-aromatische Ketodicarbonsäure läßt sich durch Behandlung mit Schwefelsäure in das Phenanthren-Derivat überführen, das sich als 1,6-Dicarbonsäure leicht in ein in 3-Stellung nicht substituiertes Nor-equilenin umwandeln läßt[4];

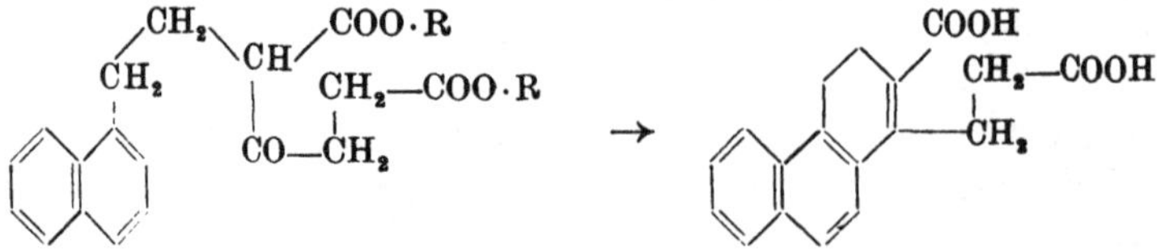

---

[1] INHOFFEN, H. H.: Angew. Chem. **55**, 236 (1942).
[2] RUZICKA, L., u. a.: Helv. chim. Acta **16**, 833 (1933).
[3] BOGERT, M. D.: Science (New York) **77**, 289 (1933); A. COHREN, J. W. COOK, u. C. L. HEWETT: J. chem. Soc (London) **1935**, 445.
[4] BARDHAN, I. C.: J chem. Soc. (London) **1936**, 1848; zur Darst. d. Methyläthers d. Dehydro-norequilenin vgl. ferner C. K. CHUANG: Ber. dtsch. chem. Ges. **72**, 949 (1939).

R. ROBINSON[1] gelangte zum Nor-dehydro-equilenin. Durch Hydrolyse nachstehender Furfuryliden-Verbindung mit Salzsäure geht diese in eine Diketosäure über, die in das 1,4-Diketon des Cyclopenteno-dihydro-phenanthrens überführt wird. Durch katalytische Hydrierung läßt sich die Keto-Gruppe in 11-Stellung abspalten und das Nor-dehydro-equilenin darstellen:

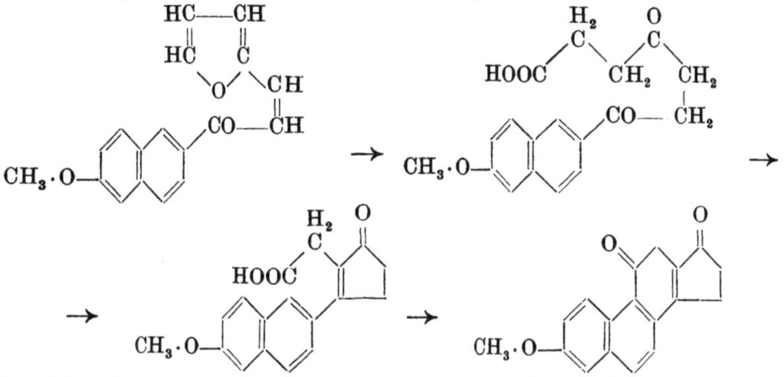

Mit Hilfe der DIELS-ALDERschen Synthese stellten E. DANE und K. EDER ein isomeres Dehydro-nor-equilenin dar[2].

W. BOCKEMÜLLER verwandte das Vinyl-dihydro-naphthalin und erhielt durch Kondensation mit Methyl-cyclopentenon beim Erhitzen auf 200° ein Isomeres des Dehydro-oestrons[3], das sich nur schwer partiell hydrieren ließ:

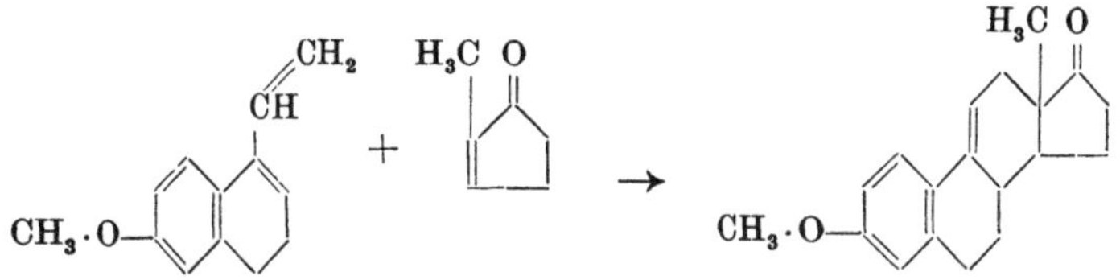

Die hydrierte Verbindung war dem Oestron isomer und nur wenig wirksam.

BREITNER versuchte die Kondensation des Cyclopentan-Rings mit dem hydrierten Phenanthren über das 1,2-Säurederivat zu erreichen. Nachstehende Oxy-Säure wurde mit Phosphorpentabromid bromiert und mit Natriummalonester zur Tricarbonsäure umgesetzt. Diese wurde verseift und decarboxyliert:

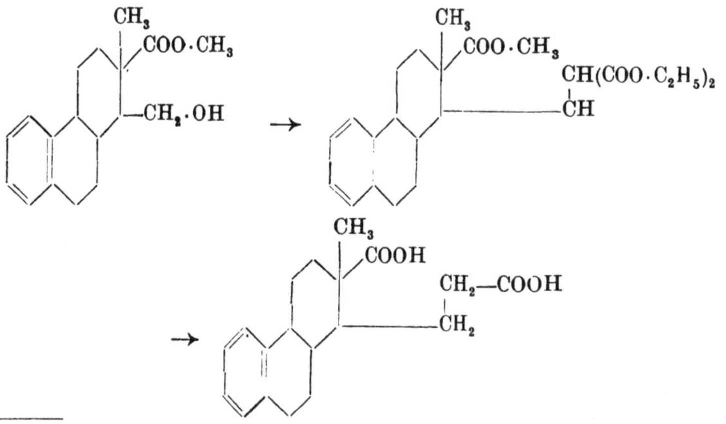

---

[1] ROBINSON, R., u. A. KOEHNER: J. chem. Soc. (London) **1938**, 1391 u. 1394.
[2] DANE, E., u. K. EDER: Liebigs Ann. **539**, 207 (1939).
[3] BOCKEMÜLLER, W.: Angew. Chem. **51**, 188 (1938).

Dabei entsteht eine Dicarbonsäure[1], die einer von BARDHAN aus Formyl-oestron durch Einwirkung von Hydroxylamin-hydrochlorid und anschließende Hydrolyse mit KOH erhaltenen Säure isomer ist. Es gelang BARDHAN mit Acetanhydrid diese Säure wieder in Oestron zu überführen[2]. Aus der gleichen Säure erhielten auch R. ROBINSON und F. LITVAN[3] das Oestron.

BREITNER erhielt nun durch Ringschluß aus der von ihm erhaltenen Säure über die Schwermetallsalze oder mit Hilfe der Esterkondensation eine dem Oestron isomere Verbindung. Diese erreichte im Test-Versuch mit 1 γ die gleiche Wirksamkeit wie Oestron[4].

Die *Totalsynthese des Equilenins* gelang W. E. BACHMANN u. a.[5]. 7-Methoxy-1-keto-1,2,3,4-tetrahydro-phenanthren wurde mit Oxalsäuremethylester kondensiert. Aus dem Kondensationsprodukt entstand durch Abspaltung von CO das 7-Methoxy-1-keto-2-carbomethoxy-tetrahydrophenanthren. Dieses konnte mit Methylchlorid in das 2-Methyl-Derivat überführt werden, das nach REFORMATZKY mit Chloressigsäureester zur Reaktion gebracht wurde. Die sich bildende β-Oxy-essigsäure geht unter Wasserabspaltung und nach anschließender Reduktion der ungesättigten Säure in die 7-Methoxy-2-methyl-2-carbomethoxy-tetrahydro-phenanthren-1-essigsäure über, die in einer *cis*- und einer *trans*-Form anfällt. Diese, in das Chlorid überführt kann nach ARNDT und EISTERT[6] mit Diazomethan zum Propionsäure-Derivat umgewandelt werden. Der Dimethylester des *trans*-7-Methoxy-1-propionsäure-2-methyl-2-carboxy-tetrahydrophenanthrens wird mit Natrium cyclisiert. Aus dem entstehenden Sterin-Derivat erhält man durch Verseifung und Decarboxylierung das *d,l*-Equilenin:

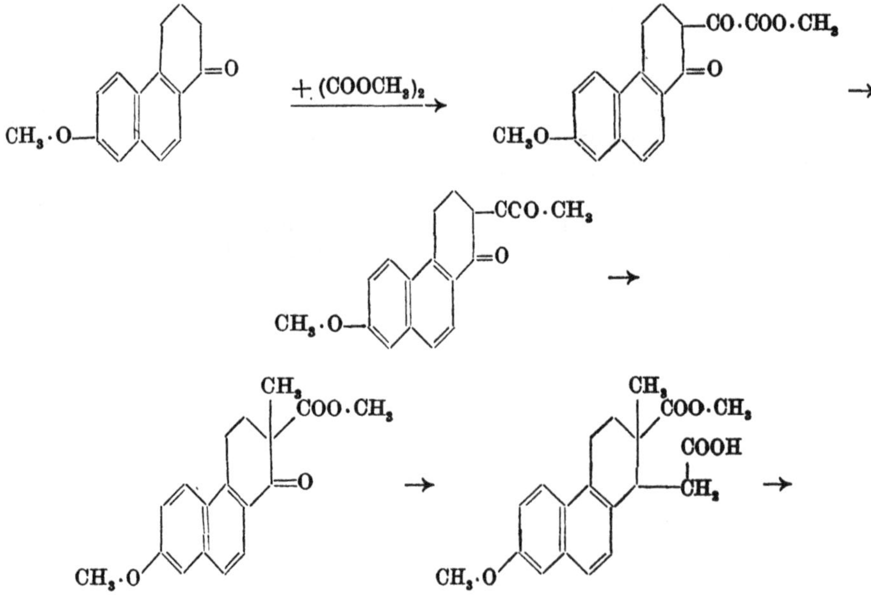

---

[1] BREITNER, ST.: Med. u. Chem. **4**, 317 (1942).
[2] BARDHAN, J. C.: J. chem. Soc. (London) **1936**, 1848.
[3] ROBINSON, R., u. F. LITVAN: J. chem. Soc. (London) **1938**, 1997.
[4] BREITNER, ST.: Med. u. Chem. **4**, 313 (1942).
[5] BACHMANN, W. E., u. a.: J. Amer. chem Soc. **61**, 974 (1939).
[6] ARNDT, F., u. B. EISTERT: Ber. dtsch. chem. Ges. **68**, 200 (1935).

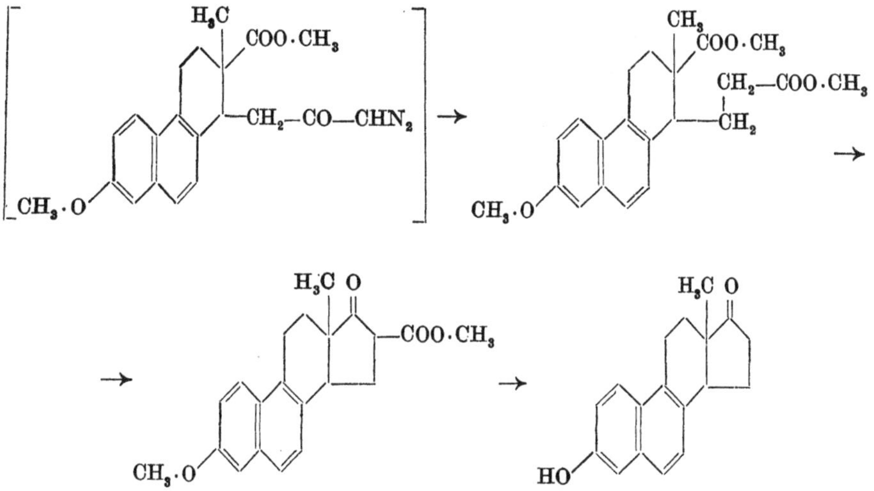

Einen anderen Weg zur Darstellung des Equilenins schlugen W. S. JOHNSON u. V. L. STROMBERG[1] ein. Sie kondensierten 1-Keto-2-methyl-7-methoxy-1,2,3,4-tetrahydro-phenanthren mit Bernsteinsäuremethylester zu 3-Carbomethoxy-3-[2-methyl-7-methoxy-1,2,3,4-tetrahydro-phenanthryliden]-propionsäure. Diese wurde in das 3-Methoxy-14-dehydro-equilenin umgewandelt, aus dem dann Equilenin erhalten wird:

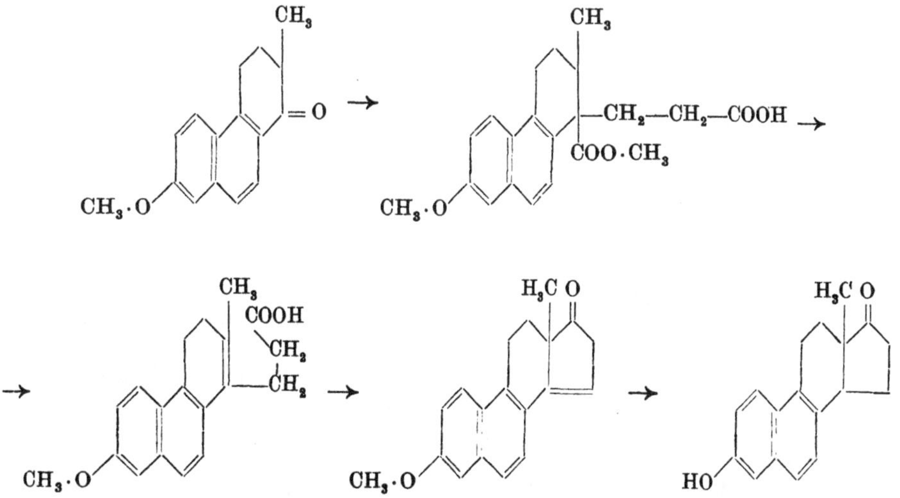

K. MIESCHER u. Mitarbeiter berichten über die erste Totalsynthese des Oestrons[2]. Die Arbeitsmethode geht aus folgendem Schema hervor:

---

[1] JOHNSON W. S., u. V. L. STROMBERG: J. Amer. chem. Soc. **72**, 505 (1950).
[2] ANNER, G., u. K. MIESCHER: Helv. chim. Acta **32**, 1928 (1949).

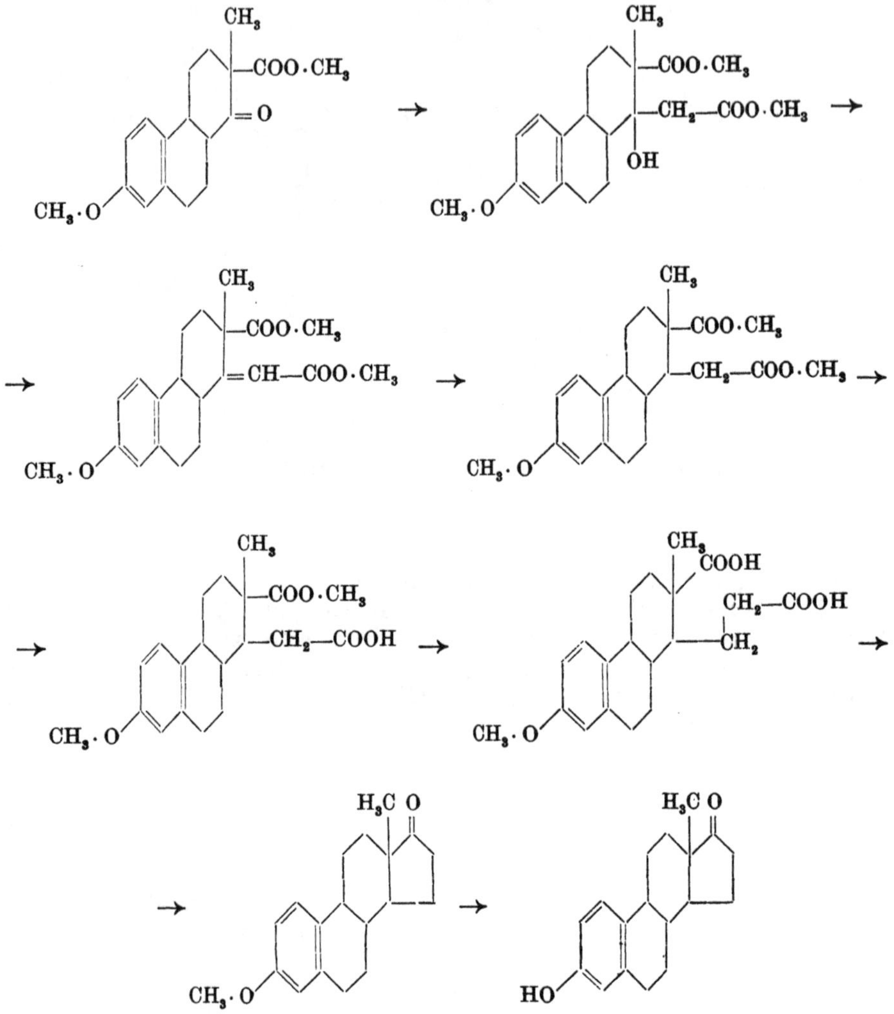

Eine weitere Totalsynthese des Oestrons führten W. S. Johnson und Mitarbeiter[1] auf folgendem Weg durch: Das Kaliumsalz des 3-Methoxyphenyl-acetylens wurde mit der äquimolaren Menge Dekalin-1,5-dion kondensiert. Dabei entstand ein Acetylen-Carbinol, das zunächst durch partielle Hydrierung in das Enol überführt wurde. Dieses geht bei Behandlung mit Ameisensäure in ein ungesättigtes Keton über, das sich mit Aluminiumchlorid zum 1-Keto-8-methoxy-dodecahydrochrysen cyclisieren läßt. Nach Kondensation mit Benzaldehyd konnte durch Behandlung mit Kalium-tert.-butylat und Methyljodid in 13-Stellung eine anguläre Methylgruppe eingeführt werden. Durch Ozonisation wurde d,l-Homomarrianolsäure-methyläther erhalten, der beim Erhitzen mit Bleicarbonat den optisch inaktiven Oestronmethyläther ergab. Durch Entmethylierung mit Pyridin und Salzsäure konnte das d,l-Oestron erhalten werden, das mit dem natürlichen Oestron identisch ist:

[1] Johnson, W. S., u. a.: J. Amer. chem. Soc. **72**, 1426 (1950).

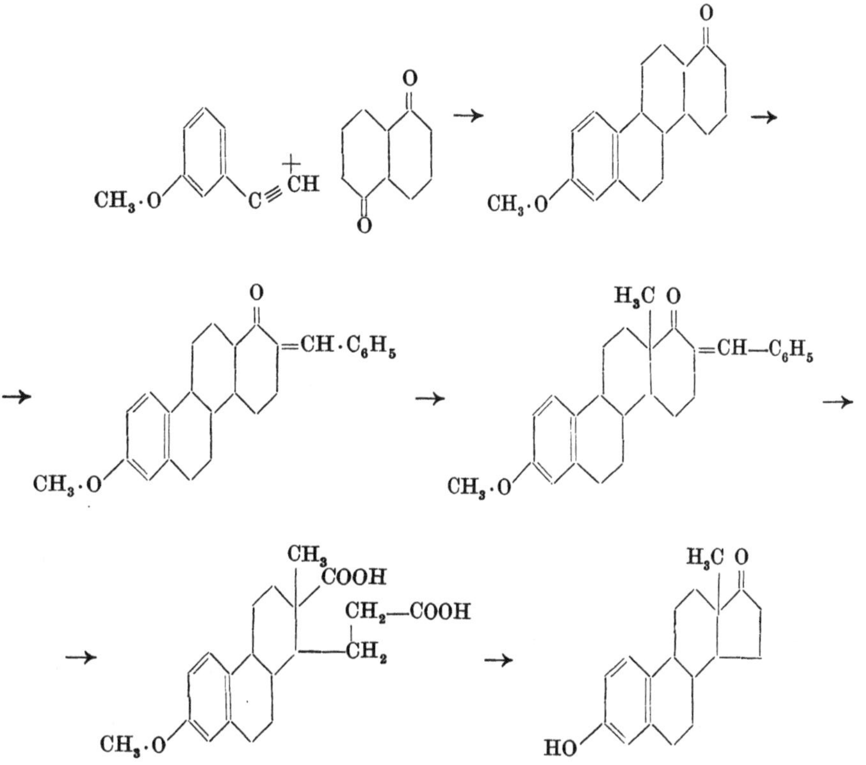

Bedeutung kommt der von INHOFFEN durchgeführten *Umwandlung von Androsten-Derivaten in Oestron-Verbindungen* zu.

Das Androstanol-(17)-on-(3)-acetat läßt sich in 2- und 4-Stellung bromieren. Es entsteht das 2,4-Dibrom-androstan-on-olacetat. Wird hieraus mit Collidin Bromwasserstoff abgespalten, so erhält man $\Delta^{1,4}$-Androstadienol-(17)-on-(3)[1]. Bei Behandlung mit konz. Schwefelsäure und Acetanhydrid entsteht daraus das „1-Methyl-oestradioldiacetat"[2,3], das jedoch an der kastrierten Ratte völlig unwirksam ist. Dies beruht nach Ansicht von INHOFFEN auf der Unlöslichkeit der Verbindung in Alkali, die durch die 1-ständige Methyl-Gruppe bedingt ist. Wird das „1-Methyl-oestradioldiacetat" im Einschlußrohr wenige Minuten auf 320° erhitzt, so entsteht neben großen Mengen phenolischer Anteile das Oestradiol, das über die Digitonin-Additionsverbindung in reiner Form erhalten werden kann. Die Bildung der Nebenprodukte beruht darauf, daß primär nicht Methan, sondern ein Methylradikal abgespalten wird, so daß dem Molekül ein weiteres Wasserstoffatom entzogen werden muß. Ferner ist eine Wanderung der Hydroxyl-Gruppe erforderlich. Durch Zugabe eines Wasserstoffdonators wie Tetralin ließ sich die Ausbeute steigern:

---

[1] Siehe auch Dän.P. 61322.
[2] INHOFFEN, H. H., u. G. ZÜHLSDORFF: Ber. dtsch. chem. Ges. 74, 604 (1941); Holl. P. 65304; AP. 2361847; Schwz.PP. 223299, 230018, Zus. zu Schwz.P. 223299.
[3] Vgl. R. B. WOODWARD u. T. SINGH: J. Amer. chem. Soc. 72, 494 (1949); H. H. INHOFFEN u. a.: Chem. Ber. 85, 91 (1952) — Nach vorstehenden Arbeiten ist das „1-Methyl-oestradioldiacetat' als 1-Acetoxy-4-methyl-Derivat aufzufassen.

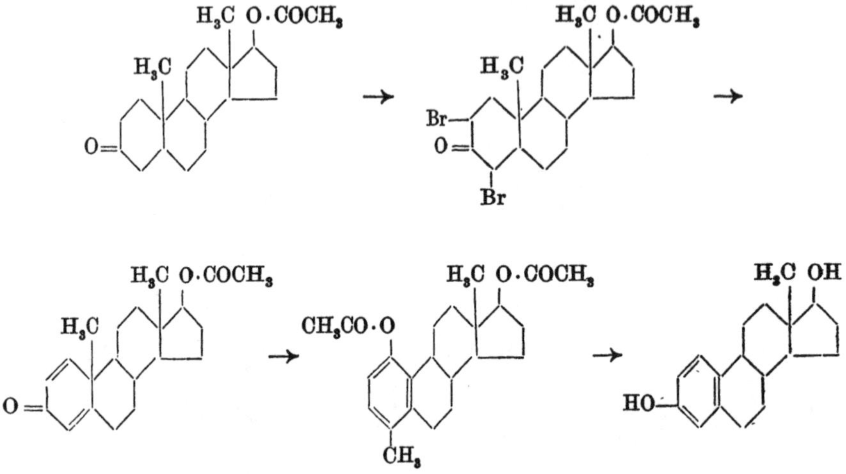

A. L. WILDS und C. DJERASSI[1] erhielten bei der Darstellung des 1-Methyl-oestradiol-diacetats in Abänderung der Reaktionsbedingungen 71% Ausbeute.

Die Darstellung des *Oestrons* erfolgt nach dem Schwz. P. 230019 entsprechend aus dem $\Delta^{1,4}$-Androstadien-dion. Zur Abspaltung der Methyl-Gruppe muß auf 250° erhitzt werden. Besonders gut gelingt die Abspaltung im Vakuum in Gegenwart eines Katalysators, wie Palladium, Platin, Nickel, Kupfer, Selen, Schwefel, Kieselsäure, Aluminiumoxyd oder B_2O_3.

Das Oestradiol läßt sich auch aus Equilin gewinnen. Hierzu wird Dihydroequilin-diacetat mit Osmiumtetroxyd über Nacht stehen gelassen. Dabei entsteht der Osmiumsäureester als unlösliche Verbindung, der mit Äther gewaschen werden kann. Mit Natriumsulfit behandelt, kann aus dem Filtrat durch anschließendes Extrahieren mit Chloroform das 7,8-Dioxy-dihydroequilin gewonnen werden. Wird dieses im Hochvakuum erhitzt, so entsteht das 7-Keto-oestradiol, dessen Semicarbazon im Bombenrohr mit Natrium in absol. Alkohol 12 Stunden auf 180—190° erhitzt wird. Hierbei entsteht Oestradiol:

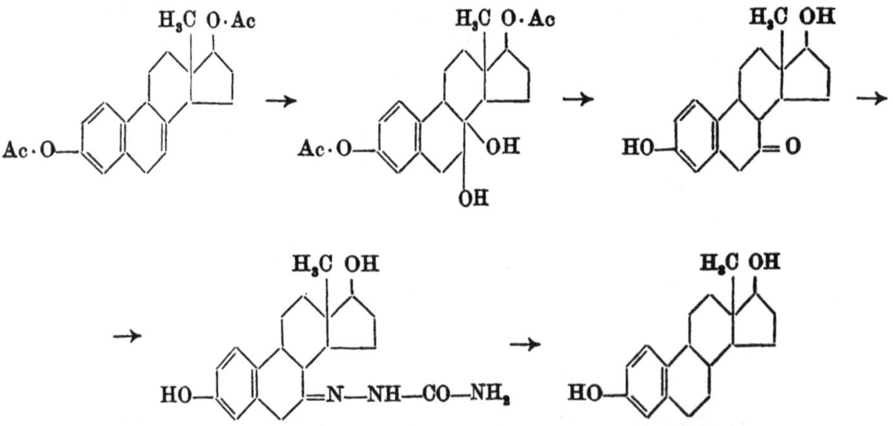

---

[1] WILDS, A. L., u. C. DJERASSI: J. Amer. chem. Soc. **68**, 2125 (1936).

Die 7-Keto-Verbindung kann auch katalytisch in Gegenwart von RANEY-Nickel zur 7-Oxy-Verbindung hydriert werden, worauf die 7-Hydroxyl-Gruppe nach PEARLMAN und WINTERSTEINER durch Hydrieren des Salzsäureesters entfernt wird [1]:

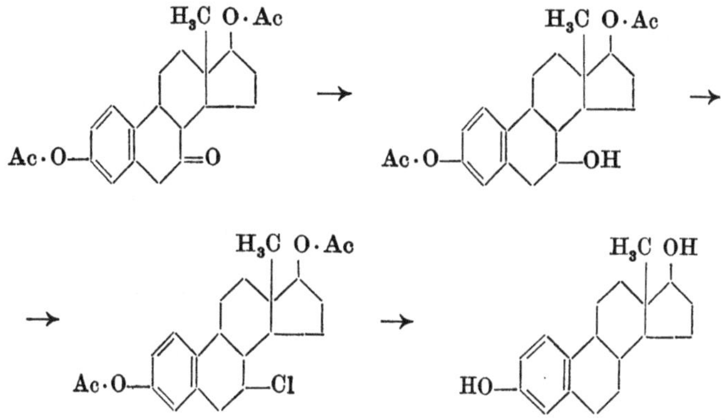

Auch *Oestriol* ist synthetisch zugänglich. Diese Synthese gelang in neuerer Zeit A. BUTENANDT und E. SCHEFFLER [2]. Der Isonitroso-oestron-methyläther, der aus dem Oestron-methyläther mit Isoamylnitrit erhalten wurde, konnte durch Kochen mit Zinkstaub in Eisessig zum 16-Oxy-oestronmethyläther reduziert werden. Aus diesem ließ sich der Oestriolmethyläther durch Reduktion mit Natrium in Isopropanol erhalten. Durch Erhitzen in Eisessig und Bromwasserstoff wurde Oestriol gewonnen:

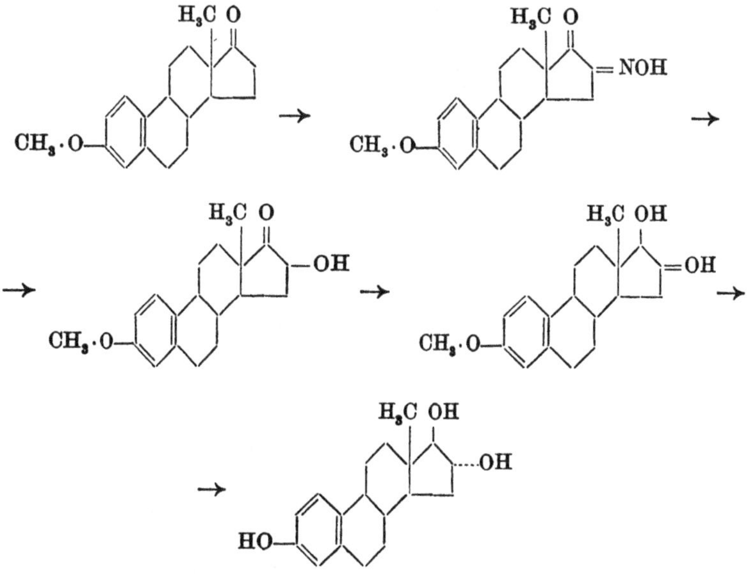

---

[1] FP. 892206, AP. 2418603.
[2] BUTENANDT, A., u. E. SCHEFFLER: Z. Naturforsch. 1, 82 (1946).

Die sterische Konfiguration der Hydroxyl-Gruppen ist 17(β)-16(α).

M.N. HUFFMANN erhielt Oestriol auf dem von BUTENANDT vorgezeigten Wege, lediglich wurde die Reduktion mit Natriumamalgam in Alkohol und Eisessig, die Entmethylierung mit Jodwasserstoff ausgeführt[1].

Konstitution und Wirkung der oestrogenen Stoffe.

Das „α"-Oestradiol wirkt am intensivsten, dann folgt das Oestron und in absteigender Reihenfolge Equilin und Equilenin[2]. Das Dihydro-equilenin, von R.E. MARKER dargestellt, war in der α-Form mit 250 Ratten-Einheiten pro mg wirksam, die β-Form mit 75—100. Durch Hydrierung des Equilenins wurde also kein dem Oestradiol analoger starker Wirkungsanstieg beobachtet[3].

Auch andere Equilenin-Abkömmlinge wurden untersucht.

Der Ersatz der angulären Methyl-Gruppe durch die Äthyl-Gruppe bringt keine wesentliche Änderung der oestrogenen Wirksamkeit des Equilenins mit sich. So ist die „α"-Form noch mit 500 γ inaktiv, während die „β"-Form mit 100 γ positive Reaktion ergibt.

Das 6-Oxy-1,2,3,4-tetrahydro-equilinon erwies sich als unwirksam im Rattenversuch.

Als Isomeres des Equilins stellten W.H. PEARLMAN und O. WINTERSTEINER das Δ^6-Isoequilin dar. Gewonnen wurde es aus dem 7-Oxy-oestron über die 7-Chlor-Verbindung durch Salzsäure-Abspaltung. Es besitzt 1/3 der physiologischen Aktivität des Oestrons, so daß mit Auftreten der Doppelbindung die Wirkung geringer wird[4].

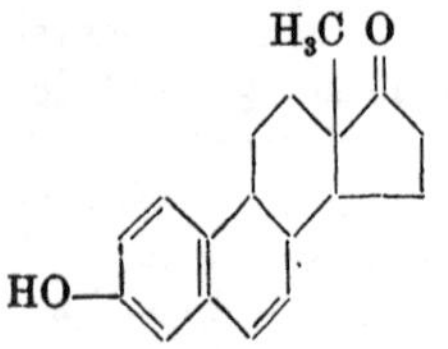

Von den Derivaten des Oestrons hat das 7-Oxy-oestron nach W.H. PEARLMAN und O. WINTERSTEINER ungefähr gleich starke oestrogene Eigenschaften wie das 7-Keto-oestron[5]. Ebenso wie diese zeigen auch das 6-Keto- und das 7-Keto-„α"-Oestradiol stark verminderte Wirksamkeit gegenüber dem „α"-Oestradioldiacetat. Die 6-Keto-Verbindung besitzt 25%, die 7-Keto-Verbindung etwa 0,3% der biologischen Aktivität des Oestradiols.

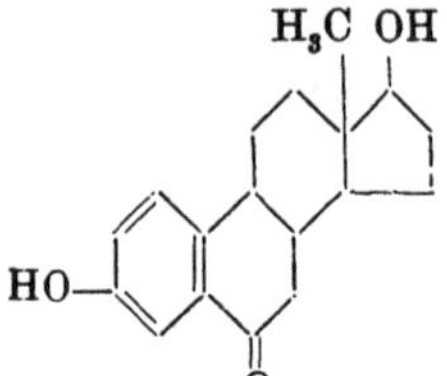

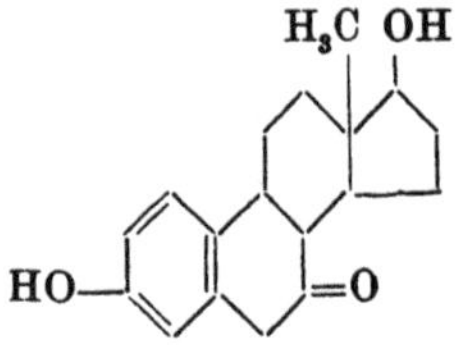

Nach U. WESTPHAL u. a. erreichte die 17-Chlor-Verbindung des Oestrons mit 4 mal 10 γ bei 60% der Tiere einen positiven ALLEN-DOISY-Test.

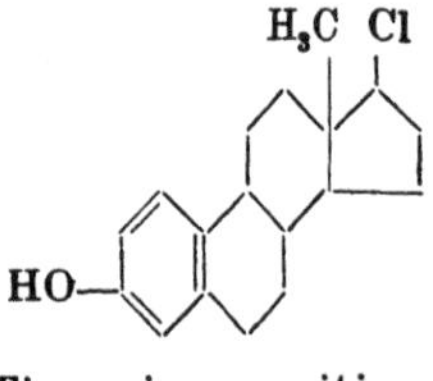

---

[1] HUFFMANN, M.N.: J. biol. Chemistry **169**, 167 (1947).
[2] Vgl. R.I. DORFMAN: Proc. Soc. exp. Biol. Med. **45**, 594 (1940).
[3] MARKER, R.E.: J. Amer. chem. Soc. **60**, 1897 (1938).
[4] PEARLMAN, W.H., u. O. WINTERSTEINER: J. biol. Chemistry **122**, 302 (1937).
[5] PEARLMAN, W.H., u. O. WINTERSTEINER: J. biol. Chemistry **130**, 35 (1939).

Aus dem Strophantidin gewannen A. BUTENANDT und TH. F. GALLAGHER nachstehende 17-Carbonsäure:

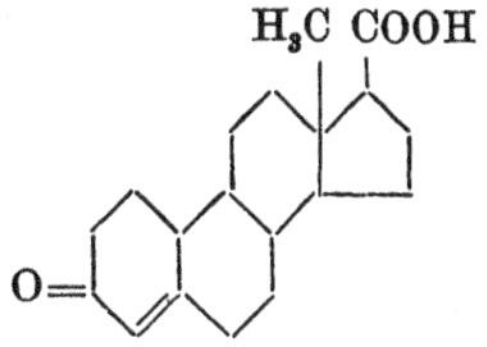

Die Verbindung zeigte jedoch keine oestrogenen Eigenschaften[1].

Auch in der Oestron-Reihe sind D-Homo-Verbindungen wirksam. So erreichte man mit 20 γ D-Homo-oestron

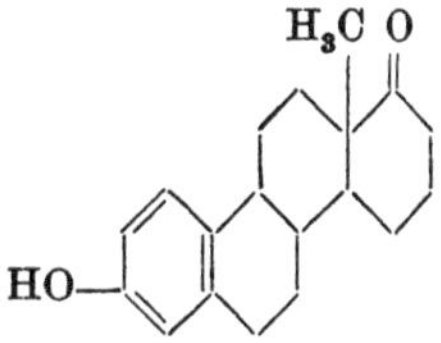

einen positiven ALLEN-DOISY-Test[2].

Es wird also durch Umwandlung des Cyclopentan-Ringes der Sexualhormone in einen Cyclohexan-Ring die Wirkung nicht grundsätzlich verändert.

Hydrierte Follikelhormone wurden von DIRSCHERL dargestellt[3]. Die Verbindungen besitzen androgene Eigenschaften, so beispielsweise das Octahydro-Follikelhormon; dagegen wirkt das Hexahydro-desoxy-Follikelhormon nur schwach androgen.

Das 17(α)-Äthinyl-oestradiol

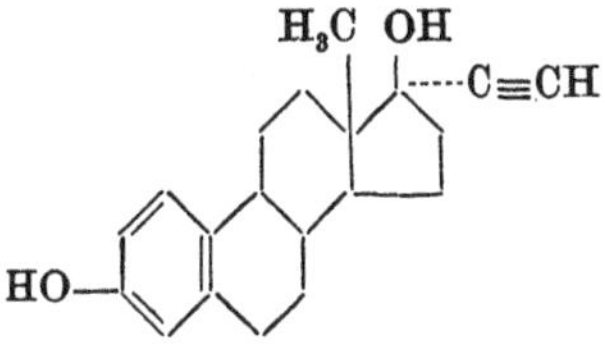

ist nach H. H. INHOFFEN an der kastrierten Ratte mit 0,1 γ subcutan und mit 3 γ per os wirksam. Ebenso wurden das 17(α)-Äthinyl-dihydro-equilenin

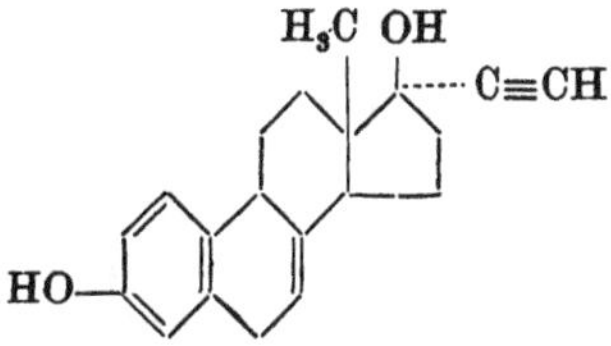

und das 17(α)-Äthinyl-dihydro-equilenin dargestellt[4], deren subcutaner Grenzschwellenwert bei 0,1 γ liegt und die per os mit 2 γ wirksam sind.

---
[1] BUTENANDT, A., u. TH. F. GALLAGHER: Ber. dtsch. chem. Ges. 72, 1866 (1939).
[2] GOLDBERG, M. W., u. S. STUDER: Helv. chim. Acta 24, 478 (1941).
[3] DIRSCHERL, W.: Hoppe-Seylers Z. physiol. Chem. 241, 1 (1936).
[4] Dän. P. 61591.

Die Äthinyl-Verbindungen sind deshalb peroral wirksam, weil sie schnell durch die Magen- und Darmwand resorbiert werden. Das 17-Äthenyl-oestradiol, das durch partielle Hydrierung gewonnen wird, ist peroral ebenso schlecht wirksam wie Oestradiol.

Durch Einführung von zwei Hydroxyl-Gruppen in den Äthenyl-Rest entsteht das Dioxy-äthenyl-oestradiol,

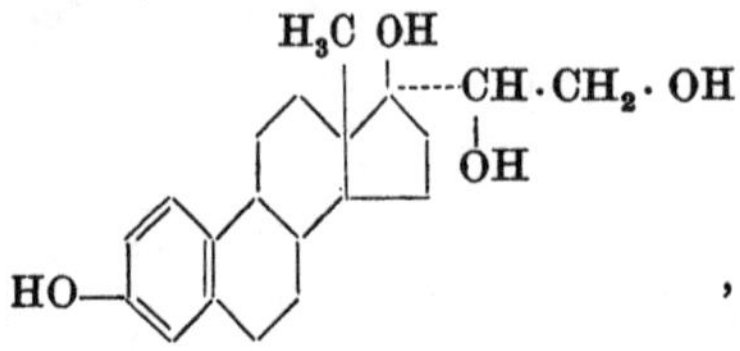

[Struktur: Steroidgerüst mit H₃C, OH, ---CH·CH₂·OH, OH, HO-]

das jedoch unwirksam ist und zwar auch im Cortin-Test (s. Nebennierenrindenhormon)[1].

Die von B. ZONDEK und E. BERGMANN[2] dargestellten Oestron-methyläther und Oestradiolmethyläther waren mit 1 γ bzw. 5 γ brunsterzeugend.

Durch Erhitzen des Allyläthers des Oestrons erhielten K. MIESCHER und C. SCHOLZ ein C-substituiertes Allyl-oestron. Es war mit 100 γ an der Ratte unwirksam[3].

Weitere oestrogene Stoffe.

J. W. COOK und E. C. DODDS prüften auch andere kondensierte Ringsysteme auf oestrogene Wirkung. Sie fanden — von der Struktur des Oestrons ausgehend —, daß das 1-Keto-1,2,3,4-tetrahydro-phenanthren

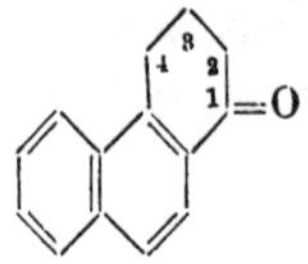

[Struktur: Phenanthren-Derivat mit =O an Position 1]

als einfaches Homologes des Oestrons mit 50 mg an der Ratte volle Brunst erzeugt. Dagegen lösten das 4-Keto-Derivat

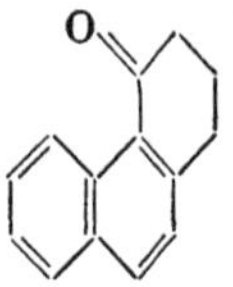

[Struktur: Phenanthren-Derivat mit O=]

und auch das 3-Oxy-phenanthren einen solchen Effekt nicht aus[4].

Da für die Wirksamkeit des Oestrons die Keto-Gruppe und die Hydroxyl-Gruppe Bedeutung zu haben scheinen, wurden zwei Reihen von Verbindungen synthetisiert, die teilweise nur die Keto-Gruppe und teilweise nur die Hydroxyl-Gruppe enthielten. Es ergab sich jedoch, daß sauerstoffhaltige Gruppen nicht unbedingt erforderlich waren, da auch sauerstoff-freie Verbindungen oestrogenen Effekt zeigen. So war das 1,9-Dimethyl-phenanthren deutlich wirksam, ebenso auch das 1,2-Benzpyren und das 5,6-Cyclopentano-1,2-benz-anthracen. Nicht wirksam dagegen waren 1-Phenyl-phenanthren, 1,2-Cyclopentano-phenanthren,

---

[1] INHOFFEN, H. H., u. a.: Ber. dtsch. chem. Ges. **71**, 1024 (1938).
[2] ZONDEK, B., u. E. BERGMANN: Biochemic. J. **32**, 641 (1938).
[3] MIESCHER, K., u. C. SCHOLZ: Helv. chim. Acta **20**, 1237 (1937).
[4] COOK, J. W., u. E. C. DODDS: Nature (London) **131**, 56, 205 (1933); **Naturwiss. 21**, 222 (1933).

das Phenanthren selbst, ferner Fluoren, Chrysen, Anthracen und 1,2-Benzanthracen. Von den Sauerstoff-Derivaten des Phenanthrens war außer dem 1-Keto-1,2,3,4-tetrahydro-phenanthren auch das entsprechende Carbinol in geringem Maße brunsterzeugend. Einführung einer Methyl- oder einer Oxy-Gruppe in 9-Stellung führte zum Verlust der biologischen Aktivität der Verbindung. Ebenso waren Derivate mit Sauerstoff-Gruppen in anderer Stellung, wie 3-Oxy-phenanthren und das bereits erwähnte 4-Keto-tetrahydro-phenanthren, unwirksam. Derivate, die sich von carzinogenen Stoffen ableiteten, waren meist besonders stark oestrogen, so die 9,10-Dialkyl-Derivate des 1,2,5,6-Dibenz-9,10-dihydro-anthrachinols (nebenst.).

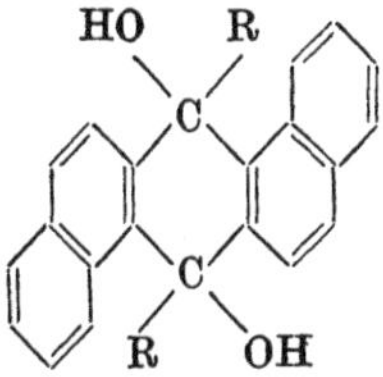

Brunsterregende Eigenschaften hatten die Diäthyl-, Dipropyl- und Dibutyl-Verbindungen. Die Di-n-propyl-Verbindung erreichte etwa die Wirkung des Oestriols. In der Folgezeit erwies sich das analog dem Di-n-propyl-Derivat gebaute Cyclopentyl-Derivat als fast ebenso stark oestrogen[1]. Einfacher gebaute Verbindungen, so z. B. das 9,10-Dioxy-, 9,10-Diäthyl-, 9,10-Dihydro-anthracen sowie das 9,10-Di-n-butyl- und das 9,10-Dihydro-phenanthren, waren jedoch unwirksam. Das 1-Keto-octahydro-phenanthren bewirkt Prooestrus, ohne aber zum Volloestrus zu führen.

Chrysen-Abkömmlinge, z. B. Derivate des 1,2-Dioxy-1,2-dihydro-chrysens,

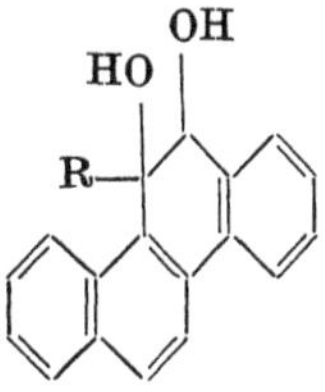

sind ebenfalls oestrogen, jedoch erreichen sie nicht die Wirksamkeit der Dibenzanthracen-Abkömmlinge.

Während Derivate des 9,10-Dioxy-9,10-dihydro-phenanthrens

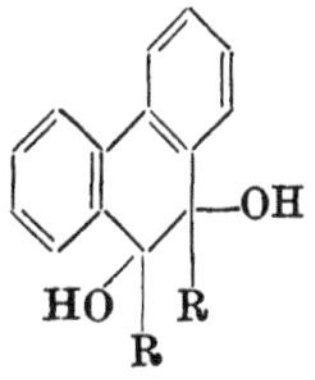

keinen nennenswerten biologischen Effekt auslösen, war das Diphenyl-Derivat des 9,10-Dioxy-9,10-dihydro-1,2-benzanthracens mit 100 mg bei 50% der Testtiere brunsterzeugend. Andere Benzanthracen-Verbindungen waren inaktiv[2].

J. HOCH stellte das 2-Oxo-6,7,8,9-tetrahydro-4,5-benzoacenaphthen

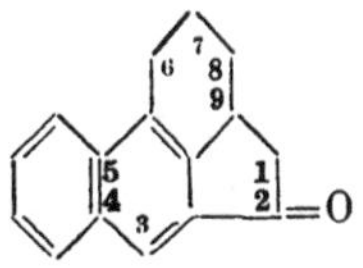

---

[1] COOK, J. W., u. a.: Proc. roy Soc. Serie B, 114, 272 (1934); FP. 860986.
[2] COOK, J. W., E. C. DODDS u. W. LAWSON: Proc. Roy Soc. Serie B 121, 133 (1936).

dar, das $^1/_{58}$ der Wirkung des Follikulins entfaltet[1]. Unter verschiedenen von L. F. FIESER und E. B. HERSHBERG gewonnenen Phenanthren-Abkömmlingen waren die Verbindungen I und II deutlich oestrogen:

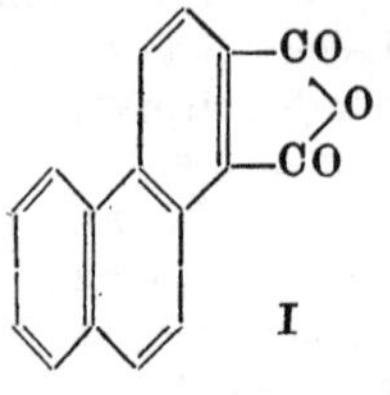

Auch das 6,7-Dioxy-Derivat und das 6-Oxy-7-methoxy-Derivat der Verbindung II waren wirksam[2]. Von S. A. THAYER u. a. wurde die Wirksamkeit des 1-Keto-1,2,3,4-tetrahydro-phenanthrens bestätigt. Auch die 2-Phenanthrenessigsäure ist nach ihren Angaben mit 25 mg bei Mäusen brunsterregend. Ebenso war das 9-Äthyl-phenanthren oestrogen[3].

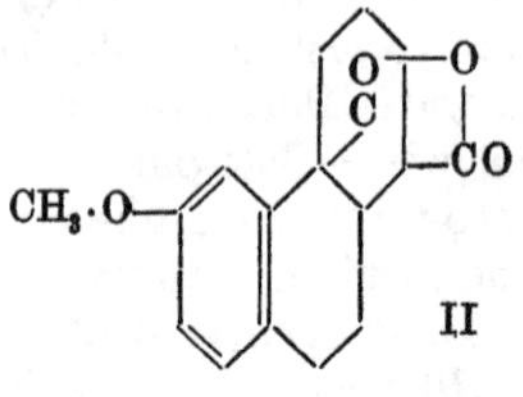

E. C. DODDS und W. LAWSON fanden, daß auch Verbindungen ohne Phenanthren- und Anthracen-Kerne Brunst auslösen können. So ist im ALLEN-DOISY-Test an der kastrierten Ratte das 1,2-Dioxy-1,2-di-(α-naphthyl)-1,2-diphenyl-äthan

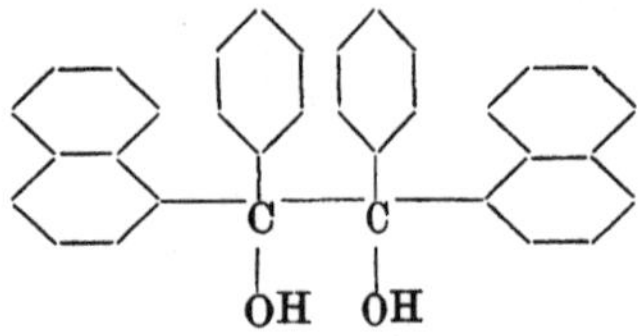

mit 10 mg wirksam.

Mit 100 mg im Rattentest war auch das 1,1-Di-α-naphthyl-acenaphthenon oestrogen, ebenso das Diphenyl-α-naphthyl-carbinol. In der Diphenyl-methan-Reihe war das Bis-(4-oxy-phenyl)-methan aktiv, während das 4-Oxy-diphenyl-methan unwirksam war.

Die Methyl-Gruppe kann verlängert werden, ohne daß die oestrogene Wirkung verloren geht, wie die pharmakologische Prüfung von Bis-(4-oxy-phenyl)-äthan,

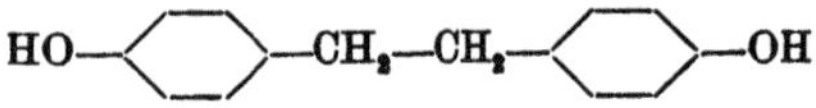

propan und -pentan zeigte.

Man erhält unwirksame Verbindungen, wenn die Oxy-Gruppen in 2- oder 3-Stellung stehen oder wenn nur eine Oxy-Gruppe vorhanden ist.

Die Einführung einer Doppelbindung führt zum Wirkungsanstieg. Hier sind das 4,4'-Dioxy-stilben und das 4,4'-Dioxy-tolan stark brunsterregend[4,5].

Analog dem bei der Darstellung des Propenylphenols anfallenden oestrogenwirksamen Nebenprodukt, dem nach Arbeiten von SERINI und STEINRUCK[6] die Konstitution

---

[1] HOCH, J.: C. R. hebd. Séances Acad. Sci. **205**, 65 (1937).
[2] FIESER, L. F., u. E. B. HERSHBERG: J. Amer. chem. Soc. **58**, 2314 (1936).
[3] THAYER, S. A., u. a.: J. Pharmacol. exper. Therap. **59**. 48 (1937).
[4] DODDS, E. C., u. W. LAWSON: Nature (London) **137**, 996 (1936); Proc. Roy. Soc. Serie B **152**, 222 (1938).
[5] DODDS, E. C., u. W. LAWSON: Nature (London) **139**, 627 (1937).
[6] SERINI, A., u. K. STEINRUCK: Naturwiss. **25**, 682 (1937).

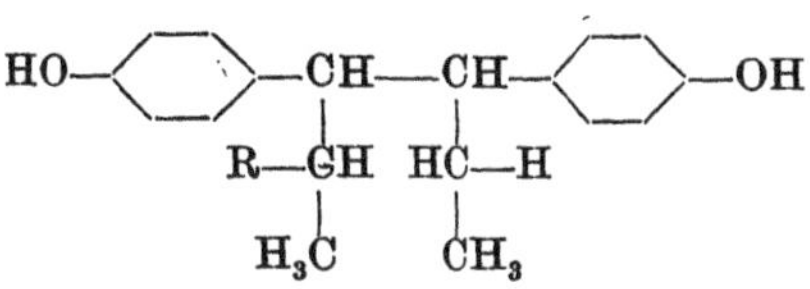

$$\text{HO}-\langle\rangle-\text{CH}-\text{CH}-\langle\rangle-\text{OH}$$
$$\underset{\text{H}_3\text{C}}{\overset{\text{R}-\text{CH}}{|}}\quad\underset{\text{CH}_3}{\overset{\text{HC}-\text{H}}{|}}$$

zukommt, wurde von DODDS u. a. die ungesättigte Propyl-Verbindung

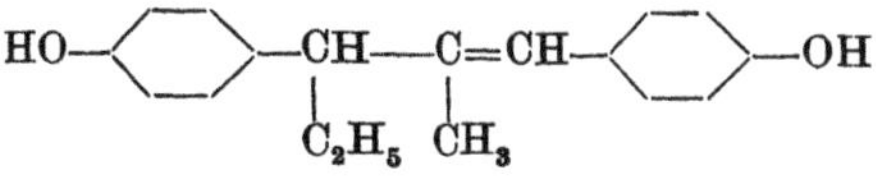

$$\text{HO}-\langle\rangle-\text{CH}-\text{C}=\text{CH}-\langle\rangle-\text{OH}$$
$$\qquad\quad\underset{\text{C}_2\text{H}_5}{|}\;\underset{\text{CH}_3}{|}$$

Dianol

die den Namen *Dianol* erhielt, dargestellt.

Große therapeutische Bedeutung erlangte schließlich das von DODDS, L. GOLDBERG, W. LAWSON und R. ROBINSON gewonnene 4,4′-Dioxy-α-β-diäthyl-stilben, Diäthyl-stilboestrol[1].

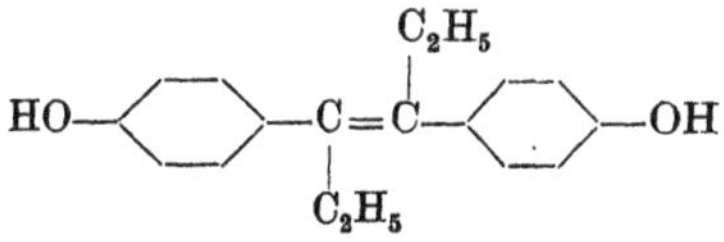

$$\text{HO}-\langle\rangle-\overset{\overset{\text{C}_2\text{H}_5}{|}}{\text{C}}=\overset{}{\underset{\underset{\text{C}_2\text{H}_5}{|}}{\text{C}}}-\langle\rangle-\text{OH}$$

Diäthylstiboestrol

Es kommt unter verschiedenen Namen — in Deutschland als *Cyren B* (Diäthyl-dioxy-stilben-dipropionat) und das freie Phenol als *Normovagin* — in den Handel. In seiner Wirkung gleicht es dem natürlichen Follikelhormon. Trotz der nahen konstitutionellen Beziehungen zwischen oestrogenen und carzinogenen Verbindungen konnte ein krebserregender Effekt nicht festgestellt werden. Nach Arbeiten von LOESER u. a. ergibt sich weitgehende Übereinstimmung[2] mit der Wirkung des Follikelhormons. Erst bei größeren Dosen und bei Dauerzufuhr werden toxische Nebenerscheinungen beobachtet.

Außer dem Diäthyl-stilboestrol erwies sich auch das gesättigte Derivat, das 3,4-Bis(4-oxy-phenyl)-n-hexan,

$$\text{HO}-\langle\rangle-\text{CH}-\text{CH}-\langle\rangle-\text{OH}$$
$$\qquad\quad\underset{\text{C}_2\text{H}_5}{|}\;\underset{\text{C}_2\text{H}_5}{|}$$

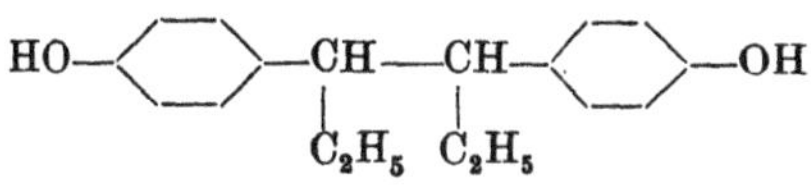

Hexoestrol

als hochaktiver oestrogener Stoff. In Dosen von 0,2 γ löste er bei der Ratte volle Brunst aus[3].

Das 1,4-Di-(p-methoxyphenyl)-hexan ist dagegen nur mit 5 mg wirksam, während das 1,5-Derivat noch in Gaben von 100 mg ohne Wirkung ist[4].

Das 3,4-Bis-(4-oxy-phenyl)-n-hexan wurde unter dem Namen *Hexoestrol* in die Therapie eingeführt. Nach Angaben einzelner Autoren soll es schneller wirken als die Follikulin- und Oestron-Derivate. Die Nebenwirkungen des Präparates sind gering.

---

[1] DODDS, E. C., L. GOLDBERG, W. LAWSON u. R. ROBINSON: Nature (London) **141**, 247 (1938).
[2] LOESER, A., u. a.: Z. ges. exp. Med. **105**, 430 (1939).
[3] CAMPBELL, N. R., E. C. DODDS, u. W. LAWSON: Nature (London) **142**, 1121 (1938).
[4] Vgl. N. R. CAMPBELL, E. C. DODDS u. W. LAWSON: Proc. Roy. Soc. Serie B **128**, 253 (1940).

Darstellung des Diäthyl-stilboestrols.

Die Synthese des Diäthylstilboestrols erfolgt meist aus der Carbinol-Verbindung durch Abspaltung von Wasser:

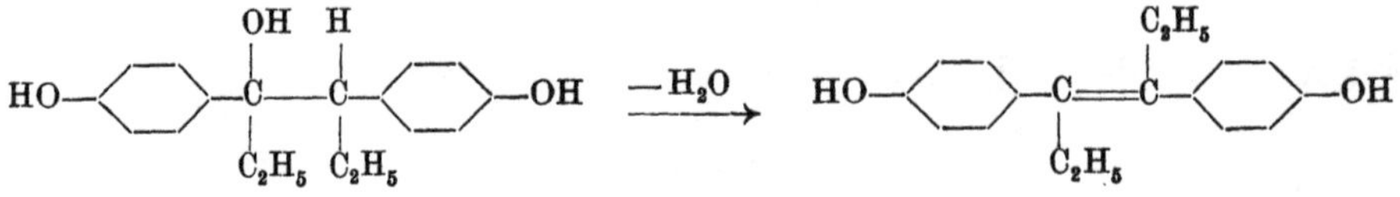

$$\text{HO}-\underset{\underset{C_2H_5}{|}}{\overset{\overset{OH}{|}}{C}}-\underset{\underset{C_2H_5}{|}}{\overset{\overset{H}{|}}{C}}-\text{OH} \xrightarrow{-H_2O} \text{HO}-\underset{\underset{C_2H_5}{|}}{C}=\overset{\overset{C_2H_5}{|}}{C}-\text{OH}$$

Dodds setzte das α-Äthyl-desoxy-anisoin mit Äthylmagnesiumbromid um. Dabei erhielt er das 3,4-Dianisyl-hexan-3-ol. Durch Wasserentzug mittels Acetanhydrid oder Phosphortribromid entstand daraus 4,4′-Dimethoxy-α,β-diäthylstilben:

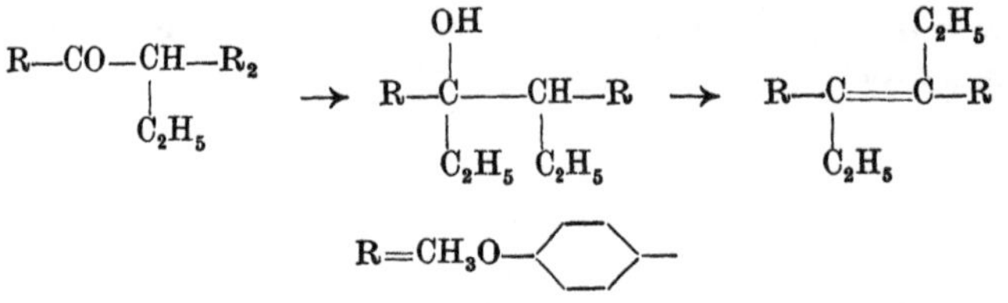

$$R-CO-\underset{\underset{C_2H_5}{|}}{CH}-R_2 \rightarrow R-\underset{\underset{C_2H_5}{|}}{\overset{\overset{OH}{|}}{C}}-\underset{\underset{C_2H_5}{|}}{CH}-R \rightarrow R-\underset{\underset{C_2H_5}{|}}{C}=\overset{\overset{C_2H_5}{|}}{C}-R$$

$$R = CH_3O-\langle\ \rangle-$$

Entmethylierung liefert daraus die gesuchte Dioxy-Verbindung.

Durch Umsetzung von 4-p-Methoxyphenyl-n-hexanon-(3) mit p-Methoxyphenyl-magnesiumbromid erhielten F. v. Wessely und Mitarbeiter[1] ebenfalls Di-(p-methoxyphenyl)-n-hexanol-(3), das das Hexenderivat liefert:

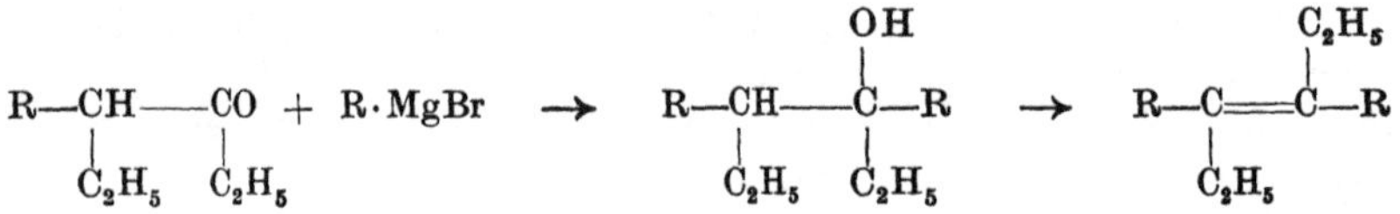

$$R-\underset{\underset{C_2H_5}{|}}{CH}-CO + R\cdot MgBr \rightarrow R-\underset{\underset{C_2H_5}{|}}{CH}-\underset{\underset{C_2H_5}{|}}{\overset{\overset{OH}{|}}{C}}-R \rightarrow R-\underset{\underset{C_2H_5}{|}}{C}=\overset{\overset{C_2H_5}{|}}{C}-R$$

S. Kuwada und Y. Sasagawa setzten Anisoin mit Äthylmagnesiumbromid zum Dioxy-äthyl-Derivat um. Dieses geht beim Erwärmen unter Wasserabspaltung in das 4,4′-Dimethoxy-äthyldesoxybenzoin über. Bei abermaligem Einwirken von Äthylmagnesiumbromid entsteht daraus das Carbinol, das unter Wasserabspaltung das Stilben-Derivat liefert[2]:

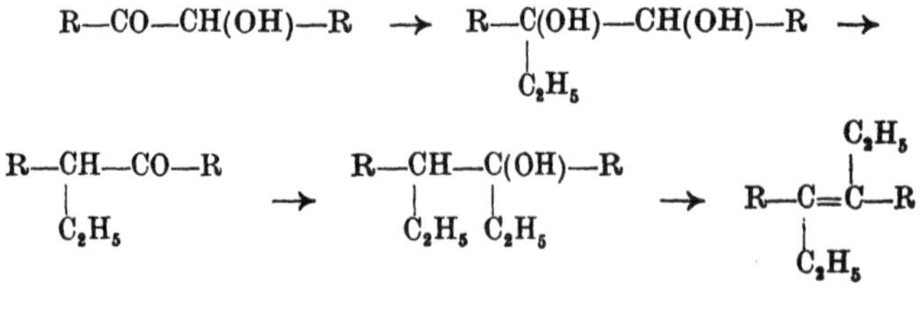

$$R-CO-CH(OH)-R \rightarrow R-\underset{\underset{C_2H_5}{|}}{C(OH)}-CH(OH)-R \rightarrow$$

$$R-\underset{\underset{C_2H_5}{|}}{CH}-CO-R \rightarrow R-\underset{\underset{C_2H_5}{|}}{CH}-\underset{\underset{C_2H_5}{|}}{C(OH)}-R \rightarrow R-\underset{\underset{C_2H_5}{|}}{C}=\overset{\overset{C_2H_5}{|}}{C}-R$$

2-(p-Bromphenyl)-buttersäurechlorid kann mit Anisol in Gegenwart von AlCl$_3$ kondensiert werden. Das Keton wird darauf mit Äthylmagnesiumbromid in üblicher Weise zum Carbinol umgesetzt[3]:

---

[1] v. Wessely, F., u. a.: J. Pharmac. Soc. Japan **60**, 27 (1940), C. **1940** II, 46.
[2] DRP 708202.
[3] AP. 2248019.

$$\text{Br}-\underset{\underset{C_2H_5}{|}}{\langle\ \rangle}-\text{CH}-\text{CO}\cdot\text{Cl} + \langle\ \rangle-\text{O}\cdot\text{CH}_3 \rightarrow \text{Br}-\langle\ \rangle-\underset{\underset{C_2H_5}{|}}{\text{CH}}-\text{CO}-\langle\ \rangle-\text{O}\cdot\text{CH}_3$$

Durch Abspaltung von Wasser, Verseifung des p-ständigen Broms mit KOH und Entmethylierung wird das Diäthyl-stilboestrol erhalten.

Eine weitere Synthese geht vom α,β-Dioxy-α,β-dianisyl-aethan aus, das mit Äthylmagnesiumbromid umgesetzt wird. Beim Erhitzen mit Oxalsäure entsteht das 1,1-Dianisyl-butanon, das mit Äthylmagnesiumbromid zum 1,1-Dianisyl-2-oxy-2-äthyl-butan reagiert. Mit POCl$_3$ in Toluol gelingt es, unter Wasserabspaltung das Diäthyl-stilboestrol darzustellen:

$$\text{CH}_3\text{O}-\langle\ \rangle-\underset{\underset{\text{OH}}{|}}{\text{CH}}-\underset{\underset{\text{OH}}{|}}{\text{CH}}-\langle\ \rangle-\text{OCH}_3 \rightarrow \begin{array}{c}\text{CH}_3\text{O}-\langle\ \rangle\\ \text{CH}_3\text{O}-\langle\ \rangle\end{array}\!\!\!\text{CH}-\text{CO}-\text{C}_2\text{H}_5 \rightarrow$$

$$\begin{array}{c}\text{CH}_3\text{O}-\langle\ \rangle\\ \text{CH}_3\text{O}-\langle\ \rangle\end{array}\!\!\!\text{CH}-\underset{\underset{\text{OH}}{|}}{\overset{\overset{\text{C}_2\text{H}_5}{|}}{\text{C}}}-\text{C}_2\text{H}_5 \longrightarrow \begin{array}{l}\text{HO}-\langle\ \rangle\\ \text{HO}-\langle\ \rangle\end{array}\!\!\!\text{C}=\text{C}\!\!\!\begin{array}{l}\text{C}_2\text{H}_5\\ \text{C}_2\text{H}_5\end{array}$$

$$\text{HO}-\langle\ \rangle-\underset{\underset{\text{C}_2\text{H}_5}{|}}{\overset{\overset{\text{C}_2\text{H}_5}{|}}{\text{C}}}=\text{C}-\langle\ \rangle-\text{OH}$$

Hierbei sind aber die Ausbeuten schlecht, da als Nebenprodukt das nicht umgelagerte 1,1-Dianisyl-2,2-diäthyl-äthylen entsteht[1].

Z. FÖLDI und J. DEMJÉN[2] erhielten aus Anisoin mit Thionylchlorid Chlordesoxyanisoin. Durch Einwirkung von 2 Mol Äthylmagnesiumbromid entstand daraus unter Radikalwanderung ebenfalls 2-Oxy-1,1-dianisyl-2-äthyl-butan:

$$\underset{\underset{\text{Cl}}{|}}{\text{R}-\text{CH}}-\text{CO}-\text{R} \rightarrow \underset{\underset{\text{Cl}}{|}\ \underset{\text{C}_2\text{H}_5}{|}}{\text{R}-\text{CH}-\text{C(OH)}-\text{R}} \rightarrow \begin{array}{c}\text{R}\\ \text{R}\end{array}\!\!\!\text{CH}-\text{CO}-\text{C}_2\text{H}_5 \rightarrow$$

$$\rightarrow \begin{array}{c}\text{R}\\ \text{R}\end{array}\!\!\!\text{CH}-\underset{\underset{\text{OH}}{|}}{\overset{\overset{\text{C}_2\text{H}_5}{|}}{\text{C}}}-\text{C}_2\text{H}_5$$

Die Umsetzung zum Diäthylstilboestrol-Derivat gelang aber auch hier nur teilweise[3].

Auch S. KUWADA u. a.[4] benutzten zur Darstellung des Diäthylstilboestrols die Radikalwanderung. Propionaldehyd wird über das Cyanhydrin mit Äthylmagnesiumbromid in Propioin umgewandelt. Setzt man das entstehende Oxy-Keton mit 4-Methoxy-phenylmagnesiumbromid um und erwärmt darauf mit 30%ig. Schwefelsäure so erleidet das Produkt unter Wasserabspaltung Pinakolin-Umlagerung, worauf das entstehende Keton, mit 4-Methoxy-phenylmagnesiumbromid abermals zur Reaktion gebracht, das Carbinol liefert, das durch Halogen-

---
[1] PÉTERI, E.: J. Chem. Soc. (London) **1940**, 833.
[2] FÖLDI, Z., u. J. DEMJÉN: Ber. dtsch. chem. Ges. **74**, 930 (1941).
[3] Vgl. FP. 862754; s. ferner Zus. P. FP. 51087.
[4] KUWADA, S., u. a.: J. Pharmac. Soc. Japan **60**, 224 (1940), C. 1941 II, 332.

wasserstoff in Eisessig zum Dimethyl-Äther des Diäthylstilboestrols dehydratisiert wird:

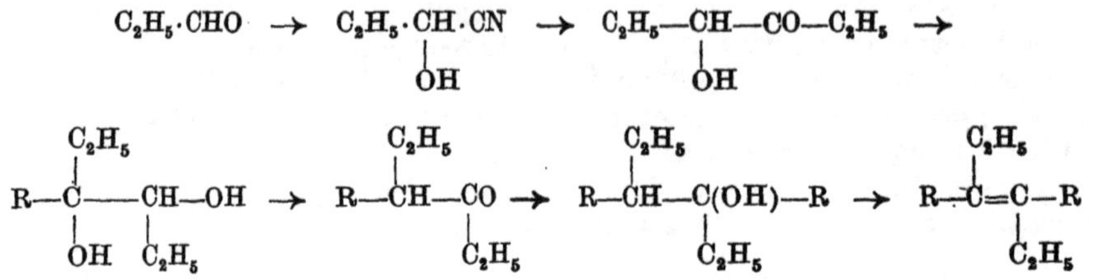

$$C_2H_5\cdot CHO \rightarrow \underset{OH}{C_2H_5\cdot CH\cdot CN} \rightarrow \underset{OH}{C_2H_5-CH-CO-C_2H_5} \rightarrow$$

$$\underset{OH\ \ C_2H_5}{R-\overset{C_2H_5}{C}-CH-OH} \rightarrow \underset{C_2H_5}{R-\overset{C_2H_5}{CH}-CO} \rightarrow \underset{C_2H_5}{R-\overset{C_2H_5}{CH}-C(OH)-R} \rightarrow \underset{C_2H_5}{R-\overset{C_2H_5}{C}=C-R}$$

E. ADLER[1] erhielt aus 4-Oxyphenyl-äthylketon mit Natriumamalgam die Pinacon-Verbindung. Dehydratisierung mit gasförmiger Salzsäure liefert in theoretischer Ausbeute das Pinacolin, aus dem mit Natrium und Amylalkohol bei 140° fast quantitativ der sek. Alkohol entsteht. Die Dehydratisierung zum Diäthylstilboestrol wird mit Salzsäure bewirkt. Wird die Dehydratisierung mit Jodwasserstoff und rotem Phosphor durchgeführt, so entsteht unter Reduktion das Äthan-Derivat:

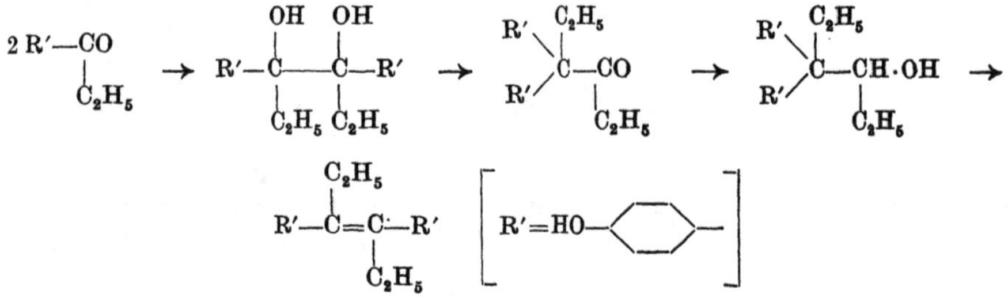

$$2\ \underset{C_2H_5}{R'-CO} \rightarrow \underset{C_2H_5\ C_2H_5}{R'-\overset{OH\ \ OH}{C}-\overset{}{C}-R'} \rightarrow \underset{R'}{\overset{R'\ \ C_2H_5}{\diagdown C}}-\underset{C_2H_5}{CO} \rightarrow \underset{R'}{\overset{R'\ \ C_2H_5}{\diagdown C}}-\underset{C_2H_5}{CH\cdot OH} \rightarrow$$

$$\underset{C_2H_5}{R'-\overset{C_2H_5}{C}=C-R'}\qquad [R'=HO-\!\!\!\!\bigcirc\!\!\!\!-]$$

L. v. VARGHA und E. KOVACS[2] überführten Propionylanisol in alkoholischer Lösung in Gegenwart von Bariumoxyd in das Hydrazon. Mit gelbem Quecksilberoxyd oxydiert, entstand das 4-Methoxyphenyl-äthyldiazomethan, aus dem in petrolätherischer Lösung beim Einleiten von SO_2 ein Sulfon-Derivat erhalten wurde. Das rohe Produkt liefert, auf 80—100° erhitzt, den Methyläther des Diäthylstilboestrols, der durch Erhitzen mit KOH zum freien Phenol gespalten wird:

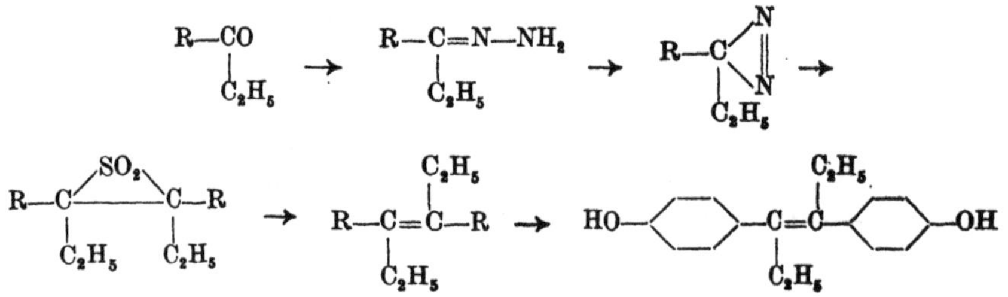

$$\underset{C_2H_5}{R-CO} \rightarrow \underset{C_2H_5}{R-C=N-NH_2} \rightarrow \underset{C_2H_5}{R-C\!\!\!\underset{N}{\overset{N}{\diagup\!\!\!\diagdown}}} \rightarrow$$

$$\underset{C_2H_5\ \ \ C_2H_5}{R-C\overset{SO_2}{\diagup\!\!\!\diagdown}C-R} \rightarrow \underset{C_2H_5}{R-\overset{C_2H_5}{C}=C-R} \rightarrow HO-\!\!\!\bigcirc\!\!\!-\underset{C_2H_5}{\overset{C_2H_5}{C}=C}-\!\!\!\bigcirc\!\!\!-OH$$

---

[1] Schwed.P. 115816.
[2] v. VARGHA, L., u. E. KOVACS: Ber. dtsch. chem. Ges. **75**, 794 (1942).

Das Hexoestrol läßt sich aus Diäthylstilboestrol durch Reduktion gewinnen[1]. Auch kann Di-4-oxyphenyl-diäthyl-äthanol durch katalytische Hydrierung unter Wasserabspaltung in einem Arbeitsgang in das 3,4-Bis-(4-oxy-phenyl)-hexan überführt werden[2]:

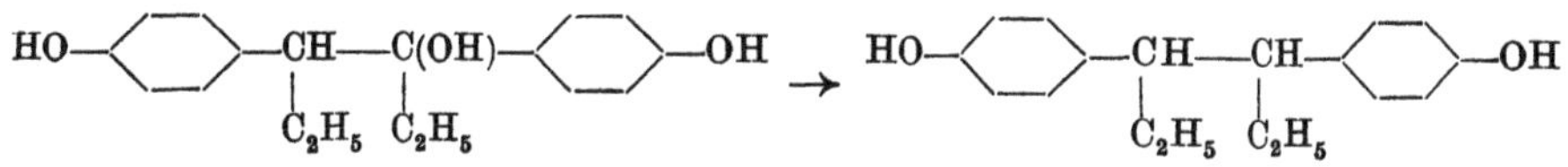

$$HO-\langle\rangle-CH-C(OH)-\langle\rangle-OH \quad \rightarrow \quad HO-\langle\rangle-CH-CH-\langle\rangle-OH$$
$$\qquad\qquad\; |\quad\;\; |\qquad\qquad\qquad\qquad\qquad\qquad |\quad\;\; |$$
$$\qquad\qquad C_2H_5\; C_2H_5\qquad\qquad\qquad\qquad\qquad\; C_2H_5\; C_2H_5$$

Statt des Alkohols kann auch das entsprechende Chlor-Derivat durch hydrierende Salzsäure-Abspaltung zum Hexoestrol umgewandelt werden[3].

Nach dem Dän.P. 59482 erhält man Hexoestrol aus dem Di-(4-acetoxyphenyl)-diäthenyl-äthan durch katalytische Hydrierung in Gegenwart von PtO_2. Zur Gewinnung der Ausgangssubstanz wird Di-(4-acetoxyphenyl)-diäthyl-äthandiol mit PCl_5 erhitzt. Hierbei entsteht das Di-(4-acetoxyphenyl)-dichlor-diäthyläthan, das, mit Collidin am Rückflußkühler erhitzt, durch Abspaltung von 2 HCl in das Diäthenyläthan-Derivat übergeht[4]:

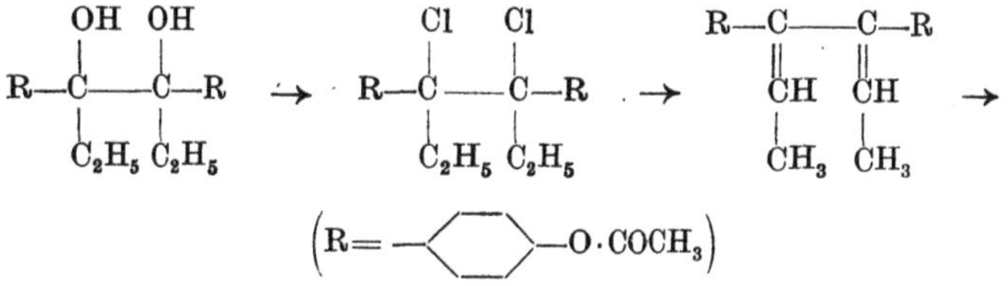

$$\begin{array}{ccc} OH\;\; OH & Cl\;\; Cl & R-C-\!\!-C-R \\ |\quad\; | & |\quad\; | & \|\quad\;\; \| \\ R-C-\!\!-C-R & R-C-\!\!-C-R & CH\;\; CH \\ |\quad\; | & |\quad\; | & |\quad\;\; | \\ C_2H_5\; C_2H_5 & C_2H_5\; C_2H_5 & CH_3\; CH_3 \end{array}\; \rightarrow$$

$$\left(R= -\langle\rangle-O\cdot COCH_3\right)$$

Zur Überführung in Hexoestrol wird anschließend hydriert und entacyliert:

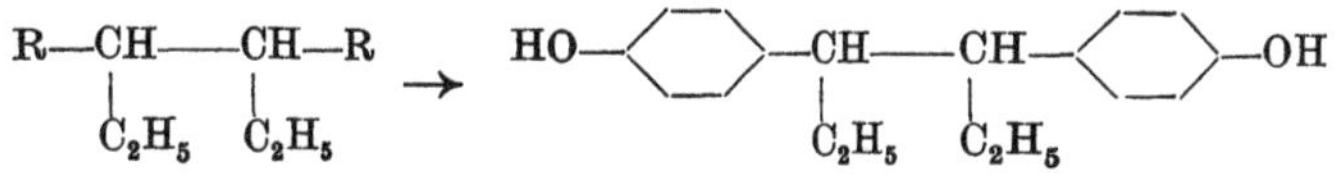

$$\begin{array}{c} R-CH-\!\!-CH-R \\ |\quad\quad\; | \\ C_2H_5\; C_2H_5 \end{array} \rightarrow HO-\langle\rangle-CH-CH-\langle\rangle-OH$$
$$\qquad\qquad\qquad\qquad\qquad\qquad\qquad |\quad\;\; |$$
$$\qquad\qquad\qquad\qquad\qquad\qquad C_2H_5\; C_2H_5$$

Die Dialkenyl-Derivate des Di-(4-oxyphenyl)-äthans sind selbst oestrogen intensiv wirksam[5] [*Dienoestrol* = 3,4-Bis-(4-oxy-phenyl)-hexadien-(2,4)].

Zur Darstellung des Hexoestrols kann auch 4-Methoxy-propiophenon mit Hydrazinhydrat in das 4-Methoxy-propiophenonazin überführt werden. In Gegenwart von Palladiumkohle läßt sich das Ketazin zum Ketazindihydrid hydrieren, das beim Erhitzen auf 120—130° unter Zersetzung das 3,4-Bis-(4-methoxy-phenyl)-hexan liefert[6]:

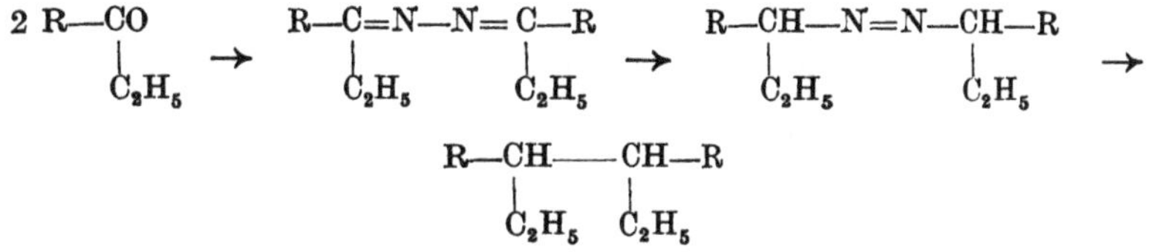

$$\begin{array}{ccc} 2\;R-CO & R-C=N-N=C-R & R-CH-N=N-CH-R \\ | & |\qquad\qquad\quad\; | & |\qquad\qquad\qquad\; | \\ C_2H_5 & C_2H_5\qquad\qquad C_2H_5 & C_2H_5\qquad\qquad\qquad C_2H_5 \end{array} \rightarrow$$

$$\begin{array}{c} R-CH-\!\!-CH-R \\ |\quad\quad\; | \\ C_2H_5\; C_2H_5 \end{array}$$

Die Spaltung der Äther des Hexoestrols wird am einfachsten mit Eisessig und Halogenwasserstoff vorgenommen[7].

---

[1] Vgl. Holl.P. 55907; Dän.P. 61201.
[2] DRP 735867.
[3] FP. 871733.
[4] FP. 862754.
[5] Vgl. Dän.P. 60202.
[6] BRETSCHNEIDER, H., u. a.: Ber. dtsch. chem. Ges. **74**, 571 (1941) u. Z. FÖLDI u. G. v. FODOR: Ber. dtsch. chem. Ges. **74**, 589 (1941).
[7] Vgl. E. L. FOREMAN u. C. D. MILLER: J. Amer. chem. Soc. **63**, 2240 (1941).

M. Busch setzte Anisaldazin mit Äthylmagnesiumbromid um, wobei unter vorsichtiger Aufarbeitung des Reaktionsgemisches das 4-Methoxy-propiophenondiazin erhalten wurde. Das gesamte ätherlösliche Reaktionsprodukt der Grignardierung wurde zersetzt, wobei das 3,4-Bis-(4-methoxy-phenyl)-hexan entstand.

Schließlich lassen sich noch Hexan-Derivate auf einfache Weise durch Kondensation von Halogen-Derivaten des Phenyl-propans mit Natrium erhalten[1]:

$$2\ \underset{\underset{C_2H_5}{|}}{R-CH \cdot Cl} \quad +Na \longrightarrow \quad \underset{\underset{C_2H_5}{|}}{R-CH} \underset{\underset{C_2H_5}{|}}{-\!\!-\!\!- CH-R}$$

Statt Natrium kann auch Natriumamid verwandt werden[2]. Hierbei entsteht eine ungesättigte Verbindung, die mit starkem Alkali bei erhöhter Temperatur, behandelt, in das Diäthylstilboestrol übergeht. Durch Hydrierung entsteht daraus das Hexan-Derivat.

Nach Auffassung von E. C. Dodds u. a. dürfte im Diäthylstilboestrol die *trans*-Form vorliegen. Zur gleichen Auffassung gelangten auch F. v. Wessely und H. Welleba[3].

Die Trennung des d,l-Hexoestrols mit α-Bromcampherdisulfonsäure in die optischen Antipoden zeigte, daß auch hier wie bei den Isomeren der Sexualhormone die therapeutische Wirksamkeit stark unterschiedlich ist. Während die eine Komponente mit 100 γ bei allen Tieren Volloestrus hervorrief, war die andere Komponente bei einer Dosierung von 1000 γ nur bei 40% der Tiere wirksam.

Weitere oestrogen wirksame Verbindungen.

Die aromatischen Ringe des Stilboestrols können wenig abgewandelt werden. Schon die Arbeiten von Dodds u. a. zeigten, daß die 4-Oxy-Gruppe für die Hormonwirkung erforderlich ist.

Dodds und Mitarbeiter prüften auch die Ester des Stilboestrols auf ihre Wirkung. Sie zeichneten sich, ebenso wie die Ester der Hormone, durch protrahierte Wirkung aus. Das Dipropionat des Stilboestrols liegt im *Cyren B* vor. Das Diacetat und das Dibutyrat sind beide schwächer wirksam. Nicht oestrogen ist das Diäthylstilboestrol-dibenzoat. Zugleich sind die Ester auch bei oraler Verabreichung aktiv und zwar hier dem Oestron und auch dem Oestradiol überlegen[4].

Die Darstellung der Ester erfolgt in üblicher Weise, z.B. nach Schotten-Baumann mit Säurehalogeniden in Pyridin[5] oder Chinolin[6].

Statt der Säurehalogenide kann die Veresterung auch mit Säureanhydriden vorgenommen werden[7].

Neben den Propionsäureestern werden ferner die Ester von höheren Fettsäuren, Benzoesäure und anderen beschrieben[8]. Kohlensäureester erhält man aus Diäthylstilboestrol durch Umsetzung mit Chlorameisensäureestern[9].

Im Schwz.P. 220445[10] werden Bis-methylkohlensäurereste des Diäthylstilboestrols beschrieben.

Von H. Morren wurde das Kaliumsalz des sauren Dischwefelsäureesters durch Einwirkung von Chlorsulfonsäure auf die 4,4'-Dioxy-Verbindung hergestellt. Er erhielt dadurch eine wasserlösliche Verbindung, die jedoch nur 66% des oestrogenen Effekts des Stilboestrols besaß[11].

---

[1] EP. 523320. — [2] AP. 2402054.
[3] v. Wessely, F., u. H. Welleba: Ber. dtsch. chem. Ges. **74**, 779 (1941).
[4] Dodds, E. C., u. a.: Proc. Roy. Soc. Serie B **127**, 140 (1939).
[5] Schwz.P. 213148. — [6] AP. 2395934.
[7] Dän.P. 58242; siehe auch Dän.P. 61164.
[8] Schwed.P. 98610; vgl. ferner FP. 857123; AP. 2234311; Schwz.P. 223951. — AP. 2231936. — [10] Zus. zu Schwz.P. 213148.
[11] Morren, H.: J. Pharmac. Belgique **1**, 129 (1942).

F. v. WESSELY und andere gewannen Glukosid-Derivate des Diäthylstilboestrols. Durch die Glukosid-Bindung wurde die perorale Wirksamkeit der Verbindung erhöht[1]. Glukosid-Derivate des Stilboestrols erhält man nach dem Schwz.P. 229075 durch Kondensation von Acetylglukose und Stilboestrol in Gegenwart von Toluolsulfonsäure oder durch Kondensation von Tetracetobromglukose in Gegenwart von Silberoxyd und Chinolin. Die Verseifung erfolgt mit Natriummethylat.

Der Diallyläther des Hexoestrols entsteht beim Kochen des Hexoestrols mit Allylbromid [2].

E. E. REID und E. WILSON beschrieben Mono- und Dialkyläther des Diäthylstilboestrols, die durch Umsatz mit den entsprechenden Alkylbromiden hergestellt wurden. Die Prüfung ergab, daß mit wachsender Größe des Alkyl-Restes die Wirksamkeit abnimmt. Die Monoäther sind stärker oestrogen als die Dialkyläther. So entfaltet der Mono-methyläther mit 2,5 γ im ALLEN-DOISY-Test die Wirkung einer Ratten-Einheit, während der Dimethyläther erst mit 20 γ die gleiche Wirkung zeigt. Der Mono-nonyläther ist mit 50 γ, der Dinonyläther erst mit 5000 γ brunsterregend[3]. Derivate des Diäthylstilboestrols, die in o-Stellung zur 4-ständigen Hydroxyl-Gruppe eine Methyl-Gruppe tragen und die man aus dem o-Kresol gewinnt, sind ebenfalls wertvolle oestrogene Verbindungen und nur wenig toxisch, so z.B. das 3,4-Bis-[3-methyl-4-oxy-phenyl]-2,4-hexadien[4].

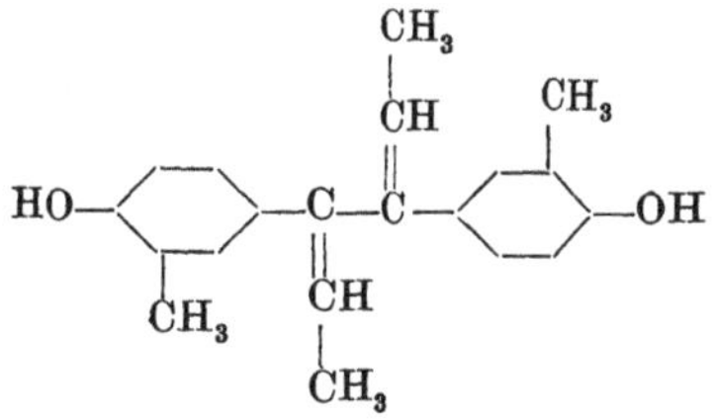

Das 2,3-Bis-[3-methyl-4-oxy-phenyl]-butan

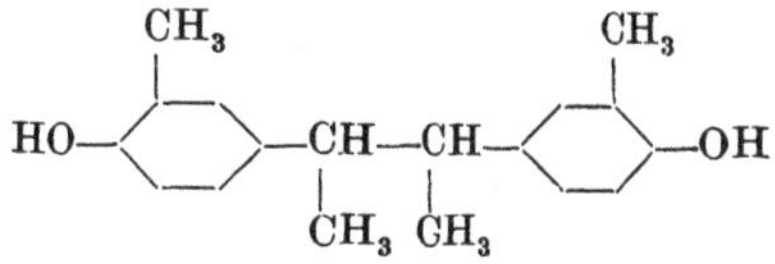

ist im ALLEN-DOISY-Test etwas schwächer wirksam als das Diäthylstilboestrol.

Das Bis-[4-acetoxytolyl]-hexadien wird unter der Bezeichnung *Formazyrol* in den Handel gebracht.

Von B. J. HUDSON und E. WALTON wurde als weiteres Homologes des Diäthylstilboestrols das 2,3-Bis-[2-methyl-4-oxy-phenyl]-buten-(2)

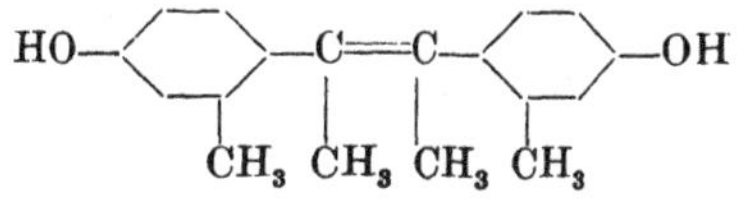

dargestellt, das ebenso wie das entsprechende Dibenzyl-Analoge beträchtliche oestrogene Wirkung aufwies[5].

Das 3,4-Bis-[3'-benzyl-4'-oxy-phenyl]-hexan ist im Test inaktiv, während das analoge Phenyl-Derivat nur schwache Wirkung entfaltet[6]. Schwächer als das Diäthylstilboestrol wirkt auch das dem Hexoestrol analog dargestellte 3-[4'-Oxy-cyclohexyl]-4-[4''-oxyphenyl]-hexan, das analog dem Oestradiol einen hydrierten Ring enthält[7].

---

[1] v. WESSELY, F.: Naturwiss. 29, 15 (1941); vgl. EP. 856332.
[2] AP. 2502325.
[3] REID, E. E., u E. WILSON: J. Amer. chem. Soc. 64, 1625 (1942); siehe auch APP. 2385472, 2385468. — [4] AP. 2419516.
[5] HUDSON, B. J., u. E. WALTON: J. chem. Soc. (London) 1946, 85; vgl. AP. 2496968.
[6] NIEDERL, J. B., u. R. M. SILVERSTEIN: J. Amer. chem. Soc. 70, 619 (1948).
[7] WILDS, A. L., u. W. B. MCCORMACK: J. Amer. chem. Soc. 70, 884 (1948).

Versuche, die Alkyl-Gruppen des *Diäthylstilboestrols* zu modifizieren, ließen erkennen, daß bei dem Diäthyl-Derivat des Stilboestrols ein scharf ausgeprägtes Maximum liegt. Sowohl die Methyl- als auch die Propyl-Derivate sind weniger wirksam. Das gleiche zeigt sich auch bei den hochwirksamen zweifach ungesättigten Verbindungen.

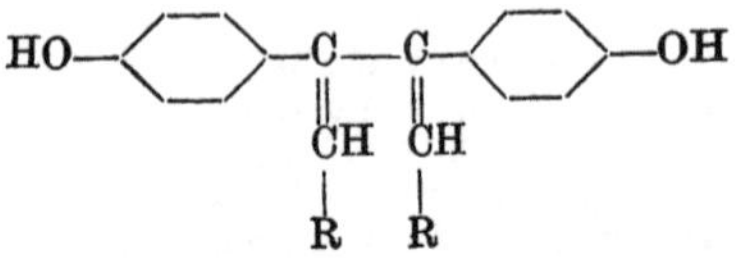

$$HO-\langle\rangle-\underset{\underset{R}{\overset{\|}{CH}}}{C}-\underset{\underset{R}{\overset{\|}{CH}}}{C}-\langle\rangle-OH$$

Während man mit 10 mg der Methylen-Verbindung bei allen Tieren Brunst erzeugen kann, ist die Äthylen-Verbindung schon mit 0,5 γ wirksam, Propylen-Derivate sind dagegen erst mit 10 γ oestrogen[1].

Das Bis-(4-oxyphenyl)-hexadien hat unter dem Namen *Dienoestrol* therapeutische Bedeutung erlangt (s. S. 473).

Physiologisch aktiv sind außer Äthan-Abkömmlingen auch Derivate mit der Propan-Kette der allgemeinen Formel:

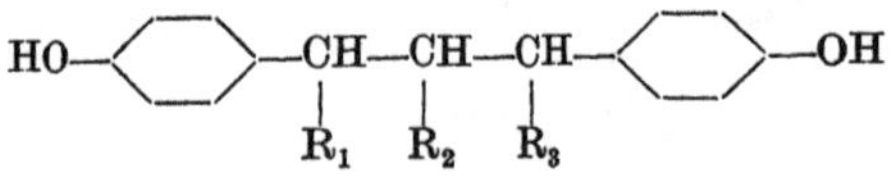

$$HO-\langle\rangle-\underset{R_1}{CH}-\underset{R_2}{CH}-\underset{R_3}{CH}-\langle\rangle-OH$$

Verschieden stark oestrogen wirken folgende Verbindungen [2]:

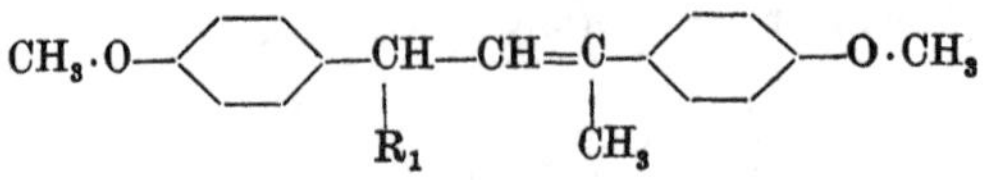

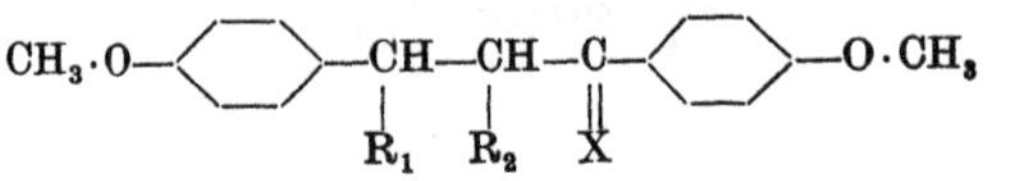

$$CH_3\cdot O-\langle\rangle-\underset{R_1}{CH}-CH=\underset{CH_3}{C}-\langle\rangle-O\cdot CH_3$$

$$CH_3\cdot O-\langle\rangle-\underset{R_1}{CH}-\underset{R_2}{CH}-\underset{X}{\overset{\|}{C}}-\langle\rangle-O\cdot CH_3$$

$$X = H_2 \text{ oder } O$$

W. Trados u. a.[3] untersuchten Triphenyläthylen-Derivate auf ihre oestrogene Wirkung. Es ergab sich, daß bei Einführung eines Halogen-Atoms an ein Äthylen-Atom die Wirkung verlängert wird. So zeichnen sich das **1,1-Di-(4-methoxy-phenyl)-2-(4-chlor-phenyl)-bromäthylen**, das **1,1-Diphenyl-2-(4-chlorphenyl)-2-bromäthylen** durch gute und protrahierte Wirkung aus.

Wessely erhielt das 3,3-Di-[4-oxy-phenyl]-n-hexan-4-on

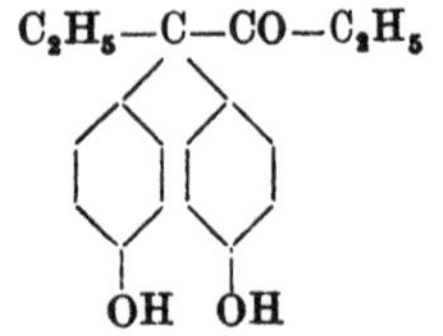

$$C_2H_5-C-CO-C_2H_5$$

aus dem Dicarbinol durch Wasserentzug[4]. Die Verbindung war **unwirksam**.

---

[1] Tallman, R. C.: J. Amer. chem. Soc. **67**, 1475 (1945); APP. 2400033, 2502324.
[2] Tallman, R. C.: J. Amer. chem. Soc. **67**, 1495 (1945); vgl. APP. 2400033, 2400034.
[3] Trados, W., u. a.: J. chem. Soc. (London) 1947, 439 u. 442; siehe J. M. Robson u. A. Schönberg: Nature (London) **150**, 22 (1942); FP. 518149.
[4] v. Wessely, F.: C. R. hebd. Séances Acad. Sci. **224**, 862 (1947).

Die hohe Aktivität des Diäthyl-stilboestrols (I) erklärt sich nach der Auffassung von E. C. DODDS durch seine dem Oestradiol und D-Homo-oestradiol verwandte Struktur.

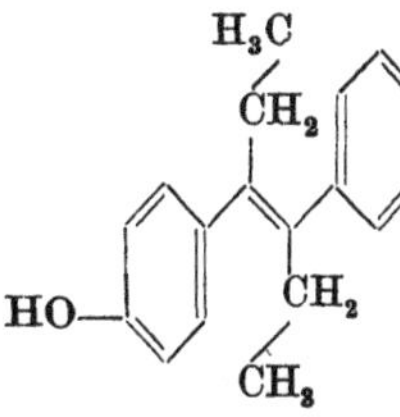

Auch das Dioxy-hexahydro-chrysen (II) ist — wenn auch nur schwach — wirksam. In Gaben von 1 mg erzeugt es Brunst[1].
Als Analoga des Hexoestrols wurden von R. R. BARGER 1,6-Bis-[4'-oxy-phenyl]-hexan, 1,3-Bis-[4'-oxy-phenyl]-hexan und 1,2-Bis-[2'-äthyl-4'-oxy-phenyl]-äthan dargestellt. Bei den drei Verbindungen ist das Ringsystem des Oestradiols an anderer Stelle geöffnet. Sie haben keine oestrogene Aktivität. Ebenso wenig wirksam ist das Amino-Analoge des Hexoestrols. Schwächer oestrogen sind auch Verbindungen, bei denen die 4-Oxyphenyl-Gruppen durch 3,4-Dioxyphenyl- oder 4-Oxybenzyl-Gruppen ausgetauscht sind[2].
L. F. FIESER und W. B. CAMPBELL prüften das 6-Oxy-dehydro-abietinol, das einige Strukturähnlichkeiten zum Oestradiol aufweist und das an der kastrierten Ratte oestrogene Wirkung entfaltet[3].
W. SALZER versuchte ebenfalls durch Angleichung der Stilboestrol-Konstitution an die des Oestrons zu wirksamen Verbindungen zu gelangen. Hier besaßen nachstehende Verbindungen hohe Hormon-Eigenschaften.

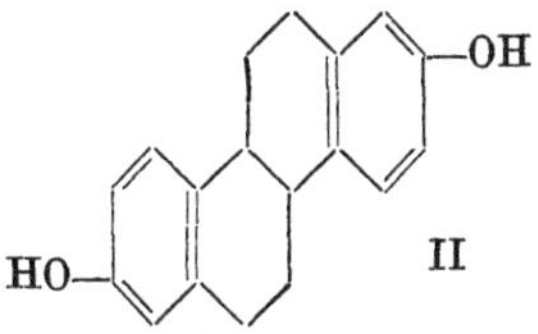

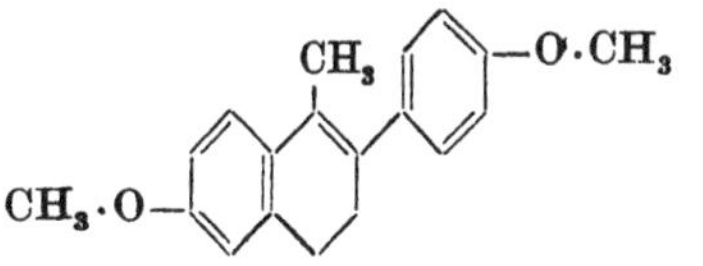

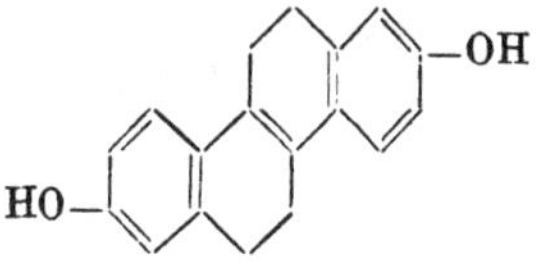

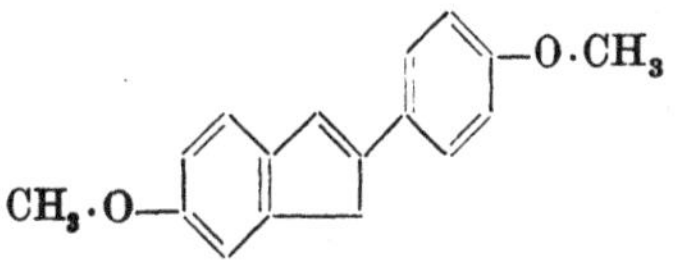

Nach SALZER erhält man bei tri- und tetracyclischen Verbindungen dann hochaktive Stoffe, wenn zwischen den beiden aromatischen Ringen eine stilbenoide Doppelbindung liegt. Verschwindet diese Doppelbindung, so geht die Wirksamkeit auf den 10000. Teil zurück. So ist das Cyclopenten-Derivat nach Aufnahme von Wasserstoff noch mit 200 γ unwirksam[4].

[1] DODDS, E. C.: Nature (London) 141, 247 (1938).
[2] BARGER, R. R.: J. Amer. chem. Soc. 65, 1572 (1943).
[3] FIESER, L. F., u. W. B. CAMPBELL: J. Amer. chem. Soc. 61, 2528 (1939).
[4] SALZER, W.: Hoppe-Seylers Z. physiol. Chem. 274, 39 (1942); vgl. Dän. P. 59317.

Auch Buu-Hoi[1] gelangte durch Einbau der Stilben-Doppelbindung in einen Ring zu oestrogenen Substanzen; so konnte mit dem 1-Äthyl-2-phenyl-3,4-dihydro-naphthalin

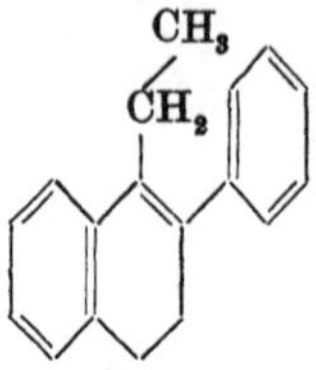

im Tierversuch Brunst ausgelöst werden.

C. Mentzer u. a. untersuchten Cumarin-Derivate auf Grund der gleichen Wirkung des 2-Methyl-tetralons und des 3-Methyl-4-oxy-cumarins auf die Blutgerinnung. Das 3-[4'-Methoxyphenyl]-4-äthyl-7-oxy-cumarin ist entsprechend ebenso oestrogen wirksam wie das 1-Äthyl-2-[4'-oxyphenyl]-3,4-dihydro-6-oxynaphthalin. Inaktiv dagegen sind das 3-[4'-Methoxyphenyl]-4,7-oxy-cumarin und dessen Naphthalin-Analoges. Das 3-[p-Oxyphenyl]-4-n-propyl-7-oxy-cumarin ist unter den untersuchten Homologen am wirksamsten. Fehlt der Benzol-Ring in 3-Stellung, so besitzen die Verbindungen keine oestrogenen Eigenschaften mehr[2].

M. Rubin und H. Wishinsky[3] stellten das 1-Methyl-3-äthyl-4-[4'-oxyphenyl]-Δ^3-cyclohexenyläthyl-carbinol und das 1-Methyl-4-[4'-oxy-phenyl]-hexahydropropiophenon dar. Das letztere war mit 5 mg wirksam, während der Wert für Oestradiol im gleichen Test 1γ beträgt. p-Oxy-propiophenon ruft Prooestrus hervor[4].

Das 2,3-Diphenylinden ist stark oestrogen wirksam und entspricht etwa dem α-Naphthyl-diphenylcarbinol. Schwach wirksam sind das Triphenylindenol und das α-Naphthyldiphenylindenol[5].

Nach dem FP. 917500 zeichnen sich das 1-Methyl-2-[4'-oxyphenyl]-3-äthyl-6-oxinden und das 1-Äthyl-2-[4'-oxyphenyl]-3-methyl-5-oxinden durch gute pharmakologische Eigenschaften aus. Die Propionate sind durch eine stark anhaltende Wirkung charakterisiert. Die Darstellung geht von Derivaten des Butadiens aus. Diese werden mit einem Kondensationsmittel wie BF_3, $AlCl_3$ und $SnCl_4$ behandelt, wobei die Oxy-Gruppen veräthert oder verestert sind. Das entstandene tricyclische Produkt wird mit Basen, wie Pyridin und Chinolin, erhitzt, wobei unter Verlagerung der Doppelbindung Verseifung und Ätherspaltung erfolgt:

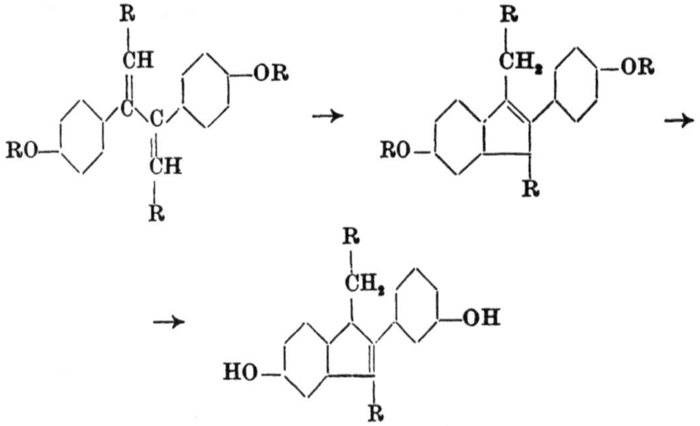

---

[1] Buu-Hoi, Ng. Ph.: Bull. Soc. chim. France [5] **13**, 117 (1946).
[2] Mentzer, C., u. a.: Bull. Soc. chim. France, Mém. **13**, 217 (1946).
[3] Rubin, M., u. H. Wishinsky: J. Amer. chem. Soc. **68**, 338 (1946).
[4] Martella, E.: Semaine Hôpitaux Paris 27, 1524 (1951); C. **1951** II, 2756.
[5] Monche, J., u. J. Monquiom: Farmac. Nueva 7, 408 (1942); C. **1943**. II. 1104.

Auch verschiedene im AP. 2493729 beschriebene 1-Alkyl-2-phenyl-3-indane zeichnen sich durch gute oestrogene Wirkung aus.

A. HOREAU und J. JACQUES[1] entdeckten die hohe oestrogene Wirksamkeit der 3-[2'-Oxynaphthyl-6']-2,2-dimethyl-3-äthyl-propionsäure.

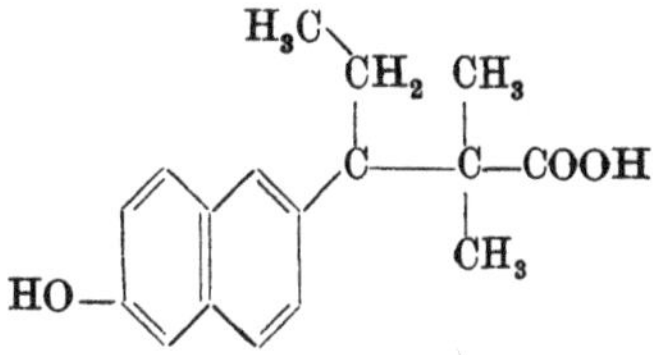

Octofollin

Diese unter dem Namen *Octofollin* therapeutisch verwandte Säure kann durch Umsetzung des (6-Methoxy-naphthyl-2)-chlorpropans mit 2-Bromisobuttersäure-methylester in Gegenwart von Zink und anschließende Hydrolyse mit KOH erhalten werden[2].

Zur Darstellung wird nach dem FP. 941289 2-Cyan-6-methoxy-naphthalin mit Bromisobuttersäureäthylester und Zink erhitzt. Nach dem Hydrolysieren mit verd. Schwefelsäure kann durch Abdampfen der β-Ketoester gewonnen werden. Dieser liefert mit Äthylmagnesiumbromid nach GRIGNARD den β-Oxy-ester, der unter Wasserabspaltung bei 180° und in Gegenwart von Kaliumsulfat in den Äthylenester umgewandelt wird. Der chromatographisch gereinigte Äthylenester wird katalytisch hydriert, mit Natronlauge verseift und hierauf die Äther-Gruppe mit Pyridinhydrochlorid bei 190° gespalten.

Hohe, auch dem Stilboestrol überlegene perorale Wirkung zeigt ferner die 7-Methoxy-bis-dehydro-doisynolsäure im Rattentest, die zuerst von HOHLWEG und INHOFFEN aus Equilenin erhalten und von MIESCHER u. a. synthetisch dargestellt wurde. Diese perorale Wirkung kommt auch dem Oxy-Ester und Äther-Ester zu.

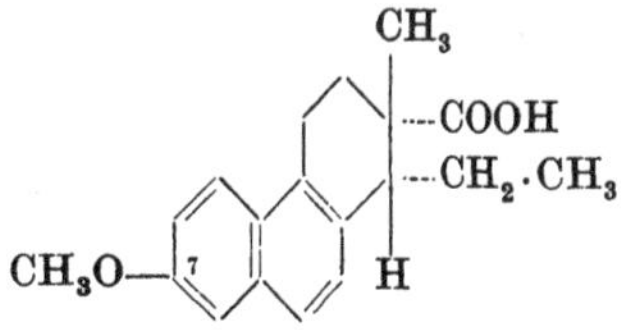

Fenocyclin

Der Methyläther der Bis-dehydro-doisynolsäure ist unter dem Namen *Fenocyclin* im Handel.

In öliger Lösung weisen die Carbonsäureester ähnlich den Estern des Oestradiols protrahierte Wirkung auf, die sich besonders deutlich und anhaltend bei dem 7-Propionat und 7-Benzoat zeigt[3].

Die Gewinnung der Dehydro-doisynolsäure[4] erfolgt aus dem 1-Keto-7-methoxy-2-methyl-1,2,3,4-tetrahydro-phenanthren-2-carbonsäuremethylester. Dieser wird mit Äthylmagnesiumbromid umgesetzt[5]. Die entstehende 1-Oxy-Verbindung läßt sich unter Wasserabspaltung in die 1-Äthyliden-Verbindung überführen. Hieraus erhält man nach Verseifung und Hydrierung die 1-Äthyl-Verbindung:

---

[1] HOREAU, A., u. J. JACQUES: C. R. hebd. Séances Acad. Sci. **224**, 862 (1947).
[2] Schwz.P. 261123.
[3] HEER, S. I., B. R. BILLETER u. K. MIESCHER: Helv. chim. Acta **28**, 1342 (1945).
[4] Siehe auch FP. 942591.
[5] Schwz.P. 250372; Schwz.PP. 258172—181, Zus. zu Schwz.P. 250372.

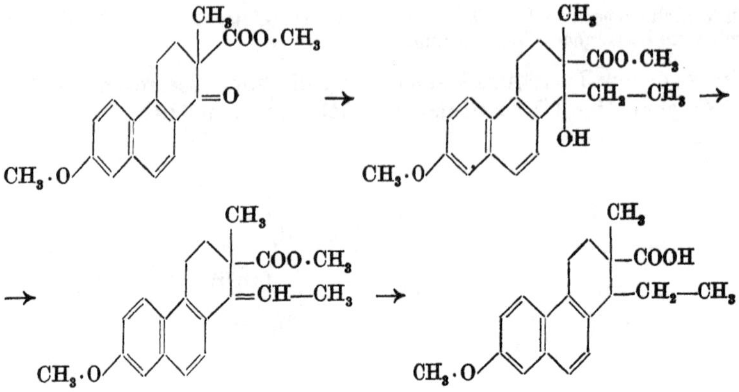

Die Oxyäthyl-Verbindung läßt sich auch durch Einwirkung von Acetylen-Natrium in flüssigem Ammoniak und anschließende Hydrierung des entstandenen 3-fach ungesättigten Carbinols erhalten[1]:

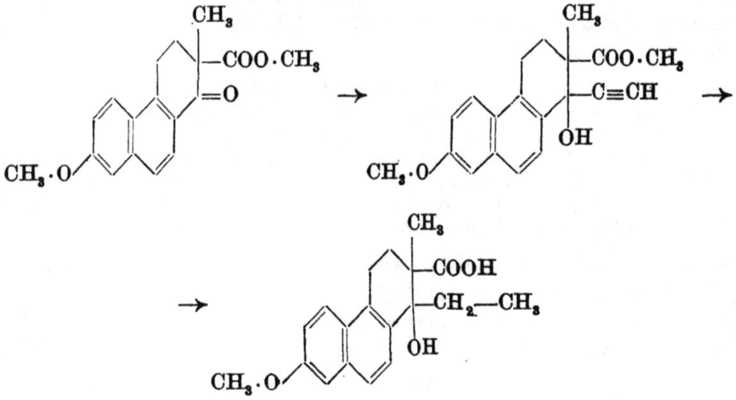

Die Synthesen werden am besten mit sterisch einheitlichem Ausgangsmaterial durchgeführt[2], da die epimeren Verbindungen unterschiedliche Wirkungsstärke besitzen. Die synthetische „*cis*-Doisynolsäure A"

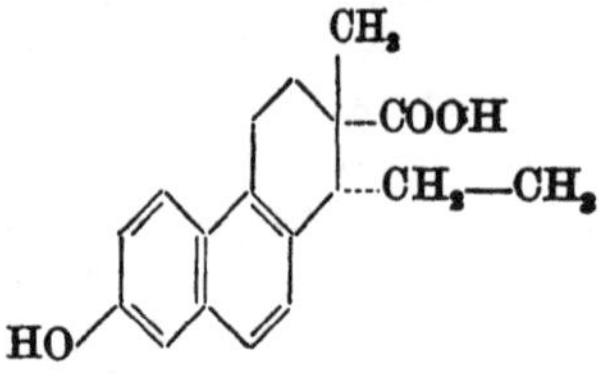

ist wahrscheinlich die bisher höchst aktive Verbindung dieser Reihe[3].

---

[1] FP. 942591; Schwed.PP. 250378, 262272.
[2] Schwed.P. 125182.
[3] ANNER, G., u. K. MIESCHER: Experientia 4, 25 (1948); K. MIESCHER: Experientia 5, 1 (1941).

Durch Veresterung der racemischen Methyl-bisdehydro-doisynolsäure mit einem optisch aktiven Alkohol, z.B. Menthol, und anschließende fraktionierte Kristallisation oder mittels chromatographischer Trennung der Diastereomeren erhält man die optisch aktiven Verbindungen[1].

Die Dehydro-doisynolsäure und ihre Homologen können auch aus den Alkalisalzen des Oestrons, Equilenins oder Dehydro-equilenins gewonnen werden. Es entstehen Säuregemische, die getrennt werden[2].

Die Dehydro-doisynolsäure erhält man ferner durch Reduktion der 7-Methoxy-2-methyl-2-carbomethoxy-1,2,3,4-tetrahydro-phenanthryl-1-essigsäure. Mittels Oxalylchlorid wird das Säurechlorid hergestellt. Dieses wird katalytisch zum Aldehyd und darauf mittels Zink und Salzsäure bis zur Äthyl-Verbindung reduziert[3].

Bildung der Ester der Dehydro-doisynolsäure erfolgt durch Umsetzung mit Säureanhydriden in Gegenwart von Pyridin[4].

Weitere Arbeiten über die Doisynolsäure führten zu dem unerwarteten Ergebnis, daß die oestrogene Wirkung gesteigert wird, wenn die Äthyl-Gruppe in der für oestrogene Hormone „unnatürlichen" cis-Stellung steht. Ferner ist auch die 1-Äthyl-2-methyl-7-methoxy-1,2,3,4,9,10-hexahydro-phenanthren-2-carbonsäure nur wirksam, wenn die Äthyl-Gruppe an C_1 in cis-Stellung zur Carboxyl-Gruppe steht[5].

Die oestrogen unwirksame [$1/200$ der Wirkung des (—)α-Derivates] (+) β-Bisdehydro-doisynolsäure besitzt die gleiche sterische trans-Konfiguration wie Equilenin[6].

Hydrophenanthren-Abkömmlinge wurden von J.A. Hogg[7] nach Hagemann gewonnen[8]. Die 1-Methyl-7-methoxy-1,2,3,4,9,10-hexahydro-phenanthren-2-carbonsäure war mit 22,5 γ wirksam. Schwächer brunsterregend ist die 1-Methyl-7-methoxy-3,4,9,10-tetrahydro-phenanthren-2-carbonsäure. 56 γ dieser Verbindung entsprechen 1 γ Oestron.

J.H. Hunter und J. Korman[9] beschrieben die Synthese von Naphthalin-Analogen der Bis-dehydro-doisynolsäure, die jedoch mit 100 γ keine oestrogene Wirksamkeit entfalteten.

Gestagene Wirkstoffe.

Das Corpus luteum-Hormon, das Progesteron,

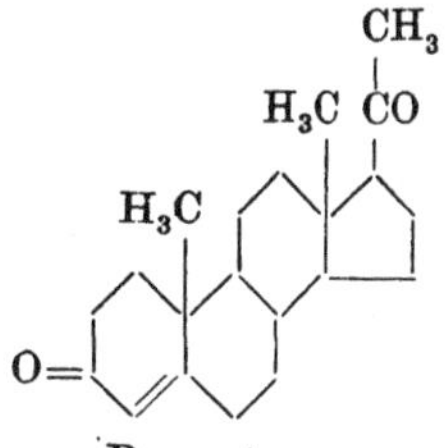

Progesteron

---

[1] Schwz.P. 262429.
[2] FPP. 870690, 918109, 942042.
[3] Schwz.P. 261772.
[4] Schwz.PP. 258182—258192, Zus. zu Schwz.P. 250373.
[5] Heer, S. J., u. K. Miescher: Helv. chim. Acta 31, 219 u. 229 (1948).
[6] Miescher, K.: Helv. chim. Acta 31, 405 (1948).
[7] Hogg, J. A.: J. Amer. chem. Soc. 70, 161 (1948).
[8] Hagemann, C.: Ber. dtsch. chem. Ges. 26, 876 (1893).
[9] Hunter, J. H., u. J. Korman: J. Amer. chem. Soc. 69, 2124 (1947).

wurde sechs Jahre nach der Entdeckung des Oestrons bekannt. Seine Darstellung gelang nicht nur aus Extrakten des Corpus luteum (W. M. ALLEN, C. WINTERSTEINER[1], K. H. SLOTTA[2], und A. BUTENANDT[3]), sondern auch auf synthetischem Wege aus Cholesterin-Derivaten (BUTENANDT und Mitarbeiter[4] und FERNHOLZ[5]).

Synthese des Progesterons.

Progesteron erhält man aus dem im Unverseifbaren des Öles der Sojabohne vorkommenden *Stigmasterin* durch oxydativen Abbau über das Δ^5-Pregnenol-(3)-on-(20):

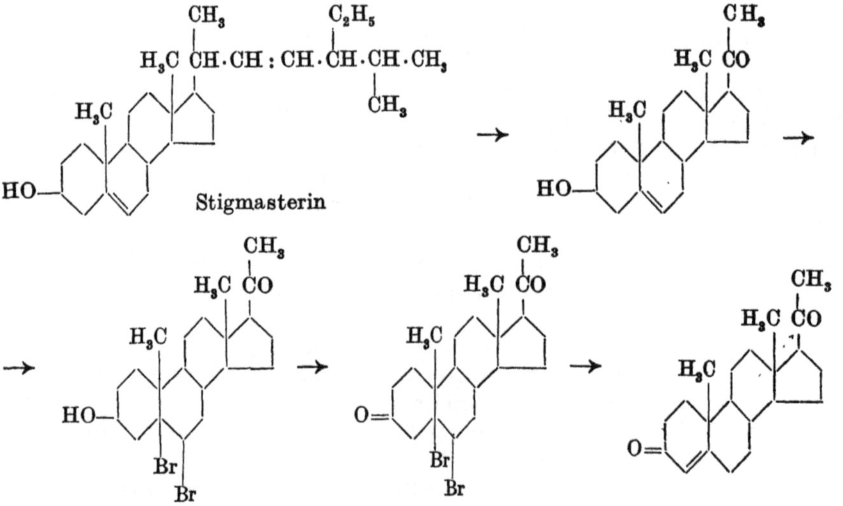

Das Pregnenolon läßt sich auch auf folgende Weise erhalten: Stigmasterin wird mit Brom behandelt; dieses addiert sich nur in 5,6-Stellung. Das bromierte Stigmasterin führte BUTENANDT in das Ozonid über, das sich durch Behandlung mit Zink in Eisessig in die Oxy-bis-nor-cholensäure spalten läßt (s. nebenst. Formel).

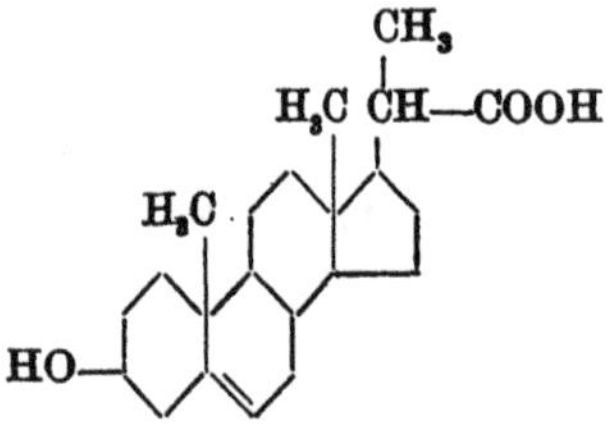

3(β)-Oxy-bis-nor-cholensäure

Die Säure wurde mit Diazomethan in den Methylester überführt, dieser in der nächsten Reaktionsstufe mit Phenylmagnesiumbromid zum tertiären Carbinol umgewandelt. Wird letzteres mit Eisessig gekocht und anschließend im Hochvakuum destilliert, so spaltet sich Wasser ab, und es entsteht ein zweifach ungesättigter Alkohol, der als Acetat isoliert wird. Durch Ozonisierung kann dieser in Pregnenolon überführt werden, das zum Progesteron oxydiert wird[6]:

---

[1] ALLEN, W. M., u. C. WINTERSTEINER: Science (New York) **80**, 190 (1934).
[2] SLOTTA, K. H., H. RUSCHIG u. E. FELD: Ber. dtsch. chem. Ges. **67**, 1270 (1934); ferner M. HARTMANN u. A. WETTSTEIN: Helv. chim. Acta **17**, 878 u. 1365 (1934).
[3] BUTENANDT, A.: Ber. dtsch. chem. Ges. **67**, 1611, 1903, 2085 (1934).
[4] BUTENANDT, A.: Hoppe-Seylers Z. physiol. Chem. **227**, 84 (1934).
[5] FERNHOLZ, E.: Ber. dtsch. chem. Ges. **67**, 1855 (1934).
[6] BUTENANDT, A., U. WESTPHAL u. H. COBLER: Ber. dtsch. chem. Ges. **67**, 1613 (1934); s. auch Holl.PP. 39 469, 44 989; Can.P. 371 873.

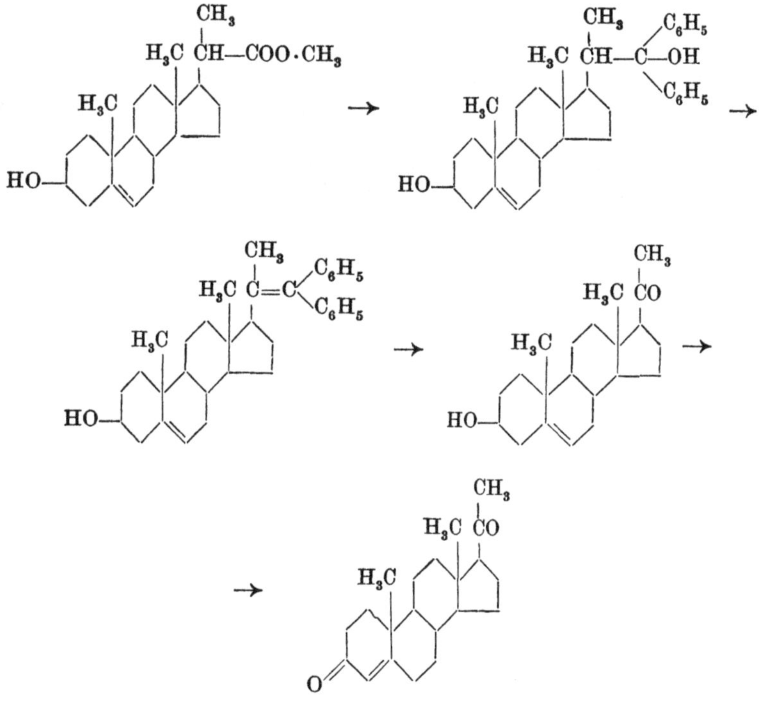

Die Oxydation des Pregnenol-(3)-on-(20) erfolgt nach den bereits bei den androgenen Hormonen beschriebenen Methoden. Hierzu schützt man die Doppelbindung durch Halogen- oder Halogenwasserstoff-Anlagerung und oxydiert dann in der bereits beschriebenen Weise mit Chromsäure oder mit Permanganat, Wasserstoffperoxyd und ähnlichen Oxydationsmitteln. Der Halogenwasserstoff wird mit alkalischen Mitteln, wie Kaliumacetat oder Pyridin, entfernt[1].

Auch dehydrierende Mittel können verwendet werden. Hierzu benutzt man Wasserstoff-Akzeptoren in Gegenwart von Katalysatoren, wie Cu, Ag, Au, Pt, Pd, Ni und Zn, aber auch Legierungen dieser Metalle und Oxyde. Wasserstoff-Akzeptoren sind Ketone, Aldehyde und ungesättigte Verbindungen, z.B. Zimtsäure, Fumarsäure und Chinolin. Die Dehydrierung wird durch Arbeiten im Vakuum beschleunigt[2].

Gute Ausbeuten erhielt R. V. OPPENAUER durch Oxydation des Pregnenolons zum Progesteron mittels tert.-Aluminiumbutylats in Aceton und zwar aus 212 mg Ausgangssubstanz 160 mg Progesteron[3].

Nach dem Holl. P. 50942 wird Pregnen-(5)-ol-(3)-on-(20) in Lösungsmitteln, die weder Oxy- noch Keto-Gruppen enthalten, mit tert.-Aluminiumbutylat erhitzt. Es erfolgt Isomerisierung durch Austausch der Keto- und Hydroxyl-Gruppen. Beim Aufarbeiten erhält man neben Progesteron und Pregnendiol unverändertes Pregnen-(5)-ol-(3)-on-(20) und Pregnen-(4)-ol-(20)-on-(3).

Die Oxydation kann schließlich auch bakteriell durchgeführt werden. Mit

---

[1] Austr. P. 3962 (1936); EP. 464397, Zus. zu EP. 445189.
[2] EPP. 476 749 u. 823 139.
[3] OPPENAUER, R. V.: Recueil Trav. chim. Pays-Bas **56**, 137 (1937); vgl. Schwz. PP. 223 018, 204 378.

dehydrierenden Bakterienstämmen überführte L. MAMOLI Pregnenolon in Progesteron[1].

Aus Pregnandiol (I) erhält man Progesteron über die Oxydationsstufe des Pregnanolon-(3). Das Oxyketon wird mit Brom in Eisessig in 4-Stellung bromiert. Darauf wird es mit Chromsäure in der Kälte zum Diketon oxydiert, das unter Abspaltung von Bromwasserstoff mittels Pyridin zum Progesteron umgewandelt wird. In gleicher Weise kann auch Pregnandion (II) zunächst durch Brom substituiert und hierauf unter Abspaltung von Bromwasserstoff in Progesteron überführt werden[2]:

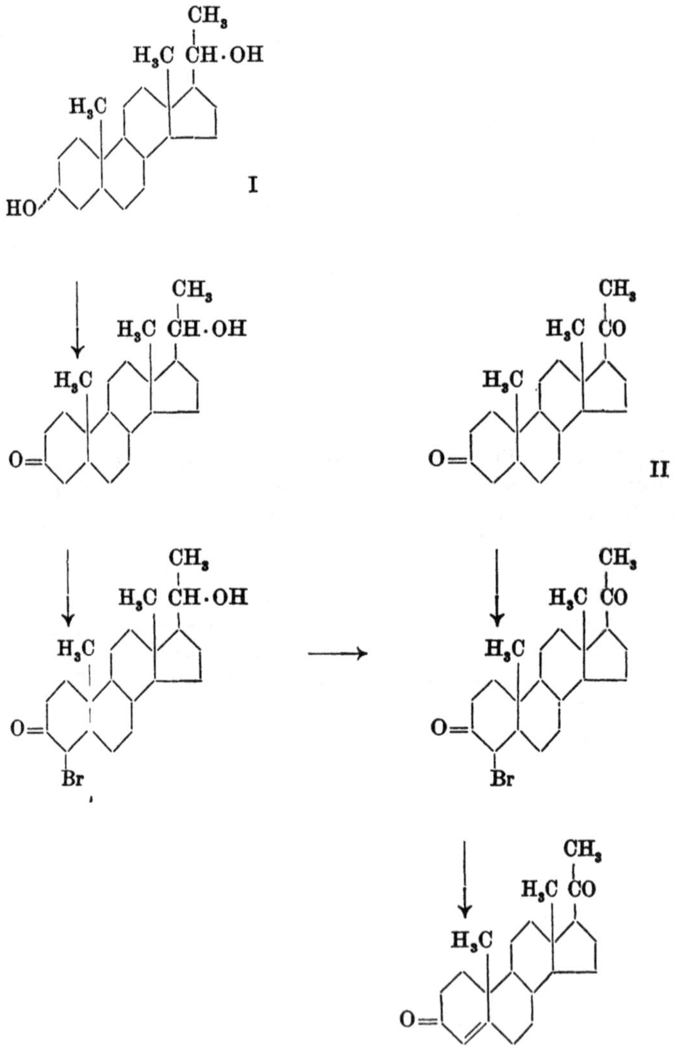

---

[1] MAMOLI, L.: Ber. dtsch. chem. Ges. **71**, 2701 (1938).
[2] BUTENANDT, A., u. J. SCHMIDT: Ber. dtsch. chem. Ges. **67**, 1902 (1934); vgl. Austr. P. 24429 (1935); FP. 806467; Austr. P. 3961 (1936); Belg. P. 411249.

Man erhält Progesteron auch direkt durch vorsichtige Oxydation der Sterine, wie bereits bei den Androstan-Derivaten erwähnt wurde, und zwar neben Androstendion und Dehydro-androsteron.

Zur Oxydation wird Stigmasterin in Eisessig gelöst und im Laufe von 8 Stunden mit Chromsäure, die in verdünnter Schwefelsäure und Eisessig gelöst ist, oxydiert. Darauf kann man die Lösung im Vakuum eindampfen und mit Benzol ausschütteln. Man fällt mit Semicarbazid aus. Hierbei erhält man aus der Mutterlauge das Semicarbazon des Progesterons[1]. Vorteilhaft führt man jedoch auch hier die Oxydation unter Schutz der Doppelbindung durch[2].

In gleicher Weise können auch andere Sterine, z.B. Cholesterin, oxydiert werden[3]. Durch Zusatz von Schwefelsäure ist es möglich, die Reaktionsdauer zu verkürzen, die Reaktionstemperatur niedriger zu halten und zugleich höhere Ausbeute zu erzielen.

C. Serone und E. Marchetti versuchten die Oxydation des Cholesterins mit H_2O_2 durchzuführen. Hierbei verwendeten sie HgO als Katalysator. Jedoch erhielten sie nur Spuren von Corpus luteum-wirksamen Verbindungen[4].

M. A. Spielmann und R. K. Meyer oxydierten mit schwefelsaurem Permanganat in Benzol. In der Hauptsache wurden androgene Derivate und Cholestenon erhalten[5]. Auch sonst sind die Ausbeuten an Progesteron gering (2—3% der Theorie). Jedoch sind die Verfahren trotzdem von praktischem Interesse, weil als Nebenprodukte androgene Wirkstoffe erhalten werden.

Als Ausgangssubstanzen werden ferner Cholestenon, Stigmasteron und andere verwendet. So erhält man durch Oxydation des Cholestenons mit Chromsäure in Eisessiglösung neben Androstendion auch Progesteron[6].

Als Oxydationsmittel werden außer Chromsäure auch Verbindungen des vierwertigen Bleis, Persäuren und Kaliumpermanganat verwandt[7].

Die Oxydation von Cinchon, Sitostenon und Stigmastenon wird in DRP 697757 beschrieben. Nach dem EP. 518266 wird sie in mehr als 50%ig. Schwefelsäure vorgenommen[8].

H. Bretschneider beschreibt die Oxydation des Cholestenons mittels katalytisch erregtem Sauerstoff. In geschmolzenes Cholestenon wird bei 170° Sauerstoff eingeleitet. Hierbei erhält man in Gegenwart von V_2O_5 geringe Mengen Progesteron, das aus der Schmelze durch Ausschütteln gewonnen werden kann und anschließend durch chromatographische Adsorption an Al_2O_3 gereinigt wird[9].

Die Abscheidung des Progesterons mit Glutidin-2,6-isocarbonsäure wird im Canad. P. 463434 beschrieben.

Weitere Progesteron-Synthesen.

G. Ehrhart[10] erhielt Progesteron aus der 3-Oxy-bisnor-cholensäure. Diese wird mit Thionylchlorid in Benzol chloriert, das erhaltene Chlorid durch Umkristallisieren aus Petroläther gereinigt und darauf mit Natriumazid zum Acetoxybisnorcholensäureazid umgesetzt. Die Reaktion geht in wasserfreiem Medium schlecht von statten. Beim Erwärmen entsteht unter Abspaltung von Stickstoff das Isocyanat, das mit 60%ig. Schwefelsäure zum Amin verseift wird. Auch kann das Azid mit Essigsäure zum Aminacetat verkocht werden. Jedoch bereitet die Umwandlung des Amins in den sek. Alkohol Schwierigkeiten und führt nur zu schlechten Ausbeuten, da als Nebenprodukt ein tert. Carbinol anfällt[11]:

---

[1] DRP Zweigst. Östr. 160849, Zus. zu DRP Zweigst. Östr. 160572.
[2] DRP Zweigst. Östr. 160572.
[3] FP. 834941.
[4] Serone, C., u. E. Marchetti: Gazz. chim. ital. **72**, 151 (1942).
[5] Spielmann, M. A., u. R. K. Meyer: J. Amer. chem. Soc. **61**, 893 (1942).
[6] Dirscherl, W., u. F. Hanusch: Hoppe-Seylers Z. physiol. Chem. **252**, 49 (1938).
[7] AP. 2197852.
[8] Zur Oxydation von Cholestenon u. Abkömmlingen vgl. ferner FPP. 830043, 860492; DRP 699127; FPP. 840964, 844850, 846099; AP. 2152625.
[9] Bretschneider, H.; Ber. dtsch. chem. Ges. **74**, 1360 (1941).
[10] Ehrhart, G.: Angew. Chem. **52**, 363 (1939).
[11] Vgl. M. W. Goldberg u. R. Monnier: Helv. chim. Acta **23**, 376 (1940).

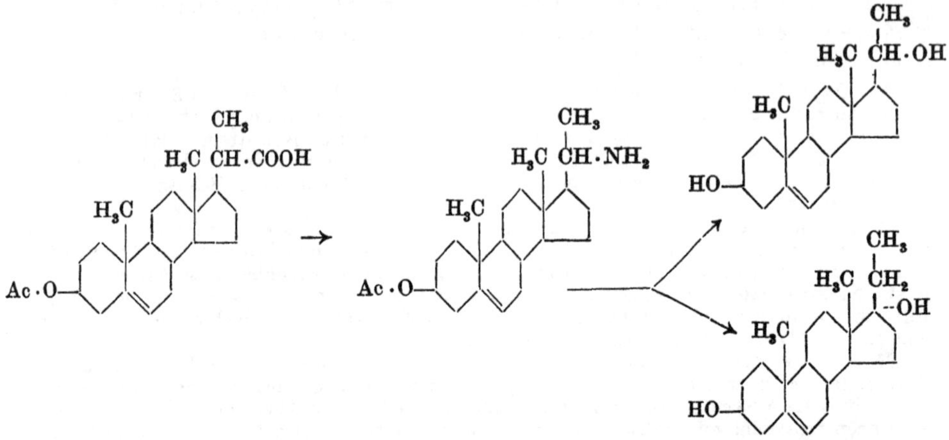

Bessere Ausbeuten liefert der Weg über das Ketimin zum Keton. Das Amin wird mit unterchloriger Säure umgesetzt und aus dem unter Abspaltung von Wasser entstehenden Chloramin Salzsäure abgespalten. Das gebildete Ketimin läßt sich zum Pregnenolon hydrolysieren. Die Umwandlung des Pregnenolons in das Progesteron durch Oxydation erfolgt in der bereits beschriebenen Weise[1]:

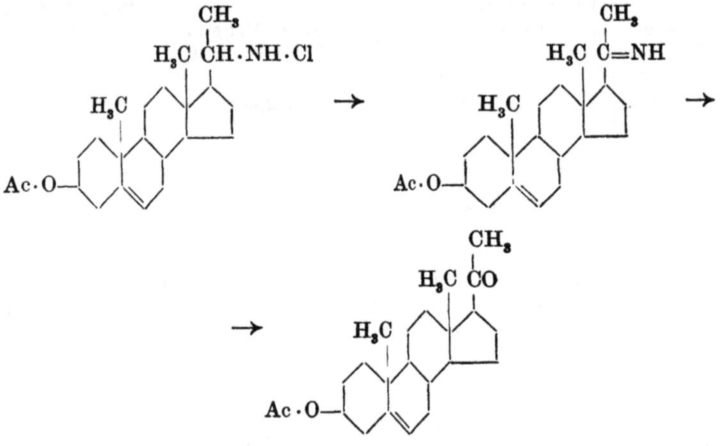

Die 3-Keto-Verbindungen reagieren analog.

Das 3-Oxy-ternorcholen-(5)-yl-aminacetat kann mit Chromsäure oxydiert werden[2]. Verbindungen, die in 17-Stellung eine basische Gruppe tragen, lassen sich auch bei Anwesenheit von Aluminiumalkoholat reduzieren und oxydieren, ohne daß die basische Gruppe verändert wird[3].

Weitere Synthesen gehen von der 3(β)-Acetoxy-$\varDelta^5$-ätiocholensäure aus. Sie wird mit Thionylchlorid zum Säurechlorid umgewandelt, dieses zum Aldehyd reduziert und über das 3-Oxy-17-methyl-magnesiumjodid unter Kühlung mit verd. Schwefelsäure hydrolysiert. Durch Umkristallisieren aus Aceton-Wasser-Gemisch

---

[1] DRP Zweigst. Östr. 160651; EP. 497022, EP. 465960.
[2] DRP Zweigst. Östr. 160752.
[3] EP. 508804.

erhält man das reine Δ^5-Pregnendiol-(3,20), das sich mit Chromsäure und Eisessig in üblicher Weise oxydieren läßt[1]:

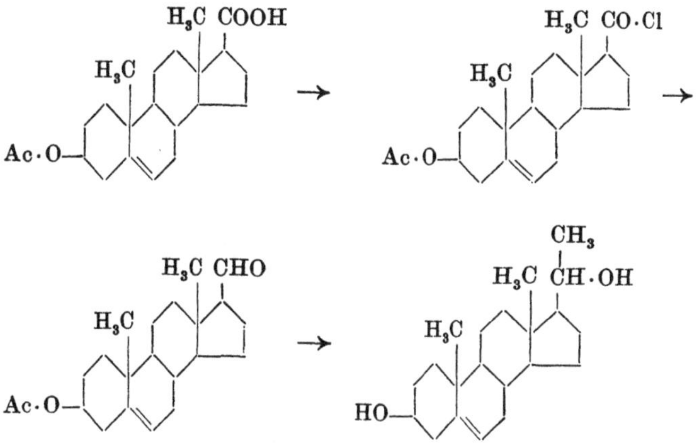

Zur Oxydation des Pregnendiols zum Progesteron verwendet man neben Chromsäure[2] und dehydrierenden Mitteln, wie Kupfer[3], auch Selendioxyd. Wird das Δ^5-Pregnendiol-(3,20) als Acetat in benzolischer Lösung mit seleniger Säure, die in 98%ig. Essigsäure gelöst ist, versetzt und eine Stunde gekocht, so erhält man nach dem Aufarbeiten und Verseifen Δ^5-Pregnentriol, das durch Behandeln mit konz. Salzsäure in das Δ^4-Pregnenol-(20)-on-(3) übergeht. Dieses wird mit Chromsäure in Eisessig zum Progesteron aufoxydiert[4].

Auch andere Polyoxy-Verbindungen, so 3-Oxy-Δ^4-Verbindungen, die in 6-Stellung eine Hydroxyl-Gruppe tragen, gehen unter Wasserabspaltung in die 3-Keto-Verbindung über.

Auch die 3-Keto-Verbindung gesättigter Pregnan-Abkömmlinge, die in 4-, 5- oder 6-Stellung eine freie oder veresterte Hydroxyl-Gruppe tragen, können unter Wasser-Abspaltung zum Progesteron umgewandelt werden[5].

Wird 3-Acetoxy-ätiocholensäurechlorid in ätherischer Lösung mit Diazomethan umgesetzt, so erfolgt bei etwa —10° die Bildung des 21-Diazopregnenol-(3)-on-(20)-acetats, das mit ätherischer Salzsäure in das Δ^5-21-Chlor-pregnenol-(3)-on-(20) übergeht. Die Verbindung ist labil und daher mit Reduktionsmitteln, wie Zink, Kupfer, Magnesium, oder durch katalytische Hydrierung zum Δ^5-Pregnenol-(3)-on-(20) reduzierbar. Durch Oxydation erhält man daraus das Progesteron[6]:

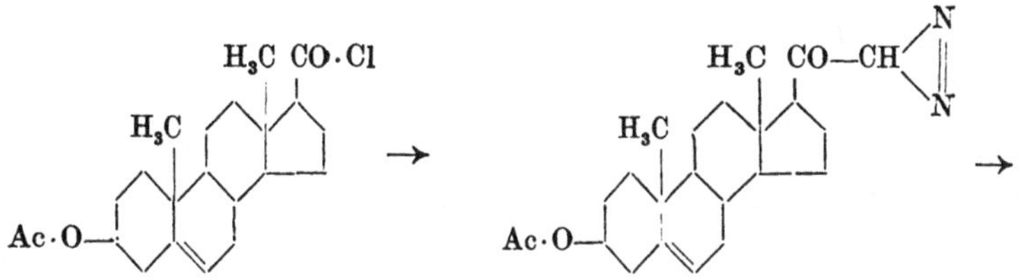

---

[1] FPP. 840783, 841058. — [2] EP. 486854. — [3] Schwz.P. 201870.
[4] MARKER, R. E., u. a.: J. Amer. chem. Soc. **63**, 777 (1941).
[5] EP. 497394; vgl. die analogen Reaktionen beim Testosteron S. 436; ferner AP. 2229813; Holl.P. 51420. — [6] FPP. 835589, 835814.

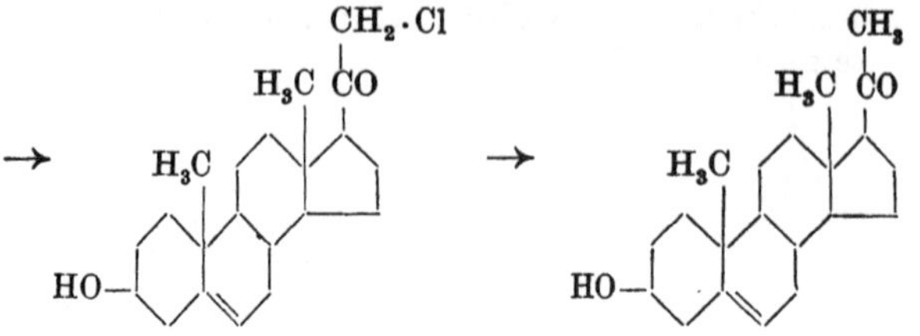

Wird das Δ^4-3-Keto-ätiocholensäurechlorid mit Natrium-malonsäurediäthylester umgesetzt, so entsteht der Δ^4-3-Keto-pregnenon-(20)-21-dicarbonsäurediäthylester. Dieser wird verseift und im Hochvakuum sublimiert. Dabei erhält man Δ^4-Pregnendion-(3,20) in zwei isomeren Formen:

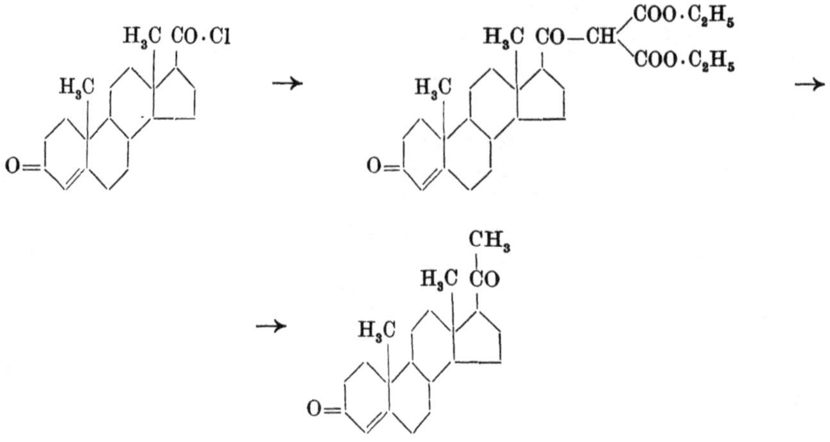

Statt des Malonesters läßt sich auch das Malonsäurenitril oder Malonsäureamid verwenden[1].

Die Pregnan-Abkömmlinge unterscheiden sich von der Androstan-Reihe nur durch die Seitenkette in 17-Stellung. Da androgene Wirkstoffe leichter und in besserer Ausbeute zu erhalten sind, lag der Gedanke nahe, Androstan-Derivate in Pregnan-Verbindungen zu überführen.

A. BUTENANDT u. a.[2] gewannen durch Grignardierung Äthyl-testosteron. Dieses wurde auch von RUZICKA u. a. hergestellt[3]. Zwar ruft das 17-Äthyl-androstendiol mit 1 mg und das 17-Äthyl-Δ^5-androstenol-(17)-on-(3) mit 500γ pro Tag bei weiblichen infantilen Ratten Brunst hervor; beide Derivate waren aber im ALLEN-DOISY-Test mit 2 mg unwirksam. Das 17-Äthyl-Δ^5-androstenol-(17)-on-(3) ist mit 7,5 mg auch im Corpus luteum-Test nach CLAUBERG unwirksam[4].

Wichtiger sind die Äthinyl-Verbindungen geworden. Einmal zeigen sie selbst starke Corpus luteum-Wirksamkeit (s. Seite 494), zum anderen können sie in Progesteron überführt werden.

---

[1] FP. 840515.
[2] BUTENANDT, A., u. a.: Ber. dtsch. chem. Ges. **69**, 448 (1936).
[3] RUZICKA, L., u.a.: Helv. chim. Acta **18**, 1487 (1935).
[4] BUTENANDT, A., u. J. SCHMIDT-THOMÉ: Ber. dtsch. chem. Ges. **69**, 885 (1936).

L. RUZICKA setzte Äthinyl-androstendiol-mono-acetat in Eisessig, der mit Essigsäureanhydrid versetzt ist, in Gegenwart von HgO und Borfluorid zum 3,17-Diacetoxy-pregnenon um. In gleicher Weise reagieren Derivate, die in 3-Stellung eine Carbonyl-Gruppe tragen. Aus dem 17-Äthinyl-testosteron entsteht entsprechend das 17-Acetoxy-progesteron[1]. Das 17-Oxy-progesteron ist unwirksam[2], das 17-Acetoxy-progesteron nur schwach wirksam. Mit 30 mg gab es einen positiven CLAUBERG-Test. Die Veresterung in 17-Stellung bewirkt also Wirkungsanstieg.

Nach dem FP. 845473 wird die Wasseranlagerung an die Äthinyl-Verbindung mit HgO und Borfluorid in abs. Alkohol solange durchgeführt, bis sich das HgO grau färbt. Bei dieser Umwandlung erhält man in guter Ausbeute Verbindungen mit einer Keto-Gruppe in 20-Stellung.

M. W. GOLDBERG und R. AESCHBACHER[3] führten die Wasseranlagerung mit Hilfe des Quecksilbersalzes des Acetamids in alkoholischer Lösung durch. Durch darauffolgende Wasserabspaltung erhielten sie das $\Delta^{5,16}$-Pregnadienol-(3)-on-(20):

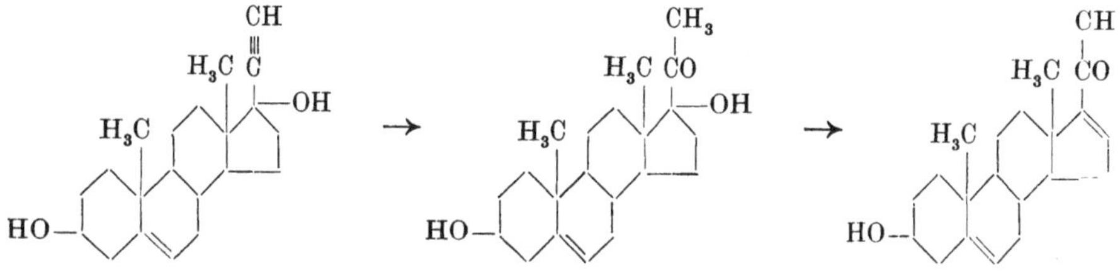

Das $\Delta^{5,16}$-Pregnadienol-(3)-on-(20) kann bei Anwesenheit von RANEY-Nickel zum Δ^5-Pregnenolon partiell hydriert werden. Anschließende Oxydation nach OPPENAUER führt zum Progesteron[4].

Wird Δ^4-17-Oxypregnen-3,20-dion mit Fullererde auf 150—160° erhitzt, bis keine Destillation mehr zu beobachten ist, so erhält man aus dem Destillat durch Adsorption an Al_2O_3 $\Delta^{4,16}$-Pregnadien-dion-(3,20). In alkoholischer Lösung wird es mit RANEY-Nickel solange hydriert, bis ein Mol Wasserstoff aufgenommen worden ist[5].

Unter Schutz der Δ^5-Doppelbindung kann eine 17-Äthenyl-Gruppe durch Ozon oder durch andere Oxydationsmittel, wie Chromsäure, Permanganat oder Bleitetraacetat, zur Aldehyd-Gruppe aufgespalten werden. Als Nebenprodukt entsteht hierbei 3-Acetoxy-ätiocholensäure, als Hauptprodukt das 3,17-Dioxy-17-aldehyd-androsten. Durch Grignardierung mit Methylmagnesiumjodid erhält man den sek. Alkohol, worauf die 3- und 20-Hydroxyl-Gruppen zu Keto-Gruppen oxydiert werden. Nicht oxydiert wird die tert. OH-Gruppe in 17-Stellung, die durch Erhitzen im Vakuum abgespalten wird. Die entstehende Doppelbindung wird in üblicher Weise mit RANEY-Nickel hydriert[6].

---

[1] RUZICKA, L., u. H. F. MELDAHL: Helv. chim. Acta 21, 1760 (1938).
[2] RUZICKA, L., u. H. F. MELDAHL: Helv. chim. Acta 22, 421 (1939).
[3] GOLDBERG, M. W., u. R. AESCHBACHER: Helv. chim. Acta 22, 1185 (1939).
[4] BUTENANDT, A., u. J. SCHMIDT-THOMÉ: Ber. dtsch. chem. Ges. 72, 182 (1939).
[5] FP. 860278.
[6] FPP. 839568, 49586, Zus. zu FP. 831131.

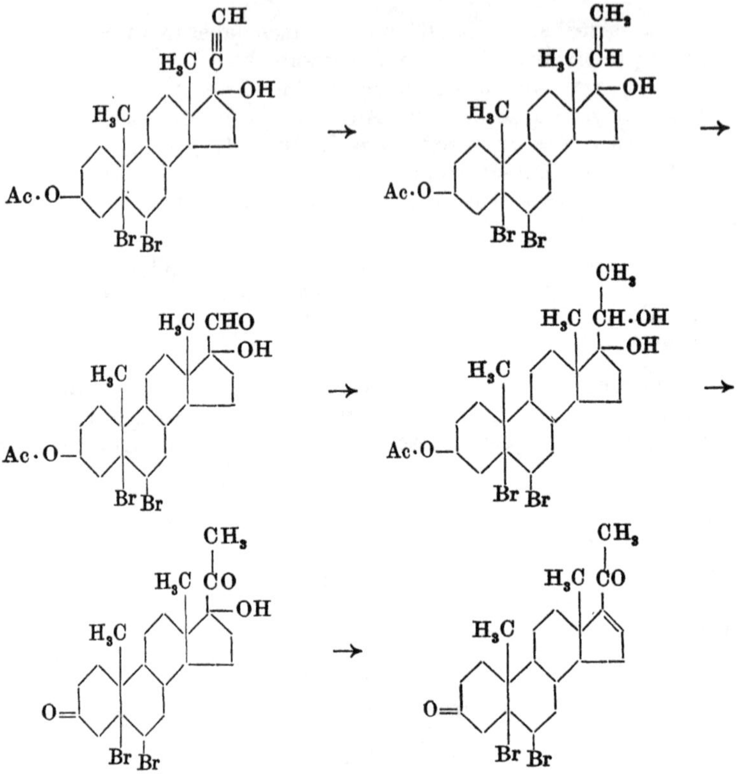

BUTENANDT überführte Dehydro-androsteron auf folgendem Wege in Progesteron: Mit KCN in Eisessig behandelt, erhält man das Cyanhydrin-Derivat[1]. Darauf wird mit Phosphoroxychlorid und Pyridin gekocht und tropfenweise in Eisessig gegossen. Hierbei erfolgt unter Entstehung einer Doppelbindung in 16,17-Stellung Abspaltung von Wasser. Anschließende Reaktion mit Methylmagnesiumbromid führt zum $\Delta^{5,16}$-Pregnandienol-3-on-20, das durch partielle Hydrierung und Oxydation nach OPPENAUER in Progesteron überführt werden kann[2]:

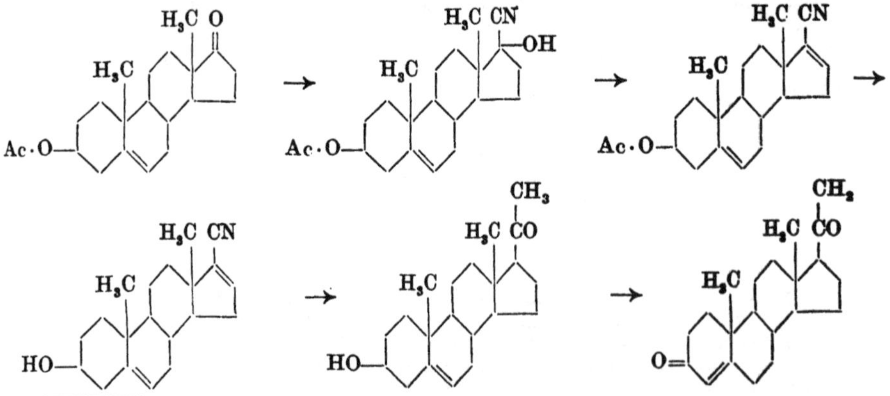

---

[1] KUWADA, S., u. M. MIGASAKA: J. pharmac. Soc. Japan **57**, 96 (1937); C. **1937**. II, 1825.
[2] BUTENANDT, A., u. J. SCHMIDT-THOMÉ: Ber. dtsch. chem. Ges. **72**, 182 (1939).

Wird das Nitril mit Alkohol und Natronlauge durch 2 std. Erhitzen bei 180° hydrolysiert, so erhält man nach dem Ansäuern durch darauffolgende partielle Hydrierung bei Gegenwart von RANEY-Nickel die für Progesteron u. Desoxycorticosteron-Synthesen wichtige 3-Oxy-Δ^5-ätiocholensäure.

OPPENAUER, MIESCHER und KÄGI setzten zur Gewinnung des Progesterons Androsten-3,17-dion-3-enol-benzoat mit 2,2-Dibrom-propionsäure-äthylester in Gegenwart von Magnesiumamalgam um. Wird mit alkoholischer Natronlauge oder Salzsäure erhitzt, so werden Benzoesäure und Alkohol abgespalten. Unter Decarboxylierung entsteht ein Gemisch von Progesteron und *Neoprogesteron*[1]:

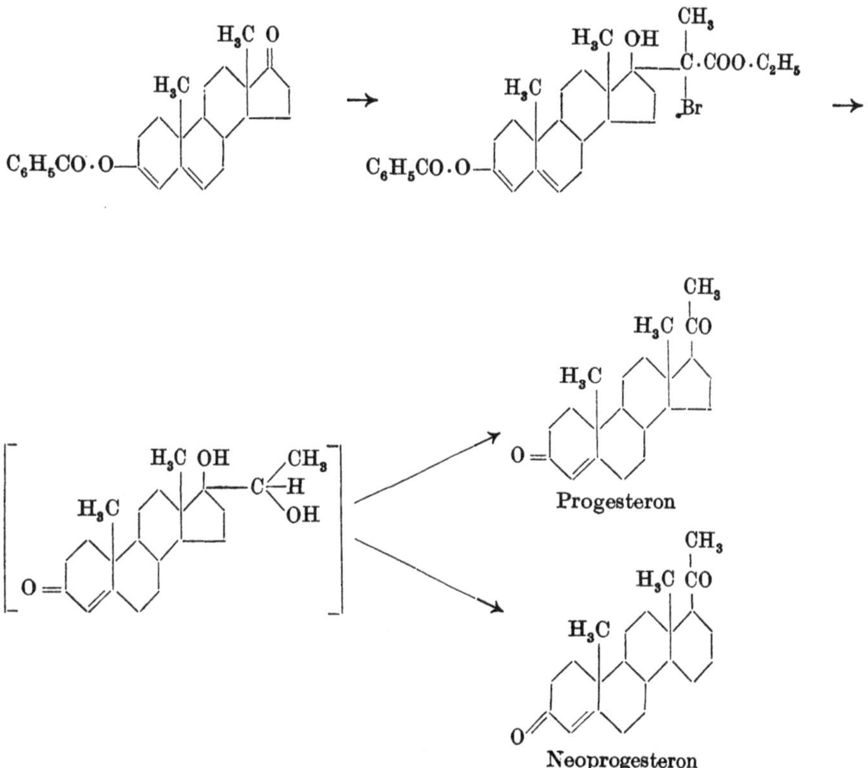

Auch Digitoxigenin und ähnliche Verbindungen lassen sich in Pregnan-Abkömmlinge überführen. So erhält man durch Ozonspaltung des Digitoxigeninacetats in Eisessig oder Tetrachlorkohlenstoff eine Säure, die beim Eindampfen im Vakuum unter Abspaltung von CO_2 zum Pregnan-Derivat umgewandelt wird. Wird das Produkt mit 5%ig. methylalkoholischer Salzsäure behandelt, so wird die Hydroxyl-Gruppe in 14-Stellung entfernt, worauf man die entstehende Doppelbindung katalytisch hydriert und die OH-Gruppe in 3-Stellung mit Chromsäure oxydiert. Durch Abspaltung von Wasser entsteht die Doppelbindung[2]:

---

[1] Schwed. P. 96375.
[2] EP. 482321.

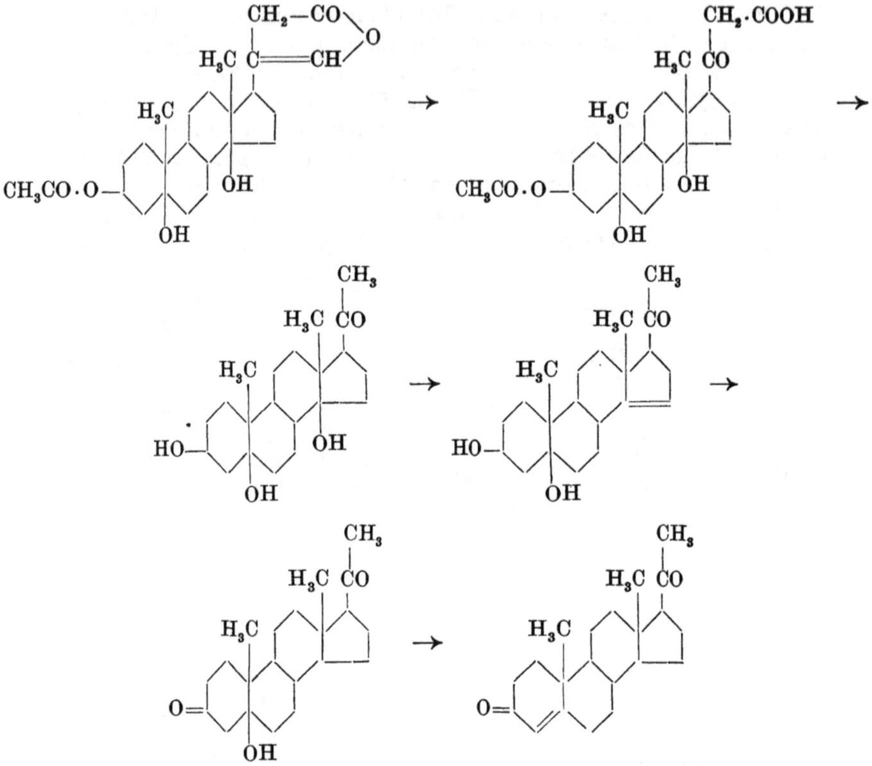

R. E. MARKER erhitzte Tigogenin mit Essigsäureanhydrid im Bombenrohr. Er erhielt nach Verseifung mit KOH das Pseudo-Δ^4-tigogenin, das, mit Chromsäure oxydiert und im Vakuum sublimiert, $\Delta^{4,16}$-Pregnadien-dion-(3,20) ergab. Dieses läßt sich mit Palladium-Bariumsulfat und Wasserstoff zum Progesteron reduzieren[1].

Eine weitere Methode zur Darstellung von Progesteron wurde von CH. MEYSTRE und K. MIESCHER durch Abbau der Gallensäure entwickelt. Lithocholsäure, die sich aus Cholansäuremethylester gewinnen läßt, wird in den Methylester überführt und dieser mit Phenylmagnesiumbromid grignardiert. Hierbei entsteht das 3(α),24-Dioxy-24-diphenyl-cholan:

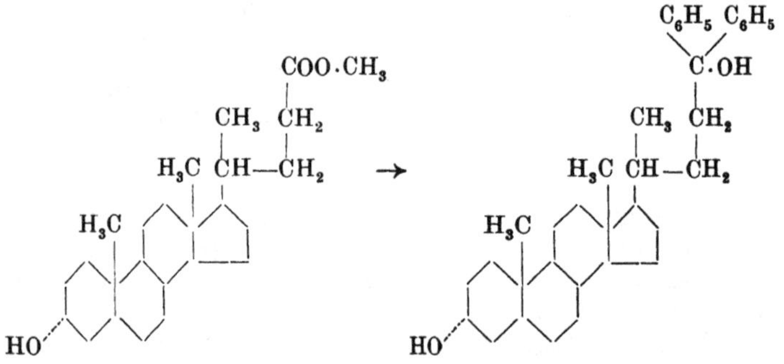

Dieses wird unter Zusatz von Spuren Jod erhitzt, wobei sich **Wasser abspaltet.** Nach Acetylierung mit Pyridin-Eisessig wird mit Bromsuccinimid in **Chloroform unter Bestrahlung am Rückfluß gekocht.** Es entwickelt sich Bromwasserstoff. Die Lösung enthält Δ^{23}-3(α)-Acetoxy-22-brom-24,24-diphenyl-cholen:

[1] MARKER, R. E., u. a.: J. Amer. chem. Soc. **62**, 2525 (1940).

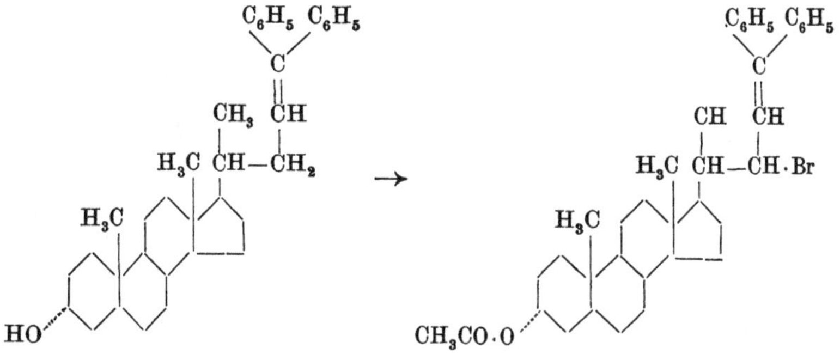

Wird nunmehr mit Dimethylanilin in Chloroform-Lösung umgesetzt, so bildet sich das Dien-acetat. Dieses läßt sich mit Chromsäure und Eisessig zum Pregnanon-(20)-ol-(3) oxydieren[1]:

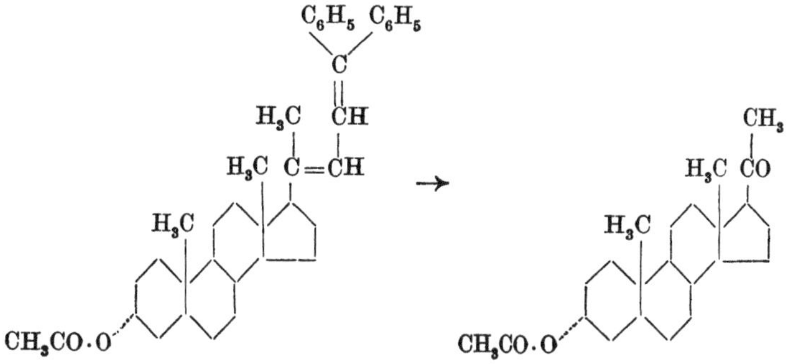

Später gelang den Genannten auch die Synthese des Progesterons aus 3(β)-Oxy-Δ^5-cholensäure-methylester[2].

F.W. HEYL u. a.[3] überführten das 22-Phenyl-3-methoxy-22-oxy-bis-nor-5-cholen in das entsprechende Dien,

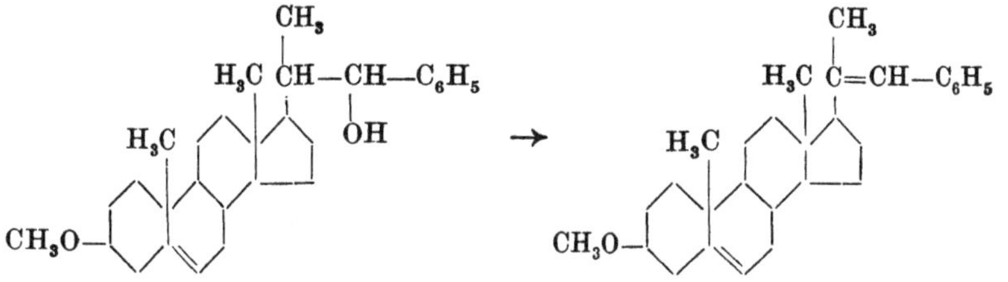

worauf durch Ozonisation das Pregnen-3 (β)-ol-20-on-acetat erhalten wurde.

Die Reinigung des Progesterons erfolgt mit Ketonreagenzien, wie GIRARD-Reagenz oder Semicarbazid. Von L. VELLUZ und G. ROUSSEAU wurde die Trennung des Progesterons mit Lutidin-2,6-dicarbonsäure-3,5-dihydrazid durchgeführt. Das Hydrazon ist praktisch unlöslich, so daß das Progesteron zu über 95% isoliert werden konnte[4].

Im *Flavolutan* liegt eine Kombination von Progesteron und Vitamin E vor.

---
[1] MEYSTRE, CH., K. MIESCHER u. a.: Helv. chim. Acta **29**, 33 (1946).
[2] MEYSTRE, CH., K. MIESCHER u. a.: Helv. chim. Acta **27**, 1815 (1944); **28**, 1252 (1945); **29**, 627 (1946) u. **30**, 1022 (1947); vgl. auch FP. 919 188.
[3] HEYL, F.W., u. a.; J. Amer. chem. Soc. **71**, 247 (1949).
[4] VELLUZ, L., u. G. ROUSSEAU: Bull. Soc. chim. France **13**, 288 (1946).

Weitere Pregnan-Derivate.

Das 20-Nor-progesteron steht in seiner physiologischen Wirkung zwischen Androstendion und Progesteron. 1 mg bewirkt im Kapaunen-Test ein Kammwachstum von 30%. Zugleich zeigt es mit 10 und 20 mg leichte Progesteron-Wirkung. Es besitzt also in abgeschwächtem Maße die Wirkung von Androstan- und Pregnan-Derivaten[1].

R. E. MARKER spricht dem Allopregnanolon androgene Wirksamkeit zu[2]. Dies ist deshalb von Interesse, weil Allopregnanolon aus dem Harn von Schwangeren isoliert wurde. Jedoch wird die androgene Eigenschaft der Verbindung von A. BUTENANDT[3] bestritten. Prüfung im Hahnenkamm-Test ergab selbst bei hoher Überdosierung keine Zunahme des Flächenwachstums. Auch im Vesikulardrüsentest war es unwirksam.

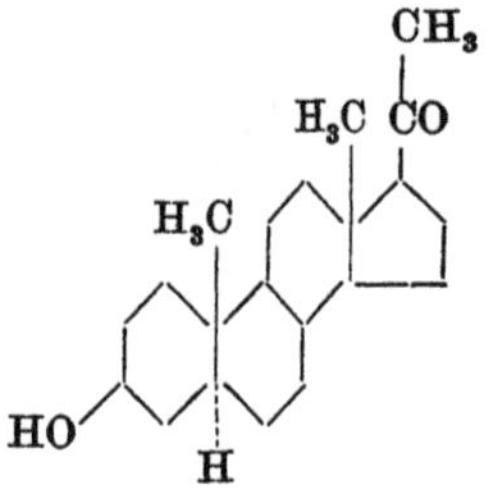

Allopregnanolon

Es wurde bereits erwähnt, daß sich die Äthinyl-Derivate der Androsten-Reihe durch Progesteron-Wirkung auszeichnen. Die Darstellung wurde zuerst von L. RUZICKA und K. HOFMANN[4] und dann auch von J. KATHOL, W. LOGEMANN und A. SERINI[5] beschrieben. Am besten verläuft die Kondensation bei Verwendung von Acetylenkalium in flüssigem Ammoniak.

Von H. H. INHOFFEN und anderen[6] wurden Äthinyl-Derivate der Oestradiol-Reihe hergestellt. Die Verbindungen wurden auf ihre perorale Wirksamkeit geprüft, da es sich beim Testosteron gezeigt hatte, daß diese durch Alkylierung in 17-Stellung erhöht wird. Das gleiche ergab sich auch bei den Äthinyl-Derivaten des Oestradiols und dessen Abkömmlingen. So ist das Äthinyl-Oestradiol mit 3 γ pro Tag peroral wirksam, während Oestradiol mit 50 γ angewandt werden mußte.

INHOFFEN und Mitarbeiter oxydierten Äthinyl-androstendiol in Benzol und Aceton mit Aluminiumisopropylat. 17(α)-Äthinyl-testosteron[=17-*iso*-Pregneninol-(17)-on-(3)]

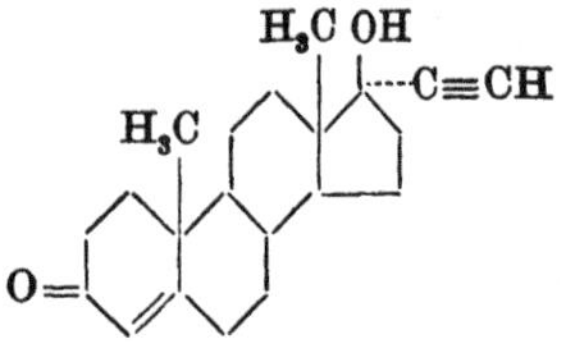

---

[1] MIESCHER, K., F. HUNZIKER u. A. WETTSTEIN: Helv. chim. Acta **23**, 1367 (1940).
[2] MARKER, R. E.: J. Amer. chem. Soc. **59**, 768 (1937).
[3] BUTENANDT, A., u. U. WESTPHAL: Ber. dtsch. chem. Ges. **69**, 434 (1936).
[4] RUZICKA, L., u. K. HOFMANN: Helv. chim. Acta **20**, 1280 (1937).
[5] KATHOL, J., W. LOGEMANN u. A. SERINI: Naturwiss. **25**, 682 (1937).
[6] INHOFFEN, H. H., u. a.: Ber. dtsch. chem. Ges. **71**, 1024 (1938).

entfaltet am Kaninchen mit 2 mg volle Corpus luteum-Wirksamkeit. Es besitzt damit etwa $1/_3$ der Aktivität des Progesterons. Besser erwies sich das Präparat bei der Prüfung der peroralen Wirkung. Progesteron war mit 60 mg inaktiv, während das Pregnenin-ol-on mit 4 mg positive Reaktion auslöste.

Äthenyl-Verbindungen sind weniger wirksam. Wird die Hydroxyl-Gruppe am C-Atom 17 abgespalten, so gelangt man zu unwirksamen Verbindungen. Während also hier die gute Wirkung maßgeblich von dem Vorhandensein einer Hydroxyl-Gruppe in 17-Stellung abhängig ist, ist das 17-Oxyprogesteron unwirksam.

Zur technischen Gewinnung des Äthinyl-testosterons kann man, wie beschrieben, vom Äthinyl-androstendiol ausgehen[1]. Ist das Androstendion Ausgangssubstanz, so wird dieses in Benzol mit o-Ameisensäureäthylester zum Androstendion-3-enoläther umgewandelt. Mit Kaliumacetylid in flüssigem Ammoniak läßt sich dann leicht Pregneninolon erhalten (Anhydro-oxyprogesteron, Äthinyltestosteron).

Man arbeitet auch so, daß man Kalium in Amylalkohol löst, den 3-Enoläther hinzusetzt und Acetylen einleitet[2].

Das Äthinyl-testosteron kommt unter dem Namen *Proluton C* in den Handel. Seine perorale Anwendung ergab gute Erfolge. Das Anwendungsgebiet entspricht etwa dem des Progesterons[3], jedoch bestehen auch Unterschiede in der physiologischen Wirkung[4].

Weitere Abwandlungsversuche gingen dahin, die 3-Keto-Gruppe des Prolutons zu verschließen. So entstand das Pregnenin-17-d-3-on-propandiolacetal.

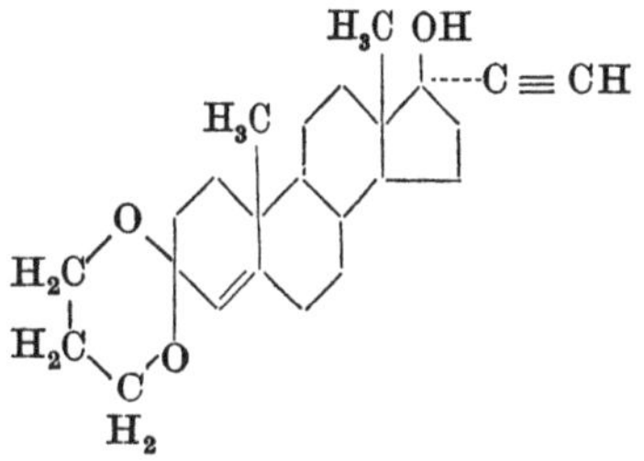

Es ist mit 3,5—4 mg wirksam[5].

Auch das 17-Methyl-progesteron A, das wahrscheinlich der 17(β)-Reihe angehört, entfaltet hohe gestagene Wirkung[6].

U. WESTPHAL stellte Enolester des Progesterons her. Sie wurden aus den entsprechenden Säureanhydriden bzw. -chloriden und Progesteronacetat erhalten. So entsteht aus Progesteron und Acetylchlorid Progesteronacetat. Jedoch waren dieses und die anderen Progesteron-enolester dem Progesteron unterlegen[7].

Durch weitere Modifikation der Seitenkette des Pregnan-Moleküls erhält man keine verbesserte Wirkung. Wie das bereits erwähnte Norprogesteron im Kaninchen-Versuch inaktiv ist[8], ist die Verlängerung der Seitenkette zum 21-Methyl-progesteron und Äthylprogesteron ebenfalls mit einem Absinken der therapeutischen Eigenschaften verbunden. Die 21-Methyl-Verbindung ist mit 5 mg im Kaninchen-Versuch noch stark wirksam, dagegen die 21-Äthyl-Verbindung noch mit 40 mg unwirksam[9].

---

[1] Holl.P. 51153; FP. 840 854; Schwz.P. 211 653. — [2] Schwed.P. 99036.
[3] WENNER, R.: Schwz. med. Wschr. 70, 417 (1940).
[4] Vgl. H. ALBERS: Zbl. Gynäkol. 66, 561 (1942). — [5] Holl.P. 52 656.
[6] HEUSSER, H., u. a.: Helv. chim. Acta 33, 2229 (1950).
[7] WESTPHAL, U.: Ber. dtsch. chem. Ges. 70, 2128 (1937).
[8] WETTSTEIN, A.: Helv. chim. Acta 23, 400 (1940).
[9] WETTSTEIN, A.: Helv. chim. Acta 23, 1371 (1940).

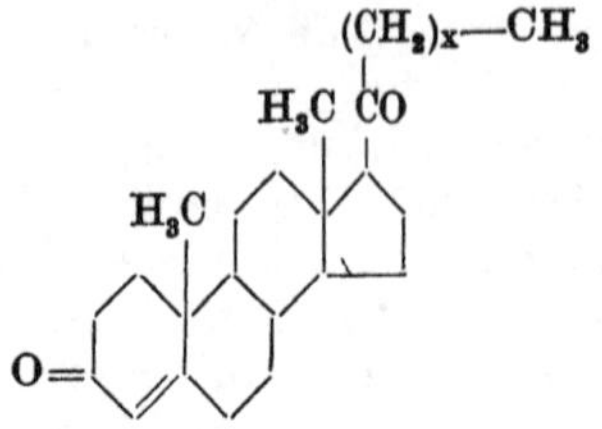

Die Einschiebung eines Methylen-Gliedes zwischen die Keto-Gruppe und das Ringskelet erwies sich als ungünstig. Die Verbindung

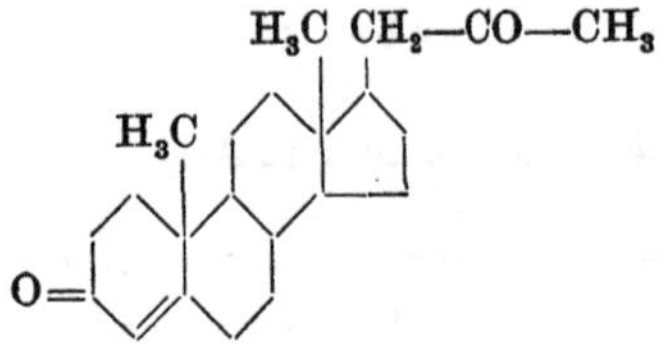

war mit 20 mg ohne Corpus luteum-Wirkung [1].

RUZICKA u. a. untersuchten das Δ^4-17,20-Epoxy-pregnenon-(3),

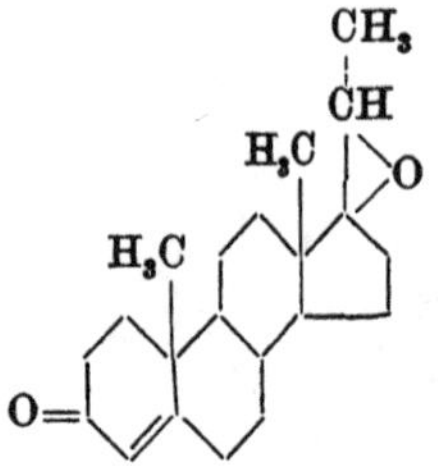

das sich noch mit 40 mg als unwirksam erwies. Die Darstellung erfolgt aus der $\Delta^{17,20}$-ungesättigten Verbindung, die nach BUTENANDT aus Äthyltestosteron durch Wasserabspaltung, nach RUZICKA aus Äthinyl-testosteron mittels naszierendem Wasserstoff dargestellt wurde [2].

Auch durch weitere Abwandlung der Sauerstoff-Gruppen wurde keine Verbesserung der Wirkung erzielt.

Jedoch läßt das Versagen im Hahnenkamm-Versuch nicht auf progestive Eigenschaft schließen, da diese der androgenen Eigenschaft nicht antagonistisch ist.

Ferner sind das Δ^4-Pregnentriol-(17,20,21)-on-(3)[3] und das 11-Oxy-progesteron im CLAUBERG-Test mit 3 mg inaktiv. Durch Einführung der Hydroxyl-Gruppe in 11-Stellung gehen damit die progestiven Eigenschaften verloren, während beim Corticosteron die Wirksamkeit erhalten blieb[4] (s. dort).

Durch Anlagerung von zwei Hydroxyl-Gruppen an die Doppelbindung des Progesterons, entsteht das 4,5-Dioxy-progesteron

---

[1] PLATTNER, A., u. W. SCHRECK: Helv. chim. Acta **24**, 472 (1941).
[2] RUZICKA, L.: Helv. chim. Acta **25**, 1297 (1942).
[4] SERINI, A., W. LOGEMANN u. W. HILDEBRAND: Ber. dtsch. chem. Ges. **72**, 391 (1939).
[4] REICHSTEIN, TH., u. H. C. FUCHS: Helv. chim. Acta **23**, 684 (1940).

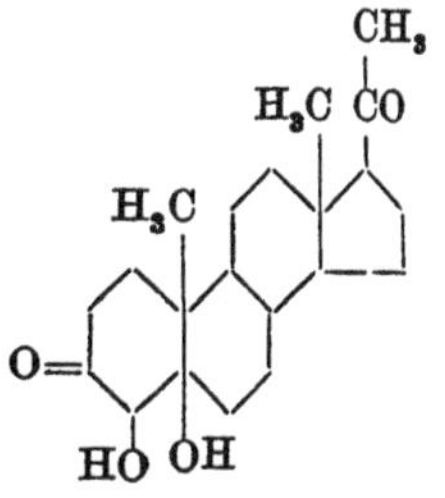

das ebenfalls keinen positiven Testversuch auslösen konnte.

Nach WETTSTEIN ist das 6-Dehydro-progesteron

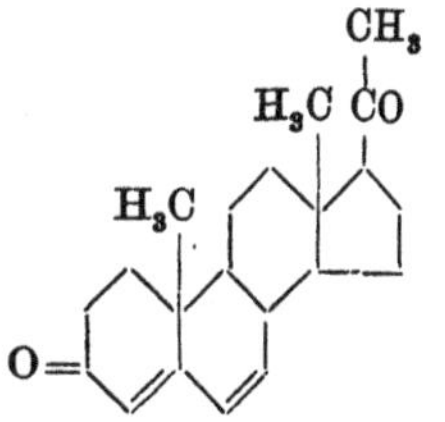

etwa halb so stark progestiv wie Progesteron[1]. Das Δ^1-Isomere des Progesterons

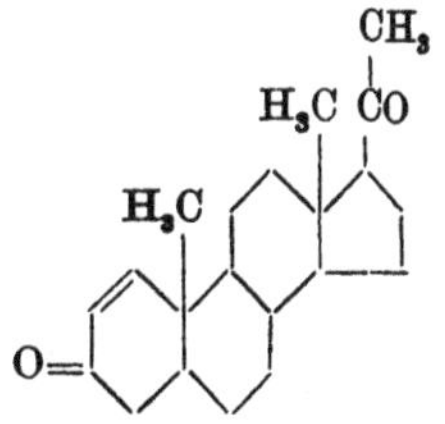

wirkt am Kaninchen mit 12 mg[2]. Eine Verschiebung der Doppelbindung in Δ^{16}-Stellung ist mit vollständigem Wirkungsverlust verbunden[3].

Auch das $\Delta^{4,17}$-Pregnandienol-(21)-on-(3) ist unwirksam[4]. Die Aktivität des Progesterons ist damit stark abhängig von der Stellung der Doppelbindung.

Nach Untersuchungen von REICHSTEIN sind außer dem 6-Dehydro-progesteron noch das 9-Dehydro-progesteron

---

[1] WETTSTEIN, A.: Helv. chim. Acta 23, 388 (1940).
[2] BUTENANDT, A., u. a.: Ber. dtsch. chem. Ges. 72, 1617 (1939).
[3] BUTENANDT, A., u. a.: Ber. dtsch. chem. Ges. 72, 1614 (1939).
[4] LOGEMANN, W.: Naturwiss. 27, 196 (1939).

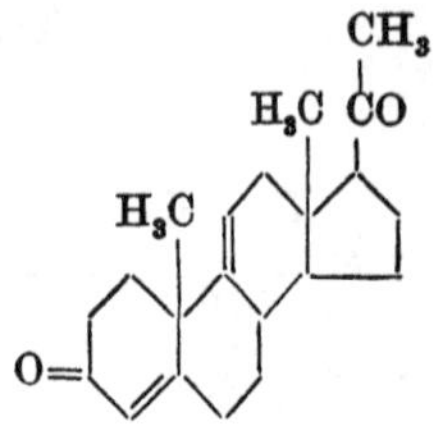

und das 11-Dehydro-progesteron

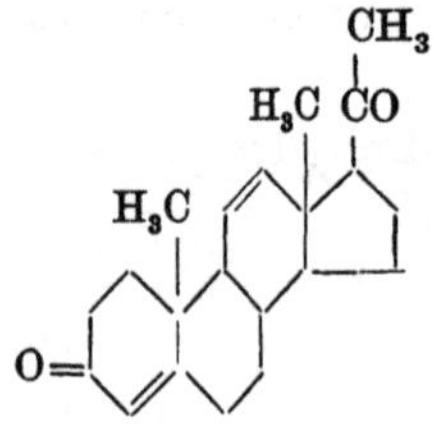

stark wirksam[1].

Neuerdings beobachteten M. J. ALLEN u. a.[2], daß 2-(4'-Amino-benzoyl)-2-(4'-amino-phenyl)-propan-dihydrobromid mit 100—600 mg an Kaninchen die Wirkung von 0,5 mg Progesteron entfaltet.

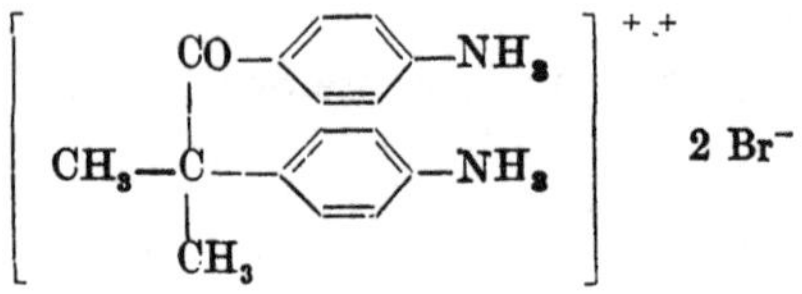

Hormone der Nebenniere.

Die Hormone der Nebenniere werden nach dem Ort ihrer Entstehung in Nebennierenrinden- und Nebennierenmark-Hormone unterschieden. In der Marksubstanz werden sympathomimetische Hormone, vor allem das *Adrenalin* und *Arterenol*, erzeugt (siehe Sympathomimetica), in der Rinde dagegen Hormone des Sterin-Typs. Während der Verlust des Markes keine nachweisbaren Störungen hervorruft, führt Ausfall der Hormone der Nebennierenrinde unter zunehmender Hinfälligkeit unaufhaltsam zum Tode. Beim Menschen entsteht als Folge einer Nebennieren-Insuffizienz das Krankheitsbild des Morbus Addison. Die primären Störungen sind wahrscheinlich im Kohlenhydrathaushalt und Mineralstoffwechsel zu suchen; der Blutzucker sinkt ab und der Organismus verliert mit dem Harn große Mengen seines lebenswichtigen Bestandes an Natriumionen. Die Folgen sind zunehmende Muskelschwäche, Bluteindickung und schließlich Versagen des Kreislaufs.

Die Bildung der Nebennieren-Hormone wird wie die der anderen Hormone durch die Hypophyse gelenkt. Es gelang in neuerer Zeit, aus Schweinehypophysen ein die Bildung und Absonderung von Cortison (s. unten) förderndes *Adrenocorticotropin (ACTH)* zu gewinnen, mit dem sich bei funktionstüchtigen Nebennieren die gleichen therapeutischen Erfolge, vor allem bei rheumatischen Erkrankungen, erzielen lassen wie durch direkte Cortisongaben.[3]

---

[1] HEGNER, R., u. TH. REICHSTEIN: Helv. chim. Acta **26**, 715 (1943).
[2] ALLEN, M. J., R. HERTZ u. W. W. TULLNER: Proc. Soc. exp. Biol. Med. **74**, 632 (1950).
[3] FOLKERS, K., u. a.: J. Amer. chem. Soc. **74**, 480 (1952).

Beim adrenocorticotropen Hormon dürfte es sich wahrscheinlich um ein Polypeptid aus 7—8 Aminosäuren handeln[1], so daß seine Synthese im Bereich der Möglichkeiten liegt[3].

SWINGLE und PFIFFNER[3] stellten zuerst therapeutisch brauchbare Extrakte der Nebennierenrinde her.

Die Wertbestimmung erfolgt durch Tierversuche. PFIFFNER und andere verwandten hierzu Hunde, während HARTMANN und POHLE Katzen benutzten. SCHULTZER verwandte Ratten. Die Austestung wird an den nebennierenlosen Tieren vorgenommen, wobei die Dosis bestimmt wird, die die Tiere am Leben erhält[4]. Der Test von I. W. R. EVERSE und P. DE FREMERY benutzt die Behebung der Muskelschwäche nebennierenloser Ratten[5].

Die Isolierung und Konstitutionsaufklärung der Nebennierenrinden-Hormone verdanken wir vor allem T. REICHSTEIN, E. C. KENDALL und O. WINTERSTEINER. Ihre Untersuchungen in den darauf folgenden Jahren führten zur Auffindung einer großen Anzahl von Verbindungen, über deren strukturelle Verwandtschaft die Tabelle S. 500 u. 501 einen Überblick gibt[6].

Lange Zeit glaubte man, daß Desoxy-corticosteron (X) das eigentlich wirksame Hormon sei und man mit seiner Hilfe sämtliche Ausfallserscheinungen im Testversuch beheben könne[7]. Tatsächlich aber übt Desoxy-corticosteron auf den Kohlenhydrat-Stoffwechsel nur einen geringen Einfluß aus, wofür das Fehlen der Sauerstoff-Funktion in 11-Stellung verantwortlich sein dürfte. Man muß daher annehmen, daß sowohl Corticosteron (VII) als auch Desoxy-corticosteron physiologisch wichtig sind. Daneben hat in neuerer Zeit das als *Cortison* bezeichnete $17(\alpha)$-Oxy-11-dehydro-corticosteron [Δ^1-Pregnen-diol-[$17(\alpha)$, 21]-trion-(3,11,20)] (I) Bedeutung zur Behandlung rheumatischer Erkrankungen erlangt.

Das Desoxy-corticosteron wird nach WESTPHAL im Organismus zunächst in Corticosteron und über Phosphoradditions-Verbindungen in Pregnandiol umgewandelt.

Neben dem Desoxy-corticosteron kommt Progesteron (XI) in der Nebennierenrinde vor, das Cortin-Wirkungen zeigt. Das Desoxy-corticosteron hat auch progestive Eigenschaften[8] und zwar etwa $1/10$ der Wirkung des Progesterons, das gleichfalls als Pregnandiol ausgeschieden wird.

Weitere Abbauprodukte des Desoxy-corticosterons und des Progesterons sind das *allo*-Pregnanol-(3)-on(20) (XXI), das Pregnan-diol-(3,17)-on-(20) (XIX) und andere[9].

Unter den sechs wirksamen Hormonen waren Corticosteron und 11-Desoxycorticosteron im Überlebens-Testversuch an nebennierenlosen Tieren am stärksten physiologisch aktiv, wobei das Desoxy-corticosteron etwa 6 mal intensiver wirkt als Corticosteron.

Nach Untersuchungen von M. STEIGER und T. REICHSTEIN wirkt das Corticosteron im Rattentest mit 0,8 mg je Ratten-Einheit. Substanz V hat mit 1,5 mg die Wirkung einer Ratten-Einheit, ebenso auch Cortison[10].

---

[1] BRINK, N. G., M. A. MEISINGER u. K. FOLKERS: J. Amer. chem. Soc. 72, 1040 (1950).
[2] Vgl. K. H. PFEFFER u. H. J. STAUDINGER: Angew. Chem. 63, 321 (1951).
[3] SWINGLE, W. W., u. J. PFIFFNER: J. Amer. chem. Soc. 69, 180 (1931).
[4] PFIFFNER, J., u. a.: J. biol. Chemistry 104, 701 (1934); F. A. HARTMANN, u. W. D. POHLE: Endrocrinolog. 20, 795 (1936); J. P. SCHULTZER: J. physiol. 87, 222 (1936).
[5] EVERSE, I. W. R., u. P. DE FREMERY: Acta brevia neerl. Physiol., Pharmacol., Microbiol. E. A. 2, 152 (1932).
[6] Vgl. M. MIESCHER: Angew. Chem. 51, 551 (1938); E. VINCKE: Darstellung von Hormonpräparaten. Leipzig: Verlag S. Hirzel 1945.
[7] WESTPHAL, U.: Hoppe-Seylers Z. physiol. Chem. 273, 13 (1942).
[8] HOHLWEG, W.: Zbl. Gynäkol. 63, 1143 (1939).
[9] Siehe auch R. E. MARKER: J. Amer. chem. Soc. 60, 1725 (1938).
[10] STEIGER, M., u. T. REICHSTEIN: Helv. chim. Acta 21, 171 (1938).

Übersicht über die in der Nebenniere

(w)

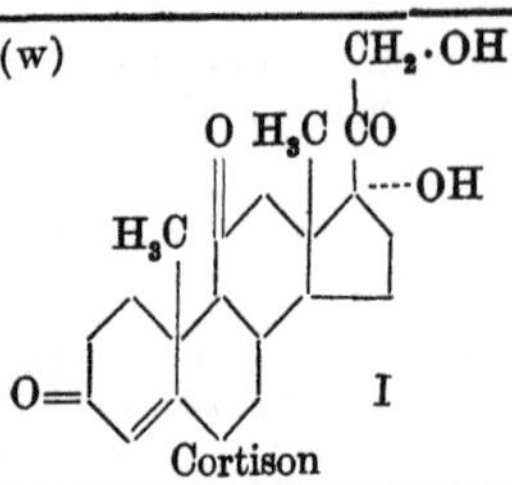

I

Cortison

(u)

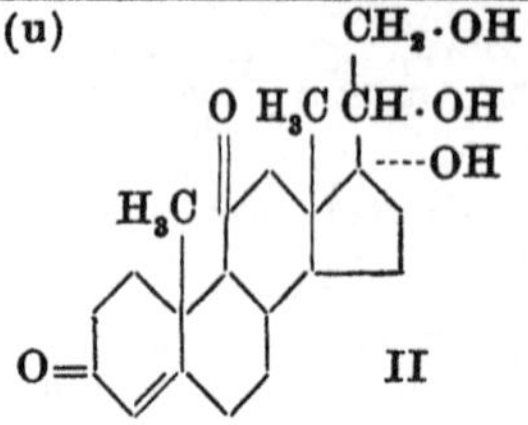

II

(w)

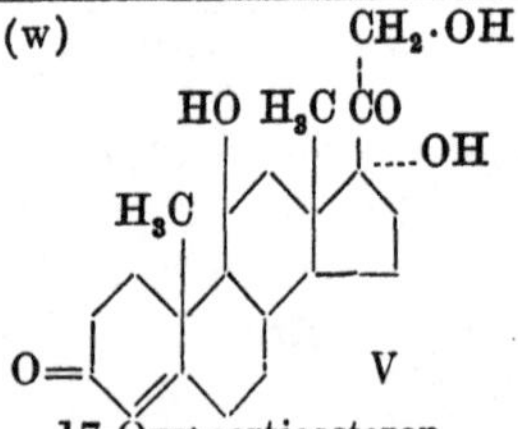

V

17-Oxy-corticosteron

(u)

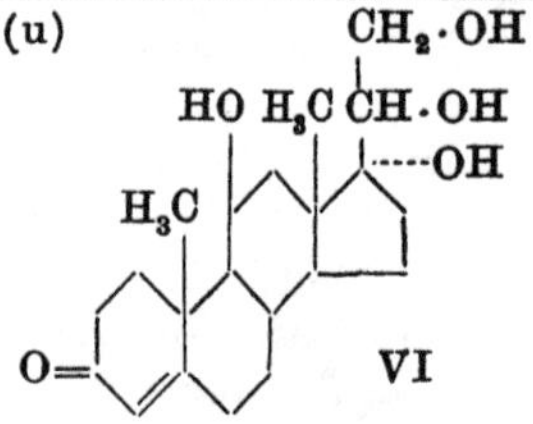

VI

(w)

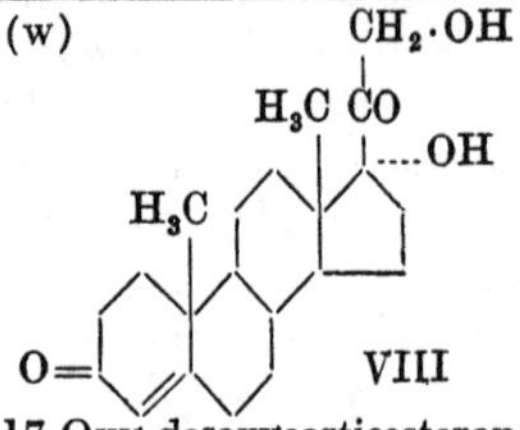

VIII

17-Oxy-desoxycorticosteron

(u)

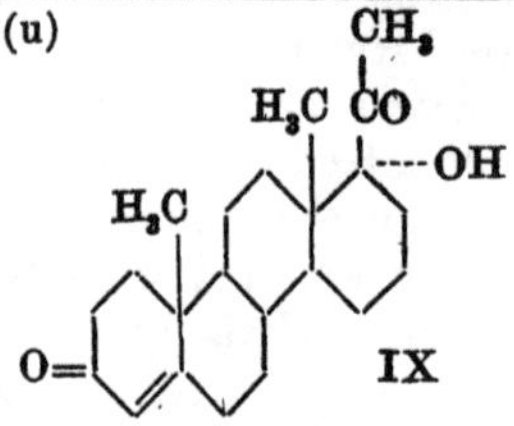

IX

(u)

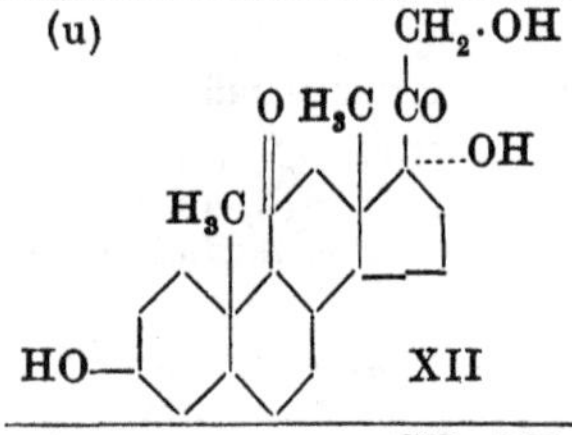

XII

(u)

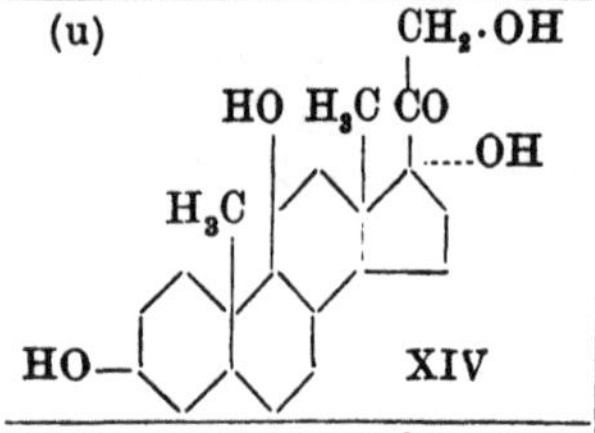

XIV

(u)

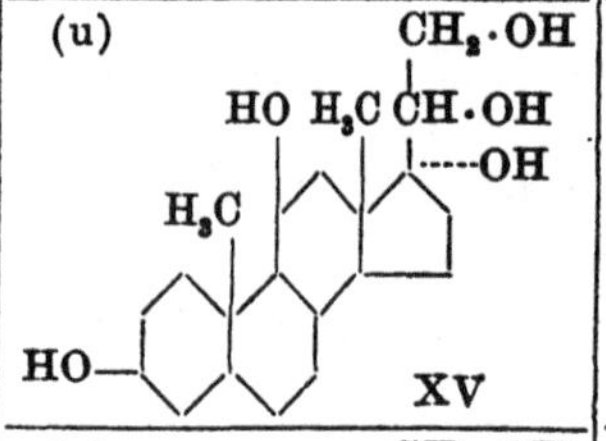

XV

(u)

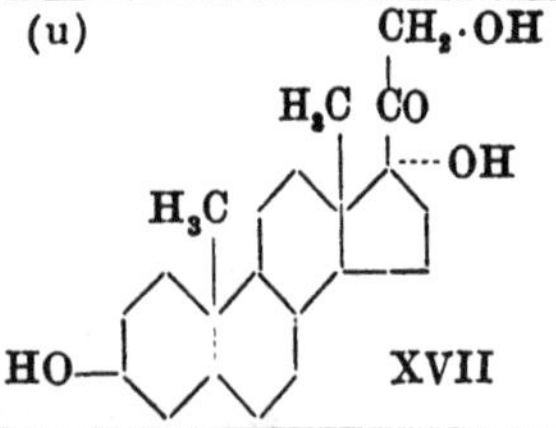

XVII

(u)

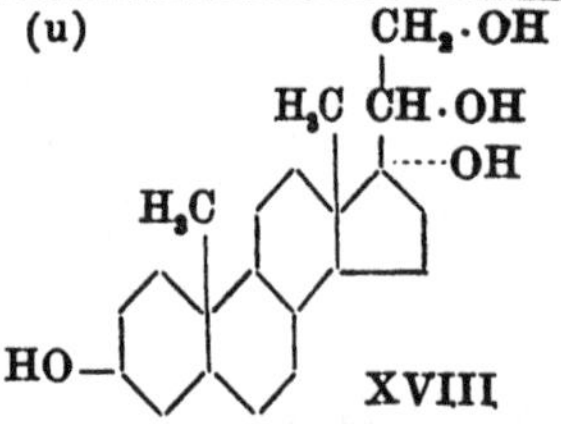

XVIII

(u)

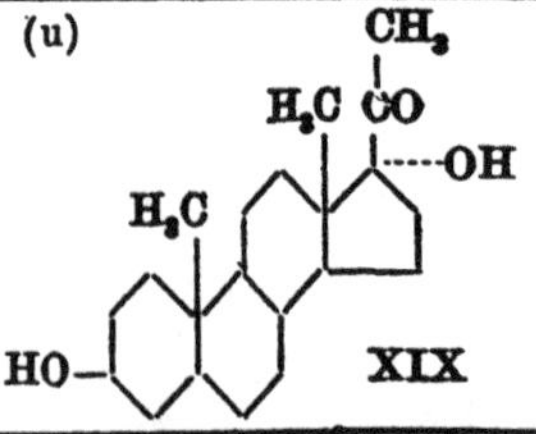

XIX

(w) = wirksam
(u) = unwirksam

Bezeichnung:	I	II	III	IV	V	VI	VII
nach Reichstein	Fa	U		T	M	E	H
nach Wintersteiner	E						
nach Kendall	E		A		F		B

vorkommenden Pregnan-Derivate

(w) III 11-Dehydro-corticosteron

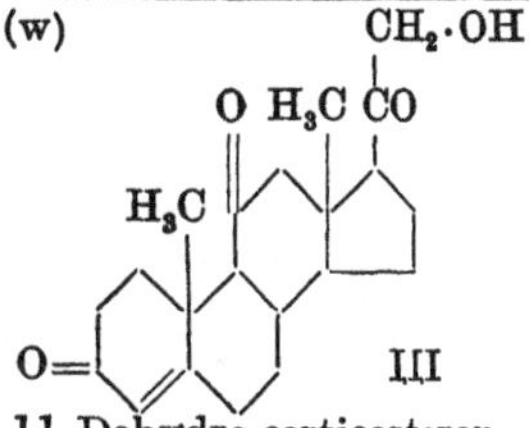

(u) IV

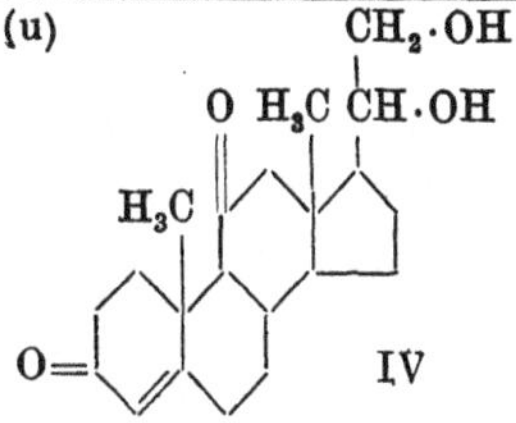

(w) VII Corticosteron

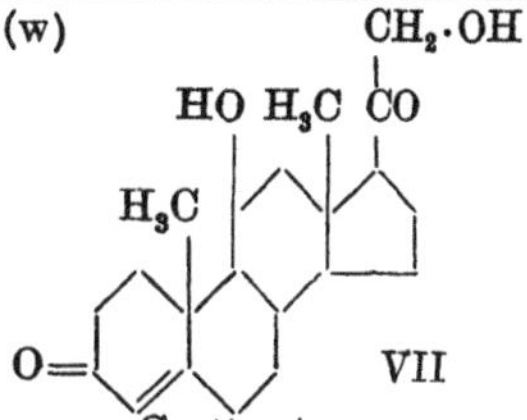

(w) X Desoxy-corticosteron

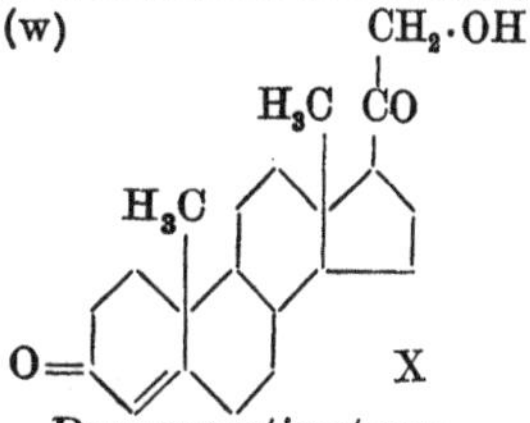

(u) XI Progesteron

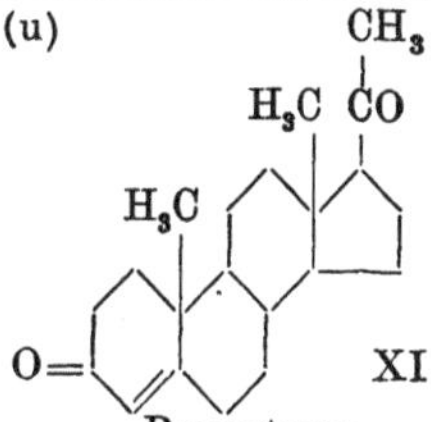

(u) XIII

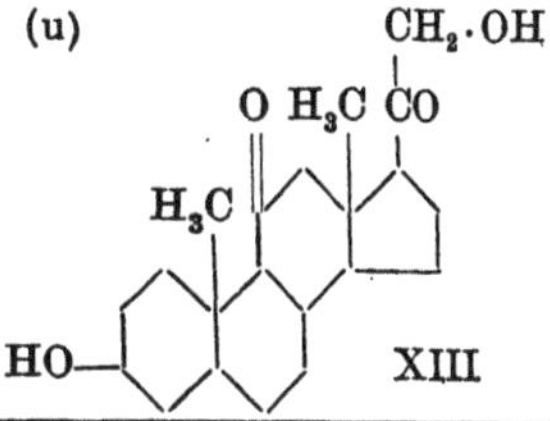

(u) XVI

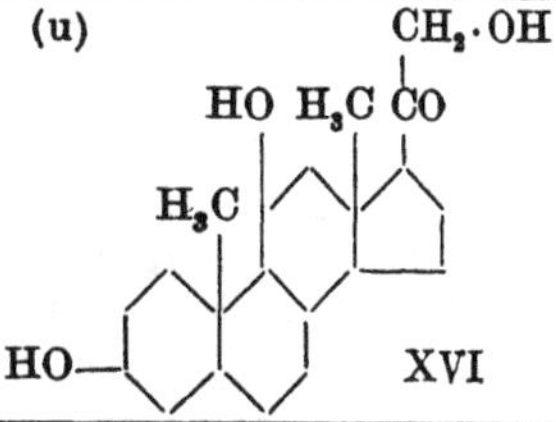

(u) XX

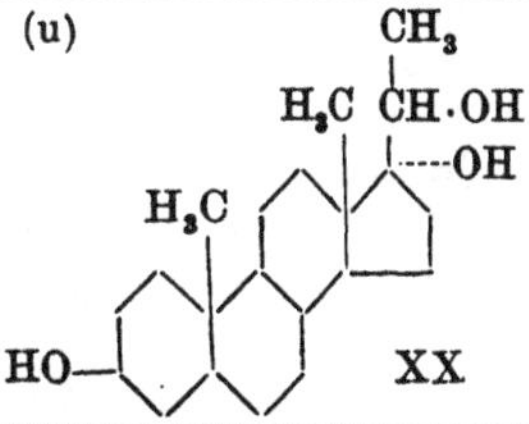

(u) XXI

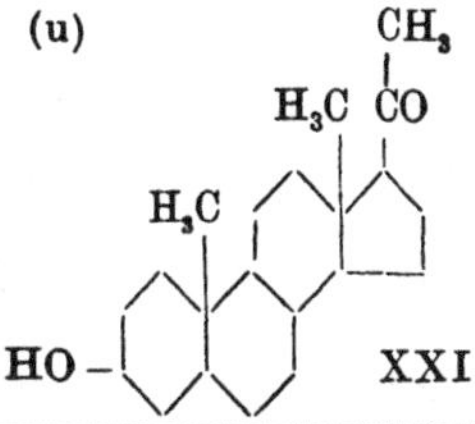

VIII	IX	X	XI	XII	XIII	XIV	XV	XVI	XVII	XVIII	XIX	XX	XXI	XXII	XIVa	XXa
S	Q			D	N	V	A	R	P	K	L	O		G	C	J
				B(?)		D	A				G(?)					
				G		C	D									

Corticosteron.

Die Annahme REICHSTEINS, daß das Corticosteron ein Pregnan-Derivat sei, fand ihre Bestätigung durch seine Überführung in Allopregnan.

Hierzu wurde Corticosteron mit Wasserstoff am Platinkontakt zunächst zum Tetrol hydriert. Mit HJO_4 konnte es zum Aldehyd oxydiert werden, der mit Methylmagnesiumbromid zum Triol umgesetzt wurde. Dieses ergab mit Chromsäure ein Triketon, das nach CLEMMENSEN zum Allopregnan reduziert wurde[1]:

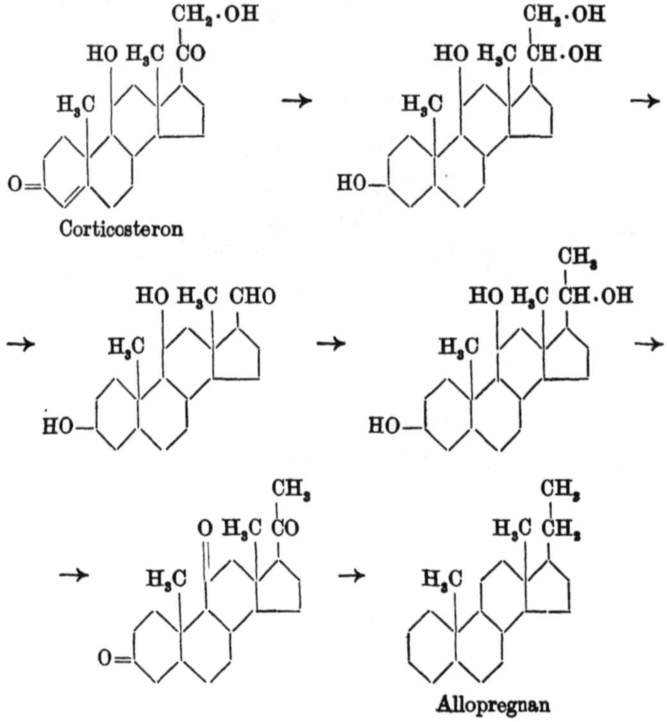

Die Teilsynthese des Corticosterons gelang H. v. EUW, A. LARDON und T. REICHSTEIN[2]. Pregnandiol-[3(β),11(α)]-on-(20) wird mit Bleitetraacetat in besonders gereinigtem Eisessig, der keine Spur Anhydrid enthält, in Pregnantriol-[3(β),11(α),20]-on-mono-acetat-(21) überführt und durch partielle Oxydation die 3-Oxy-Gruppe in die Carbonyl-Gruppe umgewandelt. Die Oxydation gelingt mit Aluminiumphenolat und Aceton nach OPPENAUER. Durch Bromierung und anschließende Bromwasserstoff-Abspaltung erhält man Corticosteronacetat.

Nach T. REICHSTEIN[3] sind die Ester des Corticosterons ebenso wirksam wie Corticosteron selbst, während von anderer Seite dem Propion-, Butter- und Capronsäureester verstärkte Aktivität zugesprochen wurde. Ebenso wie bei den Sexualhormonen soll die Wirkung bei Veresterung mit längerkettigen Fettsäuren, wie Palmitin- und Ölsäure, wieder abnehmen[4].

Ester des Corticosterons, z. B. den Essigsäureester, erhält man durch Ein-

---

[1] REICHSTEIN, T., u. M. STEIGER: Helv. chim. Acta 21, 161 (1938).
[2] v. EUW, H., A. LARDON u. T. REICHSTEIN: Helv. chim. Acta 21, 161 (1938).
[3] REICHSTEIN, T.: Ergebn. Vitamin- u. Hormonforsch. I, 363 (1938). Stuttgart: Wissenschaftl. Verlagsg.
[4] KUIZENGAU, M. H., u. G. F. GARTLAND: Endocrinology 27, 647 (1940).

wirkung von Essigsäureanhydrid in Gegenwart von Pyridin. Auch kann die Veresterung mit Säurechloriden vorgenommen werden[1].

Die Darstellung von Corticosteron und Dehydrocorticosteron sowie deren Estern wird im Oestr.P. 167861 geschützt.

Desoxycorticosteron.

Nach T. REICHSTEIN[2] wird Δ^5-3-Acetoxy-ätiocholensäure mit Thionylchlorid in absol. Benzol in das Säurechlorid überführt, dieses in absol. Äther mit Diazomethan-Lösung versetzt und die Diazo-Verbindung zur Kristallisation eingedampft. Das erhaltene Δ^5-3-Acetoxy-21-diazopregnen-20-on verseift man mit methylalkoholischer KOH und erwärmt in Eisessig bis zur Beendigung der Stickstoffabspaltung. Man erhält unter Radikalwanderung das Δ^5-3-Oxy-21-acetoxy-pregnen-20-on. Dieses wird mit Chromsäure unter Schutz der Doppelbindung in Eisessig oxydiert, worauf man nach Verseifung das reine Desoxycorticosteron in einer Gesamtausbeute von etwa 10% erhält:

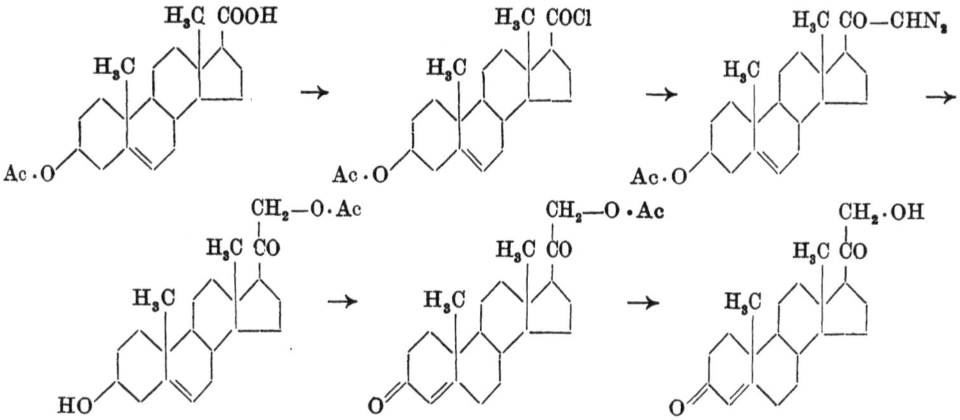

Nach dem Schwz.P. 245993[3] kann auch das Diazoketon zuerst in 3-Stellung hydrolysiert und oxydiert werden. In ähnlicher Weise wird auch die Darstellung des Corticosterons beschrieben[4].

Wird das Diazoketon mit Methanol erhitzt, so bildet sich nicht der zu erwartende Ester, sondern es entsteht sofort das 21-Methoxy-keton[5].

Desoxycorticosteron-acetat erhielten A.L.WILDS und C.H.SHUNK aus der 3-Keto-Δ^4-ätiocholensäure. Diese wurde in Form ihres Natriumsalzes mit Oxalylchlorid zum Säurechlorid umgesetzt, das über das Diazoketon durch Eintragen des letzteren in siedende Essigsäure in die gesuchte Verbindung überführt wurde[6].

DIMROTH und SCHWEIZER oxydierten Acetyl-pregnenolon mit Bleitetraacetat:

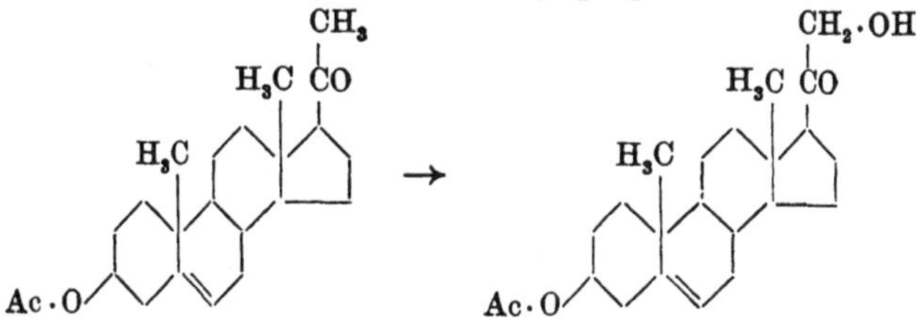

[1] REICHSTEIN, T.: Helv. chim. Acta 20, 953 (1937).
[2] STEIGER, M., u. T. REICHSTEIN: Helv. chim. Acta 20, 1040 u. 1164 (1937); vgl. FP. 856659. — [3] Zus. zu Schwz.P. 244341.
[4] Schwz.P. 254994, Zus. zu Schwz.P. 244341.
[5] CASANOVA, R., u. T. REICHSTEIN: Helv. chim. Acta 33, 417 (1950).
[6] WILDS, A. L., u. C. H. SHUNK: J. Amer. chem. Soc. 70, 2427 (1948).

Jedoch verlief die Reaktion nicht einheitlich. Bessere Ergebnisse lieferte die Oxydation des Progesterons mit Bleitetraacetat, die zum Acetat des Desoxycorticosterons führt.

Progesteron und Bleitetraacetat werden mit Eisessig auf 75—85° 7 Std. erhitzt, bis die Lösung hellgelb wird. Nach Zugabe von Wasser wird aufgearbeitet, wobei man aus 470 mg Progesteron 470 mg Desoxy-corticosteron erhalten soll. Statt Bleitetraacetat lassen sich auch andere Säure-Derivate des vierwertigen Bleis verwenden, so Bleitetrabenzoat und Bleitetrabutyrat[1]. REICHSTEIN[2] erhielt bei Nacharbeitung dieses Verfahrens jedoch nur in geringen Mengen Desoxy-corticosteronacetat.

Nach dem AP. 2229813 gewinnt man Δ^4-21-Oxy-pregnendion-(3,20) aus dem Δ^5-3,17-Dioxy-21-oxo-pregnen. Dieses wird mit Selendioxyd behandelt, wobei man ein Gemisch von Δ^5-3,4,17,20,21-Pentoxy-pregnen und Δ^4-3,6,17,20,21-Pentoxy-pregnen erhält. Wird das Gemisch mit wasserabspaltenden Mitteln behandelt, z. B. mit konz. Salzsäure in Alkohol oder mit Kalium-bisulfat, so erhält man Desoxy-corticosteron:

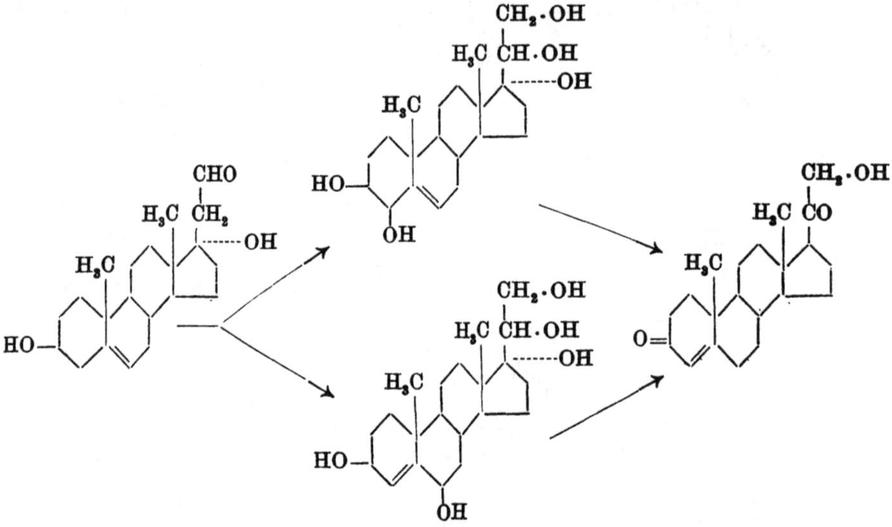

Glucoside des Desoxy-corticosterons wurden von K. MIESCHER u. a. hergestellt. Die Wasserlöslichkeit der Verbindungen ist bei erhöhter Wirksamkeit gut. Mit 0,25 mg der β-Glucosid-Verbindung konnte im Rattentest das Leben der Versuchstiere erhalten werden[3].

Die übersättigte Lösung des β-Glucosids des Desoxycorticosterons in einer 10%ig. Acetamid-Lösung ist beständig. Wird der Acetamid-Zusatz erhöht, so wird die Verträglichkeit des Präparates beeinträchtigt[4].

Die Glucoside des Desoxycorticosterons erhält man nach dem Cand.P. 463675 durch Kondensation von Acetobromhexose mit Desoxycorticosteron bei Gegenwart von Silbercarbonat, wobei das Reaktionswasser durch azeotrope Destillation entfernt wird[5].

Desoxy-corticosteron-ester werden im Schwz.P. 204234 beschrieben. So erhält man den Acetylester durch Stehenlassen von Essigsäureanhydrid und Desoxy-corticosteron in Pyridin.

---

[1] EPP. 502474 u. 524006.
[2] REICHSTEIN, T.: Helv. chim. Acta 22, 1212 (1939).
[3] MIESCHER, K., W. H. FISCHER u. CH. MEYSTRE: Helv. chim. Acta 25, 40 (1942); ferner Schwed.P. 97167; EP. 525307.
[4] EP. 602078. — [5] Vgl. EP. 584062.

Den Desoxycorticosteron-trimethylessigsäureester untersuchten K. MIESCHER und andere[1]. Sie fanden gegenüber dem Acetat eine doppelt so lang anhaltende Wirkung. Jedoch lag der Schwellenwert mit 50 γ niedriger als beim Acetat und Benzoat.

Das Desoxy-corticosteronacetat ist unter dem Namen *Percorten* bekannt.

Dehydro-corticosteron.

Wird das Corticosteronacetat mit Chromsäure oxydiert, so erhält man in der Kälte nach REICHSTEIN Dehydro-corticosteron[2]:

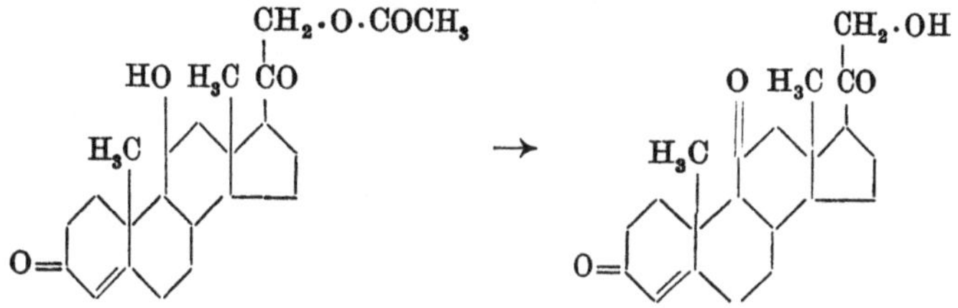

Eine weitere Partial-Synthese des Dehydro-corticosterons wurde von L.H. SARETT beschrieben: Ein Gemisch von $\Delta^{17,20}$- und $\Delta^{20,21}$-3-Acetoxy-11-keto-pregnen wurde verseift und durch Oxydation mit Chromsäure das Keton erhalten. Wurde dieses mit Osmiumtetroxyd oxydiert, so erhielt man ein Gemisch von Pregnandioldionen, die bei Veresterung mit Bernsteinsäureanhydrid eine neutrale und eine saure Fraktion liefern. Aus der letzteren entstand bei Verseifung ein Gemisch von Isomeren des Pregnandiol-(20,21)-dion-(3-11), das sich durch Chromatographie trennen läßt. Durch Bromierung des Acetats und anschließendes Kochen mit Pyridin erhielt SARETT das Δ^4-Pregnen-diol-(20,21)-dion-(3,11)-diacetat, daraus nach Verseifung und partieller Acetylierung in allerdings schlechter Ausbeute Δ^4-Pregnen-diol-(20,21)-dion-(3,11)-acetat-(21). Durch Chromsäureoxydation konnte hieraus Dehydro-corticosteron-acetat gewonnen werden[3]:

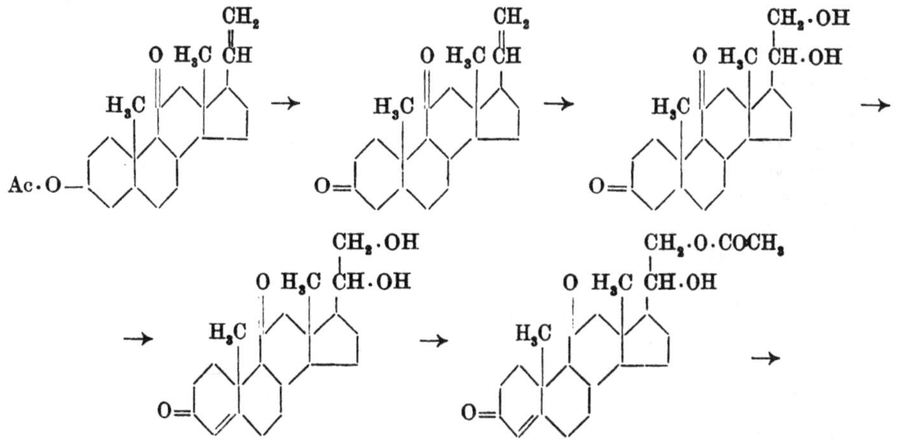

---

[1] MIESCHER, K., u. a.: Helv. chim. Acta **34**, 354 (1951).
[2] REICHSTEIN, T.: Helv. chim. Acta **20**, 953 (1937).
[3] SARETT, L. H.: J. Amer. chem. Soc. **68**, 2478 (1946).

Dehydro-corticosteron-
acetat

A. LARDON und T. REICHSTEIN [1] veresterten 3(β)-Oxy-11-keto-ätiocholansäure (nebenst.), chlorierten mit $SOCl_2$ zum Säurechlorid und überführten dieses mit Diazomethan in das 21-Diazo-pregnan-ol-[3(β)]-dion-(11,20), das ohne Isolierung sofort mit kalter Kalilauge zum Oxy-Diazoketon verseift wurde. In rohem Zustand mit Eisessig erwärmt, erhält man daraus Pregnan-diol-[3(β),21]-dion-(11,20)-monoacetat-(21), das durch chromatographische Adsorption gereinigt wird. Schließlich wird mit Chromsäure oxydiert, bromiert und durch Behandlung mit Pyridin Dehydro-corticosteron-acetat erhalten [2].

Cortison.

Wie bereits erwähnt, erlangte das 17(α)-Oxy-11-dehydro-corticosteron unter dem Namen *Cortison* größere Bedeutung als wirksames Mittel gegen *Arthritis rheumatica*. Nach einer Anfangsdosis von 300 mg wird es in Gaben von 75 bis 100 mg pro Tag verabreicht. Die Symptome der Erkrankung verschwinden rasch, jedoch ist die Heilung nicht von Dauer [3].

Zur Cortison-Synthese ging H. L. SARETT [4] von der Desoxycholsäure aus, die aus Ochsengalle bzw. aus 3,7,12-Trioxy-cholansäure gewonnen werden kann. Sie wird zunächst in die 3-Oxy-11-keto-bisnor-cholansäure überführt und diese nach Acylierung durch CURTIUSschen Abbau in das Amin umgewandelt. Die hierzu notwendigen Reaktionen verlaufen analog den bei den Progesteron-Synthesen angegebenen Stufen. Die NH_2-Gruppe wird zur Hydroxyl-Gruppe umgewandelt, wobei unter intramolekularer Wasserabspaltung außerdem die $\varDelta^{17,20}$- und $\varDelta^{20,21}$-ungesättigten Verbindungen entstehen.

Dabei kann die Ausbeute an $\varDelta^{17,20}$-ungesättigter Verbindung durch Behandlung der 20-Oxy-Verbindung mit einem aromatischen Sulfonylhalogenid und anschließende Behandlung mit einer die Sulfonsäure abspaltenden Verbindung erhöht werden.

Das gesamte Gemisch wird ozonisiert und zersetzt. Hierbei erhält man neben 3-Acetoxy-11-keto-17-formyl-androstan, das durch Oxydation in die 11-Keto-ätiocholansäure überführt werden kann, das 3-Acetoxy-11,17-diketo-androstan. Letzteres wird nach Verseifung mit Acetylen umgesetzt und das erhaltene 3,17-Dioxy-11-keto-17-äthinyl-androstan nach Hydrierung zur Äthenyl-Verbindung durch HCl-Anlagerung und Abspaltung von Wasser in das in 21-Stellung chlorierte ungesättigte Produkt überführt. Nach Umesterung verseift man, oxydiert die Hydroxyl-Gruppe in 3-Stellung zur Keto-Gruppe und erhält mit Osmiumtetroxyd unter Aufhebung der Doppelbindung das 3,11-Diketo-pregnan-triol (17(α),20,21). Nach Acylierung wird durch Bromierung und anschließende Abspaltung von Bromwasserstoff in üblicher Weise die $\varDelta^4$-Doppelbindung aufgerichtet, worauf nach Hydrolyse und partieller Veresterung der 21-Monoester oxydiert wird. Durch darauf folgende Hydrolyse erhält man Cortison:

---

[1] LARDON, A., u. T. REICHSTEIN: Helv. chim. Acta **17**, 749 (1934).
[2] Siehe auch DRP 737 539.
[3] KENDALL, E. C., u. a.: J. Amer. med. Assoc. **144**, 1327 (1950).
[4] SARETT, H. L.: J. biol. Chemistry **162**, 601 (1941); J. Amer. chem. Soc. **70**, 1454 (1948); eine neuere Synthese beschreiben T. F. GALLAGHER u. a.: J. Amer. chem. Soc. **74**, 483 (1952).

Hormone der Nebenniere.

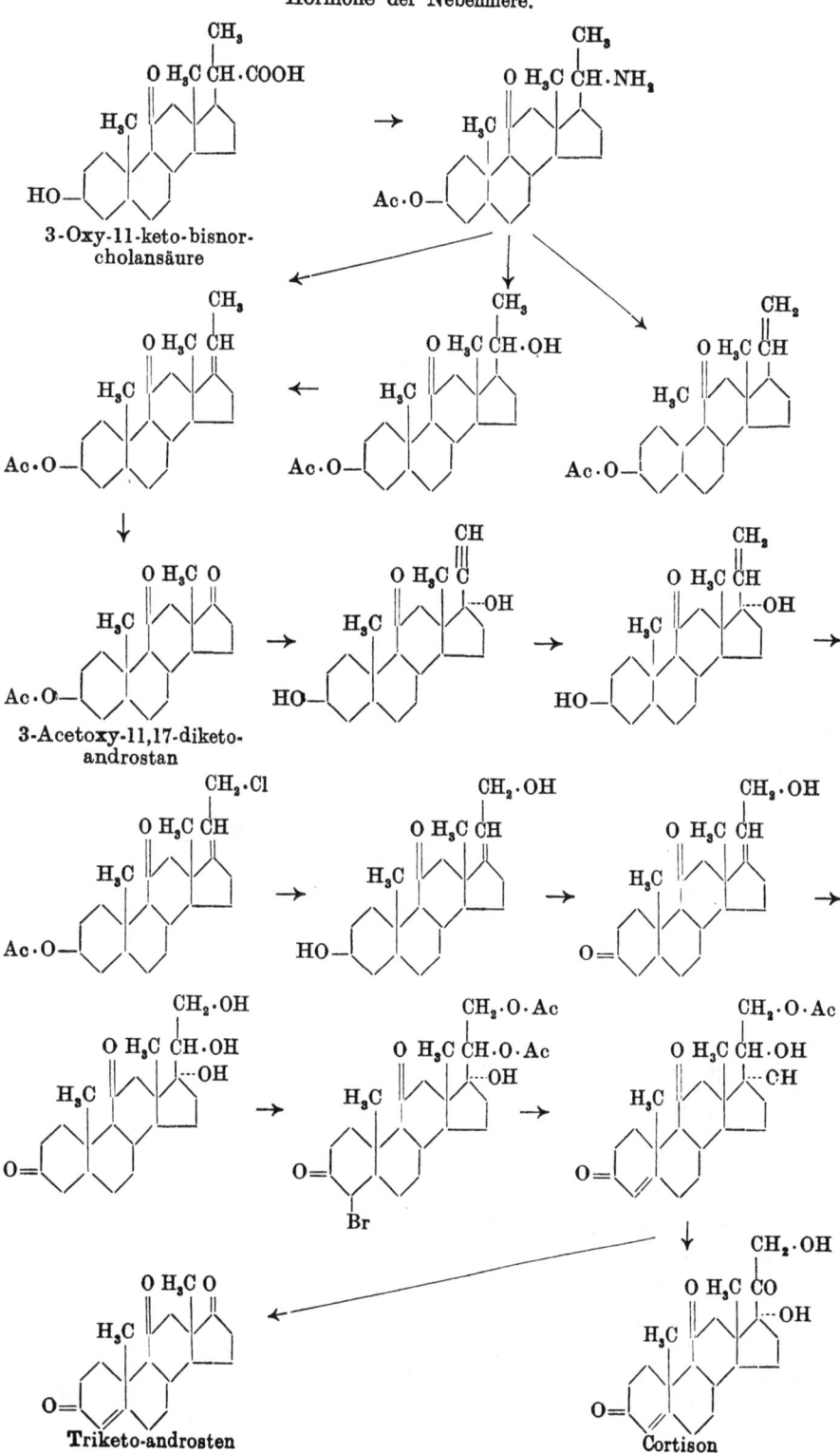

Als Nebenprodukt entsteht bei der Oxydation das Triketo-androsten[1].

Durch partielle Acetylierung des $\Delta^{17,20}$-Cyan-pregnan-3,21-diol-11-on erhielt L.H. SARETT das 21-Monoacetat, das mit Osmiumtetroxyd leicht den Osmiumsäureester bildet. Aus der nach Oxydation der Hydroxyl-Gruppe in 3-Stellung entstehenden Verbindung wird durch Hydrolyse sofort das Pregnan-17(α),21-diol-3,11,20-trion-acetat erhalten[2]:

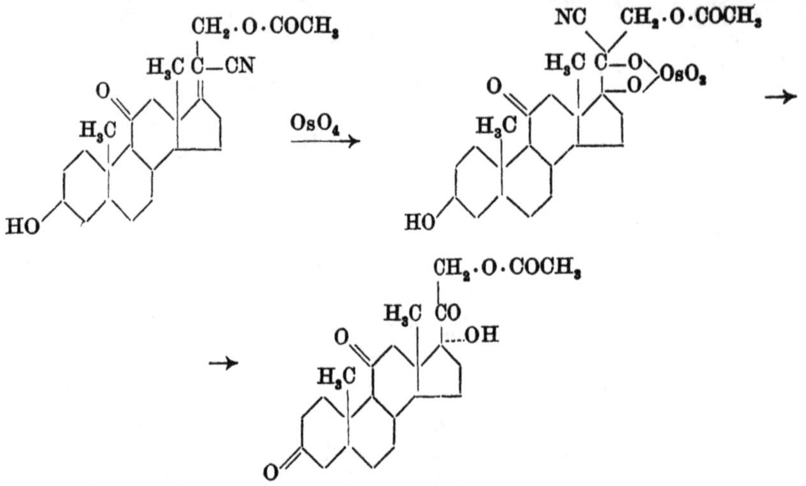

Auch durch Synthese aus bestimmten Sapogeninen konnte Cortison erhalten werden. Hier ist Osmiumtetroxyd nicht erforderlich, so daß die Synthese sich billiger gestalten dürfte. Als Saponine kommen Stoffe mit einer Hydroxyl- bzw. Carbonyl-Gruppe in 11- oder 12-Stellung in Frage, so z.B. das Sarmentogenin, das Saponin von *Strophanthus sarmentosus*.

R.E.MARKER[3] schlägt Botogenin und Neobotogenin als Ausgangssubstanzen vor.

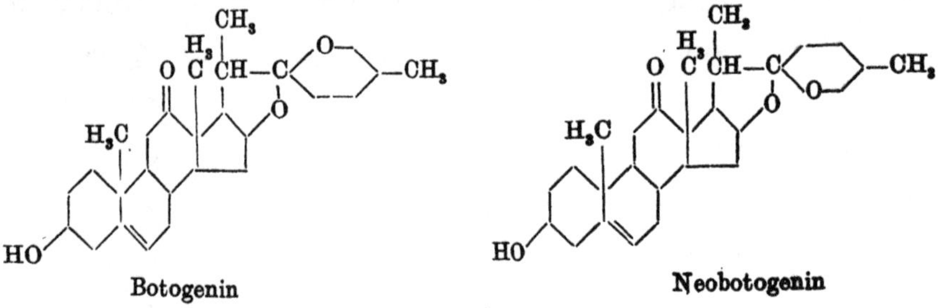

Botogenin   Neobotogenin

Beide lassen sich durch Behandlung mit CrO_3 und anschließende Druckhydrierung über das 16-Dehydro-pregnenol-dionacetat in das Pregnenol-(3)-dion-(12,20) überführen, das weiter verarbeitet wird.

Die Einführung einer 11-ständigen Hydroxyl-Gruppe gelang D.A.McGINTY und anderen[4]. Sie behandelten 11-Desoxy-17-oxy-corticosteron (Verbindung VIII, Tabelle S. 500) bei 37° mit Sauerstoff in Gegenwart von Rindernebennieren-Homogenisat, wodurch sie 17-Oxy-corticosteron (Verbindung V, Tabelle S. 500) erhielten.

Die vorzügliche Wirkung, aber schwere Zugänglichkeit des Cortisons regte zur Prüfung ähnlicher Verbindungen gegen rheumatische Erkrankungen an. Hierbei zeigte sich, daß auch das von BUTENANDT und FERNHOLZ dargestellte Preg-

---

[1] FP. 942260; vgl. FPP. 944355, 944356.
[2] SARETT, L. H.: J. Amer. chem. Soc. **71**, 2443 (1949).
[3] MARKER, R. E.: J. Amer. chem. Soc. **71**, 2656 (1949).
[4] McGINTY, D. A., u. a.: Science (New York) **112**, 506 (1950); die fermentative Oxydation kann auch mit Pilzen der Ordnung *Mucorales* vorgenommen werden; vgl. D. H. PETERSON u. H. C. MURRAY: J. Amer. chem. Soc. **74**, 187 (1952).

nen-(5)-ol-(3)-on-(20) (I) und das von REICHSTEIN gewonnene 21-Acetoxypregnen-(5)-ol-(3)-on-(20) (II) bei rheumatischen Erkrankungen wirksam sind (s. S. 496).

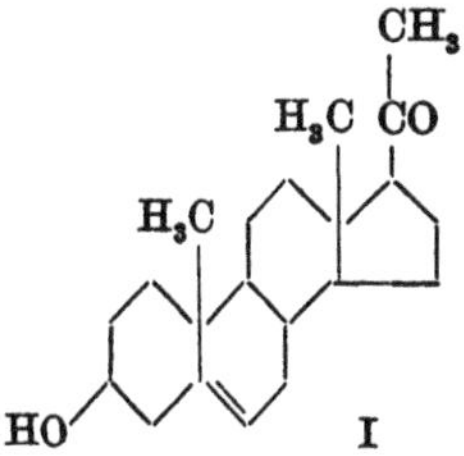

I 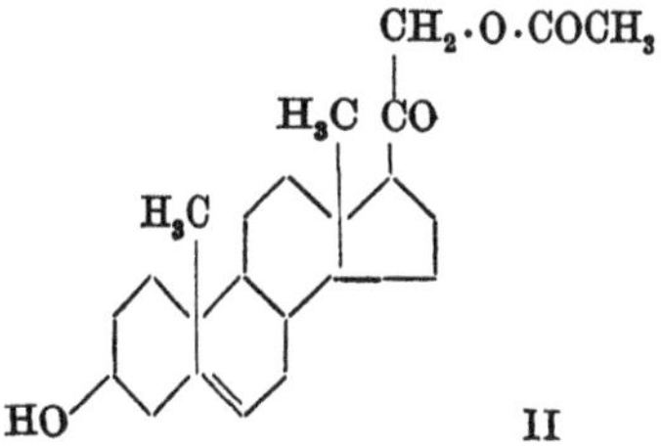   II Artison

Acetoxy-pregnenolon wurde in Amerika unter der Bezeichnung *Artison* in den Handel gebracht. Es bewährte sich gegen Rheumatismus in fast 100% aller Krankheitsfälle.

T. D. SPIES und R. E. STONE prüften als cortison-ähnliche Sterine auch Pregnen-(4)-triol-(17,20,21)-on-(3)-diacetat, Desoxy-corticosteron-acetat und Ergostanyl-acetat und fanden geringen therapeutischen Effekt.

Erfolge bei rheumatischen Erkrankungen sollen auch durch gleichzeitige Gaben von Ascorbinsäure und Desoxy-corticosteron und durch Verwendung von Glucuronsäurelacton erzielt worden sein. Letzteres soll auch Ischias beeinflussen. Jedoch ist diese Behandlung sehr umstritten.

Konstitution und Wirkung bei Corticosteron-Derivaten.

Außer den bisher erwähnten Verbindungen wurden andere wirksame Pregnan-Derivate gewonnen. Das Δ^4-Pregnen-3,20-dion-6(α)-ol-acetat

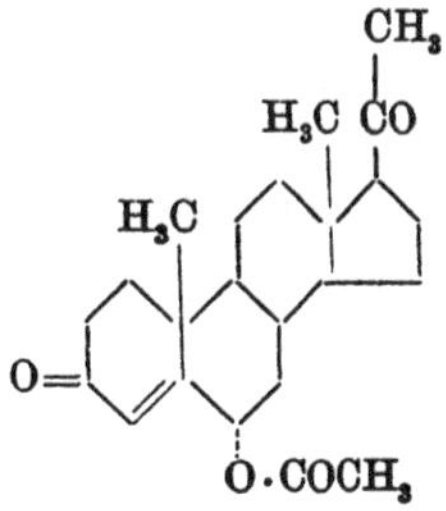

ist mit 2 mg nur schwach aktiv[1], noch schwächer wirksam waren Verbindungen, die eine Hydroxyl-Gruppe in anderer Stellung des Ringskeletts trugen. Eine Ausnahme bildet hier die gut wirksame 17(α)-Oxy-Verbindung des Corticosterons. Dagegen ist das 17-Oxy-progesteron, dem also die Hydroxyl-Gruppe in 21-Stellung fehlt, mit 0,25 mg im Rattenversuch ohne therapeutischen Effekt[2].

Schwach aktiv sind ferner das Δ^4-Pregnen-3,21-diol-20-on-21-monoacetat

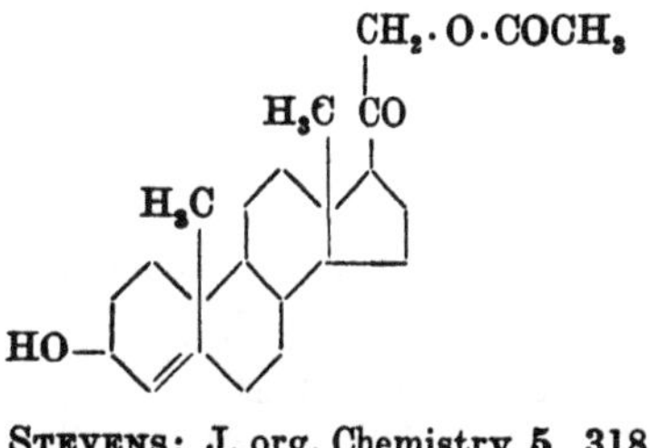

---
[1] EHRENSTEIN, M., u. TH. STEVENS: J. org. Chemistry **5**, 318 (1940).
[2] PFIFFNER, J. J., u. H. B. NORTH: J. biol. Chemistry **139**, 855 (1941).

und das Δ^4-Pregnen-triol-(17,20,21)-on-(3).

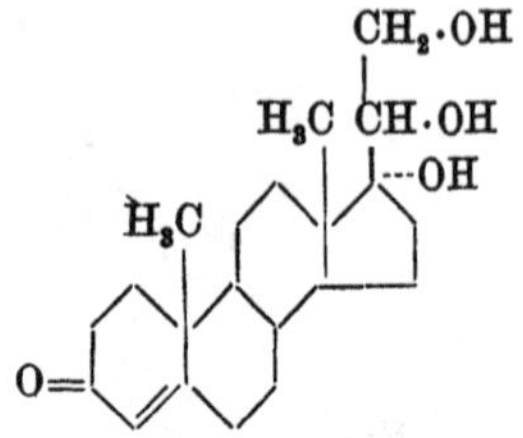

Während das letztere $^1/_{10}$ der Wirksamkeit des Desoxy-corticosterons aufweist, übt das erstere mit 5 mg noch keinen Einfluß im Lebenserhaltungstest aus[1].

H. SELYE[2] untersuchte das Δ^5-3-Oxy-21-acetoxy-pregnen-20-on und das Δ^5-3-Oxy-pregnen-20-on. Beide besitzen corticoide Eigenschaften. Die 3-Keto-Gruppe ist daher nicht erforderlich und kann vielmehr gegen eine Hydroxyl-Gruppe ausgetauscht werden.

Wirksam ist auch das Δ^4-Pregnentriol-(17(α),20,21)

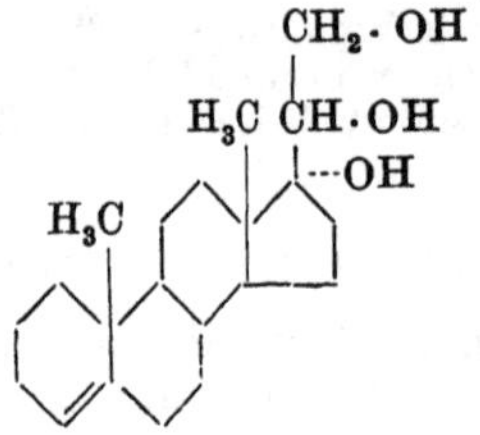

REICHSTEIN stellte das Δ^6-Pregnen-3,20-dion-21-olacetat her, das aus dem entsprechenden Oxy-aldehyd durch Umlagerung mit Hilfe tert. Basen, Kaliumcarbonat oder mit Säuren oder Wasser gewonnen wird[3]:

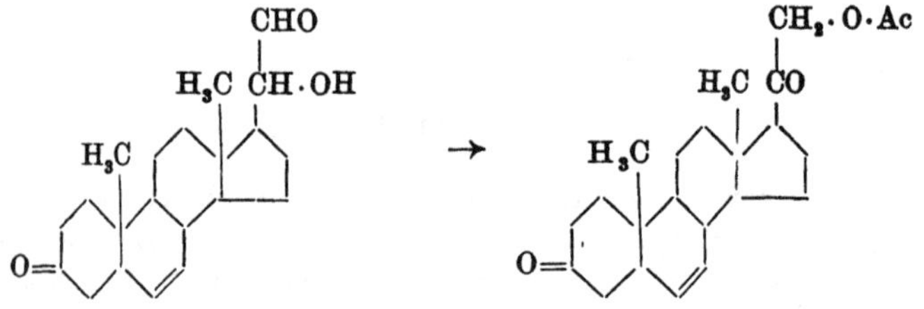

Da die Verbindung stark wirksam ist, tritt durch Verschiebung der Doppelbindung vom C 4 nach C 6 eine wesentliche Abschwächung der Aktivität nicht ein[4].

Das von C. W. SHOPPE und T. REICHSTEIN[5] durch Erhitzen von Corticosteronacetat mit konz. Salzsäure und Eisessig gewonnene $\Delta^{9,11}$-Anhydro-corticosteron-acetat

---

[1] ENGLE, D. J.: Proc. Soc. exp. Biol. Med. 44, 450 (1940); A. SERINI u. W. LOGEMANN: Ber. dtsch. chem. Ges. 71, 1364 (1938) u. Naturwiss. 27. 196 (1939).
[2] SELYE, H.: Science (New York) 94, 94 (1941).
[3] Schwed.P. 106103; s. auch FP. 888825.
[4] WETTSTEIN, A.: Helv. chim. Acta 23, 388 (1940).
[5] SHOPPE, C. W., u. T. REICHSTEIN: Helv. chim. Acta 26, 1316 (1943).

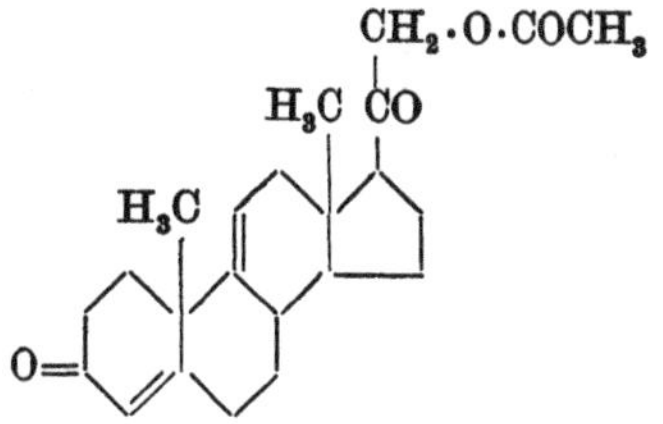

[Structural formula]

ist 2—3 mal stärker wirksam als Desoxy-corticosteron. Im Gegensatz dazu ist das isomere $\Delta^{11,12}$-Anhydro-corticosteronacetat

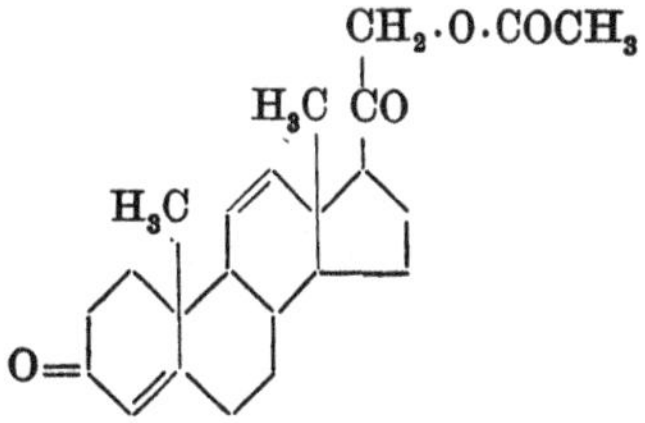

[Structural formula]

2—3 mal schwächer als die Testsubstanz.

Da das 21-Acetoxy-pregnan-dion-(3,20) und das 21-Acetoxy-allopregnandion-(3,20) nicht lebenserhaltend im Rattentest sind und ebenso Corticosteron, Dehydrocorticosteron und 17-Oxy-corticosteron durch Aufhebung der Doppelbindung in 4,5-Stellung ihre Wirkung einbüßen, ist allgemein mit der Hydrierung völliger Verlust der Aktivität verbunden.

Durch Abänderung der Struktur der Seitenkette wird die Wirkung nicht verbessert. Das Δ^4-3-Keto-androstenylglyoxal-(17)

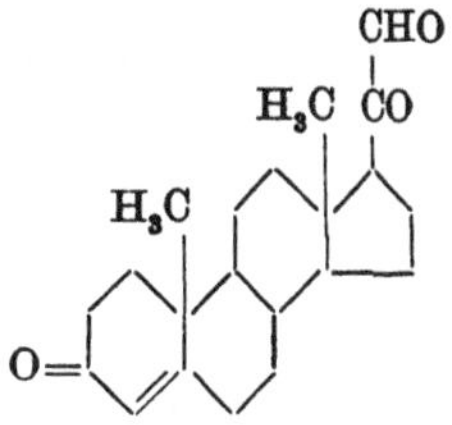

[Structural formula]

ist mit 1 mg pro Tag an der Ratte ohne therapeutischen Effekt, während 2,5 mg pro Tag stark positive Reaktion auslösen[1].

Nach A. BUTENANDT und D. PETERS sind nachstehende Verbindungen

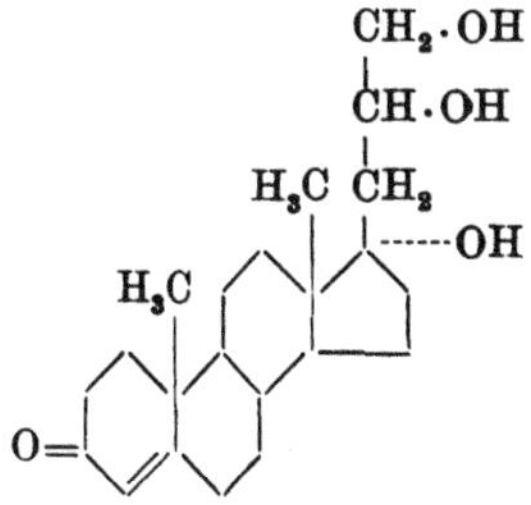

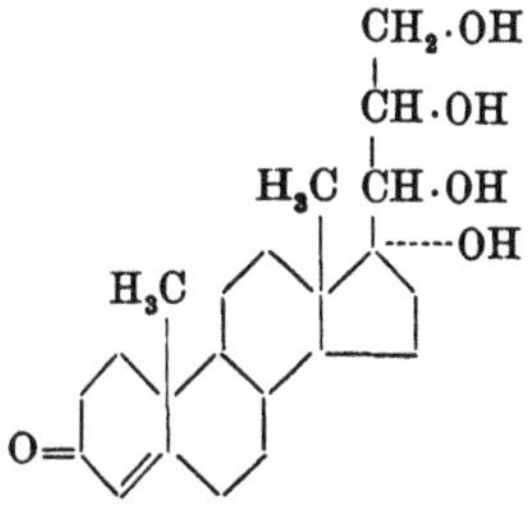

[Two structural formulas]

---

[1] REICHSTEIN, T., u. H. REICH: Helv. chim. Acta 22, 1124 (1939).

im Test an der Katze mit 5 mg ohne Cortin-Wirkung[1]. Die 11-Oxy-Gruppe ist für die Wirkung auf den Kohlenhydrat-Stoffwechsel wichtig, sie kann durch eine Keto-Gruppe ersetzt sein[2]. Von REICHSTEIN wurden Verbindungen untersucht, die an Stelle der 11-Oxy-Gruppe eine 12-ständige Hydroxyl- bzw. eine 12-ständige Keto-Gruppe enthielten[2].

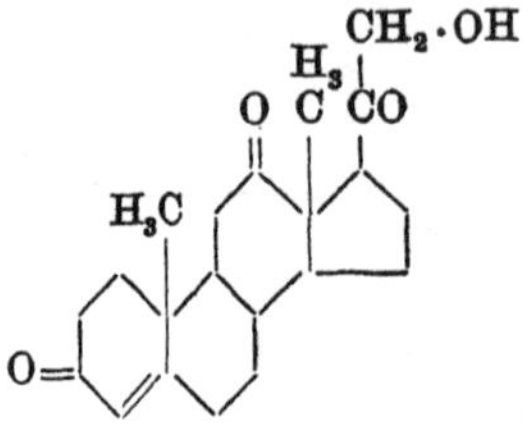

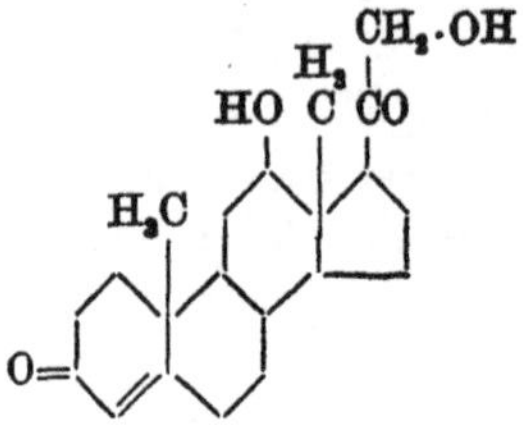

Die Prüfung an der Maus im Antiinsulin-Test verlief jedoch negativ.

Nach G. W. THORN u. a.[3] sind die Keto-Gruppe in 20-Stellung und die Hydroxyl-Gruppe in 21-Stellung für die corticoide Wirksamkeit notwendig. Die Herabsetzung der Natriumionen-Ausscheidung ist der Wirkung auf den Kohlenhydrat-Stoffwechsel umgekehrt proportional. So wird durch die Hydroxyl-Gruppe in 21-Stellung bei gleichzeitiger Gegenwart von Sauerstoff in 11-Stellung die Wirkung auf den Kohlenhydrat-Stoffwechsel verstärkt, dagegen wird die Natriumionen-bindende Wirkung vermindert. Die Hydroxyl-Gruppe in 17-Stellung übt ebenfalls einen Einfluß auf den Kohlenhydrat-Stoffwechsel aus. In Gegenwart der endständigen Hydroxyl-Gruppe am C-Atom 21 verstärkt sie deren Wirkung auf den Kohlenhydrat-Stoffwechsel und erhöht die Ausscheidung von Natriumionen.

Zusammenfassend kann festgestellt werden, daß für die Cortin-Wirkung eine 3-Keto-Δ^4-Gruppe zusammen mit einer β-ständigen $CO \cdot CH_2 \cdot OH$-Seitenkette an C_{17} erforderlich ist. Durch Einführung eines Sauerstoff-Atoms an C_{11} als β-ständige Hydroxyl- oder als Carbonyl-Gruppe wird die Wirkung auf den Kohlenhydrat- und Eiweiß-Stoffwechsel ausgedehnt.

Entsprechend den oestrogenen Stilben-Verbindungen stellten W. H. LINNEL und I. M. ROUSHDI[4] nachstehende analoge Verbindung des Desoxy-corticosterons her. Ihre Wirksamkeit betrug nur $^1/_{200}$ der des Corticosterons.

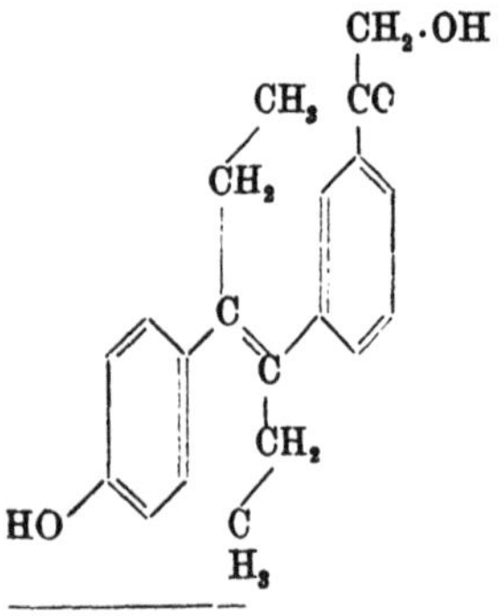

Dem Desoxy-corticosteron und dem Progesteron analoge Stilben-Derivate untersuchten W. R. BIGGERSTAFF und A. L. WILDS[5], so das 3-[p-Acetylphenyl]-4-[p-oxy-phenyl]-hexan und das bereits von JAEGER und ROBINSON als Öl erhaltene α,α'-Diäthyl-4-oxy-4'-acetylstilben. Beide waren in Dosen von 2 mg unwirksam.

G. P. HAGER und H. A. SHONLE prüften 4,4'-Bis-[acetoxyacetyl]-stilben, 4,4'-Bis-[(acetoxyacetyl)-methoxy]-α,α'-diäthylstilben, 4,4'-Bis-[acetoxyacetyl]-di-benzyl und 4,4'-Bis-[acetoxyacetyl]-biphenyl. Die beiden letztgenannten Derivate sind inaktiv[6].

---

[1] BUTENANDT, A., u. D. PETERS: Helv. chim. Acta 24, 311 (1941).
[2] REICHSTEIN, T.: Helv. chim. Acta 26, 511 (1943).
[3] THORN, G. W., u. a.: Science (New York) 94, 348 (1937).
[4] LINNEL, W. H., u. I. M. ROUSHDI: Nature (London) 148, 595 (1941).
[5] BIGGERSTAFF, W. R., u. A. L. WILDS: J. Amer. chem. Soc. 71, 2132 (1949).
[6] HAGER, G. P., u. H. A. SHONLE: J. Amer. chem. Soc. 68, 2167 (1946).

Der 4,4'-Dioxy-diphenyläther erhöht den Glykogen-Gehalt der Leber hungernder Ratten. Von dieser Beobachtung ausgehend, stellte J.WALKER Derivate des Acetophenons als Analoge zum Desoxy-corticosteron dar, so z.B. das 3,ω-Dioxy-4-[4'-oxyphenoxy]-acetophenon

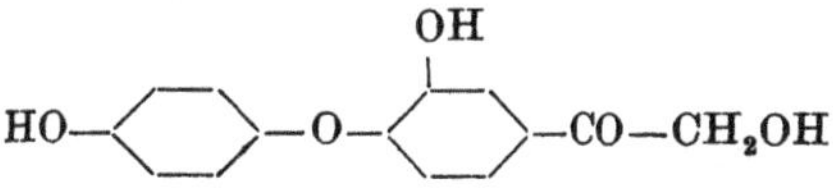

$$HO-\langle\rangle-O-\langle\rangle(OH)-CO-CH_2OH$$

Diese und ähnliche Verbindungen waren jedoch ohne Einfluß auf den Glykogen-Gehalt der Leber[1]. Strukturmodelle, die sich vom Dekalin ableiten, gewannen L. LONG jr. und A. BURGER[2]. Die Modelle z.B.

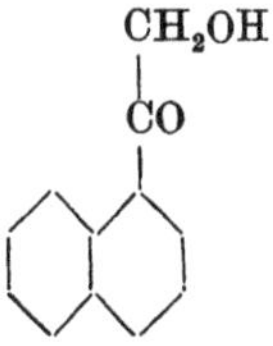

(Dekalin-Struktur mit CO–CH$_2$OH-Gruppe)

waren ohne Cortin-Wirkung. Somit zeigen sich schwach aktive Verbindungen mit Cortin-Wirkung nach den vorläufigen Ergebnissen nur bei den Stilben-Derivaten.

Schilddrüsen-Hormone.

Die Unterentwicklung der Schilddrüse hemmt das Wachstum und läßt auch die geistige Entwicklung auf der Kinderstufe stehen bleiben (*Kretinismus*). Von den Wachstumsstörungen werden vor allem die langen Röhrenknochen betroffen, so daß die Extremitäten zu kurz bleiben. Der Stoffwechsel ist herabgesetzt, die Haut trocken und zeigt ödematöse Schwellungen (*Myxödem*). Bei sich ausbildender Unterfunktion der Schilddrüse hypertrophiert diese, es bildet sich der Kropf. Der auslösende Faktor der Unterfunktion ist eine ungenügende Jod-Zufuhr. Schon 80 γ Jod pro Tag genügen zur Wiederherstellung des normalen Jod-Stoffwechsels.

Bei der *Hyperfunktion* (*Basedow*) steigt der Grundumsatz bis auf das Doppelte an. Die Haut ist außerordentlich stark durchblutet, die Herztätigkeit beschleunigt, die Augen treten vor.

Die der Schilddrüse angelagerten Epithelkörperchen (*Glandulae parathyreoideae*) produzieren ein Hormon, das den Calcium-Stoffwechsel beeinflußt (s. S. 574). Über den Chemismus dieses Hormons ist bisher nur bekannt, daß es sich um einen Eiweißkörper handelt.

Der Wirkstoff der Schilddrüse enthält das *Thyroxin*. Es wurde von E.C. KENDALL[3] 1919 zuerst kristallisiert erhalten. Die Konstitutionsaufklärung gelang W.R. HARINGTON[4] 1926, die Synthese im Jahre darauf HARINGTON und BARGER.

Das Thyroxin kann als der 3,5-Dijod-4-oxy-phenyläther der Jodgorgosäure

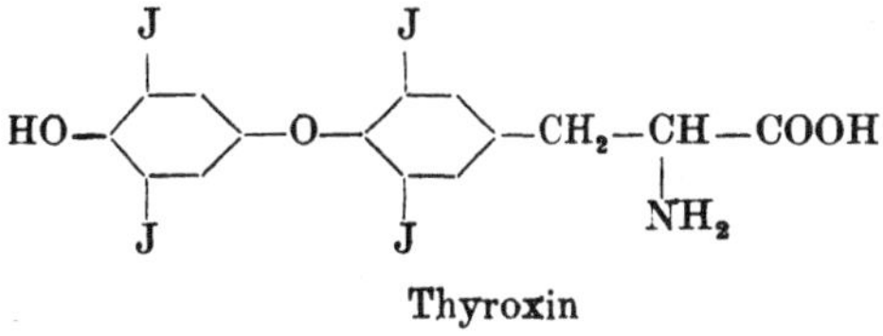

$$HO-\underset{J}{\overset{J}{\langle\rangle}}-O-\underset{J}{\overset{J}{\langle\rangle}}-CH_2-\underset{NH_2}{CH}-COOH$$

Thyroxin

---

[1] WALKER, J.: J. chem. Soc. (London) **1942**, 347.
[2] LONG jr., L., u. A. BURGER: J. org. Chemistry **6**, 852 (1941).
[3] KENDALL, E. C.: J. biol. Chemistry **39**, 125 (1919).
[4] HARINGTON, W. R.: Biochemic. J. **20**, 293, 300 (1926).

aufgefaßt werden. Die letztere ist das Dijod-Derivat des **Tyrosins**.

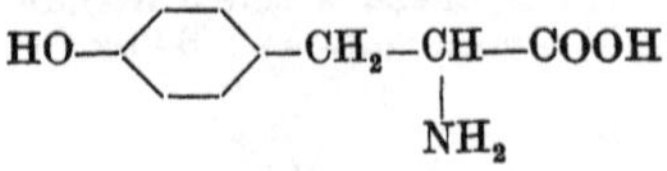

$$HO-\langle\rangle-CH_2-CH(NH_2)-COOH$$

Tyrosin

Sehr wahrscheinlich bestehen auch genetische Beziehungen dieser Art.

Zur Synthese wird Hydrochinon-monomethyläther mit 3,4,5-Trijod-nitrobenzol in Gegenwart von Kaliumcarbonat kondensiert. Es entsteht das 3,5-Dijod-4-(4'-methoxy-phenoxy)-nitrobenzol:

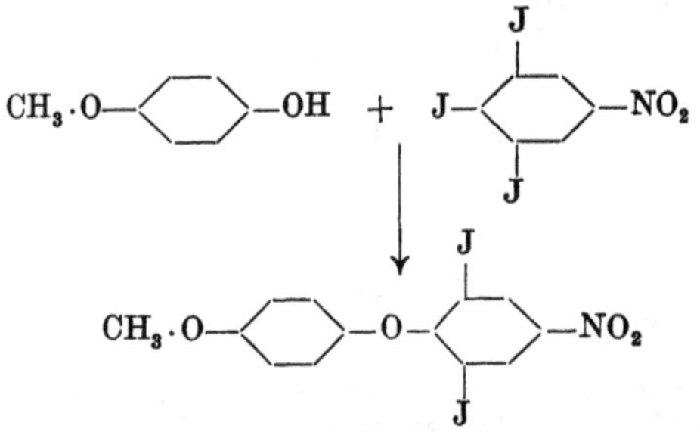

$$CH_3 \cdot O-\langle\rangle-OH \;+\; J-\langle\rangle(J)(J)-NO_2$$

$$\downarrow$$

$$CH_3 \cdot O-\langle\rangle-O-\langle\rangle(J)(J)-NO_2$$

Bei Reduktion mit $SnCl_2$ und HCl bildet sich die entsprechende Anilin-Verbindung, die diazotiert und nach SANDMEYER mit Cuprocyanid behandelt wird. Es entsteht das bereits von STEPHEN dargestellte Nitril[1]. HARINGTON und BARGER reduzierten es mit Zinn-II-chlorid in Chloroform unter Zugabe von HCl zum entsprechenden Aldimin, das zugleich zum Aldehyd verseift wurde:

$$R-NO_2 \rightarrow R-NH_2 \rightarrow R-CN \rightarrow R-CHO$$

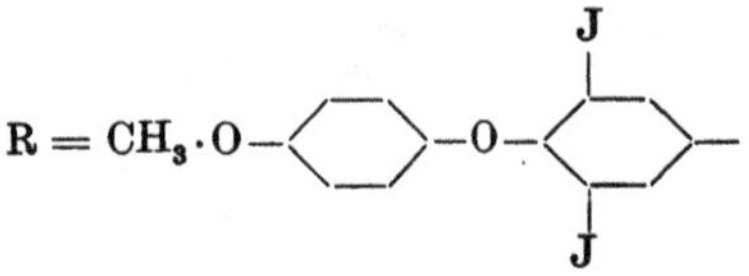

$$R = CH_3 \cdot O-\langle\rangle-O-\langle\rangle(J)(J)-$$

Aus dem Aldehyd konnte durch die ERLENMEYERsche Aminosäure-Synthese mit Hippursäure in einer Lösung von Essigsäureanhydrid unter Natriumacetat-Zusatz das entsprechende Azlakton gewonnen werden:

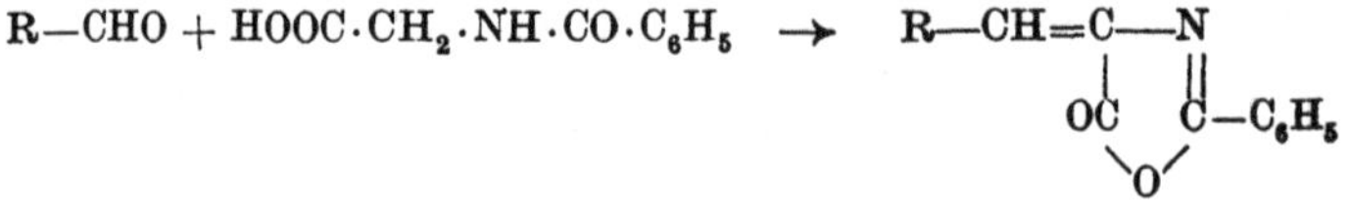

$$R-CHO + HOOC \cdot CH_2 \cdot NH \cdot CO \cdot C_6H_5 \;\rightarrow\; R-CH=C-N$$
$$OCC-C_6H_5$$
$$\backslash O\slash$$

In 70%ig. Alkohol unter Natriumhydroxyd-Zusatz erwärmt, entstand die benzoylierte ungesättigte Aminosäure[2]:

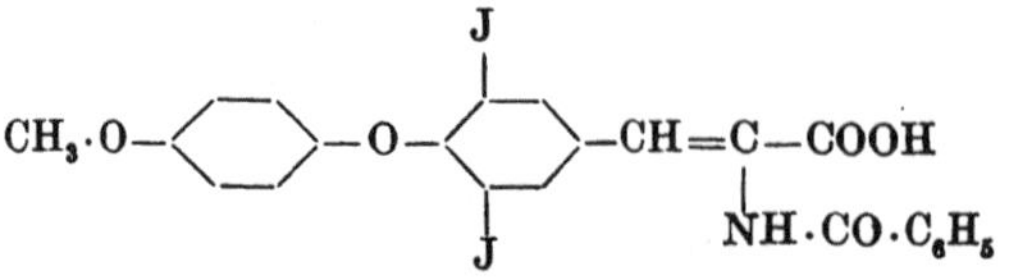

$$CH_3 \cdot O-\langle\rangle-O-\langle\rangle(J)(J)-CH=C(NH \cdot CO \cdot C_6H_5)-COOH$$

---

[1] STEPHEN: J. chem. Soc. (London) **127**, 1973 (1925).
[2] HARINGTON, W. R.: Biochemic. J. **21**, 169 (1927).

Schließlich wurde mit rotem Phosphor und Jodwasserstoff in Essigsäureanhydrid reduziert, wobei zugleich Abspaltung der Benzoyl- und Methyläther-Gruppen erfolgte. Mit Jod-Jodkali in konz. Ammoniak wird die Dijodaminosäure in β-[3,5-Dijod-4-(3′,5′-dijod-4′-oxy-phenoxy)-phenyl]-α-aminopropionsäure, das *Thyroxin*, überführt:

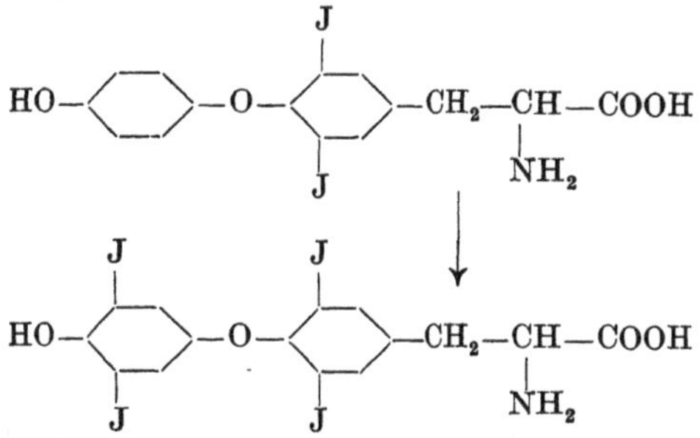

$$HO-\langle\rangle-O-\langle\rangle-CH_2-CH(NH_2)-COOH$$

(mit J-Substituenten)

$$\downarrow$$

$$HO-\langle\rangle-O-\langle\rangle-CH_2-CH(NH_2)-COOH$$

(mit 4 J-Substituenten)

Das 3,4,5-Trijod-1-nitrobenzol wird nach A. BOLSCHUCHIN[1] aus 2,6-Dijod-nitranilinsulfat durch Diazotieren mit anschließender KJ-Behandlung nach SANDMEYER in 92%ig. Ausbeute dargestellt.

Das Azlacton HARINGTONS kann mit Jodwasserstoff und rotem Phosphor unter Zusatz von Essigsäureanhydrid sofort reduziert werden. Es gelingt so, 2—3 Arbeitsstufen zu vereinigen[2]. Es werden der Aldehyd und Hippursäure zum Azlacton kondensiert, darauf wird dieses mit Jodwasserstoff 5 Stunden am Rückflußkühler unter Zusatz geringer Mengen Natriumbisulfit erhitzt, im Vakuum zur Trockne eingedampft und der Rückstand mit Wasser aufgenommen. Nach Neutralisation der wäßrigen Lösung mit Ammoniak scheidet sich das Phenylalanin-Derivat in der Kälte mit 50%ig. Ausbeute ab.

Nach E. T. BORROWS und Mitarbeitern erhält man Thyroxin in einer Gesamtausbeute von 14% über das 5-[4′-Oxybenzyl]-hydantoin. Das letztere gewinnt man durch Kondensation von p-Oxybenzaldehyd und Hydantoin zu 4′-Oxybenzyliden-hydantoin und Hydrierung in Gegenwart von RANEY-Nickel bei einem Druck von 250 atü. Nitrierung des 5-Oxybenzyl-hydantoins führt zum 5-[3′,5′-Dinitro-4′-oxybenzyl]-hydantoin, das mit Hydrochinon-monomethyläther in Gegenwart von Pyridin in Form seines Toluol-p-sulfonsäureesters in das 5-[3′,5′-Dinitro-4′-methoxy-phenoxybenzyl]-hydantoin überführt wird. Katalytische Reduktion des entmethylierten Derivates ergibt die Diamino-Verbindung, die nach SANDMEYER jodiert wird und nach alkalischer Hydrolyse das 3,5-Dijodtyronin liefert. Das letztere konnte mit Jod-Lösung in konzentriertem Ammoniak zum Thyroxin jodiert werden[3]:

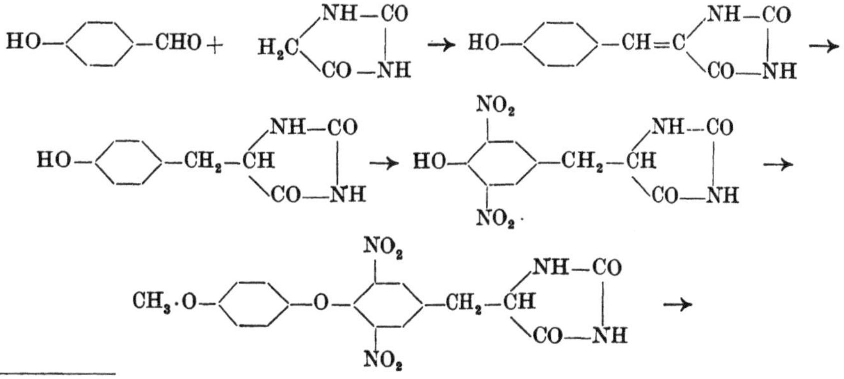

$$HO-\langle\rangle-CHO + H_2C\begin{smallmatrix}NH-CO\\|\\CO-NH\end{smallmatrix} \rightarrow HO-\langle\rangle-CH=C\begin{smallmatrix}NH-CO\\|\\CO-NH\end{smallmatrix} \rightarrow$$

$$HO-\langle\rangle-CH_2-CH\begin{smallmatrix}NH-CO\\|\\CO-NH\end{smallmatrix} \rightarrow HO-\langle\rangle(NO_2)_2-CH_2-CH\begin{smallmatrix}NH-CO\\|\\CO-NH\end{smallmatrix} \rightarrow$$

$$CH_3\cdot O-\langle\rangle-O-\langle\rangle(NO_2)_2-CH_2-CH\begin{smallmatrix}NH-CO\\|\\CO-NH\end{smallmatrix} \rightarrow$$

---
[1] BOLSCHUCHIN, A.: Chem. J., Ser. A, J. allg. Chem. UdSSR 1, 63, 1070 (1931).
[2] DRP 484836; EP. 318582.
[3] BORROWS, E. T., u. a.: J. Amer. chem. Soc. 71, 3424 (1949).

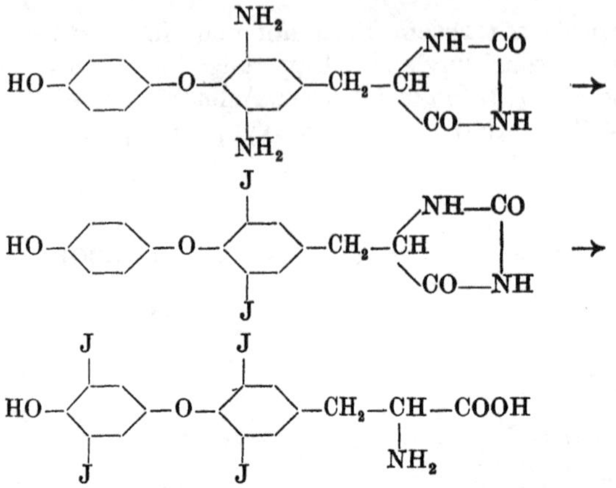

Vitamine und Hormone.

[Reaction scheme: stepwise structures showing synthesis]

HO—⟨⟩—O—⟨⟩(NH₂)(NH₂)—CH₂—CH(NH—CO)(CO—NH) →

HO—⟨⟩—O—⟨⟩(J)(J)—CH₂—CH(NH—CO)(CO—NH) →

HO—⟨⟩(J)(J)—O—⟨⟩(J)(J)—CH₂—CH(NH₂)—COOH

Eine andere Jodierungsmethode, die 90% Ausbeute liefern soll, beschreibt das Schwd. P. 128 716, wobei an Stelle von Ammoniak organische Basen angewandt werden.

J. R. CHALMERS[1] erhielt das *l*-Thyroxin aus dem *l*-Tyrosin in einer Gesamtausbeute von 26% über das p-Oxybenzylhydantoin.

Eine weitere Synthese von *l*-Thyroxin aus *l*-Tyrosin beschreibt B. A. HEMS[2]:

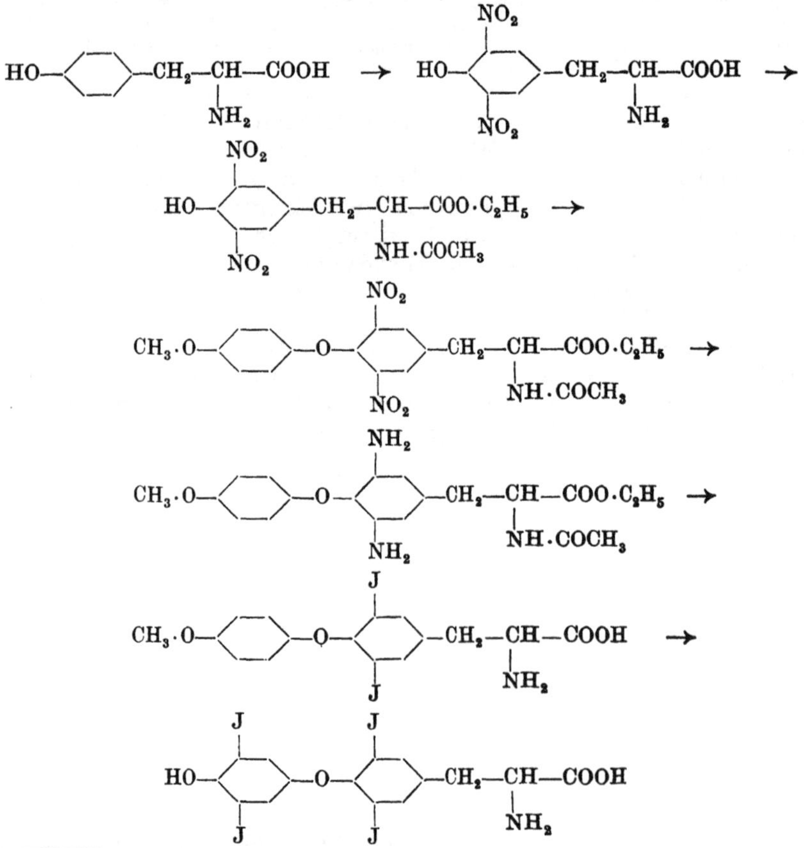

HO—⟨⟩—CH₂—CH(NH₂)—COOH → HO—⟨⟩(NO₂)(NO₂)—CH₂—CH(NH₂)—COOH →

HO—⟨⟩(NO₂)(NO₂)—CH₂—CH(NH·COCH₃)—COO·C₂H₅ →

CH₃·O—⟨⟩—O—⟨⟩(NO₂)(NO₂)—CH₂—CH(NH·COCH₃)—COO·C₂H₅ →

CH₃·O—⟨⟩—O—⟨⟩(NH₂)(NH₂)—CH₂—CH(NH·COCH₃)—COO·C₂H₅ →

CH₃·O—⟨⟩—O—⟨⟩(J)(J)—CH₂—CH(NH₂)—COOH →

HO—⟨⟩(J)(J)—O—⟨⟩(J)(J)—CH₂—CH(NH₂)—COOH

---
[1] CHALMERS, J. R.: J. chem. Soc. (London) 1949 Supp. Iss. 1, 185, 190, 199.
[2] HEMS, B. A.: Chem. and Ind. 1950, 663.

Wahrscheinlich wird im Organismus das Thyroxin aus Tyrosin gebildet. Es gelang, entsprechend durch Jodierung von Eiweiß Thyroxin unter Einhaltung von möglichst biologischen Bedingungen herzustellen, während die Jodierung von Eiweiß bei Nichteinhaltung dieser Bedingungen nicht zu nachweisbaren Mengen von schilddrüsenwirksamen Substanzen führte.

Die Jodierung wurde bei Brutschrank-Temperatur und einem p_H-Wert von 7—9 durchgeführt[1]. 100 g Casein verbrauchten bis zur Sättigung 50 g Jod. Das Jod-Casein mit 8,5% Jod war unwirksam. Hydrolyse mit Barytwasser führte zu wirksamen Fraktionen mit hohem Jod-Gehalt. Bei 60%ig. Sättigung des Caseins mit Jod entstanden nach der Hydrolyse Flocken von Thyroxin. Gab man Bisulfit zu, so wurde die Bildung von Thyroxin verhindert. Ähnlich wirkte Natriumthiosulfat. Längeres Stehenlassen einer Natriumbicarbonat-Lösung mit schwach wirksamen Jod-Caseinen bei 37° ergab größere Ausbeuten an schilddrüsenwirksamer Substanz. Hieraus ergibt sich, daß das Thyroxin unter physiologischen Bedingungen ohne Fermenthilfe entstehen kann. Die Hemmung mit Natriumsulfit deutet darauf hin, daß bei der Bildung von Thyroxin oxydative Vorgänge eine Rolle spielen.

Nach dem DRP Zweigst. Oestr. 154547 wird Thyroxin aus Proteinen bei mäßiger Temperatur und p_H 7 durch Jodierung mit gepulvertem Jod und alkalischem Abbau erhalten. Aus 100 g Serum-Globulin erhält man 4 g Thyroxin.

Die Synthese des Thyroxins aus Jodproteinen wurde auch von P. BLOCH u. a. untersucht[2]. In Gegenwart von 3—4 Atomen Jod auf ein Mol Tyrosin entstand hauptsächlich Monojod-tyrosin, bei großem Jod-Überschuß fast nur Dijodtyrosin. Maximale Ausbeuten an Thyroxin erhält man bei Einwirkung von 6—7 Atomen Jod auf ein Mol Tyrosin in Bicarbonat-Lösung. Größere Jodmengen zerstören das Thyroxin wieder. In gleicher Weise reagieren Casein und Threoglobulin. Das so gewonnene Thyroxin ist schwächer wirksam, das natürliche l-Thyroxin dreimal wirksamer als das d-Thyroxin. Bei der Hydrolyse geht das d-Thyroxin anscheinend in l-Thyroxin über.

Strukturabwandlungen.

Außer Thyroxin ist noch eine Reihe von analogen Verbindungen schwach schilddrüsenwirksam. *Desjodthyroxin* ist nach GADDUM[3] ohne Einfluß auf die Schilddrüse. Ebenso sind jodierte Phenole unwirksam[4]. Therapeutisch aktiv sind jedoch Verbindungen, die mit Thyroxin in engerer Verbindung stehen, z. B. β-[3,5-Dijod-4-(3',5'-dichlor-4'-oxy-phenoxy)-phenyl]-aminopropionsäure, β-[3,5-Dijod-4-(3'5'-dibrom-4'-oxy-phenoxy)-phenyl]-aminopropionsäure, 3,5-Dibromtyrosin u. a.

Das 3',5'-Dijod-tyronin

$$HO-\underset{J}{\overset{J}{\underset{|}{\bigcirc}}}-O-\bigcirc-CH_2-\underset{NH_2}{\overset{|}{CH}}-COOH$$

das von P. BLOCH jr. und G. POWELL[5] nach dem Verfahren von HARINGTON dargestellt wurde, weist im Tierversuch auch in gesteigerten Dosen keine Thyroxin-Wirkung auf.

---
[1] LUDWIG, W., u. P. v. MUTZENBECHER: Hoppe-Seylers Z. physiol. Chem. **258**, 195 (1939).
[2] BLOCH, P., u. a.: J. biol. Chemistry **135**, 51 (1940).
[3] GADDUM, J. H.: J. Physiology **64**, 246 (1927).
[4] ABDERHALDEN, R., u. E. WERTHEIM: Z. ges. exp. Med. **63**, 557 (1928)
[5] BLOCH jr., P., u. G. POWELL: J. Amer. chem. Soc. **64**, 1070 (1942).

Thyroxin-O-methyläther übt einen stärkeren Einfluß auf Körpergewicht, Energiewechsel und Kohlenhydratstoffwechsel aus als Thyroxin[1]. Seine Darstellung erfolgt durch Umsetzung von Diazomethan mit Thyroxin.

Dagegen ist der N-Methyl-jodtyrosin-methyläther ohne nennenswerten Einfluß auf Körpergewicht und Sauerstoffverbrauch im Testversuch. Auch der Methyläther des N-Methyl-dijodtyronins wirkt schwächer als Dijodtyronin. Unwirksam ist der 3,5-Dijod-4-oxyphenyläther des Thyroxins[2]

$$HO-\underset{J}{\overset{J}{\bigcirc}}-O-\underset{J}{\overset{J}{\bigcirc}}-O-\underset{}{\overset{J}{\bigcirc}}-CH_2-\underset{NH_2}{CH}-COOH$$

C. NIEMANN und C. E. REDEMANN[3] geben an, daß die Aktivität des Thyroxins auf Bildung eines Gleichgewichts zwischen der normalen und einer chinoiden Form zurückzuführen ist.

Nach Untersuchungen von F. LIPMANN und CH. DU TOIT[4] lassen sich die 4 Jodatome des Thyroxins durch 4 Nitro-Gruppen austauschen, ohne daß die physiologische Wirkung restlos verloren geht. Auch Abwandlung des Alaninrestes führt zu Verbindungen mit thyroxinähnlicher Wirkung, wie WAWZONEK u. a.[5] an 3,5-Dibrom-4-(4'-methoxy-phenoxy)-zimtsäure, der entsprechenden 3,5,3',5'-Tetrajod-Verbindung sowie der β-[3,5-Dijod-4-(4'-oxyphenoxy)-phenyl]-propionsäure feststellten. Weitere Synthesen von Thyroxin-Analogen beschreiben J. H. BARNES u. a.[6]

Desinfektionsmittel und Chemotherapeutica.

Seit ROBERT KOCH 1876 in seiner historisch gewordenen Arbeit „Über Desinfektion" am Beispiel des Milzbrandes den ersten lebenden Erreger beschrieb, hat die Bakteriologie eine glänzende Entwicklung genommen. Mit dem Bekanntwerden der Kleinlebewesen, die Krankheiten erzeugen, lernte man ihre Lebensweise und die Methoden ihrer Bekämpfung kennen. Auf dem Wege der *Sterilisation* sucht man alles keimfähige Material zu vernichten, die *Desinfektion* will die für den Menschen pathogenen Erreger beseitigen, und die *Konservierung* begnügt sich damit, die Fortpflanzung in kleinen Mengen vorhandener Organismen zu verhindern. Da in der Therapie die physikalischen Mittel der Sterilisation und der Desinfektion, insbesondere hohe Temperaturen, in der Regel nicht angewandt werden können, müssen keimtötende — *bakterizide* — Heilmittel herangezogen werden. Häufig kommt man aber mit einer *Entwicklungshemmung* aus; man verwendet also Stoffe, die als *bakteriostatisch* bezeichnet werden. Die Aufgabe der Hygiene ist es, auf dem einen oder anderen Weg Schädigungen durch Mikroorganismen vorzubeugen, also für die *Prophylaxe* zu sorgen, die Aufgabe der Therapie, die entstandenen Krankheiten zu beseitigen.

Ob ein Stoff bactericid oder bakteriostatisch wirkt, kann eine Frage der Konzentration sein. Unterschreitet diese einen bestimmten Wert, so tritt keine Abtötung mehr ein, aber das weitere Wachstum der Mikroorganismen ist unterbunden, zum mindesten ihre Wachstumsgeschwindigkeit so gering, daß eine akute Gefahr beseitigt wird, und die Abwehrkräfte des Körpers zur Unschädlichmachung der Erreger genügen.

---

[1] LOESER, A., u. a.: Naunyn-Scmiedebergs Arch. exp. Pathol. Pharmakol **189**, 664 (1938).
[2] BOVARNIK, M., u. a.: J. Amer. chem. Soc. **61**, 2472 (1939).
[3] NIEMANN, C., u. C. E. REDEMANN: J. Amer. chem. Soc. **63**, 1549 (1941).
[4] LIPMANN, F., u. CH. DU TOIT: Science (New York) **113**, 474 (1951).
[5] WAWZONEK, ST., u. a.: J. org. Chemistry **15**, 593 (1950).
[6] BARNES, J. H., u. a.: J. chem. Soc. (London) **1950**, 2824.

Von ausschlaggebender Bedeutung ist es, ob ein Desinfektionsmittel äußerlich angewandt oder dem Organismus einverleibt wird. In ersterem Fall sind die Aussichten dafür, daß die Erreger durch das Mittel erreicht und beseitigt werden, größer. Es können Stoffe, die sonst nur zur Raum- und Materialdesinfektion benützt werden (Formaldehyd, Chlor usw.), auch mit Vorteil zum äußerlichen Gebrauch herangezogen werden. Viel komplizierter liegt der Fall, wenn das Desinfektionsmittel *im Körper selbst* die im Kreislauf befindlichen oder in irgendeinem Organ angesiedelten Mikroorganismen abtöten oder in ihrer Entwicklung hemmen soll. Hier tritt die Gefahr der Wechselwirkung mit dem Wirtsorganismus auf. Desinfektionsmittel zu finden, die bestimmte Mikroorganismen im Körper direkt abtöten, ohne die Zellen des letzteren zu schädigen, ist das Bestreben der „*Sterilisatio magna*". Leider ist diese Forderung schwer zu erreichen. Man nennt die Arzneimittel dieser Zielsetzung *Chemotherapeutica*.

Desinfektionsmittel, die in ionisiertem Zustand wirken („erster Ordnung"), z.B. Säuren oder Schwermetallsalze, werden unter Koagulation des Eiweißes an der Oberfläche adsorbiert, ehe sie in den Bakterienleib eindringen. Sie können noch in sehr starker Verdünnung bakterizid wirken, werden aber andererseits in ihrer Wirkung herabgesetzt, sobald andere Eiweißstoffe vorhanden sind. Man versucht deshalb, ihre Ionisation zurückzudrängen, z.B. durch Komplexsalz-Bildung ($Na_2[HgCl_4]$). Derartige Stoffe können zur Desinfektion von Wunden, der Haut, der Bindehaut, teilweise auch noch des Darmkanals benützt werden, soweit sie nicht zu toxisch sind oder resorbiert werden.

Bei der *inneren Desinfektion* handelt es sich meist nicht um ionisierte Stoffe, sondern um solche, die als Gesamtmolekül in Reaktion treten („Desinfektionsmittel zweiter Ordnung"). Hierzu eignen sich in erster Linie organische Verbindungen, bei denen die Löslichkeit im Bakterienleib einerseits, in den Körperflüssigkeiten andererseits für das Eindringen in ersteren und damit für die Desinfektionswirkung von ausschlaggebender Bedeutung ist.

Wie die eigentliche Desinfektionswirkung vor sich geht, ist meist nicht bekannt. Neben physikalisch-chemischen oder auch rein chemischen Wechselwirkungen mit dem Bakterienleib und der Verschlechterung der Wachstumsbedingungen desselben müssen auch eine Verringerung des Widerstandes gegen die Abwehrkräfte des Körpers oder eine Steigerung der letzteren in Betracht gezogen werden.

In nachstehenden Kapiteln können ausführlicher nur die auf synthetischem Weg gewonnenen Desinfektionsmittel berücksichtigt werden.

Desinfektionsmittel und Chemotherapeutica mit hauptsächlicher Metalloid- oder Metall-Wirkung.

Halogen-Verbindungen.

Fluor.

Die therapeutische Anwendung des Fluors steckt noch im Versuchsstadium. Vorwiegend wird Natriumfluorid als Zusatz zum Trinkwasser zur Prophylaxe der *Caries* vorgeschlagen[1]. Jedoch ist die Meinung über den Erfolg dieser Therapie noch nicht einheitlich[2].

Wegen der besonderen Wirkung des Fluors auf den Hartkörper der Zahnsubstanz werden auch Mundwässer und Zahnpflegemittel mit Natriumfluorid-Zusätzen versehen[3].

Über die Bedeutung fluorhaltiger Verbindungen als Thyreostatica wurde bereits hingewiesen (S. 289).

Chlor.

Die Desinfektionswirkung des Chlors, so z.B. bei der Sterilisation des Trinkwassers, ist bekannt. Schon 0,03%ig. Lösungen töten auch widerstandsfähige

---

[1] WESPI, H. J.: Schwz. med. Wschr. **80**, 561 (1950); M. N. TUSSNOWA: Stomatologie **2**, 11 (1950) russ.; C. **1951** I, 3077; G. SS. GOLDBERG: Stomatologie **2**, 16 (1950) russ.; C. **1951** I, 3514.

[2] CSERMYCI, J.: Schwz. med. Wschr. **80**, 1291 (1950).

[3] Vgl. H. ROIGK: Zahnärztl. Rundschau **60**, 59 (1951).

Bakterien in kurzer Zeit ab. Neben direkter Chlorierung der organischen Materie finden auf dem Umweg über unterchlorige Säure

$$Cl_2 + H_2O \rightleftarrows HCl + HOCl,$$

der die Gegenwart von Wasser voraussetzt, in der Hauptsache Oxydationsreaktionen statt. Verwendet man Hypochlorite (Chlorkalk zur Händereinigung durch SEMMELWEIS 1874, Natriumhypochlorit mit Alkali-Überschuß 0,5%ig. nach DAKIN 1915, konzentriertere Lösungen als *Antiformin*), so steht ein für die baktericide Wirkung sehr wichtiger Abbau des Eiweißes, in erster Linie toter Gewebsanteile, im Vordergrund. Letztgenannte Eigenschaft der DAKINschen Lösung verwendet man heute noch bei der Entfernung nekrotischen Gewebes, während Chlorkalk nur zur groben Desinfektion dient.

Da sich Hypochlorite bei Aufbewahrung allmählich zersetzen, war es Aufgabe der Synthese, beständige chlorhaltige Verbindungen herzustellen, die bei Auflösung in Wasser und Berührung mit den zu desinfizierenden Gegenständen Chlor abspalten. Hier sind in erster Linie die *Chloramine* zu nennen. Der Wasserstoff von Aminogruppen läßt sich durch Chlor leicht ersetzen. Wird nur ein Wasserstoff-Atom substituiert, so erlaubt der saure Imino-Wasserstoff die Bildung von Salzen. Praktisch wichtig sind nur Chloramine aromatischer Verbindungen. DAKIN und Mitarbeiter (1916) verwandten zuerst das bereits von CHATTAWAY[1] hergestellte p-Toluolsulfon-chloramid-Natrium, *Chloramin* genannt.

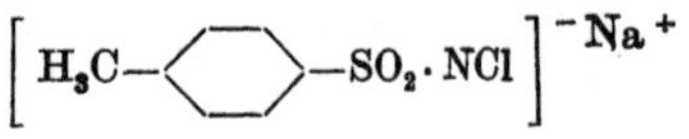

$$\left[H_3C-\bigcirc-SO_2 \cdot NCl \right]^- Na^+$$

Chloramin

Die hierzu nötige p-Toluolsulfonsäure entsteht als Nebenprodukt der Saccharin-Fabrikation bei der Sulfonierung von Toluol. Man trennt die beiden Sulfonsäuren oder besser ihre Chloride, erhalten bei Einwirkung von Phosphorpentachlorid auf die Säuren oder durch Sulfochlorierung des Toluols. Das Amid entsteht durch Einwirkung von Ammoniak. Man chloriert es mit Chlorkalk oder Natriumhypochlorit. In alkalischer Lösung entsteht das Natriumsalz[2]:

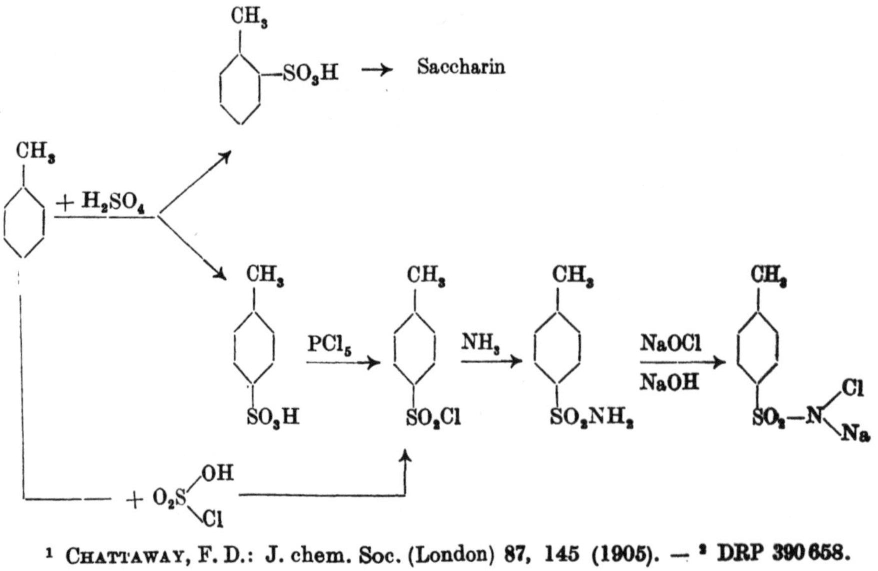

[1] CHATTAWAY, F. D.: J. chem. Soc. (London) 87, 145 (1905). — [2] DRP 390658.

Chloramin kommt ferner unter den Namen *Mianin, Aktivin, Chlorina* usw., parfümiert als *Gynachlorina*, in den Handel. Ein schwedisches Patent[1] schlägt vor, den störenden Chlorgeruch durch Verwendung von Thymol zu überdecken.

Im Chloramin liegt ein kristallisierter, haltbarer, in 10 Teilen Wasser löslicher Stoff mit 24—26% aktivem Chlor vor. Es zerfällt in wäßriger Lösung langsam, in direktem Sonnenlicht sehr schnell. Die Lösungen riechen daher schwach nach Chlor. Die Hydrolyse unter Regenerierung des Sulfonamids verläuft unter Bildung von unterchloriger Säure bzw. Natriumhypochlorit:

$$R-N{<}^{Cl}_{Na} + H_2O = R-NH_2 + NaOCl$$

$$R-N{<}^{Cl}_{Cl} + 2 H_2O = R-NH_2 + 2 HOCl$$

Die 2%ig. wäßrige Lösung zeigt ein p_H von 8,0. Die gewebslösende und reinigende Wirkung ist wohl etwas schwächer, die bactericide aber praktisch etwa gleich derjenigen einer äquimolekularen Lösung des Natriumhypochlorits. Von diesem unterscheidet es sich aber vorteilhaft durch die geringere Reizwirkung. Lösungen von 0,25—0,5%, die zur Wundbehandlung (Gaze-Kompressen) benützt werden, töten die meisten Bakterien in kurzer Frist ab. Bei der Händereinigung soll die Lösung 1:5000 der Wirkung einer Sublimat-Lösung von 1:1000 gleichkommen. Auch in Pudern und Salben wird Chloramin benützt. Tabletten von Chloramin zu 5 mg dienen in den Tropen zur Sterilisation des Trinkwassers (2—4 Tabletten auf 1 l Wasser).

Das *Dichloramin*, p-Toluolsulfodichloramid, ist in gleichen Mengen wirksamer als Chloramin, aber schwerlöslich in Wasser. Da es sich in Ölen und Kohlenwasserstoffen ausreichend löst, kann es in dieser Form zur Erzeugung einer Depotwirkung, z.B. bei der Zahnwurzel-Behandlung, benützt werden.

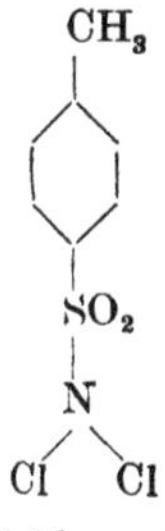

Weitere Versuche zur Herstellung von Chloraminen waren bisher wenig erfolgreich. Das kristallisierte Magnesiumsalz des Chloramins wurde beschrieben[2]. Ein technisches Chloramin-Pulver kann man durch Umsetzung von p-Toluol-sulfonamid mit einem Chlorkalk-Brei und Bindung des Wassers mit wasserfreier Soda herstellen[3]. Änderungen des Benzolkerns durch Substitution oder Ersatz durch andere Kerne sind für die therapeutische Wirkung ohne Bedeutung. Nach DAKIN[4] soll auch die Einführung von Cl, Br, J, NO_2 oder C_2H_5 die Wirkung etwas abschwächen.

Dichloramin

Der Gedanke, ein wasserlösliches Dichloramid dadurch zu schaffen, daß man die Methylgruppe des Toluolrestes durch eine Carboxylgruppe ersetzt, führte zur Synthese von dichlor-p-sulfonamid-benzoesaurem Natrium, *Pantosept* genannt.

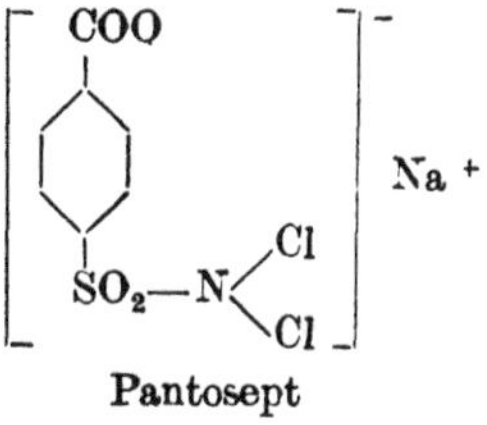

Pantosept

---
[1] Schwed.P. 98498. — [2] DRP 422076.
[3] DRP 504997; FPP. 766577, 766578, 766579.
[4] DAKIN. H, D.: Proc. Royal. Soc. (London) Ser. B **89**, 232 (1917).

Die Einführung der Carboxyl-Gruppe kann durch Oxydation des p-Toluolsulfonamids mit Bichromat-Schwefelsäure erfolgen[1].

Brom.

Brom wirkt schwächer baktericid als Chlor. Es wurde zeitweise, in Kieselgur aufgesaugt, zur groben Desinfektion benützt, ist aber infolge seines Geruches und seines Preises nicht geeignet. Auch die Synthese Brom-abspaltender Verbindungen, z. B. entsprechend dem Chloramin (DAKIN), ist daher ohne Interesse.

Jod.

In Form der *Jodtinktur* wird Jod seit langer Zeit zu Desinfektionszwecken benützt. Seine Wirkung ist etwas schwächer als die des Chlors, aber infolge geringerer Flüchtigkeit und Bindung im Gewebe länger andauernd. Eiweiß wird gefällt, hierbei das Jod absorbiert und zum Teil ionisiert. Die alkoholische Lösung erleichtert die Benetzung der Haut, der Zusatz von Kaliumjodid die Löslichkeit und die Bildung von Jodwasserstoff. Die braune Farbe gestattet in der Chirurgie die Kontrolle der desinfizierten Hautpartien.

Die Zahl der synthetischen Jod-Präparate ist groß, aber nur wenige sind dazu bestimmt, lokale desinfizierende Wirkung auszuüben. Hierzu gehört als ältestes das *Jodoform*, von MOSETIG als trockenes Antiseptikum verwandt. Unlöslich in Wasser, löslich in Lipoiden, geht es auf Wunden sehr langsam und unter Abgabe von Jod in Lösung. Hierbei wirkt es sekretionshemmend, ohne Reizwirkungen zu haben. Die früher viel benützte Jodoform-Gaze ist infolge des Geruches heute verlassen.

Die Darstellung des Jodoforms erfolgt in bekannter Weise aus Alkohol oder Aceton in alkalischer Lösung mit Jod, vor allem elektrolytisch, derart, daß eine wäßrige Lösung von Kaliumjodid mit Alkohol versetzt und bei 70° unter Einleiten von Kohlendioxyd elektrolysiert wird. Dabei scheidet sich Jodoform ab[2].

Nach OTTO läßt sich Jodoform aus einer Jodkali-Alkohol-Lösung dadurch gewinnen, daß als Oxydationsmittel bei 50° Ozon durchgeleitet wird[3].

Man versuchte, die unangenehmen Eigenschaften des Jodoforms dadurch zu beseitigen, daß man Additionsverbindungen darstellte. Hierher gehört z.B. das *Jodoformin*, das ein Additionsprodukt an das Hexamethylentetramin war[4]. In der Absicht, den Geruch durch Riechstoffe zu verdecken, verwandte man vielfach Mischungen des Jodoforms mit Cumarin.

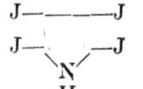
Jodol

Da das Tetrajod-pyrrol im Organismus leicht Jod abspaltet, dabei wenig giftig ist, wurde es unter dem Namen *Jodol* zeitweise in der Therapie benützt.

Die Jodierung des Pyrrols erfolgte mit Jod in alkalischer, wäßriger Lösung oder mit Gegenwart von Quecksilberoxyd in Alkohol bzw. durch Umsetzung mit Kaliumjodidjodat und darauffolgendes Ansäuern[5]. Die Reinigung kann durch Lösen in Alkohol und Fällen mit Wasser erfolgen. Tetrajod-pyrrol zersetzt sich bei längerer Aufbewahrung.

Bei jodsubstituierten cyclischen Verbindungen läßt sich die Jod-Abspaltung im Organismus nicht immer nachweisen. Vielfach beruht die desinfizierende Wirkung auch auf dem Gesamtmolekül, oder die Einführung des Jods erhöht die Eigenschaften der zugrundeliegenden Verbindung.

Gut wirksam war das *Europhen*[6], ein Jodierungsprodukt des 1-Methyl-6-oxy-3-tert.-isobutyl-benzols. Es ist reizlos und geruchlos.

---

[1] REMSEN: Liebigs Ann. Chem. **178**, 297 (1875).
[2] DRP 29711.
[3] DRP 109013.
[4] DRP 87812.
[5] DRPP 35130, 38423.
[6] DRP 56830.

Das p-Jodoanisol[1], als *Isoform* kurze Zeit im Handel, erwies sich als explosiv. Die Darstellung erfolgte durch Überführung des Jodanisols in das Jodid-chlorid, das mit Alkalien

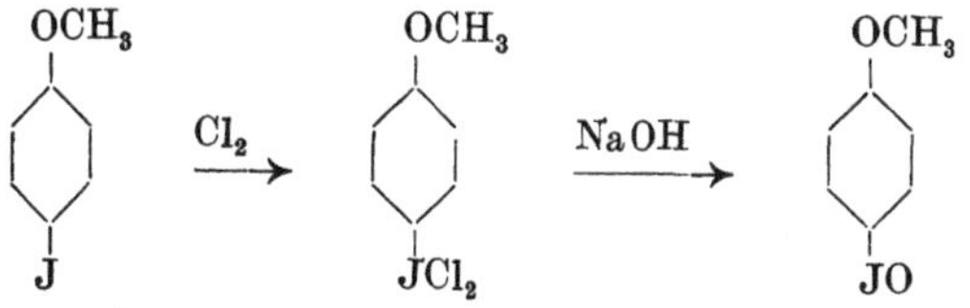

$$\underset{\text{J}}{\underset{|}{\text{OCH}_3\text{-C}_6\text{H}_4}} \xrightarrow{\text{Cl}_2} \underset{\text{JCl}_2}{\underset{|}{\text{OCH}_3\text{-C}_6\text{H}_4}} \xrightarrow{\text{NaOH}} \underset{\text{JO}}{\underset{|}{\text{OCH}_3\text{-C}_6\text{H}_4}}$$

in die entsprechende Jodoso-Verbindung überführt wird. Durch Destillation mit Wasserdampf entstehen daraus infolge intramolekularer Disproportionierung p-Jod-anisol und p-Jodo-anisol:

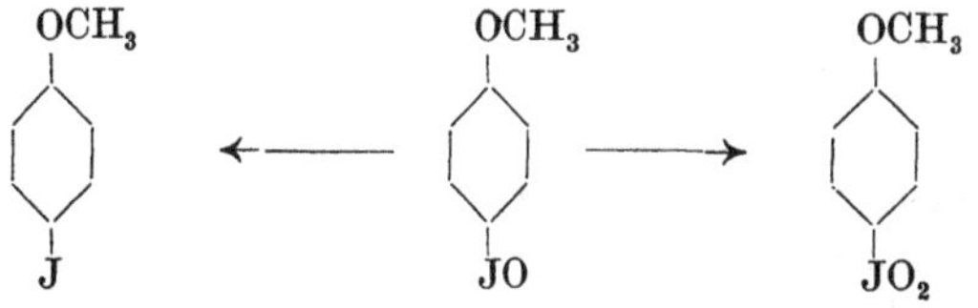

$$\underset{\text{J}}{\underset{|}{\text{OCH}_3\text{-C}_6\text{H}_4}} \longleftarrow \underset{\text{JO}}{\underset{|}{\text{OCH}_3\text{-C}_6\text{H}_4}} \longrightarrow \underset{\underset{\text{Isoform}}{\text{JO}_2}}{\underset{|}{\text{OCH}_3\text{-C}_6\text{H}_4}}$$

Von weiteren cyclischen Jod-Derivaten ist das *Aristol* zu nennen, ein Dithymol-dijodid.

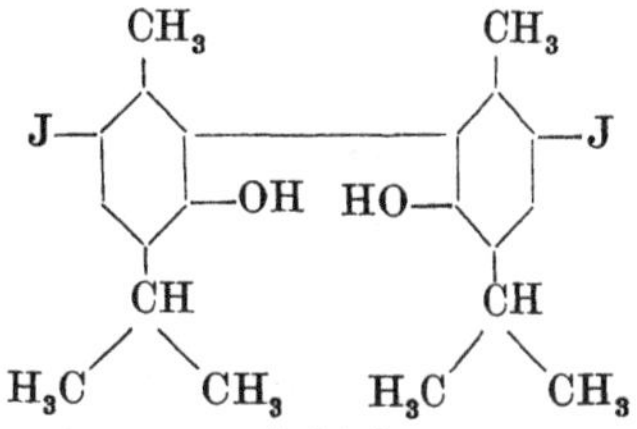

Aristol

Es wurde früher in großem Maße zur Behandlung von Brandwunden, Ekzemen usw. gebraucht und diente auch als Jod-abspaltendes Mittel zur Behandlung der Syphilis. Man erhielt es durch Fällen einer Thymol-Lösung mit Jod-Jodkali[2].

Yatren und *Vioform* sind jodierte Oxychinolin-Abkömmlinge. Schon die Oxychinolin-Derivate sind stark antiseptisch wirksam. Yatren ist die 7-Jod-8-oxychinolin-5-sulfonsäure. Sulfonierung und Jodierung von Oxychinolin-Derivaten wurde von CLAUS angegeben. Das Präparat war bereits vorher unter dem Namen *Loretin* im Handel.

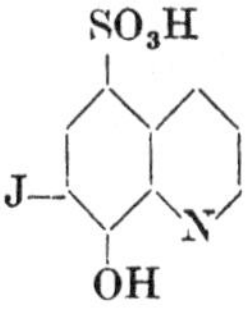

Yatren

Oxychinolin wird zur Darstellung des Yatrens mit rauchender Schwefelsäure in der Kälte behandelt. Auf das Kaliumsalz der erhaltenen Sulfonsäure läßt man Jod einwirken. Dabei tritt das Halogen in 7-Stellung. Entsprechend lassen sich auch die Cl- und Brom-Derivate darstellen[3]. Man kann auch das Natrium-Salz der 8-Oxychinolin-5-sulfonsäure durch elementares Jod oder durch ein Gemisch von Alkalijodiden und Hypochloriten in die 7-Jod-Verbindung überführen[4]. Die nach Ansäuern ausgeschiedene 7-Jod-Verbindung wird mit Alkohol gewaschen und bei 50° getrocknet[5].

---

[1] DRP 161725. — [2] DRP 49739.
[3] Vgl. DRPP 72942 u. 73415.
[4] WINAWER, S.: Chem.-pharmaz. Ind. (UdSSR) **1935**, 109; C. **1935**. II. 3105.
[5] RP. 50977; C. **1938**. II. 890.

Yatren ist ein gelbes, weitgehend unlösliches Pulver und zeigt stark antiseptische Eigenschaften. Es ist zu jeder Art von Wundbehandlung gut geeignet[1]. In der Form des Wismut-Komplex-Salzes wurde es zu intravenösen Injektionen empfohlen und zwar mit einer Chinin-Wismut-Verbindung zusammen. Die schnelle Verteilung des Wismut-Komplexes im Körper wurde hervorgehoben. Die Spirochäten sollen dadurch schnell und sicher abgetötet werden. Außerdem wird das Anlegen von Depots vermieden, die oft schmerzhaft sind[2]. H. DÜCKERHOFF[3] gibt aber an, daß das Yatren bei intravenöser Einspritzung zu schweren Schädigungen der Leber führt, weshalb sich diese Therapie auch nicht lange behauptet hat.

Das *Vioform*, von TAVEL und TOUBARKIN eingeführt, ist das 5-Chlor-7-jod-8-oxychinolin und wird dargestellt durch Jodieren der Grundsubstanz in wäßriger Lösung mit Jod-Jodkali oder Jodkali und Hypochloriten[4]. In Wasser nur spurenweise löslich, wird es wie das Yatren zur Behandlung der Amöbenruhr empfohlen. Nebenwirkungen sollen fehlen[5].

Während S. FRÄNKEL die Synthese kernjodierter Derivate im Sinne eines Jodoform-Ersatzes wegen der schweren Abspaltbarkeit des Jods für wenig aussichtsreich hielt, fand E. CHARGAFF[6], daß letztere im diffusen Licht in Gegenwart von Cystin und Thioglykolsäure bei 37° beachtlich ist. Sie steht in keinem Verhältnis zum Jodgehalt und nimmt in der Reihenfolge Europhen, Jodoform, Aristol, Vioform, Jodol ab. Jodoform beginnt sich nach 5 Tagen langsam zu zersetzen, in Gegenwart von Cystin bereits nach 3 Stunden.

Den zur lokalen Desinfektion bestimmten synthetischen Verbindungen steht eine Anzahl von Jod-Präparaten gegenüber, die zur Auslösung anderer Jodwirkungen bestimmt sind. Das Jod als lebenswichtiger Bestandteil des Organismus, im Blut in einer Menge von etwa 13 γ-% enthalten, dient zum Aufbau des Thyroxins (s. S. 513). Jodide führen bei therapeutischer Anwendung zu vermehrter Sekretion, zur Expektoration und zur Herabsetzung des Blutdrucks. Zu hohe Dosen anorganischer Jod-Verbindungen verursachen die Erscheinungen des Jodismus (Reizzustände der Haut und der Schleimhäute) und der Thyreotoxikosen. Der Versuch, den Jodismus durch Bindung des Jods an Eiweiß zu beseitigen, ist als fehlgeschlagen zu betrachten. Zeitweise therapeutisch benützte Jod-Eiweißpräparate entsprachen den Wirkungen der Jodide.

L. GERSHENFELD u. B. WITLIN[7] berichten über die bactericide Wirkung von jodiertem Pferdeserum, das in neuerer Zeit in den USA als Therapeuticum angewandt werden soll.

Übergänge zwischen lokaler und erst im Stoffwechsel auftretender Jodwirkung zeigen *Jothion* und *Alival*.

Jothion wird dargestellt durch Behandeln von Dichlorglycerin mit Jodalkalien bei einer Temperatur, die 90° nicht übersteigen soll[8]:

$$\begin{array}{c} CH_2 \cdot Cl \\ | \\ CH \cdot OH \\ | \\ CH_2 \cdot Cl \end{array} \;+\; 2\,KJ \;\longrightarrow\; \begin{array}{c} CH_2 \cdot J \\ | \\ CH \cdot OH \\ | \\ CH_2 \cdot J \end{array}$$
Jothion

Nach G. LUSIGNANI[9] erfolgt die Gewinnung von Jothion, indem man 1 kg Glycerin mit 20 g Essigsäure auf 100—110° erhitzt und anschließend trockene Salzsäure durchleitet,

---
[1] MOSER, V.: Med. Welt 8, 877 (1934). — [2] DRP 415095.
[3] DÜCKERHOFF, H.: München. med. Wschr. 82, 1802 (1935). — [4] DRP 117767.
[5] DAVID, N. A., u. a.: J. Amer. med. Assoc. 100, 1658 (1933).
[6] CHARGAFF, E.: Biochem. Z. 215, 69 (1929).
[7] GERSHENFELD, L., u. B. WITLIN: J. Amer. Pharmaz. Assoc. 37, 136 (1948).
[8] DRP 291822, Zus. zu DRP 291541.
[9] LUSIGNANI, G.: Bull. chim. farmac. 78, 557 (1939).

bis das Gewicht des Reaktionsproduktes konstant ist. Dabei bildet sich 1,3-Dichlor-isopropylalkohol. Dieser wird mit NaJ 2 Stunden auf 130—140° erhitzt, wobei das Jothion sich bildet.

Auch *Alival* ist ein Glycerin-Abkömmling und zwar das Acetonglycerin-α-jodhydrin

$$\begin{array}{l} CH_2 \cdot J \\ | \\ CH \cdot O \\ | \quad\quad\quad\; \diagdown C \diagup CH_3 \\ CH_2 \cdot O \diagup \quad \diagdown CH_3 \end{array}$$
Alival

Aceton-Glycerin wurde aus wasserfreiem Glycerin mit trockenem Aceton dargestellt, indem man diesem Gemisch etwa 1% Salzsäure zusetzte und nach Zugabe von geglühtem, pulverisiertem Natriumsulfat zur Bindung des gebildeten Wassers, 12 Std. bei Zimmertemperatur schüttelte:

$$\begin{array}{l} CH_2 \cdot OH \\ | \\ CH \cdot OH \\ | \\ CH_2 \cdot OH \end{array} + O=C\diagup^{CH_3}_{\diagdown CH_3} \xrightarrow{\dfrac{HCl}{Na_2SO_4}} \begin{array}{l} CH_2 \cdot OH \\ | \\ CH \cdot O \diagdown C \diagup CH_3 \\ CH_2 \cdot O \diagup \;\;\diagdown CH_3 \end{array}$$

In gleicher Weise erhielt man aus dem α-Chlorhydrin das entsprechende Acetonglycerin-α-chlorhydrin, das, mit NaJ auf 100° im Rohr erhitzt, Alival lieferte[1]:

$$\begin{array}{l} CH_2 \cdot Cl \\ | \\ CHOH \\ | \\ CH_2OH \end{array} \xrightarrow{CH_3 \cdot CO \cdot CH_3} \begin{array}{l} CH_2 \cdot Cl \\ | \\ CH \cdot O \diagdown C \diagup CH_3 \\ CH_2 \cdot O \diagup \;\;\diagdown CH_3 \end{array} \xrightarrow{KJ} \begin{array}{l} CH_2 \cdot J \\ | \\ CH \cdot O \diagdown C \diagup CH_3 \\ CH_2 \cdot O \diagup \;\;\diagdown CH_3 \end{array}$$

Häufig benützt wurden als stoffwechselwirksame Heilmittel Verbindungen des Jods mit Fetten. Die mehrfach-, besonders die dreifach-ungesättigten Fettsäuren, geben die Möglichkeit der Jod- bzw. Jodwasserstoff-Addition. Zuerst hat WINTERNITZ[2] derartige Präparate empfohlen. Sie werden gut resorbiert und geben bei der Verbrennung im Organismus das Jod ab. Die jodierten Fette zersetzen sich nicht beim Aufbewahren, wenn sie noch zum Teil ungesättigt bleiben, während die Jod-gesättigten Fette sich leicht unter Jod-Abspaltung verändern. Die Jodierungen werden im allgemeinen mit Chlorjod oder Bromjod durchgeführt. Das *Sajodin* ist ein jodbehensaures Calcium. Es wurde von E. FISCHER und MEHRING aus Erukasäure unter Einwirkung von Jodwasserstoff in Eisessig bei geringer Wärme dargestellt[3]. *Immetal* ist der Isobutylester der Dijod-erukasäure. Viel verwandt wurde zeitweise das *Dijodyl*, der Dijod-ricinstearolsäureäthylester. Ricinstearolsäure bildet in Gegenwart von wäßriger Essigsäure mit Jod leicht Ricinstearolsäuredijodid. Dieses läßt sich bequem durch Umkristallisieren reinigen[4], und anschließend verestern. Dijodyl zeigt günstige Wirkungen bei Arteriosklerose[5]. *Lipojodin*, der Dijod-brassidinsäure-äthylester, soll besser verträglich sein als Jodival, Jodipin und Sajodin. Es wird langsam resorbiert, im Darm soll noch kein Jod abgespalten werden. Es findet, wie die anderen Jodpräparate, zur Erhöhung des Blut-Jodspiegels und zur Ausgleichung des Grundumsatzes Verwendung.

Die Dijod-brassidinsäureester werden durch Erhitzen von Jod mit Eisenpulver und Behenolsäureestern, z.B. Methylester oder Äthylester, dargestellt[6].

---

[1] FISCHER, E., u. E. PFÄHLER: Ber. dtsch. chem. Ges. **53**, 1606 (1920).
[2] WINTERNITZ, H.: Dtsch. med. Wschr. **23**, 1897 (1897).
[3] DRP 180087. — [4] DRP 296495.
[5] LIEBIG, H.: Med. Klin. **25**, 1100 (1935). — [6] FP. 430404; EP. 19350.

Starke Beachtung fand das *Jodipin*, zuerst in Form eines dickflüssigen Öles durch Jodierung eines natürlichen fetten Öles gewonnen. Ein dünnflüssigeres Jodipin wurde dann später durch Jodierung des Äthylesters der Ölsäure dargestellt[1]; es soll besser resorbiert werden[2]. Nach subcutaner Injektion bilden sich Depots, in denen nur eine geringe Abspaltung von Jod erfolgt. Die Hauptmenge gelangt unverändert nach und nach in den Kreislauf. Dadurch tritt nur selten und dann in milder Form Jodismus auf[3]. Bei der Röntgendurchleuchtung verschwinden die Jodipin-Schatten im Darm nach 3—4 Stunden[4].

Endojodin, das frühere Jodison, ist ein Hexamethyl-diamino-isopropanoldijodid, ein diquaternäres Ammoniumjodid.

$$(H_3C)_3\overset{+}{N}-CH_2-CH(OH)-CH_2-\overset{+}{N}(CH_3)_3$$
$$J^- \qquad\qquad J^-$$
$$\text{Endojodin}$$

Zur Darstellung[5] behandelt man Dijod-isopropyl-alkohol mit Trimethylamin oder α,γ-Bis-dimethylamino-β-oxypropan mit Methyljodid. Man kann auch die entsprechenden Dibromide oder die Dichloride in die Jodverbindungen überführen.

Endojodin findet in Form von subcutanen Injektionen therapeutische Verwendung, wobei Reizwirkungen nicht festzustellen waren[6]. Der Blutdruck soll durch Endojodin-Behandlung über längere Zeit gesenkt werden können[7].

Jodival ist ein α-Jod-isovalerianylharnstoff, hergestellt aus den entsprechenden Cl- und Br-Verbindungen[8] (s. S. 31). Im *Jocapral* ist Jodcalciumtriäthanolamin enthalten. Es wird zur Behandlung arteriosklerotischer Erscheinungen empfohlen.

Die größte Stoffwechselwirksamkeit unter den Jodverbindungen besitzt das Thyroxin. Als Hormon der Schilddrüse ist diese Verbindung im Kapitel „Hormone" abgehandelt worden (s. S. 513).

Röntgenkontrastmittel.

Da die meisten der heute verwendeten Röntgenkontrastmittel, die zur Darstellung von Nieren-, Gallen-, Leber-, Gelenkschatten usw. verwendet werden, auf Jod-Grundlage aufgebaut sind, sollen sie an dieser Stelle eingeschaltet werden.

Schon beim Jodipin wurde erwähnt, daß Jod-Verbindungen Röntgenschatten geben. Das Absorptionsvermögen einer Verbindung ist abhängig von Atomgewicht und Ordnungszahl, wodurch nur eine begrenzte Anzahl von Elementen für die Synthese von Röntgenkontrastmitteln in Betracht kommt.

Anorganische Kontrastmittel.

Von den anorganischen Verbindungen wird heute nur noch Bariumsulfat verwandt (*Neobar, Citobarium, Eubaryt* usw.), gemischt mit Korrigentien oder Zusätzen zur besseren Ausfüllung der Schleimhautfalten, wie z.B. Eiweiß oder Milchpulver und $NaHCO_3$[9]. Reines Bariumsulfat kommt unter den Bezeich-

---

[1] Winternitz, H., u. V. Schenck: München. med. Wschr. **76**, 1840 (1929).
[2] Grüneberg, T. H.: Dtsch. med. Wschr. **56**, 396 (1930).
[3] Winternitz, H.: Mercks Jahresber. **39**, 3 (1925).
[4] Panzdorf, H.: Fortschr. Gebiete Röntgenstrahlen **36**, 1095 (1927).
[5] AP. 1526627. — [6] Kuhn, R.: München. med. Wschr. **72** (1925).
[7] Bix, K.: Wiener klin. Wschr. **38**, 1256 (1925).
[8] DRP 197648. — [9] FP 721957.

nungen „pro Röntgen" oder „ad usum internum" in den Handel. Thoriumoxyd (*Thorotrast*) wurde vorübergehend zur Sichtbarmachung von Milz und Leber verwandt, bis festgestellt wurde, daß es in Lymphknoten, Leber und Milz abgelagert wird, wo seine Radioaktivität auf die Dauer Gewebszerfall herbeiführt[1]. Man suchte daher nach Substanzen, die in löslicher Form eingeführt und leicht ausgeschieden werden.

Gute Kontrastmittel sind die *Halogene*. Hier kommen vor allem Jod und Brom in Frage, die beide infolge ihrer verhältnismäßig hohen Ordnungszahlen gute Röntgenschatten liefern. Brom absorbiert stärker als Jod. Jedoch hat Jod im Gebiet der praktisch verwendeten Röntgenstrahlung ein Absorptionsmaximum (0,37 Å), so daß es in der medizinischen Anwendung günstiger ist als Brom[2].

Organische Kontrastmittel.
Aliphatische Kontrastmittel.

Die zur Jod-Therapie verwandten Jodfettsäure-Verbindungen werden im Körper nur langsam gespalten. Daher sind manche Verbindungen auch als Röntgenkontrastmittel geeignet, z.B. das bereits erwähnte *Jodipin* (s. S. 526).

Campiodol ist ein jodiertes Rüböl und dient zur röntgenographischen Darstellung von Körperhöhlen. Zur Herstellung werden Cruziferen-Öle in Gegenwart eines Katalysators, z.B. $HgCl_2$, bei 15° mit Jod in Alkohol, Chloroform oder Äther behandelt. Überschüssiges Jod wird durch wäßrige KJ-Lösung entfernt und das Produkt mit Holzkohle gereinigt[3].

Das *Hepato-Selektan* ist der Äthylester der Trijodstearinsäure[4]. Es wird spezifisch im Reticuloendothel gespeichert und kann zur Darstellung von Milz- und Leberschatten dienen. Darüber hinaus können auch Hirngefäße dargestellt werden. In Form von Solen und Dispersionen mit einem p_H von 8,5 eignet es sich besonders zur Darstellung der Lunge[5].

Der Dijod-stearinsäuremethylester ist in Belgien als *Angiopac*, der Äthylester als *Vasoselectan* im Handel[6]. Ferner findet auch der Stearinsäure-dijodsmethylester als Röntgenkontrastmittel Anwendung[7].

Von anderen aliphatischen Kontrastmitteln stehen die Abkömmlinge der Jodmethansulfonsäure und ihre Salze an erster Stelle. *Abrodil* ist ein jodmethansulfonsaures Natrium $J \cdot CH_2 \cdot SO_3Na$.

Zur Darstellung wird Methylenjodid z.B. mit Natriumsulfit in wäßrig-alkoholischer Lösung 8 Stunden bei 70° geschüttelt. Das gebildete jodmethansulfonsaure Natrium spaltet nur bei thermischer Zersetzung Jod ab. Ferner reagiert Natriumnitrit in saurem Medium nicht mit dem Jod[8].

Statt der Natriumverbindung kann auch Ammoniumsulfit verwandt werden. Ebenso können Stickstoffbasen, z.B. Methylamin, in wäßriger Lösung mit SO_2 neutralisiert und unter kräftigem Rühren mit CH_2J_2 am Rückfluß erwärmt werden. Es entstehen die jodmethansulfonsauren Salze neben den jodwasserstoffsauren Salzen[9]:

$$CH_2J_2 + Na_2SO_3 \xrightarrow{70°} CH_2J \cdot SO_3Na + NaJ$$

---

[1] BOYE, E.: Chemiker-Ztg. **1942**, 407.
[2] BINZ, A., C. RÄTH u. H. MEYER-BODE: Angew. Chem. **45**, 713 (1932).
[3] AP. 1 870 023.
[4] Vgl. F. HÄMERLI: Fortschr. Gebiete Röntgenstrahlen **60**, 173 (1939).
[5] DRP 749431.
[6] MASY, S.: Acta radiologica (Stockholm) **34**, 3501 (1950).
[7] MASY, S.: J. Radiol. Electrol. Arch. Electr. med. **31**, 449 (1950).
[8] DRP 532766.
[9] DRP 535652, Zus. zu DRP 532766.

Zu der gleichen Verbindung gelangt man nach dem DRP 551145 durch Umsetzung von Alkali- oder Erdalkali-Jodiden mit chlormethansulfonsauren Salzen in der Wärme, z.B. bei 180°. Nach englischen[1] und französischen[2] Patenten können auch brommethansulfonsaure Salze mit Alkali- oder Erdalkalijodiden umgesetzt werden. Ein anderes Verfahren beschreibt die Darstellung aus Jodoform, Natriumsulfit und Wasser in Gegenwart von Cu-Pulver[3]:

$$CHJ_3 + 2\ Na_2SO_3 + H_2O \xrightarrow[Cu]{120-140°} 2\ NaJ + NaHSO_4 + CH_2J \cdot SO_3Na$$

Es können auch Verbindungen verwandt werden, die am Methan-Rest durch aliphatische Reste oder durch einen weiteren Jodoform-Rest substituiert sind[4].

Zur Darstellung der Derivate der Jodmethansulfonsäure vergleiche man ferner weitere Literaturangaben[5]. Nach einem polnischen Patent[6] läßt sich das Natriumsalz der Jodmethansulfonsäure dadurch darstellen, daß man auf CH_2J_2 in Gegenwart von wäßriger Natronlauge und pulverisiertem Kupfer bei erhöhter Temperatur Äthylsulfit einwirken läßt. Die Reaktion verläuft nach folgendem Schema:

$$CH_2J_2 + O=S{<}^{OC_2H_5}_{OC_2H_5} \xrightarrow[erhitzen]{Cu} J \cdot CH_2 \cdot SO_2 \cdot OC_2H_5 + C_2H_5J$$

$$J \cdot CH_2 \cdot SO_2 \cdot OC_2H_5 \xrightarrow{NaOH} J \cdot CH_2 \cdot SO_3Na + C_2H_5OH$$

Statt der Jodmethansulfonsäure wird im *Intramin* die Dijodmethansulfonsäure verwandt, erhalten durch Einwirkung von neutralen Sulfiten auf α-Halogenessigsäure und Behandlung der gebildeten Sulfoessigsäure bei höheren Temperaturen mit Jod. Die entstandene Dijodmethansulfonsäure wird mit Alkalien in neutrale Produkte übergeführt. Bei der Behandlung mit Jod erfolgt die Abspaltung von CO_2 und die Anlagerung von zwei Jod-Atomen an das bereits durch die SO_3H-Gruppe substituierte C-Atom:

$$Cl \cdot CH_2 \cdot COOH + Na_2SO_3 \rightarrow NaSO_3 \cdot CH_2 \cdot COOH + NaCl$$

$$NaSO_3 \cdot CH_2 \cdot COOH + 2\ J_2 \rightarrow J_2CH \cdot SO_3Na + 2\ HJ + CO_2$$

Die wäßrigen Lösungen der Verbindung lassen sich durch intravenöse Injektion, durch Einnahme per os oder auch durch den Katheter in die sichtbar zu machenden Teile des Körpers einführen. So können bei Störungen von Nierenfunktionen 15—30 Minuten nach intravenöser Injektion die Harnwege in üblicher Weise dargestellt werden. Durch Spinalpunktion kann Intramin-Lösung auch in den Rückenmarkkanal injiziert werden, wodurch seine röntgenographische Aufnahme erfolgen kann[7].

Als Beispiel weiterer aliphatischer Verbindungen sei das FP. 807781 genannt, das mono- und dijod-asparaginsaure Salze als Röntgenkontrastmittel vorschlägt.

Aromatische Kontrastmittel.

Den Jod-Eiweiß-Verbindungen schließt sich das *Hippuran* an, das 2-jodhippursaure Natrium, dessen Unschädlichkeit im Organismus dadurch erkannt wurde, daß es das natürliche Abbau- und Ausscheidungsprodukt von jodiertem Eiweiß ist. Es wird durch die Nieren ausgeschieden und ist daher zur Untersuchung der Nieren und Harnwege indiziert.

---

[1] EP. 353477. — [2] FP. 708270. — [3] AP. 1867793. — [4] EP. 363346.
[5] AP. 1842628; Schwz.P. 164427, Zus. zu Schwz.P. 162144; Ung.P. 107863, Zus. zu Ung.P. 104857; Schwz.P. 82551.
[6] Poln.P. 19951. — [7] AP. 1868602.

Seine Darstellung erfolgt durch Umsatz von o-Jodbenzoylchlorid und Glykokoll in alkalischer Lösung[1].

Eine größere Bedeutung haben cyclische Verbindungen erlangt und zwar zunächst das *Jodtetragnost*, ein Tetrajod-phenolphthalein. Es dient zur Darstellung der Gallenwege. Zur Darreichung wird eine kolloide Lösung von Mononatrium-tetrajod-phenolphthalein vorgeschlagen, dargestellt durch Fällen einer Gelatinelösung des Salzes mit Citronensäure[2]. Die Darstellung des lange bekannten Tetrajod-phenolphthaleins kann nach verschiedenen Verfahren vor sich gehen[3].

Tetrajod-phenolphthalein wird durch Behandlung einer alkalischen Phenolphthalein-Lösung mit Jod-Jodkali und Ansäuern mit Salzsäure dargestellt. Es tritt dabei ein amorpher gelbbrauner Niederschlag auf, der bei 100° unter Verlust von 1 Mol Wasser in eine farblose Verbindung übergeht. Auch erhält man die Verbindung, wenn die Lösung nach dem Jodzusatz auf dem Wasserbad solange erwärmt wird, bis sie gelbbraun wird, worauf die Fällung mit Salzsäure vorgenommen wird.

Die Darstellung kann auch elektrolytisch durch Behandlung einer alkalischen Phenolphthalein-Lösung mit KJ und anschließender Elektrolyse bis zum Farbumschlag nach Blau erfolgen. Die Jodierung ist ferner mit Hilfe von Chlorjod oder Chlorjod-Salzsäure möglich[4].

Weiter gelangten durch Arbeiten von BINZ, RÄTH und MEYER-BODE mehrere *Pyridin*-Derivate zu großer Bedeutung. Das Natriumsalz der 2-Pyridon-5-arsinsäure erwies sich als fast 17-fach verträglicher als Atoxyl. Das gleiche trifft für bestimmte Jod-Derivate des Pyridons zu. Die Stärke der Entgiftung ist weitgehend von der Stellung des Sauerstoffs im Molekül abhängig. Das 5-jod-2-pyridon-N-essigsaure Natrium, das *Uroselektan*, war am besten verträglich.

Uroselektan

Die zur Erhöhung der Löslichkeit nötige Essigsäure-Gruppe wird durch Behandlung mit Chloressigsäure in Gegenwart säurebindender Stoffe eingeführt. Den gleichen Zweck erfüllen auch andere Gruppen, z. B. Carboxylgruppen[5]. Zur Jodierung des Pyridin-Kerns wurden die nach TSCHITSCHIBABIN[6] hergestellten Amino-Derivate des Pyridins diazotiert und nach SANDMEYER mit Alkalijodid-Lösung behandelt. In dieser Art läßt sich auch das 2-Oxy-5-jod-pyridin darstellen[7]. Es ergab sich, daß die 3- und 5-ständigen Jod-Atome am Pyridin-Kern (im Gegensatz zu den 2-, 4- und 6-ständigen) so fest gebunden sind, daß sie selbst durch lange Behandlung mit Wasserdampf im Einschlußrohr bei 170° nur in geringem Maße abgespalten werden[8]. Die Ausscheidung des Uroselektans erfolgt sehr schnell. Bei normaler Nierenfunktion ist es nach 4 Stunden nicht mehr nachzuweisen[9].

Uroselektan B ist chemisch ganz anders zusammengesetzt. Es ist das Dinatriumsalz der 3,5-Dijod-N-methyl-chelidaminsäure.

Urosektan B

---

[1] JOHNSON, J. M.: J. Amer. chem. Soc. **36**, 296 (1914). — [2] Vgl. auch AP. 1858142.
[3] CLASSEN, A.: Ber. dtsch. chem. Ges. **28**, 1606 (1895).
[4] DRPP 85930, 85069, 88390 und 143596; ferner E. BOYE: Zit. S. 527; FP. 828486.
[5] Vgl. DRP 506425; FP. 684285; Schwz.P. 161687.
[6] TSCHITSCHIBABIN, A.: J. Russ. physik.-chem. Ges. **46**, 1216 (1914); C. 1915 I, 1064.
[7] EP. 251578, Canad.P. 259767.
[8] BINZ, A., u. H. MEYER-BODE: Angew. Chem. **49**, 486 (1936).
[9] TOURNÉ W., u. E. DAMM: Klin. Wschr. **9**, 581 (1930).

Man geht von der Chelidonsäure aus, die CLAISEN[1] darstellte. Zu diesem Zweck gewann er zunächst aus Aceton und Oxalsäure-diäthylester durch Kondensation mit Natriumäthylat den Natrium-acetonoxalsäure-ester:

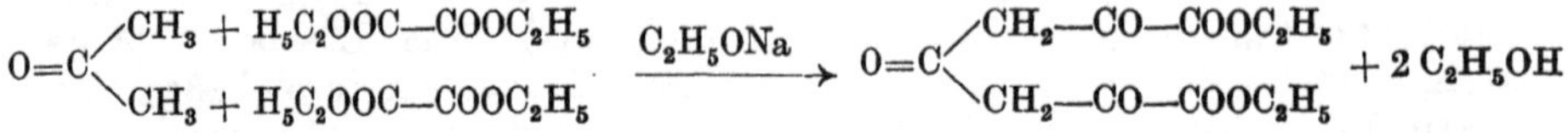

$$O=C\begin{matrix}CH_3 + H_5C_2OOC-COOC_2H_5\\ CH_3 + H_5C_2OOC-COOC_2H_5\end{matrix} \xrightarrow{C_2H_5ONa} O=C\begin{matrix}CH_2-CO-COOC_2H_5\\ CH_2-CO-COOC_2H_5\end{matrix} + 2\,C_2H_5OH$$

Er geht durch wasserentziehende Mittel und Verseifung in Chelidonsäure über:

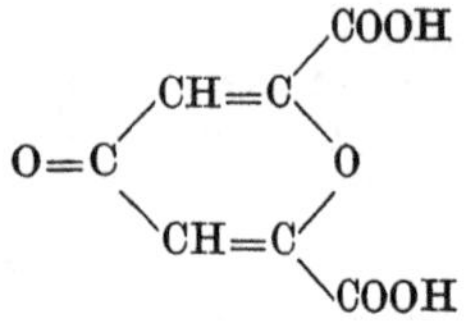

$$O=C\begin{matrix}CH=C\diagdown COOH\\ \quad\quad\quad O\\ CH=C\diagup COOH\end{matrix}$$

Die Chelidonsäure kann man in 3- und 5-Stellung leicht halogenieren, so daß sich die verschiedensten Derivate leicht darstellen lassen[2]. Mit Ammoniak wandelt sich die Chelidonsäure in Chelidaminsäure um[3]:

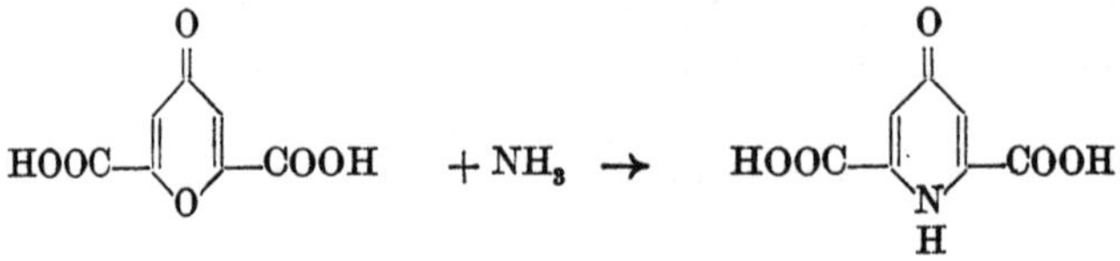

HOOC—[O-pyranon]—COOH + NH$_3$ → HOOC—[N-H-pyridon]—COOH

Während die Chelidonsäure gegen wäßrige Alkali-Lösung verhältnismäßig unbeständig ist, erwies sich die Chelidaminsäure bei 150° in alkalischer Lösung als noch stabil. Durch Jodierung geht sie in die 3,5-Dijod-chelidaminsäure über[4]:

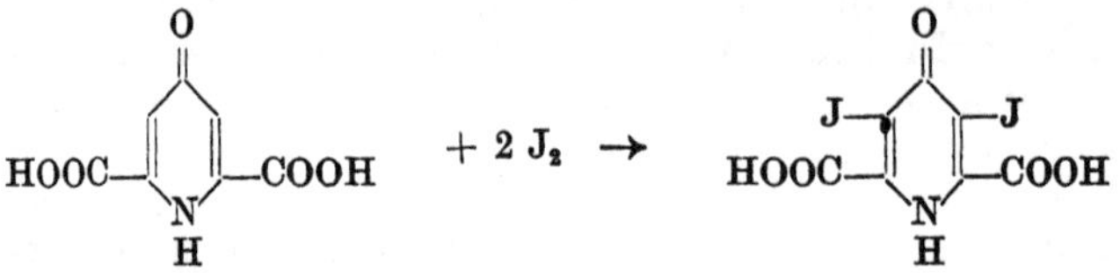

HOOC—[N-H-pyridon]—COOH + 2 J$_2$ → HOOC—[3,5-J₂-N-H-pyridon]—COOH

KOENIGS und GREINER[5] gelangten durch Einwirkung von Thionylchlorid auf Pyridin zum Pyridyl-pyridinium-dichlorid, das in das 4-Aminopyridin und dann in 4-Oxypyridin übergeführt werden konnte, deren desmotrope Form das 4-Pyridon ist. Von letzterer leitet sich das *Per-Abrodil* ab. Es ist das Diäthanolaminsalz der N-(3,5-Dijod-4-pyridon)-essigsäure.

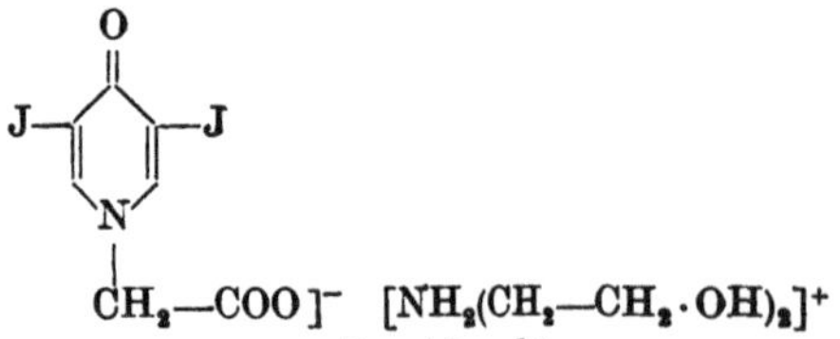

[3,5-J₂-4-pyridon]–CH$_2$–COO]$^-$ [NH$_2$(CH$_2$–CH$_2$·OH)$_2$]$^+$
Per-Abrodil

---

[1] CLAISEN L.,: Ber. dtsch. chem. Ges. **24**, 111 (1891).
[2] DOHRN, M., u. B. DIETRICH: Liebigs Ann. Chem. **494**, 284 (1932).
[3] LIEBEN AD., u. L. HAITINGER: Ber. dtsch. chem. Ges. **16**, 1259 (1883).
[4] Vgl. DRP 696846, Zus. zu DRP 678948, FP. 709790; AP. 2 523 717.
[5] KOENIGS E., u. H. GREINER: Ber. dtsch. chem. Ges. **64**, 1049 (1931).

Zu seiner Synthese wird mit Salzsäure und Chlorjod zunächst das 3,5-Dijod-4-pyridon hergestellt, das durch Chloressigsäure in die N-(3,5-Dijod-4-pyridon)-essigsäure umgewandelt wird. Auch läßt sich in dem durch Spaltung von Pyridyl-pyridiniumdichlorid durch Erhitzen mit Wasser gewonnenen Reaktionsgemisch die Halogenierung des Pyridons unmittelbar durchführen. In das so erhaltene Dihalogenid wird dann der die Löslichkeit fördernde Essigsäurerest eingeführt[1]. Zur besseren Lösung wird das Diäthanolamin-Salz verwandt[2]. Mit einem Zusatz von Polyvinylalkohol wird es als *Viskiosol* zur Darstellung von Uterus und Tuben empfohlen[3].

Die Methylglutaminsalze der Pyridon-Derivate weisen die gleiche physiologische Wirkung wie die Diäthanolaminsalze auf[4]. Sie zeichnen sich durch gute Löslichkeit aus[5].

Das Methylglucamin-Salz des 3,5-Dijod-4-pyridons findet neuerdings als *Per-Abrodil M* Verwendung. Weitere Derivate des 3,5-Dijod-4-pyridons sind im AP. 2 505 634 beschrieben.

Uroselektan, Uroselektan B und Per-Abrodil dienen, wie schon ihr Name sagt, vor allem zur Röntgendarstellung von Nierenwegen und Harnleiter. Die günstigsten Schattenwirkungen werden auch hier meist 10—20 Minuten nach der Injektion erhalten. Die Präparate lassen sich auch zur Kontrastbildung des Nierenbeckens durch Verwendung des Harnleiterkatheters benutzen, ebenso zur Darstellung der Gefäße und Gelenkhöhlen.

Biliselektan (*Priodax*)

ist eine β-(4-Oxy-3,5-dijod-phenyl)-α-phenyl-propionsäure.

Zur Darstellung jodiert man Oxyphenylessigsäure oder Oxyphenylpropionsäure in Gegenwart von NaOH bei gewöhnlicher Temperatur mit Jod-Jodkali oder Chlorjod. So sind beispielsweise die α-3,5-Dijod-4-oxyphenyl-α-phenylessigsäure und die α-3,5-Dijod-2-oxyphenyl-α-phenylessigsäure dargestellt worden[6].

Wirksam sind auch: α-(4-Oxy-3,5-dijodphenyl)-α-phenyl-propionsäure, γ-(4-Oxy-3,5-dijodphenyl)-β-phenyl-buttersäure, sowie 4,4'-Dioxy-3,3',5,5'-tetrajod-α,β-diphenyl-propionsäure.

Diese Verbindungen liefern, wenn sie in Dosen von etwa 3 g verabreicht werden, gute Röntgenbilder der Gallenwege, ohne daß Nebenwirkungen auf den Organismus zu verzeichnen sind. Die Salze sind auch zur intravenösen Injektion geeignet[7]. Nach H. BÖTTNER und B. SCHLEGEL eignet sich das Biliselektan auch zur Darstellung der kranken Gallenblase, doch nimmt diese das Präparat nicht immer auf. Im Gegensatz zum Tetrajod-phenolphthalein wird Biliselektan auch bei Magen- und Darmerkrankungen resorbiert, so daß der bei dem Tetrajod-phenolphthalein gegebene Unsicherheitsfaktor wegfällt[8]. Es wirkt auch nicht abführend wie Jodtetragnost[9]. Auch die Derivate mit längeren Säureketten haben therapeutische Bedeutung, z.B. α-(4-Oxy-3,5-dijodbenzyl)-n-buttersäure,

---

[1] Holl.P. 52518; vgl. ferner Oestr.PP. 145823, 147811; DRP 646116.
[2] EP. 385211; DRP. 570860; FP. 737889.
[3] BERGIN, J. H. E.: Brit. J. Radiol. 24, 93 (1951).
[4] Schwed.P. 108638; Holl.P. 67205. — [5] FP. 883596.
[6] DRPP 704549, 706938, Zus. zu DRP 704549, DRP 740543; Vgl. auch AP. 2 516 163.
[7] FP. 872414; Holl.P. 64625; E.E. SEEDORF, u. a.: Acta radiology 55, 740 (1950); H. OESER u. H. BILLION: Fortschr. Gebiet. Röntgenstrahlen 74, 197 (1951).
[8] BÖTTNER, H., u. B. SCHLEGEL: Klin. Wschr. 21, 201 (1942); vgl. W. HEIM: Ärztl. Wschr. 6, 514 (1951). — [9] OEFNER A. P.: Nederl. Tijdschr. Geneeskunde 86, 309 (1942).

α-(4-Oxy-3,5-dijodphenyl)-n-valeriansäure oder ω-(4-Oxy-3,5-dijodphenyl)-n-undecansäure. Beschrieben wird auch die Darstellung eines Derivates der Pelargonsäure. Diese mit p-Methoxy-benzaldehyd zur Reaktion gebracht, reagiert gemäß der PERKINschen Synthese unter Abspaltung von Wasser mit dem α-C-Atom. Die Doppelbindung wird in Gegenwart von Nickel mit Wasserstoff katalytisch abgesättigt, worauf man die Methoxyphenyl-Verbindung nach dem Entmethylieren jodiert. Es entsteht so die α-(4-Oxy-3,5-dijod-benzyl)-pelargonsäure[1]. W. H. STRAIN u. a.[2] untersuchten jodierte Aracylester. Hierbei erwiesen sich Gemische isomerer Jodphenylundecylsäureester am besten.

In dem Holl.P. 56312 werden auch heterocyclische und aromatisch-heterocyclische Derivate als Röntgenkontrastmittel vorgeschlagen, so die 2-(1''-Naphthyl)-2-(4'-oxy-3',5'-dijodphenyl)-propionsäure, 1-(2''-Naphthyl)-1-(4'-oxy-3',5'-dijodphenyl)-propionsäure und die 1-Chinoyl-2-(4'-oxy-3',5'-dijodphenyl)-propionsäure. Diaryl-alkencarbonsäuren, die mehrfach jodiert sind, erhält man durch Kondensation nach Art der PERKINschen Synthese aus Benz- oder Zimtaldehyd — oder ihren jodierten Abkömmlingen — und Carbonsäuren, wie Phenylessigsäure, Phenylpropionsäure, Phenylbuttersäure, Phenylisocrotonsäure, Naphthylessigsäure oder Naphthylpropionsäure. Die Reaktionsprodukte sind nicht toxisch und sind als Röntgenkontrastmittel gut geeignet. Daneben werden sie auf Grund ihrer bactericiden Eigenschaften auch als Chemotherapeutika empfohlen[3].

B. K. BLOOT u. a.[4] untersuchten verschiedene Derivate der 3,5-Dijod-hippursäure auf ihre Eignung als Kontrastmittel. Das Natriumsalz der 3,5-Dijod-4-oxy-hippursäure wurde nach intravenöser Verabreichung schnell und quantitativ durch die Niere ausgeschieden. Jedoch bedingt die phenolische Hydroxyl-Gruppe ungünstige Nebenwirkungen. Dagegen scheint die 3,5-Dijod-4-carboxy-methoxy-hippursäure nach Tierversuchen für die Pyelographie ein hervorragendes Mittel zu sein. Nachteilige Wirkungen waren nicht zu beobachten. Die Giftigkeit ist etwas größer als die der N-Methyl-3,5-dijod-4-pyridon-2,6-dicarbonsäure (Uroselektan B). Auch Derivate der Oxybenzoesäure, Salze der Jod-sulfo-phenoxy-alkyl-carbonsäure u. a. sind vorgeschlagen worden[5]. Im EP. 480721 werden Di- und Trijod-Derivate der Hippur- und Benzoylaminobuttersäure beschrieben, im FP. 803426 das Dijod-4-oxy-acetophenon.

Die jodierten Verbindungen, z. B. die Trijod-2-phenyl-chinolin-4-carbonsäure, ebenso die Dijod-Verbindung und andere jodierte Chinolincarbonsäuren wurden als Gallenkontrastmittel vorgeschlagen[6], z. B. die Trijod-2-phenyl-chinolin-4-carbonsäure und ebenso die Dijod-Verbindung.

Zur Gallenuntersuchung kommen nach dem EP. 468363 auch jodierte Oxy-Derivate des Atophans in Frage. So erhält man aus 5-Jodisatin und 3,5-Dijod-4-oxy-acetophenon die 2-(3',5'-Dijod-4'-oxy-phenyl)-6-jod-chinolin-4-carbonsäure[7].

Von arzneimittelchemischem Interesse dürfte noch die Beobachtung von BINZ und MEYER-BODE[8] sein, daß die im Urin erreichten maximalen Konzentrationen von Jod und Brom bei den verschiedenen Substanzen den injizierten Mengen nicht proportional sind. Beziehungen zwischen Jod- und Bromgehalt der Präparate und der Zeit bis zur Einstellung der maximalen Konzentration im Harn sind ebenfalls nicht erkennbar. Auch die Stärke des Röntgenschattens läuft nicht mit dem Jod- und Bromgehalt der intravenös injizierten Substanz parallel, sondern ist vor allem von der Konzentrierung in dem betreffenden Ausscheidungsorgan abhängig.

---

[1] AP. 2400433.
[2] STRAIN, W. H., u. a.: J. Amer. chem. Soc. **64**, 1436 (1942).
[3] AP. 2436270.
[4] BLOOT, B. K., u.a.: Quart. J. Pharmac. Pharmacol. **15**, 16 (1942).
[5] FP. 803426. — [6] DRP 472821. — [7] EP. 468363.
[8] BINZ A., u. H. MEYER-BODE: Biochem. Z. **252**, 16 (1932).

Schwefel-Verbindungen.

Der Schwefel ist eines der ältesten Heilmittel. Er wird schon von DIOSCURIDES genannt. In der modernen Therapie hat sich besonders M. BIER[1] für die innere Verabreichung in kleinen Dosen eingesetzt. Das Hauptanwendungsgebiet ist aber die äußerliche Verwendung in der Dermatologie.

Am aktivsten ist kolloider Schwefel, den man auf verschiedenen Wegen, z.B. durch Ausfällen von Schwefel aus Polysulfiden oder Natriumthiosulfat, erhalten kann. Auch Wasserstoffpolysulfide können hierzu verwandt werden (H. P. KAUFMANN[2]). Die Schwefelwirkung auf der Haut ist von der Bildung von Schwefelwasserstoff begleitet. Andererseits ist anzunehmen, daß die antiparasitäre und fungicide Wirkung des Schwefels bei der Bekämpfung pflanzlicher Schädlinge (Reblaus) auf einer Oxydation zu Schwefeldioxyd beruht.

Bei verschiedener Dosierung kann der Schwefel verschiedene Wirkungen entfalten. In kleinen Mengen hat er auf der Haut keratoplastische Eigenschaften. Er beeinflußt den Stoffwechsel der Haut und beschleunigt die Verhornung derselben. In größeren Dosen und in Gegenwart von Alkali wirkt er keratolytisch unter starker Schwefelwasserstoff-Entwicklung. Diese führt bei alkalisch reagierenden Geweben zu Sulfiden und Polysulfiden, die mit dem Cystin, das in den verhornten Epithelien angehäuft ist, wasserlösliche Verbindungen bilden. Sulfide und Polysulfide in höherer Konzentration werden seit langer Zeit als Enthaarungsmittel verwandt. Die Anwendung des Schwefels als Abführmittel ist heute von geringerer Bedeutung. H. TAEGEN[3] stellte fest, daß sie auf der Bildung von Schwefelwasserstoff im Darm zurückzuführen ist. Hierdurch wird nach WILIGEN[4] die Peristaltik im proximalen Colon beschleunigt.

Die Verwendung des Schwefels in der Therapie erhielt neue Anregungen, als seine Bedeutung im intermediären Stoffwechsel erkannt wurde, insbesondere im System Cystein⇌Cystin:

$$\begin{array}{ccc} CH_2-SH & CH_2-S-S-CH_2 & \\ | & | & | \\ CH-NH_2 & CHNH_2 & CHNH_2 \\ | & | & | \\ COOH & COOH & COOH \\ \text{Cystein} & \text{Cystin} & \end{array}$$

Die Cystein-Gruppe, an Glutaminsäure und Glykokoll gekuppelt, ist auch Bestandteil des von HOPKINS als Glutaminyl-cysteinyl-glycin erkannten *Glutathions*.

$$\begin{array}{c} HOOC-CH-CH_2-CH_2-CO-NH-CH-CO-NH-CH_2-COOH \\ |\qquad\qquad\qquad\qquad\qquad\qquad | \\ NH_2\qquad\qquad\qquad\qquad\qquad CH_2-SH \\ \text{Glutathion} \end{array}$$

Das Glutathion ist für das Oxydations-Reduktions-System des Körpers von großer Bedeutung. Die Atmungsvorgänge in der Zelle sind damit eng verbunden. Bei Mangel an Hämoglobin-Sauerstoff kann der mit Fermentwirkungen (Ferment Kathepsin) verbundene Eiweiß-Umsatz (Proteolyse) die notwendige Energie aus dem obengenannten Redox-System decken. Glutaminsäure dient auch zur Behandlung Geistesschwacher.

Schließlich wird der Schwefel auch für die Entgiftungsvorgänge im Organismus benötigt.

So beruht die Wirkung von Metallen im Organismus zum großen Teil sicherlich auf Reaktion der Metallionen mit den SH-Gruppen des Eiweißes (s. S. 284 u. S. 579). Entsprechend gelingt es durch Gaben von Mercapto-Verbindungen Vergiftungen durch Arsen, Quecksilber, Kupfer usw. zu beheben. Hier erlangte das 2,3-Dimercaptopropanol (*BAL, Sulfactin*)

$$HO-CH_2-CHSH-CH_2 \cdot SH$$

---

[1] BIER, M.: Münchn. med. Wschr. **72**, 716 (1925).
[2] DRP 601548.
[3] TAEGEN, H.: Nauny-Schmiedebergs Arch. exp. Pathol. Pharmakol. **65**, 303 (1911).
[4] WILIGEN: Pflügers Arch. ges. Physiol. Menschen Tiere. **186**, 173 (1921).
[5] ZIMMERMANN, F. T., u. B. B. BURGEMEISTER: Arch. Neurol. Psychiatr. **65**, 291 (1951).

zunächst als Gegengift des *Lewisits* größere Bedeutung. Es erwies sich später als therapeutisch verwendbar bei Vergiftungen durch As, Sb, Au, Cu und Hg. Kontraindiziert ist es bei Pb, Ag, Co und Eisenvergiftungen[1].

Außer dem 2,3-Dimercaptopropanol ist auch das 1,3-Dimercaptopropanol stark wirksam. Dagegen sind das 1- und auch das 2-Mercaptopropan, das 2-Mercaptoäthanol, 1,2- und 1,3-Dimercaptopropan, das 1,2-Dimercaptoäthan, das 1,2,3-Trimercaptopropan und ähnliche Verbindungen weniger gute Gegengifte[2].

Auch die Entgiftungsvorgänge der Leber sind vom Vorhandensein genügender Mengen schwefelhaltiger Aminosäuren abhängig. Hier hat besonders die ω-(Methyl-mercapto)-amino-buttersäure, das *Methionin* Bedeutung erlangt. Es kommt auch unter der Bezeichnung *Thiomedon* in den Handel und kann aus Eiweißhydrolysaten oder synthetisch hergestellt werden. E. Pierson u. a.[3] setzten den β-Methylmercapto-propionaldehyd nach der Streckerschen Methode mit flüssiger Blausäure um. Bessere Ausbeuten erzielten sie durch Spaltung des 5-(β-Methylmercapto-äthyl)-hydantoins:

COOH
|
CH·NH$_2$
|
CH$_2$
|
CH$_2$·S·CH$_3$
Methionin

$$OC\diagup^{NH-CH-CH_2-CH_2-S\cdot CH_3}_{NH-CO} \quad \rightarrow \quad \begin{array}{c} NH_2-CH-CH_2-CH_2-S-CH_3 \\ | \\ COOH \end{array}$$

Methionin scheint als Überträger von Methylgruppen eine besondere Rolle bei physiologisch-chemischen Reaktionen zu spielen. Es kommt ihm therapeutischer Wert weiter bei Leber-Erkrankungen, Vergiftungserscheinungen, Erythropoesie und als die Blutgerinnung fördernder Stoff zu. Nach Arbeiten von W. Stepp und L. Penew[4] dient das Methionin in der Leber vor allem zur Methylierung des Colamins zum Cholin:

$$\begin{array}{c} CH_2-CH_2OH \\ | \\ NH_2 \end{array} \quad \rightarrow \quad \left[\begin{array}{c} CH_2-CH_2OH \\ | \\ N(CH_3)_3 \end{array}\right]^+ OH^-$$

Letzteres vermindert den Fettgehalt der Leber. Im *Hepsan* liegt ein Kombinationspräparat aus Methionin und Cholin vor. Bei chronischer Arthritis wurden teilweise Besserungen des Krankheitsbildes gesehen[5], ähnlich wie bei der unspezifischen Eiweißtherapie.

Die Beobachtung von Abel und Geiling[6], daß Schwefel ein integrierender Bestandteil des Insulins ist, erweckte Hoffnungen einer erfolgreichen *parenteralen* Schwefeltherapie des Diabetes. Sie sind jedoch nur zu einem kleinen Teil in Erfüllung gegangen. Im Tierversuch beobachteten Bürgi und Gordonoff[7] zwar eine Senkung des Zuckerspiegels im Blut nach Schwefelinjektionen. Es wurden hiermit aber ebensowenig klinische Erfolge erzielt wie bei Versuchen zur Beeinflussung des Blutdrucks. In jüngster Zeit beschreiben W. Dirscherl und F. B. Weingarten[8] die Darstellung von Cystamin-Homologen, die ebenfalls in gewissem Maße den Blutzuckerspiegel senken. Die größte Wirkung besitzt Bis-(ω-amino-n-hexyl)-disulfid

$$H_2N\cdot(CH_2)_6\cdot S\cdot S\cdot(CH_2)_6\cdot NH_2 ,$$

das in Dosen von 0,05 g je kg beim Kaninchen den Blutzuckerspiegel um 30% senkt. Die Synthese erfolgt aus dem Bunte-Salz und der Phthalimid-Verbindung gemäß folgendem Schema:

Phth-N-(CH$_2$)$_6$-Cl $\xrightarrow{Na_2S_2O_3}$ Phth-N-(CH$_2$)$_6$-S$_2$O$_3$Na $\rightarrow$

Phth-N-(CH$_2$)$_6$-S-S-(CH$_2$)$_6$-N-Phth $\rightarrow$ H$_2$N-(CH$_2$)$_6$-S-S-(CH$_2$)$_6$-NH$_2$

---

[1] MacFarland, H. N.: Chem. Trade J. chem. **126**, 695 (1950).
[2] Simpson, S. D., u. L. Young: Cand. J. Res. Sect. E. **28**, 135 (1950).
[3] Pierson, E., u. a.: J. Amer. chem. Soc. **30**, 1450 (1948); vgl. FP. 962072.
[4] Stepp, W., u. L. Penew: Pro Medico **9**, 239 (1948).
[5] Meyer I., Bisch, R.: Münch. med. Wschr. **68**, 516 (1921).
[6] Abel, J. J., Geiling, E. M. K. u. a.: Ber. ges. Physiol. exp. Pharmakol. **33**, 798 (1925).
[7] Bürgi. E., u. T. Gordonoff: Klin. Wschr. **11**, 426 (1926).
[8] Dirscherl, W., u. F. W. Weingarten: Liebigs Ann. **574**, 140 (1951).

Die Synthese machte es sich zur Aufgabe, Verbindungen zu schaffen, die bei äußerlicher Anwendung die in der Dermatologie bekannten Schwefelwirkungen zeigen, weiterhin antiparasitär wirken (Krätze) und zum anderen Verbindungen, die parenteral brauchbar sind.

Als *Scabies-Mittel* und bei parasitären Hautkrankheiten hat das von WEYLAND synthetisierte *Mitigal* weite Verbreitung gefunden.

Es wird dargestellt durch Einwirkung von Schwefel auf Toluol in Gegenwart von Aluminiumchlorid. Hierbei entsteht unter Abscheidung von Schwefelwasserstoff ein Dimethylthianthren[1].

$$H_3C-\underset{\underset{S}{|}}{\overset{\overset{S}{|}}{\bigcirc\bigcirc}}-CH_3$$
Mitigal

FRIEDEL und CRAFTS verwandten bei dieser Reaktion zu große Mengen Aluminiumchlorid, so daß Thophenole, Diphenylendisulfid und Diphenylensulfid entstanden[2]. Dagegen entsteht bei Anwesenheit geringer Mengen $AlCl_3$, wie H. WEYLAND, H. HAHL und R. BERENDES feststellten, nur eine kleine Menge isomerer Thiokresole als Nebenprodukt.

Zur Darstellung werden Toluol, Schwefel und 7—10% der Toluolmenge $AlCl_3$ bis zum Sieden auf 120—130° erhitzt. Die Reaktion wird solange durchgeführt, bis keine Salzsäure und kein Schwefelwasserstoff mehr entweichen. Es entsteht als Hauptprodukt ein dickflüssiges Öl.

Mitigal ist eine ölige Substanz, die entweder rein oder in 20%iger Lösung zur Anwendung kommt. Es ist geruchlos, hat ausreichende Tiefenwirkung und bewährte sich besonders bei der Behandlung der Scabies[3].

Aulinogen ist ein Bis-äthyl-xanthogen:

$$H_5C_2O-\underset{\underset{S}{\|}}{C}-S-S-\underset{\underset{S}{\|}}{C}-OC_2H_5$$
Aulinogen

Die Darstellung kann leicht derart erfolgen, daß alkoholische KOH mit Schwefelkohlenstoff bis zur neutralen Reaktion versetzt wird. Dann wird mit dem doppelten Volumen Wasser verdünnt, KJ zugesetzt und Chlor eingeleitet, bis die Flüssigkeit sich durch ausgeschiedenes Jod bräunt. Das als Öl abgeschiedene Persulfid wird mit Wasser gewaschen und erstarrt nach einiger Zeit kristallinisch[4].

Auch das Aulinogen ist ein gutes antiparasitär wirkendes Mittel[5]. Es stellt ein fast geruchloses Pulver vom Schmelzpunkt 27—28° dar.

Da das *Dixanthogen* oder Bisäthylxanthogen in Wasser kaum löslich ist, kommt es in Form einer 7,5%igen Lösung in Tetralin als *Aulin* in den Handel. Eine 5%ige Lösung in Spindelöl ist das *Dixan solve*.

In der Technik erfolgt die Synthese durch Einleitung eines 7—10%igen Chlor-Luft-Gemisches in eine verdünnte, wäßrige Lösung von Kaliumäthylxanthogenat[6].

Ein ähnlich wirkendes Derivat der Dithiocarbaminsäure ist das *Sulfiram*, ein Tetramethyl-thiuram-monosulfid:

$$\begin{matrix}CH_3\\CH_3\end{matrix}\!\!>\!\!N-\underset{\underset{S}{\|}}{C}-S-\underset{\underset{S}{\|}}{C}-N\!\!<\!\!\begin{matrix}CH_3\\CH_3\end{matrix}$$
Sulfiram

---
[1] DRP 365169.
[2] FRIEDEL C., u. J. CRAFTS: Ann. Chim. et Phys. Serie 6, **14**, 437 (1888).
[3] CRONQUIST, C.: Svenska Läkartidningen Nr. 12 (1926).
[4] DEBUS: Liebigs Ann. **82**, 261 (1852).
[5] SCHNELLBACH, W.: Schweiz. Apotheker-Ztg. **64**, 99 (1926).
[6] DRP 431752.

Seine Synthese erfolgt durch Kondensation von N-Dimethyl-dithio-carbaminsäure mit Phosgen:

$$2\ \underset{H_3C}{\overset{H_3C}{>}}N-\underset{\underset{S}{\|}}{C}-SNa\ +COCl_2\ \xrightarrow[\text{pH 8}]{10°\,C}\ \underset{H_3C}{\overset{H_3C}{>}}N-\underset{\underset{S}{\|}}{C}-S-CO-S-\underset{\underset{S}{\|}}{C}-N\underset{CH_3}{\overset{CH_3}{<}}$$

und nachfolgendes Verkochen mit Wasser, wobei unter CO_2- und H_2S-Abspaltung das Sulfiram entsteht [1]:

$$\xrightarrow[100°]{+H_2O}\ \underset{H_3C}{\overset{H_3C}{>}}N-\underset{\underset{S}{\|}}{C}-S-\underset{\underset{S}{\|}}{C}-N\underset{CH_3}{\overset{CH_3}{<}}\ +CO_2+H_2S$$

Die Wirksamkeit der Verbindung bleibt erhalten, wenn die Substituenten am Stickstoff gegen andere Alkyl- oder Aralkylreste ausgetauscht werden[1].

Das Tetra-äthyl-dithiuram-disulfid wird unter dem Namen *Antabus* (*Refusal*) zur Bekämpfung des Alkoholismus verwendet. Seine pharmakologische Wirkung wurde von J. HALD, E. JAKOBSON und V. LARSEN[2] entdeckt. Eine einmalige Gabe von 1,5 g per os sensibilisiert den Körper für die Dauer von 8 Tagen gegen Alkohol in der Weise, daß bereits nach Genuß von wenigen Gramm Alkohol Übelkeit, Erbrechen und tiefe Erschöpfung eintritt.

Die Darstellung erfolgt aus Diäthylamin und Schwefelkohlenstoff, die in Gegenwart von KOH zu diäthyl-dithiocarbaminsaurem Kalium reagieren. Dieses liefert mit Natriumtetrathionat Antabus:

$$CS_2+HN(C_2H_5)_2\ \xrightarrow{KOH}\ (C_2H_5)_2N-C\underset{S}{\overset{SK}{<}}\ \xrightarrow{Na_2S_4O_6}$$

$$(C_2H_5)_2N-\underset{\underset{S}{\|}}{C}-S-S-\underset{\underset{S}{\|}}{C}-N(C_2H_5)_2$$
Antabus

Von historischem Interesse ist das *Intramin*, ein Bis-(o-aminobenzol)-disulfid, von A. W. v. HOFMANN und K. A. HOFMANN durch Erhitzen von Anilin mit Schwefel dargestellt[3]:

$$2\,C_6H_5NH_2+3\,S\ \rightarrow\ NH_2C_6H_4-S-S-C_6H_4NH_2+H_2S$$

Intramin wurde 1919 bei Syphilis zur Unterstützung der Salvarsan-Therapie versucht. Bei der Piroplasmose fand man es neben dem Trypanblau gut wirksam. Anwendung fand es auch bei der Maul- und Klauenseuche[4].

Nachstehende Synthesen gingen von dem Gedanken aus, Polysulfide herzustellen, die allein oder in organischen Lösungsmitteln haltbar sind, bei der Berührung mit der feuchten Haut oder mit Körperflüssigkeiten aber Schwefel leicht abspalten[5]. Die Einführung des Schwefels erfolgte zunächst mit Hilfe der bekannten Rhodanierungsverfahren[6]. Die Rhodanide werden in die Mecraptane verwandelt und diese mit Schwefelchlorür umgesetzt. Die erhaltenen Polysulfide spalten einen Teil des Schwefels leicht ab. Die von Salicylsäure und Thiosalicylsäure ausgehenden Synthesen sind an Hand nachstehender Formeln leicht verständlich:

---

[1] AP. 2048043.
[2] HALD, J., E. JAKOBSON u. V. LARSEN: Acta Pharmacol. (Scand.) **4**, 285 (1948); Acta chem. scand. **3**, 644 (1949).
[3] v. HOFMANN, A. W., u. K. A. HOFMANN: Ber. dtsch. chem. Ges. **12**, 2363 (1879) u. **27**, 2810 (1894). — [4] Mem. Agr. Veterinary Siries **4**, 129.
[5] PÖHLMANN, F.: Dissertation, Münster 1938.
[6] KAUFMANN, H. P.: Angew. Chem. **54**, 195 (1941); H. P. KAUFMANN u. E. ROSSBACH: Ber. dtsch. chem. Ges. **58**, 1556 (1925).

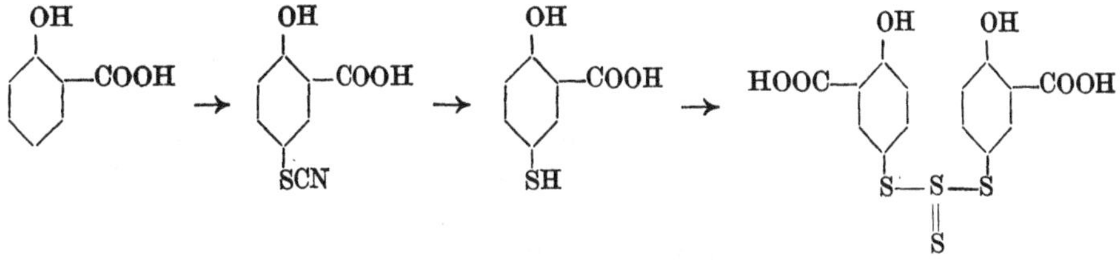

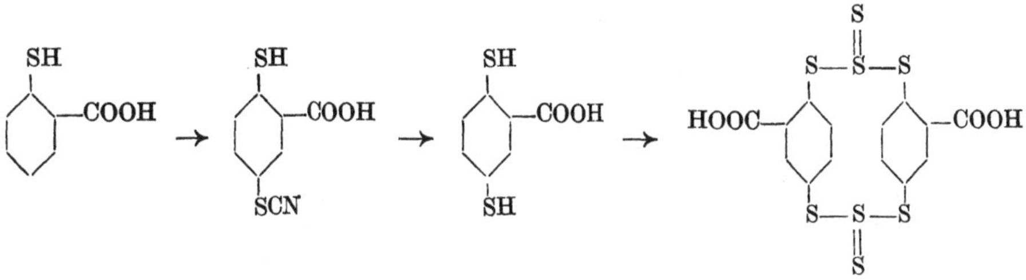

Letztgenannte Verbindung ist als Äthylester ölig und hat vorzügliche antiparasitäre Wirkungen.

Thiosalicylsäure reagiert mit o-Dicarbonsäurechloriden analog der Salicylsäure (s. S. 77) zu

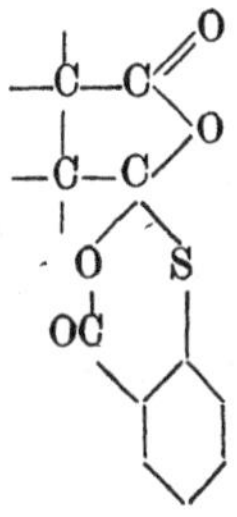

Die 5-Mercapto-salicylsäure reagiert mit Phthalylchlorid unter Bildung des entsprechenden Ätheresters, doch folgt anschließend die Umsetzung der freien SH-Gruppe mit dem Säurechlorid unter Bildung des Phthaliden-dithio-äthers des Phthaliden-bis-4-(salicylsäurephthalidenätheresters).

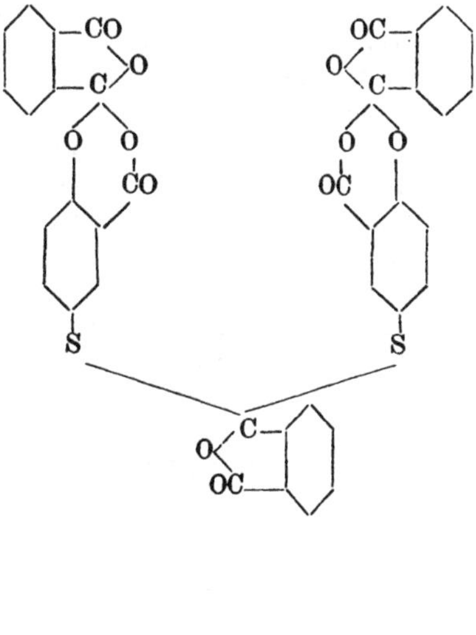

Die Schwefelung von Fetten, z.B. von Leinöl, wurde in der Volksmedizin seit langer Zeit durchgeführt. Derartige Produkte kamen unter dem Namen *Haarlemer Öl* (Ol. Lini sulfuratum) in den Handel. Die Anlagerung des Schwefels erfolgt teilweise unter Bildung von *Dithian-Verbindungen*, die bei einfach ungesättigten Fettsäuren auch kristallisiert zu erhalten sind[1], z.B. bei Elaidinsäure:

$$\begin{array}{c} CH_3-(CH_2)_7-CH---CH-(CH_2)_7-COOH \\ \diagdown \quad \diagup \\ S \quad S \\ \diagup \quad \diagdown \\ CH_3-(CH_2)_7-CH---CH-(CH_2)_7-COOH \end{array}$$

Schließlich muß noch das *Ichthyol* erwähnt werden, bei dem ein Naturprodukt durch einfache, aber noch nicht genügend geklärte Reaktionen zu einem wertvollen Heilmittel wird. Bei der trockenen Destillation bituminösen Schiefers entsteht ein schwefelhaltiger Teer, der sulfoniert wird[2]. Das Ammoniumsalz der sog. „Sulfoichthyolsäure" ist das Ichthyol. Der Schwefel liegt zum Teil als Sulfin- und als Sulfonsäure vor, daneben aber in Form von organischen Sulfiden, die in erster Linie die Träger der antiseptischen Wirkung sein dürften. Daneben hat GIERHAKE auch Sterine im Ichthyol gefunden. Die wirksamen Bestandteile des Ichthyolschiefers können durch Vakuum-Wasserdampf-Destillation gewonnen werden. Das Destillat wird dadurch heller und geruchloser, als das bei der trockenen Destillation gewonnene[3].

Zur Darstellung des ähnlichen Präparates *Tumenol* werden die schwefelhaltigen Rückstände der Mineralölreinigung mit Schwefelsäure behandelt[4]. Auch hier dient die Sulfonierung nicht so sehr zu therapeutischen Zwecken, als vielmehr zum Zwecke der Löslichmachung. Auch an die ungesättigten Kohlenwasserstoffe, die bei der FISCHER-TROPSCH-Synthese gewonnen werden, läßt sich Schwefel anlagern. Nach entsprechender Sulfonierung entstehen Produkte, die dem natürlichen Ichthyol ähnlich sind. Sie sollen aus langkettigen aliphatischen Sulfiden und Polysulfiden bestehen.

Arsen-, Antimon-, Wismut-Verbindungen.

Bei dem Vergleich dieser Elemente weist H. SCHMIDT[5] darauf hin, daß das Wismut seine arzneilichen Eigenschaften in zahlreichen Verbindungen bewahrt, während die Arsen-Wirkung starken Schwankungen unterworfen ist. Sie läßt sich von dem weitgehend ungiftigen Solarson bis zu hoch toxischen Kampfstoffen modifizieren. Das Antimon nimmt eine Mittelstellung zwischen Arsen und Wismut ein. Die Vielfältigkeit der organischen Antimon-Verbindungen erfährt durch die geringe Haftfestigkeit am Kohlenstoff eine Begrenzung. So ist z.B. im Gegensatz zu dem Arsenobenzol das Stibiobenzol wenig beständig. Therapeutisch zeigen die Elemente neben gemeinsamen Eigenarten auch erhebliche Unterschiede. Es nimmt nicht nur die Variationsmöglichkeit vom Wismut zum Arsen zu, vielmehr zeigen sich auch qualitative Unterschiede der Wirkung. So sind alle drei Elemente gegen Trypanosomen und Spirochäten wirksam, die Wismut-Verbindungen gegen Trypanosomen allerdings nur schwach, aber Antimon-Verbindungen erweisen sich gegen Kala-Azar schon in den einfachsten Verbindungen als spezifisch, während Arsen nicht, Wismut nur gering wirkt. Natürlich ist zu beachten, daß innerhalb der einzelnen Gruppen, die als

---

[1] KAUFMANN, H. P.: Ber. dtsch. chem. Ges. **70**, 2519 (1937).
[2] DRP 35216. — [3] DRP 216906. — [4] DRP 56401.
[5] SCHMIDT, H.: Med. u. Chem. **1**, 111 (1933).

wirksam erkannt sind, sowohl bei Antimon als auch bei Arsen je nach Art des organischen Moleküls Schwankungen in der Wirkungsbreite und Wirkungsintensität vorhanden sind.

Arsen-Verbindungen.

Durch seine hohe Giftigkeit ist besonders das *Arsentrioxyd* As_2O_3 bekannt. Etwa 0,2 g wirken beim Erwachsenen tödlich. Dagegen sollen kleine Mengen geeigneter Arsen-Verbindungen zu Leistungssteigerungen führen (Arsenikesser in der Steiermark) und durch Hemmung des oxydativen Abbaus die Fett-Ablagerung bei richtiger Dosierung begünstigen. Daher wird es in kleinen Dosen als Kräftigungsmittel verwandt.

Arsenpentoxyd As_2O_5 und Arsensäure sind weniger giftig als die entsprechenden 3-wertigen Verbindungen, dafür aber auch weniger wirksam. Gegen Trypanosomen wirkt As_2O_3 in einer Verdünnung von 1:20000, As_2O_5 nur in einer Verdünnung von 1:100 bactericid[1]. Vielfach ließ sich daher die Synthese von dem Gedanken leiten, nach Möglichkeit As-V- in As-III-Verbindungen überzuführen. Dieses Bestreben wurde noch durch die Beobachtung gefördert, daß das 5wertige Arsen im Körper wahrscheinlich zum 3wertigen reduziert wird.

Aliphatische Arsen-Verbindungen.

Das *Kakodyloxyd*, der Hauptbestandteil der CADETschen Flüssigkeit, ist heute verlassen. Dagegen wird das Natriumsalz der Kakodylsäure $(CH_3)_2AsOONa$ noch im DAB VI geführt. Zeitweise hatte das *methylarsinsaure Natrium* unter dem Namen *Arrhenal* einige Bedeutung. Es wurde auf folgendem Weg dargestellt:

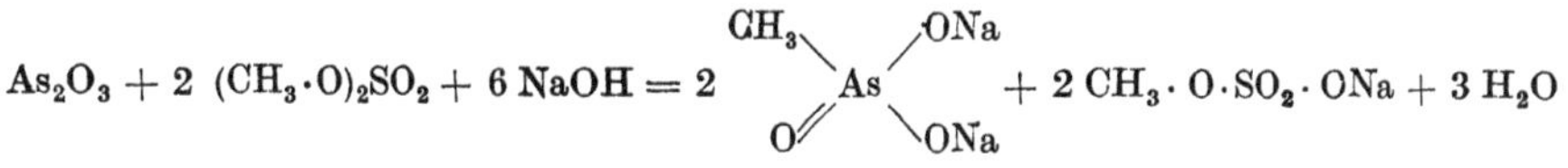

$$As_2O_3 + 2\ (CH_3 \cdot O)_2SO_2 + 6\ NaOH = 2\ \begin{matrix}CH_3\diagdown\quad\diagup ONa\\ As\\ O\diagup\quad\diagdown ONa\end{matrix} + 2\ CH_3 \cdot O \cdot SO_2 \cdot ONa + 3\ H_2O$$

Arrhenal

Bessere Erfolge erzielte man durch *Arsenierung* ungesättigter aliphatischer Verbindungen. Derartige, teilweise gut verträgliche Präparate werden noch heute als Roborantien gebraucht, so z. B. *Elarson* und *Solarson*.

E. FISCHER ging bei der Elarson-Synthese von der Erucasäure aus, der wichtigsten Säure des Rüböls. Unter Aufhebung der Doppelbindung wurde sie bromiert und nach Abspaltung von 2 Mol Bromwasserstoff mit alkoholischer Kalilauge in die dreifach ungesättigte Behenolsäure überführt. An diese ließ sich das Arsentrichlorid ($AsCl_3$) leicht anlagern[2]:

$$CH_3 \cdot (CH_2)_7 \cdot CH=CH \cdot (CH_2)_{11} \cdot COOH$$
$$\downarrow +Br_2$$
$$CH_3 \cdot (CH_2)_7 \cdot CHBr \cdot CHBr \cdot (CH_2)_{11} \cdot COOH$$
$$\downarrow -2\ HBr$$
$$CH_3 \cdot (CH_2)_7 \cdot C\equiv C \cdot (CH_2)_{11} \cdot COOH$$
$$\downarrow +AsCl_3$$
$$CH_3 \cdot (CH_2)_7 \cdot \underset{Cl}{C}=\underset{AsCl_2}{C} \cdot (CH_2)_{11} \cdot COOH$$

---

[1] JOACHIMOGLU, G.: Biochem. Z. **70**, 144 (1915).
[2] DRP 257641.

Durch Behandlung mit Wasser tritt an die Stelle des an das Arsen locker gebundenen Chlors ein Sauerstoff-Atom unter Bildung einer Arsinoso-Gruppe und Abspaltung von Salzsäure:

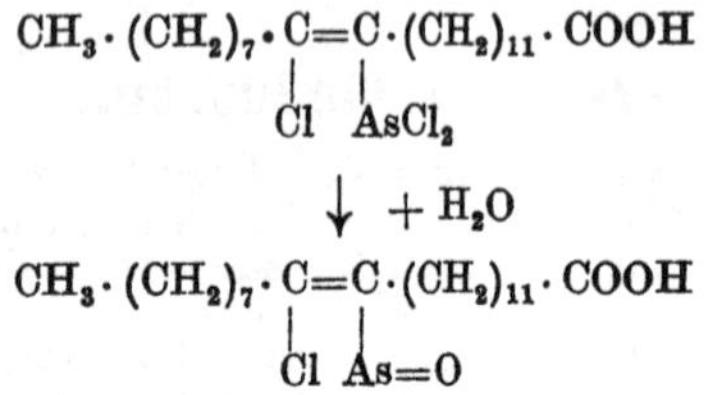

$$CH_3 \cdot (CH_2)_7 \cdot \underset{Cl}{C}=\underset{AsCl_2}{C} \cdot (CH_2)_{11} \cdot COOH$$

$$\downarrow + H_2O$$

$$CH_3 \cdot (CH_2)_7 \cdot \underset{Cl}{C}=\underset{As=O}{C} \cdot (CH_2)_{11} \cdot COOH$$

Das Strontiumsalz der *Chlor-arsinoso-behenolsäure* ist das *Elarson*.

Auch durch Einwirkung von Halogenwasserstoff auf ein Gemisch der Säuren der Acetylen-Reihe und Arsentrioxyd in Gegenwart wasserbindender Mittel entstehen entsprechende Verbindungen[1].

Bei der *Solarson*-Synthese wird $AsCl_3$ in analoger Weise an die dreifache Bindung des Heptins angelagert[2]. Nach Behandlung mit Wasser und darauffolgender Oxydation mit H_2O_2 entsteht die *Heptinchlorarsinsäure*, deren Ammoniumsalz das *Solarson* ist:

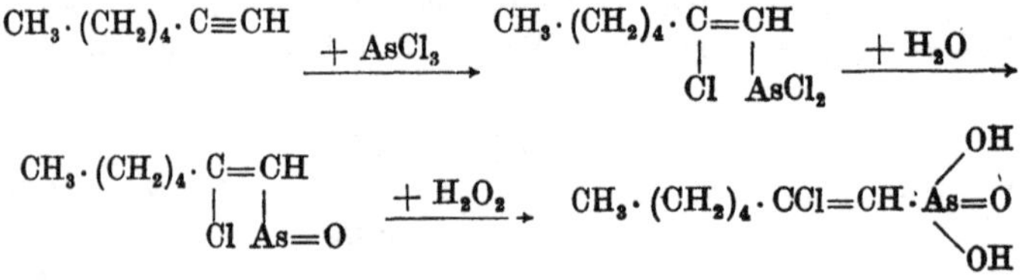

$$CH_3 \cdot (CH_2)_4 \cdot C\equiv CH \xrightarrow{+ AsCl_3} CH_3 \cdot (CH_2)_4 \cdot \underset{Cl}{C}=\underset{AsCl_2}{CH} \xrightarrow{+ H_2O}$$

$$CH_3 \cdot (CH_2)_4 \cdot \underset{Cl}{C}=\underset{As=O}{CH} \xrightarrow{+ H_2O_2} CH_3 \cdot (CH_2)_4 \cdot CCl=CH \cdot As\begin{array}{c}OH\\=O\\OH\end{array}$$

Der Vorteil des Solarsons ist vor allem der, daß es im Gegensatz zum Elarson subcutan injizierbar ist (Dosis: 3 mg As pro Injektion). Verwendung findet es als Roborans.

Die Allyl-arsinsäure, das *Arsylen*,

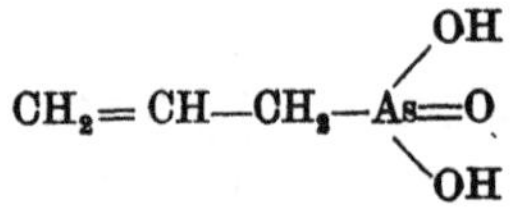

$$CH_2=CH-CH_2-As\begin{array}{c}OH\\=O\\OH\end{array}$$

wurde zur Behandlung der perniciösen und sekundären Anämie empfohlen.

Es wurde auch versucht, eine Arsen-Entgiftung durch Kupplung an Eiweiß durchzuführen, jedoch haben sich diese Präparate nicht einführen können. Durch Umsetzung alkalischer Lösungen von Arsen-Derivaten mit Keratin-Abbauprodukten entstehen solche Anlagerungsverbindungen[3].

Aromatische Arsen-Verbindungen.

Im Jahre 1904 erschien, zunächst als entgiftetes Roborans, das *Atoxyl* der Vereinigten Chemischen Werke Charlottenburg auf dem Markt. Es ist zum Ausgangspunkt wichtiger arzneimittelsynthetischer Versuche, die zum Salvarsan führten, geworden. Schon 1863 war dieser Stoff von BÉCHAMP hergestellt worden und zwar durch Umsetzung von Anilin mit Arsensäure. Man glaubte in Analogie zu dem Acetanilid ein Arsanilid in Händen zu haben. 1901 entdeckte F. BLUMENTHAL, daß die Verbindung keine Anilin-, sondern Arsen-Wirkung zeigte und ver-

---

[1] DRP 268829, Zus. zu DRP 257641. — [2] DRP 296915. — [3] Östr. P. 153500.

hältnismäßig wenig toxisch war. P. EHRLICH und A. BERTHEIM[1] wiesen nach, daß es sich um die p-Aminophenyl-arsinsäure handelte, deren Natriumsalz das Atoxyl ist:

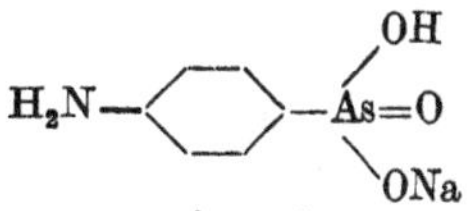

$$H_2N-\underset{}{\bigcirc}-As{\begin{matrix}\nearrow OH \\ =O \\ \searrow ONa\end{matrix}}$$

Atoxyl

Im Jahre 1904 heilten THOMAS und BREINEL die Trypanosomiasis der Ratten mit Atoxyl. Die Wirkung am Menschen, insbesondere bei der Schlafkrankheit, erkannt zu haben, ist das Verdienst von ROBERT KOCH. UHLENHUTH[2] wies kurz darauf seine gute Wirkung bei der Beschälseuche der Pferde, bei der Spirillose der Hühner und der Syphilis der Affen nach.

Zur Darstellung des Atoxyls kann man vom Anilin ausgehen, das bei Destillation mit Arsensäure Arsanilsäure liefert[3]:

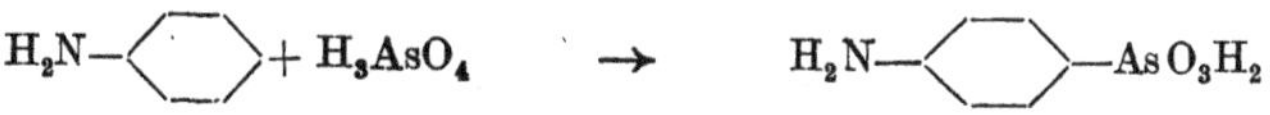

$$H_2N-\bigcirc + H_3AsO_4 \rightarrow H_2N-\bigcirc-AsO_3H_2$$

Hierbei werden aber schlechte Ausbeuten erzielt, da in ziemlicher Menge die Diamino-diphenyl-arsinsäure als Nebenprodukt entsteht:

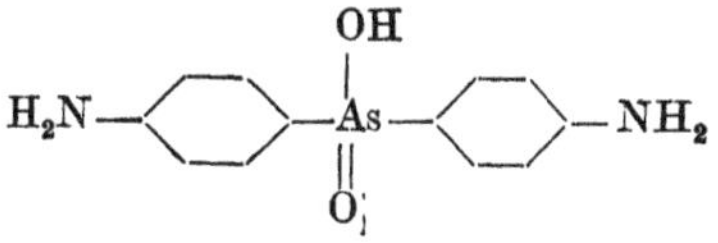

$$H_2N-\bigcirc-\underset{\underset{O}{\|}}{\overset{\overset{OH}{|}}{As}}-\bigcirc-NH_2$$

Zur Verbesserung der Ausbeuten geht man daher besser vom p-Nitranilin aus. Nach Diazotierung wird nach SANDMEYER mit Na_3AsO_3 verkocht[4]. Es entsteht die p-Nitrophenyl-arsinsäure. Sie läßt sich durch Reduktion der Nitro-Gruppe mit Eisen in saurer Lösung[5] oder auch mit Natriumamalgam in methylalkoholischer Lösung[6] in die Arsanilsäure bzw. *Atoxyl* überführen:

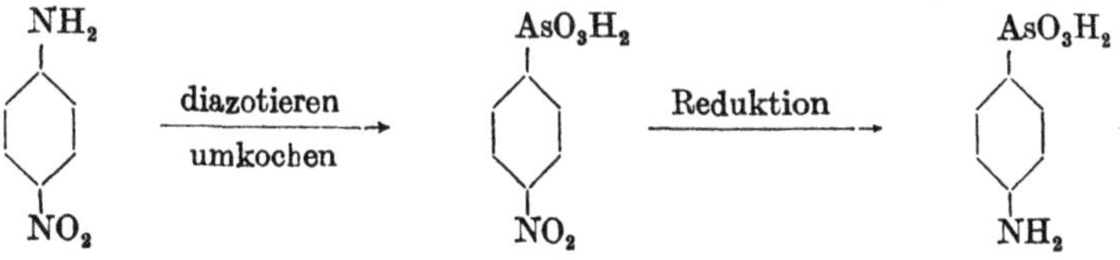

$$\underset{NO_2}{\overset{NH_2}{\bigcirc}} \xrightarrow[\text{umkochen}]{\text{diazotieren}} \underset{NO_2}{\overset{AsO_3H_2}{\bigcirc}} \xrightarrow{\text{Reduktion}} \underset{NH_2}{\overset{AsO_3H_2}{\bigcirc}}$$

Durch Eintritt der Amino-Gruppe in das Molekül der Phenylarsinsäure erfolgt, wie A. BERTHEIM[7] sagte, „eine gewaltige Verschiebung der biologischen Eigenschaften". Die Toxizität der Verbindung sinkt und der parasiticide Charakter entwickelt sich deutlicher. Immerhin war der therapeutische Index schlecht. Denn die therapeutische Dosis war nicht viel geringer als die toxische. Vor allem wurden Schädigungen der Sehnerven bis zur Erblindung beobachtet.

---

[1] EHRLICH, P., u. A. BERTHEIM: Ber. dtsch. chem. Ges. **40**, 3292 (1904).
[2] Über die geschichtliche Entwicklung s. P. UHLENHUT: Klin. Wschr. **10**, 1153 (1931).
[3] BENDA, L., u. R. KAHN: Ber. dtsch. chem. Ges. **41**, 1672 (1908).
[4] DRP 250264.
[5] DRP 468758.
[6] DRP 206344.
[7] BERTHEIM, A.: Ber. dtsch. chem. Ges. **44**, 3092 (1911).

Arsen-III-Verbindungen.

Die synthetischen Versuche von EHRLICH und Mitarbeitern (HATA, BERTHEIM[1]) gingen zunächst in Richtung der dreiwertigen organischen Arsen-Verbindungen, deren wichtigster Vertreter das Salvarsan geworden ist. Zu der Anwendung der Arsen-III-Verbindungen kam EHRLICH einmal auf Grund der neurotoxischen Wirkung der Arsen-V-Verbindungen, zum anderen durch die Überlegung, daß die Arsen-III-Verbindungen wahrscheinlich die wirksame Form des Arsens im Körper darstellen. Es galt daher, einmal dem Körper die Reduktionsarbeit durch Zuführung von As-III-Verbindungen abzunehmen, zum anderen durch Auswahl geeigneter weiterer Substituenten den chemotherapeutischen Index möglichst zu verbessern.

Bei der Synthese einer großen Anzahl von Verbindungen wurden folgende Arbeitshypothesen verfolgt:

1. Aminogruppen wirken entgiftend. Die Entgiftung erfolgt bei den As-III-Verbindungen in gleicher Weise wie bei den As-V-Verbindungen. Jedoch führte die Einführung weiterer Amino-Gruppen zu einer Herabsetzung der therapeutischen Wirkung. Einen Rückgang der Toxizität beobachtete man von der Aminophenylarsinsäure über die Diamino- bis zur Triamino-phenylarsinsäure.

2. Auch die p-Stellung der phenolischen Hydroxylgruppe kann zu einer Herabsetzung der Toxizität führen.

3. Große Bedeutung schrieb EHRLICH der gegenseitigen Stellung der Hydroxyl- und der Amino-Gruppe zu. Auf Grund von Erfahrungen bei dem Trypanrot und dem Trypanblau bevorzugte er die Nachbarstellung derselben.

4. Die Arsenoxyde waren nach EHRLICH auf Grund ihrer toxischen Eigenschaften abzulehnen, die weniger giftigen Arseno-Verbindungen besonders zu berücksichtigen.

Die Arsenoxyd-Struktur sollte das Molekül in zwei Richtungen verändern. EHRLICH sagte hierzu:

„Einmal ist die Bindung zwischen Arsen und Kohlenstoff, die in der Arsanilsäure so fest erscheint, in der Oxydverbindung bedeutend gelockert. Zum anderen besitzt das Aminophenylarsinoxyd gewissermaßen einen ungesättigten Charakter und hat die Tendenz, wieder in eine Verbindung mit 5wertigem Arsen überzugehen."

Durch diesen „ungesättigten Charakter" soll den Arsenoxyden die hohe Toxizität verliehen werden. Daß sie trotzdem in neuerer Zeit wichtig geworden sind, zeigt das Mapharsen (s. S. 550).

Salvarsan wird durch Reduktion der 4-Oxy-3-nitro-phenylarsinsäure hergestellt:

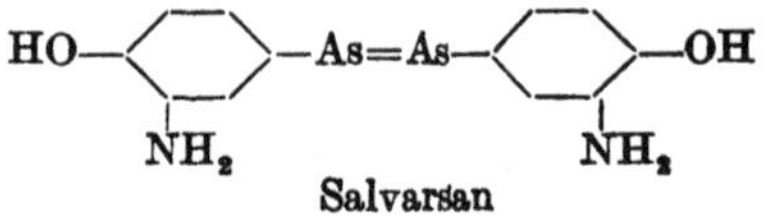

$$HO-\langle\rangle-As=As-\langle\rangle-OH$$
$$\quad\quad NH_2 \quad\quad\quad\quad NH_2$$
$$\text{Salvarsan}$$

Es ist also das 4,4'-Dioxy-3,3'-diamino-arsenobenzol. Die Synthese erfolgt in nachstehend beschriebenen Stufen.

a) **Herstellung der 4-Oxy-3-nitro-phenylarsinsäure.** L. BENDA und A. BERTHEIM[2] schlugen folgenden Weg ein:

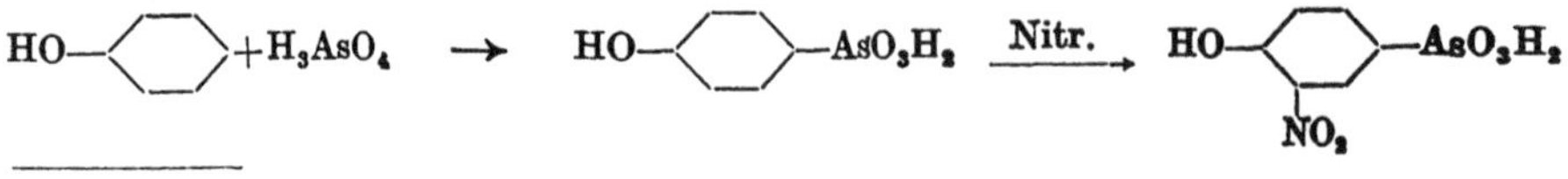

$$HO-\langle\rangle+H_3AsO_4 \rightarrow HO-\langle\rangle-AsO_3H_2 \xrightarrow{\text{Nitr.}} HO-\langle\rangle-AsO_3H_2$$
$$\quad\quad\quad\quad\quad\quad\quad\quad\quad\quad\quad\quad\quad\quad\quad\quad\quad\quad\quad\quad\quad\quad\quad\quad NO_2$$

---

[1] EHRLICH, P., u. A. BERTHEIM: Ber. dtsch. chem. Ges. **45**, 756 (1912).
[2] BENDA, L., u. A. BERTHEIM: Ber. dtsch. chem. Ges. **44**, 3445 (1911).

Die Ausgangssubstanz, die 4-Oxy-phenyl-arsinsäure, läßt sich aus Phenol durch Erhitzen mit Arsensäure auf 150°[1] oder aus Arsanilsäure durch Diazotierung und anschließendes Verkochen darstellen[2].

Zur Nitrierung rührt man 4-Oxy-phenyl-arsinsäure unter Kühlung portionsweise in konz. Schwefelsäure ein. Unter fortgesetztem Rühren wird die theoretische Menge Salpetersäure, vermischt mit dem gleichen Volumen konz. Schwefelsäure, eingetropft, wobei die Temperatur nicht über 0° steigen soll. Ist alle Nitriersäure zugegeben, so läßt man mehrere Stunden bei unter 10° stehen und gießt anschließend in Wasser. Nach 48stdg. Stehen hat sich die 3-Nitro-Säure in 75%iger Ausbeute abgeschieden. Zu ihrer Darstellung kann auch von der 4-Amino-phenylarsinsäure ausgegangen werden. Diese läßt sich nach Acylierung der Amino-Gruppe nitrieren[3]. Die so gewonnene 3-Nitro-4-amino-phenylarsinsäure kann man durch Auflösen in Kalilauge und Erwärmen auf 80° desaminieren. Nach Verdünnung mit Eis und Ansäuern scheidet sich die 3-Nitro-4-oxy-phenylarsinsäure ab[4]:

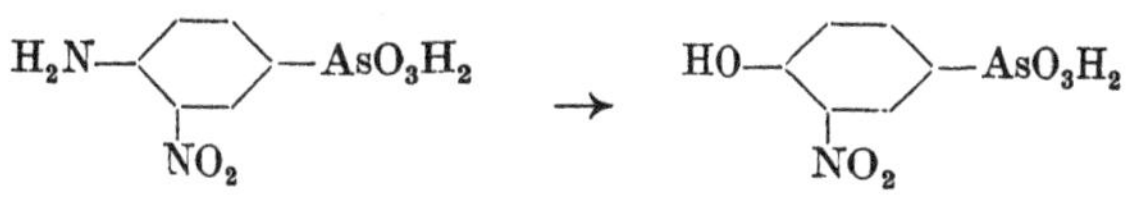

$$H_2N-\underset{NO_2}{\underset{|}{C_6H_3}}-AsO_3H_2 \rightarrow HO-\underset{NO_2}{\underset{|}{C_6H_3}}-AsO_3H_2$$

Es ist bei diesem Verfahren also nicht notwendig, die Amino-Gruppe zur Überführung in die Phenol-Gruppe zu diazotieren und zu verkochen. Aber auch letztgenannte Arbeitsweise ist selbstverständlich möglich:

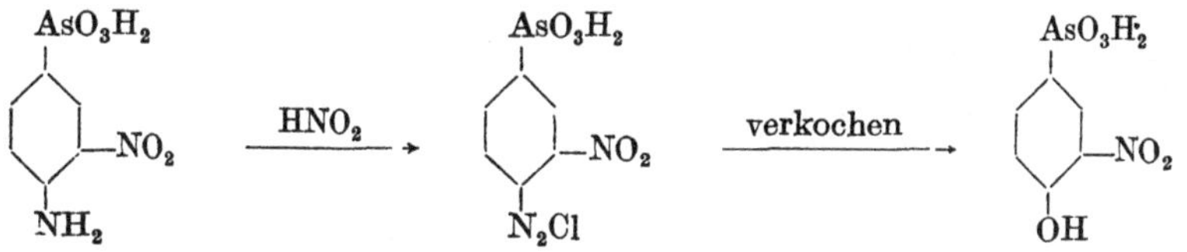

$$\underset{NH_2}{\underset{|}{\overset{AsO_3H_2}{\overset{|}{C_6H_3}}}}-NO_2 \xrightarrow{HNO_2} \underset{N_2Cl}{\underset{|}{\overset{AsO_3H_2}{\overset{|}{C_6H_3}}}}-NO_2 \xrightarrow{\text{verkochen}} \underset{OH}{\underset{|}{\overset{AsO_3H_2}{\overset{|}{C_6H_3}}}}-NO_2$$

Ein anderer Weg, der aber keine praktische Bedeutung erlangt hat, führt vom Phenol durch Nitrierung und Kupplung mit Diazobenzolsulfonsäure zur Azo-Verbindung. Mit Jodwasserstoff läßt sich diese zum Amin spalten, ohne daß die Nitro-Gruppe reduziert wird. Es entsteht das 3-Nitro-4-oxy-anilin[5]. Nach der Methode von H. BARTH[6] kann dann die Amino-Gruppe durch Diazotierung und Verkochen mit Alkali- oder Erdkaliarseniten in die entsprechende Arsinsäure-Verbindung überführt werden[7]:

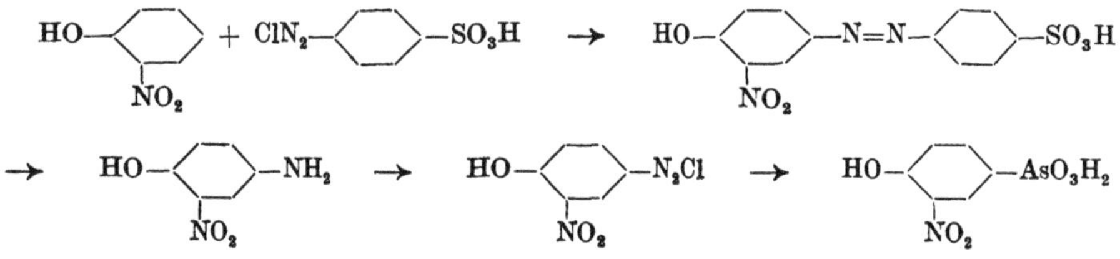

$$HO-\underset{NO_2}{\underset{|}{C_6H_3}} + ClN_2-C_6H_4-SO_3H \rightarrow HO-\underset{NO_2}{\underset{|}{C_6H_3}}-N=N-C_6H_4-SO_3H$$

$$\rightarrow HO-\underset{NO_2}{\underset{|}{C_6H_3}}-NH_2 \rightarrow HO-\underset{NO_2}{\underset{|}{C_6H_3}}-N_2Cl \rightarrow HO-\underset{NO_2}{\underset{|}{C_6H_3}}-AsO_3H_2$$

Das Verfahren von H. BARTH fand auch bei der Darstellung von Atoxyl, wie oben angeführt, Anwendung. Es ist eine allgemeine Methode zur Überführung einer Amino-Verbindung in die entsprechende Arsinsäure.

---

[1] DRP 205616. — [2] DRP 205449. — [3] DRPP 232879, 231969.
[4] BENDA, L.: Ber. dtsch. chem. Ges. **44**, 3449 (1911); DRP 235241.
[5] DRP 258059.
[6] BARTH, H.: Liebigs Ann. **429**, 55 u. 103 (1922).
[7] DRP 254092.

544 Desinfektionsmittel und Chemotherapeutica.

b) Reduktion. Neben der Nitro-Gruppe muß zur Darstellung des Salvarsans der Arsinsäure-Rest reduziert werden. Hierbei ist zu beachten, daß vorsichtige Reduktion Arsenoxyde, kräftige dagegen Arseno-Verbindungen liefert. Als Reduktionsmittel wurden angewandt: Zinnchlorür, Jodwasserstoff, Zink und Natriumbisulfit, unterphosphorigsaures Natrium und Jodwasserstoff, phosphorige Säure und Schwefeldioxyd in Gegenwart von Jodwasserstoff.

Die gelinde Reduktion der 3-Nitro-4-oxy-phenylarsinsäure, z.B. mittels Natriumamalgam, führt zur 3-Amino-4-oxy-Verbindung. Diese verwandelt sich bei weiterer Reduktion in das entsprechende Arsinoxyd, das neuerdings als *Mapharsen* (s. S. 550) Bedeutung erlangt hat. Schließlich entsteht bei kräftigerer Reduktion das Arsenobenzol-Derivat, das *Salvarsan*. Mit „Natriumhydrosulfit" [Natrium-hypo-disulfit] kann die 3-Nitro-4-oxy-phenylarsinsäure auch sofort in das 3,3'-Diamino-4,4'-dioxy-arsenobenzol überführt werden[1].

Durch Reduktion mit unterphosphoriger Säure in Gegenwart von KJ oder durch Jodwasserstoffsäure soll ein besonders reines Salvarsan entstehen[2]. Es kann aber auch die 3-Nitro-4-oxy-phenylarsinsäure durch elektrolytisch entwickelten Wasserstoff in stark mineralsaurer Lösung in das Salvarsan überführt werden[3]. Bei diesem Verfahren wird in jedem Fall die Nitro-Gruppe in die entsprechende Amino-Gruppe überführt. Soll die Nitro-Gruppe erhalten bleiben, so werden kristallisierte, in Methyl-oder Äthylalkohol gelöste phosphorige Säure, Natriumamalgam oder Natriumhydrosulfit in berechneter Menge angewandt. Die Reduktion der Nitro-Gruppe tritt erst dann ein, wenn Jodkalium dem Reaktionsprodukt zugesetzt wird.

Durch Reduktion der Arsinsäure mit Zinkamalgam und Salzsäure entstehen Arsine, die für die Darstellung asymmetrischer Arseno-Verbindungen verwendet werden können[4].

Ferner läßt sich Salvarsan durch elektrolytische Reduktion an Bleikathoden aus 3-Amino-4-oxy-phenylarsinsäure gewinnen. Bei dieser Reaktion dienen geringe Mengen Jod-Verbindungen als Katalysatoren[5].

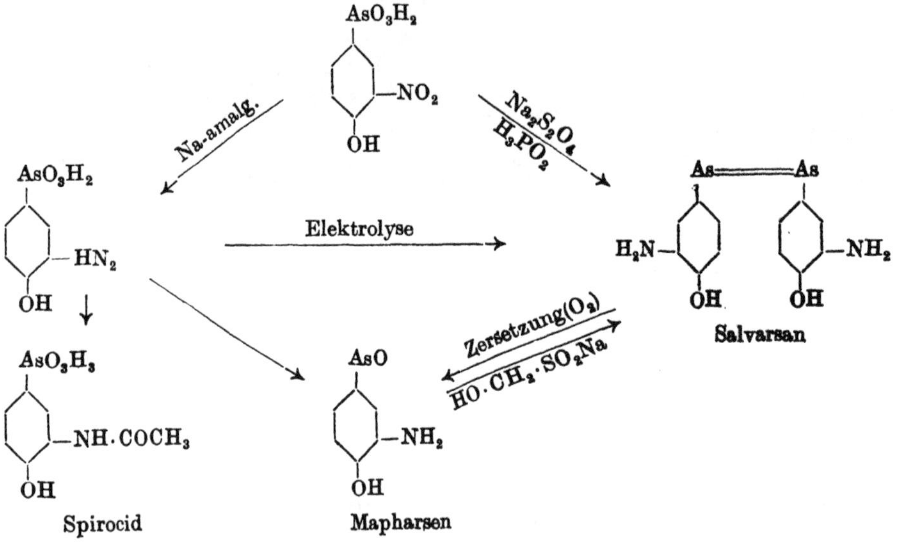

---

[1] DRPP 224953, 206456; P. Ehrlich u. A. Bertheim: Ber. dtsch. chem. Ges. **45**, 761 (1912).
[2] DRP 271894.
[3] DRP 592870.
[4] Palmer A. W., u. W. M. Dehn: Ber. dtsch. chem. Ges. **34**, 3598 (1901).
[5] DRP 592859.

Zur Reinigung des Salvarsans sind mehrere Verfahren beschrieben worden. Sie kann durch Lösung in einem Wasser-Alkohol-Gemisch und Abtrennung der unlöslichen Anteile erfolgen[1]. Sie läßt sich auch so vollziehen, daß aus einer die Base nebst den Verunreinigungen enthaltenden alkoholischen Salzsäure-Lösung die Verunreinigungen durch Zugabe des Salzes einer organischen Säure, die in freiem Zustand in Alkohol oder einer Mischung von Alkohol und Wasser löslich ist, wie z. B. Essigsäure, Milch- oder Salicylsäure, ausgeschieden werden. Nach Abfiltrieren enthält das Filtrat die reine Base[2].

Das so hergestellte Salvarsan, als Dihydrochlorid *Alt-Salvarsan* genannt, ist ein wasserlösliches gelbes Pulver, das in evakuierten, mit indifferentem Gas gefüllten Ampullen von 0,1—0,6 g Inhalt in den Handel kommt. An der Luft oxydiert es sich unter Braunfärbung und Steigerung der Giftigkeit. Hierbei entsteht leicht 3-Amino-4-oxy-phenylarsinoxyd. Nach Öffnen der Ampulle muß der Arzt das Alt-Salvarsan mit einer bestimmten Menge Natronlauge, in einer zweiten Ampulle (oder in der „Iso-Ampulle") beigegeben, neutralisieren und zwar unmittelbar vor der Anwendung, um eine Oxydation zu verhindern. Die therapeutische Breite beträgt etwa 1:33.

Eine erhebliche Zahl von Todesfällen und Erblindungen erschwerte die Einführung des Salvarsans. Auch heute noch verlangt die Salvarsan-Anwendung besondere Erfahrung.

Von der Beobachtung ausgehend, daß die Toxizität des Alt-Salvarsans durch seine leichte Oxydation zum Arsinoxyd bedingt war, wurden reduzierende Gruppen eingeführt und gleichzeitig neutrale, lösliche Salvarsan-Abkömmlinge geschaffen. Das *Neo-Salvarsan* läßt sich aus dem Salvarsan mit Formaldehydsulfoxylat (Rongalit) in Soda-Lösung gewinnen[3].

$$HO-\underset{NH_2}{\bigcirc}-As=As-\underset{NH\cdot CH_2\cdot SO_2Na}{\bigcirc}-OH$$

Neo-Salvarsan

Es ist aber nicht notwendig, das Formaldehyd-sulfoxylat auf Salvarsan selbst einwirken zu lassen. Seine reduzierende Wirkung ermöglicht die Reduktion der 3-Nitro- oder 4-Amino-oxy-phenylarsinsäure zum Neo-Salvarsan. Auch die Arsenoxyde lassen sich durch Rongalit zu Arseno-Verbindungen reduzieren[4].

Neo-Salvarsan, gleichfalls ein gelbes Pulver, hat den Vorteil bequemerer Anwendung, da es direkt in sterilisiertem Wasser gelöst werden kann. Es ist daher das heute am meisten verwandte Salvarsan-Präparat.

Durch Einwirkung von Formaldehyd-sulfoxylat auf Salvarsan in Glykol-Lösung und Neutralisation mit einer Lösung von Natrium-methylat in Methylalkohol kann das Neo-Salvarsan nach Ausfällung mit einem Alkohol-Äther-Gemisch gewonnen werden[5].

Durch Lösen des Salvarsans in Salzsäure und Versetzen mit Rongalit entsteht ein Niederschlag. Die abfiltrierte Lösung enthält reines Neo-Salvarsan[6].

In ähnlicher Weise lassen sich haltbare Lösungen von Neo-Salvarsan durch Mischen einer Salvarsan-Lösung mit Rongalit und vorsichtiges Erwärmen unter Luftabschluß erhalten. Verunreinigungen werden abfiltriert und mit Glucose-Lösung auf den gewünschten Gehalt verdünnt, wodurch haltbare, gebrauchsfertige Lösungen von Neo-Salvarsan entstehen[7].

Neo-Salvarsan kann mit trocknem Isopropanol aus wäßriger Lösung ausgefällt werden. Die Trocknung des Niederschlags erfolgt mit wasserfreiem Calciumsulfat unter vermindertem Druck[8].

---

[1] EP. 741674. — [2] EP. 813658. — [3] DRP 245756. — [4] DRPP 263460, 264014.
[5] DRP 260235. — [6] Poln. P. 26096.
[7] FP. 752688; vgl. auch EP. 451960; Ind. P. 22488. — [8] AP. 2137237.

Silber-Salvarsan

$$\text{NaO}-\underset{\text{NH}_2}{\bigcirc}-\text{As}=\underset{\underset{\text{Ag}}{|}}{\text{As}}-\underset{\text{NH}_2}{\overset{\text{ONa}}{\bigcirc}}-\text{ONa}$$

wird aus Salvarsan und Silbernitrat in methylalkoholischer Lösung hergestellt.

Auf 1 Mol Salvarsan können 2 Mol Silbernitritat verwandt werden. Nach der Umsetzung erfolgt die Bildung des Trinatriumsalzes[1]. Auch Anlagerungsverbindungen von Hg, Cu und Gold sind beschrieben.

Durch den Silber-Gehalt soll die Wirkung des Salvarsans erhöht werden, wobei gleichzeitig die toxische Wirkung herabgesetzt werden soll. Das Silber-Salvarsan hat einen geringeren Arsen-Gehalt als das Alt-Salvarsan und weist einen besseren therapeutischen Index auf. Die Anlagerung des Silbers beruht wahrscheinlich auf Komplexbildung. Das Präparat zeichnet sich durch gute antiluetische Wirkungen aus, denn auch das Silber hat eine spirochäticide Wirkung, wie KOLLE und RITZ feststellten. Ein Nachteil des Silber-Salvarsans ist seine Zersetzlichkeit, ein Vorzug die gute Wirkung bei hartnäckigen Fällen von Späterkrankungen des Zentralnervensystems.

Eine molekulare Verbindung des Neo-Salvarsans mit Silber-Salvarsan ist das *Neo-Silber-Salvarsan*, ein braunes, in Wasser lösliches Pulver. Seine Lösungen haben gegenüber denen des Silber-Salvarsans den Vorteil, daß sie durch die Kohlensäure der Luft nicht zersetzt werden[2].

Die bisher besprochenen Salvarsane werden intravenös injiziert, eine Darreichung, die mitunter schwierig ist. Intramuskulär injizierbar ist das *Myo-Salvarsan*, bei dem beide Amino-Gruppen substituiert sind. Es ist das dioxy-diamino-arsenobenzol-dimethylsulfinsaure Natrium und entsteht bei Einwirkung von überschüssigem Formaldehyd und Natrium-bisulfit auf die Salvarsan-Base[3].

$$\text{HO}-\underset{\text{NH}\cdot\text{CH}_2\cdot\text{SO}_2\text{Na}}{\bigcirc}-\text{As}=\text{As}-\underset{\text{NH}\cdot\text{CH}_2\cdot\text{SO}_2\text{Na}}{\bigcirc}-\text{OH}$$

Myo-Salvarsan

Injektionen des Myo-Salvarsans, das KOLLE einführte, werden im allgemeinen gut vertragen, wenn sie langsam injiziert werden.

Die bisher besprochenen Salvarsane zeichnen sich durch ihre Zersetzlichkeit in wäßriger Lösung aus. Die Herstellung gebrauchsfertiger, wäßriger Lösungen gestattet das *Sulfoxyl-Salvarsan*. Es kann als Antipyrin-Abkömmling aufgefaßt werden.

Durch Einführung einer Nitro-Gruppe in die 4-Stellung des Phenylkerns des 1-Phenyl-3-methyl-5-chlor-pyrazols und darauffolgende Reduktion läßt sich die Amino-Verbindung herstellen; diese wird diazotiert und mit Natriumarsenit verkocht. Die entstehende Arsinsäure wird unter Abspaltung von Chlor und Methylierung in das 1-(4-Arsinsäure-phenyl)-dimethyl-pyrazolon überführt. Man kommt zu dem gleichen Produkt auch auf dem Wege der Antipyrin-Synthese, nur geht man statt vom Phenylhydrazin von der 4-Phenylhydrazin-arsinsäure aus. In gleicher Weise wie bei der Pyramidon-Synthese wird eine Amino-Gruppe

---

[1] DRP 270253. — [2] DRP 375717.
[3] VOEGTLIN, C., u. J. M. JOHNSON: J. Amer. chem. Soc. **44**, 2573 (1922); AP. 1665787.

in den Antipyrin-Kern eingeführt. Bei Zugabe von Formaldehyd-sulfoxylat entsteht die Mono-sulfoxylat-Verbindung, das *Sulfoxyl-Salvarsan*[1]:

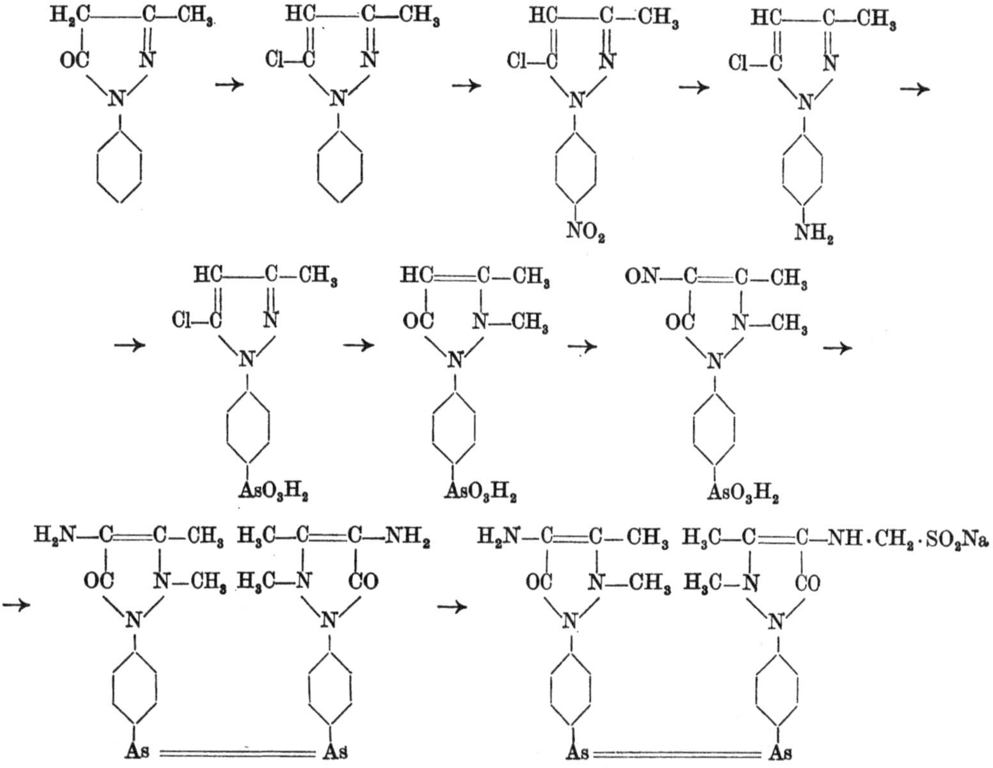

Sulfoxyl-Salvarsan ist weitgehend ungiftig und von guter Wirkung bei Rekurrens-Infektionen. Die beste Haltbarkeit in Lösungen besitzt das *Solu-Salvarsan*, das 3-acetylamino-4-oxy-4'-acetylamino-arsenobenzol-3'-oxyessigsaure Natrium.

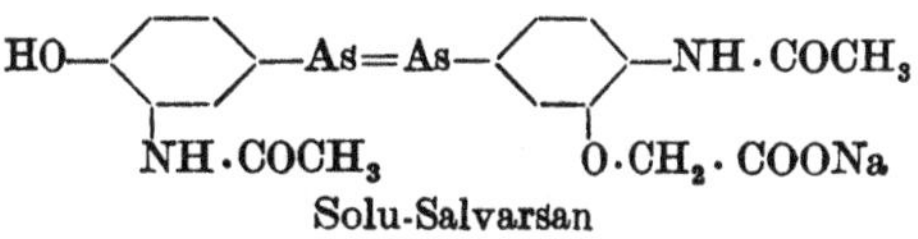

Solu-Salvarsan

Es ist der wichtigste Vertreter der sog. asymmetrischen Arseno-Verbindungen, d. h. solcher, bei denen die an der Arseno-Brücke haftenden Reste verschieden sind.

Die Darstellung dieser Verbindungen kann einmal durch Einwirkung von Arsenoxyden auf Arsine (s. oben) erfolgen:

$$R \cdot As{=}O + H_2As \cdot R' \rightarrow R \cdot As{=}As \cdot R' + H_2O$$

Zum anderen kann man molare Mengen der verschiedenen Arsinsäuren gleichzeitig reduzieren. Schließlich lassen sich diese asymmetrischen Verbindungen

---

[1] DRP 313320.

auch dadurch herstellen, daß zwei verschiedene asymmetrische Arseno-Verbindungen miteinander umgesetzt werden[1,2].

Das Solu-Salvarsan kann bei der Behandlung der Syphilis in vielen Fällen das Neo-Salvarsan ersetzen, da es ein gut verträgliches und wirksames Arzneimittel ist, das subcutan oder intramuskulär gegeben werden kann[3]. Es wird dem Arzt in haltbaren, sterilen Lösungen zur Verfügung gestellt[4].

Andere Arseno-Verbindungen.

Von weiteren, dem Salvarsan ähnlichen Verbindungen seien einige kurz erwähnt.

Arsalyt war das Bis-methylamino-tetramino-arsenobenzol.

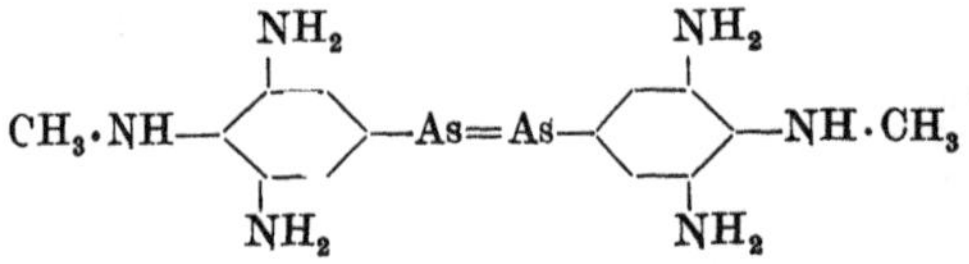

$$CH_3 \cdot NH - \underset{NH_2}{\overset{NH_2}{\bigcirc}} - As = As - \underset{NH_2}{\overset{NH_2}{\bigcirc}} - NH \cdot CH_3$$
Arsalyt

Durch Häufung der Amino-Gruppen sollte eine weitgehende Entgiftung erreicht werden. Das Präparat wirkt auf Trypanosomen, ferner bei Malaria und Rekurrens. Es läßt sich aus der Dinitro-arsanilsäure durch Reduktion gewinnen[5]. Während bei den übrigen Arseno-Verbindungen die Einführung von Chlor im allgemeinen eine starke toxische und geringe Verbesserung der therapeutischen Wirkung zur Folge hat, wirkt der Eintritt von Chlor in die Benzolkerne des Arsalyt günstig.

Albert 102, nach KOLLE dem Salvarsan zwar nicht überlegen, aber etwa gleichwertig[6], wurde durch Reduktion des Semicarbazons der 2-Oxy-acetophenon-4-arsinsäure hergestellt.

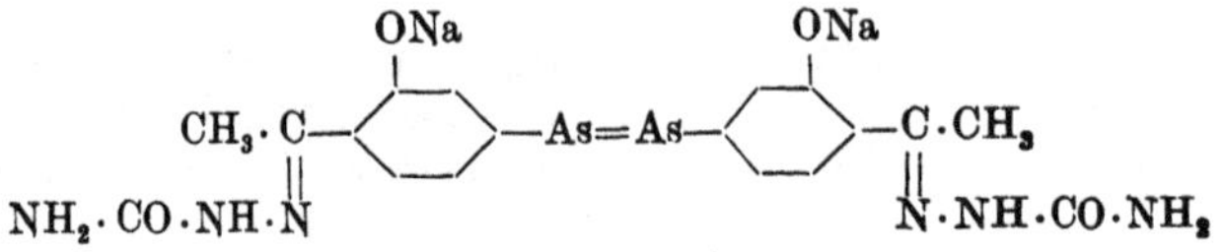

$$NH_2 \cdot CO \cdot NH \cdot \overset{CH_3}{\underset{N}{\overset{|}{C}}} - \underset{}{\overset{ONa}{\bigcirc}} - As = As - \underset{}{\overset{ONa}{\bigcirc}} - \overset{CH_3}{\underset{N \cdot NH \cdot CO \cdot NH_2}{\overset{|}{C}}}$$
Albert 102

Eine Verbindung aus 4-Glykolyl-3-amino-4′-oxy-arsenobenzol mit Formaldehydbisulfit soll reizlos injizierbar sein[7]. Im DRP 563397 werden Arseno-Verbindungen geschützt, die einen heterocyclischen schwefelhaltigen Ring tragen, so z. B. 7,7′-Dichlor-5,5′-arseno-2,2′-dimercapto-benzoxazol:

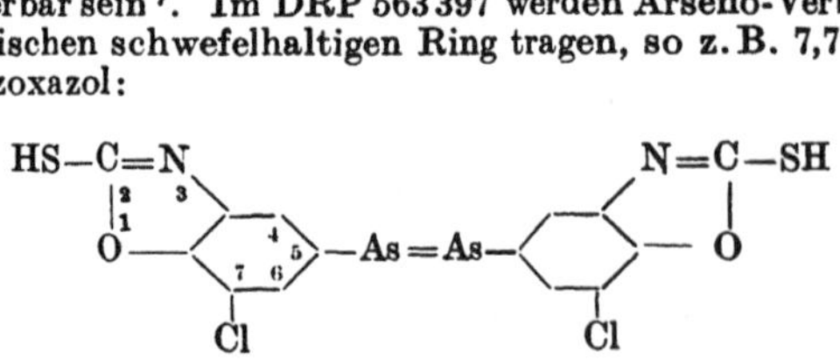

$$HS-C=N \underset{Cl}{\overset{}{\bigcirc}} - As = As - \underset{Cl}{\overset{}{\bigcirc}} N=C-SH$$

---

[1] FP. 826342. — [2] DRP 554951; vgl. EP. 360957.
[3] SCHERBER, G.: Wien. med. Wschr. **82**, 841 (1932).
[4] BENDA, L.: Med. u. Chem., **2**, 57 (1934).
[5] BENDA, L.: Ber. dtsch. chem. Ges. **47**, 1316 u. 1317 (1914).
[6] KOLLE, W.: Klin. Wschr., **48**, 2184 (1924). — [7] EP. 348479.

Auch das 7,7'-Dichlor-2,2'-dimercapto-4-arseno-benzimidazol ist bekannt:[1]

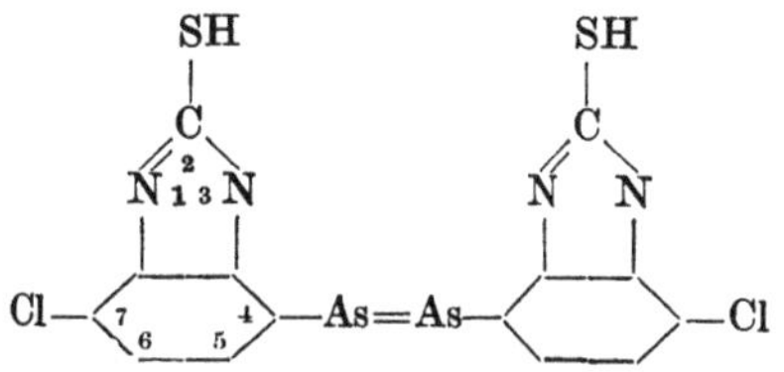

Schwefelhaltige Verbindungen lassen sich ferner als asymmetrische Arseno-Verbindungen gewinnen. Als Beispiele mögen die nachstehenden Formeln dienen:[2]

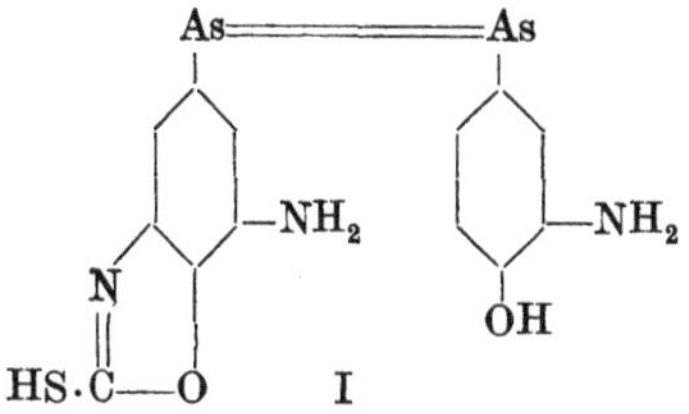

Von der Formel I leitet sich das *Spirotrypan*

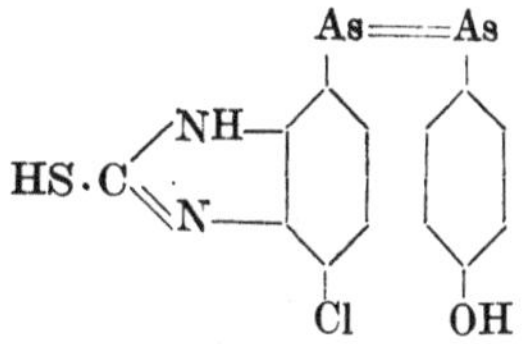

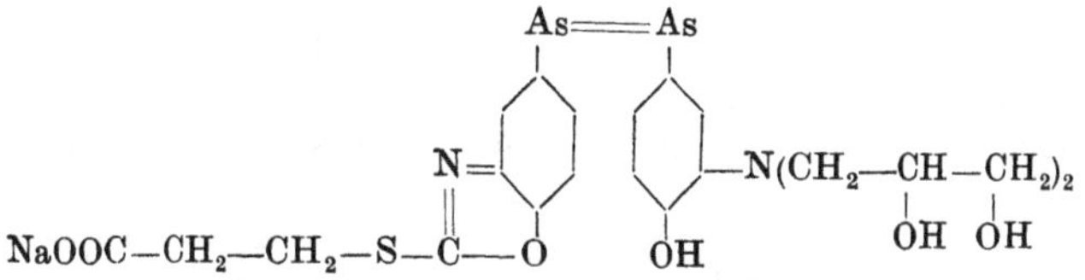

Spirotrypan

ab. Es soll in der Syphilisbehandlung besonders auf salvarsan- und penicillinresistente Spirochaeten wirken[3].

Beim Erhitzen von Brenzkatechin mit Arsentrichlorid und Kupfer-Bronze in Xylol bis zur Beendigung der Salzsäure-Entwicklung entsteht eine Verbindung, bei der die restlichen Arsen-Valenzen über Sauerstoffbrücken mit dem Kern verbunden sind, das Brenzkatechin-diarsin[4]:

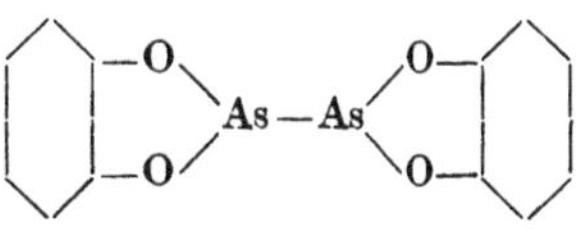

In Anlehnung an die in verschiedenen Synthetica mit Erfolg verwandten Harnstoff-Derivate stellte FRIEDHEIM Arseno-Verbindungen her, welche die Melamin-Gruppe enthalten und als Heilmittel gegen Spirochäten- und Trypanosomen-Erkrankungen, also gegen Syphilis und Schlafkrankheit gedacht waren. So wird die Darstellung der Arseno-Verbindung der 4-(2',4'-Di-methylamino-1',3',5'-triazinyl-6')-aminophenylarsonsäure beschrieben, die bei Reduktion zur symmetrischen Arseno-Verbindung folgender Konstitution führt[5]:

---

[1] Vgl. EP. 377994. — [2] DRP 568943.
[3] KÜHNER, H. A.: Z. Haut- u. Geschlechtskrankh. **10**, 175 (1951).
[4] DRP 536081.
[5] AP. 2419348; siehe auch APP. 2415556, 2391452, 2415555.

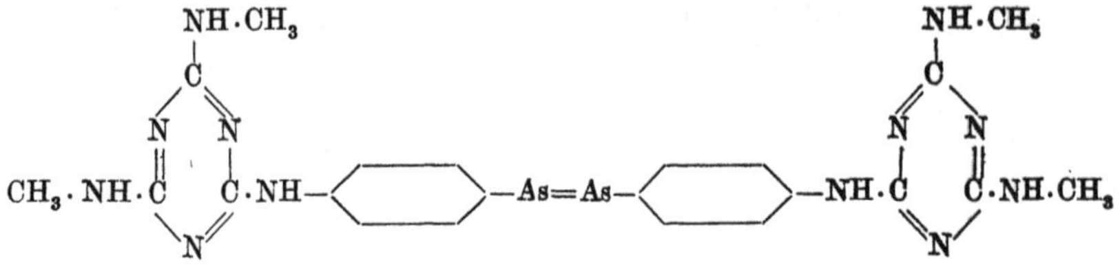

550   Desinfektionsmittel und Chemotherapeutica.

$$\text{CH}_3\cdot\text{NH}\cdot\underset{\underset{N}{\parallel}}{\overset{\overset{NH\cdot CH_3}{|}}{C}}\underset{N}{\overset{N}{\diagdown}}C\cdot NH-\langle\rangle-As=As-\langle\rangle-NH\cdot\underset{\underset{N}{\parallel}}{\overset{\overset{NH\cdot CH_3}{|}}{C}}\underset{N}{\overset{N}{\diagdown}}C\cdot NH\cdot CH_3$$

H. SCHMIDT gelangte zu organischen Arsen-Verbindungen, denen folgende Struktur zugeschrieben wird:

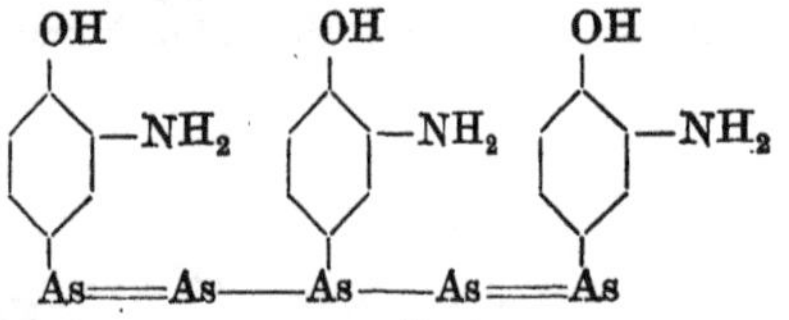

$$\underset{As=\!=\!As-\!-\!As-\!-\!As=\!=\!As}{\overset{OHOHOH}{\langle\rangle-NH_2\langle\rangle-NH_2\langle\rangle-NH_2}}$$

Diese Verbindungen lassen sich durch Einwirkung anorganischer Verbindungen des III-wertigen Arsens auf primäre aromatische Arsine darstellen. Dabei können die so erhaltenen Aryl-Arsen-Arseno-Verbindungen in ihre entsprechenden Derivate umgewandelt werden. Die entsprechenden Formaldehydbisulfit- und Formaldehyd-sulfoxylat-Verbindungen bilden mit Metall-Verbindungen Additions- oder Komplex-Verbindungen[1].

Obwohl EHRLICH die Toxizität des Salvarsans auf die Bildung von Arsenoxyden zurückführte und daher Arseno-Verbindungen bevorzugte, haben neuere Untersuchungen wahrscheinlich gemacht, daß die Wirkung des Salvarsans gerade auf die Entstehung der Arsenoxyde im Organismus zurückzuführen ist. Bei einem p_H von 7,3 bildet Salvarsan langsam, bei p_H 9,5 schnell Arsphenoxyd. Solu-Salvarsan und Neo-Salvarsan lassen bei p_H 7,3 ebenfalls verhältnismäßig rasch das Oxyd entstehen. Die Toxizität dieser Verbindungen läuft parallel der entstandenen Arsenoxyd-Menge. Ferner läßt sich nach der Salvarsan-Injektion Arsphenoxyd in der Leber feststellen[2].

$$\underset{\underset{\text{Mapharsen}}{NH_2}}{HO-\langle\rangle-AsO}$$

Auf diesen Beobachtungen fußt die Einführung des *Mapharsens*, des Hydrochlorids des 3-Amino-4-oxyphenyl-arsin-oxyds.

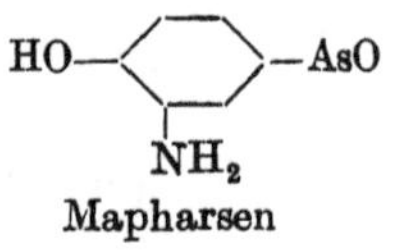

Es ist ein weißes, amorphes und geruchloses Pulver, das stabil und in Wasser leicht löslich ist. Die Dosis beträgt bei intravenöser Injektion $^1/_{10}$ von derjenigen des Salvarsans (0,03—0,06). Die Eliminierung geschieht schneller. Seine Anwendung ist besonders geboten bei Patienten, die Salvarsan nicht vertragen. Es soll im Gegensatz zum Salvarsan das Plasma-Eiweiß nicht fällen. Die Darstellung geschieht wie folgt:

Durch Einleitung von SO_2 in eine salzsaure oder schwefelsaure, mit KJ versetzte Lösung von 3-Amino-4-oxy-phenylarsinsäure[3]. Nach dem AP. 2291817 wird die Reduktion auch in saurer Lösung bei einem p_H-Wert 6,2 vorgenommen. Hierbei fällt das Mapharsen in sehr reiner Form aus. Die Reinigung läßt sich durch Extraktion des Reaktionsgemisches mit absolutem Alkohol und anschließende Fällung der anorganischen Salze aus der so gewonnenen Lösung mit Äther erzielen[4]. Die Lösung wird eingeengt, das Mapharsen mit Benzol ausgefällt. Durch Einwirkung von konz. Schwefelsäure auf das Oxyd und Zugabe von Wasser läßt sich ein hydratisiertes 3-Amino-4-oxyphenyl-arsinoxyd-sulfat + ½ Mol Wasser gut auskristallisieren[5].

---
[1] DRP 573538; EP. 388054.
[2] ROSENTHAL, S. M.: Publ. Health Reports **47**, 933 (1932).
[3] EHRLICH, P., u. A. BERTHEIM: Ber. dtsch. chem. Ges. **45**, 759 (1912); DRP 235391.
[4] Cand. P. 398477. — [5] AP. 2222383.

Durch Acetylierung der p-ständigen OH-Gruppe des Mapharsens wird die Wirkung begünstigt, durch Methylierung der m-ständigen NH$_2$-Gruppe abgeschwächt. Die Stellung des Substituenten bei den mono-Substitutionsprodukten im Kern ist von geringerer Bedeutung[1]. Saure Substituenten im Kern schwächen die Wirksamkeit der Stoffe stark ab und verhindern dadurch die therapeutische Verwendung. Wenn die saure Gruppe durch Veresterung oder auf andere Weise verschlossen wird, kann ihre hemmende Wirkung beseitigt werden. Im Vergleich zum Phenyl-arsinoxyd erreichen nur das 4-Zimtsäure-Derivat, das 4-Äthylbenzoat und die 4-Methylsulfon-Verbindung den gleichen therapeutischen Index. Der Index des Mapharsens ist aber in keinem der Fälle erhalten worden[2]. Wird die Reduktion zum Mapharsen in einer stark salzsauren Lösung vorgenommen oder das Mapharsen mit überschüssiger Salzsäure behandelt, so gelangt man zu den entsprechenden Dichlorverbindungen.

Nach H. Eagle[3] führt die Einführung einer weniger stark sauren Gruppe in 3- oder 4-Stellung zu einer stärkeren Abschwächung der Wirkung, wobei die Toxizität erhalten bleibt. Verschluß der sauren Substituenten durch Esterbildung oder unter Bildung von Phenol- und Sulfon-Verbindungen läßt den Index stark ansteigen. Ferner konnte nachgewiesen werden, daß der Verschluß der sauren Gruppen durch Amidierung zu Verbindungen mit niedriger Toxizität bei hoher treponemicider Wirkung führt. Der Index ist hier 2—6mal besser als beim Phenylarsinoxyd. Es war hierbei gleichgültig, ob die Säureamid-Gruppe direkt oder durch Vermittlung einer Alkyl-Gruppe an den Phenyl-Rest gebunden war. Substitutionen in der Amido-Gruppe führten durchweg zum Absinken des Index. Ausnahmen waren bei Substitution der p-ständigen Carbonsäureamidgruppe durch Acetanilid, Acetonitril, Äthanol und Propandiol zu beobachten. Hier wurde durch Substitution der Säureamid-Gruppe der Index nicht verschlechtert.

Arsen-V-Verbindungen.

Führten die der Salvarsan-Synthese zugrundeliegenden Überlegungen von dem Atoxyl und damit den As-V-Verbindungen zu den As-III-Verbindungen, insbesondere den Salvarsanen, so haben spätere Untersuchungen doch eine Anzahl der ersteren wieder zu Ehren gebracht und zwar auch zur *peroralen* Anwendung. Das Acetyl-Derivat des Atoxyls, das *Arsacetin*,

$$CH_3CO \cdot NH-\langle\rangle-As\begin{smallmatrix}OH\\=O\\ONa\end{smallmatrix}$$

Arsacetin

stellte bereits Ehrlich her[4], ebenso auch den entsprechenden Harnstoff[5], die 4-Ureido-phenylarsinsäure.

Das Arsacetin ist weniger toxisch als Atoxyl. Die Toxizität ist von der Schnelligkeit der Abspaltung des Acetylrestes abhängig. Das Harnstoff-Derivat hat in neuerer Zeit unter dem Namen *Carbason* Bedeutung gewonnen[6]. Peroral zeigt es bei Amöbenruhr gute Wirkung.

$$H_2N \cdot CO \cdot NH-\langle\rangle-AsO_3HNa$$

Carbason

---

[1] Eagle, H., u. a.: J. Pharmacol. exp. Therapeut. **70**, 211 (1940).
[2] Eagle, H., u. a.: J. Pharmacol. exper. Therapeut. **70**, 221 (1940).
[3] Eagle, H.: J. Amer. chem. Soc. **65**, 1236 (1943). — [4] DRP 191548.
[5] DRP 213155; P. Ehrlich u. A. Bertheim: Ber. dtsch. chem. Ges. **40**, 3296 (1907).
[6] Reed, A. C., H. H. Anderson, N. A. David u. C. D. Leake: J. Amer. med. Assoc. **98**, 189 (1932).

Das um 1920 in USA eingeführte *Tryparsamid*, empfohlen gegen Schlafkrankheit und andere Trypanosomen-Erkrankungen, ist das Natriumsalz der Phenyl-glycinamid-4-arsinsäure.

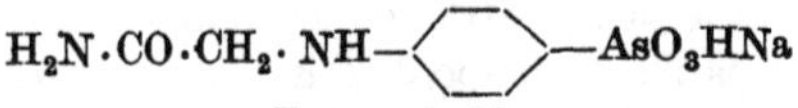

$$H_2N \cdot CO \cdot CH_2 \cdot NH-\langle\rangle-AsO_3HNa$$
Tryparsamid

Zur Darstellung geht man entweder von der Arsanilsäure aus und setzt diese mit Chloressigsäure-methylester um. Dieses Zwischenprodukt gibt mit Ammoniak in der Kälte das Tryparsamid[1]. Man kann auch die Umsetzung mit Chloracetamid direkt durchführen, so daß man in einer Operation das Endprodukt erhält[2].

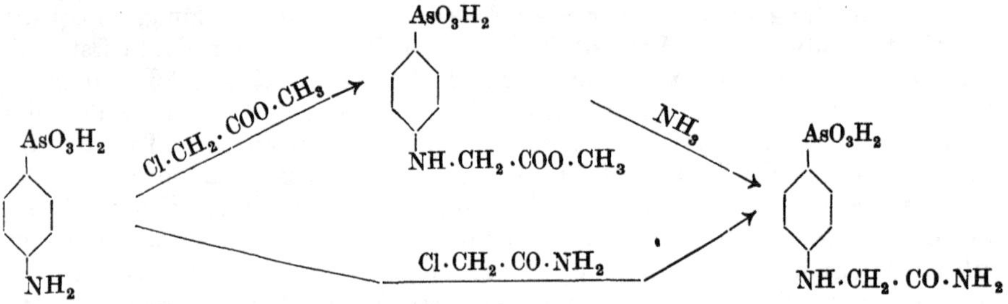

$$\begin{array}{c}AsO_3H_2\\ \langle\rangle\\ NH_2\end{array} \xrightarrow{Cl \cdot CH_2 \cdot COO \cdot CH_3} \begin{array}{c}AsO_3H_2\\ \langle\rangle\\ NH \cdot CH_2 \cdot COO \cdot CH_3\end{array} \xrightarrow{NH_3} \begin{array}{c}AsO_3H_2\\ \langle\rangle\\ NH \cdot CH_2 \cdot CO \cdot NH_2\end{array}$$

$$\xrightarrow{Cl \cdot CH_2 \cdot CO \cdot NH_2}$$

Untersuchungen über die Wirkung der Veränderungen an der Amino-Gruppe durch verschiedene Säurereste wurden von MORGAN und WALTON durchgeführt. Sie gingen vom Tryparsamid aus und führten verschiedene Dicarbonsäuren ein. Dabei zeigten die Verbindungen, die sich von der Bernsteinsäure ableiteten, eine besonders geringe Toxizität[3]. Dagegen waren Malonsäure-Verbindungen in ihrer trypanociden Wirksamkeit[4] den Verbindungen der Bernsteinsäure-Reihe unterlegen.

Im Gegensatz dazu zeigt die Vermehrung der CH_2-Glieder innerhalb der Säurekette, daß die Produkte gegenüber den früher untersuchten Homologen eine beträchtlich höhere Giftigkeit, aber keine erhöhte Heilwirkung hatten. Der beste therapeutische Index lag daher bei der Bernsteinsäure-Reihe, deren Bernsteinsäure-methylester-amid-Verbindung als *Neocryl* in den Handel kam[5]:

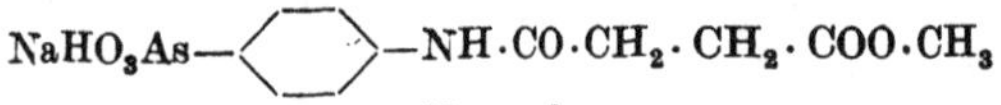

$$NaHO_3As-\langle\rangle-NH \cdot CO \cdot CH_2 \cdot CH_2 \cdot COO \cdot CH_3$$
Neocryl

Nach W. YORKE u. a.[6] hat das Neocryl dem Tryparsamid gegenüber Vorteile. Bei der Syphilis zeigt sich das Endstadium, die Nervensyphilis, als besonders gut beeinflußbar. Nach ROSS[7] ist das Neocryl dem Tryparsamid gleichwertig und weniger toxisch.

---

[1] Schwz.P. 95299. — [2] Holl.P. 6581.
[3] MORGAN, G. T., u. E. WALTON: J. chem. Soc. (London) **1931**, 615.
[4] MORGAN, G. T., u. E. WALTON: J. chem. Soc. (London) **1931**, 1743.
[5] MORGAN, G. T., u. E. WALTON: J. chem. Soc. (London) **1936**, 902.
[6] YORKE, W., u. a.: Brit. med. J. **1936**, 1042.
[7] Ross, A. O. F.: Brit. med. J. **1940**, 283.

Andere Verbindungen des 5wertigen Arsens leiten sich von der 4-Oxy-3-amino-phenylarsinsäure ab, dem Zwischenglied der Salvarsan-Synthese. Das von EHRLICH bereits untersuchte Acetyl-Derivat dieser Säure ist später unter den Namen *Spirocid*, *Acetarson* und *Stovarsol* (FOURNEAU) bekannt geworden.

$$\underset{\underset{OH}{|}}{\underset{|}{\overset{AsO_3HNa}{\bigcirc}}}-NH\cdot COCH_3$$

Spirocid (Acetarson)

Es erwies sich als zur peroralen und besonders zur lokalen Verwendung geeignet. Im *Devegan* wird es in Form von Vaginaltabletten gegen Flour albus benützt.

Die Synthese erfolgt durch Reduktion der Nitro-Verbindung mit Natriumamalgam und Acetylierung mit Essigsäureanhydrid[1]:

$$\underset{\underset{OH}{|}}{\underset{|}{\overset{AsO_3H_2}{\bigcirc}}}-NO_2 \quad \xrightarrow[(CH_3CO)_2O]{Na-Amalgam} \quad \underset{\underset{OH}{|}}{\underset{|}{\overset{AsO_3H_2}{\bigcirc}}}-NH\cdot COCH_3$$

Die Reduktion kann auch mit Glucose bei 80—90° durchgeführt werden[2]. Bei der Acetylierung der Amino-phenylarsinsäure empfiehlt sich als Zusatz zum Essigsäureanhydrid das Natriumacetat[3]. Die Reduktion der Nitro-Gruppe und die Acetylierung können im gleichen Reaktionsgemisch in üblicher Weise erzielt werden[4]. Zur Herstellung von Injektionslösungen wurden verschiedene Lösungsvermittler vorgeschlagen, so z.B. Diäthylamin und Äthanolamin[6]. Zur Lösung sind auch die Dinatrium-Salze der Arsinsäure geeignet, die leicht lösliche Produkte darstellen[7].

Erwähnt sei auch die Entgiftung des Spirocids mit Keratin-Abbau-Produkten. In gleicher Weise kann auch eine Kupplung des *Orsanins*, das noch zu besprechen ist, mit Abbauprodukten vorgenommen werden[8].

Versucht wurde eine Verbesserung des Index durch Einführung einer weiteren Amino-Gruppe. Die 3-Acetylamino-4-oxy-5-amino-phenylarsinsäure zeigte aber im Tierversuch keine Wirkungssteigerung. Die Verschiebung der Oxy-Gruppe in 2-Stellung und der Amino-Gruppe in 4-Stellung führte zu trypanociden Verbindungen. Die Acyl-Verbindungen dieser Reihe wiesen mit zunehmender Mol-Vergrößerung des Säurerestes eine Verschlechterung des Index auf.

Eine verminderte therapeutische Wirkung wurde auch bei Überführung der OH-Gruppe in die SH-Gruppe beobachtet. Sämtliche auf dieser Basis dargestellten Verbindungen zeichneten sich durch starke Giftigkeit aus, die die der Hydroxyl-Verbindungen bedeutend übertreffen. Die Heilwirkung ging fast ausnahmslos verloren.

Die SH-Verbindungen, mit Aurosalzen zu Auromercapto-Verbindungen umgesetzt, zeigten gegenüber den einfachen Mercapto-Arsen-Verbindungen keine erhöhte Heilwirkung.

Durch Behandlung der 4-Oxy-3-amino-phenyl-1-arsinsäure mit Formaldehydsulfoxylat entsteht die 3-(N-Natriumformaldehydsulfoxylat)-amino-4-oxyphenylarsinsäure. Diese Verbindung hat als *Aldarson* in den Handel Eingang ge-

---

[1] EP. 270091. — [2] FP. 551627. — [3] RP. 29908. — [4] RP. 46261.
[5] HAWKING, F., u. a.: J. Pharmacol. exp. Therapeut. **64**, 146 (1938); ferner DRP 527715; EP. 348921.
[6] EP. 341405. — [7] DRP 644194.
[8] ROTHERMUNDT, M., u. K. BURSCHKIES: Arb.staatl.Inst.exp.Therap.Forschungsinst. Chemotherap., Frankfurt a. M. **1939**, Nr. 38, 45; C. **1940**. I. 2677.

funden¹. Sie ist ein Heilmittel gegen Amöbenruhr und *Trichomonas vaginalis*[2] und besonders zur Behandlung der Neurosyphilis geeignet. Aldarson soll für die Sehnerven ungefährlich sein und selbst bei längerer Behandlung keine Gefahr für den Organismus bilden[3].

Nach FOURNEAU[4] verbessert Ersatz der Amino-Gruppe des Atoxyls durch die Hydroxyl-Gruppe den therapeutischen Index um das doppelte. Die Einführung einer weiteren 3-Amino-Gruppe erhöht ihn um das fünffache. Durch Acetylierung der Amino-Gruppe soll ein starker Abfall des Index auftreten, wie überhaupt jede Acetylierung, die nicht in der 4-Amino-Gruppe vorgenommen wird, eine Abschwächung haben soll. Wird vom Atoxyl ausgehend in der 2-Stellung eine OH-Gruppe eingeführt, so erfolgt eine Heraufsetzung des Index um das achtfache. Durch anschließende Acetylierung soll er um das zwölffache ansteigen. Hierbei entsteht 4-Acetylamino-2-oxyphenyl-1-arsinsäure, die als *Orsanin* in den Handel kam, ohne eine größere Bedeutung zu erlangen.

			Spirocid		Orsanin
Relativer therap. Ind.					
1	2	5	0	8	12

Die Verbindungen vom Typus der 4-Acetamino-2-oxy-phenylarsinsäure, also des Orsanins, besitzen ausgesprochen trypanocide, dagegen aber nur eine geringe spirochäticide Wirkung. Bei den Verbindungen, die sich vom *Spirocid* ableiten, liegen dagegen die Verhältnisse umgekehrt. Hier wird durch die 3-ständigen Amino- resp. Acetamino-Gruppen und durch die 4-ständigen Hydroxyl-Gruppen eine starke spirochäticide und nur eine geringe toxische Wirkung entfaltet. Der Nachteil bei allen Abkömmlingen beider Gruppen liegt, wie beim Atoxyl, in ihrer starken neurotoxischen Wirkung. Diese läßt sich auch durch Veränderung des Säurerestes der Amino-Gruppe, etwa durch Propionyl- und andere Reste, nicht beseitigen[5].

Bei Ersatz der OH-Gruppe durch die SH-Gruppe gelangt man zu giftigeren und weniger wirksamen Stoffen. Weitere systematische Synthesen greifen an der NH_2-Gruppe des Atoxyls, Spirocids und Orsanins an. Substitution durch Propionyl-, Dipropionyl-, Isobutyryl-, n-Valerianyl-, Isovalerianyl-, Carbäthoxy-Gruppen u. a. führten zu Verbindungen, die ebenfalls im allgemeinen giftiger als die zu Grunde liegenden bekannten Verbindungen waren, ohne daß diese sie therapeutisch übertrafen. Eine Vergrößerung des Moleküls auf diesem Wege ist also ungünstig[6].

Versucht wurde ferner, durch Ersatz der OH-Gruppen erhaltene Mercaptane mit Gold abzusättigen. Diese Gold-Mercapto-arsen-Verbindungen zeigten aber in ihrer therapeutischen Wirksamkeit gegenüber anderen Gold-Verbindungen keinen Unterschied[7].

---

[1] RAIZISS, G. W., u. a.: J. Chemotherap. advanced Therapeut. **11**, 34 (1934).
[2] AP. 2074757.
[3] SPIEGEL, L. u. a.: Amer. J. Syphilis **25**, 472 (1941).
[4] FOURNEAU, E.: Heilmittel d. org. Chemie u. ihre Herstellung. Braunschweig: Vieweg 1927, S. 309.
[5] BURSCHKIES, K., u. M. ROTHERMUNDT: Arch. Pharmaz. Ber. dtsch. pharmaz. Ges. **276**, 226 (1938).
[6] ROTHERMUNDT, M., u. K. BURSCHKIES: Zbl. Bakteriol., Parasitenkunde Infektionskrankh., Abt. I, Orig. **140**, 206 (1937).
[7] BURSCHKIES, K.: Arch. Pharmaz. Ber. dtsch. pharmaz. Ges. **275**, 503 (1937).

Dagegen hatten Verbindungen, die durch Einwirkung von Halogenfettsäuren auf 2-Mercapto-benzoxazol-arsinsäure oder deren Kernsubstitutionsprodukte entstanden sind, und die gegebenenfalls zu den symmetrischen oder asymmetrischen Arsenobenzolen reduziert werden können, eine Wirkung gegen sonst arsenfeste Trypanosomen. Z.B. entsteht durch Einwirkung von Chlorpropionsäure die 2-Mercapto-benzoxazol-propion-5-arsinsäure. Reduktion mit unterphosphoriger Säure führt zu dem entsprechenden Arsenobenzol[1].

Phenylarsinsäure zeichnet sich trotz aller Substitutionsabwandlungen durch eine verhältnismäßig hohe neurotoxische Wirkung aus. E. A. H. FRIEDHEIM glaubte diese auf die Lipoidlöslichkeit zurückführen zu können. Die entsprechenden Sulfonsäuren, die in der Lipoidlöslichkeit stark herabgesetzt sind, haben diese neurotoxische Wirkung nicht.

Die Amino-Gruppe kann auch durch Azobindung verschlossen werden. Diese Verbindungen werden in einem amerikanischen Patent[2] beschrieben. So wird z.B. die Arsanilsäure diazotiert und mit 1,3-Phenylendiamin umgesetzt. Entsprechend lassen sich auch die Oxy-Derivate gewinnen.

Analog den schon bei den Röntgenkontrastmitteln erwähnten Jod-pyridin-Verbindungen wurden von BINZ und RÄTH Arsinsäure-Verbindungen dargestellt. Die Arsinsäure-Verbindungen gaben sogar die Anregung zur Darstellung der entsprechenden Jod-Verbindungen. Durch die Kupplung der Arsinsäure an den Pyridin-Kern wird eine starke Entgiftung herbeigeführt. Besonders gut verträglich ist die 2-Oxypyridin-5-arsinsäure. Fast ebenso gut wirksam ist das 2-Amino-Derivat. Dagegen sind die 2-Halogen-Verbindungen ohne trypanocide Wirksamkeit stark toxisch. Im 2-Oxy-3-halogen-Derivat ist die trypanocide Wirksamkeit erhalten und steigt mit dem Atomgewicht des Halogens an.

H_2O_3As—pyridine—OH	H_2O_3As—pyridine—NH_2	H_2O_3As—pyridine—Cl	H_2O_3As—pyridine(Cl)—NH_2
wirksam	wirksam	unwirksam	wirksam

Nach diesen Befunden scheint die chemotherapeutische Wirkung von der Gegenwart solcher Gruppen in der Nachbarschaft des Stickstoffs abzuhängen, die in der Lage sind, tautomere Formen zu bilden[3]. Ähnliches wurde bei den Chinolin-Abkömmlingen festgestellt.

Entsprechend dieser Theorie zeigten die 2-Pyridon-5-arsinsäure und die 2-Oxy-pyridin-5-arsinsäure verschiedene therapeutische Indices:

H_2O_3As—pyridon(NH)=O H_2O_3As—pyridine—OH

Die Pyridon-Verbindung ist besser verträglich als das 2-Oxy-pyridin. Die Entgiftung durch den Pyridin-Ring entsteht also vor allem durch Bildung einer tautomeren Form im Organismus[4]. Daher ist auch die 2-Pyridon-5-arsinsäure im Verhältnis zu der 2-Aminopyridin-5-arsinsäure weniger toxisch. Das Arsen, das in der 5-Stellung angebracht ist, wird vor allem durch Sauerstoff in der 2-Stellung des Pyridin-Kerns entgiftet[5]. Pyridin-Abkömmlinge wurden durch verschiedene Patente geschützt[6].

Als wirksam gegen die Schlafkrankheit wurden in neuerer Zeit das Dinatriumsalz der 4-Melaminyl-phenylarsonsäure $R = AsO_3Na_2$ und das entsprechende Melarsenoxyd $R = AsO$ erkannt,

melamine—NH—phenyl—R (with NH_2 groups on triazine)

die auch in tryparsamidresistenten Fällen wirksam sind[7].

---

[1] Schwed. P. 103455. — [2] AP. 2112244.
[3] BINZ, A., u. C. RÄTH: Biochem. Z. **203**, 218 (1928).
[4] BINZ, A., u. a.: Biochem. Z. **223**, 176 (1930).
[5] BINZ, A., C. RÄTH u. G. WILKE: Biochem. Z. **223**, 249 (1930).
[6] DRPP 537896, 536424, 546144.
[7] WILIAMSON, J., u. E. M. LOURIE: Nature (London) **161**, 103 (1948).

Unter den Arsinsäure-Verbindungen kann vielleicht die 3-Nitro-4-chlorphenylarsinsäure, die im Gegensatz zu den sonstigen Verbindungen ganz durch negative Gruppen substituiert ist,

$$Cl-\underset{}{\underset{}{\bigcirc}}-AsO_3H_2 \quad (NO_2)$$

neue Wege aufzeigen.

Wirkungsmechanismus der Arsen-Verbindungen.

Die Frage, wie die Arsen-Verbindungen ihre Wirkung ausüben, ist viel diskutiert worden.

EHRLICH lehrte, daß, ganz allgemein, bei der Wirkung der Chemotherapeutica die Parasiten ganz bestimmte Angriffsstellen, die präformierten Chemozeptoren, tragen müssen; diese sollen mit dem Chemotherapeuticum in Reaktion treten. Es lassen sich nun bei allen Parasiten Stämme finden, die gegen die spezifischen Chemotherapeutica resistent geworden sind. Diese Resistenz erklärte EHRLICH damit, daß die präformierten Chemozeptoren reduziert worden seien. Diese einfache Vorstellung wurde stark ausgebaut. Sicher ist, daß wir es bei der Wirkung der Arsen-Verbindungen mit einer direkten Beeinflussung der Parasiten zu tun haben. Zwar wirken Neo-Salvarsan und Atoxyl im Reagenzglas nicht auf Trypanosomen, wohl aber tritt diese Wirkung ein, wenn Serum und Plasma dem Versuch zugesetzt werden. Man nahm daher an, daß zur Wirkung eine lockere Additionsverbindung zwischen dem Arsen und dem Serum-Globulin notwendig ist[1]. Bei weiteren Versuchen zeigte es sich, daß die Arsen-V-Verbindungen unter diesen Bedingungen im allgemeinen keine Wirkung zeigen[2]. Daß die III-wertigen Verbindungen die wirksamen Formen der Arsen-Verbindungen sind, wurde bereits mehrfach erwähnt. EHRLICH zeigte ferner, daß in den Arsen-III-Verbindungen das Arsen in einer besonders labilen Form, die durch Oxydation leicht in die 5-wertige Form übergeht, vorhanden ist. N. v. JANCSÓ und H. v. JANCSÓ bewiesen, daß die Wirkung von Arsen-III-Verbindungen und Antimon-III-Verbindungen durch eine ganze Reihe von Stoffen abgeschwächt oder unterbunden wird. Die so ausgelösten Erscheinungen wurden als „Interferenzphänomene" bezeichnet. So wirken Chinon, 3,4-Dioxy-phenyl-alanin, Pyrogallol stark hemmend. Auch die Ascorbinsäure zeigt deutliche Interferenzwirkung. Man kam zu der Deutung, daß die Interferenzphänomene im reversiblen Redoxsystem der Parasiten ihren Ursprung haben. Sie spielen sich in den Parasiten dadurch ab, daß die Hemmstoffe in der Parasitenzelle in die Oxydationsvorgänge eingreifen. Daher ließ sich die Interferenz auch in vitro nachweisen. Die Stoffe treten in die Trypanosomen ein, betätigen sich hier als Wasserstoff-Akzeptoren und Hilfskatalysatoren und bewirken so die Herabsetzung der Toxizität der Arsen- und Antimon-Verbindungen[3]. Da ferner der Nachweis gelang, daß die Arsen-Präparate den Sauerstoff-Verbrauch der Trypanosomen in Konzentrationen, die den therapeutischen parallel laufen[4], unterbinden, ist heute diese Annahme der Arsen-Wirkung wohl als sicher anzuerkennen[5].

Auch über die Frage der Resistenzerzeugung ist viel gearbeitet worden. Versuche mit Atoxyl zeigen, daß mit dieser Verbindung gegen alle Arsen- und Antimon-Verbindungen Resistenz erzeugt werden kann (dagegen ist ein Germanin-resistenter Stamm nur gegen dieses resistent). Die Resistenz beruht darauf, daß die resistenten Stämme das Atoxyl durch Permeabilitätsveränderungen der Außenmembran der Trypanosomen nicht mehr aufnehmen[6].

W. YORKE[7] versuchte diese Arzneifestigkeit durch eine stufenweise Mutation zu deuten. Nach K.W. JÖTTEN soll die Resistenz dadurch zustande kommen, daß sich unter Einwir-

---

[1] REINER, L., u. a.: Proc. Soc. exp. Biol. Med. **27**, 788 (1930).
[2] REINER, L., u. C. S. LEONARD: Arch. int. Pharmacodynam. Thérap. **43**, 10 (1932).
[3] v. JANCSÓ, N., u. H. v. JANCSÓ: Z. Immunitätsforsch. exp. Therap. **88**, 275 (1936).
[4] CHRISTOPHERS, SR., u. I. D. FULTON: Ann. Trop. Med. Parasit. **32**, 77 u. 43 (1938).
[5] Vgl. F. BÄR: Pharmazie **3**, 203 (1948).
[6] Vgl. F. BÄR: Pharmazie **3**, 203 (1948).
[7] YORKE, W.: Ann. Trop. Med. Parasitol. **38**, 55 (1944).

kung des Arzneimittels jeweils nur die widerstandsfähigsten Bakterien vermehren, wodurch sich nach Verlauf einiger Generationen — ähnlich einer Zuchtwahl — nur noch die Descendenten der ursprünglich resistent gewesenen Individuen am Leben befinden, also auf diese Weise eine Arzneifestigkeit der Stämme eintritt.

Es steht nun therapeutisch fest, daß mit Atoxyl ohne Erfolg behandelte Kranke mit Tryparsamid geheilt werden können. Nach YORKE soll diese Wirkung darauf zurückzuführen sein, daß Tryparsamid Infektionsherde erreichen kann, an die das Atoxyl nicht gelangen konnte. Die gleiche Wirkung zeigen auch Myo-Salvarsan und Solu-Salvarsan. R. SCHNITZER[1] führt diese Wirkung der Salvarsane auf den günstigen Aviditätsfaktor zurück.

Der Begriff der Avidität wurde auf Grund der EHRLICHschen Auffassung über die chemische Reaktion zwischen Erreger und Chemotherapeuticum geprägt. Der Aviditätsfaktor bezeichnet das Maß der gegenseitigen Reaktionsfähigkeit.

Diese Reaktionsfähigkeit ist beim Myo-Salvarsan und beim Solu-Salvarsan außerordentlich erhöht. Lag der therapeutische Index dieser Salvarsan-Abkömmlinge zwar unter des Neo-Salvarsans, so erhalten sie durch diese Eigenschaft für die Therapie doch eine erhöhte Bedeutung und sind in der Lage, das Tryparsamid auch hier zu ersetzen.

Antimon-Verbindungen.

Auf die Geschichte des Antimons in der Therapie wurde in der Einleitung dieses Buches kurz hingewiesen. Nur der Brechweinstein, das Kalium-antimonyltartrat, hielt sich bis in die neuere Zeit, wurde aber als Expektorans und Brechmittel durch unschädlichere und wirksamere Mittel abgelöst. Daneben verwendet die moderne Chemotherapie parenteral verabreichbare organische Antimon-Verbindungen zur Bekämpfung folgender Tropenkrankheiten:

Kala-Azar. Eine im Mittelmeer und vor allem in Asien weit verbreitete Infektionskrankheit. Sie geht mit Fieber, Leber- und Milzschwellungen, Blutungen und Cachexie einher.

Orientbeule. Im Mittelmeergebiet, Südamerika und Asien beheimatet. Bildet Hautknoten- und Schleimhautgeschwüre.

Schlafkrankheit. Auf diese Trypanosomen-Erkrankung soll bei der Besprechung des Germanins besonders eingegangen werden.

Nagana, Sourra, Dourine. Tierische Erkrankungen durch Trypanosomen mit Fieber, Drüsenschwellungen, Ödemen und Lähmungen einhergehend.

Bilharzia. Ursache ist ein zu den Schistosomen gehörender Wurm. Dieser dringt beim Baden durch die Haut in das Venensystem ein. Die in das Gewebe der Blase und des Darmes gelangenden Eier rufen hier lokale Entzündungen und Gewebsschwellungen hervor. Sie führen zu Blutungen und Cystitis. Die Bilharzia ist vor allem in Japan und Ägypten weit verbreitet. In Ägypten sind 60—80% der Bevölkerung daran erkrankt.

Venerisches Granulom. Eine bakterielle Geschlechtskrankheit, die von Geschwüren in der Genital- und Analgegend begleitet ist.

Brechweinstein.

PLIMMER und THOMSON wiesen 1907 nach, daß mit Trypanosomen infizierte Ratten durch Brechweinstein geheilt werden können. 1913 zeigte VIAMA dessen Wirkung auf das venerische Granulom und die Hautleishmaniose. 1915 entdeckten CHRISTINA und CARONIA in Neapel und zugleich ROGERS und MUIR im damaligen Britisch-Indien die Wirkung bei Kalar-Azar. 1918 erzielten CHRISTOPHERSON und Mc. DONAGH erste Erfolge bei der ägyptischen Bilharzia. Das Anti-

---
[1] SCHNITZER, R.: Med. u. Chem. 2, 253 (1934).

mon ist im Brechweinstein komplex gebunden, wie die nachstehende Formulierung zeigt[1]:

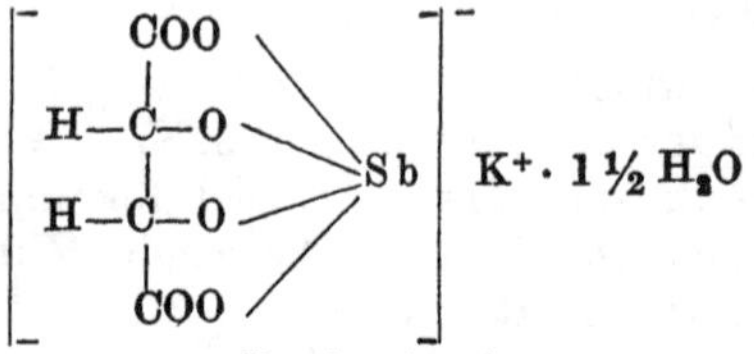

$$\left[\begin{array}{c} \text{COO} \\ \text{H--C--O} \\ \text{H--C--O} \\ \text{COO} \end{array} \right\rangle \text{Sb} \right]^{--} \text{K}^+ \cdot 1\tfrac{1}{2}\,\text{H}_2\text{O}$$

Brechweinstein

Schon bei dem p_H-Wert des Blutes wird aus dem Brechweinstein das Antimon abgespalten. Es treten Erbrechen, Hustenanfälle und sogar Lungenschäden durch Verstopfung der Lungenkapillaren mit Antimonoxyd auf. Diese Nachteile werden durch andere organische Antimon-Verbindungen weitgehend beseitigt.

Antimon-V-Verbindungen.

Die in Anlehnung an das Atoxyl zunächst als *Stibamin* in den Handel gebrachte p-Aminophenyl-stibinsäure ist wenig haltbar und ziemlich giftig.

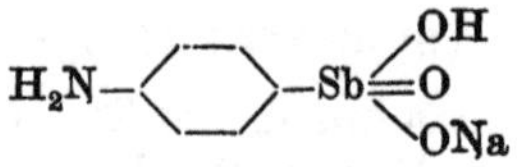

$$\text{H}_2\text{N--}\!\!\left\langle\;\;\right\rangle\!\!\text{--Sb}\!\!\begin{array}{c}\diagup\text{OH}\\=\text{O}\\\diagdown\text{ONa}\end{array}$$

Stibamin

Nach der „Diazosynthese", wie sie BARTH für die Einführung des Arsensäure-Restes verwandte, läßt sich nach H. SCHMIDT[2] auch der Antimonsäure-Rest einführen. Man setzt diazotierte aromatische Amine mit Salzen der Antimonsäure um und spaltet aus den entstehenden Anlagerungsverbindungen Stickstoff ab[3].

Während die Aminogruppe des Stibamins die Wirkung gegenüber Trypanosomen und Spirochäten abschwächt, führt ihr Ersatz durch eine Hydroxylgruppe zu einer Wirkungssteigerung. Die Verträglichkeit ist aber schlechter. Phenylstibinsaures Natrium ist wirksam, aber sehr giftig. Durch Einführung eines p-ständigen Chlor-Atoms wird diese toxische Wirkung noch verstärkt, ohne daß auf die Erreger eine Wirkung festzustellen ist[4]. Dagegen war auch hier wie beim Atoxyl die Acetylierung der p-ständigen Aminogruppe des Stibamins von günstigem Einfluß auf die therapeutische Wirkung. Das Acetyl-Derivat ist als *Stibenyl* bekannt geworden. Acyl-Derivate lassen sich mit Hilfe der üblichen Acylierungsmethoden darstellen[5]. Man kann aber auch von dem monoacylierten p-Phenylendiamin ausgehen und über das Diazoniumsalz den Rest der Stibinsäure einführen.

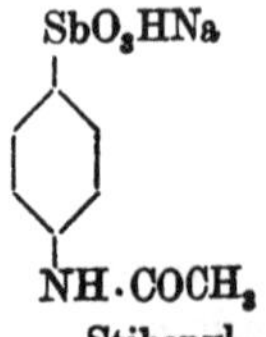

$$\begin{array}{c}\text{SbO}_3\text{HNa}\\|\\\bigcirc\\|\\\text{NH}\cdot\text{COCH}_3\end{array}$$

Stibenyl

---

[1] Vgl. A. ROSENHEIM u. H. VERMEHREN: Ber. dtsch. chem. Ges. **57**, 1342 (1924).
[2] SCHMIDT, H.: Liebigs Ann. **421**, 159 u. 174 (1920).
[3] DRP 254421.
[4] UHLENHUTH, P., u. a.: Arch. Schiffs- u. Tropen-Hyg. **29**, 623 (1925).
[5] DRP 284231.

Zwar zeigte das Stibenyl bei Hühnerspirillose und Kaninchen-Syphilis gute Erfolge, doch ist es noch nicht beständig genug. Die Verbindung wird durch Halogen-Substitution stabiler, wie am *Stibosan,* dem 4-acetyl-amino-3-chlor-phenylstibinsauren Natrium, festgestellt wurde.

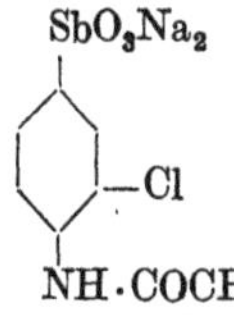

Durch Chlorierung von p-Nitranilin mit Chlor oder Hypochloriten in Gegenwart von starker Salzsäure wird das 2-Chlor-4-nitro-1-amino-benzol dargestellt. Zur Abtrennung der gleichzeitig entstehenden 2,6-Dichlor-Verbindung wird mit Salpetersäure von bestimmter Konzentration behandelt, in der sich nur die mono-Chlor-Verbindung löst[1]. Aus dieser wird durch Reduktion das 1,4-Diamino-3-chlor-benzol gewonnen. Nach der Acetylierung wird diazotiert und der SbO_3H_2-Rest in der von BARTH beschriebenen Weise eingeführt[2].

Neben anderen Stibinsäure-Derivaten wurde aus Harnstoff und p-Aminophenylstibinsäure *Urea-Stibamin* gewonnen (BRAHMACHARI), das aber keinen Fortschritt erbrachte.

Die weitere Entwicklung wurde durch die Beobachtung von H. SCHMIDT[3] wesentlich beeinflußt, daß der Phenylstibinsäure nicht die bisher angenommene monomere Formel zukommt. Er fand, daß zur Lösung der Phenylstibinsäure viel weniger als 1 Mol Alkali notwendig ist. Die Phenylstibinsäuren sind daher wahrscheinlich Abkömmlinge polymerer Antimonsäuren:

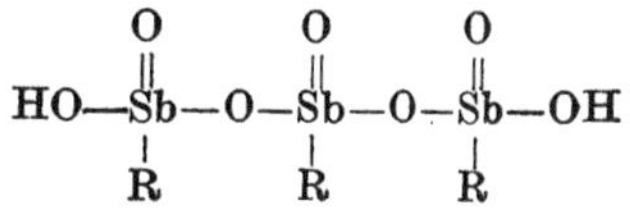

$$\begin{array}{ccccccc} & O & & O & & O & \\ & \| & & \| & & \| & \\ HO-& Sb & -O- & Sb & -O- & Sb & -OH \\ & | & & | & & | & \\ & R & & R & & R & \end{array}$$

Hierdurch wird der kolloide Charakter der Lösungen der Arylstibinsäure und die erschwerte Aufspaltung der letzteren erklärt. Um die Entstehung polymerer Säuren zu begünstigen, stellte man das Diäthylamin-Salz der p-Amino-phenyl-stibinsäure her, *Neo-Stibosan* genannt, für das H. SCHMIDT[4] folgende Formel angibt: $C_{48}H_{75}O_{23}N_8Sb_7$.

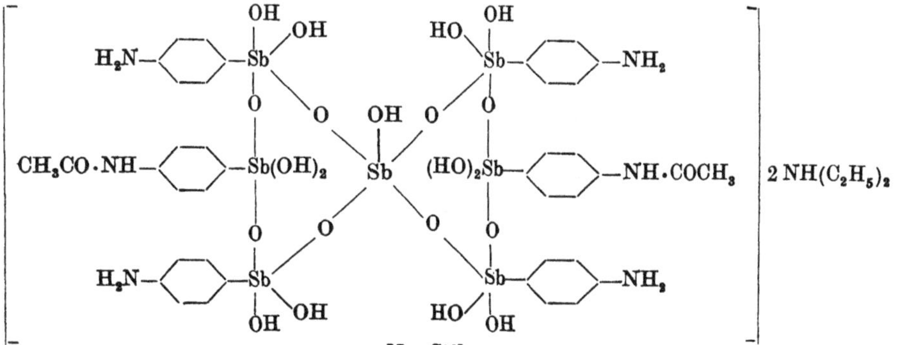

Neo-Stibosan

Dieses ist haltbarer als die Natrium-Verbindung[5].

---

[1] DRP 432801.
[2] EP. 244746; vgl. DRP 425419; vgl. ferner Schwz.P. 137042; EP. 327996.
[3] SCHMIDT, H.: Liebigs Ann. **420**, 174 (1920).
[4] SCHMIDT, H.: Pharmazie **5**, 1 (1950).
[5] Östr.P. 112748.

Als weitere Lösungsvermittler und Salzbildner lassen sich verwenden das **Hexamethylentetramin**, das **Trimethylenimin**, das **Methylamin** und das **p-Aminobenzoyl-dimethylamino-methylbutanol**[1]. Durch Zusatz von Glucose zu den Lösungen des p-amino-phenylstibinsauren Diäthylamins wird die Lösung haltbarer und das Eintreten von Trübungen verzögert[2].

Im Neo-Stibosan ist die Toxizität stark herabgesetzt. Im Tierversuch gegen Trypanosomen wenig wirksam, zeigte das Präparat bei der Behandlung der Kalar-Azar günstige Erfolge. Die ohne Behandlung 80—90% betragende Mortalität wird bei Behandlung mit Brechweinstein auf etwa 20%, mit Neo-Stibosan auf 2% herabgesetzt. Dabei übertrifft der therapeutische Index des Neo-Stibosans den des Stibosans fast um das zehnfache[3].

Die Phenylstibinsäure läßt sich verhältnismäßig leicht in die Biphenylstibinsäure überführen. Diese und Arylstibinsäuren, die durch Thiogruppen mit anderen Arylgruppen verknüpft sind, sollen wirksam gegen Leishmaninosen sein[4]. Es wurden ferner Diaryl-thioharnstoff-stibinsäuren vorgeschlagen, die durch Umsetzen des entsprechenden Senföls mit den primären Aminen dargestellt wurden[5]:

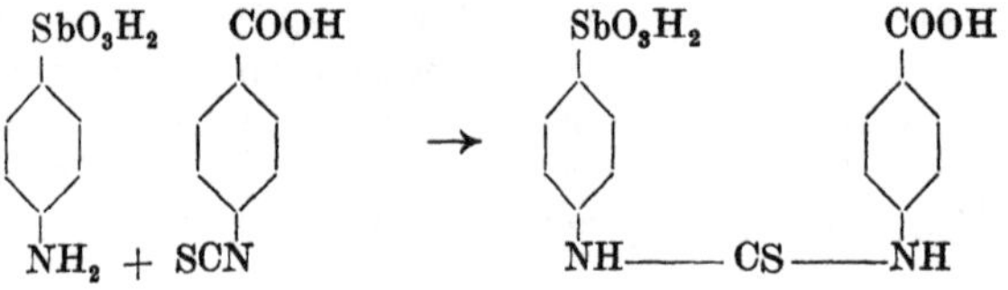

$$\text{SbO}_3\text{H}_2\text{-C}_6\text{H}_4\text{-NH}_2 + \text{SCN-C}_6\text{H}_4\text{-COOH} \rightarrow \text{SbO}_3\text{H}_2\text{-C}_6\text{H}_4\text{-NH-CS-NH-C}_6\text{H}_4\text{-COOH}$$

In neueren Arbeiten wurde von FRIEDHEIM die p-(-2,4-Dichlor-1,3,5-triazinyl-6-amino)-phenylstibinsäure

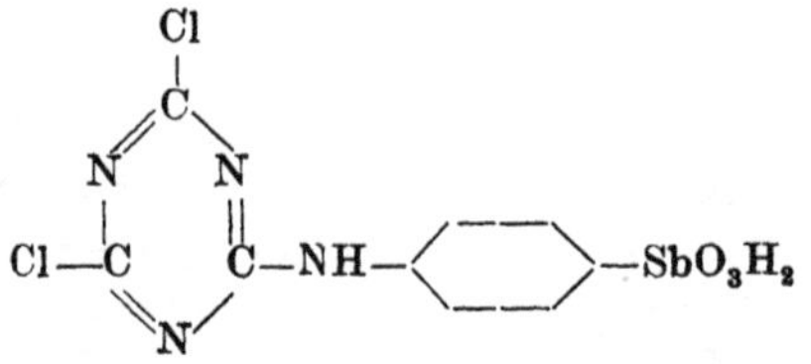

$$\text{Cl-C}_3\text{N}_3(\text{Cl})\text{-NH-C}_6\text{H}_4\text{-SbO}_3\text{H}_2$$

als Heilmittel zur Behandlung von Protozoen-Erkrankungen, z. B. Trypanosomen-, Leishmaniosen- und Spirochäten-Erkrankungen empfohlen[6].

Antimon-III-Verbindungen.

Wie die Weinsäure leicht komplexe Sb-III-Verbindungen liefert, so auch andere organische Verbindungen. Vorzüglich geeignet sind das Brenzkatechin und seine Derivate, besonders die für die Gewinnung wasserlöslicher Verbindungen wichtigen Sulfonsäuren. Das komplexe Antimon-III-bis-(-brenzkatechindisulfonsaure Kalium) ist das dem Selvadin (s. S. 576) ähnliche *Antimosan*.

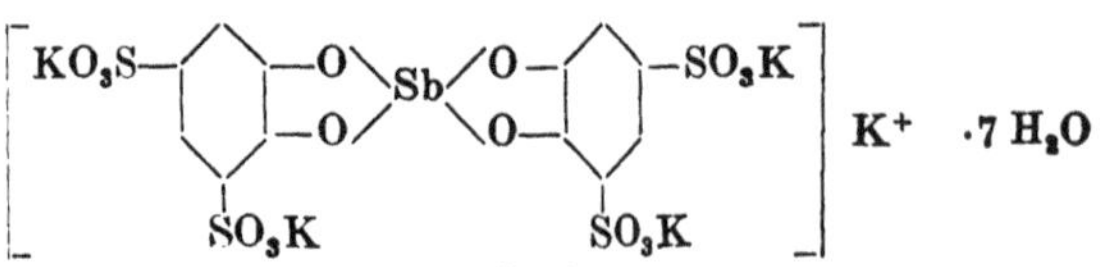

$$\left[\text{KO}_3\text{S-C}_6\text{H}_2(\text{SO}_3\text{K})\text{-O}_2\text{-Sb-O}_2\text{-C}_6\text{H}_2(\text{SO}_3\text{K})\text{-SO}_3\text{K} \right] \text{K}^+ \cdot 7\,\text{H}_2\text{O}$$

Antimosan

---

[1] EP. 309184; DRP 485273.
[2] Schwz.P. 134783.
[3] SCHMIDT, H.: Angew. Chem. **43**, 969 (1930).
[4] DYSON, G. M.: Recueil Trav. chim. Pays-Bas **57**, 1016 (1938).
[5] AP. 2195885.
[6] Schwz.P. 249868.

Brenzkatechin-Derivate mit mindestens einer Carboxyl-, Sulfo- oder auch Arsinsäure-Gruppe, mit Ausnahme der Gallussäure, werden mit Sb_2O_3 oder $Sb(OH)_3$ behandelt. Zur Herstellung der Alkalisalze werden die entstandenen komplexen Antimon-Verbindungen mit wäßrigem Alkali bis zur neutralen oder schwach alkalischen Reaktion versetzt und durch Eindampfen oder Ausfällung die festen Salze abgeschieden. Das Kaliumsalz der komplexen Antimon-Verbindung der Brenzkatechindisulfonsäure ist löslich in Wasser. Die komplexe Bindung des Antimons äußert sich dadurch, daß die Lösung durch verdünnte Natronlauge und verdünnte Schwefelsäure nicht gefällt wird. Dagegen entsteht beim Einleiten von H_2S ein Niederschlag von Sb_2S_3[1]. Es lassen sich auch andere aromatische Sulfon- und Carbonsäuren als Komplexbildner verwenden. Beschrieben wurden z. B. das Antimonprotocatechusulfonsaure Kalium u. a.[2]. Auch 1,2-dioxy-naphthalin-3,4-disulfonsaures Alkali läßt sich als Komplexbildner verwenden[3].

Antimosan heilt im Tierversuch Trypanosomen-Erkrankungen fast ohne Rezidiv; sein therapeutischer Index ist groß. Bei der Behandlung der Bilharzia-Seuche stellten sich aber unangenehme Nebenwirkungen, z. B. Herzschädigungen, ein. Auch war die intramuskuläre Injektion nicht ganz schmerzlos. Da das Kalium als Hauptquelle der Nebenwirkungen anzusprechen war, wurde die entsprechende Natrium-Verbindung hergestellt, die den Vorzug hat, dem p_H-Wert der Gewebsflüssigkeit angepaßt zu sein. Diese Natrium-Verbindung kam unter dem Namen *Fuadin* (zu Ehren des ägyptischen Königs Fuad) oder als *Neoantimosan* in den Handel und wurde in großem Umfang in den ägyptischen Bilharzia-Spitälern angewandt.

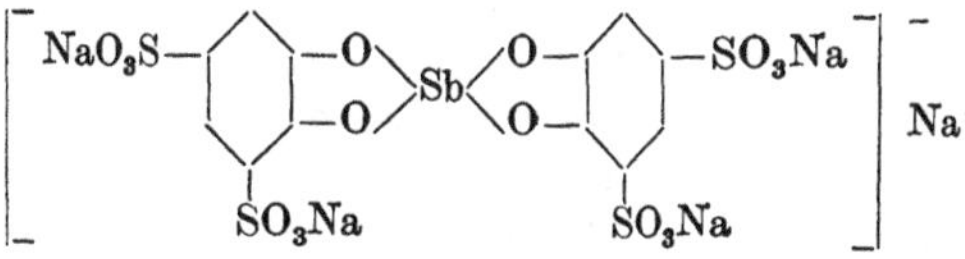

Neoantimosan (Fuadin)

Weitere Antimon-Verbindungen.

Es wurden brenzkatechindisulfonsaure Komplex-Verbindungen des 5-wertigen Antimons vorgeschlagen. Sie entstehen beispielsweise durch Einwirkung oxydierender Substanzen auf die komplexen Metallsalze. Die so entstandenen Produkte sollen eine gesteigerte biologische Wirkung aufweisen[4]:

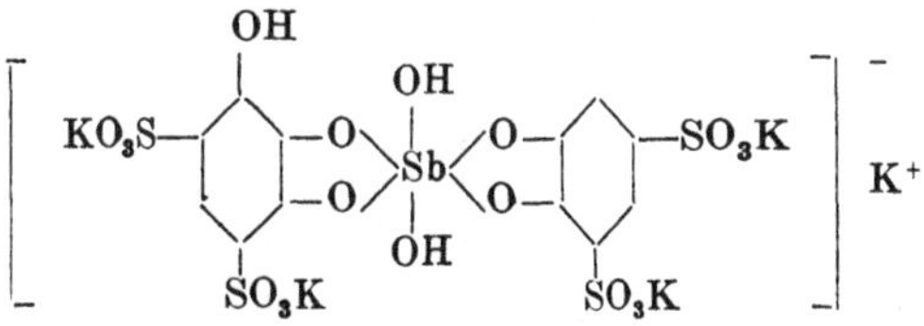

In die Metall-Komplex-Verbindungen lassen sich Erdalkalimetalle einführen. Solche Komplexsalze sind z. B. das Sb-V-brenzkatechindisulfonsaure Mg-Na[5]. Eine Brenzkatechin-Gruppe der Komplexverbindung kann man auch gegen eine Salicylsäure-Gruppe austauschen oder OH-Gruppen des Brenzkatechins gegen Thio-Gruppen auswechseln. Die so erhaltenen Produkte sollen therapeutisch wirksam sein[6].

In Analogie zu der Theorie über die Wirksamkeit der Arsen-Verbindungen, bei welchen als wirksame Komponente das Phenylarsinoxyd in Erscheinung tritt, wird beim Antimon der Phenylstibinoxyd-Rest für die Wirksamkeit von Präparaten, wie Neo-Stibosan und andere, verantwortlich gemacht. An Stelle von

---

[1] EP. 213285.
[2] RPP 612469, DRPP 453278, 453279, Zus. zu DRP 413778; Schwz.P. 123232; vgl. ferner DRPP 413778, 414854, 415360. — [3] DRP 424952.
[4] EP. 313541. — [5] DRP 567754. — [6] APP. 2221831 u. 2226530.

Antimontrioxyd wurde durch SCHMIDT[1] nunmehr das **Phenylstibinoxyd** in den Brenzkatechinkomplex des Neo-Antimosans eingeführt. Ein Vertreter dieser Reihe ist das *S d t 411*.

$$\text{Sdt 411}$$

Die Darstellung erfolgt derart, daß man Derivate des Brenzkatechins mit sauren, salzbildenden Substituenten auf primäre organische Stibinoxyde oder ihre Derivate unter Mitwirkung basischer Stoffe zur Reaktion bringt. So wird beispielsweise p-Acetylamino-phenyl-stibinchlorür mit brenzkatechin-disulfonsaurem Natrium in Gegenwart von Diäthylaminoäthanol umgesetzt. Es lassen sich auch andere Stibinoxyde und Brenzkatechinderivate verwenden, wie sie bereits bei den Abwandlungen des Antimosans beschrieben sind.

Beim Sdt 411 zeigt es sich nun, daß es im Gegensatz zum Stibenyl eine schnelle und in kleiner Dosierung gute trypanocide Wirksamkeit entfaltet. Bei Kalar-Azar hat es dagegen keine Wirkung, im Gegensatz zum Stibenyl, so daß in diesem Fall die Wirkung dem 5-wertigen Antimon zuzusprechen ist.

Durch Umsetzung von 2,4-Diamino-1,3,5-triazinyl-6-aminophenyl-dichlorantimonhydrochlorid mit thioglykolsaurem Natrium erhält man die 2,4-Diamino-1,3,5-triazinyl-(6)-aminophenyl-antimonyldithioglykolsäure. Diese und analoge aromatische bzw. aliphatische Sulfhydryl-Derivate zeichnen sich durch guten chemotherapeutischen Index bei der experimentellen Trypanosomen-Infektion der Maus aus[2].

Gegen Trypanosomen- und Spirochaeten-Infektionen sind nach dem FP. 946090 ferner aromatische Stibinsäuren, die im Kern durch eine Carboxymethylmercapto-Gruppe substituiert sind, z. B. die wäßrige Lösung des Natrium-Salzes der 2-(Carboxymethylmercapto)-phenylstibinsäure, verwendbar.

Durch geringe Toxicität ausgezeichnet ist das *Solu-Stibosan*, eine Komplexverbindung des 5-wertigen Antimons mit einer Hexonsäure, z. B. Gluconsäure.

Zur Herstellung von komplexen Sb-Salzen des 5-wertigen Antimons mit aliphatischen Oxysäuren wird beispielsweise eine Lösung von Gluconsäure mit H_3SbO_4 bis zur völligen Lösung erwärmt und nach dem Filtrieren mit Natronlauge neutralisiert. In gleicher Weise kann man auch die Schleimsäure umsetzen[3].

Ferner läßt sich die Herstellung komplexer Metallsalze höherer Oxydationsstufen durch Einwirkung von Oxydationsmitteln auf komplexe niederwertige Metallsalze aliphatischer Oxy-Carbonsäuren durchführen. Es können in dieser Weise das Sb-III-gluconsaure Natrium, das saure Salz der Sb-III-Schleimsäure mit Diäthylamin, das Antimonylkaliumtartrat u.a. oxydiert werden. Man behandelt mit überschüssiger Wasserstoffperoxyd-Lösung und neutralisiert nach einiger Zeit mit verdünnter KOH. Die Reaktionsprodukte werden in Methylalkohol eingetragen, wobei das Komplexsalz als ein weißes, in Wasser lösliches Pulver ausfällt. Zur Oxydation lassen sich auch Magnesium- und Natriumperoxyd verwenden[4]. Neutrale komplexe Sb-Salze können dadurch hergestellt werden, daß man auf die Sauerstoff-Verbindungen des V-wertigen Antimons aliphatische Oxysäuren in Form ihrer Salze mit Alkalien oder auch Stickstoff-Basen einwirken läßt. Außer der Gluconsäure liefern die Heptonsäure, Schleimsäure, Galaktonsäure, Mannonsäure, Laktobionsäure, Chinasäure, Saccharinsäure und Mannoheptonsäure derartige Komplex-Verbindungen[5].

---

[1] DRP 597262; FP. 555758. — [2] AP. 2466764. — [3] EP. 326176.
[4] EP. 326231; DRPP 543553 u. 501608. — [5] DRP 558752.

Solu-Stibosan zeigt gute Wirkung[1]. Es ist reizlos, läßt sich intramuskulär injizieren und schädigt die Venen-Wände dabei nicht. Man kann die dreifache Menge von Antimon geben wie beim Neo-Stibosan. Die Ausscheidung erfolgt glatt. 80% werden am ersten Tag ausgeschieden. Schädigungen von Nieren und Leber treten auch nach längerer Applikation nicht ein[2]. Die Wirkung auf die Erreger ist gut. Rezidive wurden selten beobachtet[3]. Auch bei multipler Sklerose hat man mit Solu-Stibosan Erfolge erzielt[4]. Im Vergleich zu Solu-Stibosan, Ureastibamin und Neostibosan zeigt es nur geringe toxische Wirkungen. Daher können auch die notwendigen größeren Dosierungen gewählt werden[5].

Von weiteren Vorschlägen soll die Kupplung von Antimon an Glucosaminsäure erwähnt werden:

$(C_6H_{12}O_6N)_2Sb(OH)_3$ $(C_6H_{12}O_6N)_2SbOH$
Sb-V-glucosaminat   Sb-III-glucosaminat

Mit organischen Basen geben diese komplexen Verbindungen lösliche Doppelsalze[6], desgleichen mit einfachen Oxyaminen, die mindestens zwei OH-Gruppen enthalten. So liefert z. B. N-Methylglucosamin das N-Methylglucosamin-antimoniat[7]. Geschützt wurde ferner die Herstellung wasserlöslicher Antimon-Komplex-Verbindungen, die durch Reaktion mehrwertiger Alkohole oder Zucker mit Antimonsäure, Antimonpentachlorid oder Salzen der Antimonsäure oder auch Alkoholaten des 5-wertigen Antimons hergestellt wurden. Die sauren Produkte werden zur Neutralisation mit Alkalien oder organischen Basen, wie Piperazin- und Diäthylamin, behandelt.

Zur Entgiftung des Antimons und zu seiner Überführung in für die Therapie geeignete Form wurde in einem Schweizer Patent[8] die Darstellung einer an Serum gekuppelten Antimon-Verbindung der Tartranilsäure beschrieben. Zur Darstellung wird die Tartranilsäure diazotiert und mit Serum gekuppelt, die Verbindung in schwachen Alkalien gelöst und mit der sauren Lösung eines Antimonsalzes versetzt. Die entstandene Verbindung zeigt Eiweißcharakter.

Um Antimon in lipoidlösliche Form überzuführen[9], wurde aus Sb_2O_3 und Ölsäure oder $SbCl_3$ und Oleaten das Antimonoleat hergestellt. Es ist ein dickflüssiges lipoidlösliches Öl.

Um die günstige Wirkung der Sulfonamide für die Antimon-Therapie nutzbar zu machen, wurden erstere nach Diazotierung mit Sb-III-Verbindungen gekuppelt, so z. B. 4-Amino-benzolsulfonamid, 3-Amino-benzolsulfonamid, 1-Amino-2,5-dimethyl-benzolsulfonamid u. a. in Sb-Verbindungen übergeführt, für die nachstehende Formel ein Beispiel ist[10]:

$$H_2N \cdot SO_2 - \!\!\left\langle\!\!\bigcirc\!\!\right\rangle\!\! - Sb - \!\!\left\langle\!\!\bigcirc\!\!\right\rangle\!\! - SO_2 \cdot NH_2$$
$$\overset{|}{OH}$$

Andere Stibin-Verbindungen wurden durch Umsatz von Antimontrihalogeniden mit Mercaptanen erhalten, z. B. Tri(n-dodecyl-mercapto)-stibin

$$\begin{matrix} C_{12}H_{25}-S \\ C_{12}H_{25}-S \end{matrix}\!\!\!\Big\rangle Sb-S-C_{12}H_{25}$$

und andere[11].

---

[1] KIKUTH, W., u. H. SCHMIDT: Chin. medical J. **52**, 425 (1937); C. **1937**. II. 4210.
[2] WEESE, H.: Chin. medical J. **52**, 421 (1937); C. **1937**. II. 4209.
[3] STRUTHERS, E. B., u. L. C. LIN: Chin. medical J. **52**, 335 (1937); C. **1937**. II. 4210.
[4] Merck's Jahresber. **52**, 82 (1938).
[5] WANG, C. W.: Prod. Soc. exp. Biol. Med. **39**, 418 (1939).
[6] AP. 1 888 186; Schw.P. 157 033; DRP 564 437; EP. 283 759.
[7] FPP. 868 747, 835 535. — [8] Schw.P. 196 082.
[9] EP. 478 587 u. FP. 823 468. — [10] Ind.P. 124 731. — [11] AP. 2 510 740.

In den folgenden Jahren wandte sich die weitere Erforschung des Antimongebietes einmal der Ausbildung der Brenzkatechinkomplexe und zum anderen dem Ausbau der Arsen und Antimon enthaltenden Verbindungen zu[1].

Zur Unterscheidung der verschiedenen Bindungsweisen, die bei Arsen-Antimon-Verbindungen vorliegen können, hat H. SCHMIDT folgende Nomenklatur vorgeschlagen:

R—As=As—R sind die bekannten Arseno-Verbindungen,
R—As=Sb—R sind als Arseno-stibio-Verbindungen
und R—Sb=Sb—R als Stibio-Verbindungen bekannt.

$$\begin{matrix}R-As=Sb\\ R-As=Sb\end{matrix}\Big\rangle As-R$$ sollen als Arseno-antimon-Verbindungen bezeichnet werden.

Arbeiten von UHLENHUTH zeigten, daß Arseno-stibio-Verbindungen eine starke Wirkung, besonders gegen Bartonellen haben[2]. Sie erreichen auch eine Steigerung des therapeutischen Index von 1:400 bis 1:500, gegenüber 1:80 beim Neo-Salvarsan. Von den Arsenostibio-Verbindungen erwies sich gegen Spirochaeten nachstehende Gruppierung

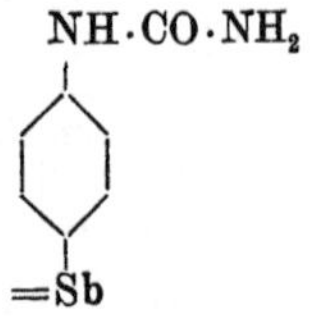

NH·CO·NH₂
|
⌬
|
=Sb

als besonders günstig, so z. B. folgendes Kondensationspräparat:

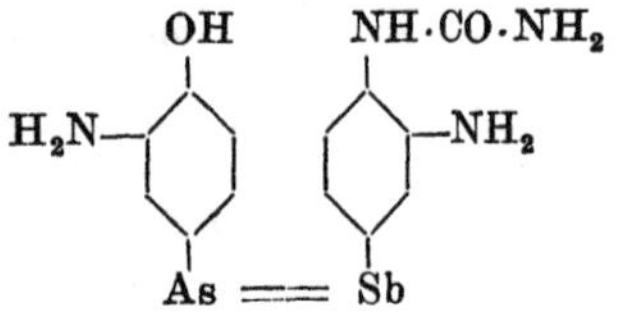

OH   NH·CO·NH₂
| |
H₂N—⌬—⌬—NH₂
    | |
    As === Sb

Durch Einführung wasserlöslichmachender Gruppen erhielt man ein gut verträgliches Präparat, das unter dem Namen *Arsant*

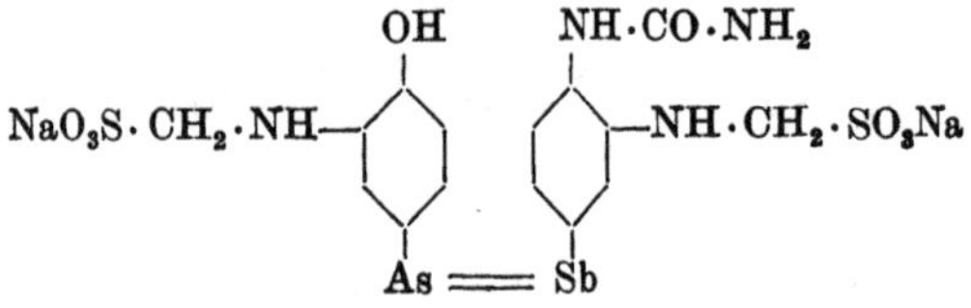

OH   NH·CO·NH₂
| |
NaO₃S·CH₂·NH—⌬—⌬—NH·CH₂·SO₃Na
         | |
         As === Sb

Arsant

pharmakologisch erprobt wurde. In seiner Wirkung entspricht es dem Neosalvarsan[3].

Bei weiteren Versuchen gewannen besonders die Arseno-antimon-Verbindungen gegenüber den Arseno-Stibio-Verbindungen an Bedeutung.

Die übersichtlichste Darstellungsmethode für solche Verbindungen ist die Einwirkung von Antimontrichlorid auf Arsine:

$$3\,R-As\begin{matrix}H\\H\end{matrix} + 2\,SbCl_3 \rightarrow \begin{matrix}R-As=Sb\\R-As=Sb\end{matrix}\Big\rangle As-R + 6\,HCl$$

---
[1] SCHMIDT, H.: Med. u. Chem. **4**, 164 (1942).
[2] UHLENHUTH, P.: Klin. Wschr. **10**, 1751 (1931).
[3] SCHMIDT, H., u. W. KIKUTH: Z. Immunitätsforsch. exp. Therap. **107**, 206 (1950).

R bezeichnet einen beliebigen organischen Rest, z. B. kann man von der 4-Oxy-3-amino-phenyl-1-arsinsäure ausgehen. Diese wird reduziert und mit SbCl$_3$ umgesetzt. Dabei entstehen Arseno-antimon-Verbindungen, deren Amino-Gruppen durch Formaldehydbisulfit substituiert werden können[1]. Solche Verbindungen zeichnen sich bei verschiedenen Infektionskrankheiten durch einen hohen therapeutischen Index aus[2].

An Stelle des Formaldehydbisulfit-Restes kann auch die Oxypropyl-Gruppe eingeführt werden. Sie bewirkt im allgemeinen eine Verbesserung der Wasserlöslichkeit und läßt in diesem Fall den therapeutischen Index erheblich ansteigen. Das wichtigste Präparat dieser Gruppe war das *Std 386 B*[3].

$$\begin{array}{c}
\text{N(CH}_2\cdot\text{CH(OH)}\cdot\text{CH}_2\text{OH})_2 \\
| \\
\text{HO}-\langle\ \rangle-\text{As}=\text{Sb} \\
\phantom{\text{HO}-\langle\ \rangle-}\phantom{\text{As}=\text{Sb}}\text{As}-\langle\ \rangle-\text{OH} \\
\text{HO}-\langle\ \rangle-\text{As}=\text{Sb} \\
\text{N}\diagdown\text{CH}_2\cdot\text{SO}_3\text{Na} \\
\text{NH}\cdot\text{CH}_2\cdot\text{CH(OH)}\cdot\text{CH}_2\text{OH}\quad\text{CH}_2\cdot\text{CH(OH)}\cdot\text{CH}_2\text{OH}
\end{array}$$

S d t 386 B

Die Herstellung erfolgt derart, daß man die Komponenten der Ausgangsstoffe zunächst der Einwirkung eines Alkylenoxyds unterwirft, dann die Umwandlung in die Amino-aryl-arseno-antimon-Verbindung vornimmt und gegebenenfalls eine weitere Behandlung von Alkylenoxyd oder auch Formaldehydbisulfit oder Formaldehydsulfoxylat anschließt. So wird z. B. eine Lösung von 4-Oxy-3-amino-phenylarsenacetat und Ephedrinalkohol in Methylalkohol nach 24 Std. bei —15° mit einer Lösung von SbCl$_3$ in Methylalkohol vermengt und durch Einrühren in Aceton das Hydrochlorid der Arseno-antimon-Verbindung gefällt. Diese kann weiter mit Formaldehyd und Natriumbisulfit-Lösung umgesetzt werden. Die Reaktionen müssen unter Luftabschluß vor sich gehen[4].

Das Sdt 386 B zeichnet sich, wie Kikuth ausführte[5], durch eine außergewöhnliche Wirkung auf Bartonellen-Erkrankungen bei Ratten aus. Der beobachtete Index von 1:2500 bis 1:5000 wurde bis dahin bei keinem anderen Präparat festgestellt. Merkwürdigerweise ist das Präparat gegen Trypanosomen von Mäusen dem Salvarsan unterlegen, dagegen beim Rattenversuch dem Salvarsan weit überlegen. Auch das *Trypanosonum Lewisi*, daß nur von ganz wenigen Präparaten beeinflußt wird, kann durch das Sdt 386 B beseitigt werden. Dagegen versagt es ziemlich bei Rekurrens und Leishmaniose des Hamsters. Klinisch sind Erfolge bei Hautleishmaniose, Schleimhautleishmaniose und auch bei dem durch einen großen Virus verursachten Lymphogranuloma inguinale erzielt worden. Auch bei weiteren Erkrankungen ist das Sdt 386 B wirksam, so daß es eine sehr große Streuwirkung hat. Auf Grund der Entwicklungsarbeiten an diesen Präparaten wird vermutet, daß die spezifische Bartonellen-Wirkung einmal in der Gruppierung As + Sb und zum anderen im Dioxypropyl-Rest verankert sein muß.

Gegen-Trypanosomen Erkrankungen, die auf Bayer 205 und Brechweinstein nicht ansprechen, ist nachstehende Arseno-antimon-Verbindung wirksam[6].

$$\begin{array}{c}
\text{NaOOC}\cdot\text{CH}_2\cdot\text{NH}-\langle\ \rangle-\text{As}=\text{Sb} \\
\phantom{\text{NaOOC}\cdot\text{CH}_2\cdot\text{NH}-\langle\ \rangle-}\text{As}-\langle\ \rangle-\text{NH}\cdot\text{CH}_2\cdot\text{COONa} \\
\text{NaOOC}\cdot\text{CH}_2\cdot\text{NH}-\langle\ \rangle-\text{As}=\text{Sb}
\end{array}$$

---

[1] EP. 326537. — [2] DRP 558567, Zus. zu DRP 513205.
[3] Schmidt, H.: Med. u. Chem. 4, 172 (1942). — [4] DRP 509582.
[5] Kikuth, W.: Arch. Schiffs- u. Trop.-Hyg. 41, 729 (1937).
[6] Schmidt, H., u. W. Kikuth: Z. Immunitätsforsch. exp. Therap. 107, 206 (1950).

Dagegen sind Verbindungen, die Arsen und Antimon im gleichen Benzolkern enthalten, von keiner besonderen Wirkung, z.B.

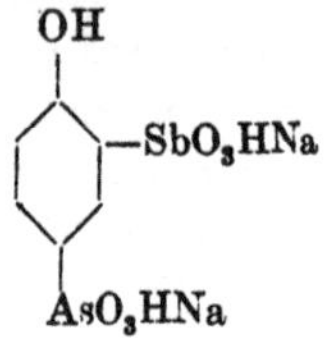

$$\underset{AsO_3HNa}{\overset{OH}{\text{C}_6H_3}}\text{—SbO}_3\text{HNa}$$

Wismut-Verbindungen.

Die Verwendung von Wismut-Verbindungen in Form von Salben oder Pudern ist lange bekannt. Neben adsorptiven Eigenschaften besitzen sie milde adstringierende Wirkung durch Bildung unlöslicher Wismut-Eiweiß-Verbindungen. Daher wirken sie auch austrocknend und antiseptisch.

Als Ersatzpräparat für Jodoform ist das *Dermatol* (LIEBRECHT), das basische gallussaure Wismut, bekannt geworden. Es kommt ihm nach P. PFEIFFER und E. SCHMITZ[1] folgende Strukturformel zu:

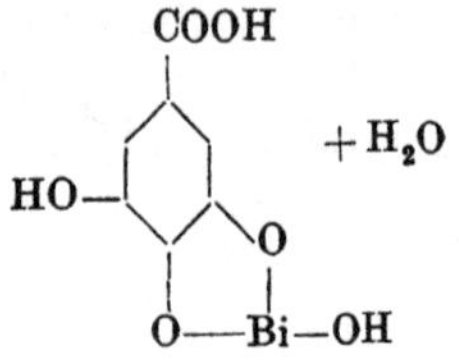

$$\text{Dermatol} + H_2O$$

Diese entspricht den Eigenschaften des Dermatols am besten.

Es führte sich seinerzeit vor allem durch seine gelbe, dem Jodoform ähnliche Farbe bei völliger Geruchlosigkeit ein. Im übrigen bietet das Präparat den anderen Wismut-Verbindungen gegenüber keine wesentlichen Vorteile. Die Darstellung erfolgt durch Mischen einer alkoholischen Lösung von Gallussäure mit einer salpetersauren Lösung von Wismutsalzen. Anschließend wird die Lösung neutralisiert. Das Dermatol läßt sich leicht in das *Airol* (Bismutum oxyjodogallicum des DAB VI, Wismutoxyjodidgallat)[2] überführen, dem nach den Anschauungen von PFEIFFER und SCHMITZ die Formel:

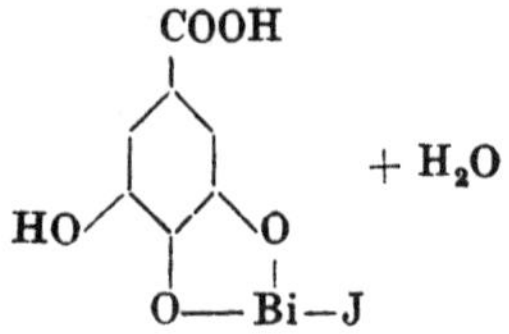

$$\text{Airol} + H_2O$$

zukommen muß. Seine Giftigkeit ist größer als die des Dermatols, verursacht durch das leicht abspaltbare Jod.

Die Darstellung erfolgt durch Einwirkung von Jodwasserstoff auf Dermatol. Dabei geht die gelbe Farbe in eine graugrüne über[3]. Das Jod tritt in den -Bi(OH)-Rest ein. Airol erhält man auch durch Einwirkung von Wismut-oxyjodid auf Gallussäure. Auch hier wird der Farbumschlag abgewartet.

---

[1] PFEIFFER, P., u. E. SCHMITZ: Pharmazie 5, 517 (1950).
[2] Zur Nomenklatur siehe W. PEYER: Süddtsch. Apotheker-Ztg. 90, 185 (1950).
[3] DRP 80399; DRP 81593.

Für die Augenheilkunde haben das *Xeroform* und heute vor allem das *Noviform* Bedeutung.

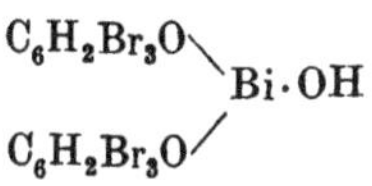

Ersteres ist das Tribromphenol-wismut. Hierbei verstärkt die Phenol-Komponente die schwach antiseptische Wirkung des Wismuts. Das Xeroform wurde zuerst bei der Hamburger Cholera-Epidemie verwandt und erst später als Wundantisepticum gebraucht. Die Darstellung erfolgt durch Einwirkung von Wismutsalzen auf die Alkali-Verbindung des Tribromphenols[1]. Im *Noviform* ist das Wismut an einen Tetrabrombrenzkatechin-Rest gebunden.

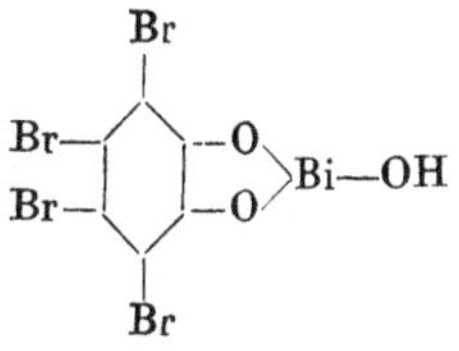

$$\begin{matrix} C_6H_2Br_3O \diagdown \\ Bi \cdot OH \\ C_6H_2Br_3O \diagup \end{matrix}$$

Xeroform

Es kann durch Verreiben von Brom mit Brenzkatechin gewonnen werden[2]. Auch entsteht es bei Behandeln von Wismutoxyd mit Tetrabrombrenzkatechin oder bei doppelter Umsetzung eines Wismutsalzes, z. B. Wismutnitrat, mit einer Lösung des Tetrabrombrenzkatechin-Salzes.

Noviform

Während das Xeroform noch einen unangenehmen Geschmack und Geruch hat, ist das Noviform geruch- und geschmacklos[3]. In der Augentherapie wurden damit gute Erfolge erzielt[4].

Schwerlösliche Wismut-Verbindungen werden als Darmantiseptica verwandt. Lange bekannt ist die Darmwirkung des Bismutum subnitricum.

Von ähnlicher Wirkung sind auch das *Bismutum subcarbonicum* und das *Bismutum subsalicylicum*, ohne daß durch diese Abwandlung des Anions eine Wirkungssteigerung erreicht worden ist. Auch Kupplung an die adstringierende Gerbsäure wurde versucht. Ein solches Präparat ist das *Tannismut*, Bismutum tannicum. Man erhält es durch Umsetzung eines Bi-Salzes mit Tannin und Soda. Die erhaltenen Produkte sind wasserunlöslich, sie werden mit Wasser gewaschen und bei niedriger Temperatur getrocknet[5]. *Bismutose* ist eine Wismut-Eiweiß-Verbindung, das *Bismoterran* ein Silikat. Es soll auch zur Behandlung der Urticaria geeignet sein[6].

Die neuzeitliche Anwendung von Wismut-Verbindungen fußt auf der *parenteralen Verabreichung* und zwar in wasserlöslicher oder öliger Form.

Wasserlösliche Verbindungen.

Die Kenntnis der antisyphilitischen Wirkung des Wismuts reicht weit zurück. Aber erst 1913 wurde diese Therapie durch Verwendung von Alkali-Wismuttartraten, z. B.

$$\begin{matrix} NaOOC \cdot CH - CH \cdot COOBiO \\ | | \\ OH OH \end{matrix}$$

Natrium-bismutyl-tartrat,

durch COWLEY zu neuem Leben erweckt. 1920 sammelte LEVADITI erste Erfahrungen mit *Trépol*[7]. Trépol wie auch *Nadisan* stellen tri-bismutyl-weinsaure Verbindungen dar. Sie werden durch Einwirkung von überschüssigem Wismuthydroxyd auf eine wäßrige Lösung des Di-Natriumsalzes der Weinsäure gewonnen[8]. Nadisan enthält daneben kolloides Wismuthydroxyd.

---

[1] DRP 78889.
[2] HLASIWETZ: Liebigs Ann **142**, 251 (1867).
[3] DRP 207544.
[4] BOISEK, R.: Wiener med. Wschr. **77**, 333 (1927).
[5] DRPP 172933, 117269.
[6] KORBSCH, R.: Dtsch. med. Wschr. **61**, 418 (1935).
[7] PERSCH, W.: Med. u. Chem. **3**, 72 (1936).
[8] AP. 1540117; EP. 229946.

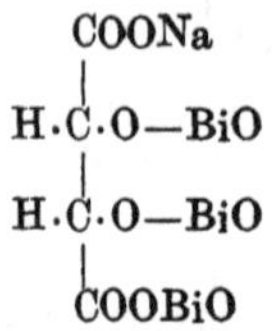

$$
\begin{array}{cc}
\text{COONa} & \text{COOK} \\
| & | \\
\text{H·C·O—BiO} & \text{H·C·OH------Bi(OH)}_2 \\
| & | \\
\text{H·C·O—BiO} & \text{H·C·OH------Bi(OH)}_2 \\
| & | \\
\text{COOBiO} & \text{COOBiO} \\
\text{tribismutylweinsaures} & \text{Bismutyl-weinsäure} \\
\text{Natrium} & + \text{kolloides Bi(OH)}_3 \\
\text{Trépol} & \text{Nadisan}
\end{array}
$$

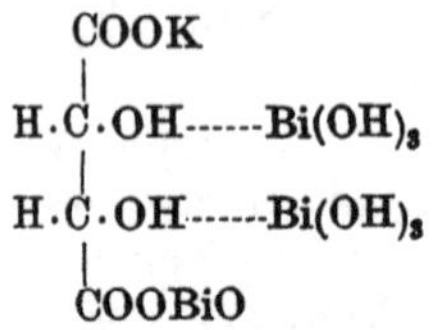

Derartige Verbindungen eignen sich infolge ihrer Wasserlöslichkeit zur intramuskulären Injektion; zur intravenösen Applikation sind sie zu toxisch. Aber auch intramuskulär können Nadisan und andere wasserlösliche Bi-Verbindungen lokale Reizungen zur Folge haben, so daß die Injektion schmerzhaft ist. Da das gespritzte Depot rasch abgebaut wird, hält die Wismut-Wirkung nicht lange an. Wie Wismuttartrat wird auch schleimsaures Wismut, mit und ohne Zusatz von Mannit vom Körper rasch resorbiert. Die Giftigkeit der Tartrate ist aber geringer als die der schleimsauren Salze und der Mannit-Komplexe[1].

Auch Salze der Triglykolaminsäure z. B.

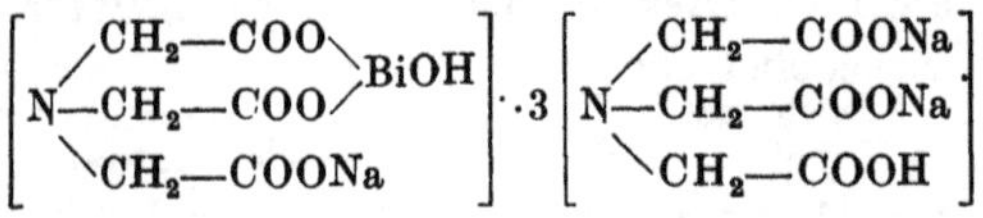

$$
\left[\begin{array}{l} \text{CH}_2\text{—COO} \\ \text{N—CH}_2\text{—COO} \\ \phantom{\text{N—}}\text{CH}_2\text{—COONa} \end{array}\!\!\!\!\!\!\text{BiOH}\right] \cdot \cdot 3 \left[\begin{array}{l} \text{CH}_2\text{—COONa} \\ \text{N—CH}_2\text{—COONa} \\ \phantom{\text{N—}}\text{CH}_2\text{—COOH} \end{array}\right]
$$

wurden vorgeschlagen. Die genannte Verbindung entsteht aus Triglykolaminsäure und Bi_2O_3 auf Zusatz der berechneten Menge Alkali und ist wasser- und öllöslich[2].

Ölsuspensionen.

Um die Toxizität der wasserlöslichen Verbindungen zu verringern und die Wismut-Wirkung zu verlängern, zog man in Öl suspendierte Präparate heran. Ihre Resorption ist abhängig von der Dispersion der Wismut-Verbindungen im Öl. *Olesal* und *Casbis* sind Dispersionen von Wismuthydroxyd in Öl; bei letzteren ist die Verteilung so fein, daß nach dem Umschütteln kaum Sedimentierung eintritt. Dadurch wird eine gute Wismut-Verteilung im Körper und eine verhältnismäßig rasche Wirkung gewährleistet[3]. *Bismogenol* ist eine Suspension von Wismutsubsalicylat in Öl. Auch hier ist die gute Verteilung im Öl von großer Bedeutung. Die Herstellung eines basischen Wismutsalicylats erfolgt nach W. PARRI und E. BRACALONI wie folgt[4]:

Natriumsalicylat wird in Wasser gelöst, Wismutnitrat nach und nach zugegeben und unter ständigem Rühren mit kaltem Wasser verdünnt. Nach Zugabe von Ammoniak wird der Niederschlag gesammelt. Das entstehende Wismutsalz muß aufschüttelbar sein. Es hat einen Gehalt von 66—96% Wismut. Die Suspension des Salicylats in Öl kann durch Zugabe einer kleinen Menge Wasser und eines Emulgators verbessert werden[5].

Bismogenol wird, mit Spirocid kombiniert, zur Bekämpfung von Lupus erythematosus empfohlen und ist zur Wismut-Therapie geeignet[6].

Ein in Rapsöl suspendiertes Wismutsalicylat wurde in letzter Zeit unter dem

---

[1] LAUTER, W. M., u. a.: J. Amer. pharmac. Assoc. **22**, 28 (1932).
[2] FP. 964 397.
[3] BURMEISTER, E. A.: Med. Klin. **30**, 1728 (1934).
[4] PARRI, W., u. E. BRACALONI: Boll. chim. farmac. **80**, 253 (1941).
[5] AP 2 240 036.
[6] PALDROCK, A.: Dermatolog. Wschr. **112**, 321 (1941); E. HOFFMANN: München. med. Wschr. **89**, 678 (1942).

Namen *Bigrol* in den Handel gebracht. Nach klinischer Prüfung soll es den übrigen Wismut-Präparaten gleichwertig sein[1].
Das *Bismophanol* enthält phenylcinchoninsaures Wismut.

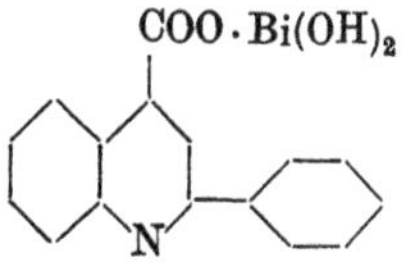

$$\text{COO} \cdot \text{Bi(OH)}_2$$

Bismophanol

Derivate der 2-Phenyl-chinolin-4-carbonsäure lassen sich durch Überführung der Säure in ihre Wismutsalze erhalten. Das tertiäre Wismutsalz erhält man durch Umsetzung der entsprechenden Mengen Wismut-Verbindungen, wobei man zweckmäßig in Gegenwart von Glycerin, Mannit oder anderen aliphatischen Hydroxyl-Verbindungen arbeitet.

Die sich von anderen Wismutsalzen durch Fehlen der sonst vielfach beobachteten Reizwirkungen auszeichnenden Produkte finden zur Bekämpfung luetischer Erkrankungen therapeutische Verwendung. Die Reizlosigkeit der Salze wird auf die entzündungswidrigen Eigenschaften der Säurekomponente zurückgeführt[2]. Wismut-Derivate des Erythrit, Mannit und Inosit, die wasserlöslich sind, erhält man durch Zusammenbringen von äquimolaren Mengen von Natriumbismutat mit Erythrit, Mannit, Inosit, Äthylenglykol oder Propylenglykol bei 55—80°. Dabei entsteht Natronlauge, die mit organischer Säure neutralisiert wird. Die Wismut-Verbindung wird durch Alkohol ausgefällt. Man erhält die entsprechenden Dioxybutyl-, -propyl-, -pentyl-, Pentaoxyhexyl- und Pentaoxycyclohexyl-bismutate[3].

Im *Thiobis* liegt das N-Acetyl-d,l-methionin-wismut als Suspension in fettem Öl vor. Es wird vor allem zur Unterstützung der Luestherapie empfohlen.

Im *Milanol* wird das trichlorbutanol-malonsaure Wismut verwendet[4].

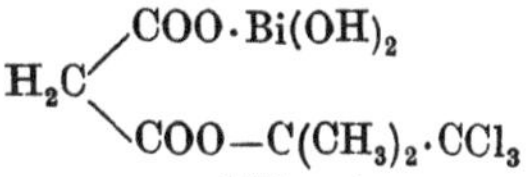

$$H_2C\begin{matrix}\diagup COO \cdot Bi(OH)_2 \\ \diagdown COO-C(CH_3)_2 \cdot CCl_3\end{matrix}$$

Milanol

Der Alkohol kann durch Einwirkung von Aceton auf Chloroform in Gegenwart von Alkalien leicht gewonnen werden[5]. Dieser, auch als Acetonchloroform bekannt, wird mit Malonsäure verestert und der mono-Ester in das Bi-Salz überführt. Das Salz ist unlöslich in Wasser, aber leicht löslich in Chloroform.

Spirobismol ist Chininwismutjodid.

Man kann es durch Einwirkung einer Mischung von Wismutcarbonat und KJ in salzsaurer Lösung auf Chininhydrochlorid erhalten. Es entsteht ein roter Niederschlag, der ausgewaschen wird. Die Zusammensetzung des Endproduktes ist abhängig von den Mengen der Ausgangssubstanzen[6]. Um ein gut amorphes Produkt zu erhalten, fällt man am besten in starker Verdünnung. Das Auswaschen des Niederschlages muß zur Vermeidung der Hydrolyse vorsichtig vorgenommen werden[7].

Die Jod-Wismut-Verbindungen des Chinins sind für die Behandlung der Syphilis von Bedeutung. Daneben wurden auch Anlagerungsverbindungen an

---

[1] LILL, E.: Z. Haut- u. Schleimhauterkrankung. 1946, 150.
[2] DRP 411051. — [3] AP. 2 414 650. — [4] Pharmaz. Ztg.-Nachr. 66, 906 (1930).
[5] WILLGERODT, C.: Ber. dtsch. chem. Ges. 14, 2451 (1881).
[6] WITA, G., u. L. BRACALONI: J. Pharmac. Chim. 20, 916 (1934).
[7] MIHALOVICI, AR., u. L. v. ULLMANN: Curierul farmac. 4, Nr. 3. 1; Nr. 4, 1 (1934); C. 1935. I. 214.

Emetin und an Novocain versucht. Die Verbindungen unterscheiden sich durch ihre verschieden starke Resorption im Organismus [1].

Öllösliche Wismut-Verbindungen.

Intramuskulär injiziert, bilden die vorstehenden öligen Suspensionen Wismut-Depots, die sehr langsam resorbiert werden. Hierdurch werden unter Umständen so hohe Wismut-Mengen im Körper zurückgehalten, daß Schädigungen möglich sind. Die öllöslichen Wismut-Verbindungen nehmen in etwa eine Mittelstellung zwischen den wäßrigen Wismut-Verbindungen und den Ölsuspensionen ein. So erfolgt die Resorption bei den wasserlöslichen Verbindungen am schnellsten, dann folgen die öllöslichen und zuletzt die Wismutsuspensionen [2]. Damit ist die Toxizität weniger abhängig von der Struktur des organischen und anorganischen Restes, als vielmehr von den physikalischen Bedingungen. Nach C.H. BROWNING u. a. sind nur die Derivate der Thiobenzoesäure deutlich giftiger als andere Verbindungen. Sonst spielt die Konstitution nur eine geringe Rolle. In jedem Fall wird bei der Hydrolyse das Wismut als Oxyhydrat abgespalten [3].

Von Bedeutung ist die Form des Wismut-Ions. Als amphoterer Elektrolyt lassen sich sowohl Verbindungen mit elektronegativem Wismut, wie z. B. *Jodo-Bismitol*, das aus Natrium-wismutit und NaJ gebildet wird, als auch Wismut-Verbindungen mit positivem Wismut-Ion, wie im Kalium-Wismut-tartrat, darstellen. Die Verbindungen mit elektronegativem Wismut dringen leicht in das Gehirn ein. Andere Verbindungen zeigen nur in soweit eine Affinität zum Gehirn, als aus ihnen im Gewebe negativ geladenes Wismut gebildet wird [4].

Unter den öllöslichen Präparaten haben das *Neo-Olesal* und das *Olbisol* Bedeutung erlangt. Im Neo-Olesal liegt das dimethyl-endomethylen-hexahydro-benzoesaure Wismut vor. Die Verwendung dieser Verbindung geht von der Beobachtung aus, daß der Campher gute lipotrope Eigenschaften hat. Von den Campher-Derivaten aus gelangte man schließlich zur hydrierten Benzoesäure.

Auf ganz oder teilweise hydrierte Endomethylen-benzoesäuren läßt man Wismut-Salze einwirken. Auch Verbindungen, die Jod- oder Nitro-Substituenten tragen, sind brauchbar [5].

Bei der Campher-Gewinnung aus Terpentinöl fällt eine Säure $C_9H_{14}O_2$ an. Das Bi-Salz dieser Säure ist ebenfalls öllöslich [6].

Statt hydrierter Benzoesäure lassen sich auch 1-Propionyl-oxy-hexahydro-benzoesäure, Camphenilansäure, Camphancarbonsäure und andere verwenden [7].

Öllösliche Präparate lassen sich auch dadurch gewinnen, daß man zwei verschiedene Wismut-Verbindungen verwendet, von denen eine öllöslich ist, z. B. der Camphenilan-, Stearin- Naphthen- und Ölsäure. So werden beispielsweise Camphenilansäure und Salicylsäure als Natriumsalz in wäßriger Lösung mit einer Glycerin-Wasser-Lösung von Wismutnitrat umgesetzt. Der ausgefallene Niederschlag des Wismutsalzes wird in Benzol gelöst und mit der gewünschten Menge Öl versetzt. Nach Abdestillieren des Benzols erhält man die stabile Lösung des gemischten Wismutsalzes der Camphenilan- und Salicylsäure.

$CH_2-CH-C(CH_3)_2$
$\quad\quad\quad\quad\quad CH_2$
$CH_2-CH-CH-COOH$
Camphenilansäure

Um die Öllösung einer Wismut-Verbindung weiterhin zu stabilisieren, ist der Zusatz einer geringen Menge einer öllöslichen organischen Säure von Vorteil. Die Lösungen sind dann auch bei 40° unbegrenzt haltbar. Als öllösliche Säure kann man Salicylsäure, Acetylsalicylsäure und andere verwenden [8].

---

[1] LAUTER, W. M., u. a.: J. Amer. Pharmac. Assoc. **22**, 32 (1933).
[2] SOLLMANN, T.: Amer. J. Syphilis **22**, 286 (1938).
[3] BROWNING, C. H., u. a.: Proc. Roy. Soc. Lond., Serie B **102**, 1 (1927).
[4] HANZLIK, P. I., u. I. B. SPAULDING: Amer. J. Syphilis, **16**, 335 (1932).
[5] Ung.P. 111372, Zus. zu Ung.P. 108570.
[6] DRP 585519.
[7] AP. 2058403; EP. 397249.
[8] Schwz.P. 187248; vgl. ferner Schwz.P. 187249.

Neo-Olesal und auch die anderen öllöslichen Präparate werden im Muskel zerlegt. Dabei kann der Lipoidanteil wesentlich langsamer aufgenommen werden als das Metall selbst. Dieses wird in Wismutoxyd oder vielleicht auch in Wismutoxychlorid überführt. An Eiweißkörper gebunden, kann es dann leicht im Körper verteilt werden. Die intramuskuläre Injektion des Neo-Olesals gibt keine Gewebsveränderungen. Der Hauptausscheidungsweg ist der Darm. Nach drei Wochen ist eine restlose Resorption erfolgt[1]. *Olbisol* ist das Wismutsalz einer mehrfach substituierten Capronsäure von der Summenformel $C_{30}H_{51}O_{12}Bi$. Es ist zur Behandlung der Lues und auch der Angina geeignet. Mit Olbisol behandelte Patienten wiesen einen hohen Wismut-Blutspiegel und eine geringe Wismut-Ausscheidung im Harn auf[2]. Der hohe Wismut-Spiegel des Blutes ist deshalb von Wichtigkeit, weil zur therapeutischen Wirkung das Blut einen gewissen Wismutgehalt aufweisen muß.

Die Wismutsalze der Fettsäuren sind als öllösliche Verbindungen weniger geeignet, da sie unregelmäßig resorbiert werden sollen[3].

Neutrale öllösliche organische Wismutsalze lassen sich aus Estersäuren der allgemeinen Formel

$$\begin{matrix} R_1 \\ \searrow \\ R_2 \nearrow \end{matrix} CH-CH \begin{matrix} \nearrow COOR_3 \\ \searrow \\ COOH \end{matrix}$$

gewinnen. R_1 und R_3 sind dabei niedrig-molekulare aliphatische Reste, R_2 kann einen beliebigen aliphatischen Rest darstellen. Als Beispiel wird das propyl-methyl-carbinyl-malonäthylestersaure Wismut angeführt, das ein dickes Öl ist. Statt des Ester-Restes läßt sich auch das Amid verwenden[4]. Ähnliche Verbindungen sind auch im AP. 2 220 638 beschrieben.

Im Ung.P. 122853 wird ein tri-2-äthyl-n-capronsaures Wismut geschützt. Durch halbseitige Verseifung werden Malonester dargestellt, die im α-Kohlenstoffatom einen Kohlenwasserstoff-Rest von mindestens 5 Kohlenstoffatomen tragen und deren Ester-Gruppe nicht mehr als 4 Kohlenstoffatome enthalten darf. Auch diese Malonsäureester bilden öllösliche Wismutsalze[5].

Der aliphatische Rest kann beliebig verlängert werden und soll wenigstens 8 Kohlenstoffatome tragen. Die Umsetzung mit Wismut-Verbindungen geschieht am besten in Gegenwart von mehrwertigen Alkoholen[6].

Statt von der Malonsäure kann man auch von der Phthalsäure ausgehen. So geben Mono-alkylphthalate mit einer Alkyl-Gruppe von 8—18 C-Atomen in wäßriger Suspension, mit Wismutoxyd erhitzt, öllösliche Wismut-Verbindungen. Als Verbindungen dieser Art sind mono-Lauryl-, mono-Undecyl-, mono-Stearyl-, mono-Decyl- und mono-Cetylphthalate erwähnt[7]:

$$\begin{matrix} -COO\cdot BiO \\ -COO\cdot C_nH_{2n+1} \end{matrix}$$

Der aliphatische Rest kann auch bis auf eine Kettenlänge von 31 C-Atomen verlängert werden. Die Wismut-Verbindung mit mono-Dodecylphthalat ist eine viscose Flüssigkeit und gegen Spirochaeten gut wirksam[8]. Statt der Malon- und Phthalsäure kann auch die Essigsäure Ausgangspunkt für Wismut-Verbindungen sein. Sie trägt dann an der CH_3-Gruppe zwei aliphatische oder isocyclische Reste. In üblicher Weise ist das Bi-Salz eingeführt. Die Verbindungen stellen Präparate dar, die in erheblicher Menge im Gehirn gespeichert und zur Behandlung der Gehirnlues geeignet sind.

Derartige Verbindungen sind Wismut-Salze der Phenyl-butyl-essigsäure, Diäthylessigsäure, Benzyläthyl-essigsäure und die Cyclohexenylessigsäure. Sie sind durchweg zähe Öle[9].

---

[1] PERSCH, W.: Med. u. Chem. **3**, 72 (1936).
[2] Pharmaz. Ztg.-Nachr. **82**, 911 (1937); J. GUTSCHMIDT: Dermatol. Wschr. **108**, 265 (1939).
[3] LAUTER, W. M., u. a.: J. Amer. pharmac. Assoc. **21**, 1277 (1932).
[4] FP. 825896. — [5] AP. 2142957. — [6] EP. 356550.
[7] AP. 2110472. — [8] AP. 2110473. — [9] DRP 559630.

Öllösliche Wismutsalze von Alkoxyessigsäuren und von verschiedenen anderen höheren aliphatischen Säuren werden im FP. 954310 und 954311 beschrieben.

Wismut-thioglykolsäure, aus Bi-Salzen und Thioglykolsäure gewonnen, ist zur Bekämpfung von Protozoen geeignet. Analog den Antimon-Verbindungen sind auch Wismut-Brenzkatechin-Verbindungen, wie schon erwähnt, dargestellt worden. Sie werden durch Behandlung von Brenzkatechinsulfonsäure mit $Bi(OH)_3$ und Neutralisieren mit Alkalien erhalten[1].

Das wismut-brenzkatechindisulfonsaure Natrium bewirkt in einer Dosierung von 70 mg pro kg eine rasche Abnahme der Trypanosomen, die zur dauernden Heilung führen kann. Auch Spirochaeten werden beeinflußt[2]. Hexamethylentetramin-N-wismutjodid ist peroral gegen Syphilis anwendbar[3].

Bei der nahen chemischen Verwandtschaft zwischen Arsen, Antimon und Wismut und bei der in vielen Fällen ähnlichen chemotherapeutischen Wirkung dieser Elemente, die sich oft in wertvoller Weise ergänzen, wurden viele Versuche unternommen, sie in einem Molekül zu vereinigen. Entsprechend den Arseno-Stibio-Verbindungen (s. S. 564) wurden dargestellt

$$R_1 - As = Bi - R_2.$$

Diese Verbindungen haben aber den Nachteil, daß sie infolge ihrer Hitzeempfindlichkeit nicht sterilisiert werden können und von Luftsauerstoff leicht oxydiert werden.

Deshalb versuchte man, die Bindung zwischen Arsen und Wismut in anderer Weise vorzunehmen. Wismut-Verbindungen aus basischen oder neutralen Wismut-Salzen können in Gegenwart von Stoffen, die eine Hydrolyse vermeiden, wie Säuren, Hexosen u. dgl., mit Arsinsäure gekuppelt werden[4]. Das Wismut-Salz läßt sich auch durch Einwirkung von Alkali-Salzen organischer Arsinsäuren auf Wismut-Salze darstellen. Die Bindung erfolgt an den freien OH-Gruppen der Arsinsäure:

So wird das obige Wismut-Salz durch Umsatz von Wismutnitrat und 3-Acetylamino-4-oxy-phenylarsinsäure in alkalischer Lösung gewonnen[5].

Kombinationen wurden ferner mit Chinin oder Cinchonin zur Verstärkung der trypanociden Wirkung durchgeführt[6] und Anlagerungen an Acridine[7] vorgeschlagen. Auch versuchte man Chinolin-Verbindungen[8] und Cuprein als andere wirksame Komponenten. Die letztere Kombination soll gut bactericid wirksam sein[9].

Borsäure-Verbindungen.

Von den Bor-Verbindungen hat nur die Borsäure H_3BO_3 Bedeutung erlangt. Synthetische Borsäure-Verbindungen liegen nur in geringer Zahl vor, da die Desinfektionswirkung der Borsäure sehr gering ist. Innerlich angewandt, dient sie zur Behebung der Adipositas (*Amorphan*). Jedoch ist diese Anwendung der Borsäure wegen auftretender Nebenwirkungen noch sehr umstritten[10].

Um die Säure in sehr fein verteilter Form zur Wirkung zu bringen, verestert man sie mit hochmolekularen Alkoholen, auch Cholesterin, zu leicht spaltbaren Estern. Bei Berührung mit Feuchtigkeit werden letztere, z. B. in Salben, unter Bildung von Borsäure in feiner Verteilung gespalten (H. P. KAUFMANN)[11].

---

[1] DRP 413778.
[2] ZANCAN, L.: Boll. Soc. ital. Biol. **13**, 1188 (1938).
[3] AP. 2131144. — [4] RP. 18481. — [5] EP. 334449. — [6] RP. 17206.
[7] EP. 405629. — [8] FP. 769263. — [9] DRP 644078.
[10] Vgl. A. LAUER: Dtsch. Apotheker-Ztg. **91**, 176 (1951).
[11] DRP 621916.

Das Natriumtetraborat, Borax ($Na_2B_4O_7 \cdot 10H_2O$) findet als mildes Alkalisierungsmittel gelegentlich Anwendung.

Silicium-Verbindungen.

Die Bedeutung des Siliciums in der Pflanze ist bekannt, nicht aber die im tierischen Organismus. Versucht man, sich darüber an Hand des Vorkommens ein Bild zu machen, so findet man es in größter Menge in Haaren und Federn. Die Asche von Vogelfedern enthält 10—40% Siliciumdioxyd, die des Menschenhaares 6—30%. Hier muß das Silicium als Gerüstsubstanz eine Rolle spielen. Aber auch das Fibrin liefert eine Asche mit 1,5—2,0% SiO_2. Im Bindegewebe finden wir je kg Trockensubstanz[1]:

Muskel: jung 26 mg SiO_2, alt 19 mg SiO_2
Haut: ,, 51 mg SiO_2, ,, 38 mg SiO_2
Sehne: ,, 86 mg SiO_2, ,, 41 mg SiO_2.

Da die Pankreasdrüse pro kg Trockensubstanz 140—150 mg SiO_2 enthält, glaubte man diese als Speicherorgan ansprechen zu können.

Ein Defizit an Kieselsäure ist in der Schwangerschaft und bei Diabetikern festzustellen. Damit soll eine bei Diabetikern beobachtete Erschwerung der Wundheilung zusammenhängen, denn die Bildung neuen Bindegewebes verlangt erhebliche Silicium-Mengen. Nach Operationen verarmt der Körper an Kieselsäure. Die gleiche Erscheinung wurde bei Erkrankungen an Tuberkulose und Arteriosklerose beobachtet. So beträgt die Silicium-Ausscheidung bei Tuberkulose-Kranken statt durchschnittlich 0,1 g pro Tag nur noch 0,007 g[2]. Nach KAHLE[3] ist dies darauf zurückzuführen, daß der Organismus mehr Silicium benötigt. Bei Arteriosklerose wird die Kieselsäure im Organismus weitgehend durch Calcium verdrängt. Nach KRAUT und GÜRISCHIG[4] bestehen Beziehungen zwischen dem Silicium- und dem Calcium-Gehalt des Blutes. Nach Zufuhr des einen Elementes erfolgt die Mobilisierung des anderen, so daß auch bei der Arteriosklerose eine Zufuhr von Kieselsäure erwünscht ist.

Seit Jahrhunderten wird in der Volksmedizin eine Kieselsäure-Therapie unter Verwendung von Tees aus Schachtelhalm und anderen kieselsäurehaltigen Drogen betrieben. R. WILLSTÄTTER u. a.[5] stellten fest, daß monomolekulare Kieselsäure gut resorbiert wird. Auf Grund dieser Tatsache sind Präparate entstanden, die Silicium in kolloider Form enthalten. Ihr therapeutischer Erfolg ist jedoch nicht genügend gesichert. Das gleiche ist der Fall bei den Verbindungen, die Silicium in organischer Bindung enthalten.

Von historischem Interesse ist das nach L. KNORR und WEYLAND hergestellte *Silistren*, dem man die Formel eines Orthokieselsäureesters des Glykols gab[6].

Die Darstellung erfolgte durch Erhitzen von einfachen Kieselsäureestern, wie z. B. Tetraäthylester, mit mehrwertigen Alkoholen. In glatter Reaktion erfolgt unter Alkohol-Abspaltung die Bildung der neuen Kieselsäureester. Je nach den Mengenverhältnissen, nach denen man die mehrwertigen Alkohole der Orthokieselsäureester in Reaktion treten läßt, lassen sich verschiedene Kieselsäureester gewinnen, indem zwei oder mehr Hydroxyl-Gruppen verestert sind.

Silistren

Außer dem primären Glycerin- und Glykol-orthosilikat lassen sich weiter noch sekundäre und tertiäre Verbindungen gewinnen. Ebenso können Mannit- und Glucose-orthosilikate und andere dargestellt werden.

Nach WEYLAND[7] lassen sich Harnstoff und Silicium-tetrachlorid miteinander zu Si-Verbindungen umsetzen. Guajacol lieferte bei Umsetzung mit Siliciumtetrachlorid ein *Guasil* genanntes Präparat.

---

[1] Vgl. SCHULZ: München. med. Wschr. **11**, 440 (1902); Dtsch. med. Wschr. **38**, 673 (1903).
[2] SCHULZ: Beitr. Klin. Tuberkul. spezif. Tuberkul.-Forsch. **53**, 111 (1927).
[3] KAHLE: München. med. Wschr. **14**, 756 (1914).
[4] KRAUT, H.: Hoppe-Seylers Z. physiol. Chem. **194**, 81 (1931).
[5] Vgl. DRP 285285. — [6] DRP. 272338. — [7] DRP 272338.

Um *lipoidlösliche* Siliciumverbindungen zu erhalten, wurden Ester von Oxysäuren mit Siliciumtetrachlorid oder mit Siliciumäthylat umgesetzt[1]:

$$SiCl_4 + 4\,HO-R-COOR' \rightarrow Si(O-R-COOR')_4 + 4\,HCl$$
$$Si(OC_2H_5)_4 + 4\,HO-R-COOR' \rightarrow Si(O-R-COOR')_4 + 4\,C_2H_5OH$$

Unter den zahlreichen, auf diesem Wege gewonnenen Verbindungen erwies sich die Silicyl-Verbindung des Ricinolsäureesters als therapeutisch brauchbar (*Silogran*).

$$\begin{array}{cc}
H_3C\cdot(CH_2)_5 & (CH_2)_5\cdot CH_3 \\
H_5C_2OOC\cdot(CH_2)_7\cdot CH=CH\cdot CH_2\cdot CHO & OHC\cdot CH_2\cdot CH=CH\cdot(CH_2)_7\cdot COOC_2H_5 \\
 & Si \\
H_5C_2OOC\cdot(CH_2)_7\cdot CH=CH\cdot CH_2\cdot CHO & OHC\cdot CH_2\cdot CH=CH\cdot(CH_2)_7\cdot COOC_2H_5 \\
H_3C-(CH_2)_5 & (CH_2)_5\cdot CH_3 \\
\end{array}$$
Silogran

Silogran ist kein Heilmittel für Tuberkulose, wurde aber als Adjuvans mit Erfolg verwandt[2]. E. HESSE und G. MEISSNER wiesen seine granulierende Wirkung bei tuberkulösen Herden im Tierversuch nach. Der Silicium-Spiegel des Blutes wird beträchtlich erhöht[3].

Auch alkylierte Chlorkieselsäureester wurden in analoger Weise mit Oxy-Verbindungen gekuppelt zwecks Herstellung gemischter Kieselsäureester[4]. Nach dem DRP 625077 wurden Chlortrialkyl-kieselsäureester und Oxysäuren umgesetzt.

Calcium-Verbindungen.

Die Calcium-Verbindungen spielen im Mineralstoffwechsel des Organismus eine große Rolle. Sowohl an Menge als auch an Verbreitung stehen sie unter den anorganischen Verbindungen an erster Stelle. Das Knochengerüst und die Zähne enthalten als Phosphat, Karbonat und Fluorid fast 99% des Gesamtcalciums. Die Knochensubstanz ist in ihrem Calcium-Gehalt geringen Schwankungen unterworfen, da der gesunde Organismus jederzeit in der Lage ist, Calcium aus der Knochensubstanz zu mobilisieren bzw. dort abzulagern. Aber auch in den Zellen- und Gewebssäften finden wir Calcium in ionisierter Form oder gebunden an Eiweiß, im Serum zu etwa 9—11 mg %. Hier steht es mit Nervenfunktionen (Übererregbarkeit bei Kalkmangel), mit der Permeabilität der Zellen („adstringierende Fernwirkung" des Calciums nach H. MEYER), mit der Koagulation der Milch durch das Labferment und mit der Gerinnung des Blutes in engen Beziehungen. Gegen die narkotischen Wirkungen des Magnesium-Ions wirkt Calcium als Antagonist. Am isolierten Froschherz wurde die Wichtigkeit der Anwesenheit von Kalium- und Calcium-Ionen in physiologischer Kochsalz-Lösung bewiesen. Auf dieser Eekenntnis beruht die Zusammensetzung der RINGER-Lösung (Solutio physiologica „RINGER": 0,8% NaCl, 0,02% $CaCl_2$, 0,01% KCl und 0,1% $NaHCO_3$).

Der Calcium-Stoffwechsel wird einmal durch den p_H-Wert des Blutes reguliert, und zwar führt die Herabsetzung desselben zur Erhöhung des Kalkspiegels, zum andern durch Hormone der Nebenschilddrüse und Vitamine der D-Gruppe, letztere in enger Verbindung mit dem Phosphorsäure-Stoffwechsel. So entstehen Rachitis bei Vitamin D-Mangel und Tetanie durch Unterfunktion der Epithelkörperchen.

Der tägliche Bedarf des menschlichen Organismus an Calcium wird mit etwa 0,8 g angegeben, bei Gravidität und Laktation steigt er auf das doppelte. Nur ein Bruchteil des mit der Nahrung zugeführten Calciums wird im Darm resorbiert, da gleichzeitig Calciumcarbonat und Kalkseifen entstehen. Fettreiche Nahrung setzt die Resorption herab, erhöhte Zufuhr von Vitamin D fördert sie. Bei der peroralen Calcium-Therapie ist die Resorption verschiedener Salze gleich, bei subcutaner Verabreichung aber verschieden. Calcium-

---

[1] KAUFMANN, H. P.: Klin. Wschr. **14**, 1420 (1935); DRP 528988.
[2] Siehe z. B. W. MATHYA: Fortschr. Therap. **13**, 327 (1937).
[3] GAUBATZ, E.: Klin. Wschr. **14**, 1753 (1935).
[4] DRP 641075, Zus. zu DRP 528988.

chlorid wirkt gewebsreizend und wird daher schlechter resorbiert. Intramuskuläre und besonders intravenöse Injektion führen zu einer schnellen Erhöhung des Kalkspiegels im Serum, der aber bald wieder zur Norm absinkt; ein Teil wird in den Geweben und Knochen deponiert, der Rest ausgeschieden (HEUBNER). Die Eliminierung des mit der Nahrung zugeführten Calciums geschieht zum Teil durch die Nieren, zum größten Teil mit den Faeces.

Die therapeutischen Anwendungen von Calcium-Präparaten leiten sich aus den physiologischen Funktionen ab, z. B. Beseitigung von Kalkmangel-Erscheinungen (Knochen-Erkrankungen, Rachitis, Tetanie infolge Hypofunktion der Epithelkörperchen, Gravidität, Zahncaries) und zur Gewebsdichtung (Heufieber, Urticaria, Ödeme); große Dosen von Calciumchlorid (15—30 g täglich) wirken diuretisch.

Therapeutisch verwendete Calcium-Verbindungen.

Da Calciumchlorid unangenehm schmeckt und bei Injektion gewebsreizend wirken kann, haben die Calciumsalze organischer Säuren große Beachtung gefunden.

Die aus Calciumchlorid und 4 Molekülen Harnstoff gebildete Molekülverbindung[2] (*Afenil*) soll schmerzlos injiziert werden können.

Tricalcol enthält colloides Calciumphosphat neben Casein[2].

Calciumlactat, $Ca(C_3H_5O_3)_2 \cdot 5 H_2O$, ein weißes, wasserlösliches Pulver, schmeckt weniger unangenehm als das Chlorid. *Kalzan* ist Natrium-Calciumlactat, *Calcium resorpta*[3] enthält neben dem Lactat ein die Resorption förderndes Saponin (KOFLER). Seine Verträglichkeit wird gelobt[4]. Im *Calcipot* sind Calciumcitrat und Calciumglycerinophosphat kombiniert[5]. Eine Kombination von Calciumcitrat mit Phosphat, Ascorbinsäure und Rutin liegt im *Calcitrat* vor.

Beachtung, insbesondere für Injektionszwecke, fand das *Calciumgluconat*. Zur Darstellung wird Glucose mit geeigneten Oxydationsmitteln, auf biologischem Weg oder elektrolytisch zur Gluconsäure oxydiert und diese mit Calciumcarbonat neutralisiert:

$$CH_2OH-(CHOH)_4-CHO + O \rightarrow CH_2OH-(CHOH)_4-COOH + CaCO_3$$
$$\rightarrow \text{Calciumgluconat}$$

Die Schwierigkeiten der Darstellung liegen darin, daß die Oxydation der Glucose leicht über die Gluconsäure fortschreitet und bis zur völligen Oxydation unter Bildung von Kohlendioxyd führt.

Nach HARZFELD und LENART wird Glucose in Wasser mit Brom geschüttelt und zur Bindung des entstandenen Bromwasserstoffs mit $NaHCO_3$ neutralisiert, worauf man Calciumcarbonat im Überschuß hinzugibt. Das Gluconat muß durch Umkristallisieren gereinigt werden[6].

Dieses Verfahren ist vielfach abgewandelt worden. Da die Oxydation mit Hypochlorit leicht weiterläuft, wird der Zusatz kleiner Mengen von Brom- oder Jodsalzen empfohlen[7]. Z. B. kann Glucose in Wasser gelöst, mit Bromnatrium und Soda versetzt und durch eingeleitetes Chlor oxydiert werden. Durch Eintragen von Kreide und Soda wird das Calciumgluconat gebildet. Die Oxydation von Traubenzucker kann nach M. BUSCH[8] katalytisch mit molekularem Sauerstoff an Palladiumkontakten durchgeführt werden. Auch andere Schwermetalle, wie Cobalt, Nickel, Osmium, Platin und andere, beschleunigen die Reaktion[9]. Zur elektrolytischen Gewinnung der Gluconsäure werden Lösungen der Aldosen in Gegenwart eines die Monocarbonsäure bindenden Stoffes, wie $Ca(OH)_2$, $CaCO_3$, $Mg(OH)_2$ oder Na_2CO_3, unter Zusatz von KJ elektrolysiert. Als Anode dient Graphit. Bei diesem Verfahren können nur Aldosen, nicht Ketosen oxydiert werden[10]. Es lassen sich danach

---

[1] DRP 306804. — [2] AUFRECHT: Pharmaz. Ztg.-Nachr. 72, 1029 (1927).
[3] KOFLER, L., u. R. FISCHER: Naunyn-Schmiedebergs Arch. exp. Pathol. Pharmakol. 149, 326 (1930).
[4] ZALEWSKI, V.: Med. Welt 5, 816 (1931).
[5] Süddtsch. Apotheker-Ztg. 42, 120 (1927).
[6] HARZFELD u. LENART: Süddtsch. Apotheker-Ztg. 73, 63 (1943); s. auch F. GSTIRNER: Chemiker-Ztg. 66, 31 (1942). — [7] DRPP 461370, 473261.
[8] DRP 702729. — [9] GSTIRNER, F.: Zit. 6 — [10] FP. 715176; EP. 365414.

aber auch andere Aldosen, wie Lactose und Galactose, oxydieren[1]. Das Verfahren ermöglicht eine oxydative Trennung von Aldosen und Ketosen. Eine ausführliche Beschreibung der elektrolytischen Methode wird von Isbell und Frush angegeben[2].

Die biologische Oxydation gründet sich darauf, daß eine ganze Reihe von Bakterien, welche die —CHOH-Gruppe nicht angreifen, wie Bac. acetosum, Bac. vini acetati, Bac. rancens, zur Oxydation von Glucose benutzt werden können. Auf diese Weise lassen sich Saccharose enthaltende Lösungen verarbeiten, sofern die Bakterien zur Spaltung der Saccharose geeignete Fermente entwickeln[3].

Nach dem DRP 538028 wird die Pilzfamilie „Kombucha" verwandt, die das Bacterium gluconicum enthält. Dieses produziert jedoch überwiegend Ketogulonsäure, so daß es die Darstellung von Calcium gluconicum unwirtschaftlich macht[4].

Eine andere Möglichkeit der biologischen Oxydation beruht auf der Verwendung von Faden-Pilzen[5].

Zur Darstellung konzentrierterer Lösungen des Calciumgluconats zu Injektionszwecken dienen folgende Verfahren:

Durch Abfüllen der heißen Lösung von Calciumgluconat und Erhitzen unter völligem Luftabschluß, z. B. in verschlossenen Ampullen, läßt sich eine übersättigte Lösung gewinnen[6]. Nach diesem Verfahren hergestellte 10%ige Lösungen sind über viele Monate hin haltbar[7]. Stärker konzentrierte Lösungen lassen sich durch Zugabe von Calciumsalzen der Polyoxy-monocarbonsäuren zu Aldodisaccharosen, z. B. Lactobionsäuren oder Maltobionsäuren, darstellen. Auch hier erfolgt mehrfaches Erhitzen unter Luftabschluß in verschlossenen Ampullen[8]. Der Zusatz dieser Calciumsalze kann verhältnismäßig klein sein[9]. Durch Erhitzen eines Gemisches von Calciumsalzen der Polyoxy-monocarbonsäuren aus Aldomonosen und von Calciumsalzen der Bionsäuren der Aldobiosen auf höhere Temperatur in Gegenwart von Wasser, lassen sich nach Eindampfen oder Ausfällen mit organischen Lösungsmitteln lösliche Doppelsalze, die nicht hygroskopisch sind, gewinnen[10]. Durch Versprühen von 90—100° heißer Lösung von Calciumgluconat in einem Strom trockener Luft von 150° erhält man ein amorphes Produkt, dessen Löslichkeit in kaltem Wasser 40% betragen soll[11].

Das Calciumgluconat läßt sich als Lösungsvermittler auch zur Darstellung haltbarer Lösungen von Calcium-Natrium-lactat verwenden[12]. Für das Calcium-Natrium-lactat können als Lösungsvermittler Thioglykolsäure, Sulfhydrylkeratine oder andere SH-Gruppen haltige Säuren benutzt werden[13]. Als Lösungsvermittler für Calciumgluconat ist auch Äthylendiamin-tetraessigsäure vorgeschlagen worden[14]. Ferner wurde das arabinsaure Calcium angewandt. Es werden auch die bisher als Lösungsvermittler beschriebenen Thioaminosäuren selbst zur Salzbildung mit Calcium verwendet. Das N-Acetyl-methionincalcium kommt als *Thiomedon-Calcium* in den Handel.

Zur intravenösen Injektion ist das *Selvadin*, das komplexe calcium-brenzcatechindisulfonsaure Natrium, bestimmt[15]. Das Calcium ist in dieser Verbindung an das Brenzcatechin durch die beiden Hauptvalenzen jeweils an ein Sauerstoff-Atom und an eine Sulfo-Gruppe, durch eine Nebenvalenzbindung an eine zweite Hydroxyl-Gruppe gebunden[16]:

$$\left[O_3S-\underset{SO_3}{\underset{|}{\bigcirc}}\overset{H}{\underset{|}{\overset{|}{-O}}}\overset{}{\underset{-O}{\cdots}} \right]^{-} Ca \quad Na^+ \cdot 4\,H_2O$$

Selvadin

---

[1] DRP 558379.
[2] Isbell u. Frush: Bur. Standarts J. Res. 6, 1145 (1931).
[3] Östr.P. 127373. — [4] Gstirner, F.: Zit. S. 575 — [5] AP. 1726067.
[6] Östr.P. 111254. — [7] DRP. 472346; vgl. ferner DRP 503423.
[8] EP. 372225, Zus. zu EP. 314460.
[9] DRP 550439, Zus. zu DRP 472346; ferner DRP 537026.
[10] EP. 394596; FP. 747350. — [11] AP. 1900517.
[12] EP. 512203; vgl. DRP 688962; ferner DRP 537026.
[13] DRP 677982. — [14] EP. 522646. — [15] EP. 351971.
[16] Schmidt, H.: Med. u. Chem. 2, 93 (1934).

Die Komplexbindung des Calciums hat eine verzögerte Ausfällung des Calciumcarbonats bei Zusatz von Natriumcarbonat oder Bicarbonat zur Folge. Außerdem bedingt sie eine bessere Verträglichkeit[1].

Die Darstellung von wasserlöslichen Komplexsalzen der Brenzcatechindisulfonsäure erfolgt durch Einwirkung von Lösungen ihrer Alkalisalze auf wasserlösliche Calciumsalze und Alkalihydroxyde oder Calciumhydroxyd. So wird z. B. eine Lösung des Natriumsalzes der Brenzcatechindisulfonsäure mit $CaCl_2$ versetzt und dann unter Rühren mit Natronlauge fast neutralisiert. Durch Zugabe von Methylalkohol fällt das Komplexsalz, das 3—4 Mol Wasser gebunden hat, aus. Die wäßrige Lösung des Produktes hat den p_H-Wert 7,6.

Eisen-Verbindungen.

Der erwachsene menschliche Organismus enthält etwa 3—5 g Eisen und zwar ganz überwiegend im Hämoglobin (in 100 ccm Blut 50—60 mg Fe). Für verschiedene Lebensvorgänge unentbehrlich, wurde es seit über 100 Jahren in den *Blaudschen Pillen* (1832) verwandt (P. BLAUD 1774—1858), nachdem schon SYDENHAM (1681) bei Verabreichung eines mit Eisenspänen behandelten Weines bei Anämie Erfolge beobachtete.

Die Eisen-Therapie wurde erst in den letzten Jahrzehnten wissenschaftlich bearbeitet (STARKENSTEIN, LINTZEL, HEILMEYER u. a.). STARKENSTEIN wies darauf hin, daß Eisen nur in der Ferro-Form resorbiert wird. Als Anion schlug er das Chlor als „physiologisches Anion" vor[2]. Die Resorption erfolgt in allen Teilen des Magen-Darm-Kanals[3]. Da Ferri-Verbindungen erst reduziert werden müssen, wirken sie langsamer und weniger stark als Ferro-Verbindungen[4].

Bei den Chloriden des Eisens ($FeCl_2$ und $FeCl_3$) reagiert das Eisen-II-chlorid fast neutral und zeigt keine Wirkung auf Haut und Schleimhäute, während die Eisen-III-Verbindungen durch Hydrolyse stark sauer reagieren und Schleimhautätzungen hervorrufen. Ferner zeigen die Ferro-Verbindungen bei genügend hoher Konzentration eine ausgesprochen katalytische Stoßwirkung auf die Hämoglobinbildung. Bei Dosierungen von 3—6 g Fe-II-Salzen kann die Zahl der Reticulocyten, welche die Neubildungsformen der Blutkörperchen darstellen, sprunghaft auf das zehnfache ansteigen.

Die therapeutische Verwendung von Ferro-Verbindungen bietet insofern Schwierigkeiten, als sie leicht in Ferri-Salze übergehen. Zum Schutz gegen Oxydation empfahl STARKENSTEIN, das Ferrochlorid in Fett einzuverleiben (*Ferrostabil*). Die vorhandenen ungesättigten Fettsäuren dienen dabei mit als Stabilisatoren[5]. Mehrere Spezialitäten enthalten Ascorbinsäure als Stabilisator des Ferro-Eisens (*Ferro 66, Ce-Ferro, Ferro-Redoxon*).

Die reduzierende Wirkung der Ascorbinsäure wurde zuerst von J. TILLMANN nachgewiesen[6]. Als Reduktionsmittel und damit als Oxydationsschutz war vorher Citronensäure empfohlen worden, wie sie auch im *Sirupus ferri jodati* enthalten ist. Sie soll nach HEILMEYER aber mit dem Eisen komplexe Verbindungen bilden, wodurch eine deutliche Wirksamkeitsminderung eintritt. Diese Nachteile soll die Ascorbinsäure nicht haben. Nach H. ALBERS[7] sollen außerdem zwischen der Ascorbinsäure und dem Eisenstoffwechsel funktionelle Zusammenhänge bestehen, die in der Mobilisation oder Bindung des an das Serum gekuppelten Eisens zum Ausdruck kommen. Ascorbinsäure soll in der Lage sein, das bei Infektionen blockierte Depot-Eisen zu mobilisieren.

Bei Untersuchungen injizierbarer Eisen-Präparate zeigte es sich, daß Ferriammoncitrat leicht Gewebsschäden hervorruft. Das Ferro-ascorbinat ist wenig

---

[1] ROTHLIN, E.: Z. exp. Med. **70**, 634 (1930); H. WEESE: Dtsch. med. Wschr. **57**, 408 (1932); B. BEHRENS u. I. WAJZER: Biochem. Z. **264**, 120 (1933); F. HAHN u. F. BRUNS: Naunyn-Schmiedebergs Arch. exp. Pathol. Pharmakol. **205**, 189 (1948).
[2] STARKENSTEIN, E.: Klin. Wschr. **7**, 217, 267 (1928).
[3] STARKENSTEIN, E.: Naunyn-Schmiedebergs Arch. exp. Pathol. Pharmakol. **127**, 101 (1928).
[4] LÜTZEL, W., u. T. RADEFF: Biochem. Z. **250**, 519 (1932).
[5] MUSZGNUG, G.: Pharmazie **2**, 493 (1947).
[6] TILLMANN, J.: Z. Unters. Lebensmittel **56**, 272 (1928) u. **63**, 1 (1932).
[7] ALBERS, H.: Arch. Gynäkol. **172**, 47 (1942).

haltbar. Auch das zur Injektion vorgeschlagene Ferri-kakodylat ist unbrauchbar, da der hohe Arsengehalt stört. Dagegen bewährte sich das Ferro-gluconat[1]. „Ferro-Calcium-Sandoz" wird als *Ferrolactobionat* bezeichnet. Bei intravenöser Injektion von Eisenpräparaten sollen nicht mehr als 5—15 mg Fe täglich gegeben werden.

Eisenkomplexsalze lassen sich aus ein- oder mehrbasischen Poly-oxycarbonsäuren der Pentan- oder Hexanreihe oder deren Salzen durch Umsetzung mit Eisen oder Eisenverbindungen gewinnen. Gluconsaures Natrium wird mit Ferroacetat und Natronlauge zusammengegeben. Beim Eingießen in Methylalkohol fällt die Komplexverbindung aus. Ebenso läßt sich zuckersaures Kalium und Natrium umsetzen. Durch weitere Behandlung mit der Chininbase und Erwärmung im CO_2-Strom entsteht ein Ferro-zuckersaures Chinin-Kalium[2]. Ca-gluconat, mit Ferrochlorid umgesetzt, ergibt ein Ferro-calcium-gluconat, das zu Injektionszwecken geeignet ist[3].

Versucht wurde auch die Bindung des Eisens an Eiweißstoffe (*Ferritin*)[4]. Das Eisenalbuminat wird durch Pepsin leicht verdaut und das Eisen dabei vollständig vom Organismus aufgenommen.

Vorgeschlagen wurden auch Eisenverbindungen mit Nucleotiden und deren hydrolytischen Abbauprodukten. Bei Nucleosiden, Guanin, Pyrimidin, Adenylsäure und anderen werden als Lösungsvermittler die Alkalisalze organischer Säuren verwandt[5].

Analog hierzu können auch Hg, Ca, Ag, Au, Sn und andere Schwermetalle an Nucleotide gebunden werden. Die Verbindungen werden in Lanolin von der Haut gut resorbiert[6].

Quecksilber-Verbindungen.

Der Streit der „Mercurialisten" und „Antimercurialisten" während des alchemistischen und iatrochemischen Zeitalters (s. S. 1) zeigte zur Genüge, welche große Bedeutung man früher dem Quecksilber als Heilmittel schenkte. Heute gibt es nur wenige Quecksilber-Verbindungen, die man nicht durch wirksamere oder weniger toxische Arzneimittel ersetzen kann.

Elementares Quecksilber, zu Schmierkuren in Form der grauen Salbe (Unguentum hydrargyri cinereum) verwandt, war bis zur Entdeckung des Salvarsans das einzige Mittel zu einer, wenn auch nicht immer befriedigenden Therapie der Lues. Mercurichlorid spielte früher als Hautdesinfiziens und zur Desinfektion medizinischer Instrumente eine große Rolle. Liegt schon in Sublimat-Lösungen nur in Teil des Quecksilbers in ionisierter Form vor, so ist bei den *Sublimat-Tabletten* (ANGERER) die Bildung des Komplexsalzes $Na_2(HgCl_4)$ im Hinblick auf die Herabsetzung der Eiweißkoagulation und die Erhöhung der Löslichkeit und der Tiefenwirkung wichtig. Resorptive Wirkungen, z.B. auf größeren Wundflächen, sind gefährlich. Unlösliche Quecksilberverbindungen, wie *Mercurioxyd, weißes Präzipitat* und *Calomel*, entfalten eine antiseptische Wirkung nur in dem Maße, wie sie sich allmählich mit Körperbestandteilen zu löslichen Verbindungen umsetzen. Bei Calomel, als Abführmittel verwandt, kann die Umsetzung zu Vergiftungen führen, wenn die Darmentleerung gehemmt ist. Die übrigen anorganischen Quecksilber-Verbindungen haben heute keine Bedeutung mehr.

Wesentlich bedeutsamer sind organische Quecksilber-Verbindungen. Besonders leicht lassen sich **Derivate der aromatischen Reihe** herstellen, denn Quecksilber besitzt die Fähigkeit, leicht in den Kern einzutreten. Diese „Kern-Mercurierung" ist schon bei den Salzen einfacher aromatischer Säuren zu beobachten. *Quecksilbersalicylat* ist eine Mercurisalicylsäure der Struktur:

---

[1] VOGELENZANG, E. H.: Pharmac. Weekbl. 78, 1277 (1941).
[2] EP. 335965.
[3] FP. 834808.
[4] SCHWIETZER, C. H.: Arzneimittel Forsch. 1, 72 (1951) u. F. MEYER: Arzneimittel Forsch. 1, 76 (1951).
[5] AP. 2215233.
[6] APP. 2098976, 2058180, 2115751.

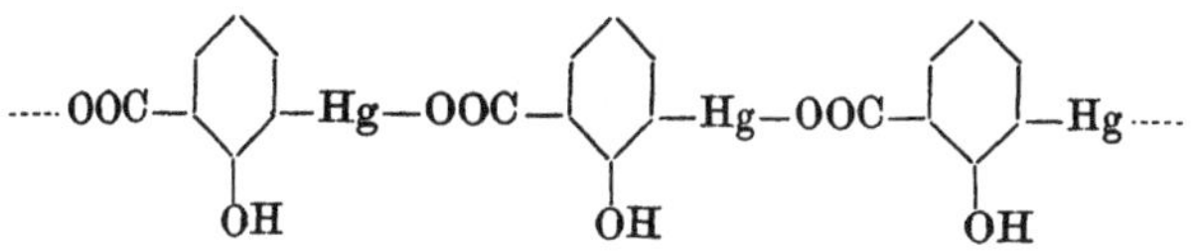

$$\cdots\text{OOC}-\underset{\text{OH}}{\bigcirc}-\text{Hg}-\text{OOC}-\underset{\text{OH}}{\bigcirc}-\text{Hg}-\text{OOC}-\underset{\text{OH}}{\bigcirc}-\text{Hg}\cdots$$

Sie wurde teils auch als ein Gemisch der o- und p-Oxy-mercurisalicylsäure formuliert[1]:

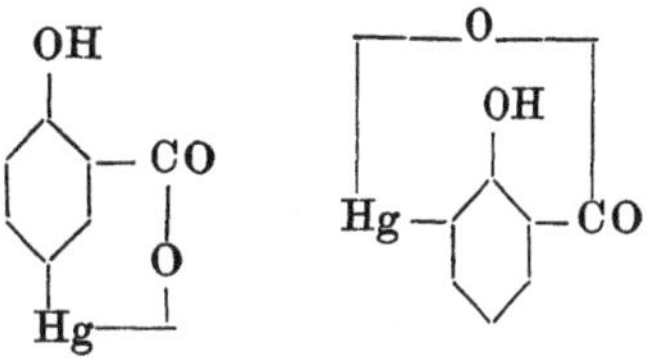

Zur Herstellung setzt man zweckmäßig Ester der Salicylsäure mit Quecksilberacetat um und verseift anschließend[2]. Auch andere Verfahren der Herstellung wurden beschrieben[3].

Die Desinfektionswirkung kernmercurierter Verbindungen ist abhängig von der Haftfestigkeit des Quecksilbers[4]. Allerdings wird bei Phenylmercuri-Verbindungen nach Art des Phenyl-mercuriborats $C_6H_5HgBO_2$ (*Merfen*) und des Penylmercuriacetats $C_6H_5HgOOCCH_3$ die Wirkung neuerdings dem Phenylmercuri-Ion $(C_6H_5Hg)^+$ zugeschrieben. Derartige Verbindungen fällen Eiweiß nicht und haben geringere lokale Reizwirkung als Sublimat. Man verwendet sie daher in Lösungen (Glycerin) und Salben, so z. B. zur Händedesinfektion.

Die Wirkung zwischen Quecksilber und Eiweiß läßt sich auf verschiedenartige Reaktionen zurückführen. Das Quecksilber kann mit den Sulfhydryl-Gruppen des Eiweißes Verbindungen eingehen, wodurch die im intermediären Stoffwechsel wichtigen Redox-Vorgänge blockiert werden (Cystein—Cystin, Gluthathion). In Modellversuchen konnte gezeigt werden, daß die Quecksilberwirkung durch Zusatz von Thioacetat, Cystin und Gluthathion stark gehemmt wird. Ferner ist vom Quecksilber bekannt, daß es mit Ammoniak und Aminen sehr beständige Komplexe bildet. Es ist deshalb anzunehmen, daß es sich mit den Amino-Gruppen der Aminosäuren im Körper zu entsprechenden Komplexen vereinigt (HAAS[5]). Derartige Komplexe werden noch von Quecksilber-Verbindungen gebildet, die mit H_2S keine Reaktion zeigen (SCHULEMANN[6]).

Bei oxymercuri-benzoesaurem Natrium wirkt Ersatz der Oxy-Gruppe durch Brom, Jod, Cyan und Schwefel günstig auf die Quecksilber-Abspaltung. Dagegen schwindet die Desinfektionskraft vollständig bei den Biphenyl-Verbindungen[7]. Die Einführung von Chlor und Jod, Methyl- und Methoxyl-Gruppen in den Benzolkern des mercuribenzoesauren Natriums steigert die Desinfektionskraft stark. Dagegen erfolgt Abschwächung durch Eintritt von OH- und SO_3H-Gruppen, die leicht Salze bilden können. Auch eine Amino-Gruppe im Kern schwächt die antiseptische Wirkung. Acylierung schwächt noch weiter ab, während Alkyl-Gruppen die Wirkung verstärken. Ebenso wirkt eine zweite —HgOH-Gruppe[8].

Von den sehr zahlreichen Verbindungen dieser Art haben nur einige praktische Anwendung gefunden.

Oxymercuri-o-toluylcarbonsaures Natrium wurde als *Afridol* besonders als Zusatz zu desinfizierenden Seifen benützt. Die Darstellung erfolgte durch SCHÖL-

---

[1] DIMROTH, O.: Ber. dtsch. chem. Ges. **35**, 2032 (1902).
[2] DRP 248291.
[3] DRPP 227391, 224435, 224869 u. a.
[4] Vgl. W. SCHRAUTH u. W. SCHÖLLER: Z. Hyg. Infekt.-Krankh. **66**, 417 (1910).
[5] HAAS, H. T. A.: Pharmazie **2**, 1 (1947).
[6] SCHULEMANN, W.: Med. u. Chem. **2**, 39 (1934).
[7] BECHHOLD, H., u. P. EHRLICH: Hoppe-Seylers Z. physiol. Chem. **47**, 173 (1906).
[8] SCHÖLLER, W., u. W. SCHRAUTH: Z. Hyg. Infek.-Krankh. **74**, 70 (1911).

LER und SCHRAUTH im Jahre 1914 durch Mercurierung der o-Toluylsäure mit Quecksilberacetat und anschließende Verseifung mit schwachen Alkalien[1].

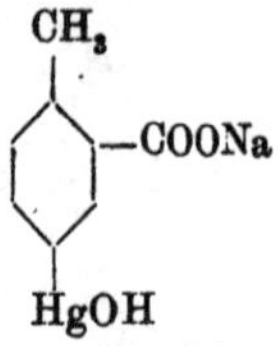

$$\underset{\text{Afridol}}{\text{CH}_3\text{-C}_6\text{H}_3(\text{HgOH})\text{-COONa}}$$

Im gleichen Patent wird auch die Darstellung von **Oxymercuri-o-chlor-benzoesäure** und **Oxymercuri-N-acetyl-anthranilsäure** geschützt. Die letztgenannte Verbindung ist als *Toxylan* kurze Zeit im Handel gewesen.

Merkurosal ist das Dinatriumsalz der **Oxymercuri-salicyl-O-essigsäure,** das nur $1/7$ der Toxizität des Sublimats aufweisen soll.

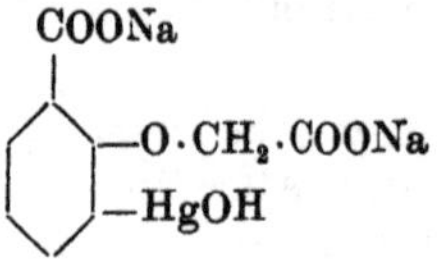

$$\underset{\text{Merkurosal}}{\text{COONa-C}_6\text{H}_3(\text{HgOH})\text{-O·CH}_2\text{·COONa}}$$

Zur Darstellung mischt man Salicyl-essigsäure mit Quecksilberacetat und erhitzt auf 140—160°, bis eine Probe mit verdünntem Alkali kein Quecksilberoxyd mehr abscheidet. Mit verdünnter Natronlauge und CO_2 wird alsdann der Acetatrest abgespalten, dabei fallen Verunreinigungen als Niederschlag aus[2].

Das chemisch nahe verwandte *Asurol* ist das Salz der **o-Oxymercuri-o'-chlorphenoxy-essigsäure** mit einer Aminosäure.

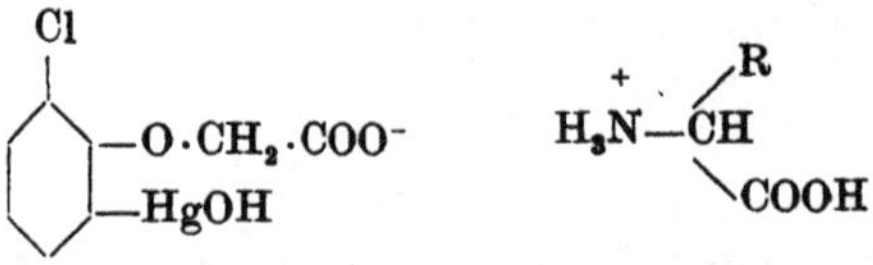

$$\underset{\text{Asurol}}{\text{Cl-C}_6\text{H}_3(\text{HgOH})\text{-O·CH}_2\text{·COO}^{-} \quad \overset{+}{\text{H}_3\text{N}}\text{-CH}(R)(\text{COOH})}$$

Das Asurol kam bereits 1913 in den Handel. Die Darstellung erfolgt analog derjenigen des Merkurosals[3]. Größere Bedeutung hat das *Novasurol* gewonnen, das eine Additionsverbindung der **o-Oxymercuri-o'-chlor-phenoxy-essigsäure** mit Diäthyl-barbitursäure darstellt.

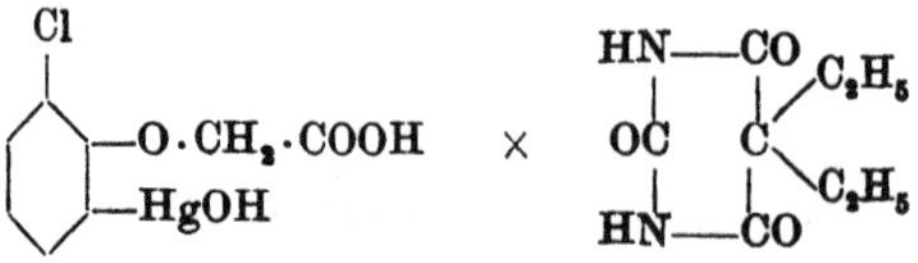

$$\underset{\text{Novasurol}}{\text{Cl-C}_6\text{H}_3(\text{HgOH})\text{-O·CH}_2\text{·COOH} \quad \times \quad \text{HN-CO-C(C}_2\text{H}_5)_2\text{-CO-NH-CO}}$$

Die 10%ige Lösung wird subcutan oder intramuskulär als **Diureticum** verwandt. Novasurol fand auch in der Behandlung der Lues Verwendung. Analoge Molekülverbindungen mit Alanin, Äthylendiamin und Piperidin sind beschrieben

---

[1] DRP 234054. — [2] AP. 1513115. — [3] DRP 261229.

worden[1]. M. F. W. DUNKER und T. C. GRUBBL[2] untersuchten die analogen Fluorverbindungen, die sich ebenfalls als wirksam erwiesen.

Neben den Halogen-Derivaten zeigen auch mercurierte Kresole gute Wirkung. Von den Stellungsisomeren ist die meta-Verbindung am wirksamsten[3]. Die mercurierten Kresole lassen sich durch Einwirkung von $HgCl_2$ und KOH auf eine Kresol-Lösung in Alkohol darstellen. Das entstehende Produkt wird abfiltert und gewaschen; man erhält so ein geruchloses Pulver von 67—68% Hg-Gehalt[4].

In neuerer Zeit wurden in Amerika eine große Anzahl wirksamer Quecksilber-Verbindungen dargestellt. So lassen sich durch Einwirkung von Quecksilberacetat auf halogenierte Oxydiphenyl-Derivate gut wirksame Verbindungen gewinnen. Ein solches Derivat ist beispielsweise das Anhydro-oxy-mercuri-4-chlor-o-phenylphenol[5]. Beschrieben wurden weiter Verbindungen der nebenstehenden Konstitution. Es bedeutet X ein Wasserstoff oder eine OH-Gruppe, R eine Nitro-, Halogenalkyl- oder eine beliebige Alkyl-Gruppe. Die Stellung der Substituenten zueinander kann beliebig variiert werden[6], z. B. sind die isomeren Nitro-Derivate mercuriert worden[7]. Weitere Arbeiten befaßten sich mit dem Einfluß eines organischen Säure-Restes am Hg-Atom. Es wurden Verbindungen vom Typ:

$$Aryl-Hg-R$$

untersucht, wobei R einen beliebigen organischen Säure-Rest oder das Anion einer N-acetylierten Aminosäure darstellt. Beschrieben sind: Phenyl-mercuri-Salze der N-Acetylanthranilsäure, m- und p-Acetylamino-benzoesäure, Salicylsäure, Chinasäure, Phenylchinolincarbonsäure[8], Chlorbenzoesäure[9], Äpfelsäure[10], Gluconsäure[11], Acetylamino-bernsteinsäure, Acetylamino-capronsäure und Acetylamino-phthalsäure[12].

Bei den durch Umsetzung von mercurierten aromatischen Kohlenwasserstoffen mit mehrwertigen Phenolen entstehenden Verbindungen tritt nur eine OH-Gruppe der mehrwertigen Phenole in Reaktion. Man erhält so aus Phenyl-Hg-hydroxyd und Brenzcatechin ein stark wirksames, desinfizierendes Mittel[13]. Die Hydroxyl-Gruppen können in o- oder auch in m-Stellung zueinander stehen. Bei m-Stellung der OH-Gruppen soll aber noch eine Seitenkette vorhanden sein[14]. Zur Umsetzung lassen sich außer Brenzcatechin auch Pyrogallol und Phenyläthyl-resorcin verwenden[15].

Auch in die als gute Chemotherapeutica bekannten *Sulfonamide* wurde Quecksilber eingeführt. Man erhielt auf diese Weise Aryl-mercuri-sulfonamide[16]. Durch Einwirkung von nascierendem HgO (aus $HgCl_2$ und Na_2CO_3) auf Sulfanilamid wird eine Verbindung der nachstehenden Formel erhalten[17].

Farbstoffe, wie Isatin, Acridon, Auramin, Indanthrenviolett und Indigo, sowie andere Verbindungen mit Imino-Gruppen, wie Phthalimid, Succinimid, Piperazin u. a. lassen sich mercurieren. Letztere können SO_3H-, COOH- und OH-Gruppen enthalten[18]. Bei Triphenylmethan-Farbstoffen, z. B. Malachitgrün und anderen,

---

[1] DRP 231092. — [2] DUNKER, M. F. W., u. T. C. GRUBBL: J. Bacteriol. **39**, 243 (1940).
[3] SCHRAUTH, W., u. W. SCHÖLLER: Z. Hyg. Infek.-Krankh. **82**, 279 (1916).
[4] AP. 1782090. — [5] AP. 2240025. — [6] AP. 2176890.
[7] APP. 1985949, 1928436, 1953263. — [8] AP. 2177049.
[9] AP. 2103657. — [10] AP. 2139411. — [11] AP. 2139412. — [12] AP. 2167966.
[13] Schwed.P. 91306. — [14] Jug.P. 13970.
[15] EP. 510063, Zus. zu EP. 488306; FP. 827299. — [16] AP. 2135533.
[17] RAGNO, M., u. C. SOLARINO: Gazz. chim. ital. **71**, 235 (1941).
[18] APP. 2096723, 2087959.

die Gruppe —N(CH$_3$)$_2$ enthaltenden Verbindungen, tritt das Quecksilber in o-Stellung zu dieser Gruppe[1]. Durch Kupplung der diazotierten Sulfanilsäure mit o-Chlormercuri-phenol erhält man mercurierte Azo-Verbindungen, z. B.:

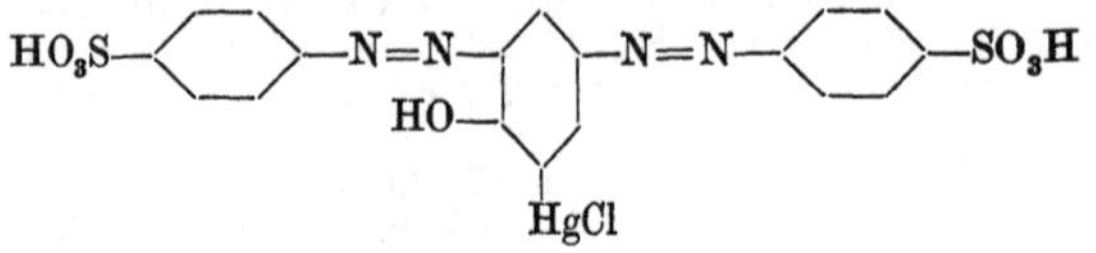

$$HO_3S-\langle\ \rangle-N=N-\langle\underset{HO-}{\ }\rangle-N=N-\langle\ \rangle-SO_3H$$
$$\underset{HgCl}{}$$

Ein weiteres Beispiel für mercurierte Azofarbstoffe[2] ist folgende, nach Diazotierung von 1-Amino-naphthalin-3,6-disulfonsäure und Kupplung mit dem gleichen Phenol entstehende Verbindung:

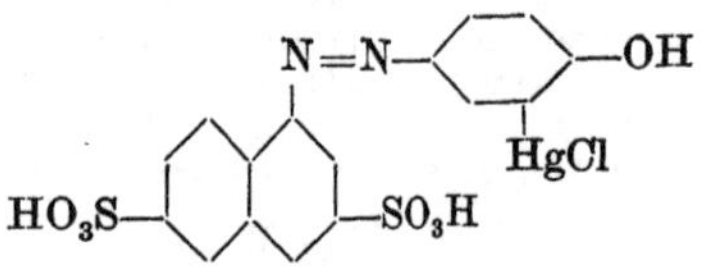

(Struktur: Naphthalin mit HO$_3$S und SO$_3$H, N=N-Phenol-OH, HgCl)

Das Quecksilber soll die desinfizierende Wirkung der Azo-Verbindung verstärken.

Von Young und Hill wurde das Dinatrium-dibrom-oxymercuri-fluorescein unter dem Namen *Mercurochrom* als ein kräftiges Antisepticum von geringer Giftigkeit eingeführt. Die Darstellung erfolgt durch Einwirkung von Hg-acetat auf Dibromfluorescein in wäßriger Suspension[3]. Auch Quecksilber-Verbindungen von Halogen-[4] oder Alkyl- und Alkoxy-Derivaten[5] des Fluoresceins wurden beschrieben, doch bewährten sie sich nicht.

Eine der bekanntesten Quecksilber-Arsen-Verbindungen war das p-aminophenyl-arsinsaure Quecksilber, das *Atoxyl-Quecksilber*. Es wurde aber durch das Salvarsan bald verdrängt[6]. Nachdem man die Wirkung des Arsinoxyds erkannt hatte, versuchte man auch das Quecksilber in stark maskierter Form einzuführen.

Durch Einwirkung von Hg-acetat oder HgO auf Phenylarsinoxyd in essigsaurer Lösung entstehen bei 40° Hg-diaryl-arsinoxyde[7]:

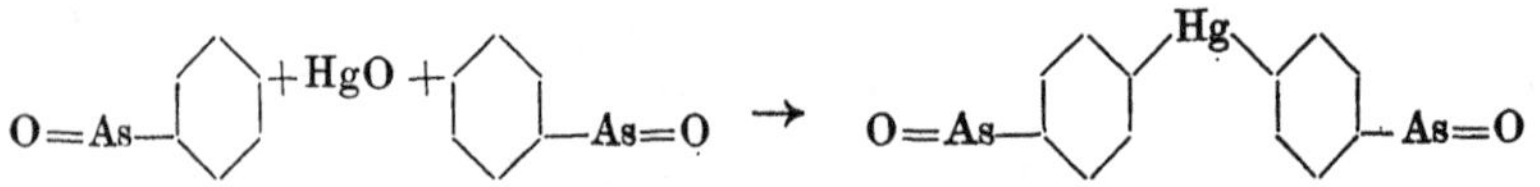

$$O=As-\langle\ \rangle+HgO+\langle\ \rangle-As=O \rightarrow O=As-\langle\ \rangle\overset{Hg}{\underset{\ }{}}\langle\ \rangle-As=O$$

Wie die Arsen-Pyridin-Verbindungen haben auch die Quecksilber-Derivate des Pyridins eine geringere Toxizität; jedoch sind sie den Phenyl-Verbindungen in der Wirkungsstärke etwas unterlegen. Dafür besitzen sie den Vorteil, in einem weiten p$_H$-Bereich klar wasserlöslich zu sein und — besonders die substituierten Pyridine — leicht mercuriert werden zu können[8].

β-Pyridyl-Hg-acetat ist zur Desinfektion gut geeignet[9].

Desinfektionsmittel wurden auch aus Furan-Derivaten durch Hg-Substitution dargestellt. Dabei können die Furan-Ringe teilweise durch Brom, Jod, NO$_2$ und Alkyl-Reste bis zu einer Länge von 6 C-Atomen substituiert sein[10].

Von weiteren Heterocyclen sollen noch die Additionsverbindungen mit Pyrazol-Derivaten Erwähnung finden, so z.B. die Hg-Verbindungen des 1,3-Dimethyl-pyrazols, 1,3,5-Triphenyl-pyrazolins, 1-Phenyl-2-methyl-pyrazolins und andere[11].

---

[1] Chalkley, L.: J. Amer. chem. Soc. **63**, 981 (1941).
[2] AP. 2162014. — [3] AP. 1535003; DRP 308355.
[4] APP. 1860003, 1749201, 1757176.
[5] Novelli, A.: Farmac. Bioquim. **4**, 29 (1933).
[6] Uhlenhuth, P.: Klin. Wschr. **10**, 1153 (1931). — [7] DRP 537698.
[8] Swaney, M. W., u. a.: Ind. Engng. Chem. Ind. Edit. **32**, 360 (1940).
[9] AP. 2216140. — [10] APP. 2206804, 2206805. — [11] AP. 2107321.

Bei der Untersuchung **aliphatischer Quecksilber-Verbindungen** stellte es sich heraus, daß die Giftigkeit mit der Kettenlänge vom Methyl-mercuriacetat bis zum n-Butyl-mercuriacetat gleichmäßig ansteigt, entsprechend der Festigkeit der Bindung des Quecksilberatoms am Kohlenstoff [1]. Im allgemeinen sind die aliphatischen Verbindungen weniger toxisch als die aromatischen. Sie wurden daher vielfach zu Desinfektionszwecken vorgeschlagen. Die Ketten können teilweise durch Alkyle, aber auch durch aromatische Reste substituiert sein [2]. Bewährt hat sich das quecksilber-salicyl-allylamid-O-essigsaure Natrium. Seine Konstitution ist wahrscheinlich:

$$\begin{array}{l}\text{C}_6\text{H}_4\begin{cases}-\text{O}\cdot\text{CH}_2\cdot\text{COONa}\\-\text{CO}\cdot\text{NH}\cdot\underset{\text{H}}{\text{CH}}\cdot\underset{\text{OCH}_3}{\text{CH}}\cdot\text{CH}_2\cdot\text{HgOH}\end{cases}\end{array}$$

Die Darstellung der Verbindung erfolgt grundsätzlich in der Art, daß man Quecksilbersalze oder Quecksilberoxyd mit Salicylsäure-allylamid-O-essigsäure kondensiert. Dabei erhält man die Quecksilber-Verbindung als ein kristallin erstarrendes Öl, das mit Natriumalkoholat ein in Wasser lösliches Salz gibt [3]. Da die Reaktion in methylalkoholischer Lösung vorgenommen wird, lagert sich gleichzeitig der Methylalkohol an den Allylrest unter Bildung einer Methoxyl-Gruppe an. Unter Verwendung von Quecksilberacetat erhält man folgende Reaktionsgleichung:

$$\text{R—CO}\cdot\text{NH—CH=CH—CH}_3 \rightarrow \text{R—CO}\cdot\text{NH—CH}_2-\underset{\underset{\text{OCH}_3}{|}}{\text{CH}}-\text{CH}_2-\text{Hg—OOCCH}_3$$

Der Acetylrest wird durch die alkalische Lösung abgespalten.

Nach F. L. GRÜNBERG [4] erfolgt die Synthese der Verbindung folgendermaßen: Salicylsäure-methylester wird mit der dreifachen Menge Ammoniak in das Salicylamid überführt, dieses mit Monochloressigsäure erwärmt, wobei man ein Gemisch von Alkohol und Natriumalkoholat zusetzt. Dabei erhält man den Salicylamid-O-essigsäure-äthylester, der mit Allylbromid und metallischem Natrium in Benzol in den Salicyl-allylamid-O-essigsäure-äthylester überführt wird. Die durch Behandlung mit 10%iger Natronlauge erhaltene freie Säure wird in Methylalkohol gelöst und mit der molaren Menge Quecksilberacetat versetzt, wobei sich die Quecksilber-Verbindung — unlöslich in Wasser — abscheidet. Deren Natriumsalz wird durch Behandlung mit Natriummethylat erhalten.

Die 10%ig. Lösung dieser Verbindung in 5%ig. Theophyllin-Lösung findet unter der Bezeichnung *Salyrgan* in der Therapie Anwendung als Diureticum. Die Darreichung erfolgt durch intravenöse oder intramuskuläre Injektion. Das Salyrgan zeigt sich bei allen Krankheiten geeignet, bei denen eine starke diuretische Wirkung gewünscht wird, so z. B. bei cardialen Ödemen und Hydrothorax. Dagegen ist es kontraindiziert bei allen schweren nephritischen Erkrankungen. Bei toxischen Dosen zeigen sich degenerative Veränderungen der Niere, die denen anderer Hg-Vergiftungen entsprechen [5].

Im *Neptal* liegt das Oxymercuri-propenylamid der Acetylsalicylsäure vor:

$$\text{C}_6\text{H}_4\begin{cases}-\text{O}\cdot\text{COCH}_3\\-\text{CO}\cdot\text{NH—CH=CH—CH}_2-\text{Hg}\cdot\text{OH}\end{cases}$$
Neptal

---

[1] COLEMANN, G. W., u. a.: J. Amer. chem. Soc. **59**, 2703 (1937).
[2] Vgl. E. FOURNEAU u. K. I. MELLVILLE: J. Pharmacol. exp. Therapeut. **41**, 21, 47, (1931). — [3] Östr.P. 99678.
[4] GRÜNBERG, F. L.: Pharmazie (UdSSR) (1940) Nr. 6, 12; C. **1941** II, 1533.
[5] JOHNSTONE, B. I.: J. Pharmacol. exp. Therapeut. **42**, 107 (1931); D. v. OETTINGEN: Ärztl. Wschr. **6**, 1048 (1951).

In vergleichenden Untersuchungen an schon bekannten weitgehend entgifteten Hg-Verbindungen, wie Novasurol, Salyrgan, Neptal u. a., gelang es FOURNEAU und MELLVILLE zu zeigen[1], daß Verbindungen, die eine geringere Giftigkeit besitzen, einer Gruppe von Präparaten angehören, die sich vom Typ R—CH_2—CHOH—CH_2—HgOH ableiten. Dabei kann der Rest R eine beliebige aromatische oder aliphatische Gruppe darstellen. Diese Vergleiche versuchen zu erklären, warum einzelne Hg-Verbindungen sich durch eine so geringe Toxizität auszeichnen, daß sie als hervorragende Diuretika Verwendung finden können.

Den vorgenannten Rest enthält auch das dem Salyrgan und Neptal nahe verwandte *Novurit*, Trimethyl-cyclopentan-carbonsäure-allylamid-methoxy-Hg-acetat.

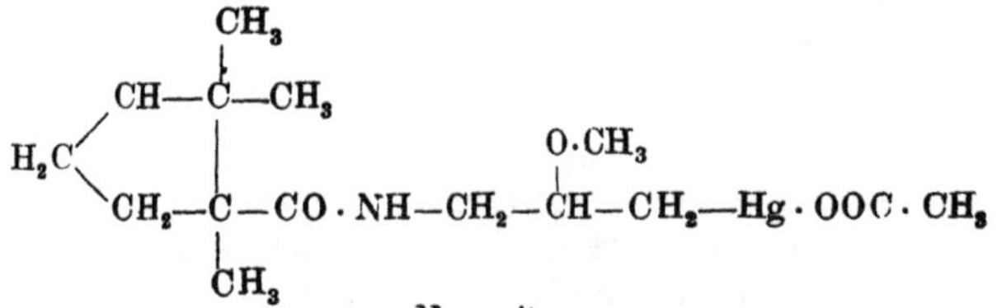

$$\begin{array}{c} CH_3 \\ | \\ H_2C \begin{array}{c} CH-C-CH_3 \\ | \\ CH_2-C-CO\cdot NH-CH_2-CH-CH_2-Hg\cdot OOC\cdot CH_3 \\ | \\ CH_3 \end{array} \end{array} \quad O\cdot CH_3$$

Novurit

Zur Darstellung wird Allylamin mit Hg-acetat umgesetzt und mit der äquivalenten Menge von Camphersäure-anhydrid verschmolzen. Das durch Waschen mit Lösungsmitteln gewonnene Produkt ist in Alkalien leicht löslich[2]. Das entstehende Produkt stellt den Alkohol dar; dessen Methyläther das Novurit ist. Das Natriumsalz wird auch hier durch Umsetzung des α-Allylamids der Camphersäure mit Natriumalkoholat gewonnen. Zur therapeutischen Anwendung wird auch das Novurit mit Theophyllin gemeinsam verabreicht.

Wie die Methoxy-Verbindung ist auch die Äthoxy-Verbindung diuretisch wirksam[3].

Die chemische Vereinigung einer Organo-mercuri-Verbindung mit Theophyllin liegt im *Esidron* vor. Es ist das Chinolinsäure-3-oxypropylamid-Hg-theophyllin.

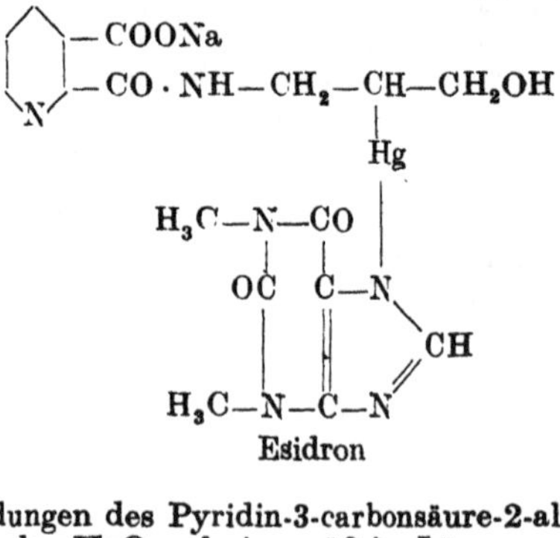

Esidron

Quecksilber-Verbindungen des Pyridin-3-carbonsäure-2-allylamids werden durch Einwirkung von Hg-acetat oder HgO auf eine wäßrige Lösung von Pyridin-3-carbonsäure-2-allylamid gewonnen[4]. Aus Theophyllin und dem Natriumsalz dieser Säure entsteht das Esidron als ein weißes hygroskopisches Pulver[5].

Das Esidron wird als ein zuverlässiges, gutes und ungiftiges Diureticum bezeichnet[6], das den anderen Hg-Diuretica gleichwertig ist[7].

Auch durch Umsetzung des Pyridin-3-carbonsäure-allylamids mit Mercuriacetat erhält man eine diuretisch-antiseptisch wirksame Komplexverbindung[8].

---

[1] FOURNEAU, E., u. K. I. MELVILLE: J. Pharmacol. exp. Therapeut. **41**, 21 u. 47 (1931).
[2] Östr.P. 111579; vgl. DRP 550620. — [3] EP. 447877. — [4] Schwz.P.176757.
[5] DRP 641285; vgl. ferner Schwz.PP. 183121, 186461, 188235.
[6] ARNOLD, H.: Fortschr. Therap. **15**, 604 (1939).
[7] BROCKSTAHLER, F.: Z. ges. exp. Med. **101**, 195 (1937). — [8] Schwz.P. 176757.

Im DRP 642582 wird das dem Salyrgan analoge Pyridin-3-carbonsäure-2-carbonsäure-allylamid-mercurihydroxyd vorgeschlagen. Man erhält es durch Umsetzung der entsprechenden Pyridin-Verbindung mit Quecksilberacetat in Gegenwart von Äthylalkohol. Der Verbindung soll folgende Konstitutionsformel zukommen[1]:

$$\underset{N}{\bigcirc}\begin{matrix}-COOH\\-CO\cdot NH-CH_2-\underset{|}{CH}-CH_2-O-C_2H_5\\Hg-OOC\cdot CH_3\end{matrix}$$

Im EP. 365211 wird der Allylrest an das Theobromin oder Theophyllin gekoppelt. So werden Quecksilberverbindungen, die man aus 1-Allyl-theobromin oder 7-Allyl-theophyllin herstellt, beschrieben; ferner geben auch Verbindungen, wie 1-Allylmethyl-theobromin und 7-Allylmethyl-theophyllin, mit Quecksilberacetat in Methylalkohol Additionsverbindungen, die sich durch diuretische Wirkung auszeichnen.

Das Natriumsalz der 2-Äthylquecksilbermercapto-benzoxazol-5-carbonsäure, das in seinem Aufbau den Goldverbindungen (S. 595) ähnelt, kommt als *Cialit* in den Handel.

Statt der cyclischen lassen sich auch aliphatische Reste verwenden. So sind wasserlösliche weitgehend entgiftete Hg-Verbindungen aus Allylcarbamid, das mit einer Dicarbonsäure umgesetzt worden ist, durch Anlagerung von Hg-acetat und anschließende Verseifung der Acetat-Reste darstellbar. Aus N-Allyl-N'-succinyl-harnstoff durch Einwirkung von Hg-acetat und Verseifung entsteht die entsprechende Hg-hydroxyl-Verbindung[2]:

$$CH_2=CH-CH_2-NH-CO-NH-CO-CH_2-CH_2-COOH + Hg(CH_3COO)_2 \rightarrow$$

$$HO-CH_2-\underset{\underset{HgOH}{|}}{CH}-CH_2-NH-CO-NH-CO-CH_2-CH_2-COONa$$

Nach D. E. PEARSON u. M. V. SIGAL[3] ist die Verbindung Bestandteil des *Mercuhydrins*.

Urethan-Verbindungen des Quecksilbers zeigen bei guter Verträglichkeit ebenfalls diuretische und antiseptische Wirkung. Jedoch ist es notwendig, daß das Urethan wenigstens einen Allylrest am Sauerstoff oder am Stickstoff enthält. Ferner werden auch Additionsverbindungen dieser Mercuriurethane mit Theophyllin beschrieben[4,5].

Mercurierte aliphatische Alkylamine wirken ebenfalls diuretisch. Besonders dann sind sie gut verträglich, wenn der Alkylrest des Säureamids Hydroxyl-Gruppen trägt. Die Verbindungen sollen folgende allgemeine Formel

$$R-CO\cdot NH-CH_2-\underset{\underset{HgOH}{|}}{CH}-CH_2\cdot OH$$

haben.

Der Acylrest kann abermals eine substituierte Säureamid-Gruppe tragen[6]. Die Diamide werden aus Estern oder Lactonen mit Aminen erhalten. Statt des Verschlusses des Hg mit Barbitursäure oder Xanthin-Resten lassen sich auch Reste wie Thiobarbitursäure, Allantoin und andere verwenden[7].

Der Angriffspunkt der diuretischen Wirkung der organischen Quecksilber-Verbindungen liegt zunächst in der Niere selbst. Dabei reagiert die entnervte Niere wie die nicht entnervte, so daß von einer nervösen Wirkung nicht gesprochen werden kann[8]. Während Euphyllin, Theobromin u. a. die Glomerulus-Filtration erhöhen, die Rückresorption im Tubulus aber weniger beeinflussen, wird durch Hg-Diuretica die Rückresorption im Tubulus herabgesetzt[9]. Neben der direkten Nierenwirkung dürfte auch eine entquellende Wir-

---

[1] Schwz.P. 188235; vgl. ferner EP. 443517. — [2] Ung.P. 121002.
[3] PEARSON, D. E., u. M. V. SIGAL jr.: J. org. Chemistry **15**, 1055 (1950).
[4] EP. 447405. — [5] DRP Zweigst. Östr. 154905.
[6] AP. 2163296; zur Darstellung von Alkylenamiden vgl. AP. 2084626.
[7] AP. 2118133.
[8] TROISE, E.: Semana med. **41**, 630 (1943).
[9] SCHMITZ, H. L.: J. clin. Invest. **11**, 1075 (1932).

kung auf das Plasma eine Rolle spielen. Durch den Einfluß von Hg-Derivaten nimmt die spezifische Viscosität des Plasmas zu[1]. Da der Quellungsgrad der Eiweißkörper sehr stark von der Gegenwart bestimmter Ionen abhängig ist, wie z. B. Na· und Cl', die als quellungsfördernd und ödembegünstigend zu bewerten sind, kann durch Entfernung dieser Ionen eine Entquellung des Plasmas herbeigeführt werden. Ein solcher Entzug von NaCl könnte auf Grund einer Komplexbildung von Quecksilber analog der Bildung des Komplexes $Na_2(HgCl_4)$ aus Sublimat und NaCl gedeutet werden. Durch Kalium-Ionen wird die diuretische Wirkung nur wenig, dagegen bei Hypochloraemie durch NaCl stark gefördert[2]. Es ist daher anzunehmen, daß neben der direkten Einwirkung auf die Niere durch die Hg-Derivate eine allgemeine Gewebswirkung eintritt[3].

Kupfer-Verbindungen.

Das Kupfer ist wie das Eisen für die Blutbildung notwendig. Neben Eisen- und Kupfermangel beobachtet man aber auch bei dem Fehlen von Zink, Mangan und Cobalt Anämien. SARZEAU wies 1830 Kupfer im Blut nach. Von allen Organnen ist die Leber wie weitem das kupferreichste. HECHT und EICHHOLTZ[4] nahmen an, daß gewisse Fermentwirkungen in der lebenden Substanz als Kupfer-Katalyse aufzufassen sind. So soll z. B. die Einlagerung des Eisens in das Pyrrolskelet des Hämoglobins durch eine Kupferkatalyse gesteuert werden.

Die Kupfer-Therapie benutzte früher die adstringierende und toxische Wirkung der Kupfer-Verbindungen (Kupfersulfat als Emeticum). Dann gewann Kupfer Bedeutung bei der Bekämpfung von Schädlingen (Kupfer-Kalk-Brühe). Neuerdings versuchte man Kupfer auch bei der Therapie der Tuberkulose. Da jedoch Kupfer-Ionen infolge ihrer schleimhautreizenden Eigenschaften nicht auftreten sollen, suchte man nach organischen, nicht dissoziierenden Kupfer-Verbindungen. So entstand das *Ebesal*[5], ein Analogon des Lopions, d.h. an Stelle des Goldes ist in den N-Allyl-N'-(2-carboxy-)-phenyl-thioharnstoff das Kupfer in die SH-Gruppe eingeführt.

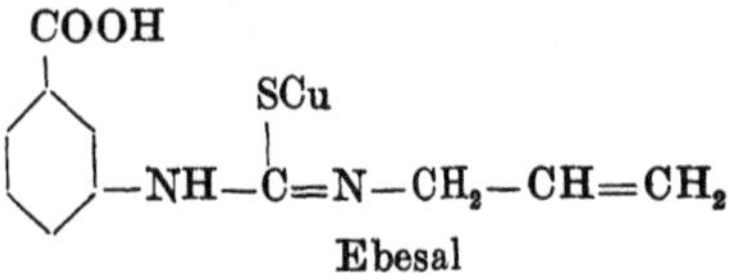

$$\underset{\text{Ebesal}}{\text{C}_6\text{H}_4(\text{COOH})-\text{NH}-\overset{\text{SCu}}{\text{C}}=\text{N}-\text{CH}_2-\text{CH}=\text{CH}_2}$$

Bei geeigneter Auswahl von Fällen der Lungen- und Kehlkopf-Tuberkulose soll das Ebesal gute Wirkungen zeigen. Über Heilerfolge bei Erkrankungen an Kehlkopftuberkulose wurde berichtet[6]. Im Gegensatz zu den Goldpräparaten wird vor allem der roborierende Effekt hervorgehoben.

Als Mittel zur Bekämpfung der Tuberkulose wurden ferner vorgeschlagen die Kupferverbindungen der Diphenylthioharnstoff-m,m-dicarbonsäure, m-Allylthioharnstoffbenzoesäure,

$$\text{R}-\text{NH}-\underset{\text{SCu}}{\text{C}}=\text{N}-\text{R}$$

---

[1] TROISE, E.: Zit. S. 585.
[2] SCHÖNHOLTZER, G.: Schwz. med. Wschr. **69**, 1321 (1939).
[3] HAAS, H. T. A.: Pharmazie **2**, 1 (1947).
[4] HECHT u. EICHHOLTZ: Biochem. Z. **206**, 282 (1929).
[5] PERSCH, W.: Med. u. Chem. **4**, 174 (1942).
[6] AROLD, C.: Beitr. Klin. Tuberkul. spezif. Tuberkul.-Forsch. **95**, 112 (1940); Wiener klin. Wschr. **54**, 57 (1941).

p-Oxy-phenylmercapto-benzimidazol, 6-Amino-2-mercapto-3-methyl-benzimidazol, 2-Mercapto-benzimidazol-5-sulfon- und die gleiche 5-Arsinsäure, ferner 2-Mercapto-benzoxazol-5-sulfonsäure und 2-Mercapto-benzthiazol-5-carbonsäure[1].

J. Forestier[2] untersuchte die Wirkung des Cupro-thiopropanol-natriumsulfonats

$$\underset{S-Cu}{CH_2-CH_2-CH_2-SO_3Na}$$

bei chronischem Rheumatismus und bei Polyarthritis. Beim ersteren war die Kupferwirkung geringer als die Wirkung von Goldsalzen. Die Polyarthritis wurde günstig beeinflußt.

Das dem Auro-detoxin (S. 591) entsprechende Kupfer-Keratinat kommt als Cuprodetoxin in den Handel.

Kupfer-brenzkatechin-disulfonsaures Natrium wurde in Analogie zu den bereits besprochenen Brenzkatechin-Derivaten des Antimons dargestellt. Es soll weniger toxisch sein als andere Kupfersalze. Eiweiß wird von ihm, selbst in hoher Konzentration, nicht gefällt. Die intramuskuläre Injektion ist daher gut verträglich[3].

Als weitgehend ungiftiges, gutes äußerliches Antiparasitikum erwies sich das *Cuprex*[4]. Es ist eine Lösung von fettsaurem, naphthensaurem oder salicylsaurem Kupfer in organischen Lösungsmitteln, wie Paraffin, Tetralin oder Aceton.

Kupferoleat wird z. B. in flüssigem Paraffin oder Vaselinöl unter Erwärmen gelöst und filtriert; dem abgekühlten Filtrat kann man gegebenenfalls Aceton und Tetralin zusetzen. Das Mittel tötet nicht nur Ektoparasiten, sondern auch deren Eier. Kurze Zeit nach seiner Anwendung sind die letzteren im Innern blaugrün angefärbt, woraus sich die Fähigkeit des Mittels ergibt, die Chitinhülle zu durchdringen. Auch Bakterien aller Art werden in kurzer Zeit abgetötet[5].

Statt des fettsauren Kupfers läßt sich auch naphthensaures und salicylsaures Kupfer verwenden.

Silber-Verbindungen.

Schon Robert Koch erkannte, daß das Silber kräftige Desinfektionswirkungen ausübt. Bei den Silbersalzen verhindert die starke Ätzwirkung eine innerliche Verabreichung. Daher traten kolloide Präparate des Silbers oder von Silber-Verbindungen, die ebenfalls starke antiseptische Wirkung zeigen, bald in den Vordergrund.

Als Folge langandauernder Silberbehandlung kann *Argyrie* auftreten. Sie beruht auf einer Ablagerung von AgCl und Ag_2S im Bindegewebe, das dadurch besonders an den Stellen, die dem Licht ausgesetzt sind, dunkle Färbung annimmt. W. Heubner[6] konnte nachweisen, daß diese Erscheinung durch Reaktion von Silber-Ionen mit den Chloriden des Gewebes oder den Mercapto-Gruppen im Eiweiß hervorgerufen wird. Silber-Präparate wurden früher bei Gonorrhoe-Erkrankungen viel benützt. Hier sind sie durch die Sulfonamide, neuerdings durch das Penicillin verdrängt worden. Zur lokalen Behandlung von Schleimhaut-Entzündungen (Bindehaut des Auges, Rachen, Magen und Darm) werden sie wegen ihrer desinfizierenden und adstringierenden Eigenschaften aber noch in beschränktem Umfang benützt.

Von den anorganischen Silbersalzen dient noch das Nitrat (Argentum nitricum, Höllenstein, Lapis) in Form von Ätzstäbchen oder in verdünnter Lösung zur Ätzung von Schleimhäuten. *Argentamin* ist eine 8%ig. Lösung von Silberphosphat in wäßrigem Äthylendiamin.

---

[1] DRP 738861; Schwz.P. 224786.
[2] Forestier, J.: Bull. Acad. med. **128**, 22, 11 (1944).
[3] Cacciavillani, B.: Boll. Soc. ital. Biol. Sperim. **12**, 643 (1937).
   Dreischulte, H.: Dtsch. Tierärztl. Wschr. **33**, 300 (1925).
[5] DRP 401413; Schwz.P. 108018.
[6] Heubner, W.; Kolloid-Z. **89**, 110 (1939); C. **1940**, II, 2049.

Silberpikrat, ein gelbes kristallinisches Pulver, soll bei Vaginitis ähnliche Wirkungen haben wie Arsen-Präparate (CORBIT 1941).

$$\underset{\underset{\text{Silberpikrat}}{NO_2}}{O_2N-\overset{OAg}{\bigcirc}-NO_2}$$

Bei langandauernder Medikation besteht die Gefahr von Nierenschädigungen durch die Pikrinsäure und der Argyrie durch das Silber.

Argolaval ist eine Molekül-Verbindung aus Silbernitrat und Hexamethylentetramin. Sie ist in Wasser unlöslich, läßt sich aber durch Mischen mit Diäthylendiamin leicht wasserlöslich machen. Diese Lösung wurde bei verschiedenen Augenkrankheiten angewandt[1].

Argoflavin ist eine Komplexverbindung aus Silberlaktat und 3,6-Diamino-N-methyl-acridinium-laktat. Daneben zeigen auch das Trypaflavin-Kupfer, das Trypaflavin-Gold, sowie das Trypaflavin-Cadmium stark desinfizierende Wirkungen. Das Gold-Präparat und ebenso die Cadmium-Komplex-Verbindung sollen eine 5—6fach so starke Wirkung wie das Argoflavin zeigen[2]. Das Argoflavin kann intravenös injiziert werden.

Eines der ältesten Präparate, die eine Reizwirkung des Silbers durch Bindung an Eiweiß vermeiden, ist das *Protargol*. Es entsteht durch Einwirkung von Silbernitrat oder auch Silberoxyd auf Albumosen.

Die Darstellung erfolgt derart, daß eine Silbernitrat-Lösung zu einer Lösung von Pepton gegeben wird. Es entsteht ein Niederschlag, der mit Protalbumose digeriert wird. Die entstandene Lösung wird im Vakuum zur Trockne eingedampft. Bei Verbindungen des Silbers mit Albumosen ist das Silber nicht ionogen gebunden. Es kann daher durch Salzsäure nicht gefällt werden. Statt salpetersaurem Silber kann man mit Silberoxyd zu gleichem Ergebnis gelangen. Durch Schütteln von Silberoxyd mit Pepton-Lösung entsteht die Silber-Pepton-Verbindung, die weiter behandelt werden kann. Das gebildete Produkt ist dem aus Silbernitrat entstandenen gleich[3].

Protargol enthält 8,3% Silber als Albuminat. Es zeigt keine Ätzwirkung und hat gute bactericide Eigenschaften. Seine Reaktion ist schwach alkalisch (DAB VI).

Durch Einwirkung von Silbernitrat auf Casein wird das *Argonin*[4] erhalten. Nach LIEBRECHT sollte es keine Reizwirkung zeigen.

Albargin entsteht durch Einwirkung von Silbernitrat oder anderer Silber-Verbindungen (milchsaures Silber, Succinimid-Silber und Silberoxyd) auf Gelatose und enthält etwa 15% Silber. Unlösliche Silbersalze werden in feiner Verteilung in die konzentrierte erwärmte Gelatose-Lösung eingetragen und zur Lösung gebracht[5].

Bei der Einwirkung von Silbersalzen auf Proteine bilden sich geringe Mengen toxischer Substanzen. Durch UR-Spektrographie untersuchten L. N. SHORT und H. W. THOMPSON[6] deren Konstitution. Sie vermuten, daß es sich um das Sulfoximin des *l*-Methionins handelt.

Collargol enthält Eiweißstoffe als Schutzkolloid des kolloiden Silbers (70% Ag).

Die Darstellung von Collargol erfolgt nach CREDE durch Reduktion von Silbernitrat mit Ferrosulfat und Natriumcitrat. Bei Mischung der Lösungen entsteht ein Niederschlag,

---
[1] HEIMANN, E. A.: Dtsch. med. Wschr. 54, 524 (1929); F. SONNTAG,: Med. Klinik 29, 297 (1933). — [2] BERLINER, M.: Berliner Klin. Wschr. 58, 177 (1921).
[3] DRP 105866; vgl. DRPP 118353 u. 118495. — [4] DRPP 88121 u. 82951.
[5] DRP 141967; DRP 146792, Zus. zu DRP 141967.
[6] SHORT, L. N., u. H. W. THOMPSON: J. chem. Soc. (London) 1951, 1746.

der nach dem Abgießen der Flüssigkeit mit verd. Natriumcitrat-Lösung gewaschen wird. Der Niederschlag ist wasserlöslich und stellt metallisches Silber in kolloider Form dar. Durch Zusatz von Eiweißstoffen und anderen Schutzkolloiden läßt er sich kolloid erhalten[1]. Schon C. PAAL gelang die Darstellung eines kolloiden Silbers von 93% Ag. Es war jedoch wenig beständig[2]. Auch die elektrolytische Gewinnung von kolloidem Silber wurde versucht (*Elektro-Collargol*). Die elektrolytische Zerstäubung wurde zuerst von BREDIG durchgeführt[3]. Bei 110 Volt Klemmspannung und 4—8 Ampère wird ein Lichtbogen in einer Lösung erzeugt. Als Elektroden werden Silberdrähte von 1 mm Dicke verwandt. Diese Methode wurde später mehrfach verbessert[4], so durch BILLITZER. Im Vergleich zum Protargol zeigen sich beim Collargol in der Therapie bei gleichen Silber-Konzentrationen keine wesentlichen Unterschiede. Jedoch nimmt beim Collargol mit zunehmender Verdünnung die Silber-Ionenkonzentration zu, während dieselbe beim Protargol bei zunehmender Verdünnung abnimmt[5].

Als Schutzkolloide für kolloides Silber oder kolloide Silberverbindungen wurden auch Saponine vorgeschlagen, z. B. *Saponaria*-Saponin, Glycyrrhicin. Bei Anwendung dieser Silberpräparate zur Munddesinfektion wird auch die Salivation und Expektoration gefördert (H. P. KAUFMANN[6]).

Choleval ist ein kolloides Silber mit Natrium choleinicum als Schutzkolloid. Die Gallensäure-Komponente soll die Desinfektionskraft des Präparates verstärken[7].

Entscheidend für die Wirkung der kolloiden Silberpräparate ist, entsprechend den eingangs genannten Versuchen HEUBNERs, daß sie in der Lage sind, nach dem Eindringen in das Gewebe geringste Mengen von Silber-Ionen in Freiheit zu setzen und zwar soviel, daß das Blut mit der maximalen Menge von Silber-Ionen gesättigt ist, die den in verhältnismäßig großen Konzentrationen im Blut vorhandenen Chlor-Ionen entspricht[8]. Die Silber-Ionen diffundieren durch die Zellmembran und reagieren mit dem Protoplasma[9].

Targesin ist eine lockere Verbindung von Silbereiweiß und Diacetyltannin. Gegenüber den meisten anderen kolloiden Silber-Präparaten hat es den Vorteil, daß seine therapeutisch verwendbaren Lösungen schwach sauer sind (p_H 6,5) und daher dort angewandt werden können, wo alkalisch reagierende Präparate ausgeschlossen sind (Augen-Tropfen).

Leicht lösliche, komplexe, kolloide Tannin-Silber-Eiweiß-Verbindungen werden durch Umsetzung mit 1 Mol Diacetyltannin mit 2 Mol Silbereiweiß in $NaHCO_3$-Lösung erhalten. Die klarbleibende Lösung wird im Vakuum eingedampft. Die wäßrige Lösung kann sterilisiert werden. Die entstandenen Produkte reizen Schleimhäute nicht und sind durch eindringende und tiefwirkende Desinfektion ausgezeichnet[10] und als Antigonorrhoicum gut geeignet. Ebenso lassen sich solche Präparate durch Einwirkung einer alkoholischen Lösung von Diacetyltannin auf wäßrige Silber-Albumose gewinnen. Die gesamte Lösung wird wiederum im Vakuum zur Trockne eingedampft. Durch die Vermeidung von Alkali wird hier erreicht, daß das Diacetyltannin nicht aufgespalten wird und somit zu völliger Wirkung gelangen kann[11].

Die Umsetzung von Tannin und partiell acylierten Tanninen in Formamid mit Silbereiweiß-Verbindungen wird im DRP 549726 beschrieben (H. P. KAUFMANN).

Mercapto-silber-Verbindungen erhält man durch Einwirkung von Silbernitrat auf Isothioharnstoffe, die durch Carboxymethylenreste substituiert sind[12], z. B.:

$$HOOC-CH_2-N=C-NH_2 \rightarrow HOOC-CH_2-SAg$$
$$|$$
$$SH$$

---

[1] Vgl. HAGER: Handb. pharm. Prax. Bd. I. Berlin: Springer 1930.
[2] PAAL, C.: Ber. dtsch. chem. Ges. **35**, 224 (1902).
[3] BREDIG, G.: Z. anorg. Chem. **41**, 954 (1898).
[4] BILLITZER, J.: Ber. dtsch. chem. Ges. **35**, 1929 (1902); THE SVEDBERG: Ber. dtsch. chem. Ges. **39**, 1705 (1906). — [5] SCHLEE, H.: Biochem. Z. **148**, 383 (1924).
[6] DRP 739511. — [7] DUFAUX, L.: Berliner klin. Wschr. **53**, 1196 (1916).
[8] PAUL, TH.: Angew. Chem. III. Tl. **27**, 614 (1914).
[9] KÖNIG: Z. physik. Chem. **21**, 414 (1896).
[10] AP. 1653087; DRP 519531. — [11] DRP 535150. — [12] AP. 2509198.

Gold-Verbindungen.

Das in der älteren Medizin viel verwandte Gold hat neuerdings wieder einige Bedeutung erlangt. ROBERT KOCH (1890) wies darauf hin, daß das Kaliumgoldcyanid $K[Au(CN)_4]$ in Verdünnungen von 1:2000000 die Entwicklung von Tuberkelbazillen hemmt, und BEHRING erkannte, daß die gleiche Verbindung 1:1000000 Milzbrand-Bazillen abtötet. In beiden Fällen waren in vivo Erfolge nicht zu erzielen. Beobachtungen von MOLLGARD und FELDT (1924) über eine erfolgreiche Tuberkulose-Therapie mit Natriumaurothiosulfat $Na_3[Au(S_2O_3)_2]$ $+2H_2O$ (Sanocrysin) regten zu weiteren Untersuchungen an.

LEVADITI, GIRARD und NICOLAU beobachteten eine Beeinflussung der Knochenlues (1925), CHIEMANN und FELDT von Streptokokken-Infektionen (1926), SCHNEIDER (1927) und andere einer Pneumokokken-Infektion. COLLIER übertrug im Rattenversuch eine infektiöse Arthritis und heilte sie mit Gold-Präparaten [1].

Die auf die Gold-Therapie gesetzten Erwartungen erfüllten sich nicht. HEUBNER (1933) hält sie für eine unspezifische Reiztherapie. Immerhin haben Gold-Verbindungen insbesondere bei chronischer rheumatischer Arthritis Anspruch auf einige Beachtung, wenn auch toxische Nebenwirkungen nicht selten sind.

Sanocrysin wird durch Lösen von Goldchlorid in Wasser, Zusatz von Natriumthiosulfat und Fällung mit Alkohol in farblosen, nadelförmigen Kristallen gewonnen [2]. Bei 160—170° gibt das Salz 6—7% Wasser ab. Bei stärkerem Erhitzen erfolgt Zersetzung. Schwefelwasserstoff und Ammoniumsulfid fällen aus der Lösung zwar Gold aus, und Jod gibt eine Umsetzung zu Natriumtetrathionat und Goldjodür, aber weder Salzsäure noch Schwefelsäure scheiden aus der Lösung Schwefel aus, ein Hinweis auf die komplexe Natur der Verbindung. Sie läßt sich als das Natriumsalz einer stark komplexen Säure auffassen [3].

Sanocrysin soll Gelenkleiden und besonders chronischen Gelenkrheumatismus günstig beeinflussen [4].

Organische Gold-Verbindungen.

Hier kommen in der Hauptsache Verbindungen in Betracht, bei denen das Gold über eine Schwefelbrücke mit dem organischen Rest verbunden ist (Auromercapto-Verbindungen). Dieser kann aliphatischer oder aromatischer Natur sein.

Aliphatische Gold-Verbindungen.

Gegen Syphilis-Infektion gewährt das Sanocrysin nur zwei Tage Schutz, da es rasch ausgeschieden wird. Von C. LEVADITI [5] wurden daher öllösliche Gold-Verbindungen erprobt und zwar vornehmlich der N,N'-Dibutyl-auro-thio-harnstoff:

$$C_4H_9-NH-C=N-C_4H_9$$
$$|$$
$$SAu$$

Das Gold war nach Applikation dieser Verbindung noch bis zum 180. Tag nachweisbar und bis zum 27. Tag gewährte die Verbindung Schutz gegen Syphilis [6].

---

[1] Vgl. R. FLEISCHMANN: Pharmazie 3, 241 (1948).
[2] ABEGGS Handb. anorg. Chemie II, 1. Abtl. S. 799. Leipzig: S. Hirzel 1908.
[3] AP. 1640775; EP. 261048.
[4] SECHER, K.: Dtsch. med. Wschr. 59, 90 (1933).
[5] LEVADITI, C.: Bull. Acad. Méd. 111, 215 (1934).
[6] J. Amer. chem. Soc. 69, 266 (1947).

Zur Behandlung von Arthritis stellten E. E. MOORE und R. T. RAPALA Aurothiofettsäuren her. So wurden beschrieben β-Aurothiopropionsäure, δ-Aurothio-n-valeriansäure, ε-Aurothiocapronsäure, ε-Aurothio-γ-methylcapronsäure und ω-Aurothio-n-undecylsäure. Mit Ausnahme der letztgenannten Verbindung sind diese Aurothiofettsäuren als Natriumsalze wasserlöslich.

Das *Myochrysin*

$$NaOOC-CH-CH_2-COONa$$
$$|$$
$$SAu$$

ist das Natriumsalz der Gold-thioäpfelsäure. Zur Darstellung wird eine alkalische Lösung von Thioäpfelsäure mit einer Goldjodid-Suspension versetzt[1]. Das *Allochrysin* ist das Natriumsalz der 3-Thioauro-glycerin-1-sulfonsäure:

$$AuS-CH_2-CH-CH_2-SO_3Na$$
$$|$$
$$OH$$
Allochrysin

Zur Herstellung setzt man zunächst 3-chlor-glycerin-1-sulfonsaures Natrium mit Natriumhydrosulfid zu 3-thio-glycerin-1-sulfonsaurem Natrium um:

$$HSNa + Cl-CH_2-CH-CH_2 \quad\quad HS-CH_2-CH-CH_2-SO_3Na$$
$$\quad\quad\quad\quad |\quad\quad |\quad\quad \rightarrow \quad\quad\quad\quad\quad\quad |$$
$$\quad\quad\quad\quad OH\quad SO_3Na \quad\quad\quad\quad\quad\quad\quad\quad\quad OH$$

Dann entsteht durch Umsatz mit Goldchlorid ein nach Fällung mit Alkohol kaum gefärbtes wasserlösliches Pulver, das Allochrysin. Es enthält 49% Gold[2].

Bei Einwirkung eines Gold-III-Salzes auf Mercaptosäuren ohne Zusatz von SO_2 oder Sulfiten erfolgt Reduktion zum Au-I-Salz auf Kosten eines Teiles der Mercaptosäure, die unter Bildung von Disulfiden der Reaktion entzogen wird. Durch Zusatz einer 6% SO_2 und 10% einer Goldhalogen-Verbindung enthaltenden Lösung zu einer Lösung des Natriumsalzes der Mercapto-glycerinsulfonsäure wird dieser Verlust vermieden[3].

Das Allochrysin wird ebenso wie das Sanochrysin rasch ausgeschieden. Nach 24 Stunden ist der größte Teil des Goldes aus dem Blut verschwunden[4].

Therapeutische Wirkungen kommen auch der Gold-Verbindung des Cysteins, der β-Mercapto-α-aminopropionsäure,

$$AuS-CH_2-CH-COOH$$
$$|$$
zu.$\quad\quad\quad\quad\quad\quad NH_2$

Durch Umsetzung des Cysteins in wäßriger Lösung nach der oben angegebenen Methode in einer 4,4%igen Lösung von SO_2 bei 0° mit $K[AuBr_4]$ entsteht die entsprechende Gold-Verbindung. Die Umsetzung kann sowohl im sauren, als neutralen oder alkalischen Medium erfolgen[5].

Eiweißabbauprodukte und zwar vor allem die des Keratins sind besonders reich an Cystein. Es wurde daher vielfach versucht, Keratin-Abbauprodukte zu Goldverbindungen umzusetzen. Als solche haben das *Auro-Detoxin*, *Auro-Detoxin Typ 70* und das *Neo-Solganal* Beachtung gefunden.

Im *Auro-Detoxin* soll das Gold in der Auro-Stufe an Cystein-Reste von Eiweißprodukten gebunden sein:

$$R_1-(CO-NH-CH-CO-NH)_x-R_2$$
$$|$$
$$CH_2-SAu$$
Auro-Detoxin

---

[1] EP. 421989. — [2] DRP 543528. — [3] EP. 265777.
[4] LUMIÉRE, A., u. JÜLLIARD: Compt. rend. Soc. Biol. **105**, 391 (1930).
[5] AP. 1683104; EP. 266346, Zus. zu EP. 265777; Holl.P. 19478; Schwz.P. 125090.

Hochmolekulare Keratin-Abbauprodukte werden durch **Hydrolyse von Keratinaten** (wie z. B. Horn, Haaren usw.) mit Säuren gewonnen. Die Hydrolyse kann sowohl in der Kälte als in der Wärme erfolgen. In jedem Falle ist sie soweit zu führen, bis die Stoffe ihre Form verloren haben und eine Gallerte gebildet worden ist. Es wird verdünnt, mit Alkalien oder Ammoniak neutralisiert und mit Wasser ausgekocht. Daraufhin wird heiß abfiltriert. Bei Abkühlung scheiden sich im Filtrat die Keratin-Abbauprodukte aus[1]. Diese werden mit Zink reduziert, worauf man die Hydrolysenflüssigkeit abstumpft und die ausfallende weiße Zinkverbindung abfiltriert. Durch H_2S wird sie unter Bildung von ZnS zersetzt. Die entstandene Lösung kann mit anderen Schwermetallsalzen, wie z.B. Goldchlorid, versetzt werden. Die Verbindungen werden mit Alkohol gefällt[2]. Wichtig ist für diese Umsetzung die Bestimmung des Bindungsvermögens der Keratin-Abbauprodukte für Schwermetalle. Auch hierfür sind genaue Verfahren ausgearbeitet[3].

Haare, Horn oder Wolle werden beispielsweise auf dem Wasserbad mit 18%iger Salzsäure erhitzt, bis eben eine vollständige Lösung eingetreten ist. Dann wird mit Ammoniak neutralisiert, die Lösung filtriert und in kleinen Anteilen Goldchlorid eingetragen. Am Ende der Reaktion tritt ein feiner Niederschlag auf. Nach dem Neutralisieren wird filtriert und die Gold-Verbindung mit Alkohol ausgefällt[4].

Die Hydrolyse kann auch derart durchgeführt werden, daß die saure Behandlung der Keratinate nur soweit getrieben wird, daß noch keine Lösung erfolgt. Die erhaltenen Produkte werden weiter einer enzymatischen Spaltung unterworfen. Die Abtrennung der Gold-Keratin-Verbindungen kann durch Überführung in ihre Alkalisalze und Fällen derselben durch Alkohol erreicht werden[5].

Auch im DRP 659484 werden Auro-Verbindungen wasserlöslicher Keratin-Abbauprodukte beschrieben. Zur Erhaltung der Auro-Verbindungen können Reduktionsmittel, wie Hydroxylamin, Hydrazin oder Glukose, zugegeben werden. Ferner empfiehlt sich die Zugabe von Diäthylamin, Äthylendiamin und anderen organischen basischen Stoffen. Statt mit Zink läßt sich die Reduktion des Hydrolysates auch mit Natriumhydrosulfit oder Formaldehydsulfoxylat durchführen[6]. Die Hydrolyse der Keratin-Abbauprodukte läßt sich auch über die Lösung hinaus durchführen, wobei aber die Biuretreaktion erhalten bleiben soll[7]. Gold kann entweder bis zum Verschwinden der Nitroprussid-Reaktion oder auch mehr hinzugegeben werden. Das überschüssige Gold ist dann komplex gebunden.

Die Nitroprussid-Reaktion wurde von HEFTER und auch ARNOLD[8] durchgeführt. SH- und SS-Gruppen sprechen auf Nitroprussidnatrium an, SH-Gruppen zeigen purpurrote, später blauwerdende Färbung.

Über die therapeutischen Wirkungen von Goldkeratinaten liegen Veröffentlichungen vor[9].

Solganal B mit einem Goldgehalt von etwa 15% ist das Goldsalz der 1-Thioglucose

$$\text{HO-CH}_2\text{-CH} \quad \text{HC-SAu}$$
$$\begin{array}{c} \diagdown \text{O} \diagup \\ \text{HCOH} \quad \text{HOCH} \\ \diagdown \quad \diagup \\ \overset{\text{H}}{\text{C}} \\ \text{OH} \end{array}$$

Solganal B

Die Thioglucose erhält man aus Tetraaceto-bromglucose und Thioessigsäure in Methanol und darauffolgende Behandlung mit Ammoniak:

---

[1] DRP 537916.
[2] DRP 578828.
[3] Vgl. DRP 588710, Zus. zu DRP 578828.
[4] EP. 481164; vgl. ferner DRP 663390; FP. 830062; DRP 663854; Dän.P. 58284.
[5] EP. 479358.
[6] EP. 473240.
[7] Vgl. ferner FP. 47199; EP. 459747, Zus. zu EP. 454813.
[8] ARNOLD, V.: Hoppe-Seylers Z. physiol. Chem. **70**, 30 (1910).
[9] Vgl. R. FLEISCHMANN: Pharmazie **3**, 241 (1948); vgl. auch E. SAUERTEIG: Ärztl. Wschr. **6**, 827 (1951).

$$\begin{array}{c}\text{Br}\\\text{H-C}\\|\\\text{H-C-O-COCH}_3\\|\\\text{H}_3\text{CCO-O-C-H}\\|\\\text{H-C-O-COCH}_3\\|\\\text{H-C}\\|\\\text{CH}_2\text{O-COCH}_3\end{array} \text{O} \rightarrow \begin{array}{c}\text{SH}\\|\\\text{H-C-OH}\\|\\\text{H-C-O-COCH}_3\\|\\\text{H}_3\text{CCO-O-C-H}\\|\\\text{H-C-O-COCH}_3\\|\\\text{H-C-O-COCH}_3\\|\\\text{CH}_2\text{O-COCH}_3\end{array} \rightarrow \begin{array}{c}\text{SH}\\|\\\text{H-C-OH}\\|\\\text{H-C-OH}\\|\\\text{HO-C-H}\\|\\\text{H-C-OH}\\|\\\text{H-C-OH}\\|\\\text{H-C-OH}\\|\\\text{H}\end{array}$$

Die Pentaacetyl-thioglucose kristallisiert in Form von weißen Nadeln aus. Nach Entfernung des Kaliumbromids durch Waschen mit Wasser und Umkristallisieren läßt sich das Produkt mit methylalkoholischem Ammoniak in das Ammoniumsalz der Thioglucose überführen[1]. Statt der Thioessigsäure lassen sich auch andere Thiosäuren der Zusammensetzung R—CO—SH verwenden[2].

Die so dargestellte *Mercapto-glucose* kann nun unmittelbar mit Schwermetallsalzen umgesetzt werden und zwar zweckmäßig unter Zusatz von SO_2. Als Goldsalz wird $K[AuBr_4]$ verwendet. Die entstehende Auro-mercapto-glucose ist gelblich, löslich in Wasser, Alkohol und anderen organischen Lösungsmitteln[3].

Mit Solganal sind bei Arthritis deformans Erfolge erzielt worden[4].

Außer der 1-Thio-glucose sind ferner auch die 1-Thio-galaktose und die 3-Thio-glucose untersucht worden[5]. Ihre Darstellung erfolgt über die Bromacetyl-Verbindungen durch Einwirkung von Kaliumrhodanid und Spaltung mit Ammoniak und Natronlauge.

Es wurden auch Glucamid-Verbindungen des Goldes vorgeschlagen, d.h. von Sulfiden der allgemeinen Formel:

$$S[(CH_2)_n \cdot CO \cdot NX \cdot CH_2 \cdot (CHOH)_4 \cdot CH_2OH]_2$$

Hierin ist n eine ganze Zahl und X ein Wasserstoffatom oder ein Alkylrest. Die Verbindungen werden mit Goldsalzen, wie Goldchlorid, -bromid oder Kaliumauribromid, umgesetzt. Die entstandene komplexe Goldverbindung fällt man mit organischen Lösungsmitteln. Angegeben werden die Gold-Verbindungen des Dithiodiglykol-N,N'-dimethyl-N,N'-diglukamids und des Dithio-dihydracryl-N,N'-dimethyl-N,N'-diglukamids[6].

Wasserlösliche komplexe Gold-Pepton-Zucker-Verbindungen, die therapeutische Bedeutung haben sollen, erhält man nach dem EP. 538498 durch Behandlung von Peptonen mit einem Goldsalz und Zusatz von Verbindungen der Zuckerreihe.

Aromatische Gold-Verbindungen.

Krysolgan ist das 4-amino-2-auromercapto-benzol-1-carbonsaure Natrium.

$$H_2N-\langle\rangle-COONa$$
$$|$$
$$SAu$$

Krysolgan

Zur Gewinnung wird Anthranilsäure acetyliert und nitriert, wobei das p-Nitro-Derivat entsteht[7]. Die Acetyl-Gruppe spaltet man mit Schwefelsäure ab, diazotiert die Amino-Gruppe und setzt nach SANDMEYER mit Cupferrhodanid um. Aus der 4-Nitro-2-rhodan-benzol-1-carbonsäure wird mit reduzierenden Mitteln unmittelbar die 4-Amino-2-mercapto-benzol-1-carbonsäure erhalten[8]. Durch Umsetzung mit Goldsalzen entsteht das Krysolgan[9]:

---

[1] FP. 716385. — [2] EP. 373755. — [3] AP. 1683105; EP. 293363; Schwz.P. 124870.
[4] GOERICKE, R.: Therapie d. Gegenwart **78**, 379 (1937).
[5] DRP 527036. — [6] EP. 484100.
[7] SEIDEL, H.: Ber. dtsch. chem. Ges. **34**, 4351 (1901). — [8] DRP 377914. — [9] EP. 157853.

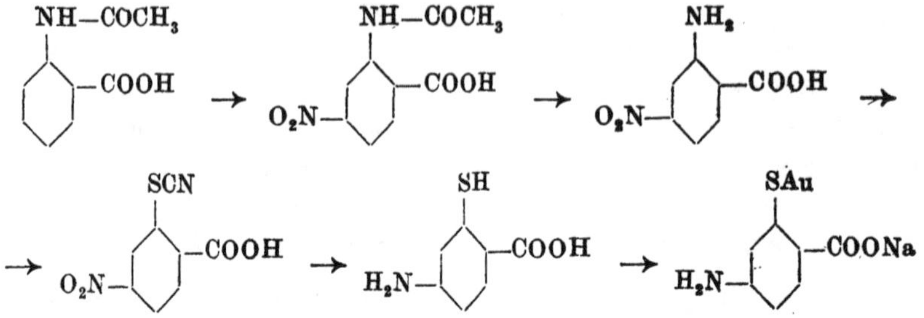

594 Desinfektionsmittel und Chemotherapeutica.

[Reaction scheme showing the synthesis sequence:]

NH–COCH₃ –COOH → O₂N– NH–COCH₃ –COOH → O₂N– NH₂ –COOH →

→ O₂N– SCN –COOH → H₂N– SH –COOH → H₂N– SAu –COONa

Von weiteren Gold-Verbindungen sind in Analogie zum Krysolgan Abkömmlinge von Sulfonsäuren erwähnenswert. So wurde unter anderem die 4-Amino-2-mercapto-benzol-1-sulfonsäure, die durch Einwirkung von Kaliumrhodanid auf die 4-Nitro-2-diazobenzol-1-sulfonsäure analog der Krysolgan-Synthese gewonnen wird, dargestellt [1]. Die Gold-Verbindung derselben ist als solche nicht im Handel. Dagegen verdient die Formaldehydbisulfit-Verbindung als *Solganal* Beachtung. Sie wird entweder durch Einwirkung von Formaldehydbisulfit-Natrium auf die entsprechende Gold-Verbindung oder durch Einwirkung von Goldsalzen auf die Bisulfit-Verbindung erhalten:

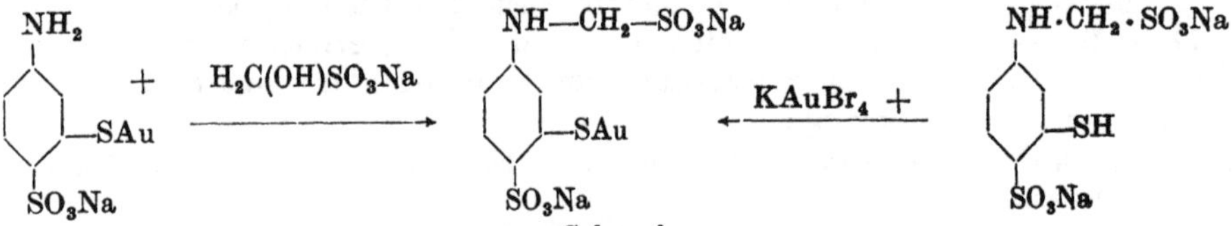

[Reaction scheme for Solganal synthesis]

Solganal

Die vorgenannte freie Aminosäure läßt sich nach bekannten Methoden, z. B. mit $COCl_2$, in ein Harnstoffderivat überführen. Man erhält die als *Sulfoharnstoff* eingeführte Gold-Verbindung, den N,N'-Bis-4,4'-(2-thioauro-1-natriumsulfonat-phenyl)-harnstoff.

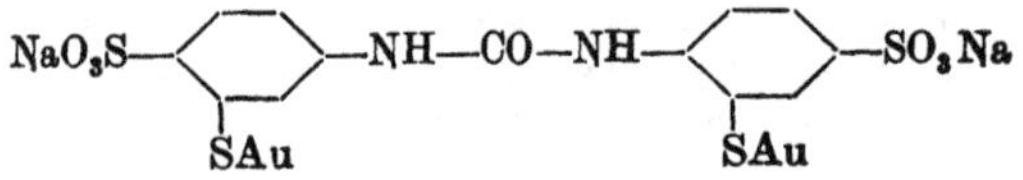

NaO₃S– –NH–CO–NH– –SO₃Na
       SAu   SAu
Sulfoharnstoff

Der Sulfoharnstoff soll bei Infektionen des Zentralnervensystems mit Erfolg anwendbar sein [2]. Bei diesem Präparat scheint eine direkte Wirkung der Verbindung auf den Erreger vorzuliegen. Ein mit Sulfoharnstoff, aber auch mit anderen Gold-Verbindungen behandelter Stamm von Rekurrenzspirochäten war nicht nur gegen Gold-Verbindungen, sondern auch gegen Arsen, Osmium und Rhenium resistent. Die resistenten Parasiten binden weder Gold noch Arsen durch Veränderung ihrer Oberfläche [3].

Lopion ist die Gold-Verbindung des allyl-isothioharnstoff-benzoesauren Natriums.

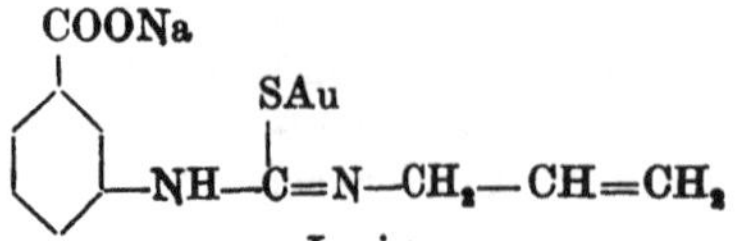

COONa
 | SAu
        |
–NH–C=N–CH₂–CH=CH₂
Lopion

---
[1] AP. 1633626; EP. 266824.
[2] SCHLOSSBERGER, H., u. W. MENK: J. Chemotherap. 8, 41 (1931).
[3] FISCHL, G. V., u. E. SINGER: Z. Hyg. Infekt.-Krankh. 116, 138 (1934).

Die Darstellung erfolgt durch Umsetzung von Allylthioharnstoffbenzoesäure mit Kaliumauribromid. Lopion wurde bei Lungentuberkulose angewendet. Im Gegensatz zum Solganal spaltet es besonders die grampositive Lipoidsäure der Lepraerreger auf[1].

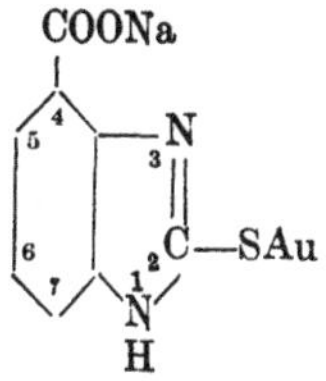

Im *Triphal* ist der Thioharnstoff mit dem Phenylkern zu einem Benzimidazol-Ring kondensiert. Es ist das 2-thioaurobenzimidazol-4-carbonsaure Natrium. Auch hier wird die Gold-Verbindung wie üblich durch Behandlung mit Goldsalzen erhalten.

Triphal

2,3-Diaminobenzol-1-carbonsäure wird mit alkoholischer KOH und Kaliumxanthogenat bis zur Beendigung der Schwefelwasserstoff-Entwicklung unter Rückfluß auf dem Wasserbad erhitzt, der Niederschlag abfiltriert, in Wasser gelöst und mit Schwefelsäure oder Essigsäure ausgefällt. Die freie Säure ist in organischen Lösungsmitteln unlöslich und nur in heißem Wasser löslich[2]:

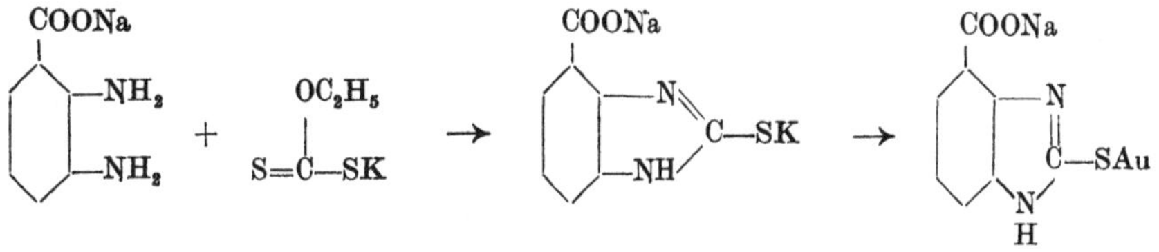

Durch Schütteln von Thiobenzimidazolcarbonsäure in Wasser + Essigester und Goldbromid-Lösung bis zur Entfärbung entsteht die Goldverbindung. Die wäßrige Schicht enthält den Bromwasserstoff und das Kaliumbromid. Der Essigester wird abgetrennt und abgedampft, der Rückstand in wäßriger KOH gelöst und mit Alkohol ausgefällt[3].

Das Triphal ist in seiner Wirkung dem Solganal und Krysolgan qualitativ und quantitativ gleichwertig. Hier ist die Wirkung wahrscheinlich eine indirekte und zwar durch Beeinflussung des kranken Gewebes oder des Retikuloendothels[4].

Ebenso wie die 2,3-Thiobenzimidazol-carbonsäure lassen sich auch die 3,4-Thiobenzimidazol-carbonsäuren und die 3,4-Thiobenzimidazol-propionsäure in ihre Goldsalze überführen. Auch diese sollen gute Wirkung bei Tuberkulose zeigen[5].

Statt der Carbonsäure läßt sich auch die 3,4-Thio-imidazolsulfonsäure aus der entsprechenden Diamino-benzol-Verbindung gewinnen und in die Gold-Verbindung überführen[6]. Vorgeschlagen werden weiter 5-Methyl-6-chlor-2-thiobenzimidazol, 6-Methoxy-2-thiobenzimidazol, 6-Äthoxy-2-thiobenzimidazol[7].

An Stelle der Thiobenzimidazole lassen sich andere heterocyclische und alicyclische Verbindungen, die sich vom Thioharnstoff ableiten, mit Ausnahme der Alkylierungsprodukte des Thioharnstoffs, verwenden. So kommen in Frage die Thiohydantoinsäure, Thiobarbitursäure, Mono-phenylthioharnstoff, Diphenylthioharnstoff, Thioharnstoffbenzoesäure oder 3,3'-Allylthioharnstoff-benzoesäure. Der Gold-Verbindung wird gegen Tuberkulose und Lupus erythematosus eine Wirkung zugeschrieben.

Vom Benzimidazol-Ring ausgehend, versuchte man auch den *Benzoxazol*-Ring als Grundlage von Mercapto-Verbindungen zu verwenden:

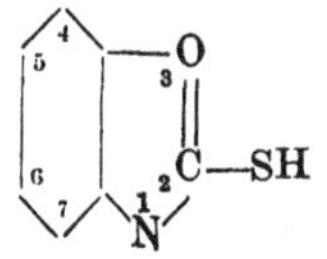

---

[1] PALDROCK, A.: Arch. Schiffs- u. Tropen-Hyg. **33**, 455 (1929).
[2] Schwz.PP. 117892, 118178.
[3] AP. 1558584; EP. 225875.
[4] KLEMPER, F.: Therapie d. Gegenwart **67**, 76 (1925).
[5] Schwz.P. 125375, Zus. zu Schwz.P. 117892.
[6] Schwz.P. 125127, Zus. zu Schwz.P. 117892.
[7] DRP 537897.

So wurde z. B. aus der 4-Carbomethoxy-2-mercapto-benzoxazol-carbonsäure-(6) die entsprechende Gold-Verbindung dargestellt. Ebenso läßt sich auch die 2-Mercapto-benzoxazol-carbonsäure verwenden. Diese Verbindungen sollen gute therapeutische Wirksamkeit zeigen[1].

Die bisher beschriebenen Benzimidazole hatten am Kern saure Gruppen. Es lassen sich aber auch Verbindungen verwenden, die basische Gruppen enthalten. Ihre Gold-Verbindungen zeigen gute bactericide Wirkung. Es werden genannt: Diäthylamino-äthoxy-thio-benzimidazol-hydrobromid, N-Diäthylamino-äthoxyphenyl-N'-phenylthioharnstoff-hydrochlorid, ferner N-Diäthylamino-äthoxyphenyl-N'-allylthioharnstoff, N-p-Diäthylamino-äthoxyphenyl-[N'-N-äthyl-carbazol-(3)]-allylthioharnstoff u. a.

Seleno-auro-Verbindungen.

Da das Selen dem Schwefel nahe verwandt ist, wurden auch die Seleno-Verbindungen in der Therapie versucht.

Die Darstellung derselben erfolgt durch Einwirkung von Schwermetallsalzen auf Seleno-Verbindungen der aromatischen Reihe, die wasserlöslichmachende saure Atomgruppen im Molekül enthalten. So kann in Gegenwart von Natriumsulfit selenobenzol-o-carbonsaures Natrium mit Kaliumauribromid-Lösung umgesetzt werden, wobei die entsprechende Auro-Seleno-Verbindung ausfällt.

Einwirkung von Diazobenzol-p-sulfonsäure auf eine Lösung von Kalium-seleno-cyanid liefert Selenocyan-benzol-p-sulfonsäure. Wird das Natriumsalz dieser Verbindung mit Zinkstaub gekocht, so erhält man nach dem Ansäuern des Filtrats und Kochen bis zum Verschwinden des HCN-Geruches und nochmaliges Kochen mit Zinkstaub eine Lösung von seleno-benzol-p-sulfonsaurem Natrium, das in die Seleno-auro-Verbindung überführt wird[2]:

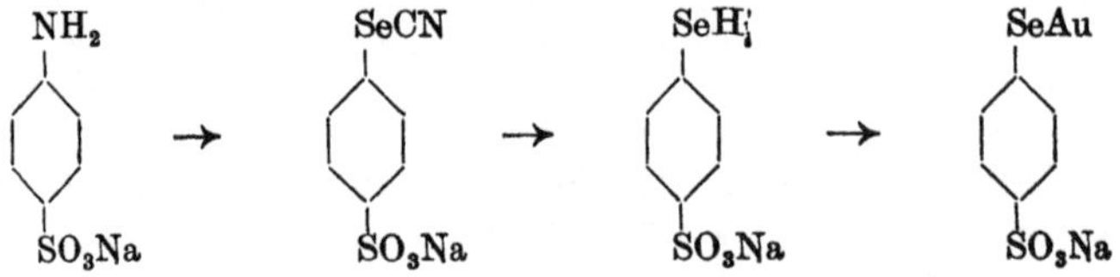

Diese Präparate haben in die Therapie keinen Eingang gefunden.

Desinfizierende und bakteriostatische Mittel organisch-chemischer Natur.

Die Zahl dieser Verbindungen ist weit größer als die der anorganisch-chemischen. Sie sind teils nur äußerlich anwendbar, teils wirken sie als Chemotherapeutica bactericid oder bakteriostatisch. Infolgedessen kommen die verschiedensten Verwendungszwecke in Betracht.

Aliphatische Desinfektionsmittel.

Der **Formaldehyd** ist ein unentbehrliches Raum- und Materialdesinfiziens, da er in Dampfform ausreichende Wirkungen hat, die zu desinfizierenden Gegenstände (Kleider, Wäsche, Teppiche, Bilder usw.) aber nicht angreift. Dagegen reagiert er leicht mit Eiweißstoffen, wobei er sich mit freien Aminogruppen verbindet. Die Dämpfe reizen die Schleimhäute stark. Seine Anwendung beschränkt sich infolgedessen auf die äußerliche Behandlung der Haut bei zu starker Schweiß-Sekretion, wobei auch eine gerbende und desodorisierende Wirkung erstrebt wird.

---

[1] DRP 554234. — [2] DRP 488931.

Hierzu kann auch Paraformaldehyd in Pudern verwandt werden (Fußpuder). Die Desinfektionswirkung ist bei Schleimhäuten, z. B. des Mundes, gering und führt leicht zu Reizwirkungen, auch bei schwacher Dosierung.

Die Darstellung des Formaldehyds durch Oxydation von Methylalkohol und die Synthese aus Kohlenoxyd und Wasserstoff sind bekannt.

Versuche zur Herstellung von Verbindungen, die Formaldehyd leicht abspalten, führten zu dem *Formicin*, einer Verbindung mit Acetamid, die flüssig ist und zur Sterilisation von Instrumenten empfohlen wurde[1] und dem *Formamint*, das aus Formaldehyd oder Paraformaldehyd und Milchzucker bzw. Traubenzucker gewonnen wird[2].

Für die innere Verabreichung zum Zweck der Desinfektion der Harnwege viel benützt wird das Hexamethylentetramin (*Urotropin*), das in saurer Lösung Formaldehyd abspaltet.

Hexamethylentetramin ($C_6H_{12}N_4$) kann am einfachsten durch Einleiten von Formaldehyd in konz. wäßriges Ammoniak erhalten werden[3]. Zur Erklärung der Struktur nahm LÖSEKANN[4] an, daß die drei Valenzen eines Stickstoff-Atoms durch drei aliphatische Reste der Struktur —CH_2—N=CH_2 abgesättigt seien:

$$N\begin{cases}CH_2-N=CH_2\\CH_2-N=CH_2\\CH_2-N=CH_2\end{cases}$$

Die nach DUDEN und SCHARFF[5] heute meist angenommene Formel sieht eine cyclische Konstitution vor:

$$\begin{array}{c}CH_2\\N-CH_2-N-CH_2-N\\CH_2CH_2CH_2\\N\end{array}$$

Sie wird durch röntgenographische[6] und durch kryoskopische Untersuchungen an Phenolaten des Hexamethylentetramins[7] gestützt, wenn auch manche Additions- und Komplexverbindungen davon nicht abgeleitet werden können[8]. Zahlreiche Addukte dieser Art sind bekannt, so z. B. mit Silberverbindungen (*Argolaval* und *Agidal*)[9]. *Borovertin*[10] ist das borsaure, *Amphotropin*[11] das camphersaure, *Hexal* das salicylsaure und *Neohexal* das saure sulfosalicylsaure Salz des Hexamethylentetramins.

Sekundäres sulfosalicylsaures Hexamethylentetramin wird durch Einwirkung von 2 Mol Hexamethylentetramin auf ein Mol Sulfosalicylsäure am besten in alkoholischer Lösung gewonnen. Die Verbindung soll den Vorteil besitzen, daß sie nicht nur antiseptisch wirkt, sondern auch eine starke adstringierende Wirkung auf die Schleimhäute, Gallenwege und Harnblase ausübt[12].

Helmitol ist das Salz des Hexamethylentetramins mit Anhydromethylencitronensäure.

Die Anhydromethylencitronensäure wird durch Einwirkung von Methylensulfat, Methylendiacetat, Methylenchloracetat oder Dioxymethylen auf Citronensäure in Gegenwart von $SOCl_2$, PCl_5 oder P_2O_5 gewonnen. Auch durch Erhitzen von Citronensäure mit Paraformaldehyd entsteht die Verbindung. Ebenso kann man Citronensäure mit

---

[1] DRP 164610. — [2] DRPP 289342, 289910.
[3] WOHL, A.: Ber. dtsch. chem. Ges. **19**, 1842 (1886).
[4] LÖSEKANN, G.: Chem. Ztg. **14**, 1408 (1890).
[5] DUDEN, P., u. M. SCHARFF: Liebigs Ann. **288**, 218 (1895).
[6] Vgl. DICKINSON u. RAYMOND: J. Amer. chem Soc. **45**, 22 (1923).
[7] PUMMERER, R., u. J. HOFMANN: Ber. dtsch. chem. Ges. **56**, 1255 (1923).
[8] Vgl. M. DOMINIKIEWICZ: Arch. Chemij Farmacij **2**, 78 (1935); C. **1935**, II, 1884.
[9] ROTHE, H. G.: Arch. Hyg. Bakteriol. **121**, 125 (1938).
[10] DRP 188815. — [11] DRP 270180.
[12] DRP 240612; DRPP 266122, 266123, Zus. zu DRP 240612.

Chlormethylenalkohol im Autoklaven bei 130—140° umsetzen. Jedoch haben die ersteren Verfahren den Vorzug, daß sie fast theoretische Ausbeuten liefern[1].

Dargestellt wurden weiterhin die Salze der Adipinsäure[2], der Mandelsäure[3] und eine Molekülverbindung aus Hexamethylentetramin und 4-Aminobenzolsulfonamid[4], die insbesondere bei septischen Erkrankungen der Harnwege angewandt werden soll (*Septurit*).

Alkohole. Die viel umstrittene Frage der Desinfektionswirkung des Äthylalkohols ist dahingehend geklärt worden, daß dieser bei Verdünnung auf etwa 70% ein, wenn auch schwaches, Desinfiziens ist, das zur Hand- und Hautdesinfektion noch angewandt wird. Die übrigen Alkohole wirken gleichfalls schwach. Dagegen hat die Raumdesinfektion mit Aerosolen von mehrwertigen Alkoholen (Propylenglykol) Erfolge gezeigt[5].

Bereits 1898 fand SERAFINI[6], daß alle Seifenarten desinfizierend wirken. Die Wirkung hängt vom Anion ab, wird jedoch durch das Alkali-Ion unterstützt, denn durch Zugabe freier Fettsäuren wird die Desinfektionskraft der Seifen geschwächt. Hingegen wirken die Alkalisalze niederer Fettsäuren, die noch keinen Seifencharakter besitzen, nicht desinfizierend. Die bactericide Wirkung nimmt' mit dem Molekulargewicht der Fettsäuren und dem Grade der Hydrolyse der Seifen in Wasser zu. Stark bactericid wirken Seifen ungesättigter Fettsäuren. J. E. WALKER[7] fand, daß ein Unterschied in der Wirkung der Kalium- und Natriumsalze der gleichen Fettsäuren nicht besteht.

Die einzelnen pathogenen Keime sind gegenüber der Wirkung von Seifen unterschiedlich empfindlich. So werden *Pneumococcen* von Alkalisalzen der Öl-, Linol-, Linolen- und Klupanodonsäure rasch abgetötet, während sie gegenüber Ricinolsäure und gesättigten Säuren weit resistenter sind. Ein direkter Einfluß das Grades der Ungesättigtheit auf die Desinfektionskraft der Seifen konnte nicht festgestellt werden. Jedoch ist die Lage der Doppelbindungen untereinander für die Wirkung der Seifen wesentlich, denn während Elaeostearinsäure ohne Wirkung auf *Pneumococcen* ist, besitzt das Linolenat dieselbe Wirkung wie das Oleat. LARSON und andere[8] fanden, daß Ricinoleat gegenüber *Pneumococcen* in 0,1%iger Lösung bactericid wirkt. *Gonococcen* werden schon in einer Verdünnung von 1:200000 gehemmt[9]. *Staphylococcen* sind gegenüber Ricinoleat wesentlich wiederstandsfähiger. H. VIOLLE[10] stellte fest, daß die Darmbakterien durch 0,1%ige Ricinoleat-Lösungen nicht beeinflußt werden. Seifen der Chaulmoograsäure benötigen zur Abtötung von *Pneumococcen* eine 10mal geringere Konzentration als Phenole (siehe dort). Harzsäuren wirken ähnlich. Nach einer Beobachtung von BAYLISS wirken die Schwefelsäureestersalze der Fettalkohole (Alkylsulfonate) ebenfalls desinfizierend und entsprechen in ihrer germiciden Wirkung den korrespondierenden Seifen. Hingegen wirken die Salze der Gallensäuren nur sehr schwach desinfizierend.

Da man die Wirkung von Seifen auf das Anion zurückzuführen pflegt, nennt man Stoffe ähnlicher Eigenschaften, bei denen das Kation eine Rolle spielt, **kationaktive Stoffe.** Sie gehören in die große Gruppe der synthetischen waschaktiven Stoffe, die besonders in der Textilindustrie als hervorragende Netzmittel große Bedeutung erlangt haben. In bezug auf Desinfektionswirkung erwiesen sich quartäre Ammoniumbasen, deren Alkyle langkettige Reste enthalten, als besonders geeignet. Ihre Salze schäumen und netzen stark und haben bedeutende Desinfektionswirkungen. Da bei ihnen das Kation die Wirkung bedingt, wurden sie auch als eine Art umgekehrter Seifen betrachtet und als „Invertseifen" bezeichnet:

$$R \cdot COO^- \quad Na^+ \qquad [N \cdot R_4]^+ \quad Cl^-$$
anionaktiv $\qquad\qquad$ kationaktiv

---

[1] DRPP 193767, 129255. — [2] DRP 687250. — [3] DRP 672494.
[4] DRP Zweigst. Östr. 156368.
[5] Vgl. R. KOPF, A. LOESER u. a.: Naunyn-Schmiedeberg: Arch. exp. Pathol. Pharmakol. 210, 346 (1950). — [6] SERAFINI, A.: Arch. Hyg. Bakteriol. 33, 396 (1898).
[7] WALKER, J. E.: J. infect. Diseases 35, 557 (1924); 37, 181 (1925); 38, 127 (1926).
[8] LARSON u. a.: Proc. Soc. exp. Biol. Med. 19, 62 (1921); 22, 357 (1925).
[9] MILLER, C. T.: J. Bact. 22, 339 (1931).
[10] VIOLLE, H.: C. R. hebd. Séances Acad. Sci. 197, 714 (1933).

Eines der Radikale muß langkettig sein, damit die vorgenannten Wirkungen ausgelöst werden. Bei geringer Toxizität zeigen sie in Verdünnungen bis 1:70000 noch stark desinfizierende Eigenschaften[1].

Die Entwicklung der „Invertseifen" als baktericide Mittel ist vor allem der IG-Farbenindustrie zu verdanken. Im folgenden können nur einige der zahlreichen Patente aufgeführt werden.

Ammoniumverbindungen, die wenigstens ein höher molekulares, gegebenenfalls substituiertes und auch durch andere Atome unterbrochenes Kohlenwasserstoff-Radikal an Stickstoff gebunden, enthalten, sind Desinfektions- und Konservierungsmittel, z. B. n-Octylamin, n-Octyl-diäthylamin, Dodecylamin. Solche Verbindungen können dann in Ammoniumbasen, wie beispielsweise Trimethyldodecyl-ammoniumbromid, überführt werden[2].

Quartäre Verbindungen haben baktericide Wirkung auch dann, wenn ein Benzylrest eingeführt ist, so z. B. Diäthyl-benzyl-n-octyl-ammoniumchlorid, Methyl-äthyl-benzyl-dodecyl-ammoniumbromid und andere[3]. Wie schon erwähnt, kann die aliphatische Kette auch substituiert oder durch andere Atome unterbrochen sein, z. B. N-Diäthyl-N-benzyl-N-(4-palmitylamino-phenoxäthyl)-ammoniumchlorid, N-Diäthyl-N-benzyl-(3-n-octoylphenoxyäthyl)-ammoniumchlorid[4]. Neben anderen Verbindungen sind ferner geschützt: Methyl-allyl-dodecyl-ammoniumjodid und das Dimethyl-tridecyl-benzyl-ammoniumchlorid[5].

Ein Gemisch von verschiedenen Alkyl-dimethyl-benzyl-ammoniumchloriden, deren Alkyle unverzweigte Ketten von 8—18 C-Atomen bilden, stellt das *Zephirol* dar[6].

Das Zephirol dürfte durch Einwirkung von Dimethylbenzylaminhydrochlorid auf das aus Palmkernölfettsäuren oder anderen Mischfettsäuren gewonnene Halogenidgemisch dargestellt werden[7]. Die hochmolekularen Fettsäuren werden zur Darstellung der Invertseifen zunächst zum Alkohol reduziert, dann in das Halogenid umgewandelt und mit dem Amin umgesetzt.

Das Zephirol hat sich als ein wirksames keimtötendes Mittel bewährt[8]. Es kann daher in der Chirurgie, Gynäkologie und Dermatologie verwandt werden, da besonders auch die Instrumente nicht angegriffen werden[9]. Zur Handdesinfektion ist es besonders geeignet, weil es als kapillaraktives Mittel gut in die Poren der Haut eindringt. Ein Nachteil ist allerdings, daß es für eine Abtötung hochresistenter Sporen, ohne Anwendung von Wärme, ungeeignet ist. Durch 24 std. Einwirkung von 0,1—0,2%ig. Zephirol-Lösung auf Erdsporen konnten dieselben nicht abgetötet werden[10]. Ebenso werden Tetanus-, Pararauschbrand- und Milzbrandsporen nicht vernichtet. Dagegen wirkt es gegen die vegetativen Formen sehr gut[11].

Zusammenfassend ist zu sagen, daß Zephirol zwar gegen Sporen wenig wirksam, aber als hervorragendes Desinfektionsmittel gegen fast alle vegetativen Formen von Bakterien, vor allem der gram-positiven, zu werten ist[12]. Jedoch ist die Wirkung der Ammoniumbasen auf Bakterien starken Schwankungen in bezug auf die wirksame Konzentration unterworfen. Während viele Bakterien, so auch *Staphylococcus aureus*, durch Alkylmethyl-benzyl-ammoniumchlorid in einer Verdünnung von 1:100000 gehemmt werden, wird zur Hemmung des Wachstums von *Bacterium typhi* eine Konzentration von 1:5000 benötigt. Bestimmte Streptokokken-Arten gebrauchen sogar eine Konzentration von 1:100[13].

---

[1] Siehe auch E. SCHNEIDER: Dtsch. Apotheker-Ztg. **90**, 504 (1950).
[2] Holl. P. 54738. — [3] FP. 771746. — [4] Schwz.P. 170619. — [5] Austr.P. 17765.
[6] Ind.P. 20860; vgl. ferner FP. 769443; Ung.P. 111806; Schwz.PP. 175812 u. 192997.
[7] BÜCKMANN, H. J.: Fette u. Seifen **48**, 759 (1941).
[8] ESCHENBRENNER, H.: Pharm. Ztg.-Nachr. **80**, 94 (1935).
[9] BERGE, R.: Dtsch. tierärztl. Wschr. **43**, 455 (1935).
[10] LÜHR, W., u. H. GUTSCHMIDT: Dtsch. Apotheker-Ztg. **53**, 146 (1938).
[11] SCHUBERT, A.: Zbl. Bakteriol. Abt. I, **144**, 402 (1939).
[12] SCHNEIDER, G.: Z. Immunitätsforsch. **85**, 194 (1935).
[13] HEINEMANN, P. G.: J. Amer. pharmac. Assoc. **26**, 711 (1937).

Im DRP 744028 wird die Herstellung von quartären aromatischen Stickstoff-Verbindungen geschützt, die mindestens einen über eine Sauerstoffbrücke an den Ring gebundenen aliphatischen Rest mit 6 oder mehr Kohlenstoffatomen enthalten. So wird beschrieben das Trimethyl-o-dodecyloxyphenyl-ammoniumsulfat, das Coli-Bakterien in einer Verdünnung 1:14000 abtötet, während Staphylokokken in einer Verdünnung 1:6250 vernichtet werden. Durch die p-Verbindung werden Coli-Bakterien nur schlecht angegriffen. Es sind Konzentrationen von 1:3200 notwendig, während Staphylokokken in Verdünnung 1:7000 abgetötet werden. Erwähnt ist ferner auch die meta-Verbindung.

Nach dem Schw.P. 262182[1] ist als Desinfektionsmittel auch das *Bradosol*, das β-Phenoxyäthyl-dimethyl-dodecylammoniumbromid, geeignet.

Da auch ringgebundener Stickstoff in der Lage ist, Ammoniumsalze zu liefern, beschäftigt sich eine Reihe von Patenten mit der Gewinnung quartärer heterocyclischer Verbindungen.

Zu wirksamen Stickstoff-Verbindungen gelangt man allgemein dadurch, daß man heterocyclische Verbindungen, die im Ring ein Stickstoff-Atom und einen Alkyl-Rest von mindestens 6 Kohlenstoffatomen enthalten, in üblicher Weise durch Benzylchlorid, Dimethylsulfat usw. quartär macht.

Zur Desinfektion ärztlicher Instrumente sind geeignet unter anderen Dodecyl-benzyl-piperidinium-chlorid, 6-Methoxy-chinolinium-dodecyl-bromid. Auch quartäre Pyridinium-Verbindungen wurden geschützt. Sie sollen wenigstens einen Alkyl-Rest mit mindestens 8 C-Atomen enthalten, der entweder am N- oder an einem C-Atom des Pyridin-Ringes haftet. Genannt sind unter anderen α-Cetyl-picolinium-chlorid, Tetradecyl-γ-isoamyl-pyridiniumchlorid, α-Cetyl-γ-piperidino-N-methyl-pyridiniumbromid, ein Produkt aus Cetylchlorid und γ-Piperidino-pyridin.

Von weiteren Heterocyclen, die in Ammonium-Verbindungen überführt wurden, sind die Phenanthridin-Verbindungen zu nennen, so z.B. 3-Amino-9-p-aminophenyl-10-methyl-phenanthridinium-methylsulfat, 3′,5′-Diaminophenyl-9-phenyl-phenanthridiniummethyl-chlorid. Die Präparate zeichnen sich durch gute antiseptische und trypanocide Wirksamkeit aus[2]. Quartäre Chinolin-Abkömmlinge, auch im AP. 2152047 vorgeschlagen, sind z.B. Abkömmlinge des 6-Hexyl-oxybenzyl-chinolins. Auch quartäre Indol-Verbindungen, die aus 2-Heptadecyl-2,3-dihydro-indol durch erschöpfende Methylierung mit Dimethylsulfat gewonnen werden, erwiesen sich als stark baktericid.

Gut wirksam sind nach den APP. 2493318–2493322 Imidazolin-Verbindungen. So z.B. das 1-Octadecyl-2-methyl-3-benzyl-imidazoliniumchlorid und andere.

Invertseifen, die sich vom 2-Dimethylamino-4-(α,α,γ,γ-tetramethyl)-butyl-phenoläther ableiten, wurden von J.B. NIEDERL und M.I. DEXTER hergestellt. Quartäre Salze von Morpholin-Abkömmlingen erhielt man aus N-Äthyl- oder N-Oxyäthyl-morpholin und der berechneten Menge Lauryl-, Myristyl- oder Cetylbromid:

$$\left[\begin{array}{c} \diagup CH_2\text{—}CH_2 \diagdown \diagup R \\ O \phantom{\diagup CH_2\text{—}CH_2} N \\ \diagdown CH_2\text{—}CH_2 \diagup \diagdown R \end{array} \right]^+ Br^-$$

Beschrieben wurden N-Äthyl-N-lauryl-morpholiniumbromid, N-Äthyl-N-myristyl-morpholiniumbromid, N-Oxy-äthyl-N-lauryl-morpholiniumbromid, N-Myristyl-N-cetyl-morpholiniumbromid[3]. Auch Thiomorpholin-Verbindungen wurden durch Kochen von Cetylamin mit Dichlor-diäthylsulfid und wasserfreiem Natriumcarbonat in absolutem Alkohol gewonnen. So wurden hergestellt N-Cetyl-thio-morpholinium-methyljodid, ferner das Äthyljodid, Propylbromid, Benzylchlorid, Methylsulfat und Äthylsulfat[4].

$$\left[\begin{array}{c} \diagup CH_2\text{—}CH_2 \diagdown \diagup C_{16}H_{13} \\ S \phantom{\diagup CH_2\text{—}CH_2} N \\ \diagdown CH_2\text{—}CH_2 \diagup \diagdown R \end{array} \right]^+ X^-$$

---

[1] Zus. zu Schwz.P. 258716. — [2] EP. 511353.

[3] NIEDERL, J. B., u. M. I. DEXTER: J. Amer. chem. Soc. **63**, 1475 u. 1496 (1941); vgl. AP. 2 380 325.

[4] HART, W. F., u. J. B. NIEDERL: J. Amer. chem. Soc. **66**, 1610 (1944).

Schließlich synthetisierte man noch langkettige *Äther* des Morpholin-Typs,

$$O\begin{matrix}CH_2-CH_2\\ \\ CH_2-CH_2\end{matrix}N-CH_2-CH_2-O-R$$

z. B. 4-[β-(Dodecyl-oxy)-äthyl]-morpholin, 4-[β-(Tetradecyloxy)-äthyl]-morpholin und 4-[β-Hexadecyl-oxy)-äthyl]-morpholin. Die Verbindungen wurden mit Methyljodid, Benzylchlorid oder Benzylbromid in die quartären Salze überführt [1].

Benzamidin-Abkömmlinge, wie z. B. Dimethyläthylbenzamidin oder Diäthylamino-äthylen-phenyl-benzamidin, die mit Dodecylbromid umgesetzt werden, ergeben ebenfalls wirksame Verbindungen [2].

Eine dem Zephirol ebenbürtige Ammonium-Verbindung soll das *Desogen* sein. Es ist eine Verbindung etwa nachfolgender Konstitution:

$$\left[CH_3-\underset{\underset{N(CH_3)_3}{|}}{\bigcirc}-CH-(CH_2)_x-CH_3\right]^+ [SO_4 \cdot CH_3]^-,$$

worin 6—16 CH_2-Gruppen enthalten sein sollen. Gegen Milzbrandsporen soll es dem Zephirol und dem *Quartamon* überlegen sein [3]. Letzteres ist das Chlorbenzylat eines höheren Alkylamids der Dimethylessigsäure [4]. Es greift Metalle nicht an [5], ist nicht hautreizend und weitgehend ungiftig. Durch Seife und Eiweißlösung wird seine Desinfektionskraft herabgesetzt [6]. Gute Desinfektionsmittel sind auch α-substituierte Benzylamin-Derivate, z. B. N-(α-Undecyl-4'-methylbenzyl)-piperidin, erhalten durch Methylierung des entsprechenden Morpholin-Derivates [7].

Quartäre Ammoniumbasen kann man in bekannter Weise aus Amiden oder Estersalzen von Aminocarbonsäuren, die mindestens einen lipophilen Rest am Amid-Stickstoff enthalten, herstellen. So gewinnt man Octylamide der Dimethylaminoessigsäure, der Piperidino-essigsäure, Dimethylaminobuttersäure-dodecylamid, Diäthylaminoessigsäure-cetylamid, Dimethylaminoessigsäure-p-dodecan-oxyphenylamid und andere. Sie werden mit Benzylchlorid zu den Ammoniumverbindungen umgesetzt. Diese haben Seifencharakter und sind Desinfektionsmittel, die besonders gegen Staphylokokken und Typhusbakterien wirksam sind. Ferner sind sie auch zu Konservierungszwecken verwendbar. Dodecylaminocarbonyl-methyl-N-benzyl-N-methyl-ammoniumchlorid zerstört in 45 Minuten bei 20° Colibazillen, eine 0,0057%ig. Lösung tötet in 5 Minuten bei 20° *Staphylococcus aureus* [8].

Wie die Ammonium-Verbindungen zeigen auch die Diammonium-Verbindungen gute Wirksamkeit. So ist z. B. das N,N'-Tetramethyl-N,N'-didodecyl-β-oxypropylendiammoniumchlorid zur Desinfektion und Konservierung geeignet [9], ferner diquartäre Ammonium-Verbindungen von der allgemeinen Formel:

$$\left[R_1-\underset{\underset{R_2}{|}}{\overset{\overset{R}{|}}{N}}-CH_2-\bigcirc-CH_2-\underset{\underset{R_2}{|}}{\overset{\overset{R}{|}}{N}}-R_1\right]^{++} 2X^-$$

z. B. 1,4-Bis-(N-dodecyl-N-dimethylammoniumbromid-N-methylen)-benzol [10].

---

[1] NIEDERL, J. B., u. a.: J. Amer. chem. Soc. **67**, 1227 (1945).
[2] Schwz.P. 202718, Zus. zu Schwz.P. 199781.
[3] GRUMBACH, A.: Schweiz. med. Wschr. **71**, 1520 (1941).
[4] HETTCHE, H. O.: München. med. Wschr. **86**, 65 (1938).
[5] Süddtsch. Apotheker-Ztg. **79**, 279 (1939).
[6] GÄRTNER, H.: Dtsch. med. Wschr. **66**, 796 (1940).
[7] Schwz.PP. 227293, 227294, Zus. zu Schwz.P. 214904.
[8] FP. 844136; vgl. ferner Belg.P. 427447; EP. 505429.
[9] Schwz.P. 192997, Zus. zu Schwz.P. 175812; vgl. FP. 790279.
[10] AP. 2 520 275.

Harnstoff-Abkömmlinge heterocyclischer Verbindungen mit quartärem Ringstickstoff haben ebenfalls gute gewebsdesinfizierende Eigenschaften. Hier sei z. B. das Dichlormethylat des Di-(2-methyl-4-amino-chinolyl-6)-harnstoffs erwähnt.

Eine hochmolekulare aliphatische Diammonium-Verbindung ist das *Dontalol*, als Desinfiziens zur Mund- und Schleimhaut-Behandlung gut geeignet[1].

Die Gewinnung von Invertseifen durch Einwirkung von Alkylenoxyden auf Aminsalze wird in mehreren Patenten beschrieben[2]. So wandeln sich z. B. Salze tertiärer Amine mit Alkylenoxyd in quartäre Ammoniumsalze um:

$$\begin{bmatrix} R \\ R-NH \\ R \end{bmatrix}^{+} Cl^{-} + R-CH-CH_2 \rightarrow \begin{bmatrix} R \\ R-N-CH_2-CH-R \\ R \quad\quad OH \end{bmatrix}^{+} Cl^{-}$$

Über die Art der Wirkung von quartären Ammonium-Verbindungen liegen ausführliche Arbeiten von R. KUHN vor[3]. Versuche an Pflanzen zeigten, daß die im Organismus vorhandenen Symplexe zerstört werden, so z. B. Symplexe der Karotinoide und des Chlorophylls mit Eiweißstoffen derart, daß die Farbstoffe mit Benzol oder Äther ausgeschüttelt werden können. Dabei sind Konzentrationen der Basen notwendig, wie sie auch zur Abtötung von Bakterien gebraucht werden. Es liegt daher die Vermutung nahe, daß die Ammoniumbasen Eiweiß verändern oder gar fällen. Dieses Spaltungsvermögen ist abhängig von der Oberflächenspannung der verwendeten Lösung. Die Kapillaraktivität wächst mit steigender Kohlenstoffzahl im Alkylrest. Parallel mit der Kapillaraktivität steigt aber zugleich auch die Wirkung gegen Staphylokokken. Dabei liegt das Maximum etwa bei den Dodecyl- und Lauryl-Verbindungen, während die Butyl- und Cetyl-Verbindungen wirkungslos sind. Für manche Erreger liegt die günstigste Kettenlänge auch schon bei der Octyl-Gruppe. Von Interesse sind auch Untersuchungen, die entscheiden sollten, ob die zur Desinfektion führenden Vorgänge sich im Innern der Bakterienzellen oder an der Oberflächenmembran abspielen. Es ließ sich mit längerkettigen Tetrazolium-Verbindungen zeigen, daß diese unmittelbar in die Zellen eindringen. Weitere Untersuchungen von Triazolium- und Tetrazolium-Derivaten führten zu den Benztriazoliumsalzen der nebenstehenden Struktur.

Sie zeichnen sich durch ein besonders gutes Desinfektionsvermögen aus. So zeigt z. B. 1-Lauryl-3-äthyl-benztriazoliumbromid noch eine Staphylokokken-Wirkung in einer Verdünnung 1:600000[4]. Gut wirksam sind auch das N-Dodecyl-benztriazoliumbromid und das 1,3-Dioctyl-benztriazoliumbromid[5].

Von J. KINNIG und D. JERCHEL[6] wurden außer den Ammonium- auch Phosphonium- und Arsoniumverbindungen auf ihre bactericide und fungicide Wirkung untersucht. Es erwies sich insbesondere das Dodecyl-triphenyl-phosphoniumbromid gegen verschiedene Pilzerkrankungen als gut wirksam.

D. N. EGGENBERGER u. a. fanden durch konduktometrische Titration eine Komplex- bzw. Salzbildung mit Fettsäuren. Diese Verbindungen sind unlöslich, wodurch die Aufhebung der Wirkung bedingt sein soll[7].

---

[1] Vgl. Pharmaz. Zentralhalle Deutschland 77, 519 (1936).
[2] FPP. 806616, 806819.
[3] KUHN, R.: Ber. dtsch. chem. Ges. 73, 1080 (1940).
[4] KUHN, R.: Ber. dtsch. chem. Ges. 74, 941 (1941).
[5] AP. 2406557.
[6] KINNIG, J., u. D. JERCHEL: Klin. Wschr. 28, 429 (1950).
[7] EGGENBERGER, D. N., u. a.: J. Amer. chem. Soc. 72, 4135 (1950).

Aus den wenigen, hier zitierten Arbeiten geht die Bedeutung kationaktiver Stoffe für die Desinfektion hervor. Ihre geringe Toxizität läßt vielleicht bei geeigneter Abwandlung auch an die Möglichkeit einer chemotherapeutischen Verwendung denken.

Aromatische Desinfektionsmittel.
Phenole.

Benzol und andere aromatische Kohlenwasserstoffe wirken nicht antiseptisch. Dagegen tritt in Gegenwart einer Hydroxyl-Gruppe eine deutliche Desinfektionswirkung zutage. Das *Phenol* als erstes allgemeiner verwandtes Antisepticum, von LISTER 1867 in die moderne Chirurgie eingeführt, wird heute nur noch vereinzelt zur Körperdesinfektion (Zahnheilkunde, Hautkrankheiten, Ohrentropfen in Glycerin), häufig aber noch zur Materialdesinfektion verwandt. Es ist ein Protoplasmagift, wirkt ätzend und anaesthesierend. Bei Resorption zeigen sich Vergiftungserscheinungen, vor allem von seiten des Zentralnervensystems (toxische Dosis 1—4 g, letale Dosis 10—15 g).

Die Salze des Phenols, z. B. des Natriums und Calciums, wirken nicht antiseptisch, sondern sogar deutlich wachstumsfördernd, so daß eine Verbesserung der Phenolwirkung durch Salzbildung nicht zu erreichen ist[1]. Dagegen stellte H. PH. REICHEL[2] fest, daß Phenolsalze mit Hydrazinhydrat, aromatischen Aminen, Pyrrol und Pyridin und seinen Homologen wesentlich erhöhte Desinfektionswirkung besitzen, während die Toxizität dieser Salze deutlich geringer ist als die des Phenols. Auch die Sulfonierung führt infolge ungünstiger Veränderung der Löslichkeitsverhältnisse zu weniger wirksamen Stoffen (p-Phenolsulfonsäure, *Aseptol*)[3]. Bei Eintritt einer Alkyl-Gruppe in den Benzol-Kern nimmt die toxische Wirkung nur wenig ab, dagegen steigt die desinfizierende an. Sie ist bei den drei *Kresolen* etwa gleich und ungefähr dreimal stärker als die des Phenols. Die Vergiftungserscheinungen sind die gleichen wie bei diesem. Ein Nachteil der Kresole ist ihre schwere Löslichkeit. Da sich Kresol in Seifen gut emulgiert, lassen sich letztere zur Verteilung der Kresole in Wasser verwenden (*Liquor Kresoli saponatus*; *Kreolin*, aus Rohkresol und Harzseifen; *Lysol* aus kresolreichen Teerölen und Leinölseifen[4] hergestellt).

Die bactericide Wirkung der übrigen Benzolhomologen bis zum Butylphenol ist gegenüber sämtlichen Bakterienarten ungefähr gleich. Dagegen zeigen sich beim Amyl-, Hexyl- und Heptylphenol große Unterschiede in der Wirkung auf einzelne Mikroorganismen. So ist 4-Heptyl-phenol gegen *Mycobacterium tuberculosis* 40fach wirksamer als gegen *Bacterium typhi*[5]. Bei Verzweigung der Seitenkette sinkt die Wirkung. Das n-Butylphenol verhält sich zur analogen sekundären und tertiären Verbindung wie 5:3:2. Von wesentlichem Einfluß ist natürlich auch die Löslichkeit. o- und p-Hexylphenol zeigen Verschiedenheit in Löslichkeit und antiseptischer Wirkung. Das p-n-Hexyl-phenol kann in seiner Wirkung durch Zusatz von Alkalien gesteigert werden[6]. Gut wirksam ist auch das α,α,γ,γ-Tetramethyl-butyl-phenol, ebenso das *Thymol*, 4-Isopropyl-3-oxy-1-methylbenzol (siehe nebenst. Formel),

Thymol

---

[1] TETSUMOTO, S.: Jap. J. exp. Medicine **19**, 17 (1922).
[2] REICHEL, H. PH.: Dtsch. med. Wschr. **72**, 551 (1947).
[3] OBERMILLER, J.: Ber. dtsch. chem. Ges. **40**, 3637 (1907); DRP 202168.
[4] DRP 52129.
[5] KLARMANN, E.: Ind. Engng. Chem., analyt. Edit. **8**, 369 (1936).
[6] READ, R. R., u. E. MILLER: J. Amer. chem. Soc. **54**, 1195 (1932); I. WAKELIN: Manufact. Chemist pharmac. fine chem. Trade J. **9**, 262 (1938).

das desodorisierende und antiseptische Eigenschaften vereinigt und weniger toxisch als Phenol und Kresol ist (Anwendung: Mundwässer, als Darmdesinfiziens und Anthelminticum). Synthetisch läßt es sich aus der entsprechenden Sulfonsäure durch Alkalischmelze gewinnen[1]. Oder Acetylkresol wird mit Aceton kondensiert und das erhaltene Produkt mit Bleicherde oder Silicagel auf 300—320° erhitzt. Dabei entsteht 3-Methyl-6-isopropylen-phenol[2]. Dieses wird an Nickelkatalysatoren hydriert[3]:

$$\begin{array}{c}CH_3\\ \bigcirc\!\!-\!O\cdot COCH_3\\ +\\ CH_3\cdot CO\cdot CH_3\end{array} \rightarrow \begin{array}{c}CH_3\\ \bigcirc\!\!-\!O\cdot COCH_3\\ C\cdot OH\\ CH_3\;\;CH_3\end{array} \rightarrow \begin{array}{c}CH_3\\ \bigcirc\!\!-\!OH\\ C\\ CH_3\;\;CH_2\end{array} \rightarrow \begin{array}{c}CH_3\\ \bigcirc\!\!-\!OH\\ CH\\ CH_3\;\;CH_3\end{array}$$

Neben dem Thymol haben auch eine Reihe von anderen aromatischen Verbindungen, die gleichfalls Bestandteile von ätherischen Ölen sind, antiseptische Wirkungen. In absteigender Reihenfolge sollen wirksam sein: Thymol, Eugenol, Geraniol, Cineol, Menthol, Santalol und Borneol[4].

Von den Polyphenolen wird das am wenigsten ätzende und toxische *Resorcin* in der Dermatologie wegen seiner gleichzeitigen keratolytischen Eigenschaften verwandt. Alkylierung führt zu beträchtlicher Wirkungssteigerung[5]. So ist das 4-n-Hexyl-resorcin ein gutes Antisepticum. Etwa 50mal stärker bactericid als Phenol, liefert es Lösungen geringer Oberflächenspannung und hohen Durchdringungsvermögens gegenüber Haut, Schleimhäuten und Wunden[6]. Es lassen sich so allgemein aus Resorcin durch C-Alkylierung gut wirksame Substanzen gewinnen[7]. Die Synthese der C-Alkylresorcine, z. B. des 4-Hexyl-resorcins, erfolgt durch Umsatz von Hexoylchlorid und Resorcin in Gegenwart von Zinkchlorid bei 85—90° und anschließende Reduktion des Ketons nach CLEMMENSEN[8]:

$$\begin{array}{c}OH\\ \bigcirc\!\!-\!OH\\ +\\ Cl\cdot CO\cdot C_5H_{11}\end{array} \xrightarrow[85-90^\circ]{ZnCl_2} \begin{array}{c}OH\\ \bigcirc\!\!-\!OH\\ CO\cdot C_5H_{11}\end{array} \xrightarrow{H_2} \begin{array}{c}OH\\ \bigcirc\!\!-\!OH\\ CH_2\cdot (CH_2)_4\cdot CH_3\end{array}$$

Haltbare und therapeutisch verwendbare Lösungen lassen sich gewinnen durch Lösen des 4-Hexyl-resorcins in Natriumcholat-Lösung[9]. Sie sind unter dem Namen *Alkorcin* und *Caprocal* in den Handel gebracht worden.

Substitution der aliphatischen Seitenkette durch eine endständige Hydroxyl-Gruppe setzt die Wirkung der Verbindungen herab. Auch Ersatz einer Methylen-Gruppe der Kette durch Äther-Sauerstoff senkt die Wirkung stark. Solche Verbindungen zeigen oft nur $1/10$ der Wirksamkeit des Grundstoffes[10].

---

[1] DRP 125097. — [2] EP. 279857.
[3] EPP. 276010, 280924 u. 641437.
[4] BURGER, A. M.: G. Chimici **28**, 187 (1934).
[5] MILLER, E., u. a.: J. Amer. chem. Soc. **60**, 7 (1938).
[6] AP. 1471895. — [7] AP. 2146007.
[8] Cox, E. H.: Receuil Trav. chim. Pays-Bas **50**, 848 (1931). — [9] DRP 555291.
[10] READ, R. R., u. E. MILLER: J. Amer. chem. Soc. **54**, 1195 (1932).

Phenole lassen sich alkylieren durch Erhitzen mit 1—3 Mol des entsprechenden Alkohols in Gegenwart von $AlCl_3$ oder $ZnCl_2$. Die entstandenen Verbindungen sind zur Desinfektion sehr gut geeignet[1].

Auch durch Einwirkung von Olefinen auf Phenole in Gegenwart von viel Schwefelsäure lassen sich Alkyl-Derivate gewinnen, z. B. sekundäres Amylphenol, sekundäres Hexylphenol, sekundäres Heptylphenol, tertiäres Amylkresol, sekundäres Hexylkresol, sekundäres Hexylresorcin und andere[2].

Antiseptisch wirksame Alkylphenole werden auch erhalten durch Einwirkung von chlorierten Paraffinen, wie man sie aus bestimmten Erdölfraktionen gewinnen kann, auf Phenole, in Gegenwart von $AlCl_3$ nach der FRIEDEL-CRAFTSschen Methode[3].

Auch Aryl-substituierte Phenole sind als Antiseptica dargestellt worden. So stellt das p-Oxydiphenyl ein wertvolles Zwischenprodukt zur Gewinnung von Desinfektionsmitteln dar[4]. Als germicides Mittel wird das 3,4-Diphenylphenol empfohlen[5]. Der Arylrest braucht nicht unmittelbar am Kern substituiert zu sein, auch über eine Alkyl-Gruppe hin bewirkt er eine deutliche Wirkungssteigerung des Phenols. Daher zeigt sich p-Oxy-diphenylmethan als ein wirksames Desinfektionsmittel und unterdrückt schon in Konzentrationen von 0,003% die Schimmelbildung[6].

o-Benzylphenol kommt als *Delegol* in den Handel. Es dient zur Raum- und Wäschedesinfektion. Die 0,25%ig. Lösung tötet Tuberkelbazillen in 2 Stunden[7].

Auch die Alkylierung von 6-Oxy-diphenyl läßt sich durch $AlCl_3$ nach FRIEDEL-CRAFTS mit Alkylchloriden oder auch mit Olefinen durchführen. Man kann auch so verfahren, daß 6-Oxy-diphenyl mit einer organischen Säure verestert, in das Keton umlagert und letzteres reduziert wird:

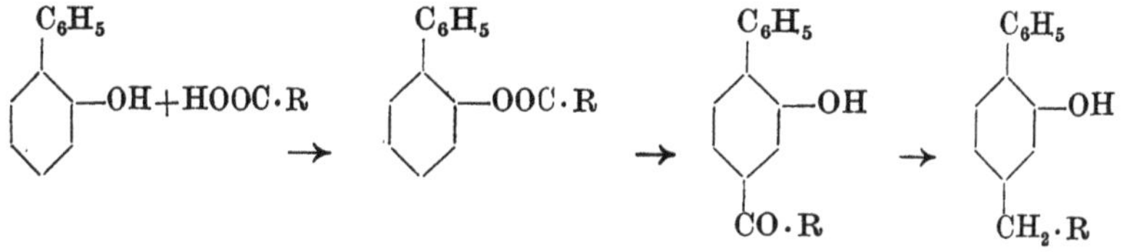

Auf diese Weise lassen sich 4-Isoamyl-, 2,4-Diisoamyl-, 4-tert.-Amyl-, 4-tert.-Hexyl-, 4-sek.Amyl-, 4-tert.-Octyl-6-oxydiphenyl und andere gewinnen.

Das DBP. 800 877 schützt 4,4'-Dioxy-3,3'-dimethyl-diphenyl und seine Salze als Desinfektions- oder Konservierungsmittel.

Nach neueren Versuchen zeigt die *Pikrinsäure*, auf die später noch näher eingegangen werden soll, unter den Phenolen die beste Desinfektionswirkung. Es folgen dann Hydrochinon, Thymol, Brenzkatechin, Pyrogallol, die nur geringe Unterschiede zeigen. Schwache Wirkung ist noch bei Guajacol und Resorcin festzustellen. Eine Ausnahme macht das Phloroglucin, das nicht bactericid wirkt, sondern das Leben der Bakterien fördert. Die Salze von Hydrochinon und Thymol wirken zum Unterschied von denjenigen anderer Phenole stark keimtötend[8].

Derivate des Tropolons, z. B. β-Methyl-tropolon,

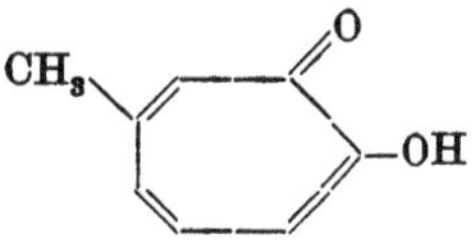

hemmen das Wachstum von Mikroorganismen noch in Verdünnung von 1:160 000 bis 1:20 000 (vgl. S. 773)[9].

---

[1] AP. 2204339. — [2] AP. 2104412. — [3] AP. 2178571. — [4] AP. 1942800.
[5] AP. 2240073.
[6] FUZIKAWA, F.: J. pharmac. Soc. Japan **61**, 38 (1941).
[7] WILDE, W.: Med. Klin. **46**, 239 (1951).
[8] TETSUMOTO, S.: J. agric. chem. Soc. Japan, Bull. **16**, 73 (1940); C. **1941**, I, 59.
[9] HAWORTH, R. D., u. J. D. HOBSON: J. chem. Soc. (London) **1951**, 565.

Äther und Ester.

Durch Verätherung phenolischer Hydroxyl-Gruppen geht die Toxizität der Phenole zurück; sie verlieren aber in den meisten Fällen zugleich ihre antiseptischen Eigenschaften. Wenn alle vorhandenen Hydroxyl-Gruppen durch Äther-Reste verschlossen sind, wie z. B. dem Brenzkatechindimethyläther, dem *Veratrol*, gelangt man zu unwirksamen Produkten. Auch 2-Propyl-1-naphthol-äthyläther und 2-Propionyl-1-naphthol-äthyläther sind unwirksam. Wird nur ein Teil der phenolischen Hydroxyle veräthert, so können therapeutisch brauchbare Verbindungen entstehen, so das *Guajacol*, der Brenzkatechin-mono-methyläther.

Guajacol

Es ist der Hauptbestandteil (60—90%) des durch Destillation von Buchenholzteer gewonnenen *Kreosots*, neben anderen Phenolen insbesondere Methylguajacol. Béhal und Choay[1] isolierten erstmals das Guajacol. Beiden Stoffen wurde früher bei der Behandlung der Lungentuberkulose Bedeutung beigemessen, doch können sie höchstens die Sekretion und Expektoration befördern.

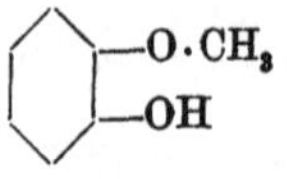

Die Darstellung des Guajacols erfolgt entweder durch Methylierung des Brenzkatechins mit Hilfe von Methylschwefelsäure oder besser aus o-Anisidin $NH_2 \cdot C_6H_4 \cdot OCH_3$ durch Diazotierung und Verkochen in Gegenwart von Kupfersalzen[2]. Das letztere Verfahren gibt bessere Ausbeuten und ist leichter durchzuführen als das Verkochen der Diazoverbindung auf gewöhnlichem Wege oder unter Zusatz von Schwefelsäure[3].

Im Gegensatz zu den üblichen Antiseptica ist der Phenylglykoläther gegen *Bac. pyocyaneum* wirksam. Seine Toxizität ist gering.

Zur Beseitigung der Reizwirkung und des schlechten Geschmacks des Guajacols hat man schon frühzeitig Äther, Ester und sulfonierte Produkte hergestellt. *Sirotol* ist ein Glycerinäther des Guajacols:

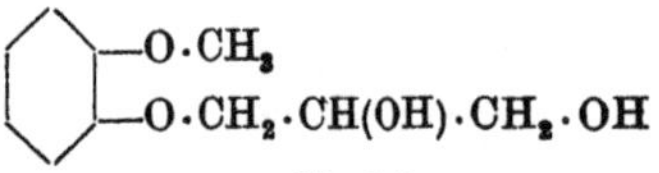

Sirotol

Es hat den Vorteil, daß es neben seiner Reizlosigkeit verhältnismäßig gut wasserlöslich ist (in 40 Teilen warmem Wasser). Es läßt sich durch Einwirkung von Glycerin-monochlorhydrin auf in Natronlauge gelöstes Guajacol leicht gewinnen[4].

Im Gegensatz zu den sonstigen Phenoläthern zeigen die Oxy-diphenyläther und deren Derivate, in denen mehrere Benzolkerne durch eine Sauerstoffbrücke verbunden sind, nach Verschluß ihrer freien Oxy-Gruppe durch Oxalkyl-Reste trotz des Verschlusses der OH-Gruppe gute Wirkung. So entsteht z. B. bei Einwirkung von p-Oxydiphenyläther auf Bromäthyldiäthylaminhydrobromid der gut wirksame Hydrochinon-phenyl-diäthylamino-äthyl-diäther:

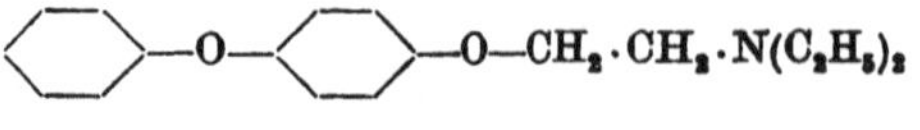

In gleicher Weise sind auch Desinfektionsmittel, die an Stelle der Sauerstoff-Brücke zwischen den Phenolkernen ein Schwefelatom enthalten, antiseptisch. Durch Einführung einer Methyl-Gruppe in den Benzolring von p-Oxydiphenylsulfid wird im allgemeinen die Wirkung verringert[5].

---

[1] Béhal, A., u. E. Choay: C. R. hebd. Séances Acad. Sci. **116**, 197 (1893).
[2] DRPP 305281, 167211.
[3] DRP 95339.
[4] Archetti, A.: Bull. chim. Farm. **55**, 649 (1916).
[5] DRP 527714.

Basisch substituierte Phenoläther zeichnen sich im Tierversuch durch starke Wirkung auf den Malariaerreger aus. Das *Dimeplasmin*

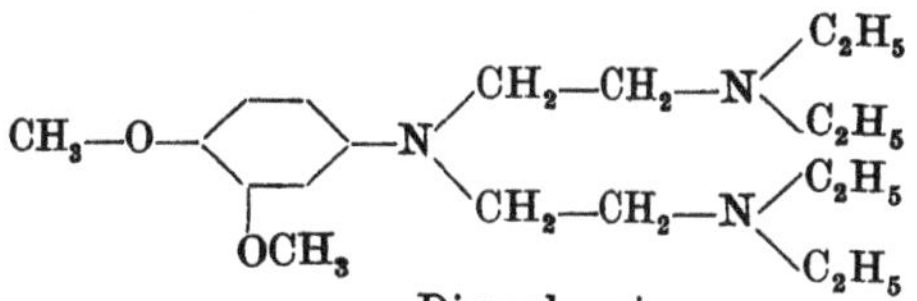

$$CH_3-O-\underset{OCH_3}{\underset{|}{C_6H_3}}-N\begin{cases}CH_2-CH_2-N(C_2H_5)_2\\CH_2-CH_2-N(C_2H_5)_2\end{cases}$$
Dimeplasmin

wurde klinisch geprüft, versagte aber vollkommen. Ersatz der p-ständigen Methoxy-Gruppe durch einen Phenoxy-Rest führte zum *Gavano*, daß sich durch emetinähnliche Wirkung bei Amöbenruhr auszeichnet[1] (S. 678).

Gut wirksam gegen Pilzinfektionen bei gleichzeitig guter bakteriostatischer Wirkung ist das 2,2'-Dioxy-5,5'-dichlor-diphenylsulfid, das unter der Bezeichnung *D 25* oder *Novex* in den Handel kommt.

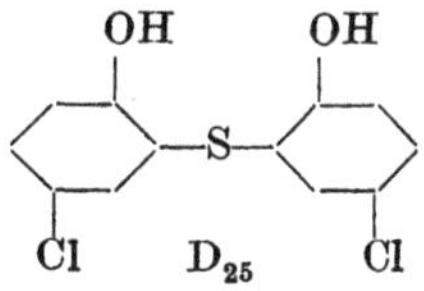

$$\underset{Cl}{\underset{|}{C_6H_3(OH)}}-S-\underset{Cl}{\underset{|}{C_6H_3(OH)}}$$
D$_{25}$

Die Darstellung geschieht durch Kondensation von p-Chlorphenol und Schwefelchlorür in Gegenwart von $AlCl_3$ [2].

Der schlechte Geruch und Geschmack des Guajakols hat zahlreiche Versuche angeregt, durch Synthese geruch- und geschmacklose Derivate zu erhalten. Eines der ältesten Beispiele hierfür ist die Herstellung des *Duotals*. Er ist der Kohlensäureester des Guajacols und wurde durch Einwirkung von Phosgen auf Guajacol gewonnen[3].

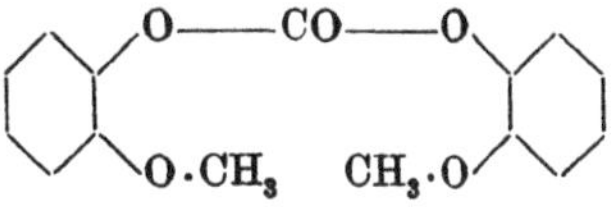

$$C_6H_4(O\cdot CH_3)-O-CO-O-C_6H_4(O\cdot CH_3)$$
Duotal

Duotal ist aber schwer spaltbar und passiert den Körper zu einem großen Teil unzersetzt. H.P. KAUFMANN kuppelte daher Eiweißstoffe[4] und Zucker[5] mit Guajacolkohlensäurechlorid und erhielt geschmacklose und geruchlose Verbindungen. Glucose liefert auf diese Weise die gut kristallisierte Pentacarbo-guajacoxy-glucose, Arabinose die Tetracarbo-guajacoxy-arabinose; analog reagieren Laktose und Saccharose, Mannit liefert ein Hexa-Derivat. Guajacoxyglycin ist leicht spaltbar und resorbierbar, dabei geschmack- und geruchlos. Casein usw. geben analoge Verbindungen.

H.P. KAUFMANN[6] erhielt auch dadurch geruch- und geschmacklose Guajacol-Verbindungen, daß er andere, die Wirkung unterstützende oder ergänzende Heilmittel in lockere Verbindung mit Guajacol brachte. Hierzu dienten sedative, antipyretische und desinfizierende Stoffe, die freie Amino- oder Hydroxyl-Gruppen enthalten und die sich mit Guajacolkohlensäurechlorid umsetzen lassen. Letzteres kuppelte man in dieser Weise mit Bromdiäthylacetylharnstoff, mit Aminoantipyrin, p-Phenetidin, Codein, Chinin usw. zu wohl definierten Verbindungen, die geschmacklos und geruchlos sind und im Körper in ihre Komponenten zerfallen.

---

[1] MIETZSCH, F.: Klin. Wschr. **29**, 128 (1951).
[2] RICHTER, M. M.: Ber. dtsch. chem. Ges. **49**, 1024 (1916).
[3] DRP 58129. — [4] DRP 753133. — [5] DRP 752571.
[6] KAUFMANN, H. P.: Unveröffentlichte Versuche; DRP 749056.

Außer dem Duotal wurden zahlreiche andere Ester der Phenole dargestellt. Als Beispiele seien das 2-Phenyl-4-n-propyl-phenylacetat, das mono-Chlor-3-phenyl-phenylbenzoat, das 2-Chlor-4-phenyl-phenylbenzoat, das 2-Phenyl-6-chlor-phenylsalicylat genannt [1].

Der im Perubalsam enthaltene Benzoesäure-benzylester

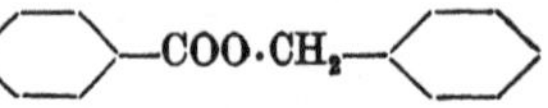

$$\langle\rangle\text{—COO·CH}_2\text{—}\langle\rangle$$

Benzylbenzoat

zeichnet sich besonders durch seine antiparasitären Eigenschaften aus. Als Scabies-Mittel nimmt das Benzylbenzoat eine bedeutende Stellung ein (*Peruol*). Es wird in Form einer 25%ig. Emulsion oder als Öl-Lösung angewandt.

Auch saure phosphorsaure Ester von Dioxybenzolmonoäthern sind als Desinfektionsmittel vorgeschlagen worden, so z. B. mono-(1-Oxy-2-chlor-4-phenoxybenzol)-phosphorsäureester usw. K. W. ROSENMUND und H. VOGT stellten Phenolphosphorsäureester dar, die in Form ihrer Salze geprüft wurden. Von den Verbindungen waren die Ester von p-Chlor-phenol, p-Butyro-o-kresol, p-Chlorthymol und p-Chlor-carvacrol gegen Staphylokokken und Coli-Bakterien unwirksam. Schwach wirksam waren die Ester der Di-p-chlorphenol-phosphorsäure, der Di-p-butyro-o-kresol-phosphorsäure und der p-Hexyl-o-kresol-phosphorsäure. Dagegen waren andere Derivate etwas besser wirksam, so der Ester der Di-p-chlor-thymol-phosphorsäure, der Di-p-chlor-carvacrol-phosphorsäure und andere Verbindungen. Es wurde also durch Veresterung mit Phosphorsäure durchweg eine Abschwächung der Wirkung erzielt[2].

Einführung von Sulfonsäure-Gruppen vermindert die Reizwirkung der Phenole. Durch die leichtere Löslichkeit ist aber häufig auch die therapeutische Wirkung herabgesetzt.

Als Beispiel der Sulfonierung sei das Kaliumsulfoguajacolicum (*Thiokol*) genannt:

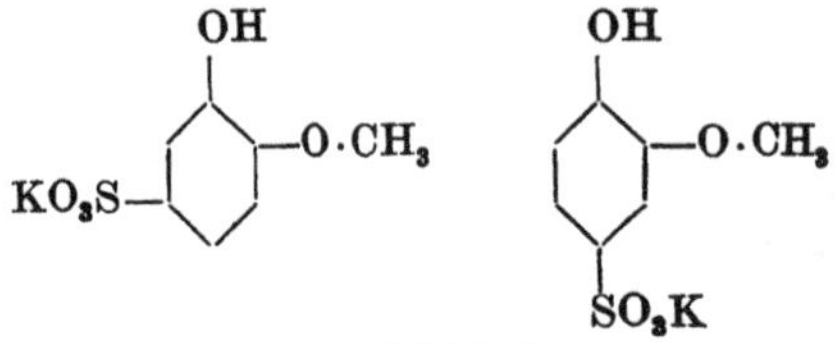

Thiokol

Die Sulfonierung führt zu einer Herabsetzung der antiseptischen Wirkung, doch erlauben die Wasserlöslichkeit und die geringe Reizwirkung eine Anwendung als schleimlösendes und expektorierendes Mittel.

o- und p-Guajacolsulfonsäure entstehen bei Einwirkung von Schwefelsäure auf Guajacol. Bei Temperaturen unter 100° wird fast nur die mono-Sulfonsäure gebildet, sowohl die o- als auch die p-Verbindung. Die Trennung erfolgt durch Überführung in die basischen Salze der Erdalkalien. Die Salze der o-Guajacolsulfonsäure sind leicht löslich. Durch Umsetzung mit Säuren oder Alkali lassen sich die freien Säuren oder deren Alkalisalze gewinnen. Am besten sulfoniert man zwischen 30 und 60°. Nach Zusatz von Kalkmilch scheidet sich das basische Salz der p-Verbindung ab. Das o-Salz bleibt gelöst[3].

Kresival ist ein Gemisch der Calciumsalze sulfonierter Kresole.

---

[1] AP. 2141172.
[2] ROSENMUND, K. W., u. H. VOGT: Arch. Pharmaz. Ber. dtsch. pharmaz. Ges. **281**, 317 (1943). — [3] DRP 188506.

Halogen-Derivate.

In manchen Fällen läßt sich eine Verstärkung der Desinfektionswirkung aromatischer Verbindungen durch Kern-Halogenierung erreichen. Dabei wirkt die Substitution durch Brom stärker als durch Chlor, die durch Jod wieder stärker als die durch Brom. Jedoch haben die Jod-Verbindungen den Nachteil der schweren Löslichkeit und kommen daher selten, wie z.B. das Jodresorcin[1], zur Anwendung.

Die Chlorphenole haben eine stärker antiseptische Kraft als die Phenole selbst. Dabei nimmt die Desinfektionskraft, wie BECHHOLD und EHRLICH[2] gefunden haben, analog der Zahl der eintretenden Halogen-Atome zu. Auch der Eintritt in Alkylphenole steigert die Desinfektionskraft. So ist Tribromxylenol 20mal so wirksam wie Tribrom-phenol. Tetrabrom-o-kresol hat die 16fache Wirkung von Tetrachlor-phenol. Allerdings ist zu beachten, daß die Desinfektionswirkung der Halogen-Derivate gegenüber verschiedenen Bakterien verschieden stark sein kann. Auch unterscheiden sich isomere Substitutionsprodukte in ihrer Wirkung. Günstig kann sich die Verknüpfung von zwei halogenierten Phenolen durch —CH$_2$— oder —CH(OH)— und ähnliche Gruppen auswirken. Keto-Gruppen bedingen eine Abschwächung. Die Verstärkung durch Halogen- und Alkyl-Gruppen betrachten R. LABES und T. H. BREITENSTEIN[3] als eine Folge der abgeänderten Affinität phenolischer Gruppen gegenüber basischen Stickstoff-Verbindungen des Reaktionspartners. Die in Modellversuchen gezeigten Reaktionen lassen sich auch auf die Verhältnisse im kolloidchemischen System übertragen. Hier stellen die Eiweißkolloide den Reaktionspartner dar.

Halogenderivate des 2,2'-Dioxy-diphenyls werden zur Handdesinfektion verwandt. Besonders geeignet ist das 2,2'-Dioxy-5,5'-dibrom-diphenyl. Durch Zusatz zu Seifen erhält man keimtötende Seifen[4].

Ein bekanntes Antisepticum, dessen Wirkung auf einer durch Methyl- und Halogensubstitution gesteigerten Phenolwirkung beruht, ist das *Sagrotan*. Es ist die Mischung von p-Chlor-m-kresol mit symmetrischem p-Chlor-xylenol[5].

Sagrotan

Statt des symmetrischen Xylenols lassen sich auch unsymmetrische Phenole verwenden[6]. Diese Verbindungen, zuerst von RASCHIG hergestellt, zeigen gute desinfizierende Wirkung und werden besonders zur Hautpflege verwendet.

Trialkylierte Halogenphenole werden auch nach dem AP. 1938912 gewonnen, so z.B. das 3,5-Dimethyl-2-isopropyl-4-chlor-phenol, das 3,5-Dimethyl-2-diäthylmethyl-4-chlor-phenol. Über die verschiedene Wirkung der Halogen-Xylenole liegen ausführliche Arbeiten von G. LOCKEMANN und K. HEIKEN vor. Die isomeren Xylenole wirken etwa 5 mal so stark wie Phenol gegen *Bacterium coli* und *Staphylococcus aureus*. Bei Eintritt eines Halogens in den Kern tritt der Einfluß der Stellungsisomerie stark hervor. Die Chlor- und Bromderivate der nachfolgenden Xylenole (1, 2, 3)

---

[1] AP. 2102956.
[2] BECHHOLD, H. u. P. EHRLICH: Hoppe-Seylers Z. physiol. Chem. **47**, 182 (1906).
[3] LABES, R., u. T. H. BREITENSTEIN: Naunyn-Schmiedebergs Arch. exp. Pathol. Pharmakol. **175**, 372 (1935).
[4] AP. 2487799. — [5] DRP 300321. — [6] DRP 302013.

wirken etwa 50—70 mal stärker als Phenol, die Xylenole der nachstehenden Konstitution (4, 5, 6) dagegen nur 15—20 mal so stark, ein Beweis für die große Bedeutung der Stellungsisomerie.

Die Brom-Derivate waren bei den gut wirksamen Verbindungen den Chlor-Derivaten überlegen. Die Brom-Derivate von 1,2 und 3 wirkten 5—6 mal so stark wie die Isomeren von 4 und 6, die entsprechenden Chlor-Verbindungen 4 mal so stark wie die Isomeren von 4 und 6. Gegen *Staphylococcus aureus* erwiesen sich die Chlor-Derivate der gut wirksamen Verbindungen als 15—20fach den schwach wirksamen überlegen. Die Brom-Derivate übertreffen sie sogar um das 33fache. Infolge der guten Wirkung der halogenierten Alkylphenole wurde eine große Anzahl von Verbindungen unter Patentschutz gestellt. Alkylhalogenierte Phenole, bei denen der Alkyl-Rest größer ist als eine Kette aus 5 Kohlenstoffgliedern, zeigen gute Desinfektionskraft, z.B. 2-Chlor-4-hexyl-phenol, 2,6-Dichlor-4-tert.-cetylphenol[1]. Alkyl-chlor-resorcine lassen sich durch Einwirkung von SO_2Cl_2 auf Alkylresorcin gewinnen. Die Reaktion wird durch Erhitzen auf dem Wasserbad durchgeführt. 4-Butylresorcin mit SO_2Cl_2 behandelt, liefert 4-Butyl-6-chlor-1,3-dioxy-benzol[2]. In gleicher Weise lassen sich auch die 4-Methyl-, 4-Propyl-, 4-Amyl- und 4-Hexyl-resorcine behandeln. Die Verbindungen sind als Antiseptica gut zu verwenden. Alkylhalogenphenole zeigen sich auch dann als gut antiseptisch, wenn ungesättigte Seitenketten vorhanden sind. Durch Kondensation von m-Chlor-, p-Fluor- oder p-Brom-phenol mit Δ^2-ungesättigten aliphatischen oder alicyclischen primären Alkoholen mit 4—7 C-Atomen in Gegenwart eines Lösungsmittels, wie Benzol oder Xylol, entstehen z. B. p-Fluor-(n-Δ^2-pentenyl)-phenol, m-Chloro-(Δ^2-hexenyl)-phenol, p-Brom-o-(n-crotyl)-phenol[3].

Die Halogen-Derivate aromatischer und hydroaromatischer Verbindungen erlangten in neuerer Zeit in der Schädlingsbekämpfung Bedeutung. So wirken das (Di-p-chlorphenyl)-trichlormethylmethan (*DDT*) und das Hexachlorcyclohexan (*HCC*) stark insektizid. Beide beanspruchen daher auch medizinisches Interesse, und sind als Scabiesmittel wie auch als Anthelminthica (s. S. 277 u. 278) vorgeschlagen worden.

Die Einführung von Rhodan-Resten in desinfizierende Stoffe führt oft zu einer überraschenden Steigerung der Wirkung. Für diese von H. P. KAUFMANN und E. WEBER[4] beschriebenen Versuche sollen einige Beispiele gebracht werden.

Thymol liefert mit nascierendem Rhodan das 1-Methyl-4-isopropyl-3-oxy-6-rhodan-benzol, das gegenüber *Bact. Coli*, *Staphylococcen* und *B. Pyocyaneus* starke Desinfektionswirkung hatte, aber auch sehr toxisch ist. Aus o- und m-Kresol erhält man die gut kristallisierenden Stoffe 1-Methyl-2-oxy-5-rhodan-benzol bzw. 1-Methyl-3-oxy-5-rhodan-benzol. Aus p-Kresol bildet sich zunächst das Rhodanid, das in üblicher Weise in die Mercapto- und Disulfid-Verbindung überführt werden kann, aber auch zu Ringschlüssen neigt:

---

[1] AP. 2176010. — [2] AP. 2151137.
[3] DRP 667063; AP. 2002447.
[4] KAUFMANN, H. P., u. E. WEBER: Arch. Pharmaz. Ber. dtsch. pharmaz. Ges. **267**, 201 (1929).

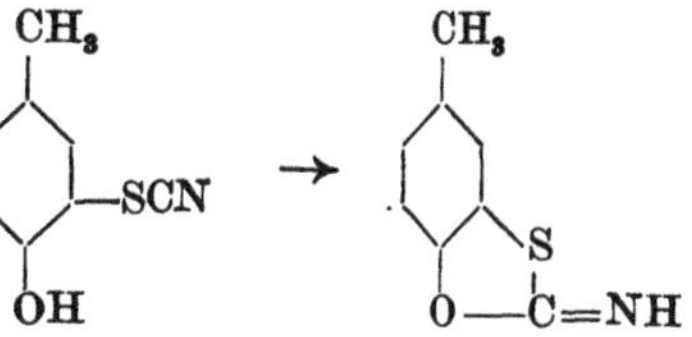

Säuren.

Die aromatischen Säuren sind weniger giftig als die Phenole, aber etwa gleich antiseptisch wirksam. In großen Dosen wirken sie temperatursenkend. Die Benzoesäure wird in Form ihres Natriumsalzes zur Konservierung benutzt.

Über die Desinfektionswirkung der Benzoesäure, auch in Dampf-Form, berichtete H. P. KAUFMANN[1]. Sie entfaltete in saurer Lösung gegenüber *Staphylokokken*, *Diphtherie-Bazillen* und *Bacillus Hoffmann* beachtliche Wirkungen.

Die Monorhodan-benzoesäuren lösen im Tierversuch nach interperitonealen Gaben eine Blutdrucksenkung aus[2].

Die Salicylsäure ist im Gegensatz zum Phenol nur schwach toxisch. Durch Alkalien wird die Wirkung herabgesetzt. Gesteigerte Bedeutung erhält die Salicylsäure durch ihre spezifische Wirkung bei akutem Gelenkrheumatismus.

Gemischte Glyceride der Salicylsäure und höherer Fettsäuren, die zu Einreibungen verwendet werden können, erhält man durch Umesterung von Fetten und Ölen mit Salicylsäure. Zur Vermeidung einer Decarboxylierung der Salicylsäure bei den zur Umesterung nötigen hohen Temperaturen wird unter hohem CO_2-Druck gearbeitet (H. P. KAUFMANN[3]). Die Verbindungen zeichnen sich durch gute Tiefenwirkung aus.

Im AP. 2478834 werden das Dinatriumsalz des 2-Carboxyphenylsulfats und das Dinatriumsalicyl-sulfonat als gute Heilmittel gegen Rheumatismus empfohlen.

Alkylierungen und Arylierungen der Salicylsäure wurden versucht. *Epicarin*, ein starkes, nicht reizend wirkendes Antisepticum, war die 3-[2'-Oxy-naphthylmethyl]-salicylsäure:

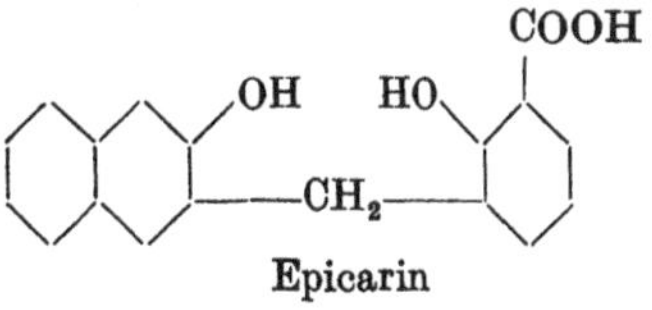

Epicarin

Die Darstellung dieser Verbindung erfolgt durch Umsetzung von Halogenderivaten aromatischer Oxycarbonsäuren mit aromatischen Oxy-Verbindungen unter Austritt von Halogenwasserstoff. Das Kondensationsprodukt aus Chlormethyl-salicylsäure und β-Naphthol stellt das Epicarin dar. In gleicher Weise lassen sich auch Äther, Ester und Aldehyde umsetzen[4].

Chlor-Derivate, wie z.B. Chlormethyl-salicylsäure, kann man durch Einwirkung des Chlormethylalkohols auf aromatische Oxycarbonsäuren in Gegenwart wasserentziehender Verbindungen, besonders von konz. Halogenwasserstoffsäuren, gewinnen[5]. Chlormethylalkohol entsteht aus Formaldehyd und Halogenwasserstoff[6].

Eine Reihe von Estern der p-Oxy-benzoesäure wurde geprüft[7]. Es wurden das Methyl- (*Nipagin M*), Äthyl-, Propyl- (*Nipasol*), Butyl-, Allyl-p-oxybenzoat und der Benzylester (*Nipabenzyl*) erprobt, ferner die Methyl- und Äthylester der p-Methoxy-benzoesäure u. a. Mit steigender Größe des Alkyls vom Methyl- bis Benzylester steigt die Desinfektionswirkung stark an. Propyl-, Isopropyl-

---

[1] KAUFMANN, H. P.: Zbl. Bakteriol., Parasitenkunde Infektionskrankh. **83**, 581, 591 (1919); Angew. Chem. **32**, 188 (1919).
[2] KRANTZ, J. C., u.a.: Proc. Soc. exp. Biol. Med. **74**, 321 (1951).
[3] DRP 544695. — [4] DRP 117890. — [5] DRP 113723. — [6] DRP 57621.
[7] LESCHKE, E.: München. med. Wschr. **77**, 2006 (1930); Literatur s. TH. SABALITSCHKA: Apotheker-Ztg. **43**, 670 (1928).

und Allylester weisen dagegen keine besonderen Unterschiede auf, so daß anscheinend weder durch Kettenverzweigung noch durch Doppelbindung die Wirkung der Ester verändert werden kann. Die Ester der m-Chlor-p-oxy-benzoesäure waren durchweg besser wirksam als die chlorfreien Säuren. Hier stieg die Wirkung bis zum Isoamyl-Ester an und fiel dann beim Benzylester wieder ab. Durch Veresterung mit Glycerin sinkt die Wirkung ab. Bei der Konservierung von Nahrungsmitteln stört mitunter der Geschmack.

Auch die Alkalisalze der Oxysäuren sind wirksam, so beispielsweise die Alkalisalze des 3,5-Dibrom-4-oxy-benzoesäure-1-äthylesters, des 3-Jod-4-oxy-benzoesäure-1-äthylesters, und anderer p-Oxy-benzoesäure-Derivate[1]. Wirkung als Desinfektionsmittel zeigen auch die Alkalisalze der p-Oxy-benzoesäureester neben den Alkalisalzen der m-Oxy-benzoesäureester, die drei und mehr Kohlenstoffatome im Esteralkyl enthalten[2].

Die m-Oxy-benzoesäure besitzt keine, das p-Isomere nur begrenzte Bedeutung. Die Desinfektionswirkung der p-Oxy-benzoesäure ist der des Phenols gleich oder schwach überlegen.

BERTHEIM fand, daß Benzolderivate und vor allem Salicylsäure den Sauerstoffverbrauch von Tuberkelbazillen erhöhen und für sie als Wachsstumstoffe wirken. LEHMANN untersuchte daraufhin Derivate der Salicylsäure in der Hoffnung, Antagonisten zur Salicylsäure zu finden, die sich in ähnlicher Weise wie p-Amino-benzolsulfonamid (S. 698) zu p-Amino-benzoesäure verhalten. Tatsächlich war die p-Amino-salicylsäure (*PAS*) noch in hoher Verdünnung gegen Tuberkelbazillen wirksam.

Außer PAS sind noch N-Methyl-p-amino-salicylsäure und p-Aminomethylbenzoesäure wirksam.

Die Darstellung erfolgt analog der Synthese der Salicylsäure aus p-Amino-phenol und Kohlendioxyd. Je nach Art der Herstellung erhält man ein Präparat von verschiedenem Schmelzpunkt[3], da der Reinheitsgrad starken Schwankungen unterworfen ist. Die Einwirkung des Kohlendioxyds auf das p-Amino-phenol kann mit und ohne Druck[4] erfolgen.

Nach ERLENMEYER jr. wird m-Amino-phenol mit Kaliumcarbonat und Wasser mit fester Kohlensäure versetzt und im Autoklaven 6 Stunden auf 85° erhitzt. Hierbei steigt der Druck auf 30 Atü. Nach diesem Verfahren erhält man 80% Ausbeute an p-Amino-salicylsäure[5].

E. WENIS und TH. S. GARDNER[6] beschreiben eine neue Synthese nach folgendem Reaktionsschema:

Die Gesamtausbeute beträgt 40%.

Die p-Amino-salicylsäure hat in Dosen von 10—15 g täglich gute Wirkung, vor allem bei Darmtuberkulose gezeigt. Auch Lungentuberkulose wird beeinflußt. Durch Cystein, Cystin und Eiweiß wird die Wirkung gehemmt[7]. Die Verbindung soll jedoch nicht länger als 8 Wochen verabreicht werden, da sonst Schädigungen an Leber und Nieren auftreten können[8].

---

[1] AP. 1793021. — [2] DRP 713690.
[3] DRAIN, D. J., u. a.: J. chem. Soc. (London) **1949**, 1500.
[4] ERLENMEYER jr., H., u. a.: Helv. chim. Acta **31**, 988 (1948).
[5] Zur Darstellung s. ferner DRP 50835; Schwed.P. 123563.
[6] WENIS, E., u. TH. S. GARDNER: J. Amer. Pharmac. Assoc. **38**, 9 (1949).
[7] SHEEHAP: J. Amer. chem. Soc. **70**, 1665 (1948).
[8] BAVIN, E. M.: J. Pharmacy, Pharmacol. **1**, 790 (1949).

Ester und Amide der p-Amino-salicylsäure stellten K.A. JENSEN und Mitarbeiter her[1]. Die Verbindungen waren z.T. ebenso stark wirksam wie die freie Säure selbst[2]. Dagegen waren Amide der 2-Chlor-4-amino-benzoesäure, deren bakteriostatische Wirkung von der p-Amino-benzoesäure gehemmt wird, ohne Wirkung. Nur die unsubstituierten Amide der 2-Jod-4-amino-benzoesäure zeigten gegen Tuberkelbazillen Wirksamkeit[3].

Glykoside der p-Amino-salicylsäure haben ebenfalls gute tuberkulostatische Wirkung[4].

P. KOELZER und J. GIESEN[5] beobachteten, daß PAS als Derivat der p-Amino-benzoesäure (s. S. 340) ebenfalls die Wirkung verschiedener Sulfonamide aufzuheben vermag.

Nach Untersuchungen von R. KUHN, F. JILLIKEN und H. TRISCHMANN[6] zeigt die p-Aminomethyl-salicylsäure gegen Tuberkelbazillen die gleiche Wirkung wie PAS. Die Wirkung der neuen Verbindung wird durch p-Amino-benzoesäure nicht aufgehoben.

p-Aminomethyl-salicylsäure läßt sich durch Reduktion von p-Cyan-salicylsäure darstellen.

Als Heilmittel bei Tuberkulose sollen nach den Schwd. P. 127434 auch die 4-Amino-2,6-dioxy-benzoesäure und deren Derivate verwendet werden können.

Durch bactericide Wirkung zeichnen sich auch β-Benzoyl-acrylsäuren aus. Die stärkste Wirksamkeit besitzt die β-(p-Nonyl-benzoyl)-acrylsäure. Verlängerung der Kette führte zu einem Absinken der Wirkung[7].

Mit Phthalylchlorid reagiert die p-Amino-salicylsäure unter Ätherester-Bildung, jedoch wird zunächst das Säureamid gebildet, das sich mit zwei weiteren Mollen Phthalylchlorid unter Bildung des p-Phthaloyl-bis-(aminosalicylsäure-phthalidenätheresters) umsetzt[8]:

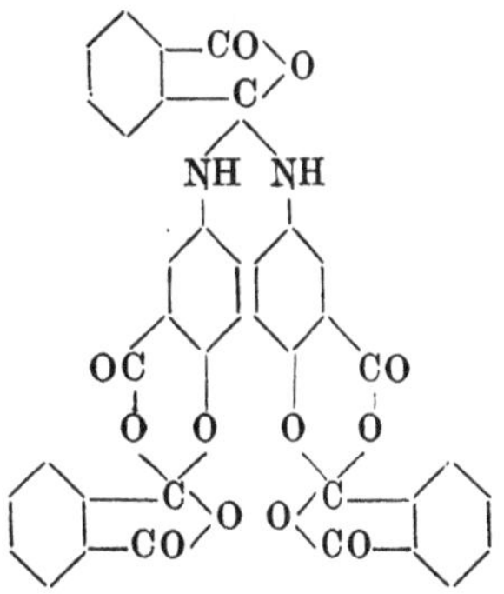

Eine cyclisch-substituierte Carbonsäure von therapeutischer Wirksamkeit ist die *Chaulmoograsäure*, die ω-Cyclopentenyl-myristinsäure:

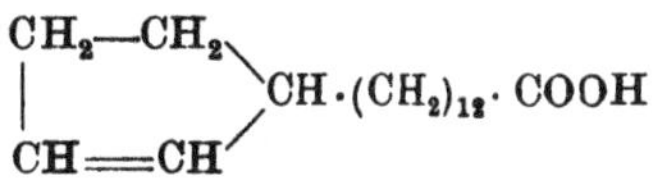

$$\begin{array}{c} CH_2-CH_2 \\ | \qquad\qquad \diagdown \\ \qquad\qquad\qquad CH \cdot (CH_2)_{12} \cdot COOH \\ | \qquad\qquad \diagup \\ CH=CH \end{array}$$

Chaulmoograsäure

---

[1] JENSEN, K. A., u. a.: Acta chem. scand. 2, 220 (1948).
[2] Vgl. W. TATERKA u. a.: Experientia 7, 28 (1951).
[3] JENSEN, K. A. u. a.: Acta chem. scand. 3, 13 (1949).
[4] HABERLAND, G.: Arzneimittel Forsch. 1, 298 (1951).
[5] KOELZER, P., u. J. GIESEN: Naturwiss. 37, 476 (1950).
[6] KUHN, R., F. JILLIKEN u. H. TRISCHMANN: Chem. Ber. 83, 304 (1950).
[7] KIRCHNER, F. K.. u. a.: J. Amer. chem. Soc. 71, 1210 (1949).
[8] KAUFMANN, H. P., u. a.: unveröffentlichte Versuche.

Sie ist die Hauptsäure des Chaulmoograöles, welches aus *Flacourtiaceen* gewonnen wird.

Dieses diente den Eingeborenen als Vorbeugungsmittel gegen Lepra. 1854 wurde es zuerst in Europa bekannt; später untersuchte L. Roux die Wirkung der aus dem Öl gewonnenen freien Säure. Die Synthese der Säure gelang zuerst Perkins und Cruz (1927)[1], nachdem vorher durch Oxydation mit $KMnO_4$ die Aufspaltung des Ringes zu einer Ketodicarbonsäure der Konstitution

$$\begin{array}{c} CH_2-CH_2 \\ | \quad\quad\quad\quad \diagdown CO \cdot (CH_2)_{12} \cdot COOH \\ COOH \end{array}$$

gelungen war.

Die ursprüngliche Annahme, daß die Wirkung der Säure auf dem Vorhandensein der Äthylenbindung im Fünfring beruht, bestätigte sich nicht, denn auch die hydrierte Verbindung zeigt geringe Wirkung. Auch der Fünfring selbst ist nicht entscheidend, da die Cyclopropyl-, Cyclobutyl- und Cyclohexyl-Säuren schwach wirksam sind.

Das gleiche ist von den phenylsubstituierten Verbindungen zu sagen. Cyclohexenyl-Verbindungen wirken zum Teil noch besser als die Cyclopentenyl-Verbindungen von gleicher Molekülgröße. Von Einfluß scheint neben dem cyclischen Rest die Länge der Seitenkette zu sein. Bei einer Kettenlänge von 9 C-Atomen ist das Optimum der Wirkung erreicht. Bei verzweigten Ketten ist die Wirkung am besten, wenn beide Kettenglieder gleich lang sind. In gut wirksamen Verbindungen müssen 16—18 C-Atome im Molekül enthalten sein[2]. Nach Adams[3] ist nicht die Molekularstruktur, sondern es sind nur die mit dem Molekulargewicht zusammenhängenden physikalischen Eigenschaften für die Wirkung der Säure entscheidend.

Th. Wagner-Jauregg wies darauf hin, daß sich neben den Chaulmoograsäure-Resten besser noch die Chaulmoogryl-Reste bewährt haben. Auch der Hydnocarpyl-thiocinnamyl-äther, der Oleyl-thioäthyläther und andere wirken hemmend auf das Wachstum der Leprabazillen. Schließlich sind auch Zimtsäureester, wie der Cinnamoylglykolsäure-chaulmoogroylester und ähnliche wirksam. Sämtliche Derivate weisen eine lipophile Gruppe auf, so daß man annehmen muß, daß die Wirkung der Derivate zum Teil auf dem Eindringen in die fetthaltigen Lepra-Erreger beruht[4].

Auch Chaulmoogrylrhodanid (I) und Oleylrhodanid

$$\text{[cyclopentyl]}-(CH_2)_{12}-CH_2 \cdot SCN$$
(I)

haben eine deutlich hemmende Wirkung auf die Rattenlepra, während Rhodan- (III) und Dirhodan-dihydrochaulmoograsäure (IV) sowie der Rhodanessigsäure-chaulmoogrylester (V)

$$\begin{array}{cc} SCN & \quad\quad\quad SCN \quad SCN \\ \text{[cyclopentyl]}-(CH_2)_{12}-COOH & \quad\quad \text{[cyclopentyl]}-(CH_2)_{12}-COOH \\ (III) & \quad\quad\quad\quad\quad (IV) \end{array}$$

$$\text{[cyclopentyl]}-(CH_2)_{12}-CH_2 \cdot OOC \cdot CH_2 \cdot SCN$$
(V)

unwirksam sind. Nach diesen Befunden ist die Stellung der Rhodangruppe am Chaulmoogrylrest von Bedeutung für den therapeutischen Effekt. Auch nachstehende Verbindungen waren unwirksam[5]:

---

[1] Perkins, G. A., u. A. O. Cruz: J. Amer. chem. Soc. **49**, 517 (1927).
[2] Taub, L.: Med. u. Chem. **2**, 295 (1934).
[3] Adams, R.: Clin. Med. Surgrey **35**, 747 (1928).
[4] Wagner-Jauregg, Th.: Angew. Chem. **54**, 195 (1942).
[5] Arnold, H.: Arch. Pharmaz. Ber. dtsch. pharmaz. Ges. **279**, 181 (1941).

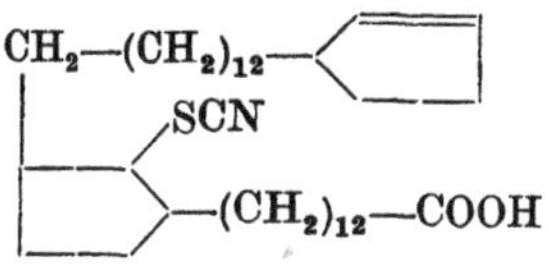

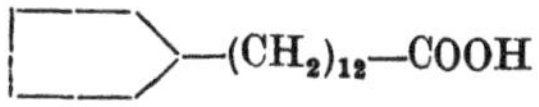

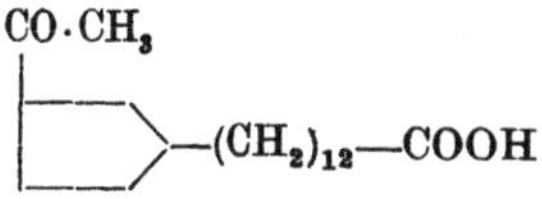

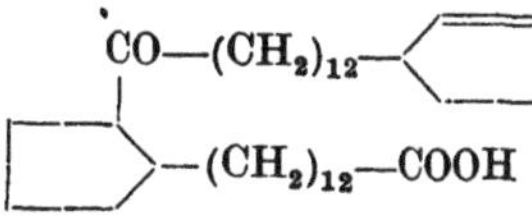

Von den Säure-Derivaten hat neuerdings das Crotonsäure-N-äthyl-o-toluidid[1] als *Euraxil*

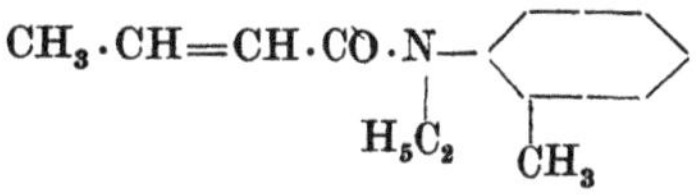

Euraxil

Bedeutung erlangt[2]. Es zeigt gute Wirkung bei der Behandlung der Scabies und der Pyodermie[3]. Die 10%ig. Salbe wird gegen Juckreiz empfohlen.

Die Brenzschleimsäure

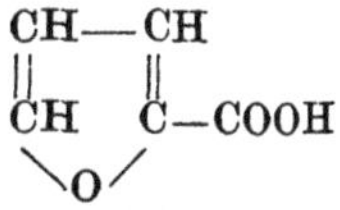

tötet Coli-Bakterien in Traubenzucker-Bouillon bei einer Konzentration von 0,2%[4].

Farbstoffe und Farbstoff-Derivate.

Bei dem Anfärben von Bakterien zeigt es sich, daß Unterschiede in der Aufnahme der Farbstoffe bestehen. Schon BILLROTH gab der Hoffnung Ausdruck, daß man auch Farbstoffe finden könnte, welche die Bakterienleiber anfärben und dabei schädigen, dagegen den Organismus des Wirtes nicht beeinflussen. STILLING gelang der Nachweis, daß die organischen Farbstoffe erhebliche desinfizierende Eigenschaften haben. Andererseits pflanzten sich aber auch angefärbte Bakterien weiter fort, sobald sie auf einen günstigen Nährboden gebracht wurden. Eine Anfärbung ist daher keineswegs ein Beweis für eine bactericide Wirkung. Trotzdem war der Gedanke wichtig, Farbstoffe zur Chemotherapie heranzuziehen. Nicht ihre Farbeigenschaften, wohl aber ihre Affinität zu Eiweißstoffen, vergleichsweise Naturfasern, wie Wolle, Seide oder Baumwolle, sind für die Chemotherapie von Interesse. Ein bekanntes Beispiel hierfür ist das Germanin geworden[5] (s. S. 688).

Nitro-Farbstoffe.

Während durch Halogensubstitution aromatischer Verbindungen die Toxizität meist weniger erhöht wurde als die therapeutische Wirkung, steigt nach Nitro-Substitution oft

---

[1] Vgl. Schwed.P. 127728.
[2] DOMENJOZ, R.: Schweiz. med. Wschr. **76**, 1210 (1946).
[3] BURCKHARD, W.: Schweiz. med. Wschr. **76**, 1213 (1946).
[4] KAUFMANN, H.P.: Ber. dtsch. chem. Ges. **55**, 289 (1921); Arch. Pharmaz. Ber. dtsch. pharmaz. Ges. **261**, 132 (1923).
[5] HÖRLEIN, H.: Med. u. Chem. **1**, 1 (1933); W. ROEHL: Dtsch. med. Wschr. **51**, 2019 (1926).

auch die Toxizität. Um Nitro-Verbindungen Farbstoffeigenschaften zu verleihen, bedarf es der Einführung einer auxochromen Gruppe (OH, COOH, SO_3H usw.).

Der bekannteste Vertreter der Nitro-Farbstoffe ist die *Pikrinsäure*, das 2,4,6-Trinitro-phenol.

$$O_2N-\underset{NO_2}{\underset{|}{C_6H_2}}(OH)-NO_2$$

Pikrinsäure

Sie ist, wie schon bei den Phenolen hervorgehoben wurde, infolge ihrer stark sauren Eigenschaften das am stärksten bactericid wirksame Phenol.

Die Gewinnung erfolgt am besten über die Phenol-disulfonsäure. Phenol wird mit Schwefelsäure, die etwa 20% SO_3 enthält, bei höchstens 90° umgesetzt. Nach Abkühlung wird mit konz. Schwefelsäure versetzt und konz. Salpetersäure zunächst bei 80°, dann bei höherer Temperatur zugegeben. Nach dem Erkalten scheidet sich die Pikrinsäure als Kristallmasse ab. Der Reinheitsgrad des Endproduktes ist weitgehend vom verwendeten Phenol abhängig[1].

Die Pikrinsäure ist giftig. Die wenig charakteristischen Symptome der Vergiftung bestehen in Erbrechen, Durchfall, Krämpfen, Coma, Nierenschädigungen; Methämoglobin wird nicht gebildet. Sie ist daher innerlich nicht anwendbar. Bei äußerlichem Gebrauch macht man sich die eiweißfällende Wirkung der Pikrinsäure zunutze. Die Behandlung großflächiger Verbrennungen mit Pikrinsäure ist wegen der Gefahr einer resorptiven Vergiftung heute zugunsten einer rein chirurgischen Behandlung aufgegeben worden. Dagegen kann die gerbende Wirkung einer 0,5%igen Pikrinsäurelösung bei kleinen Verbrennungen im Laboratorium usw. gute Dienste leisten. Anwendung findet die Pikrinsäure auch in der Dermatologie. So sind Erfolge bei Behandlung von Dermatomykosen beobachtet worden[2]. Um die Wirkung der Pikrinsäure weiter zu verstärken, wurden auch Metallsalze vorgeschlagen, wie z.B. das Silbersalz, das durch Behandlung der Pikrinsäure mit Silberoxyd entsteht[3]. Es soll gut antiseptisch wirken.

Versucht wurde, anaesthesierende Stoffe mit Pikrinsäure zu kuppeln. So lassen sich Molekülverbindungen aus Benzocain und Pikrinsäure durch Mischung der alkoholischen Lösungen der Verbindungen gewinnen. Dabei tritt aber erst bei Zusatz von 50% Benzocain die anaesthesierende Wirkung auf[4].

$$O_2N-\underset{NO_2}{\underset{|}{C_6H_2}}(OH)-CH_3$$

Das *Dinitro-o-kresol* ist höchst toxisch und wirkt als allgemeines Protoplasmagift. Da es sehr gut wasserlöslich und in seiner Anwendung damit einfach ist, wurde es schon früh zur Schädlingsbekämpfung verwandt. Dabei dringt Dinitro-o-kresol durch die Chitinschicht und zerstört durch Eiweißfällung die darunterliegenden Zellen. Erst in den letzten 15 Jahren trat die Verwendung von Dinitro-o-kresol als Hauptvertreter der sog. „Gelbspritzmittel" zur Bekämpfung der Eier der Schadinsekten auf Obstbäumen in den Vordergrund des Interesses[5].

Die Gewinnung des Dinitro-o-kresols erfolgt durch Einwirkung von konz. Salpetersäure auf Kresol in Eisessig unter Kühlung[6]. Auch durch vorherige Behandlung mit konz. Schwefelsäure auf dem Wasserbad und anschließende Nitrierung mit konz. Salpetersäure entsteht 4,6-Dinitro-o-kresol[7].

---

[1] DRP 298021.
[2] Kukess, I. M.: Nachr. Venerol. Dermatol. (UdSSR) **61** (1939); C. **1940**. I. 2674.
[3] AP. 2139400.
[4] Meredith, D. T., u. Co. Lee: J. Amer. pharmac. Assoc. **28**, 369 (1939).
[5] Stellwaag, F., u. T. H. Staudenmayer: Anz. Schädlingskunde **16**, 37 (1940).
[6] Rapp, M.: Liebigs Ann. **224**, 175 (1884).
[7] Noelting, E., u. E. Salis: Ber. dtsch. chem. Ges. **14**, 987 (1881).

Ein weiterer Nitro-Farbstoff ist das *Martius-Gelb*, das 2,4-Dinitro-naphthol-(1).

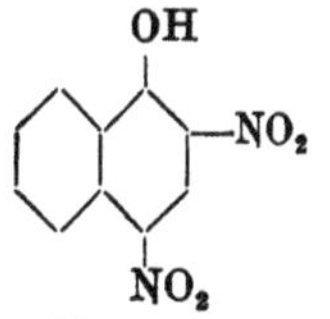

Martius-Gelb

Die Gewinnung kann durch Einwirkung von Salpetersäure auf Acetylnaphthol-(1) erfolgen[1].

Auch aus der entsprechenden Sulfonsäure entsteht durch Behandeln mit Salpetersäure 2,4-Dinitro-1-oxy-naphthalin[2].

Martius-Gelb ist bedeutend weniger giftig als Dinitro-o-kresol, hat aber auch nur eine mittelmäßige desinfizierende Wirkung und wurde früher zu Pudern verwandt.

Unter dem Namen *Aurantia* ist das Hexanitro-diphenylamin bekannt geworden.

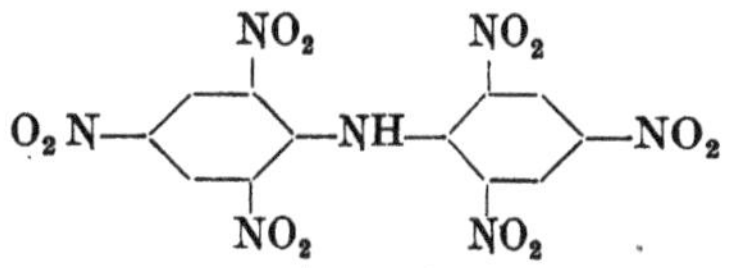

$O_2N-\underset{NO_2}{\overset{NO_2}{\bigcirc}}-NH-\underset{NO_2}{\overset{NO_2}{\bigcirc}}-NO_2$

Aurantia

Auch hier läßt sich die Darstellung leicht durch Einwirkung von Salpetersäure auf Diphenylamin und Erwärmung[3] durchführen, ebenso durch Auflösen von Diphenylamin in konz. Schwefelsäure und Eingießen in Salpetersäure[4].

Aurantia wurde früher in der Dermatologie verwendet, hat aber heute keine nennenswerte Bedeutung mehr, da es ebenfalls eine allgemeine Giftwirkung zeigt. Die Schädigungen von Aurantia an Wurzeln von Pflanzen sollen im mikroskopischen Bild etwa denen des als Mitose-Gift bekannt gewordenen Colchicins entsprechen[5].

p-Nitro-benzoesäureester sind im Gegensatz zu den bisher besprochenen Verbindungen sehr wenig toxisch und gut pneumokokkenwirksam. Von den Sulfonamiden ausgehend, hatte man auch die Carbonsäureamide in den Kreis der Untersuchungen einbezogen, da sie manchmal Pneumokokken-Wirksamkeit zeigen. Erst die Synthese der Acyl-disulfide führte zu wirksamen Verbindungen, z. B. 4,4′-Dinitro-benzoyl-disulfid:

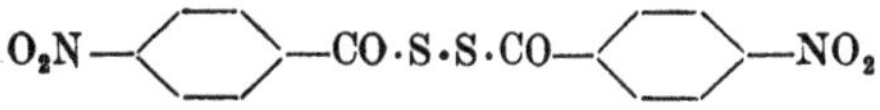

$O_2N-\bigcirc-CO \cdot S \cdot S \cdot CO-\bigcirc-NO_2$

Bessere Wirksamkeit besaßen jedoch die Thioester und Ester der p-Nit o-benzoesäure

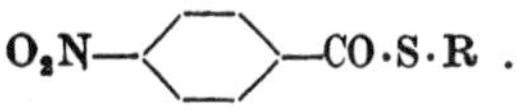

$O_2N-\bigcirc-CO \cdot S \cdot R$.

Es hat sich gezeigt, daß die Nitro-Gruppe in p-Stellung zur Carboxyl-Gruppe stark entgiftet ist. Für den Wirkungsmechanismus der Verbindung sind sowohl die Nitro- als auch die Ester-Gruppe verantwortlich, denn beide lassen sich durch andere Gruppen nicht ersetzen[6].

---

[1] AKRAM, M., u. R. D. DESAI: Proc. Indian Acad. Sci. Sect. A **11**, 149 (1940).
[2] BENDER, F.: Ber. dtsch. chem. Ges. **22**, 996 (1889).
[3] GNEHM: Ber. dtsch. chem. Ges. **7**, 1399 (1874).
[4] MERTENS: Ber. dtsch. chem. Ges. **11**, 845 (1878).
[5] FAVORSKY, M. V.: C. R. Acad. Sci. (UdSSR) **25**, 71 (1939); C. **1940**. II. 1453.
[6] MIETZSCH, F.: Klin.Wschr. **29**, 133 (1951).

618 Desinfektionsmittel und Chemotherapeutica.

Der Isoheptylester der 4-Nitro-benzoesäure wurde unter dem Namen *Amonal A* geprüft, und zeichnet sich durch Wirkung bei Pneumokokkeninfektionen aus[1]. Die Wirkung gegen Streptokokken ist gering, besser gegen Rickettsien. Ebenso zeigen 4-Nitrobenzaldehyd, 4-Nitro-benzylbromid, 4-Nitro-benzylchlorid nur geringe Wirkung[2].

Bock und Kikuth[3] fanden gegen Rickettsien auch die Verbindung *Pb 852*

$$O_2N-\underset{CH_3}{\underset{|}{\bigcirc}-CH-}\bigcirc-NO_2 \quad \text{und} \quad O_2N-\underset{CCl_3}{\underset{|}{\bigcirc}-CH-}\bigcirc-NO_2$$
$$\text{Pb 852}$$

und Wagner-Jauregg und Vonderbank das 4-Nitro-2-amino-N-(β-oxyäthyl)-anilin

$$O_2N-\underset{}{\bigcirc}\overset{NH_2}{\underset{|}{-}}NH-CH_2-CH_2-OH$$

wirksam[4].

Die 3-Nitro-benzoesäure zeigt trypanocide Wirkung, während die 2- und 4-Nitro-benzoesäure gegen Trypanosomen unwirksam sind. Neben dieser Verbindung wurde noch vorübergehendes Verschwinden der Trypanosomen bei 3-Nitro-benzylalkohol, 3-Nitro-benzalchlorid, 3-Nitro-toluol, 3-Nitro-benzoesäure-methylester, 3-Nitro-benzaldehyd, 3-oxy-benzoesaurem Natrium, 3-brombenzoesaurem Natrium, 4-nitro-benzoesaurem Natrium beobachtet. Unter diesen wirkte jedoch die 3-Nitro-benzoesäure bei weitem am stärksten. Schwache Wirkung zeigen auch die 3,5-Dinitro-benzoesäure, Nitro-aminotoluol, 3-Nitro-4-amino-phenetol und eine Reihe weiterer Derivate.

Azo- und Bisazo-Farbstoffe.

Azo-Farbstoffe sind wenig giftig. Eine einfache Verbindung dieser Art, das 2,4-Diamino-azobenzol-hydrochlorid, ist unter dem Namen *Chrysoidin*

$$\left[\bigcirc-N=N-\underset{Chrysoidin}{\underset{}{\bigcirc}}\overset{NH_2}{\underset{|}{-}}NH_2\right]^+ Cl^-$$

bekannt geworden. Es wurde 1875 von Caro entdeckt und 1876 von Witt in die Färberei eingeführt.

Die Darstellung erfolgt durch Kupplung von Phenyl-diazoniumchlorid und Phenylendiamin in bekannter Weise[5].

1913 beobachtete Aisenberg die Wirkung des Chrysoidins auf Streptokokken. In sehr verdünnten Lösungen agglutiniert der Farbstoff Cholerabazillen. Es ist ein gutes Antisepticum, doch können bei Anwendung größerer Mengen toxische Erscheinungen auftreten, so Abnahme des Körpergewichtes, Ekzeme usw.

Neben dem chlorsauren Salz wurde unter dem Namen *Azorhodan* das rhodanwasserstoffsaure Salz bei der Therapie infizierter Wunden und der Furunkulose empfohlen[6]. Auch die Salze anderer Säuren sind vorgeschlagen worden, wie Citronensäure und Weinsäure. Die Darstellung kann entweder von dem salzsauren Salz oder von der freien Base

---

[1] Meiser, W., u. F. Schönhöfer: Med. u. Chem. **4**, 130 (1942).
[2] Rosenthal, S. M., u. a.: Publ. Health. Resp. **54**, 1317 (1939).
[3] Mietzsch, F.: Verh. Ges. dtsch. Naturforsch. Ärzte **1951**, S. 37.
[4] Kunz, W.: Arch. Pharmaz. Ber. dtsch. pharmaz. Ges. **284**, 145 (1951).
[5] v. Hofmann, A. W.: Ber. dtsch. chem. Ges. **10**, 216 (1877); vgl. O. Witt: Ber. dtsch. chem. Ges. **10**, 654 (1877).
[6] Riedel, H.: Naunyn-Schmiedebergs Arch. exp. Pathol. Pharmakol. **194**, 190 (1940).

ausgehen[1]. Das Salz aus Diamino-azobenzol und Citronensäure ist der wirksame Bestandteil des *Azoangin* und *Azohel*. Das *Azojod* ist das Dihydrojodid des Chrysoidins. Die Verbindungen zeichnen sich durch gute Desinfektionswirkung aus[2].

Allgemein ist über die Desinfektionswirkung des Chrysoidins zu sagen, daß die salzsaure Verbindung noch in Verdünnung von 1:7—8000 das Wachstum bestimmter Bakterien-Arten verhindert[3]. *Staphylococcus aureus* wird dagegen in Verdünnung 1:6000 nicht gehemmt. Im Gegensatz dazu wirkt es in dieser Verdünnung auf Pneumokokken gut. Im mikroskopischen Bild zeigen sich bei Einwirkung von Chrysoidin auf *Spirogyra* Schwellungsdeformationen des Zellkerns. Dabei weist der Nucleolus ein vom Kernplasma abweichendes Verhalten auf.

Bedeutung hat das Chrysoidin auch als Grundkörper des auch heute noch verwendeten 2,3'-Dimethyl-4'-(diacetyl-amino)-azobenzols, des orangefarbigen *Pellidols*.

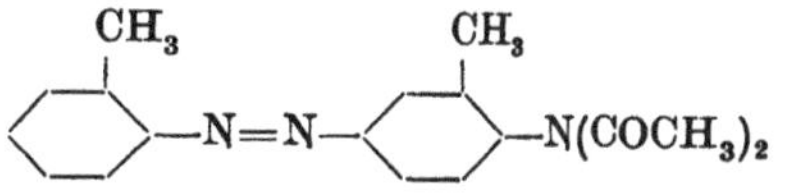

$$\underset{\text{Pellidol}}{\bigcirc\!\!\!\!-\!\!\overset{\underset{|}{CH_3}}{}\!\!-\!\!N\!=\!N\!-\!\bigcirc\!\!\!\!-\!\!\overset{\underset{|}{CH_3}}{}\!\!-\!\!N(COCH_3)_2}$$

Pellidol[4]

Zur Darstellung wird Toluidin mit soviel konz. Salzsäure gemengt, daß ein dicker Brei entsteht. Unter Kühlung auf unter 20° wird eine konzentrierte wäßrige $NaNO_2$-Lösung zugegeben. Das Gemenge bleibt einige Zeit stehen, wobei unmittelbar die Kupplung zur Azoverbindung erfolgt[4].

Durch Erhitzen des erhaltenen 2,3'-Dimethyl-4'-amino-azobenzols mit Essigsäureanhydrid in Gegenwart von Natriumacetat wird die Diacetyl-Verbindung gewonnen[5].

Das Pellidol zeigt bactericide Eigenschaften und fördert die Granulation schwer heilender Wunden. Auch das Amino-azotoluol wirkt epithelbildend, wie E. HAYWARD[6] feststellte. Die Monoacetyl-Verbindung ist das *Azodermin*

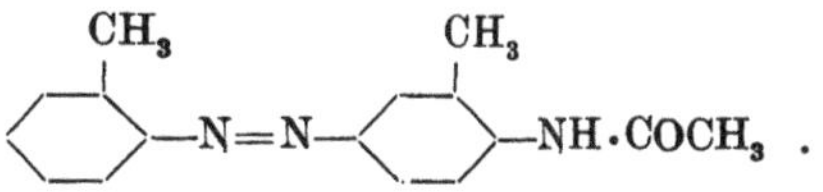

Azodermin

Von H. P. KAUFMANN und Mitarbeitern wurde versucht, durch Einführung von Fettsäure-Resten höherer, insbesondere therapeutisch wertvoller Fettsäuren, eine bessere Fettlöslichkeit und damit eine leichtere Herstellung von Salben auf fetter Grundlage zu erzielen[7]. Dabei wurden einmal ungesättigte Fettsäuren, wie Linol- und Linolensäure oder Lebertran-Fettsäuren, zum anderen auch cyclische Fettsäuren, deren Hauptvertreter die Chaulmoograsäure ist, verwandt. Diese Verbindungen, z. B. das N-Chaulmoogroyl-4-amino-3,1'-dimethyl-azobenzol

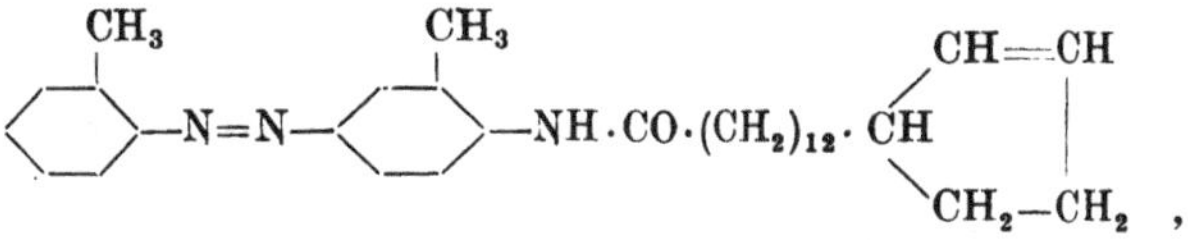

---

[1] DRPP 598972, 562392.
[2] LOCKEMANN, G., u. W. ULRICH: Dtsch. med. Wschr. **60**, 395 (1934).
[3] LANZ, I.: Z. wiss. Mikroskop. mikroskop. Techn. **53**, 387 (1937) u. E. KÜSTER: ebenda **53**, 435 (1937).
[4] WILLGERODT, C., u. P. LEWINO: J. prakt. Chem. (2), **69**, 321 (1904); vgl. R. NIETZKI: Ber. dtsch. chem. Ges. **10**, 662 (1877).
[5] DRP 253884.
[6] HAYWARD, E.: München. med. Wschr. **36**, 1836 (1909).
[7] Nicht veröffentlichte Versuche u. DRP 623596.

sind nur blaßgelb und in Fetten löslich. Auch die Acyl-Derivate der Fettsäuren mittlerer Kettenlänge dürften von Interesse sein.

Bedeutung in der Therapie haben **Azo-Verbindungen des Pyridins** erlangt. Grundsubstanz ist das als *Pyridium* oder *Bisteril* bekannte α,α'-Diamino-β-phenylazo-pyridin-hydrochlorid.

$$\left[H_2N-\underset{N}{\underset{|}{\bigcirc}}-NH_2 \right]^+ Cl^-$$
$$\text{mit } -N=N-\bigcirc$$

Pyridium (Bisteril)

Es dient zur Desinfektion der Harnwege und wird aus diazotiertem Anilin und Diamino-pyridin gewonnen.

Aromatische Amine, wie z.B. Anilin oder auch dessen Homologe, werden diazotiert und mit Diamino-pyridin kondensiert. Der Überschuß von freier Salzsäure wird durch Natriumacetat beseitigt, worauf die entsprechende Arylazo-diaminopyridin-Verbindung auskristallisiert. Durch Erhitzen mit rauchender Schwefelsäure auf 130—150° entsteht die entsprechende Sulfonsäure. Die Herstellung ist auch durch Umlagerung von Phenyldiazo-amino-α-amino-pyridin möglich.

Der Phenyl-Rest kann durch verschiedene Reste, wie COOH, NO$_2$, OH, NH$_2$, CN und Jod, substituiert sein. Die so erhaltenen Verbindungen finden Anwendung zur Bekämpfung von Bakterien und Infektionskrankheiten[1].

Veränderungen können auch am Pyridin-Kern vorgenommen werden, und statt des Pyridins selbst läßt sich die entsprechende quartäre Base verwenden, z.B. Phenylazo-2,6-diaminomethyl-pyridinium-methylsulfat. Analog lassen sich auch Verbindungen des Picolins darstellen, wie p-Tolylazo-2,6-diaminomethyl-γ-picoliniumjodid. Derartige Verbindungen werden aus den entsprechenden Azo-Verbindungen durch vielstündiges Erhitzen mit Dimethylsulfat oder Methyljodid am Rückflußkühler gewonnen. Sie zeichnen sich durch gute baktericide Wirkungen aus[2].

Bei der Kondensation zum Pyridium entstehen zwei isomere Arylazo-diamino-pyridine neben Diphenyl-diazo-diamino-pyridin als Nebenprodukt. Das Diphenyl-Derivat kann auf Grund seiner geringen Löslichkeit in Wasser aus dem Gemisch der Hydrochloride abgetrennt werden. Die Mengenverhältnisse der Isomeren können durch den Überschuß der einen oder anderen Komponente beeinflußt werden[3]. Die Dichloride der Isomeren lassen sich auf Grund ihrer verschiedenen Löslichkeit trennen.

Pyridium ist in Verdünnungen 1:8000 bis 1:10000 wirksam, *Pyridium A*, ein Gemisch der Hydrochloride des Phenylazo-α-γ-diamino-pyridins und des Phenylazo-α,α'-diamino-pyridins in Verdünnungen 1:12000 bis 1:15000; β-(p-Oxyphenylazo)-α,α'-diamino-pyridin 1:9000 bis 1:11000, das entsprechende Methoxy-Derivat 1:5000. Die Umwandlung der Methoxy- in die Äthoxy-Gruppe bringt keine Wirkungssteigerung.

Durch Kondensation von diazotierter Anthranilsäure mit 2,6-Diamino-pyridin in saurer Lösung entsteht die Diaminopyridyl-azobenzol-o-carbonsäure, die bei Zugabe von Natriumacetat in ein inneres Anhydrid übergeht. Das Natriumsalz dieser Verbindung, als *Neopyridium* in den Handel gekommen, zeichnet sich durch geringe Giftigkeit und stark baktericide Wirkung aus[4].

$$\left[\bigcirc\underset{COO}{} -N=N- \underset{\underset{NH_2}{|}}{\bigcirc}-NH_2 \right] Na^+$$

Neopyridium

---

[1] AP. 1680108; Schwz.P. 193536, Zus. zu Schwz.P. 145270; AP. 1830300.
[2] AP. 1830300.
[3] AP. 1680108.
[4] AP. 1680111.

Als weiteres Harndesinfiziens hat das *Neotropin* Bedeutung erlangt. Es ist das 1-Butoxy-2',6'-diamino-azopyridin

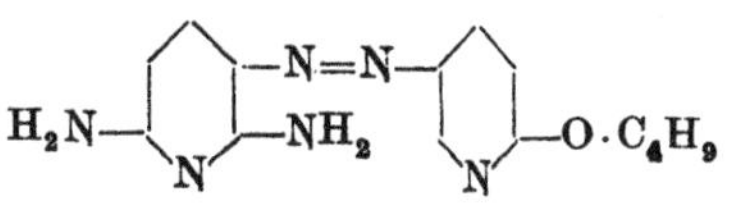

$$H_2N-\underset{N}{\underset{|}{\bigcirc}}-\overset{-N=N-}{\underset{-NH_2}{\bigcirc}}-\underset{N}{\underset{|}{\bigcirc}}-O\cdot C_4H_9$$

Neotropin

und wird durch Kupplung von Diamino-pyridin mit diazotiertem 2-Butoxy-5-amino-pyridin erhalten. Letzteres entsteht bei Einwirkung von Natriumbutylat auf 2-Chlor-5-nitro-pyridin und Reduktion des entstandenen 2-Butoxy-5-nitropyridins mit $SnCl_2$[1]:

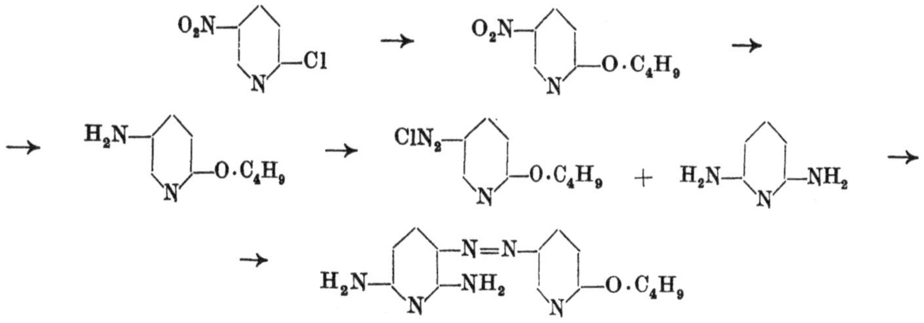

$$O_2N-\underset{N}{\bigcirc}-Cl \rightarrow O_2N-\underset{N}{\bigcirc}-O\cdot C_4H_9 \rightarrow$$

$$\rightarrow H_2N-\underset{N}{\bigcirc}-O\cdot C_4H_9 \rightarrow ClN_2-\underset{N}{\bigcirc}-O\cdot C_4H_9 + H_2N-\underset{N}{\bigcirc}-NH_2 \rightarrow$$

$$\rightarrow H_2N-\underset{N}{\overset{-N=N-}{\bigcirc}}-NH_2 \quad \underset{N}{\bigcirc}-O\cdot C_4H_9$$

Das Neotropin ist in saurem und alkalischem Medium gleich wirksam und wird nicht nur durch die Niere ausgeschieden, sondern läßt sich auch in der Galle nachweisen. Deshalb wird es auch zur Behandlung von Infektionen der Gallenwege herangezogen[2].

Nach K. JUNKMANN[3] ist das Ausscheidungsprodukt des Neotropins wahrscheinlich der Schwefelsäureester eines 3- oder 4-Oxy-neotropins. Die eigentlich desinfizierende Substanz soll nach ihm das aus diesem Ester abspaltbare Oxy-neotropin sein.

Trypanblau, Trypanrot und *Afridolviolett* sind Derivate der Naphthalinsulfonsäure. Sulfonierte Naphthylamine sind als wichtige Bestandteile von Farbstoffen schon lange bekannt. Sie lassen sich leicht diazotieren und zu Bisazo-Verbindungen kuppeln. Das *Trypanrot* gewann EHRLICH durch Kupplung von einem Mol diazotierter Benzidindisulfonsäure mit zwei Mol 2-Amino-naphthalin-3,6-disulfonsäure[4]. Das Natriumsalz dieser Säure ist das Trypanrot.

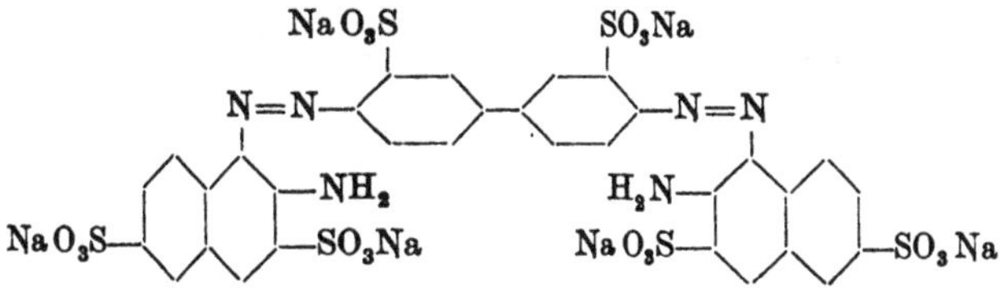

Trypanrot

In vivo wirkt es stark trypanocid, wie EHRLICH zuerst nachwies[5].

[1] EP. 341588; vgl. Schwz.PP. 192499, 192502, Zus. zu Schwz.P. 145270.
[2] HORSTERS, H.: Med. Klin. 27, 811 (1931).
[3] JUNKMANN, K.: Z. exp. Med. 99, 300 (1936).
[4] EHRLICH, P., u. SHIGA: Berlin. klin. Wschr. 41, 330 (1904).
[5] EHRLICH. P.,: Berlin. klin. Wschr. 41, 362 (1904).

Bei Versuchen von NICOLLE und MESNIL zeigte sich das *Trypanblau* besonders bei Mal de caderas, Nagana und Suorra wirksam.

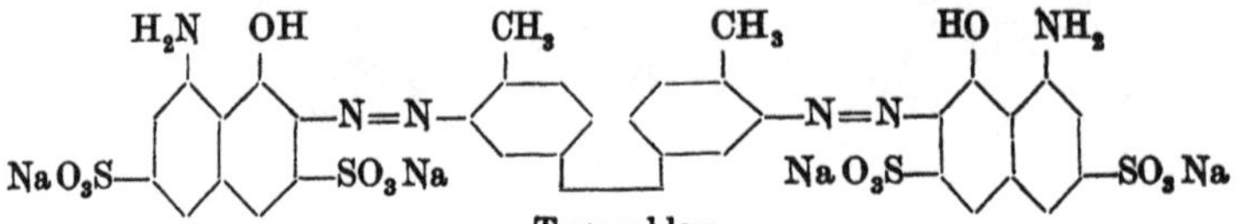

$$\text{Trypanblau}$$

Die Darstellung erfolgt aus diazotiertem 4,4′-Dimethyl-3,3′-diamino-diphenyl und zwei Mol 8-Amino-naphthol-(1)-disulfonsäure-(3,6)[1].

Gegen Trypanosomen wirksam ist auch das *Afridolviolett*, ein Bisazo-Derivat des N,N′-Diphenylharnstoffs

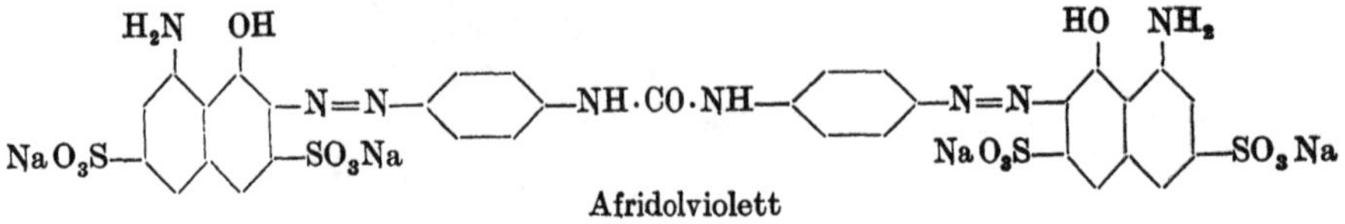

$$\text{Afridolviolett}$$

Zur Darstellung wird diazotiertes p-Nitranilin mit der entsprechenden Naphthalin-disulfonsäure gekuppelt, die Nitro-Gruppe zur Amino-Gruppe reduziert und das entstehende Amin mit Phosgen zum Harnstoff-Derivat umgesetzt.

Da Azo-Verbindungen gute trypanocide Wirkung haben, ist mehrfach versucht worden, Arsen oder andere trypanocid wirksame Elemente mit ihnen zu vereinigen. Hierunter ist der aus diazotierter 4-Oxy-3-aminophenyl-1-arsinsäure durch Kupplung mit 1-Naphthol-4,8-disulfonsäure erhaltene Farbstoff erwähnenswert. Er selbst zeigt nur geringe Heilwirkungen, jedoch wird die Wirkung stark, wenn der Farbstoff in Gegenwart von Jodwasserstoff mit unterphosphoriger Säure oder mit Natriumhyposulfit reduziert wird. Der so gewonnene Azo-Farbstoff besitzt einen doppelt so großen Index wie das Neo-Salvarsan[2].

Vorübergehend spielte auch der *Biebricher Scharlach R medicinale* in der Dermatologie eine Rolle. Durch Diazotierung von Amino-azotoluol und Kupplung mit β-Naphthol entstand er als dunkelrotes Pulver, das in 5—10%ig. öliger Lösung oder als Salbe die Epithelisierung von Wundflächen befördert. Es wurde aber durch andere Produkte, wie Pellidol, ersetzt[3].

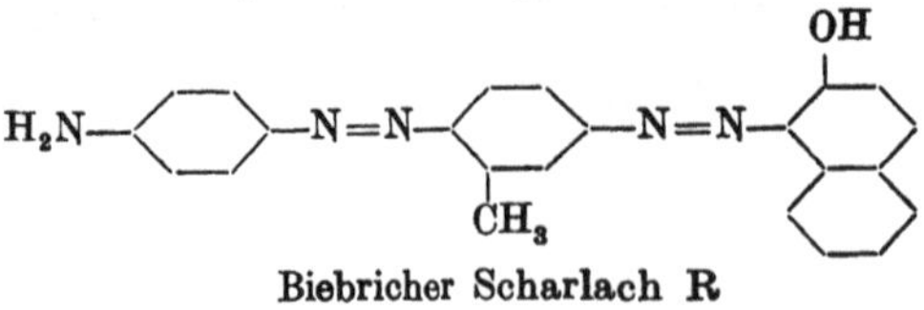

$$\text{Biebricher Scharlach R}$$

Triphenylmethan-Farbstoffe.

VERGUINS beobachtete 1859 beim Erhitzen von toluidinhaltigem Anilin mit oxydierenden Metallsalzen die Bildung eines roten Farbstoffs, des *Fuchsins*. R. FRÈRES entwickelte die technische Darstellung desselben. Die Konstitution wurde von A. W. v. HOFMANN ermittelt.

---

[1] DRP 74593.
[2] Schwed.P. 100797; vgl. ferner DRPP 722339 u. 722340.
[3] Vgl. F. ULLMANN: Enzykl. d. techn. Chem. Bd. II, 303 (1928).

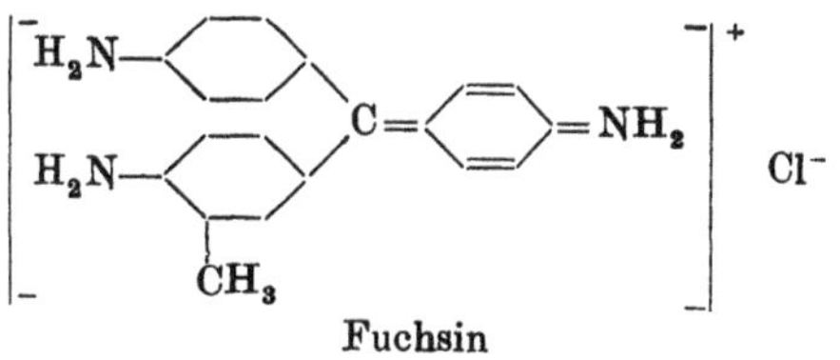

$$\left[\begin{array}{c} H_2N-\!\!\!\bigcirc\!\!\!- \\ H_2N-\!\!\!\bigcirc\!\!\!- \\ \overset{|}{C}H_3 \end{array}\!\!C\!=\!\!\bigcirc\!\!=NH_2\right]^+ Cl^-$$

Fuchsin

Dem Molekülaufbau entsprechend läßt es sich durch Oxydation eines Gemisches von Anilin mit o- und p-Toluidin gewinnen. Die Oxydation wurde von E. und O. FISCHER[1] mit Arsensäure durchgeführt. Sie führte zu guten Ausbeuten, ist aber heute durch das Nitrobenzol-Verfahren verdrängt worden. Hierbei dient Nitrobenzol als Oxydationsmittel, als Katalysator werden Eisenspäne verwandt[2].

Parafuchsin wird aus Anilin und p-Toluidin gewonnen [3].

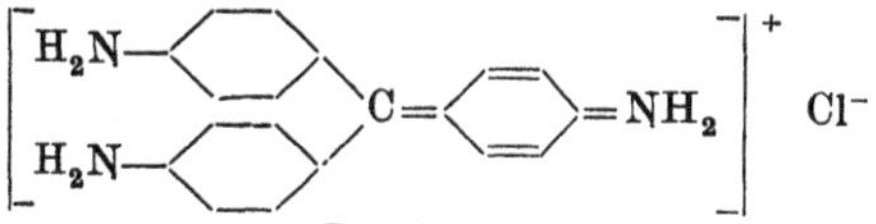

$$\left[\begin{array}{c} H_2N-\!\!\!\bigcirc\!\!\!- \\ H_2N-\!\!\!\bigcirc\!\!\!- \end{array}\!\!C\!=\!\!\bigcirc\!\!=NH_2\right]^+ Cl^-$$

Parafuchsin

EHRLICH wies auf die therapeutischen Wirkungen des Fuchsins hin, das noch heute verwendet wird (z. B. in der CASTELLANIschen Flüssigkeit).

Durch Einführung von zwei Chloratomen entsteht aus Parafuchsin das Dichlorparafuchsin, das *Tryparosan*, das eine gesteigerte Wirkung aufweist[4].

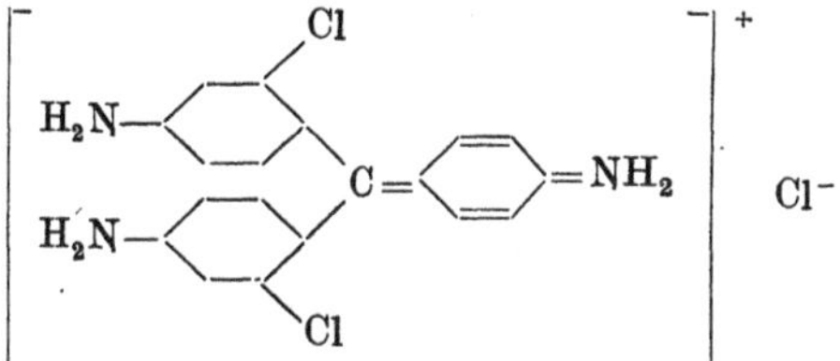

$$\left[\begin{array}{c} Cl \\ H_2N-\!\!\!\bigcirc\!\!\!- \\ H_2N-\!\!\!\bigcirc\!\!\!- \\ Cl \end{array}\!\!C\!=\!\!\bigcirc\!\!=NH_2\right]^+ Cl^-$$

Tryparosan

Ähnliche Trypanosomen-Schädigungen bewirkten auch die übrigen Rosaniline und Triphenylmethan-Farbstoffe. Am stärksten ist diese Wirkung, wenn alle drei aromatischen Ringe, wie beim Fuchsin, eine Amino-Gruppe enthalten. Die Aminowasserstoffe können ganz oder teilweise durch Methylgruppen ersetzt sein, wie die Beispiele Methylviolett und Kristallviolett zeigen.

Malachitgrün wirkt stark baktericid. Es wird durch Kondensation von Benzaldehyd mit 2 Mol Dimethylanilin erhalten (O. FISCHER 1877).

Als Kondensationsmittel wird Schwefelsäure oder $ZnCl_2$ verwendet. Man erhält fast quantitative Ausbeuten.

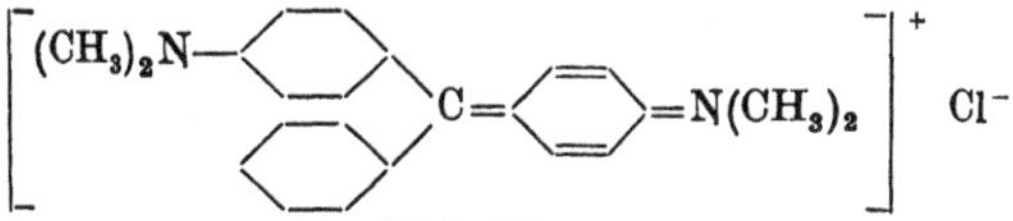

$$\left[\begin{array}{c} (CH_3)_2N-\!\!\!\bigcirc\!\!\!- \\ \bigcirc\!\!\!- \end{array}\!\!C\!=\!\!\bigcirc\!\!=N(CH_3)_2\right]^+ Cl^-$$

Malachitgrün

Die Kondensation verläuft in zwei Phasen. Die erste geht bis zum Dimethylaminobenzhydrol, das dann weiter umgesetzt wird[5].

---

[1] FISCHER, E., u. O. FISCHER: Liebigs Ann. **194**, 290 (1878); Ber. dtsch. chem. Ges. **13**, 2204 (1880).
[2] ULLMANN, F.: Enzykl. d. Techn. Chemie Bd. V, 436 (1928).
[3] FISCHER, E., u. O. FISCHER: Liebigs Ann. **194**, 274 (1878).
[4] ROEHL, W.: Z. Immunitätsforsch. **1**, 70 (1909).
[5] ULLMANN, F.: Enzykl. d. techn. Chemie Bd. X, 178 (1928).

Analog wird das *Brillantgrün* aus Benzaldehyd und Diäthylanilin gewonnen. Die erhaltenen Leukofarbstoffe werden anschließend durch Oxydation mit PbO_2 in die Farbstoffe überführt[1].

In ihren baktericiden Eigenschaften unterscheiden sich beide Farbstoffe nicht wesentlich. Durch Austausch der Dimethylamino-Gruppe des Malachitgrüns gegen die Diäthylamino-Gruppe des Brillantgrüns wird also keine Verbesserung der therapeutischen Wirkung erzielt. Die Desinfektionskraft der Verbindungen nimmt im Gegensatz zum Fuchsin mit erhöhter Wasserstoffionenkonzentration zu[2].

Das *Kristallviolett*, Hexamethyl-pararosanilin-chlorid, wird aus MICHLERS Keton und Dimethylanilin durch Kondensation mit Phosphorchloriden oder Aluminiumchlorid dargestellt[3].

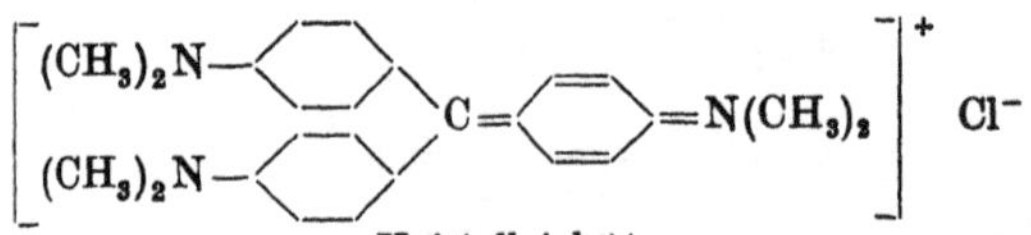

$$\left[\begin{array}{c} (CH_3)_2N- \\ (CH_3)_2N- \end{array} \!\!\!\!\!\!\!\!\diagdown C = \!\!=\!\!= N(CH_3)_2 \right]^{+} Cl^{-}$$

Kristallviolett

Es wurde von E.C. FAUST als Anthelminticum vorgeschlagen[4] (s. S. 275).

Wird eine Methyl-Gruppe des Kristallvioletts durch eine Phenyl- oder durch eine Naphthyl-Gruppe ersetzt, so bleibt die Wirkung erhalten, sind jedoch nur 4 Wasserstoffe durch einen Methyl- und einer durch einen Phenyl-Rest ersetzt, wie beim Viktoria-Blau, so nimmt sie ab. Das gleiche ist der Fall, wenn 4 Wasserstoffe durch einen Äthyl- und je einer durch einen Phenyl- und Methyl-Rest ersetzt ist, wie im Nachtblau. Die Farbstoffe sind also sehr konstitutionsempfindlich. Am Kristallviolett zeigt sich, daß durch Ersatz einer Dimethylamino-Gruppe durch eine Diäthylamino-Gruppe eine Steigerung herbeigeführt werden kann. Einführung eines m-ständigen Chlor-Atoms steigert die Wirkung weiter. Eine weitere o-ständige Methyl-Gruppe, die zum Chlor in p-Stellung steht, führt abermals zu einer Steigerung der Wirkung des Kristallvioletts gegen Trypanosomen bei Mäusen:

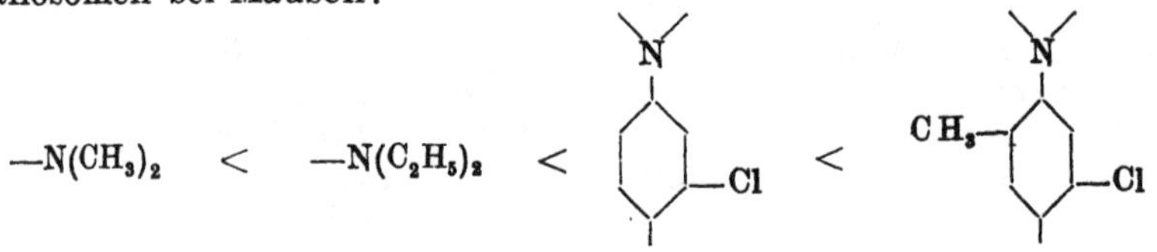

$$-N(CH_3)_2 \quad < \quad -N(C_2H_5)_2 \quad < \quad \text{[Cl-substituted ring]} \quad < \quad \text{[CH}_3\text{, Cl-substituted ring]}$$

Methylviolett, das Pentamethyl-pararosanilin-chlorid

$$\left[\begin{array}{c} CH_3 \cdot NH- \\ (CH_3)_2N- \end{array} \!\!\!\!\!\!\!\!\diagdown C = \!\!=\!\!= N(CH_3)_2 \right]^{+} Cl^{-}$$

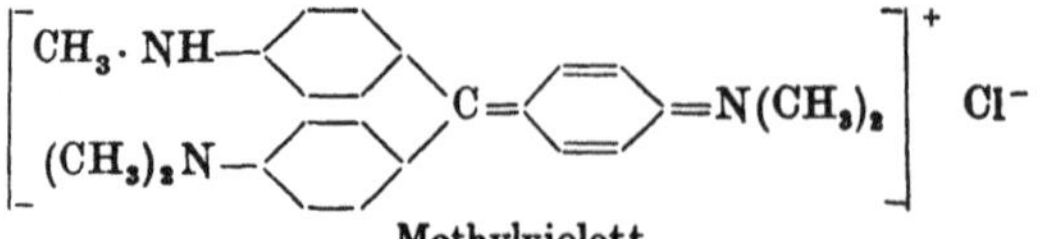

Methylviolett
(Gentianaviolett)

wurde in großem Maße in Kopierstiften und Kopiertinten verwandt. Neben anderen Methylierungsstufen entsteht es bei der Oxydation von Dimethyl-

---
[1] FISCHER, E., u. O. FISCHER: Ber. dtsch. chem. Ges. **11**, 950 (1878), u. **12**, 796 (1879).
[2] BITTENBENDER, H., u. a.: Ind. Engng. Chem. Ind. Edit. **32**, 996 (1940).
[3] DRP 27789.
[4] FAUST, E. C.: Proc. Soc. exp. Biol. Med. **28**, 691 (1931).

anilin mit Kaliumchlorat und Kupfersulfat[1]. Es wird in angelsächsischen Ländern bei Pilzerkrankungen in zunehmendem Maße verwendet und findet auch als vermifuges Mittel innerlich Anwendung (s. S. 275). Jedoch werden toxische Nebenwirkungen beobachtet[2].

In neuerer Zeit wurden Triphenylmethan-Derivate und deren Vinyl-Analoge hergestellt, die Bedeutung bei der Tuberkulose-Behandlung haben sollen. Die Verbindungen müssen einen 2-Methyl-naphthyl-Rest enthalten, da dieser der eigentliche Träger der Wirkung sein soll. Die übrigen Kerne können saure Gruppen oder Sulfonamid-Gruppen enthalten. Eine Verbindung dieser Art erhält man beispielsweise durch Kondensation von Methyl-naphthyl-magnesiumbromid mit Tetraalkyl-diamino-benzophenon oder durch Kondensation des Methylnaphthyl-aldehyds mit zwei Mol eines am Stickstoff disubstituierten Anilins[3].

Bei den besprochenen Farbstoffen lassen sich Parallelen zwischen ihrer färbenden und ihrer bakteriziden Wirkung ziehen. So verhalten sich in wäßrigen Lösungen oder in physiologischen Salzlösungen die Keime von Staphylokokken, Streptokokken, Coli- und Typhusbakterien gegenüber positiven kolloiden Farbstoffen, wie z.B. Malachitgrün, Gentianaviolett, Auramin, Acridinderivate und andere, wie negative Kolloide. Sie binden die Farbstoffe, flocken aus, verlieren an Vitalität und sterben bei längerer Einwirkung ab. Die festeste Bindung gehen dabei die Acridin-Farbstoffe (s. S. 627) ein, die zugleich auch in bakterizider Hinsicht die stärksten Farbstoffe sind[4]. Ähnlich ist die Wirkung saurer und basischer Farbstoffe auf Casein. Auch hier sind die chemotherapeutisch wirksamsten Stoffe diejenigen, welche die stärkste Casein-Wirkung zeigen. Dabei gehen die wirksamen Konzentrationen den chemotherapeutischen parallel[5].

Die Affinität des Farbstoffs zum Eiweiß wächst mit der Zahl der Alkyl-Gruppen. Mit steigender Konzentration des Farbstoffs nimmt das Adsorptionsvermögen des Eiweißes wieder ab, da durch Dehydratation seine Oberfläche verkleinert wird. Besonders bei Konzentrationen von über 1:5000 macht sich diese Nebenreaktion bemerkbar[6].

Thiazin-Farbstoffe.

Der wichtigste Vertreter basischer Thiazin-Farbstoffe, das *Methylenblau*, wurde 1876 von CARO aus Nitroso-dimethylanilin durch Reduktion zu p-Amino-dimethylanilin und Oxydation dieser Base mit $FeCl_3$ in Gegenwart von H_2S gewonnen[7]:

$$(CH_3)_2N-\!\!\!\bigcirc\!\!\!-NH_2 + H_2N-\!\!\!\bigcirc\!\!\!-N(CH_3)_2 \rightarrow \left[(CH_3)_2N=\!\!\!\bigcirc\!\!\!\overset{N}{\underset{}{}}\!\!\!-\!\!\!\bigcirc\!\!\!-N(CH_3)_2\right] Cl^-$$

$$\rightarrow \left[(CH_3)_2N=\!\!\!\bigcirc\!\!\!\overset{N}{\underset{S}{}}\!\!\!-\!\!\!\bigcirc\!\!\!-N(CH_3)_2\right] Cl^-$$

Methylenblau

Andere Darstellungsweisen gehen davon aus, daß Mercaptodiphenylamin durch Einwirkung von Brom Thiazin liefert:

---
[1] v. HOFMANN, A. W.: Ber. dtsch. chem. Ges. **6**, 357 (1873).
[2] HÄNEL, L.: Pharmazie **5**, 18 (1950); K. O. MÖLLER: Med. Klinik **43**, 493 (1948).
[3] Schwed.P. 115343.
[4] DOLADILKE, M., u. A. GUY: C. R. hebd. Séances Acad. Sci. **211**, 675 (1940).
[5] LABES, R., u. F. BILLMANN: Biochem. Z. **274**, 75 (1934).
[6] HIRSCHFELDER, A. D., u. H. N. WRIGHT: J. Pharmacol. exp. Therapeut. **38**, 433 (1930).
[7] DRPP 1886 u. 24125.

Desinfektionsmittel und Chemotherapeutica.

$$\text{[Benzothiazine SH + Br}_2 \rightarrow \text{Phenothiazine S]}$$

Die technische Darstellung führt p-Amino-dimethyl-anilin mit Natriumthiosulfat in die entsprechende Thiosulfonsäure über, verwandelt diese mit Dimethyl-anilin und Oxydation mit Bichromat in das unlösliche *Indamin*, das sofort zum Methylenblau oxydiert wird[1]:

$$(CH_3)_2N{-}C_6H_4{-}NH_2 \rightarrow (CH_3)_2N{-}C_6H_3(S \cdot SO_3H){-}NH_2 \rightarrow (CH_3)_2N{-}C_6H_3(S \cdot SO_3H){-}N{=}C_6H_4{=}N(CH_3)_2 \rightarrow$$

$$\rightarrow (CH_3)_2N{-}[\text{phenothiazin}]{-}N(CH_3)_2 \rightarrow [(CH_3)_2N{=}[\text{phenothiazinium}]{-}N(CH_3)_2]^+ Cl^-$$

Methylenblau lähmt die Malaria-Erreger. Dabei beruht die Wirkung nicht auf einer direkten Anfärbung, denn die Erreger werden in der Blutbahn nicht angefärbt. Es wirkt aber toxisch auf den Wirtsorganismus und kann daher parenteral nicht als Heilmittel verwandt werden. C. H. ANDREWS und andere untersuchten auf Grund der Beobachtung von PETTERSON, der fand, daß mit Futter gegebenes Toluidin-Blau gegen *Typhus rickettsiae* bei Mäusen chemotherapeutisch aktiv war[2], zahlreiche andere Farbstoffe, von denen jedoch nur die Thiazine, Methylenblau, Neumethylenblau und 7-Diäthylamino-7-di-n-butylaminophenazthiazoniumchlorid-hydrochlorid wirksam waren. Von Interesse dürfte auch die gefundene Wirksamkeit von Selenmethylenblau sein[3].

Thiazin-Derivate, die an Cholsäure gebunden sind, zeigen antiparasitäre Eigenschaften. So wird die Darstellung von 3,6-Tetramethyldiamino-diphenthiaziniumcholat beschrieben[4]. Durch Umsetzung von 3,6-Tetramethyldiamino-diphenthiaziniumchlorid mit Desoxycholsäure, ferner durch Umsetzung von Diaminophenthiazin oder dessen Halogen-, Alkyl- oder Alkoxyl-Derivaten mit Glycocholsäure, Taurocholsäure, Dehydrocholsäure oder Apocholsäure entstehen ebenfalls Produkte mit guter antiparasitärer Wirkung[5].

Die Verbindungen können entweder nach Art der Salzbildung oder auch aus den gallensauren Salzen der Thiazine durch doppelte Umsetzung mit geeigneten Salzen gewonnen werden. Die Verbindung aus 2,7-Diäthylamino-3,6-dimethyl-diphenthiazoniumchlorid und taurocholsaurem Natrium besitzt die nachstehende Konstitution[6]:

$$[C_2H_5 \cdot NH{=}[\text{3,6-dimethyl-phenothiazinium}]{-}NH \cdot C_2H_5]^+ \quad C_{26}H_{44}O_7NS^-$$

Das Phenothiazin erlangte in neuerer Zeit Bedeutung in der Oxyuren-Bekämpfung. Die von mehreren Seiten betonte toxische Wirkung der Verbindung auch für den Menschen wird von HÄNEL[7] in Abrede gestellt. Jedoch können wie bei den anderen Kontaktgiften auch beim Phenothiazin toxische Schädigungen durch Kumulationswirkung auftreten[8] (siehe S. 276).

$$\text{[Phenothiazin: NH, S Struktur]}$$

Phenothiazin

---

[1] DRP 45839; A. BERNTHSEN: Liebigs Ann. **230**, 73 (1885) u. **251**, 1 (1889).
[2] PETTERSON: Proc. Soc. exp. Biol. Med. **55**, 155 (1944).
[3] ANDREWS, C. H.: Brit. J. Pharmacol. Chemotherapeut. **1**, 15 (1946).
[4] Schwz.P. 128326. — [5] AP. 173475. — [6] DRP 511810.
[7] HÄNEL, L.: Pharmazie **5**, 518 (1950).
[8] EMMEL, L., u. M. KRÜPE: Z. Naturforsch. **1**, 691 (1946).

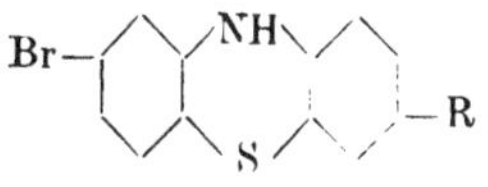

Phenothiazin-Derivate der nebenstehenden Konstitution stellten R. BALZLY und Mitarbeiter her[1] zur Prüfung ihrer Wirkung gegen Plasmodien und Trypanosomen. Für R wurden Nitro-, Amino- oder eine $CO \cdot CH_2 \cdot COOH$-Gruppe eingeführt. Ferner gewannen sie Säurederivate des Phenothiazins und Derivate der Phenothiazincarbonsäure.

Acridin-Derivate.

Nachdem TAPPEINER und JODLBAUER zuerst das sog. *Phosphin*, eine Acridin-Verbindung, als ein Protozoen abtötendes Mittel erkannt hatten, beobachtete EHRLICH, daß die gute Wirkung des Dichlor-parafuchsins (*Tryparosan*) gegen Nagana auf einer Verunreinigung beruhte, die durch eine Kondensationsreaktion entstanden war und die sich als Acridin-Derivat erwies. Die N-alkylierten Verbindungen, z.B.

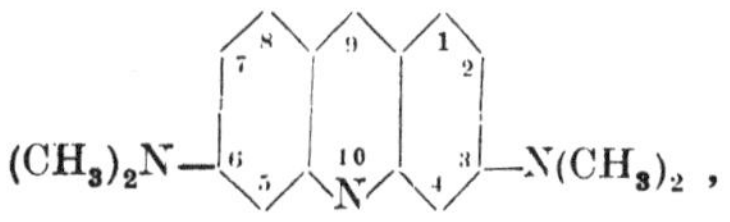

$$(CH_3)_2N--N(CH_3)_2,$$

waren wirksam, aber zu toxisch. Andererseits war *Acridingelb*

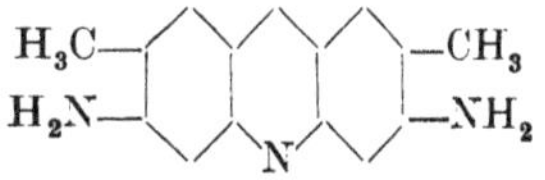

Acridingelb

weniger giftig, aber auch weniger wirksam. F. ULLMANN fand, daß Acridinium-Verbindungen, bei denen der Ring-Stickstoff zu einem quartären Stickstoff umgewandelt worden war, gute Eigenschaften zeigten. Da EHRLICH den Kernmethyl-Gruppen einen dystherapeutischen Einfluß zuschrieb, war damit der Weg zum *Trypaflavin*, dem 3,6-Diamino-10-methyl-acridiniumchlorid der Formel

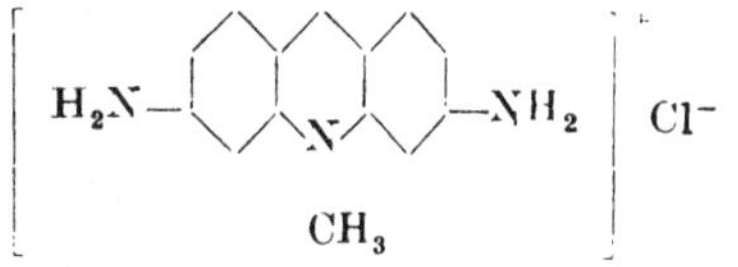

Trypaflavin

vorgezeichnet [2].

Zur Synthese des Trypaflavins wird zunächst Bis-(p-amino-phenyl)-methan aus Formaldehyd und überschüssigem Anilin über eine Zwischenform, die sich sofort in die p-Verbindung umlagert, hergestellt [3]:

---
[1] BALZLY, R., u. a.: J. Amer. chem. Soc. **68**, 2673 (1946).
[2] BENDA, L.: Med. u. Chem. **1**, 45 (1933).
[3] DRP 53937.

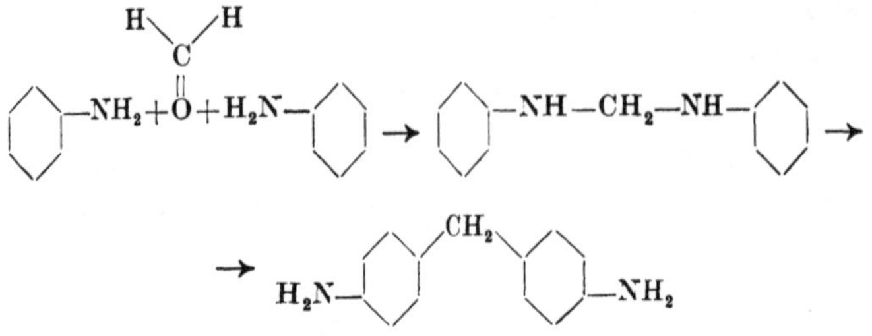

In Schwefelsäure gelöst und mit Nitriersäure behandelt, wird sie zur Dinitro-Verbindung, die mit Zinn und Salzsäure leicht zum Tetraamino-Derivat reduziert werden kann. Durch Oxydation mit Luft bildet sich sofort in guter Ausbeute das 3,6-Diamino-acridin, das sich den höheren Homologen gegenüber durch vorzügliche Löslichkeit auszeichnet:

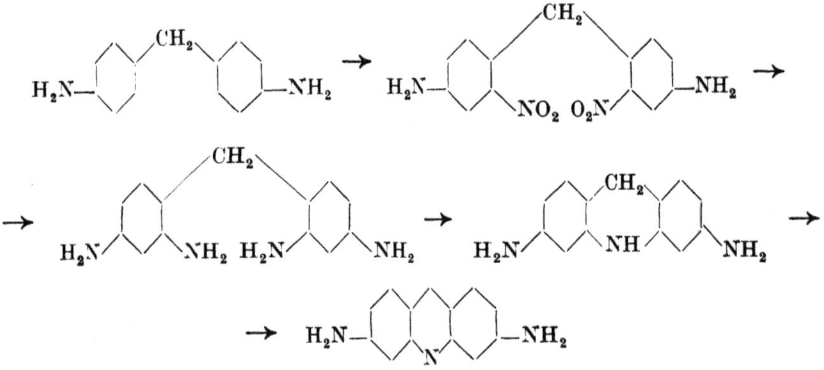

Wird das Diamino-acridin acetyliert und das Diacetat mit p-Toluolsulfon-säure-methylester behandelt, so lagert sich der Ester an den Ringstickstoff unter Bildung der Acridinium-Verbindung an. Der so entstandene Ammonium-Komplex geht mit konzentrierter Salzsäure unter Abspaltung von p-Toluolsulfonsäure in das N-Methyl-acridinium-chlorid über.

So gewonnene Farbstoffe zeigen Wirkungen bei Schlafkrankheit und anderen, durch Trypanosomen und ähnliche Parasiten hervorgerufenen Infektionskrankheiten[1]. Der wichtigste Vertreter, das Trypaflavin, verdankt seinen Namen der von EHRLICH gefundenen Wirkung gegenüber Trypanosomen. Zu diesem Zweck wird es aber nicht benützt, sondern ist wichtig geworden auf Grund der von BROWNING (1913) entdeckten antiseptischen Eigenschaften. Noch in Konzentrationen von $0,1^0/_{00}$ wirkt es deutlich bactericid, ist dabei weitgehend ungiftig. In 0,1—0,2%ig. Lösung ist es ein wertvolles Wunddesinfiziens. Unter dem Namen *Panflavin* wird es auch in Form von Pastillen zur Munddesinfektion benützt.

Es wurde versucht, durch Bildung fettsaurer Salze von Aminoacridinium-Verbindungen eine günstigere Wirkung zu erzielen[2]. Zur Kombinationssynthese stellte man Salze des Trypaflavins und anderer basischer Farbstoffsulfonsäuren, z. B. Trypanblau her[3]. Mehrfach ist auch der Versuch unternommen worden, Arsen-Verbindungen des Trypaflavins zu gewinnen: Durch Einwirkung des Natriumsalzes der p-Glykol-aminophenyl-arsinsäure auf eine Lösung des 3,6-Diamino-methylacridinium-chlorids erhält man ein Salz, das in Wasser 1:400 löslich ist. Statt der Glykolverbindung der Arsinsäure lassen sich auch Oxybenz-imidazol-5-arsinsäure, 2-Methyl-4-glykolyl-aminobenzol-1-arsinsäure, 2-Argentomercapto-

---

[1] DRP. 230412. — [2] DRP. 557250. — [3] DRP 565631.

benzoxazol-5-arsinsäure und die entsprechende 7-Chlor-Verbindung der 1-Methyl-2-argento-mercapto-benzimidazol-5-arsinsäure, die 2-Oxy-pyridin-5-arsinsäure, die 4-Acetyl-amino-2,3-dimethyl-5-pyrazolon-1-phenyl-p-arsinsäure, die 2-Mercurithio-benzimidazol-5-arsinsäure und andere verwenden[1].

Bei der therapeutischen Auswertung verschiedener Acridin-Derivate gegen Streptokokken stellte man fest, daß das 9-Amino-acridin noch in einer Verdünnung von 1:180000 wirksam war und so dem Trypaflavin nahe kam. Um Verbindungen dieser Reihe zugänglich zu machen, war es wichtig, einen rationellen Weg der Synthese zu finden.

Nach BERNTHSEN entstehen Acridine durch Erhitzen von Diphenylamin mit Carbonsäuren[1], wenn man als Kondensationsmittel $ZnCl_2$ verwendet:

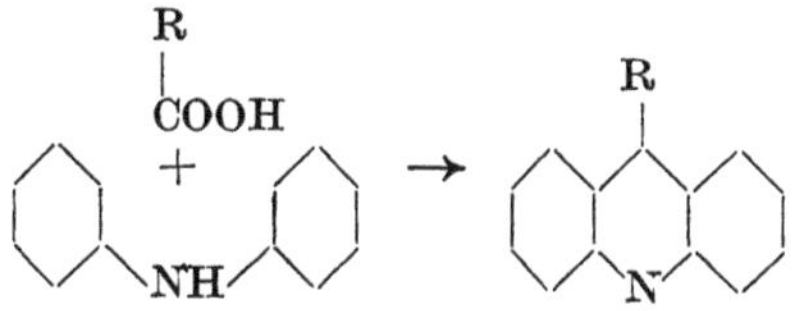

In gleicher Weise lassen sich Diphenylamin-2-carbonsäuren mittels Schwefelsäure nach GRAEBE[2] oder mit Phosphorpentachlorid und $AlCl_3$ nach ULLMANN kondensieren. Dabei entsteht das *Acridon*:

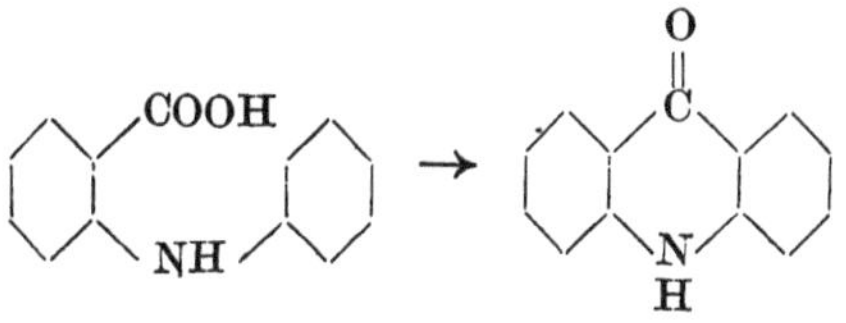

Nach O. EISLEB[3] ist aber die Synthese nach GRAEBE und K. LAGODZINSKI[4] ausgiebiger als die Synthese nach BERNTHSEN. Jedoch läßt sie sich nicht verallgemeinern, da in Gegenwart von Substituenten, z. B. von Nitro-Gruppen in bestimmten Stellungen, die Ringschließung nicht erfolgt. Bei Alkoxy-Gruppen in bestimmten Stellungen treten außer dem Ringschluß noch Nebenreaktionen auf; die Äther-Guppen werden abgespalten, es entstehen Oxyacridone. Bei Anwesenheit von Amino- und Oxy-Gruppen finden gleichzeitig Sulfonierungen statt. G. SCHROETER und O. EISLEB wiesen schon 1909[5] darauf hin, daß man bei Steigerung der Temperatur und bei Verwendung von Phosphoroxychlorid als Lösungsmittel auf $AlCl_3$ verzichten kann. Da nach GRAEBE das Acridon mit PCl_5 in 9-Chloracridin übergeht, mußte sich diese Synthese in einem Arbeitsgang vollziehen lassen, so daß man bei Verwendung von $POCl_3$ von der Diphenylamin-2-carbonsäure zum 9-Chlor-acridin gelangt:

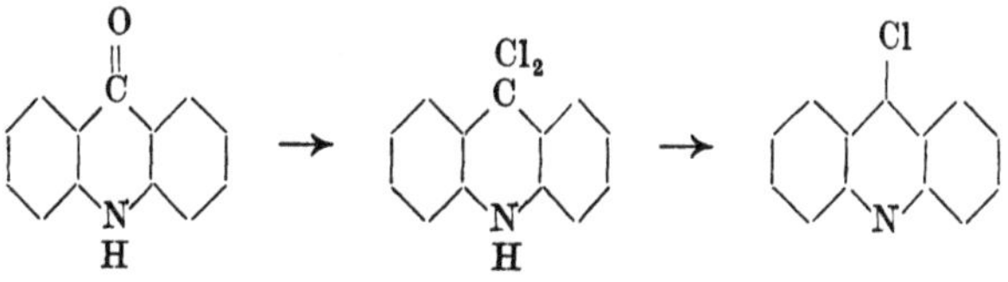

Die Synthese läßt sich selbst bei empfindlichen Substituenten, wie Acetamino-, Alkoxy- und Dialkyl-aminoalkoxy-Gruppen, durchführen. Während die Acridone ziemlich indifferent sind, reizen die 9-Chlor-Verbindungen das Gewebe. Auch bei Kondensation von Anthranilsäure mit Chlorbenzol unter Zusatz von Benzoylchlorid erhält man Acridone in

---

[1] EP. 405629; Schwz.P. 162292.
[2] GRAEBE, C.: Ber. dtsch. chem. Ges. **25**, 1734 (1892).
[3] EISLEB, O.: Med. u. Chem. **3**, 41 (1936).
[4] GRAEBE, C., u. K. LAGODZINSKI: Liebigs Ann. **276**, 35 u. 45 (1893).
[5] SCHROETER, G., u. O. EISLEB: Liebigs Ann. **367**, 115 u. 144 (1909).

guter Ausbeute. Nach dem gleichen Verfahren lassen sich auch **andere cyclische Ketone** und deren Substitutionsprodukte gewinnen[1].

Nach E. LEHMSTEDT lassen sich Acridon und substituierte Acridone gewinnen durch Kondensation von aromatischen Kohlenwasserstoffen oder ihren, **durch negative Reste oder Alkyle substituierten Abkömmlingen** mit o-Nitrobenzaldehyd oder **solchen Abkömmlingen** desselben, die ohne Zusatz von salpetriger Säure C-Arylanthranile liefern, **dadurch, daß** man die Kondensation mit Hilfe von sauren Kondensationsmitteln unter Zusatz von HNO_2 ohne Abtrennung der als Zwischenprodukt entstandenen C-Arylanthranile in einem Arbeitsgang durchgeführt[2]. Diese Synthese geht auf Versuche von A. KLIEGL zurück, welcher den o-Nitro-benzaldehyd mit Benzol bzw. Toluol in Gegenwart von Schwefelsäure zu C-Phenylanthranilen kondensierte:

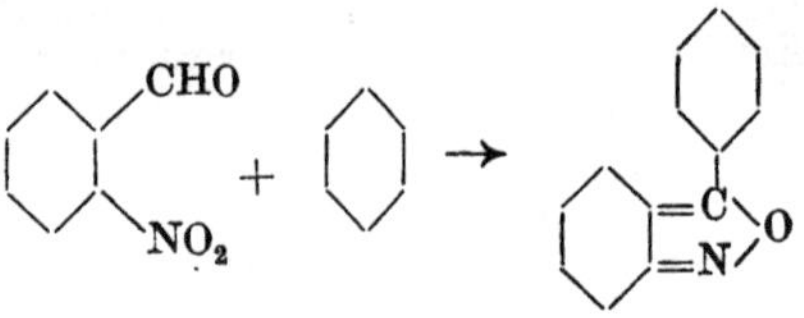

Diese Verbindungen lagern sich bei stärkerem Erhitzen in Acridone um. E. BAMBERGER fand, daß die Umlagerung in stark schwefelsaurer Lösung schon bei niedriger Temperatur stattfindet, wenn gleichzeitig salpetrige Säure angewandt wird. Nach ihm ist der Vorgang folgendermaßen zu deuten[3]:

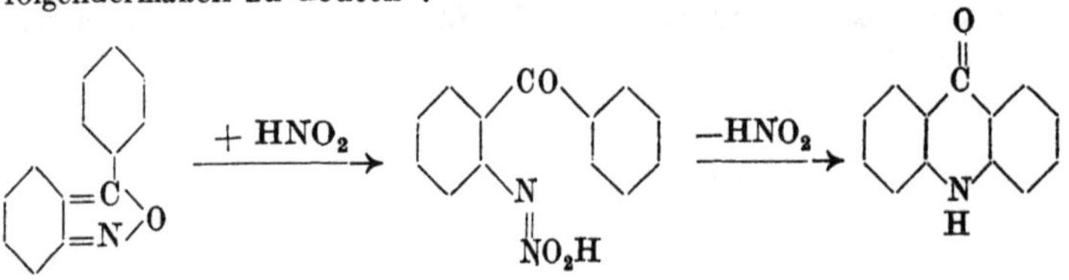

Von 9-Amino-acridin ausgehend, wurden verschiedene Derivate durch Substitution der Amino-Gruppe dargestellt, z. B.

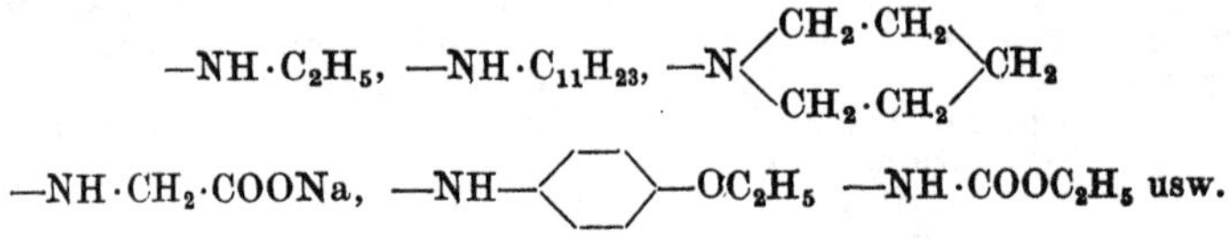

$-NH \cdot C_2H_5$, $-NH \cdot C_{11}H_{23}$, $-N\begin{smallmatrix}CH_2 \cdot CH_2\\CH_2 \cdot CH_2\end{smallmatrix}CH_2$

$-NH \cdot CH_2 \cdot COONa$, $-NH-\langle\rangle-OC_2H_5$ $-NH \cdot COOC_2H_5$ usw.

Bei Einführung von Alkoxy-Gruppen in den Acridin-Kern entstanden Verbindungen besonders guter Wirksamkeit. Im Tierversuch erwies sich die C_2H_5O-Gruppe als am besten; gegen Trypanosomen war die Isoamyloxy-Gruppe am wirksamsten.

Bei Einführung von weiteren Amino-Gruppen zeigte es sich, daß die Amino-Gruppe in 3- und 6-Stellung die Wirkung verstärkt, nicht aber in 2- und 7-Stellung. So entstand das *Rivanol*, das 2-Äthoxy-6,9-diamino-acridinium-lactat, das MORGENROTH und ROSENBERG 1921 in die Therapie einführten:

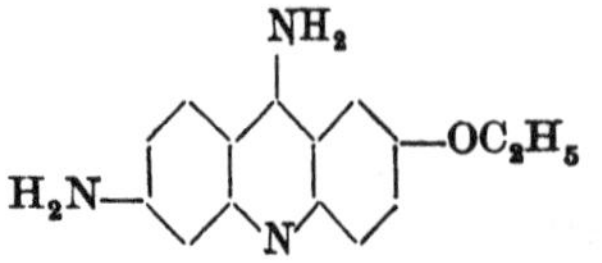

Rivanol

Es wird auf folgendem Weg synthetisiert:

---
[1] DRP 590575. — [2] DRP 581328.
[3] BAMBERGER, E.: Ber. dtsch. chem. Ges. **42**, 1716 (1909).

p-Nitrotoluol bildet bei Chlorierung in Gegenwart von Antimontrichlorid in mehr als 85%ig. Ausbeute das 2-Chlor-4-nitro-toluol[1]. Durch Oxydation wird diese Verbindung in die o-Chlor-p-nitrobenzoesäure überführt, die mit Phenetidin in Gegenwart von Kupfer zur entsprechenden Diphenylamin-o-carbonsäure umgesetzt werden kann. Diese wird nach dem bereits angegebenen Verfahren mit Phosphorpentachlorid oder Phosphoroxychlorid in das 2-Äthoxy-6-nitro-acridon überführt. Letzteres wird mit Reduktionsmitteln behandelt, wie z. B. $SnCl_2$ und Salzsäure, nachdem zuvor mit alkoholischem Ammoniak das Chloratom durch den Aminorest ersetzt worden ist:

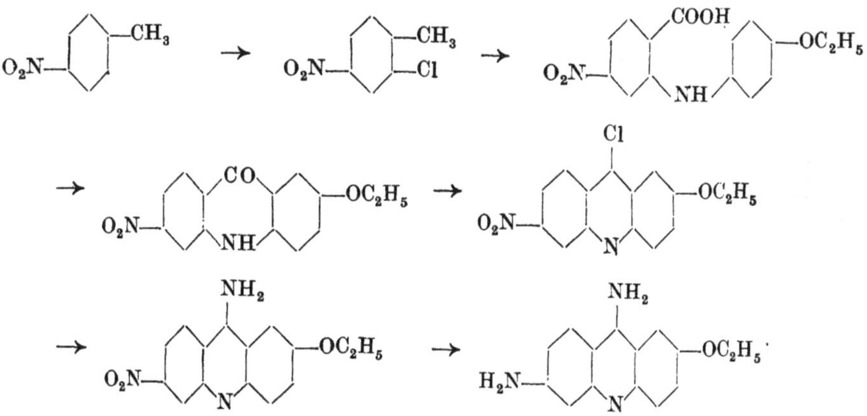

[Reaktionsschema: O_2N-Toluol → O_2N-Chlortoluol → Diphenylamin-carbonsäure → Acridon → 9-Chlor-acridin → 9-Amino-acridin (Nitro) → Rivanol]

Rivanol

Auch durch Verwendung von 6-Nitro-9-hydrazino-acridin an Stelle von 6-Nitro-9-amino-acridin gelangt man zum 6,9-Diamino-acridin[2]. Statt 9-Halogen-acridine mit Aminen oder Ammoniak umzusetzen, lassen sich auch 9-Alkoxy-acridin-Derivate mit Ammoniak, primären oder sekundären aliphatischen Aminen zur Reaktion bringen. Entsprechend kann man auch den 9-Aryl-äther verwenden. In beiden Fällen erfolgt unter Abspaltung von Alkohol die Anlagerung der freien oder substituierten Amino-Gruppe[3]. Auch von den 9-Carbonsäure-aziden oder -amiden kann man ausgehen. Unter Stickstoff-Abspaltung lassen sich die Azide nach dem CURTIUSschen Abbau in wäßriger Lösung in die 9-Amino-Verbindung überführen. Wird das Azid in Alkohol erhitzt, so wird das 9-Urethano-acridin erhalten. Das Acridin-9-carbonsäureamid wird entsprechend dem HOFMANNschen Abbau durch Einwirkung von KOBr ebenfalls in das 9-Amino-Derivat überführt[4].

Das Rivanol ist in vivo und in vitro wirksam gegen beliebige Streptokokken-Stämme, gegen Staphylokokken und auch gegen Anaerobier[5]. Die Anwendung geschieht in 0,01—0,2%ig., Lösungen zur Wundbehandlung in 0,5—1%ig. Salbe und in 2,5%ig. Streupulver. Rivanol zeigt keine trypanociden Eigenschaften, es wird im Gegenteil von den Trypanosomen in verhältnismäßig großer Menge adsorbiert, ohne sie abzutöten. Bei längerer Rivanol-Einwirkung vermögen die Trypanosomen die 2½fache Menge an Farbstoff aufzunehmen[6]. Wie das Laktat, kann auch das Trioxyglutarat verwandt werden. So wurde das 2-Äthoxy-6,9-diaminoacridin-trioxy-glutarat vorgeschlagen[7]. Quartäre Salze des 3-Äthoxy-7,9-diamino-acridins besitzen die gleiche Giftigkeit und bakteriostatische Wirkung wie das Rivanol. Sie sind aber in viel höherem Grade wie dieses bakteri-

---

[1] DAVIES, W.: J. chem. Soc. (London) 121, 806 (1922).
[2] DRPP 364031, 364033 u. 364037.
[3] DRPP 360421, 364034, 364032, 367084.
[4] DRPP 364035, 364036.
[5] BIELING, R.: Dtsch. med. Wschr. 49, 1090 (1924).
[6] SINGER, E., u. G. V. FISCHL: Z. Hyg. Infekt. Krankh. 116, 683 (1935).
[7] RP. 65980.

cid. Es wurde das Jodmethylat, das Methylchlorid und das Methylsulfat untersucht, wobei alle drei Salze gegen *Staphylococcus aureus* noch in Konzentrationen von 1:10000 wirksam waren. Das Methylsulfat zeigte sogar in Verdünnung 1:50000 Wirksamkeit[1].

Unter weiteren Konstitutionsabwandlungen zeigte sich die Verlegung der zweiten Amino-Gruppe in die Seitenkette als besonders bedeutsam, ähnlich wie bei den Malariamitteln. Die Wirkung konnte verstärkt werden durch die Einführung weiterer negativer Gruppen, vor allem durch Nitro-, weniger durch Chlor-Substituenten. Hierbei waren besonders die 3- und 6-Nitro-Verbindungen wirksam, wobei nach EISLEB neben dem 2-Äthoxy-6-nitro-9-(N-2'-diäthylaminoäthyl)-amino-acridin vor allem das 2,3-Dimethoxy-6-nitro-9-(3'-diäthylamino-2'-oxy-propylamino)-acridin bemerkenswert war. Es zeigte günstige Ergebnisse bei allgemeiner Sepsis. Kombiniert mit Rivanol ist es als *Entozon* in die Veterinärpraxis eingeführt worden und bewährte sich bei einer Anzahl von Infektionskrankheiten[2].

Über den Einfluß der Amino-Gruppe am Acridin-Kern ist zu sagen, daß alle Verbindungen mit einer Amino-Gruppe keine oder schwächere antiseptische Wirkung zeigen. Eine Ausnahme bildet hier jedoch das 5-Amino-acridin. Verbindungen, die zwei und ebenso drei, vier und fünf Amino-Gruppen enthalten, weisen bedeutende Wirkungssteigerung gegenüber dem Acridinmolekül auf[3].

Neben dem Trypaflavin zeigt auch das Diaminoacridin selbst gute Wirkung. Das 2,8-Diamino-acridin (MITCHELL und BUTTLE 1942), *Proflavin* genannt, soll bei gleicher Wirkung weniger toxisch als Trypaflavin sein. Da es Bakterien, gegen die Sulfonamide versagen, insbesondere Gasbrand, abtötet, wurde eine Kombination von Proflavin und Sulfathiazol (1:100, S. P. powder) zum Einstreuen in frische Wunden benützt.

Von den Verbindungen, die zwei Amino-Gruppen enthalten, wurden weiter 2,7-, 2,6-, 2,5-, 2,9-, 1,7-, 1,3- und 3,6-Diamino-acridin geprüft, sowie das 2- und 4-Amino-acridin, das 2-Chlor-5-amino-acridin und das *Acriflavin*, das ein Gemisch aus dem Hydrochlorid und dem Methylchlorid des 2,8-Diamino-acridins darstellt. Dabei zeigte es sich, daß die 2-Amino-Gruppe die Toxizität des Acridins herabsetzt. Die Wirkung der zweiten Amino-Gruppe hängt von ihrer Stellung ab. 2,7-Diamino-acridin zeigt bei gleicher antiseptischer Wirksamkeit nur geringe Toxizität.

Für das 2,7-Diamino-acridin führten A. A. GOLDBERG und W. KELLY[4] neue Synthesen durch:
1. Durch Kondensation von 4-Acetamino-2-chlor-benzoesäure mit p-Phenylendiamin,
2. 5-Acetamino-2-chlor-benzoesäure mit m-Phenylendiamin,
3. Nitrierung von 2-Nitro-acridin und anschließende Reduktion.

Das 2,7-Diamino-acridin wird aus dem 2-Nitro-acridon gewonnen. Dieses wird in konzentrierter Schwefelsäure zum 2,7-Dinitro-acridon nitriert, das durch Reduktion mit $SnCl_2$ und anschließende Reduktion mit Natrium-amalgam über das 2,7-Diamino-acridon in das 2,7-Diamino-acridin überführt wird[5].

Nach B. BREYER und Mitarbeitern[6] ergaben sich Beziehungen zwischen den Reduktionspotentialen und der chemotherapeutischen Aktivität von Acridinen, und zwar derart, daß bei stark negativem Potential die Verbindungen biologisch am wirksamsten sind. Es wird daher angenommen, daß diese stark wirksamen Verbindungen auf Grund ihrer basischen Gruppen mit dem respiratorischen Enzymsystem reagieren.

Aminoacridine lassen sich aus Nitroacridonen in guter Ausbeute gewinnen, wenn mit Natriumamalgam reduziert wird und anschließend mit $FeCl_3$ die Oxydation der entstandenen

[1] WEIZMANN, A.: J. Amer. chem. Soc. **69**, 1224 (1947).
[2] Vgl. O. EISLEB: Med. u. Chem. **3**, 41 (1936).
[3] ALBERT, A., u. W. H. LINNELL: J. chem. Soc. (London) **1938**, 22.
[4] GOLDBERG, A. A., u. W. KELLY: J. chem. Soc. (London) **1946**, 102.
[5] FP. 922025.
[6] BREYER, B., u. a.: J. chem. Soc. (London) **1944**, 360.

Aminoacridone zu den Aminoacridinen erfolgt. Dieses Verfahren gibt bessere Ergebnisse als das Verfahren nach CLEMO, PERKIN und ROBINSON[1].

F. R. BRADBURG und W. H. LINNELL untersuchten die Wirkung von Chloramino-acridinen, so des 7-Chlor-2-amino- und des 9-Chlor-2-amino-acridins, und ferner der 7- und 9-Chlor-Verbindung des 3-Amino-acridins. Bei der bakteriologischen Prüfung erwiesen sie sich jedoch nicht wirksamer als die chlorfreien Derivate. Im Gegensatz zu den Phenolen führt die Chlorierung des Acridins sogar zu einer Herabsetzung der antiseptischen Wirksamkeit[2].

Methyl-acridine und Styryl-acridine wurden von W. SHARP auf antiseptische und trypanocide Wirksamkeit untersucht. Das 3-Amino-5-methyl-acridin zeigte leichte antiseptische Wirkungen. Stärker war das 3,7-Diamino-5-methyl-acridin. Wird jedoch die 7-Amino-Gruppe gegen eine Methyl-Gruppe ausgetauscht, so geht die antiseptische Wirkung verloren. Außer der 3,7-Diamino-Verbindung hat auch die 3,8-Verbindung stark antiseptische Eigenschaften, die sich der antiseptischen Wirkung des Proflavins nähern. Trypanocid wirkte keine der Verbindungen. Die 5-Amino-styryl-acridine, von denen die 5-p-Amino-, 5-m-Amino- und 5-p-Dimethylamino-styryl-acridine dargestellt wurden, sind nur wenig antiseptisch und ohne trypanocide Wirksamkeit. Das 3-Amino-5-methyl-acridinchlormethylat zeigt eine starke Erhöhung der antiseptischen Wirkung im Vergleich zu dem 3-Amino-5-methyl-acridin. Auch das 3,7-Diamino-5,10-dimethyl-acridinium-chlorid weist erhöhte antiseptische Wirkung und zugleich auch trypanocide Eigenschaften auf. Wird die 7-Amino-Gruppe gegen eine Methyl-Gruppe ausgetauscht, so bleibt die antiseptische Eigenschaft erhalten, während die trypanocide Wirkung verloren geht. Auch bei den Styryl-Verbindungen wird durch Überführung in das quaternäre Salz ein Ansteigen der antiseptischen Wirkung erzielt. Jedoch ist auch hier die trypanocide Wirkung nur gering[3].

Mit fallender Basizität läuft eine abfallende bactericide Wirkung bei folgenden Stoffen parallel: 5-Amino-acridin, 2,8-Diamino-acridin (*Proflavin*), 2-Amino-acridin, 4-Amino-acridin, 3-Amino-acridin, Acridin, 1-Amino-acridin[4]. Da die stark basischen Acridine auch am meisten hydrophil und die schwächer basischen stärker hydrophob sind, dürften auch diese Eigenschaften wichtig sein[5]. 5-Amino-acridin (BONNEY und ALLEN 1944) ist farblos, wirkt desinfizierend und ist in 1%ig. Lösung zur Handdesinfektion herangezogen worden.

Oxydation des Acridins zum Acridon und Acetylierung einer Amino-Gruppe des Proflavins wirken abschwächend[6]. Fluor-substituierte 5-Amino-acridine ähneln nach J. H. WILKINSON und I. L. FINAR in ihrer Wirkung dem 5-Amino-acridin und den entsprechenden Chlor-Derivaten. Dementsprechend kommt ihnen eine antibakterielle Wirkung zu[7].

A. A. GOLDBERG und W. KELLY prüften Amidin-Derivate des 5-Amino-acridins auf antibakterielle Wirkung. Amidin-Gruppen standen in 2- oder in 3-Stellung. Durch die Amidin-Gruppe wird zwar die Löslichkeit erhöht, jedoch die bakteriostatische Wirkung verringert. So wurden dargestellt das 5-Amino-3-amidino-acridin und das 5-Amino-2-amidino-acridin. Mit der bactericiden Wirkung sank die Toxizität nicht, so daß die Verbindungen keine Bedeutung haben[8].

9,10-Dihydro-acridin (Acridan) und Imino-dihydro-acridin haben keine Wirkung auf Bakterien. Von W. H. LINNELL wurden ferner 3-Äthoxy-5-chlor-9-methoxy-acridin, 3-Äthoxy-9-methoxy-acridin, 3,9-Dihydro-acridin, 3-Äthoxy-9-methoxy-5,10-dihydro-acridin, 3-Äthoxy-5-chlor-7-methoxy-acridin und einige Diphenylcarbonsäuren untersucht. Es wirken das 3-Oxy-acridin, das 3,7-Dioxy-

---

[1] CLEMO, G. R., W. H. PERKIN jr. u. R. ROBINSON: J. chem. Soc. (London) 125, 1751 (1927).
[2] BRADBURG, F. R., u. W. H. LINNELL: J. chem. Soc. (London) 1943, 344.
[3] SHARP, W.: Quart. J. pharmac. Pharmacol. 15, 31 (1942).
[4] ALBERT, A., u. a.: Nature (London) 147, 332 (1941).
[5] ALBERT, A., u. a.: Nature (London) 243, 709 (1941).
[6] ALBERT, A., u. a.: Quart. J. Pharmacol. 10, 649 (1937).
[7] WILKINSON, J. H., u. I. L. FINAR: J. chem. Soc. (London) 1943, 759.
[8] GOLDBERG, A. A., u. W. KELLY: J. chem. Soc. (London) 1947, 637.

und das 3,9-Dioxy-acridin nicht baktericid. Dies scheint bei den Chloralkoxy-Verbindungen der Fall zu sein, die aber nicht genügend wasserlöslich sind[1].

Anthrachinon-Derivate.

Die Verwendung einiger Anthrachinon-Derivate in der Dermatologie beruht nicht auf desinfizierenden Eigenschaften derselben, sondern darauf, daß sie stark reduzierend wirken.

Chrysarobin, 1,8-Dioxy-3-methyl-anthron, als reduzierendes Hautmittel therapeutisch benützt, oxydiert sich dabei zur Chrysophansäure, dem 1,8-Dioxy-3-methyl-anthrachinon:

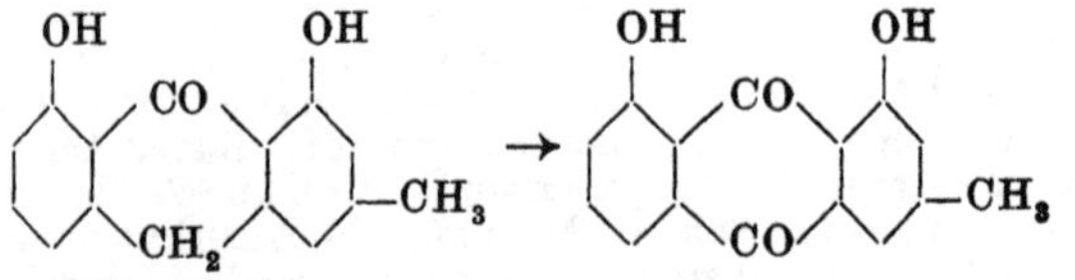

Es dient in der Dermatologie zur Behandlung der Psoriasis. Zur Synthese wird Chrysophansäure durch Kochen mit Zinn und Eisessig bei Zugabe von Salzsäure zu Chrysarobin reduziert.

Chrysophansäure wird nach EDER und C. WIDMER aus 3-Nitro-phthalsäure gewonnen, die man mit m-Kresol in Gegenwart von $AlCl_3$ zur 2'-Oxy-4'-methyl-benzoyl-3-nitro-benzol-1-carbonsäure umsetzt. Diese wird zur entsprechenden Amino-Verbindung reduziert, die durch Diazotierung und anschließendes Verkochen die 2'-Oxy-4'-methyl-benzoyl-3-oxy-benzol-1-carbonsäure liefert. Letztere kann mit rauchender Schwefelsäure in Gegenwart von Borsäure in das 1,8-Dioxy-3-methyl-anthrachinon' überführt werden. Durch die Gegenwart der Borsäure wird, wie BENTLEY und andere feststellten, das Phenol hauptsächlich in der o-Stellung zur Verknüpfungsstelle angegriffen[2]:

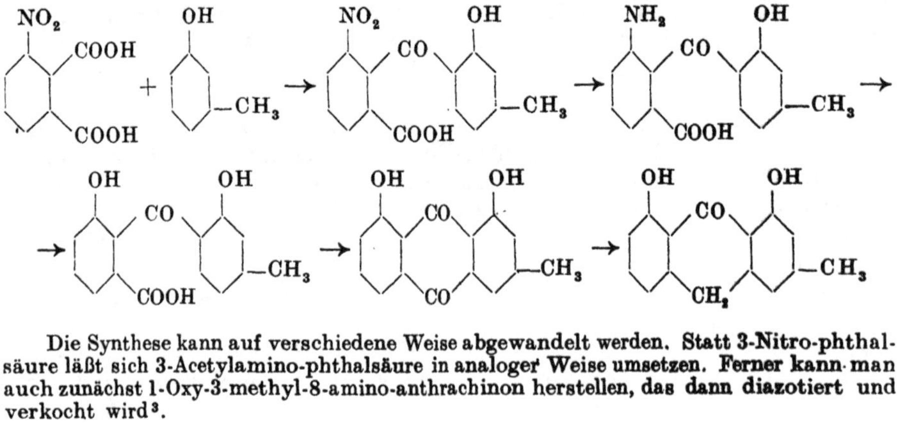

Die Synthese kann auf verschiedene Weise abgewandelt werden. Statt 3-Nitro-phthalsäure läßt sich 3-Acetylamino-phthalsäure in analoger Weise umsetzen. Ferner kann man auch zunächst 1-Oxy-3-methyl-8-amino-anthrachinon herstellen, das dann diazotiert und verkocht wird[3].

Nach CH. A. NAYLOR jr. und J. H. GARDNER wird 3-Methoxy-phthalaldehyd mit 4-Brom-3-methyl-phenol in Gegenwart von Schwefelsäure kondensiert. Nach Reduktion zu 2-[2'-Oxy-4'-methyl-benzyl]-3-methoxy-benzoesäure wird diese mit konz. Schwefelsäure in das 1-Oxy-3-methyl-8-methoxy-10-anthron

---

[1] LINNELL, W. H., u. K. E. STUCKEY: Quart. J. pharmac. Pharmacol. 13, 162 (1940).
[2] BENTLEY, W. H., u. a.: J. chem. Soc. (London) 91, 1626 (1907); R. EDER u. C. WIDMER: Helv. chim. Acta 5, 3 (1922).
[3] Schwz.P. 95430.

überführt, das durch Oxydation und Entmethylierung in das 1,8-Dioxy-3-methyl-anthrachinon übergeht[1]:

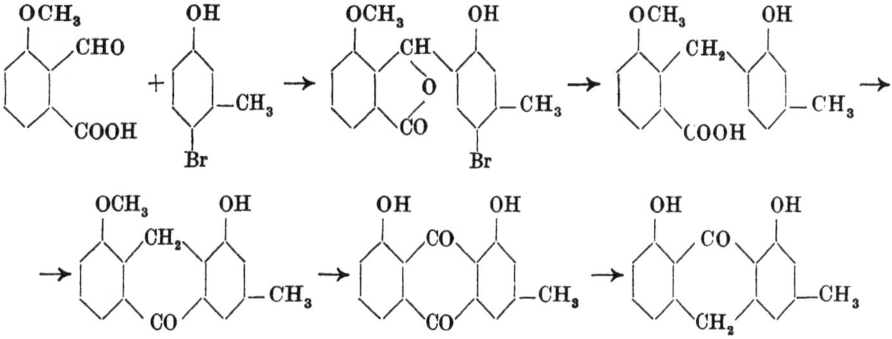

[Reaktionsschema: Kondensation von 2-Methoxy-benzaldehyd-carbonsäure mit 2-Brom-4-methyl-phenol über Lacton-, Anthranol- und Anthron-Zwischenstufen zum 1,8-Dioxy-3-methyl-anthrachinon]

Das in Analogie zum Chrysarobin verwendete Pyrogallol

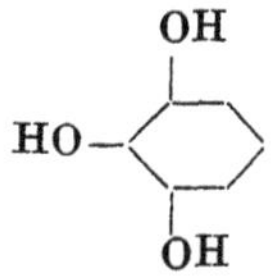

[Strukturformel Pyrogallol]

Pyrogallol

hat hautreizende Wirkungen, die aber auch bei ersterem beobachtet werden. Sie sind herabgesetzt in den Acetyl-Derivaten. Das Tetraacetat des Chrysarobins wurde unter dem Namen *Lenirobin* empfohlen. Das Triacetat des Pyrogallols, das *Lenigallol*, ist unlöslich und wenig toxisch. Es wird langsam auf der erkrankten Hautfläche verseift.

Man gewinnt es durch Erhitzen von Pyrogallol mit Essigsäureanhydrid und Natriumacetat[2]. Die Acetylierung mit Essigsäureanhydrid kann auch in Gegenwart einer Mineralsäure durchgeführt werden[3].

Weitere reduzierende Stoffe wurden von LIEBERMANN auf ihre pharmakologische Wirkung untersucht. Vom 1,8-Dioxy-anthrachinon gelangte man durch Reduktion mit Zink in salzsaurer Lösung zum 1,8-Dioxy-anthranol, das unter dem Namen *Cignolin* in den Handel kam[4]:

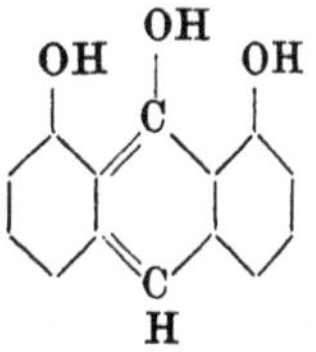

[Strukturformel Cignolin]

Cignolin

Der Fortfall der Methyl-Gruppe bewirkt einen Anstieg der pharmakologischen Wirkung. Das Cignolin ist dem Chrysarobin in seiner Wirkung gegen Psoriasis überlegen. Das 1-Oxy-anthranol ist ersterem etwa gleichwertig, dagegen ist die isomere 2-Oxy-Verbindung wirkungslos[5].

---

[1] NAYLOR jr., CH. A., u. J. H. GARDNER: J. Amer. chem. Soc. 53, 4114 (1931).
[2] DRP 105240. — [3] DRP. 124408. — [4] DRP 296091.
[5] DRP 301452, Zus. zu DRP 296091.

Chinolin-Verbindungen.
8-Oxy-chinoline.

Das Chinolin hat, wie auch das Isochinolin, starke antiseptische Eigenschaften. Beide sind aber zur therapeutischen Verwendung infolge ihrer Toxizität ungeeignet. Durch Eintritt von Methyl- und anderen Alkyl-Gruppen in das Molekül wird seine antiseptische Kraft stark erhöht. Vor allem verdient das 8-Oxy-chinolin als gut wirksames Desinfektionsmittel Beachtung. Sein Sulfat ist das *Chinosol*.

Zur Darstellung wird, analog der SKRAUPschen Synthese, Aminophenol mit Glycerin und Schwefelsäure unter Zusatz von Nitrophenol erhitzt. Hierbei bildet sich unter Wasserabspaltung zuerst Acrolein, das mit dem Anilin zum Azomethin zusammentreten kann oder das auch die Base an der Kohlenstoff-Doppelbindung addieren kann. Das entstehende Oxy-dihydrochinolin wird durch Nitrophenol zum Oxychinolin oxydiert[1]:

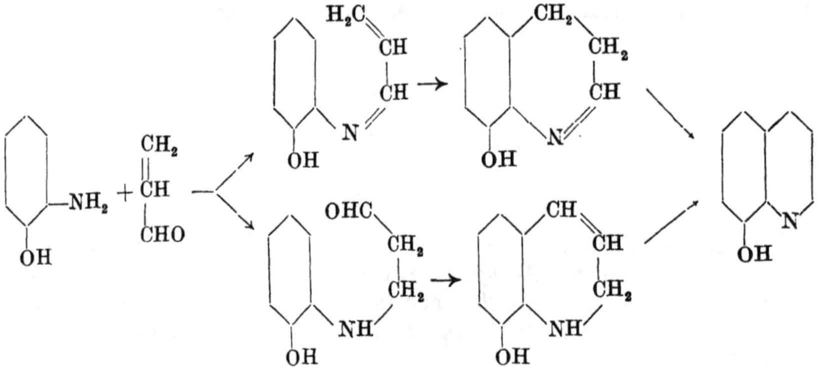

Chinosol entsteht aus dem 8-Oxy-chinolin durch Zugabe von konz. Schwefelsäure zur alkoholischen Lösung[2].

Statt aus dem Aminophenol das Oxy-chinolin direkt darzustellen, kann auch, vom Chloranilin ausgehend, zuerst das 8-Chlor-chinolin gewonnen werden. Hieraus läßt sich das 8-Oxy-chinolin mit schwacher wäßriger Natronlauge bei höherer Temperatur gewinnen, da der Hetero-Ring auf das Chlor aktivierend wirkt[3]:

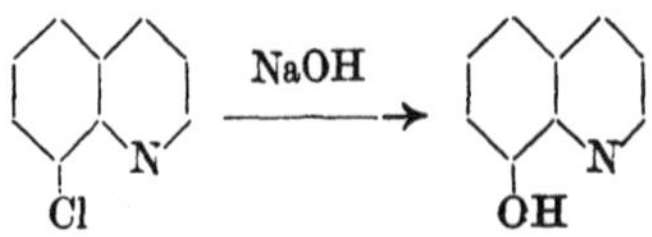

Die Umsetzung wird am besten bei 200—400° im Autoklaven in Gegenwart von Kupfersalzen vorgenommen[4]. Besonders leicht geht die Umwandlung bei der entsprechenden Brom-Verbindung vor sich. Hier kann die Bildung des Oxy-Chinolins schon bei Temperaturen unter 100° durchgeführt werden[5]. Entsprechend kann auch die Chlor-chinolin-sulfonsäure verseift werden[6]. Hierbei wird der Sulfonsäure-Rest abgespalten und das Halogen gegen eine Oxy-Gruppe ausgetauscht. Auch von den Äthern des Aminophenols kann ausgegangen werden, da die Äther des 8-Oxy-chinolins sich leicht spalten lassen, z. B. mit Anilinhydrochlorid[7,8]. So können sie mit Salzen, die aus starken anorganischen Säuren mit aromatischen Basen erhalten wurden, in der Hitze aufgespalten werden[8].

[1] SKRAUP, ZD. H.: Mh. Chem. **3**, 536 (1882); DRP 14976. — [2] DRP 187943.
[3] WOROSHZOW jr., N. N., u. S. P. MÜTZENHENDLLER: J. allg. Chem. (UdSSR) **6**, 63 (1936). — [4] RP. 38152. — [5] EP. 383920.
[6] DRP 592199, Zus. zu DRP 579226. — [7] DRP 583705. — [8] RP. 30365.

Chinosol findet in Form wäßriger Lösungen Anwendung als Antisepticum. Auch Dioxy-chinoline und ihre Abkömmlinge haben bactericide Eigenschaften. So werden Staphylokokken durch 5,8-Dioxy-chinolin, Mono-chlor-dioxychinolin und Dichlor-dioxy-chinolin in einer Verdünnung von 1:400 abgetötet. Der Mono-äthyläther des 5,8-Dioxy-chinolins wirkt in gleicher Zeit und in gleicher Verdünnung abtötend auf Typhus-Bakterien, der Mono-butyläther in Verdünnung von 1:2000. Die wachstumshemmenden Konzentrationen sind dagegen weit geringer (bis 1:20000). Gegen Staphylokokken zeigt der Mono-äthyläther sogar in Verdünnungen von 1:400000 wachstumshemmende Wirkung[1]. Gute Wirkung, die der des Chinosols gegenüber Bacterium Coli gleichkommt, besitzt das 5-Benzyl-8-oxy-chinolin. Dabei soll es die Schleimhäute bedeutend weniger reizen als das Vergleichsderivat[2]. Sulfosalicylsäure und Oxychinolin geben ein gut kristallisiertes Salz, das desinfizierende Wirkung hat[3].

Oxy-chinolin-Verbindungen, die außer OH- und SO_3H-Gruppen keine anderen Substituenten tragen, lassen sich in Azo-Verbindungen überführen. Die o-Azotoluol-8-oxy-chinolin-5-sulfonsäure soll bei gleichzeitiger entzündungswidriger Wirkung ebenso wie andere Azotoluol-Verbindungen auf die Epithelisierung des Hautgewebes anregende Wirkungen ausüben. In gleicher Weise lassen sich auch die p-Toluol-azo- und m-Toluol-azo-8-oxy-chinolin-Verbindungen verwenden[4,5]. Metall-Salze der 8-Oxy-chinolinsulfonsäuren, z.B. Aluminium- und Zink-Salze, wurden vorgeschlagen. Die Aluminium-Verbindung kann per os genommen werden.

Um die Giftwirkung von Chinolin und seinen Derivaten zu vermindern, versuchte A. EDINGER[6] Schwefel einzuführen. Dieses führte aber zu einem Thiochinanthren

$$NC_9H_5 \underset{S}{\overset{S}{\diamond}} C_9H_5N ,$$

während aus o-Oxy-chinolin mit Schwefelchlorür nur eine Dichlor-Verbindung entstand[7]. Rhodanwasserstoffsaures Chinolin mit Wismutrhodanid komplex gebunden, war bei Dermatosen von gutem Erfolg[8]. Die Einführung des Rhodans in den Kern gelang bei α-Oxy- und o-Oxychinolin ohne Schwierigkeiten zum 4-Rhodan-carbostyryl bzw. γ-Rhodan-o-oxy-chinolin[9].

Chinin und 4-Oxy-chinoline (Malariamittel).

Die Malaria ist noch heute die am weitesten verbreitete Krankheit. Allein in Britisch Indien starben 1932 rund 1 Millionen Menschen daran. Die Malaria-Parasiten wurden von LAVERSAN 1880 entdeckt. Etwa gleichzeitig erkannte COLIN ROSS die Anopheles-Mücke als Zwischenwirt, der für die geschlechtliche Fortpflanzung des Erregers unerläßlich ist. ROBERT KOCH veranlaßte daher den Versuch, Sumpfgebiete durch Ausrottung der Anopheles-Mücke von Malaria zu befreien. Ein Beispiel für den Erfolg dieser Maßnahme aus der neueren Zeit ist die Beseitigung der pontinischen Sümpfe. In anderen Malaria-Gebieten, z.B. in Jugoslawien, wurde zur Sanierung Petroleum verwandt, das sich in dünner Schicht auf der Oberfläche des Wassers ausbreitet und die Larven der Anopheles-Mücke vernichtet („Petrolisieren"). In den Tropen war man gezwungen, sich durch mechanische Mittel (Moskitonetz) zu schützen oder Chinin prophylaktisch anzuwenden. Um die thera-

---

[1] MONESS, E., u. W. G. CHRISTIANSEN: J. Amer. pharmac. Assoc. **23**, 228 (1934).
[2] MASTER, L., u. W. M. BRUNER, J. Amer. chem. Soc. **57**, 1967 (1935).
[3] FP. 763740. — [4] DRP 643699. — [5] Tsch.P. 51228.
[6] EDINGER, A.: Ber. dtsch. chem. Ges. **30**, 2418 (1897); J. prakt. Chem. **54**, 240 (1896) u. **55**, 732 (1897).
[7] HEDEBRAND, A.: Ber. dtsch. chem. Ges. **21**, 2980 (1888).
[8] MÜLLER, A., u. A. ROSE: Dermatol. Z. **2** (1897).
[9] KAUFMANN, H. P.: Arch. Pharmaz. Ber. dtsch. pharmaz. Ges. **267**, 209 (1929).

peutischen und arzneimittelsynthetischen Maßnahmen der Malaria-Bekämpfung zu verstehen, ist die genauere Kenntnis dieser Erkrankung notwendig.

Die Malaria-Parasiten gehören in die große Gruppe der *Protozoen*. Es sind zu unterscheiden: Malaria tertiana (Erreger *Plasmodium vivax*), Fieberanfälle an jedem zweiten Tage. Malaria quartana (Erreger *Plasmodium malariae*), Fieberanfälle an jedem dritten Tag. Malaria tropica (Erreger *Plasmodium immaculatum*, syn. *falciparum*), mit unregelmäßigen Fieberanfällen innerhalb 20 und 56 Std.

Die Plasmodien vermehren sich durch ungeschlechtliche (*Schizonten*) und geschlechtliche Formen (*Gameten*). Der Zyklus ist aus nachstehender Abbildung ersichtlich:

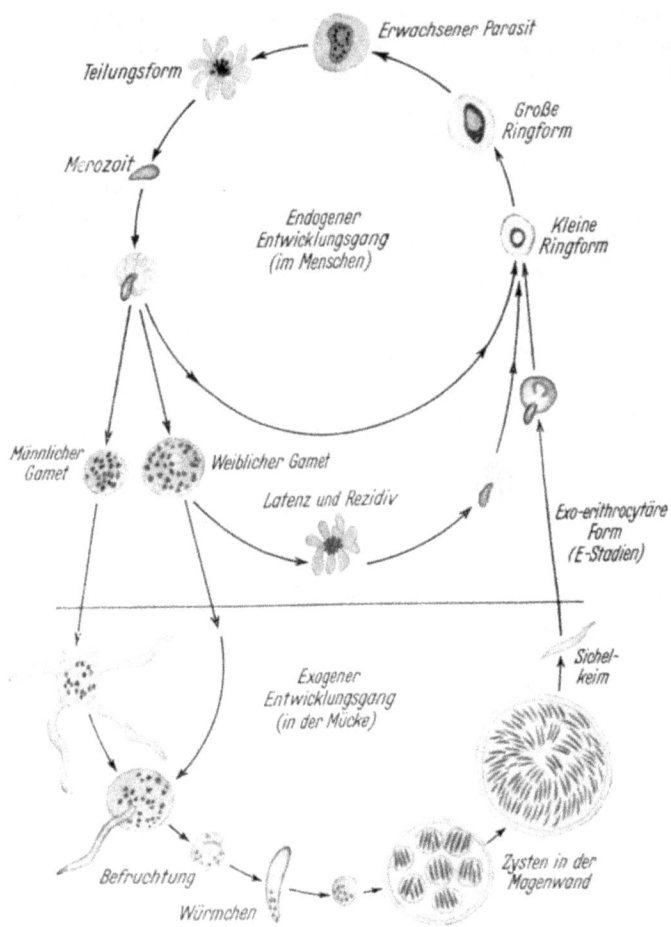

Abb. 25. Cyklus der Entwicklung der Malaria-Parasiten (nach KOLLE-HETSCH).

Durch den Stich einer infizierten Mücke gelangen die Schizonten in den Körper. Jeder Schizont vermehrt sich innerhalb eines roten Blutkörperchens auf 12—16 junge Plasmodien (Merozoiten), die es nach etwa 72 Std. sprengen und so in den Kreislauf gelangen, wodurch ein charakteristischer Fieberanfall ausgelöst wird. Im Verlauf von etwa 1 Std. dringen sie in neue Erythrozyten ein, und der Kreislauf beginnt wieder. Bei den Tertiana-Parasiten findet eine Teilung in höchstens 12 bis 16, bei den später zu besprechenden „E-Stadien" aber in 50 bis 120 Spaltformen statt. Neben diesen ungeschlechtlichen Formen entstehen bei für die Parasiten ungünstigen Lebensbedingungen (erhöhte Widerstandsfähigkeit des Körpers, Chinin-Schädigung) auch die für die geschlechtliche Fortpflanzung bestimmten Gameten. Sie unterscheiden sich von den Schizonten durch rundliche Form und eine geringere Beweglichkeit und durch vermehrtes stärker entwickeltes Pigment. Im ausgewachsenen Zustand sind besonders die Geschlechtsformen der Malaria tropica durch halbmondförmige Gestalt auffällig. Beim Stich der Mücke gelangen die Gameten in den Magen des Tieres. Hier erfolgt die Befruchtung der weiblichen Makrogameten durch die männlichen, mit Geisseln versehenen Mikrogameten. Gleichzeitig aufgenommene Schizonten gehen im Magen der Mücke zugrunde. Aus den befruchteten Makrogameten entwickelt sich ein würmchenförmiger Körper (Ookinet), der sich nach dem Eindringen in die Magenwand zystenförmig abrundet (Oozyste) und sich dann in Tochterkugeln (Sporoplasten) teilt. Diese zerfallen nach einer bestimmten Zeit in zahlreiche sichelförmige Keime (Sporozoiten), die durch die Speicheldrüsen der Mücke beim nächsten Saugakt wieder in das menschliche Blut gelangen.

Die häufig auftretenden Malaria-Rezidive führten neuerdings zu der Auffassung, daß ein Teil der Plasmodien sich außerhalb des Blutkreislaufes aufhält, so z. B. in der Milz oder im Bindegewebe bzw. im Endothel. Hier sind sie vor der Einwirkung des Medikamentes geschützt, bis sie beim Zugrundegehen ihrer Wirtszelle frei werden und Spätfälle erzeugen können. Derartig außerhalb der Erythrozyten lebende Formen, die schon 1931 JAMES

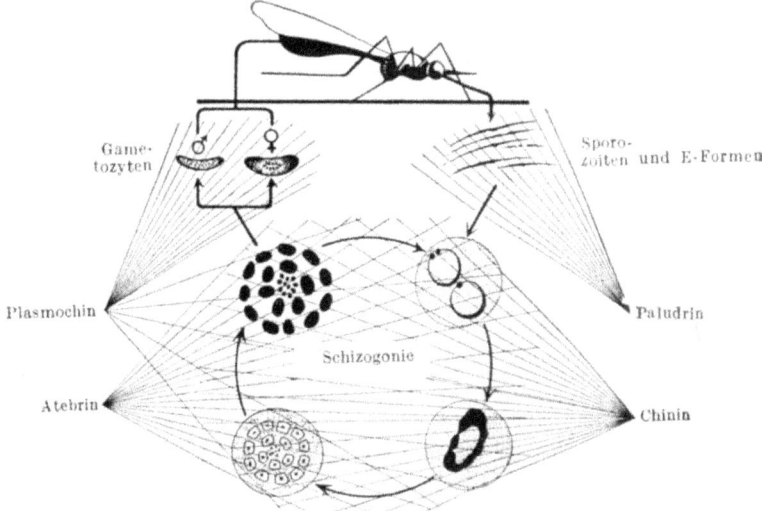

Abb. 26. Angriffspunkte der Malariamittel (nach SCHULEMANN aus Eichholtz).

vermutete und die 1934 RAFFAELE als Ursache eines zweiten ungeschlechtlichen Zyklus annahm, wurden von KIKUTH als „E-Stadien" bezeichnet. Sie sind nach RAFFAELE Initialstadien der Sporozoiten-Entwicklung im Wirbeltier und können rückläufig auch aus den Schizonten gebildet werden. KIKUTH und MUDROW gelang zuerst der Nachweis von E-Stadien bei der Vogelmalaria[1].

Die Wirkung der Malaria-Mittel auf die Plasmodien ist verschieden. Chinin greift die Schizonten der Tertiana gut an, jedoch ohne endgültige Heilung. Ungünstiger liegen die Verhältnisse bei Quartana und am schlechtesten bei Tropica. Plasmochin wirkt in der Hauptsache auf die Gametozyten, aber auch die E-Stadien werden geschädigt, wenn auch nicht mit sicherem Erfolg. Atebrin dagegen verhält sich wie Chinin (siehe Abb. 26).

Chinin, Ersatz-Stoffe und Malaria-Mittel.

Zeittafel.

1640: Chinarinde in Europa als Mittel gegen Fieber eingeführt,
1820: PELLETIER isoliert Chinin und Cinchonin,
1831: Empirische Formel des Chinins durch LIEBIG,
1880: Erkennung der Anopheles-Mücke als Zwischenwirt der Malaria (COLIN ROSS),
1880: Entdeckung der Malaria-Plasmodien (LAVERAN).
 Kairin, Thallin, Morgenrothsche Basen,

---

[1] KIKUTH, W., u. L. MUDROW: Med. u. Chem. **4**, 44 (1942).

1900–1909: Konstitutionsaufklärung und Partialsynthese des Chinins durch SCHÜTZEN-
BERGER, HESSE, SKRAUP, KOENIGS, RABE,
1924: Synthese des Plasmochins (SCHULEMANN, SCHÖNHÖFER, WINGLER),
1935: Synthese des Atebrins (MIETZSCH, MAUSS, KIKUTH),
1945: Totalsynthese des Chinins (WOODWARD u. DOERING),
1946: Synthese des Paludrins (CURD und ROSE).

Die Konstitutionsaufklärung des *Chinins* verdanken wir insbesondere KOENIGS, SKRAUP und RABE. Durch Einwirkung von Chromschwefelsäure auf Chinin erhielt KOENIGS das Merochinen, während es ihm durch Verwendung von Chromtrioxyd und verd. Schwefelsäure gelang, die 6-Methoxy-chinolin-4-carbonsäure aus dem Chinin zu erhalten [1]:

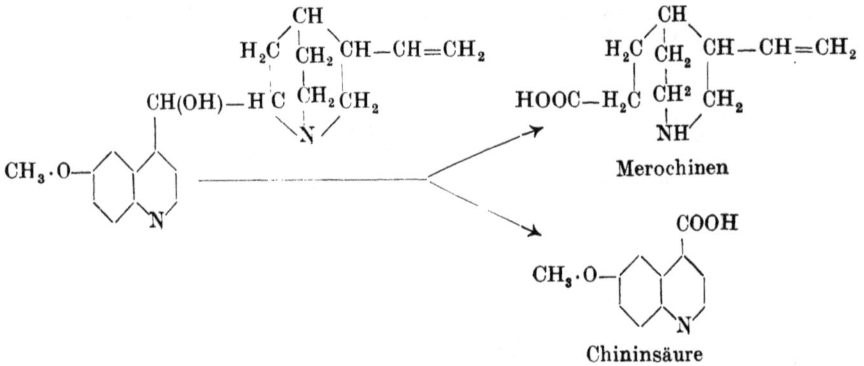

Zur Konstitutionsaufklärung des Merochinens stellte KOENIGS das Äthylchinuclidin dar. Die endgültige Aufklärung der Konstitution gelang P. RABE, der das Merochinen auch aus dem 6-Oximino-3-vinyl-chinuclidin durch Behandlung mit Salzsäure erhielt. 1912 wurde die Synthese der Chininsäure unabhängig voneinander durch PICTET und MISNER sowie A. KAUFMANN und H. PEYER durchgeführt.

PICTET und MISNER kondensierten das p-Methoxy-anilin mit Formaldehyd und Brenztraubensäureester. Bei Verseifung des entstandenen Esters bildete sich die Chinasäure[2]:

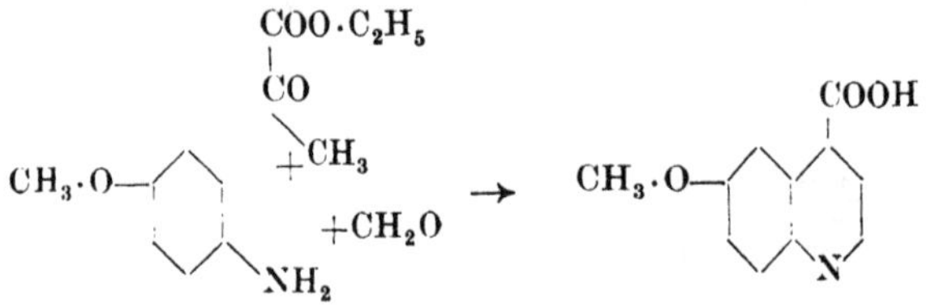

KAUFMANN und PEYER erhielten aus Chinolinmethylcyanid durch Umlagerung Methylcyanchinolan. Durch alkoholische Jod-Lösung kann das letztere glatt zum Jodmethylat des 4-Cyanchinolins oxydiert werden, das bei der Destillation in Jodmethyl und Cinchoninsäurenitril spaltet:

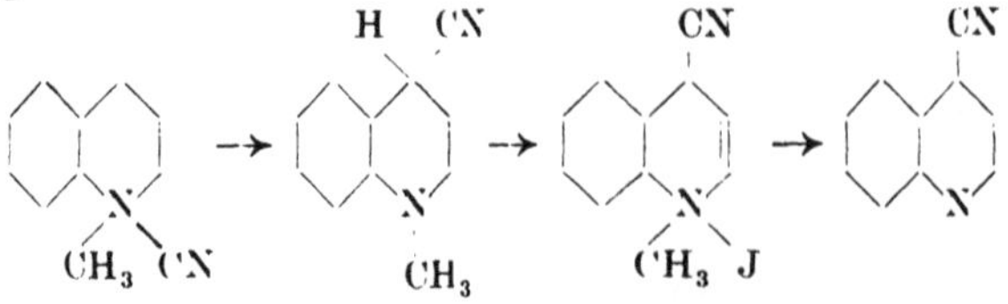

Entsprechend kann man auch vom 6-Methoxy-chinolin zum Chininsäurenitril gelangen, das dann leicht, z. B. durch Schwefelsäure, zur freien Säure zu verseifen ist[3].

---

[1] KOENIGS, W.: Ber. dtsch. chem. Ges. **27**, 1501 (1894) u. **35**, 2986 (1902).
[2] PICTET, A., u. R. R. MISNER: Ber. dtsch. chem. Ges. **45**, 1801 (1912).
[3] KAUFMANN, A., u. H. PEYER: Ber. dtsch. chem. Ges. **45**, 1805 (1912).

Im Chinin ist ein Methoxy-chinolin-Rest mit einem Chinuclidin-Rest verknüpft. Die Haftstelle ist ein in α-Stellung zum Stickstoff des Chinuclidin-Ringes und in p-Stellung zum Chinolin-Stickstoff stehendes C-Atom mit sekundärer Alkoholgruppe. Das Cinchonin ist dem Chinin nahe verwandt, nur fehlt ihm die Methoxy-Gruppe im Chininkern:

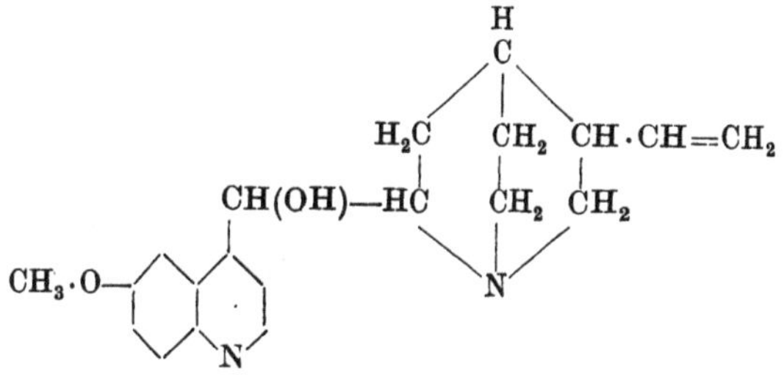

Chinin

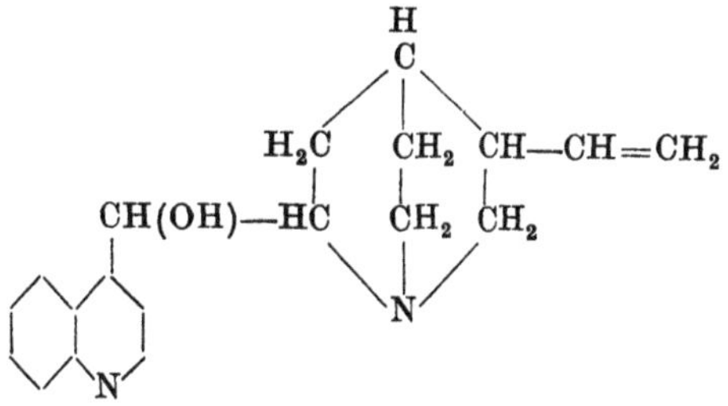

Cinchonin

Wird Chinin mit verd. Essigsäure behandelt, so entsteht das Chinotoxin und entsprechend beim Cinchonin das Cinchotoxin[1]. Beide haben Ketoncharakter. Eine N-C-Bindung des Chinuclidin-Rings ist aufgespalten; unter gleichzeitiger Verschiebung des Wasserstoffatoms wird das isomere Keton gebildet:

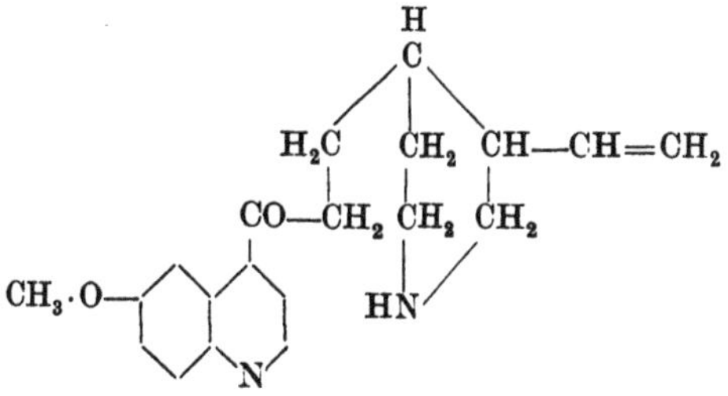

Chinotoxin

RABE konnte das Chinotoxin wieder in das Chinin zurückverwandeln. Ein weiterer Schritt auf dem Weg zur Chinin-Synthese war die Darstellung des Dihydrochinotoxins aus Chininsäure und Dihydromerochinen durch RABE und KINDLER[2]:

---

[1] Vgl. W. v. MILLER u. G. ROHDE: Ber. dtsch. chem. Ges. **33**, 3214 (1900).
[2] RABE, P., u. K. KINDLER: Ber. dtsch. chem. Ges. **52**, 1843 (1919).

Kaufmann, Arzneimittel-Synthese.

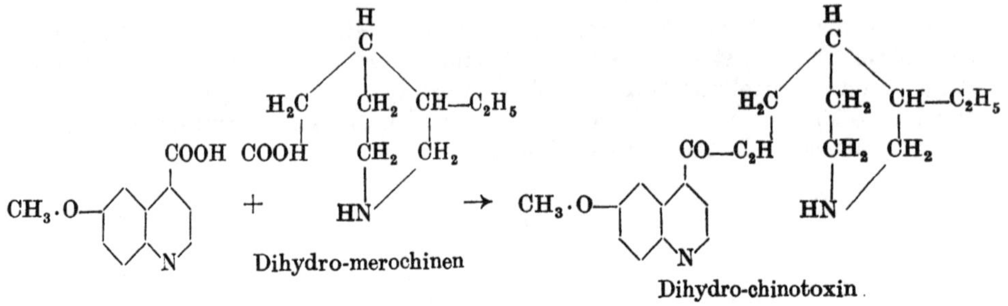

Dihydro-merochinen Dihydro-chinotoxin

Analog hierzu gewannen PROSTENIK und PRELOG (1943) aus Chininsäure und Homomerochinen über das Chinotoxin das Chinin[1]:

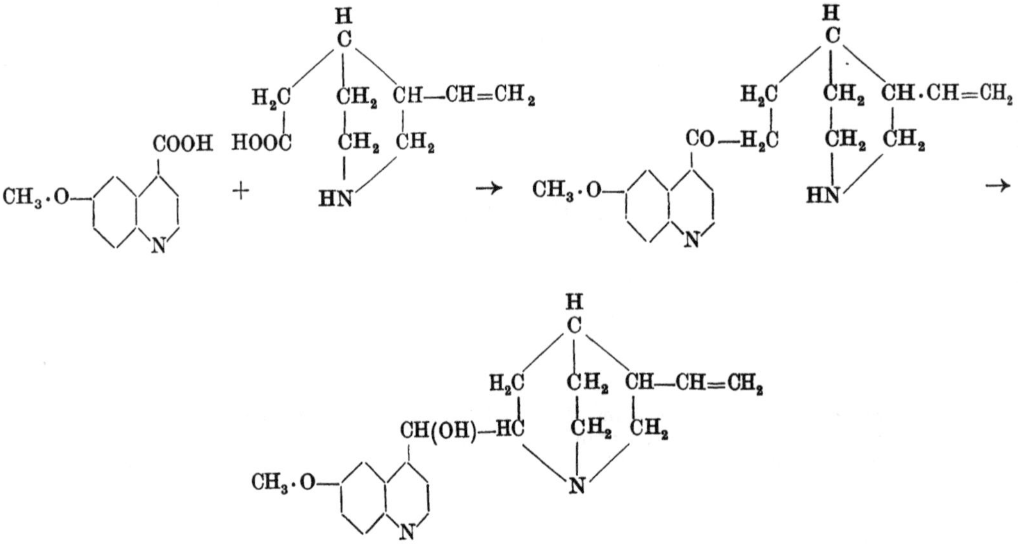

Die Totalsynthese des Homomerochinens und damit des Chinins gelang WOODWARD und DOERING[2] (1945). Aminoacetal wird mit m-Oxy-benzaldehyd kondensiert. Die entstehende SCHIFFsche Base geht unter Abspaltung von 2 Mol Alkohol in das 7-Oxy-isochinolin über, das über die Zwischenstufe einer Piperidin-Formaldehyd-Anlagerung in 8-Stellung methyliert wird. Darauffolgende katalytische Hydrierung führt unter Aufhebung der Doppelbindungen zur Dekahydro-Verbindung. Die letztere wird zum N-Acetyl-7-oxy-8-methyl-octahydro-isochinolin acetyliert, worauf mit Chromsäure die sekundäre Alkohol-Gruppe in eine Keto-Gruppe überführt wird. Nunmehr erfolgt durch Einwirkung von Natriumäthylat und Äthylnitrit Aufspaltung zum N-Acetyl-10-oximino-dihydro-homomerochinen-äthylester. Das Oxim wird zum Amin reduziert, das durch erschöpfende Methylierung und HOFMANN-Reaktion in Homomerochinen überführt werden kann:

---

[1] PROSTENIK u. v. PRELOG: Helv. chim. Acta **26**, 1965 (1943), nach C. H. BRIESKORN: Süddtsch. Apotheker-Ztg. **88**, 64 (1948).
[2] WOODWARD, R. B., u. W. DOERING: J. Amer. chem. Soc. **67**, 860 (1945).

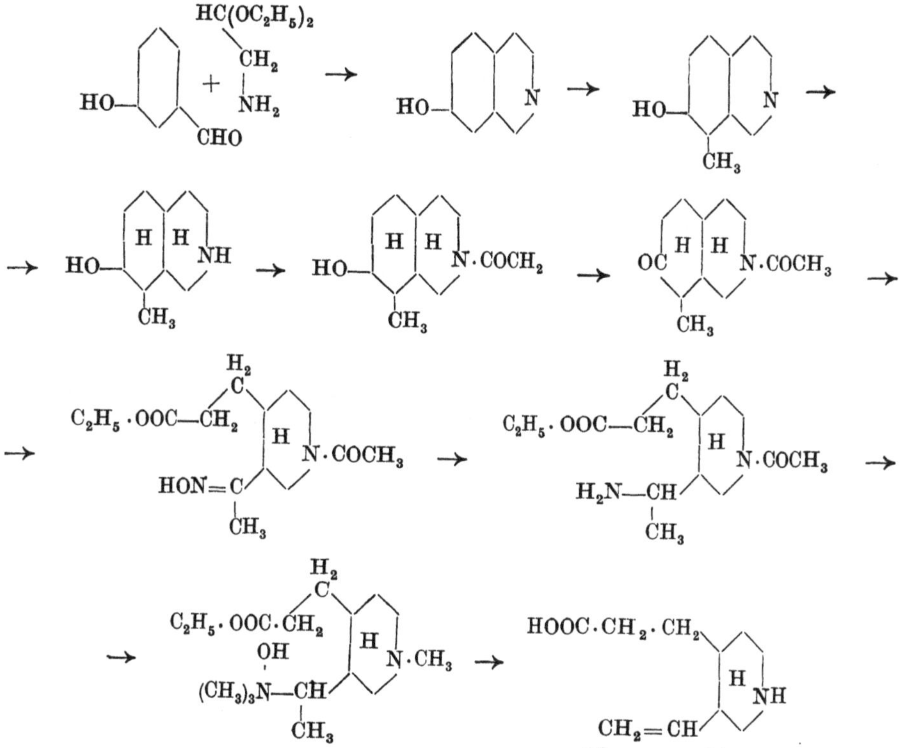

Chinolin-Verbindungen.

[Reaction scheme showing the synthesis of Homomerochinen through multiple steps, starting from a hydroxybenzaldehyde with aminoacetaldehyde diethyl acetal, proceeding through hydroxyisoquinoline, methylhydroxyisoquinoline, and various reduced and acetylated intermediates, ending with Homomerochinen.]

Homomerochinen

Die Gesamtausbeute an Homomerochinen ist niedrig, so daß die Synthese ohne wirtschaftliche Bedeutung ist.

Chinin ist ein allgemeines Protoplasmagift. Vor allem werden protoplasmareiche, von keiner starken Zellwand geschützte Mikroorganismen angegriffen. So wird die Bewegung der Malariaerreger bei Anwesenheit von Spuren Chinin sofort gehemmt. Hierauf beruht die Verwendung des Chinins als Mittel gegen Malaria. Im Organismus wirkt das Chinin vielseitig. Seine antipyretischen Eigenschaften sind nach Untersuchungen von HARDIKAR auf Beeinflussung des Wärmezentrums zurückzuführen. Auf die willkürliche Muskulatur wirken kleine Mengen Chinin anregend, so daß durch Chinin eine Erhöhung der körperlichen Leistungsfähigkeit erzielt werden kann. Größere Dosen wirken jedoch curareartig lähmend. Die Erregbarkeit des Herzmuskels wird gedämpft. Dadurch wird das Refraktärstadium verlängert, so daß das Chinin bei Vorhofflimmern verwendet werden kann. Die Erregbarkeit der Uterus-Muskulatur wird gesteigert. Chinin kann daher in größeren Dosen zur Auslösung von Wehen verwendet werden; jedoch wird diese Wirkung in neuerer Zeit angezweifelt.

Chinin war lange das universelle Malaria-Mittel, da es die Schizonten in geringen Konzentrationen nach kurzer Zeit abtötet. Jedoch kann die Dauer-Verabreichung größerer Dosen zu Schädigungen, insbesondere des Nervensystems, sowie schweren Herz- und Kreislaufstörungen führen. Es treten Delirien und Lähmungen auf, in leichteren Fällen Ohrensausen und vorübergehende Sehstörungen. Gefürchtet ist auch das durch Zerstörung der roten Blutkörperchen ausgelöste Schwarzwasserfieber und die bei Verstopfung der Harnkanälchen der Niere durch Blutfarbstoff eintretende Anurie.

Versuche zur Abwandlung des Chinin-Moleküls zeigten, daß in bezug auf die pharmakologische Wirkung das Chinin sehr substitutionsempfindlich ist. Cinchonin ist fast wirkungslos[1]. Wird die Methyl-Gruppe durch andere Alkyl-Gruppen ersetzt, so entstehen stärker toxische, aber auch stärker wirksame Substanzen. Das entmethylierte Chinin, das *Cuprein*, ist bei Malaria schwächer wirksam als Chinin, so daß eine Verätherung der OH-Gruppe notwendig erscheint. Von Bedeutung ist auch die sekundäre Alkoholgruppe. Wird sie in die Keto-Gruppe des Chinotoxins überführt, so werden Verbindungen erhalten, die nicht mehr entfiebernd wirken und sich in ihren Eigenschaften dem Digitoxin nähern. Auch die von A. COHEN und H. KING untersuchten chlorierten Chinine und die daraus unter HCl-Abspaltung gebildeten Alkaloide Chinen, Hydrochinen und Cinchen und die durch Reduktion gewonnenen Desoxy-Verbindungen[2] haben keine Chinin-Wirkung mehr.

Die Hydrierung der Vinyl-Gruppe des Chinuclidins zum Hydrochinin ändert die Toxizität des Chinins nicht wesentlich. Dagegen zeigen die so erhaltenen Verbindungen, wie zuerst von MORGENROTH und HALBERSTÄDTER („Morgenrothsche Basen") festgestellt wurde, Wirksamkeit gegen Pneumokokken, so z. B. das *Äthyl-hydrocuprein* (Chinin = Methylcuprein):

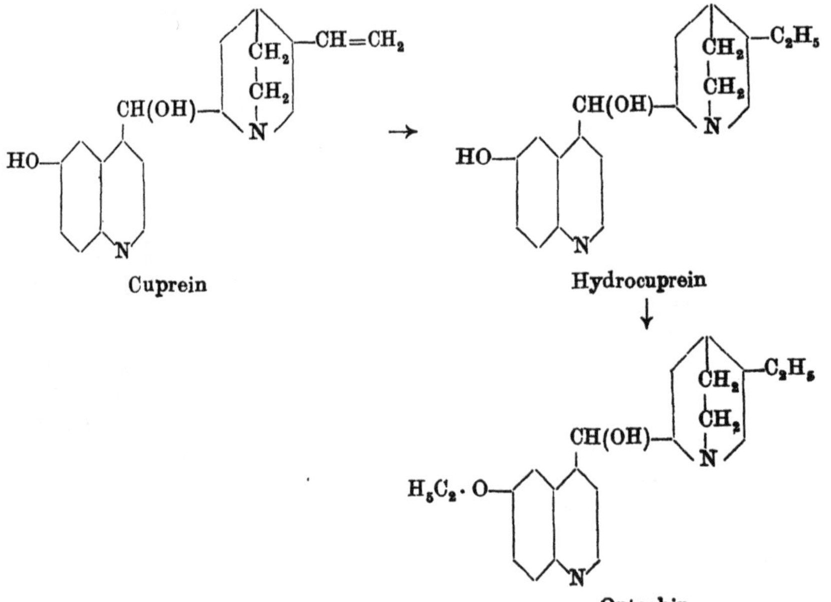

Cuprein → Hydrocuprein

↓

Optochin

Es wurde unter dem Namen *Optochin* bekannt. Zum Hydrocuprein gelangt man durch katalytische Hydrierung des Chinins und anschließende Entmethylierung mit konz. Salzsäure im Autoklaven bei erhöhter Temperatur[3]. Das Methylhydrocuprein läßt sich leichter entmethylieren als das nichthydrierte Chinin, so daß also die Aufhebung der Doppelbindung *vor* der Spaltung des Äthers erforderlich ist. Das Optochin und andere Homologe des Hydrochinins erhält man durch Alkylierung des Hydrocupreins, mit Äthylbromid das *Optochin*, mit Isoamylbromid das *Eucupin* und mit Isooctylbromid das *Vuzin*[4].

[1] Vgl. J. COHN: Z. Immunitätsforsch. 18, 570 (1913).
[2] COHEN, A., u. H. KING: Proc. Roy. Soc. Serie B 125, 49 (1938).
[3] DRPP 234137, 252136, 306939, 307807, 346949. — [4] Vgl. DRP 254712.

Es läßt sich auch der Umweg über das Hydrocupreinoxyd wählen, das man durch Oxydation von Hydrocuprein mit Wasserstoffperoxyd erhält. Dieses kann alkyliert und das alkylierte Produkt mittels reduzierender Mittel in das Hydrocuprein-Derivat umgewandelt werden[1].

Die ,,Morgenrothschen Basen" erwiesen sich als stark baktericid. Optochin tötete Pneumokokken in Verdünnung von 1:1 Million, Streptokokken aber erst bei 1:10000. Die Wirkung ist sehr spezifisch; so ist Eucupin bei Diphtherie und Vuzin gegen Staphylokokken angebracht. Jedoch wird nur das Optochin heute noch in bescheidenem Umfang in der Ophthalmologie benützt. Durch Dehydrierung, also durch Umwandlung der Vinyl-Gruppe in die —C≡CH-Gruppe, entsteht das Dehydrochinin, das nur halb so stark wie Chinin wirkt. Zugleich ist das Dehydrochinin aber auch weniger toxisch. Wirksamkeit gegen Pneumokokken kommt auch dem *Apochinin* zu, das aus dem Chinin durch Entmethylierung mittels Schwefelsäure und gleichzeitige Isomerisierung der Vinyl-Gruppe gewonnen wird, wobei als Nebenprodukte Iso-apochinin und eine weitere Base entstehen[2].

Apochinin

Die Äthyl-Verbindung ist 6—8mal stärker wirksam als das Optochin, während die Methyl-Verbindung dem Optochin gleichwertig ist.

Auch LACHLAN und andere stellen die gute Wirkung des Äthylapochinins heraus, das sich aber als ziemlich toxisch erwies. Besser soll nach ihren Angaben das Oxyäthyl-apochinin sein, das bei guter Wirksamkeit nur eine geringe Toxizität aufweist[3]. Statt die Vinyl-Gruppe zu hydrieren, kann man auch durch Anlagerung von Halogenen oder Halogenwasserstoff zu wirksamen Verbindungen gelangen. Die Wirkung gegen Bakterien wird erhöht, nicht dagegen die Toxizität gegen höhere Organismen[4]. Entsprechend sind die Chlordihydrochinine aktiver als die Dihydrochinine und entsprechen etwa der Wirksamkeit des Chinins selbst. Durch die Einführung von Chlor wird also eine Steigerung der therapeutischen Wirkung erreicht[5]. Wird die Vinyl-Gruppe vollständig zur Carboxyl-Gruppe oxydiert, so entsteht das *Chitenin*. Dieses, wie auch sein Methylester, das Methylchitenin, zeigen nur schwache Wirksamkeit gegen Malaria, während die entsprechenden Cinchonin-Derivate vollständig unwirksam sind[6]. Gegen Malaria soll nach PRELOG und anderen auch das *6-Methoxy-rubanon*, dem die Vinylgruppe des Chinis fehlt, wirksam sein[7]. Nach Ansicht der Autoren ist daher die Vinyl-Gruppe in der 3-Stellung nicht unbedingt erforderlich. Dagegen betont RABE, daß das Methoxy-rubanon ohne Wirkung bei Vogelmalaria ist, dagegen aber die Wirkung bei Herzrythmus-Störungen behält[8], so daß durch Entfernung der Vinyl-Gruppe eine gewisse Aufteilung der Chinin-Wirkungen zu erreichen ist. Sind somit Veränderungen an der Vinyl-Gruppe möglich, ohne daß die Chinin-Eigenschaften restlos verloren gehen, so sind Substitutionen und Veränderungen in der sek. Alkohol-Gruppe und in der Methoxy-Gruppe fast in jedem Falle mit dem Verlust der Chinin-Wirkung verbunden.

---

[1] DRP 344140.
[2] MIURA, K.: Folia pharmacol. japon. 30, 2 (1940); C. 1941; II; 916.
[3] LACHLAN u. a.: Amer. J. med. Sci. 188, 699 (1934).
[4] SCHROEDER, K.: Naunyn-Schmiedebergs Arch. exp. Pathol. Pharmakol. 72, 361 (1913).
[5] GOODSON, I. A.: J. chem. Soc. (London) 1935, 1094.
[6] COHEN, A., u. H. KING: Proc. Roy. Soc. Serie B 125, 49 (1938).
[7] Vgl. P. RABE, K. KINDLER u. O. WAGNER: Ber. dtsch. chem. Ges. 55, 532 (1922).
[8] RABE, P.: Ber. dtsch. chem. Ges. 74, 636 (1941).

Verschiedene Veränderungen am Chinuclidin-Ring wurden von A.D. AINLEY und H. KING vorgenommen. Hier zeigte sich, daß die Dihydro-chinicinole

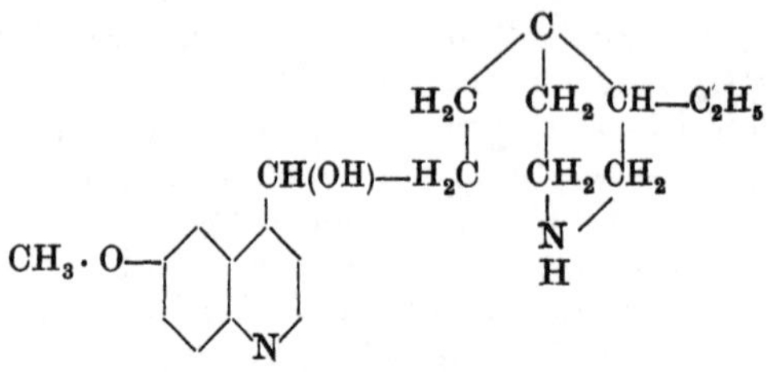

bei Malaria unwirksam sind, im Gegensatz zu dem bei Vogelmalaria wirksamen 4-(6-Methoxychinolyl)-α-piperidylcarbinol.

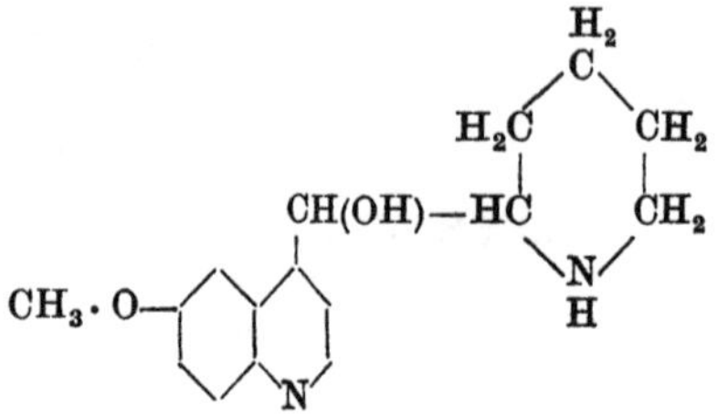

Wiederum wirkungslos waren das N-Alkyl-Derivat, sowie alle Verbindungen, denen die OCH_3-Gruppe fehlt[1]. Modellversuche mit Chinolylcarbinolen führte T.S. WORK durch. Von GIBBS und HENDRY war das *Nichidin*, 4-(6-Methoxychinolyl)-2'-(-4'-$\Delta^{2''}$-butenyl-piperidyl)-carbinol, als wirksam gegen Malaria erkannt worden.

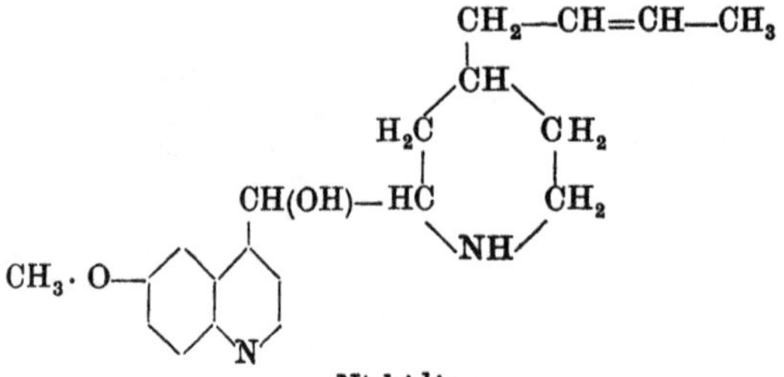

Nichidin

T.S. WORK stellte das Dihydro-nichidin dar, das im Tierversuch nur halb so giftig war wie das Chinin, jedoch in seiner Wirkung gegen *Plasmodium relictum* dem Chinin glich[2].

J.F. MEAD, M.M. RAPPORT und J.B. KOEPFLI[3] synthetisierten Verbindungen, die dem Cinchonin ähnlich sind, aber in 2-Stellung des Chinolinkerns einen Substituenten tragen,

---
[1] AINLEY, A. D., u. H. KING: Proc. Roy. Soc. Serie B **125**, 60 (1938).
[2] WORK, T. S.: J. Amer. chem. Soc. **68**, 194 u. 197 (1946).
[3] MEAD, J. F., M. M. RAPPORT u. J. B. KOEPFLI: J. Amer. chem. Soc. **68**, 2705 (1946).

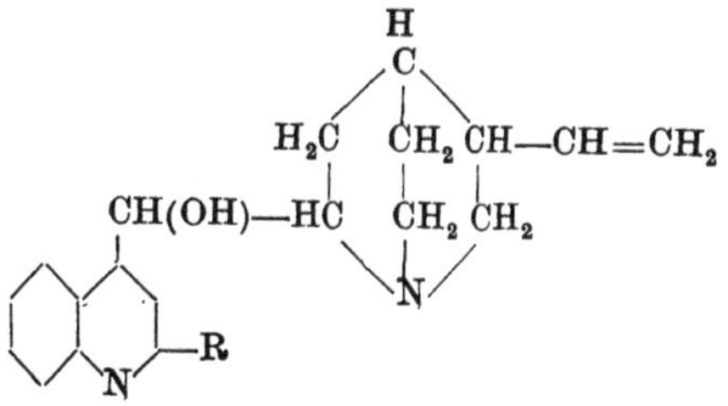

$$\text{CH(OH)}-\text{HC}\begin{array}{c}\text{H}\\\text{C}\\\text{H}_2\text{C}\quad\text{CH}_2\quad\text{CH}-\text{CH}=\text{CH}_2\\\quad\quad\text{CH}_2\quad\text{CH}_2\\\quad\quad\quad\text{N}\end{array}$$

[Chinolin-Grundgerüst mit N, Substituent R in 2-Stellung]

desgleichen Piperidylhomologe mit einer Methyl-Gruppe in 6-Stellung.

Weitere Versuche gingen dahin, die Piperidylcarbinol-Gruppen in 8-Stellung zu verknüpfen. Hier erwies sich das Chinolyl-8-(α-piperidylcarbinol) als unwirksam gegen Vogelmalaria[1]. Unter den analogen 8-Amino-Derivaten mit einer Methoxy-Gruppe in 6-Stellung, z. B.

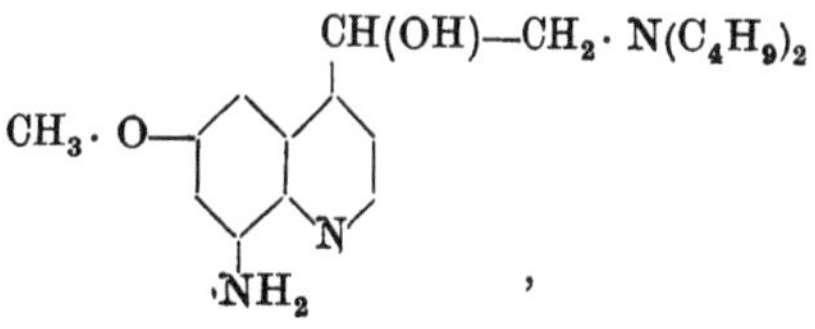

[Struktur: 6-Methoxy-8-amino-chinolin mit CH(OH)-CH$_2$·N(C$_4$H$_9$)$_2$ in 4-Stellung]

erwies sich nur das α-(Di-n-butylaminomethyl)-8-amino-6-methoxy-4-chinolincarbinol gegen *Plasmodium lophurae* als wirksam.

E. RAJNER und andere[2] kondensierten den 8-Amino-6-methoxy-chinolin-Rest und den α-Chinuclidylmethyl-Rest der Chinaalkaloide. Hierbei war das Derivat mit intaktem Chinuclidyl-Rest stark wirksam. Wurde der Ring in nachstehender Weise einmal oder zweimal aufgespalten, so sank die Wirkung stark ab und die Verbindungen wurden toxischer. Hierbei war jedoch die zweifach aufgespaltene Verbindung weniger stark giftig als die einfach aufgespaltene:

[Zwei Strukturformeln: einfach und zweifach aufgespaltene Chinuclidin-Derivate]

Durch Verlängerung der Isopropyl-Seitenkette zur Isobutyl-Kette, wurde die Wirkung nicht wesentlich modifiziert. Verbindungen ohne Methoxy-Gruppe in 6-Stellung waren unwirksam.

Es wurden auch Versuche unternommen, die 6-Methoxy-Gruppe gegen Chlor auszutauschen und letzteres in 7-Stellung des Chinolinkerns einzuführen. Diese Derivate stellten im 7-Chlor-α-(di-n-octylaminomethyl)-4-chinolin-carbinol einen Vertreter, der gegen Vogelmalaria die Wirksamkeit des Chinins besitzt. Geprüft wurden von A. E. SENEAR, H. SARGEND und anderen (Chlorchinolyl-4)-α-piperidyl-carbinole, ferner das 7-Chlor-(α-piperidyl)-4-chinolin-carbinol und verschiedene 2-Phenyl-(α-piperidyl)-4-chinolin-carbinole.

[1] BUCHMAN, E. R., u. H. SARGEND: J. Amer. chem. Soc. **68**, 2720 (1946).
[2] RAJNER, E., u. a.: Arch. Pharmaz. Ber. dtsch. pharmaz. Ges. **281**, 78 (1943).

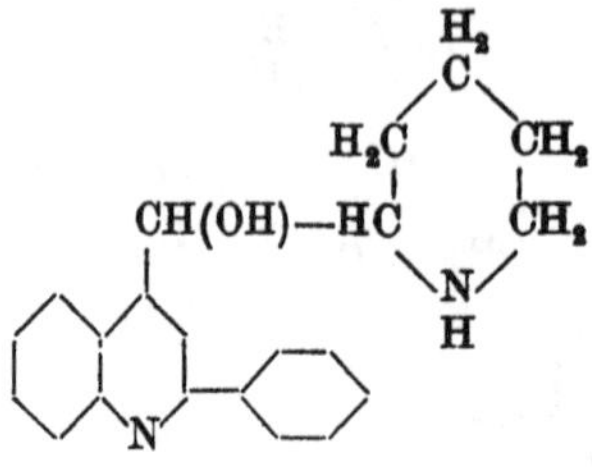

Die letzteren Derivate wurden hergestellt, um die Wirkung von Substituenten in 2-Stellung bei chininähnlichen Arzneimitteln zu prüfen. Die Wirkung des (α-Piperidyl)-4-chinolin-carbinols gegenüber Malariaparasiten wird nach Angabe der Autoren durch den 2-ständigen Phenylrest erheblich verstärkt[1]. Als weitere Homologe synthetisierte man Piperidyl-chinolin-carbinol-Derivate, die in 2-Stellung durch einen Piperidino-, Morpholino-, Dibutylamino-Rest oder andere negative Gruppen substituiert sind. Hier sind die drei erstgenannten Verbindungen bei Vogelmalaria etwas weniger wirksam als die Phenylverbindungen. Die 2-Oxy-Verbindung ist vollkommen unwirksam[2]. Die Piperidylcarbinol-Gruppe wurde ferner in 2,3,5,6- und 7 Stellung des Chinolinkerns substituiert. Das (α-Piperidyl)-5-chinolin-carbinol war bei der Vogelmalaria unwirksam, an der auch die 2-Phenyl- und die 8-Chlor-Verbindung erprobt wurden[3].

Der Chinuclidin-Ring wurde ferner durch aliphatische Gruppen ersetzt. So stellten R. B. TURNER und A. C. COPE α-(Dialkylaminomethyl)-2-phenyl-4-chinolin-carbinole dar, die in 8-Stellung eine Amino- oder eine Oxy-Gruppe trugen:

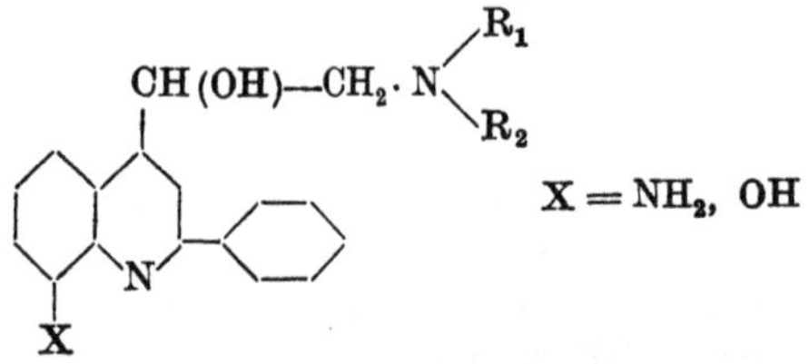

$X = NH_2, OH$

Diese Verbindungen, bei denen die Alkyl-Gruppen Äthyl-, Butyl- oder auch eine Piperidyl-Gruppe sein können, waren jedoch durch die 8-ständige Amino- oder Hydroxyl-Gruppe bei Kükenmalaria wenig wirksam. 7-Chlor-2-(4'-chlor-benzyl)-α-(di-n-hexylaminomethyl)-4-chinolin-carbinol-hydrochlorid, aus der substituierten Cinchoninsäure durch folgende Umsetzungen:

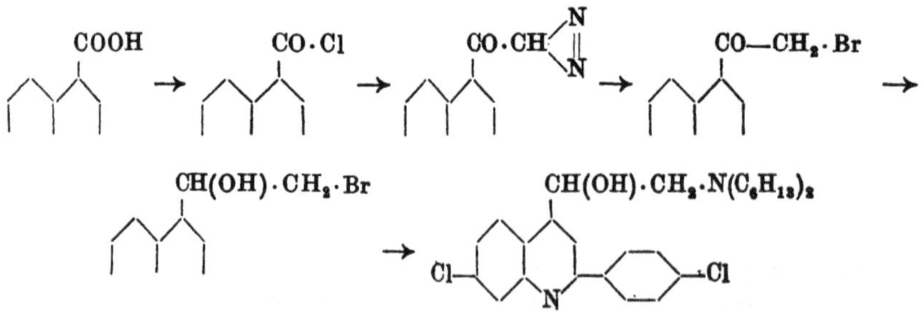

erhalten, zeigt nach dem AP. 2 502 264 gute Wirkung gegen Malaria. G. B. BACHMAN und andere gewannen eine Reihe von weiteren Chinolin-Derivaten, so das 3-Nitro-4-(3'-diäthylamino-1'-propylamino)-chinolin und dessen durch erschöpfende Methylierung gebildetes quartäres Salz, ferner das 4-Oxy-3-(diäthylaminoäthylamino)-chinolin und das 4-Oxy-3-(diisobutylaminoäthylamino)-chinolin. Von den 4-substituierten Chinolinen stellte BACHMAN ferner Derivate dar, deren basische Seitenkette durch Schwefel mit dem Chinolin-

---

[1] SENEAR, A. E., H. SARGEND u. a.: J. Amer. chem. Soc. **68**, 2697 (1946).
[2] SARGEND, H., u. a.: J. Amer. chem. Soc. **68**, 2714 (1946).
[3] SARGEND, H., u. a.: J. Amer. chem. Soc. **68**, 2721 (1946).

kern verknüpft ist, so das 3-Amino-4-(3'-diäthylamino-2'-oxy-1'-propylthio)-chinolin. Durch Einwirkung von Acetanhydrid auf das 3-Amino-4-chinolinthiol erhielt er das 2-Methyl-thiazolo-(4,5)-chinolin:

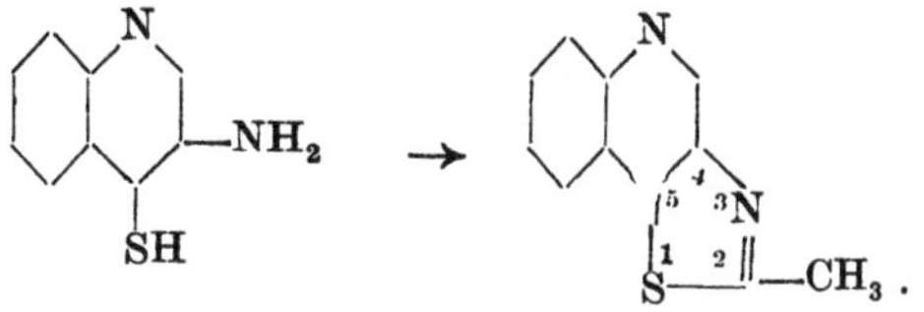

Von letztgenannter Verbindung wurden Derivate dargestellt, so das 2-Amino-thiazolo-(4,5)-chinolin, das 2-(3'-Diäthylamino-2'-oxy-propyl-1'-thio)-thiazolo-(4,5)-chinolin:

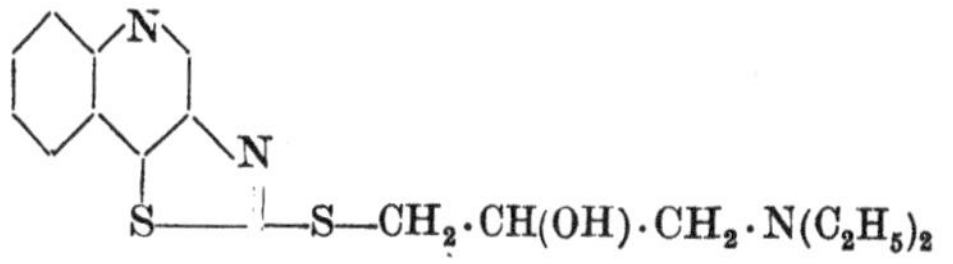

Schließlich synthetisierte BACHMAN das 2-Methyl-oxazolo-(4,5)-chinolin, jedoch besaß keine der angeführten Verbindungen Malariawirkung[1].

Versuche wurden ferner unternommen, die geschmacklichen Eigenschaften des Chinins zu ändern, da der stark bittere Geschmack stört. Durch Erhitzen mit Chlorameisensäureester in Toluol bei 80° läßt sich das Chinin an der sekundären OH-Gruppe verestern. Es entsteht das *Euchinin*, das durch diese Veresterung vollkommen wasserunlöslich und geschmacklos geworden ist, während die Wirksamkeit durch leichte Spaltbarkeit im Organismus erhalten bleibt[2].

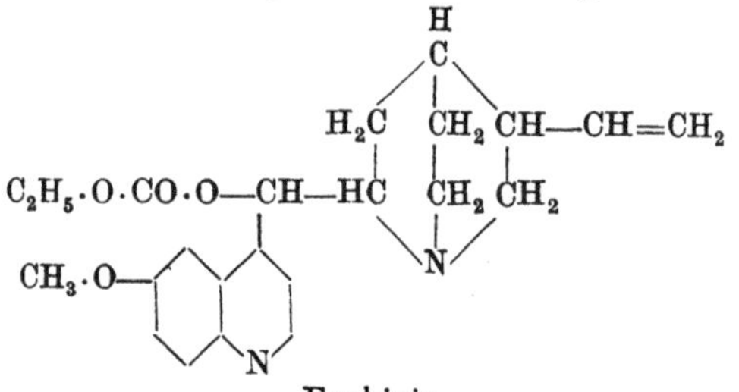

Euchinin

Auch Diäthylacetylchinin ist geschmacklos (H. P. KAUFMANN)[3].

Mit Phosgen entsteht der Chinin-kohlensäureester. Da als Nebenprodukt durch freiwerdenden Chlorwasserstoff sich salzsaures Chinin bildet, nimmt man die Veresterung besser mit Diphenylcarbonat vor. Im Vakuum erhitzt, destilliert das Phenol ab[4].

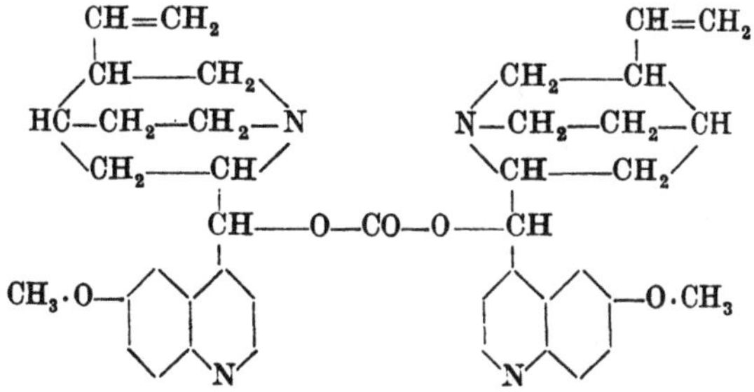

---

[1] BACHMAN, G. B., u. a.: J. Amer. chem. Soc. **69**, 365 (1947).
[2] DRPP 118352, 123748. — [3] DRP 614882. — [4] DRPP 24511, 134398.

Geschmackfrei ist auch das phenylchinolincarbonsaure Chinin, das durch Einwirkung von Chinin auf Phenyl-chinolincarbonsäure gewonnen werden kann[1].

Plasmochin und Analoge.

Die ersten Versuche, den Chinuclidin-Rest des Chinins durch einen aliphatischen Substituenten basischer Natur zu ersetzen, stammen von A. KAUFMANN. Er stellte Abwandlungsprodukte des Chinins dar, die sich vom Chinin dadurch unterschieden, daß der ringförmige Loipon-Rest in eine basische, aliphatische Kette umgewandelt wurde. Erhalten blieb hierbei der Chinolin-Rest und auch die Verknüpfung der Kette in 4-Stellung:

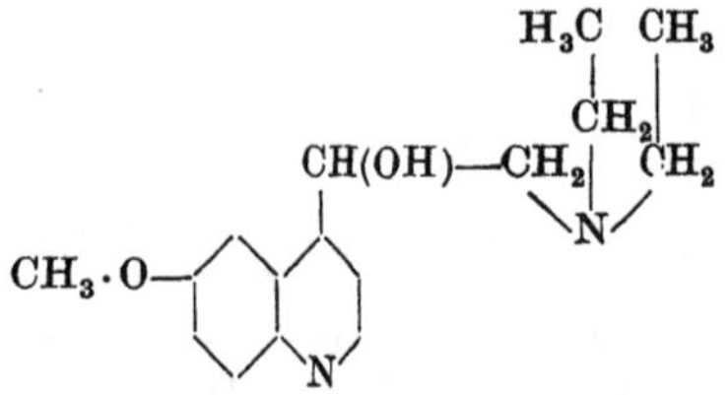

Diese Verbindungen zeigen keine Wirksamkeit bei Vogelmalaria[2]. In der Folgezeit wurden in den Laboratorien der IG-Farbenindustrie zahlreiche Abwandlungsprodukte hergestellt, wobei man einmal die verschiedensten Verknüpfungsarten, so z.B. Ester-Brücken oder Keton-Brücken

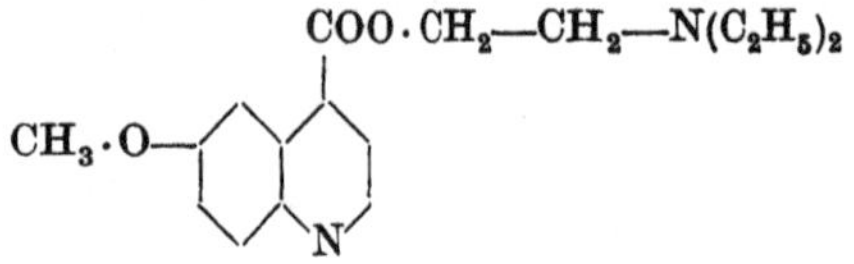

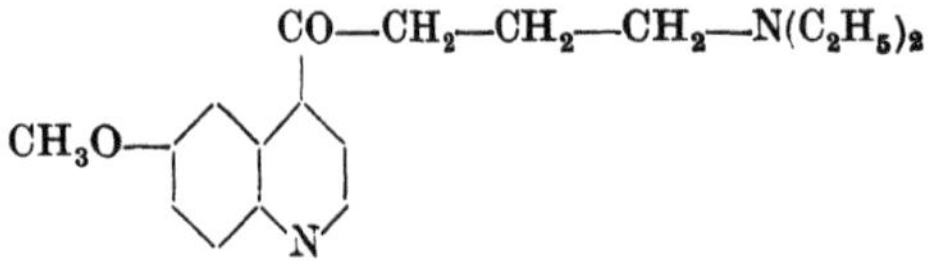

verwandte[3]. Sie führten ebenso wenig zu einem Erfolg wie die direkte Einführung basischer Seitenketten über CH_2-Gruppen, z.B.

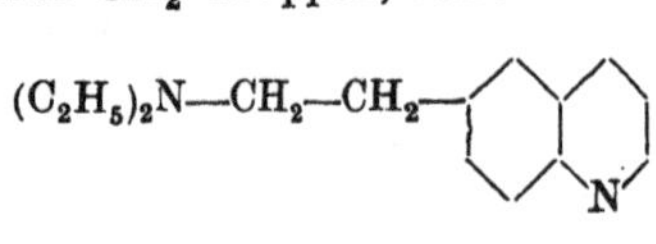

Dagegen zeigen Verbindungen, die einen basischen Rest an einer in 4-Stellung stehenden Amino-Gruppe enthalten, Malariawirkung. Z. B. das 4-(5′-Diäthylaminopentyl-2′-amino)-7-chlor-chinolin, dessen Darstellung das Schwz. P. 269 651 auf folgendem Wege beschreibt: Diäthylmalonester wird mit N,N′-Di-m-chlorphenyl-formamidin zu Chlorphenyl-aminomethylen-malonester kondensiert. Nach Ringschluß zum 3-Carbäthoxy-4-oxy-7-chlor-chinolin wird verseift und decarboxyliert. Anschließender Umsatz mit PCl_5 liefert 4,7-Di-

---

[1] DRPP 610 738, 563 457 u. 618 023.
[2] KAUFMANN, A.: Ber. dtsch. chem. Ges. **46**, 1823 (1913).
[3] SCHÖNHÖFER, F.: Med. u. Chem. **3**, 64 (1936).

chlor-chinolin, das mit N-Diäthylamino-2-amino-pentan die beschriebene Verbindung liefert.

Einen entscheidenden Anstoß gab die Beobachtung von SCHULEMANN und WINGLER, daß die Verknüpfung basischer Reste mit dem Chinolin-Molekül über eine Amino-Gruppe eine Malaria-Wirkung erzielt. Ihr Ergebnis war die Synthese des 8-[N-Diäthylamino-isopentyl-amino]-6-methoxy-chinolins, des *Plasmochins*.

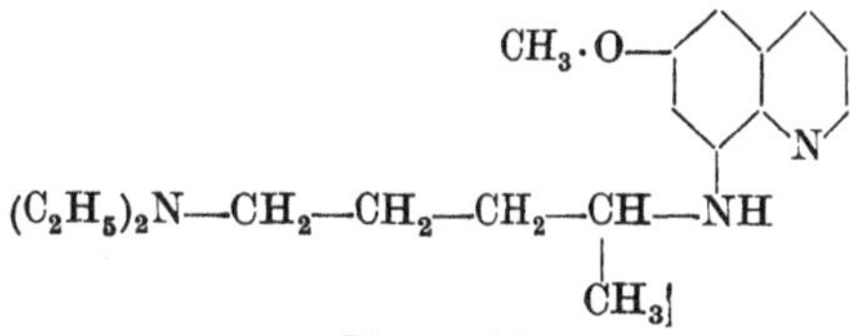

$$(C_2H_5)_2N-CH_2-CH_2-CH_2-CH-NH-\underset{CH_3}{\underset{|}{}}\text{[6-methoxychinolin]}$$

Plasmochin

Zunächst wird 6-Methoxy-8-amino-chinolin dargestellt und zwar ausgehend vom p-Methoxy-o-nitranilin, das sich aus dem p-Methoxy-acetanilid durch Nitrierung mit Salpetersäure und durch anschließende Verseifung mit Lauge gewinnen läßt [1]:

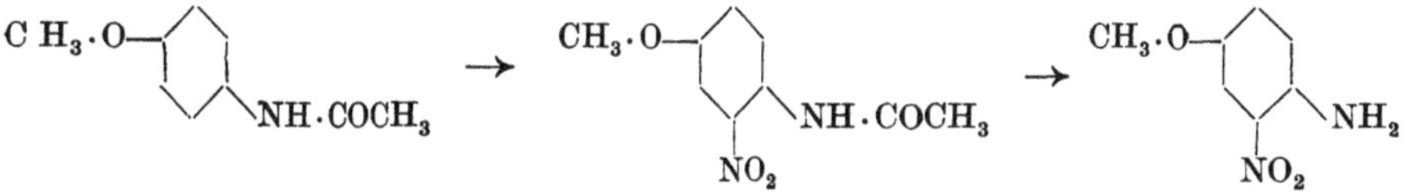

$$CH_3\cdot O-C_6H_4-NH\cdot COCH_3 \rightarrow CH_3\cdot O-C_6H_3(NO_2)-NH\cdot COCH_3 \rightarrow CH_3\cdot O-C_6H_3(NO_2)-NH_2$$

Das p-Methoxy-o-nitranilin geht beim Erhitzen auf 160—190° mit Glycerin und Schwefelsäure unter Zusatz von Arsensäure gemäß der SKRAUPschen Synthese in 6-Methoxy-8-nitro-chinolin über, das sich mit Eisen in essigsaurer Lösung oder mit SnCl$_2$ zum 6-Methoxy-8-amino-chinolin reduzieren läßt [2]:

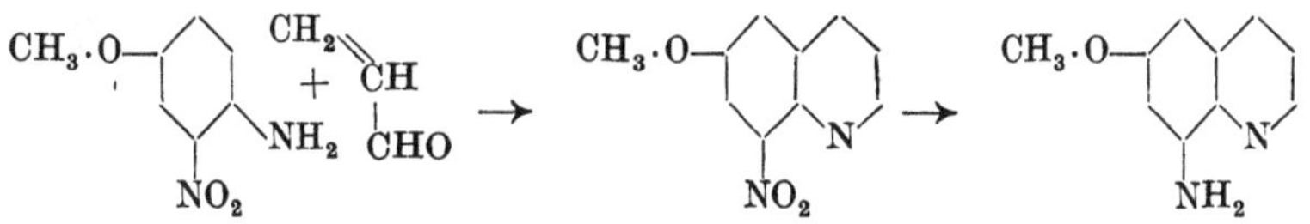

$$CH_3\cdot O-C_6H_3(NO_2)-NH_2 + CH_2=CH-CHO \rightarrow \text{6-Methoxy-8-nitro-chinolin} \rightarrow \text{6-Methoxy-8-amino-chinolin}$$

Nach STRUKOW wird der Ringschluß zum Chinolin aus einer Mischung von Nitro-anisidin, Glycerin, Arsen und Schwefelsäure derart vorgenommen, daß zunächst im Vakuum bei 100—120°, dann unter Druck erhitzt wird [3].

Der gleiche Stoff kann auch über die m-Oxy-benzoesäure gewonnen werden. Durch Umsetzung mit diazotiertem Anilin und Methylierung entsteht die in der OH- und COOH-Gruppe methylierte Verbindung, die nach reduzierender Abspaltung in den o-Amino-m-methoxy-benzoesäure-methylester übergeht. Dieser kann durch die SKRAUPsche Synthese in die Chinolin-Verbindung und nach Verwandlung der Ester-Gruppe in das Amid durch HOFMANNschen Abbau in die 8-Amino-chinolin-Verbindung überführt werden [4]:

---

[1] AUTHENRIETH, W., u. O. HINSBERG: Arch. Pharmaz. Ber. dtsch. pharmaz. Ges. **229**, 456 (1891). — [2] DRP 451730.
[3] RP. 50629.
[4] EP. 307727.

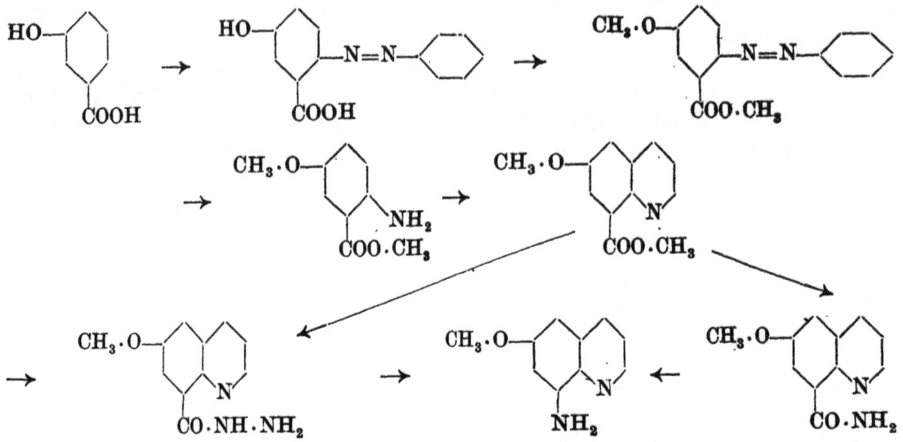

Desinfektionsmittel und Chemotherpeutica.

[Reaction scheme showing synthesis from hydroxybenzoic acid through methoxy-aminoquinoline derivatives]

Entsprechend läßt sich der Ester durch CURTIUSschen Abbau in die Amino-Verbindung überführen [1].

Das 6-Methoxy-8-amino-chinolin wird nunmehr mit Diäthylamino-4-chlorpentanhydrochlorid kondensiert. Diese letztere Verbindung wird folgendermaßen gewonnen:

Diäthylaminoäthylchlorid kondensiert man mit Acetessigester in Gegenwart von Natriumäthylat und spaltet den Diäthylamino-äthyl-acetessigsäure-äthylester mit 10%ig. Schwefelsäure in das Aminoketon. Dieses kann mit Natriumamalgam in Diäthylamino-4-pentanol verwandelt werden, das dann durch Erhitzen mit $SOCl_2$ in Benzol in das 1-Diäthylamino-4-chlor-pentan übergeht:

$$(C_2H_5)_2N \cdot CH_2 \cdot CH_2 \cdot Cl + Na \cdot \underset{\underset{COO \cdot C_2H_5}{|}}{CH} \cdot CO \cdot CH_3 \rightarrow (C_2H_5)_2N \cdot CH_2 \cdot CH_2 \cdot \underset{\underset{COO \cdot C_2H_5}{|}}{CH} \cdot CO \cdot CH_3$$

$$\rightarrow (C_2H_5)_2N \cdot CH_2 \cdot CH_2 \cdot CH_2 \cdot CO \cdot CH_3 \rightarrow (C_2H_5)_2N \cdot CH_2 \cdot CH_2 \cdot CH_2 \cdot \underset{\underset{OH}{|}}{CH} \cdot CH_3$$

$$\rightarrow (C_2H_5)_2N \cdot CH_2 \cdot CH_2 \cdot CH_2 \cdot \underset{\underset{Cl}{|}}{CH} \cdot CH_3$$

W. REPPE fand noch eine zweite technische Synthese des 1-Diäthylamino-4-pentanols [2]:

$$CH_3 \cdot CHO + HC \equiv CH \rightarrow CH_3 \cdot CH(OH) \cdot C \equiv CH + HO \cdot CH_2 \cdot N(C_2H_5)_2 \rightarrow$$

$$\rightarrow CH_3 \cdot \underset{\underset{OH}{|}}{CH} \cdot C \equiv C \cdot CH_2 \cdot N(C_2H_5) \rightarrow CH_3 \cdot \underset{\underset{OH}{|}}{CH} \cdot CH_2 \cdot CH_2 \cdot CH_2 \cdot N(C_2H_5)_2$$

$$\rightarrow CH_3 \cdot \underset{\underset{Cl}{|}}{CH} \cdot CH_2 \cdot CH_2 \cdot CH_2 \cdot N(C_2H_5)_2$$

Nach dem EP. 598 298 erhält man das 1-Diäthylamino-4-pentanol aus Diäthylamin und 1,4-Pentandiol durch Erhitzen im Autoklaven in Gegenwart eines Nickel-Katalysators.
Nach dem AP. 2 424 194 wird Dialkylaminopentanol-(4) durch Umsetzung von 2-Methyltetrahydrofuran mit einem Carbonsäurehalogenid, wie Acetylchlorid, hergestellt. Hierbei

---

[1] EP. 310 559. — [2] REPPE, W.: Angew. Chem. **61**, 52 (1949).

entsteht ein Gemisch der Ester von 2-Chlor-5-pentanol und 1-Chlor-4-pentanol, von denen das letztere mit sek. Aminen umgesetzt wird.

Die Reinigung des ebenfalls zur Synthese geeigneten 1-Diäthylamino-4-amino-pentans wird nach dem AP. 2 400 934 durch Behandlung des 1-Diäthylamino-4-amino-pentans mit Schwefelkohlenstoff erreicht. Es entsteht das feste Dithiocarbamid, aus dem durch Zugabe von Säure das 1-Diäthylamino-4-amino-pentan regeneriert werden kann.

Die Kondensation des 1-Diäthylamino-4-chlor-pentans mit 8-Amino-6-methoxy-chinolin wird durch mehrstündiges Erhitzen auf 120—130° durchgeführt[1]:

$$\begin{array}{c} CH_3 \cdot O-\text{(chinolin)} \\ NH_2 \\ + \\ Cl \\ | \\ (C_2H_5)_2N \cdot CH_2 \cdot CH_2 \cdot CH_2 \cdot CH \cdot CH_3 \end{array} \rightarrow \begin{array}{c} CH_3 \cdot O-\text{(chinolin)} \\ NH \\ | \\ (C_2H_5)_2N \cdot CH_2 \cdot CH_2 \cdot CH_2 \cdot CH \cdot CH_3 \end{array}$$

An Stelle der Kondensation mit der entsprechenden Chlor-Verbindung kann die Einführung in die basische Gruppe auch durch Einwirkung von Toluolsulfonsäureestern der entsprechenden Aminoalkohole durchgeführt werden. Anilin mit p-Toluolsulfonsäureester des α-Diäthylamino-δ-pentanols, in Gegenwart von kristallinem Natriumacetat erhitzt, gibt das entsprechende Kondensationsprodukt[2]. 8-Oxy-chinolin läßt sich mit Diäthylamino-4-amino-pentan unter Zusatz von $ZnCl_2$ unter Austritt von Wasser zu Plasmochin kondensieren[3]. Auch 8-Amino-chinolin kann mit Diäthylaminopentanol in Gegenwart von $ZnCl_2$ oder $AlCl_3$ unter Wasseraustritt kondensiert werden.

An Stelle der sauren Kondensationsmittel lassen sich auch basische Kondensationsmittel verwenden, z.B. wird das 6-Methoxy-8-formylamino-chinolin mit α-Diäthylamino-δ-pentylalkohol in geeigneten Lösungsmitteln bei 140° in Gegenwart von Natrium kondensiert. Statt Natrium läßt sich Calcium oder Aluminium verwenden oder die Reaktion in Gegenwart von MgO bzw. KOH durchführen[4].

Die Plasmochin-Synthese wird schließlich von K. S. TOPTCHIEV und M. B. BRAUDE[5] derart ausgeführt, daß Diäthylamino-pentanon mit o-Ameisensäureester in das Diäthylaminoacetal und dieses mit 8-Amino-chinolin in das 6-Methoxy-8-(diäthylamino-δ-pentyl-chinolyl)-imin übergeführt wird. Hydrierung mit Wasserstoff und Nickelkatalysatoren bei 60° führt dann zum Plasmochin.

Um das Plasmochin vor Oxydation zu schützen, wurde ein Zusatz von sulfhydrylhaltigen Substanzen, z.B. Cystein, empfohlen[6]. Eine Kombinationssynthese ist die Kondensation des Plasmochins mit Phosphorsäure-Derivaten der 4-Aminobenzolsulfonamide. Die entstehenden Verbindungen zeigen bactericide Eigenschaften und sind injizierbar.

Im Plasmochin lag zum ersten Male ein Gameten-Mittel vor, während die ungeschlechtlichen Vermehrungsformen weniger sicher abgetötet wurden. Die naheliegende gleichzeitige Verabreichung mit Chinin ergab eine bessere Verträglichkeit dieser Kombination. Störende Nebenerscheinungen, durch Plasmochin bedingt (z.B. Cyanose, Darmspasmen, rythmische Störungen des Herzens bei Überschreitung der Dosis), werden durch Chinin günstig beeinflußt.

---

[1] EP. 267 169; Holl.P. 17 991; Schwz.PP. 123 059, 124 926—124 938.
[2] Schwz.P. 124 928; EP. 301 401.
[3] Schwz.PP. 124 781, 125 832, 127 178.
[4] DRP 650 491, Zus. zu DRP 602 049.
[5] TOPTCHIEV, K. S., u. M. B. BRAUDE: C. R. Acad. Sci. (UdSSR) 52, 593 (1946); C. 1947. I. 610. Verlag Chemie.
[6] DRP 642 378.

Die zahlreichen Versuche, durch Variation des Plasmochin-Moleküls die Wirkung zu verbessern, lassen sich in folgende 5 Gruppen zusammenfassen:
Veränderungen innerhalb der Seitenkette,
Veränderungen an der Methoxy-Gruppe,
4-Amino-Derivate und Chinaldin-Derivate,
Veränderungen des Chinolin-Ringes,
Harnstoff-Derivate des Chinolins.

Veränderungen in der Seitenkette.

Wie bei den bereits erwähnten, in 4-Stellung substituierten Chinolin-Derivaten (s. S. 650) beseitigt auch bei dem Plasmochin die Verkettung des Diäthylaminoisopentyl-Restes mit dem Chinolin-Kern durch CO- oder CH_2-Gruppen die Wirkung [1]:

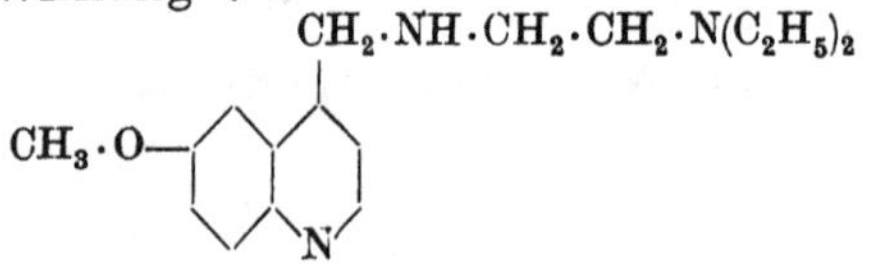

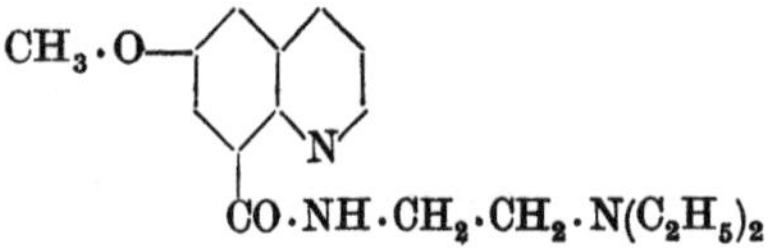

$CH_3 \cdot O$—[Chinolin]—$CH_2 \cdot NH \cdot CH_2 \cdot CH_2 \cdot N(C_2H_5)_2$

$CH_3 \cdot O$—[Chinolin]—$CO \cdot NH \cdot CH_2 \cdot CH_2 \cdot N(C_2H_5)_2$

Auch das 6-Methoxy-8-diäthylaminopropoxy-chinolin ist unwirksam [2].

Wichtig für die Stärke der Wirkung ist die Kettenlänge. Neben dem Pentyl-Derivat zeigt auch das Diäthylamino-propyl-Derivat eine gute Wirkung bei einem Index von 26,5. In 90% der Fälle wurden Malaria tertiana und quartana geheilt. Es steht in seiner Wirkung nur wenig hinter Plasmochin zurück und ist unter dem Namen *Plasmocid* bekannt geworden. Auch von KIKUTH und SCHÖNHÖFER wurde es dargestellt und geprüft [3], desgleichen von FOURNEAU, der es *Fourneau 710* oder *Rhodoquine* nannte.

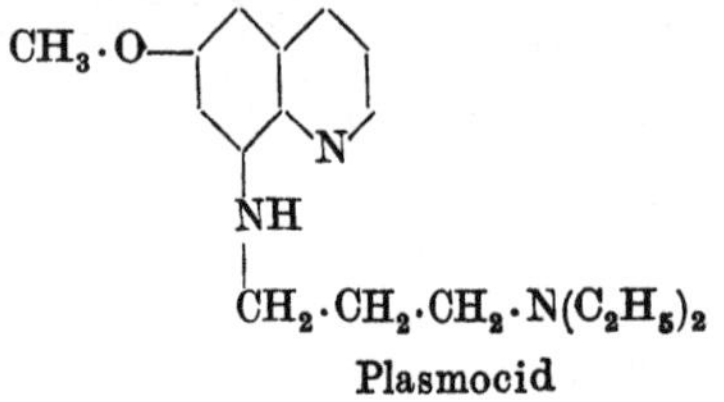

$CH_3 \cdot O$—[Chinolin]—NH—$CH_2 \cdot CH_2 \cdot CH_2 \cdot N(C_2H_5)_2$

Plasmocid

Es ist zwar dem Plasmochin dadurch überlegen, daß es weniger leicht zur Methämoglobin-Bildung führt, hat aber andere Nachteile, so daß ein wesentlicher Fortschritt nicht zu erkennen ist.

Weitere Kettenverkürzung führt zum vollständigen Verlust der therapeutischen Wirkung. So prüften H.R. SNYDER und H.E. FREIER [4] dem Plasmochin analoge β-Aminopropionyl-aminochinoline. Von diesen waren 6-Methoxy-8-(3-diäthylaminopropionylamino)-chinolin, 6-Methoxy-8-(3-morpholinopropionylamino)-chinolin, 6-Methoxy-8-(3-N-benzylpiperazinopropionylamino)-chinolin gegen *Plasmodium lophurae* vollständig wirkungslos.

Wird in die Seitenkette der Plasmochin-Analoga eine Oxy-Gruppe eingeführt, so sinkt der Index. Das gleiche Ergebnis wird dann erhalten, wenn die zur Verknüpfung dienende sekundäre Amino-Gruppe durch eine Alkyl-Gruppe, wie C_2H_5, in eine tertiäre Gruppe verwandelt wird. Ebenso ist ein Abfall der Wirkung zu bemerken, wenn statt der Diäthylamino-Gruppe etwa ein Piperidin-Rest eingeführt wird [5]. Wirksam dagegen sind

---

[1] SCHÖNHÖFER, F.: Med. u. Chem. **3**, 64 (1936).
[2] BERKENHEIM, A. M., u. N. S. SPASSOKUKOTZKI: J. allg. Chemie (UdSSR) **11**, 541 (1941). — [3] KIKUTH W., u. F. SCHÖNHÖFER: Klin. Wschr. **13**, 875 (1934).
[4] SNYDER, H. R., u. H. E. FREIER: J. Amer. chem. Soc. **68**, 2485 (1946).
[5] MAGIDSON, O. J., u. I. TH. STRUKOW: Arch. Pharmaz. Ber. dtsch. pharmaz. Ges. **271**, 569 (1933).

Verbindungen, die an Stelle der tertiären endständigen Amino-Gruppe eine sekundäre tragen. Hier waren gegen Vogelmalaria Derivate des 8-(5-Alkylamino-1-methylpentylamino)-chinolins wirksam, die von R.C.ELDERFIELD und anderen dargestellt wurden, vor allem das 6-Methoxy-8-(isopropyl-amino-α-methylpentylamino)-chinolin und das 5-Methoxy-6-methoxy-8-(isopropylamino-α-methylpentylamino)-chinolin[1]. Diese Verbindungen sind den während des Krieges entwickelten Mitteln *Pentaquin* und *SN 13274* nahe verwandt. Nach amerikanischen Angaben soll das Pentaquin sehr gut sein, jedoch sind praktische Ergebnisse bisher wenig bekannt[2].

$$CH_3 \cdot O - \text{(chinolin)} - NH - CH_2 \cdot (CH_2)_4 - NH - CH(CH_3)_2$$

Pentaquin

$$CH_3 \cdot O - \text{(chinolin)} - NH - CH_3 \cdot CH \cdot (CH_2)_3 \cdot NH - CH(CH_3)_2$$

SN 13274

Verzweigung in der Kette bedingt eine Abschwächung der Wirkung. Substitutionen, die am α-C-Atom durchgeführt wurden, heben die Wirkung auf[3]. G.B.BACHMAN und H. H. SZMANT beschrieben Derivate des Plasmochins mit nebenst. Seitenkette.

$$-\underset{\text{Alkyl}}{C}-\underset{\text{Alkyl}}{C}-N\begin{smallmatrix}R_1\\R_2\end{smallmatrix}$$

Schon geringfügige Änderungen beeinträchtigen die pharmakologische Wirkung[4]. Bei längeren Ketten sollen die Homologen mit gerader Anzahl von Kettengliedern unwirksamer sein als die mit ungerader Anzahl von C-Gliedern. Als Ausnahmen sind die Ketten mit acht und zehn Kohlenstoffatomen zu nennen[5]. Entsprechend diesen Feststellungen soll das 6-Methoxy-8-amino-chinolin, das in der Amino-Gruppe durch ein Diäthylaminononylamin substituiert ist, geringere Toxizität als Plasmochin und gleichwertige Wirkung zeigen[6]. Auch Gemische mit Kettenlängen C_7-C_{12}, die aus gespaltenen Ölen gewonnen wurden, sind vorgeschlagen worden. Die daraus resultierenden Verbindungen sollen dem Plasmochin und dann, wenn sie in einen Acridin-Rest eingeführt sind, dem Atebrin überlegen sein[7].

Versuche gingen schließlich auch dahin, eine zweite Amino-Gruppe in die Seitenkette einzubauen. So erhielt ROBINSON[8] aus dem 8-γ-Aminopropylamino-6-methoxy-chinolin durch Kondensation mit N-[γ-Brompropyl]-phthalimid und anschließende Hydrolyse eine Verbindung, die die Bezeichnung *R 63* erhielt und mit einem Index 1:64 gegen *Plasmodium relictum* doppelt so wirksam wie das Plasmochin war. Zur Untersuchung der Struktur des Präparates R 63 und eines analogen Präparates *R 97* wurden verschiedene Verbindungen hergestellt. Derivate nachstehender Konstitution waren jedoch unwirksam:

$$CH_3 \cdot O - \text{(chinolin)} - NH - (CH_2)_3 \cdot NH(CH_2)_3 \cdot NH_2$$

$$CH_3 \cdot O - \text{(chinolin)} - N[(CH_2)_3 \cdot NH_2]_2$$

---

[1] ELDERFIELD, R. C.: J. Amer. chem. Soc. **69**, 1258 (1947); Schwz. P. 270536.
[2] WISELOGLE-SURVEY, F. J.: Off. Antimalarial. Drugs. 1941—45, nach A.WIEGLER: Angew. Chem. **61**, 53 (1949).
[3] MAGIDSON, O. J., u. I. TH. STRUKOW: Arch. Pharmaz. Ber. dtsch. pharmaz. Ges. **272**, 74 (1934).
[4] BACHMAN, G. B., u. H. H. SZMANT: J. Amer. chem. Soc. **68**, 31 (1946).
[5] MAGIDSON, O. J., u. a.: Arch. Pharmaz. Ber. dtsch. pharmaz. Ges. **273**, 320 (1935).
[6] RP. 44553.
[7] Holl.P. 42540.
[8] ROBINSON, R.: J. chem. Soc. (London) **1934**, 1524.

Nachstehende Verbindung mit 11 Methylen-Gruppen

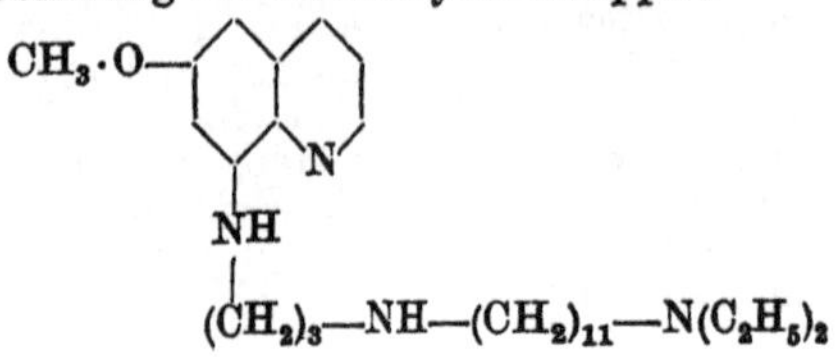

$CH_3 \cdot O$—[8-methoxychinolin]—NH—$(CH_2)_3$—NH—$(CH_2)_{11}$—$N(C_2H_5)_2$

besaß einen Index von 1:32.

Ferner wurden Versuche von ROBINSON unternommen, den Plasmochin- und den Atebrin-Typ zu kombinieren. So wurde aus 2,9-Dichlor-7-methoxy-acridin und 8-Aminopropylamino-6-methoxychinolin folgendes Kondensat erhalten[1]:

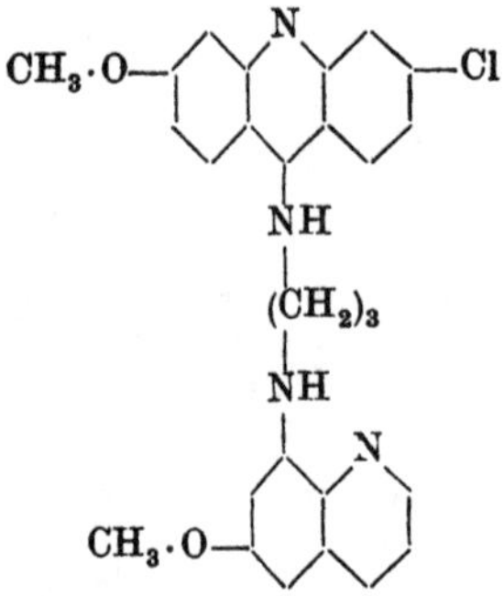

$CH_3 \cdot O$—[acridin]—Cl, NH—$(CH_2)_3$—NH—[8-chinolin]—$O \cdot CH_3$

Veränderungen an der Methoxy-Gruppe.

Ersatz des Methoxy-Restes durch den Äthoxy-, n-Propoxy-, Isoamyloxy-, n-Butoxy-Rest ergab eine mit steigender Kettenlänge abfallende Wirkung, die beim Isoamyl-Rest gleich Null war. Im *Neoplasmochin* steht an Stelle der Methoxy-Gruppe nur eine Oxy-Gruppe.

Unter Anwendung der Methode von BUCHERER kann die basische Kette so eingefügt werden, daß das 1-Diäthylamino-4-amino-pentan mit SO_2 abgesättigt und nach Zugabe von Oxychinolin am Rückflußkühler gekocht wird[2].

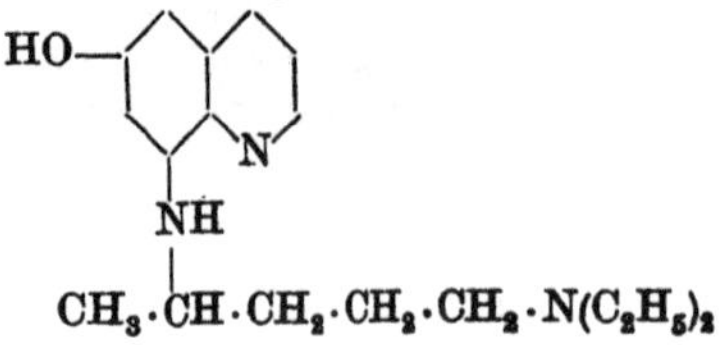

HO—[chinolin]—NH—$CH_3 \cdot CH \cdot CH_2 \cdot CH_2 \cdot CH_2 \cdot N(C_2H_5)_2$

Neoplasmochin

In ähnlicher Weise ist auch das *Certuna* aufgebaut, das nach E. GHIGI das 8-(Dimethylamino-isobutyl-amino)-6-oxy-chinolin ist[3].

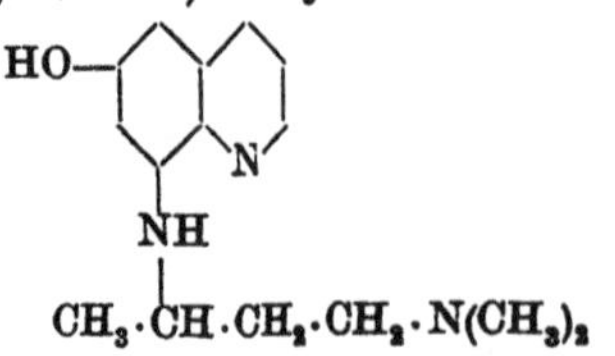

HO—[chinolin]—NH—$CH_3 \cdot CH \cdot CH_2 \cdot CH_2 \cdot N(CH_3)_2$

Certuna

---

[1] ROBINSON, R.: J. chem. Soc. (London) **1943**, 555 u. 557.
[2] RP. 60073; G. W. TSCHELINZEW u. B. M. DUBININ: J. allg. Chem. (UdSSR) **10**, 1395 (1940). — [3] GHIGI, E.: Ann. Chim. applicata **32**, 3 (1942).

6-Oxy-8-amino-chinolin-Verbindungen werden in üblicher Weise, z.B. durch Einführung geeigneter basischer Reste in 6-Oxy-8-amino-chinolin bzw. durch Hydrolyse von 6-Alkoxy-8-äthylamino-chinolinen, gewonnen[1]. Aus 6-Methoxy-8-(4′-dimethylaminobutyl-2′-amino)-chinolin erhält man mit Bromwasserstoff bei 120° das Dihydrobromid des 6-Oxy-8-(4′-dimethylaminobutyl-2′-amino)-chinolins. Mit Methylen-bis-2-oxy-naphthoesäure bildet diese Verbindung ein schwer lösliches Salz.

Certuna soll sicher wirksam und besser verträglich als Plasmochin sein[2]. Nach R. N. Chopra ist es $1/3$ so toxisch wie Plasmochin[3]. W. Kikuth stellte fest, daß es keine Methämoglobin-Bildung hervorruft und daß es noch in einer Verdünnung 1:2000000 die Geißlung der Parasiten verhindert[4].

Versuche mit 5,6-Dimethoxy-Verbindungen des Chinolins wurden bereits 1930 in Elberfeld durchgeführt, da das 5-Methoxy-plasmochin den hohen Index von 1:125 aufwies. In gleicher Weise erwies sich auch das 5,6-Dimethoxy-Derivat bei Steigerung der gameticiden Wirksamkeit von hoher Wirkungsbreite[5].

Die Darstellung erfolgt aus dem entsprechenden 5,6-Dialkoxy-chinolin oder aus Chinolinen, die in 5- und 6-Stellung Substituenten tragen, die in Alkoxy-Gruppen umgewandelt werden können.

4-Amino-Derivate.

Schönhöfer, Andersag und Pützer erkannten bei einem 5-Chlor-chinolin-Derivat eine schizonticide Wirkung. Bald darauf kam Schönhöfer durch Darstellung von basisch substituierten 4-Amino-chinolin-Derivaten, deren Darstellung in Analogie zum Chinin unternommen wurde, zu dem gleichen Ergebnis. Verbindungen dieser Art sind das 4-(5′-N-Diäthylaminopentyl-2′-amino)-7-chlor-chinolin und das 3-Methyl-7-chlor-4-(5′-diäthylaminopentyl-2′-amino)-chinolin, die unter dem Namen *Resochin (Chloroquine, Aralen)* und *Sontochin* bekannt wurden (Andersag, Breitner, Jung).

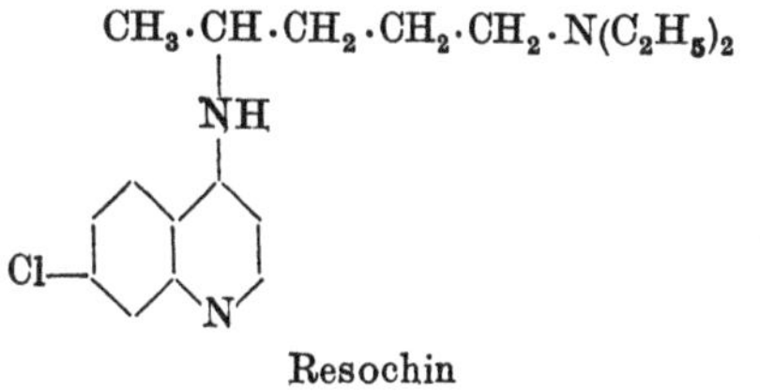

$CH_3 \cdot CH \cdot CH_2 \cdot CH_2 \cdot CH_2 \cdot N(C_2H_5)_2$
|
NH

Cl— [chinolin ring]

Resochin

$CH_3 \cdot CH \cdot CH_2 \cdot CH_2 \cdot CH_2 \cdot N(C_2H_5)_2$
|
NH

Cl— [chinolin ring] —CH_3

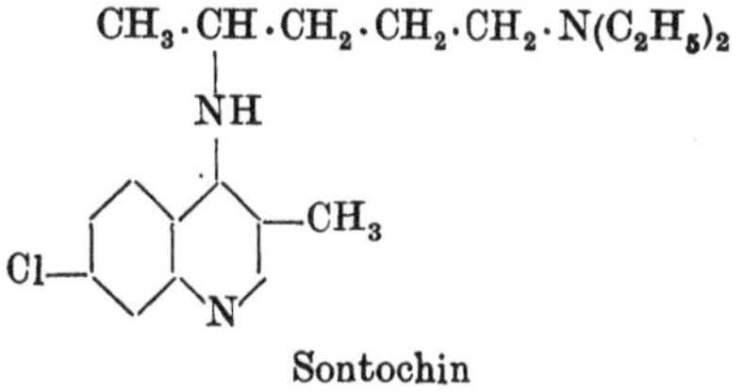

Sontochin

Zur Darstellung des 4,7-Dichlor-chinolins kondensierte Andersag m-Chlor-anilin mit Oxalylessigester oder Oxalylpropionsäureester. Bei 240—260° erfolgt Ringschluß. Nach Verseifung und Decarboxylierung wird mit Phosphorhalogeniden

---
[1] EP. 489752.
[2] Mühlens, P.: Dtsch. med. Wschr. **64**, 295 (1938).
[3] Chopra, R. N.: Indian med. Gaz. **73**, 667 (1938).
[4] Kikuth, W.: Klin. Wschr. **17**, 524 (1938).
[5] DRPP 536447, 531083.

die 4-ständige OH-Gruppe gegen Halogen ausgetauscht. Mit Oxalylessigester kondensiert, entsteht fast nur die gesuchte 7-Chlor-Verbindung. Wird der Propionsäureester verwandt, entsteht zu 30% die isomere 5-Chlor-Verbindung:

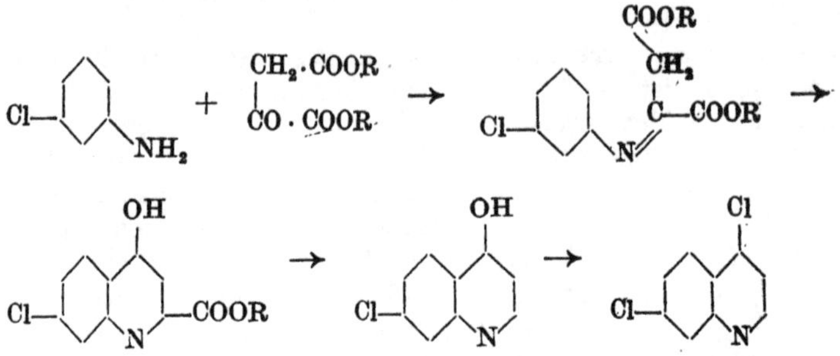

Ähnlich verläuft die Synthese nach H. R. Snyder[1]. Zur Darstellung wurde ein primäres aromatisches Amin mit Methoxy-äthylmalonester zum α-Carbäthoxy-β-aryl-amino-acrylester kondensiert. Dieser wurde durch Ringschluß in den Oxychinolinester überführt, der durch Verseifung, Decarboxylierung und Chlorierung mit einem Gemisch von $POCl_3$ und PCl_5 in das 4-Chlor-chinolin umgewandelt wurde. Hierbei entstanden vorzugsweise, wenn man von meta-substituierten Anilinen ausging, 7-substituierte Chinoline. Daneben traten in geringerer Menge 5-substituierte Derivate auf:

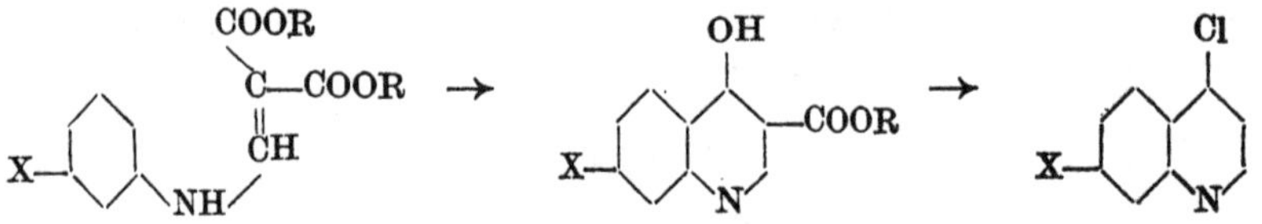

Die so erhaltenen Chinolin-Verbindungen können mit dem aliphatischen Rest auf verschiedene Weise kondensiert werden. So kann man in die 4-Amino-Gruppe durch Umsetzung mit Estern basischer Alkohole den basischen Rest einführen. Ebenso lassen sich auch die basischen Alkohole selbst in Gegenwart eines Kondensationsmittels kondensieren. Ferner kann man von den 4-Halogen-Verbindungen ausgehen. So wird 4,7-Dichlor-chinolin durch Erhitzung mit Diäthylamino-pentylamin auf 180° zur Reaktion gebracht, die Mischung in verd. Essigsäure gelöst, alkalisch gemacht und mit Äther extrahiert[2]. Beschrieben wurden auch die 7-Brom-Verbindung, das 3-Methyl-4-(5'-diäthylamino-pentyl-2'-amino)-7-chlor-chinolin und weitere 3-Methyl-Verbindungen[3].

Elderfield und andere[4] cyclisierten β-Anilino-propionsäure-Derivate zu Dihydrochinolonen. Hierbei erhielten sie jedoch nur geringe Ausbeuten von chemisch nicht einheitlichen Verbindungen. U.S.Johnson[5] gelang es dagegen, Toluolsulfonyl-anilinopropionsäure mittels $SnCl_4$ in Benzol in etwa 95%ig. Ausbeute zum 1-p-Toluolsulfonyl-chinolon-(4) umzusetzen. Die entsprechende 7-Chlor-chinolon-Verbindung wurde in 73%ig. Ausbeute erhalten.

---

[1] Snyder, H.R.: J. Amer. chem. Soc. **69**, 371 (1947); APP. 949 231, 949 232 u. 950 883; AP. 2 478 125.
[2] Ind.P. 25 810; DRP 683 692.
[3] Schwz.PP. 212 591—212 596, Zus. zu Schwz.P. 209 465.
[4] Elderfield, R. C., u. a.: J. Amer. chem. Soc. **68**, 1259 (1946).
[5] Johnson, U. S.: J. Amer. chem. Soc. **71**, 1901 (1949); vgl. R. C. Elderfield u. A. Maggiolo: J. Amer. chem. Soc. **71**, 1906 (1949).

Das Resochin hat den Vorteil, daß es im Gegensatz zu anderen Malariamitteln möglich macht, die Malaria-Prophylaxe an einem Tag für eine ganze Woche durchzuführen.

Dem Resochin analog hergestellte Fluor-Derivate erreichten nicht dessen Wirksamkeit[1].

Während des Krieges wurde in USA von BURCKHALTER und anderen unter der Bezeichnung *SN 10751* das 4-(7'-Chlor-4'-chinoyl-amino)-diäthylamino-o-kresol geprüft:

Camoquin

Im Hühnchentest hatte es die 25fache Chinin-Wirkung und wurde unter dem Namen *Camoquin* in die Therapie eingeführt[2]. Die Verbindung zeigt, daß auch in die Seitenkette aromatische Reste eingeführt werden können, ohne daß die Malaria-Wirkung verloren gehen muß.

Man erhält die Kresol-Derivate des Chinolins durch Umsetzung von 4-Amino-α-diäthylamino-o-kresol mit 4-Chlorchinolinen. Das basisch substituierte Kresol erhält man aus Acetaminophenol oder Nitrophenol nach der MANNICHschen Reaktion mit Formaldehyd und Diäthylamin. Das entstehende Produkt wird entacetyliert oder reduziert[3].

Die Darstellung von 2-Halogen-chinolinen mit basischer Gruppe in 4-Stellung aus der entsprechenden 2-Oxy-Verbindung durch Behandlung mit PCl_5 wird nach dem FP. 922 939 beschrieben. Die aus der 2-Oxy-Verbindung gewonnenen, nach dem DRP 681 980 abgeleiteten Verbindungen waren zwar wirksam, haben jedoch keine Bedeutung erlangt[4]. Als Isomeres des Plasmochins stellten M.W. RUBZOW und andere[5] das 6-Methoxy-4-(δ-diäthylamino-α-methyl-butylamino)-chinolin dar. Auch dieses zeigte in seiner Schizonten-Wirkung Ähnlichkeiten mit dem Chinin. Nach O. J. MAGIDSON und M. W. RUBZOW entspricht die Wirksamkeit von Methoxychinolin-Derivaten mit basisch substituierter Alkylamino-Gruppe in 4-Stellung etwa der Wirksamkeit des Chinuclidins. Eine zusätzliche Amino-Gruppe in 2-Stellung vernichtet die Wirkung. Weitere von H. J. NICHOLAS und J. H. BURCKHALTER[6] durchgeführte Abwandlungsversuche scheiterten vollständig.

Fluorhaltige Derivate prüften H. GILMAN und andere auf ihre Wirkung bei der Vogelmalaria. Es erwies sich das 4-(4'-Diäthylamino-1'-methyl-butylamino)-7-trifluormethylchinolin als wirksam, daneben aber auch das m-Trifluor-methylphenol, Trifluormethylanilin und das 4-Acetylamino-3',5'-bis-(trifluor-methyl)-benzolsulfonsäureanilid. Schwach wirksam waren die m-Trifluormethyl-phenylarsinsäure und entsprechende Acridin-Derivate, so daß nach H. GILMAN der Träger der Wirkung nicht die Trifluormethyl-Gruppe ist[7].

Gewisse Wirkungen gegen E-Stadien zeigen Chinaldin-Derivate. Hier wurde von SALZER, TIMMLER und ANDERSAG 1940 das *Endochin*, das 3-Heptyl-4-oxy-7-methoxy-chinaldin, hergestellt, das keine basische Seitenkette hat.

Endochin

---

[1] BURCKHALTER, J. H., u. a.: J. Amer. chem. Soc. **70**, 1012 (1948).
[2] Vgl. A. WINGLER: Angew. Chem. **61**, 54 (1949).
[3] BURCKHALTER, J. H.: J. Amer. chem. Soc. **70**, 1363 (1948); vgl. J. Amer. chem. Soc. **68**, 1894 (1946).
[4] EPP. 585 362, 585 363.
[5] RUBZOW, M. W., u. a.: J. chim. Gén. (UdSSR) **16**, 1873 (1946); C. **1947**. I. 1097.
[6] NICHOLAS, H. J., u. J. H. BURCKHALTER: J. Amer. chem. Soc. **74**, 271 (1952).
[7] GILMAN, H.: J. Amer. chem. Soc. **68**, 426 (1946); s. DRP 683 692; AP. 2 248 911.

Es erwies sich im Tierversuch als kausales Prophylacticum. Während die Testversuche günstig verliefen, bewährte sich das Mittel in der Malaria-Therapie nicht[1].

Zur Darstellung werden β-Ketocarbonsäureester mit aromatischen Aminen nach der CONRAD-LIMPACHschen Synthese zu 4-Oxy-chinolinen kondensiert. Substitutionen in 3-Stellung werden durch Allyl-Umlagerung der Äther von 4-Oxychinolinen erzielt[2].

Bei Untersuchung der Homologen erwies sich die Einführung einer Methoxy-Gruppe in 7-Stellung günstig auf die Erhöhung des Index. Versuche, die 4-Oxy-Gruppe durch eine Mercapto-Gruppe oder Chlor, ferner durch basische Reste, Sulfonsäure oder Schwefelderivate auszutauschen, waren in jedem Fall mit einem Absinken der Wirkung und des Index verbunden. Bei Austausch der Alkyl-Gruppe in 3-Stellung bleibt das Maximum der Wirkung beim n-Hexyl- und n-Heptylrest[3]. Beschrieben wurden ferner von K.N.CAMPBELL und Mitarbeitern Derivate des 6-Methoxy-8-amino-lepidins, die sich also von dem homologen Plasmochin vor allem durch die Methyl-Gruppe in 4-Stellung unterscheiden. Variationen wurden an der basischen Alkyl-Gruppe in 8-Stellung vorgenommen[4] (s. nebenst.).

Diese Verbindungen waren z. T. gegen *Plasmodium lophurae* außerordentlich wirksam. Die basische Seitenkette wurde nach dem Verfahren von ROHRMANN und SHONLE[5] und nach dem Verfahren von ELDERFIELD und anderen eingeführt[6].

6-Methoxy-chinaldine, die in 4-Stellung basische Gruppen tragen, sind im Gegensatz zu den Chinolinen gegen Malaria-Infektionen unwirksam[7].

Unter den Verbindungen, die den basischen Rest statt in 8-Stellung in einer der anderen 6 möglichen Stellungen enthalten, sind neben den schon erwähnten Verbindungen, die in 4-Stellung den Rest tragen, auch die Verbindungen gegen Vogelmalaria wirksam, die den basischen Rest in 6-Stellung tragen, wie z.B. 8-Methoxy-6-diäthylamino-δ-pentyl-aminochinolin. Jedoch sind solche Präparate weniger wirksam als die in 8-Stellung substituierten Chinoline. Einführung einer zweiten Methoxy-Gruppe in 5-Stellung bringt gegenüber dem Plasmochin, das nur in 6-Stellung eine Methoxy-Gruppe enthält, eine Wirksamkeitssteigerung[8]. Die Verbindungen weisen einen besonders günstigen therapeutischen Index auf. Dagegen wird durch Einführung einer dritten Methoxy-Gruppe die Malaria-Wirksamkeit aufgehoben, wie z.B. im 5,6,7-Trimethoxy-8-diäthylamino-δ-pentyl-aminochinaldin. Aus diesen Beobachtungen schloß SCHÖNHÖFER, daß nur solche Verbindungen gegen Malaria wirksam sind, die entweder direkt bei Substitution in 4-Stellung tautomere Chinolin-chinolon-Verbindungen bilden oder durch Einfluß von Oxydationsmitteln in ein chinoides System übergehen können. Diese Annahme ließ sich dadurch bestätigen, daß einmal durch Substitution des noch freien Wasserstoffs der Aminogruppe durch einfache Acetylierung die Malaria-Wirkung vollkommen aufgehoben wurde. Zum anderen vernichten alle Substitutionen im Chinolin-Ring, die die Bildung eines chinoiden Systems verhindern, die Wirksamkeit, wie z.B. im 5,7-Dimethoxy-8-(diäthylamino-δ-pentyl)-amino-chinolin oder 7-Methoxy-8-(dimethylamino-β,β-dimethylpropyl)-aminochinolin.

Ähnliche Überlegungen gelten auch für die Acridin-Reihe, die weiter unten besprochen wird[9].

Veränderungen des Chinolin-Ringes.

Wirksamkeit gegen Malaria, Amoeben- und Wurminfektionen zeigen auch Aminochinolin-Verbindungen, deren Benzolkerne mit einem weiteren Benzol- oder Pyridin-Ring kondensiert sind. Zur Darstellung solcher Phenanthrolin-Verbindungen verwendet man die entsprechenden 8-Amino-Verbindungen, die mit den Estern von basischen Alkoholen oder mit ihren Salzen oder den Alko-

---

[1] WINGLER, A.: Zit. S. 659.
[2] SALZER, W., H. TIMMLER u. H. ANDERSAG: Chem. Ber. **81**, 14 (1948).
[3] SALZER, W., H. TIMMLER u. H. ANDERSAG: Chem. Ber. **81**, 12 (1948).
[4] CAMPBELL, K. N., u. a.: J. Amer. chem. Soc. **69**, 1465 (1947).
[5] ROHRMANN, E., u. H. A. SHONLE: J. Amer. chem. Soc. **66**, 1642 (1944).
[6] ELDERFIELD, R. C., u. a.: J. Amer. chem. Soc. **68**, 1516 (1946).
[7] WALKER, J. E.: J. chem. Soc. (London) **1947**, 1552.
[8] DRP Zweigst. Oestr. 53 644.
[9] SCHÖNHÖFER, F.: Hoppe-Seylers Z. physiol. Chem. **274**, 1 (1942).

holen selbst kondensiert werden. Weiter geht man von solchen Chinolin-Derivaten aus, die in 8-Stellung eine Amino-Gruppe tragen, oder man kondensiert nach SKRAUP oder CONRAD-LIMPACH an die substituierten Chinoline nachträglich einen Pyridin-Kern. Ein Beispiel für letztgenanntes Arbeitsweise ist die Darstellung des 6-Methyl-8-chlor-m-phenanthrolins, das aus 7-Amino-chinolin und Acetessigester und anschließende Chlorierung mit $POCl_3$ gewonnen wird[1].

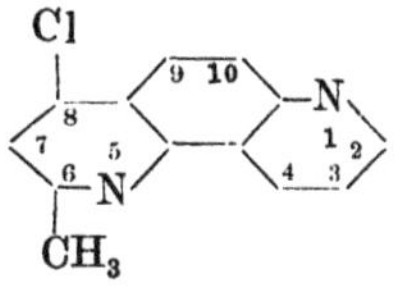

Ferner wurden 4-Anilino-chinolin-3-carbonsäure und ihre Derivate in konz. H_2SO_4 zu den entsprechenden 4-Oxy-chinolino-chinolinen cyclisiert. Die OH-Gruppe wurde gegen Halogen ausgetauscht und schließlich eine 4-Dialkylamino-Gruppe eingeführt[2].

Harnstoff-Derivate des Chinazolins, wie z. B. Bis-[6-chinazolyl]-harnstoff, erwiesen sich als physiologisch wirksam und hemmten das Wachstum von Streptokokken und von Bakterien der Banga-Krankheit [3].

R. D. HAWORTH und ST. ROBINSON prüften Phthalazin und Chinoxalin-Derivate auf ihre Malaria-Wirkung. Hierbei zeichnete sich besonders das 2,6-Dichlor-3-(β-diäthylamino)-äthylamino-chinoxalin durch gute Wirkung aus[4].

KENEFORD und J. C. E. SIMPSON stellten Cinnolin-Derivate

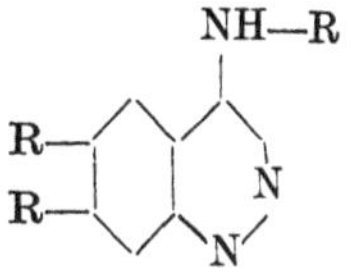

her, die wirksam gegen *Plasmodium gallinaceum* waren. Substitution am Kohlenstoffatom 7 erhöhte die Antimalaria-Wirkung, während die Substitution am Kohlenstoff 6 dystherapeutische Wirkung hatte[5].

Carbazol-Derivate sind gegen Malaria unwirksam[6]. Wirkungslos waren auch Chinolin-Derivate mit kondensiertem Pyrazolon-Ring von nachstehendem Strukturgerüst[7]:

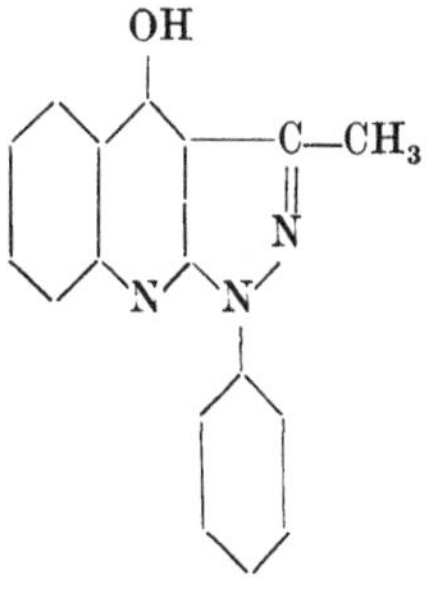

---

[1] KERMACK, W. O., u. W. WEBSTER: J. chem. Soc. (London) **1942**, 213.
[2] KERMACK, W. O., u. N. E. STOREY: J. chem. Soc. (London) **1951**, 1389.
[3] MAGIDSON, O. J., u. JE. S. GOLOWTSCHINSKAJA: J. allg. Chem. (UdSSR) 8, 1797 (1938); C. **1940**. I. 370.
[4] HAWORTH, R. D., u. ST. ROBINSON: J. chem. Soc. (London) **1948**, 777.
[5] KENEFORD, J. R., u. J. C. E. SIMPSON: J. chem. Soc. (London) **1947**, 917.
[6] BERKENHEIM, A. M.: J. allg. Chem. (UdSSR) 6, 1043 (1936).
[7] GHOSH, T. N.: J. Indian chem. Soc. 14, 123 (1937); C. **1937**. II. 2256.

Isochinolin-Derivate sind als physiologisch aktiv bekannt, beispielsweise das *Emetin* durch Wirkung auf Protozoen-Stämme. α-Picolyl-isochinoline zeigen jedoch gegen Malaria keine Wirkung[1].

Im Hinblick auf die Bedeutung von Isochinolin-Ringen in Alkaloiden und dem Chinuclidinring im Chinin kombinierten G. R. CLEMO und S. P. POPLI[2] beide Systeme. Die Verknüpfung erfolgte analog dem Chinin durch eine -CHOH-Gruppe. Als Verknüpfungsstelle wurde das o-C-Atom zum Isochinolin-N gewählt.

Durch Reduktion von 6-Methoxy-8-amino-chinolin mit Wasserstoff unter Druck und RANEY-Nickel als Katalysator bei 130° entsteht das 6-Methoxy-8-amino-1,2,3,4-tetrahydro-chinolin. Dieses, mit 1,1-Diäthoxy-1-methyl-4-diäthylamino-butan kondensiert, ergibt das 6-Methoxy-8-(4-diäthylamino-1-methylbutylamino)-1,2-3,4-tetrahydro-chinolin. Diese und ähnliche Verbindungen sind aktiv gegen Malaria und sollen weniger toxisch als Plasmochin sein[3].

Harnstoff-Derivate des Chinolins.

Unter den Tierkrankheiten nehmen vor allem die in den tropischen Gegenden als Piroplasmosen bekannten, durch *Babesien* und *Theilerien* (s. Tab. S. 781) verursachten Krankheiten einen breiten Raum ein. Auch in den gemäßigten Zonen sind sie weit verbreitet und keine Art von Haustieren bleibt davon verschont. Die Bekämpfung bot insofern Schwierigkeiten, als nach HÖRLEIN eine große Anzahl von Unterarten von Pyroplasmose-Erregern bekannt ist, die sich nicht gleichmäßig beeinflussen lassen. Ferner können die Tierarten infolge der großen Art-Differenzen nicht gleichmäßig behandelt werden und schließlich treten sehr häufig Mischinfektionen auf. Es war daher notwendig, nach Mitteln mit großer Streuung zu suchen[4].

Die erste Substanz, die von MITHALL bei *Babesia canes* als wirksam gefunden wurde, war das *Trypanblau*, das aber nur eine sehr geringe Streuung zeigte. Ferner war das Trypaflavin bei vereinzelten, durch Babesien verursachten Krankheiten wirksam, nicht dagegen gegen Theilerien. Es muß auch intravenös verabreicht werden, eine Erschwerung in der Tiermedizin.

Von den Überlegungen ausgehend, daß die Wirksamkeit des Trypaflavins weitgehend durch die quartäre Bindungsart des Stickstoffs bedingt ist, versuchte man dadurch zu therapeutisch wertvollen Verbindungen zu gelangen, daß man die im Germanin als gegen Protozoen wirksam erkannte Harnstoffverbindung aromatischer Ringe auch hier benutzte. An Stelle des im Trypaflavin verwandten Acridin-Kerns wurde wegen der leichteren Zugänglichkeit hier der Chinolin-Kern verwandt. Die Richtigkeit dieser Überlegungen wurde durch die Wirkung nachstehender Verbindung auf Babesien bewiesen:

$$\left[\underset{\underset{CH_3}{|}}{\text{Chinolinyl}} - NH-CO-NH- \underset{NO_2}{\text{Phenyl}} -CH_3 \right]^+ Cl^-$$

Besser noch eignen sich symmetrische Harnstoffe, deren Hauptvertreter das *Acaprin*, der N,N′-Bis-[N-methyl-chinoliniummethylsulfat-(6)]-harnstoff, ist[5]:

---
[1] CLEMO, G. R., u. a.: J. chem. Soc. (London) **1936**, 610.
[2] CLEMO, G. R., u. S. P. POPLI: J. chem. Soc. (London) **1951**, 1406.
[3] AP. 2417726; vgl. FP. 97792.
[4] HÖRLEIN, H.: Med. u. Chem. 3, 7 (1936).
[5] SCHÖNHÖFER, F., u. H. HENECKA: Med. u. Chem. 4, 156 (1942).

$$\left[\begin{array}{c} \text{[quinoline]}-\text{NH·CO·NH}-\text{[quinoline]} \\ \underset{\text{CH}_3}{} \quad \text{Acaprin} \quad \underset{\text{H}_3\text{C}}{} \end{array} \right]^{++} \quad 2\,\text{SO}_3\cdot\text{CH}_3^{-}$$

6-Aminochinolin wird in alkoholischer Lösung mit Kaliumcarbonat und 3-Nitro-4-methyl-benzoylchlorid umgesetzt. Dabei entsteht 6-(3'-Nitro-4'-methyl-benzoylamino)-chinolin. In Gegenwart von Nitrobenzol mit Dimethylsulfat erhitzt, entsteht die entsprechende Nitro-Verbindung der oben angegebenen, gegen *Babesia gamensis* wirksamen Verbindung[1]. In gleicher Weise sind wirksam der N,N'-Bis-(methyl-chinoliniumchlorid)-harnstoff, N,N'-Bis]-m-amino-p-toluyl-amino-methyl-chinoliniumchlorid-(6)]-harnstoff und der N-[Methyl-chinoliniumchlorid-(6)]-harnstoff[2].

Die Darstellung symmetrischer Harnstoffe[3] erfolgt durch Einwirkung von Phosgen. Man erhält sie auch durch Verkochen von Chinolincarbonsäureaziden in Gegenwart eines Amino-Derivates:

$$\text{[quinoline]}-\text{CO·N}_3 \;+\; \text{H}_2\text{N}-\text{[quinoline]} \;\rightarrow\; \text{[quinoline]}-\text{NH·CO·NH}-\text{[quinoline]}$$

Diese Reaktion läuft bei Temperaturen, die über 60° liegen, quantitativ ab, während bei Temperaturen unterhalb 60° leicht Stickstoffwasserstoffsäure abgespalten wird[4].

Das Acaprin hat gegen Piroplasmosen einen großen Streuungskegel. Es ist dem Trypaflavin um das 80fache überlegen. Sein Index ist 8mal größer. Es wirkt gegen alle Babesien und gegen die meisten Theilerien; *Theileria mutans* wird nicht beeinflußt.

Die Wirkung der Harnstoff-Verbindungen ist am besten, wenn die Harnstoff-Brücke in 6- oder in 7-Stellung steht. Die Verbindungen zeigen dann fast immer gute trypanocide Eigenschaften. Thioharnstoff und Guanidin-Abkömmlinge sind weniger wirksam. Wie das Germanin, so ist auch das Acaprin außerordentlich konstitutionsempfindlich. Es genügt die Einführung einer Methyl-Gruppe in 2-Stellung, um die Wirksamkeit voll auszulöschen. Ist der Harnstoff einfach substituiert, so sind die Verbindungen wenig wirksam. Dagegen genügt der Verschluß der zweiten Amino-Gruppe durch Methyl, um zu gut wirksamen Verbindungen zu gelangen.

H. ANDERSAG führte die Verknüpfung der Chinolin-Ringe statt durch die Harnstoff-Brücke durch eine Pseudoazimido-Gruppe durch.

$$\left[\begin{array}{c} \text{[quinoline]}-\underset{\underset{}{N-N}}{\overset{N}{\frown}}-\text{[quinoline]} \\ \underset{\text{CH}_3}{} \qquad \underset{\text{H}_3\text{C}}{} \end{array} \right]^{++} \quad 2\,\text{SO}_4\cdot\text{CH}_3^{-}$$

Die einfachste Verbindung dieser Art, das Chinolin-5,6-pseudoazimido-6'-chinolin, läßt sich aus Chinolin-5-diazoniumchlorid und 6-Amino-chinolin in Essigsäure und Oxydation des Kondensationsproduktes mit Chromtrioxyd in Eisessig gewinnen. Mit Nitrobenzol und Dimethylsulfat geht das Produkt bei 80—90° in die quartäre Verbindung über. Die sich von dieser Substanz ableitenden Produkte, bei denen auch ein Chinolin-Ring durch Naph-

---

[1] Östr.P. 148475.
[2] Tsch.P. 53432.
[3] Vgl. ferner DRPP 590239, 583207.
[4] SCHÖNHÖFER, F., u. H. HENECKA: Zit. S. 662.

thalin ersetzt sein kann, zeigen die gleiche Wirksamkeit gegen **Blutparasiten**[1] wie Acaprin. Es ist notwendig, daß die Pseudoazimido-Brücke in 6- oder 7-Stellung eingreift. Da auch Sulfonamid- und Azoxy-Bindung Wirksamkeit zeigen, ist zur therapeutischen Wirkung folgendes Strukturskelett notwendig:

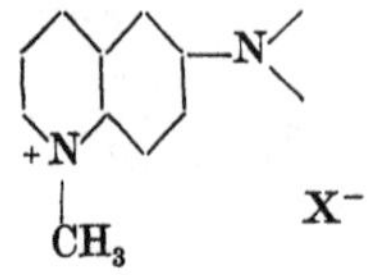

In Parallele zu den Acridin-Verbindungen wurden ferner Chinolin-Derivate mit einer Amino-Gruppe in 4-Stellung dargestellt:

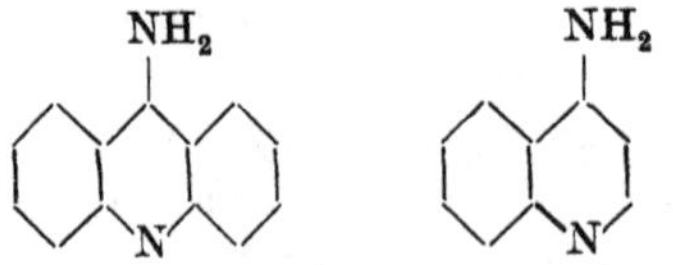

Ebenso wie die 9-Amino-acridin-Verbindungen sind auch die 4-Amino-chinolin-Verbindungen in der Lage, chinoide Formen zu bilden:

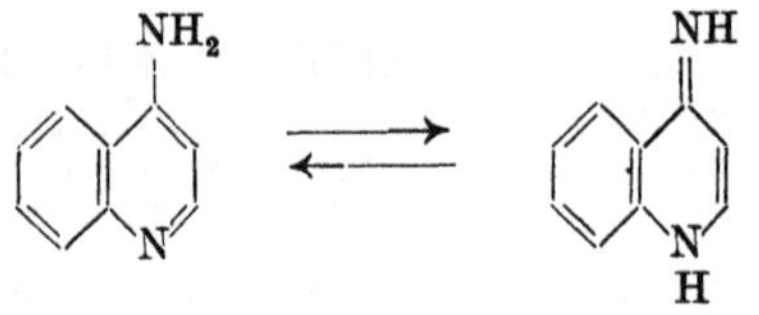

Die Synthese der 4-Amino-Verbindungen wurde bereits beschrieben (S. 657). Das zunächst entstehende 4-Oxy-chinolin läßt sich mit Phosphoroxychlorid leicht in das 4-Chlorchinolin umwandeln. Die Chlor-Verbindungen lassen sich in die Äther, z.B. in den Methyläther, durch Natriummethylat und Erhitzen unter Druck bei 130—140°, überführen[2]. Diese und auch die Chlor-Derivate sind leicht in Amino-Verbindungen zu verwandeln.

Die einfachen Verbindungen der Reihe sind gegen Babesia und Theilerien unwirksam. Daher vergrößerte man das Molekül[3].

Bei Überführung der o-Methyl-Gruppe von Chinaldin-Derivaten in eine Styryl-Gruppe entstanden Verbindungen, die sich durch eine gute baktericide Wirkung auszeichneten, z. B.

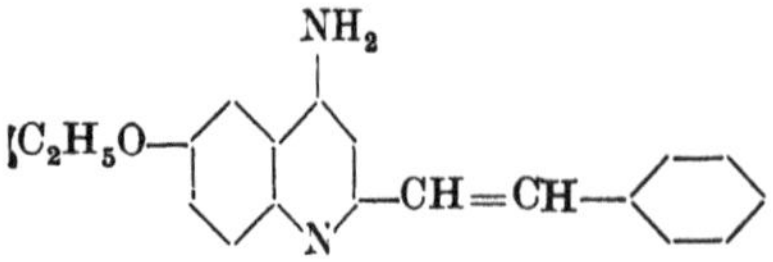

So ergibt beispielsweise 4-Chlor-2-methyl-chinolin bei Kondensation mit Benzaldehyd in Gegenwart von $ZnCl_2$ unter Wasseraustritt das 2-Styryl-4-chlor-chinolin, das mit alkoholischem Ammoniak in das 2-Styryl-4-amino-chinolin übergeht. In gleicher Weise zeigen sich auch andere Amino-chinoline mit ungesättigten Substituenten in 2-Stellung als stark baktericide Mittel, z.B.:

---

[1] DRP 226733; EP. 444319.
[2] Conrad, M., u. L. Limpach: Ber. dtsch. chem. Ges. **20**, 954 (1887).
[3] Jensch, H.: Angew. Chem. **50**, 891 (1937).

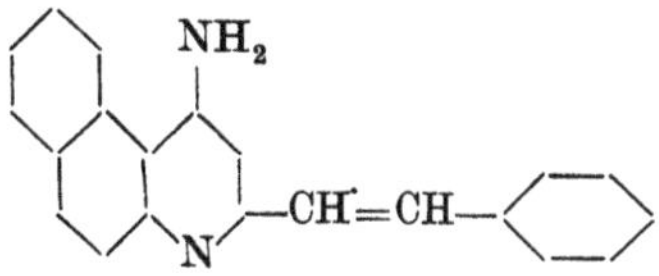

und andere[1]. In ähnlicher Weise waren die 6-Styryl-4-amino-chinaldine wirksam. Auch Benzthiazol-Derivate wurden synthetisiert, z. B.

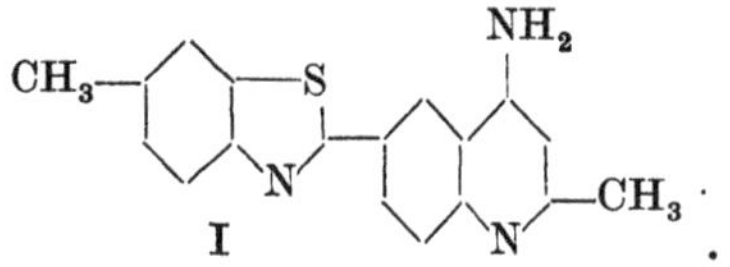

Die Verbindungen waren in vitro nicht nur gegen Kokken, sondern auch gegen Tuberkelbazillen wirksam. Ferner wurde der Thiazol-Ring in 3-Stellung eingeführt und die Stellung der Amino-Gruppe variiert.

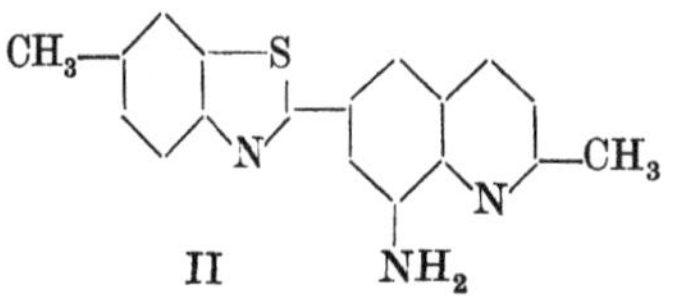

Von diesen Abwandlungsprodukten zeichnete sich besonders die Verbindung I durch ihre Wirkung gegen Tuberkelbazillen aus. Dagegen waren die Verbindungen II und III kaum wirksam. Substitutionen in 3-Stellung waren ohne therapeutischen Erfolg. Ein Maximum der Wirkung gegen Pneumokokken hatte die nachstehende Verbindung [2]:

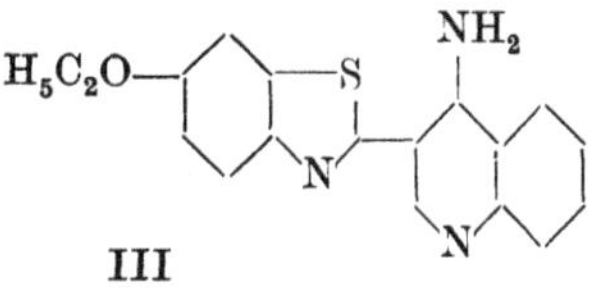

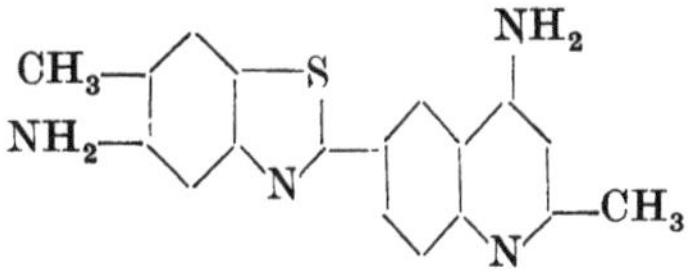

Anile von Chinolinen, von denen einige hohe Wirkung als trypanocide Substanzen zeigten, wurden auch von C. H. BROWNING untersucht[3]. Die größte Affinität wiesen Verbindungen mit einer Acetylamino-Gruppe im anderen Kern auf. Anil-Derivate waren bei hoher baktericider Aktivität nur wenig wirksam gegen Trypanosomen. So waren beispielsweise 2-(p-Dimethylamino-anil)-6-acetylamino-chinolin-methyl-chlorid zwar stark antiseptisch, aber nur schwach trypanocid wirksam. Dagegen besaß die Verbindung

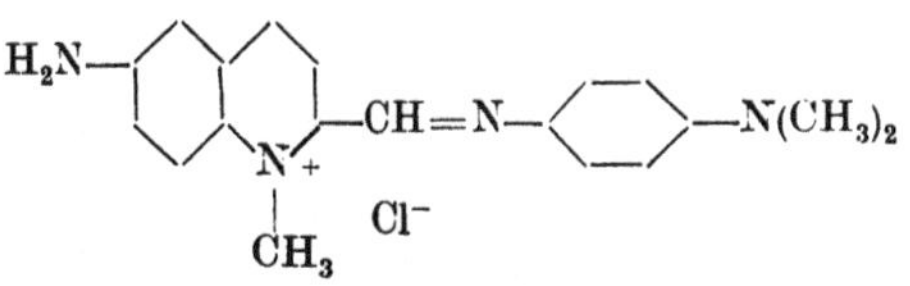

stark trypanocide und nur schwach antiseptische Eigenschaften.
Waren im Chinolin-Kern Amino-Gruppen vorhanden, so zeigten die Verbindungen die beste Wirkung. Acetylierung senkt auch hier die Giftigkeit. Dagegen wird die trypanocide

---

[1] DRP 440 008.
[2] Ung.P. 101 504.
[3] BROWNING, C. H.: Proc. Roy. Soc. London, Ser. B **105**, 99 (1929).

Wirksamkeit nicht beeinflußt. Einführung von Halogen in die Acyl-Gruppe setzte die trypanocide Wirksamkeit herab[1]. Ferner wurde eine größere Anzahl von Verbindungen untersucht, die in 2-Stellung des Chinolin-Kerns Styryl- oder Anil-Gruppen enthalten und in 6-Stellung eine Acetylamino-Gruppe als Substituenten tragen:

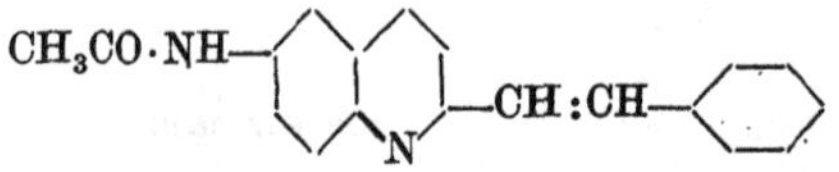

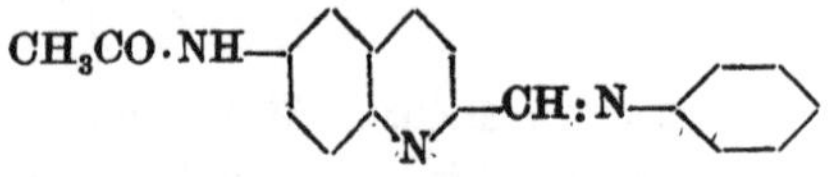

$$CH_3CO \cdot NH-\text{(chinolin)}-CH:CH-\text{(phenyl)} \qquad CH_3CO \cdot NH-\text{(chinolin)}-CH:N-\text{(phenyl)}$$

Die meisten Verbindungen dieser Form, besonders als Chlormethylate nach der Art des Trypaflavins, waren stark antiseptisch[2].

Weitere Arbeiten von H. JENSCH gingen vom 4,6-Diamino-chinaldin

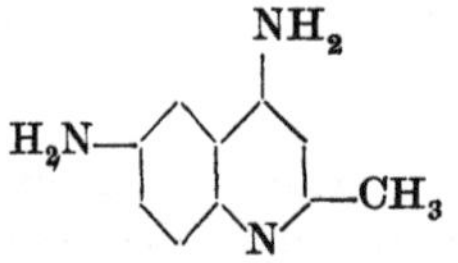

$$H_2N-\text{(chinaldin mit NH}_2\text{)}-CH_3$$

aus. Abkömmlinge dieser Verbindung waren zum Teil recht wirksame Harndesinfektionsmittel. Die Darstellung des 4,6-Diamino-chinaldins erfolgte auch hier nach der CONRAD-LIMPACHschen Synthese. Werden die 4,6-Diamino-Verbindungen mit Phosgen behandelt, so entstehen symmetrische Harnstoffe, wie Di-[4-Aminochinaldyl-(6)]-harnstoff. Entsprechend lassen sich auch Fumarsäure- und Malonsäure-Derivate herstellen. Solche Verbindungen sind zur Harn- und Gewebsdesinfektion gut geeignet[3]. Auch Cyanurchlorid

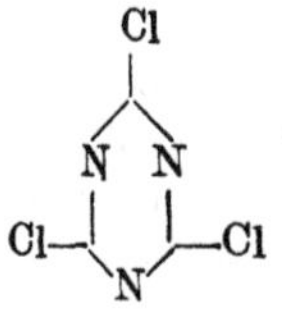

$$\text{Cyanurchlorid (Triazin mit 3 Cl)}$$

läßt sich an Stelle des Phosgens gut verwenden. Dabei können ein Chlor-, aber auch alle drei Chlor-Atome ausgetauscht werden. So lassen sich N-1-[2-Methyl-4-amino-chinolyl-(6)]-diamino-cyanurchlorid, symmetrisches Cyanursäure-di-[2-methyl-4-aminochinolyl-(6)]-diamid und andere darstellen[4].

Das 4,6-Diamino-7-methoxy-chinaldin liefert mit Cyanurchlorid eine Verbindung nachstehender Konstitution[5]:

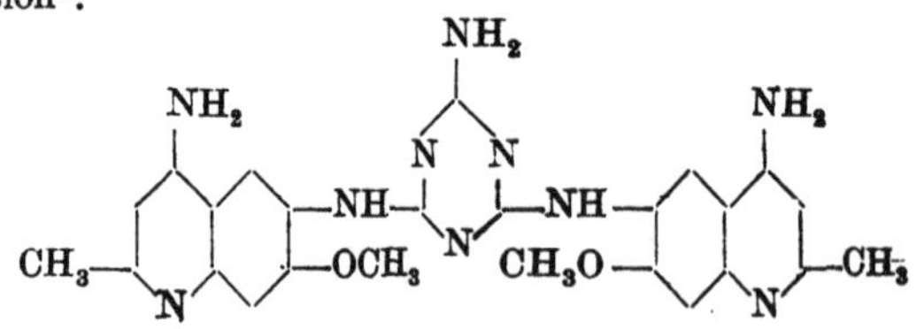

$$\text{(symmetrische Verbindung mit Triazin-Kern, zwei Chinaldin-Resten mit NH}_2\text{, OCH}_3\text{, CH}_3\text{)}$$

Durch Nitrierung von 4,6-Diamino-chinolinen erhält man Nitro-Verbindungen, die durch Reduktion in 3,4,6-Triamino-chinoline überführt werden können. Solche Verbindungen, deren 6-Amino-Gruppe durch Phosgen, Fumarsäurechlorid und ähnliche zu symmetrischen Verbindungen verschlossen worden sind, oder auch durch Zimtsäurechlorid zur asymmetrischen Verbindung, haben zum Teil eine sehr starke Wirkung gegen Blutparasiten[6].

[1] BROWNING, C. H.: Proc. Roy. Soc. London, Ser. B **131**, 273 (1931).
[2] BROWNING, C. H., u. a.: Proc. Roy. Soc. London, Ser. B **115**, 1 (1930).
[3] DRP 591480.
[4] EP. 414105.
[5] DRP 606497.
[6] DRP 613065; FP. 779092.

Auch Verschluß der 6-Amino-Gruppe unter Azobildung wurde versucht. Die Präparate zeigten gute Wirkung gegen Bakterien und Protozoen, hatten jedoch den Nachteil des Farbstoffcharakters. Gegen Streptokokken waren sie teilweise in einer Verdünnung 1:2000 wirksam.

Von den erwähnten Verbindungen haben das Harnstoff-Derivat des 4,6-Diamino-chinaldins (*Surfen*) und das Bis-[2-methyl-4-amino-chinolyl-(6)]-melamin (*Surfen C, Congasin*) Bedeutung erlangt:

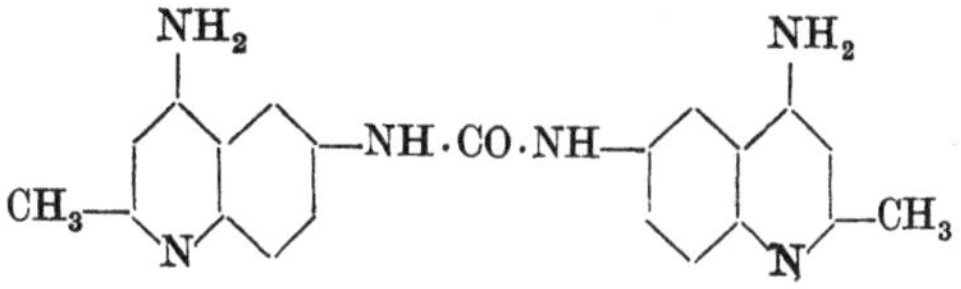

Surfen

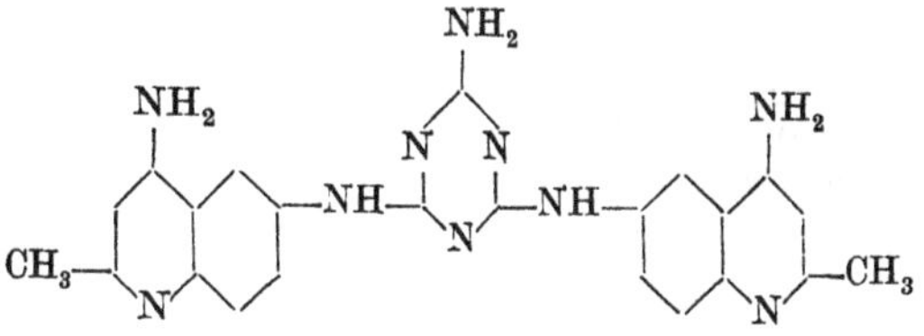

Surfen C

Surfen wird als nichtfärbendes Oberflächen- und Tiefenantiseptikum verwandt. Das Surfen C zeigt vor allem trypanocide Wirksamkeit, z. B. bei *Trypanosoma congolense*. Der Erreger gehört zur Gruppe der Nagana-Erreger. Neben *Trypanosoma congolense* sind ferner *Trypanosoma brucei* und *Trypanosoma vivax* zu nennen. Während die Brucei-Gruppe durch Germanin geheilt werden kann, sprechen die beiden anderen Gruppen nicht darauf an, dagegen wirkt hier Antimon in dreiwertiger Form. Jedoch muß es häufig injiziert werden und heilt nicht alle Formen. Das Surfen C, das unter dem Namen *Congasin* bekannt geworden ist, zeigt einen ausgezeichneten Heilerfolg bei der Nagana, wie sie in Afrika vorkommt, jedoch wurde in Süd- und Westafrika nur ein Teil der Fälle beeinflußt[1]. Gegen die *Chagas*-Krankheit ist das 4,6-Diamino-chinaldin-Derivat der Diallylmalonsäure sehr wirksam. Durch Fortfall der beiden Methyl-Gruppen im Congasin sinkt die therapeutische Wirkung stark ab[2].

Von weiteren Verbindungen dieser Reihe sind noch solche zu erwähnen, die durch Alkylen-Reste zu symmetrischen Chinolinen umgewandelt worden sind. Solche Verbindungen sind in dem AP. 2050971 und im DRP 639243 beschrieben. Dabei können auch Alkyl-Reste, die OH-Gruppen enthalten, verwandt werden. Diese Verbindungen zeigen gute trypanocide und bakericide Wirkung.

Von entscheidender Wichtigkeit ist die Amino-Gruppe[3]. Bei Entfernung dieser Gruppe oder bei Ersatz durch OH sind die Abkömmlinge des Surfens weder gegen Bakterien noch gegen Trypanosomen wirksam. Auch in diesem Fall ist also die Möglichkeit der Bildung von chinoiden Formen notwendig. Entsprechend sind die 2-Amino-Verbindungen und Verbindungen, die in der 4-Amino-Gruppe Alkylreste tragen, kaum wirksam.

Schwach gegen Trypanosomen wirksam sind Verbindungen, bei denen in die Amino-Gruppe des Melamin-Restes Alkyl-Gruppen eingeführt sind.

Auch Versuche, den Alkyl-Rest durch basische Reste analog den besprochenen Malaria-Heilmitteln zu ersetzen, führten zu völligem Verlust der Wirkung gegen Trypanosomen.

---

[1] FUSSGÄNGER, R.: Med. u. Chem. **4**, 138 (1942).
[2] JENSCH, H.: Liebigs Ann. **568**, 73 (1950).
[3] JENSCH, H.: Zit. S. 664.

Das Surfen hat ferner im Depotinsulin eine weitere Verwendungsmöglichkeit erhalten, da in diesem Präparat durch Zusatz von Surfen protrahierte Wirkung erreicht wird[1].

Amidine, Guanidin-Abkömmlinge und Paludrin.

Germanin, Acaprin, Surfen und Congasin zeigen die Bedeutung der Harnstoff-Derivate für die Trypanosomen-Bekämpfung. Weitere therapeutisch wichtige Harnstoff-Derivate verwenden Melamin- und Guanidin-Reste. *Synthalin* und *Synthalin B* sind Diguanidine mit längeren aliphatischen Ketten; so ist das Synthalin ein Dekamethylendiguanidin. Wie Insulin wirkt auch das Synthalin senkend auf Harnzucker, Harnaceton und entsprechend auch auf den Blutzucker bei Zuckerkranken. Verschiedentlich zeigen sich toxische Nebenwirkungen. Ferner sinkt der respiratorische Quotient, während der Sauerstoffverbrauch des Patienten zunimmt. Das Umgekehrte ist beim Insulin der Fall[2]. Daher hat sich das Synthalin dem Insulin gegenüber nicht behaupten können.

Die Synthese ging von aliphatischen Diaminen aus. Während Diamine, die weniger als 6 Methylen-Gruppen[3] im Molekül enthalten, Alkyl-amino-guanidine liefern, setzen sich aliphatische Diamine mit mehr als 6 Methylen-Gruppen unter gleichen Bedingungen zu Alkylbiguaniden um.

Zur Darstellung gibt man zu einer konzentrierten, wäßrigen Lösung von Methylisothioharnstoffsulfat allmählich eine konzentriertere Lösung eines Alkylendiamins. In der Wärme spaltet sich Methylmercaptan ab, und nach Ansäuern mit verd. Schwefelsäure fällt das Sulfat des Alkylendiguanids aus. So entsteht aus Methylisothioharnstoff und Dekamethylendiamin das Dekamethylenbiguanid[4]:

$$H_2N-(CH_2)_{10}-NH_2 + 2\ H_2N-\underset{\underset{NH}{\|}}{C}-S \cdot CH_3 \longrightarrow$$

$$H_2N-\underset{\underset{NH}{\|}}{C}-NH-(CH_2)_{10}-NH-\underset{\underset{NH}{\|}}{C}-NH_2$$

Jancsó fand, daß das Synthalin in gleicher Weise wie das Germanin den Zuckerstoffwechsel der Trypanosomen unterbricht. H. King und andere untersuchten weitere Homologe des Synthalins. Nur die höheren Homologen des Synthalins hatten chemotherapeutische Wirksamkeit. Sie fehlte den hochalkylierten Isothioharnstoffen, Aminen und quartären Ammoniumbasen. Dagegen waren die Diamine im stärksten Ausmaß wirksam, wobei das Optimum bei dem n-Undecan-1,11-diamidin-dichlorhydrat lag. Die Wirksamkeit dieses Amidin-Abkömmlings und der anderen wirksamen Guanidine und Diamidine liegt etwa in der Größenordnung dreiwertiger Arsen-Verbindungen[5]. Im weiteren Verlauf der Untersuchungen wurden symmetrische Guanidine mit 4—18 CH_2-Gruppen, mono-Guanidine von 9—18 C-Atomen, Amidine verschiedener Kettenlänge sowie Amine herangezogen. Wirksam war aber nur das bereits erwähnte 1,11-Undecan-diamidin.

Eine Reihe von Amidinen wurde von Newbery und W. Webster[6] dargestellt und zwar mono-Amidine von Alkyl-Derivaten, so das Decanamidin-hydrochlorid, α-Äthyl-α-isopropyl-acetamidin, α-Äthyl-α-n-butyl-acetamidin, Di-n-octyl-acetamidin, α-Äthyl-α-n-butyl-acet-N-n-octylamidin, α-Äthyl-α-n-butyl-, α-sek.-Octyl-amidin und ähnliche Verbindungen. Während sie in vitro gegenüber *Mycobacterium tuberculosum* deutlich wirksam waren, waren sie für den Tierversuch zu toxisch.

Im Schwed. P. 128 494 werden Biguanide der allgemeinen Formel R-NR'-C(NH)-NH-C(NR'')-NH-R beschrieben.

---

[1] Zit. nach Südtsch. Apotheker-Ztg. **78**, 675 (1938).
[2] Jansen, W. H., u. H. Bauer: Münchn. med. Wschr. **74**, 441 (1927).
[3] FP. 618064.
[4] FP. 618063; vgl. ferner DRP 466879, Zus. zu DRP 463576.
[5] Lourie, E. M., u. W. Yorke: Ann. trop. med. Parasitol. **31**, 435 (1938).
[6] Newbery, G., u. W. Webster: J. chem. Soc. (London) **1947**, 738.

Schließlich wurden auch Mono- und Di-guanidine der Benzol- und Naphthalin-Reihe untersucht. Dabei fiel das 2,7-Naphthylen-diamidin durch seine Trypanosomen-Wirksamkeit auf.

Wirksam sind auch Amidine der Zusammensetzung

$$H_2N-\underset{NH}{\overset{\|}{C}}-\langle\ \rangle-(CH_2)_x-\langle\ \rangle-\underset{NH}{\overset{\|}{C}}-NH_2 ,$$

wobei x eine Zahl von 1—12 bedeutet. Solche Verbindungen zeigen trypanocide Wirkung[1].

Auf Grund der Erfahrung, daß ungesättigte Verbindungen Trypanosomen-Erkrankungen beeinflussen, untersuchte man *Stilben*-Derivate. So war das 4,4'-Diamino-stilben bei Infektionen von *Trypanosoma brucei* und Spirochäten-Erkrankungen wirksam, in ähnlicher Weise 4,4'-Diamidino-diphenoxy-pentan und andere, die in Analogie zu den Verbindungen des obenstehenden EP. 507565 dargestellt wurden. Besonders Diamidinostilben zeigte sich von hohem therapeutischem Wert. Vergleichend geprüftes Acaprin war zwar wirksamer, aber auch toxischer[2]. Das 4,4'-Diamidino-stilben beeinflußt ferner auch Kalar-Azar und Leishmaniosen-Erkrankungen[3]. Das Diamidinostilben wird auch als *Stilbamidin* bezeichnet. Das Diamidino-diphenoxypropan erlangte als *Propamidin* größere Bedeutung. Gegen Protozoen-Infektionen, besonders Kalar-Azar, ist es wirksam und vermag Antimon-resistente Fälle zu heilen. Daneben wirkt es stark bakteriostatisch.

Stilbenamidine der Zusammensetzung

$$H_2N-\underset{NH}{\overset{\|}{C}}-\langle\ \rangle-CH=CH-\langle\ \rangle-\underset{NH}{\overset{\|}{C}}-NH_2$$
Stilbamidin

erhält man durch Behandeln der Dinitrile mit wasserfreier, alkoholischer HCl oder HBr. Dabei entstehen die entsprechenden Iminoäther, die anschließend mit Ammoniak zu Amidinen umgesetzt werden[4]:

$$NC-R-CN + HCl + C_2H_5OH \rightarrow \underset{H_5C_2\cdot O}{\overset{HN}{\diagdown}}C-R-C\underset{O\cdot C_2H_5}{\overset{NH}{\diagup}}$$

$$\rightarrow H_2N-\underset{NH}{\overset{\|}{C}}-R-\underset{NH}{\overset{\|}{C}}-NH_2$$

Die Umsetzung kann auch mit Ammoniumsalzen durchgeführt werden, wobei dann in einer Reaktion aus den Nitrilen die Amidine entstehen.

Das 4,4'-Dicyan-α,β-dimethylstilben wird aus dem β,γ-Diphenyl-n-butan erhalten, dieses mit Brom zur 4,4'-β,γ-Tetrabrom-Verbindung bromiert, darauf mit Eisessig und Zinkstaub das β,γ-di-(β-Bromphenyl)-n-butan erhalten. Dieses bromiert man zur β-Brom-Verbindung, die dann durch Abspaltung von Bromwasserstoff leicht in das 4,4'-Dibrom-α,β-dimethyl-stilben überführt werden kann. Daraus wird in bekannter Weise die Dicyan-Verbindung hergestellt[5].

In gleicher Weise wird das 4,4'-Diamidino-α,ε-diphenoxypentan nach dem Schwz.P. 231 013[6] aus dem 4,4'-Dicyan-Derivat durch Überführung mit Chlorwasserstoff in den Iminoäther und anschließende Umwandlung des Äthers mit Ammoniak zum Diamidin erhalten.

---
[1] EP. 507565.
[2] LOURIE, E. M., u. W. YORKE: Ann. trop. med. Parasitol. **33**, 289 u. 305 (1939).
[3] ADLER, S., u. a.: Ann. trop. med. Parasitol. **33**, 313 u. 327 (1939).
[4] EP. 510 097; Ind.P. 26 099.
[5] Schwed.P. 110 004, Zus. zu Schwed.P. 98 367.
[6] Zus. zu Schwz.P. 214 041.

Durch Umsetzung von Ammonchlorid mit α,α'-Dimethylstilben-4,4'-dicarboximidoäthyläther entsteht das 4,4'-Dicarboxamidindihydrochlorid. Statt Ammonchlorid können auch die Ammonium-Salze von organischen Säuren verwendet werden[1].

Lösliche Amidin-Salze erhält man durch Einwirkung von Oxyäthan und Oxypropansulfonsäure auf die Diamidine[2].

Nach P. OXLEY und W. F. SHORT[3] werden Amidine in der Weise dargestellt, daß man Nitrile mit Ammoniumsalzen von Sulfonsäuren bei 250—260° umsetzt. Es entsteht wahrscheinlich zunächst ein komplexes Anion, wodurch das Ammonium-Ion unter Bildung des Amidin-Salzes abgebaut wird. Besonders günstig läßt sich die Umsetzung mit Ammoniumsalzen aliphatischer Sulfonsäuren durchführen:

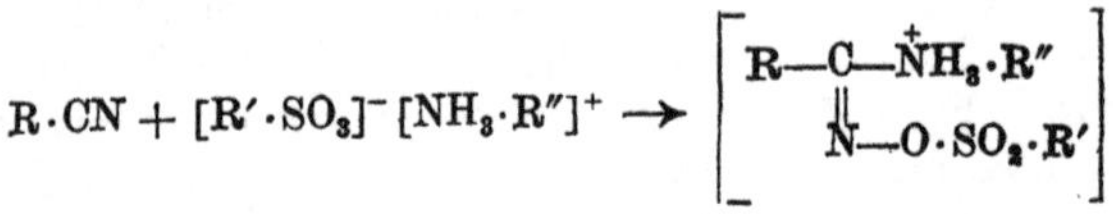

$$R \cdot CN + [R' \cdot SO_3]^- [NH_3 \cdot R'']^+ \rightarrow \begin{bmatrix} R-C-\overset{+}{N}H_2 \cdot R'' \\ \parallel \\ N-O \cdot SO_2 \cdot R' \end{bmatrix}$$

R. WIEN untersuchte Diamidine, die sich vom 4,4'-Diamidino-stilben ableiten, so dessen 2-Methyl-, 2,2'-Dimethyl-, 2-Methoxy-, 2-Oxy-, 2-Jod-, 2-Amino- und 2-Acetamino-Derivate, ferner das 2,2'-Dioxy-5,5'-diaminostilben, das 4,4'-Bis-(äthylamidino)-stilben, das 4,4'-Diamidino-2-methyl-stilben und die sich vom Phenoxypropan ableitenden Verbindungen 4,4'-Diamidino-α,γ-diphenoxy-propan, 2-Brom-4,4'-diamidino-α,γ-diphenoxyhexan. Hierbei ergab sich, daß bei den Stilben-Verbindungen die Einführung einer Methyl-Gruppe in die ungesättigte Verbindung die Wirkung erhöht, dagegen Substitutionen am Kern weniger wirksam sind. Stark wirksam ist das 4,4'-Diamidino-$\alpha.\beta$-dimethylstilben, das kurz Dimethyl-stilbamidin genannt wird:

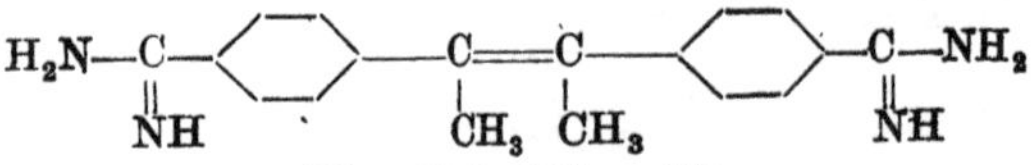

Dimethyl-stilbamidin

Dagegen vernichteten Alkyl-Substituenten in der Amidin-Gruppe die Wirkung. Versuche wurden unternommen, die Stilben-Bindung durch eine Diphenyl-amin-Gruppe auszutauschen. Jedoch waren auch diese Verbindungen unwirksam[4].

Nach dem FP. 940887 sind auch Diamidinostilbene, die in o-Stellung zur Äthylenbindung ein Halogenatom tragen, wirksame Chemotherapeutica.

Von H. J. BARBER und R. SLACK wurden Polyamidine hergestellt und zwar das Tetrap-amidino-tetraphenyl-äthylen und aus dem 3,5,3',5'-Tetrabrom-α,γ-diphenoxy-propan über das entsprechende Tetranitril ein Triamidin, das an Stelle des gewünschten Tetraamidins erhalten wurde. Beide Polyamidine waren jedoch gegen *Trypanosoma equiperdum* ohne Wirkung, dagegen erheblich giftiger als das Diamidino-stilben oder das Diamidinophenoxy-propan.

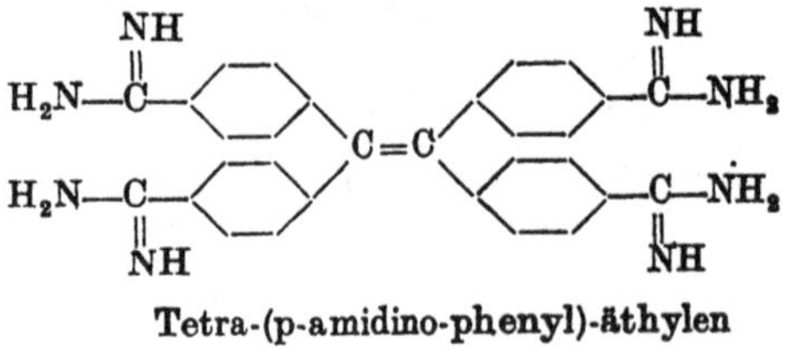

Tetra-(p-amidino-phenyl)-äthylen

Das aus dem 2-p-Cyan-styryl-pyridin

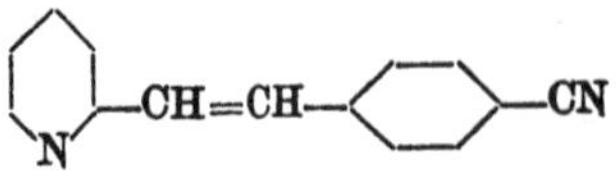

---

[1] APP. 242 5221, 2425 222, 2425 223.
[2] AP. 2424 325.
[3] OXLEY, P., u. W. F. SHORT: J. chem. Soc. (London) **1946**, 147.
[4] Brit. J. Pharmacol. Chemoth. **1**, 65 (1946).

hergestellte Amidin war ebenfalls ohne trypanocide Wirkung, während das α,ε-Bis-(5-amidino-2-pyridyloxy)-pentan

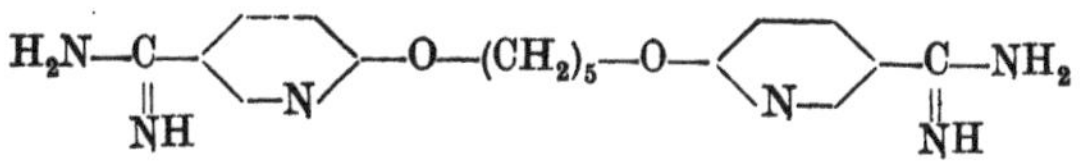

$$H_2N-\underset{NH}{\overset{\|}{C}}-\underset{N}{\bigcirc}-O-(CH_2)_5-O-\underset{N}{\bigcirc}-\underset{NH}{\overset{\|}{C}}-NH_2$$

bei der Infektion mit *Trypanosoma equiperdum* wirkt und zugleich das Wachstum von *Staphylococcus aureus* noch in Verdünnung 1:460000 hemmt[1].

Das unsymmetrische 4′,4″-Diamidino-1,1-diphenyläthylen und das 2-Methyl- und 2,2-Dimethyl-Derivat waren ohne nennenswerte trypanocide Wirksamkeit. Ebenso waren analog dem Propamidin hergestellte Naphthalin-Derivate ohne Wirkung[2].

Wenig erfolgreich waren Versuche, die Amidin-Gruppe in schon an sich wirksame Verbindungen einzubauen. So stellten A. A. GOLDBERG und W. KELLY Amidin-Derivate des 5-Amino-acridins her. Sie hofften auf eine bessere Löslichkeit in Wasser, bzw. physiologischer Kochsalz-Lösung, sowie auf eine höhere antibakterielle Wirkung. Jedoch zeigten Untersuchungen mit 2- und 3-Amidino-5-amino-acridin wohl eine verbesserte Löslichkeit, jedoch war die antibakterielle Wirkung stark zurückgegangen[3].

BUU-HOI und LECOQ[4] stellten als Amidin-Derivate Benzamidinhydrochlorid und p-Nitro-benzamidin dar. Diese waren unwirksam im Gegensatz zu p-Amino-benzamidin, p-Methylmercapto-benzamidin, p-Äthylmercapto-benzamidin und p-Propylmercapto-benzamidin, die verschieden stark wirkten.

Pyrimidin-Derivate.

Zur Herstellung von Ersatzprodukten des Chinins, die eine niedrigere Toxizität aufwiesen und möglichst ohne färbende Eigenschaften waren, schien der Pyrimidin-Kern günstige Voraussetzungen zu bieten, da er ein wesentlicher Baustein des Zellsystems und nicht chromophor ist. Zum anderen bot das Pyrimidin den Vorteil der leichten Darstellbarkeit verschiedener Substitutions-Produkte. Richtunggebend für Stellung, Auswahl und Aufbau der Produkte waren Atebrin, Plasmochin und die SCHÖNHÖFERsche Vorstellung über die Konstitution von gegen Malaria unwirksamen Verbindungen. Zunächst wurden Verbindungen des 2-Anilino-4,6-dimethyl- und 4-Anilino-2,6-dimethyl-pyrimidins, sowie des 4-(β-Di-äthylaminoäthylamino)-2-phenyl-6-methyl-pyrimidins dargestellt:

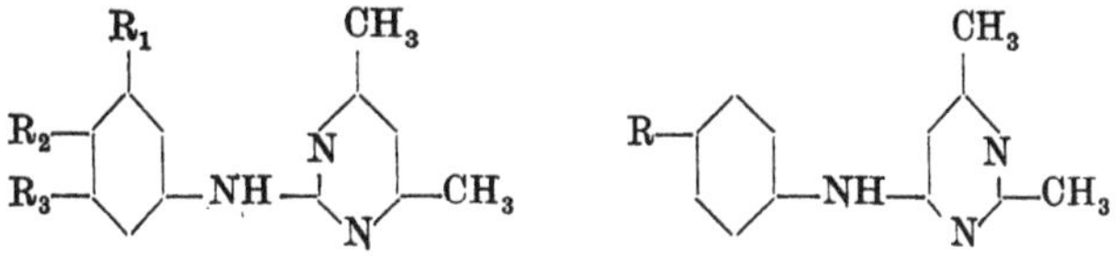

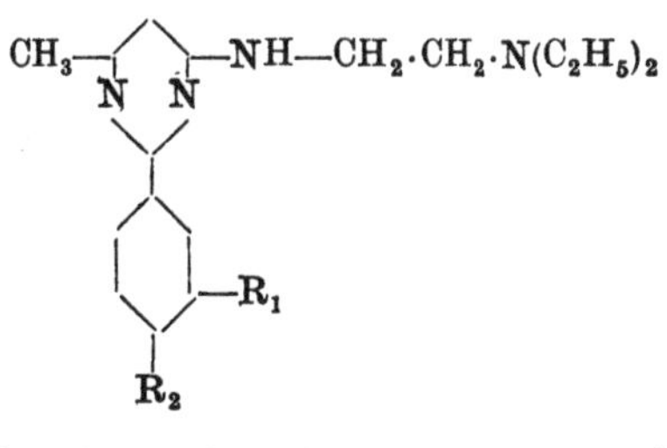

Diese Derivate besaßen jedoch keine Antimalaria-Wirkung. Zu wirksameren Derivaten gelangte man dagegen bei Einführung von Chlor in den Phenylkern durch Kondensation des Pyrimidin-Derivates mit p-Chloranilin. Bei Variierung

---

[1] BARBER, H. J., u. R. SLACK: J. chem. Soc. (London) **1947**, 82.
[2] ASHLEY, J.N., u. a.: J. chem. Soc. (London) **1948**, 261.
[3] GOLDBERG, A. A., u. W. KELLY: J. chem. Soc. (London) **1947**, 637.
[4] BUU-HOING, PH., u. J. LECOQ: Bull. Soc. chim. France, Mém. **13**, 139 (1946).

des Dialkylaminoalkyl-Restes erwies sich das 2-p-Chloranilino-4-(γ-dimethylamino-propylamino)-6-methyl-pyrimidin als das wirksamste Produkt[1]:

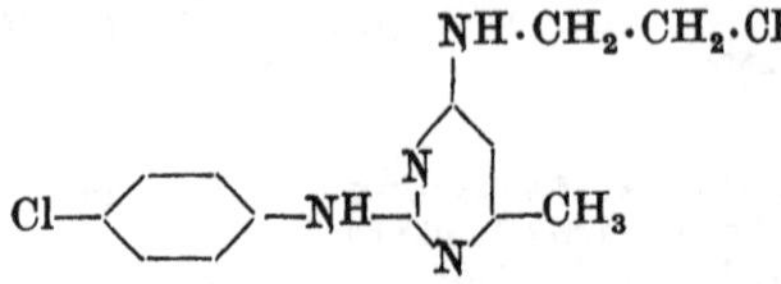

$$\text{Cl}-\langle\bigcirc\rangle-\text{NH}-\underset{\text{N}}{\overset{\text{NH}\cdot\text{CH}_2\cdot\text{CH}_2\cdot\text{CH}_2\cdot\text{N(CH}_3)_2}{\text{N}}}-\text{CH}_3$$

Weitere Überlegungen fußten auf der Vorstellung der Antivitamin-Wirkung, die man in Analogie zu den Sulfonamiden auch für Atebrin und Riboflavin annahm. Man war daher bestrebt, die vorher beschriebene Verbindung dem Riboflavin ähnlicher zu machen und zwar durch Einführung von Methyl-Gruppen in die 2-ständige Anilino-Gruppe und durch Variation des 4-ständigen Alkylamin-Restes des Pyrimidin-Kerns[2].

So sind nach dem FP. 922447 von CURD, ROSE und anderen dargestellte Pyrimidin-Derivate, die in 2- und 4-Stellung basische Substituenten tragen und in 5- und 6-Stellung neutrale Substituenten, wie Alkyle, Alkoxy-, Aryloxy- oder ähnliche Gruppen, gegen Malaria wirksam. Das weitgefaßte Patent führt eine Anzahl von Verbindungen auf, die durchweg stark basisch sind und in Form ihrer Salze als Chemotherapeutica angewandt werden sollen[3].

Weitere Untersuchungen ergaben, daß ganz allgemein Derivate des 2-Amino-5,6-dimethyl-pyrimidins mit einer basischen Seitenkette am C4 gegen Malaria wirksam sind. Sie waren jedoch von erheblicher Toxizität für den Wirtsorganismus. Verzicht auf die 2-Amino-Gruppe oder ihr Austausch gegen Methyl führte zu bedeutend schwächer wirksamen Substanzen, ohne daß die Toxizität absank. Austausch der 2-Amino-Gruppe gegen eine Dialkylamino-Gruppe zerstörte die Wirksamkeit. Versuche, die basische Seitenkette und die Alkyl-Gruppe am C5 und C6 zu variieren, führten ebenfalls zum Verlust der Wirkung.

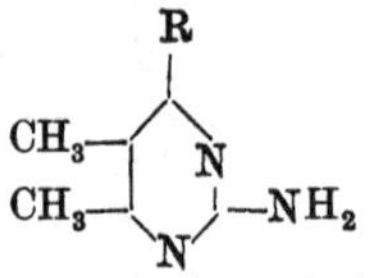

Ebenso sind gegen Malaria 4-Diäthylamino-1-methyl-butylaminopyrimidine unwirksam[4].

Während die von CURD und ROSE beschriebenen Arylamino-pyrimidine sich tatsächlich als Antagonisten zum Lactoflavin erwiesen, war dies bei den einfachen Pyrimidin-Derivaten nicht mehr der Fall. Nach Ansicht von TODD und Mitarbeitern stören die toxischen Pyrimidine hier die Nucleosid-Synthese, dürften also in den durch Folinsäure gesteuerten Stoffwechsel eingreifen. Als am besten wirksam erwiesen sich das 2-Amino-4-γ-diäthylaminopropyl-5,6-dimethyl-pyrimidin (I) und das 2-Amino-4-(diäthylamino-α-methyl-butylamino)-5,6-dimethyl-pyrimidin (II):

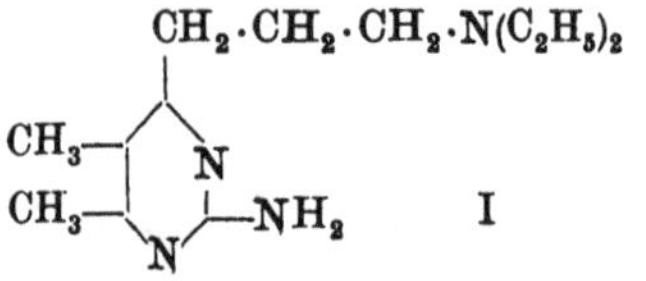

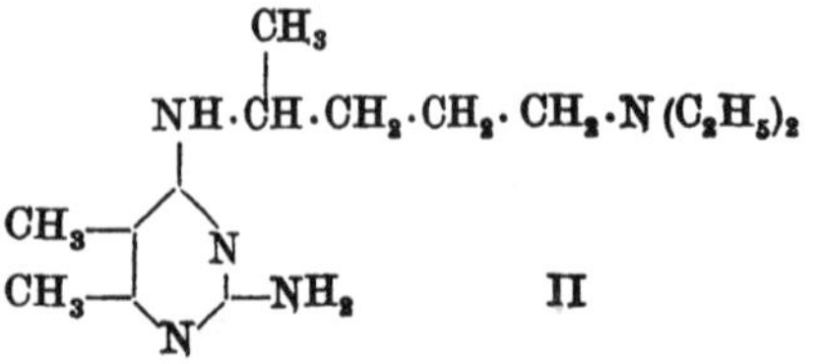

---

[1] CURD, F. H. S., u. F. L. ROSE: J. chem. Soc. (London) **1946**, 343; vgl. APP. 2437682, 2437683.
[2] CURD, F. H. S., u. F. L. ROSE: J. chem. Soc. (London) **1946**, 351.
[3] S. FP. 922448.
[4] PRICE, CH. C.: J. org. Chemistry **12**, 497 (1947).

Da durch Variation im Pyrimidin-Ring selbst keine wesentliche Verbesserung der Wirkung zu erzielen war, fußten weitere Arbeiten von F. H. S. CURD und F. L. ROSE wieder auf den Phenylpyrimidinen. Bei dem Versuch, eine aktive Guanidin-Gruppe einzubauen, erhielt man die 2-Phenylguanidino-4-aminoalkyl-amino-6-methyl-pyrimidine. Einige derselben erwiesen sich im Hühnchen-Test als stark wirksam. Zugleich wirkt das Riboflavin als Antagonist[1].

Die Präparate 3349 und 3502 enthalten den Pyrimidin-Ring. Während ersteres ihn über eine Guanidin-Brücke an einen p-Chlorphenyl-Rest gekuppelt enthält, ist beim Präparat 3502 ein Naphthyl-Rest verwandt worden:

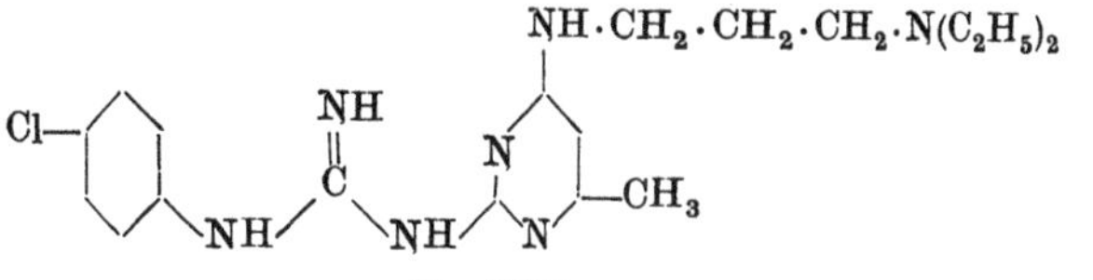

Nr. 3349

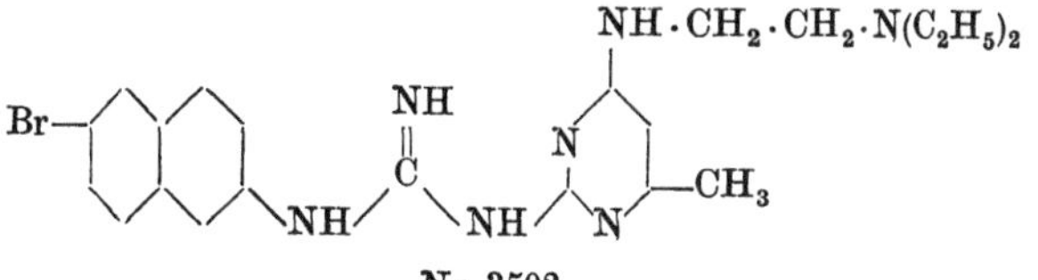

Nr. 3502

Gegen Paludrin resistent gemachte Stämme waren empfindlich gegen die Präparate 3349 und 3502. Dies bedeutet, daß letztere einen anderen Angriffspunkt im Organismus des Parasiten haben als das Paludrin. Vollkommen resistent waren dagegen die gegen Paludrin resistenten Parasiten auch gegen das N^5-Methyl-Derivat[2] des Paludrins, das unter der Nummer 4430 ausgetestet wurde[3].

N^2-Äthyl- und N^2-Methyl-paludrin sind nach dem IAP. 2 475 081 ebenfalls gegen E-Stadien wirksam.

Versuche, die Imino-Gruppe des Guanidin-Restes gegen Sauerstoff oder Schwefel auszutauschen, führten zu unwirksamen Verbindungen, dagegen sind Verbindungen, deren Imino-Gruppen alkyliert sind, meist wirksam[4].

Die Arylbiguanide sind Zwischenprodukte zur Darstellung von Pyrimidin-Derivaten. So erhält man die 2-Arylguanidino-4-oxy-pyrimidine aus den entsprechenden Formylessigestern. o-, m- und p-Chlorphenyl-diguanid und andere Derivate liefern mit Acetessigsäureäthylester p-Chlorphenyl-guanidino-4-oxy-6-methyl-pyrimidin bzw. analoge Derivate[5].

Der Gedanke lag nahe, auch die strukturell verwandten Zwischenprodukte einer chemotherapeutischen Prüfung zu unterziehen. So führte vom Phenylguanido-pyrimidin der Weg durch Öffnung des Pyrimidin-Kerns zu dem *Paludrin*, dem N^1-(p-Chlorphenyl)-N^5-(isopropyl)-biguanid:

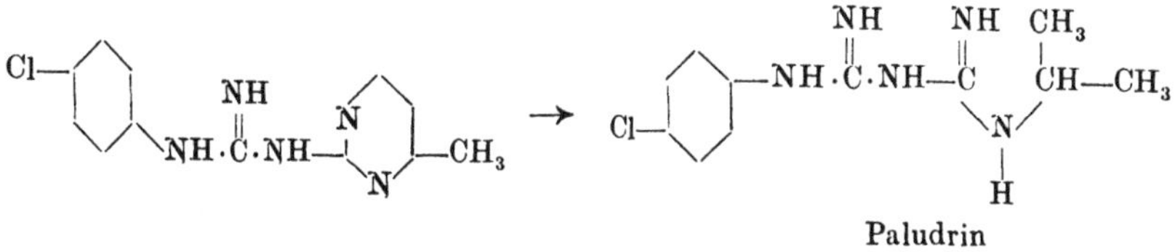

Paludrin

---

[1] CURD, F. H. S., u. F. L. ROSE: J. chem. Soc. (London) **1946**, 362.
[2] Die Stickstoff-Atome der Biguanide werden zur Kennzeichnung mit hochgestellten Indices fortlaufend numeriert: N^1 bis N^5.
[3] WILIAMSON, J., u. a.: Nature (London) **159**, 885 (1947).
[4] ASHWORTH, R. DE, u. a.: J. chem. Soc. (London) **1948**, 581, 586.
[5] FPP. 922 733, 922 937.

Die Darstellung erfolgt aus p-Chlorphenyl-dicyandiamid durch Erhitzen mit Isopropylamin in Gegenwart von Zink- oder Kupferoxyd oder deren Salzen:

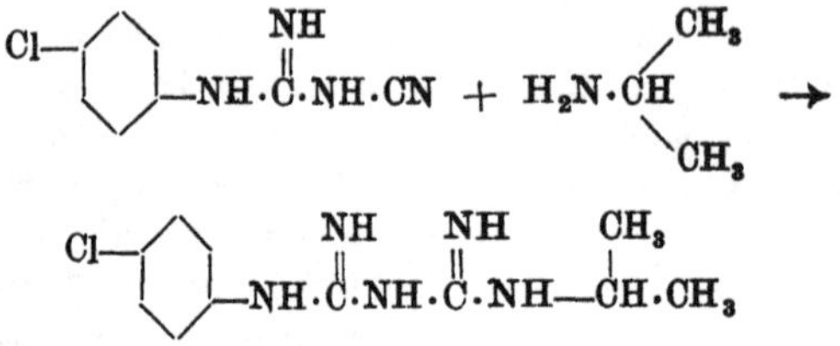

$$Cl-C_6H_4-NH\cdot\overset{NH}{\underset{\|}{C}}\cdot NH\cdot CN + H_2N\cdot CH(CH_3)_2 \rightarrow$$

$$Cl-C_6H_4-NH\cdot\overset{NH}{\underset{\|}{C}}\cdot NH\cdot\overset{NH}{\underset{\|}{C}}\cdot NH-CH(CH_3)_2$$

In gleicher Weise wie das Isopropylamin lassen sich auch andere Amine, wie Methylpropyl-, Cyclohexyl-, Diäthylaminoäthyl-, Diäthylaminopropyl-, -phenyl-, -naphthylamin u. a. zu Biguaniden umsetzen. Statt des Chlorphenyl-biguanids kann man auch das Phenylbiguanid, das p-Tolyl-biguanid, das p-Anisol-biguanid und das p-Nitrophenyl-biguanid als Grundsubstanz verwenden[1].

Das Dicyandiamid-Derivat erhält man auf folgende Weise: Diazotiertes p-Chloranilin wird mit Dicyandiamid zur Diazoamido-Verbindung gekuppelt. Bei Gegenwart von Aceton oder Glykolmonoäthyläther erfolgt in saurem Medium bei 30° Stickstoff-Abspaltung:

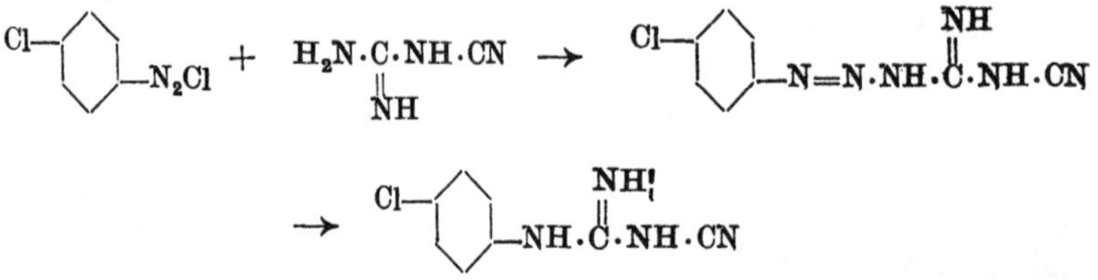

$$Cl-C_6H_4-N_2Cl + H_2N\cdot\overset{NH}{\underset{\|}{C}}\cdot NH\cdot CN \rightarrow Cl-C_6H_4-N=N\cdot NH\cdot\overset{NH}{\underset{\|}{C}}\cdot NH\cdot CN$$

$$\rightarrow Cl-C_6H_4-NH\cdot\overset{NH}{\underset{\|}{C}}\cdot NH\cdot CN$$

Ebenso wie vom Phenyldicyandiamid-Derivat kann man auch von Amin ausgehen, z. B. p-Chlor-anilin, und läßt auf dieses analog den oben angegebenen Reaktionen Isopropyldicyandiamid einwirken, wobei ebenfalls die Kondensation zum Biguanid erfolgt. Das Isopropyldicyandiamid wird analog dem Phenyldicyandiamid dargestellt.

Man erhält das Paludrin ferner durch Umsetzung von p-Chlorphenylguanidin mit Isopropylcyanamid in der Wärme. Das Guanidin-Derivat entsteht aus p-Chloranilin und Cyanamid[2]. Eine Umkehrung des Verfahrens ist im AP. 2529992 beschrieben. Es wird p-Chlorphenyl-cyanamid mit Isopropylguanidin erhitzt.

Zur Darstellung des Paludrins kann ferner Methylsenföl mit Natriumcyanamid in Alkohol kondensiert werden. Hierzu läßt man die Komponenten 18 Std. bei 20° aufeinander einwirken. Über das Natriumsalz des N-Cyan-methylisothioharnstoffs, das sofort mit Isopropyljodid kondensiert wird, entsteht der N-Cyan-N'-isopropyl-S-methyl-isothioharnstoff. Durch aufeinanderfolgende Einwirkung von Ammoniak und p-Chloranilin erhält man unter Abspaltung von Methylmercaptan über das Isopropyldicyandiamid das Paludrin:

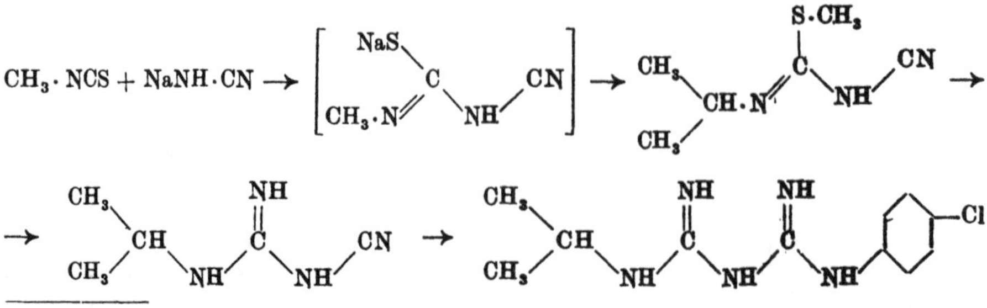

$$CH_3\cdot NCS + NaNH\cdot CN \rightarrow \left[\begin{array}{c}NaS\\CH_3\cdot N\end{array}C\begin{array}{c}\\NH\end{array}CN\right] \rightarrow \begin{array}{c}CH_3\\CH_3\end{array}CH\cdot N\overset{S\cdot CH_3}{\underset{}{C}}\begin{array}{c}\\NH\end{array}CN \rightarrow$$

$$\rightarrow \begin{array}{c}CH_3\\CH_3\end{array}CH\cdot NH\cdot\overset{NH}{\underset{\|}{C}}\cdot NH\cdot CN \rightarrow \begin{array}{c}CH_3\\CH_3\end{array}CH\cdot NH\cdot\overset{NH}{\underset{\|}{C}}\cdot NH\cdot\overset{NH}{\underset{\|}{C}}\cdot NH-C_6H_4-Cl$$

---
[1] EP. 577843; Schwz.P. 254800; vgl. APP. 2 510 081 u. 2 531 404.
[2] Schwz.P. 259440, ferner Schwz.P. 261119.

Ein weiterer Weg zum Paludrin geht vom Dicyanimid aus. Das Ca-Salz desselben, das aus Calciumcyanamid und Chlorcyan bei Zimmertemperatur erhalten werden kann, wird mit p-Chloranilin umgesetzt. In gleicher Weise kann auch das Natriumdicyanimid mit p-Chloranilin bei 70—80° kondensiert werden. In beiden Fällen erhält man das Dicyandiamid-Derivat, das darauf mit Isopropylamin zum Paludrin kondensiert wird[1]:

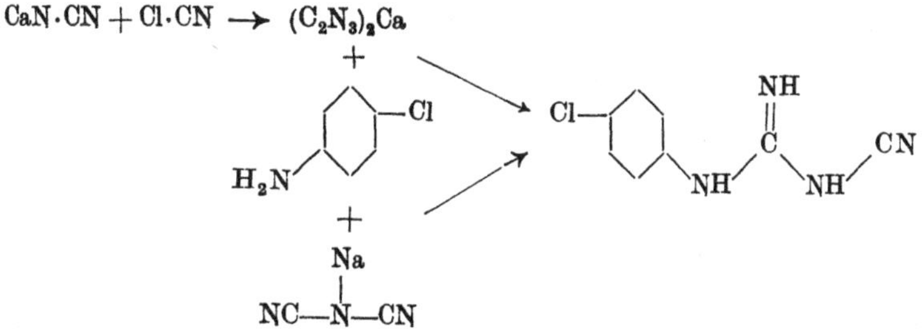

$$CaN \cdot CN + Cl \cdot CN \rightarrow (C_2N_3)_2Ca$$

[reaction scheme: p-chloraniline $H_2N-C_6H_4-Cl$ and $NC-N(Na)-CN$ reacting to give $Cl-C_6H_4-NH-C(=NH)-NH-CN$]

N-5-Methyl-, N-5-Isopropyl-biguanid-Abkömmlinge und ähnliche N-5-dialkylierte Verbindungen werden in den Schwz.PP. 259 648—259 677 beschrieben[2].

Das Paludrin erwies sich als gutes Prophylacticum gegen *Malaria tropica*. Hier verhindert es das Entstehen der Blutformen schon nach einmaliger Einnahme von 0,1 g. Dagegen wirkt es gegen *Malaria tertiana* nur für die Dauer der Verabreichung prophylaktisch. Gametocid wirkt es direkt nicht, jedoch hat es einen indirekten Einfluß, da die Gameten sich nur bis zur Cyste entwickeln, so daß Sporozoiten nicht gebildet werden.

Nach HANKIN ist das Paludrin an sich kein wirksames Antimalaria-Mittel, sondern es wird erst im Körper zur wirksamen Verbindung umgewandelt. Um diese Tatsache nachzuprüfen, wurde von R. N. ACHESON und anderen[3] ein Abwandlungsprodukt derart dargestellt, daß unter Verlust von zwei Wasserstoffen ein innerer Ringschluß entsteht. Dieses Imidazol-Derivat (I)

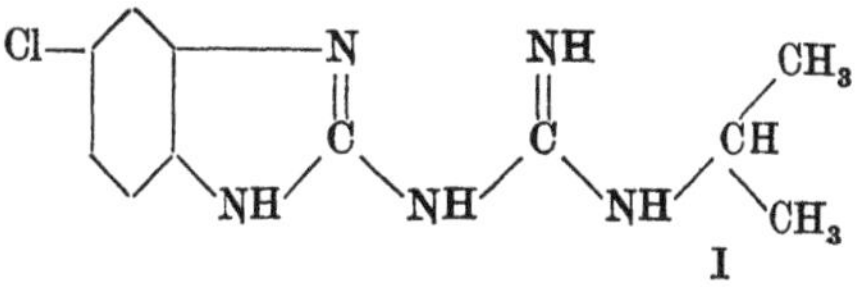

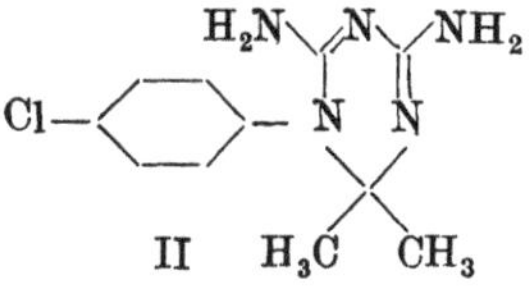

[structures I and II: I = $Cl-C_6H_4-N=C(NH)-NH-C(=NH)-NH-CH(CH_3)_2$; II = $Cl-C_6H_4-N-N=C(NH_2)-N=C(NH_2)$ with $C(CH_3)_2$]

zeigte aber keine Wirkung auf Plasmodien. Hingegen erwies sich das von CARRINGTON und anderen[4] aus Urin und Faeces gewonnene Umwandlungs-Produkt des Paludrins (II) als 10 mal so wirksam wie Paludrin selbst.

Durch Chlorieren von Paludrin in Essigsäure, Nitrobenzol oder konz. Schwefelsäure erhält man das wirksamere N^1-3,4-Dichlor-phenyl-N^5-isopropyl-biguanid[5]. o-Substitition hebt die Wirkung auf[6].

Schließlich wurden noch Variierungen der 2-Aryl-amino-pyrimidine derart vorgenommen, daß die Substituenten in 5- und 6-Stellung gewechselt werden. Bei den Alkylamino-chlorchinolinen hatte es sich gezeigt, daß eine 2-ständige Methyl-Gruppe die Wirkung vermindert[7]. Bei Verzicht auf die Methyl-Gruppe

---

[1] CURD, F. H. S., u. a.: J. chem. Soc. (London) **1948**, 1630; vgl. Schwz.P. 262 434.
[2] Schwz.PP. 259 678—259 697, 259 698—259 705, 259 706—259 712, 259 713—259 714, Zus.PP. zu Schwz.P. 254 800.
[3] ACHESON, R. N.: Nature (London) **160**, 53 (1947).
[4] CARRINGTON, H. C., u. a.: Nature (London) **168**, 1080 (1951).
[5] Schwz.P. 271 040, Zus. zu Schwz.P. 266 995.
[6] CAROTHER, A. F., u. a.: J. chem. Soc. (London) **1951**, 1774. — [7] DRP 683 692.

in den Pyrimidin-Derivaten im C-Atom 6 zeigte sich im Gegensatz hierzu Abschwächung der Wirkung. Nachdem die Notwendigkeit des Methyl-Substituenten erwiesen war, wurde der Austausch gegen andere Substituenten untersucht, jedoch wurde auch hierdurch die Aktivität herabgesetzt.

Im Verfolg einer Hypothese struktureller Ähnlichkeit der Malariamittel mit dem Lactoflavin wurde der Einfluß einer weiteren Methyl-Gruppe am C-Atom 5 des Pyrimidin-Rings untersucht, besonders da ähnliche Verbindungen, die störend in die Nucleosid-Synthese einzugreifen schienen, sich ebenfalls als wirksam erwiesen hatten (s. o.). Jedoch besaßen auch diese Verbindungen keine höhere Aktivität als die bisherigen Pyrimidine. Auch die Derivate, die an Stelle der Methyl-Gruppe in 6-Stellung eine solche in 5-Stellung hatten, waren vollkommen unwirksam[1].

Weiter sind die Pyrimidin-Ringe in Chinazolin-Ringe umgewandelt worden. Von diesen Chinazolin-Derivaten erwiesen sich eine ganze Reihe als Malaria-aktiv, so 2-p-Chlor-anilino-chinazoline mit folgenden basischen Seitenketten: Dimethylamino-propylamino-Derivate und ihre Homologen bis zum Dimethylamino-hexylamino-2-chloranilino-chinazolin. Auch Diäthylamine, wie das Diäthylaminopropylamino-chloranilinochinazolin waren gut wirksam. Der Diäthylamino-Rest kann auch gegen einen Piperidin-Rest ausgetauscht sein, ohne daß die Wirkung verloren geht.

4-Oxy- und 4-Dialkylamino-alkylamino-chinazolin-Abkömmlinge waren gegen *Plasmodium gallinaceum* z. T. unwirksam. Die stärkste Aktivität fand sich bei Verbindungen, die eine Diäthylamino-α-methyl-butylamino-Seitenkette trugen und die in 7-Stellung durch Chlor substituiert waren[2]. Wirksam gegen Malaria-Parasiten sind nach dem FP. 922734 Chinolin- und Chinazolin-Derivate mit basischen Gruppen in 4- und in 2-Stellung, so z. B. das 2-p-Methoxyanilino-4-(γ-diäthylaminopropylamino)-chinazolin, die analogen 2-Naphthylamino-, 2-p-Chloranilino-, 2-p-Toluidino-Verbindungen usw. Die Darstellung geht entweder von den in 4-Stellung substituierten Derivaten aus[3] oder von den in 2-Stellung substituierten 4-Halogen-chinolinen, die man aus dem 2,4-Dihalogenchinolin durch Umsetzung mit einem entsprechenden Arylamin erhält[4].

Die Chinazolin-Verbindungen waren hier durchweg weniger wirksam[5].

Auch die Annahme, daß die isomeren Verbindungen

günstige therapeutische Eigenschaften aufweisen, traf nicht zu[6].

Bei den Chinolin-Derivaten wären ebenfalls die 2-Chinolylamino-4-diäthylaminoäthylamino-6-methyl-pyrimidine therapeutisch aktiv, nicht aber die isomeren 4-Chinolylamino-2-diäthylamino-6-methyl-pyrimidine[7].

Versuche, Diphenylamine als Benzolanaloge zu Pyrimidin-Derivaten herzustellen, scheiterten. Wenig erfolgreich war auch die Darstellung von Diphenylguanidinen[8].

Dagegen eignet sich das 2-(5'-Chlorbenzimidazolyl-2'-amino)-4-(β-diäthylaminoäthylamino)-6-methyl-pyrimidin als Antimalariamittel[9].

Veränderungen wurden auch an der Anilino-Gruppe vorgenommen. So entstand durch Austausch des Chlors gegen eine Methyl-Gruppe ein Derivat, das nur wenig schwächer wirksam war als die entsprechende p-Chloranilino-Verbindung[10].

[1] CURD, F. H. S., u. a.: J. chem. Soc. (London) **1946**, 378.
[2] CHAPMAN, N. B.: J. chem. Soc. (London) **1947**, 890.
[3] FP. 922734. — [4] FP. 922969.
[5] CURD, F. H. S., u. a.: J. chem. Soc. (London) **1948**, 1759.
[6] CURD, F. H. S., u. a.: J. chem. Soc. (London) **1948**, 1766.
[7] CURD, F. H. S., u. a.: J. chem. Soc. (London) **1947**, 1613.
[8] MANN, F. G., u. J. W. G. PORTER: J. chem. Soc. (London) **1947**, 910.
[9] FPP. 922447, 923363, 922937, 922733; EP. 581334; EPP. 918374, 918375, 918376, 920511, 922003, 922005; F. G. MANN: J. chem. Soc. (London) **1947**, 914.
[10] CURD, F. H. S., u. a.: J. chem. Soc. (London) **1947**, 775.

F. H. S. CURD und Mitarbeiter versuchten auch den Austausch der verbindenden Imino-Gruppe gegen eine Äther- oder Sulfid-Bindung Die dadurch entstandenen Derivate waren aber nur schwach wirksam[1].

G. E. MC CASLAND stellte beim Versuch, eine Brücke zwischen Vitaminen und Chemotherapeutica zu schlagen, Pyrimidin-Derivate her, die dieselben funktionellen Gruppen tragen, wie das Vitamin B_6 z. B. nebenstehend:

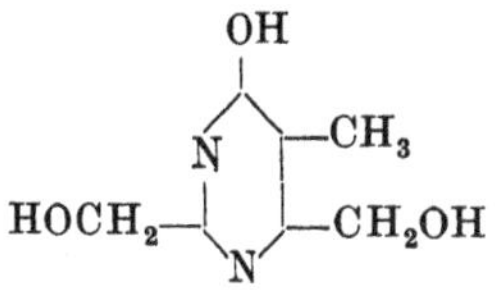

Die Prüfung der letzteren ergab jedoch, daß sie weder Vitamin-B_6- noch Antivitamin-Eigenschaften zeigten[2]. Pyrimidin-Derivate weisen ferner auch tuberkulostatische Wirkungen auf. Solche, die Vermehrung von Tuberkelbazillen hemmenden Pyrimidine stellten z. B. L. D. BREITBERG und andere her[3]. Hier fand sich eine gewisse Wirkung bei den 2-Alkoxy-5-amino-pyrimidinen. Diese ist jedoch geringer als bei den entsprechenden Pyridin- und Benzol-Verbindungen. Nach dem AP. 2418548 sind auch die 4-Amino-5-aryl-pyrimidine von guter baktericider Wirksamkeit, z. B. das 4-Amino-5-phenyl-pyrimidin, die 5-p-Chlorphenyl- und 5-p-Methoxyphenyl-Verbindung und ähnliche. Nach dem AP. 2407204 verhindern Triazolopyrimidine, z. B. das nebenst. 7-Amino-1-triazol-opyrimidin, das aus 4,5,6-Triamino-pyrimidin durch Einwirken von Natriumnitrit in Essigsäure gewonnen wurde, das Wachstum von Mikroorganismen.

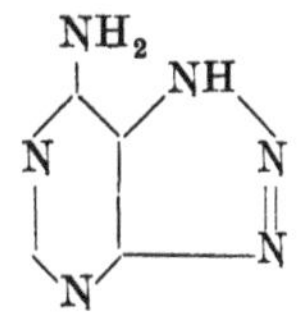

Die den Pyrimidinen nahe verwandten Pyridine wurden ebenfalls untersucht. Von J. BERNSTEIN wurden Aminopyridine auf ihre antiparasitäre Wirkung geprüft. Hierbei zeigten 2-Amino-5-jod- und 2,6-Diamino-pyridin gewisse Wirkungen[4]. Das Molekül des 2,6-Diamino-pyridins wurde darauf in verschiedener Weise variiert, wobei die Amino-Gruppen acyliert und alkyliert und die freien Stellen im Pyridin-Ring substituiert wurden oder durch Ringschluß eine Reihe von Verbindungen kondensierter Ringsysteme hergestellt wurde, die den Kern des 2,6-Diaminopyridins enthalten. Von den dargestellten Verbindungen zeigen nur das 2-Amino-6-acetylamino-pyridin, das 2,6-Diacetylaminopyridin und das 2,5-Diaminopyrido-(2,3-δ)-thiazol Wirksamkeit. Sie waren bei der Infektion von Entenküken mit *Plasmodium lophurae* etwa $1/3$ so wirksam wie Chinin[5].

Als Antimalariamittel werden im AP. 2461119 ferner Bis-glykolsäureamide von 2,6-Diaminopyridinen

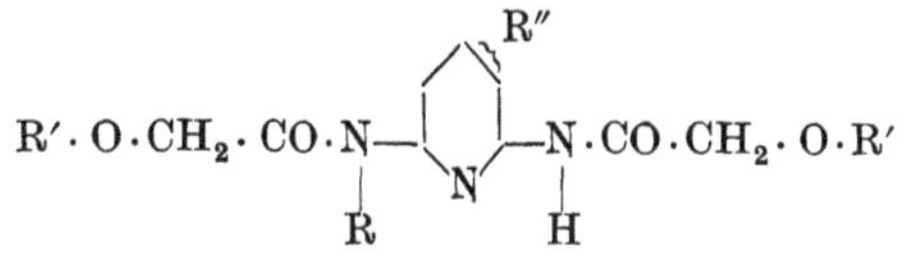

$$R' \cdot O \cdot CH_2 \cdot CO \cdot N - \overset{R''}{\underset{R\ \ H}{\bigcirc}} - N \cdot CO \cdot CH_2 \cdot O \cdot R'$$

beschrieben. Fußend auf dieser Beobachtung, versuchten die Autoren weiter, durch Einführung von Sulfanil-Gruppen eine Wirkungssteigerung zu erzielen. Jedoch war keine von diesen Verbindungen bei der Infektion von Entenküken wirksam, nur gegen *Plasmodium cathemerium* wirkte das 2-Sulfanilamido-6-amino-pyridin[6]. Von H. L. FRIEDMANN und anderen wurden die Äther des 2-Oxy-5-amino-pyridins untersucht, die aus den zugehörigen Nitroäthern hergestellt wurden. Dabei zeigten einige von ihnen in vitro eine die Tuberkulose hemmende Wirkung. Eine genaue Austestung ergab, daß das Maximum der Wirksamkeit beim n-Butyl-, n-Amyl- und n-Hexyläther lag. Weiter wirksam waren die Äther mit verzweigten Alkyl-Gruppen oder die Pyridin-Verbindungen, die Alkoxyalkyl-Gruppen enthielten, wo also die Äther-Brücke in die Seitenkette gerückt war. Äther, die Oxyalkyl-Gruppen und Diäthylaminoalkyl-Gruppen enthielten, waren unwirksam. Auch Derivate mit Aryl-, Aralkyl- und heterocyclischen Radikalen zeigten nur geringe Wirksamkeit[7]. Vom 2-Butoxy-5-amino-pyridin ausgehend, stellten die Verfasser zahlreiche weitere Derivate her, ohne daß es ihnen jedoch gelang, die Tuberkulose-hemmende Wirkung weiter zu

---

[1] CURD, F. H. S., u. a.: J. chem. Soc. (London) **1947**, 783.
[2] MC CASLAND, G. E.: J. Amer. chem. Soc. **68**, 2390 u. 2393 (1946).
[3] BREITBERG, L. D., u. a.: J. Amer. chem. Soc. **69**, 1147 (1947).
[4] BERNSTEIN, J., u. a.: J. Amer. chem. Soc. **69**, 1147 (1947).
[5] BERNSTEIN, J., u. a.: J. Amer. chem. Soc. **69**, 1158 (1947).
[6] FRIEDMANN, H. L., u. a.: J. Amer. chem. Soc. **69**, 1204 (1947).
[7] FRIEDMANN, H. L., u. a.: J. Amer. chem. Soc. **69**, 1759 (1947).

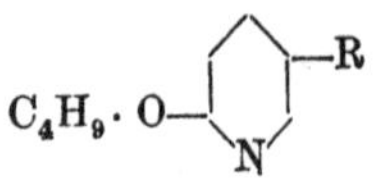

$C_4H_9 \cdot O-\underset{N}{\bigcirc}-R$ steigern. Verbindungen nebenstehender **allgemeiner Formel** wurden durch Austausch des Restes R erhalten.
So wurden eingeführt Butylamin, Dimethylamin, β-Äthanol, ferner Alkylamin-Gruppen mit SO_3Na-Gruppen, Carbonsäure-Gruppen, ferner mit Harnstoff und Thioharnstoff-Derivaten usw.

Wirksam gegen Tuberkelbazillen ist ferner die Benzyliden-Verbindung des Aminopyridins, so z. B. vor allem das 2-Butoxy-5-benzylidenamin-opyridin[1].

Auch die Alkoxy-aminopyridin-äthylensulfonsäuren hemmen das Wachstum von Tuberkelbazillen[2].

Bei dem Ersatz des Pyridin-Ringes durch den Pyrimidin-Ring zeigten die 2-Alkoxyamino-pyrimidine ebenfalls tuberkulostatische Wirkung, jedoch war diese geringer als bei den entsprechenden Pyridin- und Benzo-Verbindungen. 4-Amino-5-aryl-pyrimidine wurden als antibakterielle Mittel vorgeschlagen, so z. B. das 4-Amino-5-phenyl-pyrimidin, ferner das 5-(p-Chlorphenyl)-, 5-(p-Methoxyphenyl)-, 5-(p-Oxyphenyl)-, 5-(o-Methoxyphenyl)- und das 5-(p-Nitro-phenyl)-pyrimidin.

Die Darstellung dieser Verbindungen geht vom Benzylcyanid aus oder von dem substituierten Benzylcyanid, das mit Formamid erhitzt wird[3]:

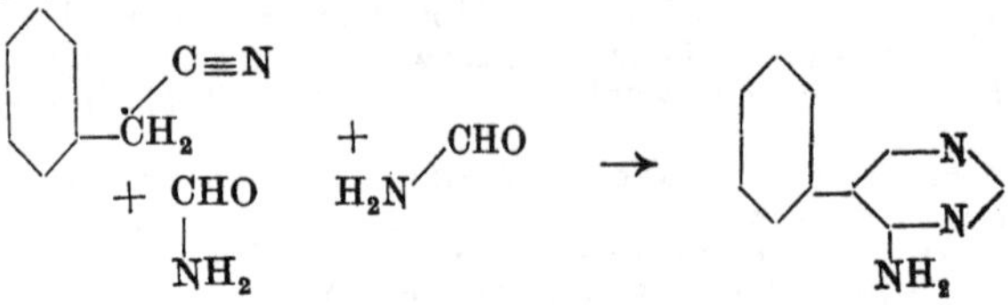

Eine weitere Klasse von Antimalaria-Mitteln, die sich durch gute Wirksamkeit auszeichnen, sind basisch alkylierte p-Oxyphenyläther, so z.B. das 2-Diäthylaminomethyl-4-phenoxy-phenol (I), der 3,3'- Bis -(diäthylaminomethyl)-4,4'-dioxy-diphenyläther (II), der 3,3'-Bis-(dimethylaminomethyl)-4,4'-dioxy-5,5'-diallyl-diphenyläther und ähnliche Verbindungen.

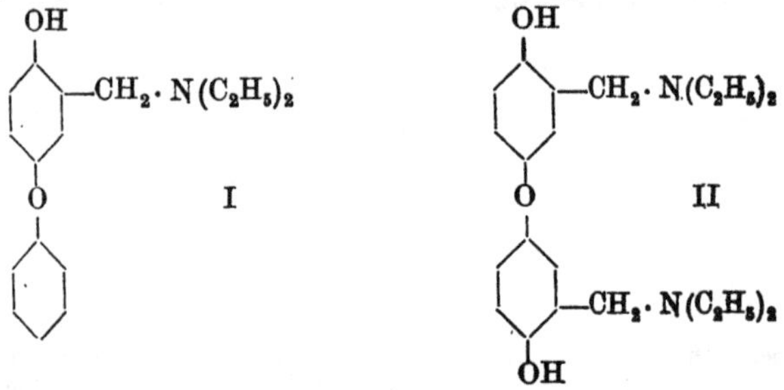

Man erhält sie durch Behandeln der Oxy-diphenyläther mit Formaldehyd in Gegenwart eines alkalischen Katalysators. Die entstehende Methyl-Verbindung kann mit einem prim. oder sek. Amin in Gegenwart von Säuren zur Reaktion gebracht werden. Ebenso kann zunächst das Chlormethyl-Derivat hergestellt werden, das in alkoholischer Lösung mit einem prim. oder sek. Amin umgesetzt wird[4].

Das gegen *Entamoeba histolytica*, den Erreger der Amöbendysenterie, sehr wirksame *Gavano* ist der 3,5-Dimethyl-4'-[N-bis-(β-diäthylaminoäthyl)]-diphenyläther[5].

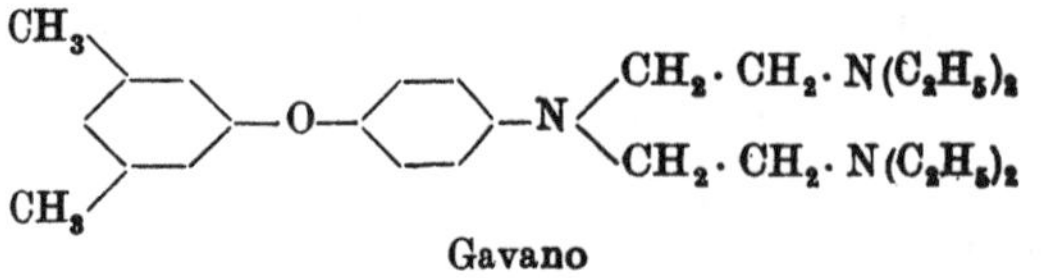

Gavano

---

[1] AP. 2472292. — [2] AP. 2477731. — [3] AP. 2418548. — [4] AP. 2441576.
[5] Mietzsch, F.: Verh. Ges. dtsch. Naturforsch. u. Ärzte 1951, S. 32.

Atebrin.

Die Übertragung der bei Chinin und Plasmochin gewonnenen Erfahrungen auf das Acridin-Gebiet führte zur Synthese des *Atebrins* (MIETZSCH und MAUSS). Es ist das 9-(5-Diäthylamino-pentyl-2-amino)-6-chlor-2-methoxy-acridin.

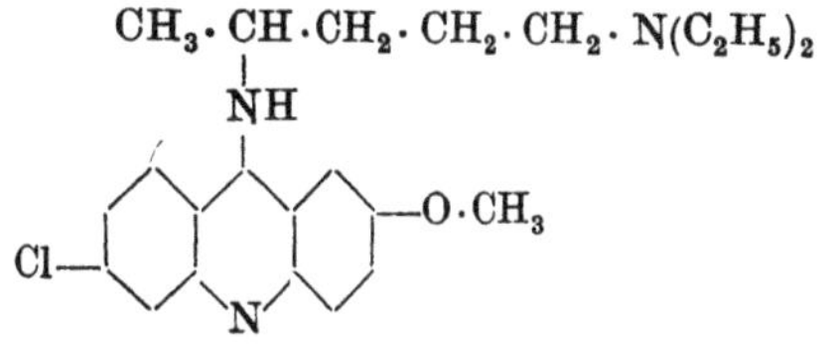

$CH_3 \cdot CH \cdot CH_2 \cdot CH_2 \cdot CH_2 \cdot N(C_2H_5)_2$
NH
$O \cdot CH_3$
Cl
N

Atebrin

Zur Synthese werden zunächst die aliphatische Seitenkette (5-Diäthylamino-2-amino-pentan) und das 2-Methoxy-6-chlor-acridin dargestellt, welch letzteres in 9-Stellung einen Substituenten tragen muß, der die Verknüpfung der Seitenkette gestattet. Solche Substituenten sind Chlor, Alkoxy- oder Aryloxy-Gruppen. Dementsprechend kann 2-Methoxy-6,9-dichlor-acridin mit 5-Diäthylamino-2-amino-pentan umgesetzt werden[1]. Durch Kondensation von 2,4-Dichlor-benzoesäure mit p-Methoxy-anilin in Gegenwart von Kupferbronze und Kaliumcarbonat wird die 4-Methoxy-3'-chlor-diphenylamin-6'-carbonsäure gewonnen. Durch Einwirkung von PCl_5 in siedendem Benzol unter Zusatz von $AlCl_3$ erhält man aus dieser Säure das 2-Methoxy-6-chlor-acridon, das beim Erhitzen mit Phosphorpentachlorid in das Dichlorid übergeführt wird, aus dem dann durch HCl-Abspaltung 2-Methoxy-6,9-dichlor-acridin entsteht. Statt PCl_5 können auch Jod und roter Phosphor verwandt werden. Es bildet sich in Chlorbenzol 2-Methoxy-6-chlor-9-jod-acridin. In Gegenwart von PBr_5 entsteht die 9-Brom-Verbindung. Das 9-Halogen-2-methoxy-6-chlor-acridin wird durch Erhitzen mit 5-Diäthylamino-2-amino-pentan zu Atebrin kondensiert[2]:

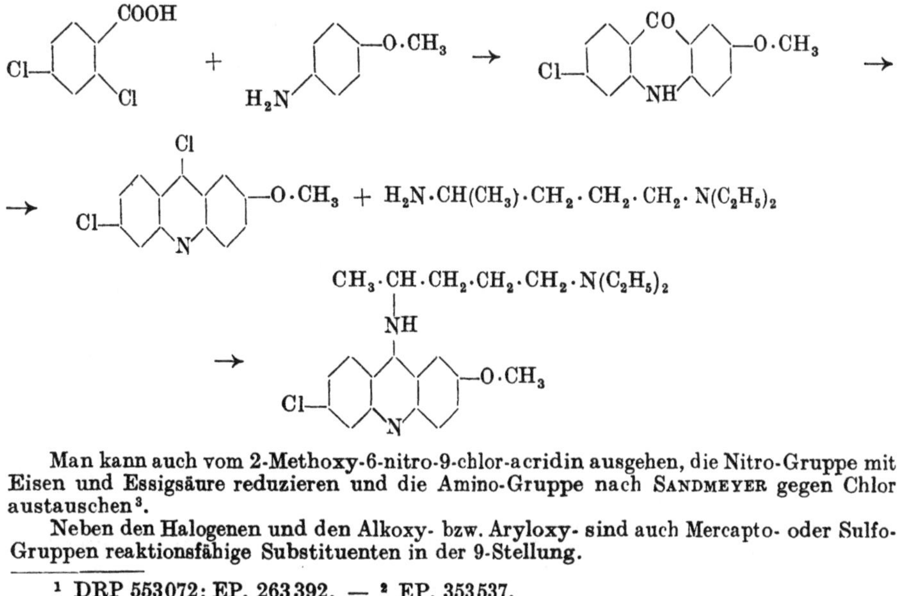

COOH
Cl
Cl
+
$O \cdot CH_3$
H_2N
CO
$O \cdot CH_3$
Cl
NH
Cl
$O \cdot CH_3$ + $H_2N \cdot CH(CH_3) \cdot CH_2 \cdot CH_2 \cdot CH_2 \cdot N(C_2H_5)_2$
Cl
N
$CH_3 \cdot CH \cdot CH_2 \cdot CH_2 \cdot CH_2 \cdot N(C_2H_5)_2$
NH
$O \cdot CH_3$
Cl
N

Man kann auch vom 2-Methoxy-6-nitro-9-chlor-acridin ausgehen, die Nitro-Gruppe mit Eisen und Essigsäure reduzieren und die Amino-Gruppe nach SANDMEYER gegen Chlor austauschen[3].

Neben den Halogenen und den Alkoxy- bzw. Aryloxy- sind auch Mercapto- oder Sulfo-Gruppen reaktionsfähige Substituenten in der 9-Stellung.

---

[1] DRP 553072; EP. 263392. — [2] EP. 353537.

[3] DRP 553072; vgl. ferner DRP 571449; Östr.P. 140223; AP. 2113357.

Die Synthese der Seitenkette ist bereits beim Plasmochin (S. 652) beschrieben worden. Abweichend von diesen Methoden kann das 2-Amino-5-diäthylamino-pentan auch aus Acetonpropylalkohol erhalten werden. Der letztere wird aus Natriumacetessigester und Äthylenoxyd durch Verseifung des entstandenen β-Oxyäthyl-acetessigsäure-lactons in 50%iger Ausbeute erhalten. Bromwasserstoff liefert das Bromid, dieses die Diäthylamino-Verbindung. Das Keton wird zum Oxim und letzteres durch Reduktion mit Natrium und Alkohol in das Amin überführt:

$$\begin{array}{c}CH_3\cdot C=CH\cdot COO\cdot C_2H_5\\ |\\ ONa\end{array} + \begin{array}{c}CH_2-CH_2\\ \diagdown O \diagup\end{array} \rightarrow \begin{array}{c}CH_3\cdot CO\cdot CH\cdot CH_2\cdot CH_2\\ |\qquad\qquad |\\ CO\text{---}\!\!\text{---}\!\!\text{---}O\end{array} \rightarrow$$

$$CH_3\cdot CO\cdot CH_2\cdot CH_2\cdot CH_2\cdot OH \rightarrow CH_3\cdot CO\cdot CH_2\cdot CH_2\cdot CH_2\cdot Br + HN(C_2H_5)_2$$

$$\rightarrow CH_3\cdot CO\cdot CH_2\cdot CH_2\cdot CH_2\cdot N(C_2H_5)_2 \rightarrow \begin{array}{c}CH_3\cdot C\cdot CH_2\cdot CH_2\cdot CH_2\cdot N(C_2H_5)_2\\ \|\\ NOH\end{array}$$

$$\rightarrow \begin{array}{c}CH_3\cdot CH\cdot CH_2\cdot CH_2\cdot CH_2\cdot N(C_2H_5)_2\\ |\\ NH_2\end{array}$$

Die Reinigung des Atebrins kann über das Lactat erfolgen, das in Alkohol und Aceton unlöslich ist[1].

Atebrin wirkt im Gegensatz zum Plasmochin wenig auf die Gameten, jedoch spezifisch auf die Schizonten. Diese von KIKUTH zuerst an Reisfinken festgestellte Eigenschaft bestätigte sich bei der therapeutischen Anwendung bei Malaria-Kranken. Hervorgehoben wird vor allem die Ungiftigkeit; der therapeutische Index des Atebrins ist um das 7,5fache größer als der des Chinins[2]. Nebenwirkungen, wie Seh- und Hörstörungen, Beeinflussung der Herz- und Uterustätigkeit, die für die Chinin-Therapie außerordentlich störend waren, fehlen dem Atebrin in therapeutischen Dosen. Die Behandlungszeit konnte auf 5 Tage abgekürzt werden.

Bei starker Überdosierung zeigt Atebrin Giftwirkung auf Magen und Darm, auch wird das Zentralnervensystem, besonders das Großhirn, in Mitleidenschaft gezogen. Die Ausscheidung erfolgt in etwa gleichen Mengen durch Harn und Faeces in mehr als 6 Tagen[3].

Atebrin hat stark färbende Eigenschaften, so gegenüber Wolle, Seide, Baumwolle und Kunstseide[4]. Daraus wurde geschlossen, daß seine Wirkung eine direkte ist. In der Tat vernichtet Atebrin in einer Konzentration von 1:50000 die Parasiten der Malaria der Affen[5]. Seine unter weitgehender Veränderung vor sich gehende Speicherung in den Plasmodien konnte mit Hilfe seiner Fluorescenz erkannt werden[6].

Auf die Mitosen von Hühnerherz-Fibrinoplasten hat Atebrin colchicinartige Wirkung. Da der Stoffwechsel der Malaria-Plasmodien dem der höheren Wirbeltiere außerordentlich gleicht, könnte hier eine Erklärung für die Wirkung des Atebrins gefunden werden[7].

Nach Versuchen von MAUSS[8] tritt bei Ersatz der Methoxy-Gruppe durch Äthoxy-, Isopropoxy-, Methylmercapto-, Äthylmercapto-Reste ebensowenig eine Wirkungssteigerung ein wie bei ihrem Austausch gegen Chlor oder die Methyl- und Äthyl-Gruppe. Die

---

[1] RP. 53030.
[3] FUNKE, K.: Pharmaz. Mh. **16**, 129 (1935).
[2] HECHT, G.: Naunyn-Schmiedebergs Arch. exp. Pathol. Pharmakol. **170**, 328 (1933).
[4] MAUSS, H.: Zit. 9.
[5] CHOPRA, R. N., u. a.: Indian med. Gaz. **71**, 710 (1936).
[6] BOCK, E., u. M. OESTERLIN: Z. Bakteriol. Abt. I, **143**, 306 (1939); E. BOCK: Arch. Schiffs- u. Tropen-Hyg. **43**, 209 (1939).
[7] RONDONI, P., u. A. NECCO: Experientia **7**, 142 (1951).
[8] MAUSS, H.: Med. u. Chem. **4**, 60 (1942).

Methylmercapto-Verbindung war wirksam, die Alkyl-Derivate erwiesen sich als schwankend wirksam.

O. J. MAGIDSON und A. M. GRIGOROWSKI halten die 2-Alkoxy-Gruppe deshalb für wichtig, weil das Acridin aus dem Organismus als 2-Oxy-acridon wieder ausgeschieden wird. Einführung einer zweiten Methoxy-Gruppe vernichtet die therapeutischen Eigenschaften. Wie bei den Chinolin-Verbindungen führt eine Vergrößerung der Alkoxy-Gruppe in 6-Stellung zu einem Sinken des Index[1]. Jedoch sind nach MAUSS die Butoxy- und die Hexoxy-Verbindungen gut, wenn auch nicht sicher wirksam[2].

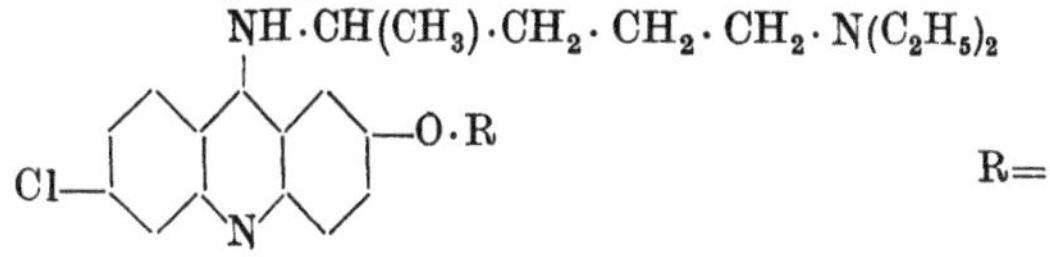

$\mathrm{NH \cdot CH(CH_3) \cdot CH_2 \cdot CH_2 \cdot CH_2 \cdot N(C_2H_5)_2}$ therapeut. Index

[Cl-substituted acridine structure with —O·R]

R=	therapeut. Index
—CH_3	30
—C_2H_5	8
—CH(CH$_3$)$_2$	8
—C_4H_9	8—15
—C_6H_{13}	15

Stark verschiedene Werte gibt auch die Veränderung der Substituenten in 6-Stellung. Wird das Chlor statt in 6-Stellung in 5-Stellung substituiert, so sind die Verbindungen unwirksam, dagegen sind Verbindungen mit Chlor in 8-Stellung sehr aktiv[3]. Bei Ersatz des Chlors durch Nitro-Gruppen erfolgt Abschwächung, durch eine Amino-Gruppe gänzliche Aufhebung der Wirkung. Mit steigendem Molgewicht des Halogens ist eine abschwächende Wirkung festzustellen. So wirkt Chlor besser als Brom und Brom wiederum besser als Jod[4]:

$$F < Cl > Br > J$$

Eine ähnliche Steigerung ist festzustellen, wenn an Stelle von Chlor ein Alkyl-Rest eingeführt wird. Das Fluor-Derivat zeigt in sofern eine Sonderstellung, als es hoch toxisch, aber therapeutisch inaktiv ist[5]. Bei Ersatz des Chlors durch CN wurden hochaktive Stoffe erhalten[6]. In der basischen Seitenkette sind die aliphatischen Reste am wirksamsten, wobei mit Zunahme der Kettenlänge bis zu vier Kohlenstoffatomen Wirkungssteigerung eintritt. Aber auch andere basische Reste, die in 9-Stellung des Acridins verankert sind und aliphatisch-aromatischer oder auch heterocyclischer Natur sein können, zeigen Wirkung gegen Malaria[7]:

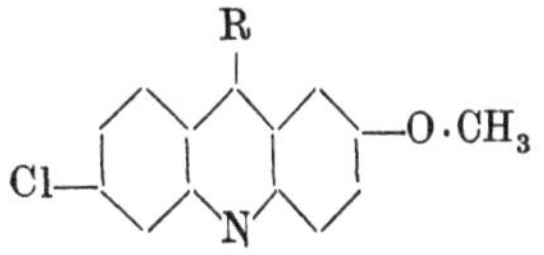

[Cl-substituted acridine structure with R and —O·CH$_3$]   therapeut. Index

R=	therapeut. Index
—$NH \cdot CH_2 \cdot CH_2 \cdot N(C_2H_5)_2$	8
—$NH \cdot CH_2 \cdot CH_2 \cdot CH_2 \cdot N(C_2H_5)_2$	15
—NH·CH(CH$_3$)—CH(CH$_3$)·CH$_2$·N(CH$_3$)$_2$	8
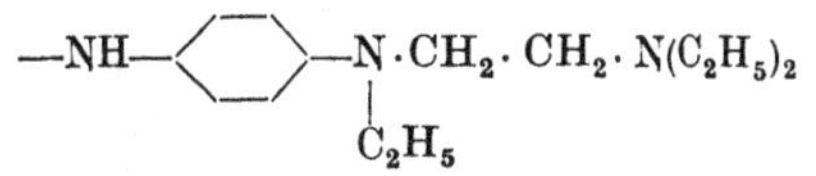 —NH—⟨C$_6$H$_4$⟩—N(C$_2$H$_5$)·CH$_2$·CH$_2$·N(C$_2$H$_5$)$_2$	2
—NH·CH$_2$·CH(OH)·CH$_2$·N(C$_2$H$_5$)$_2$	15

---

[1] MAGIDSON, O. J., u. A. M. GRIGOROWSKI: Ber. dtsch. chem. Ges. **69**, 396 (1936).
[2] MAUSS, H.: Med. u. Chem. **4**, 67 (1942).
[3] GRIGOROWSKI, A. M., u. J. M. TERENTJEWA: J. allg. Chem. (UdSSR) **17**, 517 (1947); C. 1948. II, 729. — [4] MAUSS, H.: Med. u. Chem. **4**, 66 (1942).
[5] MAGIDSON, O. J., u. A. I. TRAWIN: J. Chim. gén. (UdSSR) **11**, 243 (1941); C. 1942, I. 350.
[6] MAGIDSON, O. J., u. A. I. TRAWIN: Ber. dtsch. chem. Ges. **69**, 537 (1936).
[7] MAUSS, H.: Med. u. Chem. **4**, 69 (1942).

Unter den Analogen des Atebrins sind nach Untersuchungen von G. B. BACHMAN und D. E. WELTON[1] das 2-Methoxy-6-chlor-3-dimethylamino-2,2-dimethyl-propylaminoacridin, die gleiche Diäthylamino-, die Dibutylamino-Verbindung und das 2-Methoxy-6-chlor-(3-di-n-butylamino-2-propylamino-)-acridin gegen Vogelmalaria wirksam, ebenso nach O. J. MAGIDSON auch der β-Oxypropyl-Rest in 9-Stellung. Er weist nach MAUSS die gleiche Wirkung wie die Seitenkette des Atebrins auf. Im allgemeinen hat die Einführung von Hydroxyl-Gruppen in die Kette ein Absinken des Index zur Folge.

6-Chlor-2-methoxy-acridyl-(9)-aminopropanol ist unter dem Namen *Acranil* zur Behandlung von Lamblien-Infektion von Bedeutung geworden[2]. Nach L. KOSTER stellt es ein radikales Mittel bei Lambliasis dar[3]. Auch Giardiasis läßt sich mit Acranil erfolgreich behandeln[4].

Nach MAUSS ist die 2,7-Stellung insofern beachtenswert, als hier der Wirkungsgrad der Substituenten bei der Malaria umgekehrt ist als der in 2,6-Stellung. Während sich in der 2,6-Stellung die Wirkung vom Alkoxyl- über das Alkyl zum Halogen steigert, fällt in der 2,7-Reihe die Malaria-Wirkung vom Alkoxyl über das Alkyl zum Halogen ab[5]:

		therapeut. Index
$CH_3 \cdot O-$ [acridin] $-O \cdot CH_3$ (R)		8
CH_3-	$-O \cdot CH_3$	4
$Cl-$	$-O \cdot CH_3$	4

Ein weiteres Chlor-Atom in 7-Stellung des Atebrins oder Verschiebung des Chlor-Atoms von 6- nach 7-Stellung vernichten die Wirkung[6]. Ebenso werden durch Einführung einer Methyl-Gruppe in 4-Stellung des Acridin-Rings therapeutisch unwirksame Verbindungen erhalten[7]. Auch erfolgt Abschwächung der Atebrin-Wirkung, wenn in 4-Stellung eine Nitro-Gruppe eingeführt wird. Eine in die gleiche Stellung eingeführte Amino-Gruppe vernichtet die Wirkung vollständig[8]; dagegen zeigen 5-Amino-acridine Malaria-Wirkung.

Chinolylstyryl-Derivate wurden von BROWNING und anderen als trypanocid erkannt. Unter Chinolyl-acridyl-äthen und ähnlichen Stoffen waren nur die in 6-Stellung substituierten Verbindungen wirksam, z. B.:

$$CH_3CO \cdot NH - [\text{chinolinium}]\underset{\underset{CH_3}{|}}{N^+} \; Cl^- - CH=CH - [\text{acridin}]N$$

Nach MAGIDSON hat in Gegenwart von elektropositiven Substituenten in 6-Stellung die Einführung eines elektronegativen Substituenten in 7-Stellung einen starken Abfall des therapeutischen Effekts zur Folge. Ebenso führt die Schwächung des „elektropositiven Faktors" in 6-Stellung durch Ersatz von Chlor durch Brom zur Erniedrigung der therapeutischen Wirkung. Die Substitution der in 2 befindlichen Methoxy-Gruppe durch die Hydroxyl-Gruppe führt zu unterschiedlichen Ergebnissen.

Die Acridine scheinen also in weit stärkerem Maße als das Chinolin-Gerüst in bezug auf Malaria-Wirksamkeit konstitutionsempfindlich zu sein. Während

---

[1] BACHMAN, G. B., u. D. E. WELTON: J. Amer. chem. Soc. **68**, 2725 (1946).
[2] Mercks Jahresber. **53**, 96 (1940).
[3] KOSTER, L.: Nederl. Tijdschr. Geneeskunde **85**, 769 (1941).
[4] MURO, P. D.: Act. med. scand. **102**, 17 (1939).
[5] MAUSS, H.: Med. u. Chem. **4**, 71 (1942).
[6] Arch. Pharmaz. Ber. dtsch. pharmaz. Ges. **273**, 488 (1936).
[7] KNUNJANZ, I. L., u. S. W. BENEWOLENSKAJA: J. Chim. gén. (UdSSR) **11**, 243 (1941).
[8] KNUNJANZ, I. L., u. S. W. BENEWOLENSKAJA: J. Chim. gén. (UdSSR) **10**, 1415 (1940); C. **1941**. II. 2203.

sich vom Plasmochin eine Reihe weiterer gut wirksamer Substanzen ableitet, ist bei den Acridin-Verbindungen bis jetzt außer dem Atebrin noch keine Verbindung zu der gleichen überragenden Bedeutung gelangt.

Nach M. OESTERLIN hängt bei der Acridin- und Chinolin-Reihe die Trypanosomen- bzw. die Malaria-Wirksamkeit eng mit der bereits erwähnten Fluorescenz zusammen. Bei einer größeren Reihe verschiedener Acridin-Verbindungen zeigte sich, daß die Emission dieser Verbindungen und auch der der trypanociden Styrylchinoline zwischen 510 und 540 m μ liegt. Bei den malariawirksamen Präparaten der Chinolin-Reihe des Atebrins und der China-Alkaloide liegt das Helligkeitsmaximum zwischen 430 und 470 m μ. Jedoch ist zur Wirksamkeit der Verbindungen wiederum Voraussetzung, daß noch eine verankerungsfähige Gruppe vorhanden ist.

Nichtfluorescierende Stoffe, wie das Parafuchsin, deren Absorption mit der Emission des Trypaflavins zusammenfällt, wirken hemmend auf die trypanocide Wirkung des Atebrins und der Styrylchinoline, welche die gleiche Emission des Trypaflavins zeigen[1]. Nach OESTERLIN bestehen auch Parallelen zu den cancerogenen Stoffen, die an Stelle der Grünfluorescenz der trypanociden Mittel Blaufluorescenz zeigen[2].

Mepacridin-hydrochlorid wird durch Umsatz von Diäthylamino-2-aminopentan-monohydrochlorid mit 2-Methoxy-6-chlor-9-phenoxy-acridin in Phenol als Lösungsmittel unter Einleiten von HCl-Gas gewonnen[3].

Unwirksam gegen Malaria sind 5- bzw. 7-Methoxy-1,2,3,4-tetrahydro-acridin-Derivate, die in 9-Stellung basische Gruppen tragen[4].

Geringere Wirksamkeit unter den Tetrahydroacridin-Derivaten besitzen die in 7-Stellung durch Chlor substituierten Verbindungen. Von den Aminocarbinolen des 9,10-Dihydro-acridins waren einige gegen Plasmodium-gallinaceum wirksam.

Weitere Versuche, das Ringsystem des Atebrins abzuwandeln, führten zu den *Pyridoacridinen* und *Phenanthridinen*. Nach W. C. HUDCHISON und W. O. KERMACK[5] sind in 2-Stellung substituierte Derivate des 3,4,2′,3′-Pyridoacridins mit basischer Seitenkette in 5-Stellung am wirksamsten, wenn sie in 2- und 8-Stellung durch Chlor substituiert sind. Darauf folgen die nur in 2-Stellung, dann die in 8-Stellung durch Chlor substituierten Isomeren. Bei den Seitenketten-Homologen war die γ-Butylamino-propylamino-Seitenkette der Diäthylamino-propylamino-Seitenkette weniger überlegen als bei den 8-Chlor-pyridoacridinen. J. DOBSON und W. O. KERMACK[6] stellten das 3,4,2′,3′-Pyridoacridin und das 1,2,2′,3′-Pyridoacridin her:

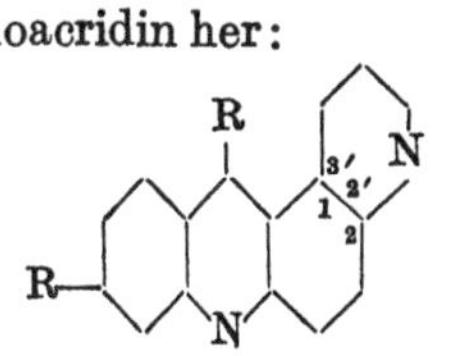

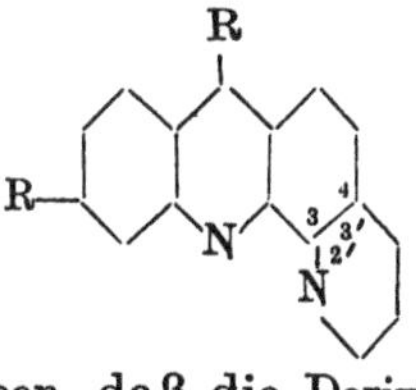

Untersuchungen am Hühnchentest ergaben, daß die Derivate des 1,2,2′,3′-Pyridoacridins unwirksam sind, wogegen die Derivate der 3,4-2′,3′-Verbindung mehr oder weniger starke Antimalaria-Wirkung zeigen. Das FP. 923029 beschreibt das 9-Halogen-1,2,3′,2′-pyridoacridin.

Nach L. P. WALLS[7] sind Derivate des Phenanthridins trotz großer struktureller Ähnlichkeit mit den malaria-

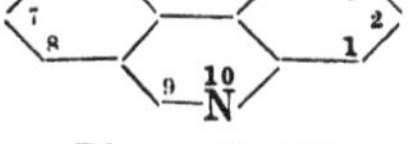

Phenanthridin

---

[1] OESTERLIN, M.: Z. Hyg. Infekt.-Krankh. 118, 263 (1936).
[2] OESTERLIN, M.: Klin. Wschr. 16, 1598 (1937).
[3] AP. 2419406; vgl. AP. 2414561.
[4] SARGENT, L. J., u. L. SMALL: J. org. Chemistry 12, 567 (1947).
[5] HUDCHISON, W. C., u. W. O. KERMACK: J. Amer. chem. Soc. 69, 678 (1947).
[6] DOBSON, J., u. W. O. KERMACK: J. chem. Soc. (London) 1946, 155.
[7] WALLS, L. P.: J. chem. Soc. (London) 1935, 1405.

wirksamen Chinolin-Verbindungen unwirksam. Bei Überführung in die quaternäre Base treten, den Erfahrungen bei dem Trypaflavin entsprechend, antiseptische Wirkungen auf. 2,7-Diamino-phenanthridin-Abkömmlinge zeichnen sich dagegen durch gute trypanocide Eigenschaften aus[1]. Zur Synthese werden die entsprechenden Nitrobenzoylamino-diphenyl-Derivate cyclisiert und anschließend reduziert. Trypanocid wirken unter zahlreichen Verbindungen ferner das 3-Acetamido-9-(p-acetamido-phenyl)-10-methyl-phenanthridiniumchlorid[2], ebenso quaternäre phenylsubstituierte Verbindungen, z.B. das *Phenanthridinium 1553*:

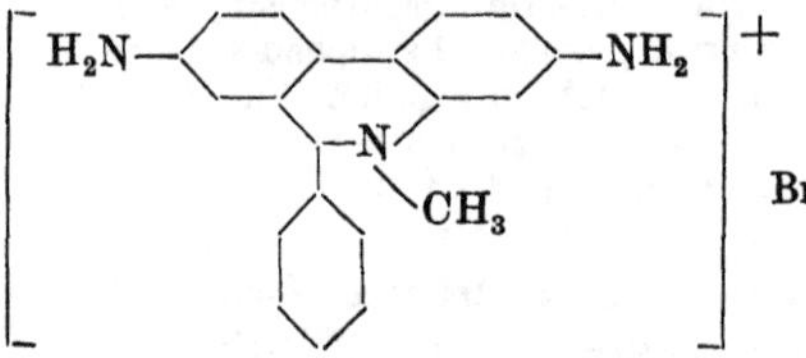

Es kann aus dem 2-Nitrobenzidin über das 2-Nitro-4,4'-dicarbäthoxy-aminodiphenyl gewonnen werden. Letzteres wird in das Amin überführt, das dann über das Benzoyl-Derivat zum Ringschluß gebracht wird:

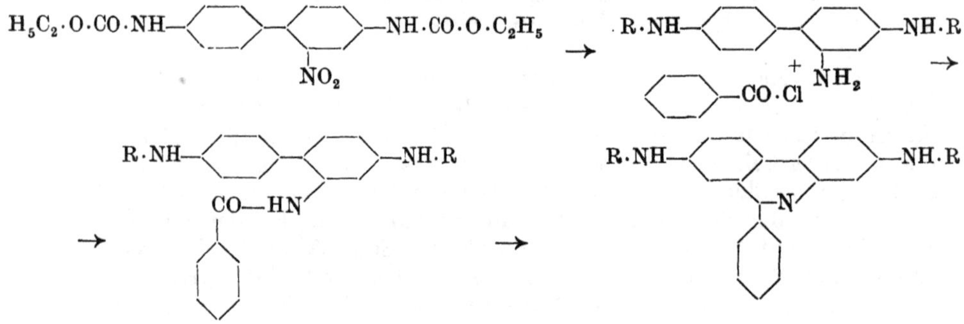

Derartige Ringschlüsse gehen leichter vor sich, wenn die 7- und 2-ständigen Gruppen Nitro-Gruppen sind[3]. Außer dem Phenanthridinium 1553 sind noch *Phenanthridinium 897* und *1588* zu erwähnen:

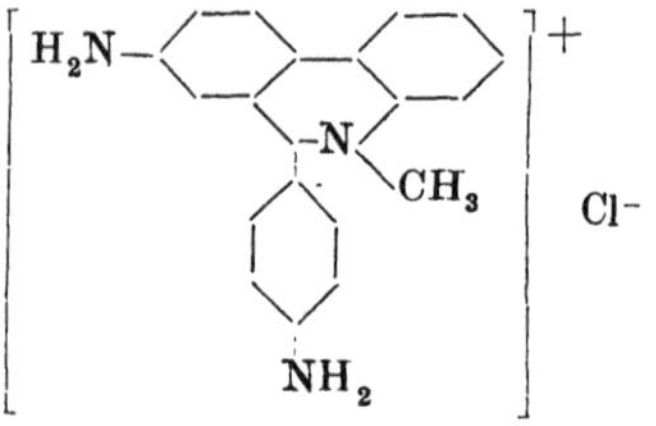

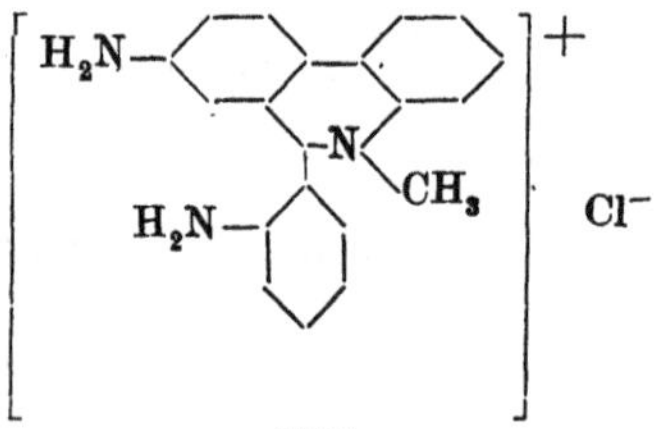

Auch diese lassen sich über die Carbäthoxyamino-Verbindung darstellen.

Bei dem Vergleich zwischen chemischer Konstitution und **trypanocider Wirksamkeit** ergab sich, daß quartäre Phenanthridinium-Verbindungen mit zwei

---

[1] AP. 2437869; s. a. FP. 955916.
[2] MORGAN, G. T., u. a.: J. chem. Soc. (London) **1938**, 389.
[3] Z. Darst. v. Phenanthridin-Derivaten s. ferner AP. 2437869: Schwz.P. 261215; FPP. 912105, 913148, 941846.

primären Amino-Gruppen, von denen sich mindestens eine im Phenanthridinium-Kern selbst befinden muß, gegenüber den *Trypanosoma congolense* zu den wirksamsten Therapeutica zählen. Jede Substitution in der Amino-Gruppe führte zur Verminderung der trypanociden Wirksamkeit[1]. Phenanthridin-Abkömmlinge wurden auch von H. J. BARBER und anderen dargestellt. Sie versuchten den Einbau der Amidin-Gruppe über das entsprechende Cyan-Derivat. Jedoch zeigten die aus den Cyan-Verbindungen über die Iminoäther hergestellten Amidin-Derivate nachstehender Konstitution keine trypanocide Wirkung gegen *Trypanosoma equiperdum* und *Trypanosoma congolense*[2].

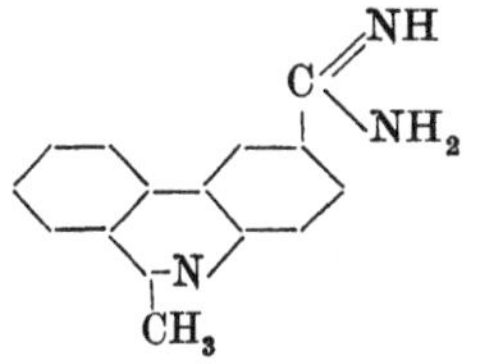

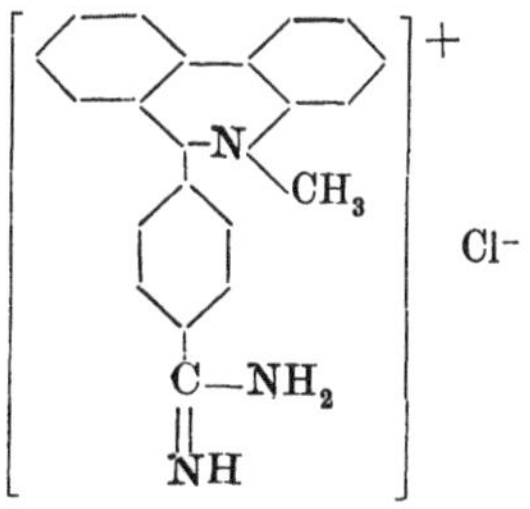

Weitere, von A. G. CALDWELL und L. P. WALLS dargestellte Phenanthridinium-Verbindungen, die die Amino-Gruppen in 2-, 6- oder 8-Stellung enthielten, erwiesen sich als chemotherapeutisch aktiv[3].

Mehrfach wurden auch Phenanthrolin-Derivate auf ihre Malaria-Wirksamkeit hin untersucht. So stellten W. O. KERMACK und andere[4] Derivate des p- und m-Phenanthrolins dar, die jedoch unwirksam waren. BURGER und andere[5] untersuchten o- und p-Phenanthroline. Hier zeigte sich nur in der o-Reihe ein gewisser Erfolg, und zwar war hier das 4-Methyl-o-phenanthrolin mit basischer Seitenkette in 4-Stellung wirksam. Nach Untersuchungen von B. E. HALCROW und W. O. KERMACK sollen auch Phenanthrolin-Abkömmlinge mit basischer Seitenkette in 2-Stellung und ohne Methyl-Gruppe in 4-Stellung wirksam sein[6].

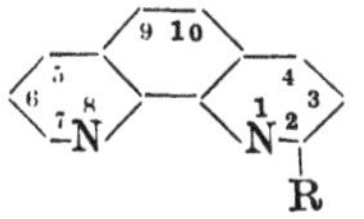

Untersuchungen von R. WIEN[7] ergaben, daß bei den Phenanthridinium-Verbindungen durch Ersatz der Amino- durch Amidino-Gruppen die Aktivität der Verbindung verloren geht, ebenso nach Ersatz des 9-(3'-Aminophenyl)-Restes durch einen 9-(3'-Pyridyl)-Rest. Ferner ging die Wirkung durch Einführung einer ungesättigten Bindung zwischen dem Phenyl-Ring und dem C_9-Atom des Phenanthridin-Ringes verloren.

W. E. BACHMANN[8] und andere untersuchten Abkömmlinge des 1,2,3,4-Tetrahydro-phenanthrens auf ihre Wirksamkeit gegen Malaria. Die Darstellung erfolgt

---

[1] Vgl. L. P. WALLS: J. chem. Soc. (London) **1947**, 67.
[2] BARBER, H. J., u. a.: J. chem. Soc. (London) **1947**, 84.
[3] CALDWELL, A. G., u. L. P. WALLS: J. chem. Soc. (London) **1948**, 188.
[4] KERMACK, W. O., u. a.: J. chem. Soc. (London) **1940**, 1164 u. **1942**, 213.
[5] BURGER, A., u. a.: J. org. Chemistry **9**, 373 (1944).
[6] HALCROW, B. E., u. W. O. KERMACK: J. chem. Soc. (London) **1946**, 155.
[7] WIEN, R.: Brit. J. Pharmacol. Chemotherapeut. **1**, 65 (1946).
[8] BACHMANN, W. E.: J. org. Chemistry **12**, 596 (1947).

aus γ-(4-Methyl-1-naphthyl)-buttersäure durch Ringschluß und anschließende Reduktion nach CLEMMENSEN:

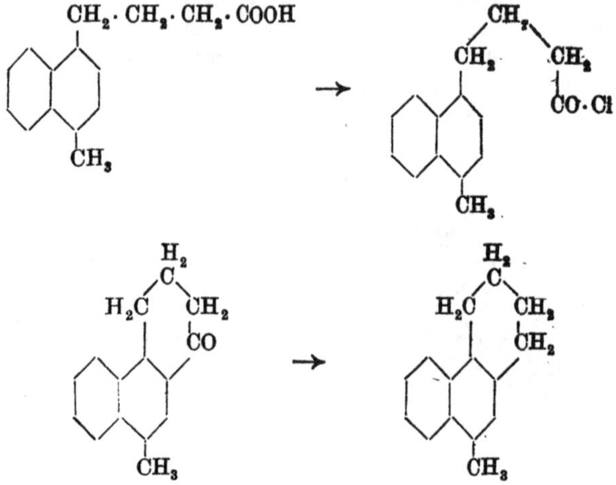

Von diesen Verbindungen waren die Derivate, die aus dem 7-Bromacetyl-9-methyl-1,2,3,4-tetrahydro-phenanthren mit einem Dialkylamin oder Tetrahydrochinolin als tertiäre Aminoketone gewonnen und zu den α-Oxy-Derivaten reduziert wurden, gegen Malaria aktiv.

Xanthon-Derivate.

Die Übertragung der Erkenntnisse, die beim Atebrin gesammelt wurden, auf *Xanthone* und *Thioxanthone* führte H. MAUSS[1] zu einer neuen Gruppe von Chemotherapeutica. Die Verbindungen bewährten sich bei Bilharzia-Erkrankungen. Erfolg erzielte man besonders durch Einführung von basischen Resten in 1-Stellung. Diese Derivate sind wirksam, wenn in 4-Stellung eine Methyl-Gruppe steht, unwirksam jedoch, wenn statt der Methyl- eine Äthyl-Gruppe, eine Methoxy-Gruppe oder Chlor eingeführt wird. Verlängerung der Kohlenstoffkette im basischen Rest verändert die Wirkung nicht. Das *Miracil A* ist das 1-(β-Diäthylaminoäthylamino)-3-methylxanthon.

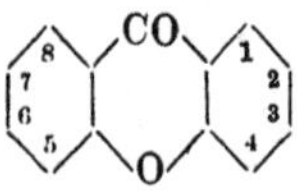

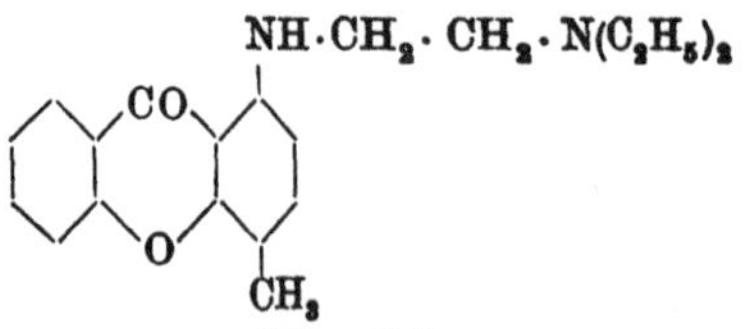

Miracil A

Eine Wirkungssteigerung läßt sich durch Einführung von **Methyl-, Methoxy-**Gruppen und Chlor vor allem in 6- und 7-Stellung erzielen. Von diesen Verbin-

---
[1] MAUSS, H.: Chem. Ber. 81, 19 (1948).

dungen erwies sich das 6-Chlor-Derivat, das *Miracil B*, im Mäusetest als besonders wirksam.

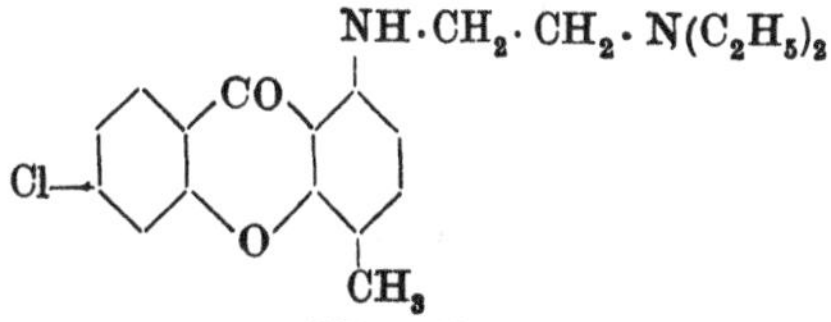

Miracil B

Zur Verbesserung der Resorption stellte man das Xanthydrol-Analoge des Miracils A her, das letzteres als *Miracil C* übertraf.

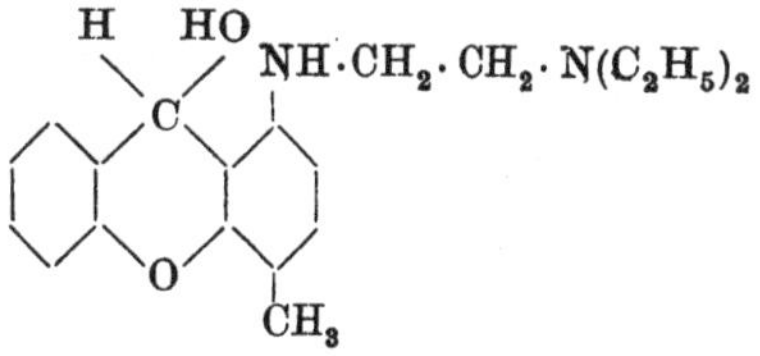

Miracil C

Weitere Wirkungssteigerung erreichte man durch Austausch des Xanthongegen den Thioxanthon-Ring. Das so erhaltene *Miracil D*, das 1-(β-Diäthylamino-äthylamino)-3-methyl-thioxanthon,

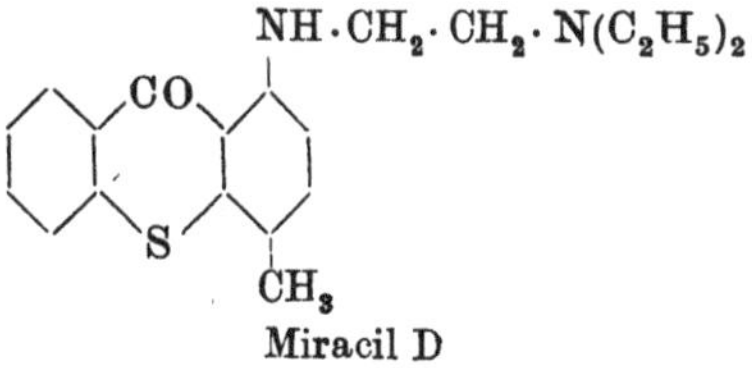

Miracil D

erwies sich im Tierversuch gegen Bilharziose als stark wirksam.

Nach Angaben von R. GÖNNERT[1] handelt es sich bei der Miracil-Wirkung um eine Beeinflussung der Kernteilung. Es verhindert die Kernteilung bzw. hemmt sie stark. Daher verursacht das Miracil im Ovar und Dotterstock und ebenso im Hoden eine Verminderung der heranreifenden Zellen. Eindeutige Kernveränderungen wurden auch bei den absterbenden Bilharzien beobachtet. Die Wirkung des Miracils ist daher derjenigen der Mitosegifte (S. 282) ähnlich.

Das Mirazil D zeigt zwar nur den Index von 1:4, jedoch war es im Tierversuch allen anderen geprüften Xanthon- und Thioxanthon-Derivaten weit überlegen. In niedrigen Dosen wurde es glatt vertragen. Erkrankte Tiere konnten mit einer einmaligen Dosis von 20 mg pro kg oder in zwei mittleren Dosen von 10 mg pro kg glatt geheilt werden[2].

---

[1] GÖNNERT, R.: Naturwiss. **34**, 347 (1947).
[2] KIKUTH, W., R. GÖNNERT u. H. MAUSS: Naturwiss. **33**, 253 (1946).

Die Darstellung der Xanthon-Derivate erfolgt in der Weise, daß 2-Chlorbenzoesäure mit 4-Chlor-2-oxy-toluol kondensiert wird. Der Ringschluß erfolgt mittels konz. Schwefelsäure unter Bildung des 1-Chlor-4-methyl-xanthons[1]. In gleicher Weise erhält man auch die Thioxanthone durch Kondensation von Thiosalicylsäure mit geeignet substituierten Benzolabkömmlingen. Jedoch ist die Zahl der durch diese Synthese möglichen Verbindungen beschränkt.

Thioxanthon-Derivate erhält man ferner aus dem Dithiodisalicylid durch Erhitzen, jedoch sind die Ausbeuten bei den substituierten Verbindungen gering. Das Dithiodisalicylid läßt sich in fast quantitativer Ausbeute durch Umsetzung von Thiosalicylsäure mit Phosgen in Pyridin erhalten:

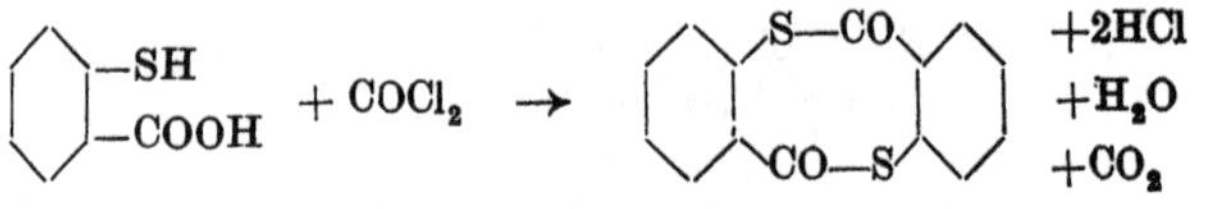

In gleicher Weise läßt sich das Dithiodisalicylid durch Reaktion des Bleisalzes mit Phosgen gewinnen[2]. Hierbei entsteht zunächst das Benzothioxandion, das, auf über 100° erwärmt, ein thermoplastisches polymeres Thiosalicylid ergibt. Letzteres kann durch Destillation im Vakuum ebenfalls in guter Ausbeute in das Dithiodisalicylid überführt werden:

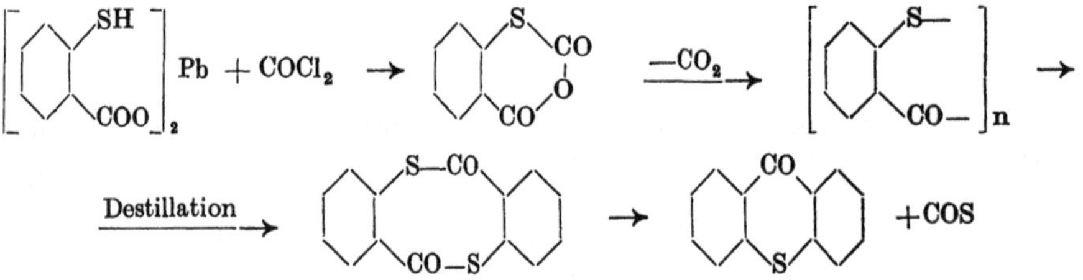

Die gleiche Umsetzung gilt auch für die Reaktion von Salicylsäure mit Phosgen. Hier erhält man über das Benzodioxandion und das thermoplastische Polysalicylid durch Destillation das Disalicylid. Letzteres kann durch CO_2-Abspaltung in Xanthon überführt werden[3].

Germanin.

Von den Azo-Farbstoffen führt der Weg sowohl strukturgemäß als auch geschichtlich zum *Germanin*. L. Heymann[4] versuchte den Nachteil der Farbstoffe nach Art des Trypanblaus und Afridolvioletts durch die Schaffung nicht färbender Heilmittel ähnlicher Struktur zu beheben. Das Ergebnis langjähriger systematischer Arbeit in dieser Richtung war das Germanin, das für die Bekämpfung der Schlafkrankheit von höchster Bedeutung geworden ist.

Bei der Besprechung der pathologischen Mikroorganismen sind auch die Trypanosomen, die Erreger der Schlafkrankheit, genannt. Die Übertragung der *Trypanosoma gambiensa* und *Trypanosoma rhodensia* erfolgt durch eine Fliegenart *Glossina palpatis*. Die Erreger befallen die roten Blutkörperchen und pflanzen sich langsam fort. Im ersten Stadium der Krankheit zeigen sich fast keine Beschwerden. Sobald aber im Blut größere Mengen Trypanosomen vorhanden sind, treten Fieberanfälle auf, und die Lymphdrüsen, besonders

---

[1] Ullmann, F., u. M. Zlokasoff: Ber. dtsch. chem. Ges. **38**, 2111 (1905).
[2] Kaufmann, H. P., A. Seher u. P. Hagedorn (unveröffentlicht).
[3] Tschitschibabin, A.: C. R. hebd. Séances Acad. Sci., **212**, 355 (1941); FP. 771 653, H. P. Kaufmann u. P. Hagedorn: Angew. Chem. **62**, 433 (1950).
[4] Vgl. L. Heymann: Angew. Chem. **37**, 585 (1924).

Germanin.

im Nacken, beginnen zu schwellen. Das mit Fieberanfällen einhergehende zweite Stadium leitet schnell zum dritten über, das mit dem Eindringen der Erreger in das Zentralnervensystem verbunden ist. Hierbei kommt es zu starken nervösen Schädigungen und psychischen Störungen, wie Tobsuchtsanfällen und Lähmungen. Schließlich tritt ein Schlafzustand ein, der sich über Wochen und Monate erstrecken kann, wobei der Körper durch den völligen Verzehr der Kräfte zum Skelett abmagert und schließlich der Tod eintritt. Ganze Negerstämme sind durch diese, lange Zeit nicht bekämpfbare Krankheit, zugrunde gegangen. So verlor vor der Einführung des Germanins Uganda in zwei Jahren rund 20000 Eingeborene, mehr als 50% seiner Einwohner. Ein Negerstamm in Kamerun wurde in der Zeit von 1904 bis 1926 fast vollkommen ausgerottet.

In afrikanischen Gegenden tritt unter den Pferden und Rindern eine ähnliche Trypanosomen-Krankheit auf, die *Nagana*, übertragen durch die Tsetsefliege. KOCH versuchte die Bekämpfung der Schlafkrankheit zuerst mit Atoxyl, wobei jedoch zu starke Augenschädigungen auftraten, da die therapeutische der toxischen Dosis fast parallel läuft. Von den weiteren Abwandlungen der Arsenverbindungen bewährte sich schließlich das Tryparsamid im zweiten und dritten Stadium der Schlafkrankheit. Trotzdem zeigte auch dieses noch eine verhältnismäßig große Giftigkeit, so daß das Germanin durch Tryparsamid in keiner Weise ersetzt werden kann.

Aus der Geschichte der Bekämpfung der Schlafkrankheit sind folgende Daten besonders hervorzuheben:

1902: LAZERAN und MESNIL: Versuche mit arseniger Säure,
1906: ROB. KOCH: Atoxyl,
bis 1921: verschiedene Medikamente, z. B. Farbstoffe (Trypene).
1921: Germanin („Bayer 205").

Als Ausgangsmaterial der Synthese wurde zunächst das N-(p-Aminobenzoyl)-Derivat der in der Farbenchemie wohlbekannten H-Säure, der 1-Oxy-8-amino-3,6-naphthalindisulfonsäure, benützt. In Analogie zur bereits bekannten farblosen, aber auf Wolle aufziehenden Verbindung[1] stellte man daraus mit Phosgen einen Harnstoff nachstehender Struktur dar:

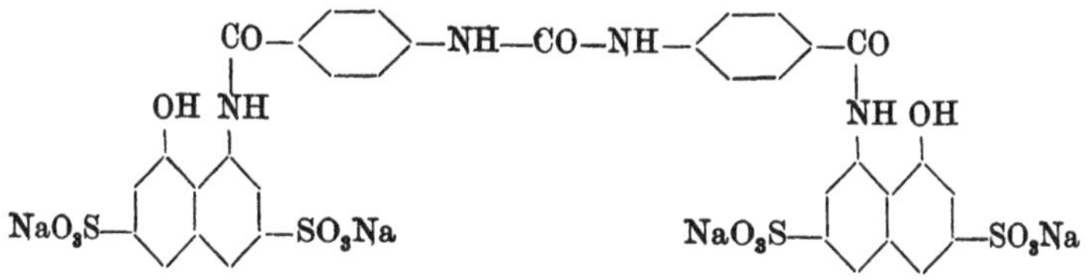

Diese und ähnliche Verbindungen zeigen eine gewisse Wirkung auf den Erreger der Nagana. Die daraufhin von KOTHE, DRESSEL und OSSENBECK in großer Zahl synthetisierten Stoffe prüfte ROEHL an vielen Versuchstieren. Durch Einführung weiterer Aminobenzoyl-Reste wurde Steigerung der Wirkung erzielt. Eine entscheidende Erkenntnis war, daß zur chemotherapeutischen Wirkung aktive Gruppen, z. B. Hydroxyl- und freie Amino-Gruppen, im Molekül nicht vorhanden zu sein brauchen, wie dies sonst bei den Azo-Farbstoffen der Fall war. Naphthylaminsulfonsäuren vermochten die gleiche oder bessere therapeutische Wirkungen zu entfalten. Auch die anfangs verwendeten Benzoylreste waren nicht unbedingt notwendig. Die hier geleistete Forschungsarbeit ist in zahlreichen Patenten niedergelegt. Aus diesen und den analytischen Befunden

---

[1] DRPP 250342, 252376; vgl. H. HÖRLEIN: Med. u. Chem. **4**, 7 (1942).

erkannte FOURNEAU das anfangs in seiner Zusammensetzung nicht bekanntgegebene Germanin als symm. Harnstoff des (m-Aminobenzoyl-)-(m-amino-p-toluyl)-1-naphtylamin-4,6,8-trisulfonsauren Natriums.

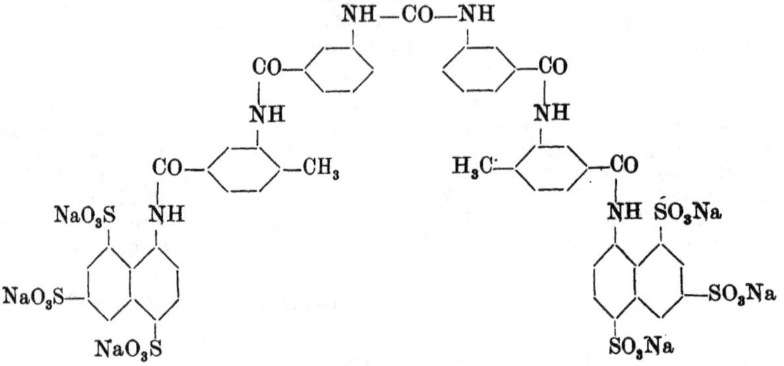

Germanin

Zur Synthese geht man von dem Natriumsalz der 1-Amino-naphthalin-4,6,8-trisulfonsäure aus. Dieses wird mit 3-Nitro-4-methyl-benzoylchlorid behandelt, und darauf die Nitro-N-acyl-Verbindung mit Eisenspänen und Essigsäure reduziert:

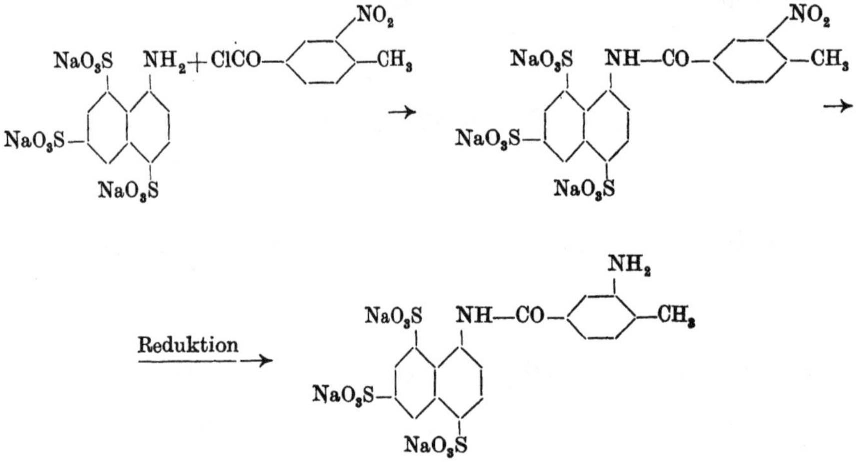

Die entstandene 3'-Amino-4'-methyl-1-benzoylamino-naphthalin-4,6,8-trisulfonsäure wird mit m-Nitro-benzoylchlorid acyliert, das erhaltene N-Acyl-Derivat wieder mit Eisen und Essigsäure reduziert und die entstandene 1-m-Amino-benzoyl-m-amino-p-methyl-benzoyl-naphthalin-4,6,8-trisulfonsäure mit $COCl_2$ in den symmetrischen Harnstoff überführt, der schließlich aus dem eingedampften und vorher mit Natriumcarbonat neutralisierten Reaktionsgemisch mit Methylalkohol extrahiert werden kann. Nach dem Trocknen im Vakuum erhält man so den reinen Harnstoff in fast quantitativer Ausbeute. Eine weitere

Reinigung läßt sich auch durch Überführen des Alkalisalzes in die entsprechende Bleiverbindung und Zersetzung der letzteren mittels Säuren erreichen[1]:

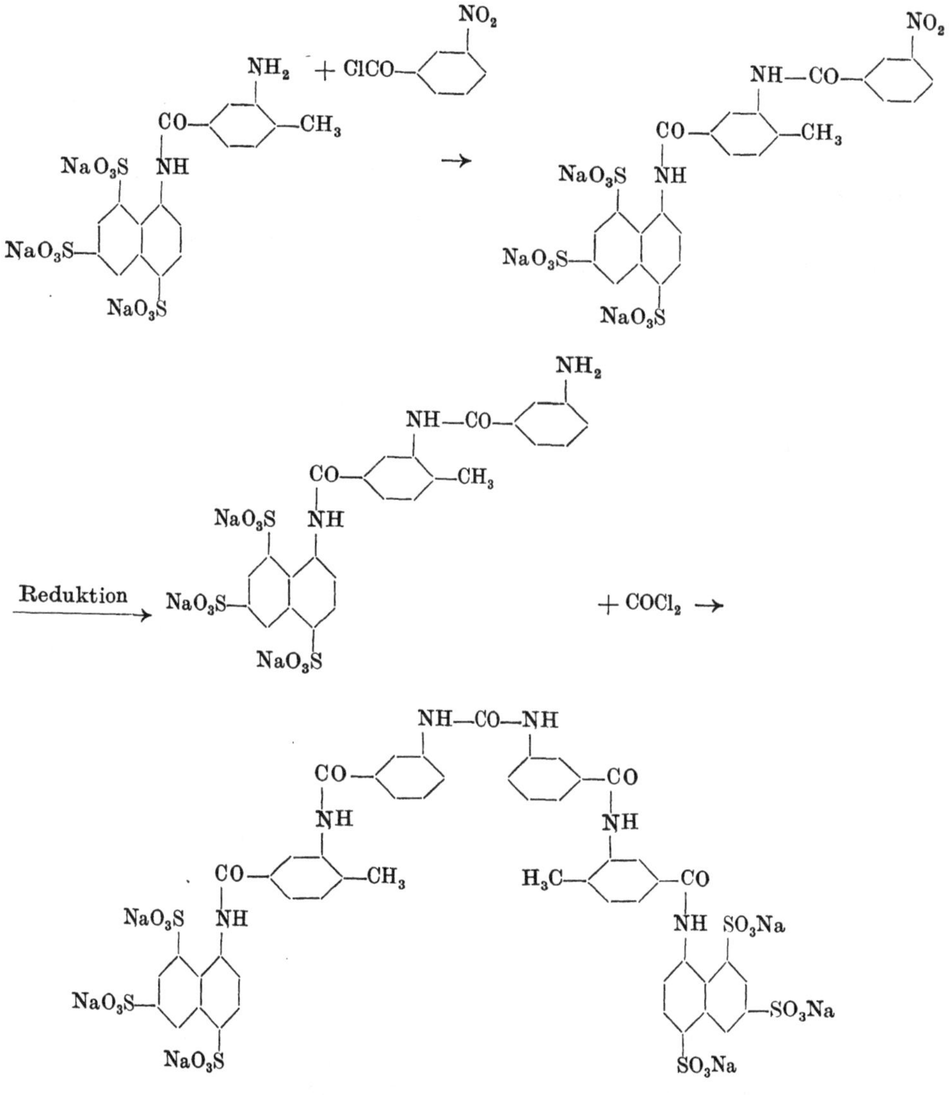

[Reaktionsschema: Ausgangsverbindung mit NH$_2$ + ClCO—Nitrotoluolrest → Amidverbindung → Reduktion → Aminverbindung + COCl$_2$ → Germanin (symmetrisches Harnstoffderivat)]

Germanin zeigt stark abtötende Wirkung gegenüber Trypanosomen. Bei der Maus beträgt die heilende Dosis etwa 0,0000015 g. Die trypanocide Wirksamkeit dauert einige Tage an. Der Index beträgt etwa 300. Die ersten praktischen Versuche wurden bei der durch *Trypanosoma equiperdum* hervorgerufenen Beschälseuche (Dourine) gemacht, die nach dem ersten Weltkrieg in Thüringen ausgebrochen war. Während man bisher die erkrankten Tiere töten mußte, gelang es, das Gebiet vollständig mit Germanin zu sanieren. Die von KLEINE, einem früheren Mitarbeiter KOCHS und FISCHERS, in Afrika bei der Behandlung der

---

[1] EPP. 321580, 224849; FP. 585962; Schwz.P. 106898.

Schlafkrankheit erzielten Erfolge waren durchschlagend. Nicht so günstig waren sie bei der Nagana. Hier hatte man mit einer Kombination von Brechweinstein oder anderen Antimonpräparaten mit Germanin bessere Ergebnisse. MORGENROTH und FREUND hatten schon 1924 beobachtet, daß bei mit Nagana infizierten Tieren Rezidive, die nach der Behandlung mit Antimon-Präparaten auftraten, durch unterschwellige Dosen von Germanin verhindert wurden.

Vielfach diskutiert wurde die Frage nach der Wirkungsweise des Germanins. Nach A. FELDT und A. SCHOTT[1] wirkt Germanin auch nach Ausschaltung des Reticuloendothels. Daher muß, wie auch L. REINER nachwies, Germanin unmittelbar wirken, vielleicht unterstützt durch eine gleichzeitig einsetzende Abwehrreaktion des Körpers. So werden nach Erlöschen der Hauptwirkung des Germanins eingeimpfte Trypanosomen durch die vorhandene Umstimmung des Körpers geschwächt, es kann sogar Spontanheilung eintreten.

Auch nach N. VON JANCSÓ und H. VON JANCSÓ ist die Wirkung von Germanin eine direkte. Die trypanocide Wirkung tritt nach langer Latenzperiode in Erscheinung. In der Latenzzeit, die mitunter 24 Std. betragen kann, zeigen die Trypanosomen keine deutlichen toxischen Schädigungen und vermehren sich anfangs ebenso stark wie in den Kontrollversuchen. Der Heilmechanismus wurde in vivo durch Versuche an Ratten und Mäusen geklärt, die entmilzt oder durch Behandlung mit elektrokolloidalem Kupfer so vorbehandelt wurden, daß die natürlichen Abwehrmechanismen ausgeschaltet wurden, da dieses Metall als spezifisches Reticuloendothel- und Phagozythengift wirkt. Durch die Entfernung der Milz wurde außerdem die Bildung von Immunkörpern aufgehoben. Auch in dem so vorbereiteten Tier konnte eine vollständige Heilung erzielt werden. Jedoch wird durch Einschaltung der Phagozythose eine bedeutende Steigerung erzielt. Durch Ausschaltung der biologischen Abwehr wird der therapeutische Vorgang zu einem wirklichen inneren Desinfektionsvorgang umgewandelt, der dem Prozeß in vitro gleich läuft[2].

Die Aufnahme des Germanins durch die Trypanosomen erfolgt langsam, die Speicherung scheint, wie bei anderen Farbstoffen beobachtet wurde, hauptsächlich im Zellkern vor sich zu gehen[3].

Nach JANCSÓ greift Germanin in den Kohlenhydrat-Stoffwechsel der Spirochäten ein und zwar soll es die Dismutation der Triosephosphorsäure unter Anhäufung der Hexosediphosphorsäure hemmen. E. BÄR[4] gibt dafür folgendes Schema:

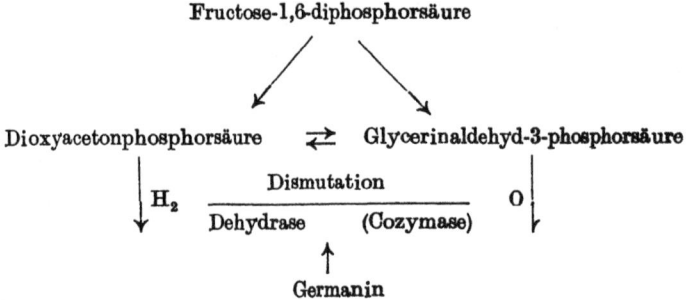

Entsprechend dieser Hemmwirkung zeigt das Germanin auch starke Wirkung auf Hefezymase. Ähnlich sollen auch Guanidin-Verbindungen wirken.

Bei dem im Germanin gegebenen großen Molekül sind an sich eine ganze Anzahl von Abwandlungsprodukten möglich. Jedoch ist das Germanin außerordentlich konstitutionsempfindlich. Hierfür führte FOURNEAU drei Beispiele an. Eine Veränderung in der Stellung der beiden Methyl-Gruppen, z.B. Verlagerung an den ersten Benzolring, hat das Verschwinden der gesamten chemotherapeutischen Wirkung zur Folge. Der Index fällt auf 0 herab. Die Eliminierung der beiden Methyl-Gruppen bringt den Index zum Abfall auf 12. Der Ersatz der m-

---

[1] FELDT, A., u. A. SCHOTT: Z. Hyg. Infekt.-Krankh. 107, 453 (1929).
[2] v. JANCSÓ, N., u. H. v. JANCSO: Z. Bakt. Abt. I, 132, 257 (1934).
[3] OESTERLIN, M.: Z. Hyg. Infekt.-Krankh. 118, 263 (1936).
[4] BÄR, F.: Pharmazie 5, 204 (1948)

Aminobenzoesäure durch die p-Aminobenzoesäure vernichtet ebenfalls die therapeutische Wirkung. I. W. KOLLE und H. BAUER fanden unter vielen ähnlichen Verbindungen nur beim Austausch des Amino-benzoyl-Restes gegen den Aminotolylsäure-Rest eine dem Germanin ähnliche Wirkung[1]. MIETZSCH zog Parallelen zu den Farbstoffen. So genügen beim Kongorot zwei Methyl-Gruppen in o-Stellung zur Azo-Gruppe, um die Säureunechtheit zu beseitigen. Da schon m-ständige Methyl-Gruppen ohne Wirkung sind, so sinken auch analog beim Germanin die Indices durch Verschiebung oder Entfernung der CH_3-Gruppen auf 1:10 oder 1:2. Nach H. J. QUASTEL sollen Parallelen zwischen der Wirkung von Germanin auf Baumwollfasern und auf Trypanosomen bestehen[2]. I. E. BALABAN und H. KING[3] untersuchten Harnstoff-Derivate verschiedener Naphthylaminsulfonsäuren. Von diesen waren alle Verbindungen der 1-Naphthylamin-3,5-disulfonsäure unwirksam, nicht dagegen die Verbindungen der anderen Säuren, so z.B. der 2-Naphthylamin-6,8-disulfonsäure. Jedoch war oft mehrfache Molekülvergrößerung durch Harnstoff-Brücken notwendig. Nach HEYMANN lassen sich schließlich noch die Benzoyl-Reste ganz oder teilweise durch Sulfonyl-, Benzyl- oder Fettsäure-Reste ersetzen, wobei zum wenigsten schwach wirksame Produkte erhalten werden sollen. Statt der Harnstoffe lassen sich auch Thioharnstoffe und Guanidine herstellen. Jedoch scheint die Harnstoff-Brücke für die trypanocide Wirksamkeit die günstigste Verknüpfungsart darzustellen.

Weitere synthetische Versuche gingen dahin, ebenfalls schwach trypanocid wirkende Sulfone mit Harnstoff-Derivaten zu kuppeln.

Solche Harnstoffsulfon-Verbindungen werden beispielsweise in einem Schweizer Patent[4] beschrieben: Durch Einwirkung von 4-Acetylaminophenylsulfon-4-carbonsäurephenylester auf (2′.3′-Aminobenzoylamino)-naphthalin-3,6-disulfonsäure entsteht die Verbindung:

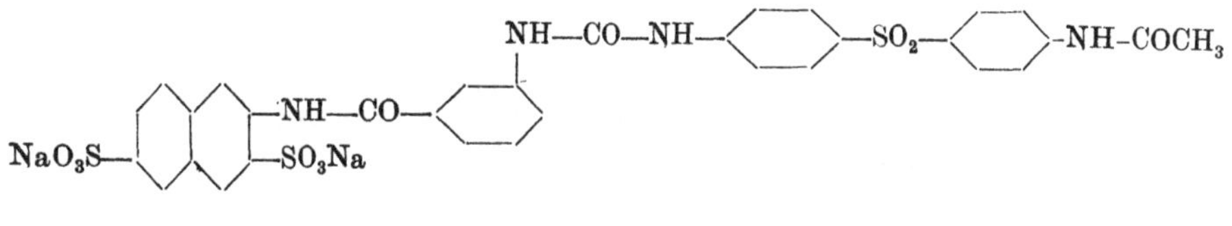

Derartige Verbindungen sind zu Injektionszwecken bei Streptokokken-Infektion geeignet[5].

Auch Arsen-Verbindungen von Harnstoff-Derivaten zur Verstärkung der therapeutischen Wirkung wurden hergestellt. So wurden z. B. diarylsubstituierte Harnstoffe unter Erwärmen mit $AsCl_3$ behandelt. Dabei sollen Verbindungen von nebenstehendem Kerngerüst entstehen[6].

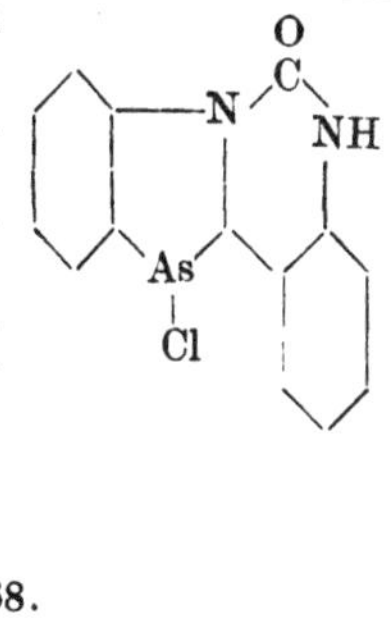

Wahrscheinlich dürfte es sich, neben der Bindung des Arsens an den Phenylkern, um eine Komplexanlagerung an den Stickstoff handeln, nach Art der quartären Basen. Diese Verbindungen sollen gute trypanocide Wirkung besitzen.

Von weiteren Harnstoff-Derivaten haben vor allem das Surfen, Congasin und das Acaprin Bedeutung gewonnen, die im Rahmen der Chinolinabkömmlinge besprochen wurden (S. 663 u, 667).

[1] KOLLE, I. W., u. H. BAUER: Klin. Wschr. 4, 1850 (1926).
[2] QUASTEL, H. J.: Biochem. J. 25, 1121 (1933).
[3] BALABAN, I. E., u. H. KING: J. chem. Soc. (London) 1927, 3068.
[4] Schwz.P. 222488, Zus. zu Schwz.P. 218521.
[5] Vgl. auch Schwz.P. 216265.
[6] R.P. 57853.

Sulfonamide.
Azo-Derivate.

Die Entdeckung der Heilwirkung von Sulfonamiden ist G. DOMAGK, J. KLARER und F. MIETZSCH zu verdanken[1]. Sie nahm ihren Ausgang von basischen Azoverbindungen. Besonders das 2,4-Diaminoazobenzol (Chrysoidin) und das 2,6-Diamino-3-phenylazopyridin (Pyridium) gaben Anlaß zu diesen Untersuchungen. Anknüpfend an die Arbeiten über die synthetischen Malariamittel (Plasmochin, Atebrin) und über das Entozon führten KLARER und MIETZSCH systematisch basisch substituierte Alkylreste in Aminoazobenzolderivate ein. Die Methode der in vivo-Versuche an mit Streptokokken infizierten Tieren wurde von DOMAGK entwickelt und ausgebaut.

In den basisch alkylierten Aminoazobenzolen erwiesen sich Art und Stellung weiterer Kernsubstituenten als ausschlaggebend für den Grad der chemotherapeutischen Wirkung. Unter den in der Folgezeit zahlreich dargestellten Azoverbindungen zeigten die in Anlehnung an das Atebrin durch Chloratome substituierten, wie z. B. 3,5-Dichlor-4'-(N-äthyl-N-3''-amino-2''-oxy-propyl)-aminoazobenzol

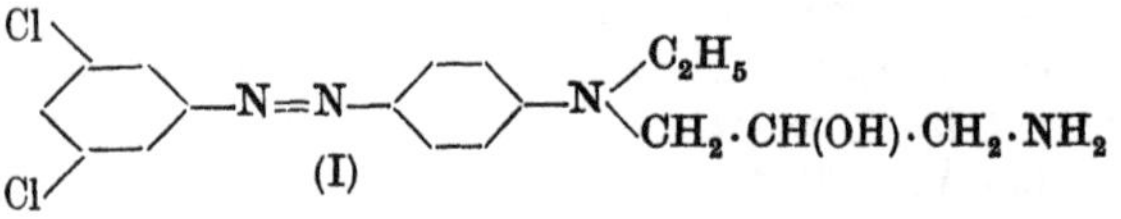

$$Cl_2C_6H_3-N=N-C_6H_4-N(C_2H_5)(CH_2 \cdot CH(OH) \cdot CH_2 \cdot NH_2)$$
(I)

und 4-Chlor-2'-methyl-4'-(N-äthyl-N-3''-amino-2''-oxy-propyl)-aminoazobenzol

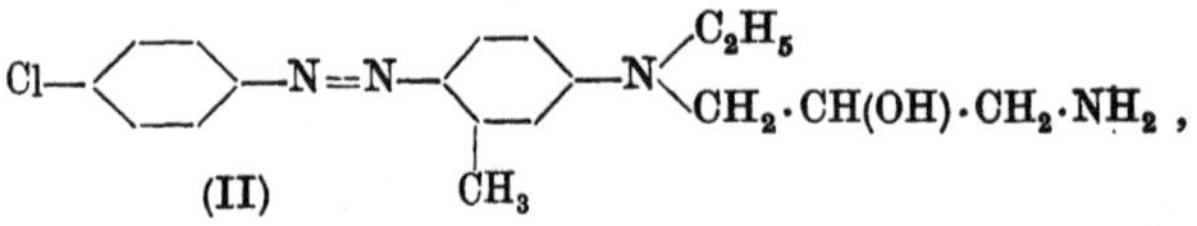

$$Cl-C_6H_4-N=N-C_6H_3(CH_3)-N(C_2H_5)(CH_2 \cdot CH(OH) \cdot CH_2 \cdot NH_2)$$
(II)

neben Trypanosomen- und Desinfektionswirkung auch Wirksamkeit bei der durch Streptokokken infizierten Maus. Nach Durchprüfung verschiedener weiterer Substitutionsprodukte gelangte man schließlich zu Sulfonamid-Derivaten, die ausgezeichnete Streptokokkenwirkung entfalten[2]. Die erste Verbindung dieser Art war diejenige, die aus Verbindung II durch Austausch des Chloratoms gegen die Sulfonamidgruppe entsteht:

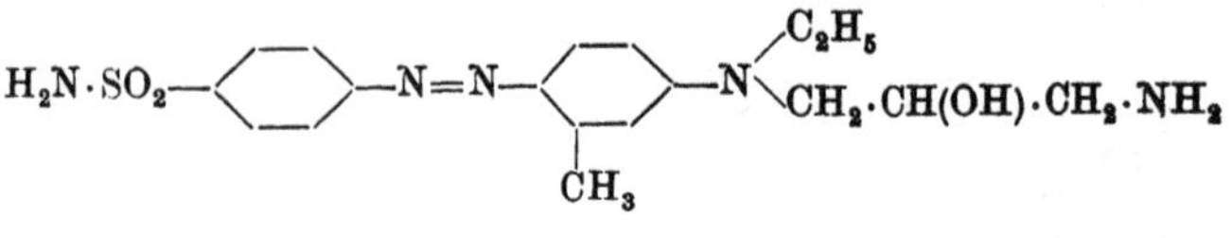

$$H_2N \cdot SO_2-C_6H_4-N=N-C_6H_3(CH_3)-N(C_2H_5)(CH_2 \cdot CH(OH) \cdot CH_2 \cdot NH_2)$$

Es stellte sich bald heraus, daß der basisch substituierte Alkylrest für die spezifische Wirkung nicht unerläßlich ist, sondern auch Verbindungen mit freien primären Aminogruppen am Benzolring brauchbar sind. Hier zeichnete sich das von MIETZSCH und KLARER synthetisierte und von DOMAGK tierexperimentell untersuchte 2',4'-Diamino-azobenzol-4-sulfonamid

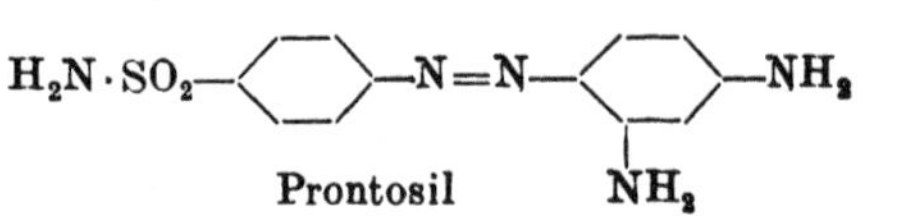

$$H_2N \cdot SO_2-C_6H_4-N=N-C_6H_3(NH_2)-NH_2$$
Prontosil

---

[1] MIETZSCH, F., u J. KLARER: Med. u. Chem. **4**, 74 (1942).
[2] DRP 633084.

durch erfolgreiche Anwendung bei Streptokokken-Infektion in vivo aus, obwohl es in vitro nur mäßig wirkte. Es wurde unter dem Namen *Prontosil* in die Therapie eingeführt[1].

Zur Darstellung wird 4-Aminobenzolsulfonamid diazotiert und mit m-Phenylendiamin gekuppelt:

$$H_2N-\langle\rangle-SO_2 \cdot NH_2 \rightarrow ClN_2-\langle\rangle-SO_2 \cdot NH_2 + \langle\rangle-NH_2 \atop NH_2 \rightarrow$$

$$\rightarrow H_2N-\langle\rangle-N=N-\langle\rangle-SO_2 \cdot NH_2 \atop NH_2$$

An Stelle von Diaminen lassen sich auch Aminophenole verwenden. Im gleichen Patent werden bereits in der Sulfonamid-Gruppe substituierte Derivate geschützt: z. B. 2,4-Diaminobenzol-4'-sulfonsäuremethylamid, ferner das Oxyäthylamid, Dimethylamid, Cyclohexylamid u. a.

Ferner wurden Alkylierungen einer ringständigen Amino-Gruppe untersucht, z. B. das 4'-Sulfonsäureamid-benzolazo-2-amino-4-diäthylaminobenzol. In Anlehnung an das Pyridium wurde das 2,6-Diamino-pyridinazophenyl-4'-sulfonsäureamid dargestellt. Durch Kupplung von diazotiertem 4-Amino-phenyl-sulfonamid mit 1,8-Aminonaphthol gelangte man ebenfalls zu wirksamen Verbindungen. Durch Verwendung von substituierten Chinolinen und Isochinolinen erhielt man 4'-Sulfonamid-benzolazo-5-amino-isochinolin und die entsprechenden 6,7- und 8-Amino-chinolin-Derivate, sowie 5-, 7- und 8-Oxychinolin-Derivate und weitere Verbindungen, in denen die Amino-Gruppe alkyliert bzw. bei den Oxychinolinen weitere Substituenten in den Chinolin-Kern eingeführt wurden. Schließlich wurden auch andere heterocyclische Verbindungen wie das 2,4-Dioxy-picolin und das 1-Phenyl-3-methyl-5-pyrazolon verwendet[2].

Die chemotherapeutische Untersuchung der Verbindungen ergab, daß die Sulfonamid-Gruppe nur in der p-Stellung optimale Wirkung entfaltet. Tierversuche zeigten, daß die dem p-Aminophenylsulfamid entsprechende o- und m-Verbindungen ohne Wirkung sind. Durch Kupplung mit sauren substituierten Komponenten gelangte man zu Verbindungen, die leicht wasserlösliche Salze bilden, ohne ihre Wirkung gegen Streptokokken zu verlieren.

Aus diazotiertem 4-Amino-benzolsulfonamid und 2-Acetylamino-8-oxynaphthalin-3,6-disulfonsäure erhält man ein dem Prontosil gleich wirkendes Produkt, das in Form seines Natriumsalzes wasserlöslich und zur Injektion geeignet ist, das *Prontosil solubile*.

$$\begin{array}{c} OH \\ CH_3CO \cdot NH-\langle\rangle-N=N-\langle\rangle-SO_2 \cdot NH_2 \\ NaO_3S--SO_3Na \end{array}$$

Prontosil solubile

Auch hier kann das Molekül in ähnlicher Weise wie bei dem Prontosil modifiziert werden, ohne daß die Wirkung verloren geht[3].

Prontosil wirkt bei Streptokokken, Staphylokokken und Coli-Infektionen. Hier sind auch die später dargestellten farblosen Sulfonamide wirksam. Prontosil und Prontosil solubile haben jedoch auch heute noch Bedeutung, weil sie sich insbesondere in der Haut ablagern. Daher wird von diesen Verbindungen das Erysipel günstig beeinflußt. Ein weiterer Vorzug ist die teilweise Ausscheidung

---
[1] DRP 607537. — [2] DRPP 607537 u. 610320. — [3] DRP 638701.

durch die Galle, weshalb sie auch bei Gallenblasen-Entzündungen verwandt werden können. Schließlich zeigen sie im Gegensatz zu den farblosen Sulfonamiden auch gute Erfolge gegen schwarze Pocken[1].

Wenige Monate nach dem Erscheinen des Prontosils auf dem Arzneimarkt wurde von LEVADITI und VAISMAN die gleiche Verbindung unter dem Namen *Rubiazol*[2] empfohlen. Sie erkannten ferner die 4'-Sulfonamido-phenylazo-3,5-diamino-benzoesäure als gleich stark wirksam. Sie ist zur Injektion geeignet und wurde unter dem Namen *Rubiazol injectabile* eingeführt.

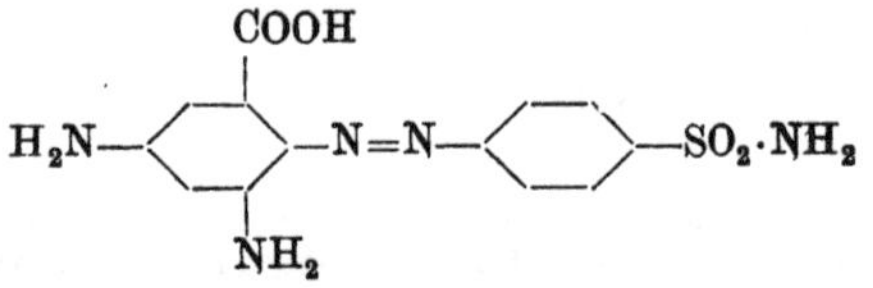

$$H_2N-\underset{\underset{NH_2}{|}}{\overset{\overset{COOH}{|}}{\bigcirc}}-N=N-\bigcirc-SO_2\cdot NH_2$$

Rubiazol injectabile

Die Darstellung erfolgt durch Kupplung des diazotierten 4-Aminobenzolsulfonamids in salzsaurer Lösung mit 3,5-Diamino-benzoesäure-hydrochlorid[3]. Nach Angaben von P. GLEY und A. GIRARD soll Rubiazol injectabile bei der experimentellen Streptokokkeninfektion der Maus wirksamer als Prontosil sein.

In der Folgezeit wurden verschiedene Abwandlungsprodukte des Prontosils hergestellt. So werden im Poln.P. 24167 Helianthinsulfonamid, p-Amino-azobenzolsulfonamid, Chrysoidinsulfonamid und ähnliche Verbindungen genannt. GOISSEDET[4] und Mitarbeiter beschrieben das Kupplungsprodukt des diazotierten 4-Amino-benzol-sulfonamids mit Salicylsäure (*Salosept* oder *Lutazol*). Es zeigte Erfolge bei der Behandlung des Trachoms, einer ägyptischen Augenkrankheit.

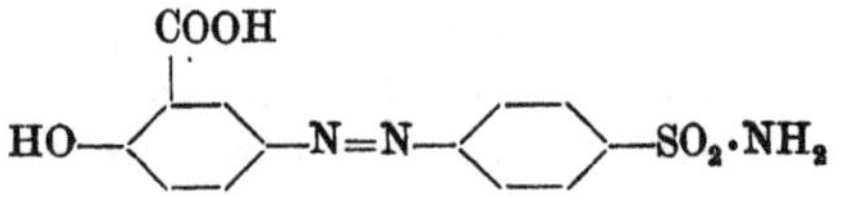

$$HO-\overset{\overset{COOH}{|}}{\bigcirc}-N=N-\bigcirc-SO_2\cdot NH_2$$

Salosept

Nach Untersuchungen von C. LEVADITI und anderen zeigt es bei Lymphogranulomatose curative Wirkungen[5]. Von H. WILLSTAEDT wurden mit dem Ziel, gegen Tuberkulose wirksame Verbindungen zu erhalten, Naphthalin-Abkömmlinge, z.B. das 2-Methyl-1-amino-naphthalin-4,4'-azobenzolsulfonamid, das 2-Methyl-1-amino-naphthalin-4,4'-azosulfapyridin und das analoge Sulfathiazol dargestellt. In vitro war nur die erstgenannte Verbindung gegen Tuberkelbazillen wirksam. Ferner wurden Derivate des 2,3-Dimethyl-1-amino-naphthalins und des N-Sulfanilyl-2-methyl-1-naphthylamins, des 2-Methyl-1-oxy-

---

[1] MIETZSCH, F.: Therapeutisch verwendbare Sulfonamid- u. Sulfon-Verbindungen. Verlag Chemie, 1945.
[2] LEVADITI, C., u. A. VAISMAN: Presse méd. **43**, 2097 (1935).
[3] LEVADITI, C., u. a.: Presse méd. **44**, 1775 (1936).
[4] GOISSEDET, P. E. C.: C. R. Soc. Biol. **121**, 1082 (1936).
[5] LEVADITI, C., u. a.: C. R. Soc. Biol. **131**, 40 (1939).

naphthalins, des 2-Methyl-1,3-dioxy-naphthalins und anderer dargestellt[1]. Nachstehende, dem Prontosil solubile nahe verwandte Verbindung zeigte bei dem Trachom[2] und ferner auch bei Fleckfieber Ergebnisse[3].

$$CH_3CO \cdot NH - \underset{NaO_3S-}{\overset{OH}{\bigodot}} - N=N-\bigodot-SO_2 \cdot NH - \bigodot_N$$

LEVADITI und Mitarbeiter[4] untersuchten die Kupplungsprodukte aus 4-Nitro-diphenylsulfon-4'-diazoniumchlorid und 2-Naphthol-3,6-disulfonsäure und der 2-Acetylamino-8-naphthol-3,6-disulfonsäure. Diese Verbindungen sind in der Lage, auf den kapselbildenden Pneumo-Bazillus Friedländer einzuwirken. Verschiedentlich wurden auch Versuche unternommen, als wirksam erkannte Phenole mit diazotiertem Sulfanilamid zu kuppeln. So wird im Schwz.P. 190547 das Guajacolazo-phenylsulfonsäureamid beschrieben, das gute baktericide Eigenschaften aufweist. Ebenso wurden auch das Thymol-azobenzol-sulfonsäureamid[5] und das Chlor-m-xylenol-azobenzol-sulfonsäureamid vorgeschlagen[6]. A. PIROTTI und A. MEZZADRA kuppelten diazotiertes p-Amino-phenylsulfonamid mit Thymolsulfanilsäure, Vanillin, p-Aminoacetanilid oder Amino-antipyrin. Jedoch waren diese und ähnliche Verbindungen weniger wirksam gegen Streptokokken und Pneumokokken als Prontalbin[7].

Im Jug.P. 13777 werden Azofarbstoffe des Piperazins beschrieben. Dieses kann im Kern substituiert sein, muß jedoch eine freie p-Stellung aufweisen. Ähnliche Piperazin-Derivate wurden auch von D. KOHLBACH dargestellt[8]. Die chemotherapeutische Prüfung einiger dieser Verbindungen ergab, daß durch Einführung einer Piperazin-Gruppe keine Wirkungssteigerung erzielt wird; während die Toxizität erhöht ist, bleibt der Index gleich oder sinkt ab.

A. MANGINI[9] kuppelte das diazotierte Sulfanilamid mit 2,6-Diamino-pyridin und seinen Derivaten, um zu Stoffen zu gelgngen, die dem *Pyridium* und *Neotropin* nahe verwandt sind. Über die Wirkung der Verbindungen wurde nichts bekannt.

Die 3-(4'-Sulfonamidobenzolazo)-2,6-dioxy-pyridin-4-carbonsäure wurde als wirksame Verbindung geschützt[10]. L. MONTI und A. SIMONETTI[11] versuchten als Anti-Malariamittel Sulfanilamid-chinolinazo-Verbindungen darzustellen, die mit den schon auf S. 695 beschriebenen Azo-Verbindungen des Chinolins nahe verwandt sind, so die Azo-Derivate des 6-Oxy-8-aminomethyl-chinolins, des Di-(6-oxy-chinolyl-7)-methans und des 8-Oxy-aminomethyl-chinolins.

Erwähnt werden ferner Azo-Verbindungen des Theobromins und Theophyllins, die in 8-Stellung gekuppelt sind. Sie besitzen gute Streptokokken-Wirkung[12].

Die zahlreichen Beispiele zeigen, daß die zweite Kupplungskomponente weitgehend variationsfähig ist. Oxy-amino- und Polyamino-Verbindungen waren von ähnlicher Wirkung wie die m-Phenylendiamin-Derivate. Auch bei Verwendung von Pyridin- und Chinolin-Verbindungen als Kupplungskomponenten blieb die chemotherapeutische Wirkung erhalten. Jedoch war auffallend, daß bei der Verwendung verschiedener Kupplungskomponenten graduelle Verschiebungen der Wirkung auftraten. Es wurde daher vermutet, daß die in vivo-Wirkung erst durch *Aufspaltung* der Azo-Verbindungen zum *4-Aminobenzol-sulfonamid* zu-

---

[1] WILLSTAEDT, H.: Svensk. kem. Tidskr. 54, 223 (1942).
[2] LAUBER: Klin. Monatsbl. Augenheilk. 108, 460 (1942).
[3] BURG: Klin. Wschr. 21, 709 (1942).
[4] LEVADITI, C., u. a.: C. R. Soc. Biol. 127, 22 (1938).
[5] Schwz.P. 199674, Zus. zu Schwz.P. 190547.
[6] Schwz.P. 199675, Zus. zu Schwz.P. 190547.
[7] PIROTTI, A., u. A. MEZZADRA: Ann. chim. applicata 30, 307 (1940).
[8] KOHLBACH, D.: Arch. Hemiju. Farmaciju 11, 99 (1937); C. 1939. I. 4767.
[9] MANGINI, A.: Atti R. Acad. Ital. 1, 452 (1940); vgl. auch Boll. Scil. Fac. Chim. Imd. 1940, 143.
[10] Schwz.P. 217079.
[11] MONTI, L., u. A. SIMONETTI: Gazz. chim. Ital. 70, 369 (1940).
[12] MAZZA, F. P., u. C. MIGLIARDI: Atti R. Acad. Ital. 29, 80 (1939).

stande kommt. Es besitzt also die Kupplungskomponente wenig **Einfluß auf die bakteriostatische Wirkung**, sondern hauptsächlich auf die Verteilung im Organismus.

Die Arbeiten von J. und Mme. J.Tréfouel, F.Nitti und D.Bovet führten zum experimentellen Nachweis dieser Annahme[1]. Dieser Erkenntnis verdankt der Grundkörper, der zur Synthese der beschriebenen Sulfonamid-azo-Verbindung diente, das 4-Amino-benzolsulfonamid, seine Einführung in die Therapie als *Prontosil album, Prontalbin, Streptolysin, Combardol, Lysococine, Sulfamid, Sulfanilamid.*

$$H_2N-\langle\rangle-SO_2\cdot NH_2$$
Prontalbin

Dargestellt wurde das Sulfanilamid bereits 1908. Nach den Angaben von Binz[2] befaßten Schroeter und Binz sich mit der Theorie des Färbens. Schroeter versuchte eine Ester- oder Amid-Bindung mit den Faserstoffen zu erreichen. Zu diesem Zweck stellte er das Acetyl-sulfanilsäurechlorid dar. P. Gelmo setzte später das Acetylsulfanilsäurechlorid mit Ammoniak um und spaltete die Acetyl-Gruppe ab[3].

Zur Darstellung des Sulfanilamids wird Acetanilid mit konz. oder rauchender Schwefelsäure umgesetzt. Es entsteht die N-Acetyl-anilin-4-sulfonsäure, die mit PCl_5 in das entsprechende Sulfochlorid überführt und darauf mit wäßrigem Ammoniak zum N-Acetyl-sulfanilsäureamid umgesetzt wird. Durch Kochen mit Salzsäure läßt sich die Acetyl-Gruppe abspalten und so das 4-Amino-benzolsulfonsäureamid erhalten[4]:

$$CH_3CO\cdot NH-\langle\rangle \xrightarrow{H_2SO_4} CH_3CO\cdot NH-\langle\rangle-SO_3H \xrightarrow{PCl_5}$$

$$CH_3CO\cdot NH-\langle\rangle-SO_2\cdot Cl \xrightarrow{NH_3} CH_3CO\cdot NH-\langle\rangle-SO_2\cdot NH_2$$

$$\rightarrow H_2N-\langle\rangle-SO_2\cdot NH_2$$

Das Chlorid der Acetyl-sulfanilsäure läßt sich auch unmittelbar durch Einwirkung der Chlorsulfonsäure auf Acetanilid gewinnen. Nach dem RP. 65871 erfolgt die Darstellung des Sulfanilamids aus dem Phenylcarbamid. Dieses wird zum Phenylcarbamidsulfochlorid umgesetzt und letzteres wird mit Ammoniak in wäßriger Lösung oder durch kurzes Erhitzen im Autoklaven bei 120° zum Sulfanilamid umgewandelt.

Ferner wird die Darstellung des Sulfanilsäureamids aus dem Benzamid-p-sulfonsäureamid durch Hofmannschen Abbau vorgeschlagen[5].

Nach dem Belg.P. 444222 erhält man das Sulfanilamid aus dem Sulfinamid oder Sulfenamid durch Oxydation mittels Wasserstoffperoxyd, Kaliumpermanganat oder anderen Oxydationsmitteln.

Die Reinigung des Prontalbins läßt sich durch Lösen des Hydrochlorids in Wasser und anschließendes Ausfällen mit schwachen Basen, z. B. Na_2CO_3, bewirken[6]. Auch kann die Acetyl-Verbindung in Laugen gelöst und durch anschließendes Kochen verseift werden; durch Zugabe von Ammoniumchlorid wird das Prontalbin zur Ausfällung gebracht[7]. Nach dem FP. 867023 werden die sauren Verunreinigungen zunächst mit Ammoniak oder Natriumcarbonat-Lösung entfernt, darauf wird in Alkohol gelöst, mit alkoholischer NaOH das Natrium-Salz ausgefällt und mit Aluminiumsulfat-Lösung gewaschen. Das getrocknete Salz wird in wasserlösliches Aluminiumsalz überführt; aus diesem erhält man mit Salzsäure die freie Verbindung.

---

[1] Tréfouel, J., F. Nitti u. D. Bovet: Presse méd. **45**, 839 (1937).
[2] Binz, A.: Ber. dtsch. chem. Ges. A, **70**, 133 (1937).
[3] Gelmo, P.: J. prakt. Chem. [2] **77**, 372 (1908).
[4] Söll, J., u. A. Stutzer: Ber. dtsch. chem. Ges. **42**, 4539 (1909); G. Schroeter: Ber. dtsch. chem. Ges. **39**, 1563 (1906).
[5] AP. 2 111 913.
[6] EP. 480 059.
[7] EP. 513 242, Zus. zu EP. 480 059.

Der Ersatz der Sulfonamid-Gruppe des Prontalbins durch andere schwefelhaltige Gruppen setzt die Wirkung herab. Die Einführung eines Methyl- oder Äthyl-Restes in die Sulfonamid-Gruppe bedingt noch kein Absinken des chemotherapeutischen Effektes. Dies ist jedoch bei Verlängerung der Alkyl-Gruppe der Fall. Die acetylierten Verbindungen sind nur schwach wirksam. Substitutionen in der aromatischen Amino-Gruppe schwächen ebenfalls die Wirkung. Werden weitere Gruppen in den Kern eingeführt, z. B. Nitro-, Amino-, Methyl-Gruppen oder Chlor in 2- oder 3-Stellung, so geht die Wirkung völlig verloren[1, 2]. Zu ähnlichen Ergebnissen kamen auch K. A. JENSEN und K. SCHMIDT[3]. Nach ihren Angaben ist die bei anderen Autoren gefundene Wirksamkeit von Acyl-Derivaten in vivo auf die Hydrolyse zur freien Amino-Verbindung zurückzuführen. Wird die ringständige Amino-Gruppe gegen eine, im Körper in die Amino-Gruppe überführbare Gruppe ausgetauscht, so bleibt die Wirksamkeit erhalten. So ist das vom Körper reduzierbare p-Nitro-benzolsulfonamid therapeutisch aktiv. Wird jedoch eine Gruppe eingeführt, die der Körper nicht in eine Amino-Gruppe umwandeln kann, so entstehen durchweg unwirksame Verbindungen, wie z. B. 4-Oxy-phenylsulfonamid. Das p-Toluolsulfonamid ist zwar schwach wirksam, jedoch ist der Wirkungsmechanismus hier ein anderer als bei den üblichen Sulfonamiden. Dementsprechend sind auch die von T. DEWING und Mitarbeitern beschriebenen Verbindungen, die neben der Sulfamid-Gruppe keine basischen Substituenten tragen, fast in allen Fällen ohne wesentliche chemotherapeutische Wirkung[4]. Auch Halogen-Verbindungen, z. B. Chlor- oder Fluor-Derivate, sind wirkungslos[5]. Das Fluor-phenylsulfanilamid ist dabei nicht giftiger als das Prontalbin.

Von weiteren Derivaten, die durch Substitution im Kern des Prontalbins entstehen, sind die 1-Amino-2-alkoxy-5-alkylbenzol-4-sulfonamide zu nennen, wobei an Stelle der 2-Alkoxy- auch eine 2-Aralkoxy-Gruppe verwandt werden kann. Solche Verbindungen werden im EP. 491925 beschrieben. Als Beispiel sei das 1-Amino-2-methoxy-5-methyl-benzol-4-sulfonsäurediäthylamid

$$H_2N-\underset{CH_3}{\overset{O \cdot CH_3}{\bigcirc}}-SO_2 \cdot N(C_2H_5)_2$$

angeführt[6].

Um Prontalbin in für Injektionszwecke geeignete Lösungen zu bringen, wurden Polyäthylenglykol, Glycerin-diäthyläther, Methyl-acetamid und andere verwendet. In der Auswahl der mehrwertigen Alkohole ist größte Vorsicht geboten. So wurde der Tod von 73 Menschen bekannt, die Sulfonamid-Injektionen erhalten hatten, in denen Diäthylenglykol als Lösungsvermittler verwandt war[7]. Zur Lösung wurden im Belg.P. 431 122 ferner leicht lösliche Chinin-Salze, z. B. Chininglutaminat, vorgeschlagen.

Im *Chinfortan* liegt ein Gemisch von Sulfanilamid, Phenyl-dimethyl-pyrazolon und Chinin vor[8]; ferner erhält man wäßrige Lösungen des Sulfanilamids durch Verwendung von Hexamethylentetramin und Hexeton oder Zuckern als Lösungsvermittler[9]. In einem Zusatzpatent wird die Verwendung von Hexamethylentetramin und Alkalisalzen der Benzoesäure oder der Taurocholsäure vorgeschlagen[10].

---

[1] BOVET, D.: Schweiz. med. Wschr. **67**, 288 (1937).
[2] TRÉFOUEL, J., F. NITTI u. D. BOVET: Zit. S. 698.
[3] JENSEN, K. A., u. K. SCHMIDT: Z. Immunitätsforsch. exp. Therap. **102**, 261 (1942).
[4] DEWING, T., u. a.: J. chem. Soc. (London) **1942**, 239.
[5] Vgl. C. M. SUTER u. A. W. WESTEN: J. Amer. chem. Soc. **62**, 604 (1940).
[6] Schwz.P. 209122, Zus. zu Schwz.P. 203550; vgl. Schwz.P. 209121, Zus. zu Schwz.P. 203550. — [7] Lancet **2**, 647 (1938).
[8] Vgl.: Med.Welt **12**, 1484 (1938); DRP 676436; s. ferner DRP 718707; Holl.P. 50705.
[9] DRP 683866 u. DBP 802636. — [10] DRP 695034, Zus. zu DRP 683866.

Die Wärme-Beständigkeit der Sulfonamide (Sterilisierbarkeit) kann durch Zugabe von Sulfonen, die als Nebenprodukt bei der Sulfonamid-Synthese anfallen, erhöht werden. So werden zur Stabilisierung etwa 5—15% Sulfone zugesetzt[1].

Auch die Zugabe von Oxysäuren als Lösungsvermittler wurde in Erwägung gezogen. So erhält man durch Verwendung von Hexuronsäure nach dem AP. 2366742 lösliche Produkte von geringer Toxizität.

Im EP. 490350 und FP. 831300 werden Salze des Sulfanilamids mit nicht flüchtigen Säuren vorgeschlagen, so z. B. mit Phosphorsäure, o-Oxy-chinolinsulfonsäure, Acetylsalicylsäure oder Adipinsäure.

Nach Angaben von SMYTH und CARPENTER[2] kommen auch Benzolsulfonsäure, Phenolsulfonsäure, Camphersulfonsäure und Sulfosalicylsäure als Salzbildner für Sulfanilamid in Frage.

Nach dem AP. 2238973 sollen ölige Lösungen besser wirksam als wäßrige Lösungen sein.

N^4-Substitutions-Verbindungen des Sulfanilamids.

Auf Vorschlag von CROSSLEY, NORTHEY und HULTQUIST[3] wird der aromatisch gebundene Stickstoff des Sulfanilamids mit N^4 bezeichnet, während der Stickstoff der Sulfonamid-Gruppe mit N^1 bezeichnet wird.

Aldehyd-sulfoxylate. Schon aus den oben angeführten Arbeiten von TRÉFOUEL und JENSEN ging eindeutig hervor, daß N^4-Alkylierungen und Acylierungen ohne nennenswerten therapeutischen Erfolg waren oder zur Abschwächung der Wirkung führten. Dieses Ergebnis wurde bei zahlreichen Verbindungen immer wieder bestätigt.

In Anlehnung an das strukturähnliche Atoxyl wurde die Formaldehydbisulfit-Verbindung des Prontalbins unter dem Namen *Anticoccine* in Frankreich in den Handel gebracht.

$$NaSO_2 \cdot CH_2 \cdot NH-\!\!\left\langle\right\rangle\!\!-SO_2 \cdot NH_2$$
Anticoccine

Man erhält sie durch Umsetzung einer Suspension von 4-Amino-benzolsulfonamid mit Formaldehydbisulfit-Natrium bei etwa 90°[4].

Ferner wurden Verbindungen geschützt, die man durch Umsetzung des Prontalbins mit Formaldehydsulfoxylat oder mit Mono-chloressigsäure erhielt[5]. Nach Untersuchungen von H. BAUER[6] wird durch die Formaldehydsulfoxylat-Substitution der Index des Prontalbins verringert. Die entsprechende Acetaldehydbisulfit-Verbindung übertrifft sowohl an Verträglichkeit als an Wirksamkeit die Formaldehydbisulfit-Verbindung[7]. Sie wurde als Sulfonamid „EOS" klinisch geprüft.

Acyl-Verbindungen. N^4-Acyl-Verbindungen wurden von E. MILLER und Mitarbeitern untersucht[8]. Sie werden durch Acylierung des Sulfanilamids oder durch Umsetzung der entsprechenden Anilide mit Chlorsulfonsäure und anschließende Behandlung mit Ammoniak erhalten. Im Gegensatz zum Acetylsulfanilamid waren das N^4-Propionyl-sulfanilamid und das N^4-n-Butyryl-sulfanilamid besser wirksam. Das N^4-Valerianyl-sulfanilamid und das N^4-Caproyl-sulfanilamid erreichten fast die Wirkungsstärke des Prontalbins. Weitere Kettenverlängerung zur N^4-Heptoyl- und N^4-Octoyl-Verbindung führte zu raschem Absinken der Wirkung. Das N^4-Lauroyl-sulfanilamid ist bereits ohne Wirkung. Ebenso war auch

---

[1] AP. 2410635.
[2] SMYTH, H. F., u. C. P. CARPENTER: Science (New York) **87**, 2259 (1938); vgl. APP. 2182075, 2143829.
[3] CROSSLEY, M. L., E. H. NORTHEY u. M. F. HULTQUIST: J. Amer. chem. Soc. **60**, 2217 (1938). — [4] EP. 462765. — [5] FP. 816988.
[6] BAUER, H.: J. Amer. chem. Soc. **61**, 617 (1939).
[7] DRP 681684; EP. 524011; AP. 2214527.
[8] MILLER, E., u. a.: J. Amer. chem. Soc. **61**, 1198 (1939).

das N⁴-Benzoyl-sulfanilamid unwirksam. Verzweigung der Acyl-Seitenkette war mit starkem Wirkungsabfall verbunden. So ist bereits das N⁴-Isocaproyl-sulfanilamid wirkungslos. Das N⁴-Malonyl-sulfanilamid und das N⁴-Succinyl-sulfanilamid, die aus den entsprechenden Säureanhydriden erhalten wurden, waren ebenfalls therapeutisch wenig aktiv.

Im FP. 850553 werden N⁴-Acyl-Verbindungen des Prontalbins beschrieben, bei denen als Säuren die Fluor-, Chlor-, Brom- und Jod-Derivate der Capron-, Capryl- und Caprinsäure, ferner der Palmitin- und der Stearinsäure verwandt werden. Nach F. BERGMANN und L. HASKELBERG sollen solche Verbindungen die Sulfonamide gegen säurefeste Bakterien wirksamer machen[1]. Neben den halogenhaltigen Säuren wurden ferner Oxy- und Amino-Säuren verwandt. Verbindungen dieser Art werden im EP. 470461 beschrieben, wobei die OH- und die NH₂-Gruppe des Acyl-Restes ihrerseits wieder alkyliert, aralkyliert, aryliert oder acyliert sein kann. So werden Verbindungen der Butoxy-essigsäure, der Methoxy-essigsäure, der Phenoxy-propylsulfonsäure, der Butylamino-propionsäure und der entsprechenden Alkylamino-, Piperidino- und Diäthylamino-essigsäure neben zahlreichen weiteren Verbindungen beschrieben[2].

Als einzige Verbindung in dieser homologen Reihe ist die Carbäthoxy-Verbindung

$$C_2H_5 \cdot O \cdot CO \cdot NH-\langle\rangle-SO_2 \cdot NH_2$$

geschmacklos und gut wirksam[3].

Das N⁴-Phenylglykolyl-sulfanilamid

$$\langle\rangle-\underset{\underset{OH}{|}}{CH}-CO \cdot NH-\langle\rangle-SO_2 \cdot NH_2$$

zeichnet sich unter den Oxysäure-Verbindungen dadurch aus, daß es im Vergleich zur Grundsubstanz eine etwas verbesserte Wirkung auf Streptokokken zeigt[4]. WAGNER-JAUREGG und andere[5] verwandten Chaulmoograsäure und verschiedene andere höhere Fettsäuren, ohne daß es gelang, durch Einführung dieser lipoidlöslichen Substituenten Lepra- oder Tuberkelbazillen zu beeinflussen.

Auch die Acylierung mit zweibasischen Säuren wurde bereits durch Patente geschützt. Ferner suchte man durch Verwendung von Bernsteinsäure zu löslichen Sulfonamid-Verbindungen zu gelangen[6]. Nach dem EP. 515412 werden allgemein Acyl-Verbindungen des Sulfanilamids mit Polycarbonsäuren, wie z.B. Adipinsäure, Bernsteinsäure, usw. vorgeschlagen[7]. Beschrieben wurden ferner Derivate aromatischer Dicarbonsäuren, z.B. der Phthalsäure[8]. Auch die Pyridin-2,3-dicarbonsäure[9] wurde mit Prontalbin umgesetzt. Das Produkt erwies sich dem Prontalbin überlegen und wurde unter verschiedenen Namen, so *Supron*, *Dipron* oder *Streptal*, in den Handel gebracht.

$$\underset{N}{\langle\rangle}\genfrac{}{}{0pt}{}{-COOH}{-CO \cdot NH-\langle\rangle-SO_2 \cdot NH_2}$$
Supron

Ferner wurden Acyl-Derivate anorganischer Säuren hergestellt. So versuchte man wasserlösliche Verbindungen durch Umsetzung von p-Aminobenzolsulfon-

---

[1] BERGMANN, F., u. L. HASKELBERG: J. Amer. chem. Soc. 63, 2243 (1941).
[2] Schwz.P. 199315; vgl. FP. 816988. — [3] DRP 750740. — [4] AP. 2117260.
[5] WAGNER-JAUREGG, TH., u. a.: Ber. dtsch. chem. Ges. 75, 369 (1942).
[6] Vgl. Schwz.P. 201119. — [7] Vgl. ferner DRP 725537. — [8] FP. 843415.
[9] Schwz.P. 206622, Zus. zu Schwz.P. 201119.

amid mit Chlorsulfonsäure zu erzielen. Die letztere wurde in Form ihrer Ester oder in Form ihrer Anlagerungsprodukte an tertiäre Amine oder Pyridin verwandt[1]. So erhält man beispielsweise das 4-Sulfaminobenzolsulfonamid

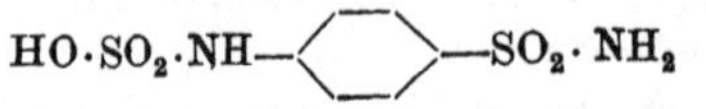

$$HO \cdot SO_2 \cdot NH-\langle\rangle-SO_2 \cdot NH_2$$

durch Umsetzung mit Chlorsulfonsäure über die Pyridin-Anlagerungsverbindung[2]. Das Natriumsalz ist leicht löslich und zur Injektion geeignet[3].
Analog gelangte man durch Verwendung von Alkylsulfochloriden in Gegenwart von Pyridin zu Verbindungen der Konstitution:

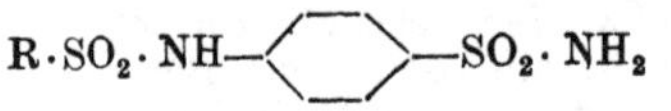

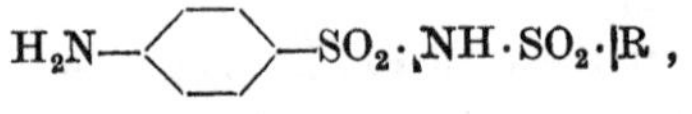

$$R \cdot SO_2 \cdot NH-\langle\rangle-SO_2 \cdot NH_2$$

$$H_2N-\langle\rangle-SO_2 \cdot NH \cdot SO_2 \cdot R\;,$$

wobei die Substitution in N^1 und N^4 erfolgen kann[4].
Das durch Umsetzung des Sulfanilamids mit Phosphoroxychlorid erhaltene Säurechlorid wurde mit Ammoniak zu nachstehender Verbindung umgesetzt[5]:

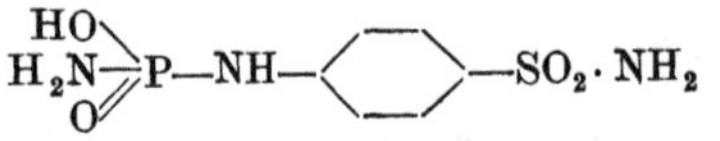

$$\begin{array}{c}HO\\H_2N-P-NH-\langle\rangle-SO_2 \cdot NH_2\\O\end{array}$$

In gleicher Weise können auch Derivate des Prontalbins oder der Sulfone mit Phosphoroxychlorid umgesetzt werden[6]. Die gebildeten Phosphorhalogenide können anschließend statt mit Ammoniak auch mit Alkalien oder Aminen behandelt werden[7]. Mit Alkoholen und Phenolen erhält man die Amidophosphorsäureester[8]:

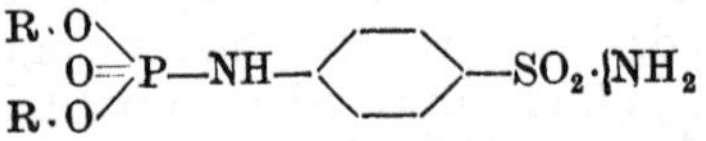

$$\begin{array}{c}R \cdot O\\O=P-NH-\langle\rangle-SO_2 \cdot NH_2\\R \cdot O\end{array}$$

Die Phosphamidsäure kann weiter mit Hexamethylentetramin neutralisiert werden. Die Additionsverbindungen sind zu Injektionszwecken geeignet[9]. Statt des Hexamethylentetramins werden auch Acridin-Derivate angewandt.

Alkyl- und Aryl-Verbindungen. Auch unter den Alkylierungsprodukten der N^4-Reihe waren Verbindungen besonderer Wirksamkeit nicht aufzufinden. Die N^4-Methyl- und N^4-Dimethyl-Verbindung des Sulfanilamids wird im Körper entmethyliert, so daß die eigentliche Wirkung dem Prontalbin selbst zuzuschreiben ist[10]. Jedoch geht diese Entmethylierung bei der N^4-Dimethyl-Verbindung so langsam vor sich, daß sie therapeutisch unbrauchbar ist. Das gleiche gilt auch für alle anderen Sulfanilamid-Abkömmlinge mit tertiärer Amino-Gruppe. Diese dystherapeutische Wirkung der Dialkyl-Verbindungen wurde von K. GANAPATHI[11] bestätigt. Von den N^4-Alkylierungs-Produkten haben daher nur die monoalkylierten Derivate therapeutischen Wert.

---

[1] DRP 690195.
[2] Schwz.P. 207607.
[3] Siehe ferner EP. 518903 u. FP. 857331.
[4] SPRAGUE, M., u. a.: J. Amer. chem. Soc. **62**, 1714 (1940).
[5] Schwz.P. 206549; vgl. Belg.P. 495994; Schwed.PP. 97899, 97900.
[6] FP. 50785, Zus. zu FP. 853666; FP. 862309.
[7] DRP 713079; EP. 531590.
[8] DRP 721667, Zus. zu 713059; Schwz.P. 214737.
[9] DRP 727473, Zus. zu DRP 713079; vgl. DRP 735695.
[10] LEWIS, R. A., u. M. TAGER: Yale J. biol. Med. **13**, 111 (1940); C. **1941**. II. 707.
[11] GANAPATHI, K.: Proc. Indian Acad. Sci. Sect. A **12**, 274 (1940).

Der eingeführte Alkyl-Rest kann durch andere Gruppen, wie z.B. =CO, —COOH, —SO$_3$H, substituiert sein oder es können auch Oxyalkyl-Gruppen verwandt werden[1]. Die N^4-Alkylierungsprodukte lassen sich in üblicher Weise durch Alkylierungsmittel aus dem Sulfanilamid selbst gewinnen.

Wasserlösliche neutrale zu Injektionen geeignete Verbindungen erhält man durch Überführung des N^1-2',3-dimethyl-buten-(2')-oxy-(1')-p-aminobenzolsulfonamids in das Diäthylaminsalz oder in das Salz einer anderen Base[2].

Die SCHIFFschen Basen entfalten im Gegensatz zu den Alkylierungsprodukten bessere Wirkungen[3]. Wie DOMAGK feststellte, wirken sie besonders günstig bei Pneumokokken-Infektion, jedoch haben sie den Nachteil, daß sie sehr instabil sind. Nach Ansicht von H.G. KOLLOFF und J.H. HUNTER[4] sollen sie gegen Pneumokokken eine verminderte Wirkung zeigen, parallel zu dieser verringerten Wirkung erfolgt aber auch eine Abnahme der Toxizität.

Durch Hydrierung der SCHIFFschen Basen gelangt man zu den Aralkyl-Verbindungen. So untersuchten H.G. KOLLOFF und J.H. HUNTER[5] das von GOISSEDET und DESPOIS entdeckte N^4-Benzylsulfanilamid. Es war zwar den SCHIFFschen Basen in der Wirkung unterlegen, zeigte aber trotzdem eine verhältnismäßig starke Wirkung. Sie ist nach Ansicht von MIETZSCH darauf zurückzuführen, daß der Benzyl-Rest verhältnismäßig leicht im Organismus abgespalten wird. Die Verbindung fand unter dem Namen *Septazine* Eingang in die Therapie.

⟨⟩—CH$_2$·NH—⟨⟩—SO$_2$·NH$_2$
Septazine

Die SCHIFFschen Basen werden in üblicher Weise durch Umsetzung des betreffenden Aldehyds mit Sulfanilamid erhalten. So werden die Capryliden-, Nonyliden- und Undecyliden-Verbindungen beschrieben[6]. In gleicher Weise werden aber auch aromatische Verbindungen, wie Cinnamyliden-, Benzyliden-sulfanilamid usw. gewonnen.

Die Hydrierung der SCHIFFschen Basen kann in Dioxanlösung in üblicher Weise erfolgen. Aus der Benzyliden-Verbindung erhält man hierbei das Benzylamino-benzolsulfonamid[7].

Wird an die aus Zimtaldehyd und Prontalbin erhaltene SCHIFFsche Base Natriumbisulfit angelagert, so erhält man das weitgehend ungiftige *Soluseptazine*[8].

⟨⟩—CH·CH$_2$·CH·NH—⟨⟩—SO$_2$·NH$_2$
　　|　　　　|
　SO$_3$Na　SO$_3$Na
Soluseptazine

Die Alkyl- und Aralkyl-Verbindungen lassen sich auch in üblicher Weise aus den entsprechenden Halogeniden und Sulfanilamid gewinnen[9].

Auch erhält man durch Umsetzung von Aralkylanilin mit Chlorsulfonsäure und anschließende Zugabe von Ammoniak das N^4-Aralkylsulfonamid[10].

Weitere N^4-Derivate. B.S. DUEGAN u.a.[11] stellten das 2-Nitro-9,4'-sulfanilamido-7-methoxyacridin

---

[1] EP. 502558.
[2] FP. 946227.
[3] GRAY, W.H., G.A.H. BUTTLE u. D. STEPHENSON: Biochemic. J. **31**, 724 (1937).
[4] KOLLOFF, H.G., u. J.H. HUNTER: J. Amer. chem. Soc. **62**, 158 (1940)
[5] KOLLOFF, H.G., u. J.H. HUNTER: J. Amer. chem. Soc. **62**, 1647 (1940).
[6] AP. 2235145.
[7] FP. 812053.
[8] FP. 831366; Schwz.P. 203885; EP. 487378.
[9] Ind.P. 23216.
[10] EP. 483945.
[11] DUEGAN, B.S., u.a.: J. chem. Soc. (London) **1939**, 476.

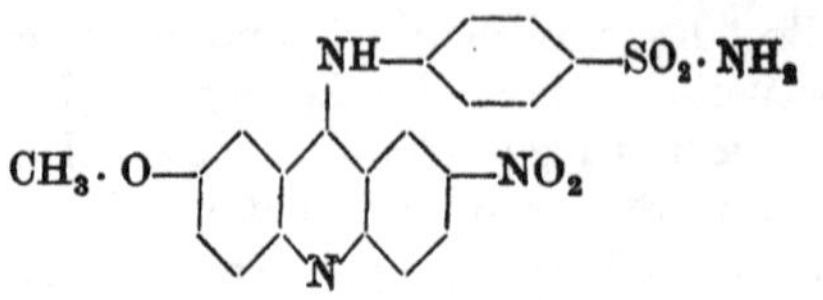

$$\text{CH}_3\cdot\text{O}-\underset{\text{acridine core}}{\text{[acridine]}}-\text{NO}_2,\quad 9\text{-NH}-\text{C}_6\text{H}_4-\text{SO}_2\cdot\text{NH}_2$$

und andere Acridin-Derivate her.

Das N⁴-[2'-(4'-Methyl-thiazolyl)]-sulfanilamid wurde von J. WALTER

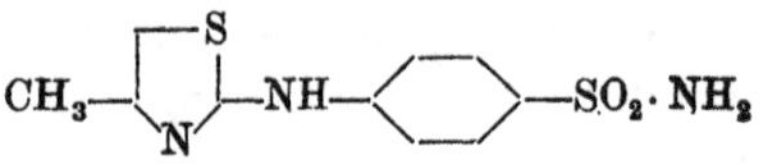

$$\text{CH}_3-\underset{\text{thiazolyl}}{\text{[}}-\text{NH}-\text{C}_6\text{H}_4-\text{SO}_2\cdot\text{NH}_2$$

beschrieben[1].

Therapeutische Bedeutung erlangten diese heterocyclisch substituierten Verbindungen nicht.

Die Kondensationsprodukte des Sulfanilamids mit Aldosen sind gut verträglich, dem Prontalbin aber in der Wirkung unterlegen.

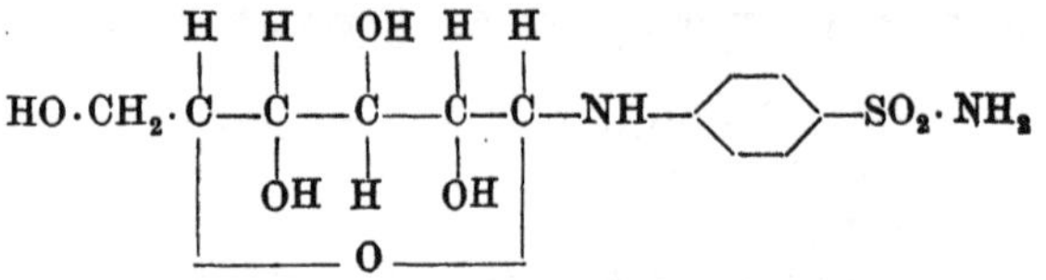

$$\text{HO}\cdot\text{CH}_2-\underset{\text{sugar chain}}{\text{CHCHCHCHCH}}-\text{NH}-\text{C}_6\text{H}_4-\text{SO}_2\cdot\text{NH}_2$$

Das Glucosid, Mannosit und Arabinosit des Sulfanilamids wurden von KUHN und BIRKHOFER[2] untersucht. Besonders günstig wirkte das Maltosid des Sulfanilamids, das sich durch seine gute Löslichkeit auszeichnet[3]. Gut löslich ist auch das Lactosid, das als *Antistreptin solubile* vertrieben wird.

H. WILLSTAEDT[4] stellte das p-Sulfonamidophenylosazon der Dehydroascorbinsäure dar. Die Prüfung ergab jedoch, daß es zwar keinerlei toxische Eigenschaften zeigt, jedoch auch baktericid wenig oder gar nicht wirksam ist.

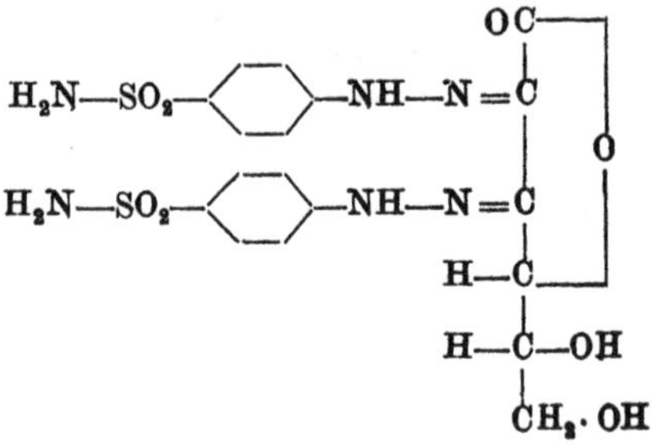

$$\begin{array}{l}\text{H}_2\text{N}-\text{SO}_2-\text{C}_6\text{H}_4-\text{NH}-\text{N}=\text{C}\\ \text{H}_2\text{N}-\text{SO}_2-\text{C}_6\text{H}_4-\text{NH}-\text{N}=\text{C}\\ \text{H}-\text{C}\\ \text{H}-\text{C}-\text{OH}\\ \text{CH}_2\cdot\text{OH}\end{array}$$

Die Überführung der aromatischen Amino-Gruppe in die **Harnstoff-Gruppe** wird nach dem AP. 2191432 durch Umsetzung des Sulfanilamids mit Alkalicyanat erreicht. Die gleiche Verbindung wurde bereits vorher von der IG-Farben-

---

[1] WALTER, J.: J. chem. Soc. (London) **1940**, 1304.
[2] KUHN, R., u. L. BIRKHOFER: Ber. dtsch. chem. Ges. **71**, 621 (1938).
[3] AP. 2167719; s. ferner FP. 842726.
[4] WILLSTAEDT, H.: Svensk. kem. Tidskr. **55**, 214 (1943).

industrie durch Einwirkung von Cyansäure erhalten[1]. Thioharnstoff-Derivate, z. B.

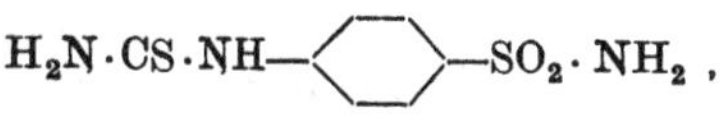

$$H_2N \cdot CS \cdot NH—\langle\rangle—SO_2 \cdot NH_2 ,$$

bilden sich aus dem entsprechenden Thiocyanat mit Ammoniak. An Stelle von Ammoniak können auch primäre oder sekundäre Amine umgesetzt werden[2]. Das Hydrazin-Derivat erhält man durch Diazotierung des Sulfanilamids und anschließende Reduktion mit $SnCl_2$ oder anderen Reduktionsmitteln[3]. Auch die Amidin-Verbindung

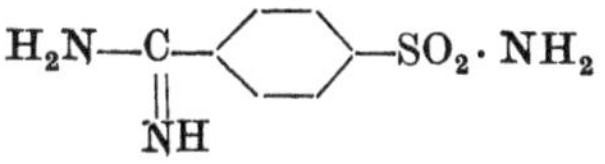

$$H_2N—\underset{\underset{NH}{\|}}{C}—\langle\rangle—SO_2 \cdot NH_2$$

ist beschrieben worden; sie soll gute therapeutische Eigenschaften besitzen[4].

In der Hoffnung, eine weitere Entgiftung des Prontalbins zu erreichen, wurde Sulfanilamid diazotiert und mit Histidin, Thyrosin oder Pferdeserum umgesetzt. Diese Verbindungen sind gegen Staphylokokken gut, weniger gegen Gonokokken wirksam[5].

N^1-Substitutions-Verbindungen.

Durch die N^4-Substitutionen wurde eine Verbreiterung der therapeutischen Wirkung des Sulfanilamids nicht erreicht. Alle Wirkungen der N^4-Derivate lassen sich auf die Abspaltung von Sulfanilamid zurückführen. Dagegen wurde unter den N^1-Substitutions-Verbindungen eine große Anzahl verschiedener Verbindungen gefunden, die in der Lage sind, auch durch Prontalbin nicht beeinflußbare Bakterienstämme anzugreifen. Ihr Wirkungsmechanismus kann daher nicht ohne weiteres durch Abspaltung von Sulfanilamid gedeutet werden.

N^1-Acyl-Verbindungen.

Die N^1-Acyl-Verbindungen des Sulfanilamids lassen sich aus dem 4-Aminobenzolsulfonamid durch Kochen mit überschüssigem Säureanhydrid erhalten. Hierbei entsteht zunächst die Diacyl-Verbindung, die durch vorsichtige Verseifung in das 4-Aminobenzolsulfon-acylamid überführt werden kann. In dieser Weise läßt sich mit Propionsäureanhydrid das 4-Aminobenzol-sulfon-propionylamid

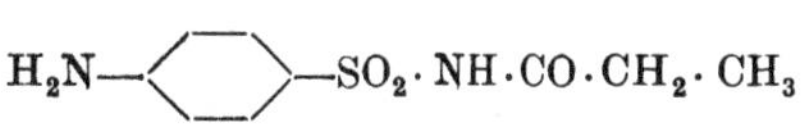

$$H_2N—\langle\rangle—SO_2 \cdot NH \cdot CO \cdot CH_2 \cdot CH_3$$

darstellen[6].

Nach dem FP. 893173 erhält man N^1-Acyl-Derivate von Sulfonamiden auch durch Umsetzung mit der freien Säure in Gegenwart von wasserentziehenden Mitteln, so daß die Verwendung von Säurechloriden oder Säureanhydriden nicht unbedingt erforderlich ist. Ferner lassen sich die Acylsulfonamide durch Umsetzung des Sulfonsäurechlorids mit dem entsprechenden Säureamid gewinnen[7]. Als Sulfochlorid verwendet man entweder das p-Nitro-benzolsulfonsäurechlorid oder das p-Acylamino-benzolsulfonsäurechlorid. Aus dem ersteren erhält man durch Reduktion, aus dem letzteren durch Verseifung das freie Amin.

---

[1] DRP 750740, Zus. zu DRP 736661.
[2] EP. 517682.
[3] Schwed.P. 97845.
[4] AP. 2414892.
[5] Passedouet, H., u. A. Vaisman: C. R. Séances Soc. Biol. Filiales Associées **180**, 130 (1939).
[6] AP. 2411495.
[7] AP. 2417005.

Nach dem AP. 2417006 gewinnt man die N^1-Acyl-Verbindungen über die Amidin-Derivate. So erhält man aus dem N-(4-Aminobenzolsulfon)-isovalerianylamidin nach 2 std. Erhitzen mit 3,5%ig. Salzsäure das 4-Aminobenzol-N^1-isovalerianylsulfonamid.

Die Acylierung der Sulfonamid-Gruppe kann unmittelbar vorgenommen werden, wenn die N^4-Amino-Gruppe geschützt oder acyliert ist. So läßt sich das N^1-Acetyl-Derivat des Sulfanilamids aus dem p-Nitro-benzolsulfonamid durch Umsetzung mit Acetylchlorid und anschließende Reduktion erhalten[1]. Das N^1-Acetylsulfanilamid ist das *Albucid*.

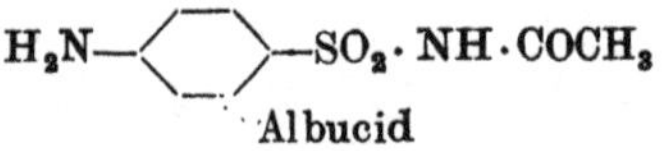

$$H_2N-\langle\underline{\quad}\rangle-SO_2\cdot NH\cdot COCH_3$$
Albucid

Derivate der Ameisensäure erhält man durch Umsetzung des Sulfanilamids mit Chlorkohlensäureester[2].

Von den langkettigen Säuren wurde das Dodecanoylsulfamid untersucht. Nach D. R. CLIMENKO[3] zeigt es gegenüber Tuberkel-Bazillen hemmende Wirkungen. Nach M. L. CROSSLEY[4] ist die Verbindung ebenso wirksam wie das Prontalbin.

In den Schwz.PP. 222966, 222967 und 222969[5] werden längerkettige Acyl-Derivate vorgeschlagen, z.B. mit Isovalerian-, Capryl- und Decansäure.

R. PULVER und H. MARTIN[6] untersuchten N^1-Derivate aus substituierter Acrylsäure, Essigsäure und Benzoesäure. Die Derivate der Acrylsäure werden im Organismus besonders rasch acetyliert. Das Dimethylacryl-sulfanilamid wurde als *Irgamid* in den Handel gebracht.

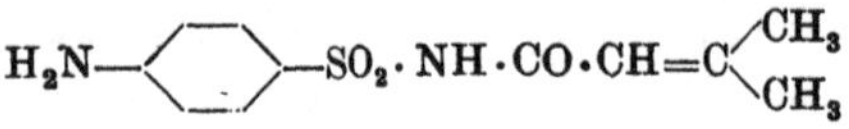

$$H_2N-\langle\underline{\quad}\rangle-SO_2\cdot NH\cdot CO\cdot CH=C\begin{smallmatrix}CH_3\\CH_3\end{smallmatrix}$$
Irgamid

Die benzoylierten Verbindungen werden besser resorbiert und sind wirksamer. Bei näherer Prüfung bewährten sich besonders die Dimethylbenzoyl-Verbindungen, so 2,4-Dimethyl-, 2,5-Dimethyl-, 4,5-Dimethyl- und 2,3-Dimethyl-benzoyl-sulfanilamide. Die dreifach- und vierfach methylierten Benzoyl-Derivate, z.B. 3,4,5-Trimethyl-, 2,4,5-Trimethyl- bzw. 2,3,5,6-Tetramethyl-benzoyl-sulfanilamide, werden schlechter resorbiert. Bei derartigen Verbindungen ist eine Wirkung gegen *Bacterium Coli* und Streptokokken häufig anzutreffen, selten dagegen gegen Pneumokokken. Gegen letztere wirkt das 4,5-Dimethyl-benzoyl-sulfanilamid sehr intensiv. Veränderung der Stellung der Methyl-Gruppen hebt jedoch die Pneumokokken-Wirksamkeit vollständig auf.

Das 3,4-Dimethylbenzoyl-sulfanilamid wurde unter dem Namen *Irgafen* in den Handel gebracht.

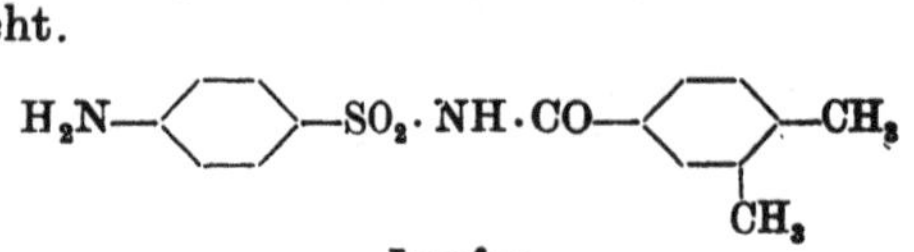

$$H_2N-\langle\underline{\quad}\rangle-SO_2\cdot NH\cdot CO-\langle\underline{\quad}\rangle-CH_3$$
$$\qquad\qquad\qquad\qquad\qquad\qquad CH_3$$
Irgafen

---

[1] Schwz.PP. 222047, 222048.
[2] Holl.P. 63307.
[3] CLIMENKO, D. R.: Proc. Soc. exp. Biol. Med. **43**, 624 (1940).
[4] CROSSLEY, M. L.: J. Amer. chem. Soc. **61**, 2950 (1939).
[5] Zus. zu Schwz.P. 213045.
[6] PULVER, R., u. H. MARTIN: Naunyn-Schmiedebergs Arch. exp. Pathol. Pharmakol. **201**, 491 (1943).

Es wirkt auf Coli-Bakterien und Streptokokken und wird vom Organismus rasch aufgenommen und gut vertragen.

Die Darstellung der benzoylierten Verbindungen wurde durch eine Reihe von Patenten geschützt; so erhält man die Benzoyl-Verbindungen aus dem 4-Nitro-benzolsulfonamid durch Einwirkung von Benzoylchlorid oder des substituierten Benzoylchlorids und anschließende Reduktion zur 4-Amino-Verbindung[1]. Im FP. 881524 wird die Umsetzung mit Alkyl-, Alkoxy- und Alkylmercapto-benzoylchlorid beschrieben. In gleicher Weise läßt sich auch das acylierte Prontosil mit Benzoylchlorid zum Benzamid-Derivat kondensieren[2]. Wasserlösliche Salze erhält man durch Umsetzung mit organischen oder anorganischen Basen[3].

Therapeutisch wirksam ist ferner auch die Nicotinyl-Verbindung, deren Darstellung durch das DRP 746685 geschützt wird.

Gallensäure-Verbindungen des Sulfanilamids werden im AP. 2441129 beschrieben. Sie erwiesen sich besonders wirksam bei Infektionen von Leber und Gallenwegen; ferner versprach man sich durch die Gegenwart des Gallensäure-Restes eine Wirkung auf Lepra und Tuberkelbazillen.

Sulfonamide, die sich von der p-Isopropoxybenzoesäure ableiten, so z. B. das N^1-(4-Isopropoxybenzoyl)-p-sulfanilamid, werden im Schwed.P. 124150 beschrieben. Man erhält die Verbindungen aus dem substituierten Benzoesäurechlorid und dem Sulfanilamid-Derivat.

M. L. CROSSLEY stellte das Disulfanilamid

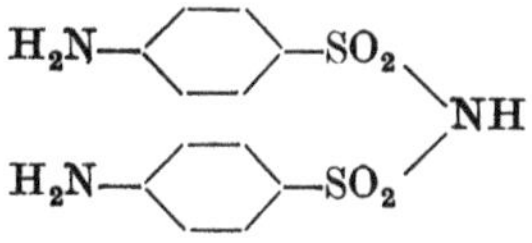

$$H_2N-\langle\rangle-SO_2\diagdown$$
$$\phantom{H_2N-\langle\rangle-SO_2\diagdown}NH$$
$$H_2N-\langle\rangle-SO_2\diagup$$

und eine Reihe ähnlicher Derivate her. Die Verbindungen sind gut wirksam und zeichnen sich durch größere therapeutische Breite aus[4]. Durch Acylierung der kernständigen Amino-Gruppe wird ihre therapeutische Aktivität herabgesetzt. Ebenso erreichte man durch N^1-Alkylierung keinen Wirkungsanstieg. Nach Untersuchung der genannten Autoren besitzen aber das N^1-Methyl- und das N^1-Äthyldisulfanilamid Virus-Wirkung.

Die Darstellung der Verbindungen erfolgt durch Umsetzung von p-Nitrooder p-Acetylamino-benzolsulfochlorid mit p-Acetylamino-benzolsulfonamid[5].

Die Disulfanilamide bilden leicht lösliche Alkalisalze, die zur Injektion geeignet sind[6].

Die freie Imino-Gruppe des Disulfanilamids kann abermals mit p-Acetylamino-benzolsulfonylchlorid umgesetzt werden. Hierbei entsteht das Di-(p-Aminobenzolsulfonyl)-p'-amino-benzolsulfonimid

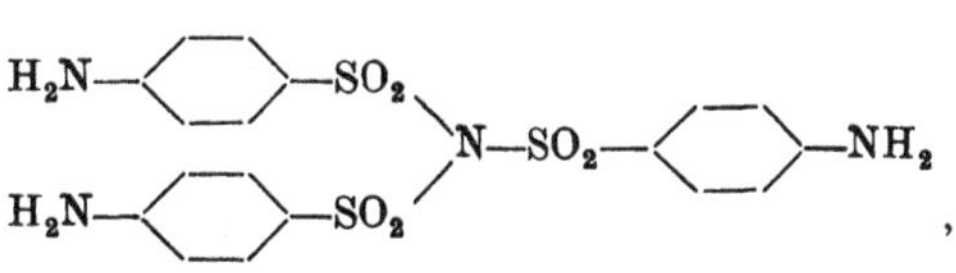

$$H_2N-\langle\rangle-SO_2\diagdown$$
$$\phantom{H_2N-\langle\rangle-SO_2}N-SO_2-\langle\rangle-NH_2$$
$$H_2N-\langle\rangle-SO_2\diagup$$

das ebenfalls baktericide Eigenschaften aufweist[7]. Schwächer wirksam waren die N^1-Alkylsulfonyl-sulfonamide

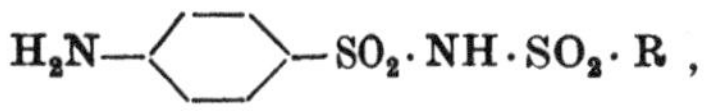

$$H_2N-\langle\rangle-SO_2\cdot NH\cdot SO_2\cdot R\,,$$

die von M. L. CROSSLEY untersucht wurden.

---

[1] Schwz.PP. 230430—230433, Zus. zu Schwz.P. 222076, ferner Schwz.P. 230596.
[2] AP. 2240496. — [3] EP. 571050. — [4] AP. 2133787. — [5] FP. 843429.
[6] FP. 845317. — [7] FP. 854325.

N^1-Alkyl-Verbindungen.

Die Alkylierung des N^1-Stickstoffs führt wie die N^4-Alkylierung zu einer starken Herabsetzung der Sulfanilamid-Wirkung. Die höher alkylierten Verbindungen, z. B. die Dipropyl- und Mono-butyl-Verbindungen, sind gänzlich unwirksam[1].

Nach dem FP. 837468 erhält man durch Umsetzung aromatischer Amine mit Chlorsulfonsäuredimethylamid oder -diäthylamid in Gegenwart von Katalysatoren, wie Aluminiumchlorid, die entsprechenden N^1-Dialkylsulfanilamide.

R. ADAMS und andere stellten eine Reihe von Alkanolamiden neben anderen Sulfanilamid-Derivaten dar, die jedoch gegen Streptokokken alle schwächer als Sulfanilamid wirkten. Sie zeichneten sich trotzdem, da zugleich die Toxizität sehr stark herabgesetzt wurde, durch besseren therapeutischen Index aus, der besonders bei Einwirkung auf Meningokokken in Erscheinung trat.

G. SEPPI[2] setzte Oxyäthylamin mit p-Acetylamino-benzolsulfonylchlorid um und erhielt dadurch eine leicht lösliche Verbindung von geringer Toxizität[3]. Die Glucosamin- und die isomere Chondrosamin-Verbindung werden nach dem DRP 706695 durch Umsetzung des p-Aminobenzolsulfonylchlorids mit Glucosamin oder Chondrosamin erhalten.

Versucht wurde ferner, durch Einführung der COOH-Gruppe in den Alkyl-Rest die Löslichkeit zu erhöhen und die Toxizität zu verringern. So erhält man durch Umsetzung von Acetylsulfanilsäurechlorid mit o-Aminosäuren besser lösliche Verbindungen[4].

Im Schwz.P. 194761 und im Holl.P. 47894 wird die Glykokoll-Verbindung beschrieben, die man durch Umsetzung mit dem entsprechenden Sulfanilsäurechlorid erhält.

K. A. JENSEN synthetisierte das p-Amino-phenyl-sulfon-acetamid

$$H_2N-\langle\bigcirc\rangle-SO_2 \cdot NH \cdot CH_2 \cdot CO \cdot NH_2 ,$$

das sich jedoch als unwirksam gegen Gonokokken und Streptokokken erwies[5].

Nach dem FP. 875316 erhält man wirksame Verbindungen durch Umsetzung der acylierten Sulfanilamide mit Aldehydbisulfit oder durch Kondensation von Amino-methansulfonsäure mit p-Acetylamino-benzolsulfochlorid. Das Natriumsalz der 4-Amino-benzolsulfonyl-amino-methansulfonsäure ist zu Injektionszwecken verwendbar. Auch die Aralkyl-Verbindungen haben keine größere Bedeutung erlangt. Entsprechende Versuche von B. SJÖGERN und anderen[6] waren ohne Erfolg, desgleichen Versuche, den Triphenylmethyl-Rest, sei es in einfacher oder in substituierter Form, einzuführen, um zu tuberkulose-wirksamen Verbindungen zu gelangen.

M. L. MOORE und Mitarbeiter prüften eine Reihe von N^4-Acyl-N^1-oxy-Derivaten, die aus den Sulfochloriden durch Umsetzung mit Hydroxylamin gewonnen werden.

$$R \cdot CO \cdot NH-\langle\bigcirc\rangle-SO_2 \cdot NH \cdot OH$$

Die Verbindungen sind wasserlöslich. Zwischen der Länge des Restes in der Acyl-Gruppe und der therapeutischen Wirkung besteht der beim Sulfanilamid (s. S. 700) genannte Zusammenhang[7].

---

[1] Siehe auch L. H. AMUNDSEN u. L. A. MALENTACHI: Science (New York) **93**, 286 (1941); EP. 538354.
[2] SEPPI, G.: Ann. chim. Farmac. **1939**, 32.
[3] Vgl. ferner EP. 512460.
[4] MAZZA, F. P., u. C. MIGLIARDI: Atti R. Acad. Naz. Lincei, Rend. [6] **28**, 152 (1938).
[5] JENSEN, K. A., u. F. LUNDQUIST: Dansk Tidsskr. Farmac. **14**, 129 (1940).
[6] SJÖGERN, B., u. a.: Svensk. kem. Tidskr. **55**, 350 (1943).
[7] MOORE, L. M., u. a.: J. Amer. chem. Soc. **62**, 1646 (1940).

N^1-Aryl-Verbindungen.

Die einfachste Aryl-Verbindung, das Sulfanilanilid

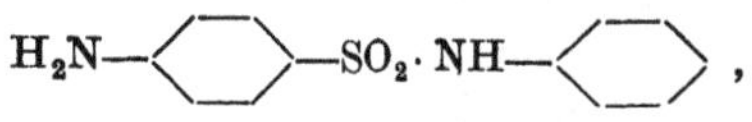

$$H_2N-\langle\rangle-SO_2\cdot NH-\langle\rangle,$$

ist nach Untersuchungen von BUTTLE und anderen[1] dem Sulfanilamid in der Wirkung unterlegen. Besser wirkende Verbindungen erhält man erst bei Einführung von Amino- bzw. Nitro-Gruppen in den zweiten Phenylkern. Die p-Nitro-Verbindung war jedoch giftiger als das Sulfanilamid. Die o,p-Dinitro-Verbindung (KLARER)

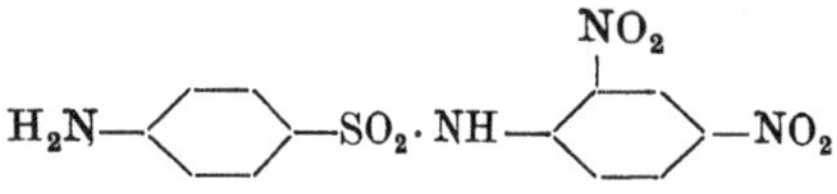

$$H_2N-\langle\rangle-SO_2\cdot NH-\langle\rangle-NO_2$$
$$\phantom{H_2N-\langle\rangle-SO_2\cdot NH-}\overset{|}{NO_2}$$

dagegen entfaltet nach Untersuchungen von DOMAGK gute Wirkungen gegen Gasbrand[2].

Größere Bedeutung erlangten die Sulfanilaminoanilide. So erhält man nach dem Schwed.P. 90259 durch Umsetzung des Sulfanilsäurechlorids mit p-Phenylendiamin oder einem anderen aromatischen Diamin wirksame Sulfanilsäureaminoanilide. Bei der Synthese sind die üblichen Variationen möglich. So kann statt mit Phenylendiamin auch mit p-Nitranilin umgesetzt und anschließend reduziert oder Mono-acetyl-p-phenylendiamin der gleichen Behandlung unterworfen werden. Schließlich läßt sich auch das Acetylsulfanilsäureamid mit Brom- bzw. p-Chlor-acetanilid umsetzen[3]. Das Anilid-Derivat entsteht auch bei Kondensation des N,N-Acylmethylsulfanilamids mit Halogenacylanilid in Gegenwart von Kupferbronze unter Abspaltung von Salzsäure[4].

Im Ind.P. 25539 werden Diamino-Derivate des Benzols, Naphthalins, Diphenyls und Diphenylmethans als Reaktionspartner vorgeschlagen, wobei die beiden aromatischen Ringe des Diphenylmethans auch über eine Keto-, Äther-, Sulfid- oder Disulfid-Brücke verbunden sein können. Die Darstellung erfolgt in ähnlicher Weise. Therapeutische Anwendung haben jedoch diese Verbindungen nicht gefunden.

Die Amino-Gruppen können schließlich ihrerseits wieder acyliert werden. So wird z.B. das Acetyl-Derivat des Sulfanilaminoanilids

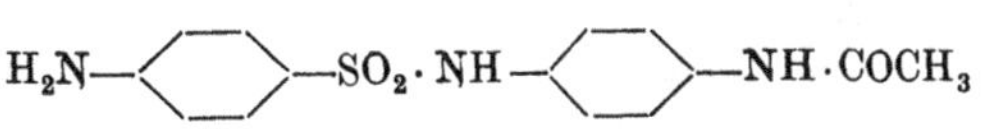

$$H_2N-\langle\rangle-SO_2\cdot NH-\langle\rangle-NH\cdot COCH_3$$

beschrieben[5].

In den N^1-Aryl-Rest wurden ferner Säure-Gruppen eingeführt. M.L.CROSSLEY und Mitarbeiter prüften Sulfanilamido-arylsulfonsäuren. Die Verbindungen waren ungiftiger und leichter löslich als Prontalbin. Für den Sulfonamid-Kern war die p-Stellung der Sulfanilamid-Gruppe unerläßlich, nicht jedoch für den zweiten Ring. Hier waren die Verbindungen mit einer SO_3H-Gruppe in o-Stellung zur Amino-Gruppe am besten wirksam, die ohne Wirkungsverlust gegen eine

---
[1] BUTTLE, G.A.H., u. a.: Lancet 1, 1286 (1936).
[2] DOMAGK, G.: Klin.Wschr. 16, 1412 (1937).
[3] Schwz.P. 194682, Zus. zu Schwz.P. 191673; Schwz.P. 194684, Zus. zu Schwz.P. 191673; Schwz.P. 194885, Zus. zu Schwz.P. 194685; vgl. Schwz.PP. 195466, 199682 199683, Zus. zu Schwz.P. 191673; Schwz.P. 199684.
[4] Schwz.PP. 199685, 199910, Zus. zu Schwz.P. 194885.
[5] FP. 51326, Zus. zu FP. 868714.

Carboxyl-Gruppe ausgetauscht werden konnte. Wurden Methyl-, Chlor-, Hydroxy-, Äther- oder Amino-Gruppen eingeführt, so nahm der chemotherapeutische Effekt der Verbindungen ab. Hervorragend wirksam war die 2,4-Bis-(sulfanilamido)-benzolsulfonsäure, während das 1,4-Bis-(sulfanilamido)-benzol nur schwache Wirkung zeigte. Das gleiche ergab sich auch beim 1,3-Bis-(sulfanilamido)-benzol. Geprüft wurden ferner Verbindungen der Naphthalin-Reihe, wobei die 1,4-Stellung die besten Verbindungen lieferte, während die 1,5-Verbindungen schwächer wirksam waren und die 2,6-Verbindung toxische Eigenschaften zeigte. Die Naphthalin-Derivate mit Ausnahme der 2,6-Verbindung bewährten sich bei Influenza und bei Streptokokken-Infektionen[1].

Ferner wurden Arylamid-Derivate des Prontalbins geschützt, in denen der Aryl-Rest eine primäre oder sekundäre Amino-Gruppe oder eine SO_3H-Gruppe oder COOH-Gruppe enthält. Aryl-o-carbonsäure-Abkömmlinge des Sulfanilamids, die zusätzlich eine Alkyl-, Halogen-, Amino- oder Nitro-Gruppe enthalten, wurden ebenfalls vorgeschlagen[2].

Therapeutische Bedeutung erlangte das von KLARER u. MIETZSCH hergestellte Sulfanilamido-phenylsulfonamid, das als *Uliron* bzw. *Diseptal* zur Gonorrhoe-Behandlung Anwendung fand.

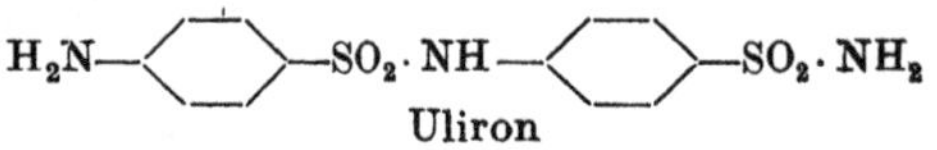

$$H_2N-\langle\rangle-SO_2\cdot NH-\langle\rangle-SO_2\cdot NH_2$$
Uliron

Sein mono-Methyl-Derivat ist das *Neo-Uliron*, die Dimethyl-Verbindung das *Uliron C*.

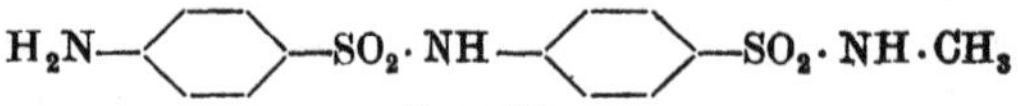

$$H_2N-\langle\rangle-SO_2\cdot NH-\langle\rangle-SO_2\cdot NH\cdot CH_3$$
Neo-Uliron

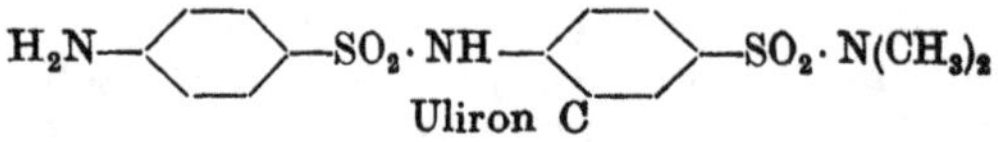

$$H_2N-\langle\rangle-SO_2\cdot NH-\langle\rangle-SO_2\cdot N(CH_3)_2$$
Uliron C

Alle drei Verbindungen wirkten gegen Streptokokken und auch gegen Gonokokken bactericid, so daß durch Uliron der Streuungskegel der Sulfanilamid-Wirkung zum ersten Male verbreitet wurde. Da es bei längerer Verabreichung kleiner Dosen Nebenerscheinungen auslöste, wurde durch FELKE die *Stoßtherapie* eingeführt, bei der man durch hohe Gaben, die im Laufe weniger Tage verabreicht werden (3—6 Tage), Heilung zu erreichen versucht. Nach einer Anfangsgabe von 4—10 g am ersten Tage sollen die weiteren Dosen in solcher Menge und solchen Zeitabständen verabfolgt werden, daß für die Dauer der Behandlung der Sulfonamid-Spiegel im Blut möglichst konstant bleibt. Beim Neo-Uliron ist der Heilerfolg bei der ersten Dosierung höher als beim Uliron. Das Uliron C wirkt schon in geringer Dosis gut, ruft aber leicht Nebenerscheinungen, z. B. Cyanose, hervor. Die Ulirone wurden durch heterocyclische Verbindungen, die ungiftiger sind, weitgehend verdrängt.

Die Darstellung des Ulirons erfolgt in üblicher Weise, wobei die primäre aromatische Amino-Gruppe während der Kondensation am N^1-Atom geschützt sein muß[3].

Es wurden auch die analogen Nitro-Verbindungen vorgeschlagen:

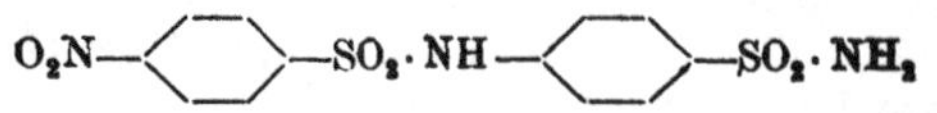

$$O_2N-\langle\rangle-SO_2\cdot NH-\langle\rangle-SO_2\cdot NH_2$$

---

[1] CROSSLEY, M. L., u. a.: J. Amer. chem. Soc. **60**, 2217 (1938); vgl. ferner AP. 2154248.
[2] EP. 486421, Zus. zu EP. 486497; FP. 830754. — [3] DRP. 686903

Man erhält sie aus den entsprechenden Amino-Derivaten durch Diazotierung und Behandeln mit Kupfernitrit, oder man geht von der entsprechenden 4-Nitrobenzol-sulfonsäure aus. Die Verbindungen sind gegen Streptokokken-Infektion bei Warmblütern verwendbar[1]. CROSSLEY und Mitarbeiter[2] stellten nachstehende, dem Uliron analoge Verbindung her, in der sie die als wirksam erkannte o-Sulfonsäure-Gruppierung mit der Uliron-Gruppierung bei weiterer Molekülvergrößerung kombinierten:

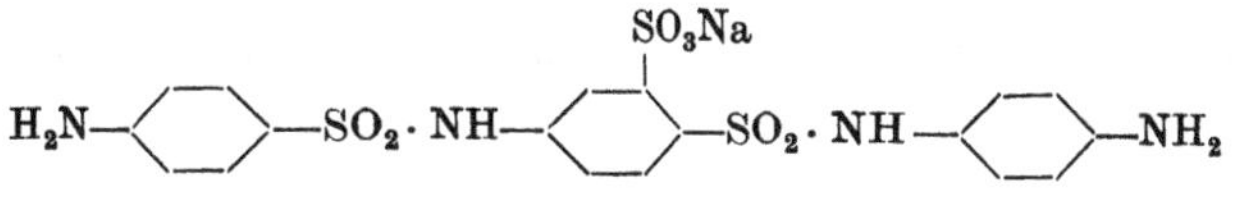

$$H_2N-\langle\rangle-SO_2\cdot NH-\langle\rangle(SO_3Na)-SO_2\cdot NH-\langle\rangle-NH_2$$

Die Verbindung soll Wirkung gegen Viren entfalten. Nach Angaben von KIKUTH fehlt ihr jedoch ein spezifischer Einfluß auf den Influenzatestvirus. Die entsprechende Nitro-Verbindung, jedoch ohne o-ständige Sulfonsäure-Gruppe,

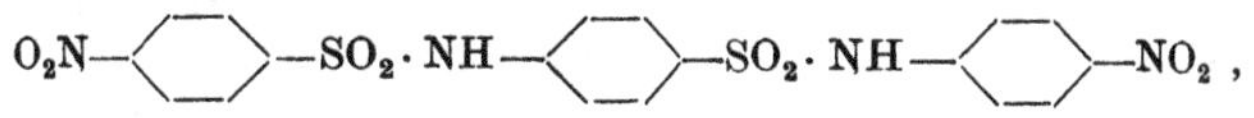

$$O_2N-\langle\rangle-SO_2\cdot NH-\langle\rangle-SO_2\cdot NH-\langle\rangle-NO_2,$$

war nach Untersuchung des gleichen Autors von guter Wirkung bei Infektion mit Spirillen[3]. Wenig erfolgreich war die Acylierung der im Uliron eingeführten Sulfonamid-Gruppe. Dahingehende Versuche wurden von CROSSLEY, FOURNEAU, GRAY und deren Mitarbeitern, sowie von weiteren Autoren unternommen[4]. Ein besser lösliches Produkt versuchte man durch Kondensation mit einer Aldose zu erhalten[5]. Auch wurde die Einführung eines Thiazol-Kerns in das Uliron-Molekül beschrieben[6]

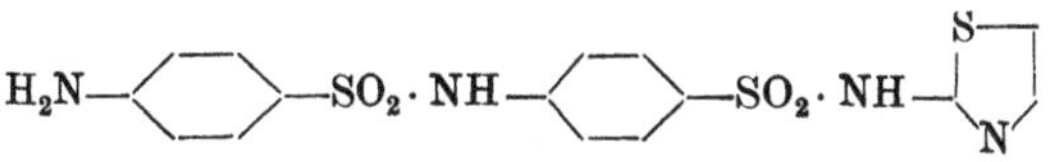

$$H_2N-\langle\rangle-SO_2\cdot NH-\langle\rangle-SO_2\cdot NH-\text{(Thiazol)}$$

und der Austausch der SO_2- gegen eine CO-Gruppe unter Bildung von Sulfanilamido-benzamid versucht[7].

B. SJÖGERN und E. BERLIN[8] untersuchten die N^1-Naphthalin-Derivate des Sulfanilamids, z.B. 2-Methyl-1-sulfanilamido-naphthalin (I), 2-Methyl-1-oxy-4-sulfanilamido-naphthalin (II), 2-Sulfanilamido-1,4-naphtochinon (III) und andere.

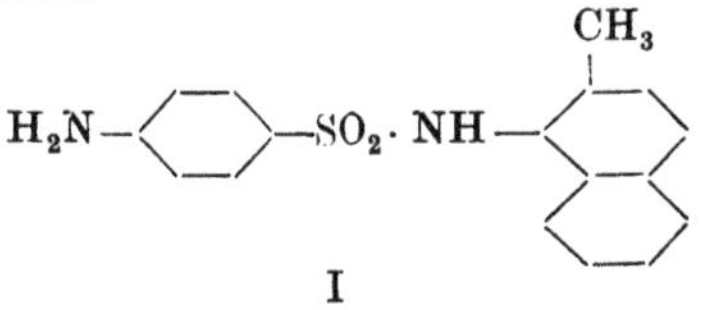

$$H_2N-\langle\rangle-SO_2\cdot NH-\text{(2-Me-Naphthyl)} \quad\quad H_2N-\langle\rangle-SO_2\cdot NH-\text{(2-Me-4-OH-Naphthyl)}$$
I 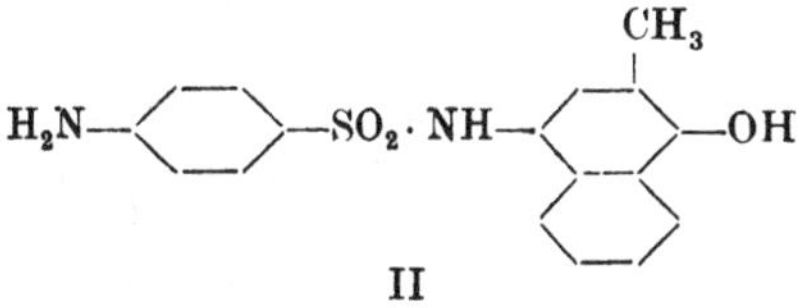 II

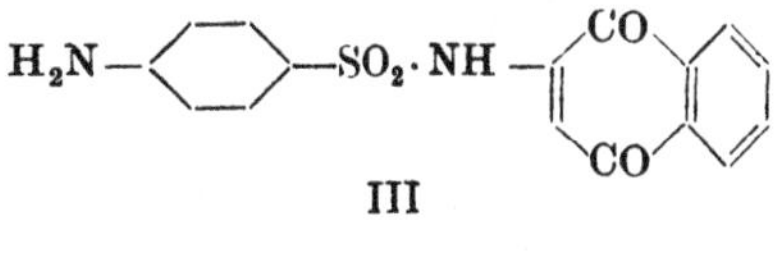

$$H_2N-\langle\rangle-SO_2\cdot NH-\text{(1,4-Naphthochinon)}$$
III

---

[1] EP. 500118
[2] CROSSLEY, M. L., u. a.: J. Amer. med. Assoc. **110**, 2099 (1938).
[3] Vgl. F. MIETZSCH: Zit. S. 696.
[4] CROSSLEY, M. L., u. a.: J. Amer. chem. Soc. **60**, 2225 (1938); E. FOURNEAU: C. R. Soc. Biol. **122**, 258 (1936); W. H. GRAY: Biochemic. J. **31**, 724 (1937).
[5] AP. 2247913. — [6] AP. 2404737. — [7] EP. 570724.
[8] SJÖGERN, B., u. E. BERLIN: Svensk. kem. Tidskr. **54**, 200 (1942).

Alle Verbindungen waren gegen Pneumokokken wirksam, wobei sich besonders das Naphthochinon-Derivat auszeichnete, das die Wirkungs-Intensität des Sulfapyridins erreichte[1]. Die Kondensation des 4-Amino-acetophenons mit Acetylsulfanilsäurechlorid liefert in Gegenwart von Kaliumacetat 4-Acetylsulfanilamido-acetophenon

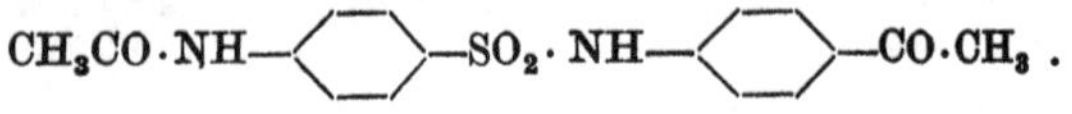

$$CH_3CO \cdot NH-\langle\rangle-SO_2 \cdot NH-\langle\rangle-CO \cdot CH_3 \; .$$

Die Sulfanil-dihalogenanilide nachstehender Konstitution zeichnen sich durch Malaria-Wirksamkeit aus:

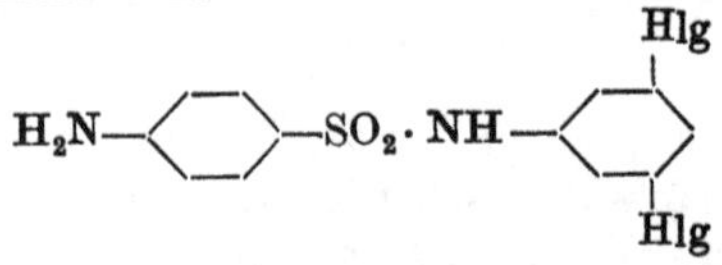

$$H_2N-\langle\rangle-SO_2 \cdot NH-\langle\rangle\genfrac{}{}{0pt}{}{Hlg}{Hlg}$$

Ein Optimum an Wirksamkeit kommt dem Dibrom-Derivat zu. Chlor- und Jod-Substitutionen führten zu schwächeren, aber ebenfalls deutlich wirksamen Verbindungen[2]. Ebenso beeinflußten Verbindungen, die an Stelle der Halogene einen Trifluormethyl-Rest trugen, die Malaria-Erreger. Werden die Halogene durch Methyl-, Methoxy-, Nitro-, Sulfonsäure-, Carbonsäuredialkylamid- oder Sulfonsäuredialkylamid-Gruppen ausgetauscht, so sind die entstehenden Verbindungen unwirksam. Das gleiche gilt für Verbindungen, bei denen der Anilid-Rest nur einen Substituenten trägt. Hierbei ist es gleichgültig, ob der Substituent in o-, m- oder p-Stellung steht. Bei Anwendung von zwei Substituenten ist die Wirksamkeit an die Substitution in 3,5-Stellung gebunden, Substitution in 3,4- oder 3,6-Stellung führt zu wirkungslosen Stoffen. Tritt zu den Halogenen in 3- und 5-Stellung ein weiterer dritter Substituent, so sind dann wirksame Verbindungen zu erwarten, wenn zwei Substituenten in 3- und 5-Stellung stehen, während Substitution in 2,4,5-Stellung zu unwirksamen Verbindungen führt.

Acylierung der freien Amino-Gruppe bedingt einen mit steigender Länge des Acyl-Restes parallel verlaufenden Wirkungsabfall. So sind das Buttersäure-, das Benzoyl- und das Phenylacetyl-Derivat ohne Wirkung. Alkylierung der Amino-Gruppe führte zu schlecht verträglichen Stoffen. Wird zweifach alkyliert, so geht die Wirkung vollständig verloren. Versuche wurden ferner unternommen die Amino- gegen eine Nitro-Gruppe auszutauschen. Hier ging unter Anstieg der Toxizität die Malaria-Wirkung verloren. Dagegen führte Umwandlung zur Schiffschen Base zu quantitativ schwächer, jedoch qualitativ gleichartig wirkenden Verbindungen. Ungünstig wirkte sich auch die Diazotierung und Kupplung zu Azofarbstoffen aus, deren bactericide Wirkung bekannt war. Schließlich wurde versucht, die freie Amino-Gruppe in einen heterocyclischen Ring einzubauen, so daß man zu Verbindungen des Chinolin-Typs gelangte[3]:

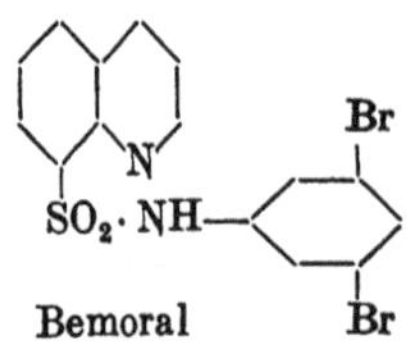

Bemoral

---

[1] Gray, W. H., u. a.: Nature (London) **150**, 431 (1942).
[2] Behnisch, R : Chem. Ber. 81, 297 (1948); vgl. DRP 734565.
[3] Vgl. AP. 2494930.

Das Chinolin-8-sulfonsäure-3',5'-dibrom-anilid hat man unter dem Namen *Bemoral* klinisch geprüft; es erwies sich etwa dem Chinin gleichwertig. Halogenierte N-Phenyl-sulfanilamide wurden von A. MOORADIAN und G. W. LEUBNET hergestellt[1]. Vorgenannte Autoren stellten weiter das 3',5'-Dijod-sulfanilanilid, 3'-Brom-5'-chlor-sulfanilanilid, 3'-Brom-5'-chlor-4'-oxy-sulfanilanilid und ähnliche Verbindungen her. Alle waren stark antibakteriell wirksam, so gegen Streptokokken, *Mycobacterium tuberculosis*, *Eberthella typhosa* und andere.

Im AP. 2519484 wird das dem Chinin ähnlich gebaute N^1-[2-(6-Methoxychinolyl-(4))-2-oxy-1-methyl-äthyl]-sulfanilamid als Malariamittel vorgeschlagen.

Heterocylische N^1-Substitutionen.

Die IG-Farbenindustrie hatte bereits in den Jahren 1936 und 1937 einzelne heterocyclische Derivate des Prontalbins hergestellt, so z. B. des 6-Methoxy-8-aminochinolins (I), 4-Aminoantipyrins (II), 3-Aminocarbazols und 3,6-Diaminoacridins (III)[2]:

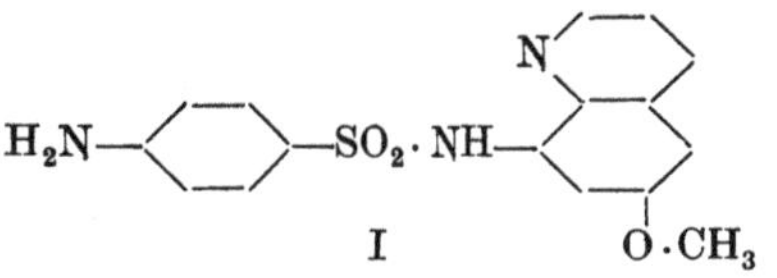

Im November 1937 erfolgte eine Patentanmeldung durch die Firma *May u. Baker*, die Sulfanilamid-Verbindungen der Pyridin-, Chinolin- und Isochinolin-Reihe anmeldete. Ende Januar 1938 nahm die *Ciba* ein Patent in dem auch schon Thiazol-Derivate erwähnt wurden. Neben dem Thiazol und Pyridin erhielt ferner auch das Pyrimidin Bedeutung. Daneben wurden zahlreiche weitere heterocyclische Systeme untersucht, die sich aber gegenüber den oben angegebenen Ringsystemen nicht durchsetzen konnten.

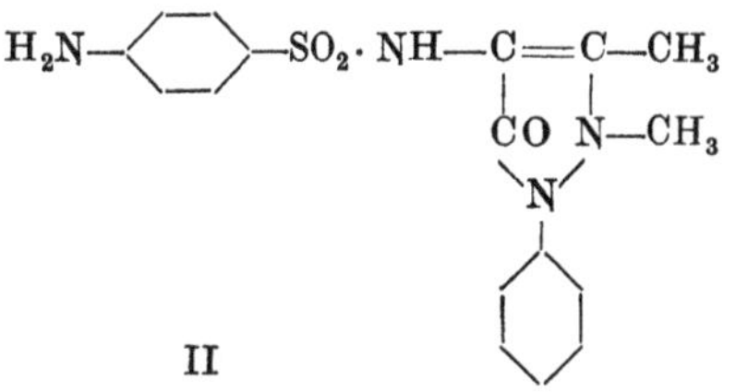

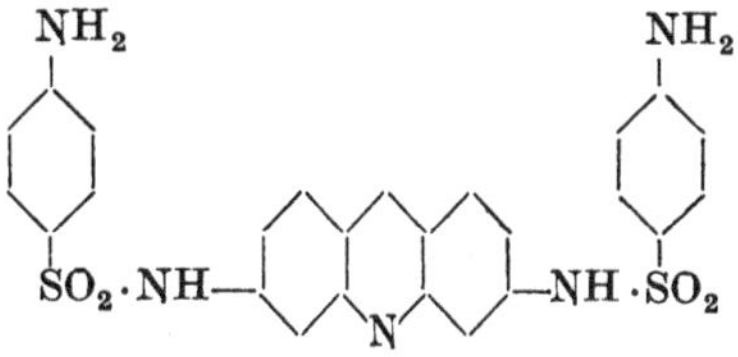

Pyridine. Das Sulfanilamidopyridin

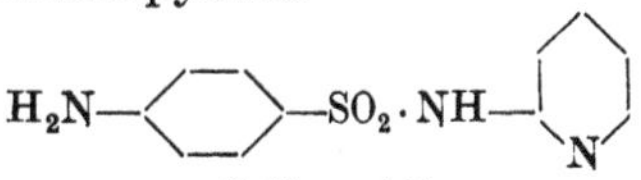

Sulfapyridin

wird in Deutschland unter dem Namen *Sulfapyridin* oder *Eubasin* in den Handel gebracht. Es entfaltet gute Wirkungen gegenüber Pneumokokken, ist jedoch nicht immer verträglich und kann Nierenschädigungen verursachen. Neben seiner bakteriostatischen Wirkung kommt ihm ein guter antipyretischer Effekt zu.

Die Darstellung erfolgt durch Umsetzung des 2-Amino-pyridins mit dem Sulfonsäurechlorid. Dabei kann die N^4-Amino-Gruppe durch einen Acetyl-Rest verschlossen oder, wie bereits vielfach beschrieben, aus einer Nitro-Gruppe durch Reduktion erst nachträglich gewonnen werden[3]. Auch läßt sich das Sulfapyridin durch Einwirkung von Sulfanilamid auf 2-Chlor-pyridin herstellen[4].

---
[1] MOORADIAN, A., u. G. W. LEUBNET: J. Amer. chem. Soc. 69, 2067 (1947).
[2] DRP 694946; F. MIETZSCH: Zit. S. 696.
[3] Siehe Schwz. PP. 216546, 220959, 221740; Schwed.P. 105426; Dän.P. 60412; FPP. 846191, 848175, 867023.
[4] EP. 530187, Zus. zu EP. 512145.

Durch Umsetzung von p-Nitrophenyl-schwefelchlorid mit α-Amino-pyridin in wasserfreiem Äther wird das 4-Nitro-1-(2'-amino-pyridin)-sulfid

$$O_2N-\langle\;\rangle-S-NH-\langle\text{pyridyl}\rangle$$

erhalten. Dieses wird mit Kaliumpermanganat zum **Sulfonamid** oxydiert, worauf anschließend durch Reduktion der Nitro-Gruppe das **Sulfapyridin** entsteht[1].

Als Oxydationsmittel eignen sich außer Kaliumpermanganat auch **Wasserstoffperoxyd**, Natriumbichromat, Salpetersäure[2].

Wird an Stelle des 2-Amino-pyridins das 4-Amino-pyridin verwandt, so erhält man weniger wirksame Verbindungen. Ebenso wird durch eine weitere Amino-Gruppe in 6-Stellung des Pyridinkerns kein **Wirkungsanstieg** erzielt. Nach dem AP. 2202933 sind jedoch Verbindungen, die in 5-Stellung eine Amino-, Nitro- oder Acylamino-Gruppe

$$H_2N-\langle\;\rangle-SO_2\cdot NH-\langle\text{pyridyl-R}\rangle \qquad R=\;\; -NO_2\;\; -NH_2\;\; -NH\cdot COCH_3$$

enthalten, dem Sulfapyridin überlegen.

Nach den Untersuchungen von R. O. ROBLIN jun. und P. S. WINNEK wirken außer dem 2-Sulfanilamido-pyridin das 3-Sulfanilamido-pyridin, das 5-Sulfanilamido-2-chlor-pyridin und die entsprechende 2-Brom-Verbindung. Schwächer wirksam ist das 2,5-Disulfanilamido-pyridin, so daß durch **Einführung** einer zweiten Sulfanil-Gruppe kein weiterer Wirkungsanstieg erreicht wurde. Schwach bakterizid ist auch das 2-Sulfanilamido-3-äthoxy-pyridin. **Gänzlich unwirksam** waren das 2-Sulfanilamido-5-jod-pyridin, das 5-Sulfanilamido-2-oxy-pyridin, die entsprechende 2-Äthoxy-Verbindung und das 5-Sulfanilamido-pyridin. Somit wirkt im 5-Sulfanilamido-pyridin nur Halogen-Substitution in 2-Stellung des Pyridin-Kerns günstig. Austausch gegen eine Oxy- und Äthoxy-Gruppe vernichtet die Wirkung. Bei der Substitution im 2-Sulfanilamido-pyridin in 5-Stellung kommen nur Substituenten in Frage, die in eine **Amino-Gruppe** umgewandelt werden können. So ist die 5-Jod-Verbindung unwirksam[3]. Von weiteren Derivaten des Sulfapyridins wurde das 2-p-Amino-phenyl-sulfonylamino-6-methyl-pyridin unter Patentschutz gestellt[4].

Nach dem AP. 2202933 wird das Sulfanilamido-5-aminopyridin durch Kondensation des Sulfonylchlorids mit 2-Amino-5-acetylamino-pyridin erhalten. Die Umsetzung wird in Pyridin vorgenommen.

Metallsalze des Sulfapyridins sind leicht wasserlöslich. **Das Natrium-Salz** reagiert stark alkalisch. Besser sind die Calcium-Salze zur **Injektion** geeignet. Als Calciumsalz liegt das Sulfapyridin im *Haptosil* oder *Orsulon* vor. Auch wird das Sulfapyridin mit Hilfe von Lösungsvermittlern ähnlich wie **Sulfanilamid** z. B. mit Hilfe von Chinin-Salzen und Pyrazolonen in Lösung gebracht[5]. Auch durch Umsetzung des Sulfapyridins mit zweibasischen Säuren, z. B. mit Bernsteinsäureanhydrid oder -halogenid, werden wasserlösliche Verbindungen gewonnen[6]. Das Bernsteinsäurehalbamid wird unter dem Namen *Dolmina* vertrieben.

---

[1] Schwz.P. 222046. — [2] Schwz.P. 222388.
[3] ROBLIN jr., R. O., u. P. S. WINNEK: J. Amer. chem. Soc. **62**, 1999 (1940).
[4] Schwz.PP. 213150, 213151; Canad.P. 462636.
[5] DRP 718797. — [6] DRP 731912.

Acyliert wurde auch mit Chinolinsäure und anderen heterocyclischen zweibasischen Säuren.

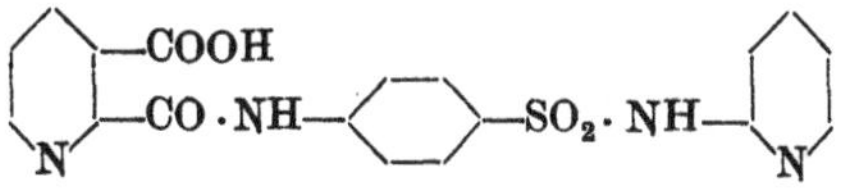

$$\text{(Pyridine)}-\text{COOH} \quad \text{CO·NH}-\text{C}_6\text{H}_4-\text{SO}_2\cdot\text{NH}-\text{(Pyridine)}$$

Hierdurch soll die Toxizität des Sulfapyridins auf $^1/_3$ herabgesetzt werden[1].
Das Sulfapyridin kann 2 tautomere Formen bilden:

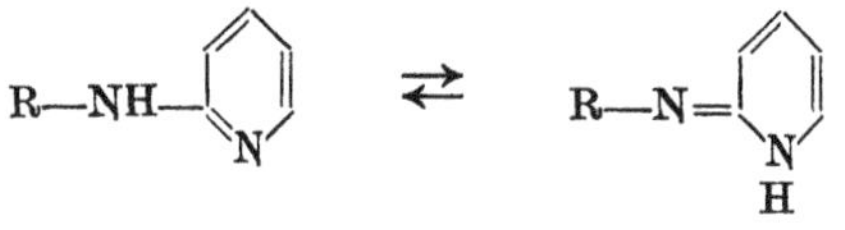

$$R-NH-\text{(Pyridyl)} \rightleftarrows R-N=\text{(Pyridyl-H)}$$

Dadurch ist es in der Lage, über die Natrium-Verbindung mit ω-Halogenalkylcarboxylaten zu reagieren. O. J. MAGIDSON und A. S. GELINA stellten auf Grund dieser Reaktionsmöglichkeit Salze der 2-Sulfanilamido-1,2-dihydropyridin-1-carbonsäure und der analogen 1-Essigsäure, 1-β-Propionsäure und der 1-Undecansäure dar. Von diesen Verbindungen war das Essigsäure-Derivat therapeutisch am besten zur Behandlung von Dysenterie und Pneumonie geeignet[2].

Thiazole. Das Sulfathiazol ist dem Sulfapyridin auf Grund seiner besseren Verträglichkeit überlegen. Es führt seltener zum Erbrechen, ist aber ebenfalls nicht ganz gefahrlos für die Niere. Es wurde von verschiedenen Firmen fast zu gleicher Zeit vorgeschlagen[3] und kam als *Cibazol*, *Eleudron* oder *Thiazomide* in den Handel.

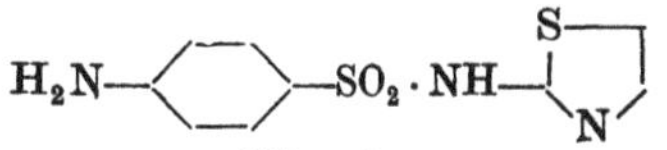

$$H_2N-\text{C}_6\text{H}_4-\text{SO}_2\cdot\text{NH}-\text{(Thiazolyl)}$$

Cibazol
Eleudron

Sulfathiazol ist dem Sulfapyridin in seiner Wirkung auf Gonokokken überlegen. Dagegen wirkt es auf Pneumokokken etwas langsamer ein. Staphylokokken werden sehr gut von Sulfathiazol angegriffen. Das Natrium-Salz reagiert nur schwach alkalisch. Es läßt sich daher besser injizieren als das Sulfapyridin-Natrium-Salz[4].

Die Darstellung des Sulfathiazols erfolgt in üblicher Weise aus dem Sulfochlorid und dem 2-Amino-thiazol[5]. In gleicher Weise kann auch die Umsetzung mit p-Nitrobenzolsulfochlorid erfolgen[6]. Durch Reduktion des 2-(4-Nitro-phenylsulfonamido)-thiazols in Alkohol mit H_2S und NH_3 erhält man nach Ansäuern mit Essigsäure das 2-(4-Aminophenyl-sulfonamido)-thiazol[7].

---

[1] EP. 569051.
[2] MAGIDSON, O. J., u. A. S. GELINA: J. chim. Gén. (UdSSR) 16, 1933 (1946).
[3] EPP. 533495, 517272; FPP. 848175, 855538; Bras.PP. 22399, 23111, 24966, 24102, 25510, 26111; DRP 742753; Schwz.PP. 216545, 217684—217686, 218231, 220137, 220343; Belg.P. 434683.
[4] FOSSBINDER, R. J., u. L. A. WALTER: J. Amer. chem. Soc. 61, 2032 (1939); F. H. BERGEIM, N. H. COY u. W. A. LOTT: J. Amer. chem. Soc. 62, 1843 (1940); W. A. LOTT u. F. H. BERGEIM: J. Amer. chem. Soc. 61, 3593 (1939).
[5] Vgl. FP. 866456; Schwz.P. 216545; FP. 872505; EP. 569220.
[6] Vgl. Schwz.PP. 210777—210783, Zus. zu Schwz.PP. 210425; Schwz.PP. 210784 bis 210794, Zus. zu Schwz.P. 210429.
[7] AP. 2382167.

Ferner kann die Umsetzung mit Säurechloriden und den **Aminothiazolcarbonsäureestern** vorgenommen werden. Anschließende Verseifung und Decarboxylierung führt auch hier zum Sulfathiazol[1].

Nach dem EP. 569221 wird das zunächst dargestellte 5-(p-Acylaminophenylsulfonamid)-2-thiazolcarbonitril durch Erhitzen mit wäßrigem Alkali in das 5-Sulfathiazol überführt.

Das Sulfathiazol läßt sich durch Umsetzung von p-Amino-phenyl-sulfonylthioharnstoff mit Chloracetal beim Kochen der wäßrigen Lösung erhalten[2]:

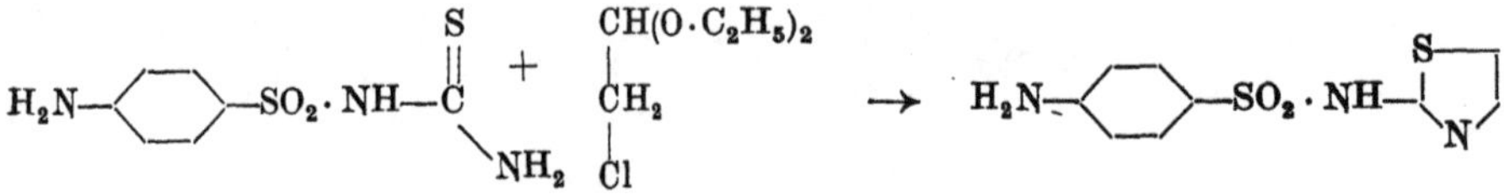

$$H_2N-\langle\rangle-SO_2\cdot NH-\underset{NH_2}{\overset{S}{\underset{\|}{C}}} + \underset{Cl}{\overset{CH(O\cdot C_2H_5)_2}{\underset{|}{CH_2}}} \rightarrow H_2N-\langle\rangle-SO_2\cdot NH-\underset{N}{\overset{S}{\rangle}}$$

In gleicher Weise kann Thioharnstoff mit α,β-Dichloräthylacetal in alkalischer Lösung zum 2-Aminothiazol kondensiert werden. Statt des α,β-Dichloracetals lassen sich auch die entsprechende Dibrom-Verbindung, ferner das α,β-Dibromdiäthylbutyrat und ähnliche Verbindungen verwenden[3].

Nach dem FP. 867318 können ganz allgemein α-halogenierte Ketone, Aldehydacetale oder Äther mit Thiocarbamiden zu Thiazol-Derivaten kondensiert werden. Nach dem RP. 66044 wird Thioharnstoff mit dem Chlorierungsprodukt, das man aus 1 Mol Chlor, der äquimolaren Menge Acetaldehyd und Äthylalkohol erhalten hat, umgesetzt. Die Ausbeute beträgt hier 55% d. Th. Man erhält das Sulfathiazol analog den zuletzt angegebenen Verfahren durch Umsetzung des Aminobenzolsulfothiocarbamids mit α-halogenierten Ketonen oder Säureestern[4].

In gleicher Weise wie das Sulfathiazol lassen sich auch die methylierten Verbindungen, z.B. das 4-Methyl-sulfathiazol aus dem Sulfochlorid und 2-Amino-4-methyl-thiazol gewinnen[5].

Nach dem Holl. P. 57249 wird 2-Oxyäthyl-harnstoff mit Kaliumpermanganat zum Aldehyd oxydiert, dieser mit dem acylierten p-Aminobenzolsulfochlorid kondensiert und der entstandene Aldehyd hierauf mit Phosphortrisulfid umgesetzt. Es erfolgt Ringschluß zum Thiazol, wobei gleichzeitig phosphorige Säure entsteht:

$$H_2N\cdot CO\cdot NH\cdot CH_2\cdot CH_2\cdot OH \rightarrow H_2N\cdot CO\cdot NH\cdot CH_2\cdot CHO$$

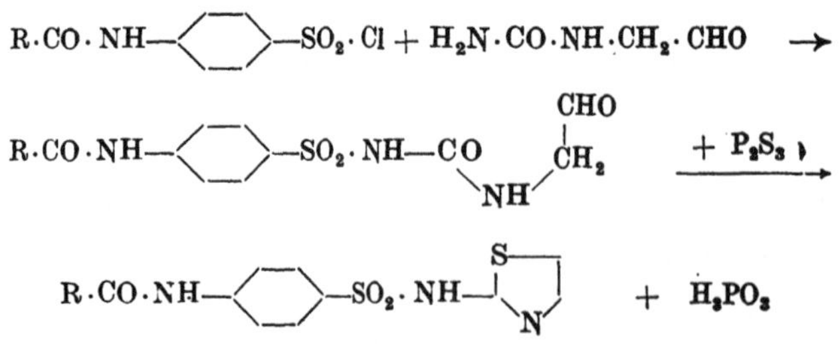

$$R\cdot CO\cdot NH-\langle\rangle-SO_2\cdot Cl + H_2N\cdot CO\cdot NH\cdot CH_2\cdot CHO \rightarrow$$

$$R\cdot CO\cdot NH-\langle\rangle-SO_2\cdot NH-CO\underset{NH}{\overset{CHO}{\underset{|}{CH_2}}} \xrightarrow{+ P_2S_3}$$

$$R\cdot CO\cdot NH-\langle\rangle-SO_2\cdot NH-\underset{N}{\overset{S}{\rangle}} + H_3PO_2$$

---

[1] Holl.P. 54368; s. ferner Holl.P. 54539; FP. 440226.
[2] Dän.P. 59382.
[3] FP. 869008; Belg.P. 440226.
[4] Schwz.P. 216269; Schwz.P. 216270.
[5] RP. 65761.

Die gute Wirkung des Sulfathiazols führte zur Untersuchung von Abwandlungsprodukten. Das aus 3 Mol Formaldehyd und 2 Mol Sulfathiazol gewonnene Kondensationsprodukt zeigt starke baktericide und hemmende Wirkung auf die Cholera-Vibrionen. Es ist daher zur oralen Therapie bei Cholera geeignet und kann auch als Prophylacticum verwandt werden.

Nach J. u. M. Sprague und L. W. Kissinger wirkt das 2-Sulfanilamido-4-methylthiazol gegen Streptokokken ebensogut wie Sulfapyridin, gegen Pneumokokken jedoch schwächer. Das 2-p-Nitrobenzol-sulfonamido-thiazol zeigt gesteigerte Streptokokken- und keine Pneumokokken-Wirkung. Einführung einer Carbäthoxy-Gruppe in 5-Stellung des Thiazol-Rings vernichtet die baktericide Wirkung. Schwächer wirken auch das Acetyl-sulfanilamido-4-äthyl-5-methyl-thiazol, das 2-Sulfanilamido-6-methyl-benzthiazol, das 2-Sulfanilamido-2-thiazolin und das 2-Sulfanilamido-4,5,6,7-tetrahydro-benzthiazol. Beschrieben wurden ferner einige in N⁴-Stellung acylierte Verbindungen dieser Art, die jedoch keine therapeutische Wirkung besitzen[1].

Das 2-Sulfanilamido-4-methyl-thiazol kam als *Ultraseptyl* in den Handel, hat sich aber in der Therapie nicht bewährt, da es Nebenwirkung verursacht[2].

$$H_2N-\langle\rangle-SO_2\cdot NH-\underset{N}{\overset{S}{\diagup}}-CH_3$$

Ultraseptyl

K. A. Jensen und A. Kjaer[3] führten in das Sulfathiazol lipophile Substituenten ein, um die Wirksamkeit gegen Tuberkel- und Leprabazillen zu verstärken. Nach Angaben von K. Schmidt wirkten die ersten Glieder der Reihe zwar gegen Pneumokokken, nicht aber gegen die anderen Bakterien. Stärker giftig sind auch die 4-Äthyl- und die 4-Phenyl-Verbindung. Am Stickstoff des Thiazol-Ringes substituierte Verbindungen untersuchten M. Hartmann und J. Druey[4]. Die chemotherapeutische Wirkung blieb erhalten, sank jedoch mit zunehmender Länge des Alkyl-Restes langsam ab. Das Isopropyl-Derivat ist schlechter wirksam als das n-Propyl-Derivat. Wird dagegen der Stickstoff der Sulfamid-Gruppe alkyliert, so geht die biologische Aktivität vollkommen verloren.

$$H_2N-\langle\rangle-SO_2\cdot N=\underset{\underset{R}{N}}{\overset{S}{\diagup}} \qquad H_2N-\langle\rangle-SO_2\cdot \underset{R}{N}-\overset{S}{\underset{N}{\diagup}}$$

wirksam $\qquad\qquad\qquad\qquad$ unwirksam

Nach K. A. Jensen[5] entsprechen 5-Sulfanilamido-thiazole

$$H_2N-\langle\rangle-SO_2\cdot NH-\overset{}{\underset{N}{\diagdown}}-S$$

in ihrer Wirkung den 1-Sulfanilamido-thiazolen. Hiernach ist die Stellungsisomerie also ohne großen Einfluß auf die Wirksamkeit der Verbindungen, obwohl eine Nachbarstellung zum ringständigen Stickstoff nicht vorliegt.

---

[1] Sprague, J., M. Spraque u. L. W. Kissinger: J. Amer. chem. Soc. **63**, 578 (1941).
[2] Bieter, R. N., u. a.: J. Amer. med. Assoc. **116**, 2231 (1941).
[3] Jensen, K. A., u. A. Kjaer: Dansk Tidsskr. Farmac. **16**, 110 (1942).
[4] Hartmann, M., u. J. Druey: Helv. chim. Acta **24**, 536 (1941).
[5] Jensen, K. A.: Dansk Tidsskr. Farmac. **17**, 189 (1943).

Antikokken-Wirkung besitzen ferner das 2-Sulfanilamido-4-oxy-thiazol und das 2-Sulfanilamido-4-oxo-thiazol[1]. Carboxy-Derivate des Sulfanilamido-thiazols prüften J. und M. Sprague und Mitarbeiter[2]. Sie waren in vitro weniger wirksam als Sulfathiazol. Die 4,5-Carboxy-Verbindung ist nicht toxisch, jedoch scheint zur Erzielung der antibakteriellen Wirkung eine Decarboxylierung notwendig zu sein, da die labilsten Verbindungen intensivere Wirkung besitzen.

Von den Säure-Derivaten des Sulfathiazols erwies sich das Bernsteinsäurehalbamid

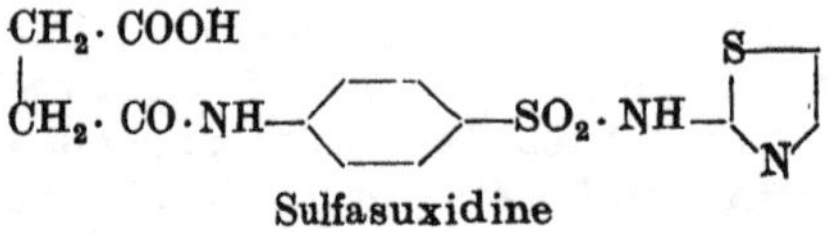

$$CH_2 \cdot COOH$$
$$CH_2 \cdot CO \cdot NH\text{—}\langle\ \rangle\text{—}SO_2 \cdot NH\text{—}[\text{thiazol}]$$

Sulfasuxidine

als gegen Dysenterie wirksam[3]. Es wurde in USA als *Sulfasuxidine* empfohlen.

Das 2(N⁴-Phthaloylsulfanilamido)-thiazol

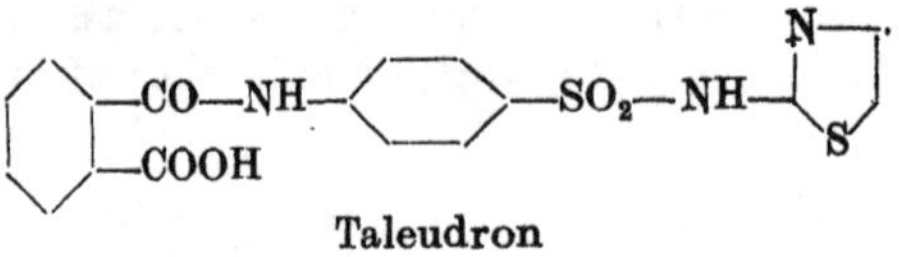

Taleudron

wird unter der Bezeichnung *Taleudron* zur Vorbereitung von Eingriffen im Magen-Darm-Gebiet, vor allem in der Dickdarm-Chirurgie, verwendet[4]

Dem Kondensationsprodukt von Sulfathiazol mit Formaldehyd kommt ebenfalls therapeutische Bedeutung zu. Nach Untersuchungen von V. V. Nabkarny[5] besitzt es wahrscheinlich nachstehende Struktur:

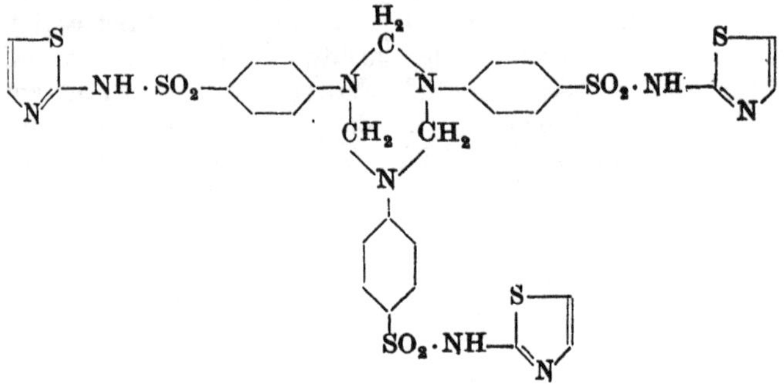

Schiffsche Basen, aus Sulfathiazol und Benzaldehyd-sulfonsäuren dargestellt, sind als Salze neutrallöslich[6].

Bakteriostatische Eigenschaften besitzen auch die durch Umsetzung von Sulfathiazol mit Aminoacridinen erhaltenen Verbindungen[7].

Verwandt mit dem Sulfathiazol sind die **Sulfathiodiazole** die sich vom Sulfathiazol durch Einführung eines weiteren Stickstoffs unterscheiden. Sie verdanken ihre Einführung in die Therapie den Arbeiten von Vonkennel, Kimig und Korth[8]. Die nicht alkylierten Verbindungen sind unwirksam. Erst durch Al-

---

[1] AP. 2444926. — [2] Sprague, J., u. M. Sprague u. a.: J. Amer. chem. Soc. 68, 266 (1946).
[3] Schwz.P. 221742. — [4] Angelo, C.: Amer. J. Surgery 70, 354 (1945).
[5] Nabkarny, V. V.: Current Sci. 18, 441 (1949). — [6] FP. 880696.
[7] AP. 2480367 u. Canad.P. 462823.
[8] Vonkennel, J., u. a.: Z. klin. Med. 188, 695 (1940); Klin. Wschr 20, 2 (1941); K. A. Jensen u. B. Possing: Dansk Tidsskr. Farmac. 15, 191 (1941).

kylierung in 5-Stellung entstehen gegen Gonokokken wirksame Verbindungen. Das 5-Äthyl-sulfathiodiazol kam als *Globucid* in den Handel. Das analoge 5-Methyl-Derivat wird in Dänemark als *Lucosil* vertrieben.

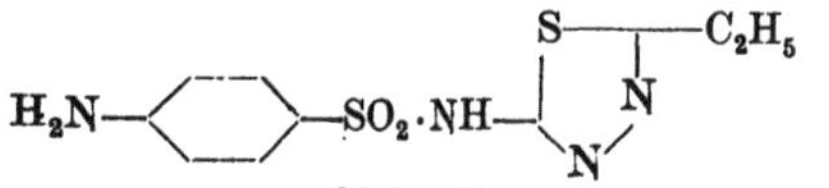

$$H_2N-\langle\rangle-SO_2\cdot NH-\underset{N}{\overset{S-C_2H_5}{|}}$$
Globucid

Globucid bildet ein neutrallösliches Natriumsalz. Es kann daher parenteral verwendet werden, zugleich wirkt es stark bakteriostatisch[1].

Durch Umsetzung von 2-Amino-5-carbamyl-thiazol mit p-Nitrobenzolsulfonylchlorid und anschließende Reduktion entsteht 2-Sulfanilamido-5-carbamyl-thiazol[2].

Versucht wurde auch, durch Einführung von Cyclopentenylundecyl- und Cyclopentenylnonyl-Resten gegen Lepra wirksame Verbindungen zu gewinnen[3].

Man erhält Verbindungen der Thiodiazol-Reihe durch Kondensation des Sulfonsäurechlorids mit 2-Amino-thiodiazol-Derivaten[4].

Nach dem FP. 514 59[5] werden 2 Mol p-Aminobenzolsulfonsäurechlorid mit 1 Mol 2-Amino-5-methyl-thiodiazol umgesetzt, worauf durch Verseifung ein Mol des Sulfonsäurechlorids wieder abgespalten wird. SCHIFFsche Basen des Sulfathiodiazols werden im FP. 918477 beschrieben.

Nach den APP. 2 525 320 u. 21 sind Sulfanilamid-Derivate von Thiodiazolen und Isoxazolen gegen Viruskrankheiten wirksam.

Im *Protocid* ist Globucid mit p-Aminobenzolsulfonamido-4-methyl-2-pyrimidin kombiniert. In Wirkung und Verträglichkeit soll nach Angaben der Hersteller das Präparat seinen Komponenten überlegen sein.

Weitere Abwandlung des Sulfathiazols wurde durch Austausch des Schwefels gegen Selen versucht. So stellte K. A. JENSEN Derivate des Selenazols[6] dar. Die Verbindungen, z. B. das 2-Sulfanilamido-selenazol und das 2-Sulfanilamido-4-methyl-selenazol, entsprechen in ihrer Pneumokokken-Wirkung dem Sulfathiazol. Das von H. J. BACKER und J. DE JONGE[7] dargestellte 2-Sulfanilamido-4-phenyl-selenazol war jedoch unwirksam, während das 2-Sulfanilamido-4-phenyl-thiazol gut gegen Pneumokokken wirkte.

Pyrimidine. DOHRN und DIETRICH stellten zuerst das Sulfapyrimidin her. Es wird unter dem Namen *Pyrimal* oder *Debenal* in den Handel gebracht[8].

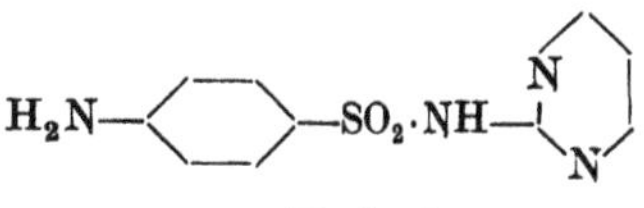

$$H_2N-\langle\rangle-SO_2\cdot NH-\underset{N}{\overset{N}{|}}$$

Pyrimal
Debenal

Das Sulfapyrimidin besitzt hervorragende Streptokokken-Wirkung. Gegen Pneumokokken entspricht seine Wirkung etwa der des Sulfapyridins. Nach Angaben von KIKUTH[9] beeinflußt es die experimentelle Virusinfektion von *Lympho-*

---

[1] SCHREUS, H. TH.: Klin. Wschr. **21**, 14 (1942). — [2] AP. 2 510 925.
[3] ARNOLD, L. H.: Ber. dtsch chem Ges. **75**, 87 (1942).
[4] FP. 879499; FP. 52546, Zus. zu FP. 879499; FP. 873442. — [5] Zus. zu FP. 866175.
[6] JENSEN, K. A.: Dansk Tidsskr. Farmac. **15**, 197 (1941).
[7] BACKER, H. J., u. J DE JONGE: Recueil Trav. chim. Pays-Bas **60**, 495 (1941).
[8] FP. 873472; Belg.P. 439871; Bras.P. 27883.
[9] KIKUTH, W.: Med. Welt **17**, 453, 483 (1943).

granuloma inguinale. Gleichwertig ist das 2-Sulfanilamido-4-methyl-pyrimidin (*Methyl-Debenal*).

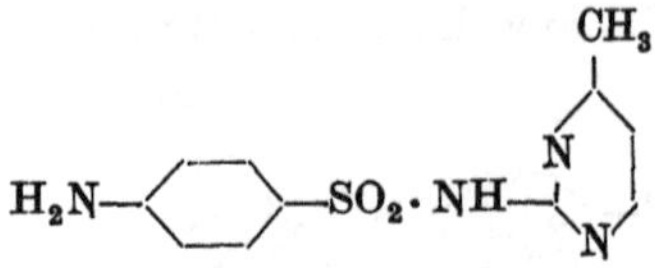

$$H_2N-\langle\rangle-SO_2\cdot NH-\text{[4-methylpyrimidin-2-yl]}$$

Methyl-Debenal

Das zur Gewinnung des Methyl-Debenals benötigte 2-Amino-4-methyl-pyrimidin läßt sich aus Diacetylen auf folgendem Wege gewinnen: Diacetylen wird in Gegenwart von KOH mit einem Alkohol umgesetzt. Aus dem zunächst entstehenden Vinylacetylenalkyläther bildet sich mit einem weiteren Mol Alkohol das Butin-(2)-acetal, das mit Säuren in das Butin-(2)-al-(1) zerfällt. Durch Anlagerung von Wasser bildet sich daraus Acetylacetaldehyd. Dieser läßt sich mit Guanidin zum 2-Amino-4-methyl-pyrimidin kondentieren:

$$HC \equiv C-C \equiv CH \rightarrow HC \equiv C-CH = CH \cdot O \cdot R \rightarrow CH_3-C \equiv C-CH(OR)_2$$
$$\rightarrow CH_3-C \equiv C-CHO \rightarrow CH_3 \cdot CO \cdot CH_2 \cdot CHO$$

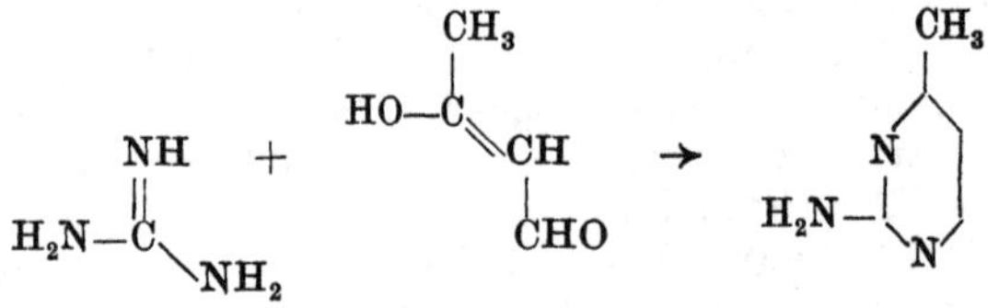

$$H_2N-\underset{NH_2}{\overset{NH}{C}} \;+\; \underset{CHO}{\overset{CH_3}{HO-C=CH}} \rightarrow H_2N-\text{[4-methylpyrimidin-2-yl]}$$

Dagegen ist das 2-(p-Aminobenzolsulfonamido)-4,6-dimethyl-pyrimidin im gleichen Virustest schwächer wirksam. Gegen bakterielle Infektionen wirkt jedoch dieses sowohl wie das Methyl-Debenal gut [1]. Es wurde als *Sulphamethazine* oder *Diazil* in den Handel gebracht.

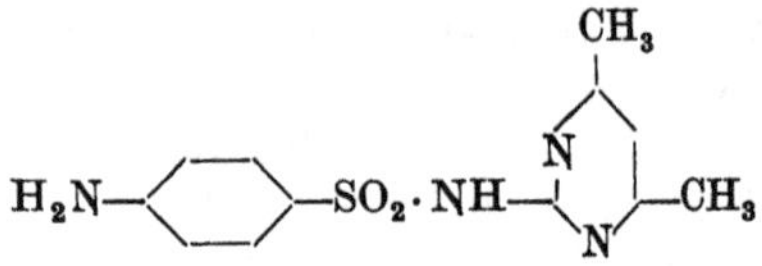

$$H_2N-\langle\rangle-SO_2\cdot NH-\text{[4,6-dimethylpyrimidin-2-yl]}$$

Sulphamethazine

Durch Umsetzung von 2-Amino-4,6-dimethoxy-pyrimidin mit p-Acetylsulfanilchlorid erhält man die entsprechende 4,6-Dimethoxy-pyrimidin-Verbindung, die sich durch lang anhaltende therapeutische Wirkung auszeichnet [2]. Die 2-Sulfanilamido-4-amino-pyrimidine sollen ebenfalls chemotherapeutische Wirkung entfalten [3].

Das dem Diazil isomere 6-(Sulfanilamido)-2,4-dimethyl-pyrimidin

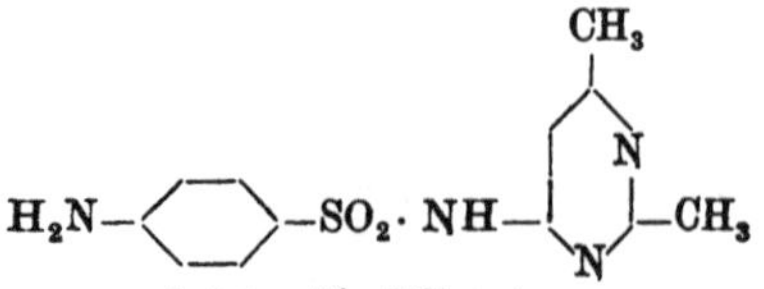

$$H_2N-\langle\rangle-SO_2\cdot NH-\text{[2,4-dimethylpyrimidin-6-yl]}$$

Aristamid, Elkosin

ist als *Aristamid (Elkosin)* im Handel.

---

[1] MACARTNEY u. a.: Lancet 1, 639 (1942).
[2] Schwz.P. 258 711. — [3] AP. 2 403 713.

Die Darstellung des Sulfapyrimidins erfolgt auch hier am einfachsten durch Kondensation des p-Amino-benzolsulfochlorids mit Aminopyrimidin[1].

Das 2-Amino-pyrimidin und seine Abkömmlinge lassen sich nach dem FP. 880872 durch Umsetzung von Guanidinsalzen mit Verbindungen der Zusammensetzung

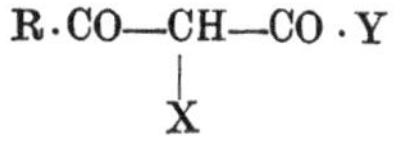

$$R \cdot CO - CH - CO \cdot Y$$
$$|$$
$$X$$

im sauren Medium erhalten. So erhält man aus Guanidinsulfat und Acetessigsäureäthylester 2-Amino-4-oxy-6-methyl-pyrimidin, aus Acetylaceton und Guanidinsulfat 2-Amino-4,6-dimethyl-pyrimidin:

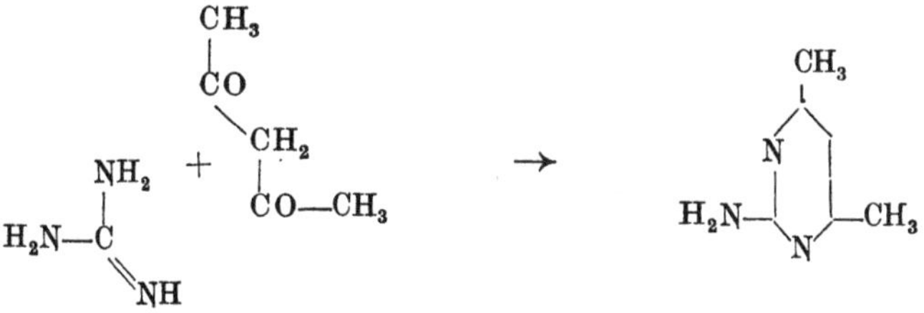

Nach dem AP. 2378318 wird das 2-Amino-4-methyl-pyrimidin durch Kondensation von Guanidin mit Natriummethylat, Aceton und Ameisensäureäthylester in einem einzigen Arbeitsgang gewonnen. Nach dem EP. 569140 erhält man Sulfapyrimidin analog hierzu aus dem Sulfaguanidin durch Umsetzung mit dem Acetal des β-Alkoxy-acroleins. In gleicher Weise wird im EP. 569157 die Darstellung des 4-Methylsulfapyrimidins beschrieben. Das 4-Methylsulfapyrimidin läßt sich auch durch Decarboxylierung aus der 4-Methyl-6-pyrimidincarbonsäure, die analog den angegebenen Synthesen gewonnen werden kann, darstellen[2]. Die Decarboxylierung wird durch Erhitzen mit Kupferbronze erzielt[3].

Von weiteren Sulfapyrimidin-Analogen sind die 6-Methoxy- und die 6-Methylmercapto-Verbindungen ebenfalls gegen Pneumokokken wirksam, wobei sich beide in ihrer Wirkung nicht wesentlich unterscheiden. Das 2-Methoxypyrimidin-Derivat ist auch pneumokokken-wirksam, aber sehr toxisch[4]. 4,6-Dialkoxysulfapyrimidine werden im EP. 575005 beschrieben.

2-Sulfanilamido-5-brom-pyrimidin entfaltet nach Untersuchungen von J. P. ENGLISH, J. H. CLARK und anderen[5] Wirkungen gegen Plasmodien, wird jedoch von p-Aminobenzoesäure nicht vollständig in seiner Wirkung aufgehoben. Gegen Colibazillen waren das Sulfanilamidobrom- und -chlorpyrimidin etwas besser wirksam als Sulfathiazol und wurden durch p-Aminobenzoesäure gehemmt. Die Halogen-Atome lassen sich durch direkte Halogenierung in das Pyrimidin einführen. Ferner kann man die Verbindungen auch aus Sulfaguanidin durch Kondensation mit Halogenmalondialdehyd erhalten.

Das 5-Chlor-2-pyrimidyl-sulfanilamid reicht jedoch in seiner Wirkung gegen die menschliche Malaria nicht aus. Es wurde unter der Bezeichnung *SN 11437* geprüft.

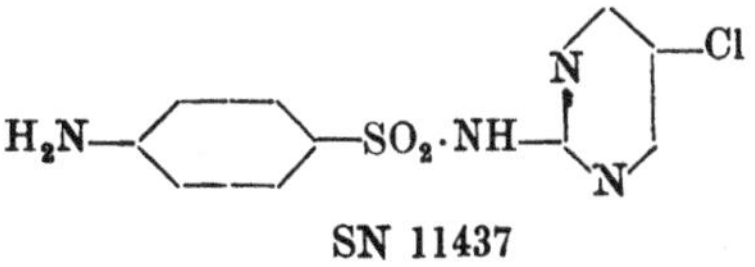

SN 11437

---

[1] SPRAGUE, J., u. M. SPRAGUE: J. Amer. chem. Soc. **63**, 3028 (1943).
[2] EP. 566228. — [3] Canad.P. 438039.
[4] BACKER, H. J., u. A. B. GREVENSTUK: Recueil Trav. chim. Pays-Bas **61**, 291 (1942).
[5] ENGLISH, J. P., u. a.: J. Amer. chem. Soc. **68**, 453 (1946).

Veränderung der Stellung der Sulfanilamid-Gruppe im Pyrimidin-Ring sollte Aufschluß über den Einfluß der Stellung der Sulfanilamid-Gruppe im Pyrimidin-Ring geben. So erhielten M. SPRAGUE und andere[1] durch Umsetzung von Sulfanilchlorid mit 4-Amino-pyrimidin-Abkömmlingen Derivate von guter baktericider Wirkung. Im FP. 886009 werden 4-Sulfanilamido-2,6-dimethylpyrimidin und andere Pyrimidin-Verbindungen beschrieben.

Ein 2-Sulfanilamido-pyrimidin nachstehender Konstitution

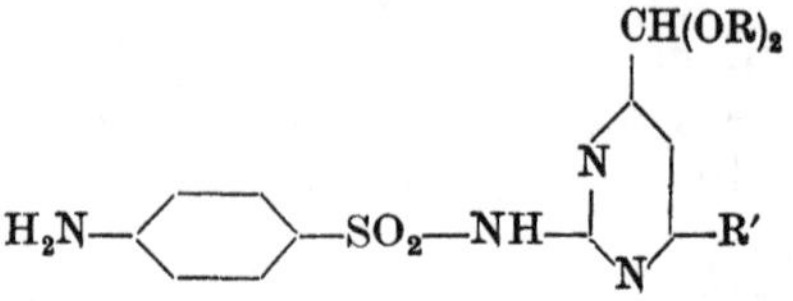

$$H_2N-\langle\rangle-SO_2-NH-\underset{N}{\overset{N}{\bigcirc}}-R' \quad \text{(mit } CH(OR)_2\text{)}$$

wird im AP. 2484606 beschrieben. Man erhält aus Guanidin-carbonat und Äthyl-α,α-diäthoxyacetoacetat das 2-Amino-4-diäthoxymethyl-6-pyrimidon, aus dem man mit $POCl_3$ die entsprechende 6-Chlor-Verbindung gewinnt, die in bekannter Weise zum Sulfonamid umgesetzt werden kann.

Außer den in 4- und 2-Stellung substituierten Verbindungen sind ferner noch Pyrimidin-Derivate mit einer Sulfonamid-Gruppe in 5- oder 6-Stellung chemotherapeutisch wirksam. So beschrieben H. J. BACKER und A. H. GREVENSTUK[2] das 6-Sulfanilamido-4-methyl-pyrimidin und das 5-Sulfanilamido-4-methyl-pyrimidin, die deutliche Pneumokokken-Wirkung zeigen. Nach dem Schwz.P. 220347 erhält man durch Umsetzung von 6-Amino-2,4-dimethyl-pyrimidin mit p-Nitrobenzol-sulfonsäurechlorid und anschließende Reduktion das gut wirksame 6-(p-Aminobenzolsulfonamido)-2,4-dimethylpyrimidin[3]. Dieses gewann als *Elkosin* Bedeutung.

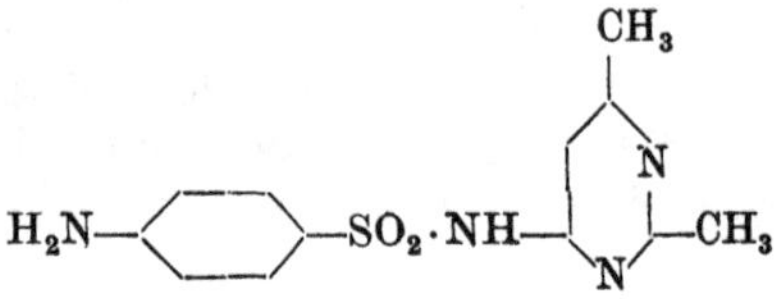

$$H_2N-\langle\rangle-SO_2\cdot NH-\underset{N}{\overset{N}{\bigcirc}}-CH_3 \quad \text{(mit } CH_3\text{)}$$

Elkosin

Das Natrium-Salz gestattet die Herstellung einer 20%ig. Lösung. Es besitzt gute Wirkung gegen Streptokokken und zeichnet sich durch geringe Toxizität aus. Nach O. GSELL wirkt es ferner gut gegen Pneumokokken, Meningokokken und Coli-Bazillen[4].

Nach Untersuchungen von A. A. GOLDBERG und W. KELLY[5] wirken 4-Methyl-2-sulfanilamidoalkyl-thiazole ebenso wie auch Sulfanilamidomethyl-4,6-dimethylpyrimidin schwächer als Sulfathiazol und Sulfadiazin. Das dem Sulfapyrimidin isomere 2-Sulfanilamido-pyrazin wurde von ELLINGSON dargestellt[6]. Es kam in USA als *Sulfapyrazin* in den Handel.

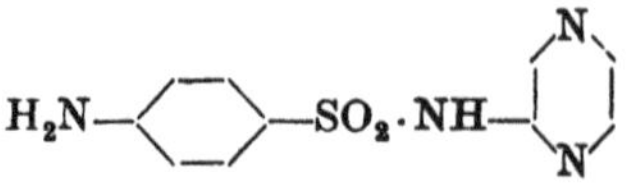

$$H_2N-\langle\rangle-SO_2\cdot NH-\underset{N}{\overset{N}{\bigcirc}}$$

Sulfapyrazin

---

[1] SPRAGUE, M., u. a.: J. Amer. chem. Soc. **63**, 3028 (1941).
[2] BACKER, H. J., u. A. H. GREVENSTUK: Recueil Trav. chim. **Pays-Bas 61**, 291 (1942).
[3] FP. 956933. — [4] GSELL, O.: Schweiz. med. Wschr. **1944**, 1091.
[5] GOLDBERG, A. A., u. W. KELLY: J. chem. Soc. [London] **1947**, 1342.
[6] ELLINGSON R. C.: J. Amer. chem. Soc. **63**, 2524 (1941).

Die Darstellung erfolgt aus dem 2-Aminopyrazin in üblicher Weise[1]. Als Kondensationsmittel wird Pyridin zugesetzt[2].

Nach dem AP. 2403776 wird p-Acylamino-benzolsulfonamid mit 2-Chlor- oder Brom-pyrazin kondensiert. Das 2-Chlor-pyrazin wird aus Pyrazin und Chlor in Gegenwart eines Katalysators durch Umsetzung in der Gasphase erhalten[3].

Nach dem FP. 921960 besitzen Diazin-Abkömmlinge nachstehender Konstitution:

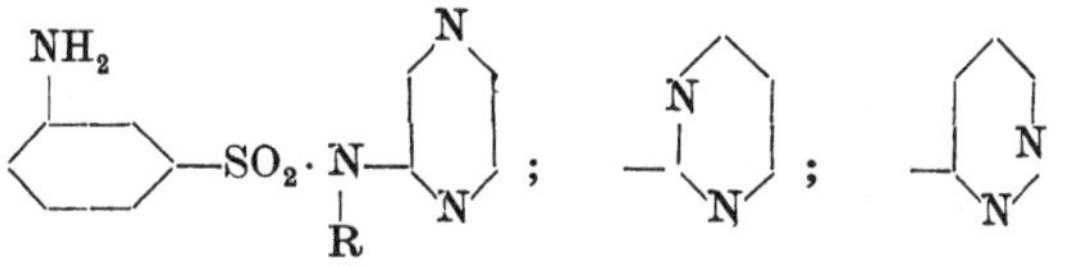

Malaria-Wirksamkeit. R kann hierbei ein Alkyl-Rest oder eine salzbildende Gruppe sein. Die Verbindungen können auch in Form ihrer Salze, z. B. als Cu-, Al-, As-Salze, oder auch als Salze von stark basischen Aminen verwandt werden. Als Diazin-Rest können sowohl Pyrimidin als auch Pyridazin und Pyrazin verwandt werden[4].

Lösliche Salze des Sulfapyrazins erhält man nach dem EP. 577627 durch Umsetzung des Sulfapyrazins mit zweibasischen Säuren, z. B. Bernsteinsäure.

Weitere Heterocyclen. Außer den bisher besprochenen Abkömmlingen des Sulfanilamids wurden zahlreiche weitere heterocyclische Derivate untersucht.

Das 3,4-Dimethyl-5-sulfanilamido-isoxazol wird als *Gantrisin* in den Handel gebracht.

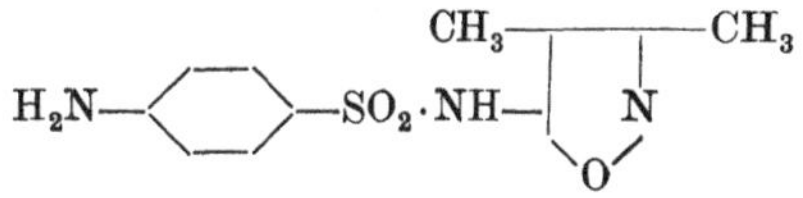

Gantrisin

Wegen seiner großen Wasserlöslichkeit ruft es keine Nierenschädigungen hervor und kann zur Behandlung von Infektionen der Harnwege verwandt werden. Außerdem beeinflußt es einzelne Formen der Meningitis[5]. Ferner werden von G. TAPPI und C. MIGLIARDI[6] Tetrazol- und 5-Methoxydiazol-

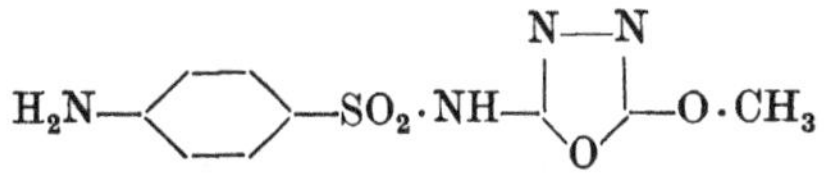

und das 5-Methyl-thiodiazolsulfanilamid

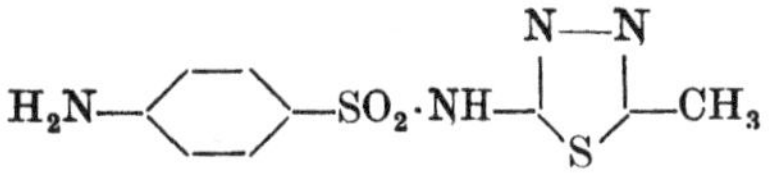

beschrieben, die jedoch unwirksam waren[7].

Analoge Isoxazol-Derivate des Sulfanilamids sind im Cand.P. 462511 und APP. 2525320 und 2525321 beschrieben. Über Oxythiazol-, Furazon- und Melamin-Derivate vgl. Cand.PP. 465281, 465277 und 465280.

---

[1] FP. 920279. — [2] AP. 2420703. — [3] FP. 922926. — [4] FP. 921961.
[5] Zit. nach Chem. Engng. News **27**, 2724 (1949).
[6] TAPPI, G., u. C. MIGLIARDI: Arch. Scienze biol. **27**, 170 (1941).
[7] Recueil Trav. chim. Pays-Bas **62**, 207 (1943).

Im EP. 521821 werden Imidazol-Derivate, die man durch Umsetzung mit Aminoglyoxalin erhält, beschrieben. Oxazol-Derivate und Glyoxazolidin-Derivate wurden weiter von K. A. JENSEN dargestellt[1]. Hier besitzt das 2-Sulfanilamido-5-phenyl-oxazol gleiche Wirkung gegen Pneumokokken wie das Sulfathiazol.

G. W. RAIZISS und andere[2] stellten verschiedene heterocyclische Verbindungen des Sulfanilamids her, so Chinolin-, Chinoxalin-, Triazin-, Thiazin-, Thiazol-, Hydantoin-, Thiazolin- und Pyrrol-Verbindungen. Jedoch ergab die pharmakologische Prüfung wenig befriedigende Resultate. Neben dem schon erwähnten Sulfanilamidopyrazin besaß nur das Sulfanilhydantoin therapeutischen Wert.

H. J. BACKER und A. H. GREVENSTUK[3] kondensierten Acetylsulfanilchlorid mit 5-Aminouracil und 5-Amino-4-methyl-uracil. Die nicht methylierte Verbindung war therapeutisch wirkungslos, während das Methyl-Derivat bei Pneumokokken-Infektionen gewissen Einfluß ausübte.

Pyrazol-Verbindungen wurden ebenfalls mehrfach hergestellt[4]. Im AP. 2384964 werden Sulfonamide mit 5gliedrigen heterocyclischen Ringen, die 2 Stickstoff-Atome enthalten, geschützt; hier wird neben dem 5-Amino-hydantoin auch das 4-Amino-pyrazol erwähnt. p-Amino-benzolsulfonamide der Pyrazol-Reihe werden ferner im FP. 585777 beschrieben. Sulfanilamidochinoline untersuchten K. A. JENSEN und F. LUNDQUIST[5]. Die Verbindungen waren gegen Pneumokokken ähnlich wirksam wie Sulfapyridin. Alkylierte Chinolin-Abkömmlinge prüften L. M. SCHENK und H. R. HENZE[6]. Unter den untersuchten Verbindungen waren die 2,3,8-Trialkyl-5-sulfamido-chinoline praktisch unwirksam gegen Streptokokken und Pneumokokken. Lediglich das Trimethyl-Derivat besaß geringe Wirkung gegen Vogelmalaria. Chinolin- und Isochinolin-Derivate werden ferner im FP. 846191[7] beschrieben.

Analog den Pyrazin-Derivaten wurde das 2-(4'-Amino-benzolsulfonamido)-chinoxalin hergestellt. Das dazu benötigte 2-Amino-chinoxalin erhält man aus Alloxazin, das mit konz. Ammoniak bei 165° und anschließende Verseifung mit HCl in das 2-Amino-3-carboxychinoxalin umgewandelt wurde. Beim Erhitzen in Nitrobenzol erfolgt Decarboxylierung. Das 2-Amino-chinoxalin wird in üblicher Weise mit Sulfanilchlorid umgesetzt:

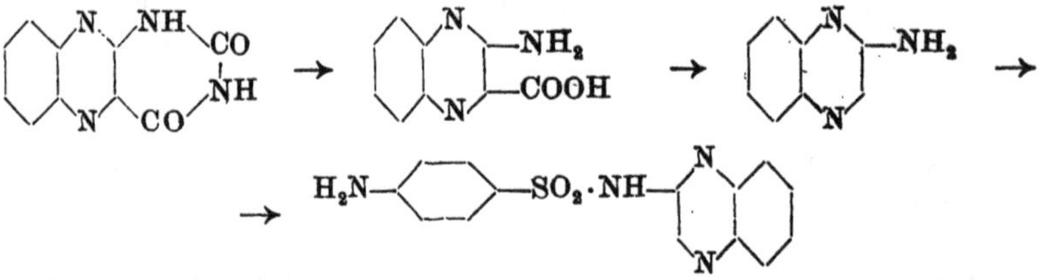

Die erhaltenen Derivate haben stark bakterizide Wirkung bei Pneumokokken- und Staphylokokken- und ähnlichen bakteriellen Infektionen[8]. Sie haben den Vorteil, daß sie in Abständen von 24—48 Std. verabreicht werden können, um eine genügend hohe Konzentration im Blut zu erzielen[9], da ihre Ausscheidung nur langsam erfolgt.

Tetrahydrochinazolin-Derivate erhält man aus Sulfaguanidin durch Umsetzung mit einem Cyclohexanon-2-carbonsäureester. So werden beispielsweise 2-(p-Aminophenylsulfonamido)-4-oxy-5,6,7,8-tetrahydro-chinazolin

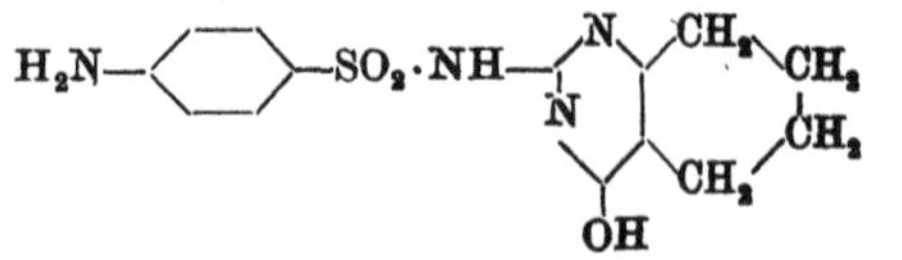

und ähnliche Verbindungen erwähnt[10].

---

[1] JENSEN, K. A.: Dansk Tidsskr. Farmac. **16**, 1 (1942).
[2] RAIZISS, G. W., u. a.: J. Amer. chem. Soc. **63**, 3739 (1941).
[3] BACKER, H. J., u. A. H. GREVENSTUK: Receuil Trav. chim. Pays-Bas **60**, 502 (1941).
[4] CRIPPA, G. B., u. S. MAFFEI: Gazz. chim. Ital. **72**, 97 (1942).
[5] JENSEN, K. A., u. F. LUNDQUIST: Dansk Tidsskr. Farmac. **14**, 208 (1940).
[6] SCHENK, L. M., u. H. R. HENZE: J. Amer. chem. Soc. **64**, 1499 (1942).
[7] EP. 512145 u. Holl.P. 63612. — [8] EP. 596867.
[9] EP. 925015; ferner APP. 2404199, 2404200. — [10] AP. 2425326.

Das 1-Sulfanil-4-carbäthoxy-5-oxy-1,2,3-triazol-Natrium und das Sulfanilazid wurden von T. EKSTRAND[1] geprüft. Die Wirkung des letzteren entsprach etwa der des Sulfapyridins. Es war gegen Pneumokokken etwa gleich, gegen Gonokokken und Meningokokken besser wirksam[2].

Auf den Erkenntnissen über den Wirkungsmechanismus der Sulfonamide (S. 739) fußend, wurde die N-[(2,4-Dioxy-6-pteridyl)-methyl]-sulfanilsäure

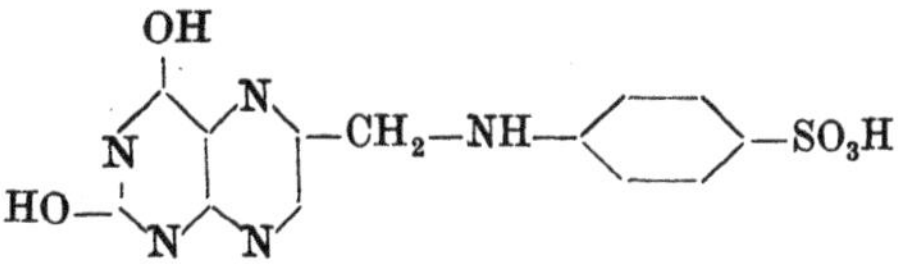

$$\text{HO}-\underset{\underset{N}{|}}{\overset{\overset{OH}{|}}{\underset{N}{\bigg[}}}\underset{N}{\overset{N}{\bigg]}}-CH_2-NH-\underset{}{\bigg\langle\underset{}{}\bigg\rangle}-SO_3H$$

dargestellt. Sie erwies sich als hochwirksam gegen pathogene Bakterien[3].

N¹-Harnstoff-Verbindungen.

Neben den heterocyclisch substituierten Sulfonamiden haben ferner Harnstoff-Derivate therapeutische Bedeutung erlangt und zwar der 4-Amino-phenyl-sulfonharnstoff

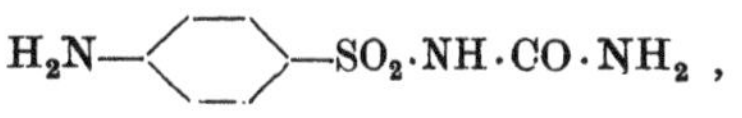

$$H_2N-\bigg\langle\bigg\rangle-SO_2\cdot NH\cdot CO\cdot NH_2 ,$$

Euvernil, Urosulfan

der Sulfanil-thioharnstoff

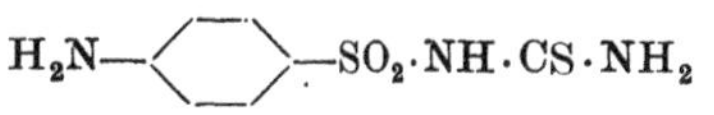

$$H_2N-\bigg\langle\bigg\rangle-SO_2\cdot NH\cdot CS\cdot NH_2$$

Badional, Fontamide

und das Sulfanilguanidin

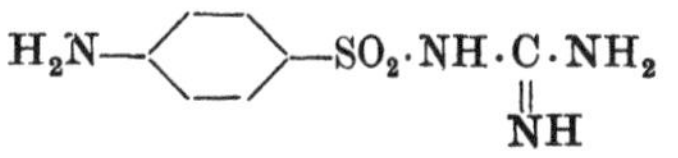

$$H_2N-\bigg\langle\bigg\rangle-SO_2\cdot NH\cdot \underset{\underset{NH}{\|}}{C}\cdot NH_2$$

Guanicil, Sulfaguanicil

Der *Sulfaharnstoff* kam in Deutschland unter dem Namen *Euvernil* in den Handel. Da er sehr rasch ausgeschieden wird, ist zur Erzielung der notwendigen Konzentration eine schnell aufeinanderfolgende perorale Darreichung geboten. Sulfaharnstoff wird hauptsächlich zur Blasen-Desinfektion gebraucht.

Zur Darstellung wird p-Acylaminophenylsulfonamid mit Kaliumcyanat umgesetzt. Wird an Stelle des Kaliumcyanats Phenylisocyanat oder ein Alkylisocyanat genommen, so erhält man die substituierten Harnstoffe[4]. Ferner können die Sulfonylharnstoffe aus den Isoharnstoffalkyläthern durch Behandlung mit Halogenwasserstoff gewonnen werden[5]. Die Isoharnstoffalkyläther erhält man durch Umsetzen des Sulfanilchlorids mit Isoharnstoffalkyläther oder nach dem AP.2356949 aus Acylsulfanilcyanamid und Alkohol in Gegenwart von Halogenwasserstoff:

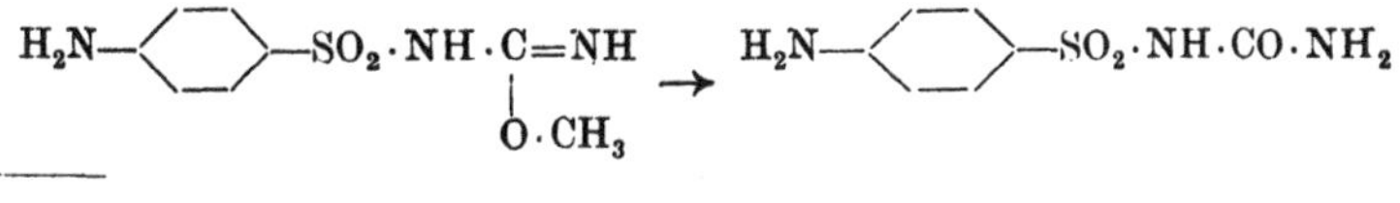

$$H_2N-\bigg\langle\bigg\rangle-SO_2\cdot NH\cdot \underset{\underset{O\cdot CH_3}{|}}{C}=NH \longrightarrow H_2N-\bigg\langle\bigg\rangle-SO_2\cdot NH\cdot CO\cdot NH_2$$

---

[1] EKSTRAND, T.: Svensk. kem. Tidskr. 54, 257 (1942).
[2] Zur Darstellung weiterer heterocyclischer Verbindungen siehe ferner Belg.PP. 431923, 439871; EPP. 891930, 876926, 878650, 391930, 882813.
[3] AP. 2504471. — [4] FP. 869935.
[5] FP. 869964; siehe ferner Schwz.PP. 224638 u. 227918, Zus. zu Schwz.P. 224638; DRP 741533; Schwz.P. 229919, Zus. zu Schwz.P. 224638.

Als dritter Weg zur Darstellung des Sulfanilharnstoffs ist die Umsetzung von Sulfanilamid mit Phosgen und Ammoniak möglich. Auch hier entsteht in guter Ausbeute Sulfanilharnstoff[1]. Schließlich kann auch das Sulfochlorid mit Harnstoff umgesetzt werden[2].

Der N-Sulfanilyl-N-isopropylharnstoff wird unter dem Namen *Loranil* besonders gegen Sepsis, Pneumonie, Angina, Furunkulose usw. empfohlen.

Von den Alkyl-Derivaten des Sulfaharnstoffs zeichnen sich durch günstige Wirkung benzylierte 4-Aminobenzolsulfonylharnstoffe aus. Diese können in der Methylen-Gruppe des Benzyl-Restes einen weiteren Alkyl-Rest tragen[3]:

$$H_2N-\langle\rangle-SO_2 \cdot NH \cdot CO \cdot NH \cdot CH-\langle\rangle$$
$$\underset{R}{|}$$

Auch der aromatische Ring im Benzyl-Rest kann substituiert werden.

Nach dem Belg.P. 446582 zeichnen sich die Urethane durch geringe Toxizität aus[4]. Das Sulfanilurethan erhält man aus dem Natriumsalz des p-Nitrobenzolsulfonamids und Chlorkohlensäureäthylester und anschließende Reduktion der Nitro- zur Amino-Gruppe[5].

In Deutschland kommt der Sulfathioharnstoff als *Badional*, in Frankreich als *Fontamide* in den Handel. Er zeigt Einfluß auf Pilz-Erkrankungen und bei Hauttuberkulose[6] und wird daher gegen Mycodermatosen, tuberkulöse Fisteln, Aspergillosen und Hautbazillosen empfohlen.

Die Darstellung erfolgt aus dem p-Acetylamino-benzol-sulfonchlorid durch Kondensation mit einem Thiocarbamidalkoxyalkyläther. Die Alkoxyalkyläther-Gruppe kann darauf abgespalten werden[7]. Die Verseifung des erhaltenen p-Acetylamino-benzolsulfothiocarbamids erfolgt durch Einwirkung von Natronlauge bei 80°[8]. Nach dem FP. 53855[9] erhält man die Thioharnstoff-Verbindungen durch Anlagerung von H_2S an die entsprechenden Sulfonylcyanamide.

Am Schwefel alkylierte Verbindungen gewinnt man durch Umsetzung des Alkylisothioharnstoffs mit Sulfanilchlorid. So wurden dargestellt der S-Methylisothioharnstoff, der S-Äthylisothioharnstoff und der S-Allylisothioharnstoff[10].

Durch Oxydation des p-Aminobenzolsulfamidothioharnstoffs in saurer Lösung entsteht nachstehende Verbindung, die in Natronlauge löslich ist und als Therapeuticum vorgeschlagen wurde:

$$H_2N-\langle\rangle-SO_2 \cdot NH \cdot \underset{\underset{NH}{\|}}{C} \cdot S \cdot S \cdot \underset{\underset{NH}{\|}}{C} \cdot NH \cdot SO_2-\langle\rangle-NH_2$$

Als Oxydationsmittel werden Wasserstoffperoxyd, Jod oder Ferrichlorid verwendet[11].

Das *Sulfaguanidin* wurde von BUTTLE und anderen durch Zusammenschmelzen von Sulfanilamid und Dicyandiamid erhalten[12]. Seine Struktur wurde von DEWING und FOSTER aufgeklärt[13]. Als *Guanicil*[14] und *Sulfoguanil*, *Ruocid* oder *Resulfon* in den Handel gebracht, erwies es sich besonders bei der bazillären Dysenterie und anderen infektiösen Darmerkrankungen als wirksam, da es trotz guter Wasserlöslichkeit nur schlecht resorbiert wird.

Nach dem FP. 918751 erhält man es aus dem p-Acetylamino-benzolsulfonyl-dicyandiamid, das in Gegenwart von Wasser oder in einer wäßrigen Lösung zum Sulfonyl-guanyl-

---

[1] FP. 877129; Belg.P. 443518. — [2] Schwz.P. 224070. — [3] FP. 919463.
[4] Siehe ferner Schwz.PP. 225930 bis 225934, Zus. zu Schwz.P. 222077; Belg.P. 446582.
[5] FP. 868325.
[6] HEINRICHS: Dtsch. med. Wschr. **70**, 561 (1944); ferner MICHEL u. PELLERAT: Z. Haut- u. Geschlechtskrankh. **70**, 170 (1943).
[7] Schwz. P. 213905. — [8] SchwzP. 215400. — [9] Zus. zu FP. 913920.
[10] FP. 874629. — [11] Schwz.P. 230809.
[12] BUTTLE, G. A. H.: Biochemic. J. **32**, 1101 (1938).
[13] DEWING, T., u. FOSTER: Nature (London) **148**, 24 (1941).
[14] Vgl. Schweiz. Apotheker-Ztg. **1943** 777, u. **1942**, 243.

harnstoff hydrolysiert. In alkalischer Lösung geht dieser beim Erhitzen unter Ammoniak-Entwicklung in das Sulfaguanidin über:

$$H_2N-\langle\rangle-SO_2\cdot NH\cdot C\cdot NH\cdot CN \rightarrow H_2N-\langle\rangle-SO_2\cdot NH\cdot C\cdot NH\cdot CO\cdot NH_2$$
$$\|\|$$
$$NHNH$$

$$\rightarrow H_2N-\langle\rangle-SO_2\cdot NH\cdot C\begin{smallmatrix}\diagup NH\\ \diagdown NH_2\end{smallmatrix}$$
Sulfaguanidin

Nach dem FP. 917475 wird das Ca-Salz des Acetylsulfanilcyanamids mit Ammoniumnitrat auf 200° erhitzt, wobei Acetylsulfanil-guanidin erhalten wird[1].

Nach S. BIRTWELL, E. HAWORTH und anderen erhält man p-Aminosulfonyl-guanidin durch Umsetzung des Sulfochlorids mit Guanidin, wobei besonders die Umsetzung mit p-Acetylamino-benzolsulfochlorid gute Ausbeuten ergab[2]. Ferner läßt sich Benzolsulfonyl-isothioharnstoffäther mit Ammoniak umsetzen[3]. Auch gelingt die Umsetzung von Sulfanilamid mit einem Salz des Isothioharnstoffs in Gegenwart von Alkali- oder Erdalkalihydroxyden oder Ammoniak[4].

Durch Umsetzung von p-Acetaminobenzolsulfamid mit einem, durch einen Alkyl- oder Oxyalkyl-Rest substituierten Isothioharnstoff erhält man ebenfalls Sulfaguanidin, wobei die Kondensation unter Mercaptan-Abspaltung erfolgt[5]. Zur Umsetzung sind Temperaturen von 150—180° erforderlich:

$$CH_3CO\cdot NH-\langle\rangle-SO_2\cdot NH_2 + R\cdot S-C\begin{smallmatrix}\diagup NH\\ \diagdown NH_2\end{smallmatrix} \rightarrow$$

$$CH_3CO\cdot NH-\langle\rangle-SO_2\cdot NH-C\begin{smallmatrix}\diagup NH\\ \diagdown NH_2\end{smallmatrix}$$

Schließlich gelang die Darstellung aus p-Aminobenzol-sulfamid und Guanidin. Nach Zugabe von Cyclohexanol wird bei kontinuierlicher Destillation auf 180—190° erhitzt[6].

Außer dem Sulfanilguanidin besitzt nach Angaben von P. S. WINNEK und anderen[7] auch das Sulfanil-alkyl-guanidin therapeutisch gute Wirkung.

Im EP. 584585 werden Acyl-Derivate des p-Aminophenyl-sulfonyl-guanidins beschrieben. Alkyl-Derivate, die aus dem Sulfochlorid und Alkylguanidin gewonnen werden, sind in den bereits erwähnten Patenten ebenfalls angeführt.

E. HAWORTH, F. L. ROSE und F. H. SLINGER[8] prüften Verbindungen nachstehender Konstitution, die jedoch gegen Streptokokken weniger gut wirksam waren als das Sulfaguanidin:

$$H_2N-\langle\rangle-SO_2\cdot NH\cdot C\begin{smallmatrix}\diagup NH\\ \diagdown N\diagup R_1\\ \diagdown R_2\end{smallmatrix}$$

$$H_2N-\langle\rangle-SO_2\cdot NH-C\begin{smallmatrix}\diagup N\diagdown\\ \diagdown N\diagup\end{smallmatrix}(CH_2)_n$$
$$H$$

---

[1] Siehe ferner AP. 2377485 u. DBP 805515.
[2] AP. 2414403; vgl. ferner FP. 869963; AP. 2218490; Can.P. 399463.
[3] APP. 2416995, 2230875; Schwed.P. 108500; FP. 913162.
[4] Cand.P. 463866. — [5] EP. 556425.
[6] HAWORTH, E., u.a.: J. chem. Soc. (London) **1946**, 491; EP. 596592; hierzu Schwz.P. 227266.
[7] WINNEK, P. S., u.a.: J. Amer. chem. Soc. **64**, 1682 (1942); AP. 2301000.
[8] HAWORTH, E., F. L. ROSE u. F. H. SLINGER: J. chem. Soc. (London) **1947**, 820.

Neben dem Sulfaguanidin wurden auch Amidin-Derivate untersucht. So erhält man durch Einwirkung von p-Acetylamino-benzolsulfonamid auf Acetiminoäther das p-Acetylamino-benzolsulfon-acetamidin[1].

Im Schwed.P. 105487 werden als Therapeutica Amidin-Derivate nachstehender allgemeiner Konstitution beschrieben:

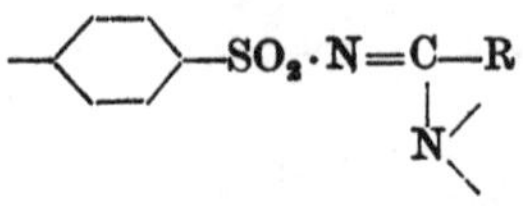

$$-\langle\bigcirc\rangle-SO_2 \cdot N=C-R$$
$$\qquad\qquad\qquad\qquad |$$
$$\qquad\qquad\qquad\qquad N\langle$$

Die Amidine erlangten aber im Gegensatz zu den Guanidin-Abkömmlingen keine Bedeutung.

Weitere Sulfonamid-Verbindungen. Alle bisher beschriebenen Sulfonamid-Derivate zeichnen sich durch mindestens eine ringständige Amino-Gruppe aus. Nach den APP. 2524799—2524802 läßt sich die Amino-Gruppe auch durch eine Hydroxyl-Gruppe ersetzen. Die Verbindungen sollen gegen neurotrope Viruskrankheiten wirksam sein. Nur in dem von J. KLARER hergestellten *Marfanil*, dem p-Aminomethylbenzolsulfonamid, ist die ringständige Amino-Gruppe in die Seitenkette verlagert worden:

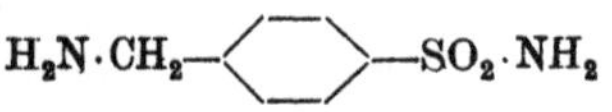

$$H_2N \cdot CH_2-\langle\bigcirc\rangle-SO_2 \cdot NH_2$$
$$\text{Marfanil}$$

Man erhält es auf folgendem Weg:

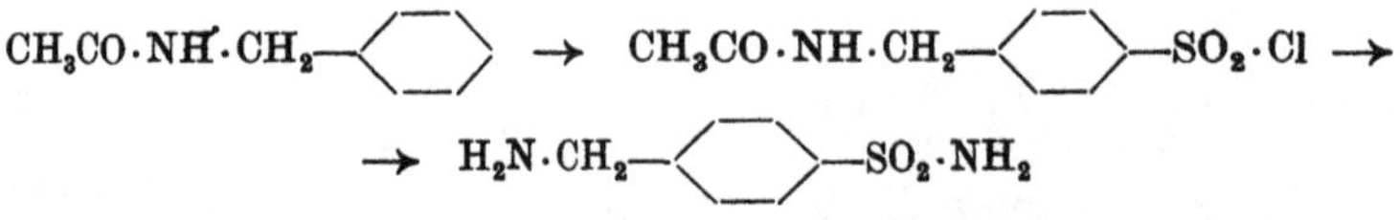

$$CH_3CO \cdot NH \cdot CH_2-\langle\bigcirc\rangle \rightarrow CH_3CO \cdot NH \cdot CH_2-\langle\bigcirc\rangle-SO_2 \cdot Cl \rightarrow$$
$$\rightarrow H_2N \cdot CH_2-\langle\bigcirc\rangle-SO_2 \cdot NH_2$$

Aus dem Säurechlorid und Aminen entstehen alkylierte Verbindungen[2]. Aldehydkondensate des Marfanils sind ebenfalls von guter Wirkung[3]. Schwerer wasserlöslich ist das naphthalin-1,5-disulfonsaure Salz, das als *Marfanil B* ebenfalls Verwendung findet.

Nach Untersuchungen von DOMAGK besitzt das Marfanil geringe Wirkung gegen Streptokokken, dagegen ist es allen anderen Sulfonamiden gegen Anaerobier und zwar insbesondere bei Pararauschbrand überlegen. In vivo zeigt es auch gegen Streptokokken intensivere Wirkung als die übrigen Sulfonamide[4]. Im Gegensatz zu diesen wird es durch p-Aminobenzoesäure nicht in seiner Wirkung gehemmt[5].

Mit Prontalbin kombiniert, wird das Marfanil als Marfanil-Prontalbin-Puder (*MP-Puder*) zur Wundbehandlung viel angewandt. Das Marfanil-Salz des Sulfathioharnstoffs erhielt den Namen *Marbadal*. Es besitzt Wirkung auf Anaerobier und gesteigerte Wirkung auf Staphylokokken. Von G. DOMAGK wurde es mit einem weiteren, gegen Aerobier wirksamen Sulfonamid, dem bereits besprochenen Methyl-Debenal (*Debenal M*), kombiniert. Die so erhaltene Kombination dreier Sulfonamide wurde als *Supronal* in die Therapie eingeführt. Es erwies sich insbesondere bei schweren Allgemein-Infektionen als sehr wirksam[6].

---

[1] FP. 878526. — [2] DRP 726386. — [3] DRP 730120, Zus. zu DRP 726386.
[4] KLARER, J.: Klin. Wschr. **20**, 1250 (1941); ZEISSLER: Klin. Wschr. **22**, 441 (1943).
[5] JENSEN, K. A.: Klin. Wschr. **21**, 1042 (1942).
[6] Mercks Jahresber. S. 57 (1948).

Von weiteren Abkömmlingen des Marfanils prüfte SCHAFFER[1] das Phenylalanin-p-sulfonamid. E. MILLER und andere stellten Verbindungen nachstehender allgemeiner Formeln her:

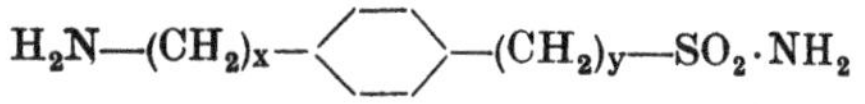

$$H_2N-(CH_2)_x-\langle\rangle-(CH_2)_y-SO_2\cdot NH_2$$
$$H_2N-(CH_2)_n-SO_2\cdot NH_2 ,$$

jedoch ohne chemotherapeutisch wirksame Substanzen zu finden[2].

Die Phenyl-Gruppe des p-Aminobenzol-sulfonamids wurde auch gegen andere Ringsysteme ausgetauscht. Diphenyl-Derivate untersuchten A. H. HOPKIN und G. M. PERRETA[3]. Testversuche zeigten, daß die Verbindungen gegen Coli-Bakterien und Streptokokken unwirksam sind. Wirksam ist dagegen das 2-Amino-pyridin-5-sulfonsäureamid. Man erhält es aus dem 2-Chlor-pyridin-5-sulfonsäurechlorid durch Umsetzung mit Ammoniak unter Druck[4]. Nach dem AP. 2170209 sind allgemein 2-Amino-pyridin-5-sulfonamide bactericide Mittel, auch wenn die Amino-Gruppen substituiert sind[5]. Chemotherapeutische Wirkung kommt schließlich noch dem 2-Oxy- und 2-Alkoxy-pyridin-5-sulfonsäureamid zu[6].

Nach dem FP. 892065 sind die Derivate der 2-Amino-4-methyl-thiazol-5-sulfonsäure wirksame Verbindungen. Nach H. J. BACKER und J. DE JONGE wirken aber sowohl das 2-Amino-4-methyl-thiazol-5-sulfonamid ebenso wie dessen Phenyl- und die entsprechenden Selenazol-Derivate nicht auf Pneumokokken im Tierversuch[7].

Thiazol-Abkömmlinge werden ferner im DRP 748476[8] geschützt. Nach dem Holl.P. 57332 erhält man die 2-Amino-4-methyl-thiazolsulfonsäure durch Umsetzung des 2-Acylamino-thiazols mit Chlorsulfonsäure.

H. P. KAUFMANN und J. BÜCKMANN[9] beschäftigten sich mit dem Studium der Benzthiazol-sulfonamide. Da sich der Thiazolring leicht aus o-Aminorhodaniden bildet (siehe S. 158), rhodanierten sie mit naszierendem Rhodan das Sulfanilamid. Während in neutraler Lösung das 4-Amino-3-rhodan-benzolsulfonamid anfällt, das sich in alkalischer Lösung in das Bis-[4-Amino-benzolsulfonamid-(3)]-disulfid umlagert

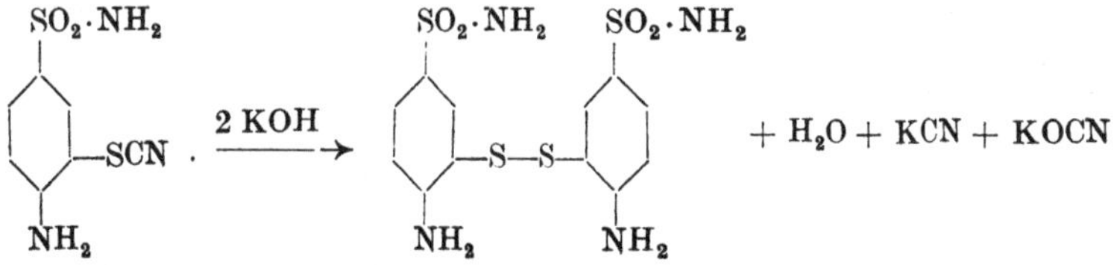

entsteht in Eisessig das in zwei tautomeren Formen reagierende 2-Amino-benzthiazol-6-sulfonamid:

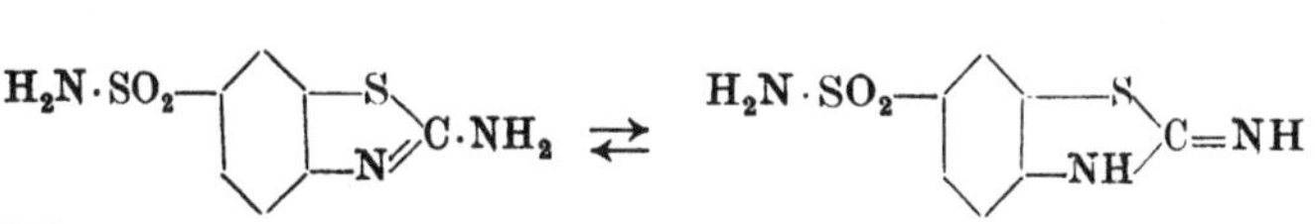

---

[1] SCHAFFER: Proc. Soc. exp. Biol. Med. **37**, 648 (1948).
[2] MILLER, E.: J. Amer. chem. Soc. **62**, 2099 (1940).
[3] HOPKIN, A. H., u. G. M. PERRETA: J. Amer. chem. Soc. **65**, 2043 u. 2063 (1943).
[4] DRP 679280. — [5] Ferner EPP. 517272, 516288. — [6] AP. 2211702.
[7] BACKER, H. J., u. J. DE JONGE: Recueil Trav. chim. Pays-Bas **62**, 163 (1943).
[8] FPP. 892065 u. 888174.
[9] KAUFMANN, H. P., u. J. BÜCKMANN: Arch. Pharmaz. Ber. dtsch. pharmaz. Ges. **279**, 194 (1941).

Diese Verbindung ist in Alkali löslich. Die Löslichkeit verschwindet bei Alkylierung des Stickstoffs der Sulfonamid-Gruppe.

Das dem Diseptal C analoge N-(2-Amino-benzthiazol-6-sulfonyl)-sulfanilamid

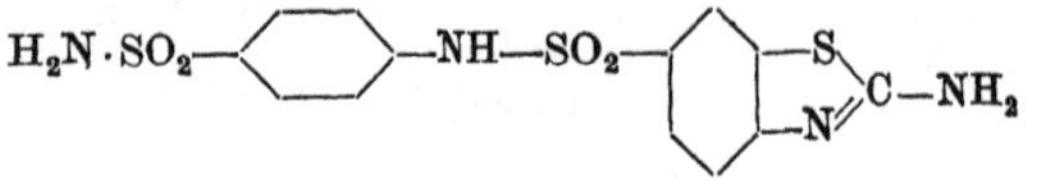

$$H_2N \cdot SO_2-\langle\rangle-NH-SO_2-[\text{benzthiazol}]-C-NH_2$$

wurde von den gleichen Autoren durch Rhodanierung in saurer Lösung gewonnen sowie über das N,N'-Bis-(p-Amino-benzolsulfonyl)-p-phenylen-diamin

$$H_2N-\langle\rangle-SO_2 \cdot NH-\langle\rangle-NH \cdot SO_2-\langle\rangle-NH_2$$

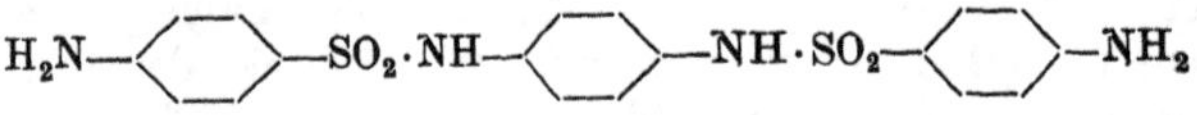

das N-(p-Amido-benzolsulfonyl)-N'-(2-amino-benzthiazol-6-sulfonyl)-p-phenylen-diamin

$$H_2N-\langle\rangle-SO_2 \cdot NH-\langle\rangle-NH \cdot SO_2-[\text{benzthiazol}]-C-NH_2$$

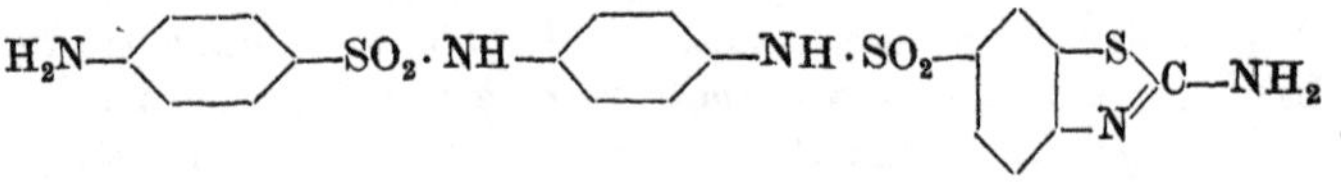

Die pharmakologische Prüfung vorstehender Verbindungen und daraus sich ableitender Derivate wurde noch nicht durchgeführt. Das gleiche gilt für die von H. P. KAUFMANN und F. STEINHOFF[1] über die Antipyrin-sulfonsäure (siehe S. 67) hergestellten Sulfonamide der Pyrazol-Reihe, von denen z. B. das 1-Phenyl-2,3-dimethyl-5-pyrazolon-4-sulfonsäure-4-antipyryl-amid

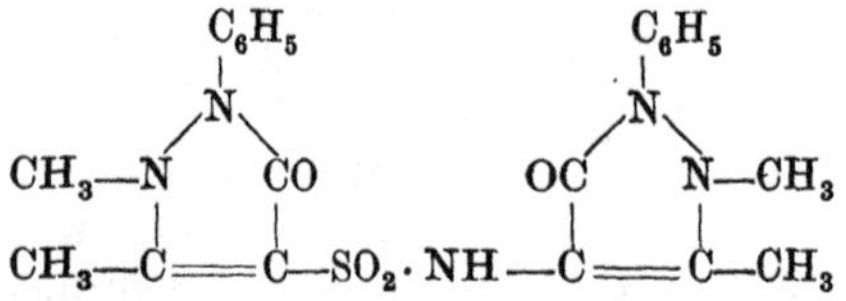

$$\begin{array}{c} C_6H_5 C_6H_5 \\ | | \\ N N \\ CH_3-N CO OC N-CH_3 \\ | | | | \\ CH_3-C=C-SO_2 \cdot NH-C=C-CH_3 \end{array}$$

ebenso von Interesse sein dürfte wie die Gruppe der Aminopyrazol-sulfonamide.

5-Nitro-thiophen-3-sulfonamid wurde durch Chlorsulfonierung von 5-Nitrothiophen gewonnen. Das Chlorid ließ sich wie üblich mit NH_3 in das Amid überführen. Die Reduktion mit H_2 und RANEY-Nickel ergab die 5-Amino-Verbindung. Sowohl das Nitro- als auch das Amino-Derivat ist gegen *Pasteurella pestis* und *Bac. subtilis* 4—8 mal wirksamer als Sulfathiazol, aber auch 5—10 mal toxischer als dieses[2].

Versucht wurde auch, die Sulfonamid-Gruppe in Acridin-Verbindungen einzuführen, um so zu Malaria-wirksamen Substanzen zu gelangen. So wird von E. AARONS und A. ALBERT[3] das 2-Amino-acridin-4-sulfonamid beschrieben. Jedoch gelangte auch diese Verbindung zu keiner therapeutischen Bedeutung.

Metall-Verbindungen der Sulfonamide.

Alkalisalze der Sulfonamide wurden mehrfach erwähnt. Die Verbindungen sind gut löslich und meist zur Injektion geeignet. Die starke Alkalität der Salze des Sulfapyridins führte auch zur Prüfung und Darstellung der Erdalkali-Salze.

---

[1] KAUFMANN, H. P., u. F. STEINHOFF: Arch. Pharmaz. Ber. dtsch. pharmaz. Ges. **278**, 438 (1940).
[2] LEW, H. R., u. C. R. NOLLER: J. Amer. chem. Soc. **72**, 5715 (1950).
[3] AARONS, E., u. A. ALBERT: J. chem. Soc. (London) **1942**, 183.

Die Calcium-Salze werden in den Schwz.PP. 213815 und 213916[1] beschrieben, im FP. 889817 Calcium-, Magnesium- und Barium-Salze des Sulfapyridins und des Sulfathiazols, die sich reizlos injizieren lassen. Ferner werden im EP. 567218 neben den Salzen anorganischer auch solche mit organischen Basen und Sulfapyridin beschrieben. Auch Sb-, Hg-, Au-, As-Verbindungen mit Sulfonamiden sind bekannt[2].

Antimon-Verbindungen, die gegen Protozoen aktiv sind, entstehen bei Diazotierung von p-Aminobenzolsulfonamid und Umsetzung mit Antimonoxyd. Nach Abfiltrieren und Ansäuern erhält man die p-Sulfonamido-phenyl-stibinsäure, die reduziert werden kann und mit Brenzkatechin-3,5-disulfonsäure einen stabilen Komplex liefert. Nachstehende Antimon-Verbindung wird im Ind.P. 24731 geschützt:

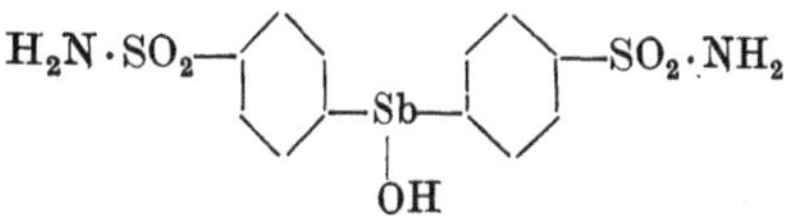

$$H_2N \cdot SO_2-\underset{\underset{OH}{Sb}}{\bigcirc}-\bigcirc-SO_2 \cdot NH_2$$

Als Beispiel für die Einführung des *Arsens* in Sulfonamid-Verbindungen möge das AP. 2409291 gelten. Hier wird p-Aminoarsenobenzol mit Sulfanilsäurechlorid umgesetzt, wobei die Verbindung nachstehender Struktur erhalten wird:

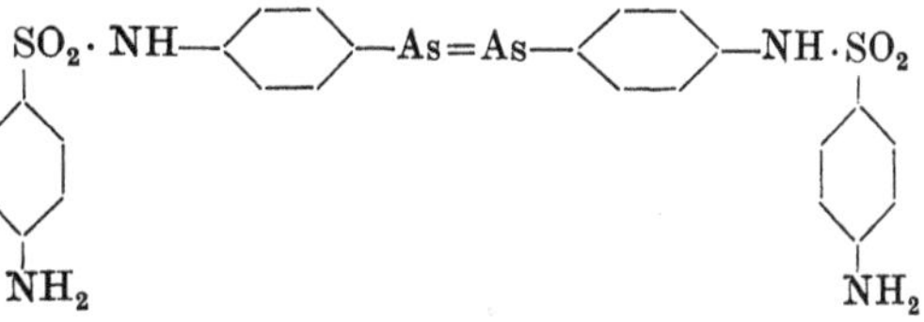

$$\underset{\underset{NH_2}{\bigcirc}}{SO_2 \cdot NH}-\bigcirc-As=As-\bigcirc-\underset{\underset{NH_2}{}}{NH \cdot SO_2}$$

Im AP. 2135553 wird der Umsatz von p-Acetylamino-phenyl-sulfonamid mit Phenyl-quecksilberoxyd beschrieben. Ferner werden Derivate des β-Naphtholsulfonamids und andere genannt. Die Verbindungen sind wenig giftig und gute Desinfektionsmittel.

Gold-Salze, z.B. des p-(ω-Allyl-thioharnstoff)-phenyl-dimethylsulfonamids, wurden von G. GANAPTI zur Prüfung ihrer Tuberkulose-Wirksamkeit hergestellt. Im AP. 2422688 werden kolloide *Silber*-Präparate mit Sulfonamiden beschrieben.

Sulfone.

Das 4,4′-Diamino-diphenylsulfon (*D. A. D. P. S.*)

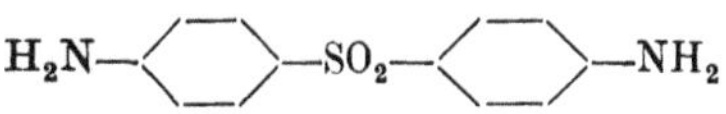

$$H_2N-\bigcirc-SO_2-\bigcirc-NH_2$$
D. A. D. P. S.

stellten FROMM und WITTMANN bereits 1908 her. p-Nitro-chlorbenzol und Natriumsulfid wurden unter Abspaltung von 2 Mol NaCl kondensiert. Anschließend oxydierte man zum Sulfon und erhielt durch darauffolgende Reduktion der Nitro-Gruppe die vorgenannte Verbindung[3]:

---

[1] Schwz.PP. 214351, 214353, Zus. zu Schwz.P. 212060.
[2] AP. 2135533.
[3] FROMM, E., u. J. WITTMANN: Ber. dtsch. chem. Ges. **41**, 2264 (1908).

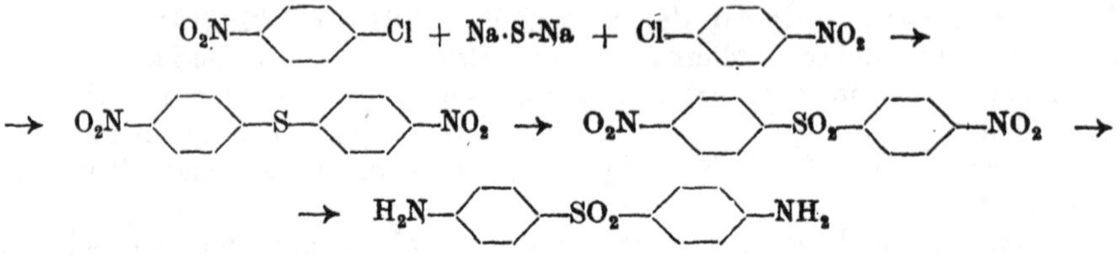

$$O_2N-\langle\rangle-Cl + Na\cdot S\cdot Na + Cl-\langle\rangle-NO_2 \rightarrow$$

$$\rightarrow O_2N-\langle\rangle-S-\langle\rangle-NO_2 \rightarrow O_2N-\langle\rangle-SO_2-\langle\rangle-NO_2 \rightarrow$$

$$\rightarrow H_2N-\langle\rangle-SO_2-\langle\rangle-NH_2$$

Im Jahre 1937 wurde sowohl von englischen wie auch französischen Forschern seine Streptokokken-Wirksamkeit entdeckt[1]. Es ist 10mal so giftig wie Sulfanilamid, aber in seiner Wirkung auch etwa 10fach überlegen.

Die Synthese des Diamino-diphenyl-sulfons nach FROMM und WITTMANN liefert nur mäßige Ausbeuten. Sie sind besser bei der Kondensation von p-Nitrobenzol und Natriumsulfid unter gleichzeitiger, teilweiser Reduktion einer Nitro- zur Amino-Gruppe. Das anfallende 4-Nitro-4'-amino-diphenylsulfid läßt sich mit Eisen und Säuren reduzieren und hierauf nach Acetylierung in Eisessig mit Wasserstoffperoxyd zum Sulfon oxydieren. Nach Verseifung des Diacetyl-Derivates entsteht das Diamino-diphenyl-sulfon:

$$2\, O_2N-\langle\rangle-Cl + Na_2S \rightarrow O_2N-\langle\rangle-S-\langle\rangle-NH_2 \rightarrow$$

$$\rightarrow H_2N-\langle\rangle-S-\langle\rangle-NH_2 \rightarrow CH_3\cdot CO\cdot NH-\langle\rangle-SO_2-\langle\rangle-NH\cdot CO\cdot CH_3 \rightarrow$$

$$\rightarrow H_2N-\langle\rangle-SO_2-\langle\rangle-NH_2$$

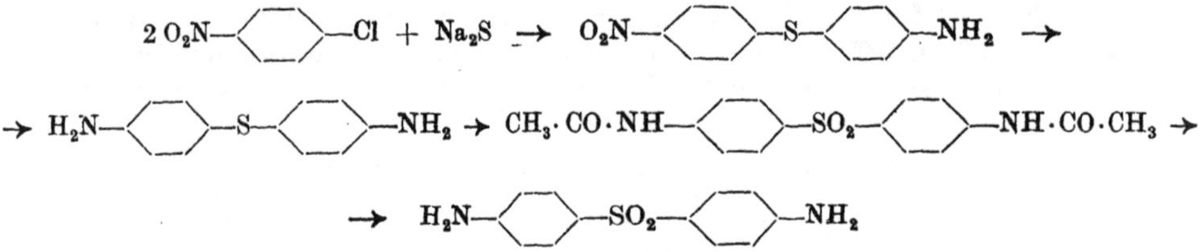

p-Chlor-benzolsulfochlorid und Chlor-benzol können in Gegenwart saurer Kondensationsmittel leicht zum 4,4'-Dichlor-diphenylsulfon kondensiert werden. Durch Einwirkung von Ammoniak unter Druck bei 220° und in Gegenwart von Kupferpulver erfolgt Austausch der p-ständigen Chlor-Atome gegen Amino-Gruppen, wobei man das gewünschte Sulfon in fast quantitativer Ausbeute erhält[2]:

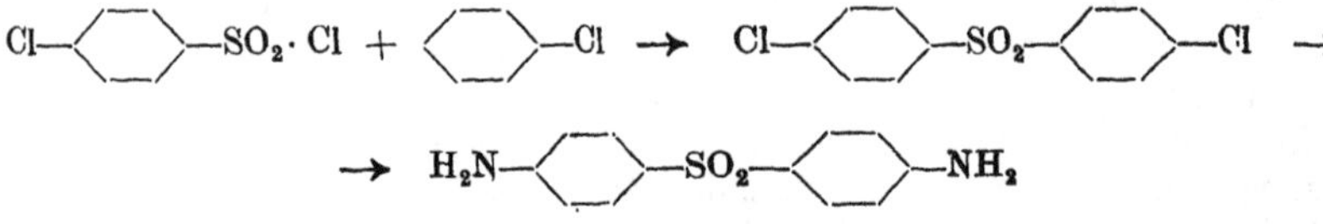

$$Cl-\langle\rangle-SO_2\cdot Cl + \langle\rangle-Cl \rightarrow Cl-\langle\rangle-SO_2-\langle\rangle-Cl \rightarrow$$

$$\rightarrow H_2N-\langle\rangle-SO_2-\langle\rangle-NH_2$$

Ferner läßt sich das Alkali- oder Silbersalz der p-Acylamino-benzolsulfinsäure mit 1-Chlor-4-nitrobenzol in alkoholischer Lösung unter Druck bei 150—170° kondensieren. Das erhaltene p-Acetylamino-p'-nitro-diphenylsulfon kann man mit Natriumhydrosulfit in Eisessig zum p,p'-Diacetylamino-diphenylsulfon reduzieren[3].

Auch als Nebenprodukt der Sulfanilamid-Herstellung entsteht das Sulfon. Es läßt sich über seine schwerlösliche Diacetyl-Verbindung leicht abtrennen[4].

Auch die Zwischenprodukte der Sulfon-Herstellung, die Sulfide und die Sulfoxyde, sind untersucht worden. Die Sulfide haben therapeutisch keine Bedeutung[5]. Das 4-Nitro-4'-amino-diphenylsulfoxyd

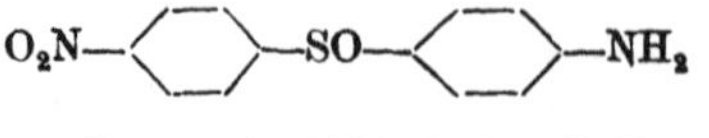

$$O_2N-\langle\rangle-SO-\langle\rangle-NH_2$$

---

[1] BUTTLE, G. A. H., u. a.: Lancet 1, 1331 (1937); E. FOURNEAU, J. TRÉFOUEL u. a.: C. R. hebd. Séances Acad. Sci. 204, 1763 (1937).
[2] FPP. 844220, 829926.
[3] EP. 510127.
[4] Dän.P. 594422.
[5] GLEY, P., u. A. GIRARD: C.R. Séances Soc. Biol. Filiales Associées 125, 1027 (1927).

ist gegenüber Gonokokken wirksam[1], es ruft aber starke Cyanose hervor und wurde daher nur vorübergehend therapeutisch verwandt.

Durch gute antibakterielle Wirkung besonders gegen Otitiskokken und Tuberkelbazillen zeichnen sich die durch Umsetzung von 4,4'-Diamino-diphenylsulfon mit einer α-Halogensäure erhaltenen Kondensationsprodukte aus. Die monosubstituierten Verbindungen sind für medizinische Zwecke in Form ihrer Natrium- oder Kalium-Salze ausreichend in Wasser löslich.

Der Austausch einer Amino-Gruppe des Diamino-diphenylsulfons gegen eine Oxy-Gruppe führt zu keinem weiteren Wirkungsanstieg. Das 4,4'-Diacetoxydiphenylsulfon

$$CH_3 \cdot COO - \langle \rangle - SO_2 - \langle \rangle - OOC \cdot CH_3$$

wurde nur vorübergehend zur Gonorrhoe-Behandlung verwendet[2].

Wirksamkeit gegen Gonokokken zeigen ferner nach FOURNEAU und Mitarbeitern[3] aliphatisch aromatische Sulfone, z:B. das 4-Aminophenyl-n-propylsulfon, ohne daß diese jedoch praktische Bedeutung erlangt hätten.

Zur weiteren Abwandlung des Diamino-diphenyl-sulfons wurden die bereits beim Sulfanilamid zur Substitution der ringständigen Amino-Gruppe beschriebenen Verfahren angewandt. So wurden SCHIFFsche Basen hergestellt. Hierbei können eine oder beide Amino-Gruppen verschlossen werden[4], ohne daß die Verbindungen ihre Wirksamkeit verlieren. Die SCHIFFschen Basen können mit Natriumbisulfit umgesetzt werden. Die entstehenden Additions-Verbindungen sind leicht in Wasser löslich und gegen Streptokokken gut wirksam.

Nach dem Holl.P. 61896 werden Aldehyde verwandt, die durch Oxy-, Alkoxy- oder Halogen-Reste substituiert sein können. Die Verbindungen sollen dem Diamino-diphenyl-sulfon überlegen sein.

Versuche, mit Formaldehydbisulfit zu löslichen, gut wirksamen Verbindungen zu gelangen, führten zum Di-sulfoxylat, das als *Diasone*

$$NaSO_2 \cdot CH_2 \cdot NH - \langle \rangle - SO_2 - \langle \rangle - NH \cdot CH_2 \cdot SO_2Na$$
Diasone

vorübergehend gegen Hauttuberkulose angewandt wurde.

Man erhält es in üblicher Weise durch Erhitzen des Sulfons mit Formaldehydsulfoxylat-Natrium. Aus der alkoholischen Lösung fällt das Natrium-Salz in der Kälte quantitativ aus[5].

Besser wirksam ist das Acetaldehydbisulfit-Derivat, das in der Veterinär-Medizin einige Bedeutung erlangte. Die Umsetzung wurde nacheinander mit Acetaldehyd und Bisulfit oder durch gleichzeitige Anwendung der beiden Komponenten erzielt. Ebenso kann das Alkalisalz der α-Oxyäthan-α-sulfonsäure verwandt werden[6].

Schließlich seien noch die symmetrischen Kondensationsprodukte erwähnt, die durch Umsetzung von p,p'-Diamino-diphenyl-sulfon mit Aldehyden und Mercaptoalkylcarbonsäuren entstehen.

$$NaOOC \cdot CH_2 \cdot S \cdot CH_2 \cdot NH - \langle \rangle - SO_2 - \langle \rangle - NH \cdot CH_2 \cdot S \cdot CH_2 \cdot COONa$$

$$NaOOC - \langle \rangle - S \cdot CH_2 \cdot NH - \langle \rangle - SO_2 - \langle \rangle - NH \cdot CH_2 \cdot S - \langle \rangle - COONa$$

---

[1] LEVADITI, C., u. a.: C. R. Lebd. Séances Acad. Sci. **205**, 1018 (1937).
[2] LEVADITI, C., u. a.: C. R. Séances Soc. Biol. Filiales Associées **127**, 19 (1938).
[3] FOURNEAU, E., u. a.: C. R. Soc. Biol. **127**, 393 (1938).
[4] EP. 491265; EP. 845532. — [5] Schwed.P. 116634. — [6] Holl. P. 67206; DRP 708465.

Die Methylen-Gruppen können substituiert sein[1]. Die Sauerstoff-Analoga sind im DRP 704017 und FP. 867689 beschrieben. Zur Darstellung werden an Stelle der Mercaptosäuren Alkohole verwandt.

Wasserlösliche und gut wirksame Verbindungen erhält man durch Einführung von Kohlenhydrat-Resten in das 4,4'-Diamino-diphenyl-sulfon. G.A.H. BUTTLE und Mitarbeiter beschrieben das Kondensationsprodukt aus Glucose, das wertvolle therapeutische Eigenschaften besitzt[2].

Im FP. 842726[3] werden Kondensationsprodukte mit Kohlenhydraten oder deren Carbonsäuren beschrieben, ferner auch mit anderen Derivaten von Kohlenhydraten, die eine Aldehyd- bzw. eine Halbacetal-Gruppe besitzen. Die Synthese wird in Gegenwart von Kondensationsmitteln in wäßriger Lösung oder durch Zusammenschmelzen der Komponenten durchgeführt.

Durch gleichzeitige Umsetzung von Kohlenhydraten und Natriumbisulfit erhält man eine gegen Tuberkulose wirksame Verbindung, die in England als *Promin* in den Handel kam[4]:

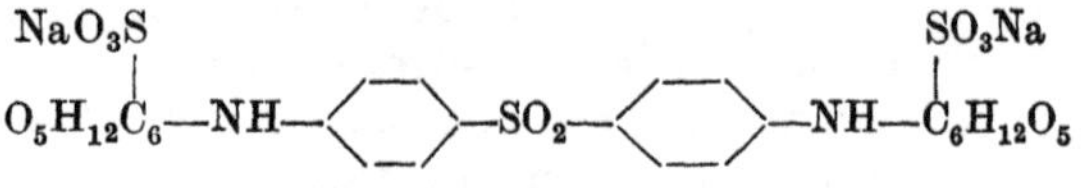

$$NaO_3S \qquad\qquad\qquad\qquad SO_3Na$$
$$O_5H_{12}C_6-NH-\langle\rangle-SO_2-\langle\rangle-NH-C_6H_{12}O_5$$
Promin

Zur Tuberkulosebekämpfung wird auch das polyglykolsaure Salz des Diamino-diphenylsulfons vorgeschlagen.[5]

Das Digalaktosid des Diamino-diphenyl-sulfons erlangte als *Tibatin*

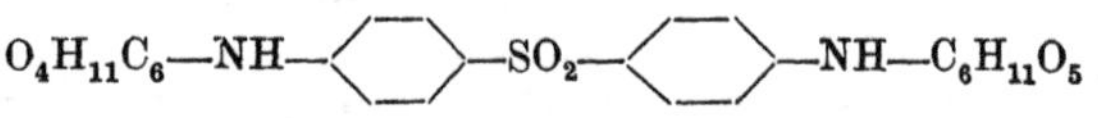

$$O_4H_{11}C_6-NH-\langle\rangle-SO_2-\langle\rangle-NH-C_6H_{11}O_5$$
Tibatin

Bedeutung gegen septische Erkrankungen. Es läßt sich intramuskulär oder intravenös injizieren. Zur Herstellung kondensiert man die Komponenten durch Erwärmung in Gegenwart eines Alkohols unter Zusatz von Ammoniumchlorid[6].

Auch unter den Acyl-Derivaten des Diamino-diphenyl-sulfons sind gut wirksame Verbindungen zu finden. So stellten FOURNEAU, TRÉFOUEL und andere[7] fest, daß das Diacetylamino-diphenyl-sulfon weniger giftig als das nicht acetylierte Derivat ist, dagegen gegenüber Pneumokokken und Streptokokken eine unveränderte Wirkung entfaltet. Es wurde in Frankreich als *Rodilone* in den Handel gebracht.

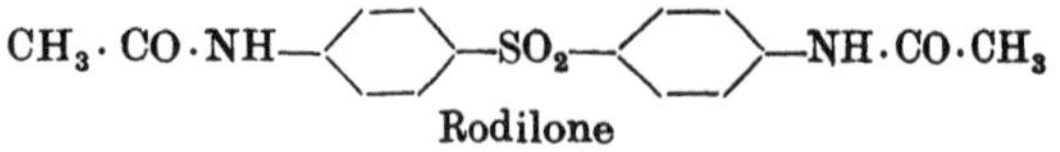

$$CH_3 \cdot CO \cdot NH-\langle\rangle-SO_2-\langle\rangle-NH \cdot CO \cdot CH_3$$
Rodilone

Acylierungen mit Dicarbonsäuren führten zu wasserlöslichen Verbindungen; so wird die Umsetzung mit Adipin- und Bernsteinsäure beschrieben[8].

---

[1] AP. 2224156.
[2] BUTTLE, G. A. H.: Biochemic. J. **32**, 1101 (1938).
[3] Siehe auch Ital.P. 364051.
[4] TYTLER, W. H., u. AD. LAPP: Brit. Med. J. **1942**, 748.
[5] AP. 2498619.
[6] Schwz.PP. 215339, 215340, Zus. zu Schwz.P. 210137.
[7] FOURNEAU, E., J. TRÉFOUEL u. a.: C. R. hebd. Séances Acad. Sci. **205**, 299 (1937).
[8] EP. 531571.

Dicarbonsäure-monoamide erhält man durch Einwirkung des Anhydrids einer zweibasischen Säure auf 4-Amino-4'-nitro-diphenyl-sulfon und anschließende Reduktion der Nitro-Gruppe. Auch aromatische Säuren, wie Phthalsäureanhydrid, können verwandt werden[1]. Statt mit Säureanhydriden kann die Umsetzung auch mit den Monoestern oder Monohalogeniden von zweibasischen Säuren vorgenommen werden[2].

Im AP. 2482283 wird ferner die Acylierung von p-Amino-p'-oxy-diphenylsulfon beschrieben, das aus p-Acetylamino-p'-aminophenylsulfon durch Diazotierung und Verkochung entsteht.

Mehrfach wurden die Amino-Gruppen in Harnstoff-Reste umgewandelt. Auch hier werden asymmetrische neben symmetrischen Verbindungen beschrieben. Nach Angaben von MIETZSCH sind die halbseitig substituierten Diphenylsulfon-Derivate wirksamer, aber auch toxischer.

Analog dem Germanin wurde von PÖHLS das Diamino-diphenyl-sulfon über Harnstoff-Brücken mit Naphthalin-sulfonsäure-Derivaten gekuppelt. So erhält man durch Einwirkung von 2 Mol 2-naphthylamino-6-sulfonsaurem Natrium auf 1 Mol Diphenylsulfon-4,4-diisocyanat das Dinatrium-Salz des Bis-[N'-(6'-naphtainsulfonsäure-2')-carbamido-N-phenyl-(4)]-sulfons[3]:

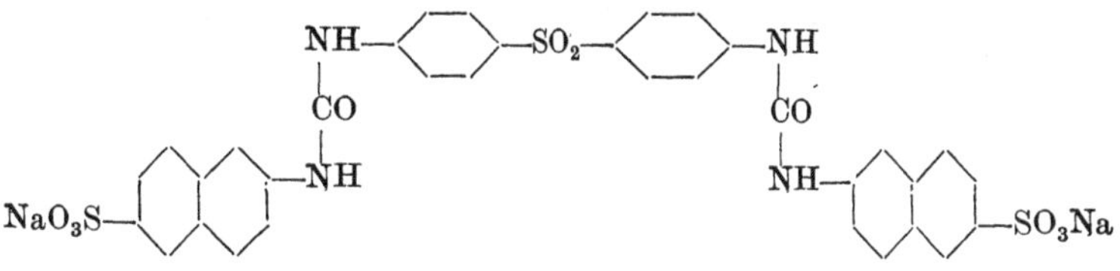

Ferner entstehen durch Harnstoff-Reste substituierte Sulfone bei der Oxydation der entsprechend substituierten Sulfide mittels H_2O_2[4].

Die durch Einwirkung von Phosgen erhaltenen symmetrischen Harnstoffe, z. B. der Bis-[aminodiphenyl-sulfon]-harnstoff, sind ebenso wie die Urethane bei geringer Toxizität gut wirksam[5].

Im FP. 867754[6] werden symmetrische und asymmetrische Harnstoffe des Diamino-diphenyl-sulfons beschrieben, deren freie ringständige Amino-Gruppe diazotiert und mit Naphthalinsulfonsäure, Napthylaminsulfonsäure oder ähnlichen Verbindungen zu Azofarbstoffen kondensiert werden, z. B. Bis-[α-naphthylazo-phenyl]-sulfon.

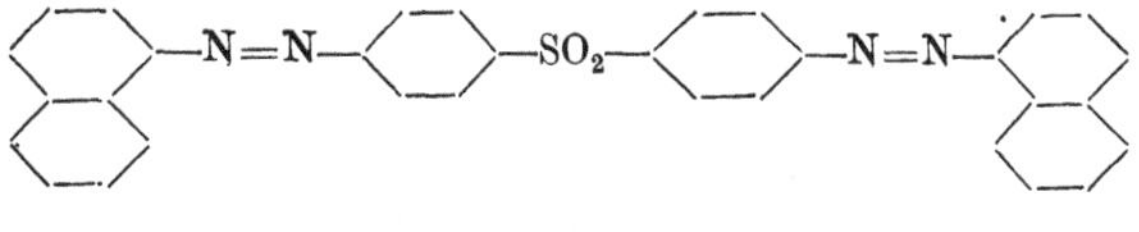

Die Verbindungen sind ebenfalls baktericid.

W. H. GRAY stellte das p,p'-Bis-[2-chinolyl-amino]-diphenyl-sulfon dar, das gegen Streptokokken und Pneumokokken unwirksam ist[7]. Nach dem FP. 882877 sind dagegen Verbindungen, die durch Umsetzung mit einem halogenhaltigen heterocyclischen Amin erhalten wurden, Desinfektionsmittel, z. B. das 4-(4,2'-6,2'-Dimethylpyrimidin-(2)-2'-amino-4'-aminodiphenylsulfon oder das 4,4'-Bis-(pyrazol-3''-carbonylamino)-diphenylsulfon und andere.

Halbseitig durch einen Pyrimidin- oder einen Thiazol-Ring substituierte Diamino-diphenyl-sulfone wurden von E. D. AMSTUTZ und anderen[8] dargestellt.

---

[1] FP. 866619. — [2] FP. 878403.
[3] Hierzu Schw.P. 216265; vgl. ferner Schwz.PP. 218521, 222488, 222487, 222489, 227742 u. 225887; AP. 2213805.
[4] Dän.P. 60984. — [5] FP. 872522. — [6] Schwz. P. 219011.
[7] GRAY, W. H.: J. chem. Soc. (London) **1939**, (1202).
[8] AMSTUTZ, E. D., u. a.: J. Amer. chem. Soc. **69**, 1922 (1947).

Weitere therapeutisch wirksame Sulfone.

Analog dem Marfanil stellte T. Dewing[1] das Bis-(p-aminomethyl-phenyl)-sulfon her. Es zeigte nur schwache Streptokokken-Wirkung, die jedoch durch p-Aminobenzoesäure oder p-Aminomethylbenzoesäure nicht aufgehoben wird. Das unsymmetrische p-Aminophenyl-p'-aminomethyl-phenyl-sulfon war gegen Streptokokken wirksam, wurde aber in seiner Wirkung durch p-Amino-benzoesäure gehemmt.

Zur Darstellung des Bis-[p-aminomethyl-phenyl-]-sulfons wird 4,4'-Diamino-diphenyl-sulfon diazotiert und mit Natriumcyanid in Gegenwart von Nickelchlorid in die p-Cyan-Verbindung überführt. Diese liefert in katalytischer Hydrierung das gewünschte Bis-[p-aminomethyl-phenyl]-sulfon. Ferner kann die gleiche Verbindung aus dem Bis-[p-brommethyl-phenyl]-sulfon in üblicher Weise gewonnen werden[2].

Sulfone nachstehender Konstitution besitzen ebenfalls bakteriostatische Eigenschaften:

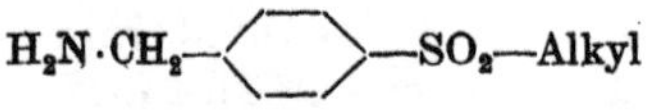

$$H_2N \cdot CH_2-\langle\rangle-SO_2-Alkyl$$

Man erhält sie durch Umsetzung eines Alkylhalogenids mit acetylaminobenzyl-p-sulfin-saurem Natrium[3]:

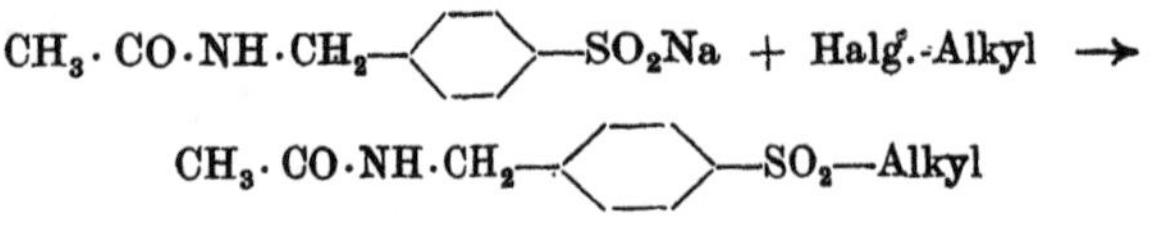

$$CH_3 \cdot CO \cdot NH \cdot CH_2-\langle\rangle-SO_2Na + Halg.-Alkyl \rightarrow$$

$$CH_3 \cdot CO \cdot NH \cdot CH_2-\langle\rangle-SO_2-Alkyl$$

Versucht wurde auch der Austausch eines der beiden Aminophenyl-Reste des Diamino-diphenyl-sulfons gegen einen heterocyclischen Ring. So wurde z. B. das 4-Aminophenyl-5'-amino-2'-pyridyl-sulfon[4]

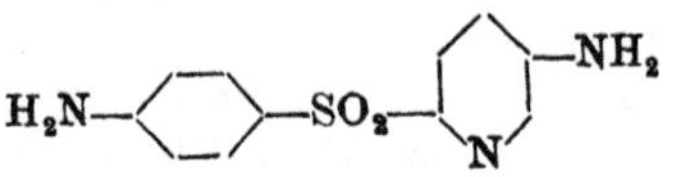

$$H_2N-\langle\rangle-SO_2-\langle\rangle-NH_2$$

auf seine baktericide Wirkung geprüft. Es wird von p-Aminobenzoesäure nur wenig gehemmt[5]. Man gewinnt es durch Umsetzung von p-Nitro-phenyl-mercaptan mit 2-Chlor-5-nitro-pyridin. Das entstehende Sulfid wird mit Chromsäure zum Sulfon oxydiert und die Nitro-Gruppe anschließend reduziert[6].

Im Schwz. P. 214045 wird die Umsetzung des p-Aminophenyl-5'-amino-2'-pyridyl-sulfons mit Formaldehydbisulfit beschrieben.

Im FP. 892196 werden Sulfone nachstehender Konstitution geschützt

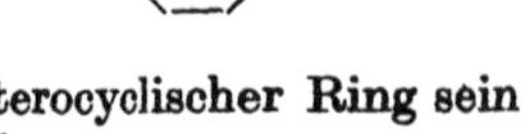

$$H_2N-\langle\rangle-SO_2 \cdot R,$$

in denen R ein beliebiger heterocyclischer Ring sein kann. Bedeutung hat das 2-Amino-5-thiazol-Derivat erlangt.

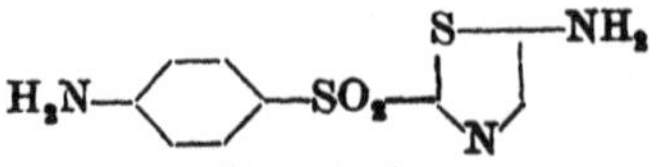

$$H_2N-\langle\rangle-SO_2-\langle\rangle-NH_2$$

Promizole

---

[1] Dewing, T.: J. chem. Soc. (London) **1946**, 466.
[2] Siehe hierzu EP. 583585. — [3] EP. 584584. — [4] Schwz.P. 224643.
[5] Nitti F., u. Matti: R. C. Séances Soc. Biol. Filiales Associées **136**, 401 (1942).
[6] Dän.P. 607714; s. ferner FP. 872521.

Unter dem Namen *Promizole* wurde es als Tuberkulose- und Lepramittel vorgeschlagen[1]. Insbesondere bei Lepra wird durch Promizole, aber auch durch das bereits erwähnte Promin und Diasone bedeutende Besserung erzielt. Selbst bei Fällen, die auf Chaulmoograöl nicht reagieren, sind gute Wirkungen beobachtet worden. Jedoch schreitet die Besserung nur sehr langsam fort[2].

Die Darstellung erfolgt in üblicher Weise durch Umsetzung des p-Acylaminophenylmercaptans mit einem 5-Halogen-2-acylamino-thiazol und anschließende Oxydation des Sulfides und Verseifung zur freien Amino-Verbindung[3].

Anschließend an die Arbeiten von BAMBAS[4], der unter anderem Promizole herstellte, wurden auch Thiazolylsulfone z.B. Bis-(2-amino-4-methyl-5-thiazolyl)-sulfon

$$H_2N-\underset{S}{\underset{|}{\diagdown}}\overset{CH_3}{\diagup}-SO_2-\overset{H_3C}{\diagdown}\underset{S}{\underset{|}{\diagup}}-NH_2$$

hergestellt und untersucht[5].

Bakteriostatische Benzil-Derivate.

R. KUHN und andere[6] fanden, daß das 4,4'-Diaminobenzil in vitro stark bakteriostatische Eigenschaften aufweist, die denjenigen der klinisch verwendeten Sulfonamide nahesteht. In weiteren Arbeiten erwies sich das Salicil, das 2,2'-Dioxybenzil,

$$\underset{\text{Salicil}}{\diagup\diagdown\!-\!CO\cdot CO\!-\!\diagup\diagdown}$$
(OH HO)

als gute Ausgangssubstanz für weitere Derivate. Bei Einwirkung von Brom entsteht daraus das 5,5'-Dibrom-2,2'-dioxy-benzil, das sich durch besonders große bakteriostatische Wirkung gegen *Staphylococcus aureus* auszeichnet. Es erwies sich auch hemmend auf das Wachstum von Schimmelpilzen.

Weniger wirksam als das 2,2'-Dioxybenzil waren das 2-Oxy-2'-methoxy- und das 2,2'-Dimethoxy-benzil.

Eine Reihe von J. FINKELSTEIN und S. LINDER dargestellter analoger Verbindungen erreichte die Wirkung des Dibromsalicils nicht. Nach Angaben der Autoren konnte jedoch auch der chemotherapeutische Befund KUHNS nicht bestätigt werden[7].

Nach der Auffindung der bakteriostatischen Wirksamkeit des Dibromsalicils, das unter der Abkürzung *DBS* in die Therapie Eingang gefunden hat, wurde mehrfach versucht, zu wirksamen Substanzen zu gelangen. Von KNOBLOCH und SCHRAUFSTÄTTER wurden zahlreiche Benzol-Derivate dargestellt, die jedoch Dibromsalicil in ihrer Wirkung nicht übertreffen konnten. So besaßen das Dibromresorzil und das Tetrabrom-4,4'-dioxy-benzil nur eine Grenzkonzentration von 1:15000. Ein Vergleich des Salicylyls mit Salicil, Resorcil und Pyrogallil zeigte, daß das Salicil doppelt so stark wirksam ist wie das Resorcil, jedoch wird es vom Pyrogallil in seiner Wirkung um das dreifache übertroffen. Verschiedene

---
[1] MAISCH, M.: Med. Klin. **45**, 337 (1950); J. LOWE: Lancet **260**, 18 u. 469 (1951); K. RAMANUJAN u. M. SMITH: Lancet **260**, 21 (1951).
[2] FARGETT, G. H., u. a.: J. Amer. Med. Assoc. **136**, 451 (1948).
[3] Dän.P. 54478. — [4] BAMBAS, L. L.: J. Amer. chem. Soc. **67**, 671 (1945).
[5] LIBERMANN, D., u. M. MOYEUX: Bull. Soc. chim. France, Mem. [5] **17**, 301 (1950).
[6] KUHN, R., u. a.: Ber. dtsch. chem. Ges. **76**, 900 (1943).
[7] FINKELSTEIN, J., u. S. LINDER: J. Amer. chem. Soc. **71**, 110 (1949).

weitere Benzil-Derivate, die dargestellt wurden, so z.B. das 2,4,5,2',4',5'-Hexaoxy-benzil, das 2,5,2',5'-Tetraoxy-4,4'-dimethoxybenzil und ähnliche erreichten die Wirkung des Dibromsalicils nicht. Die Untersuchung der Dialkylresorcile und der Dialkylpyrogallile, die im Hinblick auf die steigende bactericide Wirkung der Alkyl-Gruppen bei den Phenolen dargestellt wurden, ergab, daß bei den Dialkylresorcilen bis zum Dibutyl-resorcil, das noch Wirksamkeit in Verdünnung 1:60000 aufweist, die bakteriostatische Wirkung zunimmt. Bei längeren Alkyl-Ketten sinkt sie wieder ab. So ist das Dihexylresorcil nur noch in Verdünnungen 1:40000 wirksam, während das Didecylresorcil infolge seiner geringen Löslichkeit vollständig wirkungslos ist. Von Interesse ist das Diisoamylresorcil, das weniger wirksam als das benachbarte Dibutyl- und Dihexylresorcil ist. Es läßt sich auch hier ein Vergleich mit den einfachen Phenol-Derivaten ziehen, da die Isoalkyl-Verbindungen weniger wirksam sind als die normalen Alkyl-Derivate. Werden außer den Alkyl-Gruppen Halogene eingeführt, z.B. Brom, so entsprechen die entstandenen Verbindungen in ihrer Wirkung den nicht bromierten Verbindungen. Hier bedingen also die Halogenierungen keinen weiteren Wirkungsanstieg[1].

Die Ester der p-Nitrobenzoesäure (MEISER, SCHÖNHÖFER), die sich bei der experimentellen Pneumokokken-Infektion gut bewährt hatten, führten sich deshalb in die Therapie nicht ein, weil sie das Sulfapyridin nicht übertrafen und die Sulfanilamid-Wirkung gegen Streptokokken nicht erreicht wurde. Einen gewissen schwach heilenden Einfluß auf die Infektion bei Trypanosomen zeigt auch die freie p-Nitrobenzoesäure. Ebenso ist sie gegen Streptokokken und Pneumokokken wirksam. I.K. MILLER[2] machte die Feststellung, daß die bactericide Wirksamkeit der p-Nitrobenzoesäure durch geringe Mengen p-Aminobenzoesäure aufgehoben wird, die auch in der Kultur selbst infolge Reduktion entsteht. Er vergleicht diesen Antagonismus mit der Wirkung der p-Amino-benzoesäure bei den Sulfonamiden[3].

DANN und MÖLLER untersuchten die wachstumshemmende Wirkung der p-Nitro-benzoesäure. Sie verglichen sie mit der Wirkung des Amids und des Äthylesters; auch stellten sie die entsprechenden Verbindungen des Naphthalins, Thiophens und Furans her. Da FOURNEAU und andere die hohe Aktivität des p,p'-Dinitro-diphenylsulfids erkannt hatten, prüften sie außerdem das 5,5'-Dinitro-dithienyl-2,2'-sulfid und das 5,5'-Dinitro-difuryl-2,2'-sulfid. Ferner stellten sie bei den einfachen Homologen der p-Nitro-benzoesäure fest, daß der Verschluß der Carboxyl-Gruppe durch Amidierung oder Veresterung die Wirkung so steigert, daß sie die des Sulfathiazols übertrifft. Dagegen zeigten die Naphthalin-Derivate keine besondere Aktivität. Im Gegensatz dazu gehören 5,5'-Dinitrodithienyl-2,2'-sulfid und 5,5'-Dinitro-difuryl-2,2'-sulfid zu den wirksamsten, bisher bekannten synthetischen Verbindungen. Noch in Verdünnung 1:500000 können sie das Wachstum von einzelnen Staphylokokken-Stämmen vollständig unterbinden.

Hervorragend wirksam waren auch die Äthylester der Nitrofurancarbonsäure und der Nitrothiophencarbonsäure, die ebenfalls in stärkster Verdünnung das Wachstum hemmen. Bei diesen Derivaten zeigten weitere Untersuchungen, daß für die wachstumshemmende Wirkung die Reduzierbarkeit der Verbindungen, also die Umwandlung der Nitro- in die Amino-Verbindung, maßgebend war. Da aber die Amino-Verbindungen selbst unwirksam sind, muß die wachstums-

---

[1] KNOBLOCH, H., u. E. SCHRAUFSTÄTTER: Chem. Ber. **81**, 224 (1948).
[2] MILLER, I. K.: J. Pharmac. exp. Therapeut. **71**, 14 (1941).
[3] WOODS, D.: Brit. J. exp. Pathol. **21**, 74 (1941).

hemmende Wirkung somit notwendigerweise an den Ablauf der Reduktion gebunden sein[1].

Unter dem Namen *Furacin* ist in Amerika das 5-Nitro-2-furfurol-semicarbazon in der Dermatologie untersucht worden. Es zeigt keinerlei Reizwirkung auf der Haut. Toxische Wirkungen sind auch bei größeren Gaben und längerer Einwirkungsdauer nicht zu beobachten. Es werden gram-positive und gram-negative Stämme beeinflußt. Jedoch hat es keinen therapeutischen Wert bei Pilzerkrankungen, Psoriasis und ähnlichen Infektionen.

Salicoyl-β-alanid zeigt als Chemotherapeuticum eine dem Sulfanilamid überlegene Wirkung gegen Bakterien. Man erhält es in üblicher Weise durch Umsetzung von β-Alanin mit Salicylsäurechlorid[2].

Wirkungsmechanismus der Sulfonamide.

Die Frage des Wirkungsmechanismus der Sulfonamide und Sulfone ist vielfach diskutiert worden. R. L. MAYER[3] glaubte, daß das p-Hydroxylamino-benzolsulfonamid die eigentlich wirksame Verbindung sei, die aus Prontalbin im Körper durch Oxydation entstehe. LOCKE und andere[4] glaubten in Erweiterung dieser Annahme, daß die Hydroxylamino-Verbindung die Katalase der Bakterien hemmt. Die dadurch bewirkte Anreicherung des im Bakterien-Stoffwechsel laufend gebildeten Wasserstoffperoxyds führe dann zur Vernichtung der Bakterien. Auf Grund zahlreicher Untersuchungen, um die sich R. KUHN sowie englische und amerikanische Forscher verdient machten, nimmt man jetzt an, daß durch Sulfonamide die für den Bakterienstoffwechsel notwendige p-Aminobenzoesäure nach Art des Massenwirkungsgesetzes verdrängt wird. Das p-Aminobenzolsulfonamid tritt an Stelle der p-Amino-benzoesäure in die biochemischen Lebensvorgänge ein. Durch diese Annahme erklärt sich auch die gute Wirkung der „Stoßtherapie", die eine möglichst hohe Sulfonamid-Konzentration im Blut erzielt.

Neuere Untersuchungen (R. TSCHESCHE[5]) ergaben, daß die Sulfonamide den Folinsäure-Aufbau der Mikroorganismen stören. Diese bilden wahrscheinlich aus Pteridin-aldehyd, p-Aminobenzoesäure und Glutaminsäure die Folinsäure:

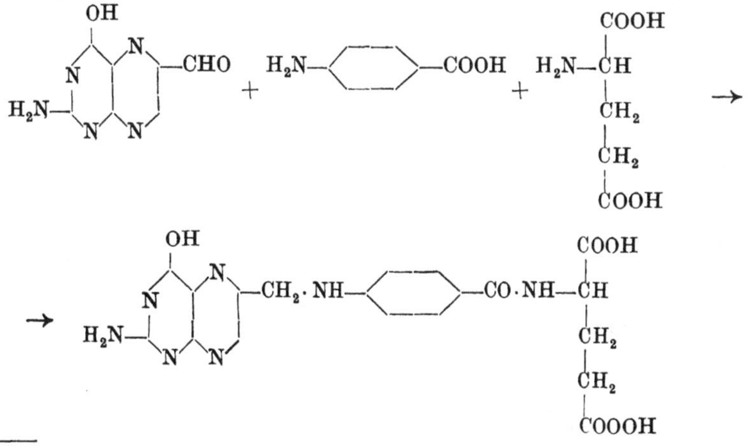

---

[1] DANN, O., u. E. F. MÖLLER: Chem. Ber. **80**, 23 (1947). — [2] AP. 2440658.
[3] MAYER, R. L.: Science (New York) **88**, 620 (1938); Bull. Acad. méd. **117**, 727 (1938).
[4] LOCKE u. a.: Brit. J. exp. Path. **21**, 74 (1950) siehe auch R. KUHN u. a.: Ber. dtsch. chem. Ges. **74**, 1617 (1941) u. Angew. Chem. **55**, 1 (1942).
[5] TSCHESCHE, R.: Angew. Chem. **62**, 153 (1950). Siehe auch R. TSCHESCHE u. G. CREMER-BARTELS: Z. Naturforschg. **5b**, 367 (1950).

Durch Eintritt der Sulfonamide an Stelle der p-**Amino-benzoesäure**

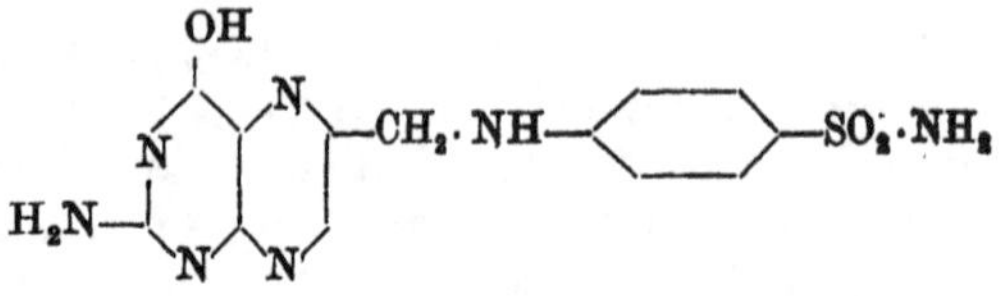

$$H_2N-\underset{N}{\underset{\|}{\overset{N}{\overset{\|}{\bigcirc}}}}\overset{OH}{\underset{N}{\overset{\|}{\bigcirc}}}-CH_2\cdot NH-\langle\rangle-SO_2\cdot NH_2$$

wird die Kondensation der Glutaminsäure gestört, wodurch keine Folinsäure gebildet werden kann. Diese Hypothese gestattet ebenfalls, die beobachtete Notwendigkeit wenigstens einer freien Amino-Gruppe im Sulfonamid-Molekül zu deuten. Die N-Pteroyl-p-amino-benzolsulfonsäure (S. 725) selbst hemmt das Bakterienwachstum noch in großer Verdünnung.

Thiosemicarbazone (Tuberkulosemittel).

Die Thiosemicarbazone sind in Weiterentwicklung der Sulfathiazole und Sulfathiodiazole entstanden, welch letztere eine bemerkenswerte Wirkung auf Tuberkelbazillen erkennen ließen. BEHNISCH[1] gab auch die sulfonamidfreien 2-Aminothiodiazole sowie deren Zwischenprodukte, die Thiosemicarbazone, die durch Ringschluß in die 2-Aminothiodiazole übergehen,

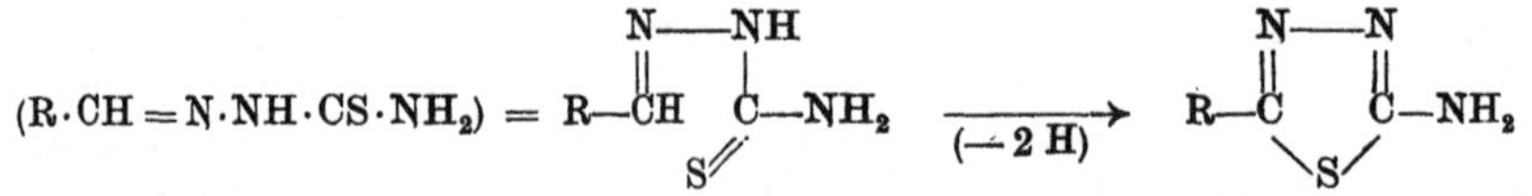

$$(R\cdot CH=N\cdot NH\cdot CS\cdot NH_2) = R-\overset{N-NH}{\underset{S}{\overset{\|}{C}}}\overset{}{\underset{}{C}}-NH_2 \xrightarrow{(-2H)} R-\overset{N-N}{\underset{S}{\overset{\|}{C}}}\overset{}{\underset{}{C}}-NH_2$$

an DOMAGK zur chemotherapeutischen Untersuchung. Dabei zeigten bereits einfache aromatische Thiosemicarbazone starke Wirkung auf Tuberkelbazillen. Zahlreiche Abwandlungen ließen für die Stärke der Wirkung folgende Regeln aufstellen: Notwendig ist das Schwefel-Atom der Thiosemicarbazone, da entsprechend dargestellte Semicarbazone, Oxime, Hydrazone und ähnliche Verbindungen unwirksam sind. Ebenso ist die Semicarbazon-Struktur notwendig, da andere Verbindungen, wie Carbodithiohydrazone, schwächer oder unwirksam sind. Günstig ist ferner, daß die Thiosemicarbazone sich von Aldehyden ableiten, da die analogen Verbindungen von Ketonen weniger wirksam und stärker toxisch sind. Ebenso sind Aldehyde aliphatischer Natur schwächer als aromatische Aldehyde. Substitutionen an den Stickstoff-Atomen der Semicarbazon-Gruppe brachten die Wirkung mit steigender Größe des Substituenten zum Verschwinden.

Stark wirksame Verbindungen erhält man dagegen durch Einführung von Stickstoff, Sauerstoff oder Schwefel enthaltenden Gruppen in den aromatischen Ring.

Therapeutisch am günstigsten ist die p-Substitution. Schwächer wirksam sind die m- und am schwächsten die o-substituierten Verbindungen. Nitro-Gruppen im Kern bedingen gute therapeutische Wirkung. Das p-Aminobenzaldehyd-thiosemicarbazon

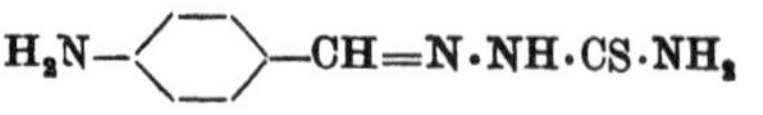

$$H_2N-\langle\rangle-CH=N\cdot NH\cdot CS\cdot NH_2$$

ist weniger stark wirksam. Acylierung der Amino-Gruppe führt zu starkem Wirkungsanstieg. Langkettige Acyl-Reste haben jedoch wieder abschwächende Wirkung. Am besten wirksam ist das Mono-Acetyl-Derivat. Auch Benzoyl-Derivate, SCHIFFsche Basen und Glucosid-Abkömmlinge sind den unsubstituierten Amino-Verbindungen überlegen.

---

[1] BEHNISCH, R., F. MIETZSCH, H. SCHMIDT: Angew. Chem. **60**, 113 (1948).

Die freien Hydroxyl-Verbindungen sind weniger wirksam als die alkylierten und acylierten; so zeichnen sich das p-Methoxy-benzaldehyd-thiosemicarbazon und das entsprechende p-Acetyl-Derivat durch gute Wirksamkeit aus. Weitere Substitution eines Stickstoff-Restes in 3-Stellung analog den Salvarsan-Derivaten führt ebenfalls zu bemerkenswert gut wirkenden Verbindungen. Ebenso zeichnet sich die Alkylmercapto-Verbindung, ferner auch die Alkylsulfon-Verbindung durch starke Wirksamkeit aus, während die Sulfoxyd-Derivate schwächer wirken.

Das von H. SCHMIDT hergestellte p-Acetylamino-benzaldehyd-thiosemicarbazon wird unter der Bezeichnung *Conteben (Tubin)* klinisch angewandt.

$$CH_3CO \cdot NH-\langle\rangle-CH=N \cdot NH \cdot CS \cdot NH_2$$
Conteben

KALKOFF und MONCORPS[1] wiesen zuerst seine gute Wirkung auf Lupus nach. Hier konnten auch sonst nicht beeinflußbare Fälle zur Abheilung gebracht werden. Des weiteren werden Schleimhauttuberkulose, Darmtuberkulose und teilweise auch Lungentuberkulose mit Conteben häufig gebessert. Bei der Lungentuberkulose werden die frischen, exudativen Formen oft geheilt. Dagegen sind die käsigen oder kavernös-schwieligen Formen gegen Conteben meist resistent. Über die lokale Anwendung bei großen Kavernen berichtet J. PESCHKE[2]. Von Nachteil ist die noch hohe Toxizität des Contebens.

Zur Erhöhung der Löslichkeit des Contebens wurde die $CH_3-CO-NH-$Gruppe auch durch eine COOH-Gruppe ersetzt. Die Verträglichkeit der Verbindung ist wesentlich größer. Sie kommt als *Solvoteben* in den Handel.

Die Darstellung der Thiosemicarbazone aus den Aldehyden und Thiosemicarbazid kann in saurer Lösung durchgeführt werden. Hierdurch wird die Bildung des Thiosemicarbazons stark beschleunigt. Auch kann man dadurch statt der freien Aldehyde deren Oxime, Semicarbazone und ähnliche Derivate verwenden, die in der stark sauren Lösung mit Thiosemicarbazid glatt die entsprechenden Thiosemicarbazone liefern, deren Alkalisalze wasserlöslich sind. Das 4-Amino-benzaldehyd-thiosemicarbazon kann nach dem AP. 2530430 aus 4-Nitro-toluol durch Behandlung mit Schwefel in wäßrig-alkoholischer Natronlauge und sofortige Umsetzung des Reaktionsgemisches mit Thiosemicarbazid erhalten werden. Die Stabilität der Verbindungen und die schwache Wirksamkeit des freien Thiosemicarbazids zeigen, daß die Wirksamkeit der Verbindungen dem intakten Molekül zugeschrieben werden muß.

Die Frage des Wirkungsmechanismus der Verbindungen versuchte HEILMEYER[3] in der Weise zu deuten, daß das Conteben die in den Kreislauf abgegebenen Toxine, nicht aber die Tuberkelbazillen selbst angreift. So löst eine mit Conteben versetzte Tuberkulin-Salbe auf der Haut keine positive Reaktion mehr aus. Auf diese Weise ist vielleicht die gute Wirkung in vivo zurückzuführen, die die Wirkung in vitro etwa um das 10000fache übertrifft.

Auch bei den Thiosemicarbazonen läßt sich der Benzolring gegen Pyridin austauschen. Nach LEVADITI[4] zeigt das β-Pyridinaldehyd-thiosemicarbazon (*G 469*), das von GIRARD dargestellt wurde, im Tierversuch eine dem Conteben

---

[1] KALKOFF, W., u. C. MONCORPS: Med. Klinik **1947**, 812.
[2] PESCHKE, J.: Tuberkulosearzt **4**, 440 (1950).
[3] HEILMEYER, L.: Med. Wschr. **27**, 165 (1949).
[4] LEVADITI, C., u. a.: C. R. Séances Soc. Biol. Filiales Associées **145**, 60 (1951).

überlegene Wirkung, wobei vor allem die Lungenveränderungen nicht so ausgeprägt sind. Angeregt durch Beobachtungen von F. MIETZSCH[1] untersuchte BUU-HOI[2] das 1-Isoamyl-3-phenyl-phthalazon-(4),

das ebenfalls gegen *Mycobact. tuberculosis* wirksam ist. Unter den in der Folgezeit geprüften Hydrazid-Derivaten von Säuren besitzt das Isonicotinsäure-hydrazid[3] (*Neoteben, Rimifon, Marsilid, Nydrazid* usw.) die stärkste tuberkulostatische Wirkung.

Antibiotica.

Es ist lange bekannt, daß viele Mikroorganismen in echter Symbiose leben, während andere bei dieser Gemeinschaft in ihrer Entwicklung gehemmt oder abgetötet werden. Diese Erscheinung blieb lange unbeachtet. Erst in neuerer Zeit hat man versucht, sie zu therapeutischen Zwecken auszunutzen, indem man nach solchen Organismen suchte, die hemmend auf pathogene Keime einwirken. Man nannte diesen Vorgang *Antibiose*, obwohl er lediglich „lebensvernichtend" bedeutet und streng genommen alle desinfizierenden Stoffe umfaßt. Als *Antibiotica* bezeichnet man heute allgemein nur solche Substanzen, die von lebenden Organismen — Bakterien, Pilzen, Algen, Moosen — gebildet werden und auf Mikroorganismen eine mehr oder weniger spezifische Hemmwirkung ausüben. Da diese Verbindungen sich z. T. durch eine besonders geringe Toxizität bei gleichzeitig hoher Wirkung auszeichnen, besitzen sie eine erhebliche therapeutische Breite und haben in der modernen Therapie große Bedeutung erlangt.

Die Entwicklung nimmt hier den auch bei anderen natürlichen Wirkstoffen, z. B. den Alkaloiden, gewohnten Verlauf. Der Isolierung und Reindarstellung folgen die Struktur-Aufklärung, die Synthese und die pharmakologische Untersuchung. Das Studium der Alkaloide, aus dem Pflanzenreich stammend, wird in mancher Beziehung von dem der Antibiotica, aus Mikroorganismen gewonnen, abgelöst. Sie sind bisher nur zu einem kleinen Teil synthetisiert worden. Da sich darunter aber wichtige Heilmittel, z. B. das Penicillin, befinden, ist es notwendig, sie in die Arzneimittelsynthese einzubeziehen. Es unterliegt keinem Zweifel, daß auch auf diesem Gebiet die Arzneimittelsynthese vor einer großen Zukunft steht, zumal die Antibiotica als natürliche Vorbilder dienen und zur pharmakologischen Prüfung zahlreicher Variationen des strukturellen Aufbaus Veranlassung geben können. Es wird daher nachstehend ein kurzer Überblick über die Entdeckung, die Konstitutionsaufklärung und Wirkung einer Anzahl der bisher bekannten Antibiotica gebracht.

Bereits im Jahre 1877 berichteten L. PASTEUR und JOUBERT[4] darüber, daß gewisse Luftbakterien das Wachstum von Milzbrandbazillen hemmen. Sie knüpften an diese Beobachtung die Hoffnung einer therapeutischen Ausnutzung. R. EMMERICH und SAIDA[5] erkannten im Jahre 1900, daß das *Bacterium pyocyaneus* in Kulturen ein Enzym bildet, welches andere Bakterien zu töten vermag. Die Versuche, die Pyocyanase in der Therapie

---

[1] MIETZSCH, F.: Zit. S. 696.
[2] BUU-HOI, NG. PH., u. a.: C. R. hebd. Séances Acad. Sci. **228**, 2037 (1949).
[3] OFFE, H. A., W. SIEFKEN u. G. DOMAGK: Naturwiss. **39**, 118 (1952); vgl. Dtsch. Apotheker Z. **92**, 193 (1952).
[4] Zit. n. E. CHAIN u. H. W. FLOREY: Brit. med. Bull. **2**, 5 (1944).
[5] EMMERICH, R., u. SAIDA: Zbl. Bakter. **27**, 776 (1900).

zu verwenden, blieben jedoch ohne Erfolg. Auch die Beobachtung von A. FLEMMING[1], daß Kulturen von *Staphylococcus aureus* durch den Schimmelpilz *Penicillium notatum* abgetötet werden, blieb zunächst ohne Beachtung. Im Jahre 1932 berichtete dieser Forscher bereits über die ersten klinischen Versuche mit einem grob gereinigten Extrakt aus Kulturen des *P. notatum*, den er *Penicillin* nannte[2]. Aber erst als im Jahre 1938 der Oxforder Pathologe H. W. FLOREY in Zusammenarbeit mit den Chemikern ABRAHAM und CHAIN in großem Umfang Untersuchungen über Penicillin aufnahm, konnte die Entdeckung der Antibiotica ihren Siegeszug antreten.

Heute sind einige Hundert Antibiotica isoliert und eine große Zahl auch kristallisiert erhalten worden[3]. Da die chemische Konstitution derselben bisher nur z. T. aufgeklärt werden konnte, ist eine Einteilung der Antibiotica nach chemischen Gesichtspunkten noch nicht möglich. Sie sollen daher nach den Organismen geordnet werden, aus denen sie erhalten wurden. Damit ergibt sich folgende Einteilung:

I. Antibiotica aus Bakterien
II. „ aus Actinomyceten und verwandten Pflanzen
III. „ aus Ascomyceten
IV. „ aus verschiedenen niederen Pflanzen
V. „ aus Flechten, Moosen und höheren Pflanzen

1. Antibiotica aus Bakterien.

Aerosporin erhielten G. C. AINSWORTH u. a.[4] aus *Bacillus aerosporus*. Es hat selektive Wirkung gegen gramnegative Bakterien in gleicher Weise wie Penicillin gegen die grampositiven. Tierversuche ergaben keine Schutzwirkung gegen *Haemophylus pertussis*, *Ebertella thyphosa*, *Brucella bronchiseptica* und *Escherichia coli*. Das Auftreten resistenter Stämme konnte nicht beobachtet werden. Chemisch ist Aerosporin wahrscheinlich mit Polymyxin (S. 746) identisch.

Bacillin ist der „anti-coli-Faktor" von I. W. FOSTER und H. B. WOODRUFF[5] und wird von den *Bacillus subtilis* gebildet, wenn dieser auf Kohlenhydrat enthaltenden Nährböden gezüchtet wird. Gegenüber Subtilin und Bacitracin (siehe dort) zeichnet es sich durch seine große Wirksamkeit gegen grampositive und gramnegative Bakterien und die geringe Toxizität gegenüber Mäusen aus. Die Wirkung geht jedoch in vivo verloren. Diese Inaktivierung ist nach WOODRUFF und FOSTER[6] die Folge der Einwirkung eines im Serum enthaltenen Peptids, das sie Antibacillin nannten. Über die chemische Zusammensetzung von Bacillin ist bisher nichts bekannt geworden.

Bacitracin isolierten B. A. JOHNSON u. a[7]. aus *Bacillus subtilis*. Es ähnelt dem Subtilin (S. 747), unterscheidet sich aber von diesem durch seine Anreicherung in der Kulturflüssigkeit, aus der es mit n-Butanol extrahiert werden kann. Durch Veränderung des p_H-Wertes läßt es sich nicht fällen und wird auch nicht von Trypsin oder Pepsin angegriffen. Seine Toxizität ist etwas größer als die von Subtilin, es treten aber keine Gewebereizungen auf. Bei klinischer Erprobung zeigte es, lokal angewendet, nach chirurgischen Infektionen einen Heilungsgrad von 82%. Nach intravenöser und intramuskulärer Injektion blieb der Blutspiegel von 1 γ/ccm sechsmal länger erhalten als bei Applikation einer entsprechenden Dosis Penicillin.

J. I. GOERLEY[8] fand, daß Bacitracin ein Polypeptid von hohem Molekulargewicht ist. Es ist löslich in Wasser und niederen Alkoholen, nicht aber in vielen organischen Lösungsmitteln. Nach der Hydrolyse erhielten G. T. BARRY u. a.[9] neun verschiedene Aminosäuren, die sie durch Papierchromatographie trennten. L. C. CRAIG[10] arbeitete ein Reinigungsverfahren durch Gegenstromverteilung aus.

F. RAUBITSCHEK und A. DOSTROVSKY erhielten aus einem Stamm von Bacillus subtilis einen Hemmstoff gegen Dermatophyten. Das Antibioticum zeigte fungistatische Wirkung gegen verschiedene Pilze[11].

---

[1] FLEMMING, A.: Brit. J. exp. Path. **10**, 226 (1929).
[2] FLEMMING, A.: J. Pathol. Bacteriology **35**, 831 (1932).
[3] WAKSMAN, A.: Bact. Rev. **5**, 231 (1941); H. VONDERBANK: Pharmazie **5**, 210 (1950).
[4] AINSWORTH, G. C.: Nature (London) **160**, 263 (1947).
[5] FOSTER, I. W., u. H. B. WOODRUFF: J. Bacteriol. **51**, 363 (1946).
[6] WOODRUFF, H. B., u. I. W. FOSTER: J. Bacteriol. **51**, 371 (1946).
[7] JOHNSON, B. A., u. a.: Science (New York) **102**, 376 (1945).
[8] GOERLEY, J. I.: Conferenz on Antibiotic Research, Antibiotics Study Sect. Nat. Inst. Health (1947). — [9] BARRY, G. T., u. a.: J. biol. Chemistry **175**, 485 (1948).
[10] CRAIG, L. C.: J. clin. Invest. **28**, 864 (1949).
[11] RAUBITSCHEK, F., u. A. DOSTROVSKY: Dermatologica **100**, 45 (1950).

Biocerin wird durch Extraktion der Nährmedien von *Bacillus cereus* mit Äther erhalten. Es löst sich darin mit gelber Farbe und wird durch Abdampfen des Äthers gewonnen. Die ersten Untersuchungen über Biocerin wurden von R. I. GOODLOW u. a.[1] ausgeführt, die in Übereinstimmung mit C. W. JOHNSON u. a.[2] fanden, daß es gegen grampositive und -negative Keime wirkt. Die chemische Natur des Prinzips ist bisher nicht bekannt.

Colistatin isolierte G. F. GAUSE[3] aus einem nicht näher definierten, gelben Aerobier. Es ist praktisch ungiftig und wirksam gegen gramnegative, pathogene Keime und Staphylokokken. Mäusen gewährt es Schutz gegen hohe Dosen von *Borellia sogdianum*, einer Spirochaete, die Rückfallfieber verursacht.

Colicine sind die Antibiotica aus *Escherichia coli*. Die Namengebung stammt von A. GRATIA[4], der eine große Zahl von Stämmen der E. coli auf ihre antibiotische Wirkung untersuchte und alle wirksam fand. Wie aus der differenzierten Wirkungsweise der einzelnen Colicine hervorgeht, sind diese chemisch nicht identisch. Gemeinsam ist allen Colicinen die Fällbarkeit mit Ammonsulfat und Aceton. Sie sind leicht in Wasser löslich und nicht dialysierbar. Nach ihren chemischen Eigenschaften sind es Peptide, die mit Eiweißkörpern vergesellschaftet sind (HOLBERT[5]).

Circulin bildet sich in *Bacillus circulans* und wurde daraus von F. J. MURRAY und P. A. TETRAULT[6] isoliert. Es besitzt geringe Toxizität und gute Wirkung gegen *Staphylococcus aureus* und Tuberkelbakterien. Chemisch ist es ein Polypeptid, das bei der Hydrolyse ein optisch aktives Isomeres der Pelargonsäure, *l*-Diamino-buttersäure, *l*-Threonin und *d*-Leucin liefert.

Ein Antibioticum, das MC LEOD[7] aus *Bac. krzemieniewski M14* erhielt, nannte er ursprünglich ebenfalls Circulin, bezeichnete es dann aber als **Polypeptin** oder **Micoidin**. Es besitzt erhebliche Toxizität und ist ein Polypeptid, das zur lokalen Behandlung von Pilz-Erkrankungen dienen könnte.

Diplococcin entdeckte A. E. O. OXFORD[8] in zwei Stämmen von Milch-Streptokokken. Es ist eine eiweißartige Verbindung von relativ kleinem Molgewicht und enthält weder Schwefel noch Phosphor. Bei $p_H = 4$ ist es bis 100° beständig, nicht aber bei $p_H = 6-7$. Seine Wirkung erstreckt sich besonders auf Milch-Kokken.

Eumycin wurde erstmalig von E. A. JOHNSON und K. L. BURDON[9] beschrieben. Es entsteht in *Bac. subtilis Marburg* und ist wirksam gegen *Cornybact. dyphteria* und *Mycobact. tuberculosis*, gegen Staphylokokken nur schwach und wirkungslos gegen gramnegative Keime. Seine Toxizität ist nur gering. Später fanden die gleichen Autoren noch Fraktionen, die hämolytisch waren und große Toxizität besaßen[10].

Endosubtilysin wird nach L. DE SAINT-RAT und H. R. OLIVIER[11] von dem *Bac. subtilis* gebildet. Es hat bei geringer Toxizität noch in großer Verdünnung bactericide Wirkung gegen Staphylokokken.

Gramicidin und **Tyrocidin** (S. 747) sind nach R. DUBOS[12] die Bestandteile des **Tyrothricins**. Der Gehalt an Gramicidin beträgt etwa 20—25%. Es stellt ein Cyclopeptid von der annähernden Zusammensetzung $C_{148}H_{210}O_{26}N_{30}$ und einem Molgewicht von 2790 bis 2826 dar. Der Schmp. beträgt 230—231°. Durch Hydrolyse läßt es sich in 24 Moleküle verschiedener Aminosäuren aufspalten. Es wurden erhalten: je 6 Mol *d*-Leucin und *l*-Tryptophan, 5 Mole *d*, *l*-Valin, 3 Mole *l*-Alanin, 2 Mole Glycin und 2 Mole einer noch unbekannten Oxy-Aminosäure (Isoserin?)[13]. Daneben tritt im Hydrolysat noch Aminoäthanol auf.

---

[1] GOODLOW, R. I., u. a.: J. Bacteriol. **54**, 268 (1947).
[2] JOHNSON, C. W., u. a.: J. Bacteriol. **57**, 63 (1949).
[3] GAUSE, G. F.: Science (New York) **104**, 289 (1946).
[4] GRATIA, A.: C. R. Séances Soc. Biol. Filiales Associées **140**, 1248 (1946).
[5] HOLBERT, J. M.: Publ. Health exp. **64**, 313 (1949); J. F. GARDNER: Brit. J. exp. Path. 31, 102 (1950) u. P. FREDERICQ u. M. BETZ-BAREAU: C. R. Séances Soc. Biol. Filiales Associées **144**, 1424, 1427 (1950).
[6] MURRAY, F. J., u. P. A. TETRAULT: Proc. Soc. Am. Bact. **1**, 20 (1948).
[7] MC LEOD, C.: J. Bacteriol. **56**, 749 (1948).
[8] OXFORD, A. E. O.: Biochemic. J. **38**, 178 (1944).
[9] JOHNSON, E. A., u. K. L. BURDON: J. Bacteriol. **51**, 591 (1946).
[10] JOHNSON, E. A., u. K. L. BURDON: Conference on Antibiotic Research, Antibiotic Study Sect. Nat. Inst. Health (1947).
[11] DE SAINT-RAT, L., u. H. R. OLIVIER: C. R. hebd. Séances Acad. Sci. **222**, 297 (1946).
[12] DUBOS, R.: Progress in the Field of Antibiotics (lecture, V. S. Sept. Apr. grad School 1946).
[13] Vgl. hierzu auch R. SYNGE: Biochemic. J. **39**, 355 (1945).

Gramicidin ist hochwirksam gegen Staphylokokken, Streptokokken und Pneumokokken. Da es jedoch hämolytische Eigenschaften hat, kann es klinisch nur lokal appliziert werden.

J. C. LEWIS u. a.[1] gelang es, durch Behandlung mit Formaldehyd das Gramicidin in der Weise zu modifizieren, daß seine hämolytische Wirkung auf $1/5$ absank, während die bactericide Wirksamkeit nur auf $1/2$ geschwächt wurde. Chemisch beruht diese Reaktion auf der Einführung von Methylol-Gruppen, wahrscheinlich in 2-Stellung der Indol-Ringe der Tryptophan-Reste.

H. FRAENKLE-CONRAT u. a.[2] beobachteten, daß sich aus der Formaldehyd-Verbindung durch starkes Alkali das Gramicidin zurückgewinnen läßt, ohne dabei zerstört zu werden. Durch Veresterung der Alkohol-Gruppen mit Bernsteinsäure gelangten H. S. OLCOTT u. a.[3] zu Halbestern, deren Natriumsalze in Wasser leicht löslich sind. Unverändertes Gramicidin dagegen ist in Wasser so schwer löslich, daß seine Anwendung begrenzt ist. Der Bernsteinsäurehalbester zeichnet sich auch noch dadurch aus, daß er nur 1—5% der hämolytischen Wirkung und 2% der Toxizität des Gramicidins besitzt, während die bactericide Wirksamkeit nur auf $1/4$ sinkt. Bemerkenswert ist noch die Beobachtung, daß Gramicidin in seiner Wirkung durch Anwesenheit von Serum erhöht wird.

Gramicidin S entdeckten die russischen Forscher G. F. GAUSE und M. G. BRASHNIKOWA[4] im Jahre 1942 in einem thermophilen Stamm von *Bac. brevis*, der am besten bei 40—60° gedeiht. Gramicidin S läßt sich leicht kristallisiert erhalten und schmilzt bei 268—270°. Nach R. SYNGE[5] handelt es sich um ein Cyclopolypeptid-hydrochlorid (Cyclopenta- oder Cyclodekapeptid)[6] mit der stöchiometrischen Minimal-Einheit: *l*-Ornithin, *l*-Valin, *l*-Leucin, *l*-Prolin und *d*-Phenylalanin. Mit Gramicidin enthält es nur *l*-Valin gemeinsam, weshalb R. SYNGE vorgeschlagen hat, für das russische Präparat eine andere Bezeichnung zu finden. In der Wirkung unterscheidet es sich von dem amerikanischen durch seine stärker bactericide Wirksamkeit, die sich auch auf gramnegative Bakterien erstreckt.

Jodinin ist das Pigment des *Chromobact. jodinum*. Wird letzteres einige Tage auf Agar bei 30° gezüchtet, so kann das gebildete Pigment mit Wasser abgespült werden. Aus Chloroform läßt es sich umkristallisieren und schmilzt dann bei 236° unter Zersetzung. Die Ausbeute beträgt 1 g/m² des festen Nährbodens. Jodinin ist tief purpurfarbig, in Wasser und Säuren unlöslich, in Alkalien löslich. Es stellt ein 1,5-Dioxy-phenazin-N,N'-dioxyd dar. Ss. B. SSEREBJANYI u. a.[7] beschreiben eine Iodinin-sythese auf folgendem Wege: o-Nitro-phenol und o-Phenetidin kondensieren sich in Gegenwart von KOH zu 1,5-Diäthoxy-phenazin. Mit Bromwasserstoff wird entalkyliert und durch Oxydation mit Benzoyl-peroxyd Iodinin gebildet. Nach S. WEIDLING[8] wirkt es bakteriostatisch gegenüber *Eberthella typhosa* und *Proteus vulgaris*, bactericid gegenüber Staphylokokken und Streptokokken. Seine Wirkung kann durch kleine Mengen strukturverwandter Chinone, z. B. Chinizarin (siehe nebenst. Formel) aufgehoben werden, obgleich diese auch bakteriostatische Eigenschaften aufweisen.

N,N'-Dioxyde von Diazinen stellte McILWAIN dar, die in jedem Fall stärker bakteriostatisch waren als die zugehörigen Diazine. Hierher gehört auch das von R. L. EVANS und F. LISKER[9] aus Phenantrolin-dihydrat durch Oxydation mit H_2O_2 in Eisessig erhaltene m-Phenantrolin-di-N-oxyd.

Licheniformin fanden R. K. CALLOW und P. D'ARCY-HART[10] in den Zellen von *Bact. licheniformis Weigmann*. Das Antibioticum wird durch Adsorption und anschließende Elution mit einer Mischung von 89% Wasser, 10% Butanol und 1% Salzsäure isoliert. Als Pikrat kann es kristallisiert erhalten werden. Es bildet aber auch mit anderen Säuren Salze. Sein Molgewicht beträgt etwa 320. Über den chemischen Aufbau ist bisher nur bekannt, daß es wahrscheinlich eine Guanadin-Gruppe enthält.

---

[1] LEWIS, J. C., u. a.: Science (New York,) **102**, 274 (1945).
[2] FRAENKLE-CONRAT, H.: J. biol. Chemistry **168**, 99 (1947).
[3] OLCOTT, H. S., u. a.: Arch. Biochem. **10**, 553 (1946).
[4] GAUSE, G. F., u. M. G. BRASHNIKOWA: Nature (London) **154**, 703 (1944); Lancet **1944**, 716.
[5] SYNGE, R.: Biochemic. J. **39**, 363 (1945).
[6] CONSDEN, R., u. a.: Biochemic. J. **41**, 596 (1947).
[7] SSEREBRJANYI, Ss. B., u. a.: Ber. Akad. Wiss. UdSSR [N. S.] **70**, 645 (1950); C. 1951 I, 3041.
[8] WEIDLING, S.: Acta path. microbiol. scand. **22**, 379 (1945). — [9] AP. 2 518 130.
[10] CALLOW, R. K., u. P. D. D'ARCY-HART: Nature (London) **157**, 334 (1946).

Biologisch entfaltet es die größte Wirkung gegen säurefeste und grampositive Bakterien. Gramnegativen Keimen gegenüber ist es nur wenig hemmend. Seine Toxizität ist nur gering.

Mikrokokkin ist ein hitzebeständiger, antibiotischer Faktor, den T. L. Su[1] aus einem Mikrokokkus-Stamm isolierte. Es wirkt hemmend auf eine Anzahl von grampositiven Keimen und ist vielleicht identisch mit dem von V. Monaci[2] in einem anderen Micrococcus entdeckten antibiotischen Faktor.

E. Bonetti u. G. Giunchi[3] vermuten in dem Faktor H_2O_2 als Wirksubstanz, da er mit $NaHSO_3$ und MnO_2 zerstört wird und in der Wärme Sauerstoff abgibt. Jedoch sind diese Ergebnisse nach Vonderbank[4] nicht sicher.

Nisin wurde von A. T. R. Mattick und A. Hirsch[5] aus Milchsäure-Bakterien in Form kleiner Nadeln erhalten. Die Ausbeute betrug 16—20 mg je 1 Kulturflüssigkeit. Durch Agar diffundiert es nicht bei $p_H = 7$. Nisin schützt Mäuse vor experimenteller Infektion mit Streptokokken und beeinflußt die Tuberkulose am Meerschweinchen günstig. Die Toxizität ist gering (LD 3,5 g/kg Maus).

α-Oxy-phenazin (siehe nebenst. Formel) kommt in alten Kulturen von *Pseudomonas pyocyaneus* vor und ist wahrscheinlich als Zersetzungsprodukt von Pyocyanin aufzufassen. Es wird auch als **Hemipyocyanin** bezeichnet und ist weniger giftig, aber auch weniger wirksam als Pyocyanin. Nach J. L. Stokes[6] wirkt es besonders gegen Pilze und Hefen.

Pyocyanin ist der Hauptfarbstoff von *Ps. pyocyaneus*. Dunkelblau und in saurer Lösung rot, leitet es sich chemisch vom α-Oxy-N-methyl-phenazin ab, dessen inneres Salz es darstellt. Es wirkt zwar stark antibakteriell, ist aber auch sehr toxisch. M. Burton u. a.[7] fanden, daß ein Zusatz von *l*-Leucin, Glycin und Alanin die Bildung von Pyocyanin erhöht.

Pyocyanin

Polymyxin wurde von G. Browila und T. S. G. Jonas[8] erstmals beschrieben und stellt eine Sammelbezeichnung für fünf verschiedene Faktoren (A, B, C, D, E) dar. Es sind Polypeptide mit biologisch und chemisch ähnlichen Eigenschaften. Sie enthalten sämtlich die *l*-,α.γ-Diaminobuttersäure, *l*-Threonin und die *d*-6-Methyl-octan-1-carbonsäure[9]

$$CH_3-CH_2-CH-(CH_2)_4-COOH$$
$$|$$
$$CH_3$$

Hervorstechend ist seine absolute Spezifität gegenüber gramnegativen Keimen, die es von allen andern bisher bekannten Antibioticis unterscheidet[10]. Das Polymyxin soll mit Aerosporin identisch sein.

Nach einem Verfahren von P. Stanley u. a[11]. wird Polymyxin bereits in größerem Umfang hergestellt. Seine antibiotische Wirkung übertrifft die des Streptomycins um das 80—1000fache[12]. Die damit gemachten klinischen Erfahrungen waren sehr günstig. Jedoch treten leicht Nierenschädigungen auf, die nach Brownlee und Short[3] auf *d*-Serin zurückzuführen sind. Andererseits wurden bei infektiösen Erkrankungen der Harnorgane gute Erfolge erzielt.

Pyolipinsäure gewannen S. Bergström u. a[14]. aus *Pyocyaneus aeruginosa*. Sie hat die Zusammensetzung $C_{11}H_{22}O_3$ und scheint *d, l*-β-Oxy-decansäure zu sein. Biologisch bedeutsam ist ihre Wirksamkeit gegen Tuberkelbazillen.

---

[1] Su, T. L.: Brit. J. exp. Path. 29, 473 (1948).
[2] Monaci, V.: Atti Soc. med. chir. Padova 25, 301 (1947).
[3] Bonetti, E., u. G. Giunchi: Boll. it. sc. therap. mit. 25, 127 (1946).
[4] ie e Lancet 11, 5 (1947).
[5] Mattick, A. T. R., u. A. Hirsch: Pharmaz. u. Pharmakol. 5, 262 (1950).
[6] Stokes, J. L.: Proc. Soc. exp. Biol. Med. 51, 126 (1942).
[7] Burton, M., u. a.: Canad. J. Res. (C) 25, 121 (1947).
[8] Browila, G., u. T. S. G. Jonas: Biochemic. J. 43, XXV (1948).
[9] Willinson, J.: Nature (London) 1949, 622.
[10] Stanley, P., u. M. Schlosser: J. Bacteriol. 54, 549 und 585 (1947).
[11] Stanley, P., u. a.: J. Bacteriol. 55, 573 (1948).
[12] Looy, P. H.: Amer. J. Pharmac. 121, 64 (1949).
[13] Brownlee, G., u. E. I. Short: Biochemic. J. 42, liii (1948).
[14] Bergström, S., u. a.: Arch. Biochem. 10, 165 (1946).

Prodigiosin, von H. LICHSTEIN und F. VAN DE SAND[1] aus drei Wochen alten Kulturen von *Chromobact. prodygosum* isoliert, ist eine farblose, thermostabile Substanz, die besonders gegen *B. subtilis, C. dyphtheria* und *St. aureus* wirksam ist.

Prodigiosin besitzt folgende Konstitution[2]:

$$CH_3-(CH_2)_4-\underset{\underset{HN}{\underset{|}{}}}{\boxed{}}-\underset{N}{}-C=\underset{N}{}-\boxed{}-O\cdot CH_3$$

$$CH_3-$$

Prodigiosin

Phthyocol ist das schon lange bekannte Pigment des *Microbact. tuberculosis.* Chemisch ist es das 2-Methyl-3-oxy-1,4-naphthochinon. Es kristallisiert in gelben, prismatischen Nadeln vom Schmp. 173° und hat antibiotische Wirkung gegenüber einer Anzahl grampositiver und gramnegativer Bakterien.

Subtilin wurde erstmals von F. JANSEN und I. HIRSCHMANN[3] beschrieben. Es ist im *Bac. subtilis* enthalten und besitzt polypeptidischen Charakter. Wahrscheinlich ist es ein Komplex aus verschiedenen Faktoren. J. SALLE und J. JANN[4] konnten nachweisen, daß es gegen grampositive Keime, säurefeste Bakterien einschließlich Tuberkelbazillen und pathogene Pilze wirksam ist. In vivo-Versuche zeigten jedoch, daß eine intramuskuläre Applikation nicht möglich ist, da Subtilin zwar in Wasser gut löslich ist, nicht aber in Serum oder physiologischer Kochsalzlösung. Daher waren bei parenteraler Verabreichung bessere Erfolge zu beobachten. Seine Ungiftigkeit ermöglichte ausgedehnte klinische Untersuchungen[5]. Nach neueren Arbeiten hat sich ein Zusatz von Zink zu submersen und Oberflächenkulturen als günstig für die Bildung von Subtilin erwiesen.

Phthyocol

Ester des Subtilins erhält man durch Lösen des Antibioticums im betreffenden Alkohol und Zusatz von geringen Mengen Säure. Letztere wurde anschließend durch Anionen-Austausch entfernt[6]. Die Ester sollen besser wirksam sein als das Subtilin selbst.

Subtilysin wurde von M. VALLÉE[7] in *Bac. subtilis* entdeckt. Es hat ausgesprochen lytische Wirkung gegen grampositive Bakterien, besitzt aber keinen Einfluß auf Staphylo- und Streptokokken. Chemisch handelt es sich wahrscheinlich um zwei Fermentfaktoren.

Subtenolin bildet sich in *Bac. subtilis,* wenn dem Nährboden Mangansalze und Alanin zugesetzt werden[8]. Es hat keine Peptid-Struktur. An Aktivkohle kann es adsorbiert werden und läßt sich mit Lauge wieder eluieren. Aus Butanol wird es kristallisiert erhalten. Im Molekül wurden eine enolische Hydroxyl-Gruppe, eine Aldehyd-Gruppe und eine Doppelbindung nachgewiesen. Das Molgewicht ist nur klein. Subtenolin wirkt bakteriostatisch gegen Staphylokokken, Eberthellen, Salmonellen, Pasteurellen und Coli-Bakterien.

Tyrocidin, das von R. DUBOS[9] aus Thyrothricin erhalten werden konnte, hat die annähernde Zusammensetzung $C_{127}H_{166}O_{26}N_{26}\cdot 2$ HCl und ein Molgewicht von 2546. Es ist aus zahlreichen *l*-Aminosäure-Resten und 3 *d*-Phenylalanin-Resten aufgebaut. Die starke in vitro-Wirksamkeit des Tyrocidins wird durch Serumproteine stark beeinträchtigt. Nach WAGNER-JAUREGG[10] beruht die antibiotische Wirkung der Verbindung auf ihrem Gehalt an „unnatürlichen" Aminosäuren, die in den Bakterien die lebenswichtigen natürlichen Isomeren verdrängen.

Antibiotica wie **Tyrothricin** und ähnlich schwer lösliche Polypeptide können durch Lösungsvermittler wie Polyoxyalkylen-Derivate oder innere Anhydride mehrwertiger Alkohole in Lösung gehalten werden[11].

---

[1] LICHSTEIN, H., u. F. VAN DE SAND: J. inf. Dis. **76**, 47 (1945).
[2] Vgl. H. VONDERBANK: Arzneimittel-Forschg. **1**, 234 (1951).
[3] JANSEN, F., u. I. HIRSCHMANN: Arch. Biochemic. **4**, 297 (1944).
[4] SALLE, J., u. J. JANN: Proc. Soc. exp. Biol. Med. **60**, 60 (1945); **61**, 23 (1946); J. Bacteriol. **51**, 592 (1946).
[5] SALLE, J., u. J. JANN: Proc. Soc. exp. Biol. Med. **63**, 41 u. 519 (1946).
[6] AP. 2 495 758.
[7] VALLÉE, M.: C. R. Soc. Biol. Filiales Associées **139**, 148 (1945).
[8] HIRSCHHORN, H., u. a.: Proc. Soc. exper. Biol. Med. **67**, 429 (1948).
[9] DUBOS, R.: Progress in the Field of Antibiotics (lecture, O. S. Dept. Agr. grad. School, 1946).
[10] WAGNER-JAUREGG, TH.: Pharmazie **2**, 483 (1947).
[11] AP. 2 472 640.

Violacein ist das violette Pigment von *Chromobact. violaceum*. Es wurde von C. LICHSTEIN und F. VAN DE SAND[1] untersucht, die seine Wirksamkeit gegen eine Anzahl grampositiver Bakterien entdeckten. Die Toxizität ist gering, aber in vivo tritt durch den Einfluß des Serums eine starke Verminderung der Wirksamkeit ein. Über die chemische Konstitution des Farbstoffes ist nichts bekannt geworden.

Außer den hier beschriebenen Antibiotica sind aus Bakterien noch eine Anzahl wirksamer Faktoren isoliert worden, die bisher jedoch noch so wenig definiert sind, daß auf ihre Erwähnung verzichtet wird.

II. Antibiotica aus Actinomyceten und verwandten Pflanzen.

Actinomycetes.

Actinomycin isolierte A. WAKSMAN[2] aus *A. antibioticum*. Es ist ein Farbstoff von der Zusammensetzung $C_{41}H_{54}O_{12}N_8$ und dem Schmp. 252°. Durch Hydrolyse konnte bisher die Anwesenheit von Threonin, Prolin, Valin und N-Methyl-valin sichergestellt werden. Früher wurde Actinomycin als ein Komplex aus drei verschiedenen Faktoren angesehen. Nach C. BENEDICT und F. LANGLYKE[3] handelt es sich jedoch um eine einheitliche Substanz von hoher Toxizität, die Hemmwirkung gegenüber *Staph. aureus* noch in Verdünnung 1:20000000 und gegen *Bac. subtilis* noch bei 1 : 100000000 ausübt.

Actinorhodin ist ein blauroter Farbstoff, der in einer Reihe von Actinomyceten gebildet wird. Er wurde von O. PLOTHO[4] isoliert. H. BROCKMANN und H. PINI[5] erkannten ihn als Chinonsystem mit 3 freien OH-Gruppen und 2 Carboxyl-Gruppen. Die Summenformel wurde zu $C_{24}H_{22}O_{11}$ ermittelt.

Actinorubin ist aus *Actinomyces A 103* isoliert worden. R. JUNOWIZC-KOCHOLATY[6] vermutet nach der Analyse des Helianthates die Zusammensetzung $C_6H_{14}N_3O_2$ oder $C_9H_{22}N_5O_4$. Der Schmp. beträgt 206—214°. Die Lösung von Actinorubin gibt negative MOLISCH- und SACAGOUCHI-, aber positive Biuret-Reaktion. Es diffundiert durch eine VISKIN-Membrane und ist haltbar bei $p_H = 6—7$ gegenüber viertelstündigem Kochen. Die Wirkung von Actinorubin erstreckt sich auf grampositive und gramnegative Organismen. Auffallend ist die Mitteilung von A. KELNER und E. MORTON[7], daß es keine Züchtung von resistenten Stämmen ermöglicht.

Actinomyces-lysocym und **Actinomycetin** beschreibt M. WELSCH[8] als antibiotische Faktoren aus *A. violaceus*.

Grifolin gewannen J. HIRATA und K. NAGANISHI[9] aus dem Fruchtkörper von *Grifola confluenz*, einem zu den Basidiomyceten gehörenden Pilz. Das hitzebeständige Antibioticum ist praktisch unwirksam gegen gramnegative Erreger. Gute Wirkung entfaltet es gegen *Staph. aureus* und andere Bakterien. Die Toxizität ist niedrig. Es kommt ihm nachstehende Konstitution zu.

$$\begin{array}{c} CH_3 \\ \diagdown \\ C=CH-(CH_2)_2-C=CH-CH=CH-CH-C \\ \diagup | | | \diagdown \\ CH_3 CH_3 OH \; OH C_2H_5 \\ C_2H_5 \end{array}$$

Grifolin

Litmocidin ist das antibiotische Pigment von *Protactinomyces cyaneus antibioticus*. Es wurde von G. F. GAUSE[10] isoliert. Die chemische Natur der Verbindung wurde von M. G. BRAZNIKOWA[11] als Anthocyanidin-Derivat aufgeklärt. Litmodicin ist in vitro wirksam gegen Staphylo- und Streptokokken. Jedoch wird seine Hemmwirkung durch Serum praktisch aufgehoben. Durch Säuren und Laugen wird es verändert: alkalisch → blau, sauer → rot. Die Farbsalze unterscheiden sich in ihrer Löslichkeit, nicht aber in ihrer Wirkung gegen *Staph. aureus*, das sie in Konzentrationen von 1 : 4000000 noch hemmen.

---

[1] LICHSTEIN, C., u. F. VAN DE SAND: J. Bacteriol. **52**, 145 (1946).
[2] WAKSMAN, A.: J. biol. Chemistry **142**, 519 (1942).
[3] BENEDICT, R. G., u. F. LANGLYKE: Annal. Rev. Microbiol. **1**, 210 (1947).
[4] PLOTHO, O.: Naturwiss. **34**, 190 (1947).
[5] BROCKMANN, H., u. H. PINI: Naturwiss. **34**, 190 (1947).
[6] JUNOWIZC-KOCHOLATY, R.: J. biol. Chemistry **168**, 757 (1947).
[7] KELNER, A., u. E. MORTON: J. Bacteriol. **53**, 695 (1947).
[8] WELSCH, M.: C. R. Séances Soc. Biol. Filiales Associées **126**, 244 (1937); J. Bacteriol. **53**, 101 (1947).
[9] HIRATA, J. u. K. NAGANISHI: J. biol. Chemistry, **184**, 135 (1950).
[10] GAUSE, G. F.: J. Bacteriol. **51**, 649 (1946).
[11] BRAZNIKOWA, M. G.: J. Bacteriol. **51**, 655 (1946).

Mycetin ist nach O. FAINSHMIDT und A. KORENIAKO[1] ein antibiotischer Faktor aus *A. violaceus*. Es unterscheidet sich in verschiedener Hinsicht von Antimycin und Actinomycetin. Es ist intensiv violett gefärbt und gegen *Staph. aureus* hoch aktiv. Zur Gewinnung wird der Agarnährboden, auf dem die Organismen wachsen, extrahiert.

Nocardamin isolierten A. STOLL u. a.[2] aus einem nicht definierten Stamm von *Actinomycetes*, und fanden, daß ihm die Konstitution

$$CH_2-CH_2-CH_2-CH_2-CH_2$$
$$\diagdown N \diagup \qquad N-OH$$
$$CO-CH_2\text{———}CH_2-CO$$
Nocardamin

zukommt. Es liegt in diesem Molekül eine Häufung selten vorkommender Atomgruppierungen vor: 1. Hydroxam-Gruppe, 2. Hydroxylamin-Gruppe, 3. ein 9-gliedriger und ein 4-gliedriger Ring. Nocardamin wirkt spezifisch gegen Mycobakterien.

Streptothrycin erhielten J. FRIED und O. WINTERSTEINER[3] in Form eines kristallisierten REINECKE-Salzes aus *A. lavendulae*. Über seinen Chemismus ist bisher nur wenig bekannt geworden. Das REINECKE-Salz enthielt 20—22% Stickstoff, keine Methoxy-, N-Methyl- oder hydrolysierbare Acetyl-Gruppen. L. PECK u. a.[4] stellten ein Hydrochlorid von großer Reinheit her. Es besaß im *Bac. subtilis*-Test eine Wirkung von 830 Einheiten je mg. Außer seiner Wirkung auf grampositive und gramnegative Bakterien beeinflußt es pathogene Pilze. Die Toxizität prüften G. RAKE u. a.[5] und H. MOLITOR[6]. Sie fanden zwei charakteristische Wirkungen auf Mäuse nach intravenöser Applikation: 1. einen sofort auftretenden histaminartigen Schock, den sie auf Verunreinigungen zurückführten und 2. eine langsame Giftwirkung, die nach 2 bis 12 Tagen zum Tode führt und von Streptothrycin selbst herrührt.

Sulfactin wurde von R. JUNOWICZ-KOCHOLATY[7] aus Actinomyces-Arten isoliert, die *A. roseus* ähnlich sind. Es wird aus den Filtraten der Kulturen durch Extraktion mit Butanol gewonnen, wobei es seine Aktivität einbüßt. Sie wird aber vollständig zurückerhalten, wenn Sulfactin anschließend mit Chloroform behandelt oder aus einem Alkohol-Chloroform-Gemisch umkristallisiert wird, ein Phänomen, das L. CRAIG[8] in ähnlicher Weise beim Penicillin beobachtete. Nach dem Umkristallisieren schmilzt Sulfactin bei 245—275° unter langsamer Zersetzung. Es enthält Schwefel, und R. JUNOWICZ-KOCHOLATY[9] gibt für die Zusammensetzung $C_{33}H_{55}O_7N_{11}S_4$ als wahrscheinlich an, schließt aber die Möglichkeit $C_{27}H_{40}O_5N_8S_3$ nicht aus. Seine Wirksamkeit erstreckt sich hauptsächlich gegen grampositive Organismen und wird durch Blut auf die Hälfte herabgesetzt.

Streptomycetes.

Actidion wird von einem Streptomycin erzeugenden Stamm von *Streptomyces griseus* gebildet. H. FORD und E. LEACH[10] isolierten die Verbindung, die von J. WHIFFEN[11] den Namen erhielt. Actidion läßt sich aus Amylacetat umkristallisieren und besitzt dann einen Schmp. von 115—116°. Es ist optisch aktiv. C. KERNFELD und G. JONES[12] gelang die Strukturaufklärung. Es ist ein Triketon der Formel

Actidion

---

[1] FAINSHMIDT, O., u. A. KORENIAKO: Biokhimi **9**, 147 (1944).
[2] STOLL, A., u. a.: Helv. chim .Acta **34**, 862 (1951).
[3] FRIED, J., u. O. WINTERSTEINER: Science (New York) **101**, 613 (1945).
[4] PECK, L., u. a.: J. Amer. chem. Soc. **68**, 772 (1946).
[5] RAKE, G., u. a.: Amer. J. med. Sci. **210**, 61 (1945).
[6] MOLITOR, H.: Ann. N. Y. Acad. Sci. **48**, 101 (1946).
[7] JUNOWICZ-KOCHOLATY, R.: J. biol. Chemistry **168**, 765 (1947).
[8] CRAIG, L.: J. biol. Chemistry **168**, 665 (1947).
[9] JUNOWICZ-KOCHOLATY, R.: J. biol. Chemistry **168**, 765 (1947).
[10] FORD, H., u. E. LEACH: J. Amer. chem. Soc. **69**, 447 (1947).
[11] WHIFFEN, J.: J. Bacteriol. **56**, 283 (1948).
[12] KERNFELD, C., u. G. JONES: Science (New York) **108**, 437 (1948).

Von den drei vorhandenen Carbonyl-Gruppen reagieren mit **Hydroxylamin** und **Semicarbazid** nur zwei, so daß die Verbindung also nur ein Dioxim und Disemicarbazon bildet. Biologisch zeichnet es sich durch große fungicide Wirkung aus, ohne antibakteriell zu sein. Die intravenöse Gabe erzeugt beim Hund Brechreiz und wird auch von Menschen nicht symptomlos vertragen[1].

Antimycin A haben C. LEBEN und W. KEITT[2] aus einer nicht identifizierten Streptomyces-Art isoliert. Nach R. DUNSHEE und C. LEBEN[3] handelt es sich um ein stickstoffhaltiges Phenol von der Summenformel $C_{22}H_{40}O_9N_2$. Das kristallisierte Produkt hat starke fungicide Eigenschaften; so hemmt es *Nigrospora sphaerica* noch in Verdünnung 1:800000000.

Aureomycin wird von *Streptomyces aurefaciens* gebildet und ist daraus durch M. FUGGAR[4] isoliert worden. Es ist eine goldgelbe, kristallisierte Substanz, deren Hydrochlorid die Zusammensetzung C 51,84%, H 5,24%, N 5,46%, Cl 13,27%, O. 24,19% besitzt. Ein Teil des Chlors ist organisch gebunden, so daß die Verbindung vermutlich 1 Chloratom im Molekül enthält.

Aureomycin wird heute in großem Umfang klinisch verwendet. Da es thermostabil ist, läßt es sich leicht sterilisieren. In verschlossenen Ampullen ist es längere Zeit haltbar. Die wäßrige Lösung des Hydrochlorids ist wenig beständig und besitzt ein $p_H=4$. Der Vorteil des Aureomycins liegt in seiner Wirksamkeit in saurem Milieu. Außer seiner guten bakteriostatischen Wirkung zeichnet es sich durch eine Aktivität gegenüber verschiedenen, besonders den größeren Viren aus[5].

Borrelidin wurde von J. BARGER u.a.[6] aus der Kulturflüssigkeit von *Streptomyces rochei* in kristalliner Form erhalten. Die Namengebung beruht auf seiner spezifischen Hemmwirkung gegenüber Borrelia-Arten (Spirochaeten)[7]. Chemisch ist Borrelidin eine Säure von der Zusammensetzung $C_{22}H_{43}O_6N$, die optisch aktiv ist und nach dem U. V.-Spektrum eine konjugierte Doppelbindung besitzt. Der ebenfalls kristallisierte Methylester schmilzt bei 154°.

Chloramphenicol ist das erste Antibioticum, das vollsynthetisch in großtechnischem Maßstab gewonnen werden kann. Zuerst wurde es von J. EHRLICH u. a.[8] aus *Streptomyces venezuelae* isoliert. Seine Konstitution wurde mit Hilfe des UV-Spektrums und durch Abbau ermittelt. Es erwies sich als d(—)-Threo-2-dichloracetamido-1-p-nitrophenyl-1,3-propandiol. Somit ist es mit dem Norephedrin verwandt, das sich seiner Konfiguration nach ebenfalls der d-Threose zuordnen läßt[9].

Die Synthese[10] wurde von I. CONTROULIS, M. C. REBSTOCK, H. M. CROOKS jr. und von L. M. LONG und H. D. TROUTMAN durchgeführt.

Erstere kondensierten Benzaldehyd mit Nitro-äthylalkohol. Reduktion am Palladium-Kontakt führte zur Amino-Verbindung. Diese wurde nach Acylierung nitriert[11], worauf nach Verseifung mit Dichloressigsäuremethylester kondensiert wurde. Unter Abspaltung von Methylalkohol entsteht das Chloramphenicol:

$$\langle\bigcirc\rangle\text{—CHO} + H_2C\cdot CH_2\cdot OH \longrightarrow \langle\bigcirc\rangle\text{—CHOH}\cdot CH\cdot CH_2\cdot OH \longrightarrow$$
$$\qquad\qquad\qquad\quad |\qquad\qquad\qquad\qquad\qquad\qquad\qquad |$$
$$\qquad\qquad\qquad\ NO_2\qquad\qquad\qquad\qquad\qquad\qquad\ NO_2$$

---

[1] GOTH, A., u. F. ROBINSON: Clin. Inv. **28**, 1044 (1949).
[2] LEBEN, C., u. W. KEITT: Phytopathology **38**, 899 (1948) u. **39**, 528 (1949).
[3] DUNSHEE, R., u. C. LEBEN: J. Amer. chem. Soc. **71**, 2436 (1949).
[4] FUGGAR, M.: Ann. N. Y. Acad. Sci. **51**, 477 (1948).
[5] WRIGHT, L. T., u.a.: J. Amer. med. Asos. **138**, 408 (1948); R. SIEGERT: Arzneimittel-Forschg. 1, 24 (1951).
[6] BARGER, J., u. a.: Arch. Biochem. **22**, 478 (1949).
[7] BUCK, M., u.a.: Trans. N. Y. Acad. Sci. **11**, 207 (1949).
[8] EHRLICH, J., u. a.: Science (New York) **106**, 417 (1947).
[9] FODOR, G., J. KISS u. J. SALLEY: J. chem. Soc. (London) **1951**, 1858.
[10] REBSTOCK, M. C., H. M. CROOKS jr., I. CONTROULIS u. J. W. BARTZ: J. Amer. chem. Soc. **71**, 2458, 2463, 2469, 2473 (1949).
[11] AP. 2 514 376.

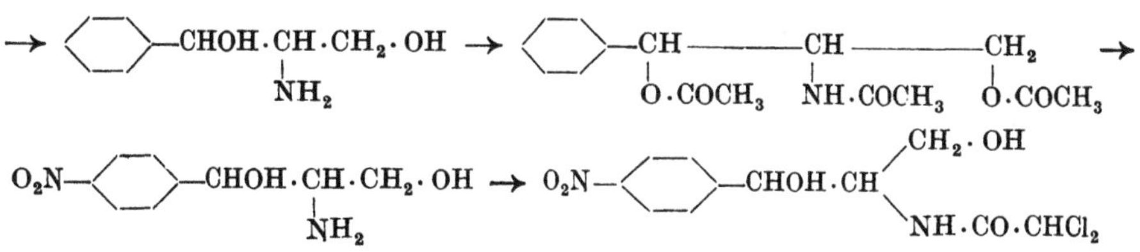

$\rightarrow$ ⟨⟩—CHOH·CH·CH$_2$·OH $\rightarrow$ ⟨⟩—CH———CH———CH$_2$ $\rightarrow$
　　　　　|　　　　　　　　　　　　|　　　　　|　　　　　|
　　　　NH$_2$　　　　　　　　　　O·COCH$_3$　NH·COCH$_3$　O·COCH$_3$

　　　　　　　　　　　　　　　　　　　　　　　　　　　CH$_2$·OH
　　　　　　　　　　　　　　　　　　　　　　　　　　　／
O$_2$N—⟨⟩—CHOH·CH·CH$_2$·OH $\rightarrow$ O$_2$N—⟨⟩—CHOH·CH
　　　　　　　　|　　　　　　　　　　　　　　　　　　＼
　　　　　　NH$_2$　　　　　　　　　　　　　　　　　NH·CO·CHCl$_2$

Chloramphenicol, Chloromycetin

L. M. Long und H. D. Troutman bromierten p-Nitro-acetophenon. Das erhaltene ω-Brom-p-nitro-acetophenon wurde mit Hexamethylentetramin und alkoholischer Salzsäure zur entsprechenden ω-Amino-Verbindung umgewandelt. Diese wird nach Acylierung mit Formaldehyd in schwach alkalischem Medium kondensiert. Nach Oppenauer kann nun mit Aluminiumisopropylat die Keto-Verbindung zum sekundären Alkohol und damit zum Chloramphenicol reduziert werden:

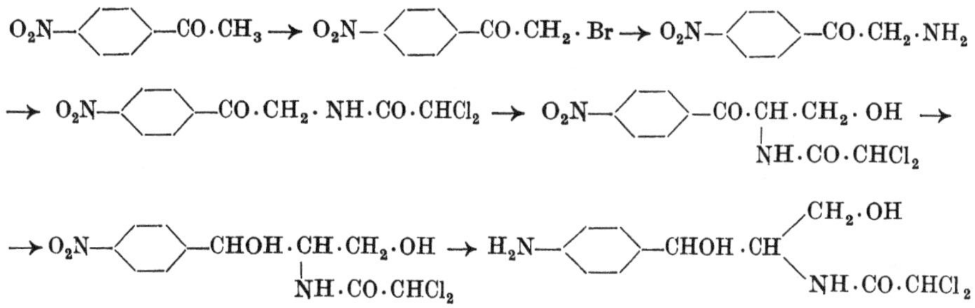

O$_2$N—⟨⟩—CO·CH$_3$ $\rightarrow$ O$_2$N—⟨⟩—CO·CH$_2$·Br $\rightarrow$ O$_2$N—⟨⟩—CO·CH$_2$·NH$_2$

$\rightarrow$ O$_2$N—⟨⟩—CO·CH$_2$·NH·CO·CHCl$_2$ $\rightarrow$ O$_2$N—⟨⟩—CO·CH·CH$_2$·OH $\rightarrow$
　　　　　　　　　　　　　　　　　　　　　　　　　　　　　　　　　|
　　　　　　　　　　　　　　　　　　　　　　　　　　　　　　　NH·CO·CHCl$_2$

　　　　　　　　　　　　　　　　　　　　　　　　　　　　　CH$_2$·OH
　　　　　　　　　　　　　　　　　　　　　　　　　　　　　／
$\rightarrow$ O$_2$N—⟨⟩—CHOH·CH·CH$_2$·OH $\rightarrow$ H$_2$N—⟨⟩—CHOH·CH
　　　　　　　　　　　　|　　　　　　　　　　　　　　　　　＼
　　　　　　　　　NH·CO·CHCl$_2$　　　　　　　　　　　　NH·CO·CHCl$_2$

Eine technische Synthese geht vom Acetamino-acetophenon aus, das nitriert und wie beschrieben weiter umgesetzt wird[1]. Die erhaltenen Verbindungen müssen jeweils in ihre stereoisomeren Formen getrennt werden.

Chloramphenicol, das als *Leukomycin* oder *Chloromycetin* in den Handel kommt, ist gut verträglich und zeigt gute Wirkung gegen grampositive und gramnegative Bakterien, ferner aber auch gegen Rickettsien und manche Viren[2].

Einfluß auf Rickettsien besitzt auch der DDT-Abkömmling *PB 852*[3]. Die Wirkung ist von der wie im Chloromycetin p-ständigen Nitro-Gruppe und der Stellung der chlorierten Seitenkette abhängig[4].

M. C. Rebstock[5] stellte analoge Verbindungen dar, die sich vom Chloromycetin durch Veränderung der Acyl-Gruppen unterscheiden. Über die pharmakologische Wirkung der Verbindungen ist noch nichts bekannt geworden.

Fracidin isolierten R. J. Hickey und P. H. Hidy[6] aus dem Kulturfiltrat von *Streptomyces fradiae* in Form gelbgrüner Kristalle der Summenformel C$_{30}$H$_{34}$O$_4$N$_4$. Das Molgewicht beträgt ca. 500. Fracidin ist eine schwache Base mit einer basischen Gruppe. Es konnten bisher eine Methoxyl-Gruppe und Pyrrol im Molekül nachgewiesen werden. Es besitzt starke fungicide Wirkung, besonders im alkalischen Medium. Die letale Dosis DL$_{50}$ beträgt 4 mg/kg oral und intraperitoneal.

---

[1] Vgl. Angew. Chem. **61**, 394 (1949).
[2] Siegert, R.: Arzneimittel-Forschg. 1, 21 (1951).
[3] Bock, E., u. W. Kikuth: Klin. Wschr. **26**, 691 (1948).
[4] Frank, H. R.: Klin. Wschr. **28**, 31 (1950); vgl. O. Dann u. a.: Z. Naturforsch. **5b**, 446 (1950).
[5] Rebstock, M. C.: J. Amer. chem. Soc. **72**, 4800 (1950).
[6] Hickey, R. J., u. P. H. Hidy: Science (New York) 113. 361 (1951).

Grisein fanden D. M. REYNOLDS u. a.[1] in *Strept. griseus*. Es ist optisch aktiv und unterscheidet sich vom Streptomycin hauptsächlich durch das Fehlen basischer Eigenschaften und dadurch, daß es auch gegen Streptomycin-resistente Bakterien wirksam ist[2]. Grisein konnte durch Gegenstromverteilung soweit gereinigt werden, daß eine einheitliche Substanz resultierte. Es ist ein rötliches Pulver der Zusammensetzung $C_{40}H_{61}N_{10}O_{20}SFe$. Das Eisen liegt in komplexer Bindung vor. Als Spaltstück des Griseins konnte bisher 3-Methyl-urazil identifiziert werden[3]. Die Isolierung des Griseins ist im AP. 2 505 053 beschrieben.

Lavendulin[4] ist ein dem Streptothricin ähnliches Antibioticum, das JUNOWICZ-KOCHOLATY und KOCHOLATY[5] aus *Strept. lavendulae* erhielten. Es ist wirksam gegen grampositive und -negative Bakterien. Seine Toxizität ist begrenzt. Die Isolierung und Reinigung erfolgt analog derjenigen, die die Autoren für Actinorubin (S. 748) ausgearbeitet haben.

Neomycin wurde von A. WAKSMAN u. a.[6] aus einer Kultur von *Strept. fradiae* gewonnen. Chemisch stellt es eine Base dar. Es ist außer gegen grampositive und -negative Organismen besonders gegen Tuberkelbacillen wirksam. Diese Wirkung entfaltet es auch gegenüber Streptomycin-resistenten Stämmen. Da es jedoch trotz günstig erscheinender Tierversuche für den Menschen sehr toxisch ist, kann es klinisch nicht verwendet werden.

Netropin, eine Wirksubstanz aus *Strept. netropis*, isolierte A. C. FINLAY[7] aus dessen Kulturfiltrat. Es hat die Summenformel $C_{32}H_{48}O_4N_{18}$ und bildet ein Monochlorhydrat vom Schmp. 168—172°. Gegen Keime der Coli- und Paratyphus-Gruppe besitzt es Hemmwirkung in Konzentrationen 3—10γ je ccm. Die Toxizität ist oral nur gering; intravenös beträgt die letale Dosis bei der Maus $DL_{50} = 17$ mg/kg.

Rhodomycin gewannen W. LINDENBERG und J. OLFERMANN[8] aus einem Streptomycesstamm. Der stark antibiotische Farbstoff konnte als Perchlorat zur Kristallisation gebracht werden. Er hemmt das Wachstum des *Staph. aureus* noch in Verdünnung 1:50000000. Durch Säuren und Alkalien wird er rasch zerstört. Die Wirkung dürfte auf die Verknüpfung einer chinoiden Gruppe mit einem basischen Rest zurückzuführen sein. Die Reindarstellung des Rhodomycins gelang H. BROCKMANN u. a.[9], die seine Zusammensetzung $C_{22}H_{29}O_7N$ ermittelten.

Streptocin erhielten A. WAKSMAN u. a.[10] aus *Strept. griseus*. Es ist gegen grampositive Keime und *Trichomonas vaginalis* wirksam. Seine Unterscheidung von den anderen griseus-Antibiotica ist als sicher anzusehen. Über die chemische Konstitution ist bisher nichts bekannt geworden.

Streptolin wird von *Strept. lavandulae* „11" produziert, aus dessen Kulturfiltrat U. RIVETT und H. PETERSON[11] das Antibioticum isolierten. Es läßt sich an Diatomeenerde oder Aktivkohle adsorbieren und nach der Elution als Hydrochlorid gewinnen. Die Reinigung erfolgt über das Helianthat vom Schmp. 207—211°. Streptolin ist optisch aktiv und scheint mehrere basische Gruppen im Molekül zu enthalten. Seine Wirkung gegen grampositive und gramnegative Keime ist in vitro sehr gut. Die Toxizität beträgt $DL_{50} = 8 - 10$ mg pro kg. Maus. Seine biologische Wertbestimmung erfolgt mit *E. coli*, dem gegenüber es eine Aktivität von 34000 Einheiten je mg besitzt.

Streptin wurde von H. B. WOODRUFF und I. W. FOSTER[12] aus Kulturen von *Strept. lavandulae* und *Strept. reticulus-ruber* isoliert. Es unterscheidet sich von Streptomycin und Streptothricin vor allem durch seine Wirkung auf Bakterienstämme, die gegen diese beiden Antibiotica resistent sind.

Streptomycin ist nach Penicillin das interessanteste und am besten untersuchte Antibiotikum. Seine Entdeckung verdanken wir WAKSMAN, BUGIE und SCHATZ[13], die es aus *Strept. griseus* isolierten. Die technische Gewinnung aus

---

[1] REYNOLDS, D. M., u. a.: Proc. Soc. exp. Biol. Med. **64**, 50 (1947).
[2] Vgl. A. WAKSMAN u. a.: J. Bacteriol. **51**, 753 (1946).
[3] FOLKERS, K., u. a.: J. Amer. chem. Soc. **73**, 1770 (1951).
[4] KELNER, A., u. a.: J. Bacteriol. **51**, 591 (1946).
[5] JUNOWICZ-KOCHOLATY, R., u. a.: J. Bacteriol. **51**, 592 (1946).
[6] WAKSMAN, A.: Science (New York) **109**, 305 (1949); Revue de la Tbc. **60**, 78 (1949); siehe L. PECK, J. Amer. chem. Soc. **71**, 2590 (1949).
[7] FINLAY, A. C.: J. Amer. chem. Soc. **73** 341 (1951).
[8] BROCKMANN, H., u. K. BAUER: Naturwiss. **37**, 493 (1950).
[9] BROCKMANN, H., u. a.: Chem. Ber. **84**, 700 (1951).
[10] WAKSMAN, A.: Proc. Soc. exp. Biol. Med. **70**, 308 (1949).
[11] RIVETT, U., u. H. PETERSON: J. Amer. chem. Soc. **69**, 3006 (1947).
[12] WOODRUFF, H. B., u. I. W. FOSTER: J. Bacteriol. **52**, 502 (1946).
[13] WAKSMAN, A., BUGIE u. SCHATZ: Proc. Majo Clin. **19**, 537 (1944).

der Kulturflüssigkeit hat heute in den USA schon einen Umfang von mehr als 15,6 Jato erreicht[1], eine Zahl, die die Bedeutung des Streptomycins anschaulich unterstreicht.

Die technische Gewinnung des Streptomycins ist wegen der anhaftenden, hoch toxischen Verunreinigungen mit besonderen Schwierigkeiten verbunden. Darüber hinaus ist die Art der Darstellung von chemischen Synthesen besonders dadurch unterschieden, daß große Materialmengen verarbeitet werden müssen. Die erste großtechnische Anlage zur Streptomycin-Gewinnung erstellte die Firma Merck u. Co. Inc. (USA), deren Verfahren hier als Beispiel dienen soll.

Zur Gewinnung von 120 kg Streptomycin werden etwa 50000 t Rohstoffe, einschließlich der Lösungsmittel und etwa 160000 cbm Fabrikations-Wasser verarbeitet. Der gesamte Prozeß gliedert sich in 4 Abschnitte: 1. Fermentation, 2. Gewinnung der Rohprodukte, 3. Reinigung und 4. Endverarbeitung. Das *Strept. griseus* wird auf einer Nährlösung aus 1% Glucose, 0,5% Fleischextrakt, 0,5% Pepton und 0,5% Kochsalz bei 25 bis 30° mehrere Tage fermentiert. Um die erforderlichen großen Mengen verarbeiten zu können, wird in Tieftanks gearbeitet, die steril belüftet werden. Die Luftzufuhr beträgt etwa 0,2 l Luft je Minute und l Kulturflüssigkeit. Die Gesamtmenge eines Fermentierungsansatzes beträgt 56 000 l, in denen nach optimalem Wachstum des Strept. eine Konzentration von 0,0005% vorliegt.

Zur Anreicherung des Streptomycins wird zunächst das Mycel durch Filtration entfernt und der Wirkstoff an Aktivkohle adsorbiert. Dies geschieht durch Mischen der Flüssigkeit mit Aktivkohle und anschließende Filtration. Der Filterkuchen wird dann mit Alkohol von Verunreinigungen befreit und schließlich mit Salzsäure und Alkohol das Antibioticum eluiert. Das saure Eluat wird eingeengt, neutralisiert und im Vakuum unterhalb 60° soweit konzentriert, daß ein Gehalt von etwa 6% Streptomycin vorliegt. Aus dieser Lösung läßt sich das Roh-Streptomycin durch Lösungsmittelzusatz ausfällen und abpressen. Zur weiteren Reinigung des Rohproduktes wird dieses erneut gelöst, worauf die Lösung eine vielstufige Reinigungsanlage passiert, an deren Ende die Entfernung Histamin-ähnlicher Stoffe stattfindet.

Das so gewonnene Streptomycin wird anschließend durch Hochvakuum-Sublimation getrocknet und nachgereinigt, vermahlen und unter sterilen Bedingungen abgefüllt.

Chemisch stellt Streptomycin ein Trisaccharid dar, dessen Struktur durch die Zusammenarbeit verschiedener Forschungsinstitute[2] aufgeklärt werden konnte. Es besitzt die Zusammensetzung $C_{21}H_{39}O_{12}N_7$ und läßt sich durch methylalkoholische Salzsäure in *Streptidin* und *Methyl-streptobiosaminid-dimethylacetal*

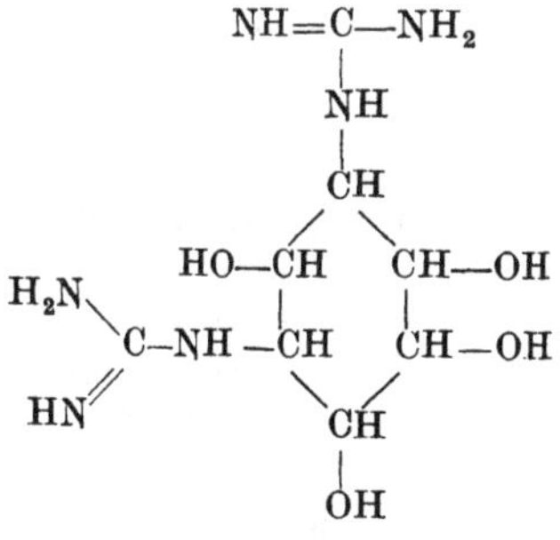

Streptidin

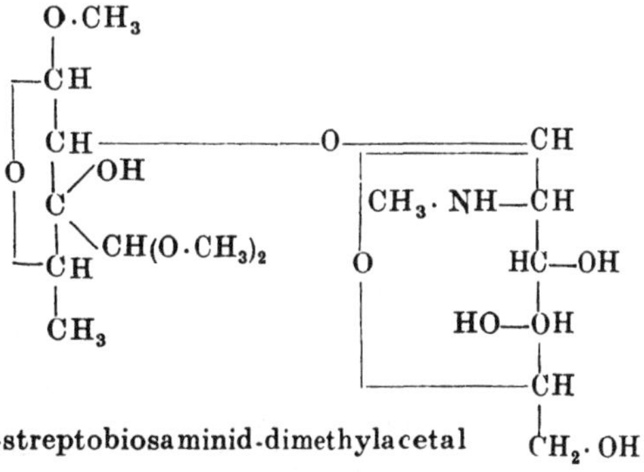

Methyl-streptobiosaminid-dimethylacetal

---
[1] Nach W. SAENGER: Pharmazie 2, 193 (1947).
[2] Siehe G. BENEDICT u. F. LANGLYKE: Ann. Rev. Microbiol. 1, 202 (1947).

aufspalten[1]. Durch Kochen mit konz. Salzsäure wird das Dipeptid weiter abgebaut, und es läßt sich nach Acetylierung, Oxydation und Verseifung die N-Methyl-d-glucosaminsäure

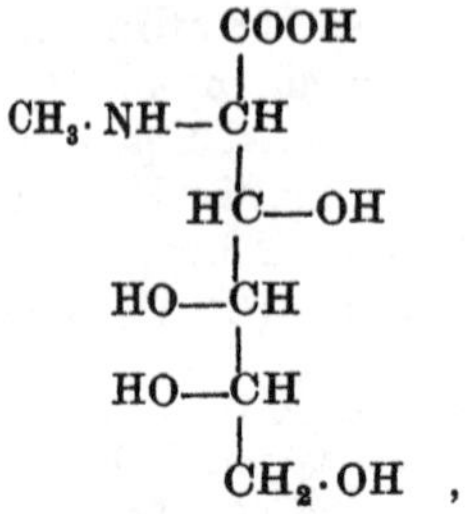

$$\begin{array}{c} \text{COOH} \\ CH_3 \cdot NH-CH \\ HC-OH \\ HO-CH \\ HO-CH \\ CH_2 \cdot OH \end{array}$$

die bereits bekannt war[2], erhalten. Somit wurde der Hexosamin-Teil des Streptomycins als N-Methyl-l-glucosamin identifiziert. Die Verknüpfungsstellen zu den beiden anderen Komponenten des Moleküls fanden FOLKERS[3] und WOLFROM[4] durch Spaltung des Streptomycins statt mit Methanol mit Hilfe von Äthylmercaptan, wobei sie das Äthyl-thiostreptobiosaminid-diäthylmercaptal

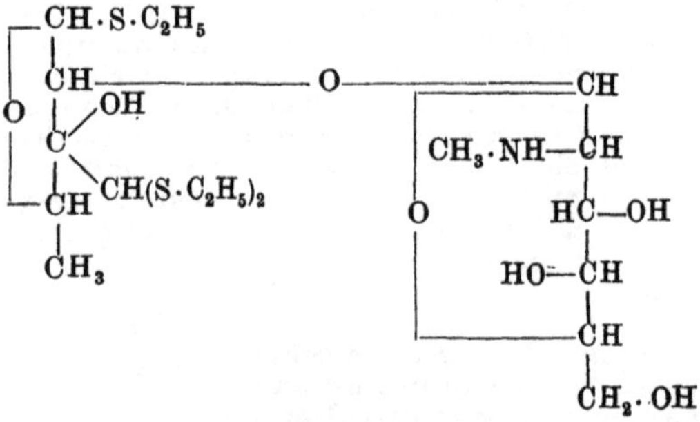

$$\begin{array}{c} CH \cdot S \cdot C_2H_5 \\ CH-OH \\ O\begin{array}{c}C\end{array}CH(S \cdot C_2H_5)_2 \\ CH \\ CH_3 \end{array} \quad O \quad \begin{array}{c} CH \\ CH_3 \cdot NH-CH \\ O \quad HC-OH \\ HO-CH \\ CH \\ CH_2 \cdot OH \end{array}$$

erhielten. Durch weitere Hydrolyse ließ sich daraus wieder N-Methyl-l-glucosamin abspalten, womit gezeigt werden konnte, daß die Verknüpfung des Streptidin-Teiles mit dem Streptobiosamin am C_1-Atom des Streptosemoleküls stattfindet und letzteres eine Bindung zum C_1-Atom des Methyl-glucosamins besitzt.

Den *Streptidin-Teil* des Streptomycins klärten FOLKERS u. a.[5] auf. Sie fanden zunächst die Summenformel $C_8H_{18}O_4N_6$ und zwei Guanidino- und 4-Oxy-Gruppen. Da keine $C=C$-Doppelbindung nachgewiesen werden konnte, ergab sich aus der Zusammensetzung eine cyclische Struktur mit 6-Atomen

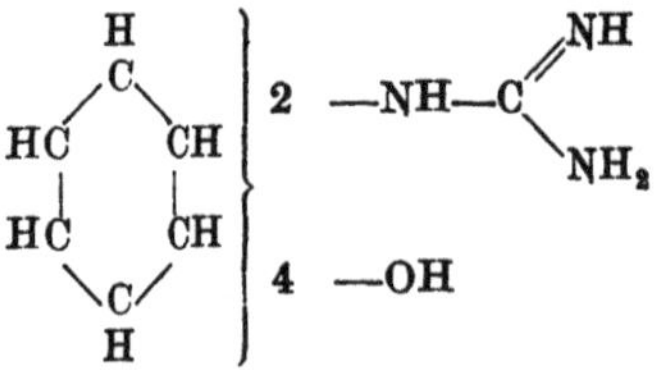

$$\left.\begin{array}{c} H \\ C \\ HC \quad CH \\ HC \quad CH \\ C \\ H \end{array}\right\} \quad \begin{array}{l} 2\ -NH-C\begin{array}{c}NH\\NH_2\end{array} \\ \\ 4\ -OH \end{array}$$

Die Stellung der Guanidino-Gruppen konnte durch Aromatisierung unter Abspaltung von 3 Mol Wasser als 1,3-Stellung geklärt werden.

---

[1] FRIED, J., u. O. WINTERSTEINER: J. biol. Chemistry **162**, 393 (1946); H. E. CARTER u. a.: Science (New York) **103**, 540 (1946); L. PECK u. a.: J. Amer. chem. Soc. **68**, 776 (1946). — [2] VOTOCECK u. LUKES: Chem. Listy Vedu Prumysl **29**, 308 (1946).
[3] FOLKERS, K.: J. Amer. chem. Soc. **68**, 2096 (1946).
[4] WOLFROM: J. Amer. chem. Soc. **68**, 2110 (1946).
[5] FOLKERS, K., u. a.: J. Amer. chem. Soc. **68**, 776 (1946).

Das Streptidin mußte danach das 1,3-Diguanidino-2,4,5,6-tetraoxy-cyclohexan sein:

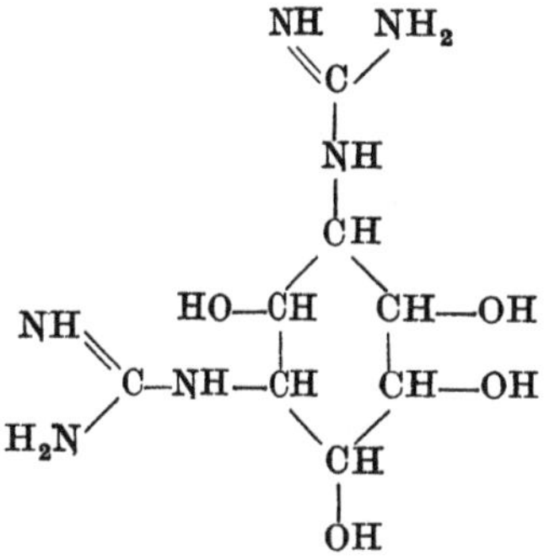

$$\begin{array}{c} NH \quad NH_2 \\ \diagdown C \diagup \\ | \\ NH \\ | \\ CH \\ HO-CH \quad CH-OH \\ NH \diagdown \quad | \quad \quad | \\ \quad \quad C-NH-CH \quad CH-OH \\ H_2N \diagup \quad \diagdown CH \diagup \\ | \\ OH \end{array}$$

Durch weitere Reaktionen gelang es FOLKERS, auch die sterische Konfiguration des Moleküls aufzuklären.

Die Überführung von Streptamin in Streptidin gelingt bei längerem Erhitzen auf 155° mit Cyanamid unter Druck. Hierbei entsteht das gewünschte Produkt in 17proz. Ausbeute[1].

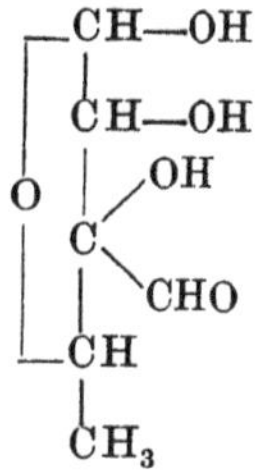

Als letzter Teil des Streptomycin-Moleküls wurde die Streptose aufgeklärt. FRIED und WINTERSTEINER[2] gelang der Nachweis einer verzweigtständigen freien Aldehyd-Gruppe. Bei der Summenformel $C_6H_8O_5$ mußte die Kette also zu einer Pentose gehören. Aus den Spaltungsreaktionen des Streptomycins ließ sich ableiten, daß das Streptidin am C_1-Atom und der Glucosamin-Rest am C_2-Atom verknüpft sind. Durch den Nachweis einer Methyl-Gruppe im Molekül ließ sich nebenst. Formel für die Streptose vermuten, die sich bisher auch bei allen weiteren Versuchen bestätigt hat. Nach der Aufklärung der Komponenten ergibt sich nun für Streptomycin die Formel

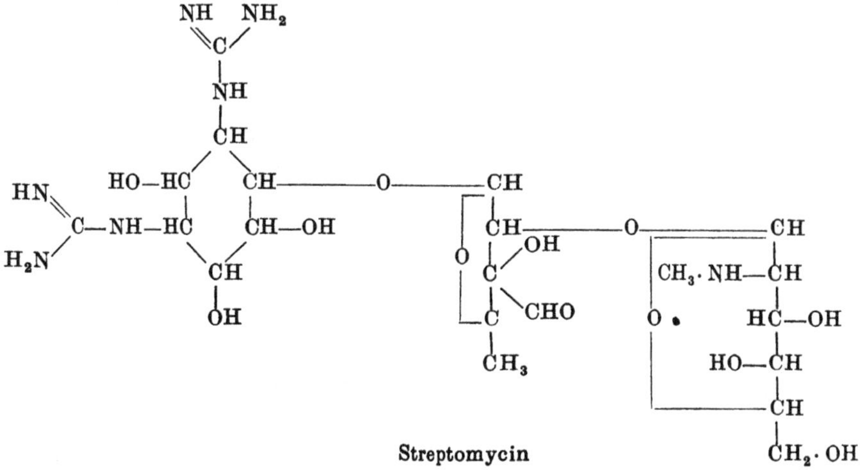

Streptomycin

---

[1] HOLLY, F. B., R. MOZINGO u. K. FOLKERS: J. Amer. chem. Soc. **70**, 3944 (1948); vgl. WOLFROM u. a.: J. Amer. chem. Soc. **70**, 1672 (1948).
[2] FRIED, J., u. O. WINTERSTEINER: J. Amer. chem. Soc. **69**, 79 (1947).

Streptomycin hat eine geringe Toxizität für den Menschen, so daß es klinisch vielfältig verwandt werden kann[1].

Dihydrostreptomycin wird aus Streptomycin durch Reduktion (am PtO_2-Kontakt) der freien Aldehyd-Gruppe zur Hydroxyl-Gruppe gewonnen. In seiner Wirkung ist es praktisch dem Ausgangsprodukt gleich, jedoch sind bei der therapeutischen Anwendung die Nebenerscheinungen geringer.

Die freie Dihydrostreptomycin-Base erhält man aus dem Sulfat durch Titration mit Bariumhydroxyd bis zum p_H-Wert 12 oder durch Aufbewahren der Lösung über einem starken Jonenaustauschharz[2].

Streptomycin B oder Mannosido-streptomycin wurde von FRIED und TITUS[3] neben Streptomycin aus der Kulturflüssigkeit erhalten. Es unterscheidet sich nicht grundsätzlich vom Streptomycin, lediglich zeigen sich geringe Abweichungen bei der Wirkung in vivo.

Das Mannosido-streptomycin und auch die Dihydro-Verbindung werden durch *Streptomyces griseus* in Streptomycin und Dihydrostreptomycin verwandelt[4].

R. S. WEISER[5] erhielt aus einer weiteren Streptomyces-Art ein dem Streptothricin ähnliches Antibioticum das er „E. I. 5" nannte. Die Reinigung erfolgt durch Chromatographie analog dem Streptomycin.

Streptothricin resistente Kulturen konnten durch „E. I. 5" gehemmt werden.

Streptomycinsäure, die aus Streptomycin durch Oxydation der freien Aldehyd-Gruppe gewonnen werden kann, ist biologisch unwirksam.

Oxystreptomycin isolierten R. G. BENEDICT u. a.[6] aus einem Stamm von *Strept. griseo-carneus* auf übliche Weise. Neben Streptidin und N-Methyl-glucosamin lieferte es bei der Hydrolyse 2-Oxymethyl-3-oxy-3-aldehydo-1,4-pyron, so daß es sich durch die 3-ständige Hydroxyl-Gruppe im Pyron-Ring von Streptomycin unterscheidet. Im Testversuch ist Oxystreptomycin gegenüber *Bacillus subtilis* etwas wirksamer als Streptomycin.

Terramycin, eines der fünf wichtigsten Antibiotica, isolierten S. J. PAN u. a.[7] aus *Strept. rimosus*. An der Aufklärung seiner Konstitution sind vor allem R. PASTERNACK u. a.[8] sowie R. KUHN und K. DURY[9] beteiligt. Endgültig gelang sie F. A. HOCHSTEIN, R. B. WOODWARD u. a.[10], die für Terramycin nebenstehende Formel angeben. Es ist also ein Naphthacen-Derivat, in dem besonders die zahlreichen Sauerstoff-Funktionen auffallen. Sowohl das Hydrochlorid als auch das Natriumsalz des Terramycins sind in Wasser gut löslich.

Pharmakologisch zeichnet es sich durch gute Wirkung gegen verschiedene Mikroorganismen und seine geringe Toxizität aus[11]. R. SIEGERT[12] weist besonders auf seine Bedeutung zur Bekämpfung von Rickettsien-Infektionen hin.

Norcardiae.

Mycomycin erhielten E. A. JOHNSON und K. BURDAN[13] aus *Norcardia acidophilus*. Seine Konstitution ermittelten W. D. CELMER und I. A. SOLOMONS[14]. Es ist die Trideca-3,5,7,8-tetraen-10,12-diin-säure. $HC:C\cdot C:C\cdot CH:C:CH\cdot CH:CH\cdot CH:CH\cdot CH_2\cdot COOH$, eine natürliche Fettsäure mit ungradzahliger Anzahl C-Atome. Die hochungesättigte Säure ist chemisch sehr unbeständig. Schon bei 27° lagert sie sich in eine Triacetylensäure um. Pharmakologisch zeichnet sich Mycomycin durch seine besondere Wirkung gegen *Mycobact. tuberculosis* aus. Jedoch steht die Unbeständigkeit einer therapeutischen Anwendung im Wege.

---

[1] Literatur-Zusammenstellung bei W. SÄNGER: Pharmazie **2**, 188 (1947).
[2] DJODEHAMEL jr., H. B., u. a.: Science (New York) **111**, 233 (1950).
[3] FRIED, J., u. E. TITUS: J. Amer. chem. Soc. **70**, 3615 (1948). — [4] AP. 2493489.
[5] WEISER, R. S.: Proc. Soc. exp. Biol. Med. **72**, 283 (1949).
[6] BENEDICT, R. G., u. a.: Science (New York) **112**, 77 (1950).
[7] PAN, S. J., u. a.: J. Pharmacol. exp. Therapeut. **99**, 234 (1950).
[8] PASTERNACK, R., u. a.: J. Amer. chem. Soc. **74**, 1926, 1928 (1952).
[9] KUHN, R., u. K. DURY: Chem. Ber. **84**, 849 (1951).
[10] HOCHSTEIN, F. A., R. B. WOODWARD u. a.: J. Amer. chem. Soc. **74**, 3708 (1952).
[11] BICKEL, R., u. H. PLATTNER: Schweiz. med. Wschr. **81**, 1 (1951).
[12] SIEGERT, R.: Arzneimittel. Forschg. **1**, 25 (1951).
[13] JOHNSON, E. A., u. K. BURDAN: J. Bacteriol. **54**, 281 (1947).
[14] CELMER, W. D., u. I. A. SOLOMONS: J. Amer. chem. Soc. **74**, 1870 (1952).

III. Antibiotica aus Ascomyceten.

Ascomycetes.

Chetomin, von einigen *Chetomium*-Stämmen der Species *Ascomycetes* gebildet, wurde von A. WAKSMAN[1] isoliert. Es wurde noch nicht kristallin erhalten, doch gibt B. GEIGER[2] die Summenformel $C_{16}H_{17}O_4N_3S_2$ an und fand, daß das Molekül 4 aktive Wasserstoff-Atome, 1 Methylimid-Gruppe und 1 primäre Amino-Gruppe enthält. Aus dem UV-Spektrum und dem Abbau zu einem Alkylindol schließt er, daß es sich um ein Indol-Derivat handelt. Die Verbindung ist gegen grampositive Bakterien äußerst wirksam. So hemmt sie *Staph. aureus* noch in einer Verdünnung 1 : 500 000 000.

Plectascales.

Aspergillin ist eine Bezeichnung, die im Laufe der Zeit für mehrere antibiotisch wirksame Substanzen verwendet wurde. Eine Klärung dieser Begriffsverhältnisse versuchte W. C. TOBIE[3].

Ursprünglich bezeichnete LINOSSIER[4] im Jahre 1891 das schwarze Pigment des *As. niger* als Aspergillin. Nachdem seine Konstitution als Huminsäure aufgeklärt worden war, erhielt ein Wirkstoff aus *A. flavus* diesen Namen. M. T. BUSCH und A. GOTH[5] haben diese Verbindung dann **Flavacin** genannt, wodurch der Name Aspergillin abermals frei wurde. N. F. STANLEY[6] benutzte ihn deshalb für ein aus *A. fumigatus* gewonnenes Antibioticum, bis dessen Identität mit dem bereits bekannten **Gliotoxin** festgestellt werden konnte.

Neuerdings versteht man unter Aspergillin einen von M. A. SOLTYS[7] aus *A. fumigatus N. C. T. C. Nr. 366* isolierten Wirkstoff, der die Entwicklung von Tuberkelbazillen stark hemmt. Ferner ist er wirksam gegen pathogene und saprophytäre Mykobakterien. Die Arbeiten von SOLTYS fußen auf Beobachtungen von VAUDREMER[8], der bereits 1913 die Aktivität von *A. fumigatus* gegenüber *Mycobact. tuberculosis* beobachtete und durch Injektionen von Kulturfiltraten des Pilzes mehrere hundert Fälle von Lungentuberkulose günstig beeinflussen konnte.

A. KRASSILAIKOW und I. KORENIAKO[9] isolierten aus verschiedenen Stämmen von *A. niger* eine Verbindung, deren Wirkung dem Penicillin ähnlich sein soll. Darüber hinaus soll es auch gute Wirkung gegen grampositive Organismen aufweisen und sich durch größere chemische Stabilität auszeichnen. Es wird durch Serum nur wenig beeinflußt und ist im Tierversuch mäßig giftig. Diese Verbindung trägt auch den Namen Aspergillin.

Aspergillinsäure erhielten D. DUTCHER und O. WINTERSTEINER[10] aus *A. flavus*. Ihre chemische Konstitution konnte DUTCHER[11] aufklären, nachdem H. JONES u. a.[12] durch Verbesserung der Züchtung und O. MENZEL u. a.[13] durch veränderte Aufarbeitung genügend Material beschafft hatten. Die Aspergillinsäure erwies sich als cyclische Hydroxamsäure der Formel

Aspergillinsäure

$$R = -CH_2-CH\begin{array}{c}CH_3\\CH_3\end{array}$$

oder $-CH\begin{array}{c}CH_3\\C_2H_5\end{array}$

---

[1] WAKSMAN, A.: J. Bacteriol. **48**, 527 und 531 (1944).
[2] GEIGER, B.: Arch. Biochem. **23**, 125 (1949).
[3] TOBIE, W. C.: Nature (London) **158**, 709 (1946).
[4] LINOSSIER: C. R. hebd. Séances Acad. Sci. **112**, 489 (1891).
[5] BUSH, M. T., u. A. GOTH: J. Pharmacol. **78**, 164 (1943).
[6] STANLEY, N. F.: Austral. J. exp. Biol. med. Sci. **6**, 151 (1944).
[7] SOLTYS, M. A.: J. Path. Bacteriology **58**, 278 (1946).
[8] Zitiert nach TH. WAGNER-JAUREGG: Pharmazie **2**, 486 (1947).
[9] KRASSILAIKOW, A., u. I. KORENIAKO: Mikrobiologie **14**, 347 (1945).
[10] DUTCHER, D., u. O. WINTERSTEINER: J. biol. Chemistry **155**, 359 (1944).
[11] DUTCHER, D.: J. biol. Chemistry **171**, 321 u. 341 (1947).
[12] JONES, H., u. a.: J. Bacteriol. **45**, 461 (1943).
[13] MENZEL, O., u. a.: J. Bacteriol. **46**, 109 (1943).

Sie bildet fahlgelbe Kristalle vom Schmp. 93° und ist optisch aktiv. Die von DUTCHER daraus erhaltene Desoxy-aspergillinsäure

$$\begin{array}{c} N \\ R \diagdown \diagup R \\ \diagup \diagdown = O \\ N \\ H \end{array}$$

war biologisch inaktiv. Er glaubt daraus schließen zu können, daß die Wirksamkeit der Verbindung auf der Hydroxamsäure-Gruppierung beruht, zumal andere synthetische Hydroxamsäuren ebenfalls antibakterielle Eigenschaften besaßen.

Aspergillinsäure wirkt hemmend auf Tuberkelbazillen und viele grampositive und -negative Organismen. Nach Untersuchungen von BUSH[1] u. a. setzt Eisen die Wirkung der Aspergillinsäure herab, während Kobalt, Nickel, Zink, Arsen und besonders Wismut ihre Aktivität beträchtlich steigern. Wismut wirkt dabei in Konzentrationen, in denen andere Salze dieses Metalles noch keinen Einfluß auf das Bakterien-Wachstum ausüben. Aus *A. flavus* wurden von A. GOTH[2] und B. SALVIN[3] zwei weitere antibiotische Faktoren noch nicht bekannter Struktur isoliert. Sie sind der Aspergillinsäure chemisch ähnlich.

Candidulin ist ein optisch aktives Kristallisat vom Schmp. 89°, von G. STANSLY[4] aus der Kulturflüssigkeit von *A. candidus* gewonnen. Die empirische Formel ist $C_{11}H_{15}O_3N$ und das Molgewicht etwa 232. Aus dem U. R.-Spektrum wird auf das Vorliegen eines ungesättigten Grundkörpers mit einer Carbonyl-, prim. Amino- und Hydroxyl-Gruppe geschlossen. Ein Bromadditionsprodukt vom Schmp. 143—147° ist dargestellt worden. Die antibiotische Wirkung des Candidulins richtet sich vornehmlich gegen säurefeste Bakterien.

Citrinin wurde von HETHERINGTON, RAISTRICK u. a.[5] bereits im Jahre 1931 beschrieben. Sie erhielten die Verbindung aus *A. terreus* und *Penicillium citrinum* in gelben Kristallen vom Schmp. 166—167°. Die Konstitutionsaufklärung ergab eine phenolische Oxycarbonsäure mit chinoider Struktur von der Formel

Citrinin

S. GORE[6] sowie D. SPRENGER und M. RUOFF[7] bezweifeln die Richtigkeit der Formel, da sich die Verbindung mit Diazoniumsalzen, z. B. von 2-Chloranilin, 2,5-Dichloranilin und Sulfanilamid, zu normalen Azofarbstoffen kuppeln läßt. Demnach sollte die ortho- oder para-Stellung zur phenolischen Hydroxyl-Gruppe unbesetzt sein, entgegen der Formulierung von HETHERINGTON. Ebenso waren die Schmp. von zwei synthetisierten Derivaten des Citrinins von denjenigen der aus dem Naturstoff erhaltenen um mehr als 50° unterschieden[8]. Citrinin ist selektiv gegen grampositive Bakterien wirksam. Der klinischen Verwendung steht die Toxizität entgegen.

Erdin isolierten CLUTTERBUCK[9] u. a. aus Kulturen von *A. terreus Thom*. Das optisch inaktive Erdin ist auch biologisch unwirksam, während sein optisch aktiver Methylester, Geodin (siehe dort) beachtliche Wirkung gegen grampositive Keime entfaltet. Die Verbindung enthält organisch gebundenes Chlor und besitzt vermutlich die Zusammensetzung:

---

[1] BUSH, M. T., u. a.: J. Pharmacol. **85**, 237 (1945).
[2] GOTH, A.: J. Labor. clin. Med. **30**, 899 (1945).
[3] SALVIN, B.: J. Bacteriol. **104**, 330 (1946).
[4] STANSLY, G.: Arch. Biochem. **23**, 256 (1949).
[5] HETHERINGTON, A. C., H. RAISTRICK u. a.: Philos. Trans. Roy. Soc. London, Ser. B **220**, 1—367 (1931).
[6] GORE, S.: Nature (London) **157**, 333 (1946).
[7] SPRENGER, D., u. M. RUOFF: J. org. Chemistry **11**, 189 (1946).
[8] SPRENGER, D., u. M. RUOFF: J. org. Chemistry **11**, 189 (1946).
[9] CLUTTERBUCK, P. W., u. a.: Biochemic. J. **31**, 1089 (1937).

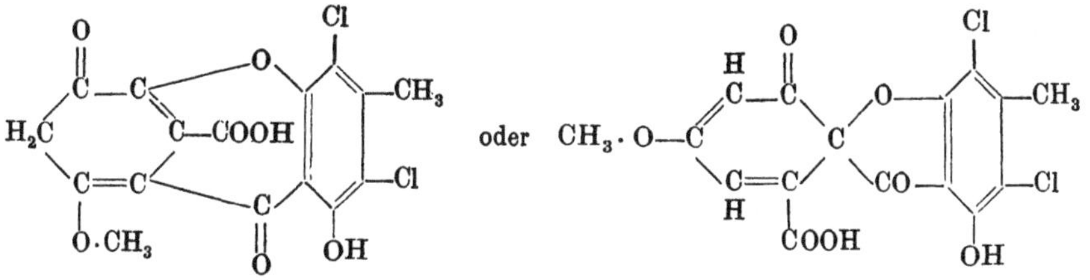

Antibiotica aus Ascomyceten.

Erdin

Flavacin, ein antibiotischer Faktor aus *A. fumigatus*, erhielten F. BUSH und A. GOTH[1]. In seinen Eigenschaften ist es Gliotoxin so ähnlich, daß man die beiden Antibiotica für identisch hält.

Fumagillin wurde von McCOWEN u. a.[2] aus einer Aspergillus-Art gewonnen. Auf Amöben besitzt es eine spezifische Hemmwirkung. So hemmt es z. B. *Entamöba histolytica* noch in einer Verdünnung von 1:131 072 000. Die wirksame Dosis an der Ratte beträgt 11 mg/kg.

Fumigacin oder **Hevolinsäure** bildet sich in *A. fumigatus mut. Helvola Yuill*. Es hat die Summenformel $C_{32}H_{44}O_8$ und eine veresterbare Carboxyl-Gruppe. Ferner enthält das Molekül eine Keto-Gruppe und 3 aktive Wasserstoff-Atome. Durch Alkalien wird seine antibakterielle Wirkung aufgehoben. Seine Wirkung gegen Tuberkelbacillen und verschiedene grampositive Organismen stellte A. JENNINGS[3] fest. Nach der Auffassung von CHAIN[4] ist es nach Penicillin das am wenigsten toxische Antibioticum. Es schädigt die Leukozyten erst in höherer Konzentration (siehe auch bei Penicillin S. 764).

Fumigatin gewannen ANSLOW und H. RAISTRICK[5] aus *A. fumigatus*. Die Reinigung durch Vakuumsublimation liefert kastanienbraune Nadeln vom Schmp. 116°. Es ist ein 2-Oxy-3-methoxy-6-methyl-chinon-(1,4).

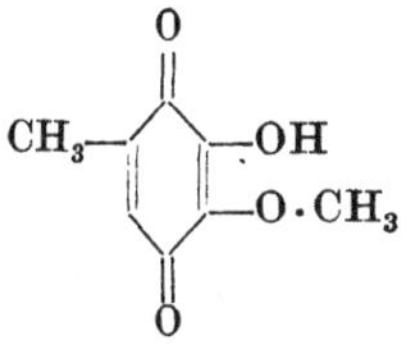

Fumigatin

H. RAISTRICK[6] konnte die Verbindung auch synthetisch aus 5-Methoxy-toluchinon darstellen (siehe bei Spinulosin). Das Chinon hemmt *Staph. aureus* noch in Verdünnung 1 : 50 000 bis 1 : 100 000, jedoch ist es für eine therapeutische Anwendung zu giftig.

Geodin ist der *d*-Erdin-methylester (s. Erdin S. 758), für den CLUTTERBUCK[7] folgende Konstitutionsformeln vorschlägt:

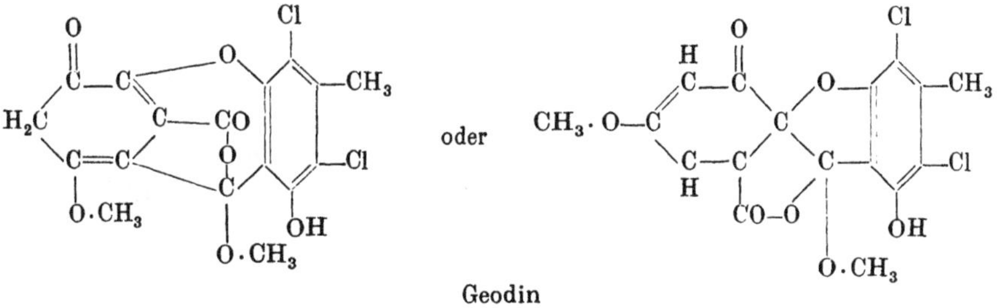

Geodin

Geodin zeigt starke Hemmwirkungen gegenüber grampositiven Keimen.

---

[1] BUSH, M. T., u. A. GOTH: J. Pharmacol. **78**, 164 (1943).
[2] McCOWEN, M. C., u. a.: Science (New York) **113**, 202 (1951).
[3] JENNINGS, A.: Nature (London) **156**, 633 (1945).
[4] Zitiert nach TH. WAGNER-JAUREGG: Pharmazie **2**, 485 (1947).
[5] ANSLOW, W. K., u. H. RAISTRICK: Chem. and Ind. (London) **57**, 293 (1938).
[6] RAISTRICK, H.: Chem. and Ind. (London) **57**, 293 (1938).
[7] CLUTTERBUCK, P. W.: Biochemic. J. **31**, 1089 (1937) u. **33**, 579 (1939).

Gliotoxin ist ein weit verbreitetes Antibioticum, das in *A. fumigatus*, verschiedenen *Penicillium*- und *Trichoderma*-Arten gebildet wird. Seine Isolierung gelang D. DUTCHER[1], der folgende Strukturformeln diskutiert[2]:

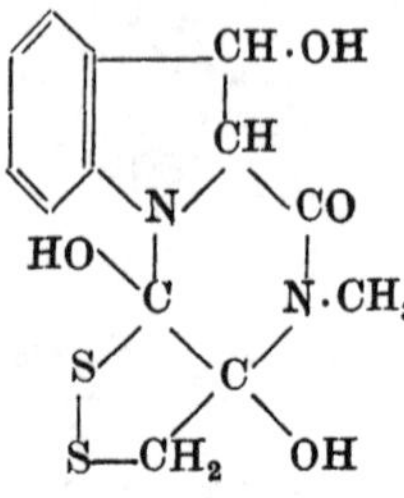

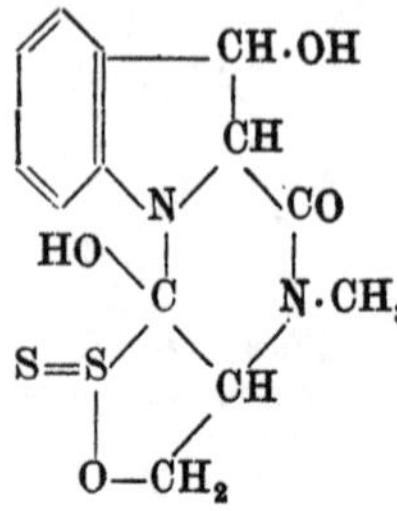

Gliotoxin

Die Verbindung ist wirksam gegen viele Bakterien, Actinomyceten und Fungi. Jedoch steht seiner Anwendung als fungicides Mittel die chemische Unbeständigkeit entgegen, die sich nur durch sehr kleine p_H-Werte verbessern läßt[3].

Hiptagensäure, die β-Nitro-propionsäure, erhielten M. T. BUSH u. a.[4] durch Hydrolyse der Glucoside *Hiptagen* und *Karakin*. Die Glucoside wurden aus *Aspergillus flavus* erhalten. Hiptagensäure ist bisher neben Chloromycetin die einzige in der Natur aufgefundene Nitro-Verbindung.

Kojinsäure wurde bereits im Jahre 1916 von T. VABUTA[5] aus *A. oryzal* isoliert und strukturell erkannt[6].

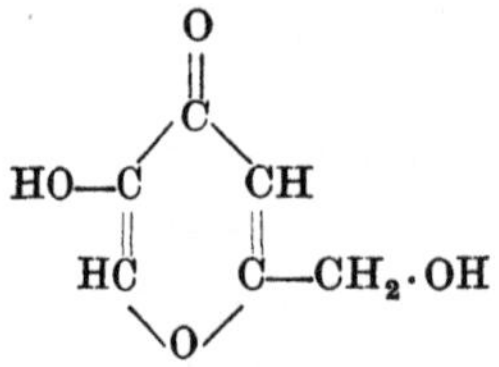

Kojinsäure

Sie leitet sich von der Komensäure, dem 2-Carboxy-5-oxy-γ-pyron

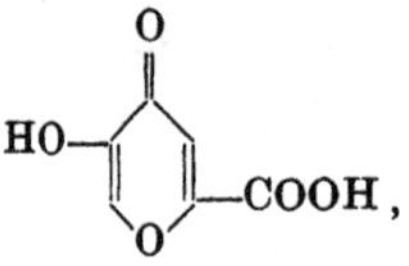

ab. Obwohl sie bequem in großer Menge erhalten werden kann, ist sie therapeutisch nicht verwertbar, da ihre Toxizität im Verhältnis zur Wirkung auf Bakterien zu groß ist.

Mycocidin fanden E. GERBER und M. GROSS[7] in einer nicht näher identifizierten Aspergillus-Art. Es ist wirksam gegen humane Stämme von *Mycobact. tuberculosis*, seine chemische Konstitution ist nicht bekannt.

Parasitin isolierten H. COOK und M. LACEY[8] aus *A. parasiticus*. Nach Arbeiten von V. ARNSTEIN und H. COOK[9] soll es mit Penicillin G identisch sein.

---

[1] DUTCHER, D.: J. Amer. chem. Soc. **65**, 2005 (1943).
[2] DUTCHER, D.: J. Amer. chem. Soc. **67**, 1736 (1945).
[3] BRIAN, W., u. G. HEMMING: Ann. Applied. Biol. **32**, 214 (1945).
[4] BUSH, M. T., u. a.: J. biol. Chemistry **188**, 685 (1951).
[5] VABUTA, T.: J. chem. Soc. Japan **37**, 1185 u. 1234 (1916).
[6] VABUTA, T.: J. chem. Soc. (London) **125**, 575 (1924).
[7] GERBER, E., u. M. GROSS: Science (New York) **103**, 167 (1946).
[8] COOK, H., u. M. LACEY: Nature (London) **153**, 420 (1944).
[9] ARNSTEIN, V., u. H. COOK: Brit. J. exp. Pathol. **28**, 94 (1947).

Terrein wurde von RAISTRICK u. a.[1] aus *A. terreus* gewonnen. Chemisch ist es der Penicillinsäure (S. 763) nahe verwandt. Seine Konstitution soll folgender Formel entsprechen:

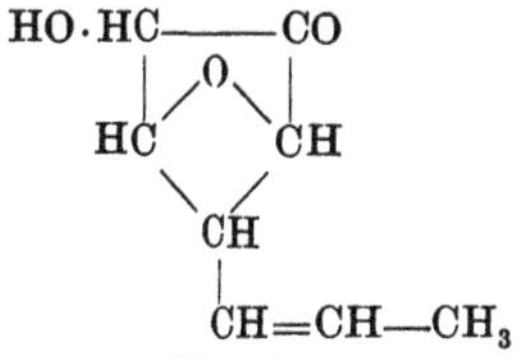

$$\begin{array}{c} \text{HO·HC}\!-\!\!-\!\!-\!\text{CO} \\ \text{HC}\diagdown\!\!\overset{\text{O}}{}\!\!\diagup\text{CH} \\ | \\ \text{CH} \\ | \\ \text{CH}\!=\!\text{CH}\!-\!\text{CH}_3 \end{array}$$
Terrein

Ustin isolierten E. DOERING und Mitarbeiter[2] aus *Aspergillus ustus*. Seine Zusammensetzung ergab sich zu $C_{11}H_{15}O_5Cl_3$. Es hat sauren Charakter und gestattet die Darstellung einer Dimethyl-Verbindung (Schmp. 147°) und eines Acetyl-Derivates (Schmp. 212°). Ustin schmilzt nach dem Umkristallisieren aus Toluol bei 184—185°. Es ist gegen grampositive Kokken wirksam. Durch Vergrößerung des p_H-Wertes über 6,5 läßt sich die Aktivität steigern. Blut und Serum setzt sie herab.

Penicillien.

Corylophylin ist ein hochwirksames Antibioticum, das C. LEVADITI u. a.[3] aus *P. corylophylum Dx* gewannen. Staphylokokken werden davon noch in einer Verdünnung von 1 : 1 000 000 000 gehemmt. Auch wirkt es gegen Coli-Bakterien. Die biologische Aktivität wird durch Serum jedoch sehr stark herabgesetzt.

Claviformin entdeckten H. W. FLOREY und A. JENNINGS[4] in *P. claviforme*. Seine Struktur wurde als Anhydro-3-oxymethylen-tetrahydro-γ-pyron-2-carbonsäure vom Schmp. 111° aufgeklärt. Es ist identisch mit Patulin, Penicidin, Clavicin und Clavacin. ATTENBUROW u. a.[5] unternahmen verschiedene bisher vergebliche Versuche der Synthese.

In neuester Zeit gelang es R. B. WOODWARD und G. TINGLE[6], die Verbindung auf folgendem Wege darzustellen:

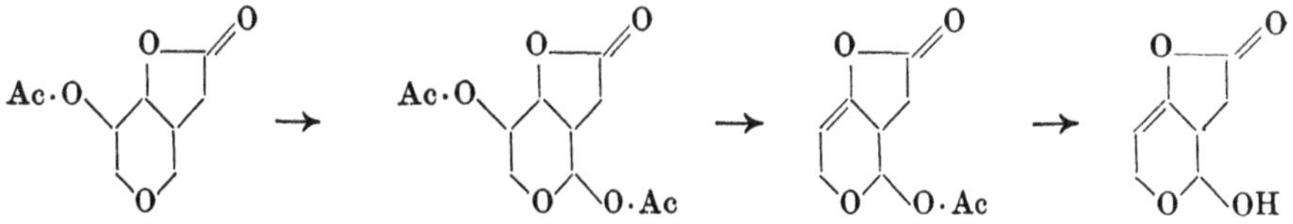

I → II → III → IV
            Patulin

Die Abspaltung von Essigsäure aus der Verbindung II erfolgt mit einer Mischung von Essigsäureanhydrid-Eisessig-Schwefelsäure und liefert III nur in einer Ausbeute von 1 bis 2%. Die Überführung des Acetyl-patulins in Patulin gelingt ohne Schwierigkeiten. Durch diese Synthese konnte die Frage der Konstitution des Patulins, für das bisher die Formel

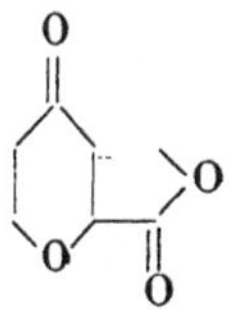

---

[1] RAISTRICK, H., u. a.: Chem. and Ind. **57**, 293 (1938).
[2] DOERING, E., u. a.: J. Amer. chem. Soc. **68**, 725 (1946).
[3] LEVADITI, C., u. a.: C. R. Séances Soc. Biol. Filiales Associćes **138**, 5 (1944).
[4] FLOREY, H. W., u. A. JENNINGS: Brit. J. exp. Pathol. **23**, 202 (1942).
[5] ATTENBUROW u. a.: J. chem. Soc. (London) **1945**, 571.
[6] WOODWARD, R. B., u. G. TINGLE: J. Amer. chem. Soc. **72**, 1428 (1950).

vermutet wurde[1], zu Gunsten der isomeren Formulierung IV entschieden werden. WOODWARD und SINGH[2] entwickelten eine weitere Synthese, die aber ebenfalls nur eine Ausbeute von 1% d. Th. liefert. Sie erfolgt nach dem Schema:

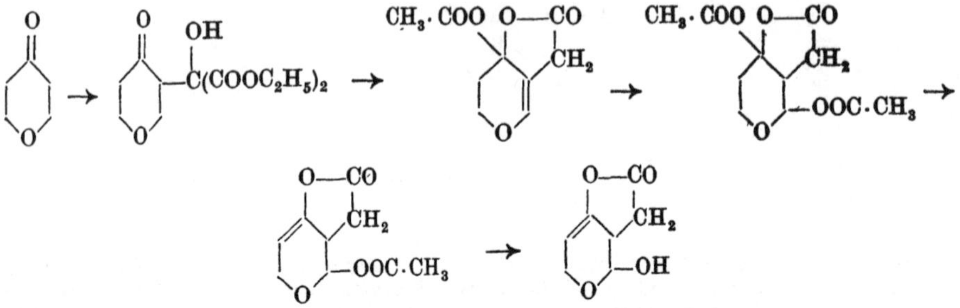

Die Verbindung wirkt hemmend auf grampositive wie gramnegative Bakterien. Serum hebt die Wirkung auf, die sich auch auf Leukocyten erstreckt.

Griseofulvin (*curling-factor*), das von *P. griseofulvum* gebildet wird, isolierten und untersuchten A. E. O. OXFORD, H. RAISTRICK und P. SIMONART[3]. Seine chemische Zusammensetzung ist $C_{17}H_{17}O_6Cl$. Das Molekül enthält 3 Methoxyl- und eine an Kohlenstoff gebundene Methyl-Gruppe[4]. Nach den Abbaureaktionen wurde folgende Konstitution ermittelt:

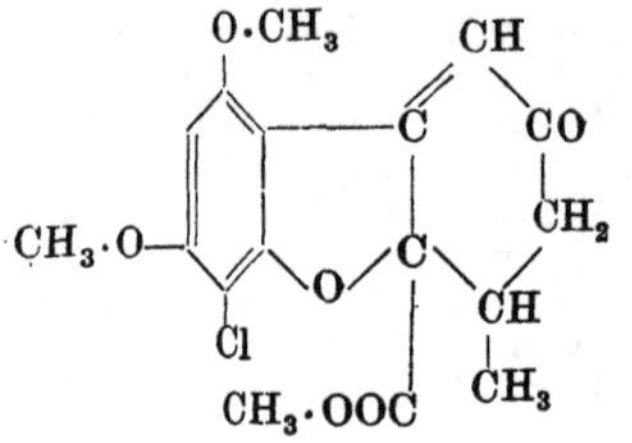

Griseofulvin (OXFORD und RAISTRICK)

GROVE[5] hält jedoch die Formulierung nicht für sicher und gibt für die wahrscheinliche Konstitution eine andere Formel an:

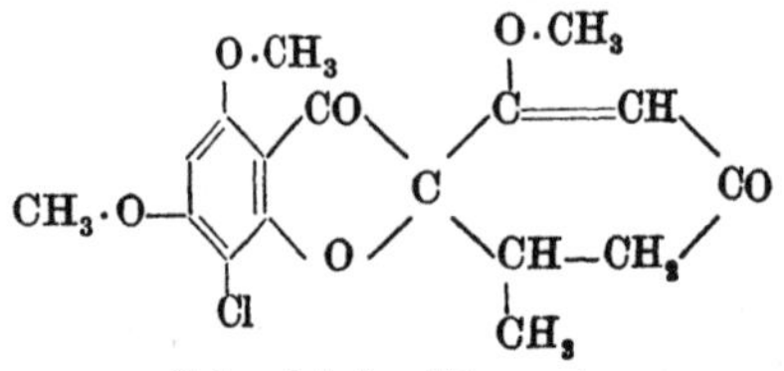

Griseofulvin (GROVE)

Der von verschiedenen Stämmen von *P. janczewskii Zal.* produzierte „Kräusel-Faktor" (curling-factor)[6] ist mit Griseofulvin identisch. Der Namengebung liegt die Beobachtung zu Grunde, daß die Verbindung eine anormale Wellung und Schlängelung an den Sporentuben und dem Bindegewebe von *Botrytis allii* und anderen Pilzen hervorruft. Diese Wirkung wird schon in Konzentrationen von 1 γ/ccm beobachtet.

Gladiolsäure gewannen W. BRIAN u. a.[7] aus *P. gladiolii*. Sie ist kristallisiert und hat die Zusammensetzung $C_{11}H_{10}O_5$. Ihre biologische Wirkung erstreckt sich hauptsächlich auf grampositive Bakterien.

---

[1] RAISTRICK, H., u. a.: Lancet **245**, 625 (1943).
[2] WOODWARD, R., u. B. SINGH: J. Amer. chem. Soc. **72**, 758 (1950).
[3] OXFORD, A. E. O., H. RAISTRICK u. P. SIMONART: Biochemic. J. **41**, 458 (1939).
[4] Mc GOWAN, J. C.: Trans. brit. Mycol. Soc. **29**, 173 (1946).
[5] GROVE, J. F.: Chem. and Ind. **1951**, 219; vgl. auch Nature (London) **160**, 574 (1947).
[6] BRIAN, W., u. a.: Trans. brit. Mycol. Soc. **29**, 173 (1946).
[7] BRIAN, W., u. a.: Nature (London) **157**, 697 (1946).

Mycoin C, ein Antibioticum aus *P. claviforme*, wurde bereits während des Krieges in Deutschland produziert. A. LEMBKE und H. FRAHM[1] isolierten aus dem Wirkstoff 2 kristallisierte Faktoren, Mycoin C_1 ($C_5H_6O_3$) und C_2 ($C_9H_8OS_2$). Ihre Löslichkeiten in verschiedenen organischen Lösungsmitteln sind denen des Claviformins sehr ähnlich, doch unterscheiden sie sich von diesem durch Lichtempfindlichkeit. Beim Erhitzen werden sie zerstört.

Mycoin wurde in Salben, Pudern und Pasten zur äußerlichen Desinfektion verarbeitet.

Nor-mycophenolsäure fand P. ABRAHAM[2] in der Kulturflüssigkeit von *P. brevicompactum*. Als vermutliche Konstitution gibt er eine Teilformel an:

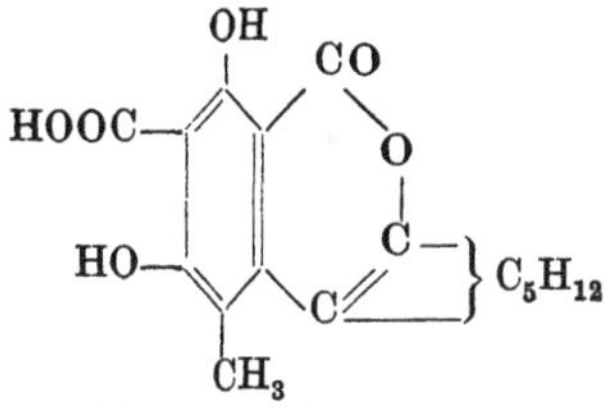

Nor-mycophenolsäure

Die Säure hemmt *Staph. aureus* und wirkt fungicid und fungistatisch gegenüber einer großen Zahl von pathogenen Pilzen[3].

Penicillinsäure wurde aus der Kulturflüssigkeit von verschiedenen *Penicillium*- und *Aspergillus*-Arten gewonnen. Sie wurde bereits 1910 von F. BLACK und L. ALSBERG entdeckt. OXFORD und RAISTRICK[4] klärten die Konstitution der in Wasser löslichen, kristallinen Substanz vom Schmp. 87° auf. Als Tetronsäure-Derivat steht sie der Ascorbinsäure nahe, unterscheidet sich chemisch jedoch von dieser dadurch, daß sie auch in der offenkettigen Form reagieren kann, während bei der Ascorbinsäure der Pyrrol-Ring sehr stabil ist.

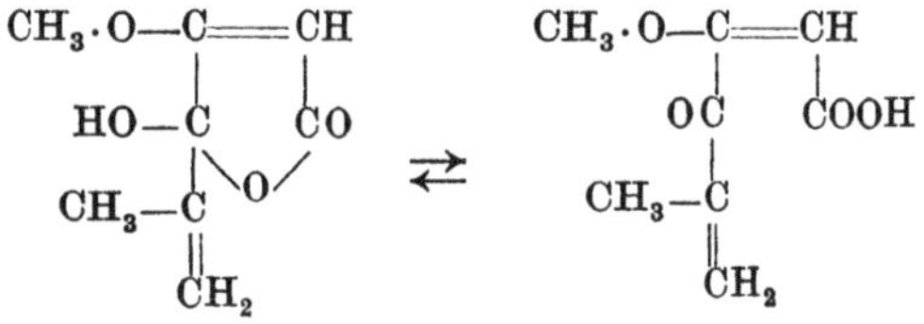

Penicillinsäure

Auf Grund des UV-Absorptionsspektrums vermutet A. RAPHAEL[5], daß in Lösungen hauptsächlich die Lakton-Struktur vorliegt. Der Genannte konnte auch die angenommene Konstitution der Penicillinsäure durch Synthese beweisen[6]. Er oxydierte Methylalkohol mit Selendioxyd zu α-Methyl-acrylaldehyd und kondensierte diesen in flüssigem Ammoniak mit Acetylen-Natrium zum Isopropenyl-äthinyl-carbinol:

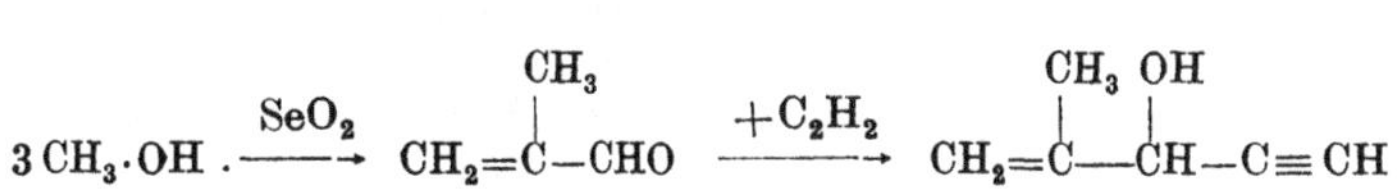

$$3\,CH_3 \cdot OH \xrightarrow{SeO_2} CH_2=\underset{CH_3}{C}-CHO \xrightarrow{+C_2H_2} CH_2=\underset{CH_3}{C}-\underset{OH}{CH}-C \equiv CH$$

Durch Addition von CO_2 an die Dinatrium-Verbindung des Äthinylcarbinols erhielt er die γ-Isopropyliden-γ-oxy-butinsäure:

---

[1] FRAHM, H.: J. Bacteriol. **152**, 221 (1947/48); Dtsch. med. Wschr. **1943**, 129.
[2] ABRAHAM, P.: Biochemic. J. **39**, 398 (1945).
[3] FLOREY, H., u. a.: Lancet **1**, 46 (1946).
[4] OXFORD, A. E. O., u. H. RAISTRICK: Biochemic. J. **30**, 394 (1936).
[5] RAPHAEL, A.: Nature (London) **160**, 261 (1947).
[6] RAPHAEL, A.: J. Amer. chem. Soc. **69**, 2074 (1947) und J. chem. Soc. (London) **1948**, 1508.

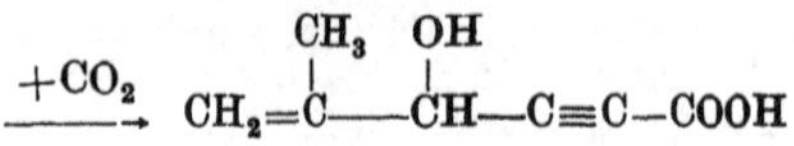

$$\xrightarrow{+CO_2} \quad CH_2=\overset{CH_3}{\underset{|}{C}}-\overset{OH}{\underset{|}{CH}}-C\equiv C-COOH$$

Diese wurde verestert, hydriert und zum β-Methoxy-γ-isopropyliden-($\Delta^{1,3}$)-γ-oxybutensäure-lakton

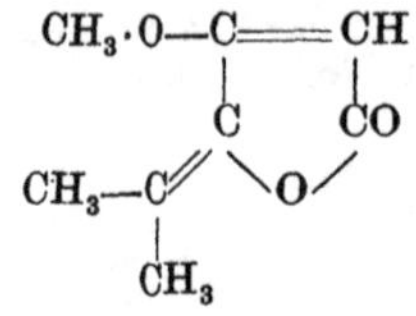

$$CH_3 \cdot O - C = CH$$

umgelagert. Mit Bromsuccinimid ließ sich in eine der beiden endständigen Methyl-Gruppen ein Brom-Atom einführen:

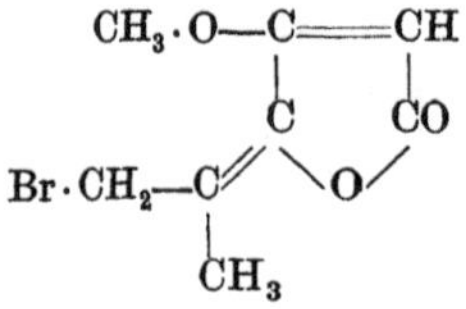

$$Br \cdot CH_2 - \cdots$$

Das erhaltene Bromid reagiert mit Trimethylamin zu einem quartären Ammoniumsalz, das mit Magnesiumoxyd in Wasser erhitzt, die Penicillinsäure

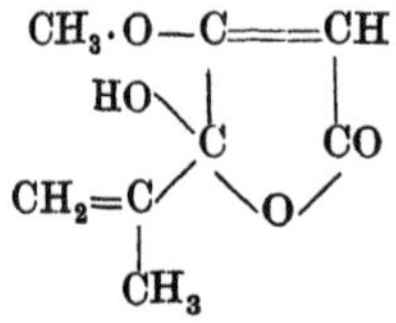

$$CH_2=C \cdots$$

liefert. Penicillinsäure ist bakteriostatisch wirksam gegen grampositive und -negative Keime. Sie hemmt besonders Coli- und Typhus-Bakterien. Wegen ihrer Toxizität kann sie therapeutisch nicht verwendet werden.

Penicillin ist das bekannteste Antibioticum. Es wird aus *Penicillium notatum* und *P. chrysogenum* gewonnen. Über seine Herstellung, seine chemische Konstitution und besonders seine therapeutische Verwendung liegt ein umfangreiches Schrifttum vor. Darauf kann hier nur soweit eingegangen werden, als es zum Verständnis der Synthese notwendig erscheint. Die Entdeckung des Penicillins beruht auf einer Beobachtung von A. FLEMMING im Jahre 1928. Bei Versuchen mit *Staph. aureus* war auf einer Agar-Kultur ein Schimmelpilz gewuchert, der in seiner Umgebung die Kokken zum Absterben und zur Auflösung gebracht hatte. Dieser Schimmelpilz, *Penicillium notatum*, mußte also einen Stoff absondern, der die beobachtete Wirkung auf *Staph. aureus* ausübt. Diese vermutete Verbindung nannte FLEMMING *Penicillin*. Durch gemeinsame Arbeiten des sog. *Oxford-Kreises*, dem B. CHAIN, W. FLOREY, P. ABRAHAM, GARDNER, G. HEATLY, A. JENNINGS, G. SANDERS, FLETSCHER, Frau FLOREY u. a. angehörten, gelang es in den folgenden Jahren, aus der Kulturflüssigkeit die antibiotisch wirksamen Substanzen anzureichern, zu reinigen und in kristalliner Form zu erhalten (Siehe S. 743).

Die Wertbestimmung des Penicillins erfolgt durch einen biologischen Test. Dieser wurde von G. HEATLY[1] in Oxford entwickelt und die daraus abgeleitete

---

[1] HEATLY, G.: Biochemic. J. **38**, 61 (1944).

Einheit entsprechend Oxford-Einheit (O. E.) genannt. 1 O. E. ist diejenige Menge Penicillin in 1 ccm gelöst, die nach Verdünnung mit 50 ccm Nährbuillion einen Teststamm von *Staph. aureus* gerade noch hemmt. Nach Prüfung des reinen kristallisierten Natriumsalzes von Penicillin G zeigte dieses 1650 O. E. je mg, oder etwa 0,6 γ dieses Salzes entsprechen einer Oxford-Einheit. Diese Menge wurde als Maß für die internationale Einheit (I. E.) festgelegt.

Die Wirkung der einzelnen Penicilline gegenüber dem Teststamm von *Staph. aureus* einerseits und *B. subtilis* N. R. R. L. B.-588 andererseits zeigt so charakteristische Unterschiede, daß hierdurch eine biologische Analysenmethode zur Untersuchung von Mischungen der Penicilline entwickelt wurde[1].

Bei diesen Arbeiten erwies sich das ursprünglich als einheitlich angesehene Penicillin als eine Mischung von verschiedenen Substanzen. Sechs von ihnen sind bisher aufgeklärt worden. Sie leiten sich von einem einheitlichen Grundkörper der Formel $C_9H_{11}O_4SN_2$-R ab und unterscheiden sich durch den Aufbau der Seitenkette R. Nachstehende Tabelle gibt eine Übersicht über Bezeichnung und Aufbau der verschiedenen Penicilline[2].

Penicilline

Name	Synonym	R=
F	I	$CH_3 \cdot CH_2 \cdot CH=CH \cdot CH_2-$
Dihydro F	Gigantinsäure	$CH_3 \cdot CH_2 \cdot CH_2 \cdot CH_2 \cdot CH_2-$
Flavicidin	F-Type	$CH_3 \cdot CH=CH \cdot CH_2 \cdot CH_2-$
G	II	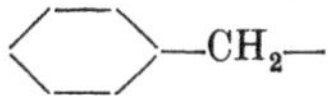 ⟨⟩—CH_2-
X	III	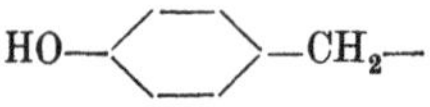 HO—⟨⟩—CH_2-
K	IV	$CH_3 \cdot CH_2 \cdot CH_2 \cdot CH_2 \cdot CH_2 \cdot CH_2 \cdot CH_2-$

Die Aufklärung des gemeinsamen Grundkörpers bereitete beträchtliche Schwierigkeiten. An dieser Arbeit beteiligten sich 38 Forschergruppen in England und Amerika, die ihre Ergebnisse in einer gemeinsamen Veröffentlichung niedergelegt haben. Danach ist das Penicillin G eine einbasische Säure, die durch verdünnte Mineralsäuren in eine Aminosäure, das *Penicillamin*, und Kohlendioxyd gespalten wird. Erstere ist das *d-β,β*-Dimethyl-cystein

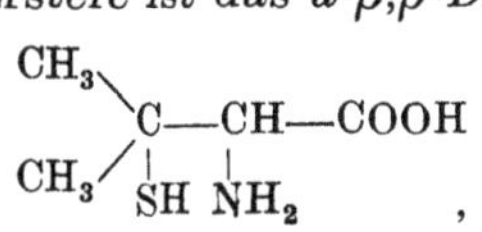

$$\begin{array}{c} CH_3 \\ \diagdown \\ CH_3 \diagup \end{array} C-CH-COOH \\ SH NH_2$$

das synthetisch gewonnen werden konnte.

Weiter ließen sich beim Abbau des Penicillins G Phenacetursäure

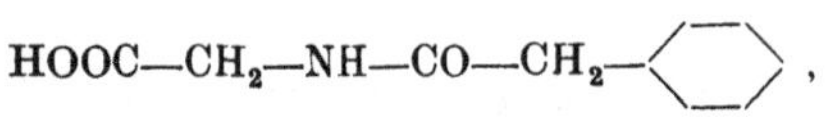

$$HOOC-CH_2-NH-CO-CH_2-⟨⟩,$$

Phenylacetamid und ein Aldehyd, *Penillo-Aldehyd II*, $C_{10}H_{11}O_2N$ isolieren. Der Aldehyd erwies sich auf Grund des Abbaus und der Synthese als N-Phenylacet-aminoacetaldehyd $C_6H_5 \cdot CH_2 \cdot CO \cdot NH \cdot CH_2 \cdot CHO$.

Das bei der Hydrolyse des Penicillins mit Mineralsäuren entwickelte Kohlendioxyd führte zu der Vermutung, daß der Penilloaldehyd ursprünglich eine

---

[1] BENEDICT, R. G., u. F. LANGLYKE: Ann. Rev. Microbiol. 1, 212 (1947).
[2] Rept. of Commitee on Med. Research, Washington and Research Council, London: Chemistry of Penicillin: Science (New York) **102**, 627 (1945) u. Nature (London) **156**, 766 (1945).

instabile Carboxylgruppe trug und aus einer Aldehydcarbonsäure, der Penillo-aldehyd-carboxyl-säure

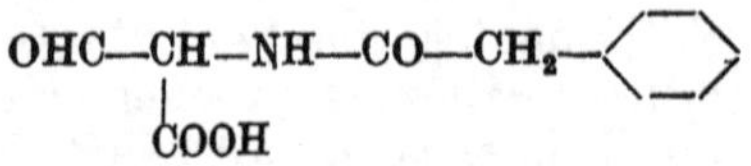

$$\text{OHC—CH—NH—CO—CH}_2\text{—}\langle\rangle$$
$$\phantom{\text{OHC—}}|$$
$$\phantom{\text{OHC—}}\text{COOH}$$

die heute *Penaldinsäure* genannt wird, erst entstanden war. Diese Annahme konnte dadurch bestätigt werden, daß das Penicillin, mit Methylalkohol inaktiviert, einen Ester bildet, der bei der Hydrolyse den Penaldinsäure-methylester liefert.

Penicillin läßt sich mit Diazomethan verestern. Der so gewonnene Ester liefert bei der Spaltung den *Penicillamin-methylester*. Es muß daher im Molekül neben der im Penicillamin vorhandenen freien Carboxyl-Gruppe noch eine zweite bei der Hydrolyse oder Alkoholyse entstehen. Die so entstehende *Penicilloinsäure*

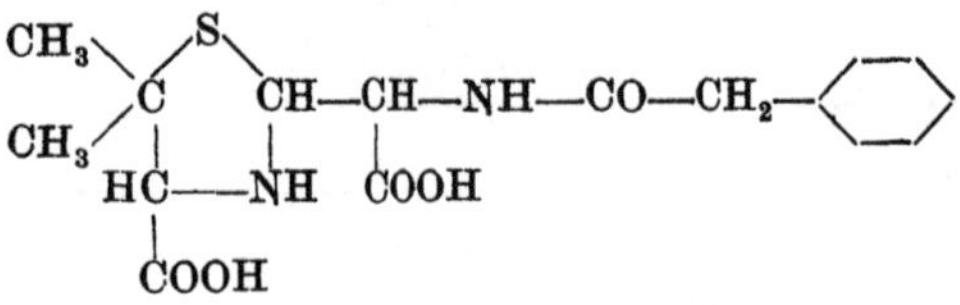

$$\begin{array}{c}\text{CH}_3\diagdown\text{S}\\\phantom{\text{CH}_3}\text{C}\text{CH—CH—NH—CO—CH}_2\text{—}\langle\rangle\\\text{CH}_3\diagup||\\\phantom{\text{CH}_3\diagup}\text{HC——NH}\text{COOH}\\\phantom{\text{CH}_3\diagup}|\\\phantom{\text{CH}_3\diagup}\text{COOH}\end{array}$$

geht in warmer verdünnter Mineralsäure unter Wasserabspaltung in die *Penillinsäure*

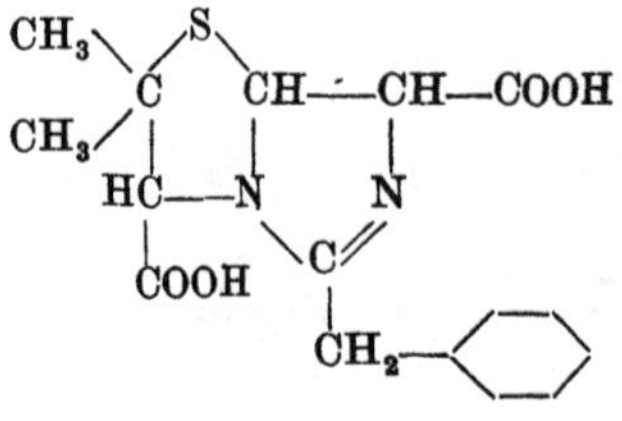

$$\begin{array}{c}\text{CH}_3\diagdown\text{S}\\\phantom{\text{CH}_3}\text{C}\text{CH—·—CH—COOH}\\\text{CH}_3\diagup||\\\phantom{\text{CH}_3\diagup}\text{HC——N}\text{N}\\\phantom{\text{CH}_3\diagup}|\diagdown\!\!\diagup\\\phantom{\text{CH}_3\diagup}\text{COOH}\text{C}\\\phantom{\text{CH}_3\diagup xxxxx}|\\\phantom{\text{CH}_3\diagup xxx}\text{CH}_2\text{—}\langle\rangle\end{array}$$

über, die mit Penicillin G isomer ist. Durch Baryt läßt sich daraus die isomere *Isopenillinsäure*

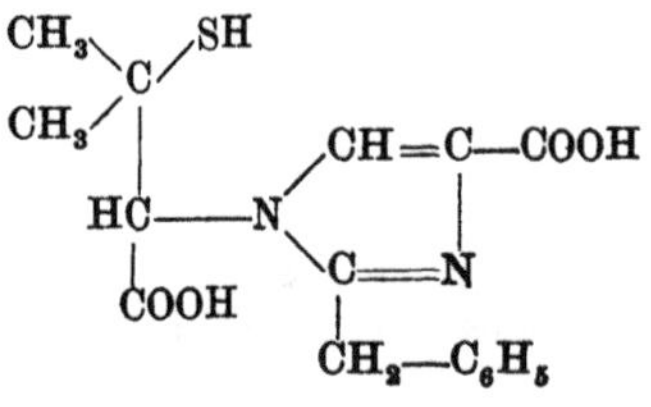

$$\begin{array}{c}\text{CH}_3\diagdown\text{SH}\\\phantom{\text{CH}_3}\text{C}\\\text{CH}_3\diagup|\text{CH=C—COOH}\\\phantom{\text{CH}_3\diagup}\text{HC——N}|\\\phantom{\text{CH}_3\diagup}|\text{C=N}\\\phantom{\text{CH}_3\diagup}\text{COOH}|\\\phantom{\text{CH}_3\diagup xxxxx}\text{CH}_2\text{—C}_6\text{H}_5\end{array}$$

gewinnen. Penillin- und Isopenillinsäure zeigen die leichte Hydrolyse des Penicillins nicht mehr. Man vermutete daher, daß im Penicillin ein β-Laktam-Ring vorhanden sein müsse und gab dem Grundkörper der Penicilline folgende Struktur:

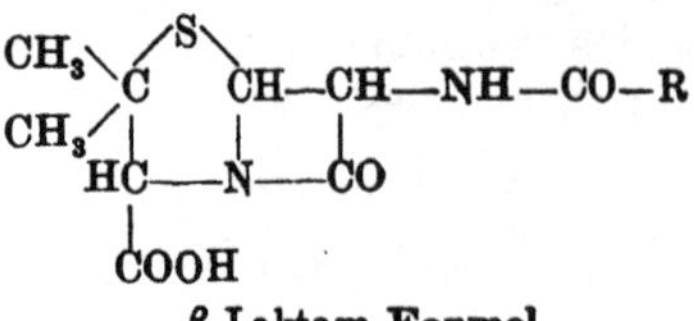

$$\begin{array}{c}\text{CH}_3\diagdown\text{S}\\\phantom{\text{CH}_3}\text{C}\text{CH—CH—NH—CO—R}\\\text{CH}_3\diagup||\\\phantom{\text{CH}_3\diagup}\text{HC——N——CO}\\\phantom{\text{CH}_3\diagup}|\\\phantom{\text{CH}_3\diagup}\text{COOH}\end{array}$$

β-Laktam-Formel

Diese Form kann möglicherweise mit einer Azlakton-Form

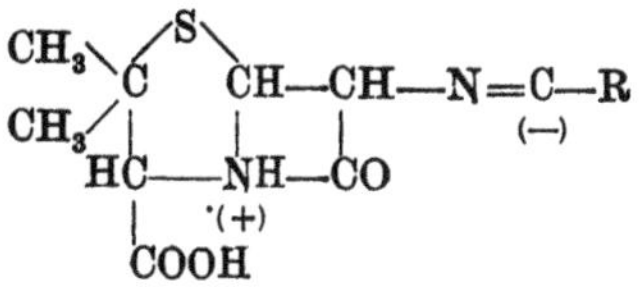

$$\begin{array}{c} CH_3 \diagdown \underset{|}{C} \diagup \overset{S}{\diagdown} \underset{|}{CH} - CH - N = C - R \\ CH_3 \diagup   \\ HC - NH - CO \quad (-) \\ \underset{(+)}{|} \\ COOH \end{array}$$

im Gleichgewicht stehen.

Die Hydrolyse unter Bildung der beschriebenen Spaltstücke — Penicillamin, Penilloaldehyd bzw. Penaldinsäure — läßt sich also wie folgt darstellen:

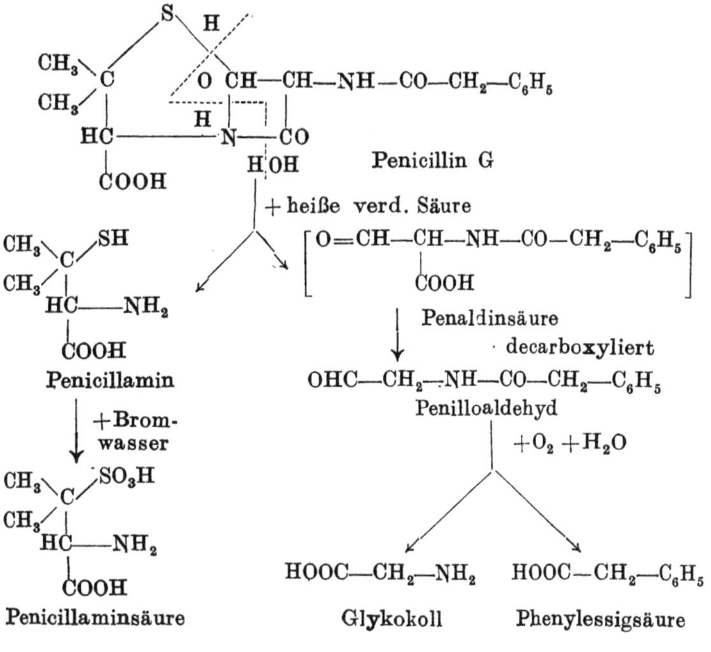

[Reaktionsschema: Penicillin G → Penicillamin, Penaldinsäure, Penilloaldehyd; +Bromwasser → Penicillaminsäure; decarboxyliert, +O$_2$ +H$_2$O → Glykokoll (HOOC—CH$_2$—NH$_2$), Phenylessigsäure (HOOC—CH$_2$—C$_6$H$_5$)]

Bei den Versuchen zur *Synthese* war die Erzeugung des β-Laktam-Ringes die Hauptschwierigkeit. Es wurden viele Versuche vorgenommen, aus ähnlich vorgebildeten Verbindungen, z. B.

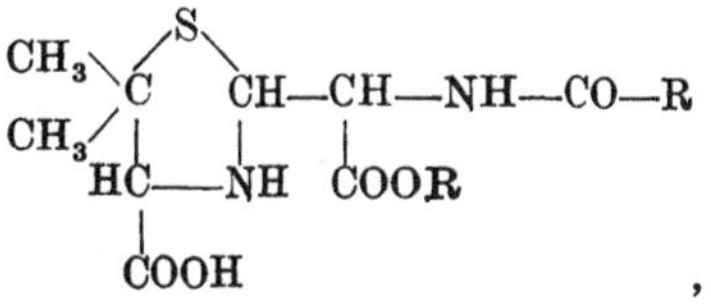

$$\begin{array}{c} CH_3 \diagdown \underset{|}{C} \diagup \overset{S}{\diagdown} \underset{|}{CH} - CH - NH - CO - R \\ CH_3 \diagup   \\ HC - NH \quad COOR \\ | \\ COOH \end{array}$$,

durch Wasserabspaltung den β-Laktam-Ring zu schließen. In diesen Fällen wird jedoch immer die unwirksame Penillinsäure erhalten.

Phenylisocyanat reagiert mit 2 Molekülen Diazomethan zu N-Phenylalanin-β-laktam[1]

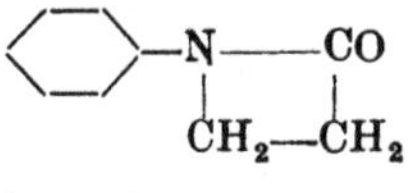

$$\begin{array}{c} \langle\rangle - N - CO \\ | | \\ CH_2 - CH_2 \end{array}$$

---

[1] SHEEHAN, I. C.: J. Amer. chem. Soc. **70**, 1985 (1948).

In jüngster Zeit ist es W. BESTIAN[1] gelungen, eine weitere Synthese für β-Laktame zu entwickeln. Er fand, daß bei Einwirkung von GRIGNARD-Reagenz auf β-Amino-α, α-diäthyl-propionsäureester unter Abspaltung von Alkohol ein β-Laktam entsteht:

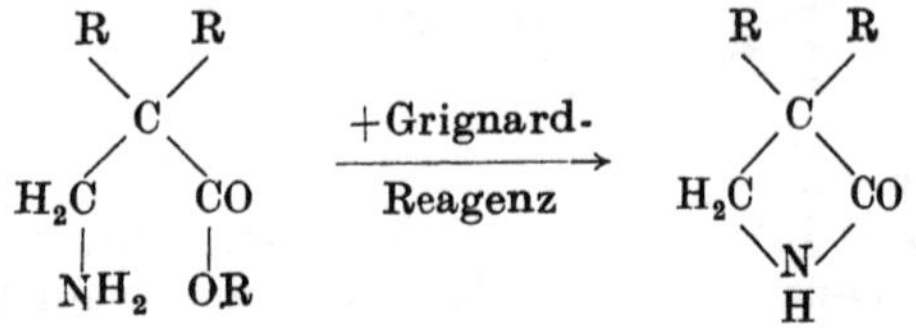

$$\begin{array}{c} RR \\ \diagdown\diagup \\ C \\ H_2CCO \\ || \\ NH_2OR \end{array} \xrightarrow[\text{Reagenz}]{+\text{Grignard-}} \begin{array}{c} RR \\ \diagdown\diagup \\ C \\ H_2CCO \\ \diagdown\diagup \\ N \\ | \\ H \end{array}$$

Vielleicht wird es möglich sein, durch Anwendung der BESTIANschen Reaktion Penicillin zu erhalten.

Ein anderer Weg wurde erfolgreich eingeschlagen: J. A. HARRIS, K. FOLKERS u. a.[2] kondensierten d-Penicillamin mit einem 4-Alkoxymethylen-5-oxazolon in Gegenwart von Pyridin als Kondensationsmittel. Zwar verläuft diese Reaktion unter Alkohol-Abspaltung vorwiegend wie folgt:

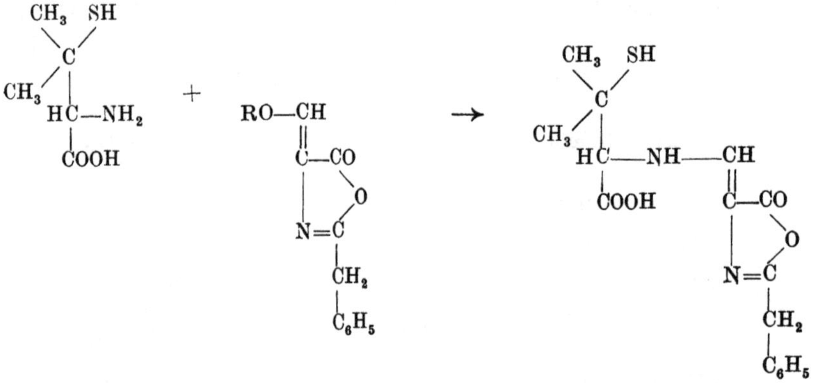

Doch wird dabei auch eine gewisse Menge Penicillin G gebildet:

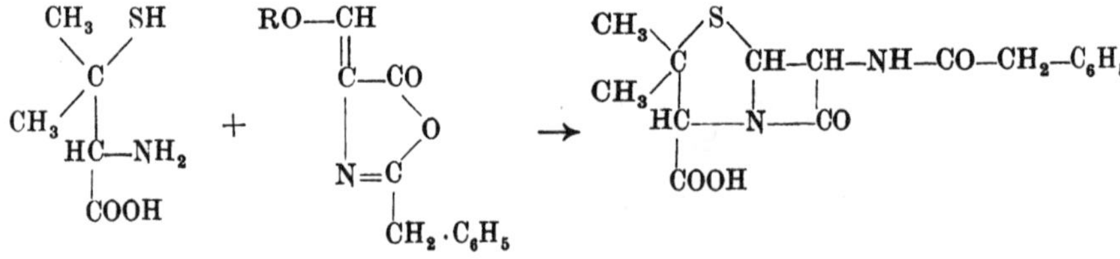

Das 2-Benzyl-4-äthoxymethylen-5-oxazolon-(4)-hydrobromid erhält man aus β, β-Diäthoxy-α-phenyl-acetamido-propionsäure durch Kondensation mittels Phosphortribromid. Bei dieser Synthese gelangt man nur vom d-Penicillamin aus zu wirksamem Penicillin, da dieses allein in dieser sterischen Konfiguration wirksam zu sein scheint. Wenigstens wird aus l-Penicillamin ein unwirksames und aus l,d-Penicillamin ein nur wenig wirksames Penicillin G erhalten.

---

[1] BESTIAN, W.: Chemiker-Ztg. **74**, 332 (1950).
[2] FP. 944395.

V. Du Vigneaud u. a.[1] beschreiben eine ähnliche Synthese des Benzylpenicillins: 2-Benzyl-4-methoxymethylen-5-oxazolon-(4) wurde mit d-Penicillamin-hydrochlorid in wäßr. Pyridin-Triäthylamin in der Kälte umgesetzt. Durch Extraktion und Gegenstromverteilung ließ sich das Benzylpenicillin auf 463 I. E./mg anreichern und wurde dann als Triäthylammoniumsalz mit Äther gefällt. Dieses stimmte nach seinen physikalischen und biologischen Eigenschaften mit dem Triäthylammoniumsalz des natürlichen Penicillins überein.

Eine weitere Synthese des Penicillins G beschreibt O. Süss[2], der Benzylpenicilloinsäure durch Umsatz mit PCl_3 in Penicillin überführt:

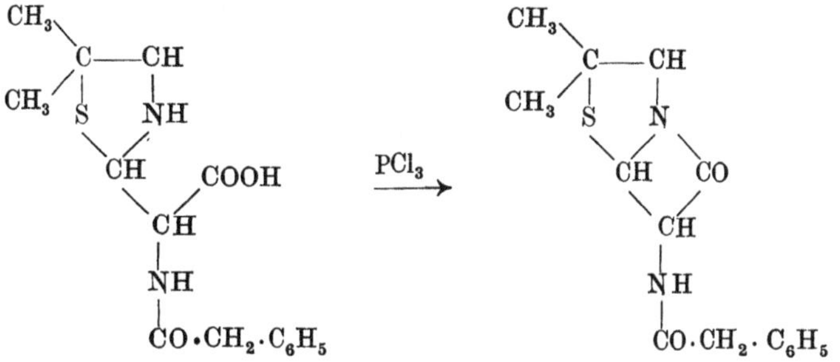

$$\underset{\text{Benzylpenicilloinsäure}}{\begin{array}{c} CH_3 \\ \diagdown \\ C\text{---}CH \\ CH_3\diagup\diagup SNH \\ CHCOOH \\ CH \\ NH \\ CO\cdot CH_2\cdot C_6H_5 \end{array}} \xrightarrow{PCl_3} \begin{array}{c} CH_3 \\ \diagdown \\ C\text{---}CH \\ CH_3\diagup SN \\ CHCO \\ CH \\ NH \\ CO\cdot CH_2\cdot C_6H_5 \end{array}$$

Die Ausbeute war auch in diesem Fall äußerst gering und wurde durch biologischen Test bestimmt. Die Totalsynthese nimmt folgenden Verlauf:

I $\quad \underset{CH_3}{\overset{CH_3}{\diagdown}}C=CH-CO-CH_3 \xrightarrow{NaOCl} \underset{CH_3}{\overset{CH_3}{\diagdown}}C=CH-COOH \to$

$\xrightarrow{C_2H_5OH} \underset{CH_3}{\overset{CH_3}{\diagdown}}C=CH\cdot COOR \xrightarrow{HNO_3} \underset{CH_3}{\overset{CH_3}{\diagdown}}C=\underset{NO_2}{C}-COOR \xrightarrow[H_2+(CH_3CO)_2O]{C_6H_5CH_2SH}$

$\to \underset{CH_3}{\overset{CH_3}{\diagdown}}\underset{\underset{C_6H_5}{\overset{|}{CH_2}}}{\overset{|}{C}}\underset{S}{-}\underset{\overset{|}{NH-CO\cdot CH_3}}{CH}-COOC_2H_5 \xrightarrow{HCl} \underset{CH_3}{\overset{CH_3}{\diagdown}}\underset{\underset{C_6H_5}{\overset{|}{CH_2}}}{\overset{|}{C}}\underset{S}{-}\underset{\overset{|}{NH_2}}{CH}-COOH \xrightarrow[Na]{\text{fl. } NH_3}$

$\to \underset{CH_3}{\overset{CH_3}{\diagdown}}\underset{\overset{|}{SH}}{C}-\underset{\overset{|}{NH_2}}{CH}-COOH$

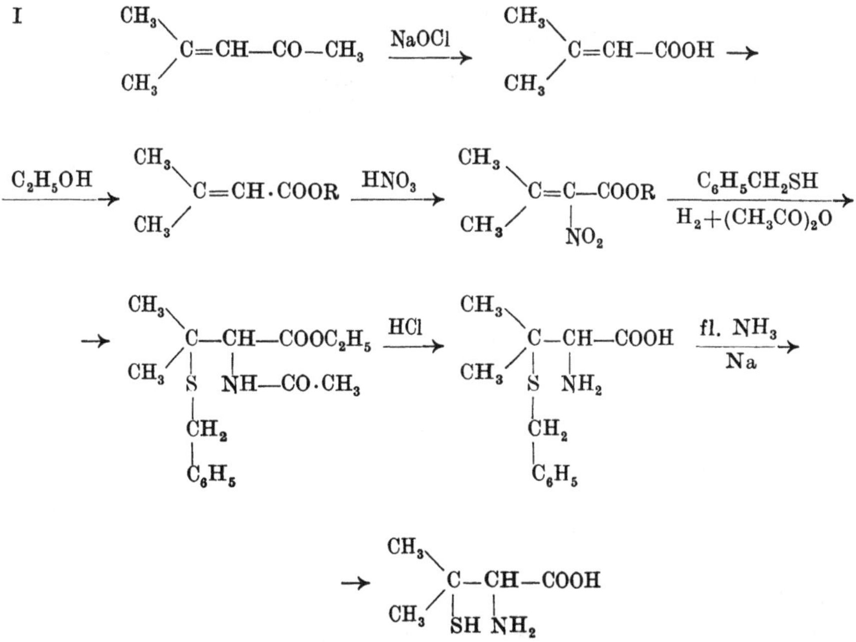

[1] Du Vigneaud, V., u. a.: The Chemistry of Penicillin **1949**, 1018.
[2] Süss, O.: Liebigs Ann. **571**, 201 (1951).

II.

$$\begin{array}{c}CH_2-COOC_2H_5\\|\\NH\\|\\CO\cdot CH_2\cdot C_6H_5\end{array} \xrightarrow{+\;HCOOR} \begin{array}{c}H\\ \diagdown\\ O=C-CH-COOR\\|\\NH\\|\\CO\cdot CH_2\cdot C_6H_5\end{array} \xrightarrow{+\;C_5H_{11}N}$$

$$\rightarrow \begin{array}{c}C_5H_{10}N-CH=C-COOR\\|\\NH\\|\\CO\cdot CH_2\cdot C_6H_5\end{array} + \begin{array}{c}CH_3\\ \diagdown\\ C-CH-COOH\\ \diagup\quad|\quad|\\ CH_3\;\;SH\;\;NH_2\end{array} \rightarrow$$

$$\rightarrow \begin{array}{c}CH_3\\ \diagdown\\ \quad C----CH-COOH\\ CH_3\diagup\;|\quad\quad|\\ \quad\;S\quad\;NH\\ \quad\;\diagdown\;\diagup\\ \quad\;\;CH\quad COOH\\ \quad\;\;|\\ \quad\;\;CH\\ \quad\;\;|\\ \quad\;\;NH\\ \quad\;\;|\\ \quad\;\;CO\cdot CH_2\cdot C_6H_5\end{array} \xrightarrow{\text{Ringschluß}} \text{Penicillin}$$

Die Ausbeute an Penicillin nach vorstehenden Synthesen beträgt um 0,1%, daher wird das für therapeutische Zwecke benötigte Penicillin bis heute aus den Kulturen von Penicillium-Stämmen gewonnen. Die FLEMMINGsche Originalkultur lieferte dabei etwa 2—4 Oxford-Einheiten (siehe S. 765) je ccm Kulturmedium.

Als Nährflüssigkeit wurde eine wässerige Lösung von 0,3% $NaNO_3$, 0,1% KH_2PO_4, je 0,05% KCl und $MgSO_4\cdot 7\,H_2O$, 0,001% $FeSO_4\cdot 7\,H_2O$ und 4% Glucose verwandt. Ferner erwies sich ein Zusatz an „Mais-Weiche" (corn-steeping-liquor) als günstig. J. MEYER und D. COGHILL[1] führten das submerse Kulturverfahren ein, das durch bessere Ausnutzung des Raumes eine Steigerung der Produktion ermöglicht.

Ein weiterer Fortschritt wurde durch B. RAPER und Mitarbeiter[2] erzielt, die Stämme von *Penicillium notatum-crysogenum* fanden, die je ccm Kulturflüssigkeit 160—220 O. E. lieferten. RAPERs ertragreichste Stämme wurden durch Radiumbestrahlung zu weiterer Produktionssteigerung angeregt. Man bezeichnet sie als *X — 1612* (DEMERC und Mitarbeiter, Carnegie-Institut). P. BACCUS u. a.[3] entdeckten ferner, daß durch UV-Bestrahlung von *X — 1612* Stämme gezüchtet werden können, die eine weitere Produktionssteigerung bis auf 1000 O. E. je ccm ermöglichten. Diese Stämme, die heute industriell ausgenutzt werden, tragen die Bezeichnung *Q — 176*. Jedoch produziert *Penicillium chrysogenum Q — 176* normalerweise 87—88% des unerwünschten Penicillin K. Dieser Gehalt läßt sich nach den Arbeiten von K. HIGUCHI[4] durch Zusatz von Phenyl-äthylamin und Phenyl-essigsäure zu Gunsten der Bildung von Penicillin G wesentlich verschieben. J. MEYER und D. COGHILL[5] waren die ersten, welche die Bedeutung von chemischen Zusätzen zu der üblichen Kulturflüssigkeit erkannten. Heute schützen eine ganze Anzahl von Patenten die Zusätze zur Erhöhung der Ausbeute an Penicillin G[6].

---

[1] MEYER, J., u. D. COGHILL: J. Bacteriol. **51**, 57 und 79 (1946).
[2] RAPER, B., u. a.: Ann. N. Y. Acad. Sci. **48**, 41 (1946).
[3] BACCUS, P., u. a.: J. Amer. chem. Soc. **68**, 152 (1946).
[4] HIGUCHI, K.: J. Amer. chem. Soc. **68**, 1669 (1946).
[5] MEYER, J., u. D. COGHILL: Zusammenfassung: J. Bacteriol. **53**, 329 (1947).
[6] APP. 2440355, 2440357—59, 2448790 u. 91, 2437918, 2449194 u. 195, 2451953.

Auf Grund der Beobachtungen, daß gewisse Zusätze zur Nährflüssigkeit des Penicilliums die Ausbeute wesentlich beeinflussen, unternahmen K. BEHRENDS u. a.[1] Versuche, den Mechanismus der Biosynthese des Penicillins aufzuklären. Sie fanden, daß die dem Kulturmedium zugefügte Phenylessigsäure offenbar direkt vom Pilz in das Penicillin-Molekül eingebaut wird, denn bei Zusatz von p-Oxyphenyl-essigsäure bilden auch solche Kulturen, die normalerweise kein Penicillin X produzieren, dieses statt Penicillin G. Ferner konnte ein Einfluß des Phenylacetyl-valins und des Dehydro-phenylacetyl-valins auf die Penicillin-Bildung nachgewiesen werden. STONE und FARELLE[2] fanden, daß für Cystein und Dimethylcystein das Gleiche gilt.

O. Süss[3] konnte ferner zeigen, daß die Verbindung

$$\begin{array}{c} CH_3 \diagdown \quad \diagup S \diagdown \\ C \qquad CH_2-CH-NH-CO-CH_2-C_6H_5 \\ CH_3 \diagup HC \!\!-\!\!-\!\!- NH_2 \quad COOH \\ | \\ COO \cdot C_2H_5 \end{array}$$

ebenfalls die Penicillin-Bildung heraufsetzt. Aus diesen Untersuchungen geht hervor, daß der Pilz in der Lage ist, aus verschiedenen chemisch vorgebildeten Teilstücken Penicillin aufzubauen.

Die Aufarbeitung des in der Nährlösung vorhandenen Penicillins beruht auf seiner Extraktion mit Amylacetat, Isopropylacetat oder Äther bei $p_H = 2$, was durch Ansäuern mit Phosphorsäure erreicht wird. Diese Extrakte werden bei möglichst niedriger Temperatur (unterhalb $+7°$) rasch auf $p_H = 6$ abgepuffert, worauf man das freie Penicillin in ein beständigeres Salz überführt. Dieses wird durch chromatographische Adsorption an Aluminiumoxyd oder Kunstharze weiter gereinigt. Durch mehrfache Wiederholung dieser Manipulation gelangt man schließlich durch Eindampfen der wäßrigen Salzlösung bei $-25°$ im Hochvakuum zu kristallisiertem Penicillin G-Natrium von einer Wirksamkeit von 1650 O. E. je mg.

Nach dem FP. 938631 gelingt die Gewinnung von kristallisiertem Penicillin G-Kalium durch Adsorption des in Amylacetat gelösten Roh-Penicillins an Aktivkohle und nachfolgende Elution mit wäßriger Kalilauge, der Butanol zugesetzt ist. Das Eluat wird bei mäßiger Wärme eingeengt und dann stark gekühlt, wobei das Kaliumsalz des Penicillins G auskristallisiert.

Penicillin wird durch Schwermetallionen inaktiviert, da diese die Hydrolyse des Laktam-Ringes katalysieren. Bei längerer Einwirkung erfolgt Decarboxylierung[4]. Dagegen sind die Alkalisalze des Penicillins stabil und können durch Umsetzen der Ammoniumsalze mit der äquivalenten Menge Alkalicarbonat erhalten werden. Das entstehende Ammoniak wird bei $30-34°$ im Vakuum abgedampft[5].

Stabile Penicillin-Verbindungen erhält man nach dem AP. 2481805 durch Reaktion von Penicillinnatrium mit Galakturonsäure.

Die Reinigung des Penicillins erfolgt nach dem FP. 952346 durch Behandlung der unreinen Lösungen mit solchen Anionen-Austauschern, in denen man zuvor die basischen Funktionen mit Mineralsäure absättigte.

Nach dem AP. 2507193 erhält man ein wasserfreies Depotpenicillin durch Dispergierung von Novocain-Penicillin-Krystallen mit Aluminiummonostearat.

Penicillin wirkt gegen grampositive pyogene septicämische Erreger (Staphylokokken, Streptokokken und Pneumokokken), ferner gegen die wichtigsten gramnegativen septicämischen Keimarten (Gonokokken, Meningokokken) sehr

---

[1] BEHRENDS, K., u. a.: J. Amer. chem. Soc. **70**, 2843 und 2849 (1948).
[2] STONE u. FARELLE: Science (New York) **105**, 2706 (1947).
[3] SÜSS, O.: Liebigs Ann. **569**, 153 (1950).
[4] Vgl. G. GÜNTER: Pharmazie **5**, 577 (1950). — [5] AP. 2479874.

intensiv hemmend. Während *Staph. aureus* von Penicillin noch in einer Verdünnung von 1 : 82 500 000 gehemmt wird, können Sulfonamide im gleichen Test nur 1 : 40 000 verdünnt werden.

Für die pharmakologische Wirkung des Penicillins ist es erforderlich, daß ein gewisser Blutspiegel für die Dauer der Behandlung erhalten bleibt. Wegen der raschen Ausscheidung durch die Nieren hat man früher die Injektionen in kurzen Zeitabständen wiederholt, bis man entdeckte, daß Molekülverbindungen des Penicillins eine protrahierte Wirkung entfalten. Derartige Molekülverbindungen mit Novocain oder Procain werden als *Depot-Penicilline* bezeichnet. Sie sind sowohl in wäßriger als auch in öliger Suspension zur Injektion geeignet. Zur Verzögerung der Ausscheidung des Penicillins versuchte man die gleichzeitige Anwendung von Mitteln, wie z. B. p-Carboxy-benzolsulfo-di-n-butylamid (*Longacid*) (S. 243). Die gleiche Wirkung besitzt auch p-Amino-hippursäure. Nach W. Kunz[1] ist *Staticillin*

$$\langle\bigcirc\rangle-CH_2-SO_2-NH-\langle\bigcirc\rangle-COOH$$

wirksamer, jedoch sind auch hiervon noch größere Dosen erforderlich, die z. T. Nebenwirkungen (Erbrechen) verursachen. *Benermid*

$$\begin{matrix}H_7C_3\\H_7C_3\end{matrix}\!\!>\!\!N-SO_2-\langle\bigcirc\rangle-COOH$$

soll diese Nebenwirkungen zwar nicht besitzen, aber nach längerer Verabreichung Nierenschäden verursachen.

Eine andere Möglichkeit zur Erhöhung der Penicillinwirkung beschreibt R. Pratt[2], der feststellte, daß Penicillin in seiner Wirkung durch 2-Methyl-4-amino-naphthol-(1)-hydrochlorid um ein Mehrfaches gesteigert wird. Einen entsprechenden Effekt löst nach Beobachtungen von L. Mosonyi und G. Drucks[3] die gleichzeitige Gabe von Pyramidon (0,3 g je 20 000 I. E.) aus, die den Serumspiegel an Penicillin gegenüber reiner Penicillingabe verdoppelt.

Drei bisher noch nicht näher identifizierte Penicillin-Arten konnten A. Winsten und H. Spark[4] nachweisen. Sie erhielten die Bezeichnungen S_1, S_2 und S_3. In ihren chemischen Eigenschaften stehen sie dem Penicillin nahe.

Aus *Penicillium crustosum* glauben V. Yermoliera u. a.[5] ein weiteres Antibioticum, das Penicillin-crustosin isoliert zu haben. Jedoch ist der Faktor bisher nur wenig definiert worden und vielleicht mit Penicillin identisch. Dagegen ist es gelungen, einige Aminosäure-Derivate zu synthetisieren, die eine penicillinähnliche Wirkung besitzen[6]. Es ist dies der N-Butyryl-glycin-methylester, $CH_3 \cdot CH_2 \cdot CH_2 \cdot CO \cdot NH \cdot CH_2 \cdot COO \cdot CH_3$, der N-Caproyl- und der N-Isovalerianyl-glycin-methylester. Auch einige andere α-Aminosäuren zeigen diese Eigenschaften. Völlig unwirksam ist dagegen das von H. Werner[7] dargestellte 2-Dimethyl-3-carboxyl-4-(N-phenylacetyl)-aminoaceto-dihydro-thiazol,

$$\begin{matrix}CH_3\!\!&\diagdown&S\\&C&\diagup\quad\diagdown\\CH_3\!\!&\diagup&CH_2\quad CH_2-NH-CO-CH_2-C_6H_5\\&HC\!-\!-\!-\!N\!-\!-\!CO\\&\quad\vert\\&COOH\end{matrix}$$

das dem Penicillin G in seinem Aufbau sehr ähnlich ist.

---

[1] Kunz, W.: Arch. Pharmaz. Ber. dtsch. pharmaz. Ges. **284**, 143 (1951).
[2] Pratt, R.: J. Amer. Pharm. Assoc. **37**, 435 (1948).
[3] Mosonyi, L., u. G. Drucks: Wien. med. Wschr. **101**, 362 (1952).
[4] Winsten, A., u. H. Spark: Science (New York) **106**, 192 (1947).
[5] Yermoliera, V., u. a.: Ann. Rev. Soviet Med. **2**, 247 (1945).
[6] AP. 2460191.
[7] Werner, H.: Helv. chim. Acta **30**, 432 (1947).

Spinulosin isolierten BIRKINSHAW und H. RAISTRICK[1] aus *Penicillium spinulosum Thom*. Seine Konstitution wurde als 3,6-Dioxy-4-methoxy-2,5-toluchinon

$$\begin{array}{c}\text{O}\\ \text{CH}_3-\!\!\!\!\begin{array}{c}\end{array}\!\!\!\!-\text{OH}\\ \text{HO}-\!\!\!\!\begin{array}{c}\end{array}\!\!\!\!-\text{O}\cdot\text{CH}_3\\ \text{O}\end{array}$$

aufgeklärt und durch Synthese bewiesen. 4-Methoxy-toluchinon läßt sich mit Methylamin kondensieren. Bei der Hydrolyse des Kondensates mit Schwefelsäure entsteht Spinulosin. Ferner gelang es den Genannten, Fumigatin (S. 759) auf die gleiche Weise in Spinulosin zu überführen. Außer Fumigatin sind noch Embelin, Polyporsäure und Atromentin Derivate des Toluchinons. Die antibiotische Wirkung dieser Verbindungen ist nur schwach und wird von 4-Methoxy-toluchinon und 4,6-Dimethoxy-toluchinon übertroffen. Auch das 2-Methyl-naphthochinon-(1,4) ist wirksam.

Stipitatsäure, das antibiotische Prinzip aus *Penicillium stipitatum Thom.*, klärten R. E. CORBETT u. a.[2] als Tropolon-Derivat nachstehender tautomerer Formen auf:

$$\text{HO}\!\!-\!\!\bigcirc\!\!-\!\!\text{OH} \;\rightleftarrows\; \text{HO}\!\!-\!\!\bigcirc\!\!=\!\!\text{O}$$
$$\text{COOH}\text{COOH}$$

Pyrenomycetales.

a) Claviceps.

Ergin ist dem Chetomin sehr ähnlich. Es wird von einer anderen Ascomyceten-Art, dem *Claviceps purpurea* (Mutterkorn-Pilz) erzeugt. Seine Summenformel $C_{16}H_{16}ON_3$ wurde von A. JAKOBI und L. C. CRAIG[3] ermittelt, die auch einen Indol-Ring nachweisen konnten.

b) Fusarien.

Avenacein entdeckten H. COOK u. a.[4] im *F. avenaceum*. Es hat die Zusammensetzung $C_{25}H_{44}O_7N_2$ und bildet Kristalle vom Schmp. 139°. Avenacein ist optisch aktiv, chemisch neutral und in organischen Solventien besser löslich als in Wasser. Durch Erhitzen mit HCl oder HBr auf 120° wird es in eine kristallisierte Säure $C_5H_{10}O_3$ und eine optisch aktive Base gespalten, die den gesamten Stickstoff enthält. Biologisch ist es wirksam gegen grampositive und säurefeste Organismen.

Enniatin wurde von GAUMANN u. a.[5] aus *F. orthoceras Var. ennitium* isoliert. Seine chemische Konstitution klärte A. PLATTNER[6] auf, der auch fand, daß es sich um zwei verwandte Faktoren, Enniatin A und B, handelt. Für Enniatin A gibt PLATTNER die Formel

$$\begin{array}{c}
\text{CH}_3\text{CH}_3\\
||\\
\text{CH}-\text{CH}_3\text{CH}-\text{CH}_3\\
\text{CH}-\text{CO}-\text{O}-\text{CH}-\text{CO}\\
\text{CH}_3-\text{N}\text{N}-\text{CH}_3\\
\text{CO}-\text{CH}-\text{O}-\text{CO}-\text{CH}\\
\text{CH}-\text{CH}_3\text{CH}-\text{CH}_3\\
||\\
\text{CH}_3\text{CH}_3
\end{array}$$

Enniatin

---

[1] BIRKINSHAW, J. H., u. H. RAISTRICK: Chem. and Ind. **57**, 293 (1938).
[2] CORBETT, R. E., u. a.: J. chem. Soc. (London) **1950**, 147.
[3] JAKOBI, A., u. L. C. CRAIG: J. biol. Chemistry **104**, 547 (1934).
[4] COOK, H., u. a.: Nature (London) **160**, 31 (1947).
[5] GAUMANN u. a.: Experientia **3**, 202 (1947).
[6] PLATTNER, A.: Helv. chim. Acta **31**, 594 (1948).

an. Es handelt sich also um einen cyclischen Ester aus je 2 Molekülen N-Methyl-isoleucin und α-Oxy-isovaleriansäure. Der Faktor B unterscheidet sich von A durch die sterische Konfiguration. Nach A. PLATTNER und U. NAGER[1] ist Enniatin mit Lateritiin I von H. COOK[2] identisch. Diese Antibiotica zeichnen sich durch sehr gute antibakterielle Wirkung aus.

Fructigenin aus *F. fructigenum*, von H. COOK u. a.[3] erhalten, besitzt die empirische Formel $C_{26}H_{44-46}O_6N_2$ und ist in seinen chemischen und antibiotischen Eigenschaften dem Enniatin sehr ähnlich.

Javanicin bildet sich in *F. javanicum*, aus dem es von H. COOK und M. LACEY[4] isoliert wurde. Die Konstitution klärten ARNSTEIN und H. COOK[5] als die eines Methyl-methoxy-5,8-dioxy-6-acetonyl-naphthochinons-(1,4)

auf. Javanicin zeichnet sich durch seine hohe Wirkung gegenüber Tuberkelbazillen aus.

Muscarin isolierten R. ARNSTEIN und H. COOK[6] aus *F. oxysporum*. Die Summenformel wurde zu $C_{35}H_{60}O_{14}N_2$ ermittelt. In Verdünnung 1 : 100 000 ist es noch ein starkes Fungicidum.

Sambucin wurde ebenfalls von H. COOK[7] beschrieben. Es ist in *F. sambucinum* enthalten. Nach seiner Zusammensetzung $C_{24}H_{42}O_7N_2$ und seinen chemischen Eigenschaften ist es mit Enniatin verwandt.

IV. Antibiotica aus verschiedenen niederen Pflanzen.

Citromycetin wurde von H. C. HETHERINGTON und H. RAISTRICK[8] aus verschiedenen *Citromyces*-Arten isoliert. Es kristallisiert in hellgelben Nadeln vom Schmp. 283—285° (Zers.). Die Konstitution konnte bisher nur teilweise geklärt werden. Es ergab sich folgende Teilformel:

Fuscin fand E. MICHAEL[9] in dem Schimmelpilz *Oidiodendron fuscum*. Es hat die Zusammensetzung $C_{15}H_{16}O_5$, den Schmp. 230° und wirkt gegen grampositive Keime noch in Verdünnungen 1 : 80 000 bis 1 : 100 000 hemmend. Seine Wirkung gegen gramnegative Bakterien ist deutlich geringer (1 : 5000 bis 1 : 80 000).

Glutinosin wurde aus Kulturen von *Metarrhizium glutinosum* von W. BRIAN und McGOWAN[10] als kristallisierte Verbindung $C_{44}H_{60}O_{10}$ mit fungistatischen Eigenschaften isoliert.

Hirsutsäure gewannen G. HEATLY u. a.[11] aus *Stereum hirsutum*. Sie unterschieden 2 Faktoren „C" und „N". Ersterer der Summenformel $C_{15}H_{20}O_4$ ist eine Säure mit baktericider Wirkung, vermutlich eine Vorstufe des Faktors N, denn ihr Natriumsalz wird

---

[1] PLATTNER, A., u. U. NAGER: Experientia **3**, 325 (1947).
[2] COOK, H., u. a.: Nature (London) **160**, 31 (1947).
[3] COOK, H., u. a.: Nature (London) **160**, 31 (1947).
[4] COOK, H., u. M. LACEY: Brit. J. exp. Pathol. **26**, 404 (1945); vgl. auch R. ARNSTEIN: Nature (London) **157**, 333 (1946).
[5] ARNSTEIN R., u. H. COOK: J. chem. Soc. (London) **1947**, 1021.
[6] COOK, H., u. R. ARNSTEIN: J. gen. Microbiol. **2**, 111 (1948).
[7] COOK, H., u. a.: Nature (London) **160**, 31 (1947).
[8] HETHERINGTON, C., u. H. RAISTRICK: Philos. Trans. Roy. Soc. London. Serie B **220**, (1931).
[9] MICHAEL, E.: Biochemic. J. **43**, 528 (1948).
[10] BRIAN, W., u. J. C. McGOWAN: Nature (London) **157**, 334 (1946).
[11] HEATLY, G., u. a.: Brit. J. exp. Pathol. **28**, 35 (1947).

von *St. hirsutum* rasch in diesen überführt. Die Hirsutsäure N ist biologisch aktiv. Sie bildet Kristalle, die keinen Schmp. haben, läßt sich aber im Hochvakuum bei 125° sublimieren. Durch verdünnte Alkalien wird sie verändert, ohne aber die Wirkung gegen grampositive Bakterien ganz zu verlieren.

Polyporin, von R. Bosc[1] aus *Polystictus sanguineus* isoliert, ist ebenfalls eine Säure und bildet ein Natriumsalz bemerkenswerter Beständigkeit. Die biologische Wirkung ist charakterisiert durch die große Aktivität gegenüber Cholera- und Typhus-Bazillen. Bei geringer Toxizität behält Polyporin diese Wirkung auch im Tierversuch. Klinische Versuche, die in den Jahren 1944—1946 in Kalkutta durchgeführt wurden, konnten aber baktericide Wirkungen nicht feststellen.

Viridin, ein antibiotischer Wirkstoff aus *Trichomona viride*, wurde von W. Brian und McGowan[2] beschrieben. Kristallin und in reinem Zustand stellt er den Methylester einer monoacetylierten Trioxysäure

$$C_{16}H_8 \diagup\!\!\!\!\begin{matrix} COO \cdot CH_3 \\ O \cdot COCH_3 \\ (OH)_2 \end{matrix}$$

dar[3].

Man schreibt ihm die größte bisher beobachtete fungistatische Wirkung zu, da er noch in einer Konzentration von $0{,}005\,\gamma$ je ccm das Keimen verschiedener Pilze verhindert.

V. Antibiotica aus Flechten, Moosen und höheren Pflanzen.

Allicin haben A. Stell und E. Seebeck[4] aus Knoblauchöl isoliert. Es besitzt baktericide Eigenschaften und entsteht im Knoblauch unter der Einwirkung der sehr unbeständigen, aber streng spezifischen Alliinase aus Alliin[5]. Die Konstitution der Verbindung wurde von J. Cavallito u. a.[6] als Allylester der Allylthiosulfinsäure

$$CH_2=CH-CH_2-\underset{\underset{O}{\|}}{S}-S-CH_2-CH=CH_2$$

Allicin

aufgeklärt. D. Small u. a.[7] gelang auch die Synthese dieser Verbindung: Allylmercaptan wurde in das Diallyl-disulfid überführt und mit einer organischen Persäure das eine S-Atom oxydiert:

$$2\,CH_2=CH-CH_2-SH \rightarrow CH_2=CH-CH_2-S-S-CH_2-CH=CH_2 \rightarrow$$
$$\xrightarrow{+O_2} CH_2=CH-CH_2-\underset{\underset{O}{\|}}{S}-S-CH_2-CH=CH_2$$

Auf die gleiche Weise lassen sich auch andere, entsprechend gebaute Ester der Alkylthiosulfinsäure gewinnen, die alle baktericide Eigenschaften aufweisen. Die gesättigten Derivate zeichnen sich dabei durch bessere Haltbarkeit aus. Durch Verlängerung der Alkylketten nimmt einerseits die Wirksamkeit gegenüber Pilzen und grampositiven Bakterien zu, während andererseits der Geruch der Verbindungen abnimmt. Die Wirkung gegen gramnegative Keime wird im gleichen Maße vermindert. Die Wirkung der Verbindungen ist streng an die Atomgruppierung $-\underset{\underset{O}{\|}}{S}-S-$ geknüpft.

---

[1] Bosc, R.: Nature (London) **159**, 33 (1947).
[2] Brian, W., u. J. C. McGowan: Nature (London) **156**, 144 (1945).
[3] Brian, W., u. J. C. McGowan: Ann. Applied Biol. **33**, 190 (1946).
[4] Stell, A., u. E. Seebeck: Experientia **3**, 114 (1947).
[5] S. auch Helv. chim. Acta **32**, 866 (1949).
[6] Cavallito, J., u. a.: J. Amer. chem. Soc. **66**, 1950 u. 1952 1944).
[7] Small, D., u. a.: J. Amer. chem. Soc. **69**, 1710 (1947).

Atranorin,

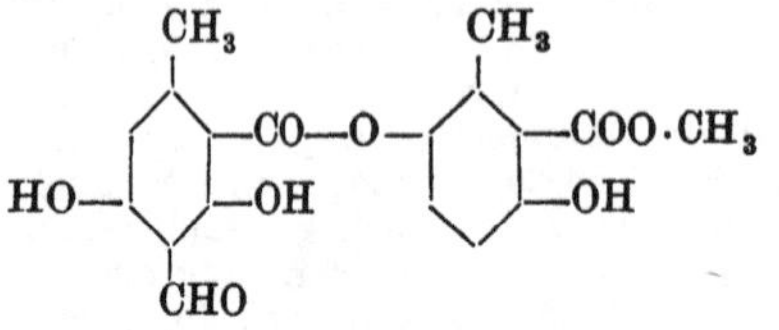

$$\text{HO}-\underset{\underset{\text{CHO}}{|}}{\overset{\overset{\text{CH}_3}{|}}{\bigcirc}}(\text{OH})-\text{CO}-\text{O}-\overset{\overset{\text{CH}_3}{|}}{\bigcirc}(\text{OH})-\text{COO}\cdot\text{CH}_3$$

eine gegen *Proteus vulg.* wirksame Verbindung, isolierte A. PFAU[1] aus verschiedenen Flechten und klärte vorstehende Konstitution auf.

In Flechten wurde eine ganze Anzahl saurer Verbindungen mit antibakteriellen und fungiciden Eigenschaften gefunden:

Divaricatinsäure

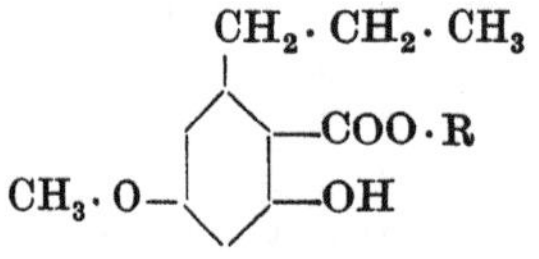

$$\text{CH}_3\cdot\text{O}-\overset{\overset{\text{CH}_2\cdot\text{CH}_2\cdot\text{CH}_3}{|}}{\bigcirc}(\text{OH})-\text{COO}\cdot\text{R}$$

aus *Haematomma ventr.* von A. SONN[2];

Sphaerophorin

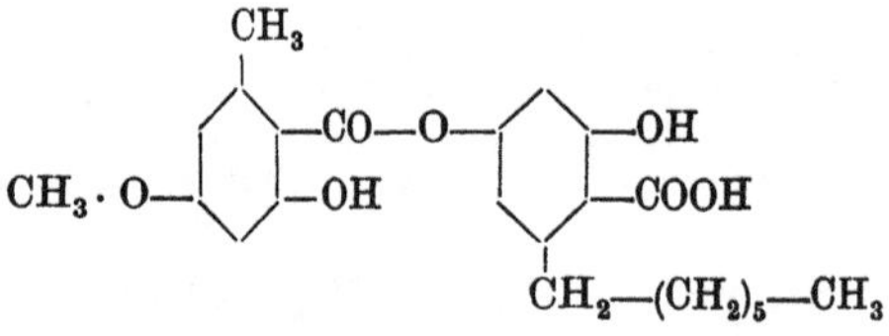

$$\text{CH}_3\cdot\text{O}-\overset{\overset{\text{CH}_3}{|}}{\bigcirc}(\text{OH})-\text{CO}-\text{O}-\underset{\underset{\text{CH}_2-(\text{CH}_2)_5-\text{CH}_3}{|}}{\bigcirc}\genfrac{}{}{0pt}{}{-\text{OH}}{-\text{COOH}}$$

aus *Sphaerophorus fragilis* von Y. ASAHINA[3].

Usninsäure

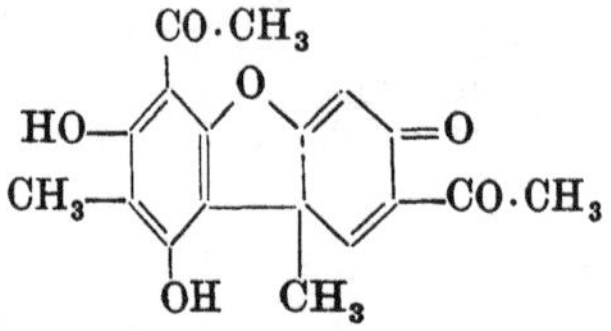

$$\text{Usninsäure-Struktur mit CO·CH}_3, \text{HO}, \text{CH}_3, \text{O}, \text{OH}, \text{CH}_3, \text{CO·CH}_3$$

wurde vor mehr als 100 Jahren aus Flechten isoliert. Ihre antibiotische Wirkung, neuerdings von A. MARSHAK[4] entdeckt, zeichnet sich durch gute Hemmwirkung gegenüber Tuberkel-Bacillen aus.

Vulpinsäure

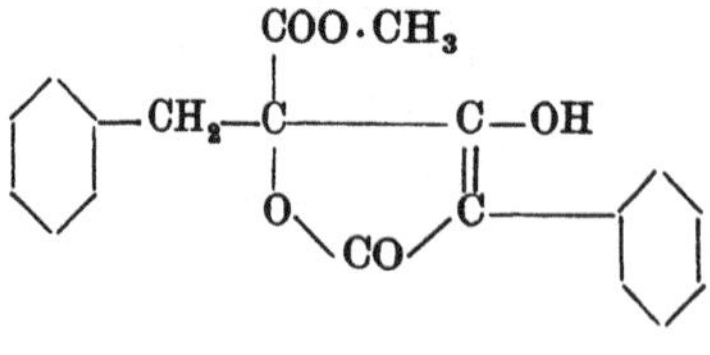

$$\bigcirc-\text{CH}_2-\underset{\underset{\text{O}}{|}}{\overset{\overset{\text{COO}\cdot\text{CH}_3}{|}}{\text{C}}}\diagdown\underset{\text{CO}}{}\diagup\overset{}{\text{C}}=\overset{}{\underset{\bigcirc}{\text{C}}}-\text{OH}$$

kommt ebenfalls in Flechten vor.

---

[1] PFAU, A.: Helv. chim. Acta **9**, 650 (1926).
[2] SONN, A.: Ber. dtsch. chem. Ges. **64**, 1851 (1931).
[3] ASAHINA, Y.: Ber. dtsch. chem. Ges. **67**, 416 (1933).
[4] MARSHAK, A.: U. S. Publ. Health Reports **62**, 3 (1947); vgl. R. B. JOHNSON u. a.: Arch. Biochem. **28**, 317 (1950).

Carlinaoxyd ist nach Angabe von J. SCHMIDT-THOMÉ[1] das antibakterielle Prinzip aus der Wurzel der Silberdistel (*Carlina acaulis L.*). Die Verbindung ist wahrscheinlich α-Furyl-benzyl-acetylen,

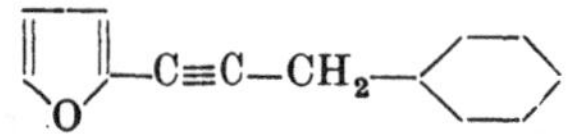

$$\text{Furyl}-C\equiv C-CH_2-\text{Phenyl}$$

wie aus Vergleichen der UV-Absorptionsspektren und der antibakteriellen Wirksamkeit hervorgeht.

Aus dem Moos *Buella canesceus* isolierte T. J. NOLAN[2] im Jahre 1935 das **Diploicin**. Seine Konstitution klärte C. BARRY[3] auf. Danach ist dieses Antibioticum ein cyclischer Ätherester folgender Konstitution:

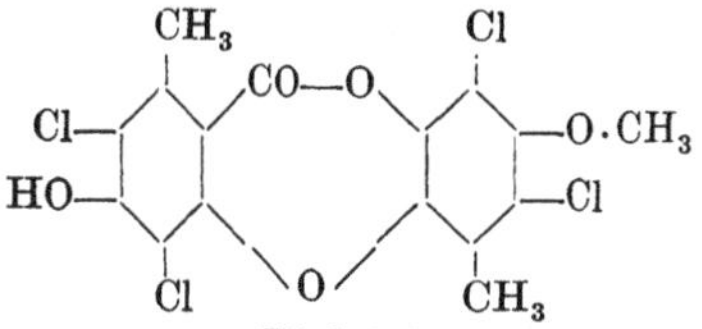

Diploicin

Wegen der schlechten Wasserlöslichkeit wurde er vorsichtig hydrolysiert, wobei der Depsid-Ring geöffnet wird. Neutralisierte Lösungen der so erhaltenen Dioxysäure zeigen gute Wirkungen gegen Tuberkel-Bacillen. In einer Übersicht über tuberkulostatische Mittel vergleicht C. BARRY[4] die Verbindung mit Thyroxin und findet eine gewisse Ähnlichkeit im Aufbau:

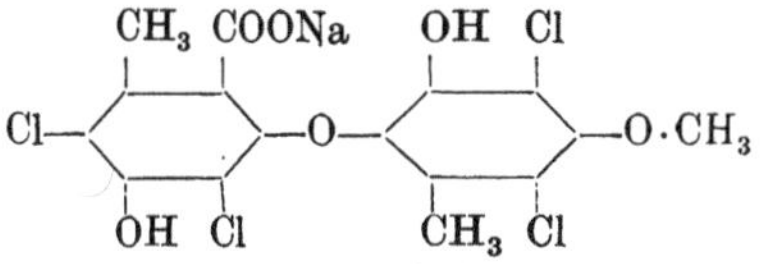

Diploicin-Hydrolysat 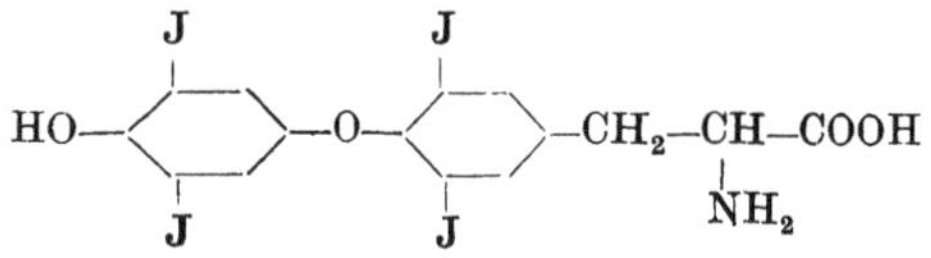   Thyroxin

Er stellt dabei fest, daß Tuberkulose selten gleichzeitig mit einer Hyperthyreose auftritt und die Schilddrüse nur in ganz seltenen Fällen von Tuberkel-Bacillen angegriffen wird. Dagegen wächst die Empfindlichkeit gegenüber Tuberkulose nach Extirpation der Schilddrüse. Diploicin hat keinen Einfluß auf das Wachstum von Tuberkelbacillen. Hingegen besaßen von BARRY[5] dargestellte Derivate des Diploicins eine solche Wirkung, wenn in jedem der beiden Benzol-Ringe wenigstens eine freie OH-Gruppe enthalten war.

Luponon ist das antibakterielle Prinzip des Hopfens, das von D. MICHENER u. a.[6] zuerst kristallin erhalten wurde. Es ist ein Derivat des Cyclohexen-1,3-dions folgender Konstitution:

$$R = -CH=CH-CH\begin{matrix}CH_3\\CH_3\end{matrix}$$

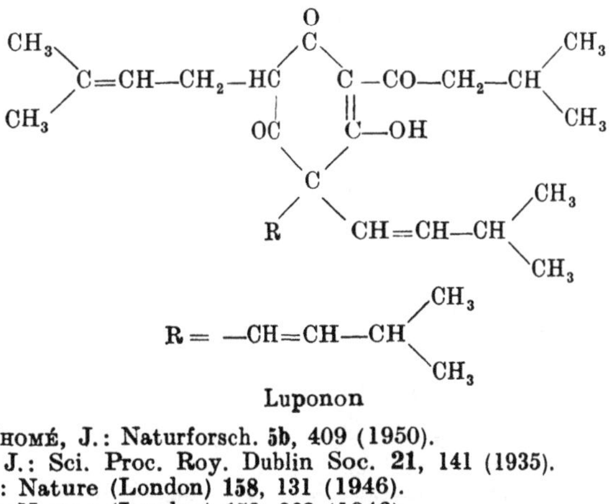

Luponon

---

[1] SCHMIDT-THOMÉ, J.: Naturforsch. 5b, 409 (1950).
[2] NOLAN, T. J.: Sci. Proc. Roy. Dublin Soc. 21, 141 (1935).
[3] BARRY, C.: Nature (London) 158, 131 (1946).
[4] BARRY, C.: Nature (London) 158, 863 (1946).
[5] BARRY, C.: Nature (London) 158, 863 (1946).
[6] MICHENER D., u. a.: Arch. Biochem. 19, 199 (1948).

Durch Austausch des Restes R gegen OH gelangt man zum *Humulon*.

Lupunon besitzt in vitro eine gute Wirkung gegen Tuberkel-Bazillen[1]. Jedoch wird sie durch Serumzusatz herabgesetzt, nicht aber, wenn aus dem Serum vorher die Proteine durch Alkohol gefällt wurden.

Morellin isolierten R. R. RAO und S. NATARAJAN[2] aus den Samen von *Garcinia morella*. Es dürfte mit dem gelben Farbstoff des Pericarps identisch sein, erwies sich aber im Mäuseversuch als sehr toxisch.

Protoanemonin wurde aus Extrakten der Butterblume und *Anemona pulsatilla* erhalten. Nach ASAHINA[3] ist es das Lakton der Methylen-oxy-crotonsäure.

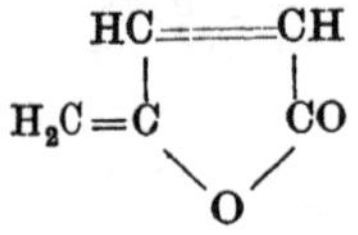

$$\begin{array}{c} HC = CH \\ | \quad\quad | \\ H_2C = C \quad CO \\ \diagdown O \diagup \end{array}$$

Protoanemonin

Die Verbindung wirkt blasenziehend und kondensiert zu dem nicht mehr wirksamen Anemonin

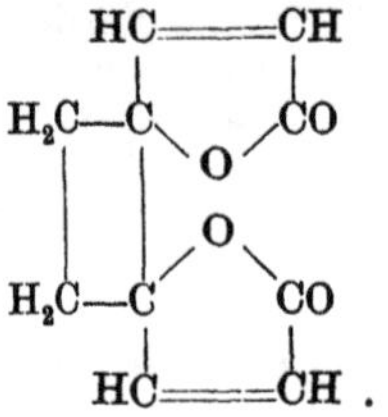

$$\begin{array}{c} HC = CH \\ | \quad\quad | \\ H_2C - C \quad CO \\ \quad \diagdown O \diagup \\ \quad \diagup O \diagdown \\ H_2C - C \quad CO \\ | \quad\quad | \\ HC = CH \end{array}$$

M. HOLDEN u. a.[4] fanden die ausgezeichnete Wirkung des Protoanemonins gegen Tuberkelbacillen, deren Teilung es noch in Konzentrationen von 1 : 400 000 hemmt. Einer Verwendung dieser Verbindung steht ihre Toxizität entgegen.

Tomatin aus den Blättern der Tomate ist identisch mit *Lycopersicin*. D. FONTAINE u. a.[5] gelang es, die Verbindung kristallisiert zu erhalten und den Nachweis zu erbringen, daß es ein Glycosid ist, das demjenigen aus anderen Solanaceen ähnlich ist[6]. Durch Hydrolyse läßt es sich in ein Tetrasaccharid und die Base *Tomatidin* spalten. Die Wirksubstanz ist das Aglycon. Die Konstitution der Spaltstücke ist noch nicht geklärt.

Quercitin auch als Melitin, Flavin, Sopheretin und Tetraoxy-Flavonol bekannt, kommt in der Pflanzenwelt weit verbreitet vor. Selbst in den Schalen verschiedener Früchte wurde es gefunden. Es besitzt folgende Konstitution:

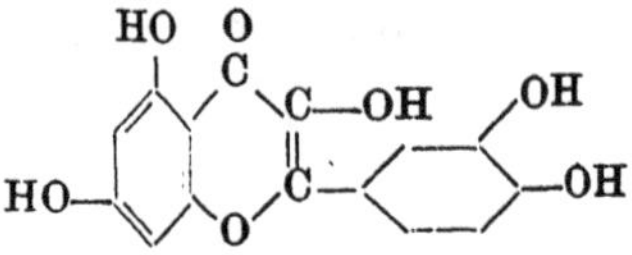

Quercitin

J. NAGSHKI u. a.[7] fanden, daß die antibakterielle Wirkung des Quercitins nur bei einem p_H von 5,2 bis 7 auftritt und in alkalischer Lösung vollständig verloren geht. Ebenso heben Serum und Eisen die Wirksamkeit auf. Von Cystein wird es nicht beeinflußt.

---

[1] CHIN, V., u. a.: Proc. Soc. exp. Biol. Med. **70**, 158 (1949) und A. SALLE u. a.: Proc. Soc. exp. Biol. Med. **70**, 409 (1949).
[2] RAO, R. R., u. S. NATARAJAN: Current Sci. **19**, 59 (1950).
[3] ASAHINA, Y.: Acta phytochim. Tokyo **1922**.
[4] HOLDEN, M., u. a.: Proc. Soc. exp. Biol. Med. **66**, 54 (1947).
[5] FONTAINE, D., u. a.: Arch. Biochem. **15**, 89 (1947) u. **16**, 383 (1948).
[6] FONTAINE, D., u. a.: Arch. Biochem. **18**, 467 (1948).
[7] NAGSHKI, J., u. a.: J. Bacteriol. **53**, 517 (1947).

Außer den hier beschriebenen Antibiotica sind noch eine große Anzahl von antibiotisch wirksamen Faktoren beobachtet worden. Selbst im Organismus höher entwickelter Tiere lassen sich solche Substanzen nachweisen. So konnte z. B. aus Leukocyten ein Antibioticum isoliert werden. H. DOLD[1] fand, daß verschiedene nach außen ausgeschiedene Sekrete des Organismus, wie Tränen, Speichel, Nasensekret, Milch und Harn, ebenfalls Hemmwirkung auf das Wachstum von Bakterien besitzen. Da diese Faktoren z. T. noch sehr wenig definiert sind und ihre chemische Konstitution nicht aufgeklärt werden konnte, kann nur auf sie verwiesen werden.

Zur Klärung des **Wirkungsmechanismus der Antibiotica** sind zahlreiche Untersuchungen ausgeführt worden[2]. Die chemische Verschiedenheit der Verbindungen läßt erwarten, daß ein einheitlicher Mechanismus der Wirkung nicht vorhanden ist. Aus den bisherigen Versuchen zur Klärung dieser Frage läßt sich nur ableiten, daß die Antibiotica hauptsächlich durch Hemmung enzymatischer Systeme wirken. In einzelnen Fällen konnte nachgewiesen werden, daß der Kohlenhydrat-Stoffwechsel gestört oder die Aminosäure-Aufnahme vermindert ist. Ein Teil der Antibiotica wirkt vermutlich durch chemische Reaktion zwischen einer funktionellen Gruppe (vorwiegend SH-Gruppen) intermediärer Katalysatoren und dem Antibioticum. In diesen Fällen sind Enthemmungen durch Zusatz von Verbindungen mit Mercapto-Gruppen möglich. Jedoch können für den größten Teil der Antibiotica vorerst keine Angaben über den Mechanismus ihrer Wirkung gemacht werden.

---

[1] DOLD, H.: Bakteriologie und Parasitenkunde Abt. 1, **155**, 106 (1950).
[2] Vgl. hierzu: R. TSCHESCHE: Angew. Chem. **62**, 153 (1950); J. BAILEY u. J. CAVALLITO: Ann. Rev. Microbiol. **2**, 164 (1948); R. G. BENEDICT u. F. LANGLYKE: Ann. Rev. Microbiol. **1**, 225 (1947).

Tabellen.

Tierreich

Protozoen oder Urtiere → II. Einzellige → A. Protozoen

                              → B. Schwämme
                              → C. Hohltiere
                              → Metazoen, vielzellig

I. Nichtzellige
Organismen, deren Bau einfacher als der einer Zelle ist. Solche kernlosen Elementarorganismen sind z. B.

1. Spirochäten.
Sind fadenförmig gebaut und zeigen schlängelnde Bewegungen.
Wichtige pathologische Parasiten.
a) *Spirochäta pallida* (Syphilis);
b) *Spirochäta recurrentis* (Rückfallfieber).

ferner

2. Bartonellen.
Diese sind als Überleitungsformen zu den Viren anzusehen.

II. Einzellige

A. Protozoen
Sie zeichnen sich durch einheitlichen Plasmaleib mit einem oder mehreren Kernen aus. Durch Ausbildung mannigfacher Plasmadifferenzierungen (Organellen) reich zusammengesetzte Struktur. Ein fast allgemein ausgebildetes Organell ist eine kontraktive pulsierende Vakuole.

1. Flagellaten (Geißelträger)
vermitteln den Übergang zu den einfachsten Pflanzen. Die Geißeln sind durch ein Plasmafädchen gebildet. Zahlreiche Flagellaten leben als Parasiten im Gewebesaft der Körperhöhlen und im Zellinnern.
Wichtige pathologische Parasiten (siehe folgende Tabelle).

2. Rhizopoda (Wurzelfüßler)
bewegen sich durch sog. Pseudopodien (Scheinfüßchen). Sie leiten sich durch Geißelverlust von den Flagellaten ab.
Wichtige pathologische Parasiten.
Entamoeba histolytica = Erreger der Amöbenruhr.

3. Sporozoa (Sporentierchen).
Morphologisch sehr mannigfaltige Gruppe. Die Sporentierchen sind stets Parasiten. Der Entwicklungsgang ist durch einen gewissen Generationswechsel gekennzeichnet, da die Fortpflanzung auch durch zahlreiche, aus einer Mutterzelle hervorgehende „Sporen" vorkommt.
Wichtige pathologische Parasiten.
Coccidien = Erreger von Tierseuchen.
Plasmodien malariae = Erreger der Malaria (s. S. 638).

4. Ciliata (Wimpertierchen).

Wichtige pathologische Parasiten der Flagellaten[1]

Erreger	Krankheit und Verbreitung	Wirt	Zwischenwirt und Übertragung
a) Trypanosomen — gegeißelt.			
Tryp. brucei			
Tryp. congolense	Nagana (Afrika)	Rinder und Einhufer	Glossina (Stechfliegen)
Tryp. vivax			
Tryp. evansi	Surra (Asien)	Einhufer	Tabanidae (Stechfliegen)
Tryp. equinum	Mal de Caderas (Südamerika)	Einhufer	desgl.
Tryp. equiperdum	Beschälseuche (Dourine) (Mittelmeer)	Einhufer	Geschlechtsakt
Tryp. gambiense	Schlafkrankheit (Afrika)	Mensch	Glossina (Stechfliegen)
Tryp. rhodesiense			
Schizotrypanum cruzi	Chagaskrankheit (Südamerika)	Mensch	Triatoma (Raubwanzen)
b) Leishmaniosen — gegeißelte Zellparasiten.			
Leishmania donovania	Kala-Azar (Südamerika, Asien) Kinderleishmaniose (Mittelmeer)	Mensch	Sandfliegen, Phlebetomus u. a. Insekten
Leishmania tropica	Orientbeule oder Hautleishmaniose (Mittelmeer, Asien, Afrika)	Mensch	Sandfliegen, Phlebetomus u. a. Insekten
c) Theilerien.			
d) Babesien.			

---

[1] nach F. Bär: Pharmazie 3, 193 (1948).

Bacteria.

Meist einzellig rund oder stäbchenförmig. Ein echter Zellkern fehlt. Die Vermehrung erfolgt durch Zweiteilung. Bei ungünstigen Verhältnissen bilden viele Bakterien Dauersporen. Diese sind besonders stabil gegen Temperatureinflüsse und Austrocknung.

1. Eubacteriales.

Einzellig unverzweigt. (Hauptmasse der Bakterien.)

1. Familie:
Coccaceae, Kugelbakterien. Streptococcus: Zellen zu Ketten vereinigt, Staphyllococcus: Zellen in ungeordneten Haufen, Micrococcus: Zellen einzeln.

2. Familie:
Bacteriaceae, stäbchenförmig ohne Sporen. *Bact. dysenteriae, typhi, pestis.*

3. Familie:
Bacillae, stäbchenförmig mit Sporen. *Bact. anthracis* — Milzbrand.

4. Familie:
Spirillaceae, Schraubenbakterien. *Vibrio cholerae.*

2. Mycobacteriales.

Stäbchenförmig, unbeweglich, oft echte Verzweigungen.

Myc. tuberculosis   *Myc. diphtheriae*   *Actinomyces bovis*

3. Trichobacteriales.

Bakterien sind zu Fäden verbunden.

4. Myxobacteriales.

Schleimbakterien.

5. Spirochaetales.

Überleitung zu Flagellaten.

Literaturverzeichnis.

Die in den Fußnoten aufgeführten Zeitschriften wurden nach den Angaben der „Periodica Chimica" abgekürzt. Für schwer zugängige und russische Arbeiten ist außer der Angabe über die Originalarbeit das Referat des chemischen Zentralblattes (abgekürzt C.) angeführt. Im Folgenden sollen daher nur die verwendeten Bücher und Sammelwerke zusammengestellt werden.

ABDERHALDEN: Handbuch der biologischen Arbeitsmethoden. Berlin und Wien: Urban u. Schwarzenberg 1921—1939. Abt. V, T. III A 1923.
—: Vitamine, Hormone, Fermente. München: Urban u. Schwarzenberg 1944.
ABEGG: Handbuch der anorganischen Chemie. Leipzig: Hirzel 1908.
BERTHOLD: Die Kolloide in Biologie und Medizin. Dresden u. Leipzig: Steinkopff 1929.
BÜCKER: Anatomie und Physiologie. Stuttgart: Thieme 1949.
EICHHOLTZ: Lehrbuch der Pharmakologie. 7. Aufl. Berlin-Göttingen-Heidelberg: Springer 1951.
FERCHL u. SÜSSENGUTH: Kurzgeschichte der Chemie. Mittenwald: Niemeyer 1936.
FIESER u. FIESER: Natural Products Related to Phenanthrene. New York: Reinhold Publ. Corp. 1949.
FOURNEAU: Heilmittel der organischen Chemie und ihre Herstellung. Braunschweig: Vieweg 1927.
FRÄNKEL: Die Arzneimittelsynthese. 6. Aufl. Berlin: 1927.
GOLDBERG: Ergebnisse der Vitamin- und Hormonforschung. Leipzig: Akademie-Verlag 1938.
HAAS: Histamin und Antihistamine. Aulendorf: Editio Cantor 1951.
HAGER: Handbuch der pharmazeutischen Praxis. Berlin-Göttingen-Heidelberg: Springer 1949.
HEILMEIER: Klinik und Pharmakologie des Urethans und anderer cytostatischer Stoffe. Stuttgart: Wiss.-Verlagsges. 1946.
HENNECKA: Chemie der β-Dicarbonyl-Verbindungen. Berlin-Göttingen-Heidelberg: Springer 1950.
HOUBEN: Fortschritte der Heilstoffchemie. Berlin u. Leipzig: de Gruyter 1931.
KAUFMANN: Studien auf dem Fettgebiet. Berlin: Verlag Chemie 1935.
KILLIAN: Narkose zu operativen Zwecken. Berlin-Göttingen-Heidelberg: Springer 1934.
MERZ: Grundlagen der Pharmakologie. Stuttgart: Wiss.-Verlagsges. 1944.
MÖLLER: Pharmakologie. Basel: Schwabe 1947.
POULSSEN: Lehrbuch der Pharmakologie. Leipzig: Hirzel 1940.
REIN: Physiologie des Menschen. 10. Aufl. Berlin-Göttingen-Heidelberg: Springer 1949.
RIEMSCHNEIDER: Zur Kenntnis der Kontaktinsektizide. Berlin: Arbeitsgem. med. Verlage 1947.
RUDOLPH: Vitamine der Hefe. Stuttgart: Wiss.-Verlagsges. 1946.
STRASSBURGER: Lehrbuch der Botanik. Stuttgart: Piskator 1951.
SCHLEICH: Besonnte Vergangenheit. Berlin: Rowohlt 1926.
SIEGELBAUER: Lehrbuch der Anatomie. Berlin u. Wien: Urban u. Schwarzenberg 1935.
SLOTTA: Grundriß der modernen Arzneistoff-Synthese. Stuttgart: Enke 1931.
ULLMANN: Encyclopädie der technischen Chemie. Berlin u. Wien: Urban u. Schwarzenberg 1928.
VALENTIN: Geschichte der Pharmazie. Stuttgart: Wiss.-Verlagsges. 1946.
VINCKE: Darstellung von Hormonpräparaten. Leipzig: Hirzel 1945.
VOGEL: Chemie und Technik der Vitamine. Stuttgart: Enke 1943 u. 1951.
WALDEN: Geschichte der Chemie. Bonn: Universitäts-Verlag 1946.
WARBURG: Über die katalytische Wirkung der lebenden Substanz. Berlin-Göttingen-Heidelberg: Springer 1928.
WASER: Synthese der organischen Arzneimittel. Stuttgart: Enke 1928.
—: Neuere Methoden der präparativen organischen Chemie. Berlin: Verlag Chemie 1943.
—: Organic Syntheses. New York: John Wiley & Sons Inc. 1932—1951.
—: Medizin und Chemie. Leverkusen: Bayer-Verlag d. IG-Farbenind. 1933—1942.
—: Festschrift für E. C. BARREL. Basel: Hoffmann-La Roche A. G. 1936 u. 1946.
Jahrbücher der chemischen Fabrik Heyden, Radebeul b. Dresden.
Jahrbücher der chemischen Fabrik Merck, Darmstadt.

Patentverzeichnis.

Amerikanische Patente.

Patent-Nr.	Seite	Patent-Nr.	Seite	Patent-Nr.	Seite	Patent-Nr.	Seite	Patent-Nr.	Seite
173 475	626	1 860 003	582	2 050 971	667	2 141 172	608	2 191 432	704
209 756	143	1 867 793	528	2 058 180	578	2 142 140	166	2 192 485	256
428 815	360	1 868 602	528	2 058 403	570	2 142 957	571	2 192 925	164
938 723	324	1 870 023	527	2 064 297	84	2 143 124	243		165
949 231	658	1 872 700	74	2 068 453	361	2 143 829	700	2 195 885	560
949 232	658	1 888 186	563	2 072 830	453	2 146 007	604	2 197 852	485
950 883	658	1 889 654	146	2 074 757	554	2 146 452	22	2 198 629	164
1 369 356	150	1 898 687	74	2 079 114	268	2 146 476	202		165
1 471 895	604	1 900 517	576	2 079 115	268	2 146 720	44	2 199 839	151
1 474 567	144	1 922 240	257	2 084 626	585	2 151 137	610	2 202 933	714
1 491 779	120	1 928 436	581	2 087 959	581	2 151 370		2 204 339	605
1 501 635	142	1 932 886	122	2 090 430	206	bis 371	269	2 205 925	375
1 513 115	580	1 938 912	609	2 091 571	83	2 151 459	197	2 206 020	83
1 526 627	526	1 942 800	605	2 096 723	581	2 151 517	181	2 206 804	582
1 535 003	582	1 945 270	82	2 098 976	578		189	2 206 805	582
1 540 117	567	1 953 263	581	2 102 956	609	2 152 047	600	2 206 877	20
1 553 271	121	1 957 092	198	2 103 265	149	2 152 512	39	2 206 878	20
1 558 584	595	1 957 443	161	2 103 657	581	2 152 625	485	2 206 917	20
1 564 631	230	1 969 354		2 104 348	67	2 152 625		2 209 019	74
1 574 934	256	u. 355	150	2 104 412	605	bis 626	433	2 211 702	731
1 599 493	230	1 971 393	84	2 107 321	582	2 154 248	710	2 212 531	411
1 633 626	594	1 976 821	149	2 110 472	571	2 155 446	166	2 212 532	411
1 638 832		1 976 922		2 110 473	571	2 158 239	149	2 213 805	735
bis 834	82	bis 924	149	2 111 913	698	2 160 807	303	2 214 527	700
1 640 775	590	1 976 940	150	2 112 244	555	2 161 212	39	2 215 233	578
1 653 087	589	1 977 561	39	2 112 899	130	2 161 358	238	2 216 140	582
1 665 787	546	1 980 972	97	2 113 357	679	2 162 014	582	2 216 155	150
1 676 862	81	1 982 217	39	2 114 034	193	2 163 296	585	2 216 574	298
1 680 055	189	1 983 944	396	2 115 751	578	2 165 151	360	2 216 734	256
1 680 108	620	1 985 949	581	2 117 260	701	2 165 184	360	2 218 349	
1 680 111	620	1 994 429	39	2 117 299	44	2 166 233	303	bis 350	298
1 681 361	256	1 995 402	256	2 117 777	362	2 167 719	704	2 218 490	727
1 682 062	42	1 995 709	201	2 118 133	585	2 167 966	581	2 220 638	571
1 683 105	593	1 997 828	138	2 119 077	131	2 169 195	375	2 220 992	299
1 683 140	591	2 002 447	610	2 119 526	42	2 170 209	729	2 221 690	375
1 693 666	256	2 004 132	153	2 127 446	302	2 176 010	610	2 221 831	561
1 711 048	256	2 004 994	155	2 129 317	360	2 176 890	581	2 222 383	550
1 726 067	576	2 005 506	58	2 131 144	572	2 177 049	581	2 223 885	298
1 749 201	582	2 005 538	157	2 132 662	362	2 178 571	605	2 224 156	734
1 754 677	135	2 011 454	197	2 133 787	707	2 182 075	700	2 225 756	256
bis 678		2 012 268	161	2 135 064	30	2 184 720	303	2 226 320	561
1 757 176	582	2 013 717	46	2 135 533	581	2 184 964	301	2 228 256	44
1 782 090	581	2 015 282	396		731	2 186 699	375	2 229 465	256
1 792 833	57	2 017 279	242	2 136 387	22	2 186 906	436	2 229 533	147
1 793 021	612	2 017 815	58	2 137 042	153	2 187 701		2 229 813	436
1 810 261	84	2 018 354	82	2 137 237	545	bis 703	42		487
1 810 846	64	2 019 936	38	2 137 279	233	2 187 705	42		504
1 817 670	149	2 028 364	397	2 139 400	616	2 187 728	44	2 230 659	406
1 830 300	620	2 045 586	61	2 139 411	581	2 188 874	42	2 230 774	104
1 842 628	528	2 048 043	536	2 139 412	581	2 189 401	151	2 230 875	727
1 858 142	529	2 049 463	166	2 140 480	365	2 189 778	359	2 231 936	474
				2 140 989	362				

Amerikanische, Australische, Belgische Patente.

Patent-Nr.	Seite	Patent-Nr.	Seite	Patent-Nr.	Seite	Patent-Nr.	Seite	Patent-Nr.	Seite
2 232 636	433	2 404 318	242	2 421 822	406	2 451 735	738	2 494 930	712
	435	2 404 588	116	2 422 688	731	2 451 740	377	2 496 114	343
2 232 712	359	2 404 691	148	2 422 904	445	2 451 953	770	2 496 968	475
2 234 311	474	2 404 737	711	2 422 997	312	2 452 386	388	2 497 730	321
2 234 933	196	2 406 557	602	2 424 194	652	2 456 555	115	2 498 619	234
2 235 145	703	2 406 627	147	2 424 311	354	2 457 484	326	2 499 058	251
2 238 973	700	2 406 774	312	2 424 325	670	2 460 182	115	2 499 265	61
2 240 025	581	2 407 204	677	2 424 994	386	2 460 191	772	2 500 236	335
2 240 036	568	2 407 624	315	2 425 221	670	2 460 224		2 500 713	151
2 240 073	605	2 407 823	417	2 425 222	670	bis 226	347	2 502 151	213
2 240 496	707	2 408 893	163	2 425 223	670	2 460 747	51	2 502 264	648
2 247 913	711	2 408 924	173	2 425 326	724	2 460 785	351	2 502 324	476
2 248 019	470	2 409 291	731	2 427 692	362	2 461 119	677	2 502 325	475
2 248 911	659	2 409 663	148	2 434 061	329	2 462 449	331	2 503 853	375
2 252 921	302	2 409 829	235	2 435 809	343	2 463 461	315	2 504 471	725
2 260 085	397	2 410 040	115	2 436 073	336	2 463 729	219	2 507 193	771
2 291 817	550	2 410 531	318	2 436 270	532	2 465 737	331	2 507 337	231
2 301 000	727	2 410 635	700	2 437 388		2 465 765	332	1 507 631	115
2 316 051	117	2 410 791	149	bis 390	52	2 466 764	562	2 509 198	589
2 323 074	277	2 410 938		2 437 504	306	2 471 518	343	2 510 081	674
2 356 949	725	bis 941	324	2 437 545	116	2 472 007	313	2 510 732	97
2 361 847	461	2 411 177	392	2 437 682	672	2 472 292	678	2 510 740	563
2 366 742	700	2 411 495	705	2 437 683	672	2 472 433	347	2 510 922	343
2 377 485	727	2 412 966	148	2 437 869	684	2 472 462	337	2 510 925	719
2 378 318	721	2 413 493	204	2 437 918	770	2 472 565	272	2 512 512	355
2 380 325	600	2 414 403	727	2 438 259	206	2 472 640	747	2 512 520	217
2 381 073	455	2 414 561	683	2 438 880	315	2 474 005	75	2 513 487	112
2 382 167	715	2 414 650	569	2 439 302	422	2 475 081	673	2 514 376	750
2 384 102		2 414 682	328	2 440 355	770	2 477 731	678	2 516 108	219
bis 104	312	2 414 892	705	2 440 357		2 477 816	118	2 516 163	531
2 384 550	439	2 415 555	549	bis 359	770	2 478 125	658	2 519 408	118
2 384 964	724	2 415 556	549	2 440 658	739	2 478 227	215	2 519 484	713
2 384 977	312	2 415 793	294	2 440 659	350	2 478 834	611	2 519 715	153
2 385 468	475	2 415 834	385	2 441 091	397	2 479 148	43	2 519 886	218
2 385 472	475	2 416 100	350	2 441 129	707	2 479 874	771	2 520 275	601
2 387 879	117	2 416 563	111	2 441 560	444	2 480 367	718	2 521 732	172
2 388 024	49	2 416 995	727	2 441 576	678	2 480 517	315	2 523 275	117
2 389 097	329	2 417 005	705	2 442 143	328	2 480 649	325	2 523 717	530
2 391 452	549	2 417 066	706	2 443 334	328	2 481 805	771	2 523 865	115
2 395 934	474	2 417 208	115	2 443 473	388	2 483 999	217	2 524 185	273
2 399 362	328	2 417 726	662	2 443 487	360	2 484 526	396	2 524 799	728
2 400 033		2 418 548	677	2 444 926	718	2 484 606	722	2 524 800	728
bis 034	476		678	2 445 208	315	2 486 539	403	2 524 801	728
2 400 171	362	2 418 603	463	2 446 615	332	2 487 799	609	2 524 802	728
2 400 380	397	2 418 902	328	2 447 465	294	2 489 232	351	2 525 231	53
2 400 433	532	2 419 230	362	2 448 722	46	2 489 235	351	2 525 320	719
2 400 774	311	2 419 348	549	2 448 790	770	2 493 318	600		723
2 400 934	653	2 419 406	683	2 448 791	770	2 493 322	600	2 525 321	719
2 402 054	474	2 419 516	475	2 448 996		2 493 459	756		723
2 403 713	770	2 419 831	343	bis 998	139	2 493 645	233	2 525 518	61
2 403 776	723	2 420 210	312	2 449 003	315	2 493 729	479	2 527 962	218
2 404 199	724	2 420 703	723	2 449 041	315	2 494 084	44	2 529 982	147
2 404 200	724	2 421 714	218	2 449 194	770	2 494 125	339	2 530 430	741
		2 421 812	406	2 449 195	770	2 494 875	116	2 531 704	674

Australische Patente.

1927:		1935:		1936:		1937:			
8 712	200	24 429	484	3 961	484	17 036	189		
		26 640	453	3 962	483				

Belgische Patente.

411 249	484	427 447	601	434 683	715	439 871	719	441 242	206
418 571	360	429 356	64	436 658	259		725	443 518	726
426 400	453	431 923	725	436 830	322	440 226	716	444 222	698

Kaufmann, Arzneimittel-Synthese.   50

Patentverzeichnis.

Patent-Nr.	Seite	Patent-Nr.	Seite	Patent-Nr.	Seite	Patent-Nr.	Seite	Patent-Nr.	Seite
444 986	72	446 202	329	447 066	72	450 604	242		
445 966	329	446 582	726	448 687	113	495 994	702		
446 032	267	446 668	65	448 910	361				

Brasilianische Patente.

22 399	715	24 102	715	25 510	715	27 883	719		
23 111	715	24 966	715	26 111	715				

Canadische Patente.

253 554	41	398 667	55	462 636	714	465 277	723	467 040	
259 767	529	399 463	727	462 823	718	465 280	723	bis 043	384
371 873	482	438 039	721	463 434	485	465 281	723	470 573	206
378 649	360	439 850	151	463 675	504	466 218		471 786	385
398 477	550	462 511	723	463 866	727	bis 219	61		

Dänische Patente.

48 717	113	59 044	454	59 482	473	60 714	736	61 322	461
50 522	358	59 163	325	59 702	416	60 938	206	61 434	84
55 976	302	59 317	477	59 914	113	60 984	735	61 591	465
57 065	100	59 382	716	60 202	473	61 164	474		
58 242	474	59 402	408	60 412	713	61 201	473		
58 764	404	59 422	732	60 452	400	61 321	118		

Deutsche Patente.

1 886	625	69 289	80	104 361	157	147 790	140	179 627	142
14 976	536	69 883	58	105 240	635	148 208	240	180 087	525
21 150	55	71 261	61	105 866	588	150 070	140	180 291	142
24 125	625	71 312	178	106 502	141	150 799	26		146
24 511	649	72 942	523	109 013	522	151 133	241	180 292	142
26 429	57	73 415	523	111 724	61	151 545	28	180 669	36
27 789	624	74 593	622	111 932	140	154 547	517	182 943	224
29 711	522	75 378	60	113 153	247	156 384	36	184 850	61
29 939	73	77 174	58	113 512	79	156 385	36	185 598	179
35 130	522	77 420	72	113 723	611	157 300	199	185 962	31
35 216	538	78 889	567	115 251	26	158 592	36	185 963	36
38 423	522	80 399	566	115 252	26	158 890	35	186 739	32
39 887	93	81 539	71	117 269	567	160 824	431	187 593	147
43 173	79	81 593	566	117 767	524	161 725	523	187 943	536
45 839	626	81 747	121	117 890	611	164 128	79	188 506	608
48 543	70	82 951	588	118 352	649	164 610	597	188 815	597
49 073	24	85 069	529	118 353	588	165 897	121	189 483	179
49 366	24	85 930	529	118 496	588	167 211	606	189 867	224
49 739	523	85 988	71	123 748	649	167 332	36	191 547	29
50 586	26	88 029	261	124 408	635	168 291	20	191 548	551
50 835	612	88 082	261	125 097	604	168 941	138	193 634	181
52 129	603	88 121	588	128 212	240	169 746	137	193 767	598
53 644	660	88 390	529	129 255	598	169 787	137	194 748	142
53 834	58	88 481	261	129 967	31	169 819	137	196 643	76
53 937	627	90 069	128	134 398	649	170 534	26	197 607	255
56 401	538	91 121	127	134 553	225	170 587	147	197 648	526
56 830	522	91 813	93	137 121	158	170 629	32	199 148	137
57 621	611	92 990	61	137 585	79	172 862	249	202 168	603
57 712	247	93 593	261	138 444	240	172 933	567	205 449	543
58 129	607	95 339	606	141 967	588	173 631	138	205 616	543
62 006	58	97 332	61	142 896	241	173 776	79	206 344	541
62 533	80	97 333		143 596	529	174 943	231	206 456	544
63 485	72	bis 334	140	144 339	61	175 795	36	206 619	224
64 444	58	97 334		145 603	62	175 097	225	207 544	567
67 255	224	bis 335	148	146 715	241	177 290		209 962	179
67 596	72	97 672	128	146 792	588	bis 291	225		180
68 960	21	99 469	26	147 580	140			212 892	257

Deutsche Patente.

Patent-Nr.	Seite	Patent Nr.	Seite	Patent-Nr.	Seite	Patent-Nr.	Seite	Patent-Nr.	Seite
213 155	551	260 235	545	338 028	576	455 585	231	537 897	595
213 459	141	261 229	580	340 873	248	458 591	36	537 916	592
216 799	257	262 048	33	344 140	645	459 903	30	538 455	194
216 906	538	263 018	31	346 949	644	461 370	575	539 329	162
218 389	141	263 460	545	347 377	145	463 576	668		163
219 043		264 014	545	347 608	33	466 879	668	541 147	83
bis 044	225	264 264	224	351 085	233	468 758	541	541 257	83
220 355	179	266 122	597	352 981	125	472 346	576	542 003	262
222 451	179	266 123	597	354 950	125	472 466	193	543 528	591
223 839	179	268 158	40	364 031	631	472 821	532	543 553	562
224 435	579	268 829	540	364 032	631	473 261	575	544 666	358
224 869	579	269 644	178	364 033	631	476 643	64	544 695	611
224 953	544	269 701	249	364 034	631	484 836	515	546 144	555
225 457	36	269 751	249	364 035	631	485 273	560	547 174	195
225 710	33	270 180	597	364 036	631	488 931	596		198
226 733	664	270 253	546	364 037	631	501 608	562	548 373	237
227 391	579	271 682	33	364 421	631	503 423	576	548 459	195
228 205	138	271 894	544	365 169	535	504 167	85	549 726	589
230 043	190	272 338	573	365 683	95	504 997	521	550 122	110
230 412	628	277 438	85	367 084	631	506 425	529	550 327	136
230 671	224	277 540	180	367 609	33	508 482	269	550 439	576
231 092	581	280 466	79	375 370	121	508 484	269	550 620	584
231 969	543	282 097	33	375 717	546	508 887	269	550 766	143
232 879	543	282 233	84	376 345	227	509 582	565	551 870	110
233 551	191	283 105	33	380 919	95	510 066	64	553 072	679
234 012	35	284 231	558	381 350	121	510 304	64	554 234	596
234 054	580	284 232	85	389 359	126	511 469	185	554 951	548
234 137	644	285 285	573	389 881	190	511 810	626	555 002	237
235 241	542	286 431	95	390 658	520	513 205	565	555 291	604
235 391	550	286 760	33	397 316	254	514 418	269	555 813	258
235 801	35	287 001	33	401 413	587		268	558 379	576
235 802	35	287 304	82	401 870	225	516 282	154	558 473	65
240 612	597	289 342	597	403 508	227	519 531	589		66
244 788	83	289 910	597	406 210	258	519 988	189	558 567	565
245 711	63	290 522	142	406 215	126	520 079	200	558 752	562
245 756	545	290 703	82	408 716	120	520 155	152	559 630	571
247 180	92	291 541	524	408 869	126	520 922	81	561 628	252
247 817	180	291 822	524	411 051	969	521 393	189	562 392	619
247 952	43	293 467	84	412 169	184	521 728	200	563 397	548
	36	296 091	635	412 469	227	524 717	189	563 457	650
248 291	579	296 495	525	412 699	122	525 093	189	564 437	563
248 385	191	296 889	273	413 778	561		197	565 549	433
249 906	33	296 915	540		572	526 087	189	565 631	628
250 264	540	298 021	616	414 854	561	526 719	258	566 578	200
250 342	689	300 321	609	415 095	524	526 854	36	566 709	110
252 136	644	301 452	635	415 314	121		40	566 988	31
252 157	29	302 013	609	415 360	561	527 620	194	567 683	371
252 376	689	302 401	125	418 054	224	527 714	606	567 754	561
252 643	85	303 681	84	421 021	74	527 715	553	568 297	57
252 872		305 281	606	422 076	521	528 988	574	568 943	549
bis 874	208	305 693	261	423 028	63	532 114	83	569 149	200
253 159	33	306 672	125		121	532 766	527	570 860	531
253 884	619	306 804	575	424 952	561	535 150	589	571 449	679
254 092	543	306 939	644	425 419	559	535 652	527	572 548	133
254 438	179	307 807	644	431 752	535	536 081	549	573 034	259
254 712	644	308 355	582	432 801	559	536 424	555	573 538	550
254 421	558	310 426	50	433 182	184	536 447	657	578 487	242
257 641	539	310 427	50	439 041	231	537 026	576	578 828	592
	540	312 602	261	440 008	665	537 106	257	579 226	536
258 059	543	313 320	547	451 730	651	537 188	189	579 227	69
258 125	29	317 605	261	453 278	561	537 250	628		110
259 503	63	335 993	50	453 279	561	537 767	153	581 328	630
260 233	94	327 129	34	453 369	66	537 896	555	581 779	57

50*

Patent-Nr.	Seite	Patent-Nr.	Seite	Patent-Nr.	Seite	Patent-Nr.	Seite	Patent-Nr.	Seite
582 245	185	613 403	48	651 475	453	686 793	315	713 749	406
582 320	83	613 736	52	652 712	65	686 903	710	714 034	416
583 054	242	614 882	649	653 934	455	687 196	210	714 971	234
583 207	663	615 227	210	654 444	99	688 047	315	718 797	714
583 705	536	617 238	95	658 389	148	688 962	576	719 889	319
585 740	133	618 023	650	659 483	68	690 195	702	721 437	420
585 519	570	618 707	699	660 176	65	694 133	159	721 667	702
586 247	177	621 916	572	660 382	453	694 134	411	722 108	371
	178	621 964	48	660 620	65	694 946	713	722 339	622
586 335	83	622 231	93	663 390	592	695 034	699	722 340	622
586 514	242	622 875	105	663 854	592	695 281		723 052	302
588 710	592	623 373	45	665 510	157	bis 282	411	724 161	260
590 175	47	623 533	75	665 549	431	696 810	360	725 537	701
590 239	663	623 596	619	667 990	301	696 846	530	725 391	56
590 311	163	623 821	95	667 063	610	697 757	485	725 536	56
590 575	630	624 378	108	668 628	67	699 127	431	726 386	728
591 480	666	625 077	574	669 187	302		485	727 473	702
591 677	177	626 539	115	669 989	242			730 017	400
592 199	536	627 380	48	670 016	375	699 555	320	730 120	728
592 859	544	630 680	97	670 635	301	701 955	348	731 912	714
592 870	544	631 098	97	671 471	163	702 574	455	731 972	409
593 103	197	632 131	315	672 494	598	702 729	575	734 220	420
594 085	177	632 257	234	673 111	234	702 829		734 563	429
596 730	155	633 084	694	673 174	298	bis 830	318	734 565	712
597 262	562	634 284	53	673 486	193	703 757	301	735 266	67
598 477	155	634 286	234	673 841	115	703 957	405	735 695	702
598 972	619	635 050	235	675 617	298	704 017	734	735 867	473
599 385	155	635 342	162	676 011	360	704 172	305	736 661	705
600 294	84	636 126	193	676 436	699	704 236	299	737 539	506
	85	637 448	361	676 513	68		300	738 861	587
600 365	259	637 385	53	677 127	197	704 549	531	739 511	589
600 771	198	638 701	695	677 515	311	704 761	318	739 952	118
600 923	178	639 243	667		312	705 434	302	740 543	531
601 548	533	639 712	53	677 982	576	706 695	708	741 533	725
602 216	259	639 776	362	678 948	530	706 795	405	741 661	277
602 217	38	640 582	196	679 001	310	706 835	305	742 602	242
	45	641 075	574	679 280	729	706 938	531	742 753	715
602 760	65	641 285	584	679 281	99	707 266	322	744 028	600
602 949	653	641 639	360	679 972	157	707 705	56	746 685	707
606 349	52	642 148	310	681 684	700	708 202	470	747 734	58
606 497	666	642 378	653	681 686	274	708 465	733	748 476	729
606 499	231	643 699	537	681 980	659	708 768	420	749 056	607
607 116	52	644 078	572		658	709 941	274	749 431	527
607 537	695	644 194	553	683 692	659	710 227	104	750 740	705
607 931	95	644 504	429		675	710 396	320		701
610 320	695	646 116	531	683 866	699	710 539	416	752 571	607
610 738	650	646 931	38	683 954	361	711 069	104	753 133	607
611 003	65	648 001	48	684 725	360	712 591	433	776 011	360
611 501	196	648 062	38	685 032	301	712 857	437		
612 469	561	650 431	48	685 361	67	713 059	702		
613 065	666	650 491	653	686 243	234	713 079	702		
						713 690	612		

Deutsche Bundespatente.

Patent-Nr.	Seite	Patent-Nr.	Seite	Patent-Nr.	Seite	Patent-Nr.	Seite	Patent-Nr.	Seite
800 877	605	805 515	727	806 438	238	806 457	338	887 722	315
802 636	699								

Deutsche Reichspatente Zweigstelle Österreich.

Patent-Nr.	Seite	Patent-Nr.	Seite	Patent-Nr.	Seite	Patent-Nr.	Seite	Patent-Nr.	Seite
150 651	486	156 368	598	159 425	274	160 572	485	160 842	485
154 905	585	157 241	431	160 486	431		486		

Englische Patente.

Patent-Nr.	Seite	Patent-Nr.	Seite	Patent-Nr.	Seite	Patent-Nr.	Seite	Patent-Nr.	Seite
153 917	125	325 985	83	433 040	83	497 394	436	569 083	329
155 748	242	326 176	562	433 045	84		487	569 140	721
157 012	53	326 231	562	435 563	429	498 225	20	569 157	721
157 853	593	326 537	565	441 692	310	498 812	455	569 220	715
164 757	125	327 996	559	443 517	585	499 798	362	569 221	716
213 285	561	334 449	572	444 319	664	499 840	362	570 724	711
221 376	258	335 277	396	445 189	483	500 118	711	571 050	707
224 849	691	335 965	578	447 405	585	500 353	436	575 005	721
225 875	595	336 412	195	447 877	584	501 135	100	577 602	285
229 946	567	340 237.	232	449 379	431	502 474	504	577 627	723
231 150	44	341 402	269	451 960	545	503 568		577 834	674
237 574	74	341 405	553	454 260	399	bis 569	453	581 334	669
239 320	70	341 588	621	454 779	47	505 429	601		676
244 122	41	348 479	548	454 813	592	506 252	453	583 585	736
244 746	559	348 921	553	456 663	431	507 565	669	584 062	504
251 578	529	348 956	110	457 762	49	508 726	113	584 584	736
251 890	27	351 971	576	459 207	360	508 756	203	584 585	727
253 950	32	353 477	328	459 747	592	508 804	486	585 212	312
255 434	64	353 537	679	461 245	310	510 063	581	585 362	659
261 048	590	356 550	571	461 790	360	510 097	669	585 363	659
263 392	679	360 334	195	462 765	700	510 127	732	596 471	183
264 804	30	360 957	548	463 936	205	510 543	49	596 592	727
265 777	591	361 439	145	464 395	375	511 353	600	596 867	724
266 346	591	361 493	177	464 396	434	512 145	713	598 298	652
266 824	594	363 346	328	464 397	483		724	600 676	326
267 169	653	365 414	575	465 960	486	512 203	576	602 078	504
	200	365 535	195	467 232	419	512 760	708	603 536	354
270 091	553		198	468 363	532	513 242	698	604 179	294
270 339	134	365 541	195	468 683	49	514 411	210	604 679	
272 875	64	367 797	57	469 921	117	515 411	437	bis 680	216
274 058	200	367 951	197	471 416	299	516 288	729	605 208	378
276 010	604	368 613	197	472 531	362	517 272	715	606 026	298
280 924	604	370 742	396	473 240	592		729	607 772	189
283 119	21	372 225	576	475 948	41	517 682	705	613 168	170
283 557	395	373 755	593	476 749	483	517 932	411	613 704	49
283 759	563	376 457	200	477 823	147	518 266	485	613 705	49
283 822	82	377 994	549	478 587	563	518 903	702	614 018	175
285 598	42	379 260	161	479 358	592	521 575	150	641 437	604
286 665	395	383 920	636	480 059	698	521 821	724	645 310	433
288 255	185	385 214	531	480 721	532	522 646	576	741 674	545
293 363	593	388 054	550	481 164	592	523 320	474	813 658	545
296 093	395	391 741	47	482 321	491	524 006	504	823 139	483
301 401	653	391 930	725	482 886	147	524 011	700	828 813	725
301 727	64	394 596	576	483 945	703	525 199	147	829 926	732
302 984		396 318	149	484 100	593	525 307	504	844 220	732
bis 985	200		177	486 421	710	528 994	375	845 532	733
303 093	200	396 951	198	486 497	710	530 187	713	856 332	475
303 097	200	397 249	570	486 854	487	531 571	734	876 926	725
307 727	651	401 693	47	487 378	703	531 590	702	878 650	725
309 184	560	405 629	572	488 306	581	533 495	715	891 930	725
310 074	134		629	488 784	362	534 916	323	918 379	676
	83	408 359	198	489 752	657	538 354	708	918 375	676
310 559	652	414 105	666	490 350	700	556 425	727	918 376	676
313 541	561	421 989	591	490 979	193	560 250	133	920 491	243
314 460	576	425 570	44	491 265	733	560 701	235	920 511	676
317 276	147	428 515	360	491 653	398	564 999	328	922 003	376
318 268	396	428 814	359	493 996	455	566 228	721	922 005	676
318 582	515	430 108	210	495 887	429	567 218	731	925 015	724
321 580	691	432 323	30	497 022	486	569 051	715		
321 992	395								

Patentverzeichnis.

Französische Patente

Patent Nr.	Seite	Patent Nr.	Seite	Patent-Nr.	Seite	Patent-Nr.	Seite	Patent-Nr.	Seite
430 404	525	804 115	429		734	869 008	716		216
440 226	716		438	843 072	454	869 482	302	917 475	727
495 675	362	804 229	431	843 415	701	869 834	328	917 500	478
501 421	432	805 380	431	843 418	274	869 935	725	917 859	312
502 558	703	806 467	484	843 429	707	869 963	727	918 109	481
506 859	454	806 616	602	844 136	601	869 964	725	918 477	719
510 002	225	806 819	602	844 228		870 055	360	918 751	726
515 627	553	806 926	360	bis 229	203	870 690	481	919 188	493
518 149	476	807 781	528	844 231	203	870 990	302	919 194	273
555 758	562	811 567	436	844 850	433	871 733	473	919 195	
568 659	503	812 041	433		485	872 414	531	bis 197	274
585 777	724	812 053	703	845 099	433	872 505	715	919 463	726
585 962	691	812 354	429	845 317	707	872 521	736	919 514	453
618 063	668	813 700	49	845 471	455	872 522	735	919 979	
618 064	668	814 283	409	845 473	489	873 442	719	bis 981	354
659 448	395	815 220	146	846 099	485	973 472	719	920 279	723
659 882	193	816 432	299	846 191	713	874 072	321	921 960	723
663 564	269	816 988	700		724	874 629	726	921 961	723
674 300	237		701	847 134	437	875 316	708	922 025	632
684 285	529	817 587	362	847 487	432	876 002	328	922 447	672
694 424	359	817 754	431	848 175	713	876 627	360		676
695 675	200	819 596	300		715	877 129	726	922 448	672
697 181	83	819 975	437	850 115	436	878 403	735	922 733	673
700 312	395	821 798	198	850 553	701	878 526	728		676
708 270	528	822 551	433	853 666	702	879 499	719	922 734	676
709 790	530	823 468	563	854 325	707	879 653	419	922 926	723
714 827	395	823 901	438	855 414	405	880 696	718	922 937	673
715 176	575	825 896	571	855 538	715	881 524	707		676
719 638	108	826 162	455	856 916	252	882 082	359	922 949	360
720 289	57	826 163	453	857 123	474	882 283	118	922 969	676
721 957	526		455	857 331	702	883 596	531	923 029	683
728 241	34	826 342	548	860 278	489	883 947	360	923 363	676
736 107	161	827 299	581	860 492	485	884 085	435	928 700	330
737 889	531	827 623	443	860 986	467	884 591	65	930 067	102
738 260	153		434	861 006	409	884 740	105	938 631	771
739 366	31	828 486	529	861 224	274	885 067	329	940 613	326
747 350	576	830 043	485	862 309	702	886 009	722	940 887	670
752 688	545	830 062	592	862 754	471	886 334	421	941 179	311
753 178	47	830 754	710		473	888 174	729	941 289	479
763 740	637	831 110	302	863 305	405	888 684	360	941 846	684
766 577	521	831 131	489		409	888 825	510	942 042	481
766 578	521	831 300	700	864 694	322	888 936	72	942 199	315
766 579	521	831 366	703	864 709	323	889 817	731	942 260	508
769 263	572	834 808	578	864 850	323	890 486	328	942 591	479
769 443	599	834 941	485	866 175	719	890 796	361		480
771 653	688	835 524	436	866 244	104	891 931	73	942 759	310
771 746	599	835 527	438	866 456	715	892 065	729	943 101	213
773 774	44	835 535	563	866 619	735	892 196	736	943 273	351
776 709	453	835 589	487	867 023	713	892 206	463	943 436	352
	454	835 814	487	867 189	397	893 124	242	943 728	207
778 031	48	836 629	202	867 318	716	893 173	705	944 355	508
779 092	666	837 468	708	867 689	734	906 284	115	944 356	508
779 883	360	839 568	489	867 754	735	906 840	119	944 395	768
780 055	359	840 371	74	867 853	234	907 495	206	944 955	380
785 428	233	840 515	488	868 197	234	912 105	684	945 182	338
791 783	233	840 783	487	868 325	726	913 148	684	946 090	562
792 070	310	840 854	495	868 714	709	913 161	216	946 227	703
792 081	197	840 964	485	868 732		913 162	727	947 138	360
793 633	233	841 058	487	bis 733	55	913 163	51	947 209	351
801 099	202	841 242	438	868 747	563	913 920	726	947 986	195
803 426	532	842 726	704	868 971		913 931	215	949 262	219
				bis 974	55				

Patent-Nr.	Seite	Patent-Nr.	Seite	Patent-Nr.	Seite	Patent-Nr.	Seite	Patent-Nr.	Seite
949 612	332	951 134	174	952 346	771	954 311	572	956 933	722
950 490	352	952 073	338	954 310	572	955 916	684	964 397	568

Französische Zusatzpatente.

Patent-Nr.	Seite	Patent-Nr.	Seite	Patent-Nr.	Seite	Patent-Nr.	Seite	Patent-Nr.	Seite
47 097	44	49 586	489	51 087	471	51 438	454	53 855	726
47 199	592	50 625	405	51 196		51 459	719	53 857	216
47 466	431	50 785	702	bis 197	322	52 546	719	79 703	431
48 262	453	51 034	455	51 326	709	53 854	215	97 792	662
49 185	453								

Holländische Patente.

Patent-Nr.	Seite	Patent-Nr.	Seite	Patent-Nr.	Seite	Patent-Nr.	Seite	Patent-Nr.	Seite
17 991	653	50 017	455	54 539	716	59 301	359	63 612	724
19 478	591	50 705	699	54 738	599	59 340	360	63 679	413
39 469	482	50 942	483	55 226	449	59 582	360	64 625	531
42 540	655	51 153	495	55 907	473	59 711	361	65 304	461
44 043	434	51 420	487	56 312	532	61 340	397	65 587	328
44 419	298	52 486	55	56 465	213	61 896	733	66 425	210
44 870	375	52 518	531	56 581	552	62 150	404	67 205	531
44 989	482	52 656	439	57 249	716	62 541	413	67 206	733
46 893	454		495	57 332	729	62 971	408	67 934	235
47 894	708	52 899	454	59 019	300	63 307	706	76 510	214
49 956	437	54 368	716						

Indische Patente.

Patent-Nr.	Seite	Patent-Nr.	Seite	Patent-Nr.	Seite	Patent-Nr.	Seite	Patent-Nr.	Seite
20 860	599	22 488	545	24 731	563	25 539	709	25 810	558
22 376	429	22 679	431		731	25 808	303	26 099	669
22 380	429			25 122	202				

Italienische Patente.

Patent-Nr.	Seite	Patent-Nr.	Seite
342 566	432	364 051	734

Jugoslawische Patente.

Patent-Nr.	Seite	Patent-Nr.	Seite	Patent-Nr.	Seite
10 845	230	13 777	697	13 970	581

Österreichische Patente.

Patent-Nr.	Seite	Patent-Nr.	Seite	Patent-Nr.	Seite	Patent-Nr.	Seite	Patent-Nr.	Seite
93 319	64	119 210	396	140 223	679	153 500	540	165 550	328
99 678	583	121 024	237	145 823	531	158 308	301	166 225	331
99 680	144	127 373	576	147 811	531	162 924	210	166 448	211
101 982	44	129 782	258	148 457	663	164 533	213	166 927	90
111 254	576	134 561	113	149 679	47	165 045	210	167 861	503
111 579	583	135 705	113	149 825	243	165 327	328	168 063	243
112 748	559								

Polnische Patente.

Patent-Nr.	Seite	Patent-Nr.	Seite	Patent-Nr.	Seite	Patent-Nr.	Seite	Patent-Nr.	Seite
8 718	83	19 951	528	20 941	47	24 167	696	26 096	545
13 355	233								

Russische Patente.

Patent-Nr.	Seite	Patent-Nr.	Seite	Patent-Nr.	Seite	Patent-Nr.	Seite	Patent-Nr.	Seite
17 206	572	30 365	636	44 553	655	52 447	152	60 073	656
18 481	572	38 152	636	45 289	150	53 030	680	60 211	74
19 626	57	40 359	256	45 292	150	54 334	229	65 761	716
20 083	92	40 361	256	46 261	533	57 594	204	65 980	631
21 386	57	40 978	127	50 629	651	57 853	693	66 044	716
29 908	553	40 981	99	50 977	523	59 808	301		

Schwedische Patente.

Patent-Nr.	Seite	Patent-Nr.	Seite	Patent-Nr.	Seite	Patent-Nr.	Seite	Patent-Nr.	Seite
66 302	50	96 375	491	98 367	669	103 455	555	107 623	84
76 364	113	97 167	504	98 368	435	105 134		108 023	409
79 728	113	97 530	404	98 498	521	bis 135	437	108 500	727
88 094	360	97 845	705	98 610	474	105 426	713	108 638	531
90 259	709	97 899	702	99 036	495	105 487	728	108 952	331
91 306	581	97 900	702	100 797	622	106 103	510	109 502	439

Patent-Nr.	Seite	Patent-Nr.	Seite	Patent-Nr.	Seite	Patent-Nr.	Seite	Patent-Nr.	Seite
109 896	422	124 150	707	124 998	139	125 454	113	127 567	338
110 004	669	124 204	381	125 000	350	125 456	113	bis 568	
115 343	625	124 207	354	125 063	389	126 564	455	127 728	615
115 816	472	124 213	336	125 067	350	126 568	338	128 235	118
116 634	733	124 215	175	125 072	312	127 434	613	128 494	668
123 563	612	124 522	378	125 107	384	127 563	80	128 826	219
123 797	338	124 933	335	125 182	480	127 565	322		
124 148	360	124 934	207	125 248	133	127 565	383		

Schweizer Patente.

Patent-Nr.	Seite	Patent-Nr.	Seite	Patent-Nr.	Seite	Patent-Nr.	Seite	Patent-Nr.	Seite
82 551	528	136 186	185	187 249	570	201 201		210 761	
85 995	310	137 042	559	187 252	696	bis 202	433	bis 774	439
90 952	33	137 143		187 932	359	201 870	487	210 777	
92 298		bis 144	136	187 937		202 276	207	bis 783	715
bis 299	179	137 337		bis 940	320	202 632	301	210 784	
92 526	121	bis 338	83	188 152	234	202 718	601	bis 794	715
93 501	121	137 676		188 202	429	202 846	436	210 920	274
94 948		bis 677	136	188 235	585	203 257	439	211 113	405
bis 949	120	137 887	41		584	203 549	365		409
94 979	120	139 424	134	188 240		203 550	274	211 203	252
95 299	552	139 440	41	bis 243	429		699	211 205	405
95 430	634	141 694	64	188 803	360	203 885	703		409
100 318	121	142 434	395	190 268	205	204 378	435	211 255	455
100 806	258	142 595	237	190 542	438		483	211 259	455
101 767	254	145 267	189	190 547	697	204 748		211 261	455
103 646	72	145 270	620	191 340	316	bis 751	439	211 294	416
104 250			621	191 673	709	204 770	455	211 364	113
bis 253	258	157 033	563	191 846	298	205 362	408	211 564	113
105 863	121	158 981	31	192 499	621	205 434		211 653	495
106 898	691	161 687	529	192 502	621	bis 440	455	211 863	409
108 018	587	162 144	528	192 776		205 896	404	212 060	731
108 599	61	162 292	629	bis 780	234	206 034	455	212 193	433
108 872	258	163 696	47	192 997	599	206 037	404	212 194	405
114 376	233	163 698	38		601	206 088	301	212 591	
114 626		164 427	528	193 536	620	206 112	454	bis 596	658
bis 628	233	166 004	51	193 772	362	206 119	439	213 045	706
116 752	41	169 579	51	194 682	709	206 430	301	213 148	474
117 892	595	170 619	599	194 684	709	206 549	702	213 150	714
118 178	595	173 196	242	194 685	709	206 622	701	213 815	731
119 327	30	173 909	65	194 761	708	206 628	301	213 905	726
119 642	30	174 208	359	194 885	709	207 607	702	213 907	259
122 356	32	174 209	455	195 466	709	208 080	439	213 916	731
123 059	653	174 459	48	195 945	358	208 086	408	214 045	736
123 232	561	174 811	177	195 952	302	208 446	406	214 071	669
124 781	653	175 812	599	196 082	563	208 852	362	214 108	
124 928	653		601	197 716	365	208 883		bis 109	362
124 926		176 757	584	198 065	316	bis 884	170	214 283	404
bis 938	653	177 409	83	198 066	316	208 889		214 334	405
124 870	593	179 292	242	199 315	701	bis 890	439	214 351	731
125 066	302	179 696		199 448	439	208 892		214 353	731
125 090	591	bis 698	177	199 455	301	bis 894	439	214 737	702
125 127	595	179 975	455	199 674	697	209 119		214 797	416
125 375	595	180 810	360	199 675	697	bis 120	433	214 904	601
125 832	653	180 875		199 682	709	209 121	699	215 143	328
127 178	653	bis 876	455	199 683	709	209 122	699	215 240	234
128 326	626	183 121	584	199 684	709	209 465	658	215 339	734
131 927	64	183 197	65	199 685	709	209 831	435	215 340	734
134 783	560	184 421	233	199 689	298	209 942	433	215 400	726
135 160	64	184 988	433	199 781	601	210 137	734	215 779	328
135 161	40	185 531	310	199 910	709	210 425	715	216 218	116
135 753	395	186 461	584	200 362	439	210 429	715	216 265	735
135 890	136	186 668	133	200 572	365	210 757			693
136 181	136	187 248	570	201 119	701	bis 759	439	216 269	716

Schweizer Patente.

Patent-Nr.	Seite	Patent-Nr.	Seite	Patent-Nr.	Seite	Patent-Nr.	Seite	Patent-Nr.	Seite
216 270	716	222 488	693	230 367	44	258 205		262 182	600
216 545	715		735	230 430		bis 206	165	262 272	480
216 546	713	222 489	735	bis 433	707	258 452	113	262 273	
216 826	111	222 492	328	230 596	707	258 453	243	bis 274	256
217 079	697	222 966	706	230 809	726	258 454	52	262 428	100
217 231		222 967	706	230 980	202	258 580	360	262 429	481
bis 232	321	222 969	706	231 013	665	258 681	313	262 433	217
217 345	329	223 018	483	234 452	116	258 711	720	262 434	675
217 480	321	223 024		240 795	313	258 716	600	262 437	422
217 684		bis 027	56	242 245	116	258 983	291	262 798	294
bis 686	715	223 159	439	244 341	503	259 123	337	262 800	294
218 231	715	223 234	322	294 350	405	259 124	312	263 802	214
218 515	437	223 299	461	245 993	503	259 440	674	265 662	217
218 516	322	223 951	474	247 871	171	259 648		266 231	207
218 517	102	224 070	726	247 925		bis 677	675	266 234	214
218 520	406	224 638	725	bis 927	116	259 678		266 235	214
218 521	693	224 643	736	249 036		bis 697	675	266 237	69
	735	224 786	587	bis 055	116	259 698		266 284	
218 523	419	224 791	329	249 868	560	bis 705	675	bis 288	207
219 011	735	224 793	421	250 372	479	259 706		266 289	214
219 521	420	225 435	72	250 373	481	bis 712	675	266 635	26
220 048	328	225 887	735	250 378	480	259 713		266 995	675
220 137	715	225 930	726	251 023	165	bis 714	675	267 222	68
220 206	439	225 934	726	251 026	165	260 994	384	269 426	206
220 343	715	226 789	231	252 921	206	261 119	674	269 651	650
220 347	722	227 120	328	253 711	313	261 123	479	269 655	37
220 348	405	227 266	727	254 401	310	261 215	684	269 712	
220 352	406	227 293	601	254 800	674	261 219	420	bis 720	217
220 445	474	227 294	601		675	261 506	100	269 980	
220 959	713	227 742	735	254 994	503	261 772	481	bis 982	69
221 740	713	227 918	725	256 698	381	261 885	381	269 983	
221 742	718	229 075	475	256 699	378	261 887	381	bis 987	68
221 847	329	229 076	64	257 577	381	261 888	381	270 397	37
222 047	706	229 140	439	357 879	217	261 889		270 536	655
222 048	706	229 775	439	258 009	354	bis 890	217	270 986	147
222 076	707	229 919	725	258 172		261 972	397	270 988	251
222 077	726	230 018	461	bis 181	479	262 114	207	271 040	675
222 388	714	230 019	462	258 182		262 179			
222 487	735	230 317	53	bis 192	481	bis 181	378		

Tschechische Patente.

47 687	83	51 929	453	53 432	663	55 785	84	59 144	84
51 228	637								

Ungarische Patente.

95 344	83	107 863	528	111 806	599	119 269	434	122 520	114
101 504	665	107 982	83	113 542	234	119 859	434	122 853	511
101 589	83	108 570	570	114 061	230	121 002	585	123 023	431
104 227	395	108 773	258	115 893	162	121 294			
104 857	528	111 025	205	117 224	434	bis 296	113		
105 723	82	111 372	570	117 667	453	121 594	300		

Namenverzeichnis.

Aarons, E. 730.
Abel, J. J. 256, 257, 534.
Abelin, J. 289.
Abraham, P. 743, 763, 764.
Abderhalden, R. 7, 162, 299, 316, 332, 409, 517.
Acheson, R. N. 675.
Adams, R. 27, 158, 159, 164, 614, 708.
Adams, R. Ch. 49.
Adank, K. 295.
Adler, E. 472.
Adler, S. 669.
Aeschbacher, R. 489.
Aeschliman, J. A. 134, 170.
Ainley, A. D. 646.
Ainsworth, G. L. 743.
Aisenberg 618.
Akabori, S. 209.
Akram, M. 617.
Alagil, H. 125.
Albers, H. 495, 577.
Albert, A. 632, 633, 730.
Alberti, D. G. 393.
Albrecht, M. 286.
Aldersley, J. B. 401.
Aldrich 178.
Allen, M. J. 498.
Allen, W. M. 482.
Alles, G. A. 192, 201.
Allison 346.
Almquist, H. J. 417, 418, 415.
Alsberg, L. 763.
Altner, W. 190.
Amâl, H. 67.
Ambrus, C. 251.
Ambrus, J. L. 251.
Ammon, R. 278.
Amundsen, L. H. 708.
Amstutz, E. D. 735.
Andersag, H. 299, 300, 301, 317, 318, 657, 659, 660, 663.
Anderson, C. W. 215.
Anderson, H. H. 551.
Andrews, C. H. 626.
Angelo, C. 718.
Angerer 578.

Angier, R. B. 333, 335, 337.
Angoud, S. 371.
Anker, R. M. 101.
Anner, C. 459, 480.
Ansbacher, S. 311, 340, 417, 419.
Anschütz, R. 21.
Anslow, W. K. 759.
Antonowitsch, E. 184.
Apathy 14.
Archetti, A. 606.
Arens, J. F. 377, 381, 382, 383, 384, 388.
Argelander, H. 10.
Armstrong, E. F. 361.
Arndt 6.
Arndt, F. 458.
Arnold, H. 584, 592, 614, 719.
Arnstein, R. 774.
Arold, C. 586.
Asahina, Y. 269, 270, 776, 778.
Aschoff 223.
Ashburn, H. C. 29.
Ashley, J. N. 671.
Ashworth de, R. 673
Askew, F. A. 392, 396.
Astwood, E. B. 292, 293, 294.
Attenburrow, 761.
Aubenhoff, H. 272.
Aufrecht 575.
Auler 413.
Authenrieth, W. 651.
v. Auwers, K. 429.
Avison, H. W. D. 101, 102.
Awe, W. 88, 276, 280, 281.

Baccus, P. 770.
Bachman, G. B. 648, 649, 655, 682.
Bachmann, R. 14.
Bachmann, W. E. 458, 685.
Backeberg, O. G. 158.
Backer, H. J. 335, 719, 721, 722, 724, 729.

Baddiley, J. 326, 333.
Badgett, I. O. 344.
Bär, F. 556, 692.
v. Baeyer, A. 255, 259.
Bailey, J. 779.
Baker, B. R. 346, 347, 354.
Balaban, J. E. 693.
Ball 387.
Ballowitz, K. 158.
Bamberger, E. 630.
Baltzer, H. 48.
Balz, G. 71.
Balzly, R. 627.
Bambas, L. L. 737.
Banga, J. 316.
Baq, Z. M. 182.
Barber, H. J. 670, 671, 685.
Bardhan, J. C. 456, 458.
Barell, E. C. 53.
Barge, R. 599.
Barger, G. 190, 306.
Barger 513, 514.
Barger, J. 750.
Barger, R. R. 477.
Barnes, J. H. 518.
Barnett, J. W. 331.
Barrakling, K. H. 423.
Barrelet, C. 129.
Barry, C. 777.
Barry, G. D. 743.
Bartels, E. C. 293.
Bartenstein 257.
Barth, H. 543, 558, 559.
Bartholomäus, E. 419, 420.
Bartley 303.
Bartz, J. W. 750.
Bass, A. D. 31.
Battersby, A. R. 250.
Bauch, R. 284, 286.
Bauer, H. 668, 693, 700.
Bauer, K. 752.
Baumann, E. 24.
Baumgarten, P. 304.
Bavin, E. N. 612.
Baxter, J. G. 376, 402.

Bayliss 598.
Beber, A. J. 412.
Béchamp 540.
Bechhold, H. 579, 609.
Bechett, A. H. 106.
Beckmann, H. 227.
Beer de, E. I. 154.
Béhal, A. 606.
Behnisch, R. 712, 740.
Behrens, B. 577.
Behrends, K. 771.
Behring 590.
Beiler 342.
Benary, E. 68.
Benda, L. 4, 541, 542, 543, 548, 627.
Bender, F. 617.
Benedict, R. G. 748, 753, 756, 765, 779.
Benelli, R. 188.
Benewolenskaja, S. W. 682.
Bentlay, W. H. 634.
Benz, J. 376, 388.
Berendes, R. 535.
Berg, F. 253.
Bergel, F. 102, 301, 302, 306, 404, 406, 454.
Berger, F. M. 176.
Bergheim, F. H. 715.
Bergin, J. H. E. 531.
Bergmann, E. 466.
Bergmann, F. 701.
Bergmann, J. F. 55.
Bergstermann, H. 19.
Bergström, S. 746.
Berger, G. 184.
Berguer, R. 343.
Berguer, Y. 343.
Berkenheim, A. M. 654, 661.
Berlin, E. 711.
Berliner, M. 588.
Berlingozzi 85.
Bermejo, L. 136.
Bernhard, K. 412.
Bernhard, P. 413.
Bernstein, J. 677.
Bernthsen, A. 276, 626, 629.
Bertalanffy, v., G. 6.
Bertheim 612.

Namenverzeichnis.

Bertheim, A. 541, 542, 544, 550, 551.
Berthold, M. 7.
Berthold 426.
Bertrand, G. 359.
Bestian, W. 768.
Betz-Bareau, M. 744.
Beutel, R. H. 171.
Beye, M. 119, 121.
Biancalana, L. 292.
Bickel, R. 756.
Bickford, R. G. 19.
Bieling, R. 631.
Bier, M. 533.
Biggerstaff, W. R. 512.
Billeter, B. R. 479.
Billgeroth, D. B. 387.
Billion, H. 294, 531.
Billitzer, J. 589.
Billmann, F. 625.
Bilz, H. 241.
Binz 140.
Binz, A. 527, 529, 532, 555, 698.
Birkhofer, L. 704.
Birkinshaw, J. H. 773.
Birtwell, S. 727.
Bischler, A. 108.
Bittenbender, H. 624.
Bix, K. 527.
Black, A. 392.
Black, F. 763.
Blacke, E. S. 151.
Blaise, E. 27.
Blas, L. 136.
Blaschko, H. 182.
Blaud, P. 577.
Blicke, F. F. 30, 45, 111, 115, 116, 149, 150, 151.
Bliss, A. F. 391.
Bloch, H. 170.
Bloch, P. 517.
Bloch, jr. P. 517.
Bloot, B. K. 532.
Blount, B. K. 127.
Blumenthal, F. 540.
Blythe, A. W. 306.
Boas, F. 345, 346.
Bobranski, B. R. 170.
Bock, E. 680, 751.
Bock, F. 398.
Bock 618.
Bockemüller, W. 457.
Bockmühl, M. 60, 63, 103, 105, 117, 154, 179.
Bodendorf, K. 267.
Bodendorf, R. 67.
Bodforss, S. 60.
Boehm, T. 87.
Boehm, 172, 280.

Boese, jr., A. B. 150.
Böttner, H. 531.
Bogert, M. T. 85, 456.
Bolschuchin, A. 515.
Bommer, M. 125.
Bonar, M. L. 143.
Bonetti, E. 746.
Bonetti, G. 305.
Bougault, 456.
Bonnard, G. 130.
Bonner, J. 344.
Boon, W. R. 234.
Boothe, J. J. 334.
Borg, W. A. J. 346.
Bornmann, G. 253.
Borrows, E. T. 515.
Bosc, R. 775.
Bossek, R. 567.
Bosshard, W. 445.
Bouchereau, P. 244.
Bourquin, J. P. 348.
Bovarnik, M. 518.
Bovet, D. 173, 174, 200, 212, 698, 699.
Boye, E. 527, 529.
Bracaloni, E. 568, 569.
Bradburg, F. R. 633.
Bradley, W. 175.
Brady 275.
Brahmachari 559.
Braker, H. 148.
Brand, K. 71, 85.
Brashnikowa, M. G. 745.
Braude, M. B. 653.
Brauer, R. 64.
Braun, von 123, 126.
Braun, H. A. 71.
Braun, W. R. 413.
Braznikowa, M. G. 748.
Bredereck, H. 241, 313.
Bredig, G. 589.
Breinel 541.
Breitberg, L. D. 677.
Breitenstein, T. H. 609.
Breitner, St. 438, 457, 458.
Breitner 657.
Bretschneider, H. 473, 485.
Brett, R. 213, 221.
Breyer, B. 632.
Brian, W. 760, 762, 774, 775.
Brice-Smith, R. 123.
Brieskorn, C. H. 642.
Briggs, L. H. 204.
Brigl, P. 293.
Brill, H. C. 136, 141, 143, 149.

Brink, N. G. 499.
Brissemoret, A. 255.
Bristol 292.
Brock, N. 275, 283.
Brocke 413.
Brockmann, H. 280, 367, 368, 373, 399, 400, 748, 752.
Brockstahler, F. 584.
Brodski, D. A. 43, 44.
Browila, G. 746.
Brown, H. W. 271.
Brown 173.
Brown, W. E. 22.
Brownlee 746.
Browning, C. H. 570, 628, 665, 666, 682.
Bruce, J. 20.
Bruckner, V. 110.
Brüll, W. 417, 418.
Brüngerg, H. 440.
Bruger, M. 294.
Brugsch, Th. 85.
Bruncken, K. 192.
Bruner, W. M. 637.
Bruns, F. 577.
Brunton 237.
Bucherer, H. T. 50, 656.
Buchmann, E. R. 299, 647.
Buck, M. 750.
Buck, J. S. 48, 108.
Buck 346.
Budwig, J. 154, 155.
Bücher 217.
Büchi, J. 132.
Bückmann, J. H. 599, 729.
Bürgi, E. 5, 6, 534.
Bürr, K. 409.
Bütschli 7.
Bufalini 155.
Bugie 752.
Bulow, Th. A. 136.
Bunker, J. W. 397.
Burckhalter, J. H. 659.
Burckhard, W. 615.
Burckhardt, E. 205.
Burdon, K. L. 744.
Burg 697.
Burg, J. M. 203.
Burger, A. 513, 685.
Burger, A. M. 604.
Burkhardt, G. N. 401.
Burill, M. W. 428.
Burmeister, E. 568.
Burr, G. O. 412, 413.
Burschkies, K. 553, 554.
Burtner, R. B. 29, 152.

Burtner, R. R. 152.
Burton, M. 746.
Bush, M. T. 47, 757, 758, 759, 760.
Busch, M. 38, 474, 575.
Butenandt, A. 275, 400, 423, 427, 428, 429, 430, 432, 434, 441, 443, 444, 446, 447, 449, 450, 451, 453, 454, 463, 464, 465, 482, 484, 488, 489, 490, 494, 497, 508, 511, 512.
Butler, T. C. 47.
Buttle, G. A. H. 703, 709, 726, 732, 734.
Butz, L. W. 268.
Buu-Hoi, Ng. Ph. 478, 671, 742.

Cacciavillani, B. 587.
Cahours 73.
Cain, S. K. 339.
Callow, N. H. 428.
Callow, R. K. 745.
Caltwell, A. G. 685.
Campaigne, E. E. 148.
Campbell, K. N. 660.
Campbell, N. R. 469.
Campbell, W. B. 477.
Camus, L. 191.
Cannes 20.
Caronia 557.
Carpenter, C. P. 700.
Carother, A. F. 675.
Carrava, G. 418.
Carter, H. E. 292, 754.
Cartiner, P. E. 251.
Casanova, R. 503.
Case, F. H. 150.
Cavallito, J. 775, 779.
Centolella, A. P. 30.
Chabrier, R. 172.
Chaim, E. 742.
Chain, R. 743, 759, 764.
Chalmers, J. R. 516.
Chapman, N. B. 676.
Chargaff, E. 524.
Charkley, L. 582.
Charonnat, R. 155.
Chattaway, D. 25, 26.
Chatterway, F. D. 520.
Chaux, R. 44.
Chen, A. L. 201.
Chen, K. K. 201.
Cheney, L. C. 218, 415.

Chiemann 590.
Chin, V. 778.
Choay, E. 606.
Chopra, R. N. 657, 680.
Christ, A. 134.
Christiansen, T. 148.
Christiansen, W. G. 66, 148, 149, 657.
Christina 557.
Christophers, Sr. 556.
Christopherson 557.
Chuang, C. K. 456.
Ciamician 281.
Ciusa, R. 84.
Cjuha, B. C. 361.
Claisen, L. 184, 530.
Clapp, R. C. 215.
Clark, J. H. 721.
Clarke, H. T. 297, 298.
Classen, A. 529.
Claus 523.
Clemo, G. R. 633, 662.
Climenko, D. R. 706.
Cline, J. K. 300, 301.
Clinton, K. O. 133.
Close, W. L. 52.
Clowes 19.
Clute 293.
Clutterbuck, P. W. 758, 759.
Coates, H. 111.
Cobler, H. 482.
Coghill, D. 770.
Cohen, A. 325, 644, 645.
Cohn, J. 644.
Cohren, A. 456.
Colemann, G.W. 583.
Coles, H. W. 130.
Collier 590.
Combes, D. 68.
Combes, R. 255.
Conger, T. W. 203.
Conklin, R. E. 401.
Conn, R. C. 58.
Conrad, M. 59, 664.
Consden, R. 745.
Contardi, A. 162.
Controulis, J. 750.
Cooch, J. F. 366.
Cook, A. H. 101, 111.
Cook, C. F. 149.
Cook, H. 760, 773, 774.
Cook, J. W. 427, 446, 456, 466, 467.
Cook, T. S. 153.
Cooksén, H. 293.
Cooley, G. 341.
Cope, A. C. 42, 48, 89, 648.
Corbett, R. E. 773.

Corbit 588.
Cortland, G. F. 71.
Cowley 567.
Cox, E. H. 271,604.
Coy, N. H. 715.
Crafts, J. 535.
Craig, L. E. 174.
Craig, L. C. 743, 749, 773.
Crede 588.
Credner, K. 214.
Cremer-Bartels, G. 739.
Criegée, R. 361.
Crippa, G. B. 724.
Cronquist, C. 535.
Crooks, jr., H. M. 750.
Crossley, M. L. 700, 706, 707, 709, 711.
Cruz, A. O. 614.
Csermyci, J. 519.
Curt, F. H. S. 672, 673, 675, 676, 677.
Curti, L. 227.
Czoch 220.
Czykulski 178.

Dähnert, W. 80.
Dahlbom, R. 153, 217, 219, 220.
Dakin, H. D. 520, 521, 522.
Dale, H. R. 119.
Dallmagne, M. J. 278.
Dam, H. 414.
Damm, E. 529.
Damm, H. 241.
Dane, E. 457.
Daniel, L. J. 339.
Dann, O. 738, 739, 751.
Danneel, R. 182.
Dannenbaum, H. 426, 427.
Dannenberg, H. 444.
D'Antoni 275.
D'Arcy-Hart, P. 745.
Daschavsky, P. G. 190.
David, K. 428.
David, N. A. 524, 551.
Davidson, L. S. P. 340.
Davidson, M. 419.
Davies, W. 631.
Davis, J. P. 52.
Davis, M. 366.
Davis, M. E. 129.
Day, P. L. 333.
Debus 535.
Deckenbrock, W. 219.

De Eds, F. 276.
Degnan, W. M. 156, 157.
Dehn, W. M. 544.
Demjén, J. 471.
Depierre, F. 172.
Deppe, M. 400.
Dernal 424.
De Rouaux, G. 182.
Despois, R. 234.
Deuel, H. J. 391.
Deutsch, A. 368.
Deutsch, D. 7.
De Vries, W. H. 333.
Dewar, M. J. S. 284.
Dewing, T. 699, 736.
DeWitt, T. Keach 43.
Dexter, M. J. 600.
Dickinson 597.
Dieckmann, W. 66.
Dieterle, H. 252.
Dietrich, B. 530, 719.
Dimroth, K. 394, 395, 399, 400, 401.
Dimroth, O. 503, 579.
Dinkley, S. B. 415.
Dirscherl, W. 429, 433, 453, 454, 465, 485, 534.
Disbet, H. B. 160.
Dittmer, H. 355.
Djerassi, C. 118, 219, 462.
Djodehamel jr., H.R. 756.
Doan 333.
Dobson, J. 683.
Doczi, J. 175.
Dodds, E. C. 72, 466, 467, 468, 469, 470, 474, 477.
Doebner 81.
Doering, E. 761.
Doering, W. 642.
Doezi, J. 48.
Dohrn, M. 530, 719.
Dohrn 81.
Doisy, E. A. 415, 416, 450, 451, 453.
Doladilke, M. 625.
Dolan, L. A. 352, 354, 355.
Dold, H. 779.
Dolliver, M. A. 419.
Domagk, G. 694, 703, 709, 728, 740, 742.
Domenjoz, R. 116, 185, 214, 277, 615.
Dominikiewicz, M. 597.
Donatelli, C. 85.
Donath 296.
Dorfmann, R. J. 428, 464.

Dornow, A. 111, 192, 304.
Dosiere, C. E. 247.
Dostrovsky, A. 743.
D'Ouville, E. L. 38.
Dox, A. W. 38, 43.
Drain, D. J. 612.
Dreischulte, H. 587.
Dreser 74.
Druckrey, H. 283.
Drucks, G. 772.
Druey, J. 717.
Drummond, J. 401.
Dubinin, B. M. 656.
Dubos, R. 744, 747.
Duden, P. 57, 87, 597.
Dudley 205.
Dückerhoff, H. 524.
Duegan, B. S. 703.
Duisburg, K. 70.
Dumas 73.
Dunker, M. F. W. 581.
Dunning, jr., B. 122, 130.
Dunshee, R. 750.
Duquenois, P. 250.
Duschinsky, R. 352, 354, 355.
Dustin, A. P. 283.
Dutscher, D. 757, 758, 760.
Duvaux, L. 589.
Duyvené de Wit, J.J. 449.
Dyson, G. M. 560.

Eagle, H. 551.
Eakin, R. E. 355.
Eakin, jr., F. A. 355.
Eassen, L. H. 198.
Easson, A. P. T. 260.
Eberhard 193.
Eddy, N. B. 93, 94, 97, 99.
Eder, K. 457.
Edinger, A. 637.
Ebrhardt, A. 275.
Ebrhardt 23.
Ehrhardt, G. 43, 103, 105, 117, 485.
Ehrenstein, M. 509.
Ehrlich, J. 750.
Ehrlich, P. 4, 55, 541, 542, 544, 550, 551, 556, 557, 579, 609, 621, 623, 627, 628.
Eggenberger, D. N. 602.
Eichholtz, F. 586.
Eichholz, F. 273.
Eidebenz, E. 197.
Eijkman 295, 296.

Eilers, L. K. 97.
Einhorn, A. 139, 141, 142.
Eisenbrand, J. 123.
Eisleb, O. 9, 99, 101, 102, 105, 146, 629, 632.
Eistert, B. 458.
Eker, J. M. 170.
Ekstrand, T. 153, 725.
Elderfield, R. C. 655, 658, 660.
Elger, F. 360.
Elion, G. B. 339.
Ellingson, R. C. 722.
Ellis, B. 341.
Elvehjem, C. A. 326, 343, 346.
Emerson, E. A. 402.
Emerson, O. H. 402.
Emmart, W. 756.
Emmel, L. 277, 626.
Emmerich, R. 742.
Emmet, A. D. 418.
Emoto, S. 320.
Engelsing, M. 63, 72, 75.
Engle, D. J. 510.
English, jr., J. 290.
English, J. P. 721.
Enzinger, H. 366.
Eppenauer, A. 259.
Erkoli, A. 162.
Erdelmeier, K. 200.
Erdös, J. 234.
Erdtmann, H. 132.
Erlenmeyer, jr., H. 612.
Erlenmeyer, H. 233, 344.
Eschenbrenner, H. 599.
Etterich, M. 174.
Ettlinger 438.
Ettlinger, M. G. 295.
Eugen, C. O. 174.
Euler, v., B. 367.
Euler, v., H. 296, 340, 344, 365, 367, 374, 389, 502.
Evans, H. McL. 401, 402, 412.
Evans, R. L. 745.
Everse, J. W. R. 499.

Fainshmidt, O. 749.
Faraday, M. 278.
Fargett, G. H. 737.
Farrelle 771.
Faust, E. C. 275, 624.
Favorsky, M. V. 617.
Featherstone 231.
Feigen, G. A. 192.

Feinberg, M. 214.
Feld, E. 482.
Feldt, A. 590, 692.
Felke 710.
Felows, E. J. 165.
Ferchl, F. 2.
Ferguson, J. K. W. 20.
Fernholz, E. 400, 402, 417, 418, 419, 430, 432, 482, 508.
Fieser, L. F. 87, 90, 416, 417, 418, 426, 438, 468, 477.
Fieser, M. 87, 426.
Filehne 55, 60, 127.
Filomeni, M. 274.
Finar, J. L. 633.
Fincke, E. 252.
Finkelstein, M. 106.
Finkelstein, J. 300, 327, 329, 737.
Finlay, A. C. 752.
Fischer, E. 35, 56, 127, 128, 240, 260, 361, 525, 539, 623, 624.
Fischer, F. 179.
Fischer, O. 55, 623, 624.
Fischer, W. H. 437, 439, 504.
Fischl, G. V. 597, 631.
Flächer 179.
Fleisch, A. 185.
Fleischmann, R. 590, 592.
Flemming, A. 743, 764.
Fletscher 764.
Florey, H. W. 742, 743, 756, 761, 763, 764.
Fodor, G. 185, 750.
Fodor, v., G. 473.
Földi, Z. 471, 473.
Förster, B. 189.
Folk, G. 116.
Folkers, K. 317, 320, 321, 322, 341, 342, 346, 355, 499, 752, 754, 755, 768.
Fontaine, D. 778.
Ford, H. 749.
Fordmore, A. H. 116.
Foreman, E. L. 473.
Forestier, J. 587.
Fosdick, L. S. 143, 148, 149.
Fossbinder, R. J. 147, 715.
Foster, J. W. 743, 752.
Foster 726.

Fourneau, E. 129, 137, 138, 193, 553, 554, 583, 654, 690, 692, 711, 732, 733, 734.
Fränkel, S. 524.
Fraenkle-Conrat, H. 745.
Frahm, H. 763.
Frank, H. R. 751.
Franklin, A. L. 339.
Fraser 173.
Fredericq, P. 744.
Freier, H. E. 654.
Freitag, A. 161.
de Fremery, P. 499.
Frenkenberg, S. 48.
Fretwurst, F. 45.
Freudenberg, K. 162.
Freund 20.
Freund, M. 90, 95.
Fried, J. 749, 754, 755, 756.
Friedel, C. 535.
Friedheim, E. A. H. 549, 555, 560.
Friedlaender, S. 214.
Friedmann, E. 178, 179.
Friedmann, H. L. 677.
Friedrich, K. H. 132, 136.
Fritzsche, H. 402, 406.
Fromherz, K. 97, 106, 152, 154, 177, 178.
Fromm, E. 731, 732.
Frost, J. 51.
Frush 576.
Fry, E. M. 417.
Fry, W. E. 38.
Fuchs, H. C. 496.
Fürth, V. 178.
Fühner 5.
Fuggar, M. 750.
Funk 296.
Funke, A. 172, 174, 200.
Funke, K. 680.
Fußgänger, R. 445, 667.
Fuzikawa, F. 605.

Gabriel, S. 209.
Gaddum, J. H. 517.
Gärtner, H. 601.
Gätzi-Fichter, M. 329.
Gaind, K. N. 132, 137.
Galinovsky, F. 435, 436.

Gallagher, Th. F. 426, 465.
Gams, A. 107.
Ganapathà, K. 702.
Ganapti, G. 731.
Garbo, P. W. 343.
Gardner, J. H. 634, 635.
Gardner, Th. S. 612.
Garduer 764.
Garforth, P. 209, 210.
Garkuscha, G. A. 205.
Gartland, G. F. 502.
Gartner, J. F. 744.
Gartner, J. G. 152.
Gartner, J. H. 143.
Gates, M. 90, 91.
Gattermann, L. 406.
Gaumann 773.
Gauratz, E. 574.
Gause, G. F. 744, 745, 748.
Gay, L. N. 251.
Gebauer, R. 37, 43.
Geiling, E. M. K. 534.
Geiger, B. 757.
Gelina, A. S. 715.
Gelmo, P. 698.
Gerber, E. 760.
Gershenfeld, L. 524.
Ghamrawi, M. A. 38.
Ghigi, E. 656.
Ghosh, A. R. 361.
Ghosh, T. N. 661.
Gibbs 646.
Gidelman 381.
Gierhacke 538.
Giesecke 81.
Giesen, J. 613.
Gilespie, J. M. 340.
Gillmann 151.
Gillmann 132.
Gilm, von 74.
Gilman, A. 287.
Gilmann, H. 27, 659.
Gióffredi, C. 71.
Girard, A. 450, 451, 452, 590, 696, 732, 742.
Giunchi, G. 746.
Ginzel, K. H. 174, 175.
Glanzmann, E. 62.
Glaser, C. 328.
Glet, E. 48.
Gley, P. 696, 732.
Gluschke, A. 268.
Gnehm 617.
Godchot, M. 129.
Gönnert, R. 687.
Goericke, R. 593.
Goerley, J. J. 743.

Goissedet, P. E. C. 234, 696.
Goldberg, A. A. 632, 633, 671, 722.
Goldberg, G. Ss. 519.
Goldberg, M. W. 426, 438, 440, 441, 443, 448, 465, 469, 485, 489.
Goldberg 346, 351.
Goldschmidt, C. 155.
Goldschmidt, E. 106.
Golvotschinskaja, Je. S. 661.
Goodlow, R. J. 744.
Goodson, J. A. 645.
Goodson, L. H. 72, 112.
Goodwin 387.
Gordon, H. E. 175.
Gordonoff, T. 534.
Gore, S. 758.
Goris, J. E. 20.
Gotardo, jr., P. 363.
Goth, A. 750, 757, 758, 759.
Gottlieb, R. 261.
Graebe, C. 629.
Graf, H. 145.
Graff 66.
Graham, J. D. P. 115.
Grandel, F. 412.
Gratia, A. 744.
Gray, A. J. 174.
Gray, C. G. 160.
Gray, E. le B. 375.
Gray, W. H. 703, 711, 712, 735.
Greenberg, S. U. 294.
Greene, R. D. 341.
Greene 182.
Greene, R. R. 428.
Greiner, H. 530.
Grevenstuk, A. B. 721, 722, 724.
Grewe, R. 66, 89, 90, 97, 99, 297, 301, 306.
Gridgemann, N. T. 374.
Grignard, V. 27.
Grigorowski, A. M. 681.
Grimaux, E. 86.
Grimme, W. 148.
Gros, O. 123.
Gross 231.
Gross, E. G. 367.
Gross, F. 102, 207.
Gross, M. 760.
Gross, O. 273.
Grossmann, M. J. 247.

Grote, J. W. 246.
Grove, J. F. 762.
Groves 20.
Grubbl, T. C. 581.
Gruber, M. 119.
Grünbaum, A. 120.
Grünberg, F. L. 258, 583.
Grüneberg, Th. 526.
Grüssner, A. 90, 328, 329, 330, 346, 348, 358, 361.
Grumbach, A. 601.
Grundmann, Chr. 37, 38, 373.
Grundmann, W. 395.
Gryszkiewicz-Trochimowski, E. 146.
Gsell, O. 722.
Gstirner, F. 575, 576.
Günter, G. 771.
Günther, P. H. 406.
Guerdas, M. 28.
Gürischig 573.
Gum, I. A. 192.
Guri, I. W. C. 60.
Gurd, M. R. 192.
Gurin, S. 297, 298.
Gusek, E. 117.
Guthe, A. 60.
Gutschmidt, H. 599.
Gutschmidt, J. 571.
Guy, A. 625.
György, P. 307, 316, 345, 346.

Haak, E. 155.
Haas, H. 212.
Haas, H. T. A. 243, 579, 586.
Haas, L. 256.
Haberland, G. 613.
Haberling, W. 1.
Hachner, E. 338.
Haddow, A. 287.
Haenni, E. O. 143.
Hämmerli, F. 527.
Hänel, F. 413.
Hänel, L. 275, 276, 625, 626.
Hagedorn, P. 78, 688.
Hagemann, C. 481.
Hager, G. P. 512.
Hages, K. 215.
Hahl, H. 535.
Hahn, F. 19, 577.
Haitinger, L. 530.
Halcrow, B. E. 685.
Hald, J. 536.
Haller, H. 71.
Halpern, B. N. 114.
Hamet, R. 189.
Hamlin, K. E. 216.

Hammel, W. M. 152.
Hammer 257.
Hanisch, G. 428.
Hankin 675.
Hanly, W. E. 288.
Hansen, A. F. 413.
Hansen, H. L. 143.
Hanusch, F. 433, 485.
Hanze 388.
Hanzlik, P. I. 570.
Harington, C. R. 299.
Harington, W. R. 513, 514, 515.
Harrimann, B. R. 53.
Harrington, Th. 382.
Harris, J. A. 768.
Harris, St. A. 304, 317, 320, 321, 322, 324, 325, 346.
Hart, W. F. 600.
Hartmann, F. A. 499.
Hartmann 85, 211, 482, 717.
Hartung, W. 184.
Harvill, E. K. 231.
Harzbecker 259.
Harzfeld 575.
Haskelberg, L. 701.
Hass, H. B. 202.
Hata 542.
Hausmann, E. 447.
Hauschild, F. 192.
Hawking, F. 553.
Haworth, D. 171.
Haworth, E. 727.
Haworth, J. W. 163, 312.
Haworth, R. D. 605, 661.
Haworth, W. N. 356, 358, 360, 427.
Hayward, E. 619.
Hazard, R. 51, 200.
Hazleton, L. W. 41.
Heathly, G. 764, 774.
Hecht, S. 391.
Hecht, G. 166, 586, 680.
Hedebrand, A. 637.
Heer, S. I. 479, 481.
Hefter 592.
Heffter, A. 255.
Hegner, R. 498.
Heiken, K. 609.
Heilbron, I. M. 373, 375, 377, 381, 389, 390.
Heilmeyer, L. 287, 289, 577, 741.
Heim, W. 531.
Heimann, E. A. 588.
Heinemann, P. G. 599.

Heinrichs 726.
Heinz 139.
Heirmann, P. 182.
Held 14.
Helferich, B. 361.
Heller, H. 193.
Hellerbach, J. 90.
Hellmann, H. 436.
Helmholtz 16.
Hemming, G. 760.
Hemphill, R. E. 51.
Hems, B. A. 516.
Henderson, V. E. 20, 21, 22.
Hendry 646.
Henecka, H. 59, 319, 662, 663.
Henze, H. R. 48, 50, 51, 724.
Hepding, L. 366.
Hepner, B. 48.
Herken, H. 283.
Herold, M. 234.
Herrmann, H. 410.
Hershberg, E. B. 468.
Hertz, R. 498.
Hess, A. F. 392.
Hesse, E. 136, 574.
Hetherington, A. C. 758, 759.
Hettche, H. O. 601.
Heubner, W. 7, 575, 587, 589, 590.
Heusner, A. 444.
Heusser, S. H. 448.
Hewett, C. L. 456.
Henry, T. A. 267.
Heyden, von, L. 73.
Heyl, F. W. 493.
Heymann, L. 688, 693.
Hickey, R. J. 751.
Hidy, P. H. 751.
Higgens, J. A. 119, 160.
Higuchi, K. 770.
Hild, A. M. 211.
Hildebrandt, F. 451, 452.
Hildebrandt, W. 496.
Hildenbrandt, J. 259.
Hilditsch, H. 412.
Hill 188, 582.
Hill, A. J. 155.
Himmelsbach, C. 100.
Hinsberg, O. 70, 651.
Hintzelmann, U. 121.
Hirano, S. 428.
Hirata, J. 748.
Hirsch 144.
Hirsch, A. 746.
Hirschberg, E. 53.

Hirschfelder, A. D. 119, 130, 625.
Hirschhorn, H. 747.
Hirschmann, I. 747.
Hirst, E. L. 356, 358.
Hobson, J. D. 605.
Hoch, J. 467, 468.
Hodenberg, v. 290.
Hörlein, H. 87, 615, 662, 689.
Hoffer 324.
Hoffmann 55.
Hoffmann, E. 568.
Hoffmann, J. 278.
Hoffmann, K. 115.
Hofmann 618.
Hofmann, A. 206.
Hofmann, v., A. W. 86, 536, 622, 625.
Hofmann, H. 80.
Hofmann, J. 597.
Hofmann, K. A. 536.
Hofmann, K. 352, 353, 354, 494.
Hogan, A. G. 333.
Hogg, J. A. 481.
Hohlweg, W. 479, 499.
Holbert, J. M. 246, 744.
Holcomb, W. F. 415.
Holden, M. 778.
Holly, F. B. 755.
Holst, A. 356.
Holtz, P. 123.
Hoover, F. W. 202.
Hoover 346.
Hopkin, A. H. 729.
Hopkins 392.
Hopkins, C. G. 165.
Hopkins, F. G. 366.
Horeau, A. 479.
Horne, B. H. 145.
Horsters, H. |85, 621.
Hoshino, T. 169.
Houben, J. H. 20.
Houtman, A. C. 335.
Howard, W. C. 86.
Howes, H. A. 97.
Huang, L. S. 67, 68.
Hubbart, R. 391.
Huber, W. 377, 378.
Hudchison, W. C. 683.
Hudson, B. J. 475.
Hügin, W. 173.
Hültenschmidt, G. 67.
Huffmann, M. N. 464.
Huldschinsky, K. 392.
Hultquist, M. E. 333.
Hultquist, M. F. 700.

Hume, E. M. 413, 414.
Hunt, R. 162, 164, 165, 166, 173.
Hunter, A. R. 175.
Hunter, C. 295.
Hunter, H. J. 216.
Hunter, J. H. 481, 703.
Hunziker, F. 494.
Hurd, Ch. D. 271.
Hutchings, B. L. 333.
Huttrer, C. P. 214, 215.

Ichiba, A. 318, 319, 320.
Ing, H. R. 116.
Inhoffen, H. H. 371, 372, 381, 455, 456, 461, 465, 466, 479, 494.
Ipatiew, W. 20.
Isacescu, D. A. 321.
Isbell 576.
Ishiwara, F. 179.
Isler, H. 211.
Isler, O. 377, 378, 388.
Issekutz, v., B. 106.
Issekutz, v. jr. 106.
Iwaschtschenko, I. N. 37.

Jackel, S. S. 356.
Jackmann, M. 294.
Jacobs 236.
Jacobsohn, W. 180.
Jacques, J. 479.
Jaeger 512.
Jakobi, A. 773.
Jakobson, E. 536.
Jancsó, v., H. 556, 692.
Jancsó, v., N. 668, 692.
Jann, J. 747.
Jansen 296.
Jansen, F. 747.
Jansen, W. H. 668.
Janssen, H. 204.
Jaques, R. 214.
Jennings, A. 759, 761, 764.
Jensch, H. 664, 666, 667.
Jensen, K. A. 103, 410, 613, 699, 700, 708, 717, 718, 719, 724, 728.
Jerchel, D. 602.
Jilliken, F. 613.
Jirát, E. 234.

Joachimoglu, G. 121, 539.
Jötten, K. W. 556.
Jodlbauer 627.
Johnson, R. B. 776.
Joines, R. R. 304.
John, W. 402, 403, 406, 408, 409, 410.
Johns, B. 203.
Johnson 248.
Johnson, B. A. 743.
Johnson, C. W. 744.
Johnson, E. A. 744.
Johnson, J. M. 529, 546.
Johnson, N. S. 658.
Johnson, T. B. 190, 195.
Johnson, W. S. 459, 460.
Johnston, J. F. A. 20.
Johnstone, B. I. 583.
Jonas, T. S. G. 746.
Jones, A. 305.
Jones, G. 749.
Jones, H. 757.
Jones, R. E. 319.
Jones, R. G. 294.
de Jonge, J. 719, 729.
Jordan, Ch. N. 143.
Joubert 742.
Jowett 166.
Jucker, E. 373, 374, 381.
Jülliard 591.
Jürgens, R. 332.
Julian, P. L. 168.
Jung, J. R. 233.
Jung 657.
Junkmann, K. 31, 113, 117, 621.
Junowize-Kocholaty R. 748, 749, 752.
Jyoumans, W. B. 188.

Kachler, J. 225.
Kägi, H. 10, 24, 34, 441, 443, 444, 491.
Kahle 573.
Kaiser, K. 198.
Kaiser, P. 252.
Kaku, T. 85.
Kalkoff, W. 741.
Kanao, S. 128, 129, 137, 195.
Karke, H. 172.
Karrer, P. 125, 305, 309, 310, 311, 313, 326, 340, 348, 356, 365, 367, 371, 373, 374, 375, 376, 377, 381, 389, 390, 402, 403, 404, 406, 408,

409, 410, 413, 415, 418.
Kaselitz, O. 308.
Kast, A. 24.
Kathol, I. 494.
Katznelson, M. M. 43.
Kauer, K. C. 278.
Kaufmann, A. 99, 640, 650.
Kaufmann, H. P. 5, 23, 31, 56, 57, 63, 65, 67, 68, 71, 72, 74, 75, 76, 77, 78, 80, 87, 120, 121, 154, 155, 156, 157, 237, 242, 256, 257, 258, 259, 260, 262, 268, 273, 371, 412, 413, 414, 533, 536, 538, 572, 574, 589, 607, 610, 611, 613, 615, 619, 637, 649, 688, 729, 730.
Kauftheil, L. 253.
Keenan, G. L. 71.
Keitt, W. 750.
Keller, R. 162.
Kelly, W. 632, 633, 671, 722.
Kelner, A. 748, 752.
Kendall, E. C. 499, 506, 513.
Keneford, J. R. 661.
Kermack, W. O. 661, 683, 685.
Kernfeld, C. 749.
Kerszetesy, J. G. 327.
Kerwin, J. F. 192.
Keyser, F. 38.
Kiefer, H. 344.
Kienle, H. 69.
Kiese, M, 198.
Kikuth, W. 563, 564, 565, 618, 639, 654, 657, 680, 687, 711, 719, 751.
Killian 19.
Kimmig, J. 213, 602.
Kindler, A. 203.
Kindler, K. 190, 191, 641, 645.
King 424.
King, H. 172, 173, 283, 644, 645, 646, 668, 693.
King, J. A. 48.
Kirchner, F. K. 613.
Kirk, R. 205.
Kirssanow, A. W. 37.
Kiss, J. 750.
Kissinger, L. W. 717.
Kissling, O. 113.
Kitamura, R. 58.

Kitasato 361.
Kjaer, A. 717.
Klarer, J. 695, 709, 710, 728.
Klarer, W. 443.
Klarmann, E. 603.
Kleiderer, E. C. 42.
Klein, A. M. 424.
Klemper, F. 595.
Klenk, M. M. 106.
Kliegl, A. 630.
Klosa, J. 422.
Klose, A. A. 415, 417, 418.
Kneise, G. 123.
Knobloch, H. 737, 738.
Knoefel, P. K. 152.
Knoevenagel, E. 227.
Knorr, L. 3, 56, 57, 58, 60, 86, 87, 573.
Knunjanz, I. L. 682.
Kober, E. 37, 38.
Kobert 62, 140.
Kobayashi, T. 169.
Koch 426.
Koch, I. 144.
Koch, R. 518, 541, 587, 590, 689.
Kocher 341.
Kögl, F. 345, 346.
Koehn, jr., C. J. 326.
Koehner, A. 457.
Koelzer, P. 613.
Koenigs, E. 530.
Koenigs, W. 640.
König 55, 589.
Koepfli, J. B. 646.
Koeppen, A. 249.
Köster, H. 436.
Kötz, A. 66.
Kofler, L. 575.
Koft, E. 150.
Kohlbach, D. 697.
Kok, D. I. 268.
Kolke 3, 73.
Kolle, I. W. 693.
Kolle, W. 546, 548.
Keller 123, 126.
Kolloff, J. G. 116, 703.
Komppa 225.
Kondo, T. 256.
Konzett, H. 183, 193, 203.
Kopf, R. 293.
Korbsch, R. 567.
Korenchevsky, V. 424, 426.
Koreniako, A. 749.
Koreniako, I. 757.
Korman, J. 481.
Kornfeld, E. C. 319.
Kornmüller, E. A. 14, 16.

Koster, L. 682.
Kovacs, E. 472.
Kovacs, O. 181.
Kraft, K. 291, 292, 358.
Kraft, L. 361.
Kramer, H. 135.
Krantz, jr., J. C. 22, 238, 611.
Krassilaikow, A. 757.
Kraushaar, A. 220.
Kraut, H. 573.
Krebs, K. G. 275.
Krehl 54.
Kreitmair, H. 162.
Kremer 26.
Krentz, C. 117.
Krewson, Ch. F. 366.
Kringstad 346.
Kropatschewa, A. A. 150.
Krüger, H. H. 117.
Krüpe, M. 277, 626.
Kubo, T. 92.
Kudszus, H. 432, 449.
Küchler, K. 76.
Kuegeberg, W. H. 277.
Kühling, O. 308.
Kühnau, J. 366.
Kühnau, S. 344.
Kühner, H. A. 549.
Külz, F. 112, 198.
Küssner, W. 366.
Küster, E. 619.
Kuhn, R. 307, 308, 309, 310, 311, 313, 314, 316, 317, 318, 328, 329, 331, 340, 343, 344, 367, 368, 371, 373, 377, 393, 526, 602, 613, 704, 737, 739.
Kuizengau, M. H. 502.
Kukess, I. M. 616.
Kukel 66.
Kunz, W. 618, 772.
Kuschinsky, G. 188.
Kuwada, S. 443, 446, 470, 471, 490.
Kyrides, L. P. 215.

Labes, R. 609, 625.
Lachlan 645.
Lacey, M. 760, 774.
Ladenburg 193.
Lagodzinski, K. 629.
Laivson, E. J. 439.
La Lande, jr., W. A. 268.
Lamson, P. D. 271, 273.
Lanfranchi, L. 344.
Langecker, H. 108.

Langenbeck, W. 179.
Langer, R 398.
Langley 17.
Langlyke, F. 748, 753, 765, 779.
Langston, W. C. 333.
Lanz, J. 619.
Lapp, Ad. 734.
Lapp, H. 22.
Laqueur 427, 438.
Lardon, A. 502, 506.
Larsen, V. 536.
Larson 598.
Lauber 697.
Lauer, A. 572.
Lauter, W. M. 568, 570, 571.
Lawson, W. 72, 467, 468, 469.
Lazarus, M. J. 259.
Lazarus, S. 115.
Leach, E. 749.
Leake, C. D. 551.
Lease 346.
Leben, C. 750.
Lecher, H. Z. 58.
Lecoq, J. 671.
Lederer, E. 367, 373, 375.
Ledrut, J. 68.
Lee, Co. 616.
Lee, J. 66.
Leffler, M. T. 143, 158, 159.
Lehmann 611.
Lehmann, G. 29, 152, 205.
Lehmann, L. 422.
Lehmann, T. 67.
Lehmstedt, E. 630.
Lehmstedt, K. 153.
Leinzinger 106.
Lemaistre, J. W. 246.
Lembke, A. 763.
Lenart 575.
Lendle, L. 158, 278.
Lennon, W. G. 52.
Leonard, C. S. 556.
Leprowsky, S. 412.
Leroux 73.
Leschke, E. 611.
Lespagnol, A. 192.
Lettré, H. 283, 284, 286, 287, 395, 396.
Leubnet, G. W. 713.
Leukart, R. 204.
Levaditi, C. 567, 590, 696, 697, 733, 741, 761.
Levy, J. 138.
Lew, H. R. 730.
Lewino, P. 619.
Lewis, J. C. 745.
Lewis, R. A. 702.

Leyden, H. 4.
Libermann, D. 737.
Lichstein, H. 747, 748.
Lieben, Ad. 530.
Lieberherr, R. 117.
Liebreich, O. 25, 26.
Liebermann 635.
Liebrecht 566, 588.
Liebig, H. 525.
Lil, E. 569.
Limpach, L. 59, 664.
Lin, L. C. 563.
Lindemann, W. 66.
v. d. Linden, T. 278.
Lindenberg, W. 752.
Lindenstruth, A. F. 175.
Linder, S. 737.
Lindlar, H. 377.
Lindner, E. 221.
Lindwall, H. 82.
Linell, W. H. 106, 512, 632, 633, 634.
Lincoln, E. H. 213.
Lintzel 577.
Linossier 757.
Linsert, O. 392.
Lipmann, F. 305, 518.
Lischer, C. F. 143.
Lisker, F. 745.
List 293.
Lister 603.
Litvan, F. 458.
Livinston, A. G. 165.
Livingstone, H. M. 22.
Locke 739.
Lockemann, G. 609, 619.
Lockemann, K. 422.
Löfgren, F. V. 143.
Löfgren, N. 132.
Lösekann, G. 597.
Loeser, A. 289, 469, 518.
Löw, L. 371.
Loew, O. 56.
Loewe 64.
Loewe, S. 426.
Loevenhadt, A. S. 143.
Logemann, W. 494, 496, 497, 510.
Lohmann, K. 305, 391.
Long, L. 513.
Long, L. M. 51, 750, 751.
Loot, A. 149.
Looy, P. H. 746.
Lott, A. W. 20.
Lott, W. A. 130, 715.

Lourie, E. M. 555, 668, 669.
Lowe, J. 737.
Lucas 346.
Ludford, R. J. 283.
Ludwig, W. 517.
Lühr, W. 599.
Lüttringhaus, A. 392, 398.
Lütz, R. E. 332.
Lützel, W. 577.
Lukes 754.
Lumiére, A. 591.
Lund, H. 453.
Lunde, G. 332, 346.
Lundquist, F. 708, 724.
Lurje, S. I. 152.
Lusignani, L. 524.
Luzzatto, R. 84.
Lynn, E. V. 143.
Lythgoe, B. 332.

Ma, S. Y. 153.
Macartney 720.
MacCorquodale, D. W. 415, 416, 454.
Macdonald, A. D. 102, 106.
MacFarland, H. N. 534.
Mach 273.
Machenko, H. J. 201, 202.
Machens, H. 304.
Macht, D. I. 119, 129, 155.
Mackenzie, J. B. 410.
MacLagan, N. F. 289.
Maclennan, J. S. 82.
Madhusudanan Pandalai, K. 82.
Maffei, S. 724.
Maggiolo, A. 658.
Magidson, O. J. 135, 205, 654, 655, 659, 661, 681, 682, 715.
Magunna, K. 21.
Maisch, M. 737.
Major, R. T. 136, 150, 329.
Majnarrich, J. J. 339.
Makino, R. 313.
Malentachi, L. A. 708.
Mamoli, L. 437, 453, 484.
Mangini, A. 697.
Mann, F. G. 676.
Mannich, C. 66, 93, 136, 139, 144, 145, 177, 180, 184.
Manske, R. H. 195.

Marcenac 272.
Marchetti, E. 485.
Marker, R. E. 438, 451, 464, 487, 492, 494, 499, 508.
Markownikoff, W. 44.
Marrian, G. F. 450.
Marshall 346.
Marshall, C. W. 438.
Marshak, A. 776.
Martella, E. 478.
Martin, G. J. 413.
Martin, H. 706.
Master, L. 637.
Masy, S. 527.
Mathja, W. 574.
Matill, H. A. 401.
Matsumoto, H. 196.
Matthes 54.
Matti 736.
Mattick, A. T. R. 746.
Maurer, H. 198.
Maus, H. 679, 680, 681, 682, 686, 687.
Maxwell, Ch. E. 116.
May, E. L. 56.
May, R. 291.
Mayer-Gross 232.
Mayer, R. L. 214, 739.
Mazza, F. P. 397, 697, 708.
McArthur, C. S. 402.
McCasland, G. E. 677.
McCollum, E. V. 366.
McCombie 172.
McCormack, W. B. 475.
McCowen, M. C. 758.
McDonagh 557.
McElvain, S. 115, 139, 158.
McGinty, D. A. 508.
McGowan, J. C. 762, 774, 775.
McIllwein 745.
McIntyre, A. R. 148.
McKenzie, J. B. 292.
McKee, W. 415.
McLeod, C. 744.
McNamer, R. B. 271.
McWalter, R. J. 401.
Mead, J. F. 646.
Meerwein, H. 27, 311.
McFarland 293.
Mehring 525.
Meier 217.
Meier, J. 340.
Meier, R. 210.
Meiser, W. 618.
Meisinger, M. A. 499.
Meissner, G. 574.

Meldahl, H. F. 489.
Mellanby, J. 392.
Mellville, K. J. 583.
Melnick, J. L. 305.
Melton, J. W. 51.
Meltzer, R. U. 175.
Mendheim, H. 274, 276.
Menge 164.
Menk, W. 597.
Mentzer, Ch. 343, 421, 478.
Menzel, O. 757.
Merck 106.
Merck, W. 127.
Meredith, D. T. 616.
Merk, E. 193.
Mertens 617.
Merz, W. 13, 14, 16, 54.
Mesnil 622.
Messner, J. 119.
Metz, E. 201.
Meunier, G. 446.
Meunier, P. 387, 400, 421, 423.
Meyer 98.
Meyer, A. 165.
Meyer-Bisch, R. 535.
Meyer-Bode, H. 527, 529, 532.
Meyer, F. 578.
Meyer, H. 574.
Meyer, H. H. 18, 20, 23.
Meyer, J. 770.
Meyer, K. H. 18.
Meyer, R. 102.
Meyer, R. K. 485.
Meyerson 17.
Meystre, Ch. 492, 493, 504.
Mezzadra, A. 697.
Michael, E. 774.
Micheel, F. 357, 358, 365.
Michel 726.
Michener, D. 777.
Michi, K. 318, 319.
Miescher, K. 102, 115, 132, 135, 437, 438, 439, 443, 454, 455, 459, 466, 479, 480, 481, 491, 492, 494, 499, 504, 505.
Mietzsch, F. 185, 607, 617, 618, 678, 679, 680, 693, 694, 696, 703, 710, 711, 713, 735, 740, 742.
Migasaka, M. 443, 490.
Migliardi, C. 397, 697, 708, 723.
Mihalovici, Ar. 569.

Milas, N. A. 382, 384, 386, 388, 389, 400.
Mildner, U. 67.
Miller 346.
Miller, C. D. 473.
Miller, C. O. 363.
Miller, C. T. 598.
Miller, E. 603, 604, 700, 729.
Miller, E. K. 738.
Miller, v., W. 641.
Miller, W. H. 294.
Milone, C. R. 400.
Milter 275.
Mingoia, Qu. 204.
Misner, R. R. 640.
Mitchell, H. K. 327, 328, 330, 333.
Mitchell, L. 251.
Mithall 662.
Mittasch, R. 365.
Miura, K. 645.
Miyajima, S. 275.
Möller 223, 393.
Möller 17.
Möller, E. F. 329, 738, 739.
Möller, K. O. 199, 275, 625.
Möllendorff, v. 286, 287.
Mogridge, R. C. G. 299.
Moffett, R. B. 115.
Mohnke, K. 154, 155.
Moir 205.
Molho, D. 343.
Molitor, H. 162, 749.
Moll, T. 411.
Mollgard 590.
Momose, T. 270.
Monche, D. 478.
Monaci, V. 746.
Moncka, J. 80.
Moncorps, C. 741.
Mondon, A. 90.
Moness, E. 637.
Moness 188.
Monnier, R. 448, 485.
Monquiom, J. 478.
Monti, L. 697.
Montnollin, de, R. 232.
Mooradian, A. 439, 713.
Moore, E. E. 591.
Moore, M. B. 148.
Moore, M. L. 708.
Moore, T. 367, 373, 391, 426.
Morf, R. 375.
Morgan, G. T. 552, 684.
Morgan, J. W. 253.
Morgans, M. E. 294.

Morgenroth 6.
Morgenroth 630.
Morren, H. 474.
Morris, C. 377.
Morrison, A. L. 97, 101, 102.
Morton 387, 391.
Morton, E. 748.
Moser, V. 524.
Mosetig 522.
Mosettig, E. 56.
Mosher, H. 277.
Mousseron, M. 129.
Moyeux, M. 737.
Mozingo, R. 755.
Mudrow, L. 639.
Mügge, H. 113.
Mühlens, P. 657.
Müller, A. 637.
Müller, H. H. 283.
Müller, H. 365.
Müller, P. 277.
Müller, R. 7, 210, 245.
Mützenhendller, S.P. 636.
Muir 557.
Murray, F. J. 744.
Muro, P. D. 682.
Musonyi, L. 722.
Muszgnug, Cr. 173, 577.
Mutzenbecher, v., P. 517.

Nabkarny, V. V. 718.
Nagai 193, 195.
Naganishi, K. 748.
Nager, U. 774.
Nagshki, J. 778.
Nakazawa, Y. 233.
Napieralski, B. 108.
Natarajan, S. 778.
Naught, M. C. 276.
Naylor, jr., Ch. A. 634, 635.
Necco, A. 680.
Neff, G. 132, 220.
Neisser 289.
Nencki, M. 79, 293.
Nesswadba, W. W. 150.
Neubauer, M. 80.
Neuberg 361.
Never, H. E. 45, 252.
Neville, A. 366.
Newberj, G. 668.
Niccolini, P. 141.
Nicloux 20
Nicolaier 81.
Nicolau 590.
Nicolle 622.
Niederl, J. B. 475, 600, 601.
Nielsen, S. 119, 120.

Niemann, C. 290, 518.
Nietzki, R. 404, 619.
Nilson, A. N. 304.
Nitti, F. 698, 699, 736.
Nitzberg, Ch. 169.
Nöll, H. 162.
Noell, W. 241.
Noelting, E. 616.
Nolan, T. J. 776.
Noller, C. R. 730.
Nolte, E. 90.
Nonnenbruch 10.
Norriss, E. R. 339.
Norsey, E. H. 700.
North, H. B. 509.
Novelli, A. 204, 582.
Nunn, C. A. 413.
Nussbaum, R. 40.
Nyman, N. 177.

Oberg, E. 148.
Obermiller, J. 603.
O'Dell, B. L. 340.
Oefner, A. P. 531.
Oelkers, H. A. 96.
Oeser, H. 531.
Oesterlin, M. 680, 683, 692.
Oestreicher, F. 268.
Offe, H. A. 742.
Ofner, P. 104.
Ogata, A. 130, 256.
Ohdake 296.
Ohle, H. 121, 365.
Ohta, K. 313.
Olcott, H. S. 402, 745.
Oldenberg, L. 94.
Olfermann, J. 752.
Oliver 178.
Olivier, H. R. 744.
Ono, M. 275.
Openshaw, H. T. 250.
Oppenauer, R. V. 430, 432, 434, 435, 443, 483, 489, 490, 491, 502.
Orestano, G. 66.
Oroshnik, W. 387.
Otolski, S. 146.
Otsuki, C. 149.
Otto 520.
Oulif, I. M. 130.
Overton, E. 18, 20, 23.
Oxford, A. E. O. 744, 762, 763.
Oxley, P. 670.

Paal, C. 247, 589.
Pack, G. T. 120.
Paget 267.
Pailer, M. 250.

Pak, C. 271.
Pal, J. 120.
Paland, J. 447.
Paldrock, A. 568, 595.
Palmer, A. W. 544.
Pan, S. J. 756.
Pandit, G. 80.
Panzdorf, H. 526.
Pariselle 224.
Parke, H. C. 150.
Parker, R. P. 58.
Parkes, S. 424.
Parri, W. 568.
Parrot 333.
Parsons 346.
Partheil 164.
Passedouet, H. 705.
Pasternack, R. 756.
Pasteur, L. 742.
Patel, P. K. 376.
Paul, T. H. 589.
Paul, W. 242.
Pauly, H. 422.
Pawlow, I. P. 246.
Pearlman, W. H. 463, 464.
Pearson, D. E. 585.
Pechmann, v., H. 209.
Peck, L. 749, 752, 754.
Pellerat 726.
Penew, L. 534.
Perkin, jr., W. H. 191, 633.
Perkins, G. A. 614.
Perreta, G. M. 729.
Persch, W. 567, 571, 586.
Peschke, J. 741.
Péteri, E. 471.
Peters, D. 443, 444, 511, 512.
Peters, O. 361.
Peters, R. A. 305.
Peterson, H. 752.
Peterson, W. H. 333.
Petsch, G. 111.
Petterson 626.
Peyer, H. 640.
Peyer, W. 566.
Pézard 426.
Pfähler, E. 525.
Pfaltz, H. 331, 332.
Pfau, A. 776.
Pfeffer, K. H. 499.
Pfeiffer, C. C. 25.
Pfeiffer, P. 64, 566.
Pfeiffer, T. H. 88.
Pfiffner, J. J. 333, 340, 499, 509.
Pfitzinger, W. 82.
Philips, F. S. 287.
Phillips, A. P. 174.

Phillipot, E. 278.
Piccinini 281
Picher, H. 123.
Pickel, F. D. 303.
Picker, R. 151.
Pictet, A. 21, 106, 107, 108, 640.
Pierce, J. V. 341.
Pierson, E. 534.
Pike, J. 168.
Pilgrim 353.
Piller, S. 413.
Pinkus, B. 453.
Pini, H. 403, 408 748.
Pinner, A. 26, 166.
Pintti, A. 71.
Piria 73.
Pirotti, A. 697.
Pitini, A. 74.
Plattner, A. 496, 756, 773, 774.
Plimmer 557.
Plotho, O. 748.
Plummer 289.
Pöhlmann, F. 536.
Pöhls 735.
Pohle, W. D. 499.
Polonovski, M. 168, 169.
Pollard, C. B. 135.
Pongratz, A. 404.
Pons, L. 346.
Pope, F. B. 156, 157.
Popli, S. P. 662.
Porschinsky 250.
Porter, J. W. G. 676.
Possing, B. 718.
Poulsson, E. 127.
Powell, G. 517.
Pratt, R. 419, 772
Prelog, V. 428, 642.
Preobrashenski, N. A. 167.
Price, D. 303, 672.
Priestley, M. 188.
Profft, E. 136.
Prostenik 642.
Pschorr, R. 87, 98.
Pürrmann, R. 338.
Pützer 657.
Pulver, R. 706.
Pummerer, R. 597.
Pyman, F. L. 209, 210.

Quastel, H. J. 37, 693.

Raapport, F. 253.
Rabbeno, H. 157.
Rabe, P. 640, 641, 645.
Rabinowitz, I. 155.
Radeff, T. 577.

Radošivić, R. 99.
Räth, C. 527, 529, 555.
Ragno, M. 581.
Raistrick, H. 758, 759, 761, 762, 763, 773, 774.
Raiziss, G. W. 554, 724.
Rajner, E. 647.
Rake, G. 749.
Ramanujan, K. 737.
Rank, B. 361.
Rao, R. R. 778.
Raoul, Y. 446.
Rapala, R. T. 591.
Raper, K. W. 770.
Raphael, A. 763.
Rapoport, H. 97.
Rapp, M. 616.
Rappört, M. M. 646.
Rarret, H. W. 294.
Rathje, W. 248.
Rathmann, F. H. 406.
Raubitschek, F. 743.
Rawson, C. W. 272.
Read, B. E. 271.
Read, R. R. 603, 604.
Read, W. T. 49.
Reader, W. 343.
Rebstock, M. C. 750, 751.
Reed, A. C. 551.
Redemann, C. E. 518.
Régnier 146.
Reid, E. E. 475.
Reid, G. 173.
Reich, H. 511.
Reichel, H. Ph. 603.
Reichel, v., S. 393, 400.
Reichstein, Th. 328, 329, 330, 331, 358, 359, 360, 361, 363, 364, 365, 496, 498, 499, 502, 503, 504, 505, 506, 509, 510, 511, 512.
Rein 15.
Reinemund, R. 310.
Reiner, L. 556, 692.
Reinert, M. 170.
Reitmann, I. 232.
Reitsema, R. H. 216.
Remesov, I. A. 430.
Remsen 522.
Renshaw, R. R. 164, 165, 166, 173.
Reppe, W. 652.
Reydboom, M. 375.
Reynolds, D. M. 752.
Rhumbler 7.

Richardson, E. M. 299.
Richter 182.
Richter, M. M. 607.
Richter, W. 123.
Ricker 10.
Rickers, E. L. 341.
Rider, T. H. 153, 154.
Riedel, H. 618.
Riegel, B. 447.
Riemschneider, R. 275.
Riesser, 158.
Rigler, N. E. 50.
Rinderknecht, H. 97, 102.
Ritsert 140, 141.
Ritter, O. 31, 63, 155, 258.
Ritz 546.
Rivett, U. 752.
Robbins 303.
Roberts, C. W. 231.
Roberts, T. B. L. 174.
Robertson, A. 279, 280.
Robeson, Ch. D. 376.
Robinson, F. A. 331.
Robinson, F. 750.
Robinson, R. 87, 88, 125, 127, 176, 281, 457, 458, 469, 512, 633, 655, 656.
Robinson, St. 661.
Roblin, jr., R. O. 714.
Robson, J. M. 476.
Rögl, C. 80.
Roehl, W. 615, 623, 689.
Rogenhagen 598.
Rogers 557.
Rohde, G. 641.
Rohmann, C. 123, 132, 136, 147, 148.
Rohrmann, E. 438, 660.
Roigk, H. 519.
Rondoni, P. 680.
Rorig, K. 115.
Rose, A. 637.
Rose, F. L. 672, 673, 727.
Rosén, O. 47.
Rosenberg 630.
Rosenberg, H. R. 441, 443.
Rosenheim, 424.
Rosenheim, A. 558.
Rosenmund, K. W. 83, 107, 112, 180, 190, 192, 270, 608.
Rosenthal, S. M. 550, 618.

Ross, A. O. F. 552.
Rossbach, E. 56, 536.
Rothe, G. 597.
Rothermundt, M. 553, 554.
Rothlin, E. 577.
Roushdi, I. M. 512.
Rousseau, G. 493.
Roux, L. 614.
Row, P. Q. 119.
Rowe, L. W. 150.
Rowntree, L. G. 256, 257.
Rubin, M. 478.
Rubin, S. H. 355.
Rubo, D. S. 340.
Rubug, L. A. 146.
Rubzow, M. W. 659.
Rudolph, W. 296, 307, 327.
Rudy, H. 307, 308.
Rüegger, A. 374, 377.
Rühl, O. 242.
Rummel, W. 19.
Ruoff, M. 758.
Ruschigg, H. 482.
Ruzicka, L. 275, 427, 428, 429, 430, 431, 432, 433, 434, 438, 439, 440, 441, 443, 444, 445, 448, 456, 488, 489, 494, 496.
Rydon, H. N. 288, 305.
Ryne, L. 330.

Saba, Y. 66.
Sabalitschka, Th. 611.
Saenger, W. 753, 756.
Sah, P. T. 195, 360, 361, 417, 418.
Said, F. 38.
Saida 742.
Saint-Rat, de, L. 744.
Salis, E. 616.
Salle, A. 778.
Salle, J. 747.
Saller 10.
Salley, J. 750.
Salomon, H. 402.
Salvin, B. 758.
Sawitz 275.
Salzer, W. 319, 320, 477, 660.
Samdahl, B. 129, 148.
Sandberg, F. 47.
Sanders, G. 764.
Sandrock, W. F. 279, 280.
Sandulesco, G. 450, 452.
Sarett, L. H. 505, 506, 508.

Sarett, O. 438.
Sargend, H. 647, 648.
Sargent, L. J. 683.
Sarre 221.
Sasagawa, Y. 470.
Sauerteig, E. 592.
Saunders 172.
Scartozzi, C. 166.
Schäfer 178.
Schaefer, G. 335.
Schaffer 729.
Schaffer, I. M. 272.
Schaller, P. 139.
Schapiro, D. 270.
Schaumann, O. 88, 100, 102, 142, 183, 184, 185, 197, 198, 199, 220.
Schàttmann, K. 252.
Schatz 752.
Scheffler, E. 463.
Scheid, G. 274, 276.
Schenk 396.
Schenk, G. O. 267.
Schenk, L. M. 724.
Schenk, V. 526.
Scherber, G. 548.
Scheuerle, B. 123, 147.
Schick, E. 381.
Schiemann, G. 71, 289, 290.
Schindler 221.
Schlee, H. 589.
Schlegel, B. 531.
Schleich, C. W. 122, 126.
Schleyer, K. 177.
Schliep, L. 256.
Schlossberger, H. 594.
Schlosser, M. 746.
Schneider, E. 590, 599.
Schneider, G. 599.
Schneider, H.-H. 278
Schneider, J. 404.
Schneider, M. 198.
Schneider, R. 275.
Schnellbach, W. 535.
Schnider, O. 52, 90, 91, 331.
Schnider, W. 331, 348.
Schmelkes, F. C. 304, 344.
Schmiedeberg 119.
Schmied-Kowarzig, V. 336.
Schmidt 177.
Schmidt, E. 193.
Schmidt, H. 400, 538, 550, 558, 559, 560, 562, 563, 564, 565, 576, 740, 741.
Schmidt, J. 484.

51*

Schmidt, K. 699, 717.
Schmidt, K. F. 230.
Schmidt, W. 213, 217.
Schmidt-Thomé, J. 344, 443, 488, 489, 490, 777.
Schmitt, R. 73.
Schmitt, W. 17.
Schmitz, E. 566.
Schmitz, H. 143, 148.
Schmitz, H. L. 585.
Schnitzer, R. 6, 557.
Schoeller, W. 579, 581.
Schöller, W. 427.
Schönberg, A. 476.
Schoene, H. 252.
Schönheuner, K. 412.
Schönhöfer, F. 9, 78, 650, 654, 657, 660, 662, 663.
Schönhöfer, O. 111.
Schönholtzer, G. 586.
Schöpf, C. 88, 176, 228.
Schörff, M. 597.
Scholz, C. 454, 455, 466.
Scholz, C. R. 118, 214, 219.
Schott, A. 692.
Schrader, G. 172.
Schraufstätter, E. 737, 738.
Schrauth, W. 579, 581.
Schreck, W. 496.
Schreus, H. Th. 719.
Schröder, K. 645.
Schroeter, G. 76, 629, 698.
Schrötter, H. 86.
Schubert, A. 599.
Schüffner, W. 275, 276.
Schürmann, J. J. 123.
Schulemann, W. 9, 273, 579, 651.
Schuler, W. 182.
Schulte, I. W. 233.
Schultz, E. M. 355.
Schultz, F. 303.
Schultzer, J. P. 499.
Schulz 573.
Schulz 6.
Schulze, E. 287.
Schulze, K. 211, 278.
Schunk, J. 238.
Schuster, Ph. 305.
Schwarz, F. 275.
Schwarz, L. 256.
Schwarzkopf, O. 384.

Schwenk, E. 451, 452, 453.
Schweizer 503.
Schwietzer, C. H. 578.
Scott, E. W. 154.
Searle, C. E. 294.
Secher, K. 590.
Seebeck, E. 775.
Seedorf, E. E. 531.
Seeger, D. R. 339.
Seelkopf, K. 272.
Seher, A. 78, 688.
Seidel, H. 593.
Seiring, H. 413.
Selye 11.
Selye, H. 428, 510.
Semmelweis 520.
Semmler 22.
Senear, A. E. 647, 648.
Seppi, G. 708.
Serafini, A. 598.
Serafinowa, M. 249.
Serini, A. 436, 468, 494, 496, 510.
Serone, C. 485.
Sertürner 86.
Sextan, W. A. 287.
Sfiras, I. S. 138.
Sharp, E. A. 272, 418.
Sharp, W. 633.
Sheaham, M. M. 289.
Sheehan, I. C. 767.
Sheehap 612.
Shiga 621.
Shonle, H. A. 38, 39, 42, 43, 119, 512, 660.
Shoppe, C. W. 510, 511.
Short 746.
Short, L. N. 588.
Short, W. F. 670.
Shriner, R. L. 131, 145, 146, 153, 164.
Shunk, C. H. 503.
Siebert 293.
Siefken, W. 742.
Sieglbauer 12.
Siegert, R. 750, 751, 756.
Sievers, R. F. 148.
Sigal, jr., M. V. 585.
Silber 281.
Silberschmid, R. 258.
Silberstein 158.
Silani, P. 227.
Silverstein, R. M. 475.
Simonart, P. 762.
Simonetti, A. 697.
Simpson, J. C. E. 661.

Simpson, S. D. 534.
Singh, B. 762.
Singh, T. 461.
Singer, E. 401, 594, 631.
Sinha, H. K. 160.
Skinner, G. S. 37.
Skita, A. 63, 429.
Skraup 640.
Sjögern, B. 708.
Sjögren, B. 219.
Slack, R. 670, 671.
Slade, E. 278.
Slinger, F. H. 727.
Slotta, K. H. 179, 190, 482.
Small, D. 775.
Small, L. 96, 97, 683.
Smedly-Maclean, J. 413, 414.
Smith, E. L. 341.
Smith, H. H. 413.
Smith, J. 409.
Smith, L. E. 404.
Smith, M. 737.
Smith, M. E. 135.
Smyth, Ch. 81.
Smyth, H. F. 700.
Snapper, I. 120, 285.
Snell, E. E. 330, 333.
Snyder, H. R. 654, 658.
Sohst 361.
Solarino, C. 581.
Söll, J. 698.
Sollmann, T. 570.
Soltys, M. A. 757.
Sonn, A. 776.
Sonntag, F. 588.
Sorkin, E. 233.
Späth, E. 98, 125, 194.
Spark, H. 772.
Spassokukotzki, N. S. 654.
Spaulding, I. B. 570.
Speransky 10, 11.
Sperber, N. 219.
Speyer, E. 95.
Spiegel, L. 554.
Spielmann, M. A. 33, 485.
Spies, T. D. 509.
Spiess 340, 343.
Spitzer, F. V. 225.
Spitzmiller, E. R. 294.
Sprague, M. 702, 717, 718, 721, 722.
Sprague, J. 717, 718, 721.
Sprenger, D. 758.
Spurlock, J. J. 48.
Sroka, K. H. 21.

Ssawitzki, A. J. 201, 202.
Sserebjanyi, Ss. B. 745.
Ssergijewskaja, S. I. 150.
Ssuknewitsch, I. 25.
Stadlinger, H. 136.
Stahl, W. K. 243.
Stahmann, M. A. 422.
Stanley 294.
Stanley, N. F. 757.
Stanley, P. 746.
Stansly, G. 757.
Starkenstein, E. 5, 6, 64, 108, 577.
Starling 424.
Staub, A. M. 212.
Staudenmaier, T. H. 616.
Staudinger, H. 275.
Staudinger, H. J. 499.
Stedman, E. 169, 171, 199.
Steenbock, H. 367, 392.
Steiger, M. 499, 502, 503.
Stein 154.
Stein, G. A. 302.
Steinhoff, F. 730.
Steinruck, K. 468.
Stell, A. 775.
Stellwaag, F. 616.
Stepanow, A. W. 243.
Stephen 514.
Stephenson, D. 703.
Stepp, W. 295, 366, 534.
Stern, F. G. 305.
Sternbach 346, 351.
Stevens, J. R. 171.
Stevens, R. J. 302.
Stevens, Th. 509.
Stiller, E. T. 327, 328, 329.
Stockstad, E. L. R. 333.
Stöhr 14.
Stokes, J. L. 746.
Stoll, A. 205, 206, 749.
Stoll 236.
Stolz, F. 59, 60, 178, 179.
Stolz, H. 205.
Stone 771.
Stone, R. E. 509.
Storey, N. E. 661.
Strain, W. P. 532.
Straub 27.
Straub, W. 266, 272.
Ströbele, R. 310.

Stromberg, V. L. 459.
Strukow, I. Th. 651, 654, 655.
Struthers, E. W. 563.
Stuart, A. P. 37.
Stuckey, K. E. 634.
Stückmann, F. 198.
Studer, S. 465.
Sturkop, S. 120.
Sturm, A. 198, 199.
Stutzer, A. 698.
Stutzmann, W. 184.
Su, T. L. 746.
Subbarow, Y. 330, 333.
Sucher, E. 423.
Süss, O. 769, 771.
Süssenguth, A. 2.
Sullmann, T. 143.
Sunder-Plasmann, R. 14, 289.
Supniewski, J. V. 249.
Suranyi, L. A. 446.
Sure 342.
Sure, B. 401.
Suter, C. M. 148, 699.
Swaney, M. W. 582.
Swanson, E. E. 38.
Swedberg, The. 589.
Swingle, W. W. 499.
Swoboda, O. 136.
Symonovics 178.
Synge, R. 744, 745.
Szent-György, A. 356, 366.
Szmant, H. H. 655.

Taegen, H. 533.
Tager, M. 702.
Takamine 178.
Takei, S. 275.
Talman, R. C. 476.
Tamayo, M. L. 343.
Tappeiner 627.
Tappi, G. 723.
Tarbell, D. S. 174.
Taterka, W. 613.
Tatewossjan, G. T. 38, 41.
Taub, L. 614.
Taveau, R. de M. 162, 164.
Tavel 524.
Taylor, jr., E. C. 339.
Tayleur-Stocking, G. 228.
Teeters, W. D. 131.
Terentjewa, J. M. 681.
Tetrault, P. A. 744.
Tetsumoto, S. 603, 605.
Thain, E. M. 333.

Thayer, S. A. 415, 450, 468.
Thibaudet, G. 400.
Thomas 541.
Thomas, M. 75.
Thomas, O. 276.
Thompson, H. W. 588.
Thompson, K. W. 289.
Thomson 557.
Thomson, R. S. H. 305.
Thorn, G. W. 512.
Thorp, R. H. 104.
Thurnherr, A. 193.
Tiffenau, M. 130.
Tillmann, J. 577.
Tilford, Ch. H. 216.
Timmis, G. M. 335.
Timmler, H. 659, 660.
Tingle, G. 761.
Tishler, M. 312, 314, 315.
Titus, E. 756.
Tobie, W. C. 757.
Todd, A. R. 301, 302, 306, 404, 406, 454.
Toit du, Ch. H. 518.
Tollens 361.
Tolpin, I. G. 303.
Tonnutti 11.
Toptchiev, K. S. 653.
Torrans, W. I. 277.
Totter, J. R. 339.
Tourarkin 524.
Tourné, W. 529.
Trados, W. 476.
Traube 19.
Traube, W. 240.
Trawin, A. I. 681.
Tréfouel, J. 698, 699, 700, 732, 734.
Trischmann, H. 613.
Troise, E. 585, 586.
Troutman, H. D. 750, 751.
Tsao, M. U. 115.
Tschelinzew, G. W. 656.
Tscherning, K. 426, 441.
Tschesche, R. 287, 297, 339, 739, 779.
Tschillinggarjan, A. 25.
Tschinajewa, A. D. 443.
Tschitschibabin, A. 529, 688.
Tschopp, E. 438, 439, 454, 455.
Tschudi, G. 91.
Tullner, W. W. 498.

Turner, R. B. 648,
Turpeinen, O. 413.
Tussnowa, M. N. 519.
Tuterjan, M. T. 38, 41.
Tutikasi, K. 446.
Tytler, W. H. 734.

Ucko, H. 293, 294.
Ueno, S. 402.
Uhlenhuth, P. 541, 558, 564, 565, 582.
Ullmann, F. 35, 57, 70, 74, 140, 622, 623, 627, 688.
Ullmann, von, L. 569.
Ullrich, H. 10.
Ulrich, W. 619.
Unna, K. 121, 189.
Unterbill, F. P. 120.
Uzbachian, J. B. 140.

Vabuta, T. 760.
Vaisman, A. 696, 705.
Valentin, H. 2, 74.
Valette 130.
Vallée, M. 747.
Vamossy, v., Z. 255.
Van de Sand, F. 747, 748.
Van Dorp, D. A. 377, 381, 382, 383, 384, 388.
Vargas, A. 343.
Vargha, v., L. 357, 472.
Vaudremer 757.
Vaughan, jun., J. R. 215.
Veldstra, H. 419.
Veler, C. D. 450.
Velluz, L. 395, 493.
Vercellone, A. 437.
Vermehren, H. 558.
Verrier, L. 375.
Vetter 343.
Viama 557.
Du Vigneaud, V. 346, 355, 769.
Viaud, P. 213, 214, 217, 219.
Vieth, H. 255.
Vincke, E. 423, 499.
Vinkler, E. 49.
Violle, H. 598.
Virchow, R. 10.
Viscontini, M. 295, 305, 340.
Vlieth, E. B. 120.
Vliet, v. d., J. 397.
Voegtlin, C. 546.
Vogel, H. 371.

Vogelenzang, E. H. 578.
Vogt, H. 608.
Vogt, W. 209.
Vollmer, H. 245.
Volwiler, E. H. 120, 148.
Vonderbank, H. 618, 743, 746.
Vongerichten, E. 57, 86, 87.
Vonkennel, J. 718.
Voss, H. 77, 78.
Voss, H. E. 426.
Votoceck 754.

Wada, M. 208.
Wagner, O. 645.
Wagner-Jauregg, Th. 114, 307, 614, 618, 701, 747, 757, 759.
Wahl 248.
Wahl, H. 108.
Wajzer, I. 577.
Wakelin, I. 603.
Waksman, A. 743, 748, 752, 757.
Wald, G. 373, 391
Walden, P. 1.
Waldeyer 13.
Walk, A. 232.
Walker, J. 513.
Walker, J. E. 598, 660.
Wallach, O. 266.
Wallis, E. S. 430, 432.
Walls, L. P. 683, 685.
Walpola, G. St. 190.
Walter 426.
Walter, J. 704, 715.
Walter, L. A. 147.
Walter, W. G. 51.
Walton, E. 104, 475, 552.
Walton, H. 48.
Wang, C. W. 563.
Wang, Y. L. 391.
Warburg, O. 19, 287, 307, 344.
Ward, Ch. B. 271.
Warnat, K. 229.
Waser, E. 190.
Waser, W. 156.
Waterfall, I. M. 175.
Watson, E. M. 402.
Wawzonek, St. 518.
Weatherall, M. 284.
Weathley, A. H. M. 37.
Weber, E. 56, 610.
Webster, W. 661, 668.
Wedekind, E. 227.

Weese, H. 19, 46, 563, 577.
Wehsarg, K. 209.
Weidemann, G. 127.
Weidenhagen, R. 358.
Weidling, S. 745.
Weil, H. 371.
Weingarten, F. B. 534.
Weinstein, jr., H. H. 331.
Weinstock, M. 392.
Weinstock, H. H. 327, 328.
Weiser, R. S. 756.
Weiss, P. H. 106.
Weissbecker, L. 342.
Weizmann, A. 632.
Weizmann, M. 129.
Welch, A.D. 339, 340.
Welleba, H. 474.
Wells, P. A. 359.
Welsch, M. 748.
Welton, D. E. 682.
Wendler, L. N. 383.
Wendt, G. 317.
Wenis, E. 612.
Wenker, H. 132, 133.
Wenner, R. 495.
Werder, v., E. 411.
Werle, E. 182.
Werner, H. 772.
Wertheim, E. 517.
Wespi, H. J. 519.
Wessely, v., F. 470, 474, 475, 476.
Wessely, L. 327, 328.
Wessinger, G.D. 149.
West, R. 341.
Westen, A. W. 699.
Westerfeld, W. W. 453.
Weston, A. 215.
Weston, A. W. 116.
Westphal, K. 166, 299, 300, 301, 317, 318.
Westphal, U. 436, 445, 447, 464, 482, 494, 495, 499.

Wettstein, A. 428, 430, 432, 434, 438, 439, 443, 494, 495, 497, 510.
Weygand, F. 308, 309, 310, 335, 338.
Weyland 573.
Weyland, H. 535.
Wheatly, W. B. 219.
Wheeler, H. L. 292, 293.
Whiffen, J. 749.
Whitefield 277.
Whithman 453.
Wiardi, P. W. 419.
Wiedemann, A. 182.
Wiegler, A. 655.
Wieland, H. 252.
Wieland, P. 438.
Wieland, Th. 328, 329, 331, 424, 427.
Wiemers, K. 198.
Wien, R. 670, 685.
Wiesmann, R. 277.
Windaus, A. 209, 296, 297, 387, 392, 393, 394, 395, 396, 397, 398, 399, 424, 427.
Wilde, W. 605.
Wildiers, E. 345, 346.
Wilds, A. L. 462, 475, 503, 512.
Wiley, P. F. 329.
Wiliamson, J. 555.
Wiligen 533.
Wilke, G. 555.
Wilkinson, J. H. 289, 633.
Willgerodt, C. 28, 569, 619.
Williams, H. L. 25.
Williams, R. H. 293.
Williams, R. J. 327, 328, 329, 330, 333.
Williams, R. R. 297, 300, 301, 305, 306.
Williams, W. 342, 697.
Willianns, P. L. 72.
Willinson, J. 746.

Wilm, H. D. 148.
Wilson, A. 293.
Wilson, E. 475.
Wilson, H. B. 175.
Wilson, R. H. 276.
Willstaedt, H. 696, 697, 704.
Willstätter, R. 20, 29, 123, 124, 125, 281, 573.
Winawer, S. 523.
Wingler, A. 651, 659.
Winnek, P. S. 714, 727.
Winsten, A. 772.
Winterbottom, R. 332.
Winternitz, H. 525, 526.
Winterstein, A. 371.
Wintersteiner, O. 451, 453, 463, 464, 482, 499, 749, 754, 755, 757.
Wirth, Th. 206.
Wirth, W. 172.
Wirtz, K. 17.
Wisansky, W. A. 311.
Wiselogle-Survey, F. J. 655.
Wishinsky, H. 478.
Wisniewski, Z. 228.
Wita, G. 569.
Withering 235.
Witlin, B. 524.
Witry, T. H. 45.
Witt 618.
Witt, O. N. 237.
Wittle, E. L. 333.
Wittmann, J. 731, 732.
Wöhler, F. 123.
Wöhlisch, E. 421.
Wohl, A. 361, 597.
Wojahn, H. 135, 151, 152, 200.
Wolf, H. 342.
Wolfenstein, I. 152.
Wolffenstein 247.
Wolff, W. 371.

Wolfrom 754, 755.
Wolfhagen, O. 206.
Wolz, H. 447.
Woodruff, E. H. 203.
Woodruff, H. B. 743, 752.
Woods, D. 738.
Woodward, R. B. 461, 642, 761, 762.
Wooley, D. W. 329.
Work, T. S. 646.
Woroshzow, jr., N. N. 636.
Wright, H. N. 625.
Wright, J. B. 217, 220.
Wright, L. D. 339.
Wright, L. T. 750.
Wright, W. H. 272, 275.
Wulzinger, K. 257, 259.
Wybert, E. 85.
Wydler, F. 448.

Yap, K. S. 410.
Yen, C. Y. 97.
Yermoliera, V. 772.
Yorke, W. 552, 556, 668, 669.
Young 582.
Young, L. 534.

Zager, L. 97.
Zahl, P. A. 453.
Zalewski, V. 575.
Zancan, L. 572.
Zechmeister 367.
Zeidler, O. 277.
Zeissler 728.
Ziegler, E. 260.
Ziegler, K. 105, 125.
Zienty, M. F. 45.
Zima, O. 305, 306.
Zirn, K. L. 404.
Zlokasoff, M. 688.
Znitz, C. L. 183.
Zondek, B. 466.
Zühlsdorff, G. 461.

Sachverzeichnis[1].

Abasin 34*.
Abrodil 527.
Acaprin 662*, 663, 693.
Acedicon 95.
Acetaldehyd 25*.
Acetamid 30*.
Acetamide 30, 32, 117*.
Acetanilid 69*.
Acetarson 553.
Acet-hydrazid-pyridinium-chlorid 452.
Aceto-brombrenzkatechin-benzyläther 121.
Acetonglycerin-α-jodhydrin 525.
N-Acetonyl-5-phenyl-5-äthyl-barbitursäure 48*.
Acetophenon 27*.
α-Acetoxy-diphenylessig-säure-N-acetylamid 118*.
1-Acetoxy-4-methyl-oestradiol 461.
3′-Acetoxy-petidin 102*.
Acetoxy-pregnenolon 509.
17-Acetoxy-progesteron 489.
Acetureid 30*.
p-Acetylamino-benz-aldehyd-thiosemicarba-zon 741*.
4-Acetylamino-3-chlor-phenyl-stibinsaures Natrium 559.
N-Acetyl-p-aminophenyl-salicylsäureester 80.
3-Acetylamino-4-oxy-4′-acetylamino-arseno-benzol-2′-oxyessigsaures Natrium 547.
0-Acetyl-N-(α-bromiso-valerianyl)-salicylamid 80.
Acetyl-cholin 161*, 205.
Acetyl-cholin-bromid 162.
Acetyl-dihydrocodeinon 95.
Acetylen 20*.
N-Acetyl-methionin-Calcium 576.
N-Acetyl-d,l-methionin-Wismut 569.

Acetyl-β-methyl-cholin-chlorid 165*.
N-Acetyl-phenylhydrazin 56*.
Acetylsalicylsäure 6, 74* f.
Acetylsalicylsäure-benzyl-ester 120.
Acetylsalicylsäure-ester 75*.
N¹-Acetyl-sulfanilamid 706.
Acetyl-tocopherol 408*.
Achrodynie 413.
Acidol 249*.
Acidol-Pepsin 249*.
Acitrin 83.
Acoin 157.
Acranil 682*.
Acridin-Derivate 627 f.
Acridingelb 627*.
Acridon 629.
Acriflavin 632*.
Actidion 749.
Actinomyces-Lysocym 748.
Actinomycin 748.
Actinomycetin 748.
Actinorhodin 748.
Actinorubin 748.
Acyl-Salicylsäuren 75*.
Adalin 32* f.
Adaptinol 392.
Additiver Synergismus 5.
Adermin 316* ff.
Adhaegon 245.
Adipinsäure-bis-cholinester 174*.
Adrenalin 3, 160*, 178* ff, 185*, 188, 192. 196*, 199, 205, 212*, 254, 498.
Adrenochrom 182*.
Adrenocorticotropin 498*.
Adrenolon 178* ff.
Adrianol 186, 188* ff.
Ärosporin 743.
Äthan 19*.
Äthanolamine 192* f.
2.4′-Äthenyl-chinolin-4-carbonsäure 84*.
17-Äthenyl-oestradiol 466.
Äther 21*, 605 f.

17(α)-Äthinyl-testosteron 489, 494, 495.
17(α)-Äthinyl-dihydro-equilenin 465*.
17(α)-Äthinyl-oestradiol 465*.
3-epi-Äthiocholan-ol-(3)-on (17) 428.
Äthiocholanon-(17)-ol-(3) 438.
p-Äthoxy-acetanilid 69* ff.
6-Äthoxy-2-amino-benz-thiazol 158*.
β Äthoxy-äthyl-carbaminat 29*.
2-Äthoxy-chinolin-4-car-bonsäure-dimethylamid 133*.
3-Äthoxy-7.9-diamino-acri-din 631*.
2-Äthoxy-6,9-diamino-acridinium-lactat 630*, 631.
5-Äthoxy-1,3-dimethyl-py-ridazon 69.
Äthoxyessigsäurementhyl-ester 29*.
5-Äthoxymethyl-5-äthyl-hydantoin 50*.
2-Äthoxy-6-nitro-9-(N-2′-diäthyl-aminoäthyl)-amino-acridin 632*.
p-Äthoxy-phenylharnstoff 72.
Äthoxyphenyl-mercapto-imidazol 158*.
N-(p-Äthoxyphenyl)-phthalimid 71*.
ω-Äthyl-äthoxyamino-pro-piophenon 136*.
Äthylamin-Derivate 114*.
17-Äthyl-androstandiol 441*.
Äthylapochinin 645*.
N-Äthyl-4-[N-benzyl-N-(Pyridyl-amino)]-piperi-din 216.
Äthyl-bis-(diäthylamino-methoxy)-benzoesäure-amid 133*.

---

[1] Fettgedruckte Seitenzahlen weisen auf Angaben über Synthesen hin. Pharmakologische Angaben sind durch * gekennzeichnet. Als Warenzeichen geschützte Präparatenamen sind — wie im Textteil — durch Kursiv-Druck gekennzeichnet.

5-Äthyl-5-(2'-brom-Δ^3-cyclohexenyl)-barbitursäure 44*.
Äthyl-(2'brom-allyl-)barbitursäure 41.
Äthyl-2-brom-2-(1-methylbutyl)-acetylharnstoff 30*.
Äthyl-butyl-acetylharnstoff 30*.
5-Äthyl-5-(sek.-butyl)-thiobarbitursäure 49*.
5-Äthyl-carbazol-3-carbonsäure-diäthyl-äthylchlorid 20*.
Äthyl-cinnamyl-acetylharnstoff 30*.
O-Äthylcolchicin 285*.
N-Äthylcolchicamid 285*.
5-Äthyl-5-cycloheptenyl-barbitursäure 44.
Äthyl-(2'-cyclohexyläthyl)-acetamid 30*.
N-Äthyl-β-cyclohexyläthyl-β'-phenyl-äthylamin 112*.
3-Äthyl-4-cyclohexyl-1,2,4-triazol 232*.
Äthyl-diallylacetamid 31*.
N-Äthyl-N-diäthylaminoäthyl-anilin 212*.
Äthyl-dihexyl-acetamid 117*.
Äthyl-diisoanylacetamid 117*.
β-Äthyl-β,β-diisoamyl-äthylamin 113.
Äthyl-(γ-dimethylamino-α,α-diphenylbutyl)-sulfon-hydrochlorid 106*.
5-Äthyl-5-(3',3'-dimethylbutyl)-barbitursäure 39*.
5-Äthyl-5-(7',7'(dimethyloctyl)-barbitursäure 39*.
3-Äthyl-5,5-dimethyl-oxazolidin-2,4-dion 52*.
5-Äthyl-5-(4',4'-dimethylpentyl)-barbitursäure 39*.
1-Äthyl-2,5-dimethyl-pyrrol-3-carbonsäure-β-diäthylaminoäthylester 151.
Äthyl-(α,α-diphenyl-γ-N-piperidyl-butyl)-sulfon 106*.
Äthylen 20*.
Äthylendiamin 192*.
Äthylendiamin-Derivate 192* f, 212*.
Äthylen-diäthylsulfon 24.
N-Äthyl-ephedrin 196.
Äthyl-hydrocuprein 644*.
Äthylidenchlorid 21*.

3,3'-Äthyliden-bis-(4-oxycumarin) 422.
5-Äthyl-5-isoamyl-barbitursäure 41.
5-Äthyl-5-isobutyl-barbitursäuren 48*.
5-(Äthylisopropenyl-carbinyl)-5-äthyl-barbitursäure 39.
5-(Äthyl-isopropenyl-carbinyl)-5-allyl-barbitursäure 39.
5-(Äthylmercaptomethyl-5-äthyl-thiobarbitursäure 49*.
5-Äthyl-5-(1-methyl-butenyl)-barbitursäure 39.
3-Äthyl-6-methyl-chroman 421.
Äthyl-(1'-methylbutyl)-acetamid 30*.
5-Äthyl-5-(1'-methylbutyl)-barbitursäure 39*.
5-Äthyl-5-(1'-methylbutyl)-thiobarbitursäure 49*.
5-(Äthyl-methyl-carbinyl)-barbitursäure 39.
1-Äthyl,-2-methyl-7-methoxy-1,2,3,4,9,10-hexahydro-phenanthren-2-carbonsäure 481.
1-Äthyl-2-methyl-1,2,3,4,9,10,11,12-oktahydro-phenanthrencarbonsäure286.
5-Äthyl-1-methyl-thio-barbitursäure 48*.
1-Äthyl-2-(4'-oxy-phenyl)-3,4-dihydro-6-oxy-naphthalin 478.
1-Äthyl-2-(4'-oxy-phenyl)-3-methyl-5-oxinden 478.
9-Äthyl-phenanthren 468.
5-Äthyl-5-phenoxy-barbitursäure 37*.
Äthyl-(2'-phenylamyl)-acetylharnstoff 30*.
Äthyl-(2'-phenyläthyl)-acetylharnstoff 30*.
acetylharnstoff 30*.
5-Äthyl-5-phenyl-barbitursäure 43*.
1-Äthyl-2-phenyl-3,4-dihydro-naphthalin 478.
1-Äthyl-5-phenyl-hydantoin 51*.
Äthylpropyläther 22*.
2-Äthyl-quecksilber-mercapto-benzoxazol-5- arbonsäure 585.
5-Äthyl-sulfathiodiazol 719.
Äthylsulfonyl-methyl-trimethyl-ammoniumjodid 164*.
5-äthyl-5-(2'-thienyl)-barbitursäure 45*.

Äthylurethan 28*.
Äthylvinyläther 22*.
Afenil 575.
Afridol 579.
Afridolviolett 621.
Agar-Agar 253.
Agontan 289*.
Airol 566*.
Akineton 120*.
Aktivin 521.
Albargin 588.
Albaspidin 280.
Albert 102 548.
Albucid 706.
Aldarson 553*.
Aliphatische Quecksilber-Verbindungen 583.
Alival 525.
Alkaloide 3.
Alkaminester 114 ff, 148.
Alkinyl-hydantoine 50*.
Alkohole 21*, 598* f.
Alkorcin 604.
2-Alkoxy-4-amino-chinolin 135*.
5-Alkoxyalkyl-5-cyclohexyl-hydantoine 51*.
2-Alkoxy-3-amino-chinoline 135*.
2-Alkoxy-4-aminomethyl-chinoline 135*.
Alkoxy-aminopyridin-äthylensulfonsäure 678*
2-Alkoxy-amino-pyrimidine 678*.
Alkoxybenzoate 148*.
2-Alkoxy-chinolin-3-carbonsäureester 15.
2-Alkoxy-chinolin-3-carbonsäure-diäthylaminoäthylester 135.
2-Alkoxy-chinolin-3-diäthylamine 135*.
2-Alkoxy-cinchoninsäureester 151*.
2-Alkoxy-diphenyl-3-carbonsäuren 150.
4-Alkoxy-diphenyl-3-carbonsäureester 150.
Alkoxy-hydantoine 50*.
o-Alkoxy-pyridin-3-carbonsäure-dialkylamino-alkanolester 151.
Alkyl-acetonyl-barbitursäuren 37*.
4-Alkylamino-antipyrine 63*.
N-Alkyl-N'-amyl-furamidine 156*.
N-alkyl-camphersäure-diamide 234.
5-Alkyl-5-chloracetyl-barbitursäuren 38*.
1-Alkyl-2-dialkylamino-

alkyl-3-aminophthalate 149.
Alkylen-bis-harnstoffe 234 f*.
Alkylhalogenide 272.
Alkylharnstoff-Derivate 154*.
Alkylphenol-dialkylaminoalkyläther 135* f.
Alkyl-pinaconyl-barbitursäuren 38*.
5-Alkyl-5-propoxymethylhydantoine 51*.
C-Alkylresorcine 604.
4-Alkyl-thio-oxazolidone 295*.
Alkylzimtsäureester 149*.
Allen 20*.
ALLEN-DOISY-Test 445, 449.
Allergie 211 ff.
Allethrin 276*.
Allicin 775.
Allional 40*, 64.
Allisatin 266.
Allochrysin 591.
Allo-pregnanol-(3 β)-on-(20) 428, 440*.
Allo-pregnanolon 494.
Allo-pregnanol-(3)-on-(20) 499.
Allo-pseudocodein 92* f.
14-Allo-17-testosteron 448.
Alloxan 46.
Allyl-arsinsäure 540.
N-Allyl-N'-[2-carboxy]-phenyl-thioharnstoff (Kupferverbindung) 586*
5-Allyl-5-chlorcrotyl-barbitursäure 41.
7-Allyl-8-diäthylaminoäthoxy-chinolin 185*.
5-Allyl-5-isopropyl-barbitursäure 39* f.
Allyl-isopropyl-acetylharnstoff 30*.
5-Allyl-5-(2'-methylallyl)-thio-barbitursäure 49*.
5-Allyl-5-piperidyl-barbitursäure 45.
Allyl-thioharnstoff 292.
Allyl-thioharnstoff-benzoesaures Natrium, Goldverbindung 594.
Allyl-thiosulfinsäure 775.
Aloe-Emodin 254.
Altannol 262.
Aludrin 183*, 212*.
Aluminiumacetat 273.
Aluminiumaceticobenzoicum 273.
Aluminiumglutaminate 246*.
Aluminiumhydroxyd 246*.
Aluminiumoxyd 246*.
Aluminium-santoninat 268.

Aluminiumsilikat 246*.
Alypin 137* f.
Amidine 118*, 154* f, 633.
Amidin-Derivate des 5-Aminoacridins 633.
N-(p-Amido-benzol-sulfonyl)-N'-(2-amino-benzthiazol-6-sulfonyl)-p-phenylendiamin 730.
Amidon 105* f.
Amidryl 218*.
Amino-acridin 286*.
5-Amino-acridin 633*.
9-Amino-acridin 629*.
Aminoäthylester 147, 152*.
3-(β-Amino-äthyl)-pyrazol 247*.
2-Amino-5-äthyl-thiodiazol 294.
Aminoalkohole 143.
1-Amino-2-alkoxy-5-alkylbenzol-4-sulfonamide 699*.
1-Amino-2-alkoxy-5-alkylbenzolsulfonsäureamide 274.
4-Amino-antipyrin 60 f.
1-Amino-2-aralkoxy-5-alkyl-benzolsulfonsäureamide 274.
4-Amino-5-aryl-pyrimidine 677*.
3-Amino-atophan 85*.
4-Amino-2-auromercaptobenzol-1-carbonsäures Natrium 593.
Amino-azo-toluol 619.
4-Amino-benzamide 133*.
p-Amino-benzoesäure 284, 340, 342.
2-Amino-benzoesäure-alkaminester 147*.
3-Amino-benzoesäure-alkaminester 147*.
p-Amino-benzoesäure-alkaminester 141f*.
4-Amino-benzoesäureäthylester 140*.
p-Amino-benzoesäure-amide 132*f.
2-Amino-benzoesäure-d-butylester 141*.
3-Amino-benzoesäure-n-butylester 141*.
p-Amino-benzoesäure-ester 139*f.
p-Amino-benzoesäure-di-n-butylamino-propylester 143*.
4-Amino-benzoesäure-diäthyl-leucinolester 145*.
4-Amino-benzoesäure-1,2-dimethyl-3'-dimethylamino-propylester 143*f.

4-Amino-benzoesäure-isobutylester 140*f.
4-Amino-benzoesäure-isopropylester 140*.
Amino-benzoesäure-2-(2'-piperidyläthyl)-ester 147.
4-Amino-benzoesäure-n-propylester 140*f.
4-Aminobenzol-sulfonamid 697*.
6-(p-Amino-benzolsulfonamido)-2,4-dimethyl-pyrimidin 722.
2-(p-Amino-benzolsulfonamido)-4,6-dimethyl-pyrimidin 720.
p-Amino-benzol-sulfoguanidid 274.
p-Amino-benzol-sulfonamido-4-methyl-2-pyrimidin 719.
4-Amino-benzoyl-diäthylamino-äthoxy-alkohole 145*.
2-(4'-Amino-benzoyl)-2-(4'-amino-phenyl)-propan-dihydrobromid 498*.
4-Amino-benzoyl-diäthylaminoäthanol 141f.
4-Amino-benzoyl-di-n-butylaminoäthanol 143*.
4-Amino-benzoyl-2,2'-dimethyl-3-diäthyl-amino propanol 144*f.
1-(o-Amino-benzoyl)-2-(β-oxyäthyl)-piperidin 147.
Amino-benzthiazole 158.
N-(2-Amino-benzothiazol-6-sulfonyl)-sulfanilamid 730.
Amino-carbazol-Derivate 132*.
4-Aminochinolin 287.
Amino-chinolin-Derivate 132*.
2-Amino-4-(diäthylamino-α-methyl-butylamino)-5,6-dimethyl-pyrimidin 672*.
2-Amino-4-γ-diäthylaminopropyl-5,6-dimethyl-pyrimidin 672*.
5-Amino-1,3-dimethyl-pyridazon 69.
2-Amino-4,6-dimethyl-pyrimidin 721.
Amino-diphenyle 131*.
5-Amino-diphenyl-2-carbonsäure-ester 150.
9-Amino-fluoren-Derivate 153*.
5-Amino-hydantoin 724.
3-Amino-5-methyl-acridin 633.

p-Aminomethyl-benzoesäure 612.
4-Aminomethyl-benzoesäure-3-dibutylaminopropylester 147*.
p-Aminomethyl-benzolsulfonamid 728.
4-Amino-2-methyl-1-naphthol 418*.
2-Amino-4-methyl-pyrimidin 721.
p-Aminomethyl-salicylsäure 613.
2-Amino-4-methyl-thiazol-5-sulfonsäure 729.
1-Amino-naphthalin-4-carbonsäureester 150*.
4-Amino-3-oxy-benzoesäure-methylester 139*.
2-Amino-4-oxy-6-methylpyrimidin 721.
3-Amino-4-oxyphenylaminoxyd 545, 550*.
p-Aminophenol 8.
4-Amino-phenoxazolin 159*
p-Aminophenyl-p'-aminomethyl-phenyl-sulfon 736.
p-Aminophenylarsinsäure 541*.
p-Aminophenylarsinsaures Quecksilber 582.
2-(4'-Aminophenyl)-oxazol 159*.
p-Amino-phenyl-pentoxazoline 159*.
p-Aminophenyl-stibinsäure 558*.
2-(p-Amino-phenylsulfonamido)-4-oxy-5,6,7,8-tetrahydro-chinazolin 724.
4-Amino-phenyl-sulfonharnstoff 725.
2-(4'-Aminophenyl)-thiazin 159*.
2-(4'-Aminophenyl)-thiazole 159*.
2-(4'-Amino-phenyl)-thiazolin 159*.
4-Amino-phenyl-urethane 153*.
2-Amino-pteridine 339*.
4-Amino-pyrazol 724.
Aminopyridine 677.
2-Amino-pyridin 287.
4-Amino-pyridin 287.
2-Amino-pyridin-5-carbonsäure 344*.
6-Amino-pyridin-3-carbonsäureester 151.
2-Amino-pyridin-5-sulfonamid 729.
2-Amino-pyrimidin 721.
4-Amino-3-rhodan-benzolsulfonamid 729.

p-Amino-salicylsäure 612*.
Aminosäuren 292.
5-Amino-styryl-acridine 633.
2-Amino-1,3-thiazol 294*.
2-Amino-5-thiazolyl-4'-amino-phenyl-sulfon 736.
4-Amino-thiobenzoesäure-2-diäthylamino-äthylester 143*.
4-Amino-1-thionaphthoesäureester 150*.
Amorphan 572.
Amosyl 251.
Amphotropin 597.
5-sek.-Amyl-5-(2'-bromallyl)-1-methyl-barbitursäure 48*.
Amylenhydrat 27*.
N-Amyl-di-(β-cyclopentyläthyl)-amin 112*.
5-(Amyl-isopropenyl-carbinyl)-5-amyl-barbitursäure 39.
Amylnitrit 237*.
Amyloxy-äthylcarbaminsäureester 29*.
Amytal 38*.
Anaesthesin 140*.
Analgen 55*.
Analgesiestadium 19.
Analgetica 18, 54.
Analoge des Atebrins 682*.
Anaphase 283.
Androgene 424, 426 f.
$\Delta^{1,4}$-Androstadien-dion 462.
$\Delta^{4,6}$-Androstadiendion-(3,17) 445*.
$\Delta^{1,4}$-Androstadien-17-ol-3-on 445*, 446, 461.
$\Delta^{5,6}$-Androstadien-3-ol
$\Delta^{3,5}$-Androstadienol-(17) 444*.
$\Delta^{3,5}$-Androstadien-17-on 446*.
$\Delta^{5,7}$-Androstadienol-(17) 444.
Androstan 427, 428*.
3(α),17(α)-Androstandiol 441*.
3(α),17(β)-Androstandiol 441.*
3(β),17(α)-Androstandiol 441*.
Androstandion-(3,17) 429, 441*.
Androstanol-[3(α)]-on-(17) 429.
Androstanol-(17)-on-(3)-acetat 461.
Δ^4-3(α)-*trans*-17(β)-„*trans*"-Androstendiol 444*.

Δ^5-Androstendiol 429, 431, 432, 434, 440*, 441*.
Δ^5-Androsten-3,17-diol- 17-benzoat 434.
Androstendiol-dibromid 435.
Δ^4-Androstendion 430, 432, 436, 443*.
Δ^5-Androstendion 443*.
Δ^1-Androstendion-(3,17) 444*.
Δ^{16}-Androstenol 428.
Δ^5-Androstenol-(17)-on-(7) 446*.
Δ^4-Androsten-3-on-17(β)-ol 433.
Androstentrion-(3,6,17) 447*.
Androsteron 426, 429, 440*.
3(α)-Androsteron 440*.
3(β)-Androsteron 440*.
Anertan 439.
Anethol 201.
Aneurin 296 ff*.
Aneurin-Homologe 303 *f.
Aneunin-Prophosphorsäureester 305*.
Angiopac 527.
Anhydro-azafrinon-amid 369, 370.
$\Delta^{9,11}$-Anhydro-corticosteron-acetat 510*.
$\Delta^{11,12}$-Anhydro-corticosteron-acetat 511*.
Anhydromethylencitronensäure 597.
Anhydro-oxyprogesteron 495.
Anhydrovitamin A 389.
Anilin 69*.
2-Anilino-4-amino-1,3,5-triazin 243.
Anilinobarbitursäure 38.
4-Anilino-chinaldin-Derivate 158*.
5-Anilino-1,3-dimethylpyridazon 69.
Anisoylanilid 69*.
2,4'-Anisyl-chinolin-4-carbonsäure 85*.
Ankylostoma 263.
Antabus 536*.
Antacida 246.
Antagonismus 5.
Antagonisten des Vitamins K 421 f.
Antemetica 251.
Antergan 213*, 218.
Anthallan 219*.
Anthelmintica 262.
Anthrachinon 254.
Anthrachinon-Derivate 634 f.
Anthradil 219*.

Anthranilsäure-phthaliden-
 iminoätherester 78.
Antiarthritica 81 ff.
Antibiotica 3, 742 f.
Anticocine 700*.
Antifebrin 69*.
Antigen 211 f.
Antihistamine 211 f.
Antikörper 211 f.
Antimon-III-bis-(brenz-
 katechin-disulfonsaures
 Kalium) 560.
Antimon-Verbindungen
 250*, 274, 557 f.
Antimosan 560*.
Antimycin A 75 0.
Antipyretica 53 ff.
Antipyrin 3, 26, 57 *f.
Antipyrin-4-carbonsäure
 67 f.
Antipyrin-4-carbonsäure-
 ester 67.
Antipyrin-4-carbonyl-
 amino-benzol-sulfon-
 amid 67.
Antipyrin-4-carbonyl-ani-
 lid 67.
Antipyrin-4-carbonyl-o-
 oxchinolinester 67.
Antipyrin-sulfonanilid 67.
Antipyrinsulfon-antipyry-
 lamid 67.
Antipyrinsulfon-phenetidid
 67.
Antipyrin-4-sulfonsäure 67.
Antipyrylharnstoff 62.
Antipyryl-isopentenyl-ke-
 ton 68*.
4-Antipyryl-ketone 68.
Antistin 216 *f.
Antistreptin solubile 704*.
Aperitol 256.
Aplona 262.
Apochinin 645*.
Apocodein 98*.
Apo-Ferment 296.
Apomorphin 87, 98*f, 250*f, 285.
Apomorphin-methylbro-
 mid 98*.
Apothesin 149*.
d-Arabo-ascorbinsäure 363*.
l-Arabo-ascorbinsäure 364.
Araboflavine 314*.
Arachidonsäure 412, 413*.
Arachidonsäure-methyl-
 ester 413*.
Aralen 657*.
Arantil 64.
Arecolin 248*, 281.
Argentamin 587.
Argoflavin 588.
Argolaval 588, 597.
Argonin 588.
Aristamid 720.

Aristol 523, 524.
Aromatische Amine 130*.
Arovit 392.
Arrhenal 539.
Arsacetin 551*.
Arsalyt 548*.
Arsant 564.
Arsen-stibio-Verbindungen
 564*.
Arseno-antimon-Verbin-
 dungen 564.
Arsentrioxyd 4.
Arsenoverbindungen 548 f.
Arsen-Verbindungen 274.
Arsen-V-Verbindungen
 551 f.
Arsinsäuren 283*.
Arsylen 540.
Arterenol 123, 178*f, 186, 498.
Arthritis urica 81.
Artison 509.
Aryläthylamine 192*.
Arylimino-oxazolidin-Deri-
 vate 159.
Aryl-mercuri-sulfonamide
 581.
Aryloxyacetamidine 118,
 219*
2-(Aryloxymethyl)-imida-
 zoline 219.
4-Aryl-4-oxymethyl-piperi-
 dine 243.
Aryl-piperidyl-ketone 102*.
Ascariden 262 f.
Ascaridenmittel 266.
Ascaridol 266 f.
Ascorbinate 362*.
Ascorbinsäure 356*f, 509.
Aseptol 603.
Aspasan 220.
Aspergillin 757.
Aspergillinsäure 757.
Aspidinol 280.
Aspirin 6, 74*f.
Asurol 580.
AT 10 400*.
Atachinol 83*.
Atebrin 314, 679*f.
Atophan 81*.
Atostl 217*.
Atoxyl 541*, 551*, 554, 557*, 689*.
Atoxyl-Quecksilber 582.
Atraktyl 117*.
Atranorin 776.
Atrimon 275.
Atromentin 773.
Atropin 5, 160*, 175*f, 244, 251, 254.
Aulin 535.
Aulinogen 535.
Aurantia 517.
Aureomycin 750.
Aurin 254.

Auro-Detoxin 591.
Avacan 117.
Avenacein 773.
Avertin 19*, 27*.
Avil 221*.
Avonin 251.
Axerophthen 388.
Azafrin 370.
Azafrinon 370.
Azafrinon-amid 370.
Azoangin 619.
Azodermin 619.
Azofarbstoffe 618 f.
Azohel 619.
Azojod 619.
Azoman 232*.
Azorhodan 618.
o-Azotoluol-8-oxy-chinolin-
 5-sulfonsäure 637*.

Bacillin 743.
Bacitracin 743.
Badil 275.
Badional 725, 726.
BAL 533.
Bandwürmer 262 f.
Barbitursäure 34*.
Basergin 206*.
Basisnarkose 19, 27.
Bayer 205 565.
Beflavin 316.
Belosin 117.
Bemoral 713.
Benadryl 218* ff.
Benermid 772.
Benerva 306.
Benodin 218.
2-Benzal-aminoheptan
 200*.
5-Benzal-2-thio-hydantoin
 292*.
Benzedrin 187*, 203* f.
Benzfurochinolin 99*.
Benzhydrylamine 130*.
Benzil 262.
Benzil-Derivate 737 f.
Benzilsäure-Derivate 116*.
Benzilsäureester 178*.
Benzimidazol-barbitursäu-
 ren 46.
Benzimidazol-Derivate
 220*.
Benzimidazolin 210*.
3,4-Benzo-1,2-dihydro-acri-
 din-carbonsäure-(9) 85*.
Benzoesäure-alkaminester
 137*ff.
Benzoesäureamid 133*.
Benzoesäure-benzylester
 608.
Benzoesäure-1-(N-5-phenyl-
 amyl-piperidyl-3)-äthyl-
 ester 139*.
Benzoesäure 2-(2'-piperi-
 dyl)-äthylester 139*.

Benzofuran-Derivate 99*.
Benzothiophen-Derivate 152*.
Benzoxazolone 52*.
β-Benzoyl-acrylsäuren 613.
Benzoyl-antipyrin 68.
Benzoyl-benzoate 148*.
1,2-Benzpyren 466.
Benzthiazol-sulfonamide 729.
Benzthiazolyl-harnstoffe 158*.
Benzylalkohol 130*, 273*.
N-Benzyl-äthylendiamin 200*.
Benzyl-äthyl-phenoxybutyronitril 34.
4-Benzylamino-antipyrin 63.
4-N-Benzylamilino-1-methyl-piperidin 216.
Benzylbenzoat 120*, 122, 608.
Benzyl-α-bromisovalerianylharnstoff 120*.
N-Benzyl-N-2-bromisovalerianyl-harnstoff 31*.
N-Benzyl-N-[dimethylaminoäthyl]-α-aminopyridin 214*.
Benzylester 273 f.
2-Benzyl-imidazolin 210*.
Benzyl-isopropyl-essigsäure-diäthylaminoäthylester 114*.
N-Benzyl-malonamidsäure 120.
5-Benzyl-8-oxy-chinolin 637*.
p-Benzyl-phenetidin 121.
o-Benzylphenol 273, 605.
p-Benzylphenol 273.
2-(2-Benzyl-phenoxymethyl)-imidazolin 219*.
Benzyl-phenyl-essigsäure-diäthyl-aminoäthylester 114*.
N-Benzylphthalamidsäure 120.
Benzyl-salicylsäure 120.
Benzyl-schwefelsäurehalbester 121.
Benzyl-succinat 120*.
N⁴-Benzyl-sulfanilamid 703*.
1-Benzyl-tetrahydroisochinoline 174.
Benzyl-Verbindungen 119*ff.
Berberin 285.
Berolase 306*.
Bestimmung der Vitamin E-Wirkung 409*.
Betabion 306*.
Betaxin 306*.

Biebricher Scharlach R medicinale 622*.
Biliselektan 531.
Bigrol 569.
Biocerin 744.
Biocyclin 355.
Biokatalysatoren 296.
Biotin 345*f.
d,l-epi-Biotin 354.
4,4'-Bis-[(acetoxyacetyl)-methoxy]-α,α'-diäthyl-stilben 512.
4,4'-Bis-[acetoxyacetyl]-stilben 512.
Bis-(4-acetoxy-tolyl)- hexadien 475.
N,N'-Bis-(4-allyloxyphenyl)-acetamidin 155*.
α, ε-Bis-(5-amidino-2-pyridyloxy)-pentan 671*.
Bis-(o-aminobenzol-)disulfid 536*.
Bis-(4-amino-benzolsulfonamid-(3)-disulfid 729.
Bis-(ω-amino-n-hexyl)-disulfid 534*.
N,N'-Bis-4,4'-[2-amino-1-natriumsulfonat-phenyl]-harnstoff 594*.
Bis-[antipyrin-4-carbonyl]-äthylendiamid 67.
N,N'-Bis-(4-äthoxyphenyl)-acetamidin 154*.
Bis-(4-äthoxyphenyl)-chloracetamidin 155*.
N,N'-Bis-(äthoxyphenyl)-diäthylacetamidin 155*.
[Bis-(4-äthoxyphenyl)-guanyl]-[(4-äthoxyphenyl)-amino]-methan 156*
[Bis-(4-äthoxyphenyl)-guanyl]-[4-(β-diäthylamino-carbäthoxy)-phenylamino]-methan 156*.
[Bis-(4-äthoxyphenyl)-guanyl]-essigsäure-[bis-(4-äthoxy-phenyl)-guanyl]-methylester 156*
[Bis-(4-äthoxyphenyl)-guanyl]-essigsäure-p-phenetidid 156.
Bis-äthyl-xanthogen 535.
Bis-azofarbstoffe 618 f.
Bis-(2-benzoyläthyl)-methylamin 136*.
3,4-Bis-(3'-benzyl-4-oxyphenyl)-hexan 475.
Bis-(o-benzylphenol)-isatin 259.
N,N'-bis-(4-carboxyphenyl)-amidin 155*.
Bis-[6-chinazolyl]-harnstoff 661.

Bis-(β-chloräthyl)-sulfid 287*f.
Bis-dehydro-doisynolsäure 479.
(+)-β-Bis-dehydro-doisynolsäure 481.
Bis-dehydro-doisynolsäure-7-benzoat 479.
Bis-dehydro-doisynolsäure-7-propionat 479.
2,4'-Bis-(1-diäthylamino-4-amylamino)-phenyl-cyclohexyläther 136.
3,3-Bis-(diäthylaminomethyl)-4,4-dioxy-diphenyläther 678*.

Bis-(dimethylaminomethyl-äthyl-benzoyl-carbinol) 137*f.
3,3-Bis-(dimethylaminomethyl)-4,4'-dioxy-5,5'-diallyl-diphenyläther 678*.
Bis-(2'-dimethylaminophenoxy)-1,5-pentan-dijodmethylat 173*.
ω,ω'-Bis-(p-dimethylaminophenoxy)-propan-dijodmethylat 172*.
Bis-(o,p'-diphenol)-isatin 259.
Bis-glykolsäureamide von 2,6-Diaminopyridinen 677*.
Bis-[2-methyl-4-aminochinolyl-(6)]-melamin 667*.
Bis-methylamino-tetramino-arsenobenzol 548*.
N,N'-Bis-[N-methyl-chinolyliummethylsulfat-(6)]-harnstoff 662*, 663.
2,3-Bis-(3-methyl-4-oxyphenyl)-butan 475.
2,3-Bis-(2-methyl-4-oxyphenyl)-buten-(2) 475.
3,4-Bis-(3-methyl-4-oxyphenyl)-2,4-hexadien475.
Bismogenol 568.
Bismolerran 567.
Bismophanol 569.
Bismulose 567.
Bismutum oxyjodogallicum 566.
Bismutum subcarbonicum 567.
Bismutum subnitricum 567.
Bismutum subsalicylicum 567.
Bismutum tannicum 567.
Bis-[N-(6'-naphthalinsulfonsäure-2')-carbamido-N-phenyl-(4)]-sulfon 735.
Bis-[α-naphthylazo-phenyl]-sulfon 735.

Bis-3,3'-(4-oxy-cumarinyl)-
essigsäure-äthylester 423.
Bis-(4-oxy-phenyl)-äthan
468.
Bis-(4-oxyphenyl)-dimethylmethan 260.
3,4-Bis-(4-oxy-phenyl)-n-hexan 469.
Bis-(4-oxy-phenyl)-hexadien 473, 476.
Bis-(4-oxy-phenyl)-keton 260.
Bis-(4-oxy-phenyl)-methan 468.
Bis-(phenyl-äthyl)-amine 111.
Bis-(phenyl-äthyl)-amin-Derivate 112*.
Bisphenylcarbaminat 154*.
Bis-(o-phenylphenol)-isatin 259.
N-Bis-(γ-phenyl-propyl)-äthylamin 112*.
Bisteril 620.
Bis-(triäthylammonium)-dimethyl-5,6,7,8-tetrahydro-naphthalin 174*.
Biuret 243*.
Blaud'sche *Pillen* 557.
Blutkreislauf 221 ff.
Borax 573.
Borovertin 597.
Borneol 597.
Borrelidin 750.
Borsäure 572 f.
Borsäure-Verbindungen 572 f.
Botogenin 508.
Brechweinstein 557* f, 565, 250*.
Brenzkatechin 605.
Brenzkatechin-diarsin 549.
Brenzkatechindisulfonsäure 577.
Bridal 213*.
Brillantgrün 624*.
Brom 522, 527.
4-Brom-antipyrin 62.
2-Brom-2-tert.-butyl-N-dimethyl-acetamid 31*.
Brom-diäthyl-acetamid 32*
Bromdiäthylacetylcarbamid 64.
2-Brom-2,2-diäthyl-acetylharnstoff 32* f.
2-Brom-2-isopropyl-2-äthyl-acetamid 34*.
α-Brom-α-isopropyl-butyramid 31.
2-Brom-isovaleriansäure-diäthylamid 31*.
α-Brom-isovalerianylharnstoff 30*f.
N-[α-Brom-isovalerianyl]-salicylamid 80*.

Brommethyl 21*.
N-[p-Bromphenyl]-N-[α-pyridyl]-N-dimethyl-äthylendiamin 214*.
Bromural 30* f.
Buccale Applikation 10.
Buscopan 177*.
Butan 19*, 20*.
Butazolidin 68*.
2-(Δ⁴-Butenyl)-chinolin-4-carbonsäure 243.
Butolan 273*.
Butoxy-äthylcarbaminsäureester 29*.
2-Butoxy-5-benzylidenaminopyridin 678*.
2-Butoxy-cinchoninsäure-diäthylamino-äthylamid 134*.
1-Butoxy-2',6'-diamino-azopyridin 621*.
N-Butyl-N-äthylamino-äthanol-zimtsäureester 149.
4-Butylamino-benzoyl-2'-dimethylamino-äthanol 146*.
sek.-Butyl-β-bromallyl-barbitursäure 64.
Butylchloral 26*, 64.
5-sek.-Butyl-5-(2'-chlorallyl(-1-methyl-barbitursäure 48*.
N-Butyl-colchicamid 285*.
o-Butyl-colchicin 285*.
N-Butyl-δ-cyclohexyl-butylamin 111*.
Butylen 20*.
Butyl-(1'-methyl-butyl)-acetamid 30*.
Butyl-(1'-methyl-butyl)-acetylharnstoff 30*.
N-n-Butyl-N'-phenäthyl-furamidin-hydrochlorid 156*.
1-Butyl-5-phenyl-hydantoin 51*.
1-Butyl-piperidinol-fluoren-9-carboxylat 117*.
Butyryl-antipyrin 68.

C_{10} 174*.
Calciferol 392*f.
Calcipot 575.
Calcitral 575.
Calciumascorbinat 362.
Calcium-brenzkatechin-disulfonsaures Natrium 576.
Calciumcarbonat 246*.
Calcium-Diuretin 242*.
Calciumgluconat 575.
Calciumlactat 575.
Calciumnitrit 237*.
Calcium resorpta 575.
Calciumsilicat 246*.

Calcium-α-tocopheryl-succinat 409*.
Calcium-Verbindungen 574.
Calomel 578.
Camoquin 659*.
Campher 3, 122, 223* ff, 231.
Camphochol 227.
Camphogen 227.
Campiodol 527.
Candidulin 758.
Cantan 366.
Capacin 291*.
Caprocal 604.
3-Caproyl-aminomethyl-dioxydiphenyl-isatin 259.
Carbacain 152*.
Carbaminoyl-β-methylcholin 163.
Carbaminsäureester 28*, 169*f.
Carbaminsäure-trichlor-äthylester 29*.
Carbason 551*.
Carbazol-carbonsäuren 152.
Carbazol-N-carbonsäureester 152*.
Carbinyl-barbitursäuren 39*.
Carbostyryl 133*.
5-Carboxyamyl-imidazolidon-(2) 355.
Carboxylase 305*.
2-Carboxy-5-oxy-γ-pyron 760.
3-Carboxy-pyridin-2-sulfonsaures Neodym 423.
Cardiazol 229*ff.
Carlinaoxyd 777.
Carotin 367* ff.
α-Carotin 370.
β-Carotin 296, 371, 372.
γ-Carotin 371.
β-Carotinaldehyd 369.
α-Carotin-epoxyd 374*.
β-Carotin-diepoxyd 374*.
Carotinjodid 375*.
β-Carotinon 369.
Carotinoxyd 374*.
Carvacrol-carbaminsäureester 171*.
Carvacrol-Derivate 274.
Carvon 253.
Casantin 217*.
Casbis 568.
Casein-Wirkung von Farbstoffen 625.
Catechol 227.
Cebion 666.
Ce-Ferro 366, 577.
Cellularpathologie 10.
Cer-oxalat 251.
Certuna 656*.
Cesol 248*, 281.
Cestodes 262.

Chaulmoograsäure 613*.
Chelidonin-Gruppe 285.
Chenopodiumöl 266, 268*.
Chetomin 757.
Chinaalkaloide 9.
Chinasäure 640.
Chinfortan 699.
Chinin 6, 83, 246*, 637* f, 640, 642.
Chinin-kohlensäureester 649.
Chinin-Redoxon 362.
Chinin-Wismutjodid 569.
4-Chinolin-carbinol 647*.
Chinolin-Derivate 110* f, 636 f.
Chinolin, Harnstoffderivate von, 662 f.
Chinolinsäure-3-oxypropylamid-Hg-theophyllin 584*.
Chinclin-8-sulfonsäure-3', 5'-dibromanilid 713.
2-Chinolylamino-4-diäthylaminoätl ylamino-6-methyl-pyrimidine 676*.
Chinolylstyryl-Derivate 682*.
Chinon 8.
Chinosol 636*.
Chinotoxin 641.
Chinutrin 185*.
Chitenin 645.
Chlcr 519*.
9-Chloracridin 629.
Chloräthyl 122*.
N-(β-Chlor-äthyl)-N-(n-butyl)-9-aminofluoren 192*.
N-(2'-Chlorätbyl-)-5-phenyl-5-äthyl-barbitursäure 48*.
Chloral 3, 7, 25*.
5-(2'-Chlorallyl)-5-isopropyl-hydantoin 45.
Chloralhydrat 26.
Chloralsalicylamid 80.
Chloramin 520.
7-Chlor-2-amino-acridin 633.
9-Chlor-2-amino-acridin 633.
Chloramphenicol 750* f.
17-Chlor-Δ⁵-androstenol-(3)-acetat 447*.
17-Chlor-Δ⁴-androstenon-(3) 447*.
2-p-Chloranilino-4-(γ-dimethyl-amino-propylamino)-6-methyl-pyrimidin 672*.
Cblorarsino-behenolsäure 540.

1-(p-Chlor-benzhydryl)-4-methyl-piperazin 216*.
2-(5'-Chlorbenzimidazolyl-2'-amino)-4-(β-diäthylaminoäthylamino)-6-methylpyrimidin 676*.
p-Chlorbenzolsulfonamid 271*.
3-Chlor-5-brom-2-oxy-benzylalkobol 122*, 130*.
4-(7'-Chlor-4'-chinoyl-amino)-diäthylamino-o-kresol 659*.
(Chlorchinolyl-4)-α-piperidyl-carbinole 647*.
Chlorcyclin 216*.
Chlordose 26*.
Chloreton 28*, 128*, 251.
5-Chlor-7-jod-8-oxy-chinolin 524.
6-Chlor-2-methoxy-acridyl-(9)-aminopropanol 682*.
Chlormethyl 21*.
Chloroform 3, 21*.
Chloromycetin 750* f.
m Chlor-p-oxy-benzoesäureester 612.
1-(p-Chlorphenyl-dimethyl) 4-methyl-piperazin 216*.
N-(p-Chlorphenyl)-N-(5-isopropyl)-biguanid 673*.
5-Chlor-2-pyrimidyl-sulfanilamid 781.
Chloroquine 657*.
8-Chlor-theophyllin 251.
Chlor-m-xylenol-azobenzolsulfonsäureamid 697*.
Chlorylen 21*.
Cholagoga 251 ff.
Cholansäure 252, 425.
Choleretica 251.
nor-Cholesta-5,7-dien-3(β)-ol 393.
Cholestan 425.
3(α)-*epi*-Cholestanol 425.
3(β)-Cholestanol 425.
epi-Chloestanolacetat 429.
Δ¹-Cholestenon 444.
Cholesterin 252, 392, 424, 429.
Choleval 589.
Cholin 160* f.
Cholinäther 165* f, 174.
Cholinester 162* ff.
Cholin-thiourethane 163 f.
Cholokinetica 251.
Cholsäure 251* f.
Cholsäurebenzylester 121.
Chondroitin 343.
Chondrosamin 343.
Chrysarobin 634*.
Chrysatropasäure 26 f.
Chrysoidin 618*, 694.
Chrysophansäure 254, 634.
Cialit 585.

Cibalgin 40, 64, 115.
Cibazol 715*.
Cignolin 635*.
Cinchonin 641.
Cinchoninsäureamide 135*.
Cinchotoxin 641.
Cineol 604.
Cinerin 276.
Cinnolin-Derivate 661.
Circulin 744.
Citobarium 526.
Citrin 366.
Citrinin 758.
Citromycetin 774.
Claviformin 761, 762.
CLAUBERG-Test 488.
Cliradon 102*.
Clorina 521.
Cobalamin 341* f.
Cobaltin 342.
Cobion 342.
Cocain 3, 123* f, 199.
d-ψ-Cocain 124.
Codein 86, 92* ff, 6, 283.
Codeinon 95.
Codeonal 6.
Co-Dehydrase I 344 f.
Coffein 64, 65, 235*, 240* f.
Coffein-äthylendiamin 241* f.
Coffein-Calciumrhodanid 242.
Coffein-Strontiumrhodanid 242.
Colamin-Derivate 218* f.
Colchicamid-Abkömmlinge 285*.
Colchicin 81, 283* f.
Colicine 744.
Colistatin 744.
Collargol 588.
Combardol 698*.
Comital 51.
Compral 64.
Congasin 667*, 693.
Conieben 741*.
Coramin 233*.
Corbasil 123, 187, 198 f.
Cordalin 242.
Cormed 233*.
Corpus-luteum-Hormon 481.
Corticosteron 496, 499, 502.
Cortin-Test 466.
Cortison (17(α)-11-dehydro-corticosteron 499), 506*.
Coryfin 29*.
Corylophylin 761.
Coain 280.
Cosotoxin 280.
Cozymase 344* f.
Chromosantonin 268*.
Crotonöl 254.

Crotonsäure-N-äthyl-o-toluidid 615.
5-Crotyl-5-isopropyl-barbitursäure 41*.
5-Crotyl-5-phenyl-barbitursäure 43*.
Cumarin 26* f.
Cuprein 644.
Cuprex 587.
Cupro-Detoxin 587.
Cupronat 274.
Cupro-thiopropanol-natriumsulfonat 587*.
Cural 40*.
Curare 172* f.
Curin 173.
Cycliton 234.
Cycloform 141*.
Cyclohexan 20*.
Cyclohexanon 26*.
5-Cyclohexyläthyl-5-äthylbarbitursäure 44*.
5-Cyclohexenyl-5-äthylbarbitursäure 43* f.
4-Cyclohexylamino-antipyrin 63.
N-Cyclohexyl-5-aminohexan 114.
5-Cyclohexylamyl-5-äthylbarbitursäure 44*.
5-Cyclohexyl-5-(2'-bromallyl)-barbitursäure 41.
N-Cyclohexyl-β-cyclohexyläthylamin 111*.
5-(Cyclohexyl-isopropenylcarbinyl)-5-äthyl-barbitursäure 79.
1-Cyclohexyl-3-methyl-5-pyrazolon 65.
Cyclopal 44*.
Cyclopentamethylen-tetrazol 229* f.
Cyclopentan 20*.
5,6-Cyclopentano-1,2-benzantracen 466.
Cyclopentanon 26*.
Cyclopentenyl-allyl-barbitursäure 44*.
Δ^3-Cyclopentenyl-barbitursäuren 44*.
5-(Cyclopentenyl-isopropenyl-carbinyl)-5-äthyl-barbitursäure 39.
ω-Cyclopentenyl-myristinsäure 613.
Cyclopropan 20*.
Cyclopropyl-äther 22*.
Cyclopropyl-methyl-äther 22*.
5-Cyclopropyl-methyl-carbinyl-5-allyl-barbitursäure 44.
3,4-Cyclotetramethylen-1-phenyl-5-pyrazolone 67.
Cyren B 469, 474.

Cystein 283* f, 533.
Cytoflavin 316.

D 25 607.
Dabylen 218.
D.A.D.P.S. (4,4'-Diaminodiphenyl-sulfon) 731.
Dauerschlafmittel 23.
DBS 737*.
DDT 276* f, 610.
Debenal 719.
Debenal M 728.
Debilin 252.
Decamethoniumjodid 174*.
Decamethylen-bis-trimethylammonium-jodid 174*.
Decapryn 218* ff.
Decholin 251*.
Dehydasal 192*.
Δ^5-Dehydro-androsteron 432.
(α)-,,cis"-Dehydro-androsteron 443*.
Dehydro-epi-androsteron 427, 428*, 430, 431, 443*.
Dehydroascorbinsäure, p-Sulfonamidophenylosazon 704.
7-Dehydro-cholesterin 392, 396 f.
Dehydrocholsäure 251.
Dehydro-corticosteron 505.
Dehydro-corticosteronacetat 506.
,,trans"-Δ^5-Dehydro-desoxy-androsteron 446*.
Dehydrodoisynolsäure 481.
Dehydro-doisynolsäureester 481.
Dehydro-oestron 457.
6-Dehydro-progesteron 497*.
9-Dehydro-progesteron 497.
11-Dehydro-progesteron 498.
7-Dehydro-sitosterin 392 f. 398.
7-Dehydro-stigmasterin 392.
Dehydro-testosteron 445*.
Dekamethylendiguanidin 668*.
Delegol 605.
Delvinal-Natrium 39.
Demerol 100*.
Deriphyllin 242.
Dermatol 566.
Desencin 122*.
Desinfektionsmittel, aliphatische 596 f.
Desinfektionsmittel aromatische 603 f.
Desmethyl-dehydro-vitamin A 390*.

Desmotrop-santonin 268.
Desogen 601.
Desomorphin 97*.
2-Desoxy-2-amino-l-ascorbinsäure 365.
6-Desoxy-6-ämino-α-tocopherol 410*.
6-Desoxy-ascorbinsäure 363*, 365.
Desoxy-aspergillinsäure 758.
Desoxycholsäure 251 f.
Desoxycorticosteron 499, 503.
Desoxycorticosteronacetat 503.
Desoxycorticosteron-β-glucosid 504.
Desoxycorticosteron-trimethylessigsäureester 505*.
Desthio-biotin 354.
Detalup 396.
Devegan 553.
4,4'-Diacetamino-diphenylsulfon 734.
4,4'-Diacetoxy-diphenylsulfon 733.
Diacetyl-dihydromorphin 93*.
N^1-Diacetylpantoyl-N^4-acetyl-sulfanilamid 332.
äthoxy-benzyl-diäthoxyisochinolin 108*.
Diäthylacetamid 30*.
Diäthylacetylchinin 649*.
Diäthylacetyl-phenetidin 72.
Diäthylacetyl-salicylsäure 75.
Diäthyläther 21*.
Diäthyl-allyl-acetamid 31*, 32*, 64.
Diäthylamide 234*.
Diäthylamino-acet-o-toluidid 132*.
Diäthylamino-äthanol 192*,
β-Diäthylamino-äthanolester 137*.
Diäthylaminoäthoxy-4-amino-phenol 136*.
N-Diäthylamino-äthoxyphenyl-N'-phenyl-thioharnstoff-hydrochlorid 596.
Diäthylaminoäthoxy-tbiobenzimidazol-hydrobromid 596.
Diäthylaminoäthyl-2-äthylo-chlor-cinnamat 149.
Diäthylaminoäthyl-2-äthyl-p-dimethylamino-cinnamat 149.
4-Diäthylaminoäthylamino-2-methoxy-diphenylsulfid 136.

1-(β-Diäthylaminoäthyl-
amino)-3-methylxanthon
686*.
Diäthylaminoäthylamino-
diphenyläther 136.
5-Diäthylamino-äthylami-
no-2-phenoxy-pyridin
136.
[5-Diäthylaminoäthylami-
no-pyridyl-(2-pyridyl)]-
chinolyl-2'-sulfid 136.
2'-(Diäthylamino)-äthyl-
cinnamat 149.
Diäthylaminoäthyl-2-amyl-
cinnamat 149.
Diäthylaminoäthylester
132*.
Diäthylaminoäthyl-β, β-di-
arylacrylate 129*.
Diäthylaminoäthyl-β,β-di-
arylpropionate 129*.
Diäthylaminoäthyl-ephe-
drin 196*.
2'-(Diäthylamino)-äthyl-
hydrocinnamat 149*.
N-Diäthylaminoäthyl-
phenothiazin 217*.
Diäthylaminoäthyl-2-phe-
nyl-3-propyl-acrylat 149.
1-(β-Diäthylaminoäthyl)-
1,2,3,4-tetrahydro-fluo-
ranthren 112*.
ω-Diäthylamino-2,6-di-
methyl-acetanilid 132.
9-(5-Diäthylamino-pentyl-
2-amino)-6-chlor-2-
methoxy-acridin 679*.
8-(N-Diäthylamino-iso-
pentyl-amino)-6-
methoxy-chinolin 651*.
5-Diäthylamino-5-methyl-
barbitursäure 38*.
4-Diäthylaminomethyl-
benzoesäure-benzylester
121.
4-Diäthylamino-1-methyl-
butylaminopyrimidine
672.
2-Diäthylaminomethyl-4-
phenoxy-phenol 678*.
(1-Diäthylamino-2'-oxy-
propyl-)-(5-isopropyl-2-
oxy-1-n-butyl-benzol)-
äther 136*.
4-(5'-N-Diäthylaminophe-
nyl-2'-amino)-7-chlor-
chinolin 650*, 657*.
4-Diäthylamino-2-phenyl-
buttersäure-benzylester
122*.
3'-(Diäthylamino)-propyl-
1,2-dibrom-hydrocinna-
mat 149*.
Diäthylaminopropyl-zimt-
säureester 149*.

Diäthylbarbitursäure 35* ff.
N-Diäthylbenzylamin 200*.
1,1-Diäthyl-carbomyl-4-
(2'-pyrazyl)-piperazin
153.
Diäthyl-dioxo-tetrahydro-
pyridin 53*.
Diäthyl-dioxy-stilben-di-
propionat 469*, 474.
5,5-Diäthyl-hydantoin 50*.
5,5-Diäthyl-3-hydantoyl-
barbitursäure 46*.
N-Diäthylmalonyl-bis-[O-
acetyl-salicylamid] 80.
Diäthylmethyl-tocopherol
409*.
Diäthyl-p-nitrophenyl-
phosphat 172*.
N-Diäthyl-N'-(m-oxyphe-
nyl)-N'-äthyl-äthylen-
diamin. 199*.
N-Diäthyl-β-phenyl-äthyl-
amin 200*.
N-Diäthyl-N'-(phenyl)-N'-
(benzyl)-äthylendiamin
214.
N-Diäthyl-β-phenyl-pro-
pylamin 200*.
Diäthyl-propyl-acetamid
31*.
Diäthyl-stilboestrol 469,
470 f, 477.
Diäthylsulfon-dimethyl-
methan 24*.
Diäthylsulfon-methyl-
äthyl-methan 24*.
5,5-Diäthyl-thiobarbitur-
säure 292*, 294*.
Diäthyl-thioharnstoff 292*
N,N-Diäthyl-thymyloxy-
acetamidin 118*.
5,7-Diäthyl-tocopherol
409*.
Dial 40.
Dialkoxy-chinoline 110* f.
Dialkylacetamide 64.
β-Dialkylaminoäthyl-naph-
thalin-Derivate 131.
Dialkylaminosäure-anilide
132*.
Dialkylbarbitursäuren
36* f.
Dialkylhomophthalimid 53.
Dialkyl-malonsäure-äthyl-
(dialkylaminoäthyl)-ester
116*.
1,3-Dialkyl-pyridazone 69*.
1,5-Dialkyl-tetrazole 231*.
5,5-Dialkyl-2-thio-barbitur-
säuren 49.
5,5-Diallyl-barbitursäure
40*, 64, 251.
Diallylmalonsäure, 4,6-Di-
amino-chinaldin-Derivat
667*.

3,3-Diallyl-6-methyl-1,2,3,
4-tetrahydro-2,4-dioxo-
pyridin 53*.
4,4'-Diamidino-diphenoxy-
pentan 669*.
Diamidino-diphenoxypro-
pan 669*.
2,8-Diamino-acridin 632*.
2,7-Diamino-acridin 632*.
Diamino-azobenzol 619.
2,4-Diamino-azobenzol 694.
2,4'-Diaminoazobenzol-4-
sulfonamid 694.
3,5-Diamino-benzoesäure-
ester 141*.
2,6-Diamino-benzthiazol
158*.
Di-(p-aminobenzolsul-
fonyl)-p-amino-benzol-
sulfonimid 707.
2,6-Diamino-capronsäure
355.
4,6-Diamino-chinaldin 666*
p,p'-Diaminodiphenyl-
methan 286.
Diamino-diphenylsulfon-
digalaktosid 734.
4,4'-Diamino-diphenylsul-
fon 731 f.
4,4'-Diamino-diphenylsul-
fon-disulfoxylat 733.
3,7-Diamino-5-methyl-
acridin 633.
3,6-Diamino-10-methyl-
acridinium-chlorid 627*.
3,6-Diamino-N-methyl-
acridinium-lactat 588.
Di-(p-Aminomethyl-phe-
nyl)-sulfon 736.
2,7-Diamino-phenanthri-
din-Abkömmlinge 684*
2,6-Diamino-3-phenyl-
azopyridin 694.
α,α'-Diamino-β-phenylazo-
pyridin-hydrochlorid
620.
4,4'-Diamino-stilben 669*.
4,4'-Diamino-stilben-di-β-
oxyäthansulfonat 285*.
Dianol 469.
Diaryl-äthanolamine 192*.
Diasone 733.
Diaspirin 76* f.
Diazil 720.
Diazin-Abkömmlinge 723.
Dibenamin 192*.
1,2,5,6-Dibenz-9,10-dihy-
dro-anthrachinol 467.
Dibenzofuran 99*.
Dibenzofuranester 152*.
Dibenzyl-β-chloräthyl-
amin-hydrochlorid 192*,
194*.
1,2-Dibenzyl-4-diäthyl-3,5-
diketo-pyrazolidin 68.

Dibenzyldioxy-essigsäure-
amid 133*.
3,3'-Dibenzyl-phenol-
phthalein 258*.
Dibionta 366.
5,6-Dibrom-androstendion
432.
5,5'-Dibrom-2,2'-dioxy-
benzil 737*.
3,5-Dibrom-2-oxy-benzyl-
alkohol 122*, 130*.
Dibromsalicil 737*.
3,5-Dibrom-tyrosin 517.
Dibutylamino-2-äthyl-
cinnamat 149.
Di-n-butyl-malonsäure-
äthyl-(diäthylamino-
äthyl)-ester 116*.
Di-n-butyl-n-propyl-acet-
amid 117*.
Dichloramin 521.
7,7'-Dichlor-5,5'-arseno-
2,2'-dimerkapto-ben-
zoxazol 548.
4,4'-Dichlor-benzil 272.
4,4'-Dichlor-benzophenon
272.
4,7-Dichlorchinolin 657,
658.
Dichlor-cyclopropan 21*.
2,6-Dichlor-3-(β-diäthyl-
amino)-äthylamino-chi-
noxalin 661.
7,7'-Dichlor-2,2'-dimer-
kapto-4,4'-arseno-benzi-
midazol 549.
Dichlor-dioxy-chinolin
637*.
Dichlordiphenyl-trichlor-
methylmethan 276 f.
[Di-p-chlorphenyl]-trichlor-
methyl-methan 610.
3,5-Dichlor-2-oxy-benzyl-
alkohol 130*.
Dichlorparafuchsin 627*.
N^1-3,4-Dichlor-phenyl-N^5-
isopropyl-biguanid 675.
6,7-Dichlor-9-d-riboflavin
314*.
Dichlor-p-sulfonamid-
benzoesaures Natrium
521.
p-(2,4-Dichlor-1,3,5-tri-
arcenyl-6-amino)-phenyl-
stibinsäure 560.
Dicodid 94 f.
Dicuman s. Dicumarol
Dicumarol 422.
1,2-Dicyclohexyl-3-methyl-
5-pyrazolon 65.
Dienoestrol 473, 476.
Difurfurylcarbaminate
154*.
Digitalis-Glucoside 235* f.
Digitonin 432.

Digitoxigenin 235* f, 236*,
491.
Diheptylperoxyd 268.
9,10-Dihydro-acridin 633.
Dihydroanthracen-9-car-
bonsäure-aminoäthyl-
ester 117*.
Dihydroanthracen-9-car-
bonsäure-aminopropyl-
ester 117*.
Dihydrocarbostyryl 133*.
Dihydro-β-carotin 374.
Dihydro-chinicinole 646.
Dihydro-cinchol-acetat 429.
Dihydrocodein 94*.
Dihydrocodeinon 95.
Dihydro-desoxymorphin
97*.
Dihroequilenin 451, 464*.
Dihydro-equilin-diacetat
462.
22,23-Dihydro-ergosterin
392, 398.
Dihydroisocodein 94*.
Dihydromorphin 94.
Δ^3-Dihydro-1,3-oxazin 159.
Dihydrostreptomycin 756.
Dihydrotachysterin 400*.
Dihydrothebain 95 f.
Dihydrothebainin 90.
Dihydrovitamin D_2 400.
Dihydrovitamin K_1 416.
5-Diisoamylamino-5-
methyl-barbitursäure
38*.
Diisobutylamino-propan-
diol-monophenyl-urethan
152* f.
Dijod-brassidinsäure-
äthylester 525.
3,5-Dijod-4-carboxy-
methoxy-hippursäure
532.
Dijodisopropylalkohol 524.
Dijod-methansulfonsäure
528.
3,5-Dijod-N-methyl-chelid-
aminsäure, Dinatrium-
salz 529.
3,5-Dijod-2-oxy-benzyl-
alkohol 122*, 130.
2-(3',5'-Dijod-4'-oxy-phe-
nyl)-6-jod-chinolin-4-car-
bonsäure 532.
N-(3,5-Dijod-4-pyridon)-
essigsäure, Diäthanol-
aminsalz 530.
3,5-Dijod-4-pyridin, Me-
thylglucamin-Salz 531.
Dijod-ricinstearolsäure-
äthylester 525.
Dijod-stearinsäureäthyl-
ester 527.
Dijod-stearinsäuremethyl-
ester 527.

3,5-Dijod-tyrosin 289*,
293*.
Dijodyl 525.
Dikoto-pyrazolidine 68 f.
Dilatol 198*.
Dilaudid 94 f.
Dillvarsen 166.
1,3-Dimercapto-propanol-
(2) 284*, 534.
2,3(Dimercapto-propancl
533.
2,3-Dimercapto-propyl-
glucosid 284*.
2,3-Dimethoxy-6-nitro-9-
(3'-diäthylamino-2'-oxy-
propylamino-)-acridin
632*.
1,1-Di-(4-methoxy-phenyl)-
2-brom-äthylen 476.
1,4-Di-(p-methoxy-phenyl)-
hexan 469*.
3,5-Dimethoxy-phenyl-
methyl-amino-äthanol
184*.
4,6-Dimethoxy-toluchinon
773.
1,1-Dimethyl-3-(acetoxy-
methyl)-piperidiniumjo-
did 165*.
Dimethylacryl-sulfanil-
amid 706.
Dimethyläthylcarbinol 27*
Dimethyl-äthyl-trichlor-
halbacetat 26*.
N-Dimethylaminoäthyl-N-
äthoxyäthyl-α-amino-
pyridin 216.
2-Dimethylamino-5-ace-
toxy-4,4-diphenyl-hep-
tan 106*.
Dimethylamino-acet-o-
toluidid 132*.
N-Dimethylaminoäthyl-N-
äthyl-anilin 212.
Dimethylaminoäthyl-benz-
hydryl-äther 216.
N-Dimethylaminoäthyl-N-
benzylanilin 213*.
N-(Dimethylaminoäthyl)-
N-(p-chlorbenzyl)-α-
aminopyridin 214*.
9-(β-Dimethylaminoäthyl)-
9,10-dihydro-anthracen
220.
2-Dimethylamino-4,4-di-
phenyl-heptanon-(5)
104* f.
1-Dimethylamino-3,3-
diphenyl-hexanon-4)
104*, 105.
Dimethylaminomethyl-
methyl-äthyl-benzoyl-
carbinol 137*.

N-(2'-Dimethylamino-2'-methyläthyl)-phenothiazin 217*.
Dimethylaminomethyl-cyclopentanol-(2)-benzoat 139*.
β-Dimethylamino-α-phenyl-α-äthyl-propionsäure-benzylester 121*.
m-Dimethylaminophenyl-dimethyl-carbaminsäure-ester-N-oxyd 171*.
N-(2-Dimethylamino-n-propyl)-phenothiazin 251.
2-(γ-Dimethylamino-α-phenyl-propyl)-thiazol 220.
Dimethyl-ascorbinsäure 357, 363.
6,8-Dimethyl-atophan 85.
Dimethyl-barbitursäure 37*.
N,N-Dimethyl-barbitursäuren 48*.
3,4-Dimethyl-benzoyl-sulfanilamid 706.
3,5-Dimethyl-4'-[N-bis-(β-diamyl-aminoäthyl)]-diphenyläther 678*.
(3,3-Dimethylbutyl)-äthyl-acetyl-harnstoff 30*.
3,6-Dimethyl-chroman 421.
2,3'-Dimethyl-4'-(diacetyl-amino)-azobenzol 619*.
1,3-Dimethyl-7-diäthyl-aminoäthyl-xanthin 242.
2,5-Dimethyl-7,8-diäthyl-2-(4',8',12'-trimethyl-tridezyl)-6-oxy-chroman 409.
2,7-Dimethyl-5,8-diäthyl-2-(4',8',12'-trimethyl-tridecyl)-6-oxy-chroman 409.
N,N'-Dimethyl-N,N'-di-(β-cyclohexyl-äthyl)-äthylendiamin 112*.
N,N'-Dimethyl-N,N'-di-(β-cyclohexyl-äthyl)-trimethylendiamin 112*.
Dimethyl-dithiohydantoin 51*.
6,7-Dimethyl-9-(d-1'-dulcityl)-isoalloxazin 314.
Dimethyl-endomethylen-hexahydrobenzoesaures Wismut 570.
Dimethyl-harnstoff 243*.
(4,4-Dimethylhexyl)-äthyl-acetyl-harnstoff 30*.
o,o-Dimethyl-hydrochinon 406.
p-Dimethyl-hydrochinon 406.

2,5-Dimethyl-hydrochinon 411*.
2,6-Dimethyl-hydrochinon 411*.
1,2-Dimethyl-7-methoxy-1-,2,3,4,9,10-hexahydro-phenanthren-2-carbonsäure 481.
5,7-Dimethyl-methoxy-tocol 409*.
5,5-Dimethyl-oxazolidindion 51*.
1,9-Dimethyl-phenanthren 466.
1,3-Dimethyl-2-(γ-phenyl-propyl)-6,7-dioxy-tetrahydroisochinolin 55*.
3-(2',-6'-Dimethyl-piperidino)-propylsalicylat 139*.
2,6-Dimethyl-pyridin-3,5-dicarbonsäure 344.
N-N-Dimethyl-N'-(2-pyridyl)-N'-(5-brom-furyl)-äthylendiamin 215*.
N,N-Dimethyl-N'-2-pyridyl-N'-(5-bromthienyl)-äthylendiamin 215*.
N,N-Dimethyl-N'-2-pyridyl-N'-(5-chlorthienyl)-äthylendiamin 215*.
N,N-Dimethyl-N'-(2-pyridyl)-N'-furfuryl-äthylendiamin 215*.
N,N-Dimethyl-N'-α-pyridyl-N'-α-thienyl-äthylendiamin 215*.
2,4-Dimethyl-pyrrol-3-carbonsäureester 151*.
Dimethyl-stilbamidin 670*.
3,4-Dimethyl-5-sulfanil-amido-isoxazol 723.
Dimethylthianthren 535.
5,5-Dimethyl-2-thio-hydantoin 51*.
7,8-Dimethyl-tocol-benzyläther 405.
2,2-Dimethyl-4-(p-tolyl-mercapto)-butyronitril 34.
N,N-Dimethyl-thymyloxy-acetamidin 118*.
N-Dimethylurethane 169*.
Dimethylxanthin 243*.
1,1-Di-α-naphthyl-acenaphthenon 468.
Dinatrium-dibrom-oxy-mercuri-fluorescein 582.
Dinitro-o-kresol 616.
2,4-Dinitro-naphthol-(1) 617.
2,5-Dinitro-3,4,6-dimethyl-benzylaceton 406.
Diocain 154*
Dionin 92* f.

Diopal 259.
Diothan 154*.
2,4-Dioxo-3-methyl-3-allyl-1,2,3,4-tetrahydro-chinolin 111*.
2,4-Dioxo-oxazolidine 51.
Dioxo-tetrahydropyridin 52.
Dioxy-anthrachinone 255.
Di(-p-oxyäthyl)-harnstoff 243*.
Dioxy-äthenyl-oestradiol 466.
2,2'-Dioxy-benzil 737.
5,8-Dioxy-chinolin 637*.
4,4'-Dioxy-α,β-diäthyl-stilben 469.
4,4'-Dioxy-3,3'-diamino-arsenobenzol 542*.
Dioxydiamino-arsenon-benzol-dimethylsulfinsaures Natrium 546.
2,2'-Dioxy-5,5'-dichlor-diphenylsulfid 607.
9,10-Dioxy-9,10-dihydro-1,2-benzanthrazen 467.
1,2-Dioxy-1,2-dihydro-chrysen 467.
Dioxy-dihydro-chrysen 477.
7,8-Dioxy-dihydroequilin 462.
1,2-Dioxy-1,2-di-(α-naphthyl)-1,2-diphenyl-äthan 468.
4,4'-Dioxy-diphenyläther 513.
Dioxy-diphenyl-isatin 258 f.
3,3'-(p-Dioxy-diphenyl)-phenolphthalein 257*.
3,4-Dioxy-ephedrin 183, 185, 187, 197*, 212.
Dioxy-ephedrin-Homologe 197*.
Dioxy-hexahydro-chrysen 477.
1,8-Dioxy-3-methyl-anthron 634*.
2,4-Dioxy-3-methyl-chroman 421.
1,4-Dioxy-2-methyl-naphthalin-di-n-butyrat 420*.
3,4-Dioxy-phenyl-äthyl-methylamin 199*.
3,4-Dioxy-phenyl-amino-propanol-Derivate 197*.
Dioxyphenyl-alanin 174.
3,4-Dioxy-phenyl-isopropylamin 199*.
3,4-Dioxy-phenyl-N-methyl-aminoäthan 192.
3,4-Dioxy-phenyl-methyl-aminopropanol 197.

N-[(2,4-Dioxy-6-pteridyl)-methyl[-sulfanilsäure 725.
4,4'-Dioxy-stilben 468.
4,4'-Dioxy-tolan 468.
Diphenyl-acetamide 117*.
1,2-Diphenyl-äthanolamin 192*.
1,2-Diphenyl-äthyl-amin 72*.
Di-[phenyläthylamin] 192*.
Diphenyl-äthylamin 192*.
β,β-Diphenyl-äthylamine 130*.
Di-(β-phenyl-äthyl)-amin 111*.
1,2-Diphenyl-äthylamin-Derivate 112*.
Diphenylarsinchlorid 283*.
Diphenylbernsteinsäure-di-(2'-diäthyl-aminoäthyl)-ester 149*.
1,2-Diphenyl-4-n-butyl-3,5-pyrazolidin 68.
1,1-Diphenyl-2-(4-chlorphenyl)-2-bromäthylen 476.
Diphenyl-Derivate 132*, 150*.
2,2-Diphenyl-2-dimethyl-aminoäthyl-acetamid 118*.
1,1-Diphenyl-3-dimethyl-aminopropan 220*.
Diphenyl-dithiohydantoin 51*.
Diphenylessigsäure-allyl-äthyl-aminoäthylester 114.
Diphenylessigsäure-Derivate 103* f.
Diphenylessigsäure-diäthylaminoäthylester 114* f.
Diphenylessigsäure-1-methyl-3-diäthylaminopropylester 115.
Diphenylessigsäure-(1-methyl-4-piperidinol)-ester 115*.
Diphenylessigsäure-2-piperidino-äthylester 115.
5,5-Diphenyl-hydantoin 51*.
2,2-Diphenyl-inden 478.
α,α-Diphenylketon-Derivate 104* f.
2-(Diphenyl-methoxymethyl)-imidazolin 219*.
4,4-Diphenyl-2-morpholino-heptanon-(5) 105.
3,3'-Diphenyl-phenolphthalein 257.

Diphenyl-piperidinoäthyl-acetamid 105*.
1,2-Diphenyl-4-n-propyl-3,5-pyrazolidin 68.
Diphenyl-urethane 153*.
Diplococcin 744.
Diploicin 777.
Diplosal 76*.
Dipron 701*.
3,3-Dipropoxy-benzhydrylamin 130*.
Dipropyl-acetamid 30*.
Dipropyl-barbitursäure 37* 108.
Dipropyl-butyl-acetamid 117*.
6,8-Dipyridyl-chinoline 111*.
Disalicylsäureester 77.
Diseptal 710.
Disulfanilamid 707*.
Di-testosteron-succinat 439.
Dithio-erythrit-Derivate 284*.
2,4-Dithio-hydantoine 51*.
2,4-Dithio-6-methylpyrimidin 294.
Dithiopyrimidine 294.
2,4-Dithio-thymin 294.
2,4-Dithio-uracil 294.
Dithymol-dijodid 523.
Diurethane 153*.
Diuretica 238* f.
Divaricatinsäure 776.
Divinyläther 22*.
Dolantin 100* f.
Dociton 342.
cis-Doisynolsäure A 480.
Dolmina 714.
Dontalol 602.
Dormalgin 41*, 64.
Dormiol 26*.
Dormovit 45*.
Doryl 162* f.
Dramamine 251*.
Dromoran 91*.
Dulcin 72.
Duotal 607.
Durchschlafmittel 23.
Durochinon 411*.
Durochinon-bis-nonadecyläther 411*.
Durohydrochinon 402, 411*
Durohydrochinon-3-methyl-5-(1',1',3'-trimethyl-2'-cyclohexyl)-pentyl-1-monoäther 411*

Ebesal 586*.
Ecgonin 123.
Ecgoninmethylester-phenylurethan 153*.
Effortil 189*.
Egressin 273*.
Δ¹¹,¹⁴-Eicosadiensäure 413*.

Einschlafmittel 23.
Eisenalbuminat 578.
Eisen-II-Verbindungen 577*.
Eisen-III-Verbindungen 577*.
Elaeostearinsäure 412.
Elarson 540.
Elastonon 203* ff.
Eldoform 261*.
Eldoral 44* f.
Eleudron 715*.
Elkosin 722.
Eluat-Faktor 333.
Embelin 773.
Emetica 249 f.
Emetin 245, 250*, 662*.
Emodine 254 f.
Endochin 659*.
Endojodin 166, 526.
Endosubtilysin 744.
Enniatin 773.
Entozon 632*.
Epanutin 51*.
Epanutin-Derivate 51.
Ephedrin 185*, 187, 193 ff, 196*. 203*.
l-Ephedrin-hydrochlorid 194.
Ephetonin 193*.
Epicarin 611.
Epinin 192.
Epinin 186, 192.
Epicatechin 366*.
Epoxy-vitamin A 366* f.
Equilenin 451, 458.
Equilin 449.
Erdin 758.
d-Erdin-methylester 759.
Ergin 773.
Ergobasin 205* f.
Ergobasinin 205* f.
Ergocornin 205.
Ergocorninin 205.
Ergocrisin 205.
Ergocristinin 205.
Ergocryptin 205.
Ergocryptinin 205.
Ergometrin 205*.
Ergometrinin 205*.
Ergone 296.
Ergosin 205.
Ergosinin 205.
Ergonovin 205*.
Ergosterin 205*, 392 f.
Ergotamin 205 f.
Ergotaminin 205*.
Ergothionin 295.
Ergotoxin 205.
Erythrit-tetranitrat 237*.
Eserin 168*, 174.
Esidron 584*.
Esmodil 166*.
Essentielle Fettsäuren 411f.
Ester 605 f.

Estereffekt d. Sexualhormone 454.
Eubasin 713.
Eubaryl 526.
Eucaine 3, 127* f.
Eucain A 128*.
Eucain B 128*.
Euchinin 649*.
Eucodal 92*, 95 f.
Eucupin 644*.
Eugenol 130*, 604.
Eumedrin 176*.
Eumycin 744.
Eunarcon 47* f.
Eupaco 176.
Eupaverin 109*f, 176.
Euphyllin 241*f, 585*.
Eurax 615.
Europhen 522, 524.
Euvernil s. Sulfaharnstoff
Evipan 22*, 23*, 46*f.
Expectorantia 245.
Expit 245.
Exzitationsstadium 19.

Falicain 136*.
Fantan 83.
Farbstoffe 615 f.
Fel-. Tauri. sicc. 251*.
Fenocyclin 479.
Fermente 296.
Ferri-ammon-citrat 577*.
Ferri-kakodylat 578.
Ferro 66 577.
Ferro-Ascorbinat 362, 577.
Ferro-Calcium-Gluconat 578.
Ferro-Calcium-Sandoz 578.
Ferro-Folsan 334.
Ferro-Gluconat 578.
Ferrohepatrat 366.
Ferrolactobionat 578.
Ferro-Redoxon 577.
Ferrostabil 577.
Ferulasäure 252.
Fiebernarkotica 18.
Filicinsäure 279.
Filicinsäurebutanon 279 f.
Filixsäure 279* f.
Filmaron 280.
Flavacin 757, 759.
Flavinenzym 316.
Flavolutan 493.
Flaxedil 174*.
Fließgleichgewicht 6.
Fluor 519.
4-Fluor-benzoesäure-Derivate 148*.
3-Fluor-4-oxy-phenylessigsäure 291*.
3-Fluor-tyrosin 289*f.
Fluor-Verbindungen 289 f.
Folicidin 340.
Folinor 334.
Folinsäure 287*, 333*f, 739.

Follikulin (Oestron) 451.
Folsan 334.
Fontamide 725, 726.
Formaldehyd 596*f.
Formamint 597.
Formanilid 154*.
Formazyrol 475.
Formicin 597.
Fracidin 751.
Frangula-Emodin 254 f.
Fructigenin 774.
Fuadin 561*.
Fuchsin 623.
l-Fuco-ascorbinsäure 363*f.
Fumagillin 759.
Fumarsäure-benzylester 121*.
Fumigacin 759.
Fumigatin 759, 773.
Furan 22*.
Furacin 739.
2-Furan-acrylsäureester 151*.
2-Furan-carbonsäureester 151*.
Furoyl-ecgonin 127*.
α-Furyl-benzyl-acetylen 777.
Furyl-isopropylamin 192*.
Furyl-2-pyryl-keton 27*.
Fuscoin 774.

Gärungsfaktor 334.
d-Galacto-ascorbinsäure 364.
l-Galacto-ascorbinsäure 364*.
Gallensäuren 244.
Gameten 638.
Gammexan 278*.
Gantrisin 723.
Gardan 63, 64.
Gastrosil 246*.
Gaultheriaöl 78.
Gavano 678*.
Gelonida aluminii acetici 273.
Gelonida antineuralgica 6.
Geraniol 604.
Gerlaverm 274.
Germanin 688*f, 689—691.
Germanin, Wirkungsweise 692.
Gentiana-Violett 275.
Geodin 758, 759.
Gestagene 424, 781 f.
Gewebs-Diurese 243 f.
Gicht 81.
GIRARD-Reagenz T 452.
Gitoxigenin 235*f.
Gladiolsäure 762.
Gleitmittel 253.
Gliotoxin 757, 760.
Globucid 719.
Glomerulus-Diurese 240 f.

d-Gluco-ascorbinsäure 364.
l-Gluco-ascorbinsäure 364*.
d-Gluco-hepto-arscorbinsäure 364.
Gluco-saccharonsäure 365.
Glucosid-Derivate d. Diäthylstilboestrols 475.
Guculronsäure 8, 342.
Glucuronsäurelacton 509.
Glucurovanillinsäure 8.
Glucono-phenetidin 71*.
Glutathion 533.
Glutinosin 774.
Glyzerinäther 175*.
2-(2'-α-Glyceridophenyläthoxyphenyl)-chinolin-4-carbonsäure 84.
Glycyl-salicylsäure 75.
Glykol-disalicylsäureester 79.
4-Glykolyl-3-amino-4'-oxy-arsenobenzol 548*.
Gold-Keratinate 592.
Gold-mercapto-arsenverbindungen 554*.
Goldthioäpfelsäure 591.
Gold-Verbindungen 590.
Guajakol 130*, 605, 606.
Guajacolazo-phenylsulfonsäureamid 697*.
Guajakol-Derivate 245.
Guanicil 725, 726.
Guanidin-Derivate 157*.
Guanidin-essigsäure 9.
Guanyl-essigsäure 156*.
Guasil 573.
l-Gulo-ascorbinsäure 364.
Gynechlorina 521.
Gramicidin 744.
Gramicidin S 745.
Gravitol 184*.
Grifolin 748.
Griseofulvin 762.
Grisein 752.
Grubenwurm 263.

Haarlemer Öl 538.
Hahnenkamm-Test 426.
Halogen-Derivate 609 f.
α-Halogen-laktame 235*.
Halogenphenole, trialkylierte 609 f.
Haptosil 714.
Harnstoff 243.
Harnstoff des (m-Aminobenzoyl)-(m-amino-p-toluyl)-1-naphthylamin-4,6,8-trisulfonsauren Natriums 690.
HCC 610, 278*.
Helmitol 597.
Hemipyocyanin 746.
Hemodal 420.
Hepato-selektan 527.
Hepaxanthin 373*.

Hepsan 534.
Heptalgin 105.
Heptan 19*.
Heptinchlorarsinsäure 540*.
3-Heptyl-4-oxy-7-methoxychinaldin 659*.
Heroin 92*f.
Heterovitamin B_1 304*.
Hetramin 215*.
Hevolinsäure 759.
Hexabion 326.
Hexachlor-cyclohexan 276, 278*, 610.
Hexahydro-p-aminobenzoesäure 340
5-(2'-Hexahydrobenzyläthyl)-barbitursäure 43*.
5-Hexahydrobenzyl-5-äthyl-N-benzyl-barbitursäure 44*.
Hexahydro-nicotinsäure 340, 344.
Hexal 597.
Hexamethonium 174*.
Hexamethyl-diamino-isopropanol-dijodid 526.
Hexamethylen-tetramin 244, 597.
Hexan 19*.
Hexanitro-diphenylamin 617.
Hexaoxy-cyclohexan 342.
Hexeton 3, 227*f.
Hexoestrol 469.
Hexoestrol-diallyläther 475.
Hexophan 84.
Hexylresorcin 271*, 273, 604.
Hibernon 214*.
Hippulin 452.
Hippuran 528.
Hippursäure 8.
Hippuryl-salyicIsäure 75.
Hiptagensäure 760.
Hirnstammittel 28.
Hirsutsäure 774.
Histamin 205, 207*f, 247*, 253.
Histaphen 218*.
Histidin 208*.
Höchst 10720 102*.
Holocain 154*.
Holo-Ferment 296.
Homatropin 176.
D-Homo-androstan 448.
D-Homo-epi-androsteron 448.
Homocholin 164*.
D-Homo-dihydro-testosteron 449.
d,l-Homomarrianolsäuremethyläther 460.
Homomerochinen 642f.
D-Homo-oestradiol 477.

D-Homo-oestron 465*.
Hcmo-oxybiotin 353*.
Homopantcyltaurin 331*.
Homophthalimid 53*.
D-Homo-progesteron 491.
Homo-vitamin A-Äther 389.
Hordenin 189, 191*
Hormone 3, 289, 295 f, 424f.
Hormozyme 296.
Humulon 778.
Hyaloplasma 7.
Hydantal 51*.
Hydantoin 46, 49 f, 243.
Hydantoin-Derivate 243*.
Hydrochinon 8, 605.
Hydroferulasäure 252.
Hydronal 246*.
Hydrouracil-Derivate 52*.
Hyoscyamin 177*.
Hyperacidität 246.
Hypnal 26*.
Hypnon 27*.
hypnophore Gruppen 23.
Hypnotica 18, 22 f.
Hypoacidität 246.
Hyposantonin-chinol 270*.

Ichthyol 538.
Icoral 198*f.
Icoral A 200*.
Icoral B 187, 199* f.
Indazolon-Derivate 67*.
individuelle Rezeptur 5.
Indolinon 259.
Infiltrationsanaesthesie 122.
Inhalationsnarkotica 19 f.
Imidazoläthylamin 85
Imidazol-Derivate 157 f.
Imidazolin-Derivate 118*, 210*f.
Immetal 525.
Inosit 342.
Intherphase 282.
intralumbare Injektion 10.
Intramin 536*.
Intramin (Dijodmethansulfonsäure) 528.
intramuskuläre Injektion 10.
intraperitoneale Injektion 10.
intravenöse Injektion 10.
Introcostrin 173.
Invertseifen 598*f.
Ionenpermeabilität 19.
Irgafen 706*.
Irgamid 706*.
Irgapyrin 68*.
Iriphan 83.
Isacen 258*.
Isaion 196*.
5-Isoamyl-5-äthyl-barbitursäure 38*.

2-Isoamylamino-6-methylheptanhydrochlorid 113.
5-(Isoamyl-isopropenylcarbinyl)-5-äthyl-barbitursäure 39.
5-(Isoamylmercaptometbyl 5-äthyl-2-thio-barbitur säure 49*.
5-Isoamyloxymethyl-5-äthyl-hydantoin 50*.
Iso-androstandion-(6,17) 446*.
5-Isobutyl-5-allyl-barbitursäure 40, 64.
5-prim-.Isobutyl-5-allylthiobarbitursäure 49.
Isobutylamino-äthylaminobenzoat 147.
4-Isobutyl-antipyrin 66*.
Isobutylester der Dijoderukasäure 525.
Isobutyryl-3-oxyphenyltrimethyl-ammoniummethylsulfat 170*.
Isochinolin-Derivate 110*.
Isocodein 92.
Δ^6-Isoequilin 464.
Isoform 523.
Isomannit 243.
17-Iso-methyl-androstandiol 443*.
Isomorphin 92*f.
Isonicotinsäure 344.
Isonicotinsäure-hydrazid 742*.
Isonitroso-oestron-methyläther 463.
Isooctyl-hydrocuprein 6.
Isopelletierin 280 f.
Isopenillinsäure 766.
Isopral 28*.
17-iso-Pregnenin-ol-(17)-on-(3) 494.
17-iso-Progesteron 456.
5-(Isopropenyl-propargyl)-5-isopropyl-barbitursäure 42*.
β-Isopropoxy-äthyl-carbaminat 29*.
5-Isopropoxy-1,3-dimethylpyridazon 69.
5-Isopropoxymethyl-5-phenyl-hydantoin 51*.
5-Isopropyl-allyl-barbitursäure 64.
Isopropyl-antipyrin 65*f.
Isopropylamine 192*.
5-Isopropyl-5-(2'-bromallyl)-barbitursäure 40*f.
Isopropyl-butenyl-barbitursäure 42*.
5-Isopropyl-5-furfuryl-barbitursäure 45*.
Isopropyl-isopentenylbarbitursäure 42*.

Isopropyl-methylol-barbitursäuren 38.
6-Isopropylphenylester 273*.
Isopropyl-thioharnstoffäther 235*.
Iso-pseudocumenol 403.
Isoxanthopterin 339*.
Isotocopherol 406.
Isovaleriansäure-benzylester 121*.
Istizin 254*.

Javanicin 774.
Jocapral 526.
Jod 289*, 522, 527.
p-Jodanisol 523.
Jod-behensaures Calcium 525.
3-Jod-5-brom-2-oxy-benzylalkohol 122*, 130*.
Jodide 524*.
Jodinin 745.
Jodipin 526*.
α-Jod-isovarerianylharnstoff 526.
Jodival 526.
Jodmethansulfonsaures Natrium 527.
Jodo-Bismitol 570.
Jodoform 522, 524.
Jodol 522, 524.
5-Jod-2-oxy-benzylalkohol 130*.
7-Jod-8-oxychinolin-5-sulfonsäure 523.
5-Jod-2-pyridin-N-essigsaures Natrium 529.
Jodtetragnost 529.
Jodthion. 524.
Jodtinktur 245.
Jod-Verbindungen 289*.
Jucundal 117.
Juglon 254.

Kairin 55*.
Kairolin 55*.
Kakodyl 283.
Kalium sulfoguajakolicum 608.
Kalium-Wismuttartrat 570.
Kalzan 575.
Kamala 280.
Kapaunenkamm-Einheit 426.
Karan 420.
Kationaktive Stoffe 598.
Kern-Mercurierung 578.
Δ^4-3-Keto-androstenylglyoxal-(17) 511*.
1-Keto-2-(p-dimethylaminobenzal)-tetrahydronaphthaline 131*.
7-Keto-oestradiol 462.

3-Keto-penta-ascorbinsäurelakton 364 f.
1-Keto-1,2,3,4-tetra-hydrophenanthren 466*, 468.
Kojinsäure 760.
Kollaps 222.
Kollapsstadium 19.
Kombinationssynthese 5.
Komplexverbindungen des Antipyrins 64.
Komplexverbindungen des Pyramidons 64.
Konstitutionsregel von SALLER 10.
Kontaktinsekticide 275*f.
Koprostan 425.
Kreatin 9.
Kreislaufschäden 221 f.
Kreolin 603.
Kreosot 606.
Kresival 608.
Kresol 130*, 603, 608.
Kristall-Violett 275*, 624.
Kryptoxanthin 373.
Krysolgan 593.
Kupfer-brenzkatechindisulfonsaures Natrium 587.
Kupferkeratinat 587.
Kupferoleat 587.
Kupfersulfat 250*.
Kupfer-Verbindungen 586f.

Lactoflavin 306*f, 676.
Lactoflavin-phosphorsäure 315*f.
Lactophenin 71*f.
Lactus-casei-Faktor 333.
N-Lactyl-p-phenetidin 71*.
Laktone 270.
Larocain 144*f.
Laudanosin 88.
5-Lauryl-5-octadecyl-barbitursäure 37*.
Lavendulin 752.
Laxantia 253ff.
Leberextrakt 339.
Lebertran 413.
Legeröhren-Test 449.
Leinsamen 253.
Leitungsanaestesie 122.
Lenigallol 635*.
Lenirobin 635.
Lentin 162*f.
Leükoflavinenzym 316.
Leukopenie 340.
Licheninformin 745.
Linadryl 218.
9,12,15-Linolensäure 412, 413*.
Linoleylalkohol 413*.
9,11-Linolsäure 412.
9,12-Linolsäure 412, 413*.
Lipiodol 527.
Lipojodin 525.

Liquor Kresoli saponatus 603.
Litmocidin 748.
Lobelin 228*f.
Lokalanaesthetica 122f.
Longacid 243, 772.
Lopion 594.
Loranil 726.
Lost 287*f.
Lubisan 274.
Lucosil 719.
Lugolsche Lösung 289*.
Lumbalanaesthesie 123.
Luminal 23*, 43*, 176, 242.
Lumi-Oestron 456.
Lumi-sterin 392, 394, 397.
Lupunon 777.
Lutidin-2,6-dicarbonsäure-3,5-dihydrazid 493.
Lutazol 696*.
Luteochrom 374*.
Luvistin 213*.
Lysergsäure-butanolamid 206*.
Lysergsäure-diäthylamid 206*.
Lysergsäure 205.
Lysococine 698*.
Lysol 603.

M 111 174*.
Madenwurm 263.
Magenmittel 245 f.
Magnesiumoxyd 246*.
Magnesiumperoxyd 246*.
Magnesiumsalze 174.
Magnesiumsilikat 246*.
Magnesiumsulfat 253.
Malachitgrün 275, 283, 623*.
Malariamittel 637 f.
Malaria-Parasiten, Zyklus der Entwicklung 638.
Malonamid 243*.
Mandelsäure-benzylester 121*.
Mandelsäure-Derivate 11
Mandelsäureester 149*.
Mandelsäure-isoamylester 117*.
Manna 253.
Mannosido-streptomycin 756.
Mapharsen 550*.
Marbadal 728.
Marfanil 728.
Marfanil B 728.
Marsilid 742.
Martiusgelb 617.
Masigel 246*.
Mecholyl 165*.
Medinal 37.
Medomin 44.
Medoryl 163.
Medulla oblongata 19.

Melubrin 63*.
Melaminyl-phenyl-arsenoxyd 555*.
4-Melaminyl-phenylarsonsäure, Dinatriumsalz 555*.
Menadion 417.
Menthol 129*f, 253, 604.
Mepacridin-hydrochlorid 683*.
Merfen 579.
β-Mercapto-α-amino-propionsäure 591.
Mercapto-glucose 593.
2-Mercapto-glyoxalin 294.
2-Mercapto-1-methyl-glyoxalin 294*.
2-Mercapto-imidazole 294*.
Mercuhydrin 585.
Mercurioxyd 578.
Mercurochrom 274, 582.
Mercurosal 580*.
Merochinen 640.
Mescalin 189.
Mesantoin 51*.
Mesotan 79.
Metaphase 283.
metallorganische Verbindungen 283*.
Metallsalze 283.
Methadin 101.
Methadon 105*f.
Methan 19*.
Methergin 206*.
Methicil 293*.
Methionin 534*.
Methopryl 22*.
p-Methoxy-acetyl-salicylsäure 78*.
2-Methoxy-6-allyl-1-(2'-diäthylamino)-äthoxybenzol 184*.
6-Methoxy-8-amino-lepidin 660*.
2-p-Methoxyanilino-4-(8-diäthylaminopropylamino)-chinazolin 676*.
N-[8-Methoxy-benzyl]-N-[dimethylamino-äthyl]-α-aminopyridin 214*.
7-Methoxy-bis-dehydrodoisynolsäure 479.
4-(6-Methoxychinolyl)-2'-(4'-Δ²'-butenyl-piperidyl)-carbinol 646*.
7-Methoxy-cumarin 26*f.
3-Methoxy-14-dehydroequilenin 457.
1-Methoxy-3-dimethylamino-propanol(2) 138.
Methoxy-methoxyphenylbenzo-cyclopenten 477.
6-Methoxy-1-oxo-2-N-piperidyl-1,2,3,4-tetrahydronaphthalin 56*.

3-(4'-methoxy-phenyl)-4-äthyl-7-oxy-cumarin 478.
2-[N-(2'-Methoxy-phenyl)-N-benzylaminomethyl]-imidazolin 217.
1-Methoxyphenyl-2-mercapto-imidazol 158.
β-(4-Methoxyphenyl)-α-phenyl-äthyl-amin 284.
5-Methoxy-plasmochin 657*.
N-[β-Methoxy-propyl-mercuri-acetat]-amid der Trimethyl-cyclopentancarbonsäure 584.
6-Methoxy-8-γ-pyridyl-chinolin 111*.
8-Methoxy-6-γ-pyridyl-chinolin 111*.
6-Methoxy-rubanon 645*.
4'-Methoxy-stilbylamin 284.
6-Methoxy-sulfapyrimidin 721.
5- bzw. 7-Methoxy-1,2,3,4-tetrahydro-acridin-Derivate 683.
6-Methoxy-1,2,3,4-tetrahydro-chinolin 55*.
Methoxy-tocol 409*.
4-Methoxy-toluchinon 773.
N-Methyl-acridinium-chlorid 286.
Methyl-adrenalin 184*.
Methyl-äthyl-barbitursäure 37*.
Methyl-äthyl-dithiohydantoin 51*.
5-Methyl-5-Äthyl-oxazolidon-(2) 51.
N-Methyl-5-allyl-5-isopropyl-barbitursäure 47*.
4-Methylamino-antipyrin 63.
6-Methyl-2-amino-benzthiazol 158*.
N-Methyl-5-amino-hexan 114.
6-Methylamino-2-methyl-hepten-(2) 112*f.
2-Methyl-4-amino-naphthol-(1)-hydrochlorid 772.
N-[2'-Methyl-4'-amino-pyrimidiniummethyl-(5')]-2-methyl-3-(β-oxy-äthyl)-pyridiniumbromid 304*.
N-Methyl-p-amino-salicylsäure 612.
17-Methyl-androstandiol 424, 440*, 443*.
Methylarsinsaures Natrium 539.
Methyl-atophan 85.

N-Methyl-atropinnitrat 176*.
N-Methyl-[*β-benzoyl-äthyl]-[-phenyl-propanol-(3)[-amin 229.
1-Methyl-2-(benzoylmethyl)-6-(β-phenyl-β-oxy-äthyl)-piperidin 228*f.
1-(N-Methyl-benzyl-amino) 3,3-diphenyl-hexanon-(4) 104*.
5-Methyl-5-benzyl-barbitursäure 43*.
Methyl-bis-(β-chloräthyl)-amin 287*f.
α-Methyl-cholin 164*.
β-Methyl-cholin 164*f.
β-Methyl-cholin-äther 166*.
Methyl-β-chloräthyl-(äthyl-β'-chloroxäthyl)-amin 288*.
3-Methyl-7-chlor-4-(4'-diäthylaminopentyl-2'-amino)-chinolin 657*.
6-Methyl-8-chlor-m-phenanthrolin 661*.
3-Methyl-chromenon-(4) 421.
N-Methyl-colchicamid 285*
0-Methyl-colchicin 285*.
N-Methylcinnamyl-β-cyclohexyl-äthylamin 112*
1-Methyl-5-cyclohexenyl-5-methyl-barbitursäure 46*f.
(3'-Methyl-cyclopentan)-5-spiro-1-methyl-barbitursäure 44*.
Methyl-cyclopropan 20*.
Methyl-debenal 720, 728.
2-Methyl-1,4-diacetyl-naphthohydrochinon 418*.
3-Methyl-5,5-diäthyl-hydrourazil 52.
2-Methyl-1,4-diamino-naphthalin 419*.
N-Methyl-di-(β-cyclohexyläthyl)-amin 111*.
6-Methyl-dihydro-codein 97*.
6-Methyl-dihydro-morphin 97*.
N-Methyl-1,2-di-(p-methoxy-phenyl)-äthyl-amin 112*.
2-Methyl-dimethylamino-acetyl-naphthohydrochinon-chlormethylat 420*.
1-Methyl-2,4-dioxo-3,3-diäthyl-tetrahydro-pyridin 53*.

N-Methyl-di-(β-phenyl-
äthyl)-amin 111*.
3-Methyl-5,5-diphenyl-
hydantoin 51*.
Methyl-di-(γ-phenoxy-
propyl)-amin 112*.
Methyl-di-n-propyl-essig-
säure-dimethylamino-
äthylester 115*.
Methyl-dihydromorphinon
96*.
Methyl-ecgonin 127*.
Methylenblau 625*, 626.
3,3'-Methylen-bis-2,4-di-
oxy-chroman 421.
Methylen-bis-naphtho-
chinon 423.
3,3'-Methylen-bis-(4-oxy-
cumarin) 422.
Methylenchlorid 21*.
1-(3,4-Methylendioxy-
benzyl)-3-methyl-6,7-
methylendioxy-isochino-
lin 109*f.
Methylendioxyphenyl-
methylendioxy-isochino-
lin 110*.
Methylendioxyphenyl-
nitropropanol 199.
3-(3'-Methylen-4'-oxy-6'-
methyl-α-pyronyl)-4-
oxy-7-methyl-cumarin
423.
2-Methyl-3-geranyl-1,4-
naphthochinon 418*.
N-Methyl-*l*-glucosamin 754.
N-Methyl-*d*-glucosamin-
säure 754.
α-(1-Methyl-hexylamino)-
N-(1-methyl-hexyl)-acet
amid 117.
N-Methyl-homogranatolin
127.
1-Methyl-hydantoin 243*.
N-Methyl-iso-leucin 774.
N-Methyl-isopelletierin 281.
N-Methyl-5-isopropyl-5-
(2'-brumallyl)-barbitur-
säure 47*f.
3-Methyl-5-isopropyl-Δ²-
cyclohexenon 227*f.
3-Methyl-6-isopropyl-phe-
nol-diäthylaminoätha-
nol-äther 212*.
Methyl-2-keto-gluconat
363*.
Methyl-linoleat 413*.
6-Methylmercapto-sulfa-
pyrimidin 781.
ω-Methyl-methoxyamino-
propiophenon 136*.
Methyl-methoxy-cyclo-
pentanophenanthren 456.

1-Methyl-2-(p-methoxy-
phenyl)-7-methoxy-3,4-
dihydro-naphthalin 477.
1-Methyl-4-(p-methoxy-
phenyl)-4-oxy-piperidin-
propionat 103*.
N-Methyl-1-(p-methoxy-
phenyl)-2-phenyl-äthyl-
amin 72*, 112.
1-Methyl-7-methoxy-3,4,9,
10-tetrahydro-phenan-
thren-2-carbonsäure 481.
Methyl-methoxy-tocol 409*
4-Methyl-1-(methylhydra-
zino)-benz-pyridazin 207.
2-Methyl-3-(2'-methyl-
buten-(2')-yl)-chinolin-4-
carbonsäure 84.
5-Methyl-5-(1'-methyl-
butyl)-thiobarbitursäure
49*.
N-Methyl-morphinan 89 f.
Methyl-morphiniumbromid
173*.
2-Methyl-naphthalin 417.
2-Methyl-1,4-naphthochi-
non 417, 773.
2-Methyl-1,4-naphthochi-
non-2,3-epoxyd 417.
2-Methyl-naphthohydro-
chinon 416, 420.
2-Methyl-1,4-naphthohy-
drochinon-di-phosphor-
säureester 419*, 420*.
N-Methyl-nicotinsäure-
methylester 248*.
1-Methyl-oestradiol-dia-
cetat 461, 462.
5-Methyl-2-oxy-benzyl-
alkohol 130*.
3-Methyl-4-oxy-cumarin
478.
2-Methyl-3-oxy-1,4-naph-
thochinon 415, 417*.
1-Methyl-2-(4'-oxy-phenyl)-
3-äthyl-6-oxinden 478.
1-Methyl-4-(m-oxyphenyl)-
piperidin-4-äthylketon
102*.
2-(2'-Methyl-penten-(2')-yl-
chinolin-4-carbonsäure
84.
2-Methyl-pethidin 102*.
N-Methyl-N-phenyl-carb-
aminsäure-diäthyl-
aminoäthylester 152*.
6-Methyl-2-phenyl-chinolin
4-carbonsäure 85*.
6-Methyl-2-phenyl-cin-
choninsäure 85*.
N-Methyl-N-phenyl-(-di-
benzyloxy)-acetamid
133*.
Methyl-phenyl-dithio-
hydantoin 51*.

1-Methyl-4-phenyl-piperi-
din 100*f.
1-Methyl-3-phenyl-piperi-
din-3-carbonsäure 101.
N-Methyl-4-phenyl-piperi-
din-4-carbonsäure-äthyl-
ester 100.
N-Methyl-4-phenyl-piperi-
dincarbonsäure-Derivate
101*.
2-Methyl-3-phythyl-1,4-
naphtbohydrochinon-
phosphorsäure 417*.
5-Methyl-5-piperidyl-bar-
bitursäure 45.
3-(2'-Methyl-piperidino)-
propylbenzoat 138*.
3-(2'-Methyl-piperidino)-
propyl-(p-n-butoxy)-
benzoat 139*.
1-Methyl-4-piperidinol-
fluoren-9-carboxylat
117*.
3-(2'-Methyl-piperidino)-
propyl-phenylacetat139*
5-(Methylpropenyl)-5-allyl-
barbitursäure 42*.
Methylpropyläther 22*.
Methyl-propyl-barbitur-
säure 37*.
β-Methyl-pyridin 344.
N-Methyl-pyridin-β-carbonsäure 344.
Methyl-2-pyryl-keton 27*.
Methyl-p-rosanilin 275.
Methylsalicylat 73, 78.
Methyl-streptobiosaminid-
dimethylacetal 753.
4-Methyl-sulfapyrimidin
721.
4-Methyl-5-(s-sulfoamyl)-
imidazolidon-(2) 355*.
17-Methyl-testosteron 443*.
17-Methyl-testosteron-ace-
tat 443*.
17-Methyl-testosteron-pro-
pionat 443*.
N-Methyl-1,2,5,6-tetra-
hydro-nicotinsäure-
methylester 248*.
2-Methyl-tetralon 478.
N⁴-[2'-(4'-Methyl-thiazo-
lyl)]-sulfanilamid 704.*
5-Methyl-thiodiazol-sul-
fanilamid 723.
4-Methyl-thiouracil 293*.
1-Methyl-4-o-tolyl-piperi-
din-4-carbonsäure-äthyl-
ester 102*.
Methyl-triazino-benzypyri-
dazin 207.
N-Methylurethane 169*f.
Methylviolett 624*.
Metopon 96*.

Sachverzeichnis.

Metycain 138*.
Mianin 521.
Migränin 60*.
Mikrococin 745.
Milanol 569.
Mintacol 172*.
Miotin 171*.
Miracil A 686*.
Miracil B 687*.
Miracil C 687*.
Miracil D 687*.
Mitigal 535.
Mitose 282.
Mitosegifte 282*f.
Monoalkyl-isobutyl-essigsäureester 115*.
Monochlor-cyclopropan 21*.
Monochlor-dioxy-chinolin 637*.
Mono-phenylurethane 153*.
Morellin 778.
Morgenroth'sche Basen 644*.
Morphin 86*f, 92*, 100, 283.
Morphinan 90, 97*.
Morpholin-Derivate 288*, 600.
Morpholinoäthyl-morphindibrommethylat 173*.
Morpholinobutyl-benzylcyanid 101*.
6-Morpholino-4,4-diphenylhexanol-(3) 106*.
2-Morpholino-propyl-5-acetoxy-4,4-diphenylheptan 106*.
M-P-Puder 728.
MTU 293*.
Mucin 245.
Mukonsäure 7.
Muscarin 175, 774.
Mutachrom 374*.
Mutterkornalkaloide 205*.
Myanesin 175*.
Mycetin 749.
Mycocidin 760.
Mycoin C 763.
Myocain 175*.
Myochrysin 591.
Myo-Salvarsan 546, 557*.
Myoxanthin 373.

Nadisan 567.
Naphthalin 271*f.
naphthensaures Kupfer 587.
β-Naphthol 271*.
Naphthole 273*.
Naphtho-tocopherol 416.
1-Naphthyl-carbaminate 154*.
β-naphthyl-3,6-disulfonsaures β-[Tri-n-butyl]-äthylamin 64, 113*.

2-[Naphthyl-(1')-methyl]-imidazolin 211*.
Narconumal (N-Methyl-5-allyl-5-isopropyl-barbitursäure) 47*.
Narcylen (Acetylen) 20*.
Narkoseäther 3, 21.
Narkotica 18 f.
Natrium-Aurothiosulfat 590*.
Natriumbicarbonat 246*.
Natrium-bismutyl-tartrat 567.
Natrium-Calciumlactat 575.
Natrium-choleinicum 589.
Natriumfluorid 289.
3-(N-Natriumformaldehydsulfoxylat)-amino-4-oxyphenyl-arsinsäure 553*.
Natriummanganat 268.
Natriumperborat 268.
Natriumphosphat 246*.
Natriumsulfat 253.
Natriumthiosulfat 292.
Nautisan 251.
Nematodes 262.
Nembutal 39*.
Neoantergan 214*.
Neo-Antimosan 561*.
Neobar 526.
Neobornyval 29*.
Neobotogenin 508.
Neocryl 552*.
Neodorm 34*.
Neogynergen 206*.
Neo-Hetramin 215.
Neomycin 752.
Neo-Olesal 570*.
Neoplasmochin 656*.
Neoprogesteron 491.
Neo-pyridium 620.
Neo-Salvarsan 545.
Neo-Silber-Salvarsan 546.
Neosolganal 591.
Neospiran 233*.
Neo-Stibosan 559, 560*,563.
Neosynephrin 188.
Neoteben 742*.
Neotropin 621*, 697.
Neo-Uliron 710.
Neovitamin A 376.
Neptol 583.
Neptusan 251.
Netropin 752.
Neu-Cesol 248*f, 281.
Neupaverin 110*.
Neuralpathologie 10, 11.
Neurin 164*.
neurodystrophischer Prozeß 11.
Neuronal 32*.
Neutralon 246*.
Neutrex 246*.
Nichidin 646*.
Nicobion 345.

Nicotinsäure 193, 343*f.
Nicotinsäureamid 343*f.
Nicotinsäure-amide 118*, 343 f.
Nicotinsäure-diäthylamid 233*.
Nicotin-Effekt 165.
Nicotinsäure-ester 344.
Nicotinsäure-methylester 248.
Nicotinsäure-nitril 344.
Nicotinsäure-β-picolylamid 233*.
Nikotinsäure-β-picolylester 165*.
2-Nicotinamido-4-methylthiazol 344.
Nicotinylamino-diphenylmethan 118.
Nicotinyl-α,β-diphenyläthylamin 118.
Niere 239 f.
Nipabenzyl 611.
Nipagin M 611.
Nipasol 611.
Nirvanol 49*f.
Nisin 746.
Nitrate 237*f.
Nitrite 237*f.
6-Nitro-2-amino-benzthiazol 158.
4-Nitro-4'-amino-diphenylsulfoxyd 732.
4-Nitro-2-amino-N-(β-oxy-äthyl)-anilin 618.
p-Nitro-benzaldehyd 8.
m-Nitro-benzoesäure-diäthylamid 233*f.
3-Nitro-4-chlor-phenylarsinsäure 556.
Nitro-Farbstoffe 615 f.
5-Nitro-2-furfurol-semicarbazon 739.
Nitroglyzerin 237*f.
3-Nitro-oxy-phenylarsinsäure 545.
β-Nitro-propionsäure 760.
Nitro-Riletten 238*.
5-Nitro-salicylsäure 77.
Nitro-Tabletten 238*.
Nitroso-antipyrin 60 f.
2-Nitro-9.4'-sulfanilamido-7-methoxy-acridin 703*.
5-Nitro-thiophen-3-sulfonamid 759.
Nocardamin 749.
Noctal 40*f.
Nonadeca-10,13-diensäure 413*.
Nor-arecolin 248.
Norcardin 755.
Δ⁵-Nor-cholesten-3-(β)-ol-25-on 431.

Nor-cocain 127*.
Nor-dehydro-equilenin 457.
Norephedrin 187, 201*.
Nor-equilenin 456.
Normacol 253.
Normovagin 469.
Nor-mycophenolsäure 763.
20-Nor-progesteron 494.
Nor-Vitamin E 410*.
Novalgin 63* f, 64.
Novalgin-Chinin 64.
Novasurol 580.
Novatophan 83.
Novex 607.
Noviform 567.
Novocain 141*f, 159, 199.
Novocain-Analoge 143*.
Novonal 32*.
Novophyllin 242*.
Novoprotin 54*.
Novurit 584.
Numal 39* f.
Nydracid 742.

Oberflächenanaesthesie 122.
Obstipantia 260 f.
$\Delta^{9,10}$-Octadiensäure 413*.
Octinum 64.
Octinum D 113.
Octofollin 479.
Octyron 64*.
Oestradiol 286, 449, 452, 453, 462, 477.
„α"-Oestradiol 452, 464*.
Oestradiol-3-benzoat 455.
Oestradiol-17-benzoat 455.
Oestradiol-dipropionat 454.
Oestradiolester 454.
Oestradiolmethyläther 466.
Oestriol 450, 463.
Oestriol-glucuronsäure 454.
Oestriolmethyläther 463.
Oestrogene 424, 449 f.
Oestron 450, 459, 462.
Oestronacetat 454*.
Oestronester 454.
Oestron-methyläther 466*.
Oestron-propionat 454*.
Oestron-schwefelsäure 454.
retro-Oestrotetraen-ol-(3) 445*.
Oktin 112*f.
Olbisol 570*.
Olesal 568.
Oleum Gaultheriae 73.
Oleum Lini sulfuratum 538.
Omnadin 54*.
Opiate 5.
Opium 86.
Opiumalkaloide 83 f.
Optalidon 40*, 64.
Optochin 644*.
Orexin 247.

Orsalon 714.
Orsanin 553, 554*.
Orthoform 139*.
Orthoform-Neu 139*.
Oxazolidin-dione 52*.
Oxazolidon-Derivate 51*f.
Oxazinon 80.
Oxindol 133*.
6-Oxo-testosteron 446*.
2-Oxo-6,7,8,9-tetrahydro-4,5-benzoacenaphthen 467.
2-Oxyäthoxyphenyl-chinolin-4-carbonsäure 84.
m-Oxy-N-äthyl-N-diäthylaminoäthyl-anilin 200*.
N-(2'-Oxyäthyl)-5-phenyl-5-äthyl-barbitursäure 48*.
Δ^5-3-Oxy-ätiocholensäure-(17) 437.
3-Oxy-allochclansäure-methylester 429.
4-Oxy-antipyrin 60*.
3(β)-Oxy-17-amino-androstan 448.
4-Oxy-3-amino-phenyl-arsinsäure 553.
2-Oxy-5-aminopyridin, Aether von 677*.
3(α)-Oxy-androstanon-(17) 440*.
17(α)-Oxy-androstanon-(3) 441*.
17(β)-Oxy-androstanon-(3) 441*.
Δ^5-3(β)-Oxy-androstenon-(17) 441*.
3-Oxy-atophan 85*.
4-Oxy-benzoesäure-alkaminester 147*f.
p-Oxy-benzoesäure 612.
p-Oxy-benzoesäureester 611.
Oxybiotin 352*f.
3(β)-Oxy-bis-nor-cholensäure 482.
β-Oxy-buttersäure-phthaliden-ätherester 78.
2-(4'-Oxy-3'-carboxy-phenyl-)-chinolin-4-carbonsäure 84.
4-Oxy-chinoline 637 f.
8-Oxy-chinolin 636*.
4-Oxy-cumarin 422.
6-Oxy-dehydro-abietinol 477.
17(α)-Oxy-11-dehydro-corticosteron 499.
α-(4-Oxy-3,5-dijod-benzyl)-n-buttersäure 531.
α-(4-oxy-3,5-dijod-benzyl)-pelargonsäure 532.

β-(4-Oxy-3,5-dijod-phenyl)-α-phenyl-propionsäure 531.
ω-(4-Oxy-3,5-dijod-phenyl)-n-undecansäure 532.
α-(4-Oxy-3,5-dijod-phenyl)-n-valeriansäure 532.
3-Oxy-10,13-dimethyl-17-(1'-methyl-4'-isopropyl-butyl)-Δ^5-steran 424.
2-Oxy-diphenyl-3-carbonsäure-ester 149*.
p-Oxy-diphenylmethan 605.
p-Oxy-ephedrin 198*.
3(α)-Oxy-D-homo-androsteron-(17) 449.
α-Oxy-isovaleriansäure 774.
Oxymercuri-N-acetylanthranilsäure 580.
Oxymercuri-o-chlorbenzoesäure 580.
o-Oxymercuri-o'-chlorphenoxyl-essigsäure 580.
Oxymercuri-propenylamid der Acetylsalicylsäure 583.
Oxymercuri-salicyl-O-essigsäure, Dinatriumsalz 580*.
Oxymercuri-o-toluylcarbonsaures Natrium 579.
7-Oxy-6-metoxy-cumarin 27*.
3-Oxy-N-methyl-morphinan 90*f, 97*.
2-Oxymethyl-3-oxy-3-aldehydo-1,4-pyron 756.
3-Oxymethyl-pyridin 193*.
3-Oxy-1-methyl-pyridinium-bromid-dimethylcarbaminsäureester 170*.
Oxymors 273.
3-(2'-Oxy-naphthyl-6')-2,2-dimethyl-3-äthyl-propionsäure 479.
3-(2'-Oxy-naphthylmethyl)-salicylsäure 611.
p-Oxy-norephedrin 187, 201*.
7-Oxy-oestron 464.
16-Oxy-oestronmethyläther 463.
3'-Oxy-pethidin 102*.
α-Oxy-phenazin 746.
2-Oxy-phenothiazin 276.
4-Oxy-phenyl-äthylamin 85.
β-(p-Oxy-phenyl)-äthylaminopropan 202.
p-Oxy-phenyl-1,2-äthylendiamin 200*.
1-(p-Oxy-phenyl)-2-aminopropan 202*.
m-Oxy-phenyl-aminopropanol 199.

Oxy-phenyl-chinolin-4-carbonsäuren 84*.
2-(4'-Oxy-phenyl)-cinchoninsäure 85*.
p-Oxy-phenyl-dimethylaminoäthan 191*.
p-Oxy-phenyl-methylamino-propan 201*.
o-Oxy-phenyl-methylaminopropanol 197.
d,l-1-(m-Oxy-phenyl)-1-oxy-2-äthylamino-äthan 189*.
d,l-1-(4-Oxy-phenyl)-1-oxy-2-n-butylamino-äthan 189*.
o-Oxy-phenyl-propanolamin 197.
β-(p-Oxy-phenyl)-propylamine 114.
3-(p-Oxy-phenyl)-4-n-propyl-7-oxy-cumarin 478.
4-Oxy-piperidine 175.
Oxy-streptomycin 756.
Oxy-tetronsäure 363.
3-Oxy-thiamin 305*.
Oxyuren 263 f.
Oxyurenmittel 272 f.
Ozonide 268.

Paarungen 8.
Pacyl 162*.
Palliacol 246*.
Paludrin 668*f, 673, 674.
Panflavin 628*.
Panthenol 330.
Panthesin 145*.
Pantocain 146*.
Pantosept 521.
Pantothensäure 326*f.
Pantothensäure-Analoge 330*f.
Pantothensäure-methylester 330.
Pantoyltaurin 331*.
Papaverin 106*ff, 285.
Paracodin 94*.
Paraffinöl 253.
Parafuchsin 683.
Paralaudin 93*.
Paraldehyd 25*.
Paranoval 37.
Parasitin 760.
Parasympathicus 17, 160.
Parasympatholytica 175*f.
Parasympathomimetica 161*ff, 244.
Pardinon 289*f.
Paredrin 187, 198, 202*.
Parinarsäure 412.
Parpanit 116*.
Partergin 206*.
partiell cythostatische Stoffe 289.
PAS 243, 612*.

Pb 852 618.
Peitschenwurm 263.
Pektine 262.
Pelletierin 280*f.
Pellidol 619*.
Penaldinsäure 766.
Penicillamin-methylester 766.
Penicillin 243, 245, 764, 768, 771*.
Penicillin-Crustosin 772.
Penicillinsäure 763.
Penicillium-chrysogenum X-1612 770.
Penicillium-chrysogenum Q-176 770.
Penicilloinsäure 776.
Penillinsäure 776.
Penillo-aldehyd II 765.
Pentaerythrit-tetranitrat 238*.
Pentamethylen-bis-trimethyl-ammoniumjodid 174*.
4,4'-(Pentamethylendioxy)-dibenzamidin 285*.
Pentamethylen-tetrazole 231*.
2,2,5,7,8-Pentamethyl-6-oxy-chroman 405.
Pentamidin 285*.
Pentan 19*.
Pentaquin 655*.
Pentobarbital 39*.
Pentothal-Natrium 48*.
Per-Abrodil 530.
Per-Abrodil M 531.
Perandren s. Anertan.
Perandren-Tabletten 443.
Percain 134*.
Percorten 505.
Peremesin 251.
Perhydro-vitamin A 375.
Periduralanaesthesie 123.
perkutane Resorption 10.
perlinguale Applikation 10.
Permonid 97.
Pernipur 342.
Perubalsam 608.
Pernocton 19*, 22*, 41.
Peronin 93*.
perorale Applikation 10.
Perparin 108*f.
Peruol 608.
Persedon 53*, 65.
Pervitin 187, 203*.
d-Pervitin 193.
Pethidin 100*.
Phanodorm 23*, 43*f.
Phantasienamen 2.
Phedrazin 211*.
Phenacetin 6, 65, 69*f.
Phenacetursäure 765.
Phenanthren 99*.
Phenanthren-Derivate 99*.

2-Phenanthren-essigsäure 468.
Phenanthridine 683 ff, 684*, 685.
Phenanthridinium 897.
Phenanthridinium 1553 684*.f
Phenanthridinium 1588 684*.
Phenanthridinium-Verbindungen, quaternäre 684*, 685.
p-Phenanthrolin 99*.
Phenanthrolin-Derivate 99*, 660*, 661*. 685.
Phenergan 217*, 251.
1-Phenetyl-piperidinolfluoren-9-carboxylat 117*.
Phenol 603*.
Phenolaminoalkyläther 174*.
Phenole 130*, 603 f.
Phenolhomophthalein 258*.
Phenolphthalein 255*f.
p-Phenolsulfonsäure 603.
Phenothiazin 276*f, 626*.
Phenothiazin-Derivate 217*f.
2-[Phenothiazinyl-N-methyl]-imidazolin 217*.
Phenoxy-äthylamine 212.
1-Phenoxy-3-dimethylamino-propanol-(2) 138.
Phenoxyessigsäure-Derivate 119*.
Phenoxymethyl-hydantoine 50*.
Phenylacetamid 765.
N-Phenylacet-aminoacetaldehyd 765.
Phenylacetylharnstoff 33*.
α-Phenyl-äthanol-bernsteinsäureester 252.
Phenyläthenyl-p-diäthoxy-di-phenyl-amidin 155.
Phenyl-äthyl-äthylendiamin 200*.
2-Phenyl-äthylalkohol 130*.
5-(2'-Phenyläthyl)-5-äthylbarbitursäure 43*.
Phenyläthylamin 192*, 200*.
Phenyläthylamin-Derivate 189.
4-Phenyläthylamino-antipyrin 63.
Phenyl-äthyl-barbitursäuren 48*, 117.
Phenyl-äthyl-benzylamin 130*.
1-(β-Phenyläthyl)-6,7-dioxy-1,2,3,4-tetrahydro-isochinolinhydrobromid 55.

N-Phenyl-äthylendianin 200*.
5-Phenyl-5-äthyl-hydantoin 49*f.
5-Phenyl-5-äthyl-hydantoine 51*.
5-Phenyl-5-äthyl-1-methyl-barbitursäure 46*f.
5-Phenyl-5-äthyl-3-methyl-barbitursäure 47.
1-Phenyl-2-äthyl-3-methyl-4-isobutyl-pyrazolon-(5) 66*.
2-(2-Phenyl-äthyl-piperidino)-äthylbenzoat 138*.
N-Phenyl-äthyl-urethan 152*.
Phenylallylamin 192*.
1-Phenyl-2-allyl-4-diäthyl-3,5-diketo-pyrazolidin 68*.
Phenyl-arsinsäure 555*.
Phenyl-benzoesäureester 148*.
2-N-(Phenyl-N-benzyl-aminomethyl)-imidazolin 216*f.
N-Phenyl-N-benzyl-N'-cyclotetramethylen-äthylendiamin 213*.
3-Phenyl-benzthiazin-8-carbonsäure 85*.
2-Phenyl-4-brom-chinolin 65.
2-Phenyl-4-brom-6-methyl-chinolin 65.
N-Phenyl-N'-(2-n-butoxy-cinchonyl)-piperazin 135.
2-Phenyl-butyrylharnstoff 33*.
N-Phenyl-carbaminsäure-diäthylamino-äthylester 152*.
2-Phenyl-4-chlor-chinolin 64.
2-Phenyl-chinolin-4-carbonsäure-2'-bromäthylester 84*.
2-Phenyl-chinolin-4-carbonsäure 81 f, 83, 152*.
2-Phenyl-cinchoninsäure-N-diäthyl-äthylendiamid 83.
2-Phenyl-cinchoninsäure-lysidinamid 83.
2-Phenyl-cinchoninsäure-piperazid 83.
2-Phenyl-cinchonoyl-(4)-äthyl-urethan 83.
1-Phenyl-cyclohexan-carbonsäure-ω-morpholinohexylester 116*.
1-Phenyl-cyclopentan-1-carbonsäure-diäthyl-aminoäthylester-hydrochlorid 116*.
1-Phenyl-cyclopropan-thiocarbonsäure-di-äthylaminoäthylester 116*, 196*.
α-Phenyl-α-diäthylamino-äthylamino-essigsäure-isoamylester 117.
1-Phenyl-2-diäthylamino-1,3-propandiol-mono-carbanilat 138.
1-Phenyl-2-diäthylamino-1,3-propandiol-mono-benzoat 138*.
3-Phenyl-3,4-dihydro-chinazolin 247.
1-Phenyl-2,3-dimethyl-4-allyl-pyrazolon-(5) 66*.
1-Phenyl-1-(dimethyl-amino)-propanol-(3)-benzoat 138*.
1-Phenyl-2,3-dimethyl-4-n-butyl-pyrazolon-(5) 66*.
1-Phenyl-2,3-dimethyl-4-sek. butyl-pyrazolon-(5) 66*.
1-Phenyl-2,3-dimethyl-4-diäthylacetyläthylamino-5-pyrazolon 63*.
1-Phenyl-2,3-dimethyl-4-dibenzylamino-5-pyrazolon 63*, 121.
1-Phenyl-2,3-dimethyl-4-dimethylamino-5-pyrazolon 53, 60*f.
1-Phenyl-2,3-dimethyl-4-isoamyl-pyrazolon-(5) 66*.
1-Phenyl,2,3-dimethyl-4-isopropyl-5-pyrazolon 53.
1-Phenyl-2,3-dimethyl-4-(N-methyl-N-benzyl-amino)-5-pyrazolon 63*.
Phenyldimethylpyrazol 60*.
1-Phenyl-2,3-dimethyl-5-pyrazolon 57*ff.
1-Phenyl-3,4-dimethyl-5-pyrazolon 59.
1-Phenyl-2,3-dimethyl-5-pyrazolon-4-amino-methansulfonsaures Natrium 63*.
1-Phenyl-2,3-dimethyl-5-pyrazolon-4-isopropyl amino-methansulfon-saures Natrium 64*.
1-Phenyl-2,3-dimethyl-5-pyrazolon-4-sulfonsäure-4-antipyrylamid 730.
α-Phenyl-ephedrin 197*.
Phenylessigsäure-β-picolyl-ester 165*.

2-Phenylguanidino-4-aminoalkylamino-6-methyl-pyrimidine 673*.
Phenyl-glycinamid-4-arsinsaures Natrium 552*.
Phenylglykol 130*.
N^4-Phenylglykol-sulfanilamid 701*.
Phenylhydrazin 56*.
Phenylindandion 423.
N-(3-Phenyl-isobutyl)-norsuprifen 198*.
Phenyl-isopropylamin 192*, 202*f.
Phenylkohlensäure-diäthylamino-äthylester 154*.
Phenylmercuri-Verbindungen 579*.
Phenyl-methylaminoäthanol 189*.
1-Phenyl-2-methyl-amino-propan 202*f.
1-Phenyl-2-methylamino-propanol-(1) 193 f.
N-Phenyl-N-methyl-barbitursäure 48*.
1-Phenyl-2-methyl-3,4-cyclotetramethylen-pyrazolon 66.
1-Phenyl-2,3-methyl-4-isopropyl-pyrazolon 65.
Phenyl-N-methyl-N-(3-methyl-6-methoxy-benzyl)-aminopropanol 197*.
1-Phenyl-3-methyl-5-methoxy-pyrazol 59.
2-(2'-Phenyl-methyl-piperidino)-propylbenzoat 138*.
1-Phenyl-3-methyl-5-piperidyl-barbitursäure 45.
Phenyl-1-naphthylamin-N-carbonsäure-ester 151*.
1-Phenyl-4-oxy-5-methyl-pyrazol 60*.
Phenylphosphate 172*.
4-Phenylpiperidylketone 101*.
4-Phenyl-piperidin-4-alkyl-ketone 102.
4-Phenylpropylamino-antipyrin 63.
N-Phenyl-N-propyl-carbaminsäure-diäthylamino-äthylester 152*.
2-Phenyl-pyridin-4-carbonsäure 85*.
1-Phenyl-1-pyridyl-3-dimethylamino-propan 220.
α-Phenyl-α-pyridyl-essigsäureester 115*.
Phenyl-2-pyryl-keton 27*.

Phenyl-thioharnstoff 292.
N-Phenyl-3,4-triazolo-pyridin 232*.
1-Phenyl-3,4,4-trimethylpyrazolon 59.
Phenylurethan 171*.
2-Phenyl-valeriansäure- diäthylaminoäthylester 114*.
1-(2'-Phenyl-vinyl)-6,7-dioxy-3,4-dibydro-isochinolin-hydrojodid 55*.
Phloroglucin 605.
Phosphin 627*.
Phthalazin-Derivate 207*.
2-(N⁴-Phthaloylsulfanilamido)-thiazol 718.
Phthalsäure-bis-diäthylamid 233*.
N-Phthalyl-diacetylphenylhydrazin 56*.
N-Phthalyl-diformyl-phenylhydrazin 56*.
4-N,N'-Phthalyl-hydrazin 56*.
Phthalyl-methylphenylhydrazin 56*.
Phthalyl-phenolphthalein 257*.
Phthyocol 747.
Phyllochinon 414 f.
Physostigmin 5, 166, 168*, 175, 254.
Phytadiensäure 413*.
Phytensäure 413*.
Phytin 342.
α-Picolyl-isochinoline 602.
Pikraminsäure 8.
Pikrinsäure 8, 605, 616*.
Pilocarpin 166*f, 175.
Piperazin 85 f.
Piperazinalkanole 129*.
Piperazinium-salze 288*.
Piperidin 174.
2-Piperidinoäthyl-benzylcyanid 101*.
Piperidinoäthylester 116*.
Piperidinomethyl-cyclopentanol-(2)-benzoat 139*.
γ-Piperidino-α-phenylbuttersäureäthylester 101*.
Piperidone 175.
Piperonal 180.
2-Piperonyl-cinchoninsäure 85*.
Plasmagifte 283.
Plasmochin 650*f, 651.
Plasmocid 654*.
Plasmodien 638.
Podophyllin 252 f.
Polamidon 105*f.
Polyalkoholäther 253.
Polymyxin 746.

Polyporin 774.
Polyporsäure 773.
Portafin 31.
Potenzierung 5.
Praecipitat, weißes 578.
Präparate *3349* u. *3502* 673*.
Δ⁵,¹⁶-Pregnadienol-(3)-on-(20) 486.
Pregnan-Derivate der Nebenniere, Übersicht 500.
Pregnan-diol-(3,17)-on(20) 499.
Δ⁴-Pregnen-3,21-diol-20-on-21-monoacetat 509.
Δ⁵-Pregnen-3,20-dion-21-ol-acetat 510.
Pregneninolon 495.
Pregnenin-on-propandiolacetat 495.
Δ⁵-Pregnenol-(3)-on-(20) 428, 431, 432, 482, 483, 508.
Δ⁴-Pregnen-triol-(17(α),20, 21) 510.
Δ⁴-Pregnen-triol-(17,20,21)-on-(3) 510*.
Priatan 219*.
Priovit 366.
Priscol 198*, 210*f, 216.
Privin 211*, 216.
Proactinomycin 756.
Procain 141*f.
Prodigiosin 747.
Proflavin 286*, 632*.
Progesteron 424, 433, 449, 481, 482 f, 499*, 793.
Proluton C 495.
Promin 434.
Prominal 46*f.
Promizole 737.
Prontalbin 705, 698*.
Prontosil 695*.
Prontosil album 698*.
Prontosil soluble 284, 695*.
Propadrin 201*.
Propäsin 140*f.
Propamidin 669*.
Propan 19*, 20*.
Propenyl-barbitursäuren 41*f.
Prophase 283.
Propionyl-β-methylcholin 165.
β-Propoxy-äthyl-carbaminat 29*.
Propycil 294*.
5-(Propyl-äthyl-carbinyl)-barbitursäure 39.
4-Propylamino-antipyrin 63.
4-Propylamino-benzoesäure-2-diäthylaminoäthylester 146*.
N-Propyl-colchicamid 285*.
0-Propyl-colchicin 285*.

N-Propyl-di-(β-phenyläthyl)-amin 112*.
Propylen 20*.
d- u. l-5-(Propyl-methylcarbinyl)-5-äthyl-barbitursäure 42*.
5-(Propyl-methyl-carbinyl)-5-allyl-barbitursäure 39.
5-Propyl-2-oxy-benzalkohol 130*.
Propyl-sulfonyl-trimethylammoniumjodid 164*.
Propyl-thiouracil 293*f.
Prostigmin 170*.
Protargol 588.
Protoanaemonin 778.
Protocid 719.
Pseudocodein 92*f.
Pseudo-cumo-hydrochinon 411.
Pseudopelletierin 280*f.
Pseudo-thio-hydantoine 51.
Psicain 124, 126*.
Psicain-Neu 127*.
Pteridine 287, 339*.
Pteroyl-glutaminsäure 334*f.
Pteroylsulfo-l-(-)glutaminsäure 340.
Pteroyl-triglutaminsäure 334.
Ptyalin 245.
Purgatin 255.
Purin-Derivate 292.
Pyocyanin 746.
Pyolipinsäure 746.
Pyoverm 275.
Pyramidon 5, 6, 26, 60*f, 83, 176, 772.
Pyrazolin-Derivate 160*.
Pyrazin-3-carbonsäure 344.
Pyrazin-2,3-carbonsäure 344.
Pyrazolon 83.
Pyrazolon-Derivate 65*.
Pyrethrin 275 f.
Pyribenzamin 214*f.
Pyridin 174.
Pyridin-2,3-dicarbonsäure 344, 701*.
Pyridium 620, 694, 697.
Pyridium A 620.
Pyridin-o-dicarbonsäure- diamide 234.
Pyridin-dicarbonsäure-monoester-amide 234.
Pyridoacridine 683.
Pyridoxal 326*.
Pyridoxamin 326.
Pyridoxin 316*ff.
Pyrimal 719*.
Pyridyl-aminoalkohole 192*.
Pyridyl-3-carbinolacetat 165*.

Pyridyl-chinoline 111*.
5-(4'-Pyridyl)-5-äthyl-
 barbitursäure 44*.
1-(α-Pyridyl)-2-propyl-di-
 phenylacetat 115.
β-Pyridyl-mercuri-acetat
 582.
Pyrifer 54*.
Pyrimidino-2'-cyanidin-
 Farbstoffe 272.
Pyrithiamin 304*.
Pyrocalciferrole 399.
Pyrodin 56*.
Pyrgallol 605, 635.
N-(β-Pyrrolidinoäthyl)-
 phenothiazin 217 f.
Pyrrole 157*.
2-Pyrrol-carbonsäure-ester
 151*.
2,4-Pyrrol-dicarbonsäure-
 ester 151.

Quartamon 601.
Quecksilber 578*.
Quecksilber-salicyl-allyl-
 amid-O-essigsaures Natri-
 um 583.
Quecksilber-salicylat 578.
Quecksilber-Verbindungen
 252, 274, 578 f.
Quellstoffe 253, 262.
Quercitin 366, 778.

R 63 655*.
R 97 655*.
Rauschstadium 19.
Rectidon 41*.
Redoxon 366.
Reduktinsäure 363.
Regel von BÜRGI 6.
Regel von MEYER und
 OVERTON 20.
Regel von SCHULZ und
 ARNDT 6.
rektale Applikation.
Relationspathologie 10.
Resochin 657*, 658, 659.
Resorcin 604*.
Resulfon 726.
Retinin 391.
l-Rhamno-ascorbinsäure
 363*f.
Rhein 254.
Rhodoquine 654*.
Rhodomycin 752.
Rhodopsin 391.
Riboflavin 308*f.
1-α-*d*-Ribofuranosido-5,6-
 dimethyl-benzimidazol
 342.
Rimifon 742.
Riosan 275.
Rivanol 6, 630*.
Rizinus-Öl 253*f.

Ronicol (3-Oxymethyl-py-
 ridin) 193*.
Rodilone 73.
p-Rosanilin 275*.
Rotenon 275 f, 285.
Rottlerin 280*f.
Rubanzonsäure 62.
Rubiazol 696*.
Rubiazol injectabile 696*.
Rubivitan 342.
Rundwürmer 262.
Ruocid 274, 726.
Ruticalzon 366.
Rutin 366*.
Rutinion 366.

Sagrotan 609.
Sajodin 525.
Salicil 737.
Salicoylsalicylsäure 76*.
Salicylanilid 69*.
Salizylamid 80*.
Salicylamid-äthyläther 80*.
Salicylsäure 3, 73*f, 253.
Salicylsäure-benzylester
 120 f.
Salicylsäure-bornylester 79.
Salicylsäureester-Derivate
 75f.
Salicylsäure-methoxy-
 methylester 79.
Salicylsäure-monoglykol-
 ester 79*.
Salicylsäure-phenetidid 75.
Salicylsäure-phenylester 79*.
Salicylsäure-phthalidyliden-
 ätherester 77.
Salicylsäure-succinyliden-
 ätherester 76*f.
Salicylsaures Kupfer 587.
Salicylureide 80.
Saligenin 130*.
Salipyrin 5, 60*.
Salit 79.
Salol 5, 79*.
Salol-Prinzip 79.
Salophen 80.
Salosept 696*.
Salvarsan 4, 542*, 545*, 550*.
Salyrgan 583*.
Sambucin 774.
Sandoptal 40.
Sanocrysin 590*.
Santalol 604.
Santonin 266*, 268*.
Santuron 262.
Saponine 245.
Sarmentogenin 508.
Saridon 65*.
Sarsapogenin 438.
Saugwürmer 262.
Schachtelhalm-Schwanz
 412.
SCHIFF'sche Basen 200*,
 703*.

Schilddrüsen-Präparate
 244.
Schizonten 638.
Schweiß 391.
Scillaren 236*f.
Scillaridin 236.
Scopolamin 177*, 251.
Scopolamin-N-butylbromid
 177*.
Sdt 386 B 565*.
Sdt 411 562*.
Secale-Alkaloide 160*.
Sedativa 18.
Sedormid 30*.
Sedulon 53.
Sehgelb 391.
Sehpurpur 391.
Seife 598*.
Selenmethylenblau 627*.
Selen-Verbindungen 598.
Selvardin 560, 576.
β-Semicarotinon 369.
Senföle 272.
Septazine 703*.
Sestron 112*.
Sexualwirkstoffe 424.
Silberlactat 588.
Silbernitrat 587*.
Silberpikrat 588.
Silber-Salvarsan 546*.
Silber-Verbindungen 245,
 587 f.
Silicium-Verbindungen
 573 f.
Silistren 573.
Silogran 574*.
Sirupus Ferri jodati 577.
Sitosterin 430.
Sirotol 606.
SN 10 751 659*.
SN 13 274 655*.
Solaesthin 21*.
Solarson 540*.
Solganal 594.
Solganal B 592*.
Solvoteben 741.
Solu-Salvarsan 547, 548*,
 557*.
Soluseptazine 703*.
Solu-Stibosan 562*.
Somnifen 40*.
Sontochin 657*, 658, 659.
Soventol 216.
Spasmocibalgin 115.
Spasmolytica 106 f.
Spasmyl 121*f, 227*.
Spezialitäten 2.
Sphaerophorin 776.
Spinalanaesthesie 123.
Spinolusin 773.
Spirobismol 569.
Spirocid 274, 553, 554*, 568.
Spirosal 79*.
Spirotrypan 549*.
S. P. powder 632*.

Spulwürmer 262 f.
ST 52-Asta 286*.
Staticillin 772.
Steptin 752.
Steran 424.
Sterine 424.
Stibamin 558*.
Stibenyl 558*.
Stibosan 559.
Stickstoff-Lost 287*f.
Stigmasterin 430, 482.
Stilbamidin 285*, 669*.
Stilben 669.
Stipitatsäure 773.
Stovain 137*.
Stovarsol 553.
Streptocin 752.
Streptal 701*.
Streptidin 753, 754, 755.
Streptolin 752.
Streptolysin 698*.
Streptomycin 752, 753, 755, 756*.
Streptomycin B 756.
Streptomycinsäure 756.
Streptose 755.
Streptothrycin 749.
Strophantin 236*.
Strophantidin 236*, 465.
Strumacid 293*.
Strychnin 251.
6-Styryl-4-amino-chinaldine 665*.
2-Styryl-4-amino-chinolin 664*.
subcutaneVerabreichung 10.
Sublimat 578.
Sublimat-Pastillen 578.
Subtenolin 747.
Subtilin 747.
Subtilysin 747.
N-Succinyl-p-phenetidin71*.
Succinyl-phenolphthalein 257*.
Sulfactin 749.
Sulfaguanicil 725, 726.
Sulfaguanidin 292, 725, 726.
Sulfaharnstoff 725.
Sulphamethazine 720.
Sulfamid 698*.
Sulfanilamid 698*.
2-Sulfanilamido-6-aminopyridin 677*.
6-(Sulfanilamido)-2,4-dimethyl-pyrimidin 720.
4-Sulfanilamido-2,6-dimethyl-pyrimidin 722.
5-Sulfanilamido-4-methylpyrimidin 727.
6-Sulfanilamido-4-methylpyrimidin 722.
2-Sulfanilamido-4-methylthiazol 717.
2-Sulfanilamido-5-phenyloxazol 724.

Sulfanilamido-phenylsulfonamid 710.
2-Sulfanilamido-pyrazin 722, 723.
Sulfanilamidopyridin 713.
Sulfanilaminoanilide 709.
4-Sulfaminobenzolsulfonamid 702*.
Sulfanilanilid 709.
Sulfanilthioharnstoff 725, 726.
N^1-Sulfanilyl-N^2-isopropylharnstoff 726.
Sulfapyrazin (2-Sulfanilamido-pyrazin) 722.
Sulfapyridin 713.
Sulfapyrimidin 719*, 721.
Sulfasuccidine 718.
Sulfathiazole 715 f.
Sulfathiodiazole 718 f.
Sulfiram 535.
Sulfoharnstoff 594*.
Sulfonal 24*, 25.
Sulfonamide 274, 284*, 694*f.
3-(4'-Sulfonamidobenzolazo)-2,6-dioxypyridin-4-carbonsäure 697.
4'-Sulfonamido-phenylazo-3,5-diamino-benzoesäure 696.
Sulfoxyl-Salvarsan 546, 547*.
Suprarenin 123, 178*f, 198f.
Suprasterine 395, 396*.
Suprifen 187*, 198*.
Suprifen Psb. 198.
Suprimal 251.
Supron 701*.
Supronal 728.
Surfen 667*, 693.
Surfen C 667*.
Sympathicus 17, 160.
Sympathomimetica 178*f, 212.
Sympatol 3, 186, 188*f.
Symplex 296.
Synhexyl 228*.
Synkavit 420*.
Synpen 214*.
Synthalin 668*.
Synthalin B 668*.
Synthobilin 252.
Syntonin A 268*.
Syntonin B 268*.
Syntropan 177.

Tachysterin 393 f, 397.
Taenia 262.
Taleudron 718.
Tannalbin 4, 261*.
Tannigen 261*.
Tannin 4, 260*f.
Tannismut 262*, 567.
Tannoform 261*.
Targesin 262, 589*.
Taurin-Derivate 331.

Telophase 283.
Temagin 66*.
Tenosin 208.
Tephorin 219*f.
Terminalanaesthesie 122.
Terramycin 756.
Terramycinsäure 756.
Terrein 761.
Testosteron 428*, 429, 433.
Δ^5-Testosteron 441*.
17(α)-Testosteron 443*.
Testosteron-cyclohexanoläther 439*.
Testosteron-3,17-diacetat 440*.
Testosteron-3,17-dipropionat 440*.
Testosteron-ester 438*f.
Testosteron-propionat439*.
Testosteronpropionat-propaudiol (1',3')-acetal 439.
Testosteron-semicarbazon 436.
Testoviron s. Anertan.
Tetraäthyl-ammoniumbromid 174*.
Tetraäthyl-dithiuram-disulfid 536*.
Tetrabrom-phenolphthalein 257.
Tetrachlorätan 21*.
Tetrachloräthylen 21*, 272*.
Tetrachlorkohlenstoff 21*, 272*.
Tetrachlor-phenolphthalein 257.
Tetrahydrocannabinol 228.
Tetrahydro-chinole 269.
Tetrahydrochinolin-N-carbonsäure-äthylester 153.
Tetrahydrochinolin-Derivate 111*.
Tetrahydro-desoxycodein 90.
Tetrahydro-indazolon 67.
Tetrahydro-isochinolinalkohol 56.
Tetrahydro-isochinolin-Derivate 55*f, 56, 250.
Tetrahydro-naphthalin-Derivate 56*, 269.
Tetrahydro-β-naphthylamine 130*f.
Tetrahydro-nicotinsäure 344.
1,2,3,4-Tetrahydro-phenanthren, Abkömmlinge 685*, 686.
2-(Tetrahydro-1,4-oxazino)-4,4-diphenyl-heptanon-(5) 106*.
Tetrahydro-santonin 268.
Tetrajod-phenolphthalein 529.

Tetrajod-pyrrol 522.
3,6-Tetramethyldiamino-
diphenthiazinium-cholat
626*.
2,5,7,8-Tetramethyl-2-(4',
8'-dimethyl-nonyl)-6-
oxy-chroman 410*.
2,5,7,8-Tetramethyl-6-oxy-
chroman 410*.
Tetramethyl-thiuram-
monosulfid 535.
Tetraoxy-antrachinone 255.
Tetronal 24, 25.
Thalassan 251.
Thallin 55*.
Thebain 86, 92*, 95.
Theobromin 240*f, 585*.
Theobromin-calcium 237.
Theominal 242*.
Theophyllin 240*f.
(8-Theophyllyl)-(2-äthyl-
benzhydryläther)-di-
methylammoniumchlorid
251*.
therapeutischer Index 31.
Thiazol-β-carbonsäure 344*.
Thiazol-4-sulfonsäure 344
Thiazol-5-sulfonsäure 344.
α-Thienyl-acetylharnstoff
33*.
Thienyl-isopropylamin
192*.
2-Thioauro-benzimidazol-
4-carbonsaures Natrium
595*.
3-Thioauro-glycerin-1-
sulfonsäure 591.
Thiobarbital 292*, 294*.
Thio-barbitursäuren 48*f.
Thiobis 569.
Thiocain 143*.
Thiocholin 164*.
Thiochrom 306.
1-Thio-galaktose 593.
1-Thio-glucose (Goldsalz)
592*.
3-Thio-glucose 593.
Thioharnstoff 292.
2-Thio-hydantoin 51.
4-Thio-hydantoin 51.
2-Thio-4-imino-hydantoine
51.
Thiokol 608.
Thiomedon 534*.
Thiomedon-Calcium B 576.
Thional 276.
1-Thio-naphtholsäureester
150*.
2-Thiophen-carbonsäure-
ester 151*.
Thiophenol-monocarbon-
säureamid 133.
Thiosemicarbazone 740*f.
2-Thio-thymin 294*.
Thiothyr 292*.

2-Thio-uracil 292*f.
Thiouracil-Derivate 294*.
Thrombodyn 423.
Thromexan 423*.
Thujon 231.
Thymidin 339.
Thymin 340.
Thymol 245, 273* f, 603, 605.
Thymol-azobenzol-sulfon-
säureamid 697*.
Thymol-carbaminsäure-
ester 171*.
Thymol-Derivate 274.
Thyreostat 293*.
Thyrotroxin 777.
Thyroxin 513.
Thyroxin-O-methyläther 518.
Thyrozell 295.
Tibatin 734.
Tigogenin 492.
Tikarda-Hustentropfen 104.
TMD 10 174*.
Tocopheramin 410*.
Tocopherole, $\alpha,\beta,\gamma,\delta$ 401,
403, 413.
α-Tocopherol 406 f.
β-Tocopherol 406.
γ-Tocopherol 406.
Tocopherol-phosphor-
säureester 408*.
Togal 6.
Toleranzstadium 19.
Tolupyrin 60*.
Toluol-azo-8-oxy-chinolin-
Verbindungen 637*.
p-Toluolsulfon-chloramid-
Natrium 520.
p-Toluolsulfondichloramid
521.
4-Tolylcarbaminate 154*.
2,4'-Tolyl-chinolin-4-car-
bonsäure 84*.
p-Tolylmethyl-carbinol 252.
1-Tolyl-2-methyl-3,4-cy-
clotetramethylen-pyra-
zolon-(5) 67.
Tomatin 778.
Tonzylamin 215.
Toxylan 580.
Trasentin 114*f.
Trematodes 262.
Trépol 567.
Triacetonalkamine.
Triacetyl-diphenol-isatin
259.
Triäthanolamintrinitrat
238*.
2,2,2-Triäthyl-äthanol 129.
Trialkylacetamide 117.
Trialkyl-äthanole 129*.
β-Trialkyl-äthyl-nicotin-
säureamide 118.
1,3,3-Triallyl-5-methyl-2,4-
dioxo-tetrahydropyridin
53*.

Tribrom-äthylalkohol 27*f,
29*.
Tribromphenolwismut 567.
Tri-n-butyl-acetamid 117*.
Tri-(β-n-butyl)-äthylamin
113*.
Tricalcol 575.
Trichine 262 f.
Trichloracetaldehyd 25*.
Trichloräthylalkohol 7, 25,
27*, 29*, 64.
Trichloräthylen 21*.
Tri-(β-chlorätbyl)-amin
287*f.
Trichlorbutanol-malon-
saures Wismut 569.
Trichlor-butylalkohol 28*.
Trichlor-isopropylalkohol
28*.
α-Trichlor-isopropylalkohol
29*.
Trichlormethyl-5.6-benzo-
metoxazin-4-on 80.
Tri-(diäthylaminoäthoxy)-
benzol-triäthyljodid 174*
Tridion 52*.
Trigemin 26*, 64.
Trigonellin 344.
Trijod-2-phenyl-chinolin-
4-carbonsäure 532.
Trijodstearinsäure, Äthylester 527.
Triketo-androsten 508.
Trilen 21*.
Trimeton 221*.
3',4',5'-Trimethoxy-benzyl-
imidazolin 211*.
1-Trimethylamino-2,3-
methylendioxy-propan-
jodid 166*.
Trimethylacetat-hydrazid-
ammoniumchlorid 452.
3,4,6-Trimethyl-benzalde-
hyd 406.
Trimethyl-p-benzochinon
404.
3,4,6-Trimethyl-benzyl-ace-
ton 406.
3,4,6-Trimethyl-benzyliden-
aceton 406.
1,3,3-Trimethyl-2,4-dioxo-
piperidin 53*.
Trimethyl-hydrochinon 404,
411.
N-Trimethyl-2-methoxy-
Δ^2-propenyl-ammonium-
bromid 166*.
3,5,5-Trimethyl-oxazolidin-
2,4-dion 52*.
1,2,6-Trimethyl-piperidinol-
fluoren-9-carboxylat
117*.
Trional (Diäthylsulfon-
methyläthyl-methan)
24*, 25.

Sachverzeichnis.

Trioxy-anthrachinone 255.
Triphal 595*.
Triphenylessigsäure-di-
 äthylamino-äthylester
 115.
Triphenylmethan-Derivate
 625*.
Triphenylmethan-Farb-
 stoffe 275*, 622 f.
Trisalicylsäure-glycerin-
 ester 79.
Trisalicylin 79.
Trivitan 398.
Tropasäure 176*.
Tropasäureamide 252.
Tropasäureester 177.
Tropin 123.
Tropolon 773.
Tropolon-Derivate 605.
Trypaflavin 6, 245, 283*, 286*, 627*, 662*.
Trypanblau 621*, 628, 662.
Trypanrot 621*.
Tryparosan 623, 627*.
Tryparsamid 4, 552*, 557*, 689*.
Tubocurarin 173*.
Tubulus-Diurese 243.
Tumenol 538.
Tussol 60*.
Tutocain 143*f.
Tyramin 182, 186, 189*f, 205, 208.
Tyrocidin 744, 747.
Tyrosin 182, 189 f, 514.
Tyrothricin 744.

Uliron 710.
Uliron C 710.
Ultraseptyl 717.
Uracile 339*.
Uramil 45.
Urea-Stibamin 559, 563.
Ureido-essigsäure 243*.
4-Ureido-phenylarsinsäure 551*.
Urethan 287*.
Urethan-Derivate 152 ff.
Uroselectan 529.
Urcselectan B 529.
Urosulfan s. Sulfaharnstoff.
Urotropin 597.
Urticaria 11.
Usninsäure 776.
Ustin 761.

Valeriansäure-menthyl-
 ester 29*.
Valerianyl-antipyrin 68.

Valerianyl-glykolsäure-
 bornylester 29*.
Validol 29*.
Valyl 31*.
Vanillin 8.
Vanillin-Derivate 252.
Vanillinsäure 8.
Varon 184*.
Vasano 251*.
Vasoklin 237*, 242.
Vascselectan 527.
Vegolysen 174*.
Veramon 5, 6, 64*.
Veramon B 64*, 113.
Veratrin 283*.
Veratrol 179, 606.
Verdauungstraktus 244.
Veritol 187, 201*, 203.
Vermolysin 275.
Veronal 5, 6, 22*, 35*f, 44, 64.
Veronalcalcium-Antipyrin 64.
Verteilungskoeffizient 7.
Vesikulardrüsen-Test 426, 494.
Vicelat 366.
Vigantol 399*.
Vinyläther 22.
Vinyl-barbitursäuren 41* f.
l-5-Vinyl-2-thio-oxazolidon 295.
Viocid 275.
Vioform 524.
Violacein 748.
Violett-Mittel 275*.
Viridin 775.
Viskisol 531.
Vitamine 3, 289, 295*ff.
Vitamin A 296, 366*f, 377*f.
Vitamin A_2 375*f, 376 Anm.
Vitamin A-Äther 388*.
Vitamin A-Aldehyd 377*f.
Vitamin A-Säure 388*.
Vitamin B_c 333.
Vitamin B_1 296*f.
Vitamin B_2 296, 306*f.
Vitamin B_3 343*.
Vitamin B_4 343*.
Vitamin B_5 343*.
Vitamin B_6 316*f.
Vitamin B_7 343*.
Vitamin B_{10} 333.
Vitamin B_{11} 333.
Vitamin B_{12} 341*f.
Vitamin B_{12a} 341.
Vitamin B_{12b} 341.
Vitamin B_{12c} 341.

Kern-Bezifferung.

Dioxo-tetrahydropyridin 52.
Hydantoin 49.
Hydrouracil 52.
Indazolon 67.
Indolinon 259.
Morphinan 88.
Oxindol 133.

Vitamin $B_{12}d$ 341.
Vitamin C 296, 306, 356*f, 366.
Vitamin D 296, 366, 392*f, 401*, 574*.
Vitamin D_1 392.
Vitamin D_2 392*f, 398*f.
Vitamin D_3 392, 396*f.
Vitamin D_4 398*.
Vitamin D_5 399*.
Vitamin E 296, 401, 403, 493.
Vitamin E-Epoxyd 410*.
Vitamin F 296, 411 f.
Vitamin H 296, 345*f.
Vitamin J 296.
Vitamin K 296, 414 f, 421*.
Vitamin K_1 414, 415, 416.
Vitamin K_2 415.
Vitamin K_5 418.
Vitamin K_6 419.
Vitamin L 296.
Vitamin M 333.
Vitamin P 366.
Vitazyme 296.
Voluntal 29*, 64.
Vomex 251.
Vulpinsäure 776.
Vuzin 644*.

Wasserstoffperoxyd 245, 268.
weiblicher Sexualzyklus 449.
Wintergrünöl 73, 78.
Wirkungsmechanismus d. Antibiotica 779.
Wismutoxyjodidgallat 566*
Wismut-Verbindungen 566 f.
Wurmarten 262 f.
Wurmmittel 262 f.

Xanthin-Derivate 240*.
Xanthon-Derivate 686 f, 688.
Xanthopterin 287, 338*f.
Xeroform 567.
Xylocain 132.

Yatren 245, 523.

Zentralnervensystem 12.
Zentronal 51.
Zephirol 599*, 601.
Zinksulfat 250*.
Zitronensäurebenzylester 121.
zystotatische Stoffe 283.

Phenanthren 99, 466.
p-Phenanthrolin 99.
Pteroinsäure 334.
Pyrazolon 57.
Pyridinden 219.
Tropan 123.

Benzfuro-chinolin 99.
Benzo-acenaphthen 467.
Benzthiazin 85.
Carbazol 152.
Carbostyryl 133.
Dibenzo-furan 99.

Berichtigung.

S. 26, 8. Z. v. u.: Der Satz ist zu ändern in: Die entsprechende Verbindung aus Antipyrin und Chloralhydrat, das *Hypnal*, ...

S. 68, 4. Z. v. u.: statt 1,2-Diphenyl-4n-propyl-3,5-pyrazolidin **lies** 1,2-Diphenyl-4n-propyl-3,5-pyrazolidion.

S. 140, Fußnote 4: Es ist zu ergänzen: vgl. F. ULLMANN: Encyclopädie d. techn. Chemie. Urban u. Schwarzenberg 1, 463 (1928).

S. 211, Phedrazinformel: ist richtig:

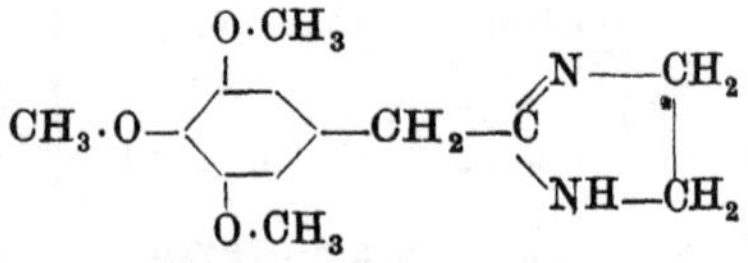

$$\begin{array}{c} O \cdot CH_3 \\ | \\ CH_3 \cdot O - \bigcirc - CH_2 - C \begin{array}{c} N\text{---}CH_2 \\ \\ NH\text{---}CH_2 \end{array} \\ | \\ O \cdot CH_3 \end{array}$$

3. Z. v. u.: vor Allergie fehlt das Wort „als".
S. 275, 11. Z. v. o.: statt hat **lies** haben.
S. 419, 1. Z. v. o.: statt VELDSTRA **lies** VELSTRA.
S. 421, 8. Z. v. o.: statt Thrombotinase **lies** Thrombikinase.
S. 431, Fußnote 1: hinter DRP ist zu ergänzen Zweigst. Östr.
S. 535, 13. Z. v. o.: statt Thophenole **lies** Thiophenole.
S. 536, 5. Z. v. u.: statt Mecraptane **lies** Mercaptane.
S. 613, 24 Z. v. o.: statt Mollen **lies** Molen.
S. 617, 4. Z. v. u.: statt p-Nit o-benzoesäure **lies** p-Nitro-benzoesäure.

S. 643, 2. Formelreihe: in der mittleren Formel **lies** $\overset{|}{N} \cdot CO \cdot CH_3$.

S. 677, 18. Z. v. o.: statt 7-Amino-1-triazol-opyrimidin **lies** 7-Amino-1-triazolopyrimidin.
S. 680, Fußnote 2: muß heißen 3.
    Fußnote 3: muß heißen 2.
S. 689, 23. Z. v. o.: statt Trypene **lies** Trypane.
S. 723, 4. Z. v. u.: Es ist zu streichen: ..., die jedoch unwirksam waren.
S. 744, 16. Z. v. u.: statt BURDON **lies** BURDAN.
    Fußnote 9 u. 10: desgl.
S. 748, 15. Z. v. o.: statt BENDIKT **lies** BENEDIKT.
S. 751, Mitte: 3. Formelreihe, letzte Formel ist zu streichen!
S. 754, 1. Z. v. o.: statt Dipeptid **lies** Diglucosid.
S. 765, 2. Z. v. o.: statt Nährbuillion **lies** Nährbouillon.
S. 772, 14. Z. v. o.: statt Benermid **lies** *Benemid*.

SPRINGER-VERLAG / BERLIN · GÖTTINGEN · HEIDELBERG

Lehrbuch der Pharmakologie im Rahmen einer allgemeinen Krankheitslehre. Für praktische Ärzte und Studierende. Von Dr. med. **Fritz Eichholtz**, Professor der Pharmakologie, Direktor des Pharmakologischen Instituts der Universität Heidelberg. S i e b e n t e , verbesserte Auflage. Mit 134 Abbildungen. IX, 594 Seiten. 1951.
Ganzleinen DM 33.60

Die Pharmakologie anorganischer Anionen. Die Hofmeistersche Reihe. Von Professor Dr. **Oskar Eichler**, Direktor des pharmakologischen Institutes der ehemaligen Universität Breslau, z. Z. Heidelberg, Chirurgische Klinik. (Handbuch der experimentellen Pharmakologie. Begründet von A. Heffter. Ergänzungswerk. Herausgegeben von **W. Heubner**, Professor der Pharmakologie an der Universität Berlin, und **J. Schüller**, Professor der Pharmakologie an der Universität Köln. X. Band.) Mit 94 Abbildungen. XX, 1206 Seiten. 1950. DM 186.—

Grundlagen der allgemeinen und speziellen Arzneiverordnung. Von Paul Trendelenburg. S i e b e n t e , neubearbeitete Auflage. Herausgegeben von **Otto Krayer**, Professor der Pharmakologie an der Harvard Medical School, Boston/Mass. und **Manfred Kiese**, Professor der Pharmakologie an der Philipps-Universität Marburg/Lahn. VII, 279 Seiten. 1952. Ganzleinen DM 26.80

Grundriß der Botanik. Von Dr. **Otto Stocker**, Professor der Botanik an der Technischen Hochschule Darmstadt. Mit 303 Abbildungen. VIII, 264 Seiten. 1952.
Ganzleinen DM 16.80

Hagers Handbuch der Pharmazeutischen Praxis. Für Apotheker, Arzneimittelhersteller, Drogisten, Ärzte und Medizinalbeamte.
Band I: Herausgegeben von Professor Dr. **G. Frerichs**, Medizinalrat **G. Arends** und Professor Dr. **H. Zörnig**. Mit 284 Abbildungen. XII, 1573 Seiten. 2. berichtigter Neudruck. 1938. Unveränderter Nachdruck 1949. Ganzleinen DM 75.—
Band II: Herausgegeben von Professor Dr. **G. Frerichs**, Medizinalrat **G. Arends** und Professor Dr. **H. Zörnig**. Mit 426 Abbildungen. VI, 1579 Seiten. 2. berichtigter Neudruck 1938. Unveränderter Nachdruck 1949. Ganzleinen DM 75.—
Band III: (Ergänzungsband.) Herausgegeben von Professor Dr. **B. Reichert**, Professor Dr. **G. Frerichs** †, Medizinalrat **G. Arends** und Professor Dr. **H. Zörnig** †. Mit 248 Abbildungen. VIII, 1610 Seiten. 1944. Unveränderter Nachdruck. 1949.
Ganzleinen DM 75.—

Kurzes Lehrbuch der Pharmazeutischen Chemie. Auch zum Gebrauch für Mediziner. Von Dr. **K. Bodendorf**, Professor an der Technischen Hochschule Karlsruhe. Z w e i t e und d r i t t e , verbesserte Auflage. VII, 459 Seiten. 1949.
DM 26.—; Halbleinen DM 28.50

Praktikum der Pharmakognosie. Von Dr. **Robert Fischer**, a. o. Professor und Direktor des Pharmakognostischen Instituts an der Universität Graz. Unter Mitarbeit von tit. a. o. Professor Dr. W. H a u s e r , Graz. D r i t t e , ergänzte Auflage. Mit 404 Abbildungen im Text. VII, 428 Seiten. 1952. (Springer-Verlag, Wien.)
Ganzleinen DM 33.60

Zu beziehen durch jede Buchhandlung

SPRINGER-VERLAG / BERLIN · GÖTTINGEN · HEIDELBERG

Salben, Puder, Externa. Die äußeren Heilmittel der Medizin. Von Dr. rer. nat. habil. **Hermann von Czetsch-Lindenwald**, Apotheker, Geschäftsführer der Austria PAN-Chemie G. m. b. H., Wolfsberg (Kärnten), und Dr. med. habil. **Friedrich Schmidt-La Baume**, a. o. Professor, Chefarzt der Hautabteilung des Städtischen Krankenhauses Mannheim. Mit einem Beitrag: Die Aufgaben des Hautschutzes in der Gewerbehygiene von Dr. **Rolf Jäger**, Leiter des Instituts für Kolloidforschung der Johann-Wolfgang-Goethe-Universität Frankfurt a. M.-Bad Homburg v. d. H. D r i t t e Auflage. Mit 57 Abbildungen. XI, 492 Seiten. 1950. Ganzleinen DM 36.—

Pharmazeutische Technologie. Ein Leitfaden der Galenik und der industriellen Herstellung von Arzneimitteln. Von Dr. et Mr. pharm. H. **Czetsch-Lindenwald**, Wolfsberg (Kärnten). Mit 95 Textabbildungen. VII, 222 Seiten. 1948. (Springer-Verlag, Wien.)
Steif geheftet DM 15.60

Die Tablettenfabrikation und ihre maschinellen Hilfsmittel. Von Dr. **Johannes Arends**, Apotheker. F ü n f t e, durchgearbeitete und wesentlich vermehrte Auflage. Mit 72 Abbildungen. IV, 262 Seiten. 1950. Ganzleinen DM 25.50

Bakteriologie, Serologie und Sterilisation im Apothekenbetriebe. Mit eingehender Berücksichtigung der Herstellung steriler Lösungen in Ampullen in Apotheke und Industrie. Von Dr. **Conrad Stich**, Leipzig. S e c h s t e, völlig neubearbeitete Auflage. Mit 122 zum Teil farbigen Abbildungen. IX, 294 Seiten. 1950.
Ganzleinen DM 24.—

Anleitung zur Darstellung organischer Präparate mit kleinen Substanzmengen. Von Dr. **Hans Lieb**, o. Professor, Vorstand des Medizinisch-chemischen Institutes und Pregl-Laboratoriums der Universität Graz, und Dr. **Wolfgang Schöniger**, Dipl.-Ing., Assistent am gleichen Institut. Mit 52 Textabbildungen. XI, 161 Seiten. 1950. (Springer-Verlag, Wien.)
Steif geheftet DM 10.50

Quantitative organische Mikroanalyse. Von **F. Pregl**†. Neubearbeitet von Dr. H. **Roth**, Landwirtschaftliche Versuchsstation Limburgerhof (Rheinpfalz) der I. G. Werke: Badische Anilin- und Sodafabrik Ludwigshafen. S e c h s t e Auflage. Unveränderter Nachdruck der fünften Auflage. Mit 80 Textabbildungen. XI, 317 Seiten. 1949. (Springer-Verlag, Wien.)
Ganzleinen DM 24.—

Klut-Olszewski
Untersuchung des Wassers an Ort und Stelle seine Beurteilung und Aufbereitung. Von Dr. rer. nat. **Wolf Olszewski**†, approbierter Lebensmittel- und Diplomchemiker, Leiter der chemisch-hygienischen Abteilung der Dresdener Wasserwerke. N e u n t e, vermehrte und verbesserte Auflage. Mit 10 Abbildungen. VII, 281 Seiten. 1945.
DM 15.—

Praxis der Abwasserreinigung. Von Dr.-Ing. W. **Husmann**, Abt.-Vorsteher der Emschergenossenschaft und des Lippeverbandes. Mit 53 Abbildungen. VII, 140 Seiten. 1950.
DM 10.50

Taschenbuch für Chemiker und Physiker. Herausgegeben von Dr.-Ing. **Jean D'Ans**, Professor an der Technischen Universität Berlin-Charlottenburg, und Dr. phil. **Ellen Lax**, Physikerin in Berlin. Z w e i t e, berichtigte Auflage. Mit 350 Abbildungen und graphischen Darstellungen. VIII, 1896 Seiten. 1949. Ganzleinen DM 36.—

Zu beziehen durch jede Buchhandlung

www.ingramcontent.com/pod-product-compliance
Lightning Source LLC
Chambersburg PA
CBHW061705170325
23591CB00008B/7